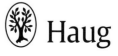

Haug

Samuel Hahnemann

Gesamte Arzneimittellehre

Alle Arzneien Hahnemanns:
Reine Arzneimittellehre, Die chronischen
Krankheiten und weitere Veröffentlichungen in
einem Werk

Herausgegeben und bearbeitet von
Christian Lucae und Matthias Wischner

Band 1: A – C

2., unveränderte Auflage

Karl F. Haug Verlag · Stuttgart

**Bibliografische Information
der Deutschen Nationalbibliothek**
Die Deutsche Nationalbibliothek verzeichnet
diese Publikation in der Deutschen Nationalbibliografie;
detaillierte bibliografische Daten sind im Internet über
http://dnb.d-nb.de abrufbar.

Anschrift der Herausgeber
Dr. med. Christian Lucae
Franz-Joseph-Str. 5
80801 München

Dr. med. Matthias Wischner
Am Mühlenteich 35 A
21680 Stade

1. Auflage 2007

© 2013 Karl F. Haug Verlag in
MVS Medizinverlage Stuttgart GmbH & Co. KG
Oswald-Hesse-Str. 50, 70469 Stuttgart

Unsere Homepage: www.haug-verlag.de

Printed in Germany

Umschlaggestaltung: Thieme Verlagsgruppe
Umschlagfoto: Bruno Vonarburg, Teuten (Schweiz)
Satz: Mitterweger & Partner, Plankstadt
Satzsystem: Typoscript
Druck: Grafisches Centrum Cuno, Calbe

ISBN 978-3-8304-7669-6   1 2 3 4 5 6

Wichtiger Hinweis: Wie jede Wissenschaft ist die Medizin ständigen Entwicklungen unterworfen. Forschung und klinische Erfahrung erweitern unsere Erkenntnisse, insbesondere was Behandlung und medikamentöse Therapie anbelangt. Soweit in diesem Werk eine Dosierung oder eine Applikation erwähnt wird, darf der Leser zwar darauf vertrauen, dass Autoren, Herausgeber und Verlag große Sorgfalt darauf verwandt haben, dass diese Angabe dem Wissensstand bei Fertigstellung des Werkes entspricht.

Für Angaben über Dosierungsanweisungen und Applikationsformen kann vom Verlag jedoch keine Gewähr übernommen werden. Jeder Benutzer ist angehalten, durch sorgfältige Prüfung der Beipackzettel der verwendeten Präparate und gegebenenfalls nach Konsultation eines Spezialisten festzustellen, ob die dort gegebene Empfehlung für Dosierungen oder die Beachtung von Kontraindikationen gegenüber der Angabe in diesem Buch abweicht. Eine solche Prüfung ist besonders wichtig bei selten verwendeten Präparaten oder solchen, die neu auf den Markt gebracht worden sind. Jede Dosierung oder Applikation erfolgt auf eigene Gefahr des Benutzers. Autoren und Verlag appellieren an jeden Benutzer, ihm etwa auffallende Ungenauigkeiten dem Verlag mitzuteilen.

Geschützte Warennamen (Warenzeichen) werden nicht besonders kenntlich gemacht. Aus dem Fehlen eines solchen Hinweises kann also nicht geschlossen werden, dass es sich um einen freien Warennamen handelt.

Geleitwort

Im deutschen Sprachraum ist in den letzten Jahrzehnten eine Rückbesinnung der homöopathischen Ärztinnen und Ärzte auf ihre Wurzeln erkennbar. Dieser Umschwung wurde mit der Übersetzung des Kent'schen Repertoriums eingeleitet. Unter dem Namen der *klassischen Homöopathie* wurden die Auffassungen Kents übernommen, später erfolgte die Wiederentdeckung der Arbeiten v. Bönninghausens und es scheint, als ob jetzt die ursprüngliche Homöopathie Hahnemanns ihre Renaissance erleben würde. Diese Rückbesinnung auf Hahnemann ist durchaus als Gegenbewegung zu modernen Strömungen zu sehen, die, psychologisierend, individuelle menschliche Verhaltensweisen ins Zentrum der Aufmerksamkeit stellen und – als krankhaft angesehen – für das zu Heilende halten.

Hahnemanns Vorstellung einer Medizin als wissenschaftliche Arzneiheilmethode ist im § 3 *Organon* umrissen:

„... *weiß er* [der Arzt] *nach deutlichen Gründen das Heilende der Arzneien dem, was er an dem Kranken unbezweifelt Krankhaftes erkannt hat, so anzupassen, dass Genesung erfolgen muß.*"

Sein Grundanliegen war, diese Bedingungen zu erkennen und die Voraussetzungen durch die dazu nötigen Arzneimittelprüfungen zu schaffen, damit als Ergebnis der ärztlichen Behandlung die Heilung gesetzmäßig eintreten kann. Nun lässt Hahnemann keinen Zweifel daran, dass es sich bei den Arzneisymptomen, die zu den Patientensymptomen in Ähnlichkeitsbeziehung zu setzen sind, ausschließlich um Arzneiprüfungssymptome handeln muss und um keine andere Symptomenart. Er sagt in der Vorrede zu Band 1 der *Reinen Arzneimittellehre*:

„*Bloß dieser ihre reine Wirkung lässt sich genau erforschen, folglich voraus bestimmen, ob diese im gegebenen Falle helfen könne, oder jene andere* [Arznei].

Oder:

„*Homöopathie ... lehrt, wie man bloß nach deutlichen Antworten der befragten Natur, mit voraus zu bestimmender Gewißheit, Krankheiten schnell, sanft und dauerhaft in Gesundheit umwandeln könne.*"

(Fußnote in der Vorrede zur Chinarinde, *Reine Arzneimittellehre*, Band 3)

Nur die durch Arzneimittelprüfung gefundenen Symptome schaffen die Grundlage dieser Heilungsgewissheit. Sobald die Prüfungssymptome vorliegen und sie gründlich studiert wurden, weiß die Leserin/der Leser damit, welche Patientensymptome damit ein für alle Mal in Zukunft geheilt werden können.

So schreibt Hahnemann in der Vorrede zu Chamomilla (*Reine Arzneimittellehre*, Band 3):

„*Aus den Symptomen und Beschwerden, die die Chamille für sich in gesunden Menschen erregt, ersieht man, welche natürlichen Krankheitszustände sie schnell, mit Gewißheit und dauerhaft heilen kann, heilen wird, heilen muß.*"

Dieser strikten Forderung Hahnemanns, die Ähnlichkeitsbeziehung zwischen Patientensymptomen und Arzneiwirkungen ausschließlich anhand von Prüfungssymptomen (und nicht durch Heil- oder klinische Symptome etc.) herzustellen, ist durch die Arzneibestimmung mittels Repertorium gar nicht möglich nachzukommen. Im letzten Jahrhundert der Homöopathie wurde es üblich, die Arzneifindung durch ein Repertorium anzustellen und zu begründen. Nun finden wir darin nicht nur Prüfungssymptome, sondern – in den Rubriken nicht davon unterschieden – klinisch beobachtete Heilungssymptome, am Patienten verifizierte Prüfungssymptome, klinische Beobachtungen oder Arzneizuordnungen zu klinischen Diagnosen. Hahnemann hat aus gutem Grund die Arzneiwahl aufgrund klinischer Symptome oder Beobachtungen völlig abgelehnt:

„*Vielmehr sollen sie* [die klinischen Symptome] *nur dazu dienen, zuweilen eine kleine Bestätigung der richtigen Wahl des aus den reinen, eigenthümlichen Arznei-Wirkungen, nach Aehnlichkeit der eruierten Krankheits-Zeichen des Falles schon gefundenen, homöopathischen Heilmittels abzugeben.*" (Fußnote in der Vorrede zu Alumina, *Die chronischen Krankheiten*, Band 2)

Bereits für die Verleger Hahnemanns war die Publikation seiner Werke ein unternehmerisches Risiko und finanzielles Wagnis. Deshalb ist dem

Haug Verlag sehr zu danken, die Arzneimittellehren für die Praxis aufzubereiten und – trotz aller Software-Konkurrenzprodukte – in neuer Gestalt aufzulegen.

Diese Neuausgabe fasst alle Arzneiprüfungen Hahnemanns in einem einzigen Werk in einer übersichtlichen Ordnung zusammen. Damit werden auch Arzneimittelprüfungen zugänglich, die von Hahnemann nicht in der *Reinen Arzneimittellehre* oder in den *Chronischen Krankheiten* veröffentlicht wurden und bis jetzt erst mühsam in anderen Schriften gesucht werden mussten. Es ist dieser Edition auch gelungen, die Originalität der Quellenwerke zu erhalten, sodass die ursprüngliche Nummerierung der Symptome ersichtlich ist, nach der bis jetzt in der Literatur zitiert wurde. Die gesamten Arzneiprüfungen Hahnemanns liegen damit in einer praxisgerechten Form vor. Es ist zu wünschen, dass durch die leichtere Zugänglichkeit der Originalquellen die homöopathischen Verschreibungen noch präziser vorgenommen werden können. Deshalb sei dieser Ausgabe der Erfolg beschieden, der ihr durch ihre Bedeutung zukommt.

Großlobming, im Winter 2006

Dr. Anton Rohrer

Vorwort

*Denn in der Hast unseres Daseins
und der davon unzertrennlichen,
immer wachsenden Virtuosität im Vergessen,
wird es jeden Tag aufs neue wahr:
dass das Älteste das Neueste ist.*

Theodor Fontane

Die Arzneimittellehre Samuel Hahnemanns zählt zweifellos zum Kanon der homöopathischen Literatur. Auch nach zwei Jahrhunderten gelten Hahnemanns Arzneidarstellungen als wesentliche Grundlage der modernen homöopathischen Materia medica. Zahlreiche, häufig verwendete Arzneimittel wie Sulphur, Lycopodium oder Pulsatilla sind hier bereits in ihrer grundlegenden Symptomatologie hervorragend erfasst worden.

Die Stärken liegen auf der Hand: Die Ergebnisse der von Hahnemann durchgeführten Arzneimittelprüfungen verdienen bis heute die höchste Anerkennung. Die Zahl der veröffentlichten Arzneien, insgesamt etwa 120, ist immens. Viele andere Substanzen sind in der Geschichte der Homöopathie geprüft worden, aber nur die wenigsten davon entwickelten sich zu so wichtigen Arzneien wie diejenigen in Hahnemanns Arzneimittellehren. Hier finden wir die originären Prüfungsergebnisse der meisten noch heute täglich und mit Erfolg eingesetzten Arzneimittel.

Jeder, der sich intensiv mit Hahnemanns Arzneimittellehre auseinandergesetzt hat, weiß allerdings auch um deren Schwächen: Hahnemanns Arzneimittellehre ist kein Werk aus einem Guss. Verschiedene Gründe, deren publikationshistorische Details weiter unten erörtert werden, führten dazu, dass die Arzneien manchmal nach lateinischer Nomenklatur benannt sind, manchmal nach deutscher; manchmal sind sie alphabetisch geordnet, manchmal nicht; manchmal stehen die Gemütssymptome am Ende, manchmal zu Beginn; manchmal sind die Beobachtungen anderer Prüfer getrennt aufgeführt, manchmal nicht. Schließlich finden sich manche Arzneien in der *Reinen Arzneimittellehre*, manche in den *Chronischen Krankheiten*, einige wenige in beiden Werken und wiederum andere nur in kleineren Zeitschriftenbeiträgen oder in der ersten Arzneimittellehre Hah-

nemanns, den 1805 auf lateinisch erschienenen *Fragmenta de viribus medicamentorum*.

Die Neuherausgabe und Überarbeitung von Hahnemanns Arzneimittellehre soll daher in erster Linie leserfreundlicher und praxisnäher als die bisherigen Ausgaben sein. Die Originalwerke sollen für den Praxisalltag erschlossen werden, ohne dass von ihrer Originalität etwas verloren geht. Jede Änderung wurde so behutsam wie möglich vorgenommen. Kein Symptom wurde weggelassen, kein Symptom im Wortlaut verändert, lediglich eindeutige Rechtschreibfehler wurden korrigiert. Auch die Originalstellung eines jeden Symptoms bleibt nachvollziehbar, ohne dass übertriebene editorische Akribie den Textfluss stören würde. Die *Gesamte Arzneimittellehre* orientiert sich in Aufbau und Detailtreue somit an den Bedürfnissen des Praktikers.

Was wurde anders gemacht im Vergleich zu Hahnemanns bisherigen Arzneimittellehren? Alle in der *Gesamten Arzneimittellehre* vorgenommenen Änderungen orientieren sich an Hahnemanns Darstellung der Arzneien in seiner letzten Arzneimittellehre, den *Chronischen Krankheiten*. Dieses Schema, das Hahnemann am Ende seines Lebens nach jahrelangem Experimentieren favorisierte, wurde als Richtschnur an alle Arzneien angelegt. Die wesentlichen Punkte, in denen sich die *Gesamte Arzneimittellehre* von den bisherigen Ausgaben unterscheidet, sind im Folgenden genannt (Details finden sich in den Editionsrichtlinien):

- Sammlung aller von Hahnemann geprüften und veröffentlichten Arzneien in einer einzigen Ausgabe.
- Verwendung der lateinischen, in der Homöopathie heute gebräuchlichen Nomenklatur.
- Alphabetische Ordnung der Arzneien.
- Einheitliche Stellung der Gemütssymptome.

- Integration der „Beobachtungen Andrer" in ein einziges Kopf-zu-Fuß-Schema.
- Kennzeichnung des jeweils ersten Symptoms der „Beobachtungen Andrer" mit einer Raute (◇).
- Einfügung einer Gliederung zur rascheren Orientierung.
- Einfügung von Querverweisen (→) auf andere Rubriken.
- Synoptische Darstellung der Arzneien, die sowohl in der *Reinen Arzneimittellehre* als auch in den *Chronischen Krankheiten* angeführt sind.
- Weglassen der theoretischen Abhandlungen der einzelnen Bände.

Die vorliegende Neubearbeitung wäre nicht ohne eine hervorragende Zusammenarbeit zwischen Verlag und Herausgebern möglich gewesen. Unser Dank gilt daher den Mitarbeitern des Haug Verlages, insbesondere Frau Gabriele Müller, Frau Ulrike Marquardt und Herrn Dr. Sverre Klemp, für die allzeit gute und unkomplizierte Zusammenarbeit sowie für die Idee und den Mut, Hahnemanns Arzneimittellehre in dieser neuen Form zu veröffentlichen.

Unsere Bewunderung gilt Samuel Hahnemann. Hinter jeder Zeile, hinter jedem einzelnen Symptom spürt man seinen Willen, die Heilkunst zum Wohle der Kranken zu verbessern. Wir hoffen daher, Hahnemanns Arzneimittellehre in seinem Sinne weiterentwickelt und für den Praxisalltag noch besser nutzbar gemacht zu haben.

München und Stade, im Winter 2006

Christian Lucae und *Matthias Wischner*

Inhalt

Band 3

Anhang

Einführung in Hahnemanns Arzneimittellehre

Christian Lucae und Matthias Wischner

Hahnemanns Arzneimittellehre zählt zu einem der wichtigsten Werke in der Homöopathie. Dennoch sind nur wenige Details bekannt, wie es genau zu den einzelnen Arzneimitteldarstellungen gekommen ist, wer Hahnemann bei Herausgabe der einzelnen Bände geholfen hat, wie die Prüfungen im Einzelfall durchgeführt und welche Potenzen dabei verwendet worden sind (Walach 1999). Wenig bekannt ist auch darüber, welche Symptome aus der klinischen Beobachtung und welche Symptome aus der Arzneimittelprüfung an Gesunden in die Materia medica übernommen worden sind. Im Folgenden soll der derzeitige Kenntnisstand umrissen werden.

Entstehungsgeschichte

Hahnemanns Arzneimittellehre lag bisher nur über mehrere Werke verstreut vor. Die erste umfangreichere Sammlung von Prüfungsergebnissen veröffentlichte Hahnemann 1805 in lateinischer Sprache in Form der *Fragmenta de viribus medicamentorum positivis sive in sano corpore humano observatis* („Fragmente über die positiven, das heißt am gesunden menschlichen Körper beobachteten Arzneikräfte") in einer einzigen Auflage. Eine zweite Auflage war zwar in Vorbereitung, ist aber nicht mehr erschienen (Wettemann 2000, S. 30). Die *Fragmenta* wurden insgesamt wenig beachtet und verloren mit Erscheinen der deutschsprachigen *Reinen Arzneimittellehre* im Jahre 1811 noch weiter an Bedeutung. Die *Reine Arzneimittellehre* erschien im Zeitraum von 1811 bis 1833 in insgesamt sechs Bänden, die ersten beiden in drei Auflagen, die letzten vier in zwei. Neben der *Reinen Arzneimittellehre* veröffentlichte Hahnemann ein weiteres mehrbändiges Werk mit Arzneimittelprüfungen, die *Chronischen Krankheiten*, bestehend aus vier Bänden Arzneimittellehre und einem Theorieband. Die vier Arzneimittelbände erschienen zwischen 1828 und 1839 in zwei Auflagen. Darüber hinaus hat Hahnemann mehrere Arzneimittelprüfungen in *Stapfs Archiv* veröffentlicht. Während die *Reine Arzneimittellehre* und die *Chronischen Krankheiten* stets in den jeweils letzten von Hahnemann veröffentlichten Versionen erhältlich waren und von mehreren Generationen homöopathischer Ärzte genutzt werden konnten, waren die kleineren Veröffentlichungen schwerer zugänglich und bisweilen nur in Spezialbibliotheken einsehbar. Tabelle 1 gibt Aufschluss über die Chronologie der Entstehungsgeschichte.

Hahnemann hat seine Arzneimittellehre nicht alleine bearbeitet. Über viele Jahre hinweg hatte er Helfer, die ihn bei der Herausgabe der einzelnen Bände unterstützten. Wer genau ihm in welchem Zeitraum geholfen hat, und welchen Einfluss die Mitarbeiter auf Form und Inhalt der Arzneimittellehre genommen haben, ist weitgehend unbekannt. Sicher ist nur, dass ihm immer wieder Mitarbeiter zur Seite standen (Stahl 1997; Haehl 1922b). Für die Vorbereitung der dritten Auflage der *Reinen Arzneimittellehre* hoffte Hahnemann auf die Mitarbeit von Joseph Attomyr (1807–1856), welche allerdings nicht zustande kam. Georg Heinrich Gottlieb Jahr (1800–1875) arbeitete unter anderem monatelang an der Fertigstellung der zweiten Auflage der *Chronischen Krankheiten* mit, und Ernst Ferdinand Rückert (1795–1843) bereitete ein dazu passendes Repertorium vor, das allerdings nie im Druck erschien. Auch Gottfried Lehmann (1788–1865) könnte beteiligt gewesen sein. Trotz aller Hilfe, ohne die ein derartiges Werk nur schwerlich hätte zustande kommen können, tragen alle Veröffentlichungen Hahnemanns zur Arzneimittellehre von den Anfängen bis ganz zum Schluss unverkennbar seinen Stempel.

Ernst Georg Freiherr von Brunnow (1796–1845), dem Hahnemann später die erste Auflage der *Chronischen Krankheiten* persönlich widmete, begann mit einer Übersetzung der *Reinen Arzneimittellehre* ins Lateinische; allerdings erschienen davon nur zwei Bände. Übersetzungen ins Italienische und Französische erfolgten bereits ab 1825, eine erste englische Übersetzung erschien 1846.

Abhandlungen zur homöopathischen Theorie

Neben dem *Organon der Heilkunst*, dem wichtigsten Werk zur Theorie der Homöopathie, hat Hahnemann zahlreiche Aufsätze verfasst, die er haupt-

Tab. 1   Hahnemanns Arzneimittellehre in der Übersicht.

Jahr	Fragmenta de viribus medicamentorum (FVMP)	Reine Arzneimittellehre (RAL)	Archiv für die homöopathische Heilkunst (ACS)	Die Chronischen Krankheiten (CK)
1805	FVMP			
1806				
1807				
1808				
1809				
1810				
1811		Bd. I, 1. Aufl.		
1812				
1813				
1814				
1815				
1816		Bd. II, 1. Aufl.		
1817		Bd. III, 1. Aufl.		
1818		Bd. IV, 1. Aufl.		
1819		Bd. V, 1. Aufl.		
1820				
1821		Bd. VI, 1. Aufl.		
1822		Bd. I, 2. Aufl.	Bd. 1 (Asa foetida)	
1823			Bd. 2 (Coffea)	
1824		Bd. II, 2. Aufl.	Bd. 3 (Antimonium tart.)	
1825		Bd. III, 2. Aufl. Bd. IV, 2. Aufl.	Bd. 4 (Sabadilla)	
1826		Bd. V, 2. Aufl.	Bd. 5 (Sabina) Bd. 6 (Colchicum)	
1827		Bd. VI, 2. Aufl.		
1828			Bd. 7 (Viola tricolor)	Bd. II, 1. Aufl. Bd. III, 1. Aufl.
1829			Bd. 8 (Paris quadrifolia) Bd. 8 (Viola odorata)	
1830		Bd. I, 3. Aufl.		Bd. IV, 1. Aufl.
1831			Bd. 10 (Agnus castus)	
1832			Bd. 12 (Lamium album)	
1833		Bd. II, 3. Aufl.	Bd. 13 (Cantharis)	
1834				
1835				Bd. II, 2. Aufl.
1836				
1837				Bd. III, 2. Aufl.
1838				Bd. IV, 2. Aufl.
1839				Bd. V, 2. Aufl.

sächlich in Zeitschriften, aber auch in anderen, eigenen Werken unterbrachte. So enthielt Hahnemanns Arzneimittellehre nicht nur die Darstellung einzelner Arzneien, sondern auch theoretische Abhandlungen zu verschiedenen Aspekten der Homöopathie. In der *Reinen Arzneimittellehre* finden sich – die Vorrede mitgezählt – insgesamt acht Aufsätze, die sich mit verschiedenen, grundlegenden Themen beschäftigen. Die *Chronischen Krankheiten* enthalten drei weitere theoretische Abhandlungen, verstreut über die Bände III–V.

Wenn man die einzelnen Theorieteile im Kontext ihrer zeitlichen Entstehung betrachtet, wird rasch deutlich, dass sie mehrheitlich auch an anderen Stellen hätten publiziert werden können. Lediglich der Einleitungsband zu den *Chronischen Krankheiten* – ein kompletter Theorieband – steht paradigmatisch am Anfang der Bände II–V. Dort beschreibt Hahnemann ausführlich seine Vorstellung zur Genese chronischer Krankheiten und die drei Miasmen Psora, Syphilis und Sykosis. Dieser erste Band ist soeben in neuem Gewand erschienen (Hahnemann 2006).

Alle übrigen Theorieteile wurden bereits in einen großen Sammelband aufgenommen (*Gesammelte kleine Schriften,* Hahnemann 2001). Dort finden sich zum Teil ältere Versionen, also nicht die Auflagen letzter Hand. Bei diesen gibt es inhaltlich jedoch keine wesentlichen Veränderungen im Vergleich mit den Vorauflagen, sodass auf einen Wiederabdruck verzichtet werden konnte (vgl. auch Hahnemann 2001, S. 924). Alle umfangreicheren Änderungen sind in nachfolgender Tabelle zusammengefasst. Lediglich die Vorrede, die Hahnemann dem ersten Band der *Reinen Arzneimittellehre* voranstellte, wird in der *Gesamten Arzneimittellehre* in der Version aus der dritten Auflage von 1830 abgedruckt. Hier findet sich insbesondere die im Vergleich mit den Vorauflagen verfeinerte Gliederung, die Vorbild für die *Gesamte Arzneimittellehre* war. Alle anderen theoretischen Abhandlungen wurden hingegen nicht aufgenommen. Die *Gesamte Arzneimittellehre* beschränkt sich stattdessen auf die Arzneimittel selbst.

Tab. 2 Abhandlungen zur homöopathischen Theorie.

Titel	Reine Arzneimittellehre	Gesammelte kleine Schriften
Vorrede	Bd. I, 3. Aufl., S. 3–9	1. Aufl. (andere Gliederung)
Geist der homöopathischen Heil-Lehre	Bd. II, 3. Aufl., S. 3–26	S. 842–852 (identisch)
Vorerinnerung	Bd. II, 2. Aufl., S. 27–38	S. 852–857 (identisch)
Nota bene für meine Recensenten	Bd. III, 2. Aufl., S. 3–10	1. Auflage (8-zeilige Vorbemerkung fehlt, sonst weitgehend identisch)
Beleuchtung der Quellen der gewöhnlichen Materia medica	Bd. III, 2. Aufl., S. 11–60	S. 732–753 (identisch)
Eine Erinnerung	Bd. IV, 2. Aufl., S. 3–20	1. Aufl. (erste Seite umformuliert, sonst weitgehend identisch)
Der ärztliche Beobachter (Ein Bruchstück)	Bd. IV, 2. Aufl., S. 21–26	1. Aufl. (weitgehend identisch)
Wie können kleine Gaben so sehr verdünnter Arznei, wie die Homöopathie sie vorschreibt, noch Kraft, noch große Kraft haben?	Bd. VI, 2. Aufl., S. V–XI	S. 763–766 (identisch)
Titel	**Die chronischen Krankheiten**	**Gesammelte kleine Schriften**
Vorwort über das Technische in der Homöopathik	Bd. III, 2. Aufl., S. VII–XIV	S. 879–883 (identisch)
Vorwort. Blick auf die Art, wie homöopathisches Heilen zugehe	Bd. IV, 2. Aufl., S. VII–X	S. 883–885 (identisch)
Vorwort. Dilutionen und Potenzen (Dynamisationen)	Bd. V, 2. Aufl., S. VII–VIII	S. 885–886 (identisch)

Arzneimittelprüfungen

Hahnemanns Idee, die Wirkung von Arzneien an möglichst gesunden Probanden zu beobachten und systematisch zu sammeln, stellte das Grundkonzept seiner Arzneimittellehre dar. Den Begriff der „reinen" Arzneimittellehre erläuterte er folgendermaßen:

> „Diese verbesserte Heilkunst, das ist die homöopathische, schöpft nicht aus jenen **unreinen Quellen der bisherigen** *Materia medica*, geht nicht jene uralten, träumerischen Irrwege, die wir hier erzählt haben, sondern den naturgemäßen Weg. Sie wendet die Arzneien **nicht eher** gegen das Uebelbefinden des Menschen an, als bis sie ihre reinen Wirkungen, nämlich das, was jede im Befinden des gesunden Menschen ändern kann, erst in Erfahrung gebracht hat – **reine Arzneimittellehre**." (Hahnemann 2001, S. 753)

Hahnemann führte seine Arzneimittelprüfungen zunächst an sich selbst und an Familienmitgliedern durch. In seiner Leipziger Zeit konnte er durch seine Tätigkeit als Dozent an der Universität Leipzig (1812–1821) einen Schülerkreis um sich sammeln, dessen Mitglieder er in kurzer Zeit an die Technik und Vorgehensweise der homöopathischen Arzneimittelprüfung heranführte. Dieser sogenannte Prüferverein bestand aus jungen Männern, von denen viele Medizin, einige aber auch Theologie oder andere Fächer studierten. Besonders wichtige Mitprüfer waren Ernst Stapf, Gustav Wilhelm Gross, Christian Gottlob Hornburg, Carl Gottlob Franz, Wilhelm Eduard Wislicenus, Ernst Ferdinand Rückert, Christian Friedrich Langhammer, Franz Hartmann, schließlich Teuthorn und Herrmann, über die nur wenig bekannt ist (Schreiber 2002, S. 28). In späteren Jahren waren Arzneimittelprüfungen von Hahnemanns Sohn Friedrich, Friedrich Jakob Rummel, Salomo Gutmann, Johann Wilhelm Wahle, Heinrich August von Gersdorff, Cajetan Nenning, Gustav Adolf Schréter und vielen anderen wichtige Quellen für Hahnemanns Arzneimittellehre. Auch die „Reine Arzneimittellehre" von Hartlaub und Trinks wird häufig zitiert.

Hahnemann hat jedoch nicht allen Prüfern gleiches Vertrauen entgegengebracht. Besonders misstrauisch war er bei den von Christian Friedrich Langhammer beigesteuerten Symptomen. Diese wurden von Auflage zu Auflage überarbeitet,

z. B. wurden die Hervorhebungen „zurückgezogen" oder der Text umformuliert. Ebenfalls wenig Vertrauen verdienten in Hahnemanns Augen die von Cajetan Nenning zunächst nur unter der Abkürzung „Ng." beigesteuerten Symptome. Hahnemann sprach abwertend von der „allezeit fertigen Symptomen-Fabrik des *Ng.*" (s. Vorrede zu „Magnesia carbonica"; vgl. Wegener 1989).

Die genaue Vorgehensweise bei der homöopathischen Arzneimittelprüfung skizzierte Hahnemann im *Organon der Heilkunst*. In den Paragraphen 105–145 erläuterte er die einzelnen Schritte zur Erforschung der Arzneien (Hahnemann 1999, S. 513). Im Aufsatz „Der Ärztliche Beobachter", der erstmals 1818 im Band IV der *Reinen Arzneimittellehre* erschien, legte Hahnemann wichtige Voraussetzungen der Arzneimittelprüfung dar:

> „Die beste Gelegenheit, unsern Beobachtungssinn zu üben und zu vervollkommnen, ist bei Versuchen mit Arzneien an uns selbst. Unter Vermeidung aller fremdartig arzneilichen Einflüsse und störender Gemüthseindrücke bei diesem wichtigen Geschäfte ist der Prüfer nach Einnahme der Arznei mit aller seiner Aufmerksamkeit auf alle an und in ihm vorgehenden Befindensveränderungen gespannt, um sie mit stets wachendem Gefühle und offenen Sinnen wahrzunehmen und treulich aufzuzeichnen.
>
> Bei Fortsetzung dieser sorgfältigen Aufspürung aller in und an sich hervorgehenden Veränderungen erlangt der Beobachter die Fähigkeit, alle, auch noch so zusammengesetzte, Empfindungen, die er von der Versuchs-Arznei erfahren, und alle, auch die feinsten, Abänderungen seines Befindens wahrzunehmen, und den in ihm deutlich gewordenen Begriff davon in angemessenen, erschöpfenden Ausdrücken niederzuschreiben. [...]
>
> Bei diesen lautern und genauen Untersuchungen wird uns einleuchtend, dass alle bisherige Symptomatologie der gemeinen Arzneikunst nur ein oberflächliches Wesen war, und dass die Natur den Menschen in seinem Befinden und allen seinen Gefühlen und Thätigkeiten durch Krankheit oder Arznei so unendlich mannichfach und abweichend umzustimmen pflegt, dass ein einzelnes Wort oder ein allgemeiner Ausdruck zur Bezeichnung der oft so sehr zusammengesetzten krankhaften Gefühle und Symptome durchaus unzureichend sind, wenn wir wirklich, wahr

und vollkommen, was Verändertes im Befinden angetroffen worden, darstellen wollen." (Hahnemann 2001, S. 709 f.)

Wie Hahnemann mit den Prüfungsprotokollen seiner Mitprüfer umgegangen ist, beschrieb er in der „Vorerinnerung" der *Reinen Arzneimittellehre* wie folgt:

„Was nun folgendes Arzneisymptomen-Verzeichniß anlangt, so sind in diesem Theile auch mehre Beobachtungen von meinen Schülern, größtentheils an sich selbst angestellt. Ihre Namen findet man dabei, mit dem Beifügen: „in einem Aufsatze." Meine leipziger Schüler habe ich jedesmal bei Einreichung ihrer Aufsätze über die von ihnen beobachteten Arzneisymptome vernommen (was jedem Lehrer zu dieser Absicht anzurathen ist), um sie die wörtlichen Ausdrücke ihrer Empfindungen und Beschwerden möglichst berichtigen und die Bedingungen genau angeben zu lassen, unter denen die Veränderungen erfolgten, wodurch, wie ich glaube, Wahrheit an den Tag gekommen ist. Auch wusste ich, dass sie genau die eingeschränkte Diät und die leidenschaftsfreie Lebensordnung bei den Versuchen treulich befolgt hatten, um sicher beobachten zu können, was die Umstimmungskraft der genommenen Arznei rein und deutlich in ihrem Befinden hervorbrachte." (Hahnemann 2001, S. 857)

Allerdings wurde nicht jede Befindensänderung in die Arzneimittellehre aufgenommen, sondern durchaus kritisch hinterfragt. Wenn beispielsweise wichtige äußere Umstände die Arzneiwirkungen nicht mehr klar zu Tage treten ließen, ging Hahnemann folgendermaßen vor:

„Wenn aber zu dem Versuche ein ausserordentlicher Umstand von aussen hinzukam, welcher auch nur wahrscheinlich den Erfolg hätte abändern können, z.B. Schreck, Aergerniss, Furcht, eine beträchtliche äussere Beschädigung, eine Ausschweifung in irgend einem Genüsse, oder sonst ein grosses, wichtiges Ereigniss, – so ward von da an kein Symptom mehr bei diesem Versuche aufgeschrieben; sie wurden alle unterdrückt, um nichts Unreines in die Beobachtung eingehn zu lassen. Nur wenn ein kleines Ereigniss dazwischen kam, von welchem man eine gewisse Abänderung des Arzneierfolgs nicht erwarten konnte, wur-

den die erfolgenden Symptome, als nicht entschieden rein, in Klammern eingeschlossen" (Hahnemann 2001, S. 547).

Durch unterschiedliche Hervorhebungen der Symptome oder bestimmter Teile von Symptomen wurde somit gekennzeichnet, dass nicht alle Symptome die gleiche Wertigkeit besitzen. Bereits im Vorwort zu den *Fragmenta* hatte Hahnemann diese Kennzeichnung kurz erläutert:

„Ein Symptom, das in Großbuchstaben ausgedruckt ist, habe ich häufiger beobachtet, was in Kleinbuchstaben gedruckt ist, jedoch seltener. Die in Klammern ( ) gesetzten veröffentliche ich unter Vorbehalt, da sie ja nur ein einziges Mal von mir beobachtet wurden, und zwar in einem nicht genügend zweifelsfreien, klaren Fall. Zuweilen fügte die nicht genügend erprobte Wahrhaftigkeit eines Menschen diese Klammern hinzu oder wenn ein Mensch von ein wenig schwerfälligem Verstand war oder er irgendwelche Diätfehler gemacht hatte." (Hahnemann 2001, S. 367 ff.)

Damit erfand Hahnemann eine Art dreigliedriges Ordnungssystem, um auf der einen Seite unsichere, noch zweifelhafte Symptome (in Klammern), auf der anderen Seite aber bereits als sehr zuverlässig eingeschätzte Symptome (in Sperrdruck) zu kennzeichnen (vgl. Klunker 1987, S. 156).

Klinische Beobachtungen

Die Symptome in Hahnemanns Arzneimittellehre stammen nicht allein aus Arzneimittelprüfungen, auch wenn seine eigenen Symptome und die seiner Mitprüfer einen wichtigen Grundstock bilden. Daneben speisen sich Hahnemanns Arzneimitteldarstellungen aber auch ganz wesentlich aus der bisherigen medizinischen Literatur, die er ausführlich zitiert hat. Hahnemann war sich durchaus der Tatsache bewusst, dass dabei auch klinische Beobachtungen in die Arzneimittellehre einfließen:

„Bei den fremden, hier mit beigefügten Beobachtungen sind einige, die an schon kranken Personen aufgezeichnet wurden. Da es aber chronische Kranke waren mit bekannten Krankheits-Symptomen, die man nicht mit unter die neuen Effecte von der zum Versuche genommenen Arznei mischte, wie wenigstens

Greding sorgfältig gethan zu haben scheint, so sind diese Beobachtungen doch nicht ohne Werth, dienen wenigstens hie und da zur Bestätigung, wenn ähnliche, oder dieselben Symptome bei reinen Versuchen an gesunden Personen erscheinen." (Hahnemann 2001, S. 547)

Als Fußnote zu „Agaricus muscarius" findet sich eine weitere, aufschlussreiche Anmerkung Hahnemanns zum selben Thema, die für alle Bände der *Chronischen Krankheiten* gilt:

> „Die mit keinem Namen und keiner Chiffre bezeichneten Symptome im ganzen Werke sind von mir. Was aber die andrer Beobachter betrifft, so fand ich zum Nutzen der Leser nicht selten nöthig, theils unnütz weitschweifige Redensarten abzukürzen, theils verständlichere Ausdrücke an der Stelle der unverständlichen und der Idiotismen zu wählen; Wesentliches ist von mir wissentlich nichts ausgelassen."

Alle nicht von Hahnemann stammenden Angaben wurden in den ersten beiden Auflagen der *Reinen Arzneimittellehre* noch getrennt als „Beobachtungen Andrer" aufgelistet. Ab etwa 1827 werden alle Symptome in eine einzige Symptomenliste aufgenommen.

In Hahnemanns Arzneimittellehre haben demnach zum einen Symptome aus Arzneimittelprüfungen an Gesunden Eingang gefunden, zum anderen jeweils mit Zitat versehene Aufzeichnungen aus der medizinischen Literatur. Es gibt jedoch noch eine dritte Quelle: Hahnemann hat ebenso zahlreiche Beobachtungen, die er während der Behandlung seiner Patienten gemacht hat, in die Arzneimittellehre übernommen. Er deutet dieses Vorgehen bereits in der ersten Auflage des *Organons* an (§ 119). In der sechsten Auflage des *Organons* heißt es an entsprechender Stelle im § 142:

> „Wie man aber selbst in Krankheiten, besonders in den chronischen, sich meist gleichbleibenden, unter den Beschwerden der ursprünglichen Krankheit einige Symptome[1] der zum Heilen angewendeten, einfachen Arznei ausfinden könne, ist ein Gegenstand höherer Beurtheilungskunst und bloß Meistern in der Beobachtung zu überlassen."

[1] Die in der ganzen Krankheit etwa vor langer Zeit, oder nie bemerkten, folglich neuen, der Arznei angehörigen Symptome.

Hahnemann hat diese klinischen Beobachtungen jedoch nicht eigens gekennzeichnet, sodass eine Unterscheidung zwischen ihnen und Symptomen aus der Arzneimittelprüfung nicht möglich ist. Diese Erkenntnis ist vergleichsweise neu. Einzelheiten verdanken wir der Transkription von Hahnemanns Krankenjournalen: Seit den 1980er Jahren kümmert sich die medizinhistorische Forschung verstärkt um die Wurzeln der Homöopathie, was sich in zahlreichen medizinhistorischen Dissertationen zu verschiedenen Aspekten der Homöopathiegeschichte niedergeschlagen hat. Darüber hinaus wird seit Längerem an einer Gesamtedition der Krankenjournale Hahnemanns gearbeitet – ein bis dahin weitgehend ungehobener Forschungsschatz. In diesen Krankenjournalen hat Hahnemann akribisch alle Details zur Behandlung seiner Patienten festgehalten. Insgesamt sind 54 große Bände im Archiv des Instituts für Geschichte der Medizin der Robert Bosch Stiftung erhalten, 37 deutsche Krankenjournale (D 2–D 38) und 17 französischsprachige (DF 2–DF 18), die teilweise bereits transkribiert worden sind und im Karl F. Haug Verlag in Buchform vorliegen.

Insbesondere durch diese systematische Aufarbeitung der Krankenjournale kommen immer mehr Details ans Licht, die die praktische Arbeitsweise Hahnemanns näher beleuchten. So finden sich deutliche Hinweise, wie und wie oft Hahnemann Beobachtungen aus seinen Krankengeschichten in die Arzneimittellehre aufgenommen hat. Mittels des Kürzels „NB" (für lat. „nota bene" = „wohlgemerkt") kennzeichnete Hahnemann solche Symptome, die er als durch das dem Patienten verabreichte Arzneimittel verursacht bewertete. Durch das Durchstreichen des Kürzels hat er anschließend die Übernahme des entsprechenden Symptoms in die Arzneimittellehre markiert. Aus den bisherigen Forschungsergebnissen können an dieser Stelle nur einige Beispiele erwähnt werden, die schlaglichtartig Hahnemanns Vorgehensweise und damit auch indirekt die Qualität seiner Arzneimittellehre beleuchten.

■ Thuja-Symptome im Krankenjournal D 16 aus dem Jahre 1817:

Allein im Krankenjournal D 16 sind insgesamt 43 Thuja-Symptome identifiziert worden, die von Hahnemann direkt in die Arzneimittellehre übernommen wurden. Dies entspricht bereits 13 % der aus Hahnemanns eigenen Beobachtungen stammenden Symptome (Schuricht 2002b, S. 191). Als exemplarisch kann folgende Symptomatik aus Hahnemanns Krankenjournal gelten:

> „[...] in der l[inken] Bauchseite über dem Schooße eine lebendige Bewegung wie ein Aermchen eines Kinds – ohne Schmerz – kömt oft, hält nicht lange an [...] dann oft auch die Bangigkeit in der Herzgrube, stieg bis in den Kopf und wieder zurück, dabei etwas weichlich [...] heute in den Beinen stiegs von da in beide Oberschenkel rauf durch den Leib durch bis in den Kopf und von da wieder in die Herzgrube, wie Quecksilber im Wetterglase auf und absteigt. Es ward ihr weichlich und schwarz vor den Augen [...].“ (Schuricht 2002a, S. 203)

Diese von Hahnemann am Rande mit „NB“ gekennzeichneten Symptome finden ihre Entsprechungen in der Arzneimittellehre bei „Thuja occidentalis“:

> Bewegung im Unterbauche, wie von etwas Lebendigem, wie ein Heraustreiben der Bauchmuskeln von einem Kindesarme, doch unschmerzhaft. [RAL 113]

> Bangigkeit in der Herzgrube, welche bis in den Kopf stieg und wieder zurück; dabei Weichlichkeit. [RAL 100]

> Ein aufwärts ziehender Schmerz aus den Beinen durch die Oberschenkel bis in den Kopf und von da zurück bis in die Herzgrube, wobei es ihr schwarz vor den Augen und weichlich ward. [RAL 284]

▪ Nitricum-acidum-Symptome im Krankenjournal D 22 aus dem Jahre 1821:

Auch im inzwischen als Transkription vorliegenden Krankenjournal D 22 sind viele „NB“-Symptome zu finden. Allerdings sind diese bisher noch nicht systematisch ausgewertet worden. Einige Stichproben lassen aber auch hier rasch entsprechende Korrelationen zwischen Patientensymptomen und Arzneimittellehre finden:

> „Trockenheit im Munde ohne Durst, geschwollene heiße Lippen [...] Schnupfn mit Wundgefühl der Nasenlöcher, und Nadelstichen im Gesicht.“ (Mortsch 2005, S. 667 f.)

Die entsprechenden Symptome in der Arzneimittellehre finden sich bei „Nitricum acidum“:

> Trockenheit im Munde, ohne Durst, mit geschwollnen, heissen Lippen. [CK 390]

> Stiche im Gesichte, wie mit Nadeln. [CK 287]

▪ Sepia-Symptome im Krankenjournal D 28 aus dem Jahre 1825:

Die Krankengeschichte der Antonie Volkmann enthält zahlreiche, von Hahnemann mit „NB“ gekennzeichnete Symptome. Allein 46 Symptome wurden für „Sepia“, 17 Symptome für „Nitricum acidum“ und 16 für „Phosphorus“ aufgenommen (Hickmann 1996, S. 441). Auch hier wird wieder deutlich, wie großzügig Hahnemann Patientensymptome in die Arzneimittellehre integriert hat:

> „[...] war sie den ganzen Tag, bes. N.M. so schwach, daß sie glaubte, ohnmächtig zu werden | Kopf so schwach, dass sie fast gar nichts denken kann | Schwindlich war ihr oft, auch fühlt sie das Schlagen des Pulses, besonders in der ganzen linken Brust.“ (Hickmann 1996, S. 244)

Diese von Hahnemann mit „NB“ gekennzeichneten und im Original zusätzlich durch mehrere Unterstreichungen versehenen Passagen finden ihre Entsprechungen in der Arzneimittellehre bei „Sepia“:

> So schwach, dass sie glaubt, ohnmächtig zu werden (n. 7 T.). [CK 1466]

> Schwäche des Kopfes, dass sie fast gar nicht denken kann, besonders Nachmittags. [CK 78]

> Sie fühlt den Pulsschlag im Körper, besonders in der ganzen linken Brust. [CK 1409]

▪ Zincum-Symptom aus dem Krankentagebuch der Mathilde von Berenhorst aus dem Jahre 1832:

> „Schlief ich besser, einige Stunden nach den aufstehn überfiel mich plötzlich, als ich eine Weile gestanden hatte, eine solche Schwäche, daß mir so matt wurde, daß ich mit Mühe einen Stuhl erreichen konnte, und mir so zu Muthe wurde, daß ich fürchtete eine Ohnmacht zu bekommen [...].“ (Gehrke 2000, S. 61 f.)

Dieses von Hahnemann am Rande mit „NB Z“ gekennzeichnete Symptom findet seine Entsprechung wiederum bei „Zincum metallicum“:

> Plötzliche, ohnmachtartige Mattigkeit im Stehen, dass sie vor Schwäche kaum einen Stuhl erreichen konnte. [CK 1281]

Anhand dieser wenigen Beispiele wird bereits deutlich, dass das Zustandekommen der Arzneimittellehre Hahnemanns weiterer Forschung bedarf. Offenbar hat Hahnemann schon relativ früh damit begonnen, Patientensymptome regelmäßig in die Arzneimittellehre zu integrieren, und diese Methode über viele Jahre fortgesetzt. Die Vermutung liegt nahe, dass er systematisch – mehr oder weniger unfreiwillige – Arzneimittelprüfungen an seinen Patienten durchgeführt haben könnte. Somit wäre eine vollständige Überprüfung aller Arzneimitteldarstellungen Hahnemanns sehr wünschenswert, um festzustellen, welche Symptome tatsächlich aus „reinen" Arzneimittelprüfungen stammen, und welchen Anteil an Symptomen Hahnemann aus den Behandlungen seiner Patienten übernommen hat. Der Hypothese, dass „ein Großteil der *Hahnemann*schen Originalsymptome nicht zwingend die hohe Wertigkeit besitzt, von der bisher immer ausgegangen worden ist" (Mortsch 2005, S. 144), sollte weiter nachgegangen werden. Die Übernahme von Symptomen aus Krankenbehandlungen muss aber nicht zwangsläufig einen Widerspruch bedeuten, sondern könnte auch ein Verfahren darstellen, „das nicht aus der Not, sondern aus der therapeutischen Erfahrung geboren wurde" (Jütte 2005, S. 84). Jedenfalls ist zu hoffen, dass eines Tages die Gesamtedition der Krankenjournale vorliegt, auf deren Grundlage eine Gesamtschau aller Patientensymptome und ein Abgleich mit der Arzneimittellehre vorgenommen werden kann.

Daneben gibt es noch eine weitere Diskussion, die sich mit der Zuverlässigkeit der Symptome auseinandersetzt. Kritische Stimmen bewerten die Symptomatologien der *Reinen Arzneimittellehre* als zuverlässiger, da Hahnemann in seinem Spätwerk – mit Entwicklung der Miasmentheorie und mit Verwendung höherer Potenzen wie der C 30 zur Arzneimittelprüfung – auch in die Arzneimittellehre der *Chronischen Krankheiten* vermehrt spekulative Elemente eingebracht habe. Vertreter der naturwissenschaftlich-kritischen Richtung in der Homöopathie sahen in der Vergangenheit deswegen erheblichen Bedarf an Nachprüfungen homöopathischer Arzneien, um die Beschreibungen Hahnemanns und seiner Schüler zunächst einmal in der Arzneimittelprüfung zu bestätigen.

Bedeutung

Trotz mancher oben genannter Einschränkungen ist Hahnemanns Arzneimittellehre ein Werk, das nicht nur für das Überleben der Homöopathie in ihrer Anfangszeit eine entscheidende Rolle spielte, sondern auch für die heutige homöopathische Praxis von unschätzbarem Wert geblieben ist. Ohne Hah-

nemanns Arzneimittelprüfungen und deren Veröffentlichung hätte es die Homöopathie *als tägliche Praxis* nie gegeben. Es hätte allenfalls eine Homöopathie *als Theorie* existiert, gewissermaßen auf dem Papier, wobei die Grundlage dieser theoretischen Homöopathie Hahnemanns *Organon* gewesen wäre. Theoretische medizinische Konzepte – reine Kopfgeburten – gab es zu Hahnemanns Zeit in großer Fülle, sie sind jedoch fast alle in Vergessenheit geraten. Auch die Homöopathie wäre vermutlich bald wieder von der Bildfläche verschwunden, wäre sie nicht von Anfang an auch praxistauglich gewesen. Diesen entscheidenden Punkt hatte sie allen anderen konkurrierenden Konzepten voraus, welche keine bedeutenden praktischen Erfolge aufzuweisen hatten.

Die Homöopathie jedoch war bereits zu Hahnemanns Lebenszeit erfolgreich anwendbar. Dafür bedurfte es geeigneter Werkzeuge, nämlich der an Gesunden geprüften Arzneien. Hahnemann begann in den 1790er Jahren als erster Arzt systematisch und in größerem Umfang, Arzneien an sich selbst und anderen zu prüfen und erste Ergebnisse zu veröffentlichen. Ein halbes Jahrhundert später, gegen Ende seines Lebens, war daraus ein monumentales Werk erwachsen. Paradoxerweise wurde Hahnemanns Arzneimittellehre von der Öffentlichkeit kaum wahrgenommen. Die Gegner der Homöopathie kritisierten in erster Linie seine theoretischen Schriften, das *Organon* und den Theorieband der *Chronischen Krankheiten*. Dennoch hat die Arzneimittellehre, obwohl vergleichsweise wenig beachtet, mehr noch als alle anderen Werke Hahnemanns zum Überleben und zum Erfolg der Homöopathie beigetragen.

Aber nicht nur das: Hahnemanns Arzneimittellehre entwickelte sich darüber hinaus zu einem Vorbild für alle nachfolgenden Werke dieser Art. Sie ist gewissermaßen die Quelle all der zahlreichen Veröffentlichungen zur homöopathischen Arzneimittellehre insgesamt. Mit einigem Recht könnte man sogar behaupten, dass alle weiteren Arzneimittellehren anderer Autoren lediglich Ergänzungen, Ausarbeitungen, Vervollständigungen oder Komprimierungen von Hahnemanns ursprünglicher Arbeit sind. Ein gründliches Studium der homöopathischen Materia medica ist daher ohne dieses Werk nicht möglich.

Hahnemanns Arzneimittellehre ist und bleibt damit die Wurzel der homöopathischen Materia medica und der Grundstein jeder homöopathischen Praxis.

Editionsrichtlinien

1. Zusammenführung aller Arzneimitteldarstellungen Hahnemanns

Die *Gesamte Arzneimittellehre* enthält sämtliche von Hahnemann geprüften und zu seinen Lebzeiten veröffentlichten Arzneien. Bisher waren die Arzneien an unterschiedlichen Orten – in den *Fragmenta de viribus medicamentorum*, der *Reinen Arzneimittellehre*, den *Chronischen Krankheiten* und in *Stapfs Archiv* – veröffentlicht worden. Mit dieser erstmaligen Zusammenschau aller Arzneimittel gibt es keinerlei Verluste der bisher verfügbaren Arzneimitteldarstellungen, im Gegenteil: Einige, teilweise schwer greifbare Abhandlungen werden erstmals einer breiten Leserschaft zugänglich gemacht. Die Originalquellen jeder einzelnen Arznei werden vollständig zitiert, wodurch die Herkunft aller Arzneien und deren ursprüngliche Veröffentlichung nachvollziehbar bleiben.

Die Einarbeitung aller Symptome aus den *Fragmenta* wurde zunächst erwogen, dann aber wieder verworfen. Das bereits 1805 erschienene, noch recht unübersichtlich gegliederte und in lateinischer Sprache erschienene Werk repräsentiert die Frühphase der Homöopathie Hahnemanns. Die vorliegende Übersetzung in heutigem Deutsch würde nicht zur Originalsprache Hahnemanns passen. Darüber hinaus arbeitete Hahnemann zwar an einer zweiten Auflage seiner ersten Arzneimittellehre, das Manuskript wurde aber nicht mehr veröffentlicht. Stattdessen begann er mit der Arbeit an der *Reinen Arzneimittellehre*, deren erster Band 1811 in erster Auflage erschien. Mit Fug und Recht können daher die *Reine Arzneimittellehre* und die *Chronischen Krankheiten* als Hahnemanns Arzneimittellehren letzter Hand gelten.

Arzneimittelprüfungen aus *Stapfs Archiv* und den *Fragmenta* wurden nur dann in die *Gesamte Arzneimittellehre* aufgenommen, wenn sie weder in der *Reinen Arzneimittellehre* noch in den *Chronischen Krankheiten* vorhanden waren. Dazu zählen in alphabetischer Reihenfolge die in Tabelle 3 genannten Arzneien.

Lediglich „Copaiva officinalis" und „Valeriana officinalis" wurden aus den *Fragmenta* übernommen. In beiden Fällen handelt es sich um etwa 20 Symptome, die Hahnemann noch weitgehend ungeordnet präsentiert hatte. Um sie in das Schema der *Gesamten Arzneimittellehre* einfügen zu können, waren daher stärkere Überarbeitungen in Anordnung und Formatierung erforderlich.

Eine ausführlichere Arzneimittelprüfung zu „Valeriana officinalis" wurde zwar 1823 von Carl Gottlob Franz (1795–1835) in *Stapfs Archiv* veröffentlicht (Bd. 2, Heft 2, S. 153–187). Die dort mit „Hahnemann" gekennzeichneten Symptome stammen aber sämtlich aus den *Fragmenta* – sie wurden lediglich ins Deutsche übertragen. In der *Gesamten Arzneimittellehre* werden daher ausschließlich die ursprünglichen Symptome Hahnemanns aus den *Fragmenta* aufgelistet, und zwar im Wortlaut der deutschen Übersetzung aus *Stapfs Archiv*.

Anders verhält es sich mit den oben genannten Mitteln aus *Stapfs Archiv*. Hier hat Hahnemann Symptome beigesteuert, die weder aus einem anderen Werk übernommen noch später an anderer Stelle veröffentlicht wurden. Aus diesem Grund werden in der *Gesamten Arzneimittellehre* alle Arzneien angeführt, bei denen Hahnemann zumindest als Mitprüfer in Erscheinung tritt. Bei den anderen Prüfern handelt es sich in der Regel um den oben erwähnten Leipziger „Prüferverein" um Hahnemann. Auch die Anordnung der Symp-

Tab. 3 Arzneimittelprüfungen aus Stapfs Archiv und den Fragmenta.

Arzneimittel	Quelle	Arzneimittel	Quelle
Agnus castus	ACS Bd. 10	Lamium album	ACS Bd. 12
Antimonium tartaricum	ACS Bd. 3	Paris quadrifolia	ACS Bd. 8
Asa foetida	ACS Bd. 1	Sabadilla officinalis	ACS Bd. 4
Cantharis	ACS Bd. 13	Sabina	ACS Bd. 5
Coffea cruda	ACS Bd. 2	Valeriana officinalis	FVMP
Colchicum autumnale	ACS Bd. 6	Viola odorata	ACS Bd. 8
Copaiva officinalis	FVMP	Viola tricolor	ACS Bd. 7

ACS = Archiv für die homöopathische Heilkunst; FVMP = Fragmenta de viribus medicamentorum

tome gleicht dem Schema der *Reinen Arzneimittel-lehre.* Damit folgen die Veröffentlichungen in *Stapfs Archiv* konzeptionell und stilistisch den Darstellungen der beiden großen Arzneimittellehren Hahnemanns.

Warum Hahnemann die genannten Arzneien nicht aus *Stapfs Archiv* in seine beiden Hauptarzneimittellehren aufnahm – wie er es mit anderen Arzneimitteln, z.B. „Clematis erecta" oder „Cuprum metallicum", gemacht hat – muss offen bleiben. Fest steht, dass Hahnemann sich nie von den Veröffentlichungen in *Stapfs Archiv* distanziert, nie die Qualität der Prüfungen in Zweifel gezogen hat. In den *Chronischen Krankheiten* verwies er 1835 sogar auf diese Arzneimittelbilder:

> „Auch läßt sich in solchen Fällen, oft mit gutem Erfolge, […] eine der übrigen Arzneien aus dem ansehnlichen Vorrathe in der reinen Arzneimittellehre, dem Archive der homöopathischen Heilkunst, oder den Annalen, auf einige Tage anwenden […]." (Hahnemann 2006, S. 84)

Bei aller Sorgfalt, die auf die Vervollständigung der *Gesamten Arzneimittellehre* verwendet wurde, ist natürlich nicht ausgeschlossen, dass kleinere Veröffentlichungen Hahnemanns, hier oder dort publizierte Arzneimittelschnipsel, übersehen worden sind. Die Auswahl deckt sich jedoch mit einer 1846 von Constantin Hering (1800–1880) in der Allgemeinen Homöopathischen Zeitung publizierten Liste, die alle veröffentlichen Arzneimittelprüfungen Hahnemanns zusammenfasst (vgl. Gypser 1988, S. 946).

Die *Gesamte Arzneimittellehre* enthält damit vermutlich alle veröffentlichten Arzneimittelprüfungen Hahnemanns. In dessen Nachlass finden sich allerdings noch weitere handschriftliche Aufzeichnungen zu rund 70 Arzneien (vgl. auch Haehl 1922a). Dieser im Archiv des Instituts für Geschichte der Medizin der Robert Bosch Stiftung in Stuttgart verwahrte Nachlass (Bestand G) wurde nicht berücksichtigt, da es sich in der Regel nur um kurze Notizen oder Entwürfe handelt und Hahnemann bestimmte Teile dieser Aufzeichnungen offenbar absichtlich nicht veröffentlicht hat. Der Bestand G2 enthält Notizen in lateinischer Sprache zu zahlreichen, alphabetisch geordneten Arzneien, beginnend mit „Anacardium", endend mit „Zingiber". Hierbei handelt es sich in erster Linie um Exzerpte aus fremden Werken. Allerdings sind einzelne Stellen auch mit „ego" gekennzeichnet, was

auf Prüfungssymptome Hahnemanns hinweisen könnte. Im Bestand G3 finden sich – hier in deutscher Sprache – 15 Arzneimittelprüfungen Hahnemanns und seiner Schüler aus der frühen Leipziger Zeit, darunter Stapf, Franz, Groß und Langhammer. Während beispielsweise die Arzneien „Asarum", „Aurum" oder „Acidum nitrium" in die *Reine Arzneimittellehre* übernommen wurden, tauchen „Arbutus uva ursi", „Coriaria myrtifolia" oder „Calamus aromaticus" in keiner Veröffentlichung auf. Die Transkription und detaillierte Auswertung dieser handschriftlichen Aufzeichnungen könnten ein eigenständiges Forschungsprojekt darstellen.

Insgesamt konnten 121 Arzneimittel in die *Gesamte Arzneimittellehre* aufgenommen werden. Darunter finden sich rund 54 % Arzneien pflanzlicher, 6 % tierischer Herkunft, und insgesamt 38 % fallen in den Bereich der Mineralien, Metalle, Salze und Säuren. Die Beschreibung der Magnet-Wirkungen stellt eine Sondergruppe dar. Fragmente oder Anhängsel wie beispielsweise „Dunst des brennenden Schwefels" oder „Schwefelleberluft in Mineralwässern" wurden bei dieser Zählung nicht berücksichtigt.

2. Nomenklatur

In der *Reinen Arzneimittellehre* sind die Arzneien nach deutscher Nomenklatur bezeichnet. So findet sich beispielsweise „Nux vomica" unter „Krähenaugen", „Opium" unter „Mohnsaft" oder „Aurum metallicum" unter „Gold". In den *Chronischen Krankheiten* wechselte Hahnemann auf die auch heute noch gebräuchliche lateinische Nomenklatur. Die Nomenklatur der *Gesamten Arzneimittellehre* ist an das Arzneimittelregister der fünften Auflage des „Synthetischen Repertoriums" von Horst Barthel und Will Klunker (Karl F. Haug Verlag) angelehnt.

Alle von Hahnemann ursprünglich gewählten Bezeichnungen bleiben erhalten und werden in den Überschriften der jeweiligen Arzneimittel weiterhin genannt. Im Arzneimittelregister (siehe Anhang) können Synonyme nachgeschlagen werden.

Eine Besonderheit stellen die Zwischenüberschriften dar, mit denen Hahnemann die Auflistungen der jeweiligen Arzneimittelsymptome im Anschluss an die einleitenden Worte über Herkunft und Anwendung der Arznei betitelt hat: So nennt er seine Mittel beispielsweise „Arsenicum" (für „Arsenicum album"), „Kockel" (für „Cocculus"), „Kali" (für „Kali carbonicum") oder „Krähenaugen" (für „Nux vomica"). Man kann hierbei ein Gefühl dafür bekommen, wie Hahnemann von seinen Mitteln sprach: Fast könnte man glauben, es seien die „persönlichen" Namen seiner Arzneimittel. Aus den genannten Gründen wurden auch die Zwischenüberschriften beibehalten, obwohl bei vielen Arzneien dadurch eine gewisse Redundanz entsteht.

3. Alphabetische Ordnung der Arzneimittel

In der *Reinen Arzneimittellehre* sind Arzneien nach der deutschen Nomenklatur nur innerhalb eines Bandes alphabetisch geordnet, in den *Chronischen Krankheiten* in lateinischer Sprache bereits fortlaufend von Band II–V. Eine Ausnahme bildet „Arsenicum album", das in Band V hinter Zincum angeführt wird. In der *Gesamten Arzneimittellehre* sind sämtliche Arzneien nunmehr alphabetisch angeordnet, was das Auffinden einer bestimmten Arznei wesentlich erleichtert.

Ausnahmen bilden die Argentum- und Aurum-Verbindungen, die Magnet-Wirkungen und die Mercurius-Verbindungen. Diese Arzneien verfügen jeweils über einen gemeinsamen Einführungstext und stellen daher in sich geschlossene Gruppen dar. Aus diesem Grund wurde die von Hahnemann ursprünglich gewählte Reihenfolge der Arzneimittel innerhalb dieser Gruppen ausnahmsweise beibehalten.

4. Nummerierung der Symptome

Alle Symptome in der *Reinen Arzneimittellehre* und den *Chronischen Krankheiten* sind durchnummeriert. Diese Originalnummerierung befindet sich am linken Seitenrand einheitlich in allen Bänden. Dabei wurde nur jedes fünfte Symptom mit einer Ziffer versehen, also in den Schritten 5 – 10 – 15 – 20 usw. In den Bänden III–VI der *Reinen Arzneimittellehre* finden sich manche Nummern in Klammern: Diese Symptome entsprechen den „Beobachtungen Andrer", die Hahnemann auf diese Weise besonders kenntlich machte.

Zahlreiche medizinhistorische Forschungsarbeiten und einschlägige homöopathische Veröffentlichungen beziehen sich regelmäßig auf diese Nummerierung, mithilfe derer jedes einzelne Symptom

exakt zu zitieren ist. Aus diesem Grund wurden alle Angaben in die *Gesamte Arzneimittellehre* übernommen. Die Ziffern stehen allerdings nicht mehr am linken Seitenrand neben den Symptomen, sondern werden am Ende einer Zeile in eckigen Klammern angegeben. Beispiele:

Arnica montana: „Ohrensausen. [RAL 94]" – Dieses Symptom mit der Nr. 94 stammt aus der *Reinen Arzneimittellehre*.

Graphites: „Kriechen auf dem Rücken, wie von Ameisen. [CK 751]" – Dieses Symptom mit der Nr. 751 stammt aus den *Chronischen Krankheiten*.

Capsicum annuum: „Unlust zu arbeiten und zu denken (*J. Ch. Hartung*, in einem Aufsatze). [RAL (68)]" – Dieses Symptom mit der Nr. 68 stammt aus den „Beobachtungen Andrer" aus der *Reinen Arzneimittellehre*.

Sulphur: „Gemüth erbittert, als wäre er beleidigt worden. [CK 56; RAL 750]" – Dieses Symptom findet sich in den *Chronischen Krankheiten* als Nr. 56, in der *Reinen Arzneimittellehre* als Nr. 750.

5. Einheitliche Ordnung der Gemütssymptome

In der *Gesamten Arzneimittellehre* wurde die ursprünglich von Hahnemann gewählte Reihenfolge der Arzneisymptome soweit wie möglich beibehalten. Um dem Leser das Auffinden eines bestimmten Symptoms zu erleichtern, wurden alle Texte einheitlich gestaltet und dazu an bestimmten Punkten von der ursprünglichen Abfolge abgewichen: Dies betrifft insbesondere die Stellung der Gemütssymptome und der „Beobachtungen Andrer" in der *Reinen Arzneimittellehre*.

In der *Reinen Arzneimittellehre* stehen die Gemütssymptome am Ende des jeweiligen Kapitels. In den *Chronischen Krankheiten* wechselte Hahnemann schließlich zu der bis heute gebräuchlichen Positionierung, die alle Gemütssymptome an den Anfang des jeweiligen Arzneimittels stellt.

In der *Gesamten Arzneimittellehre* wurden daher alle Gemütssymptome der *Reinen Arzneimittellehre* ebenso an den Anfang gesetzt. Die ursprüngliche Nummerierung wurde beibehalten, wodurch bei den entsprechenden Arzneimitteln das erste Symptom nicht mit der Nr. 1, sondern mit einer hohen Nummer beginnt.

Durch diese Umstellung haben sich allerdings auch die Quellenangaben – wenn vorhanden – verschoben. Sofern umgestellte Symptome mit „a. a. O." („am angegebenen Ort") bezeichnete Quellen enthielt, wurde das jeweils zuerst aufgelistete Symptom einer bestimmten Quelle mit dem vollständigen Zitat versehen, die ursprünglich vollständige Quellenangabe des in der Reihenfolge nunmehr weiter hinten stehenden Symptoms entsprechend gekürzt und mit „a. a. O." versehen. So bleiben Hahnemanns Quellenangaben nachvollziehbar (Beispiele s. unter 9.).

6. Integration der „Beobachtungen Andrer"

In der *Reinen Arzneimittellehre* führt Hahnemann für jede Arznei die „Beobachtungen Andrer" (Beobachtungen anderer Prüfer und Angaben aus der medizinischen Literatur) und die eigenen Beobachtungen getrennt auf und untergliedert sie jeweils nach einem Kopf-zu-Fuß-Schema. In den *Chronischen Krankheiten* hingegen sind die beiden Quellen bereits zusammengeführt. Die anfänglich strenge Trennung ist aufgehoben. Jedoch begann Hahnemann damit nicht erst mit der ersten Auflage der *Chronischen Krankheiten* 1828, sondern bereits in der zweiten Auflage des sechsten Bandes der *Reinen Arzneimittellehre* 1827. So sind bei „Ambra grisea", „Carbo vegetabilis" und „Carbo animalis" die eigenen und die fremden Beobachtungen in ein einziges Kopf-zu-Fuß-Schema eingeordnet. Entsprechend ging Hahnemann auch in der dritten Auflage der ersten beiden Bänden der *Reinen Arzneimittellehre* (1830 und 1833) bei allen Arzneimitteln vor. Vermutlich hätte Hahnemann bei einer dritten Auflage der Bände III–VI der *Reinen Arzneimittellehre* auch hier die Symptome entsprechend zusammengeführt.

In der *Gesamten Arzneimittellehre* wurden die „Beobachtungen Andrer" aus Band III–VI der zweiten Auflage der *Reinen Arzneimittellehre* mit Hahnemanns eigenen Beobachtungen in ein einziges Kopf-zu-Fuß-Schema zusammengefügt, also nicht mehr getrennt aufgeführt. Um die Symptome nicht willkürlich zu mischen und die bestehende Nummerierung nicht komplett durcheinanderzubringen, wurden die „Beobachtungen Andrer" innerhalb einer Rubrik im Anschluss an Hahnemanns eigene Beobachtungen genannt. So stehen beispielsweise in der Rubrik „Kopf" zuerst alle von Hahnemann beobachteten Symptome und an-

schließend die „Beobachtungen Andrer". Zur besseren Orientierung wurde vor die erste „Beobachtung Andrer" eine kleine Raute (◇) gesetzt. Auf diese Weise bleibt die numerische Reihenfolge sowohl bei Hahnemanns Symptomen als auch bei den „Beobachtungen Andrer" erhalten. Gleichzeitig aber stehen die zusammengehörenden Symptome enger beieinander als bisher, was die Übersichtlichkeit erhöht.

7. Gliederung der Symptome

Alle Arzneimitteldarstellungen Hahnemanns führen die Symptome in Form einer langen Liste auf. So besteht beispielsweise „Sulphur" aus insgesamt fast 2000 Symptomen. Auf den ersten Blick wirkt diese Auflistung verwirrend und unübersichtlich, da keinerlei Zwischenüberschriften eingefügt sind. Dennoch hatte Hahnemann bereits ein durchdachtes Ordnungsprinzip: Durch die Abfolge der Symptome im Rahmen eines weitgehend eingehaltenen Kopf-zu-Fuß-Schemas lässt sich ein Symptom einer bestimmten Körperregion rascher auffinden. Lediglich zwischen Symptomen der Geschlechtsorgane und der Atemwege finden sich bereits regelmäßig kleine Absätze, die mit drei – in der *Gesamten Arzneimittellehre* nicht übernommenen – Sternchen markiert sind.

In seiner „Vorrede" zur *Reinen Arzneimittellehre* beschrieb Hahnemann seine Vorstellungen einer Ordnung der Symptome folgendermaßen:

> „Ich habe die Symptome der vollständiger beobachteten in einer gewissen Ordnung aufgeführt, wodurch die Aufsuchung des verlangten Arzneisymptoms vor der Hand ziemlich erreicht wird, wiewohl in den komponirten Symptomen sich nicht selten einige befinden, auf die an ihrer eigentlichen Stelle wenigstens mit Parallelcitationen hätte hingewiesen werden sollen, wenn es meine Zeit verstattet hätte." (Hahnemann 1995a, S. 7; vgl. Anhang)

Um nun eine bessere Orientierung innerhalb eines Arzneimittels zu gewährleisten, wurde die *Gesamte Arzneimittellehre* durchgehend mit einer solchen einheitlichen Gliederung und entsprechenden Rubrikentiteln versehen. Ganz bewusst wurde eine zu starke Untergliederung vermieden. Da die Arzneimitteldarstellungen aus unterschiedlichen Schaffensperioden Hahnemanns stammen, musste ein Kompromiss gefunden werden, um die einheitliche Gliederung aller Arzneimittel zu gewährleisten, ohne dabei die Reihenfolge der Symptome zu verändern.

Die nachfolgende Tabelle stellt die Rubrikentitel der *Gesamten Arzneimittellehre* in Zusammenhang der bisherigen Gliederungen der *Reinen Arzneimit-* *tellehre* bzw. den *Chronischen Krankheiten*. Die Rubrikentitel beziehen sich dabei exakt auf Hahnemanns Vorschlag einer „Ordnung der Symptome" aus der *Reinen Arzneimittellehre* (1830), welche mit „Schwindel" beginnt und mit „Unruhe, Zittern, Gemüthsveränderungen, Seelenkrankheiten" endet.

Tab. 4 Gliederung der Symptome.

Reine Arzneimittellehre	Die chronischen Krankheiten	Gesamte Arzneimittellehre	
(s.u.)	(Aengstlichkeit, Herzklopfen,) (Unruhe, Zittern, Gemütsveränderungen, Seelenkrankheiten.)	Gemüt	
Schwindel, Benebelung, Verstandes-Mängel, Gedächtniß-Mängel,		Schwindel, Verstand und Gedächtnis	
Kopfweh, inneres, äußeres, Stirne, Haare,		Kopf	
Gesicht überhaupt (vultus) oder visus Augen und Gesicht (visus) oder vultus. Ohren, Gehör, (Kiefer-Gelenk), Nase, Geruch, Lippen, Kinn, Unterkiefer, (Unterkieferdrüsen),		Gesicht und Sinnesorgane (nur bei Arzneien aus FVMP, RAL und ACS)	Augen
			Ohren
			Nase
			Gesicht
Zähne, Zunge, (Sprachfehler), Speichel, Innerer Hals, Rachen, Schlund, Speiseröhre, Geschmack,		Mund und innerer Hals	
Aufstoßen, Sood, Schlucksen, Uebelkeit, Erbrechen, Eß- und Trink-Lust, Hunger, Herzgrube, (Magengrube), Magen,		Magen	
Unterleib, Oberbauch, Lebergegend, Hypochondern, (Unterribbengegend) Unterbauch, Lendengegend, Schooß, Bauchring,		Abdomen	
Mastdarm, After, Mittelfleisch, Stuhlgang,		Rektum	

Tab. 4 – Fortsetzung –

Reine Arzneimittellehre	Die chronischen Krankheiten	Gesamte Arzneimittellehre
Harn, Harnblase, Harnröhre,		Harnwege
Geschlechtstheile, Geschlechtstrieb, Geschlechtsvermögen, Samenerguß, Monatsreinigung, Scheidefluß.		Geschlechtsorgane
Niesen, Schnupfen, Katarrh, Heiserkeit, Husten, Odem, Brust, Herz-Bewegung,		Atemwege und Brust
Kreuz-Gegend, Lendenwirbel, Rücken, Schulterblätter, Nacken, Aeußerer Hals,		Rücken und äußerer Hals
Schultern, (Achseln), Arme, Hände, Hüften, Becken, Hinterbacken, Ober-, Unter-Schenkel, Unterfüße,		Extremitäten
Die gemeinsamen Köper-Beschwerden und Hautübel, Beschwerden in freier Luft, Ausdünstung, Körpertemperatur, Verkältlichkeit, Verheben, Paroxysmen, Krämpfe, Lähmung, Schwäche, Ohnmacht,		Allgemeines und Haut
Gähnen, Schläfrigkeit, Schlummer, Schlaf, Nachtbeschwerden, Träume,		Schlaf, Träume und nächtliche Beschwerden,
Fieber, Frost, Hitze, Schweiß,		Fieber, Frost, Schweiß und Puls
Aengstlichkeit, Herzklopfen, Unruhe, Zittern, Gemütsveränderungen, Seelenkrankheiten.		(s. o.)

Alle Rubrikenüberschriften werden durchweg einheitlich verwendet, auch wenn einzelne Symptome in der jeweiligen Rubrik nicht vorkommen. So lautet die letzte Rubrik immer „Fieber, Frost, Schweiß und Puls", auch wenn das Arzneimittel keine Puls-Symptome haben sollte. Falls kein einziges Symptom für eine Rubrik vorhanden ist, wurde der Rubrikentitel allerdings nicht eingefügt.

Aufgrund der teilweise stark abweichenden Anordnung der Gesichtssymptome einschließlich Sinnesorgane wurde an dieser Stelle eine Ausnahme gemacht. Arzneimittel, die aus der *Reinen Arzneimittellehre* stammen, erhalten in der Regel die Sammelrubrik „Gesicht und Sinnesorgane". Hingegen ist bei Arzneien, die aus den *Chronischen Krankheiten* stammen, eine feinere Unterteilung möglich, sodass die Einzelrubriken „Augen", „Ohren", „Nase" und „Gesicht" vergeben wurden. Wies ein Arzneimittel nur wenige Symptome auf (z. B. einige Mercurius-Verbindungen), wurde auf eine Einteilung in Rubriken verzichtet.

Die Übergänge zwischen den einzelnen Rubriken sind oft fließend. Obwohl jeder Zweifelsfall ausgiebig diskutiert wurde, hätte manches Symptom mit gutem Recht auch der vorhergehenden bzw. der folgenden Rubrik zugeordnet werden können. Besonders schwer fiel oft die Abgrenzung der Rubriken „Allgemeines und Haut" und „Schlaf, Träume und nächtliche Beschwerden". Es lohnt daher, beim Suchen eines Symptoms immer auch ein oder zwei Symptome ober- bzw. unterhalb der Rubrik, in der das gesuchte Symptom zu erwarten ist, einzubeziehen.

8. Einfügung von Querverweisen

Querverweise wurden eingefügt, wenn Hahnemann von seinem üblichen Gliederungsschema deutlich abgewichen ist. Beispielsweise finden sich bei fast allen Arzneimitteln die Durstsymptome in der Rubrik „Magen", bei einigen wenigen aber in der Rubrik „Fieber, Frost, Schweiß und Puls". In solchen Fällen wurde ein Querverweis mit Pfeil in der entsprechenden Rubrik eingefügt: „→ Durst: *Fieber, Frost, Schweiß und Puls*". Bei einzelnen, eher unbedeutenden „Ausreißern" wurden keine Querverweise gesetzt.

9. Umgang mit Quellenangaben

Bekanntermaßen hat sich Hahnemann intensiv mit der zeitgenössischen Literatur auseinandergesetzt und zahlreiche Symptome aus anderen Quellen übernommen. Diese Symptome wurden jeweils am Zeilenende mit Quellenangaben versehen, die in den verschiedenen Ausgaben mehr oder weniger ausführlich dargestellt sind. Ebenso wurden die Symptome von Hahnemanns Mitprüfern gekennzeichnet, was zumeist durch die Nennung des entsprechenden Namenskürzels geschah.

Um die Übersichtlichkeit des Textes der *Gesamten Arzneimittellehre* zu verbessern, wurden doppelt genannte – und somit überflüssige – Quellenangaben gestrichen. Dies betrifft vor allem die doppelt beschriebenen Arzneien: Während bei Symptomengleichheit selbstverständlich auch die doppelten Quellenangaben weggefallen sind, wurde bei unterschiedlichem Symptomenwortlaut in der *Reinen Arzneimittellehre* und den *Chronischen Krankheiten* zwar das Symptom nochmals aufgeführt, nicht aber die Quellenangabe: Beispiel aus „Stannum metallicum":

Ziehen im linken Delta-Muskel, wie von Kraftlosigkeit (*Frz.*). [CK 453] Ziehen, wie von Kraftlosigkeit im Delta-Muskel des linken Arms. [RAL (302)] – In der *Reinen Arzneimittellehre* lautete das Symptom ursprünglich: „Ziehen, wie von Kraftlosigkeit im Delta-Muskel des linken Arms (*Franz*, a. a. O.).

Die Quellenangabe aus der *Reinen Arzneimittellehre* wurde nur dann beibehalten, wenn sie sich von der korrespondierenden Angabe in den *Chronischen Krankheiten* unterschied. In den meisten dieser Fälle ist allerdings ein Fehler beim Abschreiben oder im Satz zu vermuten. Eine weitere Ausnahme mit nochmaliger Nennung der Quellenangabe liegt dann vor, wenn nach der Quelle des Symptoms aus der *Reinen Arzneimittellehre* noch eine Fußnote folgt. Hier wurde der komplette Text beibehalten. Beispiel aus „Arsenicum album":

Ungemeiner Durst, so dass er alle 10 Minuten viel kaltes Wasser trinken musste, von früh bis Abends, aber die Nacht nicht (*Fr. H.*). [CK 380] Ungemeiner Durst, so daß er alle 10 Minuten viel kaltes Wasser trinken mußte, von früh bis Abends, aber die Nacht nicht [*Fr. H-n.*].[+] [RAL 212]

[+] S. a. *Kaiser*, a. a. O. Nr. 36. „Heftiger Durst" – und Nr. 27. „Heftiger Durst; Trinken, ohne Erquickung und Labung dem Kranken zu gewähren."

Hahnemann hat sich sehr häufig der Abkürzung „a. a. O." („am angegebenen Ort") bedient, um nicht jedes Mal den kompletten Text der Quellenangabe wiederholen zu müssen. Bei allen aus der *Reinen Arzneimittellehre* stammenden Symptomen, die bei den doppelt beschriebenen Arzneien bei unterschiedlichem Symptomenwortlaut ungekürzt erscheinen, wurde das „a. a. O." – nicht aber der Autor – aus der Quellenangabe gestrichen. Durch die veränderte Reihenfolge der Symptome aus der *Reinen Arzneimittellehre* machte diese Angabe keinen Sinn mehr.

Durch die Umstellung der Gemütssymptome der *Reinen Arzneimittellehre* an den Anfang musste die Quellenangabe des jeweils ersten Symptoms eines bestimmten Autors umgesetzt werden, damit die weiteren Bezüge – immer durch „a. a. O." kenntlich gemacht – wieder Sinn ergeben. Beispiel aus „Menyanthes trifoliata":

Weinerliches Gemüth (*J. Chr. Dav. Teuthorn*, in einem Aufsatze). [RAL (261)] – Die ursprüngliche Version aus der *Reinen Arzneimittellehre* lautete ursprünglich: „Weinerliches Gemüth (*Teuthorn*, a.a.O.).

Kopfweh in den Schläfen, als wenn sie von beiden Seiten zusammengepreßt würden, welches während des Zusammendrückens mit der Hand nachließ, dann aber wieder kam (*Teuthorn*, a.a.O.). [RAL (10)] – Die ursprüngliche Version aus der *Reinen Arzneimittellehre* lautete: „Kopfweh in den Schläfen, als wenn sie von beiden Seiten zusammengepreßt würden, welches während des Zusammendrückens mit der Hand nachließ, dann aber wieder kam (*J. Chr. Dav. Teuthorn*, in einem Aufsatze)".

10. Integration der doppelt beschriebenen Arzneien

Insgesamt 17 Arzneimittel sind sowohl in der *Reinen Arzneimittellehre* als auch in den *Chronischen Krankheiten* beschrieben (siehe Tabelle 5).

Hahnemann hat diesen Arzneien eine besondere antipsorische Kraft zugesprochen, weswegen er sie folgerichtig in die *Chronischen Krankheiten* übernommen hat. Diese Arzneien sind demzufolge doppelt aufgeführt, mit jeweils unterschiedlicher Gliederung. Aber nicht nur die Gliederung hat sich verändert: Die Anzahl der Symptome ist bei einigen Arzneien stark angewachsen, und auch die Symptome selbst hat Hahnemann bei der Neuherausgabe in den *Chronischen Krankheiten* teilweise mit immensem Aufwand umformuliert. Dabei fällt auf, dass in den *Chronischen Krankheiten* die Empfindung häufig zuerst genannt wird, um die Symptome auf diese Weise besser anordnen zu können. So wird beispielsweise aus dem Sulphur-Symptom

Früh, beim Erwachen, starke, trockne Hitze im Kopfe; das Gesicht glühend. [RAL 54]

das neu formulierte Symptom

Starke, trockne Hitze im Kopfe, mit glühendem Gesichte, früh beim Erwachen. [CK 192].

Das Conium-Symptom

Oben auf dem Stirnbeine, Kopfschmerz, drückend wie von einem Steine (den dritten Tag) (*Franz*, a.a.O.). [RAL (21)]

wird umformuliert zu

Drückender Kopfschmerz, wie von einem Steine, oben auf dem Stirnbeine (d. 3. T.) (*Fr.*). [CK 88].

Und aus dem Digitalis-Symptom

Ueber dem rechten Handgelenke, auf dem Rücken des Ellbogenbeins, ein Kneipen und klemmendes Scharfstechen (*Groß*, a.a.O.). [RAL (239)]

wird

Kneipen und scharfes, stechendes Klemmen auf dem Rücken des Ellbogenbeines, über dem Hand-Gelenke (*Gr.*). [CK 532].

Die Empfindung wird demnach bedeutender – allerdings trifft dies, soweit bekannt, nur auf die Gliederung innerhalb der Arzneimittellehre zu. Ob diese Entwicklung auch Einfluss auf Hahnemanns Arzneimittelwahl genommen hat, und ob Hahnemann die Empfindung also generell höher bewertete als beispielsweise die Lokalisation oder die Modalitäten, muss noch untersucht werden.

Weiterhin fällt Hahnemanns Bemühung um prägnante Formulierungen auf: Der ursprüngliche, mitunter recht weitschweifige Wortlaut weicht oft einer Formulierung, bei der man den Eindruck gewinnt, als habe Hahnemann bei der Neuformulierung der Symptome immer schon ihre Einordnung in ein wie auch immer strukturiertes Reper-

Tab. 5   Doppelt beschriebene Arzneien.

Arsenicum album	Conium maculatum	Muriaticum acidum
Aurum metallicum	Digitalis purpurea	Phosphoricum acidum
Calcarea carbonica Hahnemanni	Dulcamara	Sarsaparilla officinalis
Carbo animalis	Guajacum officinale	Stannum metallicum
Carbo vegetabilis	Hepar sulphuris calcareum	Sulphur
Colocynthis	Manganum	

torium im Hinterkopf gehabt. Man vergleiche beispielsweise das Aurum-Symptom

Ein Treiben zur Thätigkeit, körperlicher sowohl, als geistiger; that er etwas, so glaubte er es nicht schnell genug zu machen, auch etwas Andres vielmehr machen zu müssen; er konnte sich nicht zu Danke leben. [RAL (194)]

mit der neuen Formulierung:

Unruhe und hastiges Treiben zu körperlicher und geistiger Thätigkeit; er kann nichts schnell genug machen und sich nicht zu Danke leben (*Hpl.*). [CK 11].

In den *Chronischen Krankheiten* kann man die Abfolge innerhalb eines Symptoms: Empfindung – Ort – Modalität – Begleitsymptome bei den meisten Arzneien erkennen, so beispielsweise auch bei „Magnesia carbonica":

Schmerz, wie zerschnitten, innerlich in der Oberlippe, am Zahnfleische, und Brennen bei Berührung mit der Zunge (*Htb.* u. *Tr.*). [CK 206]

Bemerkenswerterweise wurden auch Symptome aus „Beobachtungen Andrer", die bereits in der *Reinen Arzneimittellehre* mit einem einschlägigen Quellenhinweis versehen waren, großzügig in oben genanntem Sinne umgeschrieben. Dies betrifft sowohl Zitate älterer Schriftsteller als auch die Beobachtungen von Hahnemanns Mitprüfern. Die verbreitete Annahme, die von Hahnemann veröffentlichten Symptome hätten gleichsam „Gesetzescharakter" und müssten wörtlich und unter Berücksichtigung der feinsten Nuancen ausgelegt werden, wird somit relativiert.

Mit einer Zusammenführung der doppelt vorkommenden Arzneien in der *Gesamten Arzneimittellehre* wurde ein größerer Eingriff in die Hahnemann'schen Originalia vorgenommen. Arzneien, die sowohl in der *Reinen Arzneimittellehre* als auch in den *Chronischen Krankheiten* veröffentlicht wurden, werden grundsätzlich nur noch einmal aufgeführt. Um jedoch auch hier nahe am Original zu bleiben, wurde jedes Symptom aus den *Chronischen Krankheiten* mit dem entsprechenden Symptom aus der *Reinen Arzneimittellehre* verglichen. Auf diese Weise ging kein einziges Symptom verloren. Die Trennschärfe der jeweils korrespondierenden Symptome war in vielen Fällen nicht einfach zu definieren. Als oberste Richtlinie galt grundsätzlich: Im Zweifelsfall sind immer beide Symptom-Versionen zu nennen. Die Einleitungs-

texte zu den einzelnen Arzneimitteln wurden aus beiden Werken in allen Fällen unredigiert hintereinander gesetzt.

Symptome von Arzneien, die sich in der *Reinen Arzneimittellehre* bzw. den *Chronischen Krankheiten* und in einer dritten Quelle finden, wurden nicht miteinander verglichen. „Mezereum" beispielsweise ist in den *Fragmenta* und den *Chronischen Krankheiten* enthalten, dennoch erfolgte kein Abgleich der Symptome. Das Ziel der *Gesamten Arzneimittellehre* war von Anfang an eine leserfreundliche Arzneimittellehre Hahnemanns unter Einbeziehung der Werke, mit denen die Homöopathen seit rund 200 Jahren arbeiten, also mit Hahnemanns Werken letzter Hand. Das Ziel war nicht, die Entwicklung der Symptome in den einzelnen Epochen Hahnemanns darzustellen. Dazu hätte man jede einzelne Ausgabe mit der nachfolgenden vergleichen müssen. Das wäre zwar sehr interessant – aber eben nicht leserfreundlich gewesen. Schon mit den doppelt beschriebenen Arzneien wurde ein Kompromiss eingegangen. Es wäre sicherlich übersichtlicher gewesen, die älteren Versionen aus der *Reinen Arzneimittellehre* einfach wegfallen zu lassen. Das hätte jedoch einen erheblichen Eingriff in Hahnemanns Werk dargestellt. In diesem Punkt war das Verantwortungsgefühl gegenüber dem Original stärker als der Wunsch nach Leserfreundlichkeit und Praxisnähe.

Die genauen Kriterien für den Abgleich der Symptome von *Reiner Arzneimittellehre* und *Chronischen Krankheiten* waren im Einzelnen:

- **Symptomengleichheit:**

Der Text in der *Reinen Arzneimittellehre* und den *Chronischen Krankheiten* ist absolut identisch – das Symptom wird nur einmal aufgeführt. Beispiel aus „Carbo animalis":

Schwäche in den Augen. [CK 108; RAL 28]

- **Wortlaut der Symptome unterschiedlich:**

Bei jeglicher Symptomdifferenz in den *Chronischen Krankheiten* und der *Reinen Arzneimittellehre* werden beide Versionen genannt, auch dann, wenn lediglich die Satzstellung verändert wurde. Vermutlich wollte Hahnemann bei den meisten Veränderungen eine einheitlichere und verständlichere Formulierung finden, den Inhalt der Symptome aber nicht verändern. Dennoch ergeben sich für den Leser in den meisten Fällen kleine Bedeutungsunterschiede im Vergleich der beiden Versionen – wenn oft auch nur in Nuancen. Auch durch Veränderung der Satzstellung werden Symptomenteile scheinbar stärker in den Vordergrund gerückt. Beispiele aus „Sulphur":

> Grosse Beängstigung und Verstimmtheit. [CK 12] Sehr verstimmt, mit großer Beängstigung. [RAL 753]
>
> Sehr missmuthig, verdriesslich und **weinerlich**, besonders früh und Abends. [CK 36] Früh sehr mißmüthig, verdrießlich und **weinerlich**, besonders Abends. [RAL 740]
>
> Beim Stuhle, Abends, Uebelkeit, als müsse sie sich erbrechen. [CK 901] Beim Stuhlgange (Abends) Uebelkeit, so stark, als müßte sie sich erbrechen. [RAL 301]
>
> Nach dem Stuhle, Bauch-Kneipen. [CK 910] Nach erfolgtem Stuhlgange Bauchkneipen. [RAL 288]
>
> Nachts, Herumwerfen im Bette, mit heissen Füssen. [CK 1857] Herumwerfen die Nacht im Bette, mit heißen Füßen. [RAL 687]

- **Minimal abweichende Schreibweise:**

Bei minimal voneinander abweichenden Schreibweisen, die den Inhalt des Symptoms in keiner Weise verändern, wurde auf eine Doppelnennung der Symptome verzichtet. Beispiele aus „Arsenicum album":

> Todes-Angst (*Henning*, in *Hufel*. Journ. X., 2.). [CK 19; RAL 1016] – Die Schreibweise in der *Reinen Arzneimittellehre* lautete ursprünglich: „Todesangst".
>
> Er muss Nachts 3, 4 Mal zum Harnen aufstehen, und harnt jedes Mal viel, mehrere Tage nach einander. [CK 617; RAL 467] – Die Schreibweise in der *Reinen Arzneimittellehre* lautete ursprünglich: „Er muß die Nacht drei, viermal zum Harnen aufstehen, und harnet jedesmal viel, mehre Tage nacheinander."
>
> Heftiges Nasenbluten, nach starkem Erbrechen (*Heimreich*, Arsen. als Fiebermitt.). [CK 260; RAL 497] – Die Schreibweise in der *Reinen Arzneimittellehre* lautete ursprünglich: „Ein heftiges Nasenbluten nach starkem Erbrechen."

Weitere, kleinere Abweichungen wurden toleriert, beispielsweise „zu" / „zum", „Lider" / „Augenlider", „Stuhl" / „Stuhlgang" oder „fast" / „beinahe" usw.

- **Unterschiedliche Hervorhebung des gesamten Symptoms:**

Zahlreiche Symptome sind unterschiedlich hervorgehoben: Dies geschieht entweder durch Sperrdruck oder durch Einklammern. Bei sonstiger Symptomengleichheit wird das Symptom nur einmal aufgeführt, die unterschiedliche Hervorhebung aber immer gekennzeichnet. In der *Gesamten Arzneimittellehre* wurde der Sperrdruck durch Fettdruck ersetzt. Beispiele aus „Arsenicum album":

> **Ekel vor Speisen** (*Grimm*, a.a.O. – *Göritz*, in Bressl. Samml. 1728.). [CK 393; RAL 259: ohne Hervorhebung]
>
> Häufiges leeres Aufstossen (n. $^1/_2$ St.) (*Lgh.*). [CK 413; RAL 294: mit Hervorhebung]
>
> Widerwille gegen Butter. [CK 398; RAL 274: in Klammern]

- **Unterschiedliche Hervorhebung von Teilen eines Symptoms:**

Einige Symptome wurden in den *Chronischen Krankheiten* teilweise hervorgehoben, indem mehrere Wörter gesperrt gesetzt wurden. Die Version in der *Reinen Arzneimittellehre* weist noch keine Hervorhebung auf, ansonsten besteht aber Symptomengleichheit. Beispiel aus „Conium maculatum":

> **Schwindel im Kreise herum**, wenn er vom Sitze aufsteht. [CK 66; RAL 1: ohne Hervorhebung]

In der *Reinen Arzneimittellehre* sind einige Symptome noch in Teilen eingeklammert, die Klammern dann in der Version der *Chronischen Krankheiten* aber verschwunden. Hier wurde differenziert vorgegangen: Die Version der *Reinen Arzneimittellehre* wurde nur dann gestrichen, wenn das Wort in Klammern als Ergänzung des Symptoms zu verstehen und nicht im Sinne einer Wertigkeit zu interpretieren ist. Beispiel aus „Carbo vegetabilis":

> Appetitlosigkeit und öfteres Aufstossen, bei Eingenommenheit des Kopfes. [CK 364; RAL 220] – In der *Reinen Arzneimittellehre* lautete das Symptom ursprünglich: „Appetitlosigkeit und öfteres Aufstoßen (bei Eingenommenheit des Kopfs)."

In Einzelfällen sind die Hervorhebungen in beiden Versionen – bei inhaltlicher Symptomengleichheit – so unterschiedlich, dass eine Kennzeichnung zu umständlich geworden wäre. In diesen Fällen wurden beide Symptomversionen genannt. Beispiel aus „Guajacum":

> Starker Hunger, Nachmittags und Abends (n. 7, 9 St.) (*Lgh.*). [CK 51] **Starker Hunger**, Nachmittags und Abends (n. 7$^1/_2$, 9 St.). [RAL (38)]

■ **Symptom nur in der *Reinen Arzneimittellehre* vorhanden:**

Wenn ein Symptom nur in der *Reinen Arzneimittellehre* aufgeführt ist und nicht in die *Chronischen Krankheiten* übernommen wurde, ist es an passender Stelle eingeordnet worden. Beispiel aus „Conium maculatum":

> Zitternder Blick, als wenn das Auge zitterte. [CK 144]
>
> Zittern der Augen (*Whytt, – Oberteuffer*). [RAL (34)]
>
> Bewegung der Augen, als wenn sie herausgedrückt würden (*Fothergill.*). [CK 145; RAL (35)]

■ **Anmerkungen bei Symptomen in der *Reinen Arzneimittellehre*:**

Zahlreiche Symptome in der *Reinen Arzneimittellehre* enthalten relevante Anmerkungen, die Hahnemann mittels Sternchen oder Kreuzchen hinter dem Symptom markiert und als Fußnoten eingefügt hatte. Meist wurden diese Anmerkungen in den *Chronischen Krankheiten* ersatzlos gestrichen. In der *Gesamten Arzneimittellehre* wird das Symptom – trotz sonstiger Symptomengleichheit – in allen Fällen nochmals vollständig und inklusive Fußnote genannt. Beispiel aus „Digitalis purpurea":

> Schwäche bis zum Sterben (*Maclean.*). [CK 614] Schwäche bis zum Sterben$^{*)}$. [RAL (291)]
>
> $^{*)}$ Mohnsaft erwieß sich als Gegenmittel.

■ **Zusammengezogene Symptome:**

Hahnemann hat ähnlich lautende Symptome in der *Reinen Arzneimittellehre* gelegentlich zusammengezogen, um sie in den *Chronischen Krankheiten* als ein Symptom noch prägnanter erscheinen zu lassen. Beispiel aus „Dulcamara":

> Frösteln über Rücken, Nacken und Hinterhaupt, gegen Abend, (mit Gefühl, wie Sträuben der Haare) 10 Tage lang (*Ng.*). [CK 397] Gegen Abend ein Frösteln über den Rücken, den Nacken und das Hinterhaupt, mit dem Gefühle, als sträubten sich die Haare am Kopfe (d. 3. Tag.). [RAL 380] Mehrere Abende gelindes, aber unangenehmes Frösteln, vom Rücken über das Hinterhaupt. [RAL 381] Das Frösteln am Rücken gegen Abend dauerte über 10 Tage fort, täglich wiederkehrend. [RAL 382]

■ **Aufgeteilte Symptome:**

Auch der umgekehrte Fall ist gelegentlich zu finden: Ein Symptom aus der *Reinen Arzneimittellehre* wurde in mehrere Einzelsymptome zergliedert. In der *Gesamten Arzneimittellehre* wird das ursprüngliche Symptom hinter jedem Teilsymptom der *Chronischen Krankheiten* aufgeführt, damit also mehrmals genannt. Beispiel aus „Guajacum":

> Grosse Verdriesslichkeit. [CK 2] Große Verdrießlichkeit, Verächtlichkeit. [RAL 28]
>
> Verächtlichkeit. [CK 3] Große Verdrießlichkeit, Verächtlichkeit. [RAL 28]

In anderen Fällen finden sich sehr ähnliche Symptome in den *Chronischen Krankheiten*, die – möglicherweise – auf ein und dasselbe Symptom in der *Reinen Arzneimittellehre* zurückgehen. Auch hier wird das ursprüngliche Symptom mehrfach aufgeführt. Beispiel aus „Muriaticum acidum":

> **Schwäche der Oberschenkel und wankender Gang daher** (*Gtm.*). [CK 443] **Wankend im Gehen, aus Schwäche der Oberschenkel.** [RAL (170)]
>
> **Wankender Gang, aus Schwäche der Oberschenkel** (*Hl.*). [CK 500] **Wankend im Gehen, aus Schwäche der Oberschenkel.** [RAL (170)]

■ **Zeitangaben in der Reinen Arzneimittellehre:**

In der *Reinen Arzneimittellehre* ist bei sehr vielen Symptomen eine Zeitangabe genannt, die anzeigt, wann das Symptom im Verlauf der Prüfung aufgetreten ist, z.B. nach einer halben Stunde, nach einem Tag oder nach zehn Tagen. Diese Zeitangaben fehlen in den *Chronischen Krankheiten* in den meisten Fällen. Bei sonstiger Symptomengleichheit wurden diese Zeitangaben in der *Gesamten Arzneimittellehre* nicht mehr berücksichtigt und das Symptom nur einmal – und zwar in der Version der *Chronischen Krankheiten* – genannt. Beispiel aus „Hepar sulphuris calcareum":

> Krämpfe im Unterleibe. [CK 264; RAL 101] – In der *Reinen Arzneimittellehre* lautete das Symptom ursprünglich: „Krämpfe im Unterleibe (n. 3 Tagen)."

11. Fußnoten und Seitenumbrüche

Die Fußnoten wurden von Hahnemann im Original zumeist mit Sternchen – *), **), ***) etc. – gekennzeichnet. Die Zählung begann auf jeder Seite neu mit einem Stern. Aufgrund geänderter Seitenumbrüche werden die Fußnoten in der *Gesamten Arzneimittellehre* mit arabischen Ziffern versehen, beginnend bei jeder Arznei neu mit „1".

Die Seitenumbrüche der Originale sind in der *Gesamten Arzneimittellehre* nicht eingearbeitet, da es sich eingebürgert hat, die Symptome nicht nach der Seite, sondern nach ihrer Nummer zu zitieren. Die Einarbeitung der Originalseitenumbrüche hätte den Lesefluss unnötigerweise gestört.

12. Errata

Die typographische Neugestaltung der *Reinen Arzneimittellehre* und der *Chronischen Krankheiten*, die 1995 im Karl F. Haug Verlag erschienen war, führte zur Aufdeckung zahlreicher Fehler in den Originalia. Dabei handelte es sich um orthographische und inhaltliche Fehler, die in Form von Errata-Listen am Ende eines jeden Bandes dokumentiert wurden. Für die *Gesamte Arzneimittellehre* wurden sämtliche Errata dieser Ausgabe nochmals überprüft und teilweise rückgängig gemacht, wenn die Korrektur nicht gerechtfertigt erschien.

Darüber hinaus fielen bei der Neubearbeitung weitere Fehler auf. Sofern es sich um fehlende Interpunktionszeichen, fehlende Buchstaben oder offensichtliche Druckfehler handelte, wurden die Korrekturen stillschweigend vorgenommen. Nicht sicher zu klärende Fehler wurden im Zweifelsfall belassen. So findet man beispielsweise bei „Digitalis purpurea":

> Ein schmerzhaft juckendes Pochen im Fleische des Oberarms. [CK 529] Ein schmerzhaftes, zuckendes Pochen im Fleische des Oberarms und Oberschenkels. [RAL 50]

> Schmerzhaftes juckendes Pochen im Fleische des Oberschenkels. [CK 560] Ein schmerzhaftes, zuckendes Pochen im Fleische des Oberarms und Oberschenkels. [RAL 50]

Vermutlich handelt es sich um ein „juckendes Pochen", da Hahnemann diesen Begriff an zwei unterschiedlichen Stellen nennt. Dennoch wurde auch die „zuckende" Originalversion der *Reinen Arzneimittellehre* erhalten. Ein weiteres Beispiel findet sich bei „Carbo animalis":

> Der Bauch tritt heraus und ist schmerzhaft beim Gehen, Bewegen und Anfühlen. [CK 316] Der Bruch tritt heraus und ist schmerzhaft beim Gehen, Bewegen und Anfühlen. [RAL 100]

Offenbar ist das Symptom bei der Bearbeitung falsch übertragen worden – oder aber „Bruch" wurde absichtlich zu „Bauch" verändert. Auch in diesen Fällen bleiben in der *Gesamten Arzneimittellehre* beide Versionen erhalten.

13. Anhang

Im Anhang werden die wichtigsten, heute in Vergessenheit geratenen Ausdrücke in einem neu erstellten Glossar erläutert. Außerdem findet sich eine umfangreiche Tabelle zu allen von Hahnemann veröffentlichten Arzneimitteln. Als Vorlagen dienten Arbeiten von Haehl (1922b) und Schmidt (1989), deren Daten durch die Herausgeber noch ergänzt und korrigiert wurden. Im Anschluss werden die Inhaltsverzeichnisse der Originalausgaben der *Reinen Arzneimittellehre* und der *Chronischen Krankenheiten* wiedergegeben. Ein vollständiges Arzneimittelregister, in welchem alle deutschen und lateinischen Bezeichnungen samt Synonyma sämtlicher Arzneimittel auffindbar sind, rundet die *Gesamte Arzneimittellehre* ab.

Literatur

Baur J, Gypser KH, Keller GV, Thomas PW (Hrsg.): Bibliotheca Homoeopathica. Bd I: Zeitschriften. O.O.: Aude sapere Publishers b.v.; 1984.

Busche J: Ein homöopathisches Patientennetzwerk im Herzogtum Anhalt-Bernburg. Die Familie von Kersten und ihr Umfeld in den Jahren 1831–35. [Med. Diss.]. München; 2005.

Bußmann J: Samuel Hahnemann, Krankenjournal D 6 (1806–1807). Kommentarband. Heidelberg: Karl F. Haug; 2002.

Dinges M, Jütte R (Hrsg.): Samuel Hahnemann und sein Umfeld. Quellen aus der Sammlung der deutschen Homöopathie-Union. Bearb. v. Heike Talkenberger. Stuttgart; Karl F. Haug; 2005.

Fischbach-Sabel U: Samuel Hahnemann, Krankenjournal D 34 (1830). Kommentarband. Heidelberg: Karl F. Haug; 1998.

Gehrke C: Die Patientenbriefe der Mathilde von Berenhorst (1808–1874). Edition und Kommentar einer Krankengeschichte von 1832–1833 [Med. Diss.]. Göttingen; 2000.

Genneper T: Als Patient bei Samuel Hahnemann. Die Behandlung Friedrich Wiecks in den Jahren 1915/1816. Heidelberg: Karl F. Haug; 1991.

Grimm A: Causticum: Ätzstoff oder Phantasieprodukt? Zeitschrift für Klassische Homöopathie. 1989; 33: 47–57.

Gypser KH (Hrsg.): Herings Medizinische Schriften in drei Bänden. Göttingen: Burgdorf; 1988.

Gypser KH, Waldecker A (Hrsg.): Gesammelte Arzneiprüfungen aus Stapfs „Archiv für die homöopathische Heilkunst" (1822–1848). Bd. 1–3. Heidelberg: Karl F. Haug; 1991.

Haehl R: Die Erforschung der Arzneikräfte durch Hahnemann. Allgemeine Homöopathische Zeitung. 1922; 170: 17–34. [Haehl 1922a]

Haehl R: Samuel Hahnemann. Sein Leben und Schaffen. Auf Grund neu aufgefundener Akten, Urkunden, Briefe, Krankenberichte und unter Benützung der gesamten in- und ausländischen Literatur. Unter Mitwirkung von Karl Schmidt-Buhl. Bd. 1 u. 2. Leipzig: Schwabe; 1922. [Haehl 1922b]

Hahnemann S: Fragmenta de viribus medicamentorum positivis sive in sano corpore humano observatis. Pars prima. Textus. Pars secunda. Index. Leipzig: Barth; 1805.

Hahnemann S: Reine Arzneimittellehre. Teil 1–6. Dresden: Arnold; 1811–1821; 2. Aufl. Teil 1–6. Dresden, Leipzig: Arnold; 1822–1827. 3. Aufl. Teil 1 u. 2. Dresden und Leipzig: Arnold; 1830–1833.

Hahnemann S: Reine Arzneimittellehre. Typographische Neugestaltung. Bd. 1–6. Mit einer Einführung von Dr. med. Klaus-Henning Gypser. Heidelberg: Karl F. Haug; 1995. [Hahnemann 1995a]

Hahnemann S: Die chronischen Krankheiten, ihre eigenthümliche Natur und homöopathische Heilung. Teil 1–4. Dresden, Leipzig: Arnold; 1828–1830; 2. Aufl., Teil 1 u. 2: Dresden, Leipzig: Arnold; 1835; Teil 3–5: Düsseldorf: Schaub; 1837–1839.

Hahnemann S: Die chronischen Krankheiten, ihre eigentümliche Natur und homöopathische Heilung. Mit einer Einführung von Dr. med. Will Klunker. Typographische Neugestaltung. Bd. 1–5. Heidelberg: Karl F. Haug; 1995. [Hahnemann 1995b]

Hahnemann S: Die chronischen Krankheiten. Theoretische Grundlagen. Mit allen Änderungen von der 1. Auflage (1828) zur 2. Auflage (1835) auf einen Blick. Bearb. v. Matthias Wischner. 3. Aufl. Stuttgart: Karl F. Haug; 2006.

Hahnemann S: Gesammelte kleine Schriften. Hrsg. v. Josef M. Schmidt, Daniel Kaiser. Heidelberg: Karl F. Haug; 2001.

Hahnemann S: Organon der Heilkunst. Standardausgabe der sechsten Auflage. Auf der Grundlage der 1992 vom Herausgeber bearbeiteten textkritischen Ausgabe des Manuskriptes Hahnemanns (1842). Hrsg. v. Josef Schmid. 2. Aufl. Heidelberg: Karl F. Haug; 1999.

Hahnemann S: Organon-Synopse. Die 6 Auflagen von 1810–1842 im Überblick. Bearb. u. hrsg. v. Bernhardt Luft, Matthias Wischner. Heidelberg: Karl F. Haug; 2001.

Hickmann R: Das psorische Leiden der Antonie Volkmann. Edition und Kommentar einer Krankengeschichte aus Hahnemanns Krankenjournalen von 1819–1831. Heidelberg: Karl F. Haug; 1996.

Heinz I: Prinzessin Luise von Preußen (1799–1882) als Patientin Hahnemanns in den Jahren 1829–1835 [Med. Diss.]. Mainz (in Vorbereitung).

Hörsten Iv: Samuel Hahnemann. Krankenjournal D 2–D 4. Kommentarband zur Transkription. Stuttgart: Karl F. Haug; 2004.

Jansen A: Hahnemanns Extraktion von Symptomen in den Chronischen Krankheiten. Zeitschrift für Klassische Homöopathie. 1993: 37; 136–140.

Jütte R: Samuel Hahnemanns Patientenschaft. In: Dinges M (Hrsg.): Homöopathie: Patienten, Heilkundige, Institutionen. Von den Anfängen bis heute. Heidelberg: Karl F. Haug; 1996: 23–44.

Jütte R: Samuel Hahnemann. Begründer der Homöopathie. München: dtv; 2005.

Klunker W: Zur Herkunft der Symptomengrade. Zeitschrift für Klassische Homöopathie. 1987; 31: 155–158.

Klunker W: Zu Hahnemanns „Fragmenta de viribus medicamentorum". Zeitschrift für Klassische Homöopathie. 1995; 39: 3–8. [Klunker 1995a]

Klunker W: Natrum sulphuratum. Teil 1: Eine Arzneiprüfung (Croserio) aus Hahnemanns Nachlaß. Zeitschrift für Klassische Homöopathie. 1995; 39: 47–58. [Klunker 1995b]

Klunker W: Natrum sulphuratum. Teil 2: Drei weitere Arzneiprüfungen aus Hahnemanns Nachlaß. Zeitschrift für Klassische Homöopathie. 1995; 39: 135–142. [Klunker 1995c]

Mortsch M: Edition und Kommentar des Krankenjournals D 22 (1821) von Samuel Hahnemann [Med. Diss.]. Essen; 2005.

Schmidt JM: Die Materia medica Samuel Hahnemanns. Seine veröffentlichten Arzneimittelprüfungen und Abhandlungen zu den einzelnen Mitteln. Medizin, Gesellschaft und Geschichte. 1989; 6: 111–127. [Schmid 1989a]

Schmidt JM: Bibliographie der Schriften Samuel Hahnemanns. Rauenberg: Franz Siegle; 1989. [Schmid 1989b]

Schreiber K: Samuel Hahnemann in Leipzig. Die Entwicklung der Homöopathie zwischen 1811 bis 1821: Förderer, Gegner und Patienten. Stuttgart: Karl F. Haug; 2002.

Schroers FD: Lexikon deutschsprachiger Homöopathen. Hrsg. vom Institut für Geschichte der Medizin der Robert Bosch Stiftung. Stuttgart: Karl F. Haug; 2006.

Schuricht U: Samuel Hahnemann. Krankenjournal D 16 (1817–1818). Kommentarband. Stuttgart: Karl F. Haug; 2002. [Schuricht 2002a]

Schuricht U: Untersuchungen zum Krankenjournal D 16 (1817–1818) von Samuel Hahnemann. Kommentar und Edition [Med. Diss.]. Berlin; 2002. [Schuricht 2002b]

Seiler H: Die Entwicklung von Samuel Hahnemanns ärztlicher Praxis anhand ausgewählter Krankengeschichten. Heidelberg: Karl F. Haug; 1988.

Stahl M: Der Briefwechsel zwischen Samuel Hahnemann und Clemens von Bönninghausen. Band 3 der Quellen und Studien zur Homöopathiegeschichte. Heidelberg: Karl F. Haug; 1997.

Tischner R: Geschichte der Homöopathie. Teil 1–4 (in 1 Bd.). Leipzig: Schwabe; 1932–39.

Tischner R: Das Werden der Homöopathie. Geschichte der Homöopathie vom Altertum bis zur neuesten Zeit. Neuauflage der Ausgabe von 1950. Mit einem Nachtrag von Prof. Dr. phil. Robert Jütte, gesetzt und redigiert von Dr. med. vet. Achim Schütte. Stuttgart: Sonntag; 2001.

Varady H: Die Pharmakotherapie Samuel Hahnemanns in der Frühzeit der Homöopathie. Edition und Kommentar des Krankenjournals Nr. 5 (1803–1806) [Diss. rer. nat.]. München; 1987.

Walach H: Methoden der homöopathischen Arzneimittelprüfung. Teil 1: Historische Entwicklung und Stand der Forschung. In: Bühring M (Hrsg.): Naturheilverfahren. Heidelberg: Springer, SpringerLoseblattSystem. 1999; Sektion 14.07, 1–42.

Walach, Harald: Methoden der homöopathischen Arzneimittelprüfung. Teil 2: Methodische Forderungen. In: Bühring M (Hrsg.): Naturheilverfahren. Heidelberg: Springer, SpringerLoseblattSystem. 2000; Sektion 14.07. 1–13. 2000

Wegener A: Ein Causticum Fall – Die „Symptomen-Fabrik" von Cajetan Nenning. Zeitschrift für Klassische Homöopathie. 1989; 33: 170–175.

Wettemann M: Die Bedeutung der Fragmenta de viribus medicamentorum in Hahnemanns früher Praxis anhand einer Patientengeschichte aus den Krankenjournalen. Medizin, Gesellschaft und Geschichte. 2001; 20: 221–230.

Wettemann M: Samuel Hahnemanns „Fragmenta de viribus medicamentorum". Die erste Materia medica homoeopathica [Med. Diss.]. Tübingen; 2000.

Wischner M: Fortschritt oder Sackgasse? Die Konzeption der Homöopathie in Samuel Hahnemanns Spätwerk (1824–1842). Essen: KVC; 2000.

Wischner M: Organon-Kommentar. Eine Einführung in Samuel Hahnemanns Organon der Heilkunst. Mit einem Glossar zeitgenössischer Begriffe. Essen: KVC; 2001.

Aconitum napellus

Sturmhut. **Aconitum Napellus [RAL I (1830), S. 436–468]**

(Der aus dem Kraute zur Zeit der anfangenden Blüthe frisch ausgepreßte und mit gleichen Theilen Weingeist gemischte Saft.)

Obgleich die folgenden Symptome noch nicht die ganze Bedeutung dieser höchst schätzbaren Pflanze ausdrücken, so eröffnen sie doch dem nachdenkenden homöopathischen Arzte eine Aussicht zur Hülfe in Krankheitszuständen, wo die bisherige Medicin ihre gefährlichsten Anstalten, z.B. reichliches Blutvergießen, und den ganzen zusammen gesetzten, Entzündung dämpfen sollenden Cur-Apparat sehr oft vergeblich, und fast immer mit traurigen Nachwehen anwendeten. Ich meine die sogenannten rein inflammatorischen Fieber, wo die kleinste Gabe Sturmhut alle diese bisherigen antipathischen Behandlungen entbehrlich macht und schnell und ohne Nachwehen hilft. In den Masern, im Purpurfriesel, und in den hitzigen Seitenstich-Fiebern u.s.w. gleicht seine Hülfskraft einem Wunder, wenn er bei einem etwas kühlen Verhalten des Kranken, **allein, unter Vermeidung aller andern medicinischen Dinge,** selbst der Gewächssäuren, zu einem Tausendtel[1] eines Tropfens der decillionfachen Kraft-Entwickelung auf die Gabe gereicht wird. Selten ist eine zweite solche Gabe, 36 oder 48 Stunden nach der ersten nöthig.

Um jedoch auch hier allen Cur-Schlendrian, der sich bei seinen Handlungen nur gar zu gern nach oft eingebildeten Krankheits-Namen richtet, von unserm gewissenhaften Heilverfahren zu entfernen, müssen auch in allen Krankheitszuständen, wo Sturmhut gereicht werden soll, die vorzüglichsten Symptome des Uebels, also auch der akuten Krankheit in treffender Aehnlichkeit unter den Sturmhuts-Symptomen anzutreffen seyn.

Dann ist der Erfolg zum Erstaunen.

Gerade darin, worauf sich die Allöopathie am meisten einzubilden pflegt, in den großen, akuten entzündlichen Fiebern die alleinige Retterin durch

dreiste, häufige Aderlässe zu seyn, und hiedurch alles homöopathische Verfahren an Hülfe zu übertreffen wähnt, gerade darin hat sie am meisten unrecht. Gerade darin zeigt sich der unendliche Vorzug der Homöopathie, daß sie keinen Tropfen Blutes, dieses theuern Lebenssaftes zu verspritzen nöthig hat (was der Allöopathiker, oft unersetzlich, in Strömen schonungslos vergießt), um diese gefährlichen Fieber nicht selten in eben so viel Stunden in Gesundheit zu verwandeln, als das allöopathische, Leben vermindernde Verfahren oft Monate zur **völligen** Wiederherstellung derer bedarf, die der Tod nicht dabei dennoch hinwegraffte, wenigstens in den künstlich von ihnen erzeugten chronischen Nachwehen.

Zuweilen ist in diesen akuten Krankheits-Fällen eine homöopathische Zwischenarznei für die nach zwölf- oder sechszehnstündiger Wirkung der ersten Sturmhutgabe übrig gebliebenen, andern Krankheits-Symptomen nöthig, aber höchst selten eine zweite Sturmhut-Gabe nach dieser Zwischen-Arznei.

Schon in vier Stunden ist bei dieser sorgfältig befolgten Anwendung des Sturmhuts in gedachten Krankheitszuständen alle Lebensgefahr verschwunden und der gereizte Kreislauf kehrt dann von Stunde zu Stunde in seinen ruhigern Lebensgang zurück.

Obgleich der Sturmhut seiner kurzen Wirkungsdauer wegen (die bei so kleinen Gaben nicht über 48 Stunden reicht) bloß in akuten Fällen hülfreich seyn zu können, scheinen sollte, so ist er doch auch in den hartnäckigsten, chronischen Uebeln da eine unentbehrliche Beihülfe, wo der Körperzustand eine Verminderung der sogenannten **Straffheit der Faser** (des *strictum* der Alten) verlangt, worüber ich mich hier nicht weitläufig äußern kann; seine Hülfe hiefür leuchtet aus seinen Symptomen hervor, die er an gesunden Menschen hervorbringt und die hierunten zum Theil verzeichnet stehen.

So ist auch der Sturmhut in angezeigter, feiner Gabe in der Luftröhr-Entzündung (Croup, häutigen Bräune) in mehrern Arten von Hals- und Rachen-Entzündung, so wie in den örtlichen, akuten Entzündungen aller andern Theile das erste und

---

[1] D. i. ein Mohnsamen großes, feinstes Streukügelchen damit befeuchtet, deren mehr als tausend von einem Tropfen Weingeist befeuchtet werden und so klein sind, daß ihrer 300 nur einen Gran wiegen.

Haupt-Heilmittel, vorzüglich wo, nächst Durst und schnellem Pulse, eine ängstliche Ungeduld, ein nicht zu besänftigendes Außersichseyn und agonizirendes Umherwälzen zugegen ist.

Er erzeugt alle die krankhaften Zustände, welche in Aehnlichkeit bei Personen sich ereignen, die einen mit Aergerniß verbundenen Schreck gehabt haben, und er ist auch die sicherste, schnellste Hülfe für sie.

Bei jeder Wahl des Sturmhuts als homöopathisches Heilmittel ist vorzüglich auf die Gemüths-Symptomen zu sehen, damit besonders diese recht ähnlich seyen.

Daher ist er unentbehrlich nach Schreck oder Aergerniß bei Frauenzimmern, während des Monatlichen, welches ohne dieß vortreffliche Besänftigungsmittel, nur gar zu leicht von solchen Gemüths-Erschütterungen, oft augenblicklich, unterdrückt wird. Zu dieser Absicht ist schon ein einmaliges, augenblickliches Riechen in ein Gläschen hinreichend, in welchem ein Senfsamen gro-ßes, mit der potenzirten Decillion-Verdünnung des Akonits befeuchtetes Streukügelchen liegt (was man jahrelang wohl verpfropft zu diesem Gebrauche aufheben kann, ohne daß das Kügelchen darin seine Heilkraft verliert).

Die meisten der einander entgegen gesetzt zu seyn scheinenden, hierunten verzeichneten Sturmhut-Symptomen sind nur Wechselzustände, und mittelst beider kann er heilbringend seyn, doch ist er es am meisten mit denen, die einen tonischen Charakter haben.

Gewächssäuren und der Wein heben seine Wirkungen auf, und sonst noch andre Arzneien, die seinen etwanigen, lästigen Symptomen (durch allzu große Gabe oder unhomöopathische Wahl erzeugt) palliativ oder homöopathisch entsprechen.

Die Namens-Verkürzungen meiner Mit-Beobachter sind folgende: *Ahner* [*Ar.*], *Fr. Hahnemann* [*Fr. H-n.*], *Hornburg,* [*Hbg.*], *Rückert* der ältere [*Rt.* d. ä.], *Wahle* [*We.*].

Sturmhut

■ Gemüt

Uebereilt verrichtet er allerlei, und läuft im Hause umher [*J. B. v. Helmont,* in Demens Idea, § 12]. [RAL 502]

Kurzdauernder Wahnsinn [*Moraeus,* in Königl. Vetensk. Acad. Handl. 1739. S. 41]. [RAL 503]

Verdrießlich, zu nichts aufgelegt, niedergeschlagen auch beim Spaziergange [*Hbg.*]. [RAL 504]

Verdrießlich, als hätte sie gar kein Leben mehr in sich (n. 2 St.) [Archiv f. d. Homöopath. Heilkunst, V. III]. [RAL 505]

Wird lustig und bekommt Neigung zu singen und zu tanzen (n. ½ St.) [*A. f. d. H.*]. [RAL 506]

Lustiger, aufgeregter als gewöhnlich (d. ersten St.). [RAL 507]

Abwechselnde Anfälle entgegengesetzter Gemüthszustände [*Matthioli,* Comment. in Diosc. lib. IV. Cap. 73. – *Vinc. Bacon,* in Philos. Transact. XXXVIII. S. 287]. [RAL 508]

Bald hat er seinen völligen Verstand, bald redet er irre [*Matthioli,* a. a. O.]. [RAL 509]

Bald zweifelt er an seinem Aufkommen, bald ist er voll Hoffnung [*Matthioli,* a. a. O.]. [RAL 510]

Nach dem Erbrechen, sogleich Belebung der Hoffnung [*Claud. Richard,* bei *P. Schenck,* lib. VII. obs 136]. [RAL 511]

Zittern und Neigung zu Herzklopfen. [RAL 512]

Herzklopfen und Aengstlichkeit und vermehrte Körperwärme, besonders im Gesichte [A. f. d. H.]. [RAL 513]

Herzklopfen mit großer Aengstlichkeit, Athembeklemmung und großer Müdigkeit in allen Gliedern; es steigt ihr von da in den Kopf und wird ihr wie betäubt von fliegender Gesichts-Röthe [*A. f. d. H.*]. [RAL 514]

Angst und mürrisches Wesen mit feinem Stechen in der Brust-Seite; dann Klopfen in der Herzgrube und dann drückendes Kopfweh. [RAL 515]

Untröstliche Angst und jämmerliches Heulen mit Klagen und Vorwürfen über (oft unbedeutende) **üble Ereignisse** (n. 5 St.). [RAL 516]

Peinlich ängstliche Klagen, mit zagenden Befürchtungen, mit Verzweiflung, laut jammerndem Weinen und bittern Beschwerden und Vorwürfen. [RAL 517]

Furcht, er möchte wanken, fallen. [RAL 518]

Menschenscheu (n. 3 St.). [RAL 519]

Er sinnt, und sitzt in tiefen Gedanken. [RAL 520]

Ahnung: er sagt: eben jetzt muß meine Geliebte (11 Meilen weit entfernt) die schwere Stelle,[2] die ich eben sang, ebenfalls gesungen haben. [RAL 521]

Kummer, Gram. [RAL 522]

Das mindeste Geräusch ist ihm unerträglich (n. ½ St.). [RAL 523]

Musik ist ihr unerträglich; es geht ihr durch alle Glieder, sie wird ganz wehmüthig (n. 24 St.). [RAL 524]

Aeußerste Schreckhaftigkeit (n. ¼ St.). [RAL 525]

Er nimmt jeden Scherz sehr übel (n. 3 St.). [RAL 526]

Sie ist äußerst zur Aergerniß aufgelegt (n. ½ St.). [RAL 527]

Sie wird zänkisch (n. 6 St.). [RAL 528]

Sie macht Vorwürfe (n. 4 St.). [RAL 529]

Zänkerei, mit läppischem Wahnsinne von Stunde zu Stunde wechselnd – er schwatzt Kinderpossen und ist ausgelassen lustig. [RAL 530]

Zornmüthigkeit. [RAL 531]

Hartnäckigkeit. [RAL 532]

Menschenhaß. [RAL 533]

Gesetztes, standhaftes, obwohl nicht aufgereimtes Gemüth (Nach- und Heilwirkung) (n. 8 St.). [RAL 534]

Lebhafte Einbildungskraft. [RAL 535]

Bald scheint er zu weinen, bald trällert er [*Matthioli,* a. a. O.]. [RAL 536]

Wahnsinnige Possen [*Richard,* a. a. O.]. [RAL 537]

Befürchtung eines nahe stehenden Todes [*Richard,* a. a. O.]. [RAL 538]

Von Zeit zu Zeit wiederkehrende Todesangst [*Matthioli,* a. a. O.]. [RAL 539]

Klagende Befürchtungen eines nahen Todes (v. 2 bis 12 St.). [RAL 540]

Befürchtung, es möchte ihm ein Unglück begegnen. [RAL 541]

■ Schwindel, Verstand und Gedächtnis

Schwindel; Empfindung von einem Hin- und Herschwanken im Gehirne. [RAL 1]

Schwindel, vorzüglich beim Bücken; sie torkelte hin und her, vorzüglich auf die rechte Seite (n. 36 St.) [*A. f. d. H.*]. [RAL 2]

---

[2] Die Stelle aus Beethoven: ah! perfido – hatte sie wirklich, obgleich bisher gefährlich krank, doch diesen Tag zum ersten Male vorzüglich wohl, in ein Conzert geführt, gesungen, nur 5 Stunden früher, als dieser ihr Bräutigam, der von Mesmerism vorzüglich erregbar war.

Sie konnte vor Schwindel kaum in's Bett kommen, wobei alles mit ihr im Kreise umherging (n. 37 St.) [*A. f. d. H.*]. [RAL 3]

Es ist ihr drehend im Kopfe, so daß sie ihn gar nicht bewegen darf, mit dem Gefühl, als sollten die Augen zufallen [*A. f. d. H.*]. [RAL 4]

Wie trunken; es geht alles mit ihr rund herum, sie torkelt beim Gehen, als sollte sie umfallen, mit Uebeligkeit, beim Sitzen nicht, am schlimmsten beim Aufstehen vom Sitzen, weniger beim Gehen (n. 1/2 St.) [*A. f. d. H.*]. [RAL 5]

Sehr vermehrter Schwindel beim Schütteln des Kopfs, wobei ihr ganz schwarz vor den Augen wird [*A. f. d. H.*]. [RAL 6]

Schwindel und Düseligkeit. [RAL 7]

Schwindliche Schwere des Kopfs, vorzüglich in der Stirne und beim Vorbücken, mit Uebelkeit und Weichlichkeits-Gefühl in der Herzgrube (n. 2 St.) [*A. f. d. H.*]. [RAL 8]

Schwindel [*Matthioli – Bacon*, a.a.O.]. [RAL 9]

Schwindel, Engbrüstigkeit und trockner Husten mit Hüftweh [*Greding*, vermischte Schriften. S. 90–113]. [RAL 10]

Schwindlichte Gesichts-Verdunkelung, bei ungeändertem Pulse [*Richard*, a.a.O.]. [RAL 11]

Schwindel und Kopfweh, durch starke Bewegung ungeändert (n. 1/4 St.) [*Fr. H-n.*]. [RAL 12]

Schwindel und Kopfweh im Vorder- und Hinterhaupte, beides am schlimmsten beim Bücken (n. 10 Min.) [*Fr. H-n.*]. [RAL 13]

Störung der Aufmerksamkeit beim Lesen und Schreiben durch einen öftern Stillstand der Gedanken [*Rt. d. ä.*]. [RAL 14]

Befangenheit des Geistes; er ist nicht im Stande, den Gedanken, den er gefaßt und schon halb nieder geschrieben hat, ohne sich erst wieder zu besinnen, vollends aufzuzeichnen (n. 3 Tag.) [*We.*]. [RAL 15]

Benommenheit des Kopfs; als hätte er ein Bret vor der Stirne (n. 1/4 St.) [*A. f. d. H.*]. [RAL 16]

Der Kopf ist ihm vorn wie vernagelt, in der warmen Stube [*A. f. d. H.*]. [RAL 17]

Unstätigkeit der Ideen; will sie einen Gedanken festhalten, so verdrängt ihn sogleich ein zweiter, diesen wieder ein dritter, und so fort und fort, bis sie ganz konfus wird [*A. f. d. H.*]. [RAL 18]

Mangel an Gedächtniß; es ist ihm, wie ein Traum was er nur eben erst gethan hat und er kann sich dessen kaum entsinnen [*A. f. d. H.*]. [RAL 19]

Gedächtniß-Schwäche (n. 5 u. 9 St.). [RAL 20]

Lebhaftes Gedächtniß. [RAL 21]

Geschwächtes Denkvermögen [*We.*]. [RAL 22]

Er kann nichts denken, nichts überlegen, weiß nichts und hat von nichts eine Vorstellung im Kopfe, wie sonst, – sondern fühlt, daß alle diese Seelenverrichtungen in der Gegend der Magengrube vor sich gehen; – nach zwei Stunden kömmt zweimal ein Schwindel und nun kehrt die gewöhnliche Denkkraft wieder in den Kopf zurück [*Helmont*, a.a.O.]. [RAL 23]

Früh, Wüstheit und Leerheit im Kopfe, wie nach einem starken Rausche (Rt. d. ä.). [RAL 24]

Eingenommenheit des Kopfs, wie nach einem Rausche, mit Drücken in den Schläfen. [RAL 25]

■ **Kopf**

Dummlicher Zerschlagenheits-Kopfschmerz nebst Zerschlagenheit in allen Gliedern (n. 14 St.). [RAL 26]

Vollheits- und Schwerheits-Gefühl in der Stirne, als läge daselbst eine herausdrängende Last und als wollte alles zur Stirne heraus (n. 1/4 St.) [*A. f. d. H.*]. [RAL 27]

Betäubendes ziehendes hinein Drücken in die linke Schläfe [*A. f. d. H.*]. [RAL 28]

Gefühl, als zerrte ihn jemand bei den Haaren aufwärts [*A. f. d. H.*]. [RAL 29]

Halbseitiges Ziehen im Kopfe [*A. f. d. H.*]. [RAL 30]

Drückender Schmerz in der Schläfe-Gegend, hernach auch ruckweise im Hinterkopfe, zuletzt Eingenommenheit des Kopfs zusammenziehenden Schmerzes [*Rt.* d. ä.]. [RAL 31]

Zusammenziehender Schmerz in der Stirne [*Ar.*]. [RAL 32]

Spannung über die ganze Stirne [*Hbg.*]. [RAL 33]

Beim Vorbücken ist ihr alles so voll in der Stirne, als wollte alles heraus (n. 25 St.) [*A. f. d. H.*]. [RAL 34]

Kopfweh, als wenn die Augen aus dem Kopfe fallen sollten (n. 1/2 St.). [RAL 35]

Kopfweh, als wenn sich das Gehirn herausdrückte (n. 1/2 St.). [RAL 36]

Kopfweh, als wenn hie und da ein Theil des Gehirns in die Höhe gehoben würde, welches schon bei geringer Bewegung, selbst durch Trinken und Reden erhöhet wird (n. 1/2 St.). [RAL 37]

Reden vermehrt das Kopfweh. [RAL 38]

Stechend klopfender Kopfschmerz, als wenn inwendig ein Geschwür wäre, welcher zuweilen am Reden hindert. [RAL 39]

Ein bald fein stechender, bald klopfender, bald drückender Kopfschmerz in der Stirne beim Gehen, welcher im Sitzen nachläßt. [RAL 40]

Hie und da im Kopfe, ein feines Klopfen. [RAL 41]

Kopfweh; ein Klopfen an der linken Seite der Stirne, während anfallsweise in der rechten Stirn-Seite starke Stöße entstehen (n. 3 St.). [RAL 42]

In der linken Kopf-Seite, Schmerz, als wenn der Kopf zusammengedrückt würde [*Ar.*]. [RAL 43]

Kopfweh, als wäre die Hirnschale äußerlich mit einer Binde zusammengeschnürt und fest zusammengezogen [*Helmont*, a.a.O.]. [RAL 44]

Sehr empfindlich scharf drückender Kopfschmerz über der Stirne [*We.*]. [RAL 45]

Herausdrückender Schmerz in der Stirne [*We.*]. [RAL 46]

Reißender Schmerz in der linken Schläfe [*Ar.*]. [RAL 47]

In der linken Schläfe ruckweise stechender Schmerz; es fahren Stiche durch die Schläfe in den Kopf [*A. f. d. H.*]. [RAL 48]

Stechend pochendes Kopfweh in den Schläfen [*A. f. d. H.*]. [RAL 49]

Ruckweises Stechen im Kopfe, besonders in der Stirne [*A. f. d. H.*]. [RAL 50]

Reißender Schmerz in der linken Schläfe, mit brausendem Ohrenklingen [*A.f.d.H.*]. [RAL 51]

Gefühl von Zusammenziehung des Hirns unter der Stirne (n. 20 St.) [*A. f. d. H.*]. [RAL 52]

Klemmender, spannender Kopfschmerz dicht hinter den Augenhöhlen. [RAL 53]

Ein Kneipen und Klemmen in der Stirne, als wenn es in den Knochen wäre; wie krank fühlt sie sich, als wenn Wahnsinn bei ihr entstehen wollte (n. 12, 24 St.). [RAL 54]

Ein Klemmen in der Stirne, über der Nasenwurzel, als wenn sie den Verstand verlieren sollte (krank im Kopfe wäre), durch Gehen in freier Luft verschlimmert (n. 4 St.). [RAL 55]

Eine Empfindung von Knistern (wie beim Hin- und Her-Biegen des Knistergoldes entsteht) in den Schläfen, in der Nase und Stirne. [RAL 56]

Stechendes und einigermaßen drückendes Kopfweh über den Augenhöhlen nach dem Oberkiefer zu, welches Brecherlichkeit erregt, oder wie beim Erbrechen durch Brechmittel zu entstehen pflegt (n. 2 St.). [RAL 57]

Drückend stechendes, brecherliches Kopfweh über der Augenhöhle nach der obern Kinnbacke herab. [RAL 58]

Gefühl, als zerrte ihr etwas aus dem Kopfe heraus, wobei es ihr die obern Augenlider aufwärts zieht (n. ½ St.) [*A. f. d. H.*]. [RAL 59]

Zuckend reißender Schmerz im Hinterhaupte [*Ar.*]. [RAL 60]

Ruckweise stechend ziehend reißender Schmerz in der obern rechten Kopf-Seite [*Ar.*]. [RAL 61]

Ein Stich im Hinterhauptbeine [*Hbg.*]. [RAL 62]

Kriebeln auf der linken Seite des Kopfs, wie von einer Bürste [*Hbg.*]. [RAL 63]

Empfindung, als wenn eine Kugel aus der Gegend des Nabels heraufstige, und im Wirbel und Hinterhaupte eine kühle Luft verbreitete [*Matthioli*, a.a.O.]. [RAL 64]

Brennender Kopfschmerz, als wenn das Gehirn von siedendem Wasser bewegt würde [*Matthioli*, a.a.O.]. [RAL 65]

Schwere des Hauptes [*V. Bacon*, a.a.O.]. [RAL 66]

Schmerz am Hinterhaupte und Halse [*Richard*, a.a.O.]. [RAL 67]

Wie, wenn man sich nach starkem Schweiße verkältet hat –: Kopfweh, Ohrensausen, Schnupfen und Bauchweh, vorzüglich früh [*Greding*, a.a.O.]. [RAL 68]

Es wurde ihr gegen Abend so heiß im ganzen Kopfe, worauf sich bald Schmerzhaftigkeit des ganzen Kopfes, vorzüglich der Stirne, einfand und den ganzen Abend dauerte (n. 11 St.) [*A. f. d. H.*]. [RAL 69]

■ Gesicht und Sinnesorgane

(Aufgedunsenes Gesicht und Stirne.) [RAL 70]

Blaulichtes Gesicht, schwarze Lippen [*Matthioli*, a.a.O.]. [RAL 71]

Verzerrung der Gesichtsmuskeln [*Matthioli*, a.a.O.]. [RAL 72]

Sehr stark erweiterte Pupillen [*We.*]. [RAL 73]

Verfinsterung der Augen [*Bacon*, a.a.O.]. [RAL 74]

Wiederholte Erblindung bei ungehindertem Sprachvermögen [*Matthioli*, a.a.O.]. [RAL 75]

Verdrehung der Augen [*Matthioli – Bacon*, a.a.O.]. [RAL 76]

Verdrehung der Augen und Zähneknirschen (um Mitternacht) [*Greding*, a.a.O.]. [RAL 77]

Beim Oeffnen der Augenlider Schmerz im innern Auge (als sollte es herausgedrückt werden), welcher Schmerz sich in die Augenbraubogen-Gegend bis in's innere Hirn verbreitet (n. 21 St.) [*A. f. d. H.*]. [RAL 78]

Erweiterte Pupillen (sogleich). [RAL 79]

Er sieht stier mit den Augen (sogleich). [RAL 80]

Lichtsucht, Begierde in's Helle zu sehen (n. 3 St.). [RAL 81]

Vor dem Gesichte schwebende, schwarze Fleck-chen. [RAL 82]

Neblig vor den Augen; sie sieht nicht recht, mit Schwindel-Gefühl [*A. f. d. H.*]. [RAL 83]

Lichtscheu (n. 6 u. 12 St.)[3] [RAL 84]

Scharfes Gesicht. [RAL 85]

Trockenheit der obern Augenlider, welche gleich-sam ein Drücken in den Augen verursacht (n. 5 St.). [RAL 86]

Schwere der Augenlider; sie deuchten ihr beim Aufheben zu schwer [*A.f.d.H.*]. [RAL 87]

(Es friert ihn an den Augen in freier Luft). [RAL 88]

Sehr schmerzhafte Augen-Entzündung (chemosis). [RAL 89]

Gefühl in den Augen, als wären sie dick geschwol-len (n. 5 St.) [*A. f. d. H.*]. [RAL 90]

Es zieht ihr ruckweise die Augen zu, wie bei un-widerstehlicher Schläfrigkeit [*A.f.d.H.*]. [RAL 91]

Herausgetretene Augen [*Matthioli,* a.a.O.]. [RAL 92]

Drücken der Augen, am merklichsten beim Herab-sehen und Hin- und Herwenden der Augen, zugleich mit Hitze darin [*Rt.* d. ä.]. [RAL 93]

Drücken und Brennen im linken Auge und über den Augenbrauen [*Hbg.*]. [RAL 94]

Harte, rothe Geschwulst des rechten obern Augen-lides, mit spannender Empfindung, vorzüglich früh [*Fr. H-n.*]. [RAL 95]

Triefende Augenentzündung, die ihm so schmerz-haft und erschrecklich ist, daß er sich lieber den Tod wünscht [*Richard,* a.a.O.]. [RAL 96]

Beständiges, dumpfes Sumsen vor den Ohren und dann Ohnmacht [*Bacon,* a.a.O.]. [RAL 97]

Schmerz im Jochbeine, wie von einem innern Geschwüre daselbst. [RAL 98]

Ohrenklingen (n. 10 Minuten) [*A. f. d. H.*]. [RAL 99]

Es ist ihm, als wenn sich etwas vor das linke Ohr gelegt hätte [*Ar.*]. [RAL 100]

Kitzelnde Empfindung im rechten Ohre, als wenn ein Würmchen hineinkröche [*Ar.*]. [RAL 101]

Reißen im linken Ohre [*Hbg.*]. [RAL 102]

Schmerz hinter dem linken Ohre, wie von Drücken mit dem Daumen [*Hbg.*]. [RAL 103]

Empfindung, als wenn die Backen sehr geschwol-len wären [*Bacon,* a.a.O.]. [RAL 104]

Schmerz im Kiefer-Gelenke hinter dem Jochbeine, beim Kauen. [RAL 105]

Unter dem Schweiße fuhr ihm einigemal ein bren-nender Schmerz ins linke Ohr und in die obere Kinnlade. [RAL 106]

Schweiß der Backe, auf welcher sie im Bette liegt. [RAL 107]

Kriebelnder Schmerz an den Wangen. [RAL 108]

Gefühl von betäubenden Zusammendrücken der Nasenwurzel [*A. f. d. H.*]. [RAL 109]

Nasenbluten. [RAL 110]

Schweiß der Oberlippe, unter der Nase. [RAL 111]

Jückende Blüthchen an der Oberlippe (n. 24 St.). [RAL 112]

Stechende Rucke im Unterkiefer. [RAL 113]

■ **Mund und innerer Hals**

Stechender Schmerz in verschiednen Zähnen (n. 36 St.) [*We.*]. [RAL 114]

Drückender Zahnschmerz im linken Oberkiefer [*We.*]. [RAL 115]

Sehr durchdringender Schmerz in den Kinnladen, als wenn sie abfallen sollten [*Matthioli,* a.a.O.]. [RAL 116]

In Zunge und Kinnbacken ein Kriebeln und Bren-nen, so daß die Zähne zu wackeln scheinen [*Bacon,* a.a.O.]. [RAL 117]

Beißende Empfindung auf der Zunge, mehr nach der Spitze zu [*A. f. d. H.*]. [RAL 118]

Durchdringende, feine Stiche in der Zungen-spitze. [RAL 119]

In der Zunge, ein Brennen von langer Dauer [*Ant. v. Stoerck,* libellus de Stram. Hyos. et Acon. S. 71, 74, 80, 91, 96, 110]. [RAL 120]

Augenblickliche, flüchtige Stiche in der Zunge mit Speichelfluß [*Stoerck,* a.a.O.]. [RAL 121]

Kühle und Trockenheit des Mundes, ohne Durst [*Hbg.*]. [RAL 122]

Trockenheits-Gefühl erst der Lippen, dann des innern Mundes mit nach dem Kopfe aus der Brust aufsteigender Hitze (ohne Backenröthe[4]) [RAL 123]

Kurzdauernde Lähmung der Zunge. [RAL 124]

Trockenheit des innern Mundes (sogleich). [RAL 125]

Auf der Mitte der Zunge, Gefühl von Trockenheit und Rauheit, ohne Durst (n. 1 St.). [RAL 126]

Gefühl von Trockenheit im vordern Theile des Mundes. [RAL 127]

---

[3] Vermuthlich Wechselsymptom mit 81, so daß beides Erstwir-kungen sind.

[4] Dieser Einschluß bezieht sich auf eine Person, die in gesunden Tagen gewöhnlich sehr rothe Backen hatte, welche daher homöopathisch aufgehoben wurden, da Sturmhut Backen-Hitze fast stets für sich erzeugt.

Gefühl von Wundheit der Speicheldrüsen-Mündungen, als wenn sie angefressen wären. [RAL 128]

Im Halse ein Kratzen, mit beschwerlichem Schlingen [*A. f. d. H.*]. [RAL 129]

Ziehen von der Seite des Halses hinters Ohr weg [*A. f. d. H.*]. [RAL 130]

Auf der linken Seite des Halses, innerlich, auf einer kleinen Stelle, ein stechendes Würgen, außer, vorzüglich aber bei dem Schlucken und Reden. Nach 1/4 Stunde zogs auf die rechte Seite, indem das schmerzliche Gefühl auf der linken Seite verschwand, verweilte da 1/4 Stunde und verschwand gänzlich [*A. f. d. H.*]. [RAL 131]

Brickelnde Empfindung hinten auf der Zunge, wie von Pfeffer, mit Zufluß des Speichels. [RAL 132]

Kriebeln im Schlunde. [RAL 133]

Fein stechende Empfindung hinten im Halse, wie von den stachlichten Härchen des Hainbuttsamens (n.1 St.). [RAL 134]

Brennender und fein stechender Schmerz hinten im Halse (Rachen). [RAL 135]

Zusammenziehendes Gefühl hinten im Halse, wie von herben Dingen. [RAL 136]

Pfefferartiger Geschmack im Munde [*Matthioli*, a.a.O.]. [RAL 137]

Bei mangelndem Appetite, bittrer Geschmack im Munde, mit Schmerzen in der Brust und unter den kurzen Ribben [*Greding*, a.a.O.]. [RAL 138]

Bittrer Geschmack. [RAL 139]

Lätschiger, fischartiger Geschmack, wie von abgestandenem, faulendem Wasser. [RAL 140]

Es war ihr, als käme der ganze Mund voll Luft, mit Geschmack von faulen Eiern [*A. f. d. H.*]. [RAL 141]

Säuerlicher Geschmack im Munde bei Appetitlosigkeit [*A. f. d. H.*]. [RAL 142]

Was ihm früher sehr gut und stark schmeckte, ist ihm geschmacklos [*A. f. d. H.*]. [RAL 143]

■ Magen

Es stieg süßliches Wasser in die Höhe, wie Würmer-Beseigen; dabei Ohrenbrausen [*A. f. d. H.*]. [RAL 144]

Heraufdämmern süßlichen Wassers mit Uebelkeit [*A. f. d. H.*]. [RAL 145]

Es kratzt ihr von der Herzgrube bis in den Hals herauf mit Uebelseyn und Weichlichkeit um die Herzgrube, als sollte ihr Wasser im Munde zusammenlaufen [*A. f. d. H.*]. [RAL 146]

Leeres Aufstoßen [*A. f. d. H.*]. [RAL 147]

Vergebliche Bewegung zum Aufstoßen; er will aufstoßen und kann nicht. [RAL 148]

Durst auf Bier; hat sie es aber getrunken, so beschwert es ihr den Magen. [RAL 149]

(Sie will nichts essen). [RAL 150]

Uebelkeit, Erbrechen, Durst, allgemeine Hitze und starker Schweiß mit Harnfluß [*Greding*, a.a.O.]. [RAL 151]

Sie bricht Spuhlwürmer aus [*Greding*, a.a.O.]. [RAL 152]

Erbrechen grüner Galle (n. 1 St.) [*Matthioli*, a.a.O.]. [RAL 153]

Erbrechen mit Blut gemischten Schleims, drei, vier Tage nach einander [*Greding*, a.a.O.]. [RAL 154]

Blut-Erbrechen [*Greding*, a.a.O.]. [RAL 155]

Weichlich, brecherlich in der Herzgrube, beim Sitzen schlimmer, beim Gehen fast verschwindend (gleich nach dem Einnehmen) [*A. f. d. H.*]. [RAL 156]

Ekel und weichliche Wabblichkeit (n. 1/4 St.). [RAL 157]

Lang dauernder Ekel und verlorner Appetit. [RAL 158]

Brecherlichkeit beim Gehen in freier Luft. [RAL 159]

Brecherlichkeit zuerst in der Herzgrube, dann unter dem Brustbeine, zuletzt im Halse, ohne Speichelfluß. [RAL 160]

Brecherlichkeit, gleich als ob er etwas ekelig Süßlichtes oder Fettiges gegessen hätte (n. 1 St.). [RAL 161]

Nach Erbrechen blutigen Schleims, ein starker Schweiß [*Greding*, a.a.O.]. [RAL 162]

Erbrechen mit heftigem Durste darauf [*Moraeus*, a.a.O.]. [RAL 163]

Vom künstlichen Erbrechen verschlimmerten sich die Zufälle [*Bacon*, a.a.O.]. [RAL 164]

Erbrechen mit Aengstlichkeit [*Richard*, a.a.O.]. [RAL 165]

Brecherlichkeit mit starkem Durchlauf [*Greding*, a.a.O.]. [RAL 166]

Schlucksen [*Greding*, a.a.O.]. [RAL 167]

Früh, Schlucksen [*Greding*, a.a.O.]. [RAL 168]

Früh, lang dauernder Schlucksen [*Greding*, a.a.O.]. [RAL 169]

(Schlucksen nach Essen und Trinken). [RAL 170]

Drückender Schmerz in der Herzgrube, welcher zu Engbrüstigkeit wird (n. 2 1/2 St.). [RAL 171]

In der Herzgrube Drücken, wie von einem daselbst liegenden Steine, was bald darauf in den Rücken zog, mit einem zusammen klemmenden Gefühl, als hätte sie sich zu Schanden gehoben; wie steif [*A. f. d. H.*]. [RAL 172]

Magendrücken [*Rödder,*[5] bei *Alberti* in Jurisprud. med. Tom. VI. S. 724]. [RAL 173]

Drückender Schmerz in der Herzgrube im Sitzen, Gehen und Stehen [*Ar.*]. [RAL 174]

Schmerz in der Herzgrube, als wenn sie innerlich geschwollen wäre, mit Appetitlosigkeit und anfallweise kurzem Odem. [RAL 175]

Drückender Schmerz im Magen, wie eine Schwere (n. 1 1/2 St.). [RAL 176]

Drückender Schmerz wie eine Schwere in den Hypochondern (n. 1 1/2 St.). [RAL 177]

Spannend drückender Schmerz, wie von Vollheit oder einer drückenden Last im Magen und den Hypochondern (n. 1 1/2 St.). [RAL 178]

Zusammenziehende Empfindung im Magen, wie von herben Dingen. [RAL 179]

Empfindung von heftiger Zusammenschnürung in den Hypochondern. [RAL 180]

Drückender Magenschmerz [*Hbg.*]. [RAL 181]

Bei mehrmals wiederholtem Erbrechen und öftern Stuhlgängen klagt er doch immer, daß es ihm wie ein kalter Stein im Magen liege [*Richard,* a. a. O.*]. [RAL 182]

→ Durst: *Fieber, Frost, Schweiß und Puls*

■ **Abdomen**

Einziehen des Nabels, vorzüglich früh nüchtern. [RAL 183]

Ein Brennen in der Nabel-Gegend. [RAL 184]

Brennende Empfindung in der Nabel-Gegend, welche sie schnell überlief, und sich nach der Herzgrube hin verbreitete, mit dem Gefühl ängstlichen Pochens und Stechen daselbst; nach einiger Zeit überlief sie Frostschauder am ganzen Körper, mit Verschwinden des Hitz-Gefühls und der schmerzlichen Empfindung in der Nabel-Gegend (n. 1 1/2 St.) [*A. f. d. H.*]. [RAL 185]

Kneipender Schmerz in der Nabel-Gegend [*A. f. d. H.*]. [RAL 186]

Zusammenpressen des Nabels; dann sogleich absetzendes Drücken im Nabel, wie Rucke [*A. f. d. H.*]. [RAL 187]

Greifen und Raffen in der Nabel-Gegend [*A. f. d. H.*]. [RAL 188]

Links über dem Nabel ein unschmerzhaftes Gefühl, als dränge sich da von innen etwas Kal-tes (ein kalter Finger) heraus [*A. f. d. H.*]. [RAL 189]

Drücken in der Gegend der Leber, wovon das Athemholen beengt wird, dann gleich (kneipendes?) Bauchweh in der Gegend über dem Nabel. [RAL 190]

Gelbsucht. [RAL 191]

Von beiden Seiten nach dem Nabel zu, ziehende Bauchschmerzen, die auch durch Zusammenbiegung des Unterleibes erregt werden. [RAL 192]

Unter den Ribben ist sein Oberbauch mit einer gespannten, schmerzhaften Geschwulst besetzt [*Richard, a. a. O.*]. [RAL 193]

Angeschwollener, aufgetriebner Unterleib, wie Bauch-Wassersucht (*Richard – Matthioli,* a. a. O.). [RAL 194]

Heftige Rucke (Stöße) in der Leber-Gegend, bis zum Athem-Versetzen [*Hbg.*]. [RAL 195]

Einige Stunden früher, als gewöhnlich, aber harter Stuhlgang, wobei er stark pressen mußte. [RAL 196]

Poltern und Knurren im Leibe, mit Rohheits-Gefühl [*A. f. d. H.*]. [RAL 197]

Poltern und Knurren im Unterleibe die ganze Nacht hindurch. [RAL 198]

Ein gleichsam gährendes Knurren im Unterleibe. [RAL 199]

Früh, im Bette, schreit er und weiß sich nicht zu lassen für unerträglichem (schneidendem) Leibweh und wirft sich im Bette umher (n. 16 St.). [RAL 200]

Kolikartiges, ausdehnend spannendes und drückendes Bauchweh, wie von Winden. [RAL 201]

Beim laut Lachen ein scharfer Stich in der rechten Seite, unterhalb der Ribben [*A. f. d. H.*]. [RAL 202]

Beim Einathmen dumpfe Stiche in der linken Seite, unterhalb der Ribben [*A. f. d. H.*]. [RAL 203]

Aus der linken Seite des Unterbauchs zieht es nach dem Rücken zu; beim darauf Drücken schmerzt die Bauch-Seite [*A. f. d. H.*]. [RAL 204]

Blähungskolik im Unterbauche, als wenn man eine, Blähungen erregende Purganz eingenommen hätte. [RAL 205]

■ **Rektum**

Sehr heiße Blähungen (n. 9 St.). [RAL 206]

Unter Gefühl bloß einer abgehenden Blähung, unvermutheter Abgang dünnen Kothes (n. 4 St.). [RAL 207]

---

[5] Alle die von *Rödder* beobachteten Zufälle entstanden von Auflegung des Saftes in eine Wunde.

Harter, mit Pressen begleiteter Stuhlgang [*Hbg.*]. [RAL 208]

Purgiren [*Stoereck,* a.a.O.]. [RAL 209]

Bald vor, bald nach dem Durchfalle, Uebelkeit mit Schweiße [*Greding,* a.a.O.]. [RAL 210]

Weiche, kleine, mit Zwängen begleitete Stuhlgänge, 3 bis 5 täglich. [RAL 211]

Weißer Stuhlgang. [RAL 212]

Weiße Stuhlgänge und rother Harn. [RAL 213]

Wässeriger Durchlauf. [RAL 214]

Der Unterbauch ist bei Berührung schmerzhaft empfindlich. [RAL 215]

Schwäche der Gedärme, wie vom Mißbrauche der Laxanzen zu entstehen pflegt. [RAL 216]

Mastdarm-Schmerz (n. 1 St.). [RAL 217]

Stechen und Drücken im After. [RAL 218]

Vorübergehende Lähmung des Afters, unwillkürlicher Stuhlgang. [RAL 219]

Fließende Hämorrhoiden. [RAL 220]

■ Harnwege

Bei Durchlauf, reichlicher Harnabfluß und mäßiger Schweiß [*Greding,* a.a.o.]. [RAL 221]

Drücken in der Blase, mit Harnverhaltung [*Greding,* a.a.O.]. [RAL 222]

Harnunterdrückung, mit Nadelstichen in der Gegend der Nieren [*Richard,* a.a.O.]. [RAL 223]

Harnfluß [*Greding,* a.a.O.]. [RAL 224]

Harnfluß, bei starkem Schweiße und häufigem, wässerigem Durchfalle, mit Bauchweh [*Greding,* a.a.O.]. [RAL 225]

Harnfluß und dabei beständiger Schweiß [*Greding,* a.a.O.]. [RAL 226]

Häufiger Harnfluß [*Stoerck,* a.a.O.]. [RAL 227]

Harnfluß unter Verdrehung der Augen und krampfhafter Zusammenziehung der Füße [*Greding,* a.a.O.]. [RAL 228]

Beim Urinlassen ein leises Gefühl (von Schwappern) in der Blasen-Gegend [*A. f. d. H.*]. [RAL 229]

Schmerzhaftes Harndrängen; sie muß sehr oft harnen, weil sich die Blase schnell mit einer Menge wasserhellen Harns füllt [*A. f. d. H.*]. [RAL 230]

Harndrängen bei Berührung des Unterleibes. [RAL 231]

Schwierig abgehender Harn (Dysurie) (n. 12, 18 St.). [RAL 232]

Aengstlicher Harndrang (n. 4 St.). [RAL 233]

Drang zum Harnen; der Harn ging in ungewohnter Wenigkeit ab; nicht ohne Schwierigkeit, als wollte er nicht wohl fort, doch ohne Schmerz; dabei leichtes Kneipen in der Nabel-Gegend (v. Geruch der Tinktur) [*A. f. d. H.*]. [RAL 234]

Viel Abgang von Harn, welcher beim Stehen Blut absetzt. [RAL 235]

Ueberhingehende Lähmung des Blasenhalses, unwillkürlicher Harnabgang. [RAL 236]

Brennen im Blasenhalse außer dem Harnen. [RAL 237]

Schmerz der Harnblase, beim Gehen (n. 4 St.). [RAL 238]

Zwängen (tenesmus) des Blasenhalses (n. 4 St.). [RAL 239]

Brauner, mit Brennen abgehender Urin, nachgehends mit ziegelfarbigem Satze. [RAL 240]

■ Geschlechtsorgane

Beim Gehen, Schmerzen in den Lenden, wie Wehen. [RAL 241]

Jücken an der Vorhaut, was durch Reiben weicht, aber bald wieder kömmt (n. 3 Tag.) [*We.*]. [RAL 242]

Stechender und kneipender Schmerz in der Eichel, während des Harnens. [RAL 243]

Einfacher Schmerz im Hoden, so wie der, welcher nach Quetschung desselben zurückbleibt (n. 2 St.). [RAL 244]

Leises, nicht unangenehmes Kriebeln in den Geschlechtstheilen [*A. f. d. H.*]. [RAL 245]

Er bekommt verliebte Anfälle [*A. f. d. H.*]. [RAL 246]

(Sehr vermehrter Geschlechtstrieb mit Schlaffheit schnell wechselnd) [*A. f. d. H.*]. [RAL 247]

Verminderter Geschlechtstrieb. [RAL 248]

Mutter-Blutfluß. [RAL 249]

Das den Tag vor dem Einnehmen beendigte Monatliche bricht sogleich wieder stark hervor (n. ¼ St.) [*A. f. d. H.*]. [RAL 250]

Häufiger, zäher, gilblichter Scheidefluß [*Stoerck,* a.a.O.]. [RAL 251]

Beim Ausbruche des Monatlichen, Wuth [*Greding,* a.a.O.]. [RAL 252]

■ Atemwege und Brust

Aengstlichkeiten, mit Gefahr zu ersticken [*Rödder,* a.a.O.]. [RAL 253]

Engbrüstigkeit [*Richard,* a.a.O.]. [RAL 254]

Oefteres gewaltsames Niesen mit Schmerz im Unterleibe [*A. f. d. H.*]. [RAL 255]

Kann nicht ausniesen, wegen Schmerz in der Ribben-Gegend linker Seite [*A. f. d. H.*]. [RAL 256]

Aeußerste Empfindlichkeit der Geruchsnerven; widrige Gerüche greifen sie sehr an. [RAL 257]

Anfälle von Katarrh und Schnupfen (zwischen 8 und 12 St.). [RAL 258]

Früh-Heiserkeit (n. 8 St.). [RAL 259]

Anfall von Schnupfen [*Greding*, a.a.O.]. [RAL 260]

Hüsteln von einem Kitzel oben am Luftröhrkopfe (sogleich). [RAL 261]

Kurzer Husten. [RAL 262]

(Husten bei der Körper-Hitze). [RAL 263]

Husten nach dem Trinken. [RAL 264]

Von etwas Tabakrauch, gleich arger Husten (bei einem des Tabakrauches Gewohnten). [RAL 265]

Er (ein geübter Tabakraucher) kann nicht rauchen, ohne stets zu kotzen und zu hüsteln, weil entweder der Kehldeckel Rauch in die Luftröhre einläßt, oder der Luftröhrkopf allzu empfindlich geworden ist (n. 6 St.). [RAL 266]

Nach Mitternacht, alle halbe Stunden, ein kurzer Husten (Kaechekaeh) von einem Kitzel im Kehlkopfe; je mehr sie ihn unterdrücken wollte, desto öfterer und schlimmer kam er. [RAL 267]

Bluthusten. [RAL 268]

Trockner Husten [*Greding*, a.a.O.]. [RAL 269]

Kurzer Odem im Schlafe, Nachmitternacht. [RAL 270]

Durch die Nase unterbrochnes Athemholen, vorzüglich im Schlafe. [RAL 271]

Stinkender Athem. [RAL 272]

Geräuschvolles, lautes Athemholen bei offnem Munde. [RAL 273]

Engbrüstigkeit mit starkem, lautem Athemholen. [RAL 274]

Krankhafte Beschaffenheit (anfallweise Lähmung?) des Kehldeckels; Speisen und Getränke gerathen leicht beim Schlingen in die Luftröhre, so daß sie Erstickung drohen und Husten erregen; er verschlückert sich sehr leicht. [RAL 275]

Er verschluckt sich sehr leicht am Speichel [*A. f. d. H.*]. [RAL 276]

Bänglichkeit in der Brusthöhle und Beklemmung auf der rechten Brust-Hälfte, dann in der ganzen Brust [*A. f. d. H.*]. [RAL 277]

Zusammenklemmen der Brust, rechts neben dem Brustbeine; eine Art Engbrüstigkeit [*A. f. d. H.*]. [RAL 278]

Es ist ihm, als wäre ihm die Brust zusammengezogen [*A. f. d. H.*]. [RAL 279]

Zusammendrücken der Brust in der Gegend des Herzens [*A. f. d. H.*]. [RAL 280]

Angst, die das Athemholen hemmt, mit warmem Stirn-Schweiße. [RAL 281]

Drückender Brustschmerz, welcher durch Zurückbiegen des Oberkörpers etwas nachließ, aber sobald er sich gerade richtete, wieder kam (n. 12 St.) [*We.*]. [RAL 282]

Zusammenziehender Schmerz in der Brust, als wenn die Ribben von beiden Seiten gegen einander gezogen würden [*Ar.*]. [RAL 283]

Er fühlt eine Schwere in der Brust; es ist als wenn die ganze Brust von allen Seiten zusammengedrückt würde [*We.*]. [RAL 284]

Schmerzhafte Stiche in der rechten Brust-Seite, in der Gegend der letzten Ribbe, welche nach dem Kreutze zu gehen (n. 10 St.) [*We.*]. [RAL 285]

Stechend drückender Schmerz auf der rechten Seite des Brustbeins [*We.*]. [RAL 286]

Kneipend wühlender Schmerz in der rechten Brust-Seite, zwischen der dritten und vierten Ribbe, durch nichts zu ändern, bis er von selbst verschwindet [*Ar.*]. [RAL 287]

In der linken Brust-Seite neben der Achselgrube, beklemmende, stumpfe Stiche [*A. f. d. H.*]. [RAL 288]

Stiche in der Brust (beim Athmen) [*A. f. d. H.*]. [RAL 289]

Unter jedem Athemzuge, Stechen von der untersten Ribbe der rechten Seite bis in die Spitze des Schulterblattes, mitten durch die Brust, bei klagendem Gemüthe. [RAL 290]

Stechen in der rechten Seite, mit klagend weinerlichem Gemüthe. [RAL 291]

Einzelne, große Stiche in der Seite nach dem Rücken zu (n. 24 St.). [RAL 292]

Das Athemholen unterbrechender Schmerz in der Brust, wie ein Stechen. [RAL 293]

Bei Angst und Verdrießlichkeit, ein Stechen in der Brust-Seite, hierauf Klopfen in der Brust-Seite, dann drückendes Kopfweh. [RAL 294]

Ein brennend fein stechender Schmerz in der Brust. [RAL 295]

Empfindung, wie von Eingeschlafenheit und Taubheit in der Luftröhre, unter dem Brustbeine (n. 8 St.). [RAL 296]

Durch Berührung sehr vermehrter Schmerz, wie von Zerschlagenheit, in der untersten Ribbe, wobei der Kranke viel Beschwerden und Klage führt. [RAL 297]

Auf der Mitte des Brustbeins, Schmerz, wie von Zerschlagenheit (auch durch äußere Berührung zu verschlimmern). [RAL 298]

Langsame Stöße dringen in der Gegend des Herzens zur Brust heraus [*A. f. d. H.*]. [RAL 299]

Klemmender Schmerz in der Brust. [RAL 300]

Drückend klemmender Schmerz in der Brust, unter dem Brustbeine. [RAL 301]

Stechend bohrend wühlender Schmerz in der linken Brust-Seite, zwischen der vierten und sechsten Ribbe, zehn Minuten lang [*Ar.*]. [RAL 302]

Drückend einengender Schmerz in der Brust-Seite. [RAL 303]

Ein kriebelnder Schmerz in der Brust. [RAL 304]

Ein Krabbeln in der Brust, wie von Käfern. [RAL 305]

(Vermehrte Milch in den Brüsten). [RAL 306]

- ■ Rücken und äußerer Hals

Lendenschmerz [*Greding,* a.a.O.]. [RAL 307]

Drückender Schmerz im Kreutze, linker Seite [*Hbg.*]. [RAL 308]

Brennend, ätzende Schmerzen neben den Rückenwirbeln, rechterseits [*We.*]. [RAL 309]

Heftig stechend wühlender Schmerz links am ganzen Rückgrate herunter bis in's Kreutz, der beim Einathmen so verstärkt ward, daß ihm wiederholt Thränen in die Augen traten, 4 Stunden lang [*Ar.*]. [RAL 310]

Bei Bewegung schmerzhafte Steifigkeit des Kreutz- und Hüft-Gelenks; er ist wie kreutzlahm (n. 2 St.). [RAL 311]

Schmerz, wie zerschlagen, im Gelenke des mit dem heiligen Beine verbundenen untersten Lendenwirbels; das Kreutz ist ihm wie abgeschlagen. [RAL 312]

Spannend drückender Schmerz in den Lendenwirbeln, oder wie von Zerschlagenheit; zugleich mit Bauchweh, wie von Blähungskolik. [RAL 313]

Vom Kreutze durch den Rücken bis in den Nacken, Schmerz wie von Zerschlagenheit (n. 4 St.). [RAL 314]

Krabbelnder Schmerz im Rückgrate, wie von Käfern. [RAL 315]

Ein Herumschneiden vom Rückgrate bis zum Bauche, über der linken Hüfte, in einem Zirkel. [RAL 316]

Links neben dem Kreutze ein schmerzliches Bohren. [RAL 317]

Ein von dem rechten Schulterblatte, nach der Brust vor, wühlend bohrender Schmerz, der durch Einathmen verstärkt ward, beim Ausathmen aber nicht und so auf keine Weise nachließ, 12 Minuten lang [*Ar.*]. [RAL 318]

Im Nacken Schmerz, als wäre das Fleisch los, mit dem Gefühle, als hätte der Nacken keinen Halt und als wollte deswegen der Kopf vorfallen; bei Bewegung des Kopfs Stechen im Nacken [*A. f. d. H.*]. [RAL 319]

Rheumatischer Schmerz im Nacken, bloß bei Bewegung des Halses merkbar (zwischen d. 5. u. 9. St.). [RAL 320]

Feines Stechen äußerlich am Halse. [RAL 321]

Einzelne Stiche im Nacken zu beiden Seiten [*Rt.* d. ä.]. [RAL 322]

Drückender Schmerz im linken Halswirbel [*We.*]. [RAL 323]

Ein nach innen, wie nach der Luftröhre zu, drückender Schmerz am Halse, wie ein Druck mit der Fingerspitze an dem Halse hinein [*Ar.*]. [RAL 324]

- ■ Extremitäten

Schmerz am linken Schulter-Gelenke [*Hbg.*]. [RAL 325]

Einige flüchtige Stiche in der linken Achsel [*A. f. d. H.*]. [RAL 326]

Die Achsel that ihr weh und will heruntersinken [*A. f. d. H.*]. [RAL 327]

Heftig, wie zerschlagen, bei der Berührung schmerzende Geschwulst in den Muskeln der Schulter (n. 4 St.). [RAL 328]

Reißender Schmerz von der Schulter, in dem Arme herab, bis in die Handwurzel, ja bis durch die Finger, fast nur bei jeder Bewegung; unter dem Schmerze ist die Hand blau (n. 1, 14 St.). [RAL 329]

Nach dem Schlafe, ein Schmerz, bei Bewegung im Schulter- (und Hüft-) Gelenke, wie von Zerquetschung, oder als wenn das Lager gar zu hart gewesen wäre. [RAL 330]

Einzelne Stiche in der Mitte des rechten Oberarms, auf der vordern Seite, in Ruhe, bei Bewegung und beim Daraufdrücken unverändert [*Ar.*]. [RAL 331]

Plötzlicher, ziehend stechender Schmerz an der hintern Seite des rechten Oberarms [*Ar.*]. [RAL 332]

Zittern der Arme und Hände (sogleich) [*Hbg.*]. [RAL 333]

Schmerz in dem Arme und den Fingern [*Rödder,* a.a.O.]. [RAL 334]

Eine Betäubung und Lähmung im linken Arme (und Schenkel), so daß er kaum die Hand rühren konnte [*Matthioli,* a.a.O.]. [RAL 335]

Die Arme sind ihm wie zerschlagen und sinken kraftlos nieder [*A. f. d. H.*]. [RAL 336]

Frost und Gefühllosigkeit der Arme. [RAL 337]

Schmerz auf dem Vorderarme, wie von einem starken Schlage [*A. f. d. H.*]. [RAL 338]

Ziehend stechender Schmerz am Vorderarmknochen, durch Bewegung erregbar. [RAL 339]

Schwerheits-Gefühl in den Armen, vom Ellenbogen bis in die Finger; sie möchte sie sinken lassen; mit Eingeschlafenheits-Gefühl in den Fingern, wenn sie etwas anfaßt [*A. f. d. H.*]. [RAL 340]

In den Ellenbogen-Gelenken ziehender Schmerz [*A. f. d. H.*]. [RAL 341]

Lähmungs-Gefühl im rechten Vorderarme und der Hand (beim Schreiben), welches bei starker Bewegung verging, aber beim Schreiben und in der Ruhe bald wieder kam, doch schwächer [*Ar.*]. [RAL 342]

Klammartiger Schmerz im ganzen linken Vorderarme, durch nichts zu mindern [*Ar.*]. [RAL 343]

Ziehend reißender Schmerz an der äußern Seite des rechten Vorderarms [*Ar.*]. [RAL 344]

Wellenartig reißender Schmerz im obern Ende des linken Vorderarms [*Ar.*]. [RAL 345]

Zuckend ziehender Schmerz im untern Ende der innern Fläche des linken Vorderarms über die Handwurzel nach der hohlen Hand zu [*Ar.*]. [RAL 346]

Ziehend lähmiger Schmerz im rechten Hand-Gelenke [*We.*]. [RAL 347]

Krankhaft zusammenziehender Schmerz in der hohlen linken Hand, so daß er kaum die Finger ausstrecken konnte [*Ar.*]. [RAL 348]

Reißender Schmerz in der Handwurzel. [RAL 349]

Die eine Hand wird eiskalt und gefühllos, wie taub (n. 2 St.). [RAL 350]

Kühler Schweiß der innern Handflächen. [RAL 351]

Klamm-Schmerz in der rechten Hand [*We.*]. [RAL 352]

Geschwulst der Hände, mit öfterm Husten, bei gehörigem Appetite [*Greding*, a. a. O.]. [RAL 353]

Beim Auf- und Niederbeugen der Hand, eine zitternde Bewegung im Hand-Gelenke [*Rt.* d. ä.]. [RAL 354]

Klammartiger Schmerz mit feinen Stichen in der rechten Hand, durch Bewegung derselben vergehend [*Ar.*]. [RAL 355]

Einige pulsirende Stiche in der rechten hohlen Hand, wie mit einer spitzigen Nadel [*Ar.*]. [RAL 356]

Schneidend drückender Schmerz an der Seite des rechten Zeigefingers, nach dem Mittelfinger zu, in Bewegung und Ruhe [*Ar.*]. [RAL 357]

Schmerzhaftes Ziehen im linken Daumen [*We.*]. [RAL 358]

Zuckende Schmerzen im rechten Daumen [*Ar.*]. [RAL 359]

Wenn sie die Finger bis ans Hand-Gelenk beugt, sogleich heftige Stiche in den Ellbogen-Gelenken bis an die Hand-Gelenke herauf, an der äußern Fläche des Arms hin [*A. f. d. H.*]. [RAL 360]

Lähmiger Schmerz in den Daumen [*A. f. d. H.*]. [RAL 361]

Schmerzhafte Bewegung des rechten Daumen-Gelenks, wie von Verrenkung. [RAL 362]

Kriebelnder Schmerz in den Fingern. [RAL 363]

Kriebeln in den Fingern, auch während des Schreibens [*Hbg.*]. [RAL 364]

Spannender Druck in den Oberschenkeln, wie von einer straff angezognen Binde, bei großer Mattigkeit, im Gehen [*Rt.* d. ä.]. [RAL 365]

Nach dem Schlafe, ein Schmerz, bei Bewegung, im Hüft- (und Schulter-)Gelenke, wie von Zerquetschung, oder als wenn das Lager allzu hart gewesen wäre. [RAL 366]

Im Schenkelkopfe des linken Fußes ziehender Schmerz, im Stehen und Sitzen, mehr noch im Gehen [*A. f. d. H.*]. [RAL 367]

Feine Nadelstiche im Muskelfleische des Oberschenkels [*A. f. d. H.*]. [RAL 368]

Nach dem Sitzen, eine fast lähmende Entkräftung in den Ober- und Unterschenkeln. [RAL 369]

Kraftlosigkeit im Kopfe des Oberschenkels, oder Unfähigkeit zu gehen, wegen eines namenlosen, unerträglichen Schmerzes, fast wie von Zerquetschung im Kopfe des Oberschenkelknochens, welcher bald ab- bald zunimmt und nach dem Liegen und Schlafe entsteht (n. 5 St.). [RAL 370]

Wankender Gang wegen Kraftlosigkeit und Schmerz im Kopfe des Oberschenkels. [RAL 371]

Eine Betäubung, wie Lähmung im linken Schenkel (und Arme) [*Matthioli*, a. a. O.]. [RAL 372]

Reißender Schmerz an dem äußern Knöchel des linken Fußes herauf (n. 14 St.) [*Ar.*]. [RAL 373]

Unfestigkeit und Unstätigkeit in den Knieen; die Kniee wanken beim Stehen und Gehen. [RAL 374]

Unfestigkeit der Kniee, besonders des einen; es knickt beim Gehen (sogleich u. n. 1 St.). [RAL 375]

Schwere der Füße (sogleich). [RAL 376]

Schmerzen in den Fuß-Gelenken, mit verzweifelnden Gedanken und Todes-Betrachtungen. [RAL 377]

Die Unterschenkel an ihren untern Theilen und die Unterfüße sind wie taub und eingeschlafen [*A. f. d. H.*]. [RAL 378]

Tiefer, langsamer Stich über das rechte Knie [*A. f. d. H.*]. [RAL 379]

Schmerzhaftes Ziehen im Unterfuße vom Knie in die Ferse und wieder herauf [*A. f. d. H.*]. [RAL 380]

Zuckendes Reißen an der innern Seite der Kniee [*A. f. d. H.*]. [RAL 381]

Lähmiges Ziehen im rechten Unterschenkel und an der Achilles-Senne, bis zur Ferse [*A. f. d. H.*]. [RAL 382]

Kälte der Füße bis an die Knöchel, mit Schweiß der Zehen und Fußsohlen. [RAL 383]

Empfindung an den Fußknorren, als wenn sie mit einem Bande zusammengeschnürt wären, früh. [RAL 384]

Ungeheurer Schmerz im Fußknöchel, welches durch äußeres Zusammendrücken sich mindert (n. 7 St.). [RAL 385]

Kälte in den Füßen, vorzüglich der Zehen [*Rt.* d. ä.]. [RAL 386]

■ **Allgemeines und Haut**

Geschwulst des Theiles (worauf der Saft gelegt worden) und heißer Brand, worauf ungemeine Eiterung erfolgte [*Rödder*, a. a. O.]. [RAL 387]

Empfindung und Kriebeln und Brennen geht allmälig durch den ganzen Körper, vorzüglich durch Arme und Füße [*Bacon*, a. a. O.]. [RAL 388]

Jücken am ganzen Körper, besonders an den Schaamtheilen [*Stoerck*, a. a. O.]. [RAL 389]

Feine Nadelstiche hie und da am Körper [*A. f. d. H.*]. [RAL 390]

Einzelne, lang anhaltende, mit Wundheits-Gefühl gemischte, zuletzt in reinen Wundheits-Schmerz sich endende Stiche hie und da. [RAL 391]

Kriebeln, Jücken und Abschälen der Haut, vorzüglich an den leidenden Theilen. [RAL 392]

Flohstichähnliche Flecken an den Händen, im Gesichte u. s. w. [RAL 393]

Röthliche Blüthchen mit scharfer Feuchtigkeit angefüllt [*Stoerck*, a. a. O.]. [RAL 394]

Breite, rothe, jückende Blüthchen am ganzen Körper [*Stoerck*, a. a. O.]. [RAL 395]

Der ganze Körper ist bei der Berührung schmerzhaft; das Kind läßt sich nicht anfassen, es wimmert. [RAL 396]

Empfindung, als wenn sie von einer schweren Krankheit eben genesete, und von einem schweren Krankenlager aufstünde (n. 6, 12 St.). [RAL 397]

Lähmigkeits-Gefühl und Zerschlagenheit in den Armen und Füßen mit heftigem Zittern am ganzen Körper, vorzüglich den Extremitäten, wovor er kaum gehen, schreiten kann; dabei höchst blasses Gesicht, erweiterte Pupillen, Ohnmächtigkeit, Herzklopfen, kalter Schweiß im Rücken und in den Schläfen auseinander treibendes Kopfweh – bald darauf brennende Hitze im Gesicht mit dem Gefühl von Spannung und Gesichts-Röthe, Schläfrigkeit (n. d. Mittagessen) (n. 46 St.) (Nachwirkung?) [*A. f. d. H.*]. [RAL 398]

Bald verschwand die Lähmung auf der linken Seite und ging schnell in die rechte Seite über [*Matthioli*, a. a. O.]. [RAL 399]

Nach Verschwindung des Wahnsinns, Schmerz im Magen, im Kopfe, in den Kinnbacken, in der Brust und bald in dem einen, bald in dem andern Gelenke [*Richard*, a. a. O.] [RAL 400]

Erschütterung der Gliedmaßen [*Greding*, a. a. O.]. [RAL 401]

Abends plötzliches Geschrei, Zähneknirschen, dann durch langes Schlucksen steife Unbeweglichkeit, wie eine Bildsäule (Katalepsie) [*Greding*, a. a. O.]. [RAL 402]

Allmälig werden alle Theile des Körpers schwarz, der ganze Leib geschwillt, die Augen treten zum Kopfe hervor, die Zunge hängt aus dem Munde heraus [*Pet. de Abano*, de venenis, Cap. 30]. [RAL 403]

Alle Gelenke schmerzen (n. 7 St.) [*Richard*, a. a. O.]. [RAL 404]

Große Schwäche der Gelenke, vorzüglich der Knie- und Fuß-Gelenke, mit Zucken in den Flechsen, so daß er kaum gehen kann [*Bacon*, a. a. O.]. [RAL 405]

Schmerzhaftigkeit des ganzen Körpers, mit erhöheter Schwäche [*Greding*, a. a. O.]. [RAL 406]

Schwäche und Unfestigkeit der Bänder aller Gelenke (n. 46 St.). [RAL 407]

Unschmerzhaftes Knacken aller Gelenke, besonders der Kniee. [RAL 408]

Müdigkeit in den Gliedmaßen, besonders den Füßen, mit beständiger Schläfrigkeit und Verdrießlichkeit. [RAL 409]

Früh beim Aufwachen, eine so große Mattigkeit, daß er nicht aus dem Bette aufstehen wollte, die sich aber nach dem Aufstehen gab. [RAL 410]

Er klagt über Müdigkeit des ganzen Körpers, große Schwäche und Herzdrücken (n. 3 St.) [*Matthioli*, a. a. O.]. [RAL 411]

Sinken der Kräfte [*Bacon*, a. a. O.]. [RAL 412]

Ungemeines Sinken der Kräfte [*Eberh. Gmelin*, Nov. Acta Nat. Cur. VI. S. 394]. [RAL 413]

Ohnmacht [*Pet. de Abano*, de venen. Cap. 30. – *Rödder*, a. a. O.]. [RAL 414]

Zwei und drei schnellere Pulse und darauf Ohnmacht von gleicher Dauer [*Bacon*, a. a. O.]. [RAL 415]

Ohnmacht. [RAL 416]

In der freien Luft ist der Kopf frei und alle Zufälle mindern sich [*A. f. d. H.*]. [RAL 417]

Bewegung ist ihr zuwider, sie sitzt lieber [*A. f. d. H.*]. [RAL 418]

Drang, sich zu legen [*Bacon*, a. a. O.]. [RAL 419]

Sie muß sich niederlegen (zwischen d. 3. u. 5. St.). [RAL 420]

Unverweigerlicher Hang, sich nieder zu legen (von 2 bis 5 St.). [RAL 421]

Schläfrigkeit und Trägheit; selbst auf dem Spaziergange ungemein schläfrig [*Hbg.*]. [RAL 422]

■ **Schlaf, Träume und nächtliche Beschwerden**

(Unterbrochnes Gähnen; sie kann nicht ausgähnen). [RAL 423]

Gähnt oft, ohne schläfrig zu seyn [A. f. d. H.]. [RAL 424]

Gähnen und Dehnen [*A. f. d. H.*]. [RAL 425]

Schläfrigkeit, Schlaf (n. 2 St.). [RAL 426]

Nachmittags große Schläfrigkeit, die Augen fallen zu, doch erwacht er leicht von gelindem Geräusch, schläft aber immer wieder ein [*A. f. d. H.*]. [RAL 427]

Nach dem Essen ungewöhnliche Schläfrigkeit [*A. f. d. H.*]. [RAL 428]

Leiser Schlaf (v. 1. bis 5 St.). [RAL 429]

Schlaflosigkeit (schon in d. 4. St.). [RAL 430]

Traumvoller Schlaf; verworrene, lebhafte Träume [*A. f. d. H.*]. [RAL 431]

Er kann nicht auf der rechten Seite, nicht auf dem Rücken liegen; er wendet sich im Bette mit Schmerzen von einer Seite zur andern. [RAL 432]

Er liegt früh im Schlafe auf dem Rücken, die linke flache Hand unter den Hinterkopf gelegt. [RAL 433]

Er schläft sitzend mit vorgeneigtem Haupte. [RAL 434]

Langsamer Odem im Schlafe. [RAL 435]

(Einathmen mit zwiefachem Rucke, wie Bock-Stoßen, im Schlafe). [RAL 436]

Lange Träume, mit Beängstigung auf der Brust, die ihm das Athmen hemmte, so daß er darüber erwachte (Alp). [RAL 437]

Träume, in denen er viel sprach. [RAL 438]

Sie hat ärgerliche Träume. [RAL 439]

Er fährt schreckhaft zusammen, macht viele Bewegungen und redet im Schlafe. [RAL 440]

Sie fährt im Schlafe auf und spricht, es fasse sie jemand an. [RAL 441]

Er phantasirt wachend, entflieht aus dem Bette, und glaubt, Schafe zu treiben (n. 14 St.). [RAL 442]

Abends nach dem Niederlegen und bei Tage im Sitzen träumt er wachend und ist in irrigen Gedanken, als wenn er weit von seiner Wohnung entfernt wäre. [RAL 443]

Er träumt gegen Morgen sehr lebhaft einen Traum, welcher ihm genauen Aufschluß über eine Angelegenheit giebt, die ihm im Wachen ein unerklärliches Räthsel war (n. 20 St.). [RAL 444]

Er träumt die halbe Nacht über einen einzigen Gegenstand und er beschäftigt sich damit einzig auch nach dem Erwachen noch viele Stunden lang, so daß nichts anders als dieser Gegenstand vor seinem Vorstellungsvermögen steht (wie eine fixe Idee eines Geisteskranken) was ihm sehr lästig ist und ihn quält. [RAL 445]

Nachts, ängstliche Träume und mehrmaliges Erwachen mit Schreck [*Rt. d. ä.*]. [RAL 446]

Unruhige Nacht [*Greding*, a. a. O.]. [RAL 447]

Schlummer [*Moraeus*, a. a. O.]. [RAL 448]

Ruhiger Schlaf vier bis fünf Stunden lang [*Bacon*, a. a. O.]. [RAL 449]

■ **Fieber, Frost, Schweiß und Puls**

Verlangen auf kaltes Wasser [*Matthioli*, a. a. O.]. [RAL 450]

Fieberhafter, oft aussetzender Puls [*Richard*, a. a. O.]. [RAL 451]

Empfindung, als wenn alle Adern erkalteten [*Matthioli*, a. a. O.]. [RAL 452]

Empfindung, als wenn der Blutlauf in allen Adern gehemmt wäre [*Bacon*, a. a. O.]. [RAL 453]

Er liegt ruhig, aber friert und schaudert und will mit vielen Betten zugedeckt seyn [*Bacon, a.a.O.*]. [RAL 454]

Früh beim Erwachen, düselig im Kopfe. [RAL 455]

Früh beim Erwachen ist es ihm, als hätte er einen übel riechenden Athem. [RAL 456]

Abends beim Niederlegen, Schauder. [RAL 457]

Frostzittern und öfters Gähnen, früh nach dem Aufstehen [*A. f. d. H.*]. [RAL 458]

Aengstliche Frostigkeit (n. 3 St.). [RAL 459]

Frost bei der mindesten Bewegung (n. 10 St.). [RAL 460]

Frieren im Bauche [*A. f. d. H.*]. [RAL 461]

Es läuft ihr fortwährend die Arme und Füße kalt herauf, auch am Gesicht hat sie Schauder [*A. f. d. H.*]. [RAL 462]

Schauder durchrieselt sie von unten bis in die Brust herauf [*A. f. d. H.*]. [RAL 463]

Es friert sie und sie schüttelt sich [*A. f. d. H.*]. [RAL 464]

Frostschauder über Rücken und Arme [*A. f. d. H.*]. [RAL 465]

Ohnmachtsanfall mit Frost. [RAL 466]

Zuerst Kälte, Frost und Blässe der Fingerspitzen, dann in den Fingern, nachgehends Empfindung vom Klamm in den Fußsohlen und Waden, endlich Frost an der Stirne (n. $1/4$ St.). [RAL 467]

Kälte am ganzen Körper. [RAL 468]

Fieber: **Frost des ganzen Körpers, mit heißer Stirne, heißen Ohrläppchen und innerer trockner Hitze.** [RAL 469]

Fieber: Kälte mit Steifigkeit des ganzen Körpers, Röthe und Hitze der einen und Kälte und Blässe der andern Wange, bei offenen, stieren Augen, mit verengerten Pupillen, die sich im Dunkeln nur wenig und langsam erweitern. [RAL 470]

Gegen Abend, Frost und Kälte der Hände und Füße, dann Brecherlichkeit in der Mitte des Brustbeins, welche selbst während des Genusses der Speisen anhält, welche gut schmecken, obgleich weder Appetit dazu, noch Abneigung dagegen vorhanden ist; nach dem Essen vergeht die Brecherlichkeit, worauf die Gesichts-Hitze erfolgt, von traurigen, verzweifelnden Gedanken begleitet. [RAL 471]

Oeftere Anfälle (etwa eine Stunde um die andre), eine Viertelstunde lang, von äußerster Schwäche und Unempfindlichkeit, so daß er weder Hände noch Füße regen und nicht im Bette aufsitzen, noch auch den vorigen Schmerz fühlen, nicht sehen, nicht hören, auch nicht laut reden konnte; wobei die Schenkel ausgestreckt sind (n. wenigen St.). [RAL 472]

Abwechselnde Anfälle (n. 3, 4, 6 St.): Entweder bei Backen-Röthe, läppische Lustigkeit, mit Hitz-Empfindung über den ganzen Körper und Kopfweh beim aufwärts und seitwärts Bewegen der Augen. [RAL 473]

Oder, bei Backen-Röthe und Kopf-Hitze, Schauder über den ganzen Körper, bei richtigem Geschmacke im Munde; [RAL 474]

Oder, bei Backen-Röthe, Schauder, mit Weinen und drückendem Kopfweh vergesellschaftet; [RAL 475]

Oder, bei Backen-Röthe, ein hartnäckig widerstrebendes Wesen, Brennen in der Nabel-Gegend und drückender Kopfschmerz. [RAL 476]

Höchste Backen-Röthe, mit einem mürrischen, kläglich weinerlichen Wesen (n. 3 St.). [RAL 477]

Gegen Abend brennende Hitze im Kopfe und Gesichte, mit Backen-Röthe und herausdrückendem Kopfweh; dabei am ganzen Körper Frostschauder mit Durst (n. 14 St.) [*A. f. d. H.*]. [RAL 478]

Gegen Abend, trockne Hitze im Gesichte, mit Aengstlichkeit. [RAL 479]

Heiß vor dem Kopfe, mit heiß anzufühlender Stirne, bei Frostschauder des übrigen Körpers, bei der geringten Bewegung. [RAL 480]

Gefühl von Hitze zuerst in den Händen, dann im ganzen Körper, selbst in der Brust, ohne merkbare äußere Hitze (n. 4 St.). [RAL 481]

Es überlief ihn einigemal den Rücken heiß [*A. f. d. H.*]. [RAL 482]

(Hitze mit Entblößung). [RAL 483]

Allgemeine Hitze mit Durst. [RAL 484]

Bei der Hitze mäßiger Bierdurst. [RAL 485]

(Sie trinkt wenig in der Hitze und hat doch trockne Lippen). [RAL 486]

(In der Hitze beschwert sie der Husten). [RAL 487]

(Große Hitze von Abends 10 Uhr bis nach Mitternacht, mit kurzem Athem; sie wollte husten und konnte nicht, auch das Sprechen ward ihr sauer; dabei äußerste Unruhe und Schreien über Schmerzen in den Händen, den Füßen, dem Unterleibe und im Kreutze; sie stampfte mit den Füßen und ließ sich nicht angreifen). [RAL 488]

Schweiß mit Fieberschauder (n. 3 St.). [RAL 489]

Gelinder Schweiß über den ganzen Körper. [RAL 490]

Sauer riechender Schweiß über den ganzen Körper. [RAL 491]

Matter Schweiß. [RAL 492]

Gelinde Wärme mit mäßigem Schweiße [*Bacon*, a.a.O.]. [RAL 493]

Bei starkem Schweiße häufiger Harnfluß [*Greding*, a.a.O.]. [RAL 494]

Bei starkem Schweiße, Durchfall und vermehrter Harnfluß [*Greding*, a.a.O.]. [RAL 495]

Große, innerliche Hitze mit Durst [*Rödder*, a.a.O.]. [RAL 496]

Duftung und Schweiß am ganzen Körper [*Stoerck*, a.a.O.]. [RAL 497]

(Gegen Mittag), Schweiß [*Greding*, a.a.O.]. [RAL 498]

Heftiger Schweiß, ohne Ermattung [*Greding*, a.a.O.]. [RAL 499]

Bei dreister Sprache und lebhaften Augen, steht kalter Schweiß auf seiner Stirne und der Puls ist fast unfühlbar [*Matthioli*, a.a.O.]. [RAL 500]

Nächtliches, wüthendes Delirium; er läßt sich nicht im Bette erhalten; früh, ungeheurer Schweiß [*Dürr*, in Hufel. Journ. IX, 4. S. 108]. [RAL 501]

Agaricus muscarius

Agaricus muscarius, **Fliegen-Pilz [CK II (1835), S. 1–32]**

Von diesem stinkenden Pilze mit scharlachrothem, mit weißlichten Warzen besetzten Hute und weißen Blättchen nimmt man, wenn er vorsichtig getrocknet worden, einen, vom frischen aber, zwei Gran, um durch dreistündiges Reiben auf gewöhnliche Weise mit Milchzucker, nachmaliges Auflösen, Verdünnen und Potenziren mittels jedesmaliger zweier Schüttel-Schläge seine Kraft-Entwickelungen bis zu $\overline{X}$ zu bereiten.

Apelt hat ihn hülfreich in Knochen-Schmerzen des Oberkiefers und der Zähne, so wie den Schmerzen der Knochen der Unterglieder (wie im Marke) gefunden, so wie in Hirsekorn großen, dicht beisammen stehenden, juckenden Haut-Ausschlägen und bei Ermattung nach Beischlafe.

Whistling heilte damit Convulsionen und Zittern, und *J. C. Bernhard* selbst einige Arten von Fallsucht.

Dr. Woost sah dessen Wirkung von großen Gaben bis 7, 8 Wochen reichen.

Kampher ist das Haupt-Antidot, selbst gegen chronisch gewordene Uebel vom Fliegen-Pilz.

Die Namens-Verkürzungen meiner Mit-Beobachter sind: *Ap. = Apelt; Gr. – Dr. Groß; Fr. H. = Dr. Friedrich Hahnemann; Lgh. = Dr. Langhammer; Ng.* ein Ungenannter; *Sdl. = Seidel; St.* = Medicinalrath *Dr. Stapf; Schrt. = Dr. Schreter; Sch.* Ein Ungenannter, und *Wst. = Dr. Woost* in Oschatz.[1]

---

[1] Die mit keinem Namen und keiner Chiffre bezeichneten Symptome im ganzen Werke sind von mir. Was aber die andrer Beobachter betrifft, so fand ich zum Nutzen der Leser nicht selten nöthig, theils unnütz weitschweifige Redensarten abzukürzen, theils verständlichere Ausdrücke an der Stelle der unverständlichen und der Idiotismen zu wählen; Wesentliches ist von mir wissentlich nichts ausgelassen.

Sam. Hahnemann.

Agaricus muscarius

■   **Gemüt**

Niedergeschlagenes Gemüth (*Ap.*). [CK 1]

Muthlosigkeit (*Ap.*). [CK 2]

Bange Ahnung, als ob sie etwas Unangenehmes erfahren sollte (*Ap.*). [CK 3]

Unstätigkeit und Unruhe des Geistes und Körpers (n. 1/2 St.) (*Schrt.*). [CK 4]

Unruhiges und bekümmertes Gemüth; er war stets nur mit sich selbst und seiner gegenwärtigen und künftigen Lage beschäftigt (*Lgh.*). [CK 5]

Unaufgelegt zum Sprechen, ohne mißlaunig zu seyn (*Ap.*). [CK 6]

Er zwingt sich, zu reden, antwortet aber nur mit wenigen Worten, bei übrigens heiterer Laune (*Ap.*). [CK 7]

Es ist, als wenn er die Worte zum Sprechen nicht finden könnte (*Ap.*). [CK 8]

Unlust, zu sprechen, mit Verdrießlichkeit und Aergerlichkeit und Unlust zum Arbeiten (*Lgh.*). [CK 9]

Verdrießliche Gemüths-Stimmung (*Wst.*). [CK 10]

Sehr ärgerlich und reizbar (*Ap.*). [CK 11]

Mißlaunig und gleichgültig (*Sdl*). [CK 12]

Sie, die sich sonst über Alles große Sorge machte, ist jetzt ganz gleichgültig (*Ap.*). [CK 13]

Gleichgültige, in sich gekehrte Gemüths-Stimmung, mit Widerwillen gegen alle Beschäftigung (*Sdl*). [CK 14]

Unlust zur Arbeit (*Ap. – Gr.*). [CK 15]

Er tändelt mit allem Möglichen, um nur nicht zu arbeiten (*Schr.*). [CK 16]

Abscheu vor allen Arbeiten, welche die Gedanken beschäftigen; und wird doch dergleichen vorgenommen, so entsteht Blutdrang nach dem Kopfe, Klopfen in den Gefäßen, Hitze im Gesichte, und das Denkvermögen ist gestört (*Sdl*). [CK 17]

Vergeßlich; er besinnt sich nur mit Mühe auf die vorher gehörten und gedachten Dinge (*Schrt.*). [CK 18]

Bewußtseyns-Verlust (*Lerger*, Memorabilien, Bd. 3. S. 334.). [CK 19]

Trunkener, furchtloser Wahnsinn, mit kühnen, rachsüchtigen Vorsätzen (*Voigtel, A. M. L.,* 2. Bd. 2. Abth. S. 352.). [CK 20]

Schüchterner Wahnsinn (*Murray, apparatus medicam.* V. 557.). [CK 21]

Wuth (*Voigtel* a.a.O.). [CK 22]

Furchtlose, drohende, Schaden anrichtende Wuth, auch gegen sich selbst gerichtete, sich selbst beschädigende Wuth, mit großer Kraft-Anstrengung (*Murray*, a.a.O.). [CK 23]

Aufheiterung (*Pharmakol. Lex.* Bd. 1. S. 74.). [CK 24]

Heitere, sorglose Gemüths-Stimmung (*Wst.*). [CK 25]

Heitere Laune, doch kein Trieb zum Sprechen (*Ap.*). [CK 26]

Ausschweifende Phantasie, Entzückung, Prophezeien, Versemachen (*Murray*, a.a.O.). [CK 27]

Still, gelassen, gesellig, thätig und froh, seine Pflicht erfüllt zu haben (Heilwirkung) (*Lgh.*). [CK 28]

■   **Schwindel, Verstand und Gedächtnis**

Eingenommenheit des Kopfes (*Ap.*). [CK 29]

Eingenommenheit des Kopfes, mit dumpfem Schmerze (n. 2 St.) (*Schrt.*). [CK 30]

Eingenommenheit und Schwere des Kopfes (n. 2 St.) (*Sdl*) [CK 31]

Anhaltende Schwere des Kopfes (n. 5 St.) (*Seh.*). [CK 32]

Schmerzhafte Schwere in der Stirn (d. 5 T.) (*Ng.*). [CK 33]

Herabzerrendes Schwere-Gefühl in beiden Schläfen, bis zur Hälfte der Ohren, als hinge an beiden Kopfseiten eine schwere Last, mehr am Tage, als früh, und stärker beim Anfühlen (*Rr. H.*). [CK 34]

Schwere des Kopfes, wie nach Rausch (n. 1/2 St.) (*Schrt.*). [CK 35]

Früh, Schwere und Wüstheit des Kopfes, als wenn er den Tag zuvor geschwärmt hätte, 6 Tage lang (*Sch.*). [CK 36]

Stumpfsinnigkeit, Blödsinn (Nachwirkung, im Alter, *Murray, App. med.* V. S. 557.). [CK 37]

Düseligkeit, Betäubung. [CK 38]

Benebelung (*Voigtel*, a.a.O.). [CK 39]

Angenehme Trunkenheit (*Murray*, a.a.O.). [CK 40]

Trunkenheit (*Pharmakolog. Lex.* a.a.O.). [CK 41]

Taumel und Niedersinken (d. 2. T.) (*Lerger*, a.a.O.). [CK 42]

Taumel, beim Gehen im Freien (n. 1 St.) (*Ap.*). [CK 43]

Taumel, wie von geistigen Getränken; beim Gehen im Freien torkelt er hin und her (*Lgh.*). [CK 44]

Schwindel. [CK 45]

Schwindel und Dummheit, früh (n. 3 St.) (*Fr. H.*). [CK 46]

Schwindel früh, wie nach einem Rausche (n. 1/4 St.) (*Ap.*). [CK 47]

Schwindel, der vorzüglich früh entsteht, gewöhnlich 1–8 Minuten anhält, und dann nach kurzen

Zwischenräumen noch mehrmals am Tage wiederkehrt (*Ap.*). [CK 48]

Starkes Sonnen-Licht erzeugt früh einen augenblicklichen Schwindel, bis zum Umfallen (*Wst.*). [CK 49]

Schwindel-Anfälle mit schwankendem Gange und undeutlichem Sehen selbst naher Gegenstände, von 5 Minuten zu 5 Minuten kommend und vergehend, und nur durch Auffassung anderer Ideen ganz zu beseitigen (*Ap.*). [CK 50]

Schwindel, beim Nachdenken während des Gehens im Freien (n. 8 T.) (*Ap.*). [CK 51]

Schwindel-Anwandlung im Freien, die sich in der Stube verlor, mehre Tage (*Sch.*). [CK 52]

Schwindel in der Stube, beim Umdrehen (*Ap.*). [CK 53]

Schwindel, welcher durch schnelles Umdrehen oder Wenden des Kopfes auf längere Zeit vergeht (*Ap.*). [CK 54]

■ **Kopf**

Kopf-Schmerz, früh im Bette (*Ap.*). [CK 55]

Kopf-Schmerzen verschiedner Art in der linken Hälfte des Hinter-Haupt-Beines, **im Sitzen** (*Ap.*). [CK 56]

Dumpfer Kopfschmerz in der rechten Schläfe (*Ap.*). [CK 57]

Dumpfer Kopfschmerz, besonders **in der Stirn**, wobei er den Kopf immer hin und her bewegen mußte, und es ihm die Augen zuzog, wie zum Schlafe (*Ap.*). [CK 58]

Dumpfer, betäubender Kopfschmerz, mit Durst und Hitze, besonders im Gesichte (sogleich) (*Schrt.*). [CK 59]

Dumpfer, drückender Kopfschmerz, der sich nach einer starken Stuhl-Ausleerung verliert; dabei fliegende Hitze (*Wst.*). [CK 60]

Drückendes Kopfweh, in Absätzen, vor Schlafengehen. [CK 61]

Drücken in den Stirn-Höhlen (*Ap.*). [CK 62]

Heftig drückender Schmerz in der Stirn, mit Schwindel, beim Sitzen (*Ap.*). [CK 63]

Druck von der Stirn herab auf die obere Hälfte der Augäpfel (n. 1 1/2 St.) (*Wst.*). [CK 64]

Heftiges Drücken in der rechten Schläfe, oder dem Schläfebeine (*Gr.*). [CK 65]

Drücken am obern Theile des linken Schläfebeins, gleich über der Ohrmuschel, bis tief in das Gehirn, durch Aufdrücken oder Berühren der Haare vermehrt, und mit gänzlicher Muthlosigkeit (*Ap.*). [CK 66]

Schmerzlicher Druck im Jochfortsatze des linken Schläfebeins (*Gr.*). [CK 67]

Drücken im Hinterkopfe (d. 1. T.) (*Sdl.*). [CK 68]

Heftig pressender Kopfschmerz, vorzüglich im Hinterkopfe; nach dem Mittag-Essen (d. 9. T.) (*Sdl.*). [CK 69]

Drücken mit Stechen in der Stirn, über den Augen (*Ap.*). [CK 70]

Schmerzhaft ziehender Druck von der linken Seite der Stirn nach der rechten hin, im Sitzen (n. n1/2 St.) (*Lgh.*). [CK 71]

Ziehender Kopfschmerz, früh beim Erwachen, mit Drücken in den Augäpfeln (*Sdl.*). [CK 72]

Ziehender Schmerz in der Stirn (*Ap.*). [CK 73]

Ziehen von beiden Seiten des Stirnbeins, bis zur Nasen-Wurzel (*Gr.*). [CK 74]

Sehr empfindliches Ziehen durch die Schläfe, Stirn oder Augäpfel (*Sdl.*). [CK 75]

Ziehen im Kopfe nach allen Richtungen, mit Gefühl, als wollten die Sinne schwinden (*Gr.*). [CK 76]

Ziehender Schmerz im Hinterkopfe, Nachmittags (*Ap.*). [CK 77]

Ziehender Kopfschmerz im Hinterhaupte, früh im Bette, wie von unrechter Lage, durch Dehnen und Strecken mit angehaltnem Athem gesteigert (*Wst.*). [CK 78]

Ziehend schneidender Schmerz in der Stirn, im Stehen, der beim Sitzen zur drückenden Kopf-Betäubung ward (n. 1 n1/2 St.) (*Lgh.*). [CK 79]

Absetzendes, ziehendes Reißen in der Stirn (n. 33 St.) (*Lgh.*). [CK 80]

Reißen in der Stirn, gleich über der Nasenwurzel (*Ap.*). [CK 81]

Reißen in der rechten Schläfe-Gegend (*Gr.*). [CK 82]

Reißen in der linken Seite des Hinterhauptes, das in kurzen Zwischenräumen zurückkehrt (*Ap.*). [CK 83]

Ruckweises Reißen im Kopfe, das sich hinter dem rechten Ohre endigt und da am empfindlichsten ist. [CK 84]

Kopfweh, als wenn das Gehirn zerrissen würde. [CK 85]

Reißen mit Drücken im ganzen linken Umfange des Gehirnes, am stärksten in der linken Augenhöhle und dem Jochbeine, mit Wüstheit des Kopfes (n. 8 St.) (*Gr.*). [CK 86]

Reißende Stiche im Hinterhaupte von einer Seite zur andern, früh (d. 2. T.) (*Wst.*). [CK 87]

Heftiges, stechendes Reißen vom Wirbel bis zum linken Ohre (n. 6. St.) (*Wst.*). [CK 88]

Feine Stiche in der rechten Schläfe (n. $^1/_2$ St.) (*Schrt.*). [CK 89]

Wühlender Schmerz im Kopfe, der nur Minuten lang dauert, aber sehr oft wiederkehrt (*Ap.*). [CK 90]

Heftige wühlende Schmerzen im linken Stirnhügel (n. 3 St.) (*Ap.*). [CK 91]

Bohrende Schmerzen tief im Gehirn am Wirbel des Hauptes (*Ap*). [CK 92]

Schmerz, wie von einem Nagel, in der rechten Kopf-Seite (*Gr.*). [CK 93]

Pochen im Wirbel des Hauptes, mit einer an Wuth grenzenden Desperation. [CK 94]

Aeußerlich in den Kopf-Bedeckungen (Haut und Knochen), reißender, ziehender Schmerz, durch darauf Drücken vermehrt, besonders an einer kleinen Stelle im Wirbel, die wie unterköthig schmerzt; Nachts (n. 18 T.) (*Sdl.*). [CK 95]

Empfindlichkeit der Kopfhaut wie Geschwür. [CK 96]

Zucken in der Haut der Stirne, über dem rechten Auge (*Ap.*). [CK 97]

Oefteres schmerzloses Zucken an der rechten Schläfe, neben dem Auge (d. 7. T.) (*Ng.*). [CK 98]

Klamm-Schmerz an der linken Schläfe (n. 37 St.) (*Lgh.*). [CK 99]

Kälte-Gefühl, wie von Eis, auf der behaarten rechten Seite des Stirnbeines, bei äußerlich fühlbarer Wärme (*Ap.*). [CK 100]

Nach vorherigem Jucken und Kratzen, Eiskälte in der Gegend der Kron-Nath, öfters wiederkehrend, und stets weiter nach vorn, bis in den unbehaarten Theil der Stirn gehend (*Ap.*). [CK 101]

Jücken auf dem Haarkopfe (*Ap.*). [CK 102]

Jücken, wie zum Heilen, das zum Kratzen reizt, auf dem ganzen Haar-Kopfe (*Lgh.*). [CK 103]

Lästiges Jücken auf dem Haarkopfe, besonders früh nach dem Aufstehn, durch Kratzen mit scharfem Kamme sich verlierend (*Wst.*). [CK 104]

Blüthen auf dem Haarkopfe (*Ap.*). [CK 105]

■ **Augen**

In den Augen-Brauen, Jucken (*Ap.*). [CK 106]

Haar-Ausfallen aus den Augenbrauen (*Ap.*). [CK 107]

Drücken in den Augen (*Fr. H.*). [CK 108]

Drücken im linken Augapfel (n. 10 St.) (*Wst.*). [CK 109]

Drücken in den Augen und Neigung, sie zu schließen, ohne Schlaf, nach dem Mittag-Essen (*Ap.*). [CK 110]

Druck in den Augen und auf der Stirn, als ob Etwas nach innen preßte (n. 10 M.) (*Schrt.*). [CK 111]

Drücken in den Winkeln des linken Auges, als ob Etwas darin wäre (*Ap.*). [CK 112]

Drücken und Ziehen in den Augäpfeln, vorzüglich im linken, bis in die Stirn hinein (d. 4. T.) (*Sdl.*). [CK 113]

Sehr empfindliches Ziehen in den Augäpfeln (d. 3. u. 4. T.) (*Sdl.*). [CK 114]

Klamm-Schmerz unter dem rechten Augenbrau-Bogen, der das Oeffnen der Augen erschwert (n. 5 St.) (*Lgh.*). [CK 115]

Jücken und Kriebeln im rechten Auge (n. 1 St.) (*Schrt.*). [CK 116]

Kitzelndes Jücken im linken Auge, das zum Reiben nöthigt (n. 3 St.) (*Lgh.*). [CK 117]

Jucken und Fippern des linken unteren Augenlides, das zum Reiben nöthigt (*Ap.*). [CK 118]

Jücken und Drücken im rechten Auge, das durch Reiben auf kurze Zeit vergeht (*Schrt.*). [CK 119]

Brennen der Augen, mit Gefühl von Zusammenziehen, Abends, (n. 1. T.) (*Ng.*). [CK 120]

Brennen der innern Augen-Winkel, als wollten sie sich entzünden, mit erhöhter Schmerzhaftigkeit bei Berührung (*Gr.*). [CK 121]

Brennen der innern Augenwinkel, wenn er die Lider fest zusammendrückt (*Gr.*). [CK 122]

Brennend drückender Schmerz über dem rechten Auge, mit Thränen desselben (n. 1 $^1/_2$ St.) (*Sch.*). [CK 123]

Röthe des Weißen im Auge (*Fr. H.*). [CK 124]

Gilbe der Augen (d. 3. T.) (*Sdl.*). [CK 125]

Geschwulst der Lider des linken Auges nach dem innern Winkel hin, wodurch das Auge etwas verkleinert wird (*Ap.*). [CK 126]

Zusammenziehung der Augenlider (n. 2 St.) (*Schrt.*). [CK 127]

Zusammenziehung und Verengerung des innern Winkels des linken Auges (*Ap.*). [CK 128]

Gefühl von Zusammenziehen des rechten Auges, mit vermehrter Helligkeit im Sehen, nachfolgendem Beißen im Augapfel und Thränen des Auges, und endlichen Zuckungen im linken Auge, wie sie zuvor im rechten gewesen; Wein hob es sogleich auf (*Ap.*). [CK 129]

Verengerung der Spalte der Augenlider, mehre Tage, ohne Geschwulst und oft mit Zucken und Fippern der Augenlider (*Ap.*). [CK 130]

Die Spaltung des Auges ist kleiner als gewöhnlich, und nur durch Anstrengung zu erweitern möglich (*Schrt.*). [CK 131]

Zucken in den Augäpfeln, oft aufeinander folgend, im linken Auge zuweilen mit Thränen desselben (*Ap.*). [CK 132]

Beim Lesen öfters Zucken und Drücken im linken Augapfel (*Ap.*). [CK 133]

Zuckungen, mit Druck-Schmerz, im linken Augapfel, zu jeder Tageszeit und unter allen Umständen; es nöthigt zum Wischen, vergeht aber nicht dadurch (*Ap.*). [CK 134]

Oefteres Fippern in den Augenlidern, meist nur eine kleine Stelle einnehmend, und mehr nach einem Winkel hin sich erstreckend (*Ap.*). [CK 135]

Fippern des rechten untern Augenlides, mit Klopfen einer Arterie links, am Rücken der Nase, und Zucken in der Haut der linken Nasen-Seite (*Ap.*). [CK 136]

Trockenheit der Augen (*Ap.*). [CK 137]

Die Thränen-Karunkel im linken Auge ist mehrere Tage vergrößert (*Ap.*). [CK 138]

Thränen des rechten Auges (d. 1. u. 2. T.) (*Ng.*). [CK 139]

Thränen des rechten Auges (n. 3. St.) (*Schrt.*). [CK 140]

Gefühl in den Augen, als wenn man sie immer auswischen sollte (*Fr. H.*). [CK 141]

Die Augenlider sind, wie durch Schleimfaden, mit einander vereinigt, was durch Wischen nur auf kurze Zeit vergeht. [CK 142]

Augenbutter in den Augenwinkeln (n. 6 St.) (*Lgh., Schrt.*). [CK 143]

Klebrige, gelbe (früherhin weiße) **Feuchtigkeit, welche die Augenlider zusammenklebt**, sondert sich fortwährend, auch bei Tage, doch am schlimmsten früh und Abends, in den innern Augenwinkeln ab (*Gr.*). [CK 144]

Pupillen erst erweitert (n. $^{3}/_{4}$ St.), dann verengert (n. 25 St.) (*Lgh.*). [CK 145]

Vergehen des Gesichtes, beim Gehen im Freien (n. 7 St.) (*Ap.*). [CK 146]

Große Mattigkeit (Schwäche) der Augen; es wird gleich bleich davor, sobald sie nur etwas lang auf einen Gegenstand sieht (*Ap.*). [CK 147]

Kurzsichtigkeit und Trübsichtigkeit beider Augen (*Ap.*). [CK 148]

Sehr undeutliches Sehen; er muß die Gegenstände ganz nah vor die Augen halten, um sie gehörig zu erkennen (*Ap.*). [CK 149]

Er muß beim Lesen die Buchstaben dem Auge immer mehr nähern, um sie deutlich zu erkennen, dann aber sogleich wieder entfernen, weil es sonst gleich wieder trübe wird (*Ap.*). [CK 150]

Trübheit vor den Augen, mit Schläfrigkeit (*Wst.*). [CK 151]

Trübsichtigkeit, wobei Alles, wie durch trübes Wasser **verdunkelt erscheint,** so daß er sich sehr anstrengen muß, es zu erkennen (*Ap.*). [CK 152]

Alle Gegenstände erscheinen mit einem Nebel verhüllt und daher verdunkelt (*Ap.*). [CK 153]

Was vor die Augen kommt, ist wie mit einem Gewebe von Spinnen überzogen und verdunkelt (*Ap.*). [CK 154]

Eine schwarze Mücke schwebt vor dem linken Auge, in der Entfernung einer halben Elle, und fahrt beim Blinzeln hin und her (*Fr. H.*). [CK 155]

Bei trübem Wetter schwebt eine braune Mücke vor dem linken Auge, nach dem innern Winkel hin (*Ap.*). [CK 156]

Beim Schließen des rechten Auges erscheint vor dem linken ein kleiner, länglicher, dunkelbrauner Fleck, der meist in schiefer Richtung nach dem innern Augenwinkel hin, ziemlich nahe vor dem Auge herumfliegt (*Ap.*). [CK 157]

Er glaubt, die Gegenstände doppelt zu sehen (*Wst.*). [CK 158]

Licht-Scheu (*Ap.*). [CK 159]

■ Ohren

Ohren-Schmerz, ein Reißen im Gehörgange des rechten Ohres, das durch Eindringen kalter Luft erregt und vermehrt wird, sich bis in den Oberkiefer erstreckt und mehre Tage lang anhält (*Ap.*). [CK 160]

Stiche im linken Zitzen-Fortsatze (*Wst.*). [CK 161]

Jücken in und hinter den Ohren (*Ap.*). [CK 162]

Jücken im äußern Gehörgange des rechten Ohres (*Ap.*). [CK 163]

Jücken mit Kitzeln im rechten Ohre, das zum Kratzen reizt (n. 29 St.) (*Lgh.*). [CK 164]

Jücken, meist im linken Ohre, das zum hinein Bohren mit dem Finger nöthigt (*Ap.*). [CK 165]

Jücken an den Ohrläppchen (*Ap.*). [CK 166]

Jücken an der Ohrmuschel, zum Reiben nöthigend, worauf es roth und wund wird, aber nicht aufhört zu jücken (*Ap.*). [CK 167]

Jücken, Röthe und Brennen an den Ohren, als wären sie erfroren gewesen (*Gr.*). [CK 168]

Jücken und Blüthen an der hintern Seite der Ohrmuschel (*Ap.*). [CK 169]

Gefühl in den Ohren, als ob Ohrenschmalz herausfließe (*Ap.*). [CK 170]

Sausen in den Ohren. [CK 171]

Klingen im rechten Ohre, beim Gehen im Freien (n. 4 St.) (*Lgh.*). [CK 172]

■ **Nase**

An der Nase, schneller Druck, am obern Theile des Rückens derselben (*Ap.*). [CK 173]

Scharfes Stechen in der linken Seite der Nasen-Wurzel (*Gr.*). [CK 174]

Große Empfindlichkeit der innern Nasen-Wände (*Ap.*). [CK 175]

Jücken an der äußern Seite der Nase (*Ap.*). [CK 176]

Heftiges Jücken der Nasenflügel, das zum Reiben nöthigt (*Ap.*). [CK 177]

Kriebeln in dem rechten Nasenloche und Auge, wie Niese-Reiz (*Ap.*). [CK 178]

Kitzelndes Jücken im linken Nasenloche, das zum Reiben nöthigt (n. 14 St.). (*Lgh.*). [CK 179]

Brennender Schmerz in der Nase und den Augen (vom Dunste). [CK 180]

Wundheit und Entzündung der innern Nasen-Wand (*Ap.*). [CK 181]

Blut-Schnauben, früh, gleich nach dem Aufstehen aus dem Bette, und darauf heftiges Nasenbluten (n. 33 St.) (*Gr.*). [CK 182]

Nasen-Bluten (*Sch.*). [CK 183]

Geruch erhöhet (*Ap.*). [CK 184]

■ **Gesicht**

Im Gesichte, in der linken Wange, Stiche von dem Unterkiefer herauf (n. 1 St.) (*Wst.*). [CK 185]

Dumpfe Stiche im rechten Jochbeine (*Schrt.*). [CK 186]

Stechend ziehender Schmerz in der rechten Backe (n. 2 St.) (*Sch.*). [CK 187]

Schnelles Klopfen einer Arterie im linken Backen, mit flüchtigen Stichen vom linken Auge bis in den Oberkiefer (*Ap.*). [CK 188]

Fippern, wie Pulsschlag in der rechten Wange (n. 8 T.) (*Ap.*). [CK 189]

Brennen der Wangen (*Wst.*). [CK 190]

Brennen in den Wangen (n. 1, 2 St.) (*Sdl.*). [CK 191]

Röthe des Gesichtes, ohne bemerkbare Hitze (*Sdl.*). [CK 192]

Röthe des Gesichtes mit Jücken und Brennen, wie nach Erfrierung (*Gr.*). [CK 193]

Jücken im Gesichte (*Ap.*). [CK 194]

Jücken im Backenbarte (*Ap.*). [CK 195]

Jücken in der Stirne, zum Kratzen reizend, und Blüthen daselbst (*Ap*). [CK 196]

Ein jückendes Blüthchen neben dem Munde. [CK 197]

Auf den Lippen und im Halse, reißender Schmerz (vom Dunste). [CK 198]

Trockenheit und Brennen der Lippen (d. 1. T.) (*Ng.*). [CK 199]

Brennende Schrunden auf der Oberlippe (d. 4. T.) (*Ng.*). [CK 200]

Bläuliche Lippen (d. 1. u. 2. T.) (*Sdl.*). [CK 201]

Am Kinne, auf der rechten Seite, schmerzlicher Druck (*Gr.*). [CK 202]

Stiche, feine, scharfe, auf einer kleinen Stelle des Kinnes, gleich unter der Unterlippe (*Gr.*). [CK 203]

Stechen im Kinne, wie mit Nadeln (sogleich.) (*Schrt.*). [CK 204]

Krampfhaftes Ziehen im Kinne und dem Unterkiefer (n. 2 St.) (*Sdl.*) [CK 205]

Im Unterkiefer-Gelenke, heftige Nadelstiche (*Schrt.*). [CK 206]

Starkes Reißen im Unterkiefer, rechter Seits (*Gr.*). [CK 207]

■ **Mund und innerer Hals**

Zahn-Schmerz, Reißen in den Zähnen des Unterkiefers, durch Kälte vermehrt (*Ap.*). [CK 208]

Klopfendes Reißen in den obern Backzähnen der linken Seite, Nachmittags (*Ap.*). [CK 209]

Nagender Schmerz in den Backzähnen des Oberkiefers, dann Jücken im linken Ohre, worauf sogleich wieder Zahnschmerz entsteht, Nachmittags (*Ap.*). [CK 210]

Muckender Zahn-Schmerz an der linken Seite des Oberkiefers (*Ap.*). [CK 211]

Zieh-Schmerz in den untern Schneide-Zähnen (*Wst.*). [CK 212]

Ziehendes Stechen in den untern Schneide-Zähnen, das sich gegen den linken Winkel des Unterkiefers hinzieht (n. 1 St.) (*Schrt.*). [CK 213]

Stumpfheit in den Schneide-Zähnen des Unterkiefers (*Wst.*). [CK 214]

Die vordern Zähne sind wie zu lang, und sehr empfindlich, Abends (d. 3. T.) (*Ng.*). [CK 215]

Das Zahnfleisch ist schmerzhaft, bei scharf schmeckendem Speichel (d. ersten 10 T.) (*Ng.*). [CK 216]

Schmerzhaftigkeit und Bluten des Zahnfleisches (*Ap.*). [CK 217]

Geschwulst des Zahnfleisches, mit Schmerzhaftigkeit (*Ap.*). [CK 218]

Aus dem Munde, übler Geruch (*Ap.*). [CK 219]

Uebler Mund-Geruch, früh, mit stinkigem Geschmacke im Munde (*Fr. H.*). [CK 220]

Krankhaft fauler Geruch aus dem Munde (d. 8–10. T.) (*Sdl.*). [CK 221]

Beißender Geruch aus dem Munde, wie nach Meerrettig, was er aber selbst nicht merkt (*Ap.*). [CK 222]

Wundheits-Schmerz im ganzen innern Munde, besonders am Gaumen (d. 5. T.) (*Ng.*). [CK 223]

Der Gaumen ist wie wund, als wäre die Haut abgezogen, und sehr empfindlich (d. 1. T.) (*Ng.*). [CK 224]

Die Zunge ist wund (*Ap.*). [CK 225]

Kleines, schmerzhaftes Geschwür neben dem Bändchen der Zunge (d. 9. T.) (*Sdl.*). [CK 226]

Weißliche und an der Spitze mit schmutzig gelben Schwämmchen besetzte Zunge, die eine Empfindung machen, als ob sich die Oberhaut abschälen wollte; gleich nach Tische (n. 4 St.) (*Gr.*). [CK 227]

Weiß belegte Zunge (*Lgh. – Schrt.*). [CK 228]

Sehr blasse, dünn mit weißem Schleime belegte Zunge (*Ap.*). [CK 229]

Gelber Beleg der Zunge nach hinten zu (d. 7 – 10. T.) (*Sdl.*). [CK 230]

Schleimige Zunge (*Ap.*). [CK 231]

Feine Stiche in der Zungen-Spitze (n. 4 St.) (*Schrt.*). [CK 232]

Schaum vor dem Munde (*Lerger*, a. a. O.). [CK 233]

Wasser-Ansammlung im Munde (bei den Schmerzen im Bauche) (d. 2. T.) (*Ng.*). [CK 234]

Speichel-Ausfluß aus dem Munde. [CK 235]

Es läuft ihm zuweilen, besonders beim Aufrichten des Kopfes, flüssiger Speichel in die Luftröhre, wodurch heftiges Kotzen entsteht (*Wst.*). [CK 236]

Sehr scharf schmeckender Speichel (d. ersten 10 T.) (*Ng.*). [CK 237]

Geschmack im Munde lätschig, bei gelb belegter Zunge (d. 7–10. T.) (*Sdl.*). [CK 238]

Fader Mund-Geschmack (*Schrt.*). [CK 239]

Bittrer Geschmack im Munde (d. 12. T.) (*Sdl.*). [CK 240]

■ Magen

Durstlosigkeit, Mangel an Durst (*Sdl.*). [CK 241]

Durst, Nachmittags (d. 2. T.) (*Ng.*). [CK 242]

Appetitlosigkeit (*Ap.*). [CK 243]

Zum Essen kein Appetit, aber zum Trinken (*Ap.*). [CK 244]

Brod schmeckt nicht (*Ap.*). [CK 245]

Großer Hunger, aber kein Appetit, auch früh (*Ap.*). [CK 246]

Starke Eßlust, oft an Heißhunger grenzend (d. 4–8. T.) (*Sdl.*). [CK 247]

Mehre Tage hinter einander bekommt er schnell einen Hunger, wobei er das Essen hastig und mit großer Begierde verschlingt (*Ap.*). [CK 248]

Gegen Abend vermehrte Eßlust, er glaubt, sich nicht sättigen zu können, und verschlingt das Essen hastig und begierig, wie bei Heißhunger (n. 8 St.) (*Lgh.*). [CK 249]

Gegen Abend überfällt ihn schnell ein Heißhunger, mit Schweiß über den ganzen Körper, großer Mattigkeit und Zittern der Glieder (*Ap.*). [CK 250]

Nach dem Essen, Würgen im Schlunde und Magen-Drücken (*Ap.*). [CK 251]

Nach dem Mittag-Essen, Drücken in der Herzgrube, mit empfindlichem Ziehen und Drücken in den Augäpfeln, Unlust zum Arbeiten und träger Gemüthsstimmung (d. 10. T.) (*Sdl.*). [CK 252]

Nach dem Abend-Essen, Fieberschauder (*Ap.*). [CK 253]

Aufstoßen, öfteres, von bloßer Luft, wie bei verdorbenem Magen (n. ¹/₂ St.) (*Lgh.*). [CK 254]

Leeres Aufstoßen (*Ap.*). [CK 255]

Oefteres leeres Aufstoßen, mit Schlucksen abwechselnd, beim (gewohnten) Tabakrauchen (n. 1 St.) (*Lgh.*). [CK 256]

Aufstoßen mit Wabblichkeit im Magen (n. 3 St.) (*Schrt.*). [CK 257]

Aufstoßen mit dem Geschmacke des Genossenen (*Ap.*). [CK 258]

Aufstoßen nach dem Geschmacke der genossenen Speisen, früh (*Fr. H.*). [CK 259]

Soodbrennen. [CK 260]

Schlucksen, sogleich nach dem Einnehmen (*Ap.*). [CK 261]

Schlucksen, Nachmittags (*Ap.*). [CK 262]

Oefteres Schlucksen (n. 26 St.) (*Lgh.*). [CK 263]

Uebelkeits-Empfindung steigt ihm herauf, bis in den Mund. [CK 264]

Uebelkeit, bald nach dem Einnehmen (*Sdl.*). [CK 265]

Uebelkeit mit Leib-Schneiden (*Ap.*). [CK 266]

Uebelkeit und Brecherlichkeit (n. 2 St.) (*Schrt.*). [CK 267]

Brech-Uebelkeit, gleich nach dem Essen, die durch Aufstoßen gehoben wird (*Wst.*). [CK 268]

Magen-Drücken, mit Neigung zum Stuhlgange (*Ap.*). [CK 269]

Druck am Magen-Munde (*Wst.*). [CK 270]

Druck-Schmerz in der Gegend des obern linken Magen-Randes, im Stehen und Gehen (n. 2 St.) (*Ap.*). [CK 271]

Drückende Schwere im Magen (*Ap.*). [CK 272]

Drücken in der Herzgrube (d. 1. u. 9. T.) (*Sdl.*). [CK 273]

Drücken in der Herzgrube bis ins Brustbein. [CK 274]

Nach dem Frühstücke, Drücken in der Herzgrube, das Nachmittags in Wühlen im Oberbauche übergeht, und sich Abends nach Blähungs-Abgang verliert (d. 16. T.) (*Sdl.*). [CK 275]

Spannender Schmerz in der Herzgrube, bis zum linken Schlüsselbeine, beim tief Athmen, gegen Abend (d. 9. T.) (*Sdl.*). [CK 276]

Krampfhaftes Ziehen in der Herzgruben-Gegend, bis in die Brust hinauf; gegen Abend (d. 9. T.) (*Sdl.*). [CK 277]

Krampfhaftes, kolikartiges Schneiden, wie Magen-Krampf, unmittelbar unter dem Zwerchfelle, nach der Wirbelsäule hinter; im Sitzen (n. 1 ½ St.) (*Wst.*). [CK 278]

- ■ **Abdomen**

Weh-Gefühl in den Hypochondern und der Herz-gruben-Gegend, als würden die Brust-Einge-weide zugedrückt, heftiger nach Tische (*Gr.*). [CK 279]

In den Hypochondern, auf der linken Seite der letzten wahren Ribbe, ein drückender, von Secunde zu Secunde wiederkehrender Schmerz, mit Gefühl auf derselben Stelle der rechten Seite, als schmerze da eine alte Schußwunde (n. 2 St.) (*Wst.*). [CK 280]

Empfindlich klopfender Schmerz unter den linken Hypochondern, der sich oft bis zur 3. 4. Ribbe herauf erstreckt, Nachmittags (d. 8. T.) (*Sdl.*). [CK 281]

Dumpfes Drücken in der Milz, Abends im Bette, beim Liegen auf der linken Seite, durch Umwen-den auf die rechte vermindert (*Wst*). [CK 282]

Stechen unter den linken kurzen Ribben, beim Einathmen, und vorzüglich bei vorgebeugter Brust, im Sitzen (*Gr.*). [CK 283]

In der Leber-Gegend, scharfe **Stiche,** wie von Nadeln (*Gr.*). [CK 284]

Stumpfe Stiche in der Leber, beim Einathmen (*Gr.*). [CK 285]

Im Bauche, heftiger Schmerz (n. 4 St.) (*Lerger,* a.a.O.). [CK 286]

Schmerzhaftes Drücken in der Lenden-Gegend (n. 2 St.) (*Wst.*). [CK 287]

Heftig drückender Schmerz in der linken Nieren-Gegend, Nachts, den Schlaf störend (d. 12. T.) (*Sdl.*). [CK 288]

Drücken und Vollseyn im Unterleibe, nach mäßi-gem Genusse leichter Speisen (*Ap.*). [CK 289]

Lästige Vollheit des ganzen Bauches, welche das Sitzen und Athemholen erschwert (*Wst.*). [CK 290]

Aufgetriebner Unterleib (*Lerger,* a.a.O.). [CK 291]

Auftreibung des Unterleibes (*Ap.*). [CK 292]

Windende Empfindung im Unterleibe. [CK 293]

Windendes Wehtun im Bauche (*Ap.*). [CK 294]

Kneipen im Unterleibe (*Ap.*). [CK 295]

Kneipen unter dem Nabel, mit Auftreibung des Unterleibes (*Ap.*). [CK 296]

Heftiges Kneipen im Bauche, mit durchfälligem Stuhle (*Ap.*). [CK 297]

Kneipen und Schneiden im Oberbauche, Abends (d. 9. T.) (*Sdl.*). [CK 298]

Schneiden in der Nabelgegend (n. 2 St.) (*Wst.*). [CK 299]

Schneiden im Unterleibe, ohne Stuhlgang (*Ap.*). [CK 300]

Schneiden im Unterbauche, wie zum Durchfalle, Abends (*Wst.*). [CK 301]

Schneiden und Herumgehen in den Därmen, mit Aufgetriebenheit des Unterleibes, durch Aufsto-ßen und Winde-Abgang nur kurz erleichtert (n. 1 St.) (*Wst.*). [CK 302]

Schneiden im Bauche, wie nach einer Purganz, mit nachfolgendem flüssigen Stuhle, unter Nachlaß der Schmerzen (d. 2. T.) (*Ng.*). [CK 303]

Empfindung im Unterleibe, wie von eben entste-hendem Durchfalle. [CK 304]

Stiche, die stumpf und sehr empfindlich sind, an der obern vordern Spitze der Darmbeine (*Gr.*). [CK 305]

Stich, rechts neben dem Rückgrate in der Gegend der rechten Niere (n. ½ St.) (*Wst.*). [CK 306]

In der Leisten-Gegend, einfaches Wehtun (*Wst.*). [CK 307]

Verrenkungs-Schmerz im linken Schooße, bloß beim Gehen (n. 4 ½ St.) (*Lgh.*). [CK 308]

Lästiges Jücken am Unterbauche, mit grieseliger Haut; es währt fast die ganze Nacht durch und ver-liert sich erst früh, nach Schweiß (*Wst.*). [CK 309]

Blähungen gehen laut im Unterleibe herum (*Ap.*). [CK 310]

Knurren, Poltern und Kollern im Unterleibe (*Schrt.*). [CK 311]

Lautes Knurren im Leibe, früh (d. 2. T.) (*Ap.*). [CK 312]

Lautes Poltern Im Bauche (n. ½ St.) (*Fr. H.*). [CK 313]

Gluckern im Oberbauche (*Gr.*). [CK 314]

Lautes Gurlen in den Gedärmen, tief unten (*Ap.*). [CK 315]

Lautes, schmerzloses Getöse, wie ferner Donner, im Bauche, mit Gefühl, als ob Stuhl erfolgen sollte, Abends (*Ap.*). [CK 316]

Unruhe im Unterleibe, fast, als wenn es zum Stuhle nöthigte, mit Abgang vieler, fast geruchloser Blähungen. [CK 317]

■ Rektum

Viel Abgang von Blähungen (*Fr. H. u. Lgh.*). [CK 318]

Abgang von Blähungen mit Empfindung, wie beim Durchfalle (*Ap.*). [CK 319]

Oefterer Abgang stinkender Blähungen (*Ap.*). [CK 320]

Nach Knoblauch riechende Blähungen (*Ap.*). [CK 321]

Beim Blähungs-Abgange, Beißen im Mastdarme (d. 6. T.) (*Sdl.*). [CK 322]

Den ganzen Tag anhaltende Empfindung in den Gedärmen, als ob Stuhlgang erfolgen sollte, der, nachdem er früh sehr reichlich da gewesen war, doch erst spät Abends wieder erfolgte (*Ap.*). [CK 323]

Stuhl-Verhaltung, zwei Tage lang (*Sdl.*). [CK 324]

Nach mehrtägiger Leib-Verstopfung, fester Stuhlgang (*Ap.*). [CK 325]

Stuhl erfolgt einen Tag um den andern und ist fest (*Ap.*). [CK 326]

Der vorher täglich erfolgende Stuhl setzte 3 Tage aus, und war dann fest (*Ap.*). [CK 327]

Stuhlgang sehr festen Kothes (*Ap.*). [CK 328]

Harte, dunkelgefärbte Ausleerungen (d. 3. T.) (*Sdl.*). [CK 329]

Knotiger Stuhl, Nachts, nach heftigem Leibschneiden, mit nachfolgendem heftigen Zwängen und Pressen zum Stuhle, ohne Erfolg (d. 3. T.) (*Ap.*). [CK 330]

Erst knotiger, und nach ¹⁄₄ Stunde wässeriger Stuhl, unter heftigem Leibschneiden, Gähren im Unterleibe und großer Uebelkeit (*Ap.*). [CK 331]

Erst feste, dann breiige Beschaffenheit des Stuhles, und kurze Zeit darauf durchfällige Stuhl-Ausleerung (*Ap.*). [CK 332]

Nach vorherigem Leibschneiden, erst knotiger, dann durchfälliger Stuhl, gleich früh (d. 2. T.) (*Ap.*). [CK 333]

Weiche Ausleerung, nachdem der gewöhnliche Früh-Stuhl ordentlich da gewesen (*Schrt.*). [CK 334]

Weicher, breiiger Stuhlgang, täglich (*Ap.*). [CK 335]

Die Darm-Ausleerungen werden breiig (d. 6. T.) (*Sdl.*). [CK 336]

Abgang vielen breiigen Kothes (n. 12 bis 33 St.) (*Lgh.*). [CK 337]

Wässeriger Stuhl mit heftigem Leibschneiden und Zwängen, früh (d. 3. T.) (*Ap.*). [CK 338]

Durchfall. [CK 339]

Durchfälliger Stuhl mit heftigem Kneipen im Leibe, gleich früh (d. 2. T.) (*Ap.*). [CK 340]

Fünfmaliger Durchfall flüssigen, gelblichen Kothes, mit Kneipen im Unterbauche und Abgang geruchloser Winde (*Ng.*). [CK 341]

Durchfälliger Stuhl, mit Abgang vieler Blähungen (n. 6 St.) (*Ap.*). [CK 342]

Schleimiger Durchfall mit vielen Blähungen (*Fr. H.*). [CK 343]

Schleim-Abgang durch den Stuhl, mit Blähungen (*Fr. H.*). [CK 344]

Vor und bei dem Stuhle heftiges Kneipen und Schneiden im Bauche (*Ap.*). [CK 345]

Beim Durchfall-Stuhle, schmerzhaftes Einziehen des Magens und Bauches (*Ng.*). [CK 346]

Bei und nach dem Stuhle, Beißen im After (d. 3. u. 4. T.) (*Sdl.*). [CK 347]

Nach dem Stuhle, Leibweh, wie von genommenem Gifte, gleich früh (d. 7., 9. T.) (*Ap.*). [CK 348]

Nach dem Stuhlgange, Gurren im Bauche (*Ap.*). [CK 349]

Im After, kitzelndes Jücken, das zum Kratzen nöthigt (n. ¹⁄₄ St.) (*Lgh.*). [CK 350]

Jücken und Kriebeln im After (*Wst.*). [CK 351]

Kriebeln im After (n. 3 St.) (*Schrt.*). [CK 352]

Kriebeln im After, wie von Würmern (*Sdl.*). [CK 353]

■ Harnwege

Harn-Drang, mit äußerst geringem Urin-Abgange (n. ¹⁄₄ St.) (*Lgh.*). [CK 354]

Oefterer Drang zum Harnen, mit vielem Urin-Abgange, bei gänzlich erschlaffter Ruthe (n. 4 St.) (*Lgh.*). [CK 355]

Oefteres Urinlassen (*Ap.*). [CK 356]

Häufiger Harn-Abgang, wiewohl sie wenig getrunken hatte (d. 4. T.) (*Ng.*). [CK 357]

Seltener Abgang des Urins, ohne vermehrte Menge desselben (*Ap.*). [CK 358]

Verminderter Harn und seltener Abgang desselben (*Ap.*). [CK 359]

Der Harn erfolgt langsam und mit schwachem Strahle, zuweilen nur tropfenweise; er muß oft drücken, um den Abfluß zu befördern (*Ap.*). [CK 360]

Der Harn setzt zuweilen einige Augenblicke aus, und fließt dann erst wieder (*Ap.*). [CK 361]

Zurückhaltung des Harns (*Ap.*). [CK 362]

Sparsamer, röthlicher Harn (d. 1., 2. T.) (*Sdl.*). [CK 363]

Heller, citrongelber Urin (*Ap.*). [CK 364]

Beim Harnen, krampfhaftes Ziehen im linken Schooße (n. 3 T.) (*Wst.*). [CK 365]

In der Harnröhr-Mündung, Kriebeln und Jücken (n. 2 St.) (*Schrt.*). [CK 366]

Ein Stich in der Harnröhre, als ob ein glühender Stahl durchgestoßen würde (n. 3 St.) (*Wst.*). [CK 367]

Gefühl in der Harnröhre, als habe er nicht völlig ausuriniert (*Wst.*). [CK 368]

Gefühl in der Harnröhre, als ginge ein Tropfen kalter Harn durch (*Wst.*). [CK 369]

Ausfluß zähen, klebrigen Schleimes aus der Harnröhre (*Schrt.*). [CK 370]

■   Geschlechtsorgane

In den Schaam-Haaren, Jücken (*Ap.*). [CK 371]

In der Ruthe, schnell vorübergehendes wohllüstiges Jücken (*Wst.*). [CK 372]

Kitzelndes Jücken am Rande der Vorhaut, das zum Reiben nöthigt (n. 5 St.) (*Lgh.*). [CK 373]

Kitzelndes Jücken am Hodensacke, das zum Reiben nöthigt, im Sitzen (n. 12 St.) (*Lgh.*). [CK 374]

Ziehen in den Hoden, mit Unbehaglichkeit, Unbeholfenheit und Schläfrigkeit; Abends. [CK 375]

Krampfhaftes Ziehen im linken Hoden und Samenstrange (*Wst.*). [CK 376]

Anhaltende Erektionen (d. 1. Nacht.) (*Sdl.*). [CK 377]

Ruthe-Steifigkeit, früh (*Schrt.*). [CK 378]

Oeftere Erektionen, auch Nachts (*Ap.*). [CK 379]

Pollutionen (d. 1. Nacht.) (*Sdl.*). [CK 380]

Nächtlicher Samen-Erguß, ohne geile Träume (*Lgh.*). [CK 381]

Große Abneigung gegen alle Geschlechts-Verrichtungen (*Schrt.*). [CK 382]

Aufregung des Geschlechtstriebes (*Ap.*). [CK 383]

Nach dem Mittags-Schlafe, unbändiger Reiz zur Samen-Ausleerung in den Geschlechtstheilen, und nach seiner Ausleerung, drückende Spannung unter den Ribben, ohne Blähungs-Anzeigen. [CK 384]

Große Neigung zum Beischlafe, bei schwacher Ruthe (*Ap.*). [CK 385]

Als er Abends den Beischlaf ausüben wollte, konnte er, aller Mühe ungeachtet, keine Erektionen bekommen, und mußte davon abstehen; die Nacht darauf, starke Pollution (*Schrt.*). [CK 386]

Ungeachtet starker Anreizung, fehlt beim Beischlafe doch das Wohllust-Gefühl (*Ap.*). [CK 387]

Beim Beischlafe kräftiger Samen-Erguß und darauf erfolgender sehr langer Schlaf (*Ap.*). [CK 388]

Sehr später Samen-Erguß beim Beischlafe (*Ap.*). [CK 389]

Ungenügliche Samen-Ausleerung beim Beischlafe, mit nachfolgender Ermattung des Körpers (*Ap.*). [CK 390]

Nach jedem Beischlafe, große Ermattung, mehre Tage lang (*Ap.*). [CK 391]

Starker Nachtschweiß nach jedem Beischlafe, mit allgemeiner Abspannung des Körpers, mehre Tage hindurch (*Ap.*). [CK 392]

Nach dem Beischlafe so angegriffen, daß er zwei Nächte hindurch unter brennendem Haut-Jücken heftig schwitzte, zuerst auf dem obern Theile der Brust und der Achseln, und dann auch am Unterleibe und den Armen (*Ap.*). [CK 393]

An den weiblichen Geschlechtstheilen, kitzelndes Jücken (*Ap.*). [CK 394]

Stärkerer Abgang des Monatlichen (*Fr. H.*). [CK 395]

■   Atemwege und Brust

Niesen, ohne Schnupfen (*Ap.*). [CK 396]

Oefteres Niesen, ohne Schnupfen (n. 12, 22 St.) (*Lgh.*). [CK 397]

Oftes und stets zweimaliges Niesen (d. 1. T.) (*Ng.*). [CK 398]

Oefteres Niesen, sogleich nach dem Einnehmen (*Ap.*). [CK 399]

Früh im Bette, mehrmaliges starkes Niesen (*Ap.*). [CK 400]

Trockenheit der Nase (*Ap.*). [CK 401]

Trockenheit der Nase, mit Schnupfengefühl (*Ap.*). [CK 402]

Stete Trockenheit der Nase, nur ein bis zwei Mal des Tages fließen zwei, drei Tropfen Wasser heraus (*Ap.*). [CK 403]

Oefteres Auströpfeln hellen Wassers aus der Nase, ohne Schnupfen (*Ap.*). [CK 404]

Beim Bücken tröpfelt helles Wasser aus der Nase (*Ap.*). [CK 405]

Nach wenig Tabak-Schnupfen erfolgt sogleich häufiger Zufluß zähen Nasen-Schleimes (*Ap.*). [CK 406]

Reichlicher Abgang dicken Nasen-Schleimes, durch Schnauben (n. 5 T.) (*Ap.*). [CK 407]

Trockener, weißer **Schleim** in geringer Menge in der Nase, bei öfterem Gefühle, als wenn viel Schleim darin wäre (*Ap.*). [CK 408]

Schnupfen, Nachmittags (*Wst.*). [CK 409]

Plötzlicher Schnupfen, mit Niesen (*Wst.*). [CK 410]

Schnupfen, mit Verstopfung der Nase besonders beim Bücken (d. 7. T.) (*Ng.*). [CK 411]

Stock-Schnupfen (*Schrt.*). [CK 412]

Fließ-Schnupfen (*Ap.*). [CK 413]

Rauh und kratzig im Halse (*Schrt.*). [CK 414]

Kurzes Räuspern, wovon sich Schleim in kleinen Kügelchen ablöst (*Ap.*). [CK 415]

Auswurf kleiner Schleimflocken oder fester Schleim-Kügelchen, fast ohne Husten (*Ap.*). [CK 416]

Reiz zum Husten (*Ap.*). [CK 417]

Oft wiederkehrender, kitzelnder Reiz in der Luftröhre zu kurzem Hüsteln (*Ap.*). [CK 418]

Oefterer Husten nach Tische, ohne Auswurf (*Ap.*). [CK 419]

Der trockne Husten nach Tische, beim Sitzen, stört im Mittags-Schlafe (*Ap.*). [CK 420]

Athem sehr kurz (*Ap.*). [CK 421]

Sehr kurzer Athem und Engbrüstigkeit bei langsamen Gehen (*Ap.*). [CK 422]

Sie muß im Gehen oft stehen bleiben, um wieder Athem holen zu können (*Ap.*). [CK 423]

Schweres Athemholen (n. 8 T.) (*Ap.*). [CK 424]

Erschwertes Athmen, als wenn die Brusthöhle mit Blut überfüllt wäre (n. 4 St.) (*Gr.*). [CK 425]

Beengung auf der Brust (*Ap.*). [CK 426]

Arge Beklemmung der Brust (*Ap.*). [CK 427]

Es beklemmt ihr die Brust so, daß sie schnell nachlassen muß, wenn sie langsam und tief Athem holen will (*Ap.*). [CK 428]

Beklemmung, welche ihr die Brust ganz zuschnürt; sie muß oft und tief Athem holen, was ihr das Gehen erschwert (*Ap.*). [CK 429]

Beklommenheit der Brust in der Gegend des Zwerchfelles, mit schmerzhaftem Ziehen verbunden (n. ½ St.) (*Wst.*). [CK 430]

Brustbeklemmung, mit starkem Pulsiren der Gefäße, 1 bis 2 Tage lang (*Sdl.*). [CK 431]

Beklemmungs-Gefühl in der Herz-Gegend, als würde die Brusthöhle beengt (*Gr.*). [CK 432]

Beängstigungen in der Brust (*Ap.*). [CK 433]

Weh-Gefühl im Untertheile der Brust, besonders in der Herzgruben-Gegend, als würden die Brust-Eingeweide zusammengedrückt, heftiger nach Tische (*Gr.*). [CK 434]

Schmerzlicher Druck auf die Mitte des Brustbeins, beim Einathmen verschlimmert (n. 2 ½ St.) (*Gr.*). [CK 435]

Spannen im unteren Theile der Brust, bei Bewegung und im Sitzen, daß es ihm den Athem benimmt (*Ap.*). [CK 436]

Stechen in der Gegend der Lunge, bald vergehend (*Ap.*). [CK 437]

Stechender Schmerz in der Mitte der Brust (*Wst.*). [CK 438]

Stiche in der Brust, unterhalb der Brustwarzen (n. 14 und 30 St.) (*Gr.*). [CK 439]

Feiner Stich in der linken Brust-Seite, wo die Ribben aufhören, beim Sitzen mit vorgebeugter Brust (*Gr.*). [CK 440]

Stechen, beim Einathmen, in der linken Brust-Seite, wo die Ribben aufhören (*Gr.*). [CK 441]

Kneipender Schmerz in der linken Brust, schief herunter, bis zum Nabel (*Fr. H.*). [CK 442]

Verrenkungs-Schmerz im Innern der Brust, der sich vorzüglich beim tief Athmen vermehrt; Abends (d. 9. T.) (*Sdl.*). [CK 443]

Brenn-Schmerz in der linken Brusthälfte (d. 3. T.) (*Sdl.*). [CK 444]

Feines Brennen und Brickeln an verschiedenen Theilen der Brust, besonders auf dem Brust-Beine (n. 1 St.) (*Gr.*). [CK 445]

Herz-Klopfen, im Stehen, sehr schmerzhaft (*Wst.*). [CK 446]

Klopfender Wundheits-Schmerz an einzelnen kleinen Stellen der Brust, besonders an der rechten Hälfte; Nachts und auch am Tage (n. 14 T.) (*Sdl.*). [CK 447]

Aeußerlich auf der Brust, Jücken, das in Brennen übergeht (*Ap.*). [CK 448]

Brennendes Jücken auf der Brust (und im Rücken) (*Ap.*). [CK 449]

An den Brust-Warzen, heftiges Jücken (*Ap.*). [CK 450]

Brennendes Jücken und Blüthen an der linken Brustwarze (*Ap.*). [CK 451]

Starker Schweiß auf der Brust, Nachts (*Ap.*). [CK 452]

■ **Rücken und äußerer Hals**

Am Steißbeine, links, jückendes Fressen (*Gr.*). [CK 453]

Zum Kratzen reizendes Jücken am linken Sitzbein-Knorren (*Gr.*). [CK 454]

Wenn er sich setzt, schmerzt das Gesäß wie zerschlagen, oder nach langem Sitzen (*Gr.*). [CK 455]

Im linken Hinterbacken, heftiges Reißen, mit Kälte-Gefühl, sehr heftig im Sitzen, minder beim Aufstehen und Gehen (8 Tage lang.) (*Ap.*). [CK 456]

Ziehendes Reißen im linken Hinterbacken, das ihn Nachts im Bette aus dem Schlafe weckt (*Ap.*). [CK 457]

Blutschwär am rechten Hinterbacken (*Schrt.*). [CK 458]

Im Kreuze, beim Aufstehen vom Sitze, heftiger Schmerz, welcher das Aufrichten des Körpers und das Bewegen der Schenkel hindert (*Ap.*). [CK 459]

Heftiger Kreuz-Schmerz im Sitzen und Liegen, durch Bewegung erleichtert (d. 1–3. T.) (*Sdl.*). [CK 460]

Wie zerschlagen im Kreuze, besonders im Stehen (*Wst.*). [CK 461]

Verrenkungs-Schmerz in der Kreuz-Gegend, auf der linken Seite (d. 6–8. T.) (*Sdl.*). [CK 462]

Heftig zuckender Schmerz im Kreuze, beim Aufheben des Schenkels im Sitzen (*Ap.*). [CK 463]

Rücken-Schmerz, wie nach anhaltendem Bücken (*Wst.*). [CK 464]

Beim Aufstehen vom Sitze und Aufrichten des Körpers, Steifheit im Rücken, mit heftigem Schmerze in der linken Lende, der das gerade Richten nicht erlaubt; im Sitzen fühlt er Nichts und kann sich ohne Schmerz nach allen Seiten bewegen (*Ap.*). [CK 465]

Krampfhaft drückender, ziehender Schmerz, der mehre Stunden anhält, vom Rücken aus, wie in der Mitte der Brust, in der Speiseröhre; Nachmittags (d. 5-7. T.) (*Sdl.*). [CK 466]

Drückender, bohrender Schmerz in der Mitte des Rückens (d. 2. T.) (*Sdl.*). [CK 467]

Krampfhaftes, schmerzliches Rucken in der linken Seite des Rückens (*Wst.*). [CK 468]

Reißender Schmerz, bald nach der rechten, bald nach der linken Seite der Lenden-Wirbel hin, beim Gehen (*Ap.*). [CK 469]

Reißen zwischen den Schultern, öfters (d. 4. T.) (*Ng.*). [CK 470]

Stich-Schmerz zwischen den Schultern (d. 2. T.) (*Ng.*). [CK 471]

Zerschlagenheit der Rücken-Muskeln (*Wst.*). [CK 472]

Zerschlagenheits-Schmerz der Rücken-Muskeln, und wie zu kurz, beim Vorbeugen; früh, nach gutem Nacht-Schlafe, sowohl beim Liegen im Bette, als auch später im Sitzen; zwei Tage nach einander (*Wst.*). [CK 473]

Zerschlagenheits-Schmerz in den Lenden-Gegenden, vorzüglich beim Liegen und Sitzen (*Sdl.*). [CK 474]

Zerschlagenheits- und Verrenkungs-Schmerz im ganzen Rücken, mit Neigung, denselben zu dehnen (d. 3. u. 4. T.) (*Sdl.*). [CK 475]

Schwäche der Rücken-Muskeln; es fällt ihm schwer, gerade zu sitzen, ohne sich anzulehnen (*Gr.*). [CK 476]

Beim Bücken schmerzt das Rückgrat, als wäre es zu schwach, die Last des Körpers zu halten (*Gr.*). [CK 477]

Lähmiger Schmerz wie von Schwäche, hinten in den Lenden, durch Gehen und Stehen verschlimmert (n. 12 St.) (*Gr.*). [CK 478]

Lähmigkeits-Gefühl neben den Lenden-Wirbeln, gleich über dem Rande des Darmbeines, das ihn beim Aufstehen vom Sitze am Fortschreiten hindert (*Ap.*). [CK 479]

Fippern in den Muskeln der rechten Lenden-Gegend, Abends (d. 9. T.) (*Sdl.*). [CK 480]

Kitzelndes Jücken im Rücken (*Ap.*). [CK 481]

Brennendes Jücken im Rücken (*Ap.*). [CK 482]

In den Nacken-Muskeln, Verrenkungs-Schmerz, wie von rücklings Liegen (n. 32 St.) (*Lgh.*). [CK 483]

Zerschlagenheits-Schmerz in den Nacken-Muskeln, und wie zu kurz, beim Vorbeugen; früh, beim Liegen im Bette und später auch im Sitzen (*Wst.*). [CK 484]

Steifigkeit im Nacken (n. 2 St.) (*Sdl.*). [CK 485]

Zwischen dem Halse und den Schultern, plötzlicher heftiger Druck (*Gr.*). [CK 486]

■ Extremitäten

Im Achsel-Gelenke, rheumatisches Ziehen, mit Schwäche des ganzen Armes (d. 15. T.) (*Sdl.*). [CK 487]

Die Arme sind wie zerschlagen (*Ap.*). [CK 488]

Kraftlosigkeit in den Armen (*Ap.*). [CK 489]

Schmerzhafte Müdigkeit der Arme (*Ap.*). [CK 490]

Des Schmerzes wegen muß er die Arme oft in eine andere Lage bringen (*Ap.*). [CK 491]

Jücken an den Armen (*Ap.*). [CK 492]

Blüthchen mit brennendem Jücken, von der Größe der Hirsekörner, an den Armen (*Ap.*). [CK 493]

Die Ober-Arme schmerzen beim Befühlen (*Ap.*). [CK 494]

Reißen im linken Oberarme (*Ap.*). [CK 495]

Feines, scharfes Stechen, vorn auf dem Kopfe des rechten Oberarm-Knochens (*Gr.*). [CK 496]

Brennen auf dem Oberarme, über dem linken Ellbogen (*Gr.*). [CK 497]

Lahmwerden des Oberarmes vom Schreiben (*Gr.*). [CK 498]

Kitzelndes, zum Kratzen reizendes Jücken an der Spitze des linken Ellbogens (n. 3 St.) (*Lgh.*). [CK 499]

In den Vorder-Armen, dumpfer, aber sehr empfindlicher Schmerz (*Ap.*). [CK 500]

Lebhafte rheumatische Schmerzen im ganzen linken Vorderarme, bis in den Daumen, in der Ruhe; Nachmittags (*Ap.*). [CK 501]

Reißen im rechten Vorderarme (*Ap.*). [CK 502]

Reißen im linken Vorderarme, im Ellbogen-Knochen, in der Ruhe (*Ap.*). [CK 503]

Zucken und Fippern auf der obern Fläche des rechten Vorderarmes, bis in den Handballen (*Ng.*). [CK 504]

Brenn-Schmerz auf der vordern Seite des linken Unterarmes, nahe über dem Hand-Gelenke, als hätte er sich verbrannt (*Gr.*). [CK 505]

Brennendes, zum Kratzen reizendes Jücken am rechten Vorderarme, und nach Kratzen, Hirsekorn große, weiße Knötchen unter kleienartiger Abschuppung der Oberhaut (*Ap.*). [CK 506]

In der Hand, dumpfer Schmerz im Mittelhand-Knochen des linken Mittelfingers (*Ap.*). [CK 507]

Ziehende Schmerzen in den Mittelhand-Knochen der linken Hand (*Ap.*). [CK 508]

Reißen in der Hand-Wurzel der linken Hand (*Ap.*). [CK 509]

Einschlafen der linken Hand, Nachts, bis in die Mitte des Vorderarmes (d. 5. T.) (*Ng.*). [CK 510]

Zittern der Hände (*Ap.*). [CK 511]

Zittern der Hände, wie bei Alter-Schwäche, wenn er sich bewegt oder etwas damit hält (n. 1 ½ St.) (*Lgh.*). [CK 512]

Kitzelndes Jücken an der rechten Hand-Wurzel, zum Kratzen nöthigend (n. ¼ St.) (*Lgh.*). [CK 513]

Kitzelndes, zum Kratzen reizendes Jücken im rechten Handteller (n. 7 St.) (*Lgh.*). [CK 514]

Jücken, Röthe und Brennen an den Händen, wie nach Erfrierung (*Gr.*). [CK 515]

Entzündete Blüthchen, von der Größe eines Hirsekorns, auf dem Rücken der linken Hand (*Ap.*). [CK 516]

Im Zeige-Finger der rechten Hand, Ziehen (*Ap.*). [CK 517]

Reißen zwischen dem Daumen und Zeigefinger der rechten Hand (*Gr.*). [CK 518]

Starkes Reißen im rechten Mittelfinger (n. 23 St.) (*Gr.*). [CK 519]

Reißen in den untern Gelenken der Finger der linken Hand, wo sie sich mit der Mittelhand verbinden, ohne Bezug auf Bewegung (n. 1 St.) (*Gr.*). [CK 520]

Zuckendes Reißen in den zwei letzten Fingern der rechten Hand (*Gr.*). [CK 521]

Klamm-Schmerz im rechten Daumen-Ballen, beim Schreiben (n. 1, 8 St.) (*Lgh.*). [CK 522]

Klamm-Schmerz im linken Daumen-Ballen, im Stehen und Gehen; im Sitzen vergehend (n. 6 St.) (*Lgh.*). [CK 523]

Brennen und Kriebeln im Zeigefinger der rechten Hand, als wolle ein Nagel-Geschwür entstehen; mit häufigem Absterben des Fingers nach einigen Tagen, und großer, lang dauernder Empfindlichkeit desselben gegen Kälte (*Wst.*). [CK 524]

Kitzelndes, zum Kratzen reizendes Jücken am rechten Daumen-Ballen (n. 8 St.) (*Lgh.*). [CK 525]

Kitzelndes Jücken, wie nach Erfrierung, am innern Rande des rechten Zeigefingers (n. 5 St.) (*Lgh.*). [CK 526]

Jücken, Röthe und Brennen an den Fingern, wie nach Erfrierung (*Gr.*). [CK 527]

Hüft-Weh, 24 Stunden lang, welches im Sitzen nicht, im Gehen aber sehr schmerzlich empfunden wird (*Wst.*). [CK 528]

In den Beinen entstehen die Schmerzen (fast aller Art) **fast immer beim Sitzen und Stehen, seltner beim Gehen; durch Bewegung mindern und verlieren sie sich** (*Ap.*). [CK 529]

Reißen in den Beinen, anhaltend beim Sitzen, gebessert durch Bewegung (*Ap.*). [CK 530]

Große Müdigkeit der Beine, er weiß nicht, wohin er sie legen soll (*Ap.*). [CK 531]

Schwäche der (Füße) **Beine**; sie sind im Stehen zu kraftlos, so daß der Körper immer in schwankender Bewegung ist (*Gr.*). [CK 532]

Vor Müdigkeit und Schwere kann er die Beine kaum erheben (*Ap.*). [CK 533]

Große Schwere in den Beinen (*Ap.*). [CK 534]

Schwere in den Beinen, wie matt und abgeschlagen (*Schrt.*). [CK 535]

Einschlafen der Beine, sobald er sie übereinander legt (*Ap.*). [CK 536]

In den Oberschenkeln heftiger Schmerz beim übereinander Legen derselben (*Ap.*). [CK 537]

Drückender Schmerz, wie von einem Pflocke, an der äußern Seite des Oberschenkels, über dem Knie (*Gr.*). [CK 538]

Schmerzhaftes Drücken im linken Oberschenkel (*Wst.*). [CK 539]

Rheumatisches Ziehen in der äußern Seite beider Oberschenkel, im Gehen, nach Sitzen (*Wst.*). [CK 540]

Anhaltendes lähmiges Ziehen im linken Oberschenkel, bis zum Knie herab, in Ruhe und Bewegung; Nachmittags (*Wst.*). [CK 541]

Ziehendes Reißen im rechten Oberschenkel, beim Legen desselben über den linken, das beim Ausstrecken wieder verging (n. 1 St.) (*Lgh.*). [CK 542]

Reißen am Kopfe des linken Oberschenkel-Knochens, das ihn in der Nacht-Ruhe stört. [CK 543]

Reißen gleich unter dem kleinen Gelenk-Kopfe des Oberschenkels (*Ap.*). [CK 544]

Reißen im rechten Oberschenkel, beim Gehen und Sitzen (*Ap.*). [CK 545]

Reißen, mit Kälte-Gefühl an der hintern Seite des linken Oberschenkels (*Ap.*). [CK 546]

Reißen, das ein Taubheits-Gefühl im ganzen Schenkel erregt, vom Gelenke des linken Oberschenkels bis an das Knie (*Ap.*). [CK 547]

Schmerzhafte Müdigkeit der Oberschenkel (*Ap.*). [CK 548]

Die Oberschenkel schmerzen, wie nach großen Fußreisen (*Ap.*). [CK 549]

Schmerzhafte Lähmigkeit im linken Oberschenkel (*Wst.*). [CK 550]

Lähmiger Schmerz im rechten Oberschenkel, besonders beim Gehen; es ist, als wäre der Schenkel zu schwer, und als läge eine Last darauf (n. 8 St.) (*Gr.*). [CK 551]

Fressendes Jücken an der vordern Seite des linken Oberschenkels (*Gr.*). [CK 552]

Beißende Blüthe am Oberschenkel, über dem linken Knie, mit heftigem Brennen beim Kratzen (*Wst.*). [CK 553]

Die Knie-Gelenke schmerzen gleich früh, nach dem Aufstehen aus dem Bette, beim Sitzen (*Ap.*). [CK 554]

Der Schmerz in den Knien vermehrt sich beim Sitzen, mindert und verliert sich durch's Gehen (*Ap.*). [CK 555]

Ziehen im linken Knie (*Ap.*). [CK 556]

Ziehen in beiden Knie-Gelenken zugleich (*Ap.*). [CK 557]

Reißen im rechten Knie-Gelenke im Stehen und Sitzen (*Ap.*). [CK 558]

Anhaltendes bohrendes Reißen im rechten Knie, beim Sitzen (*Ap.*). [CK 559]

Zucken an der innern Seite des rechten Kniees (*Ap.*). [CK 560]

Stechen, wie mit Nadeln, über der linken Kniekehle (n. 36 St.) (*Gr.*). [CK 561]

Plötzliches Knicken des linken Kniees, im Gehen; Nachmittags (*Wst.*). [CK 562]

Verstauchungs-Schmerz im linken Knie, beim Gehen (*Ap.*). [CK 563]

Schmerzhafte Lähmigkeit in der linken Kniekehle (*Wst.*). [CK 564]

In den Unterschenkeln vermehrt sich der Schmerz beim Stehen, daß er bald gehen oder sich setzen muß, und er entsteht schon, wenn er eine Minute lang gestanden hat (*Ap.*). [CK 565]

Der Schmerz in den Schienbeinen vermehrt sich und ist anhaltend im Sitzen, verliert sich im Gehen (*Ap.*). [CK 566]

Druck, wie von Quetschung, an der innern Seite der Waden-Muskeln, beim Sitzen; durch Stehen und Befühlen etwas gemindert, im Sitzen aber wieder heftiger (n. 2 St.) (*Lgh.*). [CK 567]

Zieh-Schmerz im Unterschenkel, vom rechten Knie bis in die Zehen, im Sitzen (*Ap.*). [CK 568]

Schmerzhaftes Ziehen auf der hintern Seite des linken Unterschenkels von der Wade herab, beim Gehen sich verlierend, Nachmittags (*Wst.*). [CK 569]

Ziehendes Reißen im rechten Schienbeine (*Ap.*). [CK 570]

Reißen im Unterschenkel bis in's untere Ende des Schienbeins (*Ap.*). [CK 571]

Reißen im linken Schienbeine (*Ap.*). [CK 572]

Reißen in der äußern Fläche der rechten Wade, im Sitzen (d. 1. T.) (*Ng.*). [CK 573]

Starker Stich in der äußern Seite der Wade (n. 2 St.) (*Lgh.*). [CK 574]

Feines Stechen an der Inseite des rechten Unterschenkels und nach dem Schienbeine zu (*Gr.*). [CK 575]

Zerschlagenheits-Schmerz in den Unterschenkeln (*Ap.*). [CK 576]

Schmerzen in den Unterschenkeln, wie von Entkräftung nach überstandnen Nervenfiebern (*Ap.*). [CK 577]

Schwere in den Waden. [CK 578]

Brennen mit Drücken, oben am Schienbeine, unterhalb des Kniees (*Gr.*). [CK 579]

Gefühl oben am Schienbeine und am Kopfe des Wadenbeins, als lege Jemand eine warme Hand darauf (*Gr.*). [CK 580]

Brennendes Jücken an den Unterschenkeln, Abends beim Auskleiden, mit Reiz zum Kratzen und vermehrtem Brennen darnach; die Haut wird davon trocken und spröde, fünf Wochen lang, und schuppt sich nach dieser Zeit ab (*Wst.*). [CK 581]

Brennendes, zum Kratzen reizendes Jücken am linken Unterschenkel, mit weißen, Hirsekorn großen Knötchen nach Kratzen, die sich kleienartig abschuppen (*Ap.*). [CK 582]

Am linken Fuße, reißender Druck am innern Knöchel, im Sitzen (n. 35 St.) (*Lgh.*). [CK 583]

Reißen im rechten hohlen Fuße, im Sitzen (*Ap.*). [CK 584]

Reißen in den Fußsohlen, im Gehen (*Ap.*). [CK 585]

Stich-Schmerz am äußern Knöchel des linken Fußes, (im Sitzen) (n. 5 St.) (*Lgh.*). [CK 586]

Feine Stiche im Rücken des rechten Fußes (*Gr.*). [CK 587]

Stiche in die untere Fläche der Ferse, im Sitzen (*Ap.*). [CK 588]

Heftiges Stechen in linken Mittelfuße, von den Knöcheln an, in der Ruhe (*Ap.*). [CK 589]

Stiche in die untere Fläche des ersten und zweiten Mittelfuß-Knochens (*Ap.*). [CK 590]

Klamm in der Fußsohle, Nachts (*Ap.*). [CK 591]

Zerschlagenheits-Schmerz der Fersen, im Stehen (*Gr.*). [CK 592]

Schwere und Schlaffheit in den Füßen (*Wst.*). [CK 593]

Fressendes Jücken auf dem Rücken des rechten Fußes (*Gr.*). [CK 594]

Fressendes Jücken an dem innern Knöchel des linken Fußes (*Gr.*). [CK 595]

In den Zehen des linken Fußes, Ziehen (*Ap.*). [CK 596]

Ziehendes Reißen auf der untern Seite der rechten großen Zehe, im Sitzen (*Ap.*). [CK 597]

Reißen im Ballen der linken großen Zehe, öfters (d. 2. T.) (*Ng.*). [CK 598]

Zucken im Ballen der linken großen Zehe (d. 1. T.) (*Ng.*). [CK 599]

Empfindliches Zucken in der linken großen Zehe (*Ap.*). [CK 600]

Stechen in den Zehen, in der Ruhe (*Ap.*). [CK 601]

Scharfes Stechen in den Zehen des linken Fußes, im Stehen (n. 1/4 St.) (*Lgh.*). [CK 602]

Stiche in der Stelle eines vormaligen Hühnerauges. [CK 603]

Empfindliche, stumpfe Stiche in den drei letzten Zehen des rechten Fußes (n. 20 St.) (*Gr.*). [CK 604]

Wühlender Schmerz in den Zehen des rechten Fußes (*Ap.*). [CK 605]

Wundheits-Schmerz an der rechten kleinen Zehe, wie vom Druck enger Schuhe (n. 6 St.) (*Lgh.*). [CK 606]

Im Hühnerauge der linken zweiten Zehe, Wundheits-Schmerz, wie von engen Schuhen (n. 3 St.) (*Lgh.*). [CK 607]

Kitzelndes, zum Kratzen reizendes Jucken an den Zehen, wie nach Erfrierung (n. 11 St.) (*Lgh.*). [CK 608]

Jücken, Brennen und Röthe an den Zehen, wie nach Erfrierung (*Gr.*). [CK 609]

■ **Allgemeines und Haut**

Auf der Haut des ganzen Körpers, Jücken (*Ap.*). [CK 610]

Die Flechten vermehren sich (*Ap.*). [CK 611]

Alle Theile des Körpers sind schmerzhaft empfindlich; wenn man irgend eine Stelle nur schwach drückt, schmerzt dieselbe noch lange (*Gr.*). [CK 612]

Klamm-Schmerz in den Muskeln des ganzen Körpers, hie und da, bald in den Ober-, bald in den Unter-Gliedern, im Sitzen (*Lgh.*). [CK 613]

Reißen an verschiednen Röhrknochen, besonders an ihren Enden (*Gr.*). [CK 614]

Stechen, wie von Nadeln, an verschiednen Stellen des Körpers (n. 1/2 St.) (*Gr.*). [CK 615]

Feines Brickeln und Brennen an verschiednen Stellen des Körpers (n. 1 St.) (*Gr.*). [CK 616]

Zieh-Schmerz, bald im rechten Oberarme, bald im linken Knie-Gelenke; bald im rechten, bald im linken Oberschenkel (*Ap.*). [CK 617]

Die Beschwerden zeigen sich gern in mehren Theilen zugleich, und am meisten auf beiden Körperhälften über's Kreuz (*Ap.*). [CK 618]

Im Sitzen, Schmerzen verschiedner Art, in allen Theilen des Körpers zugleich (*Ap.*). [CK 619]

Im Sitzen, bohrender Schmerz im ganzen Kopfe, den Oberschenkeln, Schienbeinen und Fußwurzel-Knochen, mit Schläfrigkeit und Abspannung des ganzen Körpers (*Ap.*). [CK 620]

Bei sehr langsamen Gehen befindet er sich am wohlsten (*Ap.*). [CK 621]

Zuckungen (*Voigtel,* a.a.O.). [CK 622]

Mehre schnell auf einander folgende Zuckungen im im hintern Theile der Brust, quer durch, dann im Ober-, und darauf im Unterbauche, besonders auf der rechten Seite, mit Gefühl, als durchschüttele es den ganzen Körper; im Stehen, Abends (*Ap.*). [CK 623]

Erschütterung der Nerven (*Pharmakol. Lex.,* a.a.O.). [CK 624]

Konvulsionen (*Murray,* a.a.O.). [CK 625]

Fallsucht (*Murray,* a.a.O.). [CK 626]

Die Fallsucht-Anfälle werden heftiger und erfolgen nach kürzern Zwischenräumen, bei einem Epileptischen (*Ap.*). [CK 627]

Bei zwei Epileptischen werden die Anfalle stärker, kommen in kürzern Zeiten wieder, setzen aber bald länger aus und sind späterhin äußerst gelinde (*Ap.*). [CK 628]

Unbehagliches Krankheits-Gefühl im ganzen Körper (*Ap.*). [CK 629]

Schwäche und schmerzhafte Empfindlichkeit in allen Gliedern, mit Schmerzen in den Fersen im Stehen (*Gr.*). [CK 630]

Kraftlosigkeit aller Theile (*Fr. H.*). [CK 631]

Große Kraftlosigkeit (*Ap.*). [CK 632]

Große Abgespanntheit und taumelnder Gang (bald) (*Sdl.*). [CK 633]

Zittrige Empfindung des ganzen Körpers (n. 1 St.) (*Sdl.*). [CK 634]

Zittern (*Voigtel* , a.a.O., n. *Pharmoakol. Lex.,* a.a.O.). [CK 635]

Aengstliches Zittern mit Mattigkeit (*Ap.*). [CK 636]

Mattigkeit (n. 12, 16 St.) (*Murray,* a.a.O.). [CK 637]

Mattigkeit und Schwere in den Gliedern (*Fr. H.*). [CK 638]

Schwere im ganzen Körper, besonders in den Waden. [CK 639]

Schmerzhafte Müdigkeit in den Armen und Beinen (*Ap.*). [CK 640]

Nach einem kleinen Spaziergange sind ihm den andern Tag Arme und Beine, wie zerschlagen (*Ap.*). [CK 641]

Die Röhrknochen der Ober- und Unter-Glieder, so wie alle Gelenke, sind nach Bewegung, wie zerschlagen, mit Schmerzhaftigkeit der Muskeln, beim Befühlen (*Ap.*). [CK 642]

Nach geringem schnell Gehen, große Müdigkeit (*Ap.*). [CK 643]

Beim Ersteigen einer kleinen Anhöhe, Ohnmachts-Anwandlung, mit starkem Schweiße (*Ap.*). [CK 644]

Im Bette weiß er vor Müdigkeit nicht, welche Lage er nehmen soll (*Ap.*). [CK 645]

Früh, Müdigkeit (*Ap.*). [CK 646]

■ Schlaf, Träume und nächtliche Beschwerden

Oefteres Gähnen (*Ap.*). [CK 647]

Gähnen, Dehnen und Strecken der Glieder (n. 1 St.) (*Schrt.*). [CK 648]

Oefteres Gähnen, als ob er nicht ausgeschlafen hätte (n. 7 ½ St.) (*Lgh.*). [CK 649]

Oft auf einander folgendes Gähnen, so stark, daß ihm schwindelicht wird, früh, beim Gehen im Freien (sogleich) (*Ap.*). [CK 650]

Häufiges Gähnen mit Schläfrigkeit, daß er sich des Einschlafens kaum erwehren kann, Vormittags (*Ap.*). [CK 651]

Schläfrig und müde, den ganzen Tag (*Ap.*). [CK 652]

Unwiderstehliche Schläfrigkeit, die zum Liegen nöthigt (*Wst.*). [CK 653]

Schläfrigkeit mit Kopfschwere (sogleich) (*Schrt.*). [CK 654]

Schläfrigkeit, gleich früh, 1 Stunde nach dem Aufstehen (*Schrt.*). [CK 655]

Vormittags beim Lesen konnte er sich des Schlafes nicht enthalten (*Ap.*). [CK 656]

Nach dem Mittag-Essen, unwiderstehliche Schläfrigkeit (*Ap.*). [CK 657]

Ungeachtet großer Schläfrigkeit, Vormittags, kann er doch nicht einschlafen (*Ap.*). [CK 658]

Bei großer Schlafmüdigkeit am Tage konnte er wegen vieler Ideen doch nicht einschlafen (*Ap.*). [CK 659]

Nach dem Mittag-Essen drückte ihn der Schlaf auf die Augen, und dennoch ließen ihn Schmerzen und Unruhe in den Beinen nicht schlafen (*Ap.*). [CK 660]

Schon Abends um 8 Uhr so schläfrig, daß er sich zu Bette legen mußte, wobei ihn aber eine eigne Angst, daß ihn Jemand stören könne, erst nach 1 Stunde einschlafen ließ, wo er dann fast bis früh fort schlief (*Schrt.*). [CK 661]

Als er sich Abends, sehr schläfrig, in's Bette legte, konnte er wegen Unbehaglichkeit im Körper und Müdigkeit in den Beinen nicht einschlafen; eben so, als er später über einen Traum erwacht war (*Ap.*). [CK 662]

Nach gutem Schlafe war er früh doch nicht erquickt, und stand ohne Neigung auf (*Ap.*). [CK 663]

Zum Aufstehen, früh, muß er sich sehr zwingen (*Ap.*). [CK 664]

Nach zweistündigem Mittags-Schlafe konnte er sich gar nicht ermuntern (*Ap.*). [CK 665]

Unruhiger Schlaf (d. 1-3. N.) (*Sdl.*). [CK 666]

Unruhiger, durch mehrmaliges Aufwachen unterbrochener Schlaf (*Wst.*). [CK 667]

Oefteres Erwachen, Nachts (d. 5. T.) (*Ng.*). [CK 668]

Er erwacht Nachts oft, wird ganz munter, schläft aber nach einiger Zeit wieder ein (*Ap.*). [CK 669]

Oefteres Erwachen, Nachts, als hätte er ausgeschlafen (*Lgh.*). [CK 670]

Oefteres ängstliches Erwachen, Nachts (*Sdl.*). [CK 671]

Erwachen, Nachts, unter heftigem Drange zum Harnen, mit vielem Urin-Abgange (n. 19 St.) (*Lgh.*). [CK 672]

Es weckt sie, bald nach dem Einschlafen, ein 10 Minuten anhaltender Krampfhusten, mit empfindlichem Kitzel im Kehlkopfe bis zur Halsgrube hinab (*Wst.*). [CK 673]

Er erwacht Nachts über Kälte-Gefühl im ganzen linken Beine (*Wst.*). [CK 674]

Leiser Schlaf mit vielen Träumen und immer wechselnden Bildern (*Wst.*). [CK 675]

Durch ängstliche Träume unterbrochener Schlaf (*Ap.*). [CK 676]

Im Übeln, unerinnerlichen Traume, innere Unruhe, ohne daß sich der Körper bewegte; beim Erwachen war alle Unruhe weg. [CK 677]

Oefteres Erwachen durch ärgerliche Träume (*Ap.*). [CK 678]

Träume unangenehmen Inhalts wecken ihn Nachts oft aus dem Schlafe (*Ap.*). [CK 679]

Lebhafte, theils angenehme, theils unangenehme Träume (*Lgh.*). [CK 680]

■ **Fieber, Frost, Schweiß und Puls**

Frost-Schauder, die ganze Nacht hindurch (*Ap.*). [CK 681]

Schauder über den ganzen Körper (n. 10 M.) (*Gr.*). [CK 682]

Ein Schauder zieht von oben bis unten durch den Körper (*Gr.*). [CK 683]

Sehr empfindlich gegen kühle Luft (*Ap.*). [CK 684]

Das geringste Gefühl der kühlen Luft erregt Gänse-Haut (*Ap.*). [CK 685]

Sehr zum Frieren geneigt (*Ap.*). [CK 686]

Sobald er an die Luft kommt, oder Nachts das Bette lüftet, friert er (*Ap.*). [CK 687]

Große innere Frostigkeit (*Ap.*). [CK 688]

Fast stetes Frösteln; er kann sich nicht erwärmen, besonders früh, im Zimmer (*Wst.*). [CK 689]

Ueberlaufendes Frösteln, den linken Schenkel herab, bis zum Fuße (*Wst.*). [CK 690]

Frost im Rücken, als ob kaltes Wasser herabliefe, wenn er sich mit dem Rücken an den Stuhl anlegt (*Ap.*). [CK 691]

Abends sehr frostig (*Ap.*). [CK 692]

Abends, beim Niederlegen, Schüttelfrost, 10 Minuten lang (*Wst.*). [CK 693]

Abends lang dauernder Frost, bis zum Schütteln (*Ap.*). [CK 694]

Alle Abende Fieber-Frost, ohne Durst und ohne Hitze darauf (*Ap.*). [CK 695]

Frostschütteln beim Lüften des Deckbettes (*Ap.*). [CK 696]

Frostschütteln mit Gähnen (*Ap.*). [CK 697]

Frost, bei warmen Gesichte, warmen Händen und Füßen (*Ap.*). [CK 698]

Heftige Frost-Anfälle mit Schütteln durch den ganzen Körper und Zittern der Hände beim Schreiben, bei kalten Händen, aber gehörig warmen Gesichte, ohne Durst und ohne Hitze darauf (*Lgh.*). [CK 699]

Wärme im Gesichte und am ganzen Oberkörper, in öftern Anfallen zu 5 bis 10 Minuten. [CK 700]

Vermehrte Wärme im Körper, Nachts (*Ap.*). [CK 701]

Abends heftiger Anfall von Hitze, daß ihm die Wangen glühten, bei kalten Händen, mit langdauerndem Durste, ohne Schweiß darauf (n. 12 St.) (*Lgh.*). [CK 702]

Hitze, Nachts; sobald sie sich aber wendet, oder das Bette lüftet, friert sie (*Ap.*). [CK 703]

Nachts immerwährende Hitze, dann Schweiß (*Ap.*). [CK 704]

Hitze mit Schweiß, anfallweise, den ganzen Nachmittag, mit dumpfem Kopfschmerze ohne Durst; beim Aufsetzen des Hutes, Abends, wird Hitze und Schweiß stärker, mit beschleunigtem Athem und großer Abgeschlagenheit (*Schrt.*). [CK 705]

Schweiß, nach mäßiger Körper-Anstrengung (*Ap.*). [CK 706]

Schweiß beim Gehen (*Ap.*). [CK 707]

Nachtschweiß im unruhigen Schlafe (*Ap.*). [CK 708]

Kleiner, schneller Puls von 80 Schlägen, früh (*Wst.*). [CK 709]

Der Puls wird langsamer (n. 2 St.) (*Ap.*). [CK 710]

Der sonst starke, kräftige Puls wird klein, schwach und kaum fühlbar (*Ap.*). [CK 711]

Schwacher, ungleicher, aussetzender Puls (*Ap.*). [CK 712]

Früh ist der Puls weniger aussetzend (*Ap.*). [CK 713]

Nach Kaffee-Trinken erhob sich der Puls, setzte weniger aus, und stieg von 50 auf 60 Schläge (*Ap.*). [CK 714]

Wellenförmiger, schwacher, langsamer Puls (*Ap.*). [CK 715]

Agnus castus

Keuschlamm (Vitex agnus castus.) [ACS 10 (1831), Heft 1, S. 177–188]

[Vorrede und Zusammenstellung der Symptome von Ernst Stapf.]

Als ein, wiewohl geringer, Anfang zur nähern Kenntniß der schätzbaren Wirkungen dieses bisher in der Medizin fast gar nicht gebrauchten, doch gewiß sehr kräftigen Arzneikörpers, mögen die nachstehenden Symptome dienen; sie enthalten bereits einige wichtige Andeutungen über die Wirkungssphäre desselben und werden dem homöopathischen Arzte nützliche Winke geben, davon bei Krankheitsheilungen heilsamen Gebrauch zu machen.

Schon in den ältesten, bis herab auf die neuern Zeiten, bediente man sich verschiedener Theile dieses Gewächses zu künstlicher Besänftigung des, Befriedigung fordernden Geschlechtstriebes, was namentlich in Klöstern häufig stattgefunden haben soll, aus welchem Grunde die Beeren desselben von Serapion den Namen Mönchspfeffer erhielten. **Plinius** (*Hist. nat. XXVI. 9.*) erwähnt bereits seiner als Antaphrodisiakum, und nach dieses Schriftstellers Zeugnisse, bestreueten die atheniensischen Frauen, welche während der Thesmophorien (eines über acht Tage dauernden Festes der Ceres) von ihren Männern abgesondert leben mußten, aus einer Vorsicht, die ihrer Gewissenhaftigkeit mehr Ehre macht, als ihrem Temperamente, ihr Lager mit den Blättern von *Agnus castus*.

Und in der That gehet auch aus den, die Geschlechtskraft betreffenden Symptomen (s. 61–64.) hervor, daß diese Gewächssubstanz in ers-ter Wirkung eine den **Geschlechtstrieb vermindernde** Kraft besitzt, wodurch sie jedoch in der Hand des homöopathischen Arztes, der es mit Recht verschmäht, die Krankheiten palliativ zu behandeln, zu einem sehr schätzbaren Heilmittel in gewissen Fällen von **Impotenz** wird, wie sie sich mir selbst bei mehrern Kranken dieser Art ungemein wohlthätig erwiesen hat.

Am zweckmäßigsten dürfte es sein, aus der frischen, sehr stark riechenden und schmeckenden Beere, welche fälschlich mit dem Namen eines Saamens belegt wird, den Saft auszupressen, denselben mit gleichen Theilen Weingeist zu vermischen und so zu weiterm Gebrauche aufzubewahren. Da jedoch diese frischen Beeren schwer zu bekommen sind, so ist man genöthigt sich mit den getrockneten zu begnügen, wo man dann jedoch nur solche auswählen darf, welche ein noch ziemlich frisches Ansehen und einen starken Geruch und Geschmack haben. Hiervon wird entweder mit zwanzig Theilen Weingeist auf die bekannte Weise eine Tinktur bereitet, oder, was noch besser sein dürfte, ein Gran derselben mit 100 Gran Milchzucker eine Stunde lang innigst verrieben und so als erste Verdünnung aufbewahrt. Ich habe mich bisher der sechsten Kraftentwickelung mit Erfolg bedient, zweifle jedoch nicht, daß eine noch höhere, noch kräftiger und in vielen Fällen sicherer wirken werde.

Die nachstehenden Symptome sind theils vom Herrn Hofrath **Hahnemann**, theils von den *DD.* Franz (*Fz.*), Groß (*Gß.*), Herrmann (*Hn.*) und Stapf (*Stf.*) beobachtet und gewissenhaft aufgezeichnet worden.

Gemüt

Melancholisch-hypochondrische Gemüthsstimmung den ganzen Tag; es ist ihm, als wäre außer ihm nichts vorhanden; er ist immer mit sich unzufrieden, unfähig zu irgend einem Geschäfte; er ist ganz fühllos für die Außendinge und fällt leicht bei der Arbeit in einen gedankenlosen Zustand. (*Fz.*) [ACS 130]

Gemüthsstimmung, als wenn er sich selbst für nichts hielte, wo er denn wünscht, dies üble Gefühl seines Daseins los zu werden und lieber todt zu sein; zu dieser Zeit hat er keinen Muth zu irgend etwas; – außer diesem Zustande ist er in Ueberspannung, er möchte deklamiren u. s. w. (*S. Hahnemann.*) [ACS 131]

Schwindel, Verstand und Gedächtnis

Schwindel; es ist als ob sich alles im Kreise herumdrehte. (n. einigen Minuten.) (*Hn.*) [ACS 1]

Eingenommenheit des Kopfes, wie ein Ziehen im ganzen Kopfe. (*Gß.*) [ACS 2]

Düsterheit im Kopfe über den Augen[1]. (*Stf.*) [ACS 3]

Ungeheure Zerstreutheit, Abwesenheit des Geistes, Unbesinnlichkeit; er wußte z.B. beim Kartenspiel, was ihm sonst so geläufig war, nicht was er für eine Karte geben sollte, nicht was am Spiele war, oder was er thun sollte. (*Stf.*) [ACS 4]

Kopf

Schwere des Kopfs, mit Druck im Nacken, es ist als wollte das Haupt vorwärts sinken. (*Gß.*) [ACS 5]

Zusammenziehender Kopfschmerz über den Schläfen. (n. 12 St.) (*Fz.*) [ACS 6]

Beim Lesen bekömmt er zusammenziehenden Kopfschmerz. (*Fz.*) [ACS 7]

Reißen in der linken Schläfe. (*Gß.*) [ACS 8]

Spannendes Reißen in der Stirne. (n. $\frac{1}{4}$ St.) (*Gß.*) [ACS 9]

Drückendes Reißen im linken Stirnhügel. (*Gß.*) [ACS 10]

Drückendes Reißen in den Schläfen und der Stirne im Gehirn, bei Bewegung heftiger (n. 2 St.) (*Hn.*) [ACS 11]

Es reißt und sticht in den Schläfen, vorzüglich über dem rechten Auge und an andern Stellen im Gehirn, bei Bewegung heftiger. (n. 1 St.) (*Hn.*) [ACS 12]

Drückendes Reißen in der rechten Schläfe außer und im Gehirn, bei Bewegung heftiger. (*Hn.*) [ACS 13]

Drückendes Reißen im linken Scheitelbeine, bei Berührung und Bewegung heftiger. (*Hn.*) [ACS 15]

Drücken auf dem linken Scheitelbeinhöcker. (*Gß.*) [ACS 16]

Fressendes Jücken an verschiedenen Stellen des behaarten Kopfs. (n. $\frac{3}{4}$ St.) (*Gß.*) [ACS 17]

Erst feine Stiche, dann stechendes Jücken auf dem Haarkopfe; durch Kratzen vergings auf Augenblicke. (*Fz.*) [ACS 18]

Frösteln in den Kopfbedeckungen mit gleichzeitiger Spannung darin; sie fühlen sich jedoch warm an. (*Gß.*) [ACS 19]

Fein stechendes Jücken an verschiedenen Stellen im Gesichte, das auf jeder Stelle erst mit einem langen Stiche anfing. (*Fz.*) [ACS 20]

Fressendes Jücken unten an der Stirne und auf den Augenbrauen. (*Gß.*) [ACS 21]

Gesicht und Sinnesorgane

Fressendes Jücken auf den obern Augenlidern. (*Gß.*) [ACS 22]

Sehr weite Pupillen, den ganzen Tag über. (*Gß.*) [ACS 23]

Die Augen gehn ihm über und sind wie wässerig. (in der Stube.) (*Fz.*) [ACS 24]

Beißende Stiche im rechten Augapfel, welche durch Reiben des Auges vergehn. (*Fz.*) [ACS 25]

Fressendes Jücken unter den Augen. (*Gß.*) [ACS 26]

Lähmiges Reißen im rechten Jochbein. (*Gß.*) [ACS 27]

Ohrklingen, mehr brausend. (*Stf.*) [ACS 28]

Ameisenkriechen, das zum Kratzen reizt auf dem rechten Backen. (*Gß.*) [ACS 29]

Fressendes Jücken auf beiden Backen, was zum Kratzen nöthigt. (*Gß.*) [ACS 30]

Hart drückender Schmerz, wie von einem Stein, auf dem Nasenrücken, dem rechten Nasenbein und zwischen der rechten Augenbraune und der Nasenwurzel, welcher beim Daraufdrücken verschwindet. (n. 80 St.) (*Fz.*) [ACS 31]

Fressendes Jücken an der Nasenspitze. (*Gß.*) [ACS 32]

Fressendes Jücken rechts neben dem Kinne. (*Gß.*) [ACS 33]

Drückendes Reißen am rechten Aste des Unterkiefers. (*Gß.*) [ACS 34]

Tiefes Reißen im rechten Unterkieferaste, noch unter den Zahnfächern. (*Gß.*) [ACS 35]

---

[1] An einem 25jährigen jungen Manne versucht, der gewöhnlich an einer Schwäche der Zeugungstheile litt.

Fressendes Jücken im Halsgrübchen. (*Gß.*) [ACS 36]

■ **Mund und innerer Hals**

Geschmack wie von einem galvanischen Reize im Munde, wie kupfrig metallisch. (n. 6 St.) (*Fz.*) [ACS 37]

■ **Magen**

Widerwille gegen alle Getränke. (*Gß.*) [ACS 38]

Mangel an Durst. (n. 6 St.) (*Hn.*) [ACS 39]

Größerer Durst. (n. 80 St.) (*Hn.*) [ACS 40]

Uebelkeitsempfindung in der Herzgrube. (*Gß.*) [ACS 41]

Aufstoßen. (*S. Hahnemann.*) [ACS 42]

Oefteres Schlucksen bei verdrießlichem, zu Aergerniß geneigtem Gemüthe. (*S. Hahnemann.*) [ACS 43]

Im Stehen, erst Uebelkeit in der Herzgrube, dann im Unterleibe eine Uebelkeitsempfindung, als senkten sich alle Eingeweide abwärts. (n. 1 St.) (*Fz.*) [ACS 44]

Kneipen in der Herzgrube beim Gebücktsitzen. (n. 5 Tagen.) (*S. Hahnemann.*) [ACS 45]

■ **Abdomen**

Umhergehendes Drücken und Schneiden im Oberbauche. (*Gß.*) [ACS 46]

Lautes Kollern im Brauche, während dem Schlafe. (*S. Hahnemann.*) [ACS 47]

Flüchtiges Schneiden im Unterbauche gleich über dem linken Darmbeine. (*Gß.*) [ACS 48]

Harter Druck in der (Leber-) Gegend der letzten wahren und ersten Ribbe rechter Seite, bei Berührung heftiger. (*Hn.*) [ACS 49]

■ **Rektum**

Weicher Stuhl, einige Tage nach einander. (*Hahnemann.*) [ACS 50]

Hartleibig, verstopft. (n. 72 St.) (*Hahnemann.*) [ACS 51]

Beim Pressen auf den Stuhl kömmt Vorsteherdrüsensaft aus der Harnröhre. (*Hahnemann.*) [ACS 52]

Jückendes Stechen in der Leistengegend, was zum Kratzen nöthigt. (*Stf.*) [ACS 53]

Scharfe Nadelstiche in der obern, vordern Spitze des linken Darmbeins. (n. 1 ½ St.) (*Gß.*) [ACS 54]

Ungeheuere, tiefe, scharfe Stiche am After im Steißbeine. (*Gß.*) [ACS 55]

Links neben dem Kreuzbeine und Steißbeine, tiefe, absetzende, stumpfe Stiche, die bald aufhören, bald wieder kommen. (n. 3 St.) (*Gß.*) [ACS 56]

Ein Fippern in den Muskeln des Afters. (*Gß.*) [ACS 57]

Fressendes Jücken am Mittelfleische. (*Gß.*) [ACS 58]

Neben dem After im Fleische, eine Stelle, die beim Gehen unterköthig schmerzt, im Sitzen aber nicht. (*Fz.*) [ACS 59]

■ **Harnwege**

Er muß oft und jedesmal viel uriniren, die ganze Zeit der Wirkung hindurch; Harn von etwas höherer Farbe. (*Hn.*) [ACS 60]

■ **Geschlechtsorgane**

Erschlaffung der sonst sehr regen Zeugungskraft [2]; das männliche Glied ist klein und schlaff. (n. einigen St.) (*Stf.*) [ACS 61]

In der Nacht fühlen sich die Hoden kalt an, ohne inneres Kältegefühl[2]. (*Stf.*) [ACS 62]

Die gewöhnliche, sehr starke Frühsteifigkeit mit Drang zum Beischlafe findet nicht statt; die Theile sind reizlos, schlaff und zum Beischlafe nicht aufgelegt[2]. (n. 16 St.) (*Stf.*) [ACS 63]

Mangel an Geschlechtstriebe, zwei Tage hindurch; den dritten Tag fanden sich wieder Erektionen ein und Geschlechtslust[2]. (*Stf.*) [ACS 64]

Sehr erhöheter Geschlechtstrieb, beständige Erektionen und wohllüstiges Gefühl in den ganzen Zeugungsorganen[3]. (n. 3 Tagen.) (*Stf.*) [ACS 65]

Eine Art gelber Ausfluß aus der Harnröhre. (*S. Hahnemann.*) [ACS 66]

Ein Jücken an den ganzen Zeugungstheilen, daß er kratzen muß. (*S. Hahnemann.*) [ACS 67]

Fressendes Jücken in den Häuten der Ruthe. (*Gß.*) [ACS 68]

Ungewöhnlich starke Erektionen, ohne Veranlassung und ohne verliebte Gedanken; die Ruthesteifigkeit war mit einer Art wohllüstiger Wuth (ohne Drang zur Saamenausleerung) verbunden; er biß die Zähne vor Wohllustgefühl zusammen, eine halbe Stunde lang, früh beim Aufstehen aus dem Bette[3]. (n. 20 St.) (*Stf.*) [ACS 69]

Häufige Erektionen. (*Hn.*) [ACS 70]

---

[2] Bei einem gesunden Manne, Erstwirkung.
[3] Heilwirkung.

Erregt bei Einigen einen starken Geschlechtstrieb. (**S. Paulli,** *Quadr. Bot.* S. 189.) [ACS 71]

Atemwege und Brust

Drücken im Schwerdknorpel, gleich über der Herzgrube. (*Gß.*) [ACS 72]

Husten, Abends im Bette, vor dem Einschlafen. (*S. Hahnemann.*) [ACS 73]

Drücken auf dem Brustbein, besonders beim Tiefathmen. (*S. Hahnemann.*) [ACS 74]

Harter Druck oberhalb der rechten Brustwarze, beim Ausathmen und Berühren heftiger. (*Hn.*) [ACS 75]

Rücken und äußerer Hals

Fressendes Jücken am Nacken und **an verschiednen andern Stellen.** (*Gß.*) [ACS 76]

Stumpfe reißende Stiche auf der linken Schulterhöhe. (*Gß.*) [ACS 77]

Drückendes Reißen im rechten Schultergelenke, ein Schmerz wie Verrenkung, beim Bewegen und Einathmen heftiger. (n. 3 St.) (*Hn.*) [ACS 78]

Extremitäten

Harter Druck in der rechten Achselhöhle, bei Berührung heftiger. (n. ¹⁄₂ St.) (*Hn.*) [ACS 79]

Fressendes Jücken hinter den Achselhöhlen. (*Gß.*) [ACS 80]

Harter Druck im Oberarm, oben, nach außen, bei Berührung heftiger. (n. ³⁄₄ St.) (*Hn.*) [ACS 81]

Scharfe Nadelstiche gleich über dem Ellbogengelenke, an der äußern Fläche des linken Oberarms. (*Gß.*) [ACS 82]

Druck im rechten Ellbogengelenke, bei Bewegung heftiger. (n. 13 St.) (*Hn.*) [ACS 83]

Zucken am rechten Ellbogen, das bei Bewegung des Arms verschwindet. (*Hn.*) [ACS 84]

Stumpfer Stich an der äußern Seite des rechten Ellbogenknochens, etliche Zoll über dem Handgelenke. (n. 1¹⁄₂ St.) (*Gß.*) [ACS 85]

Lähmiger Schmerz im linken Handgelenke, bloß beim Drehen der Hand bemerkbar. (*Hn.*) [ACS 86]

Lähmiges, zuckendes Ziehen in den Mittelhandknochen des linken Zeigefingers, bei Berührung heftiger. (*Hn.*) [ACS 87]

Ein langer, scharfer Stich auf der untersten Gelenkerhöhung (dem Knebel) des Zeigefingers. (*Gß.*) [ACS 88]

Summen und Brummen im rechten Zeigefinger. (*Fz.*) [ACS 89]

Druck in den Muskeln des linken Daumens. (*Hn.*) [ACS 90]

Stumpfes Stechen im obersten Gelenke des rechten Daumens. (n. 5 St.) (*Hn.*) [ACS 91]

Stechend-reißender Schmerz im rechten Hüftgelenke, der sich bisweilen über und unter demselben verbreitet, bei jeder Bewegung heftiger, in der Ruhe erträglicher und dann mehr ein drückendes Reißen, unter Mattigkeit und Müdigkeit, die ihn zum Sitzen nöthigt – eine Art Verrenkungsschmerz. (n. 36 St.) (*Hn.*) [ACS 92]

Scharfes Nadelstechen an der innern Seite des rechten Oberschenkels ganz oben. (*Gß.*) [ACS 93]

Klammschmerz im linken Oberschenkel, außen und oben nach der Hüfte zu, bloß im Gehen. (*Fz.*) [ACS 94]

Flüchtiger Stich in der rechten Kniekehle, beim Stehen. (*Gß.*) [ACS 95]

Stechend-ziehender Schmerz in beiden Kniegelenke, der bis zum Ober- und Unterschenkel sich verbreitet, mit Mattigkeit, bei Bewegung heftiger, in Ruhe drückendes Ziehen, wie Verrenkungsschmerz. (*Hn.*) [ACS 96]

Ein Reißen an der innern Seite des linken Unterschenkels vom Knie an abwärts zum Fuße herunter. (sogleich.) (*Gß.*) [ACS 97]

Oben in der linken Wade Empfindung, als würde die Haut inwendig mit einem Faden angezogen. (*Fz.*) [ACS 98]

Ein scharfer Stich auf der äußern Seite des linken Wadenbeins etwas über dem Unterfuße, der beim Draufdrücken verschwindet. (*Gß.*) [ACS 100]

Lähmiges, zuckendes Ziehen in den Muskeln des linken Unterschenkels, das sich von dem Knie bis zum Unterfuße verbreitet, ohne Bezug auf Gehen oder Berührung. (n. 6 St.) (*Hn.*) [ACS 101]

Fressendes, zum Kratzen reizendes Jücken auf der vordern Fläche der linken Wade, eine Handbreit unter dem Knie. (*Gß.*) [ACS 102]

Fressendes Jücken an der vordern Fläche des Schienbeins. (*Gß.*) [ACS 103]

Auf dem rechten Schienbein, im Stehen, ein drückender Schmerz. (*Fz.*) [ACS 104]

Absetzende, scharfe Stiche, da wo sich das Waden- und Schienbein vorne an die Fußwurzelknochen anfügen. (n. 7 St.) (*Hn.*) [ACS 105]

Stechen an einer Stelle des äußern rechten Unterfußes, beim Stillstehen. (*Stf.*) [ACS 106]

Schwere am rechten Fuße; es ist als ob eine große Last in der Gegend der Fußwurzelkno-

chen befestigt wäre, die ihn herabzieht, in jeder Lage. (*Hn.*) [ACS 107]

Nadelstechen an der linken großen Zehe. (*Gß.*) [ACS 108]

Heftige Stiche an der linken großen Zehe, so daß das ganze Glied zuckt. (*Fz.*) [ACS 109]

Reißen im linken Unterfuße, in den vordersten Gliedern der Zehen, beim Gehen heftiger. (*Hn.*) [ACS 110]

Stumpfes, absetzendes Stechen auf der Fußsole in der Gegend der Ferse, ohne Beziehung auf Berührung oder Gehen. (n. ½ St.) (*Hn.*) [ACS 111]

Feines, stechendes Reißen auf beiden Fußsolen. (*Hn.*) [ACS 112]

■ **Allgemeines und Haut**

Jückendes Stechen an verschiedenen Stellen des Körpers, das zum Kratzen nöthigt. (n. 28 St.) (*Hn.*) [ACS 113]

Jücken um das Geschwür, Abends. (*S. Hahnemann.*) [ACS 114]

Das fressende Jücken weicht dem Kratzen, kehrt aber bald eben so zurück. (*Gß.*) [ACS 115]

■ **Schlaf, Träume und nächtliche Beschwerden**

Im Schlafe fährt sie zuweilen zusammen, als wenn sie erschräcke und wacht auf. (*S. Hahnemann.*) [ACS 116]

Der Schlaf ist sehr unruhig; er wendet das Deckbett um, verliert es und träumt beständig, ohne sich dessen bewußt zu werden. (*Fz.*) [ACS 117]

Aengstliche, unerinnerliche Träume. (*S. Hahnemann.*) [ACS 118]

Wollüstige Träume. [ACS 119]

■ **Fieber, Frost, Schweiß und Puls**

Frost, ohne Durst und ohne nachfolgende Hitze. (*Hn.*) [ACS 120]

Puls weniger fühlbar und langsamer; er schlägt nur 60 Mal in einer Minute. (*Gß.*) [ACS 121]

Fortwährendes Zittern des ganzen Körpers von innerm Froste, wobei sich der Körper warm anfühlt. (*Gß.*) [ACS 122]

Frösteln am ganzen Körper, ohne Durst, wobei sich jedoch nur die Hände kalt anfühlen. (*Gß.*) [ACS 123]

Frost und Schauder und nach einer Viertelstunde Hitze, welches mehrere Male abwechselt, ohne Durst. (n. 50 St.) (*Hn.*) [ACS 124]

Oefterer Wechsel von Frost und Hitze, ohne Durst, wobei sich nur die Hände kalt anfühlen. (*Gß.*) [ACS 125]

Eine Stunde lang Hitze des Gesichts und Trockenheit des Mundes, und erst am Ende der Hitze Durst. (*Fz.*) [ACS 126]

Vor der Hitze, Schweiß an der linken Hand, besonders der innern Seiten der Finger, in freier Luft. (*Fz.*) [ACS 127]

Hitze am ganzen Körper, dabei aber kalte Kniee, Abends im Bette, wie ein überlaufendes Feuer. (*Stf.*) [ACS 128]

Große Schwäche, wie bei heftiger Angst, mit Gefühl, als ob ein Durchfall entstehen wollte, im Stehen. [ACS 129]

Alumina

Alumina, Alaunerde, Thonerde [CK II (1835), S. 33–92]

Um sich, was nicht ohne Schwierigkeiten ist, eine ganz reine Thonerde zu verschaffen, dient nachstehendes Verfahren. – Reine, durch Glühen in einer porcelanenen Schaale völlig ausgetrocknete kochsalzsaure Kalkerde wird noch heiß gepülvert und in, so viel nöthig, Alkohol aufgelöst. Mittels dieser Auflösung wird aus einem Lothe weißem, römischen Alaun von Solfatara, welcher vorher in fünf Theilen destillirten Wassers aufgelöst, und, zur Beseitigung der etwa anhängenden Erde, filtrirt worden, die Schwefelsäure zu Gyps niedergeschlagen, bis beim weitern Zutröpfeln der weingeistigen Auflösung der salzsauren Kalkerde keine Trübung mehr erfolgt. Die obenstehende wasserhelle Flüssigkeit enthält salzsaure Thonerde, aus welcher die Erde durch weingeistigen Salmiakgeist niedergeschlagen, wohl ausgesüßt, und, zur völligen Entfernung des Ammoniums, geglüht, dieß Pulver aber, als die reine Alaunerde, noch warm in einem wohl verschlossenen Glase verwahrt wird. Hiervon wird Ein Gran mit dreimal hundert Gran Milchzucker auf die bekannte Weise verrieben, und dann durch Auflösung und weitere Verdünnung mit Weingeist zur decillionfachen Potenz gebracht, wie am Ende des ersten Theils von den trocknen Arznei-Stoffen gelehrt worden. Die Thonerde hat sich als ein wichtiges Antipsorikum erwiesen.

Vorzüglich erwies sie sich, wenn sie übrigens dem Krankheits-Falle homöopathisch angemessen war, dienlich bei Anwesenheit eines oder mehrer von folgenden Zuständen:[1]

[1] Man hat, zu meinem Bedauern, die Bedeutung solcher, oft unzuverlässig beobachteter Nutz-Angaben in den Vorworten zu den meisten Mitteln (nicht Namen geheilter Krankheiten, sondern nur einzelner Symptome, die sich bei Behandlung einer Krankheit mit der namentlichen Arznei theils minderten, theils vergingen – *ab usu*) hie und da mißverstanden und für, die Wahl des Mittel bei Heilungen bestimmende Zustände (**Indikate**) ausgegeben, was sie durchaus nicht seyn können, noch dürfen; wir überlassen solche Täuschungen, nach wie vor, unsern allöopathischen Stiefbrüdern. Vielmehr sollen sie nur dazu dienen, zuweilen eine kleine Bestätigung der richtigen Wahl des aus den reinen, eigenthümlichen Arznei-Wirkungen, nach Aehnlichkeit der eruirten Krankheits-Zeichen des Falles (Indikation) schon gefundenen, homöopathischen Heilmittels (Indikats) abzugeben.

Grämlichkeit; **Aengstlichkeit;** Besorglichkeit; (Schreckhaftigkeit); Arbeitsunlust; Unbesinnlichkeit; Schweres Denken; **Schwindel;** Kopfschmerz, wie Raufen der Haare, mit Uebelkeit; Stirndruck und Blutdrang nach Augen und Nase, mit Nasenbluten; Jücken an der Stirn; Schwere des Gesichts (*Hg.*); Knollige Auftreibungen im Gesichte (*Hg.*); Kältegefühl in den Augen, beim Gehen in der Luft; Abendliches Drücken, wie von einem Sandkorne im Augenwinkel; Zuschwären und Thränen der Augen; Sumsen vor dem Ohre; Röthe der Nase; Reißend stechender Schmerz im Backenknochen; Trockenheit im Munde; **Aufstoßen**; Langjährige Neigung zum Aufstoßen; Säuerliches Aufstoßen; Unordentlicher, bald starker, bald mangelnder Appetit; **Oeftere Uebelkeiten;** Schmerzen in der Herzgrube und den Hypochondern beim Bücken; Früh-Leibschneiden; Unthätigkeit des Mastdarmes; **Afterjücken;** Nachtharnen; Abgang von Vorsteherdrüsensaft bei schwierigem Stuhle; Uebertriebener Geschlechtstrieb; Allzugeringe Regel; Schmerzen beim Monatlichen; **Weißfluß;** Vieljährige Aufgelegtheit zu öfterem Schnupfen; Schnupfen und Husten; Scharren in der Kehle; Hals- und Brustcatarrh; Schweräthmigkeit; Engbrüstigkeit; Husten; Jücken in den Brüsten; Schmerz am Schildknorpel beim Anfassen; Herzpochen; Herzstöße; **Kreuzschmerz** in der Ruhe; Lähmige **Schwere im Arme**; Schmerz der Arme beim Hängenlassen oder Ausgestreckt-liegen derselben im Bette; Stiche im Handgelenk bei der Arbeit; Aufspringen, Schrunden der Hände; Nagelgeschwür (Panaritium); Nächtliche Eingeschlafenheit, Starrheit und Taubheit der Beine; Ermüdungsschmerz in den Unterfußgelenken beim Sitzen; Kalte Füße; Brenn-Empfindung unter den Zehen; Zucken und Zittern in den Gliedern; Oefteres Dehnen und Strecken der Glieder im Sitzen; Widriger Mangel an Lebenswärme; Nachtheile von Aergerniß; Spätes Einschlafen; Allzuleiser Schlaf; Traumvoller Schlaf; Unbesinnlicher, unerqicklicher Schlaf; Abend-Frösteln; Wechselfieber mit Eintritt des Frostes gleich nach der warmen Mittags-Suppe (*Bte.*).

Nach *Bute* soll Zaunrebe sich als Antidot allzu starker Fieber-Wirkungen der Alaunerde erweisen. Andre geben Chamille und Ipekakuanha als Antidote an.

Die Namens-Verkürzungen der Mit-Beobachter sind: *Hb.* = *Dr. Hartlaub sen.; Ng.*[2] *S.* = *Dr. Schréter; Tr.* = *Dr. Trinks; Bte.* – *Dr. H. G. Bute* in Philadelphia.

Alumina

■ Gemüt

Niedergeschlagen und freudlos; er wünscht nur, allein seyn zu können, Vormittags (d. 8. T.) (*Ng.*). [CK 1]

(Er ist ausgelassen vergnügt.) [CK 2]

Große Abwechselung von Launen des Gemüths. [CK 3]

Niedergeschlagen über seine Krankheit. [CK 4]

Er glaubt, nicht mehr gesund werden zu können (*S.*). [CK 5]

Die Phantasie malt sich lauter unangenehme, traurige Bilder vor (d. 1. T.) (*Tr.*) [CK 6]

Es kommen ihr immer traurige Gedanken in den Kopf, die sie zum Weinen nöthigen, mit Unruhe und Bangigkeit, als wenn ihr Böses geschehen sollte; was sie nur ansieht, erfüllt sie mit Traurigkeit (d. 11. T.) (*Ng.*). [CK 7]

Unwillkürliches Aechzen und Stöhnen, wie in großen Schmerzen, ohne daß er es selbst weiß (*Bte.*). [CK 8]

Früh, beim Erwachen, wie von Kummer niedergedrückt, ohne helles Bewußtseyn. [CK 9]

Sie nimmt alles von der schlimmsten Seite, und weint und heult Stunden lang (d. 2. T.). [CK 10]

Der Knabe geräth wider Willen in stetes Weinen, ½ St. lang. [CK 11]

Bangigkeit mit vieler Unruhe, den ganzen Tag (d. 2. T.) (*Ng.*). [CK 12]

Ernste, ängstliche Gemüthsstimmung. [CK 13]

Aengstliches, in sich gekehrtes, verdrießliches Gemüth (*Tr.*). [CK 14]

Beängstigung mit wüster Kopf-Eingenommenheit und Drücken in der Stirne (n. 12 St.) (*Hb.*). [CK 15]

Aengstlichkeit mit äußerer Hitze und **Unruhe, als habe sie Böses begangen.** [CK 16]

Angst und Bangigkeit, als habe er ein Verbrechen verübt (d. 5. T.) (*Ng.*). [CK 17]

Unruhe, Abends, **als wenn ihm Böses bevorstände.** [CK 18]

Aengstlichkeit mit Herzklopfen und Pulsiren an einzelnen Stellen der Brust und des Unterleibes (d. 4. T.) (*Tr.*). [CK 19]

Früh, Angst als sollte er in etlichen Stunden einen Fallsuchtanfall bekommen. [CK 20]

Besorgnis, daß ihm die Gedanken, der Verstand vergehen könne. [CK 21]

Sie kann kein Blut sehen, kein Messer liegen sehen, ohne daß sich ihr dabei gräßliche Gedanken in die Seele drängen, als sollte sie z. B. einen Selbstmord begehen; obgleich sie den größten Abscheu vor demselben hat. [CK 22]

Aufgereizt, übernommen, und doch unzufrieden, daß man noch nicht genug gethan habe. [CK 23]

Sehr schreckhaft und fahrt zusammen, wenn das Geringste fällt. [CK 24]

Oft des Tags, wechselnde Gemüths-Stimmung, bald Zuversicht, bald Zaghaftigkeit. [CK 25]

Unzufrieden mit Allem, und wie desperat. [CK 26]

Mißmuthig und **verdrießlich;** sie brummt in einem fort (*S.*). [CK 27]

Unaufgelegt, es freut ihn Nichts (*Ng.*). [CK 28]

Verdrießlich und von übler Laune, die sie selbst fühlt, Nachmittags 1 Uhr (d. 1. T.) (*Ng.*). [CK 29]

Aergerliche Gemüthsstimmung (d. 1. T.) (*Tr.*). [CK 30]

Aergerlich und weinerlich, mit heißen Ohrläppchen (n. 2 T.). [CK 31]

Höchst ärgerlich und eigensinnig. [CK 32]

Will das nicht, was Andere wollen. [CK 33]

Sie ist höchst ärgerlich, und Alles ist ihr zuwider; sie will nur zanken und poltern, Nachmittags (d. 5. T.) (*Ng.*). [CK 34]

Er lacht verächtlich über Alles. [CK 35]

Unaufgelegtheit zu jeder Beschäftigung und Langeweile, Vormittags. [CK 36]

Unlust zu jeder Beschäftigung (d. 1. T.) (*Tr.*) [CK 37]

Gleichgültigkeit, Zerstreutheit und Verdrießlichkeit (*Tr.*). [CK 38]

Große Zerstreutheit und Unentschlossenheit (d. 2. T.) (*Tr.*). [CK 39]

---

[2] Bloß mit diesen zwei Buchstaben (eine wahre Anonymität!) bezeichnen die Herren *Dr. Hartlaub* und *Dr. Trinks* einen Mann, der die größte Zahl Arznei-Prüfungs-Symptome für ihre **Annalen** lieferte, welche oft in sehr nachlässigen, weitschweifigen und unbestimmten Ausdrücken erscheinen. Ich konnte bloß das Brauchbare davon ausziehen und doch nur in der Voraussetzung, daß er bei diesen Beobachtungen als ein redlicher, bedachtsamer Mann verfahren sey. Doch bleibt es kaum zu entschuldigen, dem homöopathischen Publikum zuzumuthen, daß es in diesem wichtigsten, bedenklichsten und große Besonnenheit, Schärfe der Sinne, feine Beobachtungs-Gabe und strenge Kritik seiner eignen Empfindungen und Wahrnehmungen, so wie richtige Wahl des Ausdrucks erheischenden Geschäfte (der unentbehrlichen Stütze unsrer Heilkunst) einem bloß mit den zwei Buchstaben *N* – *g* bezeichneten Unbekannten unbedingten Glauben schenken soll.

■ **Schwindel, Verstand und Gedächtnis**

Mangel an Aufmerksamkeit beim Lesen, die Gedanken bleiben auf keinen Gegenstand fest gerichtet (d. 1. T.) (*Tr.*). [CK 40]

Die Gedanken beschäftigen sich mit vielerlei Gegenständen, ohne daß einer davon zur deutlichen Kenntniß zurückbleibt (d. 4. T.) (*Tr.*). [CK 41]

Er verspricht sich stets und wählt andere Worte, als er will. [CK 42]

Unbesinnlichkeit und große Gedächtnisschwäche. [CK 43]

Auffallende Vergeßlichkeit (*Bte.*). [CK 44]

Anhaltende große Gedächtnisschwäche. [CK 45]

Gedächtnis-Mangel, viele Wochen lang (*Bte.*). [CK 46]

Große Vergeßlichkeit (*Tr.*). [CK 47]

Unvermögen, zusammenhängend zu denken. [CK 48]

Stumpfheit des Geistes. [CK 49]

Unfähigkeit und Unlust zu Geistes-Arbeiten (*Bte.*). [CK 50]

Unausstehliche **Langeweile,** eine Stunde deucht ihm wie ein halber Tag (*Bte.*). [CK 51]

Es ist alles so leicht an ihm, Verstandes- und Körper-Kräfte scheinen aufgereizt zu seyn (d. 1. T.) (*Ng.*). [CK 52]

Größere Lebhaftigkeit des Geistes, abwechselnd mit Geistesabwesenheiten, wobei Gedanken, Gesicht und Gehör nur undeutlich und fast verschwunden sind. [CK 53]

Eingenommenheit des Kopfes, mit Furcht, als würde er das Bewußtseyn verlieren. [CK 54]

Eine solche Eingenommenheit des Kopfes, als wenn sein Bewußtseyn außer seinem Körper wäre; wenn er etwas spricht, ist es ihm, als habe es ein Anderer gesagt, und wenn er etwas sieht, als wenn es ein Anderer sähe, oder, als wenn er sich in einen Andern versetzen könnte, und es dann erst sähe. [CK 55]

Früh ist der Kopf eingenommen und dummlich, was nach dem Aufstehen vergeht (d. 3. T.) (*Ng.*). [CK 56]

Früh ist ihm der Kopf trübe und heiß. [CK 57]

Eingenommenheit des Kopfes mit Gesichtshitze (*Tr.*). [CK 58]

Von Zeit zu Zeit Kopfschwäche. [CK 59]

Große **Betäubung,** mit Furcht, vorwärts zu fallen. [CK 60]

Arger Schwindel beim Gehen und Sitzen, als sollte er über den Haufen fallen, oft mehre Tage, mit Strammen im Genicke nach dem Kopfe zu. [CK 61]

Schwindel zum Umfallen, **das ganze Zimmer drehte sich mit ihr;** sie muß sich gleich niedersetzen, Nachmittags 4 Uhr (d. 3. T.) (*S.*). [CK 62]

Schwindel, es dreht sich Alles mit ihm im Kreise herum; mit Uebelkeit. [CK 63]

Es dreht sich mit ihm Alles vor den Augen herum. [CK 64]

Schwindel, früh, als wenn sie sich drehen sollte, mit ohnmachtartiger Uebelkeit; nach Frühstück von Semmel hörte die Uebelkeit auf, aber Säure im Munde (d. 11. T.) (*S.*). [CK 65]

Früh-Schwindel. [CK 66]

Schwanken beim Gehen, wie in Trunkenheit (*Bte.*). [CK 67]

Schnell vorübergehender Schwindel, des Morgens (*S.*). [CK 68]

Der Schwindel wird beim Bücken vermehrt (*S.*). [CK 69]

Schwindel zum Umfallen während des Gehens; sie mußte sich an der Mauer halten (d. 24. T.) (*S.*). [CK 70]

Den ganzen Tag taumlich zum Umfallen; und den Taumel zu mäßigen, muß sie sich die Augen wischen (d. 11. T.) (*S.*). [CK 71]

Durch einige Tage hindurch ein fast stets fortdauernder Taumel, wie ein leichter Bierrausch (d. 31. T.) (*S.*). [CK 72]

Der Kopf ist immer taumlich, so wie sie die Augen aufmacht (d. 16. T.) (*S.*). [CK 73]

Kopf, wie benebelt und berauscht, mit Gefühl, als sollte sie sich drehen, 9 Tage lang; dieß wechselte mit einem Schmerz in den Nieren ab, so daß, wie der Schmerz dort heftiger war, die Benebelung nachließ, und umgekehrt (n. 30 T.) (*S.*). [CK 74]

Selbst das schwächste geistige Getränk berauscht ihn. [CK 75]

■ **Kopf**

Kopfschmerzen, welche durch Gehen im Freien zunehmen. [CK 76]

Schmerz im Kopfe und Genicke, der beim zu Bette Gehen beginnt und erst früh, beim Aufstehen, nachläßt. [CK 77]

Kopfschmerz zum Niederlegen, mit trockner Hitze und Husten im Schlafe, den ganzen Nachmittag. [CK 78]

Halbseitiger Kopfschmerz auf der linken Seite (n. 18 St.) (*Hb.*). [CK 79]

Kurz anhaltender dumpfer Schmerz im Hinterhaupte (n. ½ St.) (*Tr.*). [CK 80]

Kopfschmerz im Hinterkopfe, wie gequetscht, der im Niederliegen vergeht. [CK 81]

Früh ist der Kopf schwer und heiß. [CK 82]

Große Schwere des Kopfes, bei Gesichtsblässe und Mattigkeit. [CK 83]

Schwere des Kopfes, mit Gefühl, als sollte er vorwärts fallen, beim Gerade-Sitzen, aber beim Bücken noch ärger, Nachmittags 1 Uhr (d. 5. T.) (*Ng.*). [CK 84]

Schwere des Kopfes mit Eingenommenheit in der Stirne und Empfindlichkeit des Scheitels bei Berührung, Nachmittags 4 Uhr (d. 2. T.) (*Ng.*). [CK 85]

Scharf drückender Kopfschmerz über den Augen. [CK 86]

Herausdrücken an der Stirne nach dem Mittags-Essen (d. 5. T.) (*Ng.*). [CK 87]

Hineindrückender Schmerz in der Stirne (*Ng.*). [CK 88]

Hineindrücken in die rechte Schläfe, nach dem Mittagessen (*Ng.*). [CK 89]

Ein schraubender Druck am Kopfe. [CK 90]

Zusammendrückender Kopfschmerz über den Augen, von beiden Schläfen her, Abends, und die Nacht Hitze im Bette und darauf Schweiß (n. 2 St.). [CK 91]

Zusammenpressender (zusammenkneipender) Kopfschmerz in der Stirne über den Augen, wie von den Schläfen aus (n. 3, 12 St.). [CK 92]

Von beiden Seiten zusammenpressender und reißender Kopfschmerz, Abends (n. 2 ½ St.) mit Schüttelfrost viele Abende nach einander. [CK 93]

Gefühl, als wenn die rechte Kopfseite zu der andern gedrängt oder geschraubt würde, und zugleich auf dem Scheitel ein schweres Gewicht läge, Vormittags, 8 ½ Uhr (d. 2. T.) (*Ng.*). [CK 94]

Schmerz, wie zusammengeschraubt im Kopfe, mit Stechen in der Stirne und so heftiger Schwere auf dem Oberkopfe, daß der Kopf beim Bücken hinabzufallen droht, im Stehen, Nachmittags 2 Uhr (d. 2. T.) (*Ng.*). [CK 95]

Gefühl von Zusammenziehen um die Stirne mit Wehtun (n. ¼ St.) (*Ng.*). [CK 96]

Dumpfer, pressender Kopfschmerz, beim Gehen vermehrt (d. 1. T.) (*Tr.*). [CK 97]

Brennend **drückender Schmerz mit Wärme im Vorderkopfe, nach dem Mittagessen,** im **Stehen** und Sitzen; in freier Luft erleichtert und im Zimmer nicht wiederkehrend (*Ng.*). [CK 98]

Zerschlagenheits-Kopfschmerz, mit etwas Backenröthe (*Bte.*). [CK 99]

Eigenthümlich bösartiger Kopfschmerz, als wäre das Gehirn zertrümmert, wie im Faulfieber (*Bte.*). [CK 100]

Betäubendes Spannen an einer kleinen Stelle der rechten Schläfe, das beim Daraufdrücken vergeht, beim Nachlassen aber gleich wieder kommt, Vormittags (d. 2. T.) (*Ng.*). [CK 101]

Ziehendes und klopfendes Spannen im rechten Hinterhaupte, Vormittags (d. 1. T.) (*Ng.*). [CK 102]

Kopfweh, ein schmerzhafter Zug in der rechten Kopfseite. [CK 103]

Bohrend ziehender Schmerz in der linken Schläfe-Gegend, Abends (d. 3. T.) (*Tr.*). [CK 104]

Reißender Kopfschmerz in der Stirne, der im Freien sich bessert, Abends (d. 3. T.) (*Ng.*). [CK 105]

Reißen im ganzen Kopfe, Vormittags (d. 1. T.) (*Ng.*). [CK 106]

Reißen in der rechten Schläfe (nach Reiben brennt die Stelle) (n. ½, 2 St.) (*Ng.*). [CK 107]

Reißen und Stechen in der rechten Kopfseite, Vormittags, und im linken Stirnhügel, Abends (d. 1. T.) (*Ng.*). [CK 108]

Reißen in der Stirne Vormittags, das Nachmittags zu einem Stechen wird (d. 2. T.) (*Ng.*). [CK 109]

Reißen an der linken Schläfe hinauf, mit nachfolgendem Stechen in der rechten (n. 2 St.) (*Ng.*). [CK 110]

Kopfweh, wie Reißen und Ohren-Stechen, durch Aufdrücken mit der Hand etwas vermindert, 4 Tage lang, gegen Abend (n. 6 T.) (*S.*). [CK 111]

Kopfschmerz, starke Stiche im Gehirne, mit Brecherlichkeit. [CK 112]

Messerstiche, die von Zeit zu Zeit durch den Kopf fahren. [CK 113]

Stiche, die bei jedem Tritte durch den Kopf fahren. [CK 114]

Ein Stich im Kopfe, wie um das Gehirn herum. [CK 115]

Spitze Stiche in die rechte Kopfseite, während des Bückens beim Arbeiten (d. 28. T.) (*Ng.*). [CK 116]

Ein Stich in der rechten Schläfe, wie mit einem großen groben Instrumente, der kurz dauernden Wundschmerz hinterließ (n. 13 T.) (*S.*). [CK 117]

Stiche in der Schläfe, beim Singen, die nachließen, sobald sie mit Singen aufhörte (n. 33 T.) (*S.*). [CK 118]

Stechen an einzelnen Stellen des Kopfes (*Tr. Ng.*). [CK 119]

Stiche im Kopfe, nach dem Scheitel zu (d. 2. u. 3. T.) (*Hb.*). [CK 120]

Stechen in der Stirne mit Dummlichkeit und Schwere im Kopfe, Nachmittags (d. 3. T.) (*Ng.*). [CK 121]

Stiche in der Stirn beim Schlafengehen (d. 10. T.) (*S.*). [CK 122]

Stiche im Vorder- und Hinterkopfe, nach dem Essen, ärger gegen Abend (n. 37 T.) (*S.*). [CK 123]

Herauswärts gehendes Stechen im Kopfe, Nachmittags (d. 8. T.) (*Ng.*). [CK 124]

Schmerzhaftes Hinein-Bohren in die rechte Schläfe, Abends (d. 5. T.) (*Ng.*). [CK 125]

Anhaltendes Bohren und Reißen in beiden Schläfen, Vormittags (d. 4. T.) (*Ng.*). [CK 126]

Pochender Kopfschmerz im Scheitel, über der rechten Schläfe-Gegend, früh beim Erwachen. [CK 127]

Klopfen und Stechen in der Stirn und rechten Kopfseite, Nachmittags (d. 2. T.) (*Ng.*). [CK 128]

Klopfen und Drücken in der rechten Schläfe, wie starker Pulsschlag, mit Drücken auf dem Scheitel, wie von einem schweren Gewichte, Nachmittags (d. 2. T.) (*Ng.*). [CK 129]

Pulsirender Kopfschmerz beim Treppensteigen, nach dem Mittagessen (d. 2. T.) (*Tr.*). [CK 130]

Schlagen und Toben auf dem Scheitel, Vormittags (d. 2. T.) (*Ng.*). [CK 131]

Schlagen und Reißen, oben in der rechten Kopfseite, Nachmittags 1 Uhr (*Ng.*). [CK 132]

Taktweises Schlagen im ganzen Kopfe, Nachmittags im Gehen und den folgenden Morgen im Bette (n. 3 T.) (*Ng.*). [CK 133]

Beim Bücken, Wallen im Kopfe, nach dem Takte des Pulses, das beim Aufrichten etwas erleichtert wird, nach dem Mittagessen (*Ng.*). [CK 134]

Der Kopfschmerz läßt nach, wenn man den Kopf im Bette ganz ruhig hinlegt (*Bte.*). [CK 135]

Nach dem Mittagessen, Hitze im Kopfe, mit Gefühl beim Bücken, als wenn das ganze Gehirn vorfallen wollte, was durch Aufrichten vergeht (d. 1. T.) (*Ng.*). [CK 136]

Gefühl innerer Wärme in der Stirn, ohne äußerlich fühlbare, mit Dummlichkeit, 1/2 Stunde lang (*Ng.*). [CK 137]

Es steigt ihr vom Magen aus Hitze in den Kopf, Vormittags (*Ng.*). [CK 138]

Kopfschmerz, wie Kriechen eines Wurmes unter der Hirnschale, auch, wie Schneiden und Fressen. [CK 139]

Gefühl, als kröche etwas (zwischen Haut und Fleisch) von beiden Schläfen nach der Stirne zu, wo es herausdrückt, als wolle es da durchdringen (*Bte.*). [CK 140]

Aeußerlich über den Kopf verbreitet sich ein Gefühl, als ob die Haut einschliefe (d. 3. T.) (*Hb.*). [CK 141]

Drücken äußerlich am Hinterkopfe und der Stirne, **wie von einem engen Hute.** [CK 142]

Am obern Theile der Stirne ein kleiner, bei Berührung schmerzhafter Fleck, früh (d. 10. 11. T.) (*Tr.*). [CK 143]

Aeußerliches Reißen in der rechten Schläfe, mit nachfolgendem, anhaltendem Bohren und Schlagen innerlich (d. 2. T.) (*Ng.*). [CK 144]

Aeußerliches Stechen, wie mit einem Pfriemen, an einer kleinen Stelle der linken Kopfseite, nahe am Scheitel (*S.*). [CK 145]

Aeußerliches Zwicken und Greifen auf dem Kopfe, mit Frieren gegen das Hinterhaupt zu, ärger beim Bücken, Abends (*S.*). [CK 146]

Schmerz an der linken Scheitelgegend, als wenn sie Jemand bei einem Büschel Haare in die Höhe zöge (d. 1. T.) [CK 147]

Die angerührten Kopfhaare schmerzen, als wäre die Stelle wund. [CK 148]

Ausgehen der Kopfhaare (n. 8 T.) (*S.*). [CK 149]

Dürre der Kopfhaare. [CK 150]

Jücken, (Kriebeln und Laufen) hier und da am Kopfe (*Ng.*). [CK 151]

Unausstehliches Jücken am Kopfe; er muß sich blutig kratzen, und nach dem Kratzen schmerzt die Haut (*Hb.*). [CK 152]

Der Haarkopf jückt und ist voll weißer Schuppen (*Hb.*). [CK 153]

Trockenheit und Dürre der Kopfhaare. [CK 154]

Ein Häufchen Blüthen am Haarkopfe hinter dem rechten Ohre, spannenden Schmerzes (*Ng.*). [CK 155]

Ausschlagsknötchen an der Stirne und am Halse. [CK 156]

■ Augen

Zitter-Gefühl der Augenbrauen (*Bte.*). [CK 157]

Drücken in den Augen, sie konnte sie nicht aufschlagen. [CK 158]

Drücken in den Augen und Empfindlichkeit derselben gegen das Licht (*Hb.*). [CK 159]

Drücken im rechten Auge, Abends, beim Schreiben oder Lesen (*Tr.*). [CK 160]

Drücken im linken Auge, als wenn etwas hineinge-fallen wäre, gleich unter dem obern Augenlide, den ganzen Tag über (d. 5. T.) (*S.*). [CK 161]

Pressen am linken Augapfel (n. ½ St.) (*Tr.*). [CK 162]

Abwechselndes Pressen in den Augenlidern (d. 1. T.) (*Tr.*). [CK 163]

Spannen um das linke Auge herum (d. 2. T.) (*Ng.*). [CK 164]

Reißen im rechten obern Augenlide, beim Nieder-sehen; beim Aufblicken, Gefühl, als wäre das obere Lid länger und hinge herab; darauf Ste-chen in der rechten Kopfseite, früh (d. 2. T.) (*Ng.*). [CK 165]

Reißen im obern Augenhöhlrande. [CK 166]

Ein brennend stichlichtes Beißen, wie von einer Schärfe in dem einen Augenwinkel. [CK 167]

Stechen in den Augenwinkeln (*Ng.*). [CK 168]

Stiche im untern Augenlide (*Hb.*). [CK 169]

Oft heftiges Jücken in den Augen. [CK 170]

Jücken in den Augenwinkeln und an den Lidern (*Ng.*). [CK 171]

Schründen, innerlich in den Augen, Abends, dann fielen die Augenlider unaufhaltsam zu. [CK 172]

Schründen und Trockenheits-Gefühl im innern Augenwinkel (*Hb.*). [CK 173]

Beißen im linken Auge, wie von Seife, Abends. [CK 174]

Reißend beißender Schmerz im Auge. [CK 175]

Beißend brennender Schmerz in den Augen, früh (d. 2. T.) (*Tr.*). [CK 176]

Brennen der Augen, früh beim Erwachen (*Ng.*). [CK 177]

Brennen in den Augen, besonders wenn er in die Höhe sieht. [CK 178]

Brennen und Drücken in den Augen. [CK 179]

Brennen und Drücken in den Augen und in der Nase, als sollte sie Schnupfen bekommen (*S.*). [CK 180]

Brennen in den Augenwinkeln (d. 2. 3. T.) (*Tr.*). [CK 181]

Brennen und vermehrte Schleim-Absonderung in den Augen, Nachts, und zuweilen früh, mit Jücken (*Tr.*). [CK 182]

Alle Abend, Brennen und Trockenheit der Augenli-der, mit Schmerz im innern linken Augenwinkel und morgentlicher Aussonderung von getrock-neter Augenbutter, über 1 Woche lang (*Hb.*). [CK 183]

Röthe der Augen, mit Schründen in den Winkeln und Blödigkeit; Abends sieht er einen Schein um das Licht beim Lesen; er muß sie oft wischen und des Nachts schwären sie zu, lange Zeit hindurch (*Hb.*). [CK 184]

Röthe des rechten Auges mit Wundheitsgefühl und Thränen desselben (d. 3. u. 4. T.) (*Hb.*). [CK 185]

Entzündung der Bindehaut des rechten Auges, ohne bedeutende Schmerzen, Abends (d. 1. T.) (*Tr.*). [CK 186]

Am linken untern Augenlide, ein Blüthchen ste-chenden Schmerzes. [CK 187]

Oefterer Ansatz zu einem Gerstenkorne am oberen Augenlide (*Hb.*). [CK 188]

Die Augenwimpern gehen sehr aus. [CK 189]

Schwäche der Augenlider, sie wollen ihm immer zufallen, ohne Schläfrigkeit, Nachmittags (*Ng.*). [CK 190]

Er kann das linke Auge nicht gut aufmachen, weil es ihm scheint, als hänge das obere Augenlid weit herunter, weshalb er öfters wischt, um bes-ser zu sehen (d. 5. T.) (*Ng.*). [CK 191]

Das obere Augenlid ist wie gelähmt, hängt herab und bedeckt das Auge nur zur Hälfte (d. 29. T.). [CK 192]

Wenn er die Augen im Bette leicht geschlossen hat, zieht es sie ihm oft krampfhaft, mit Schmerz, in einem Rucke zusammen, und will er Nachts die Augen, auch im Finstern, öffnen, so schmerzen sie ungeheuer drückend, wie vom plötzlichen hellsten Sonnenlichte, und es zieht sie ihm wie-der zusammen; dabei Nachts wenig Schlaf und am Tage öfters Fippern im rechten obern Augen-lide (*Hb.*). [CK 193]

Zittern des linken Auges, als wollte es ihr heraus-springen, ärger gegen Abend und beim Herun-tersehen, besser beim Schließen des Auges, oder Heraufsehen, oder wenn sie es mit der Hand hält; zugleich Empfindlichkeit des Auges gegen das Licht, daß sie es öfters schließen mußte, 3 Tage lang (n. 47. T.) (*S.*). [CK 194]

Thränen der Augen in freier Luft. [CK 195]

Häufiges Thränen der Augen, ohne Schmerzen (*S. Ng.*). [CK 196]

Thränen der Augen, früh, nach dem Erwachen (*Hb. Ng.*). [CK 197]

Wässern und Brennen der Augen, mit Gefühl, als wenn das Gesicht geschwollen wäre (d. 1. T.) (*Ng.*). [CK 198]

Aus dem rechten Auge sondert sich immer eine schleimige Feuchtigkeit ab (Augenbutter). [CK 199]

Die Augen sondern die Nacht über viel Schleim ab, mehre Tage hinter einander (*S.*). [CK 200]

Früh, beim Erwachen, viel trockne Augenbutter. [CK 201]

Die Augen sind früh beim Erwachen verklebt und brennen beim Eröffnen, mit Lichtscheu (*Ng. Hb.*). [CK 202]

Nächtliches Zuschwären der Augen, mehre Wochen lang, mit entzündeter Bindehaut und Schleim-Absonderung am Tage; bei Lichte, vorzüglich Abends, ist es ihm dabei immer wie Flor vor den Augen, was zum Wischen nöthigt, dadurch aber nicht vergeht, und er sieht einen Schein um das Licht (d. 10. T.) (*Hb.*). [CK 203]

Die früh verklebten Augen beißen und sind trübe, was nach dem Waschen vergeht (d. 2. T.) (*Ng.*). [CK 204]

Trübsichtigkeit, wie durch Nebel. [CK 205]

Trübsichtigkeit, zuweilen im Freien und im Zimmer vergehend (*Tr. Ng.*). [CK 206]

Trübsichtigkeit, wie durch Nebel, Abends (d. 1. 30. T.) (*Ng. Tr.*). [CK 207]

Trübsichtigkeit, die zu stetem Wischen nöthigt, wodurch sie gebessert wird, mit Gefühl in den Augen, als wenn sie in den Winkeln zusammenkleben wollten (d. 11. T.) (*Ng. Tr.*). [CK 208]

Das rechte Auge trübsichtig, als wenn eine Feder oder ein Haar davor wäre, das sie wegnehmen zu müssen glaubt (d. 6. u. 7. T.) (*S.*). [CK 209]

Sie kann Abends weder lesen, noch nähen, vor Blödigkeit und Trockenheit der Augen; auch am Tage ist ihr Gesicht blöde (da sie sonst sehr scharf sah). [CK 210]

Nach langem Sehen, Schwäche der Augen (d. 4. T.) (*Ng.*). [CK 211]

Schielen beider Augen (*Tr.*). [CK 212]

Fippern und Nebel vor den Augen (*Tr.*). [CK 213]

Kurzes Flimmern und wie Flecken vor den Augen, eine Art Schwindel. [CK 214]

Nach dem Ausschnauben flimmern weiße Sternchen vor den Augen (d. 4. T.) (*Ng.*). [CK 215]

Es ist ihm hell vor den Augen, wenn er sie schließt. [CK 216]

Was sie ansieht, kommt ihr gelb vor (d. 34. 35. T.) (*Ng.*). [CK 217]

■ Ohren

Spannen in den Ohren (d. 2. 3. T.) (*Tr.*). [CK 218]

Reißen in, hinter und unter den Ohren (*Ng.*). [CK 219]

Stechen in den Ohren, besonders Abends (n. 30 T.) (*Hb.*). [CK 220]

Ohren-Stechen im linken Ohre (d. 7. T.) (*S.*). [CK 221]

Stiche von innen nach außen durch das Ohr (n. 4 St.) (*Tr.*). [CK 222]

Hineinstechen in die Ohren (*Ng.*). [CK 223]

Nachts kurzes Stechen tief im rechten Ohre (n. 4 St.) (*Ng.*). [CK 224]

Oefteres Stechen wie mit einem Messer in das Ohrgrübchen (*Ng.*). [CK 225]

Bohren im Ohre früh, und Nachmittags im Ohrgrübchen, das auch beim Daraufdrücken schmerzhaft ist (d. 4. T.) (*Ng.*). [CK 226]

Pulsiren im Ohre. [CK 227]

Arges Jücken in beiden Ohren, was sich durch Reiben mit dem Finger vermehrt (n. 50 St.). [CK 228]

Jücken und Kriebeln im innern Gehörgange (*Ng. Tr.*). [CK 229]

Am rechten Ohre, ein durchsichtiges Wasserbläschen ohne Schmerz (*Bte.*). [CK 230]

Jücken vor und hinter den Ohren und an den Ohrläppchen (*Ng.*). [CK 231]

Jückendes Brennen im vordern Rande des rechten Ohres (d. 1. T.) (*Ng.*). [CK 232]

Viele Abende ein heißes, rothes Ohr. [CK 233]

Eiter-Ausfluß aus dem rechten Ohre (n. 11 T.) (*Hb.*). [CK 234]

Es deuchtet ihr, als läge Etwas außen vor dem Ohre. [CK 235]

Wenn sie schnaubt, tritt es vor das Ohr, und wenn sie schlingt, geht dasselbe wieder auf. [CK 236]

Ohrensausen, Abends. [CK 237]

Ohrensausen, früh; dabei der Stuhl fester, als sonst (*S.*). [CK 238]

Sumsen vor den Ohren, wie von Glocken, früh nach dem Aufstehn aus dem Bette. [CK 239]

Zischen im Ohre. [CK 240]

Starkes Pfeifen im Ohre. [CK 241]

Beim Schlingen knickert's im Ohre. [CK 242]

Vorzüglich beim Kauen, Knistern des Trommelfelles. [CK 243]

Es dünkt ihm eine Stunde lang im rechten Ohre, als habe er eine ganz andere Stimme (d. 4. T.) (*Ng.*). [CK 244]

■ Nase

Absetzender Brennschmerz im rechten Nasenflügel, Abends (d. 1. T.) (*Tr.*). [CK 245]

Reißen in und an der rechten Nasenhöhle, das beim darauf Drücken nur auf kurze Zeit vergeht (d. 2. T.) (*Ng.*). [CK 246]

Jücken auf dem Rücken, an der Seite und um die Oeffnung der Nase (*Ng.*). [CK 247]

Arges Jücken des einen Nasenflügels, 1 Stunde lang. [CK 248]

Geschwürige Nasenlöcher. [CK 249]

Wundheit mit Schorfen im rechten Nasenloche; mit Auswurf vielen dicken, gelblichen Schleims aus der Nase (die ersten 4 Wochen) (*Ng.*). [CK 250]

Auf der rechten Seite der Nase zwei Ausschlagsblüthchen mit brennend stechendem Schmerze. [CK 251]

Ein Blutschwär an der Nase. [CK 252]

Nasenbluten (*Ng.*). [CK 253]

Er schnaubt lauter Blut aus. [CK 254]

Die Scheidewand der Nase geschwollen, roth und schmerzhaft, bei Berührung; Abends sind die Schmerzen vermehrt, mit Stechen in der Stirne (d. 1. T.) (*S.*). [CK 255]

Geschwulst und Härte des linken Nasenflügels, mit Schmerzhaftigkeit bei Berührung (d. 8. T.) (*S.*). [CK 256]

Saurer Geruch in der Nase, früh (d. 3. T.) (*Ng.*). [CK 257]

Uebertrieben scharfer Geruch. [CK 258]

Schwäche des Geruchssinnes. [CK 259]

■ **Gesicht**

Finsteres, mißmuthiges Aussehen (*Ng.*). [CK 260]

Schnell abwechselnde Blässe und Röthe des Gesichtes. [CK 261]

Reißen in den Gesichtsseiten, besonders in der rechten, im Jochbeine, wo es durch Reiben vergeht, oder mit Reißen in den Zähnen dieser Seite (*Ng.*). [CK 262]

Die Backen sind kupferroth, wie bei Branntweinsäufern (*Bte.*). [CK 263]

Hitze und Spannen in der linken Gesichtshälfte, Abends (d. 1. T.) (*Tr.*). [CK 264]

Spannen und **Ziehen in den Kinnladen** und Wangen, mit vermehrter Speichel-Absonderung (d. 2. T.) (*Tr.*). [CK 265]

Ziehen und Reißen im linken Backen und Zahnfleische, Nachmittags (n. 30 T.) (*S.*). [CK 266]

Kriebeln in der rechten Gesichtsseite, wie von Ameisen, mit Stechen im Ohrgrübchen und Reißen im rechten Knie (*Ng.*). [CK 267]

Die Gesichtshaut ist, selbst um die Augen herum, gespannt, als wenn Eiweiß darauf trocknete, nach dem Mittagessen (beim Gehen im Freien) (d. 5. T.) (*Ng.*). [CK 268]

Das Gesicht scheint ihm wie größer oder geschwollen, und die Augen kleiner, so daß es im Sehen hindert, nach dem Mittagessen (d. 1. T.) (*Ng.*). [CK 269]

Gesichts-Blässe. [CK 270]

Täglich fliegende Hitze im Gesichte. [CK 271]

Ein schmerzlicher rother Fleck auf der rechten Backe. [CK 272]

Gesichtshaut rauh, besonders an der Stirne. [CK 273]

Gefühl um das Kinn, wie von anliegendem Spinngewebe. [CK 274]

Starkes Jücken im Gesichte. [CK 275]

Jücken an Stirn, Wangen, um die Augen und am Kinne (*Ng.*). [CK 276]

Jücken an der Wange, mit Brennen nach Kratzen (*Ng.*). [CK 277]

Jückendes Laufen, wie von einem Insekte, an der rechten Unterkiefer-Seite (*Ng.*). [CK 278]

Jücken, mit heftigem Reiz zum Kratzen, im Gesichte und unter dem Kinne, worauf kleine griesartige Blüthchen entstehen (d. 4. T.) (*Ng.*). [CK 279]

(Jückende) Bläschen an der Stirn, der rechten Nasenseite und dem linken Mundwinkel (die durch darauf Drücken in einander fließen) (d. 6. bis 9. T.) (*Ng.*). [CK 280]

Auf dem rechten Backen eine Ausschlagsblüthe, welche bei Berührung wund schmerzt. [CK 281]

Kleine rothe Blüthchen auf der rechten Wange, die rauh anzufühlen und schmerzlos sind (d. 12. T.) (*S.*). [CK 282]

Das Rothe der Lippen ist bläulicht (bei und nach dem Fieber) (*Bte.*). [CK 283]

Kleine Blüthen am Kinne, die den andern Morgen vergehen (n. 8 u. 13 T.) (*Ng.*). [CK 284]

Ausschlagsknötchen an der linken Wange und an der Stirn (d. 10. T.) (*Ng.*). [CK 285]

Ein Blutschwär nach dem andern am linken Backen. [CK 286]

Jücken einer schon trocknen Kruste eines ungeheilten kleinen Blutschwäres an der Stirne, das durch Kratzen vergeht (*Ng.*). [CK 287]

Festes Aneinander-Schließen beider Kinnladen (d. 1sten St.) (*Tr.*). [CK 288]

Spannschmerz in den Kiefergelenken beim Kauen oder Oeffnen des Mundes. [CK 289]

Die Kinnlade ist so verschwollen, daß er ohne Schmerz den Mund nicht öffnen kann; es sticht dann bis zum Backenknochen und nach der Schläfe hinauf. [CK 290]

Beide Lippen scheinen ihm größer und geschwollen zu seyn (*Ng.*). [CK 291]

Geschwulst der Unterlippe. [CK 292]

Lippengeschwulst und Bläschen daran. [CK 293]

Kitzeln am linken Mundwinkel und dem rechten Jochbeine, das durch Kratzen vergeht (*Ng.*). [CK 294]

An der innern Fläche der Lippe ein helles, erbsengroßes Bläschen (d. 2. T.) (*Tr.*). [CK 295]

Krustiger Ausschlag an der Unterlippe. [CK 296]

Die Lippen schälen sich ab (d. 4. T.) (*Ng.*). [CK 297]

Aufgesprungene (trockene) **Lippen** (*Ng. Tr. S.*). [CK 298]

Bedeutende Verkürzung des Unterkiefers; die Oberzähne ragen weit über die unteren hervor, drei Tage lang (*Bte.*). [CK 299]

■ **Mund und innerer Hals**

Ziehender Wundheitsschmerz im Zahnfleische. [CK 300]

Zahnfleischgeschwülste. [CK 301]

Bluten des Zahnfleisches (d. 4. T.) (*Hb.*). [CK 302]

Geschwürigkeit aller Zahnwurzeln (*Bte.*). [CK 303]

Am Zahnfleische der linken unteren Reihe entsteht ein Geschwür, das sogleich aufgeht und salzig schmeckendes Blut ergießt (d. 4. T.) (*Ng.*). [CK 304]

Ziehschmerz von einem Zahne bis in's Ohr, in die Seite des Kopfes. [CK 305]

Das Zahnweh erstreckt sich bis zum Kehlkopfe herunter, mit Aufgeregtheit der Nerven, wie oft nach Verkältung oder nach Chamillen-Gebrauch (*Bte.*). [CK 306]

Ziehschmerz in den Zahnreihen der rechten Seite, Abends, nach dem Niederlegen vergehend (*Ng.*). [CK 307]

Zuckender Schmerz in einem vordern Backzahne der linken oberen Reihe (d. 1. T.) (*Ng.*). [CK 308]

Zuckender und reißender Zahnschmerz weckt sie nach Mitternacht und vergeht nach dem Aufstehen (d. 5. T.) (*Ng.*). [CK 309]

Ziehend reißender Schmerz in den vordern Untern-Zähnen, bis in's Jochbein und die Schläfe dringend. [CK 310]

Reißen in den Backzähnen zu verschiedenen Tageszeiten, zuweilen bis zur Schläfe hinauf (*Ng.*). [CK 311]

Nagen in einem vordern Backzahne der unteren Reihe, mit Reißen hinter dem Ohre und Gefühl, als wollte es dasselbe herausreißen, am ärgsten Abends 9 Uhr, dann langsam abnehmend, beim Aufsitzen im Bette etwas erleichtert, und nach Mitternacht bloßes Nagen im Zahne. Der Schmerz ist unter allen Umständen unverändert, am Tage bloß muckend (*Ng.*). [CK 312]

Abends Bohren (Reißen, Wühlen) in den Zähnen (n. 1 St.). [CK 313]

Bohren in einzelnen, hohlen Zähnen. [CK 314]

Schneidender Zahnschmerz in freier Luft und beim Liegen, Abends im Bette (n. 2, 3 St.). [CK 315]

Kitzeln in den Zähnen und an den Wurzeln derselben, gleich nach dem Mittag-Essen (d. 4. 5. T.) (*Ng.*). [CK 316]

Kälte-Gefühl an den Zähnen mit großer Empfindlichkeit derselben (*Ng.*). [CK 317]

Die hohlen Zähne schmerzen sehr, wenn etwas Speise hineinkommt. [CK 318]

Drückender Schmerz in einem Schneidezahne, bei und außer dem Kauen. [CK 319]

Die Zähne schmerzen beim Kauen sehr, sie getraut sich nicht, sie zusammenzubeißen (n. 2 T.). [CK 320]

Der ärgste Zahnschmerz ist bei dem mindesten Kauen; die Wurzeln der Zähne schmerzen dann, wie geschwürig. [CK 321]

Beim Aufbeißen schmerzt ein Zahnstummel, als würde er gewaltsam in seine Höhle gestoßen. [CK 322]

Beim Zusammenbeißen, Zahnschmerz, wie von Lockerheit der Zähne. [CK 323]

Zerschlagenheits-Schmerz in einem Backzahne der rechten oberen Reihe, durch darauf Drücken, wobei der Zahn locker erscheint, gebessert (d. 11. T.) (*Ng.*). [CK 324]

Ein oberer Backzahn ist bei Berührung schmerzhaft. [CK 325]

Zwei faule Backzähne (unten und oben) greifen beim Oeffnen des Mundes hindernd in einander (*Bte.*). [CK 326]

Gefühl, als wären die Zähne zu lang (d. 1. T.) (*Tr.*). [CK 327]

Dicker, übelriechender Schleim an den Zähnen (d. 5. T.) (*Ng.*). [CK 328]

Anhaltendes Gefühl im innern Munde, als sey er verbrannt gewesen (nach dem Mittagessen) (n. 48 St.) (*Ng.*). [CK 329]

Kriebeln an den innern Wangenflächen (n. 3 St.) (*Tr.*). [CK 330]

Schmerzhaftigkeit des innern Mundes, des Gaumens, der Zunge, des Zahnfleisches, wie Wundheit, er konnte davor kaum essen. [CK 331]

Viel Geschwürchen im innern Munde. [CK 332]

Beim Erwachen ist der Mund ausgetrocknet und die Zunge klebt am Gaumen. [CK 333]

Wässerig im Munde (*Bte.*). [CK 334]

Morgens, viel Ausspucken von Speichel und Schleim (*Bte.*). [CK 335]

Es kömmt dicker Schleim aus den Choanen in den Mund. [CK 336]

Dumpfer, fauler Mundgeruch. [CK 337]

(Flüchtiges, stechendes) Kriebeln in der Zunge (d. 1sten St.) (*Tr.*). [CK 338]

Jücken in der Zungenspitze, daß er sie zerkratzen möchte (n. 5, 7 T.) (*Ng.*). [CK 339]

Rauhheits-Gefühl auf der Zunge (n. $^3/_4$ St.) (*Ng.*). [CK 340]

Weiß belegte Zunge, mit reinem Geschmacke (*S.*). [CK 341]

Gelblichweiß belegte Zunge mit bitterm Geschmacke (*S.*). [CK 342]

Drückender Schmerz in der linken Mandel, bei und außer dem Schlingen (d. 1. T.) (*Tr.*). [CK 343]

Früh, stumpfes Stechen in der rechten Mandel (d. 4. T.) (*Tr.*). [CK 344]

Angeschwollene Mandeln (d. 6. T.) (*Tr.*). [CK 345]

In beiden Halsseiten, Gefühl, wie von äußerer Geschwulst, mit Stichschmerz. [CK 346]

Halsweh beim Schlingen (*S.*). [CK 347]

Halsweh, ein Drücken im Halse, außer dem Schlingen, bei innerlich heißen Händen (n. 2 St.). [CK 348]

Druckschmerz im Halse, wie von einem Knollen darin, mit Wundheitsgefühl, rauher Sprache und Trockenheit des Halses. [CK 349]

Drückend pressender Halsschmerz beim (leeren) Schlingen, Abends, mehre Tage nach einander (durch Geschwulst im Halse erzeugt) (d. 4. T.) (*Tr.*). [CK 350]

Heftig drückender Schmerz, als ob eine Stelle der Speiseröhre verengert oder zusammengedrückt wäre, in der Mitte der Brust, vorzüglich beim Schlingen, doch auch außer demselben mit abwechselnder Brustbeengung und Herzklopfen, vorzüglich nach Tische (d. 8. 9. T.) (*Tr.*). [CK 351]

Krampfhaft drückender Schmerz in der Mitte der Brust beim Niederschlingen der Speisen und Getränke (*Tr.*). [CK 352]

Klemmendes Gefühl im Schlingen jeden Bissens vom Schlunde bis in den Magen. [CK 353]

Verengerung des Schlundes, wie Mangel an Thätigkeit desselben, früh, beim Erwachen. [CK 354]

Nachts verhindertes Schlingen, wie von krampfhafter Verengerung des Halses (d. 1. T.) (*Tr.*). [CK 355]

Zusammenschnürender (pressender) Schmerz im Rachen und innern Halse (im Schlundkopfe), mit vielem Schleim im Munde (Abends) (d. 1. 2. T.) (*Tr.*). [CK 356]

Drückend spannender Schmerz in der innern, rechten Halsseite, bis zum Ohre (d. 1. T.) (*Tr.*). [CK 357]

Ziehend spannender Schmerz in der rechten Halsseite, vorzüglich beim Bewegen der Zunge (d. 9. T.) (*Tr.*). [CK 358]

Nachts, krampfhaft ziehender Schmerz in der Seite des Halses und dem Ohre, den Schlaf störend, und durch Niederschlingen sehr vermehrt (d. 9. T.) (*Tr.*). [CK 359]

Flüchtige im Halse hin und her fahrende Stiche, und zuweilen, beim Schlingen, ein Gefühl, als ob etwas Spitzes darin stäke (Abends) (d. 2. 4. T) (*Tr.*). [CK 360]

Stechen im Halse beim (leeren) Schlingen (*Hb. Ng.*). [CK 361]

Abends (und Nachts) Rauhigkeit, die zum Rachsen nöthigt, und Schleim-Ansammlung im Halse, mehre Tage nach einander (*Tr. Ng.*). [CK 362]

Gefühl von Scharren im Schlunde, wie von verschlucktem Pfeffer (n. 3 St.) (*Tr.*). [CK 363]

Stetes, greifendes Kratzen im Halse, lang anhaltend (d. 5. T.) (*Ng.*). [CK 364]

Kratzen oben im Halse. [CK 365]

Nach Aufstoßen, Kratzen im Halse, das zum Rachsen nöthigt (d. 2. T.) (*Ng.*). [CK 366]

(Brennender) Wundschmerz im Halse, (bei und) außer dem Schlingen, Abends, mehre Tage nach einander (d. 4. T.) (*Tr.*). [CK 367]

Brennen im Halse, Abends (d. 3. T.) (*Tr.*). [CK 368]

Brennen im Halse, wie Sood, und Rauhheit (d. 5. T.) (*Ng.*). [CK 369]

Entzündung des Rachens, die an der Mundhöhle durch eine livide Farbe stark begrenzt wird, mehre Tage (n. 2 T.) (*Tr.*). [CK 370]

Entzündungs-Röthe im hinteren Theile des Halses (d. 9. T.) (*Tr.*). [CK 371]

Große Trockenheit im Halse, Munde und an den Lippen, als wären die Theile von Hitze ausgedörrt, mit quälendem Durste. [CK 372]

Trockenheit im Halse und Munde (bald nach dem Einnehmen) (*Tr.*). [CK 373]

Abends, Trockenheit im Halse, die zu öfterem Rachsen nöthigt (d. 3. T.) (*Tr.*). [CK 374]

Trocken und kratzig im Halse (d. 1. T.) (*Ng.*). [CK 375]

Abends und Nachts sind die Halsbeschwerden am heftigsten; Vormittags am geringsten, und warmes Essen und Trinken erleichtert sie (*Tr.*). [CK 376]

Vermehrte Speichel-Absonderung im Munde, mit zusammenziehender Empfindung darin, oder mit anhaltendem Kriebeln in den Wangenflächen (n. ½ St.) (*Tr.*). [CK 377]

Abends im Bette sammelt sich viel Speichel im Munde (d. 3. T) (*Tr*) [CK 378]

Häufiger Zufluß wässerigen Speichels im Munde, den er auszuspucken genöthigt ist, den ganzen Tag hindurch, am meisten Nachmittags, Nachts gar nicht (n. 10 Min. und 2 T.) (*Ng.*). [CK 379]

Die Speichel-Absonderung wird zum völligen Speichelflusse (*Tr.*). [CK 380]

Vermehrte Schleim- (und Speichel-)Absonderung (d. 1. 2. T.) (*Tr. Ng.*). [CK 381]

Ansammlung vielen Schleimes im Munde, der, ausgespuckt, sich immer wieder erzeugt, bei Trockenheit im Halse (d. 1. T.) (*Tr.*). [CK 382]

Vorzüglich Abends und früh beim Erwachen, Ansammlung dicken, zähen Schleimes im Halse, der die Halsschmerzen vermehrt, öfters zum Rachsen nöthigt, und nur mit Mühe in kleinen Klümpchen ausgeworfen werden kann (d. 1sten Tage.) (*Tr.*). [CK 383]

Dicker, zäher Schleim kömmt aus den hintern Nasen-Oeffnungen (Choanen) in den Rachen. [CK 384]

Nach Rachsen von Schleim, den sie nur mit Mühe herausbringen kann, wird der Hals sehr empfindlich (*Ng.*). [CK 385]

Er kann den Schleim im Halse nicht ausräuspern, weil er zu tief sitzt (*Ng.*). [CK 386]

Ein Stück Schleim kommt ihm in den Hals, der ihm den Athem versetzt, bis er ihn hinunter schluckt (n. 10 Min.) (*Ng.*). [CK 387]

Ausräuspern von (gesalzenem) Schleim, nach dem Mittagessen (d. 2. T.) (*Ng.*). [CK 388]

Stetes Zusammenlaufen (süßlichen oder säuerlichen) Wassers im Munde (d. 5. 8. T.) (*Ng.*). [CK 389]

Trockenheit im Munde, obgleich es nicht an Speichel fehlt, wodurch öfteres schmerzhaftes Schlingen bewirkt wird (*Tr.*). [CK 390]

Blutgeschmack im Munde, ½ Stunde lang (d. 7. T.) (*Ng.*). [CK 391]

Süßer Geschmack im Halse, mit Schwindel, dann Schleim-Auswurf, mit Blut gemischt, früh (d. 28. T.) (*Ng.*). [CK 392]

Zusammenziehender, herber Geschmack auf der Zunge, wie von Schlehen (d. 1. 8. T.) (*Ng. Tr.*). [CK 393]

Bittrer Geschmack, Abends, nach Genuß von Aepfeln. [CK 394]

Bitter im Munde (bald nach dem Einnehmen) (*Ng.*). [CK 395]

Bitter und schleimig im Munde, früh beim Aufstehen (d. 5. T.) (*Ng.*). [CK 396]

Bitterlich fader Geschmack im Munde (*Hb.*). [CK 397]

Alles schmeckt lätschig (*Bte.*). [CK 398]

Früh, lätschiger, metallischer Geschmack im Munde (d. 4. u. 5. T.) (*Tr.*). [CK 399]

Säuerlicher Geschmack kommt ihm auf einmal, ohne Aufstoßen, in den Hals, Vormittags (d. 4. T.) (*Ng.*). [CK 400]

Eine saure Flüssigkeit steigt ihm in den Mund. [CK 401]

Säuerlich im Halse, dann bittres Aufschwulken, bald nach genossener Milchsuppe, Abends (d. 4. T.) (*Ng.*). [CK 402]

Säuerlich salziger Geschmack (d. 1. T.) (*Tr.*). [CK 403]

Ranzig im Halse und rauh, was zum Rachsen nöthigt (d. 4. T.) (*Ng.*). [CK 404]

Alles Essen, besonders Abends, kommt ihr wie ohne Geschmack und ungesalzen vor; Brod schmeckt wie Schwamm (d. 1. u. 2. T.) (*Ng.*). [CK 405]

Besonders Fleisch scheint keinen Geschmack zu haben. [CK 406]

Das Bier schmeckt ihr bitter und ekel, daß es sie zum Brechen hebt (d. 12. T.) (*Ng.*). [CK 407]

■ **Magen**

Kein Verlangen zu essen, kein Appetit, kein Hunger; die Speisen haben zwar keinen übeln Geschmack, vielmehr gar keinen; es schmeckt Alles wie Stroh oder Sägespäne. [CK 408]

Sie hat keinen Widerwillen gegen Speisen, aber durchaus kein Verlangen zu essen, und sieht sie Speise, so ist sie schon satt, und könnte den ganzen Tag gehen, ohne zu essen, viele Tage lang. [CK 409]

Wenig Hunger und kein Appetit, viele Tage lang (auch wenn er Mittags nüchtern bleibt) (d. 1. 15. T.) (*Ng.*). [CK 410]

Verminderter Appetit mit Vollheit im Unterleibe (*Tr.*). [CK 411]

Er hat keinen Appetit und ißt mit Widerwillen (*S.*). [CK 412]

Abneigung gegen Fleisch. [CK 413]

Ekel vor Fleisch, wie zum Brechen, 3 Tage lang (n. 6 T.) (*Ng.*). [CK 414]

Widerwille gegen das (gewohnte) Tabakrauchen. [CK 415]

Widriges Hunger-Gefühl und Leere im Magen und doch wenig Appetit. [CK 416]

Sie hat Hunger, und doch schmeckt ihr kein Essen (*Ng.*). [CK 417]

Fast steter Hunger; er könnte immer essen. [CK 418]

Sehr starker Hunger (*Hb.*). [CK 419]

Heißhunger; er zittert auf das Essen und kann es kaum erwarten (*S.*). [CK 420]

Starker Appetit auf Gemüse, Obst und weiche Speise. [CK 421]

Tabakrauchen macht Beschwerden. [CK 422]

Tabakrauchen schmeckt nicht und berauscht ihn, 4 Tage lang (*Ng.*). [CK 423]

Nach Genuß von Erdäpfeln, Wehtun im Magen, übel, brecherlich und dann Bauchschmerzen (*Ng.*). [CK 424]

Nach dem Essen, Mittags und Abends, Schlucksen. [CK 425]

Wie sie etwas gegessen hat, drückt es sie im Magen, wobei jedoch das Essen recht gut schmeckt (*S.*). [CK 426]

Bald nach dem Essen, scharf drückender Schmerz in der linken Unterbauch-Seite. [CK 427]

Nach jedem Essen, Mittags und Abends, Kneipen im Bauche (n. 29 T.) (*Ng.*). [CK 428]

Nach dem Essen, Abends starke Uebelkeit und Zittrigkeit. [CK 429]

Nach dem Abendessen Uebelkeit, Ekel und Mattigkeit, mehre Abende. [CK 430]

Nach dem Mittagessen, Ziehen im Magen, was ihr ein dehnendes Gefühl im ganzen Körper verursachte, wovon sie so müde wurde, daß sie sich legen mußte. [CK 431]

Viel Durst, den ganzen Tag, auch beim Mittagessen (*Ng.*). [CK 432]

Schlucksen nach dem Mittagessen und, nach Aufstoßen, auf die Frühsuppe (d. 1. 2. T.) (*Ng.*). [CK 433]

Soodbrennen nach dem Abendessen. [CK 434]

Soodbrennen nach Wassertrinken. [CK 435]

Soodbrennen mit starkem Ausflusse von Wasser aus dem Munde (*Hb.*). [CK 436]

Würmerbeseigen (*S.*). [CK 437]

Oefteres leeres Aufstoßen (n. 2 St.). [CK 438]

Leeres Aufstoßen, nach dem Abendessen (d. 2. T.) (*Ng.*). [CK 439]

Aufstoßen, mit Druckschmerz auf der Brust während des Essens (n. ³/₄ St.) (*Ng.*). [CK 440]

Häufiges Aufstoßen mit Geschmack der genossenen Milchsuppe, vom Abendessen bis zum Niederlegen (*Ng.*). [CK 441]

Bittres Aufstoßen nach Genuß von Erdäpfeln, daß es ihn vor Ekel schüttelte, Abends (d. 5. T.) (*Ng.*). [CK 442]

Ranziges Aufstoßen, das lange Brennen im Halse zurückläßt (d. 1. T.) (*Tr.*). [CK 443]

Ranziges Aufstoßen, vorzüglich nach dem Mittagessen (d. 10–13. T.) (*Tr.*). [CK 444]

Ranziges Aufstoßen nach der Frühsuppe (*Ng.*). [CK 445]

Scharfes, ätzendes Aufstoßen. [CK 446]

Saures Aufstoßen, Abends im Bette. [CK 447]

Saures Aufstoßen, mit Brennen im Halse, wie Sood (d. 1. T.) (*Ng*). [CK 448]

Vormittags steigt ihm Säure bis in den Mund herauf, die lange anhält, mit Gefühl von Hitze im Munde. [CK 449]

Aufschwulken sauren Schleims, dann Brennen im Halse, wie Sood, öfters, besonders nach der Frühsuppe. [CK 450]

Süßliches Aufsteigen aus dem Magen, bei süßlichem Geschmacke des ausgerachsten Schleimes, lang anhaltend, früh (d. 3. T.) (*Ng.*). [CK 451]

Ekelig und weichlich im Schlunde (d. 1. T.). [CK 452]

Weichlichkeit im Magen, mit ohnmachtartiger Uebelkeit und Schwindel, bei dem sich ihr das Zimmer herumdreht, und nachbleibender Düsterkeit im Kopfe (d. 10. T.) (*S.*). [CK 453]

Oeftere Uebelkeit (besonders bei den Frost-Anfällen) (*Bte.*). [CK 454]

Uebelkeit mit Aufstoßen von Luft (*S.*). [CK 455]

Uebelkeit und Frösteln den ganzen Tag (*S.*). [CK 456]

Anfall von Uebelkeit mit Kopfschmerz, Gesichtsblässe, Appetitmangel, mehrmaliger Leibesöffnung, Ekel, nachfolgende Brechübelkeit und Kälte-Ueberlaufen; nach einem Spaziergange; er muß sich legen (d. 11. T.) (*Hb.*). [CK 457]

Früh, ohnmachtartige Uebelkeit; nach dem Frühstück, besser (d. 9. T.) (*S.*). [CK 458]

Früh beim Erwachen, Uebelkeit, Weichlichkeit im Magen und Mattigkeit, mit Stechen über den Augen, und Nierenschmerzen, bei Bewegung (d. 9. T.) (*S.*). [CK 459]

Beim Stehen wird es ihr brecherlich übel. [CK 460]

Uebelkeit bis zur Ohnmacht, die ihr den Athem benimmt, Nachts. [CK 461]

Uebelkeit, schon früh um 4 Uhr. [CK 462]

Oeftere Uebelkeit, als sollte er sich erbrechen, und doch leidliche Eßlust. [CK 463]

Reiz zum Erbrechen, des Morgens (*S.*). [CK 464]

Früh, Würgen im Schlunde, wie zum Erbrechen. [CK 465]

Reiz zum Erbrechen, nach Aufstoßen von Luft, mit Frösteln des Körpers, das von den Füßen in den Leib kommt (*S.*). [CK 466]

Uebelkeit mit Reiz zum Erbrechen und Würgen im Halse, so daß sie den Finger in den Hals stecken mußte, worauf sie Schleim und Wasser ausbrach; das 2 Stunden vorher genossene Frühstück aber bei sich behielt (d. 14. T.) (*S.*). [CK 467]

Heftiges Magenweh, mit äußerer Empfindlichkeit des Magens beim Daraufdrücken, Abends (d. 6. T.) (*Ng.*). [CK 468]

Drücken im Magen, bis zum Halse herauf, nach Genuß von Erdäpfeln, durch Aufstoßen erleichtert, früh (d. 8. T.) (*Ng.*). [CK 469]

Drücken im Magen, wie von einem Steine, nach genossener Milchsuppe, durch Aufstoßen erleichtert, Abends (d. 4. T.) (*Ng.*). [CK 470]

Drücken im Magen, gegen Mittag oder Abends (*Hb. Ng.*). [CK 471]

Arges Drücken in der Herzgrube, und von da große Beklommenheit auf der Brust; sie mußte alle Augenblicke stehen bleiben, und konnte nicht weiter fort (*S.*). [CK 472]

Magenweh, wie Vollheit oder Aufblähung, mit äußerer Schmerzhaftigkeit beim Drucke, leerem Aufstoßen und Gähren, oder lautem Knurren und Herumrollen im Unterleibe; als wenn Etwas darin arbeitete, nach dem Mittagessen (d. 1. 5. T.) (*Ng.*). [CK 473]

Zusammendrehen und Zusammenschnüren in der Magen-Gegend, bis in die Brust und den Hals, mit erschwertem Athmen (*Hb. Ng.*). [CK 474]

Drücken und Zusammenschnüren in der Magengegend (d. 31. T) (*Hb.*). [CK 475]

Drückend zusammenziehende Empfindung in der Herzgrube, bis in die Brust und zwischen die Schulterblätter (d. 13. T.) (*Hb.*). [CK 476]

Gefühl, wie Schneiden in der Magengegend, die auch beim Daraufdrücken empfindlich ist, Nachmittags (d. 2. T.) (*Ng.*). [CK 477]

Stiche in der Herzgrube und die Brust herauf. [CK 478]

Nach dem Mittagessen, bis Abends, Stechen im Magen und in der Brust durch die Schulter heraus, mit kurzem Athem und großer Bangigkeit, mehre Tage (n. 12 T.) (*Ng.*). [CK 479]

Einige Zeit nach dem Essen, Nagen in der Magengegend (d. 2. 3. T.) (*Tr.*). [CK 480]

Kneipendes Gefühl im Magen, Nachmittags (d. 1. T.) (*Ng.*). [CK 481]

Ziehschmerz im Magen. [CK 482]

Ziehschmerz von der Herzgrube bis in den Schlund, mit schwerem Athmen. [CK 483]

Pressender Wundheitsschmerz über dem Magen und im Oberbauche, querüber, Nachmittags. [CK 484]

Unterköthiger Wundheitsschmerz in der Herzgrube, früh, beim Wenden im Bette. [CK 485]

Reißender Wundheitsschmerz von der Herzgrube in den Unterleib, als wenn Alles herausgerissen würde. [CK 486]

Drückendes Kriebeln in der Herzgrube, wie von einem Wurme (n. 2 St.) (*Ng.*). [CK 487]

Kälte-Gefühl im Magen, als wenn sie kaltes Wasser getrunken hätte, Abends, auch Vormittags nach Aufstoßen und während steten sauren Aufstoßens, das Nachmittags vergeht (d. 2. 5. T.) (*Ng.*). [CK 488]

■ Abdomen

Beim Bücken ist die Leber stets empfindlich und schmerzhaft. [CK 489]

Risse in der Leber. [CK 490]

Reißen von der rechten Unterribben-Gegend in die Hüfte, Vormittags (d. 1. T.) (*Ng.*). [CK 491]

Beim Aufrichten nach dem Bücken, heftige Stiche in der rechten Bauchseite, wie in der Leber, mit Athemversetzung (d. 11. T.). [CK 492]

Stiche in die rechte Unterribben-Gegend, im Stehen, im Sitzen vergehend (*Ng.*). [CK 493]

Abends anhaltender Stichschmerz unter den linken letzten Ribben bis in die Herzgrube (d. 5. T.). [CK 494]

Stumpfes Stechen, abwechselnd unter den linken kurzen Ribben und in der rechten Unterleibsseite (d. 4. T.) (*Tr.*). [CK 495]

Stechen in beiden Ribben-Gegenden (*Ng.*). [CK 496]

Gefühl, als wenn beide Unterribben-Gegenden mit Gewalt gegen einander gedrängt oder geschraubt würden, Vormittags (d. 1. T.) (*Ng.*). [CK 497]

Langanhaltendes Brennen und Stechen in der rechten Unterribben-Gegend, als wenn ein Band tief einschnitte, Nachmittags (d. 1. T.) (*Ng.*). [CK 498]

Oft ein augenblicklicher ziehender Schmerz unter den rechten Ribben, beim Sitzen und Gehen. [CK 499]

Drücken von beiden Seiten des Oberbauches gegen einander, mit Schmerzhaftigkeit der Stelle beim äußern Drucke (n. 2 St.) (*Ng.*). [CK 500]

Anhaltendes Drücken und Brennen im Unterleibe. [CK 501]

Drücken und Stechen im Unterleibe, nach dem Essen (d. 5. T.) (*Hb.*). [CK 502]

Hineindrücken in der Nabelgegend mit Stechen, Nachmittags, im Stehen (*Ng.*). [CK 503]

Drücken und Schwere im Unterleibe. [CK 504]

Der Bauch scheint ihm schwer hinunter zu hängen, 2 Stunden lang, Nachmittags, im Gehen (*Ng.*). [CK 505]

Früh nüchtern, krampfhaftes Wehthun von der Urinblase bis zur Brust, das sich nach dem Frühstücke verliert (*S.*). [CK 506]

Heftiges Kneipen im Bauche nach jeder Erkältung, oder sobald sie in die Kälte kommt (*Ng.*). [CK 507]

Kneipen und Winden im Unterleibe (n. 1 St.). [CK 508]

Abends, Kneipen um den Nabel herum (d. 1. T.) (*Tr.*). [CK 509]

Beim gewöhnlichen Frühstücke Kneipen unterhalb des Nabels, mit Vollheit und Auftreibung des Unterleibes (d. 1. T.) (*Tr.*). [CK 510]

Plötzliches Kneipen hie und da im Bauche, das dann in das Kreuz geht, wo es lange schmerzhaft nagt, Nachmittags (d. 16. T.) (*Ng.*). [CK 511]

Kneipen im Bauche, mit Hitze im Magen (n. 1 St.) (*Ng.*). [CK 512]

Abends im Bette, Leibkneipen, das sich nach Zusammenlaufen von Speichel im Munde endigt (d. 2. u. 3. T.) (*Tr.*). [CK 513]

Beim Erwachen, Leibkneipen und Zwängen zum Stuhle; kaum konnte sie den Abtritt erreichen, wo sie sich ohnmächtig hinlehnte; es erfolgte keine Oeffnung, aber nach dem vergeblichen Zwängen hörten endlich die Leibschmerzen auf (d. 12. T.) (*S.*). [CK 514]

Nachmittags und Nachts, kneipender und stechend reißender Schmerz in der linken Bauchseite bis zum Hypochonder und dem Brustbeine herauf (d. 7. T.). [CK 515]

Gegen Abend, kolikartiges Kneipen und Reißen im Leibe, mit Frösteln im Körper; durch Auflegen warmer Tücher gebessert (*S.*). [CK 516]

Blähungs-Kolik. [CK 517]

Nach Tische, heftige Kolikanfälle, den Nachmittag hindurch, durch kurzen Schlaf gebessert, doch bald, wie es scheint, in der Bewegung wiederkehrend, mit ungeheurem Stuhlzwange, wobei öfters Koth abgeht, bis Abends, so daß ihn der After wund stechend schmerzt, und er sich ohne Schmerzen nicht setzen kann; den folgenden Tag öfterer, auch unwillkürlicher Abgang flüssigen Schleims durch den After (n. 14 T.) (*Hb.*). [CK 518]

Früh nach dem Aufstehen, reißende Empfindung im Unterleibe. [CK 519]

Bei körperlicher Anstrengung, Schmerz in beiden Seiten des Unterleibes, als sollte Etwas darin zerreißen, der sich nach den Oberschenkeln herab erstreckt. [CK 520]

Oefteres Schneiden im Bauche, ohne Aufblähung und ohne Stuhl (d. 2. T.) (*Ng.*). [CK 521]

Beim Krummsitzen, scharfes Schneiden quer über den Unterleib (n. 5 St.) (*Tr.*). [CK 522]

Heftiges Schneiden und Gluckern im ganzen Bauche, von wo der Schmerz als heftiges Zusammendrehen in den Magen geht; dem heftig drückender Schmerz in der Brust mit Athemversetzung folgt; von Nachmittags 4, bis Abends 11 Uhr (*Ng.*). [CK 523]

Ziehschmerz im Unterleibe. [CK 524]

Herumziehendes Stechen im Bauche und den Hypochondern, als ob es heraus wollte (d. 7. T.) (*Hb.*). [CK 525]

Herumwühlen um den Nabel, wie nach Erkältung, Nachmittags (d. 2. T.) (*Ng.*). [CK 526]

Umsuchen und schmerzloses Graben im Unterbauche (n. $^{1}/_{2}$ St.) (*Ng.*). [CK 527]

Weh im Leibe, wie nach einer starken Stuhl-Ausleerung, nach der noch ein Drang zurückbleibt (n. 10 T.) (*S.*). [CK 528]

Weh im Oberbauche, wie Anregung zum Durchfalle, dann weicher Stuhl ohne Nachlaß des Leibwehes (d. 11. T.) (*S.*). [CK 529]

Nach Laxiren auf vorgängiges Leibschneiden blieb ein heftiges Weh im Unterleibe zurück, namentlich auf der Stelle, wo sie als Mädchen einst ein inneres Geschwür hatte, das damals aufging; der Schmerz war, wie nach einem heftigen Schlage, sie mußte sich darauf streichen und mit gekrümmtem Leibe die Hand darauf halten, was ihr den Schmerz, der den ganzen Tag im Sitzen und Stehen gleichmäßig fortdauerte, etwas erleichterte (d. 17. T.) (*S.*). [CK 530]

Heftige Leibschmerzen in der linken Bauchseite, als ob sich ein Geschwür bilden sollte, mit Brechübelkeit (d. 34. T.) (*S.*). [CK 531]

Die Bauchschmerzen lassen sich durch Wärme mindern (*Ng.*). [CK 532]

Kälte-Gefühl im Bauche, Nachmittags (*Ng.*). [CK 533]

Plötzliches Brennen im Bauche, Nachmittags (*Ng.*). [CK 534]

Schmerzen in der Nieren-Gegend. [CK 535]

Schmerz in der Gegend der beiden Nieren, über dem Kreuze, wie zerschlagen, oder nach Fahren auf holprichten Wegen, beim Bücken und Umwenden ärger, gleichsam hineinhockend, daß sie laut schreit, durch einige Tage fast fortwährend (d. 4. T.) (*S.*). [CK 536]

Schmerz in den Lenden, besonders beim Gehen und Bücken (d. 10. T.) (*S.*). [CK 537]

Früh, Schmerz in den Nieren, Nachmittags besser (*S.*). [CK 538]

(Kneipen und) Stechen in den Weichen und der Leistengegend (beim Treppensteigen) (*Ng.*). [CK 539]

Starkes Schneiden und Brennen im Schooße, den ganzen Vormittag, bis Abends (*S.*). [CK 540]

Pulsirender Schmerz in der linken Unterbauch-Seite, beim Bauchringe, im Sitzen (d. 4. T.). [CK 541]

Drängen in beiden Schößen gegen die Geschlechtstheile, Abends (d. 3. T.) (*Ng.*). [CK 542]

Stechend drängender Schmerz in der Gegend des Bauchringes, als wolle sich ein Bruch herausdrängen, mit Spannen bis in die Bauchseite; dabei an der schmerzhaften Stelle ein Knoten fühlbar, wie ein eingeklemmter Bruch. [CK 543]

Der Leistenbruch tritt mit Gewalt heraus (n. 1/2 St.). [CK 544]

Der Bruch kam in den ersten Tagen gar nicht heraus, dann täglich bis zum 12ten Tage; den 30sten Tag wollte er sich einklemmen, kam dann bis zum 50sten Tage täglich, aber immer weniger, und endlich mehre Monate gar nicht mehr heraus (*S.*). [CK 545]

Der Bruch tritt gegen Abend stark heraus, schnürt sich in der Leistengegend ein und wollte unter den heftigsten Schmerzen, die sie zum Zusammenkrümmen nöthigten und sie nicht gehen ließen, nicht hinein, bis dieß endlich nach 1/2 Stunde bei ruhigem Sitzen von selbst erfolgte (d. 30. T.) (*S.*). [CK 546]

In den Bauchmuskeln, über dem linken Schooße, ein viertelstündiger Ziehschmerz, wenn sie tanzt oder scharf geht. [CK 547]

Erschreckendes Zucken an der linken Seite des Bauches (d. 2. T) (*Ng.*). [CK 548]

Vom hoch Langen, Spannen der Bauchmuskeln. [CK 549]

Blähungsgefühl, mit Empfindung, als wenn der Unterleib immer voller würde, nach dem Abendessen (d. 5. T.) (*Ng.*). [CK 550]

Vollheit des Unterleibes, mit Wallungen nach der Brust, nach dem Essen, mehre Tage lang (n. 3 T.) (*Tr.*). [CK 551]

Große Aufblähung des Unterleibes, mit leerem Aufstoßen und zweimaligem Abführen, ohne Erleichterung (d. 18. T.) (*Ng.*). [CK 552]

Nach dem Essen sehr aufgebläht mit starkem, vergeblichen Stuhldrange, dem später Abgang von 2 harten Knollen Koth folgte; sie ging darauf spazieren, wobei trotz des häufigen Windeabgangs die Spannung des Bauches fortdauerte; erst, als nach dem Spaziergange reichliche Stuhl-Entleerung folgte, wurde es gut (d. 9. T.) (*S.*). [CK 553]

Nachts schmerzhafte Aufblähung des Unterbauches, die sie nicht schlafen läßt, bei Stuhlverhaltung (d. 11. T.) (*Ng.*). [CK 554]

Der Unterleib ist angespannt und ganz hart, ohne schmerzhafte Empfindung (*Hb.*). [CK 555]

Es geht ihm knurrend im Unterleibe herum, wie eine ängstliche Unruhe, ohne daß Blähungen abgehen; der kleine Stuhlgang erleichtert nicht (n. 1 St.). [CK 556]

Aufblähung und Kollern im Unterleibe, ohne daß Blähungen abgehen (d. 1. T.) (*Ng.*). [CK 557]

Lautes Knurren und Schreien im Bauche, ohne Schmerz. [CK 558]

Viel knurrende Blähungen im Unterleibe; doch gehen die Winde frei ab, mit einem Gefühle von Schwäche des After-Schließmuskels (*Bte.*). [CK 559]

Viel hörbares Knurren und Umgehen im Bauche (*Ng.*). [CK 560]

Lautes Knurren im Unterleibe, auch nach dem Essen (*Tr.*). [CK 561]

Poltern und Kollern im Leibe, nachher Aufstoßen (*S.*). [CK 562]

■ Rektum

Oefteres Drängen zu Blähungs-Abgang (*Ng.*). [CK 563]

Blähungs-Abgang, mit Erleichterung der Vollheit des Magens, Abends (d. 5. T.) (*Ng.*). [CK 564]

Lauter Abgang der Winde. [CK 565]

Viele stinkende (stillabgehende) Blähungen, Nachts und nach dem Mittagessen (d. 1. 7. T.) (*Ng.*). [CK 566]

Drängen zum Stuhle, ohne Abgang (d. 3. T.). [CK 567]

Vergebliches Drängen zum Stuhle (d. 1. T.) (*Ng.*). [CK 568]

Stuhlverhaltung (d. 8. 11. T.) (*Ng.*). [CK 569]

Die ersten Tage keine Stuhlentleerung (*S.*). [CK 570]

Stuhlöffnung nur alle 2 Tage und fest, zuweilen mit Blut gemischt (*S.*). [CK 571]

Nach einem lästigen Drücken im Unterbauche, langes Noththun, der Stuhl erfolgt langsam und nur durch Anstrengung der Bauchmuskeln, die ganzen Därme scheinen unthätig zu seyn aus Mangel der peristaltischen Bewegung. Stuhl nicht hart (n. 2 T.). [CK 572]

Der Mastdarm ist unthätig, als mangele ihm die Kraft, den Koth auszudrücken, und die peristaltische Bewegung; der Stuhl ist weich und dünn geformt, und kann nicht anders, als durch große Anstrengung der Bauchmuskeln ausgeleert werden (n. 16 St.). [CK 573]

Der Mastdarm ist wie gelähmt (d. 2. T.). [CK 574]

Schwer abgehender, harter Stuhl, mit Schmerz im After (*Hb.*). [CK 575]

Beim Pressen zum Stuhlgange, der sehr schwierig erfolgt, entgeht ihm der Harn unwillkürlich (d. 2. T.). [CK 576]

Drücken und Pressen beim Stuhle, der sehr fest, knotig und wenig ist; nach vorherigem Drängen dazu (d. 2. T.) (*Ng.*). [CK 577]

Fester, harter, geringer Stuhl, mit Pressen und Schmerzen im After, und schwierigem Abgange (d. ersten Tage.) (*Ng.*). [CK 578]

Es geht sehr wenig harter Koth ab, mit Drängen und Schrammen im Mastdarme. [CK 579]

Allzugeringer Stuhl (*Hb.*). [CK 580]

In weißlichen Schleim gehüllter (fester) Stuhl, nach Drücken in der Magengegend, das nach dem Stuhle sogleich aufhört (n. 30 T.) (*Hb.*). [CK 581]

Hellfarbiger Stuhl. [CK 582]

Stuhl, dessen erster Theil flüssig ist und mit Gewalt von ihr spritzt, der letzte aber verbrannt (d. 5. T.) (*Ng.*). [CK 583]

Der Stuhl, der sonst immer des Abends erfolgte, kommt schon des Morgens (*S.*). [CK 584]

Täglich 3, 4 Mal gewöhnlicher Stuhl, ohne Beschwerde, einige Zeit hindurch (*Hb.*). [CK 585]

Weicher (fast flüssiger) Stuhl, mit Brennen im After; auch Abends, nach vorgängigem Drange, der Nachts wiederkehrt (d. 2. 5. T.) (*Ng.*). [CK 586]

Anfälle von kleinen Durchfallstühlen mit Leibweh, von 2, 3 Tagen Dauer. [CK 587]

Durchfall nach vorgängigem Leibweh (*S.*). [CK 588]

Durchfall, nach 6tägiger Stuhlverhaltung, auch 6 Mal den Tag über, mit vorgängigem Leibweh, das mitunter auch nach dem Stuhle noch fortdauert (*S.*). [CK 589]

Flüssiger Stuhlgang mit Bauchschmerzen vorher oder Leibschneiden dabei (d. 3. 5. T.) (*Ng.*). [CK 590]

Abends, 2 Mal durchfälliger Stuhl, der am Ende bröcklich ist (d. 2. T.) (*Ng.*). [CK 591]

Laxiren mit Zwang im Mastdarme (*S.*). [CK 592]

Stuhl- und Harnzwang, die beide nach gehabter Oeffnung vergehen (*S.*). [CK 593]

Vor dem Stuhlgange, unangenehmes Drücken in der Magengegend (d. 9. T.) (*Hb.*). [CK 594]

Vor dem Stuhlgange, der bald fest, bald weich, stets aber sehr wenig ist, Grimmen im Leibe (*S.*). [CK 595]

Viel Noththun, ehe etwas Stuhl abgeht. [CK 596]

Nach Verrichtung des Stuhls, viel vergebliches Noththun im Oberbauche und in den Bauch-Seiten, ohne Drängen zum Stuhle im Mastdarme oder After (ohne Stuhlzwang). [CK 597]

Bei der Stuhlentleerung war ihm, als sey der Mastdarm ausgetrocknet und zusammengezogen, doch war der Stuhl selbst regelmäßig (*S.*). [CK 598]

Abends, während des Stuhles, Schüttelfrost über den ganzen Körper (d. 5. T.) (*Ng.*). [CK 599]

Nach dem Stuhlgange, Klopfen im Kreuze. [CK 600]

Nach dem Stuhlgange, während der Verdauungs-Zeit bekommt er eine kratzige Empfindung im Magen und im Munde. [CK 601]

Nach dem schwierigen Abgange des Stuhls, Nadelstechen im After. [CK 602]

Nach dem, unter Empfindung von Verengung des Mastdarms und Zusammenziehung des Afters schwierig erfolgten Stuhle, schründender Schmerz des Afters. [CK 603]

Nach schwierigem Abgange harten, lorberartigen Stuhles unter schneidendem Schmerze im After, als wäre derselbe zu enge, Blutabgang in einem Strahle, mit nachgängigen beißenden Wundheitsschmerzen im After und den Mastdarm hinauf (n. 17 T.). [CK 604]

Tröpfelnder Blutabgang beim Stuhle. [CK 605]

Bei festem Stuhle, Blutabgang (d. 9. u. 30. T.) (*Hb.*). [CK 606]

Abgang von Blut-Schleim außer und während dem Stuhlgange. [CK 607]

Beim Gehen verlor sie dunkelfarbiges Blut aus dem After. [CK 608]

Austritt eines Blutader-Knotens aus dem Mastdarme, der sich durch Gehen vergrößert, durch Nachtruhe aber vermindert. [CK 609]

Afterader-Knoten vergrößern sich Abends immer mehr, schmerzen brennend und feuchten. [CK 610]

Feuchten der Afterknoten, und Stiche darin. [CK 611]

Arges **Jücken** in der Falte zwischen den Hinterbacken, und am **After,** das durch Reiben sich erhöht. [CK 612]

Jücken am After, das nach Kratzen ärger wird (d. 1. 2. T.) (*Ng.*). [CK 613]

Jücken am After, längere Zeit hindurch (n. 30 T.) (*Hb.*). [CK 614]

Jückendes **Brennen** am **After.** [CK 615]

Jücken mit Brennen und Stechen am Mastdarme (*S.*). [CK 616]

Jücken am After, mit Gefühl, als wenn es pulsiren wollte (*S.*). [CK 617]

Kriebeln im Mastdarme, wie von Würmern (*S.*). [CK 618]

Pressen im After (d. 3. T.) (*Tr.*). [CK 619]

Schmerzhaftes Drücken im Mittelfleische, das aber schnell vergeht (*S.*). [CK 620]

Augenblicklicher Druck im Mittelfleische beim Ausschnauben der Nase (*S.*). [CK 621]

Bei Berührung ein Schmerz am Mittelfleische, wie gequetscht (*S.*). [CK 622]

Stiche im Mittelfleische (*S.*). [CK 623]

[Wundheitsschmerz im Mittelfleische, beim Tripper (n. 4 Wochen) (*Hb.*)] [CK 624]

Empfindung, als wäre der Theil zwischen Hodensack und After entzündet (*S.*). [CK 625]

Schweiß des Mittelfleisches, mit unerträglichem Jücken, das sich nach dem Reiben vermehrt und schmerzt (*Hb.*). [CK 626]

■ Harnwege

Pressen und Ziehen in der Blasengegend, vorzüglich am Blasenhalse (d. 4. u. 5. T.) (*Tr.*). [CK 627]

Beim Gehen im Freien, reißende, zuckende Stiche in der Harnröhre, nach dem Unterbauche herauf. [CK 628]

Jückendes Brennen in der Harnröhre. [CK 629]

In der Harnröhre und zwischen dem Hodensacke ein angenehmes, wohllüstiges Jücken (*S.*). [CK 630]

(Trockenheits-Gefühl vorn in der Harnröhre, als wenn die Haut dort ohne Gefühl wäre, besonders des Morgens) (*S.*). [CK 631]

Hitz-Empfindung in der Harnröhre, die durch ruhiges Liegen vergeht (*S.*). [CK 632]

Schwäche-Gefühl in der Harnblase und den Geschlechtstheilen, Abends, mit Furcht, er werde in's Bett pissen (*Bte.*). [CK 633]

Starkes Drängen zum Harnen (*S. Ng.*). [CK 634]

Drängen und Pressen zum Harnen, ohne vermehrten Abgang desselben (bald nach dem Einnehmen) (*Tr.*). [CK 635]

Früh, beim Erwachen, Drängen zum Harnen, mit schwierigem und zögernden Abgange des Harns in dünnem Strahle aus der weiblichen Harnröhre (d. 7. T.). [CK 636]

Er muß Nachts öfters zum Harnen aufstehen (d. 1. 4. T.) (*Ng.*). [CK 637]

Viel und wasserfarbiger Harn. [CK 638]

Vermehrte Harnabsonderung, mehre Tage (*Tr. Ng.*). [CK 639]

Oefteres Lassen (reichlichen) bleichen Harnes (nach Brennen in der Harnröhre) (*Ng.*). [CK 640]

Vermehrter, blasser (heißer) Urin, mit Brennen (*Tr. Ng.*). [CK 641]

Ausleerung vielen strohgelben, hellen Harnes (d. 4. 5. T.) (*Tr. Ng.*). [CK 642]

Seltenes, aber reichliches Harnen (d. 6. T.) (*Ng.*). [CK 643]

Oefteres Harnen mit geringem Abgange, Abends (d. 1. T.) (*Ng.*). [CK 644]

Verminderter Harn (früh, mit Schneiden vorn in der Harnröhre) (d. 4. 5. 6. T.) (*Ng.*). [CK 645]

Einen ganzen Tag über kein Harn und kein Stuhlabgang (*Ng.*). [CK 646]

Vormittags kein Urin, aber Nachmittags öfteres Lassen vermehrten, röthlichen Harnes, der über Nacht trübe wird und einen Bodensatz macht (d. 1. T.) (*Ng.*). [CK 647]

Sie läßt sehr wenig Harn, und dieser setzt einen rothen Sand ab. [CK 648]

Der hochgelbe Urin setzt bald eine große, lockere Wolke ab (d. 1. 5. T.) (*Ng.*). [CK 649]

Der Urin macht beim Stehen einen dicken, weißen Bodensatz (*Hb.*). [CK 650]

Bleicher Urin mit trübem Bodensatze (*Ng.*). [CK 651]

Weißer, trüber Urin, als wenn Kreide hineingerührt wäre (*S.*). [CK 652]

(Gedrehter Harnstrahl) (*S.*). [CK 653]

(Eine Art Erschrecken, wenn er den Harn lassen will) (*S.*). [CK 654]

Beim Uriniren, Brennen, wie Feuer, Abends viel ärger (d. 1. T.) (*S. Ng.*). [CK 655]

(Nach längerem Sitzen spürt er gar keine Unbequemlichkeit beim Uriniren, so wie er sich aber Bewegung macht, hat er Brennen) (*S.*). [CK 656]

(Schneiden vorn in der Harnröhre beim Harnen und noch eine Weile nachher, als liefe der Urin über eine entzündete Stelle) (n. 18 T.) (*Hb.*). [CK 657]

Nach dem Urinlassen wurde ihm die Harnröhre heiß, dann brennt es ihm darin, und er bekommt Harn- und Stuhlzwang (*S.*). [CK 658]

(Nach dem Harnen, langes Nachbrennen, das ihn sehr mißmuthig und hoffnungslos macht) (*S.*). [CK 659]

(Unwillkürlicher Harnabgang, wohl an 20 mal den Tag, wobei immer sehr wenig abgeht, beim Tripper) (n. 4 W.) (*Hb.*). [CK 660]

■ Geschlechtsorgane

Drücken in den Geschlechtstheilen. [CK 661]

Kitzel an den Geschlechtstheilen und Oberschenkeln. [CK 662]

Ameisenkriechen auf der Eichel (*S.*). [CK 663]

Jücken an der Eichel (d. 4. T.) (*Tr.*). [CK 664]

Ziehen von der Eichel durch die Harnröhre (n. 5 T.) (*Tr.*). [CK 665]

(Wenn er die Ruthe streicht, bekommt er darin einen ziehend klemmenden Schmerz, der sich bis gegen die Eichel hin erstreckt; bei schwachem Appetite) (*S.*). [CK 666]

Gefühl, als würde die Eichel zusammengedrückt, 2 Minuten lang (*S.*). [CK 667]

(Tripper, über 6 Wochen lang (n. 14 T.); dabei starke schmerzhafte Anschwellung der rechten Leistendrüsen, Harnschneiden und Schmerz im Mittelfleische, vorzüglich heftig zu Ende der 2ten Woche; der Schmerz im Mittelfleische ist besonders arg im Stehen, Aufstehen und Niedersetzen) (*Hb.*). [CK 668]

Absonderung vieler Schmiere hinter der Eichel. [CK 669]

Wundheit an der innern Fläche der Vorhaut. [CK 670]

Zusammenziehender Schmerz im rechten Samenstrange, wobei derselbe Hode heraufgezogen wird und ebenfalls empfindlich schmerzt (d. 2. T.) (*Tr.*). [CK 671]

Der linke Hode hart, und bei Berührung ein unbeschreibliches Wehgefühl darin (*S.*). [CK 672]

Jücken am Hodensacke, das durch Kratzen vergeht (d. 2. T.) (*Ng.*). [CK 673]

Scheint anfänglich den Geschlechtstrieb zu mindern und die Erektionen zu mehren, während in der Nachwirkung die Neigung zum Beischlaf erhöht wird, die Erektionen aber fehlen. [CK 674]

Mangel des Geschlechtstriebes (sogleich, mehre Tage). [CK 675]

Gleichgültig gegen geschlechtliche Verrichtungen (*S.*). [CK 676]

Die ersten Wochen erhöhter Geschlechtstrieb, die folgenden verminderter, ruhiger. [CK 677]

Viele Erektionen, Abends und Nachts im Liegen, und Nachmittags beim Sitzen (d. 1. 3. T.) (*Tr.*). [CK 678]

(In der Nacht, Priapismus) (*S.*). [CK 679]

(Nachts, beim Wachen, fast immerfort schmerzhafte Erektionen, die nicht vollkommen sind, aber eine Empfindung verursachen, als sey das Glied unterschworen, mit kurzen, feinen, durchdringenden Stichen im ganzen Gliede, wie zuckend) (n. 4 W.) (*Hb.*). [CK 680]

Oeftere starke Erektionen und Pollutionen (n. 3 u. 33 T.) (*Hb. Tr.*). [CK 681]

Zwei Nächte nach einander Pollutionen (n. 15 T.). [CK 682]

Die vier ersten Nächte nach einander Pollutionen, mit wohllüstigen Träumen. [CK 683]

Fast eine Nacht um die andere Pollution mit wohllüstigen Träumen. [CK 684]

Pollution im Mittagsschlafe. [CK 685]

Nach einer Pollution werden alle bisherigen Beschwerden erneuert und sehr erhöht (d. 2. T.). [CK 686]

Zu Anfange des Beischlafes, wie auch bei Erektionen, heftiger Druck im Mittelfleische (*S.*). [CK 687]

Beim Beischlafe, Druck im Mittelfleische (*S.*). [CK 688]

(Der Samen geht beim Beischlafe dick und klumpig ab, und wie Gallerte) (*S.*). [CK 689]

Auf der linken Seite der Scham, bis in die Brust, ruckweises Stechen. [CK 690]

In der Mutterscheide linker Seits ein pickender Schmerz, wie von einer Uhr, dabei ein Klopfen, wie bei Eiter-Ansammlung in einem Geschwüre, 2 Tage hindurch, unter allen Umständen unverändert; zu fühlen und zu sehen war jedoch Nichts (d. 36. T.) (*S.*). [CK 691]

Regel sehr gering und nur 3 Tage (*Ng.*). [CK 692]

Monatliches in verringerter Menge und sehr blaß (n. 3 T.). [CK 693]

Regel (um 3, 11 Tage) zu früh, dabei zu kurz und in zu geringer Menge (*Ng.*). [CK 694]

Schon seit 10 Tagen hätte sollen die Reinigung eintreten, ohne daß sie erfolgte; nur 1 Tag lang (n. 52 T.) ging während eines Spaziergangs unter Drang zum Urinieren, etwas dunkelgefärbtes Fleischwasser ab, dann nichts mehr; erst im 3ten Monate erschien sie (bei einer 48jährigen Frau). [CK 695]

Die allmählig ausgebliebene Regel kommt wieder (n. 17 T.). [CK 696]

Monatliches (n. 9 T.) in verringerter Menge, aber 4 Wochen darauf (n. 37 T.) in großer Menge. [CK 697]

Die Reinigung erschien 5 Tage früher, den 2ten Tag recht stark, dauerte, wie sonst, 8 Tage; vorher Leibweh; den 6ten Tag Laxiren (S.). [CK 698]

Vor Eintritt der Regel unruhiger Schlaf, viele Träume, und wenn sie daraus erwacht, hat sie Blutwallung, Gesichtshitze, Kopfweh und Herzklopfen. [CK 699]

Sechs Tage vor Eintritt der Regel starker Schleimfluß aus der Scheide, mit Zittrigkeit und Mattigkeit und Gefühl, als sollte Alles aus dem Leibe fallen. [CK 700]

Einige Tage vor Eintritt der Regel, Leibschneiden beim Stuhlgange, wie zum Durchfalle, auch Kneipen, Winden und Pressen, wie Wehen. [CK 701]

Bei der Regel, Leibkneipen und größere Mattigkeit, als gewöhnlich. [CK 702]

Bei der Regel, Aufgetriebenheit des Unterleibes und zuviel Blutabgang. [CK 703]

Zu der am 6ten Tage ohne alle Beschwerde erschienenen Reinigung gesellt sich am 2ten Tage ein Fließschnupfen, mit Schmerz in der Nase, dem Kopfe und der Stirn, der sich beim Ausschnauben vermehrt; in den letzten Tagen kommt noch Durchfall mit Leibweh dazu (n. 2 T.) (S.). [CK 704]

Während des Monatlichen mußte sie bei Tag und Nacht öfters Urin lassen, wovon die Geschlechtstheile angefressen wurden (d. 6. T.) (S.). [CK 705]

Starkes Kopfweh vor der, 4 Tage zu früh eintretenden Reinigung, welches aufhörte, als dieselbe erschien, sich aber, nachdem dieselbe einen Tag geflossen, wieder einstellte, und über den ganzen Verlauf der Regel, die dießmal schwächer als gewöhnlich war, 5 Tage hindurch anhielt (n. 22 T.) (S.). [CK 706]

Das Monatliche hinterläßt nach seinem Verlaufe bedeutende Erschlaffung des Körpers und Geistes; sie wird von wenig Arbeit und mäßigem Spazierengehen sehr angegriffen und ist muthlos. [CK 707]

Weißfluß (Ng.). [CK 708]

Der (gegenwärtige) Weißfluß hört auf (Hb.). [CK 709]

Weißfluß nach der Reinigung, ohne Schmerzen, 3 Tage lang (n. 27 T.) (S.). [CK 710]

Oefterer, scharfer Weißfluß. [CK 711]

Scharfer Weißfluß, mit Brennen an den Geschlechtstheilen, noch mehr aber am Mastdarm; sie war an diesen Theilen wie entzündet und angefressen, daß es sie am Gehen hinderte, durch Waschen mit kaltem Wasser wurde es leichter; der Weißfluß war häufig und rann ihr beinahe über die Füße; zugleich zeigte sich Blut wie Fleischwasser. 3 Tage nach gehabter Reinigung, 2 Tage lang (d. 22. T.) (S.). [CK 712]

Weißfluß, wie Fleischwasser, Nachmittags beim Gehen im Freien (und im Sitzen), und auch Nachts (Ng.). [CK 713]

Starker Weißfluß durchsichtigen Schleimes, doch bloß am Tage, ohne Empfindung und ohne Leibweh. [CK 714]

Weißfluß, ganz hell und klar, wie Wasser und wie durchsichtiger Schleim; das Hemde wurde davon steif (n. 8 T.) (S.). [CK 715]

Gelbschleimiger Scheidefluß (n. einigen T.). [CK 716]

Jücken in der Scham während des Weissflusses (Ng.). [CK 717]

■ Atemwege und Brust

Oefteres Niesen (und Schlucksen) ohne Schnupfen (d. 1. 2. 7. T.) (Ng.). [CK 718]

Verstopft in der Nase (d. 1. T.). [CK 719]

Verstopfung des linken Nasenloches (d. 10. T.) (Tr.). [CK 720]

Unwohlseyn, wie von Schnupfen, der sich nicht ausbilden kann. [CK 721]

In der Nase ein Gefühl, als wenn Schnupfen erscheinen sollte, Abends, mehre Tage (d. 4. T.) (Tr.). [CK 722]

Schnupfen mit Niesen und Verstopfung der Nase, den ganzen Tag (d. 3. T.) (Ng.). [CK 723]

Stockschnupfen (d. 9. T.) (Ng.). [CK 724]

Heftiger Stockschnupfen, vorzüglich die Nacht, mit großer Mund-Trockenheit. [CK 725]

Plötzlich starker Fließschnupfen aus dem linken Nasenloche, während das rechte ganz verstopft ist. [CK 726]

Erst Fließschnupfen, dann arger Stockschnupfen, so daß er durch beide Nasenlöcher keine Luft hat. [CK 727]

Aussonderung vielen dicken und zähen Schleimes aus der Nase (*Hb.*). [CK 728]

Aus dem rechten Nasenloche läuft Wasser, ohne Schnupfen (*Ng.*). [CK 729]

Fließschnupfen (mit unreiner Stimme) Nachmittags und früh (d. 4. 6. T.) (*Ng*). [CK 730]

Fließschnupfen mit häufigem Niesen und Thränen der Augen (*S.*). [CK 731]

Schnarchen im Mittagsschlafe (d. 6. T.) (*Ng.*). [CK 732]

Rasseln und Pfeifen in der Nase, mit unreiner Stimme, Nachmittags (d. 3. T.) (*Ng.*). [CK 733]

Rasseln in der Brust, von Schleim (d. 5. T.) (*Ng.*). [CK 734]

Piepen in der Luftröhre und Dämpfen auf der Brust, beim Athmen. [CK 735]

Beständig festsitzender Schleim in der Luftröhre, der zum Räuspern nöthigt, wobei aber wenig losgeht (*Hb.*). [CK 736]

Früh, gleich nach Erwachen, ist die Kehle rauh, die Brust belegt; er kann nichts ausräuspern und muß viel niesen (n. 12 St.). [CK 737]

Trockenheits-Gefühl in beiden Brustseiten (d. 15. T.). [CK 738]

Früh, Heiserkeit (d. 16. T.). [CK 739]

Oefters, ganz plötzlich, völlig heiser, daß ihr die Stimme versagte, und wogegen kein Räuspern etwas fruchtete, meist Nachmittags und Abends. [CK 740]

Heiser und ranzig im Halse, den ganzen Nachmittag (n. 5. T.) (*Ng.*). [CK 741]

Kratzig und rauh im Halse, was zum Husten reizt (Abends) (d. 4. T.) (*Ng.*). [CK 742]

Starker Kitzel im Halse erregt öfters Husten (d. 4. T.) (*Tr.*). [CK 743]

Reiz zum Husten im Kehlkopfe (*S.*). [CK 744]

Reiz zum Husten, mit öfterem Ausspucken von Speichel (*Tr.*). [CK 745]

Husten mit Krallen im Halse (*Ng.*). [CK 746]

Husten, wobei die Brust wund schmerzt, Vormittags (d. 3. T.) (*Ng.*). [CK 747]

Husten, wobei es pressend im Hinterkopfe schmerzt. [CK 748]

Oefteres (kleines, trocknes) Hüsteln, Vormittags und Abends (*Ng. Tr.*). [CK 749]

Kurze Hustenanstöße, bei denen es in der rechten Schläfe und dem Scheitel reißend stechend schmerzt. [CK 750]

Heftiger, trockner, kurzer, anhaltender Husten, mit Niesen, wobei es im Genick bis zur rechten Achsel stechend reißend und kneipend schmerzt. [CK 751]

Trockner Husten, Nachts, mit Trockenheit im Halse (n. 24 St.) (*Ng.*). [CK 752]

Trockner Husten, plötzlich früh kommend und schnell vergehend, oder beim Gehen im Freien und dann auch im Zimmer fortdauernd (d. 1. 6. T.) (*Ng.*). [CK 753]

Anhaltender, trockner Kotzhusten mit Athemversetzung, und Stichschmerz von der linken Bauchseite bis zum Hypochonder herauf und in die Herzgrube. [CK 754]

Starker trockner Husten am Tage, jeder Husten-Anfall dauert lange; erst nach 2 Tagen wird er seltner und lösend. [CK 755]

Heftiger trockner Husten, früh nach dem Aufstehen, dem später etwas Auswurf folgt (d. 4. 6. T.) (*Ng.*). [CK 756]

Husten mit vielem Auswurfe, vorzüglich früh. [CK 757]

(Der Husten mit Auswurf des Morgens hörte auf, Heilwirkung) (d. 5. T.) (*S.*). [CK 758]

(Husten mit Auswurf, wobei der Hals rauh nd heiser ist, mit Fließschnupfen) (*S.*). CK 759]

Husten mit leichtem Schleimrachsen; Heilwirkung (*S.*). [CK 760]

Plötzlicher starker, doch kurzer Husten, wobei er mit Anstrengung ein Stück Schleim auswirft, mit Blut vermischt, Nachmittags (d. 5. T.) (*Ng.*). [CK 761]

Schweres Athmen, Vormittags (*S.*). [CK 762]

Die Brust ist ihm beklommen. [CK 763]

Beengung der Brust (d. 1. T.) (*Tr.*). [CK 764]

Gefühl in der Kehle, als werde sie verengt und die Luft benommen, wie bei heftigem Halsweh, nach Erkältung, oder bei Hals-Entzündung, doch stets nur einige Minuten dauernd (d. ersten 7 Tage) (*Hb.*). [CK 765]

Brust-Beengung. [CK 766]

Beklemmung, Wallungen und Pulsiren in der Brust (n. 2 St.) (*Tr.*). [CK 767]

Die Brust ist wie zusammengezogen, mit Bangigkeit (d. 11. T.) (*Ng.*). [CK 768]

Wie zusammengeschnürt um die Brust, beim Gebücktsitzen, beim Aufrichten vergehend, Nachmittags (d. 1. T.) (*Ng.*). [CK 769]

Im Bücken bei einer Arbeit schnürte es ihr die Brust zusammen, daß sie kaum athmen konnte, als wenn sie von einem Schnürleib beengt würde; beim Gehen im Freien verging es (d. 9. T.) (*S.*). [CK 770]

Bei starker Anstrengung, Heben, Tragen u.s.w., Schmerz in der Brust, zur linken Seite des Brustbeins mit Schmerzhaftigkeit der Stelle beim Anfühlen (n. 10 T.) (*Hb.*). [CK 771]

Weh-Gefühl im Innern der Brust, bei Bewegung oder Wendung des Körpers (*S.*). [CK 772]

Schmerzhaftes Gefühl, als wenn sich die Brust erweiterte (d. 1. u. 9. T.) (*Hb.*). [CK 773]

Schwere auf der Brust, mit kurzem Athem, ohne Husten, nur Nachmittags (d. 18. T.) (*Ng.*). [CK 774]

Drückender Brustschmerz und Beengung der Brust. [CK 775]

Drücken auf der Brust (*S.*). [CK 776]

Drücken auf der Brust beim Gebücktsitzen im Schreiben. [CK 777]

Trocknes Drücken vorn unter dem Brustbeine (*S.*). [CK 778]

Druck auf dem Brustbeine, der beim Gehen gegen Abend ärger ist (*S.*). [CK 779]

Wie ein harter Druck, oben auf beiden Seiten der Brust, bei starker Bewegung, weniger im Sitzen, im Liegen gar nicht; durch Befühlen wird Nichts geändert. [CK 780]

Drücken hier und da in der Brust (*Ng.*). [CK 781]

Drücken in der Brust, dem leeres Aufstoßen ohne Erleichterung folgt, zuweilen bis zum Rücken durch und ärger beim Gehen, Vormittags (d. 1. 20. T.) (*Ng.*). [CK 782]

Drücken auf der Brust mit kurzem Athem und Reiz zum Husten, das öfters aussetzt und wiederkommt (*Ng.*). [CK 783]

Bei (einem schon vorhandenen) Husten und nach demselben, Drücken auf der Brust, wobei ihm auf einmal den rechten Vorderarm ein lähmiger Schmerz durchzieht, so daß dieser matt und kraftlos wird (n. ½ St.) (*Ng.*). [CK 784]

Drückender Schmerz in der Mitte der Brust mit abwechselnder Beengung derselben, und starkem Herzklopfen, vorzüglich nach Tische (d. 8. 9. T.) (*Tr.*). [CK 785]

Nachts, heftiger drückender Brustschmerz, welcher den (übrigens ruhigen) Schlaf stört, und durch Athmen nicht, wohl aber durch Vorbeugen des Kopfes vermehrt wird; mehre Tage (n. 5 T.) (*Tr.*). [CK 786]

Nachts, beim Liegen auf dem Rücken, Drücken auf der Brust, mit kurzem Athem; beim Liegen auf der Seite vergehend (d. 2. T.) (*Ng.*). [CK 787]

Unangenehmes, zusammenziehendes Gefühl unter der rechten Brust, auf einer kleinen Stelle (n. 2 St.) (*Ng.*). [CK 788]

Kneipender Schmerz im obern Theile der Brust, Abends beim Sitzen (d. 1. T.) (*Tr.*). [CK 789]

Brustschmerz, wie zerschnitten, oder wund, nach dem Mittagessen, bis Abends 10 Uhr; nach dem Niederlegen besser, am folgenden Morgen aber (beim Frühhusten, mit Ermattungsgefühl in der Brust) sogleich wiederkommend, mit leerem Aufstoßen und kurzem Athem (d. 7. T.) (*Ng.*). [CK 790]

Bei starkem Gehen, wie zerschnitten in der Brust, mit Drücken; im Sitzen erleichtert, 14 Tage lang (n. 20 T.) (*Ng.*). [CK 791]

Unten am Brustbeine, Schmerz, wie Schründen, der auch bis in den Magen geht, darauf Heiserkeit. [CK 792]

Wundheits-Schmerz in der Brust und in der Herzgrube, mit anstrengendem Husten, Thränen der Augen und schwer sich lösendem Auswurfe (*S.*). [CK 793]

Stiche in der Brust, hier und da, zuweilen durch Einathmen verschlimmert, zuweilen brennend (*Ng.*). [CK 794]

Reißender Stich, wie ein Blitz von der rechten Lende bis an die linke Brust, durch die Herzgrube, beim Einathmen. [CK 795]

Beim Bücken, ein Stich aus der linken Bauchseite in die Mitte der Brust hervor, bei jedem Athemholen; dann auch beim gerade Stehen. [CK 796]

Stechen oben, in beiden Seiten der Brust, bei starker Bewegung; beim Sitzen und Gehen sticht's nicht, sondern drückt's bloß mit Athemversetzung. [CK 797]

Stechen unter dem Brustblatte, beim Reden vermehrt, zugleich eine Zusammengepreßtheit der Brust, als stäke sie in einem engen Schnürleibe (d. 35. T.) (*S.*). [CK 798]

Scharfes Stechen im obern Theile der Brust (d. 3. T.) (*Tr.*). [CK 799]

Bohrender Schmerz, bald in der Mitte, bald in den Seiten der Brust, durch Einathmen verschlimmert, zuweilen Abends und dann durch Aufrichten und Gehen gebessert (*Ng.*). [CK 800]

Frost im Innern des Brustbeines. [CK 801]

Anhaltende Wärme in der Mitte der Brust (n. 5 M.) (*Ng.*). [CK 802]

Hitze vorn in der Brust; sie fühlt die Hitze beim Athmen. [CK 803]

Brennen in der ganzen rechten Brustseite, mit Stechen und Zwängen in einer rechten falschen Ribbe, Nachmittags (d. 1. T.) (*Ng.*). [CK 804]

Tägliches Herzklopfen, früh, beim Erwachen. [CK 805]

Oefteres Herzklopfen; einige unordentliche Schläge, kleine und große durch einander. [CK 806]

Feines Stechen in der linken weiblichen Brust, früh 9 Uhr (d. 2. T.) (*Ng.*). [CK 807]

Aeußerliches Drücken am untern Theile der Brust (durch Reiben etwas vermindert) (*Ng.*). [CK 808]

Jücken auf dem Brustbeine, das durch Kratzen vergeht (d. 15. T.) (*Hb.*). [CK 809]

Laufen, wie von Insekten, am linken Schlüsselbeine (und über der rechten Brust mit jückendem Beißen); nach Kratzen brennt die Stelle, und es kommen brennende Bläschen zum Vorschein (d. 16. T.) (*Ng.*). [CK 810]

Blatter an der rechten Brust und am Halse, mit Brennschmerz; dabei Glühen des Gesichtes und Frösteln im übrigen Körper, der Schlaf aber gut und ohne Träume (*S.*). [CK 811]

■ Rücken und äußerer Hals

Jücken am Steißbeine. [CK 812]

In der Spitze des Steißbeines schmerzhaftes Zucken, Vormittags (d. 2. T.) (*Ng.*). [CK 813]

Zusammenschraubendes Gefühl im rechten Schaufelbeine, (d. 1. T.) (*Ng.*). [CK 814]

Nagender Schmerz im Steißbeine, im Gehen unverändert, durch Ausstrecken aber erleichtert (d. 1. T., Abends) (*Ng.*). [CK 815]

Heftiger Kreuzschmerz, wie Nagen, der sich bis zwischen die Schultern hinauf zieht, wo er so heftig wird, daß sie weinen möchte (durch Chamille erleichtert) (d. 32. T.) (*Ng.*). [CK 816]

Reißend stechender Schmerz im Kreuze, Abends vor dem Einschlafen, im Bette. [CK 817]

Ruckweises Reißen im Kreuze, vorzüglich beim Bewegen. [CK 818]

Kreuzschmerz beim Gehen. [CK 819]

Heftiger Zerschlagenheitsschmerz im Kreuze, und (früh) im Steißbeine, beim Befühlen (d. 4. 7. T.) (*Ng.*). [CK 820]

Kreuz- und Rückenschmerzen, wie zerschlagen. [CK 821]

Ausschlagsblüthen auf dem Rücken. [CK 822]

Brennendes Jücken, wie Flohbiß, in der linken Lendengegend, daß er zusammenfährt; es dauerte lange und verging erst nach langem Kratzen (*Ng.*). [CK 823]

Jücken an und zwischen den Schulterblättern (*Ng.*). [CK 824]

Jückendes Laufen (und Stechen) im ganzen Rücken und am Kreuzbeine, mit dröhnendem Schmerze darnach (*Ng.*). [CK 825]

Starkes Pressen im Rücken, vor Austritt eines Blutader-Knotens aus dem Mastdarme. [CK 826]

Reißender Schmerz im linken Schulterblatte (n. 34 T.). [CK 827]

Heftiger Schmerz längs des ganzen Rückens, Stiche und Zucken, daß sie sich nicht bücken und Nichts mit der Hand aufnehmen kann; beim Einathmen vermehrt (d. 3. T.) (*Hb.*). [CK 828]

Feine Stiche vom Rücken nach der Ribbengegend (n. 2 St.) (*Ng.*). [CK 829]

Von Zeit zu Zeit, ein starker Stich mitten im Rücken. [CK 830]

Rückenschmerz, als wenn ein heißes Eisen durch die untersten Wirbel gestoßen würde. [CK 831]

Brennen am obern Ende des linken Schulterblattes, durch Reiben etwas gemindert (*Ng.*). [CK 832]

Zwei Tage nach einander Stechen und Schneiden in den Schulterblättern, mit Frost darin. [CK 833]

Nagen und Stechen in den Schulterblättern (d. 2. T.) (*Ng.*). [CK 834]

Stechen zwischen den Schulterblättern. [CK 835]

Stechen zwischen (und an) den Schulterblättern, mit Athemversetzung (d. 1. 2. T.) (*Ng.*). [CK 836]

Steifigkeits-Schmerz zwischen den Schulterblättern, später in die Ribben- und Nieren-Gegend ziehend (*Bte.*). [CK 837]

Schmerzhaftes Spannen zwischen den Schulterblättern, Vormittags (d. 2. T.) (*Ng.*). [CK 838]

Schmerzhaftes Ziehen in den Nackenmuskeln, durch Reiben und Bewegen des Kopfes nicht verändert, Vormittags (d. 1. T.) (*Ng.*). [CK 839]

Heftiges Spannen im Genicke, 1 Stunde lang, Nachmittags (d. 1. T.) (*Ng.*). [CK 840]

Früh, Steifigkeit des Halses und des obern Theiles des Rückens mit ziehenden Schmerzen, durch Bewegung vergehend (d. 4. T.) (*Tr.*). [CK 841]

Stechen im Genicke. [CK 842]

Stechen im Genicke und an der rechten Nackenseite, wo es nur durch langes Reiben vergeht (*Ng.*). [CK 843]

Der Nacken schmerzt bei Bewegung des Kopfes. [CK 844]

Jücken im Nacken und am Halse (n. 18 T.) (*S. Ng.*). [CK 845]

Starkes Jücken am Halse und auf der Brust, als wenn sie Flöhe bissen (n. 10 T.) (*S.*). [CK 846]

Starkes Jücken am Halse, Nacken und auf der Brust, ohne sichtbaren Ausschlag; bloß beim Anfühlen spürt man hin und her unter der Haut ein härtliches Knötchen (d. 14. T.) (*S.*). [CK 847]

Bläschen an der rechten Seite des Halses (d. 8. T.) (*Ng.*). [CK 848]

Stechen in den rechten, und ziehendes Drücken in den linken Halsdrüsen (n. $1/2$, 1 St.) (*Tr.*). [CK 849]

Stiche im Halse, äußerlich an der linken Seite, durch Daraufdrücken gebessert; dabei Reißen im Kopfe und Stechen in den Ohren (n. 12 T.) (*S.*). [CK 850]

Drücken und Ziehen in den linken Halsdrüsen. [CK 851]

Geschwulst der linken Halsdrüsen. [CK 852]

Steifheit der Halsmuskeln, daß sie den Kopf nicht links wenden kann. [CK 853]

- ■ **Extremitäten**

Im Achselgelenke, Verrenkungsschmerz, besonders beim Aufheben des Armes. [CK 854]

Oefters aussetzendes Reißen in beiden Achselgruben, Nachmittags (d. 4. T.) (*Ng.*). [CK 855]

Plötzlicher Ruck oder Erschütterung in der rechten Schulter (n. 2 St.) (*Ng.*). [CK 856]

Ausschlag quer über die Schultern, von kleinen rothen Hautknötchen, mit einem spitzen Bläschen in der Mitte, die nur Abends etwas Brennen verursachen (n. 6 u. 14 T.) (*Tr.*). [CK 857]

Stechen in den Achseln, den Achselgruben und in den Armen, auch Nachts (*Ng.*). [CK 858]

In den Armen und allen Theilen derselben, in den Achseln, Achselgruben, Oberarmen, Ellbogen, Vorderarmen u.s.w. Reißen, zu den verschiedensten Zeiten (*Ng.*). [CK 859]

Reißen in den Armen, vom Oberarme bis in die Finger, und von den Fingern und Handgelenken, bis in die Achsel (*Ng.*). [CK 860]

Lähmiger Zerschlagenheitsschmerz, in den Armen, zuweilen über's Kreuz, aus dem rechten Ober- in den linken Vorderarm, und umgekehrt (*Ng.*). [CK 861]

Große Mattigkeit in den Armen, welche kaum in die Höhe gehoben werden können (d. 3. T.) (*Tr.*). [CK 862]

Mattigkeit der Arme. [CK 863]

Große Ermüdung des einen Arms. [CK 864]

Beklemmung im Arme, wie von Frost. [CK 865]

Von Zeit zu Zeit im rechten Arme, selbst äußerlich fühlbare, Hitze. [CK 866]

Brennen (mit Spannen) an den Armen (Oberarmen) und den Fingern, und im linken Ellbogen, wie von einem glühenden Eisen (*Ng.*). [CK 867]

Geschwulst (weiche, rothe) am Arme, und heftige Stiche darin. [CK 868]

Jücken an allen Theilen der Arme, das durch Kratzen vergeht (*Ng.*). [CK 869]

Im linken Oberarme, Schmerz, wie verrenkt. [CK 870]

Ziehender Schmerz im linken Oberarmknochen (d. 2. T.) (*Tr.*). [CK 871]

Reißender Schmerz hinten am Oberarme, bis in das Schulterblatt, beim Niesen und Husten. [CK 872]

Stiche in den Muskeln des linken Oberarms (n. einigen St.). [CK 873]

(Stechendes) **Reißen** im Oberarme und im **Ellbogen,** wie im Knochen, Vormittags (*Ng.*). [CK 874]

Im Ellbogen und Handgelenke, stechender Schmerz, wie von Verrenkung. [CK 875]

Fast steter bohrender Schmerz in der Ellbogen-Spitze. [CK 876]

Schmerz über der Ellbogenspitze, vorzüglich beim Aufstützen, wie von einem scharfen Drucke am Oberarme. [CK 877]

Im Unterarme, empfindlicher Ziehschmerz, in der Ruhe. [CK 878]

Ziehend reißender Schmerz im Unterarme, früh, beim Erwachen, bis in die Hand. [CK 879]

Schmerzhaftes Reißen im Unterarme, wie auf dem Knochen, eine Minute lang, dreimal. [CK 880]

Reißen in den Vorderarmen, bis in das Handgelenk und die Finger (*Ng.*). [CK 881]

Anhaltendes (sichtbares) Zucken oder Fippern am rechten Vorderarme und am hintern Daumengelenke der linken Hand (*Ng.*). [CK 882]

Außerordentliche Schwere in den Vorderarmen und Händen, wobei ihr die Arme kürzer vorkommen (*Ng.*). [CK 883]

Täglich schläft ihm der linke Unterarm ein; es brickelt darin von der Hand bis zum Ellbogen. [CK 884]

Beim Erwachen ist die rechte Hand eingeschlafen. [CK 885]

Das linke Handgelenk ist empfindlich, daß er ohne die größten Schmerzen Nichts in dieser Hand heben kann (*Hb.*). [CK 886]

Aufgelaufne Adern an den Händen, Nachmittags und Abends (*Ng.*). [CK 887]

Jücken auf den Händen, den Handrücken und zwischen den Fingern, das durch Kratzen vergeht (*Ng.*). [CK 888]

Nach heftigem Jücken an den Händen, schält sich den 3ten Tag die Haut kleienartig ab, und zugleich entsteht ein kleiner rother Fleck hinter dem linken Daumen und Zeigefinger, der heftig brennt, jedoch nur 1 Tag dauert (*Ng.*). [CK 889]

Stete, lästige Kälte der Hände. [CK 890]

Rauhe, aufgesprungene, leicht blutende Hände (*Hb.*). [CK 891]

Im rechten Zeigefinger, Gefühl, als wenn er verrenkt wäre (*S.*). [CK 892]

Die Mittelfinger schmerzen beim Bewegen. [CK 893]

Ziehschmerz im Daumen und Zeigefinger. [CK 894]

Reißen in und zwischen den Fingern (*Ng.*). [CK 895]

Der linke Daumen schlief ihm Nachmittags zweimal ein, und dann kriebelte es eine Zeit lang darin (*Ng.*). [CK 896]

Kriebeln in den Fingern der rechten Hand, mit brennendem Stechen, wie von Ameisen, Abends (d. 6. T.) (*Ng.*). [CK 897]

Nagen unter den Nägeln der Finger, mit Kriebeln den Arm hinauf, bis an das Schlüsselbein (*Ng.*). [CK 898]

Geschwulst der Finger. [CK 899]

Jücken an und zwischen den Fingern, das durch Kratzen vergeht (*Ng.*). [CK 900]

Jücken auf den rechten Fingern, das durch Kratzen und Reiben sich mehrt. [CK 901]

Jücken um die hintersten Finger-Gelenke, das sich durch Reiben vermehrt, worauf ein unleidlicher Schmerz in den Knochen der Finger entsteht. [CK 902]

Kriebelnd brennendes Jücken zwischen dem Zeige- und Mittelfinger der linken Hand (*Ng.*). [CK 903]

Neigung zum Schwären in den Fingerspitzen; es entsteht daselbst eine weiße, unterköthige Stelle, unter stechenden Schmerzen, die aber, ohne aufzubrechen, auch wieder vergeht (*Hb.*). [CK 904]

Eine Narbe am Finger, die vor 9 Jahren durch einen Schnitt bei einer Sektion entstand, fängt an zu jücken (d. 9.–12. T.) (*Tr.*). [CK 905]

Aeußerste Sprödigkeit der Finger-Nägel; sie brechen, indem man sie schneiden will (*Bte.*). [CK 906]

Das rechte Hüftgelenk schmerzt ihn. [CK 907]

Reißender Schmerz über beiden Hüften und am oberen Beckenrande. [CK 908]

Reißen in dem Hüftbeine (*Ng.*). [CK 909]

Stechen in der rechten Becken-Gegend (*Ng.*). [CK 910]

Stechen in der linken Hüfte, das sich bis in's Kreuz und die Weiche zertheilt, und beim Einathmen sich wiederholt (*Ng.*). [CK 911]

Schneiden, wie mit einem Messer, quer über den rechten Hinterbacken, Vormittags (d. 2. T.) (*Ng.*). [CK 912]

Beim Sitzen schlafen ihm die Hinterbacken ein. [CK 913]

Zerschlagenheitsschmerz in der linken Hüfte, der beim Daraufdrücken ärger wird, früh (d. 4. T.) (*Ng.*). [CK 914]

Reißen und Stechen im Hüft-Gelenke und dicht über dem Knie, in Anfällen (*Bte.*). [CK 915]

Blutschwär an der rechten Hüfte, der in Eiterung übergeht (*Ng.*). [CK 916]

Schmerz in den Beinen und Lenden, bei Bewegung. [CK 917]

Nach Spazieren, Schmerz in den Beinen und Lenden, wovor sie die Nacht nicht schlafen kann. [CK 918]

Ziehen in den Beinen. [CK 919]

Reißen in den Beinen, den Ober- und Unterschenkeln, beim Sitzen und Liegen, besonders Nachts (*Ng.*). [CK 920]

In den Beinen, (dem Ober- und Unterschenkel) lang anhaltendes Strammen, abwärts, fast wie Klamm; nur etliche Minuten lang, aber oft wiederkehrend. [CK 921]

Nagender Schmerz in den Beinen (*Bte.*). [CK 922]

Mehre Abende um 7 Uhr, Unruhe in den Beinen, $1/2$ Stunde lang, ehe sie schlafen ging. [CK 923]

Schwere der Beine, daß sie sie kaum heben kann. [CK 924]

Große Schwere in den Untergliedern, daß er sie kaum fortziehen kann; im Gehen torkelt er und muß sich niedersetzen; Abends (d. 5. T.) (*Ng.*). [CK 925]

Große Mattigkeit der Beine, im Sitzen (*Ng.*). [CK 926]

Brennendes und beißendes Jücken, das durch Kratzen vergeht, **an den Oberschenkeln** (*Ng.*). [CK 927]

Jücken (und feiner Ausschlag) an der Inseite des rechten Oberschenkels (*Ng.*). [CK 928]

Schmerz in der linken Kniekehle; der Knabe kann nicht gut auftreten. [CK 929]

Nachts, heftige Schmerzen in der Kniekehle, bis zur Ferse. [CK 930]

Gefühl von Hineindrücken in die linke Kniebeuge, beim Gehen, nach Aufstehn vom Sitze (*Ng.*). [CK 931]

Ziehender Schmerz in den Kniekehlen, beim Aufsteigen, nicht beim Absteigen der Treppe. [CK 932]

Beim Treppensteigen ziehender Schmerz in beiden Knieen, nicht aber beim bloßen Krümmen derselben, auch beim Befühlen nicht. [CK 933]

Schmerz in der Kniescheibe, doch bloß beim Aufdrücken mit der Hand und beim Biegen des Knie-Gelenks. [CK 934]

Zuckendes, scharfes Eindrücken an der Kniescheibe. [CK 935]

Reißen in den Knieen und Kniescheiben (*Ng.*). [CK 936]

Abends vor dem Einschlafen, stechend reißender Schmerz im Knie. [CK 937]

Dumpfes Reißen an der Inseite des linken Kniees, Abends (d. 19. T.). [CK 938]

Heftiges Reißen von den Knieen hinunter zu den Zehen hinaus, mit Gefühl von Geschwulst der Kniee; Nachmittags bis Abends (durch Gehen erleichtert) (d. 21. T.) (*Ng.*). [CK 939]

Stechen im linken Knie, nur im Sitzen, das beim Gehen im Freien vergeht (*Ng.*). [CK 940]

Stechen und Reißen im rechten Knie, Abends (d. 1. T.) (*Ng.*). [CK 941]

Schmerzhaftes Bohren im rechten Knie (n. 2 St.) (*Ng.*). [CK 942]

Knacken des rechten Kniees beim Gehen. [CK 943]

Zittern in den Knieen. [CK 944]

Die Kniee scheinen ihr während der Schmerzen größer zu seyn (*Ng.*). [CK 945]

Mattigkeit der Unterschenkel, vorzüglich in der Mitte der Schienbeine, wie zerschlagen; im Stehen und Gehen, wo es am ärgsten ist, möchte sie zusammensinken (im Sitzen und Liegen vermindert), besonders Abends (*Ng.*). [CK 946]

Zerschlagenheitsschmerz am rechten Schienbeine, vorzüglich bei Bewegung. [CK 947]

Abends im Bette, Stechen im rechten Schienbeine (*Ng.*). [CK 948]

Stechend klammartiger Schmerz im rechten Unterschenkel, mit Taubheits-Gefühl, während des Mittagsschlafes im Sitzen, und auch nach dem Erwachen. [CK 949]

Reißen in den Unterschenkeln zu verschiedenen Zeiten (*Ng.*). [CK 950]

Reißendes Ziehen im Unterschenkel, vom äußeren Fußknöchel heran. [CK 951]

Abends, Reißen in den Achillsennen (d. 5. T.) (*Ng.*). [CK 952]

Empfindlicher Ziehschmerz in der Achillsenne, in der Ruhe; im Gehen nicht. [CK 953]

Unschmerzhaftes Ziehen in beiden Waden hinunter (n. 2 St.) (*Ng.*). [CK 954]

Reißen in den Waden. [CK 955]

Beim Gehen scheinen die Wadenmuskeln zu kurz, sie spannen (n. 20 St.). [CK 956]

Spannschmerz an der Inseite der Waden, beim Gehen. [CK 957]

Spannen (und Brennen) an der äußern Fläche der rechten Wade, Abends (d. 2. T.) (*Ng.*). [CK 958]

Die (schon vorhandene) Spannung an den Waden (Fußsohlen und Zehen, bei Krampf und Lähmung der Beine), wird sehr vermehrt und nimmt das Knie mit ein, so daß er sich nicht aufrecht erhalten kann, dann ein brennender, stechender, zuweilen auch schneidender Schmerz in den Waden und Fußsohlen (d. ersten Tage) (*Hb.*). [CK 959]

Oefterer Wadenklamm. [CK 960]

Wenn sie den einen Fuß über den andern legt, oder auf die Zehen tritt, bekommt sie jedes Mal gleich schmerzhaften Wadenklamm. [CK 961]

Klammschmerz in den Waden, als wenn die Flechsen zu kurz wären, nach dem Aufstehen vom Sitze; im Herumgehen vergehend; vorher wurden ihm die Füße plötzlich so matt, daß er sich fürchtete, aufzustehen; Nachmittags (d. 2. T.) (*Ng.*). [CK 962]

Unschmerzhaftes Schlagen oder Klopfen in der linken Wade, wie Puls, früh (d. 4. T.) (*Ng.*). [CK 963]

Heftiges Kriebeln in beiden Waden, wie von Ameisen, nach dem Abendessen (d. 5. T.) (*Ng.*). [CK 964]

Jücken an den Waden (*Ng.*). [CK 965]

Gefühl der linken Ferse, als wenn sie von beiden Seiten fest zusammengedrückt würde (d. 2. T.) (*Ng.*). [CK 966]

Reißen in den Füßen und Fußknöcheln, zu verschiedenen Zeiten (*Ng.*). [CK 967]

Schwere in den Füßen, mit Reißen (*S.*). [CK 968]

Schwere der Füße, mit großer Mattigkeit in den Beinen (d. 3. T.) (*Ng.*). [CK 969]

Einschlafen des rechten Fußes, mit Kriebeln darin (*Ng.*). [CK 970]

Schmerzhaftes Ziehen unterhalb der Fußknöchel (d. 10. T.) (*Hb.*). [CK 971]

Schmerz in den Knochen des Fußrückens, beim Anfühlen, mit Jücken daselbst (d. 1. T.) (*Hb.*). [CK 972]

Beim Versuche, aufzutreten, starkes Stechen im Knöchel des rechten Fußes, und heftiges Schneiden von der linken großen Zehe bis in die Ferse, so daß er nicht im Stande ist, aufzutreten (d. 2. T.) (*Hb.*). [CK 973]

Taubheit der Ferse beim Auftreten. [CK 974]

Stechen (Kitzeln) und Prickeln in den Fußsohlen (*Hb. Ng.*). [CK 975]

Jücken in der Fußsohle. [CK 976]

Kitzelndes Jücken in der Fußsohle (*Bte.*). [CK 977]

Brennendes Stechen in der rechten Fußsohle, Abends und früh, nach Reiben vergehend (*Ng.*). [CK 978]

Spannen in der Fußsohle, Vormittags (d. 2. T.) (*Ng.*). [CK 979]

Schmerzhafte Empfindlichkeit der rechten Fußsohle. [CK 980]

Schmerz in der Fußsohle, beim Auftreten, als wäre sie zu weich und geschwollen. [CK 981]

Die harte Haut der Fußsohle ist bei Berührung sehr empfindlich und verursacht auch für sich heftigen Druckschmerz. [CK 982]

Die alten Hautschwielen an den Füßen werden sehr empfindlich (*Hb.*). [CK 983]

Schründendes **Stechen in den Hühneraugen.** [CK 984]

Ein Geschwür in der Fußsohle, das schon fast ganz geheilt ist, sticht beim Darauftreten, im Zimmer, nach Gehen im Freien (*Ng.*). [CK 985]

Stechender Schmerz im Ballen der großen Zehe (*Hb.*). [CK 986]

Brennendes Stechen in der linken großen Zehe, nahe am Nagel, Nachts (*Hb.*). [CK 987]

Schneiden in der rechten großen Zehe, als wenn er auf Messern ginge, früh, beim Gehen (d. 4. T.) (*Ng.*). [CK 988]

Kriebeln in der großen Zehe, als wenn sie erfroren gewesen wäre (d. 2. T.) (*Ng.*). [CK 989]

Jücken an den Zehen, nach Aufenthalt in kalter Luft (*Hb.*). [CK 990]

Jücken an den Zehen und Füßen, beim Warmwerden im Gehen, was nach dem Gehen sogleich wieder aufhört (n. 30 T.) (*Hg.*). [CK 991]

Jücken, mit glänzender Röthe, in den großen Zehen, mit Schmerz derselben bei äußerm Drucke (n. 4. T.) (*Hb.*). [CK 992]

Jücken auf den Zehen, mit Röthe, als wären sie erfroren gewesen, nach Kratzen ärger, Abends (d. 3. 4. 16. T.) (*Ng.*). [CK 993]

Flechten zwischen den Zehen. [CK 994]

Hühneraugen sehr schmerzhaft (*Bte.*). [CK 995]

■ Allgemeines und Haut

Ziehen in den Gliedern. [CK 996]

Brennartiges Spanngefühl in den Fuß- und Hand-Rücken, wie von Geschwulst. [CK 997]

Immerwährendes Brennen und Stechen im After, bei Steifheit im Rücken, daß sie sich nicht wohl bewegen kann. [CK 998]

(Dumpfdrückende Knochenschmerzen, vorzüglich der Beine, der Brust und des Rückens.) [CK 999]

Reißen im linken Schulterblatte, in den Armen, den Händen und Beinen, vorzüglich Abends (d. 3. T.). [CK 1000]

Blitzschnelles Herumschießen in der rechten Schulter, dem Kreuze und Bauche; dann wie zerschlagen (d. 2. T.) (*Ng.*). [CK 1001]

Zerschlagenheits-Schmerz in den Lenden, über den Hüften und in den Wadenmuskeln, beim Gehen. [CK 1002]

Zerschlagenheits-Schmerz des Rückens und aller Glieder, wie im Wechselfieber (*Bte.*). [CK 1003]

Beim Eintritt in's Zimmer, nach Gehen im Freien, entsteht Bänglichkeit und Uebelkeit, während des Sprechens. [CK 1004]

Nach Gehen im Freien, Uebermunterkeit und stierer Blick; dann, bei jeder Bewegung kalter Schauer und Schweiß, mit Frost am Kopfe; bei Schlafengehen, Kopf, Hände und Füße heiß. [CK 1005]

Bei körperlicher Anstrengung, Hitz-Ueberlaufen über den ganzen Körper, darauf Schütteln und Frostschauder, bei Brennen im Unterleibe. [CK 1006]

Während körperlicher Beschäftigung, ein klammartiges Gefühl, wie Taubheit im ganzen linken Beine herauf, so auch im linken Arme, mit taumlicher Kopfbetäubung in absetzenden Anfällen (d. 14. T.). [CK 1007]

Alle Muskeln wie gelähmt (*Bte.*). [CK 1008]

Früh, lähmige Schwäche in allen Gliedern, mit Kopfbetäubung, in Anfällen von einigen Minuten (d. 10 T.). [CK 1009]

Starrheit in Händen und Füßen, als wenn sie eingeschlafen wären, früh, beim Erwachen; nach Aufstehen und etwas Gehen verlor es sich. [CK 1010]

Eingeschlafenheit des vierten und fünften Fingers, des rechten Knies und zuletzt der Ferse, nach Sitzen. [CK 1011]

Langsamer, schwankender Gang, wie nach einer schweren Krankheit (*Bte.*). [CK 1012]

Anfall, gegen Abend: es wird ihr übel und drehend, bei stetem Herzklopfen und arger Aengstlichkeit, was die ganze Nacht bis nächsten Vormittag dauerte. [CK 1013]

Beim Eintritt in das Zimmer nach Gehen im Freien, entsteht Bänglichkeit und Uebelkeit während des Sprechens. [CK 1014]

Anfall, Abends: heftige Kreuzschmerzen und Schwindel, darauf Drang zum Stuhle, wobei reines Blut abging; im Kreuze war es wie lähmig; sie hatte keinen Halt darin beim Gerade-Sitzen. [CK 1015]

Anfall: Andrang des Blutes nach dem Kopfe, Schwarzwerden vor den Augen, Schwindel, Klingen vor den Ohren und Schläfrigkeit. [CK 1016]

Anfall: erst saß er still, ohne zu antworten, dann ängstliches Stöhnen 5 Minuten lang, dann 10 Minuten arger Lachkrampf, dann wiederum Weinen; dann abwechselnd Lachen und Weinen. [CK 1017]

Abends im Bette, Neigung zu Lachkrampf (d. 5. T.). [CK 1018]

Zittrige Aufgeregtheit des ganzen Nerven-Systems (Bte.). [CK 1019]

Erschütterndes Pulsiren durch den ganzen Körper (Bte.). [CK 1020]

Zusammenziehendes Gefühl im rechten Zeigefinger und im Fuße, als wenn die Flechsen zu kurz wären; rührt er mit dem Finger an Etwas, so ist es ihm, als würde er elektrisirt (S.). [CK 1021]

Bei der Nachmittagsruhe, wenn er sitzend einschlafen will, ein Ruck durch den Kopf und Glieder, wie ein elektrischer Schlag, mit Betäubung. [CK 1022]

Es ruckt ihm den Arm und auch den Kopf mehrmals rückwärts, mit Bangigkeit. [CK 1023]

Abends, Zucken in beiden Beinen zugleich, besonders in den Unterschenkeln und Füßen, darauf Neigung der Arme, sich zu drehen und aufwärts zu strecken. [CK 1024]

Unwillkürliche Zuckungen hier und da, und Bewegungen eines Fußes, der Finger u.s.w. [CK 1025]

Unwillkürliche Bewegungen des Kopfes und anderer Glieder. [CK 1026]

Zucken in allen Gliedern. [CK 1027]

Qual in den Gliedern, als wären die Knochen eingeengt, bei Druck in den Gelenken. [CK 1028]

Unruhe, mußte die Füße immer bewegen und herumgehen. [CK 1029]

Unruhe im Sitzen und Liegen; sie muß die Hände und Füße bald dahin, bald dorthin legen. [CK 1030]

Die meisten Beschwerden scheinen im Sitzen zu entstehen und beim Gehen sich zu mindern (Ng.). [CK 1031]

Gleich nach dem Mittag-Essen erhöhen sich alle Symptome (Bte.). [CK 1032]

Die meisten Beschwerden entstehen bald nach dem Mittag-Essen und Abends (Ng.). [CK 1033]

Viele Beschwerden kommen nach dem Mittagessen und halten bis Abends an, während sie Vormittags und Nachts verschwunden sind (Ng.). [CK 1034]

Vorzüglich Erdäpfel scheinen die Zufälle zu verschlimmern, oder wieder zu erregen (Ng.). [CK 1035]

Nach dem Essen befindet er sich am wohlsten (S.). [CK 1036]

Einen Tag um den andern befindet er sich etwas besser (S.). [CK 1037]

Ueber den Tag geht es ziemlich gut; des Morgens und Abends sind die meisten Beschwerden (S.). [CK 1038]

In freier Luft und Abends scheint das Befinden besser zu seyn (Ng.). [CK 1039]

Leichte Verkältlichkeit, selbst im Zimmer, sie wird heiser, was sich durch Gehen im Freien mindert. [CK 1040]

Schweiß, bei jeder Bewegung, und später schaudernde Kälte-Empfindung, wie von Verkältung. [CK 1041]

Gefühl in den Gliedern, als habe er sich verkältet; dabei am Tage öfters Frost und des Abends Hitze im Gesichte. [CK 1042]

Unausstehliches Jücken am ganzen Körper, besonders wenn er warm wird und im Bette; er muß sich blutig kratzen und nach dem Kratzen schmerzt die Haut (Hb.). [CK 1043]

Jücken am ganzen Körper, besonders im Gesichte (d. 7. T.). [CK 1044]

Jücken hie und da an kleinen Stellen des Körpers, meist Abends und durch Kratzen nicht vergehend (Ng.). [CK 1045]

Heftiges Jücken am ganzen Körper, als sollte ein Ausschlag ausbrechen (n. 5 T.) (Hb.). [CK 1046]

Starkes Jücken und Fressen auf der Haut des ganzen Körpers, durch Kratzen nur wenig gemindert. [CK 1047]

Stechendes Jücken auf dem Rücken und der Bauch-Seite (d. 2. T.). [CK 1048]

Stechen, bald hier, bald da, am ganzen Körper, besonders Abends (Ng.). [CK 1049]

Die Schwinden (kleine, weiße, gruppirte, jückende Blüthen) mehren sich (Hb.). [CK 1050]

Jücken der Schwinden, **besonders gegen Abend** (Hb.). [CK 1051]

Sehr jückender Friesel-Ausschlag an Armen und Beinen, ohne Röthe, mit wässerigem Bluten nach Kratzen (Bte.). [CK 1052]

Beißen in den Flechten (*Hb.*). [CK 1053]

Kleine Verletzungen der Haut schründeten und entzündeten sich. [CK 1054]

Große Abspannung des Körpers, besonders nach Gehen im Freien, mit Gähnen, Dehnen und Recken, Schläfrigkeit und **Neigung zum Liegen,** wodurch aber die Mattigkeit vermehrt wird (d. 1–3. T.) (*Tr.*). [CK 1055]

Abspannung durch den ganzen Körper, mit Abgestumpftheit des Denkvermögens, fliegender Gesichtshitze und Aengstlichkeit (d. 4. T.). [CK 1056]

Etwas Sprechen und ein kleiner Fußgang greift ihn schon an. [CK 1057]

Vorzüglich vom Sprechen sehr ermüdet. [CK 1058]

Ungemein **matt und müde;** er muß sich durchaus setzen. [CK 1059]

Zittrige Mattigkeit. [CK 1060]

Vormittags Mattigkeit und starkes Frösteln; Nachmittags schüttelte sie Kälte im Rücken (*S.*). [CK 1061]

Sehr matt am ganzen Körper, mit Frostigkeit und Kopfweh (d. 33. T.) (*Ng.*). [CK 1062]

Matt, duselig im Kopfe, oft fieberhafter Puls und Unaufgelegtheit zum Arbeiten, mehre Tage lang; auch wenig Appetit; nach Tische schläfrig, schwer im Leibe, öftere Neigung zum Aufstoßen, was aber gar nicht oder nur unvollkommen erfolgt (n. 4 W.) (*Hb.*). [CK 1063]

Abgeschlagen, matt, daß sie kaum die Füße heben kann, dabei schläfrig und faul (d. 22. T.) (*S.*). [CK 1064]

Unüberwindliche Neigung zum Niederlegen (n. 3 St.). [CK 1065]

Müde und schläfrig. [CK 1066]

■ **Schlaf, Träume und nächtliche Beschwerden**

Viel Gähnen mit Schläfrigkeit (die nur im Freien vergeht) (*Ng.*). [CK 1067]

Stetes Gähnen, auch vor dem Mittagessen, ohne Schläfrigkeit (*Tr. Ng.*). [CK 1068]

Tages-Schläfrigkeit. [CK 1069]

Bei großer Mattigkeit, überfällt sie Vormittags ein unwiderstehlicher Schlaf; sie legt sich und schläft fest 1 Stunde lang, worauf die Mattigkeit verschwunden ist und sie sich sehr wohl befindet (*Ng.*). [CK 1070]

Große Abendschläfrigkeit, selbst im Stehen. [CK 1071]

Große Abendschläfrigkeit, schon um 6 Uhr (*Ng.*). [CK 1072]

Sie schläft des Abends zeitig ein (*S.*). [CK 1073]

Sie ist früh beim Aufstehen nicht ausgeschlafen und noch matt, mit Gähnen. [CK 1074]

Früh, nach unruhigem Schlafe, noch müde und er will nicht aufstehen (*Hb.*). [CK 1075]

Des Morgens möchte er immer sehr lange schlafen (*S.*). [CK 1076]

Er muß Morgens immer länger, als sonst schlafen, und kann sich nicht ermuntern; dafür schläft er aber des Abends nicht gleich ein (*S.*). [CK 1077]

Abends spätes Einschlafen, wegen häufiger Bilder der Phantasie (d. 2. T.) (*Tr.*). [CK 1078]

Kann Abends vor 1 Stunde nicht einschlafen, schläft aber dann gut (*Ng.*). [CK 1079]

Er kann vor Mitternacht nicht einschlafen, gleichsam von einer Schwere in den Armen gehindert. [CK 1080]

Kann vor Mitternacht nicht einschlafen und wirft sich von einer Seite zur andern (d. 2. T.) (*Ng.*). [CK 1081]

Nachts Unruhe in allen Gliedern, wovor er nicht einschlafen kann. [CK 1082]

Sie kann Nachts nirgends Ruhe finden; sie wirft sich herum und es thut ihr Alles weh, mehre Nächte (n. 15 T.) (*Ng.*). [CK 1083]

Unruhiger Schlaf: er wirft sich im Bette herum; es ist ihm heiß und ängstlich; dabei Zucken der Glieder und Zusammenfahren vor dem Einschlafen (*S.*). [CK 1084]

Die ersten Nächte sehr unruhiger Schlaf (*S.*). [CK 1085]

Unruhiger Schlaf; sie drehte sich oft um, **es war ihr heiß,** sie lag meist aufgedeckt, der Schlaf nur wie Schlummer, ohne Erquickung, mit vielen Träumen und **öfterem Erwachen** (d. 7. T.) (*S.*). [CK 1086]

Unruhiger Schlaf mit Zahnweh (*Bte.*). [CK 1087]

Oefteres Erwachen, Nachts, 8 Tage lang (d. 12. T.) (*Ng.*). [CK 1088]

Erwachen vor Mitternacht wegen trocknen Hustens, erst mit Frost, und später mit trockner Hitze (*Ng.*). [CK 1089]

Nach Mitternacht unruhiger Schlaf, er erwacht oft und wirft sich im Bette herum (*Hb.*). [CK 1090]

Nachts, im Bette, Klopfen an den Zahnwurzeln wie Pulsschlag (*Bte.*). [CK 1091]

Nachts 12 Uhr, Erwachen wegen heftigen Kneipens und Polterns im Bauche, das gegen Morgen wieder vergeht (n. 12 T.) (*Ng.*). [CK 1092]

Nachts im Bette, Kopfweh. [CK 1093]

Abends im Bette, Greifen in der Herzgrube. [CK 1094]

Nachts heftige Schmerzen in der Kniekehle, bis zur Ferse. [CK 1095]

Er erwacht Nachts über Krampf und Beklemmung der Brust (nach angestrengtem Gehen Tags vorher). [CK 1096]

Früh um 4 Uhr, Erwachen vor Frost am ganzen Körper, mit heftigem Zusammenziehen im Magen, stetem leeren Aufrülpsen, das Erleichterung verschafft; dann viermal flüssiger Stuhlgang bei beständigem Froste und mit Brennen im After nach demselben; der Frost dauerte bis Abends (d. 32. T.) (*Ng.*). [CK 1097]

Nachts, beim Erwachen, Aengstlichkeit, Beklommenheit und starker Schweiß. [CK 1098]

Wird gegen Morgen, 4, 5 Uhr aufgeweckt von Angst am Herzen, als wollte Schweiß kommen, der doch nicht eintritt; beim Aufstehen vergeht die Angst sogleich. [CK 1099]

Erwachen gegen Morgen, mit todesähnlichen Gedanken über vermeintliche Schmerzen im Schlafe. [CK 1100]

Erwachen, **früh,** mit **Niedergedrücktheit wie von Kummer,** ohne helles Bewußtseyn. [CK 1101]

Erwachen, früh, mit Uebelkeit und Weichlichkeit im Magen, und Abgeschlagenheit, als wenn sie der Schlaf gar nicht erquickt hätte; dabei schneller, fieberhafter Puls mit innerlicher Hitze (d. 3. T.) (*S.*). [CK 1102]

Früh, im Bette, beim Erwachen, ziehend beißende Empfindung in der Harnröhre. [CK 1103]

Auffahren nach Mitternacht aus einem ängstlichen Traume (daß ihn ein Pferd verfolge und beißen wolle) (d. 10. T.) (*Ng.*). [CK 1104]

Heftiges Aufschrecken im Schlafe, vor Mitternacht, und gänzliches Erwachen (d. 7. T.) (*Ng.*). [CK 1105]

Im Schlafe sprach sie laut, lachte und weinte. [CK 1106]

Viel Reden im Schlafe, als träumte er ängstlich. [CK 1107]

Vor Mitternacht im Schlafe große Unruhe, mit heftigem Weinen und trostlosem Jammer, ohne gehöriges Bewußtseyn, etliche Minuten lang. [CK 1108]

Sie ächzt und stöhnt des Nachts, als wenn sie weinte, was ihr selbst unbewußt ist, bald nach dem Einschlafen (d. 7. T.). [CK 1109]

Er steht in der Nacht bewußtlos und mit fest verschlossenen Augen aus dem Bette auf und geht ängstlich aus einer Stube in die andere, während er sich die Augen reibt; wieder zu Bette gebracht, schlief der Knabe gleich ein. [CK 1110]

Der Schlaf ist allzu tief, sie muß geweckt werden. [CK 1111]

Fester (traumvoller) Schlaf, mit Erektionen (*Tr.*). [CK 1112]

Der Schlaf ist tief, gegen Morgen, mit kopfanstrengenden Träumen (n. 10 St.). [CK 1113]

Guter Schlaf, mit vielen (angenehmen) Träumen (*S.*). [CK 1114]

Angenehme Träume, von empfangenem Gelde und dergleichen (*Ng.*). [CK 1115]

Verwirrte Träume (*S.*). [CK 1116]

Schamvoller Traum (*Ng.*). [CK 1117]

Viele Träume, aber alle verdrießlicher Art (*S.*). [CK 1118]

Träume von Zank und Aergerniß (*Ng.*). [CK 1119]

Träume von niederfallenden Sternen, von Feuersbrunst, von Heirathen (*Ng.*). [CK 1120]

Träume von Dieben, mit ängstlichem Erwachen. [CK 1121]

Träume von begangenem Diebstahle, oder daß sie unter Räuber gerathen sey (*Ng.*). [CK 1122]

Traum von Tod und Begräbniß (*Ng.*). [CK 1123]

Quälende Träume, die nach Erwachen Todes-Furcht hinterlassen. [CK 1124]

Beängstigende Träume, mit unruhigem Schlafe. [CK 1125]

Aengstliche Träume gegen Morgen, bei sonst gutem Schlafe (n. 12 T.) (*S.*). [CK 1126]

Fürchterlich ängstliche Träume und Alpdrücken. [CK 1127]

Aengstliche Träume: z.B. der Abdecker steckt ihm mit Gewalt Hundefleisch in den Mund (*S.*). [CK 1128]

Im Traume soll er von einer Höhe herab, und glaubt fallen zu müssen. [CK 1129]

Traum, daß sie sich auf einer im Flusse sinkenden Fähre befinde, mit ängstlichem Erwachen (*Ng.*). [CK 1130]

Traum, er gehe in einem Flusse herum, in dem er Schlangen und andere Thiere sieht, vor denen er sich fürchtet (*Ng.*). [CK 1131]

Er träumt von Gespenstern und lärmt in der Nacht, daß er darüber erwacht (*S.*). [CK 1132]

■ **Fieber, Frost, Schweiß und Puls**

Die ganze Nacht, Frost und unruhiger Schlaf (d. 33. T.) (*Ng.*). [CK 1133]

Frostschauder am warmen Ofen (d. 15. T.). [CK 1134]

Abends, von 7 bis 8 Uhr, Frost, wo sie sich vor Kälte legen muß, aber auch im Bette sich lange nicht erwärmen kann (d. 5. T.) (*Ng.*). [CK 1135]

Sehr empfindlich gegen kalte Luft, besonders an den Füßen (*Bte.*). [CK 1136]

Innerer Frost und Schauder, mit Verlangen nach dem warmen Ofen und Dehnen und Renken der Glieder, **nach warmen Getränke** ärger. [CK 1137]

Frostig in freier Luft. [CK 1138]

Frostig am ganzen Körper; die Füße sind wie Eis, den ganzen Tag, mit Hitze im Kopfe, auch im Zimmer (d. 1. T.) (*Ng.*). [CK 1139]

Bei innerem Froste, äußere Wärme, besonders an den Backen, mit dunkler Röthe derselben, wie bei Branntwein-Säufern (*Bte.*). [CK 1140]

Bei innerem Froste, heiße Backen und kalte Hände (*Bte.*). [3)] [CK 1141]

Ueberlaufende Kälte, ohne Durst und ohne nachfolgende Hitze oder Schweiß, von 4–6 Uhr Nachmittags, mit klopfenden Schmerzen in der Stirn und dem Hinterhaupte, die sich durch Daraufdrücken mit der Hand mildern (d. 9. T.) (*S.*). [CK 1142]

Frostigkeit, stetes Aufrülpsen, Bitterkeit im Munde, häufiger Speichelzufluß, große Hinfälligkeit und Kopfweh zum Zerspringen, besonders oben auf dem Scheitel, mit Schwindel (durch eine gabe *Ipecac.* erleichtert) (d. 34. T.) (*Ng.*). [CK 1143]

Oft auf einander folgende Schauder, Abends (d. 2. T.) (*Hb.*). [CK 1144]

Einen Tag um den andern Fieberschauder am ganzen Körper, gegen Abends, ohne Durst, mit Appetitmangel, Schlaflosigkeit und unruhigem Umherwerfen im Bette (*S.*). [CK 1145]

Abends, fieberhafte Bewegungen: Schauder und Frost, den die kleinste Bewegung vermehrt, und nur manchmal flüchtige Gesichtshitze (d. 1. T.) (*Tr.*). [CK 1146]

Abend-Fieber; heftiger Frost, um 5 Uhr, besonders am Rücken und an den Füßen, daß sie sich am warmen Ofen nicht erwärmen konnte; nach $1/2$ Stunde Schweiß, ohne Durst (d. 6. 7. T.) (*Ng.*). [CK 1147]

Abend-Fieber: Kälte und Wärme öfters mit einander wechselnd, bei heißem Gesichte, und Frost und Schauder am übrigen Körper. [CK 1148]

Innere Frostigkeit, mit heißen Händen und heißen Ohrläppchen (n. 2 St.). [CK 1149]

Nach $1/2$ stündigem Frösteln, Hitze des Körpers und Schweiß im Gesichte (*Tr.*). [CK 1150]

Angenehme, kurze Wärme in der rechten Gesichtsseite, Nachmittags (d. 5. T.) (*Ng.*). [CK 1151]

Plötzliche Gesichtshitze, mit Röthe, doch nur kurzdauernd (d. 5. T.) (*Ng.*). [CK 1152]

Gefühl, wie nach starker Erhitzung im Körper, beim Sitzen (d. ersten Tage) (*Ng.*). [CK 1153]

Abends, zweistündige Hitze im ganzen Körper, die vom Kopfe auszugehen scheint (d. 5. T.) (*Ng.*). [CK 1154]

Fieberhafte Mattigkeit mit innerer Hitze. [CK 1155]

Gegen Abend Hitze im ganzen Körper, vorzüglich in den Füßen, dann Schüttelfrost, daß sie sich in's Bett legen mußte, wo sie bald einschlief; dabei weder in der Hitze, noch im Froste Durst, oder sonstige Beschwerden (d. 11. T.) (*S.*). [CK 1156]

Vormitternacht Hitze, die ihn nicht einschlafen läßt (*Ng.*). [CK 1157]

Aengstliche Nachthitze und Schweiß. [CK 1158]

Jählinge Hitze mit schweiß und ängstlichem Herzklopfen. [CK 1159]

Früh, wenn sie länger als 6 Uhr im Bett bleibt, fängt sie an zu schwitzen, einige Morgen (n. 9 T.) (*S.*). [CK 1160]

Wallungen im Blute, mit vermehrtem Pulsschlage, und Zittern der Hände beim Schreiben; auch, nach dem Essen, mit Hitze des ganzen Körpers und Gesichtsschweiß (d. 1. T.) (*Tr.*). [CK 1161]

---

[3] Gegen die Fieber von *Alumina* ist die Zaunrebe ein Gegenmittel (*Bte.*).

Ambra grisea

Graue Ambra (Ambra grisea, oft. Ambra ambrosiaca, L.) [RAL VI (1827), S. 1–26]

Diese ihres hohen Preises wegen sehr oft verfälschte Substanz ist nur in vorzüglichen Arznei-waaren-Handlungen ächt zu erwarten. Die ächte Ambra, ein Erzeugniß in den Eingeweiden des Pot-fisches, wie schon *Schwedjaur* bewies und wahrscheinlich ein talgartiges Product aus der Gallblase desselben, wird in der besten Güte an den Küsten von Madagaskar und Sumatra, besonders nach Seestürmen aus dem Meere gefischt. Sie besteht aus kleinen, rauhen undurchsichtigen Massen, welche leichter als Wasser und schwammicht sind und sich leicht in rauhe, unebne Stückchen zerbröckeln lassen, äußerlich bräunlich graulicher Farbe, innerlich von gelblichen, röthlichen und schwärzlichen Adern durchzogen, mit eingesprengten weißlichen, sehr geruchvollen Punkten, etwas fett anzufühlen und von zwar schwachem, aber höchst erquickendem Wohlgeruche.

Sie wird zwischen warmen Fingern weich wie Wachs, fließt in der Hitze des kochenden Wassers als ein Oel, dampft dabei einen starken, höchst lieblichen Wohlgeruch aus und brennt auf einem glühenden Bleche weg. An's Licht gehalten faßt sie schnell Flamme und brennt hell. Weingeist löset sehr wenig davon auf, Schwefel-Naphtha aber löset sie fast völlig auf, woraus Weingeist eine weiße, wachsähnliche Substanz fällt. Ihr schwacher Geruch wird von dieser Auflösung, so wie durch Reiben mit andern Substanzen ungemein erhöhet.

Ein Gran solcher ächten grauen Ambra mit 100 Granen Milchzucker eine Stunde lang in der porcellänen Reibeschale gerieben (jede 10 Minuten auf 6 Minuten Reiben und 4 Minuten Aufscharren eingetheilt), von diesem Pulver ein Gran wiederum mit 100 Granen frischem Milchzucker eben so lange und auf gleiche Weise gerieben, und zuletzt von dem hierdurch entstandnen Pulver ein Gran abermals mit Granen Milchzucker auf gleiche Art, ebenfalls eine Stunde gerieben liefert eine potenzirte, millionfache Verdünnung der Ambra, wovon ein sehr kleiner Theil eines Grans zur Gabe für die meisten homöopathischen Zwecke nicht nur hinreichend, sondern oft noch allzu kräftig befunden und in letzterm Falle nur durch mehre kleine Gaben Kampher, in vielen Fällen aber, je nach den sich hervorthuenden Symptomen, von Krähenaugen, in seltnern Fällen hingegen von Pulsatille gemäßigt wird.

Die Wirkungsdauer einer solchen Gabe ist in chronischen Krankheitsfällen wenigstens drei Wochen.

(Die mit der Chiffre *Gff.* bezeichneten Symptomen sind vom Herrn Regierungsrathe, Freiherrn *von Gersdorff.*)

Ambra

- ### Gemüt

Sehr unruhig, am Tage. [RAL 468]

Unruhe den ganzen Tag, bei beengter Brust. [RAL 469]

Gemüth so unruhig und aufgeregt. [RAL 470]

Bei geistigen Arbeiten, Hastigkeit. [RAL 471]

Gereizte Stimmung, wie nervenschwach und ungeduldig (*Gff.*). [RAL 472]

Aufgeregt; sie sprach ungewöhnlich viel (redeseelig), ward dadurch sehr angegriffen, konnte die Nacht nicht schlafen, bekam einen Kopfschmerz, als läge ihr eine große Last auf dem Kopfe; sie fühlte sich sehr beklommen, mußte im Bette aufsitzen und bekam Angst und Schweiß durch den ganzen Körper. [RAL 473]

Ungemein lange Aufgeregtheit. [RAL 474]

Von Sprechen wird sie gereizt, bekömmt Beben und Zittern durch den ganzen Körper, vorzüglich in den Beinen, und muß einige Zeit allein seyn, um auszuruhen. [RAL 475]

Musik treibt ihm das Blut nach dem Kopfe. [RAL 476]

Die Phantasie beschäftigt sich mit vielen geilen Bildern, auch im Traume – wovon doch das Gemüth und die Geschlechtsorgane nur wenig aufgeregt werden (in den ersten 24 St.). [RAL 477]

Der Phantasie bemächtigen sich Zerrbilder, Fratzen, Teufelsgesichter, welche er nicht loswerden kann. [RAL 478]

Aengstigende Gedanken steigen in ihm auf. [RAL 479]

Abends ängstlich. [RAL 480]

Aengstlich und zitterig (n. 8 Tagen). [RAL 481]

Große Niedergeschlagenheit (n. 6 Tagen). [RAL 482]

Traurige Gedanken bemächtigen sich seiner, mit Weichlichkeit um's Herz; er ist lange Zeit trübe gestimmt. [RAL 483]

Sehr traurig (n. 72 St.). [RAL 484]

Verzweifelung (n. 48 St.). [RAL 485]

Gleich weinerlich, dann ärgerlich und zänkisch, zwei Stunden lang. [RAL 486]

Sein Gemüth wird leicht erbittert. [RAL 487]

Steter Wechsel von Niedergeschlagenheit und Leidenschaftlichkeit, was ihn zu keiner ruhigen Stimmung kommen läßt. [RAL 488]

Gleichgültig gegen Freud und Leid, doch mehr niedergeschlagen, als gelassen. [RAL 489]

Sehr gelassene Gemüthsstimmung[1] (*Gff.*). [RAL 490]

- ### Schwindel, Verstand und Gedächtnis

Arger Schwindel. [RAL 1]

Ungemeiner, ja gefährlicher Schwindel. [RAL 2]

Schwindel beim Gehen im Freien, Vor- und Nachmittag. [RAL 3]

Wegen Schwindel und Schwächegefühl im Magen, mußte sie liegen (Nachmittags, n. 72 St.). [RAL 4]

Er ist immer wie im Traume. [RAL 5]

Er konnte nichts recht überdenken; er ist wie stupid (die ersten 24 St.). [RAL 6]

Schlechtes Gedächtniß; die Gedanken sind sehr schwach; er muß Alles drei, vier Mal lesen, und hat's doch nicht verstanden. [RAL 7]

Arge Schwäche im Kopfe, mit Schwindel (n. 48 St.). [RAL 8]

Schwäche im Kopfe und eine Art Frieren daran. [RAL 9]

Jeden Morgen, Kopfschmerz, wie Wüstheit, als hätte sie die Nacht geschwärmt. [RAL 10]

Eingenommenheit im Hinterkopfe (*Gff.*). [RAL 11]

Dumm machende Spannung im Kopfe. [RAL 12]

- ### Kopf

Von beiden Schläfen her, klemmender Kopfschmerz (*Gff.*). [RAL 13]

Klemmende Eingenommenheit des Kopfs (*Gff.*). [RAL 14]

Drückende Eingenommenheit im Kopfe, gleich nach dem Essen, vorzüglich bei Bewegung. [RAL 15]

Druck in der Stirne (mit Angst vor Irre-Werden) (n. 48 St.). [RAL 16]

Drückender Kopfschmerz in der Stirne (*Gff.*). [RAL 17]

Drückender Schmerz im Hinterkopfe und Nacken. [RAL 18]

Einen Tag um den andern, niederdrückender Schmerz in der Stirne und im Oberkopfe, mit Hitze im Kopfe und Brennen in den Augen, bei Gesichts-Blässe, von früh an – nur Nachmittags stärker. [RAL 19]

Blutdrang nach dem Kopfe, zwei Tage lang. [RAL 20]

(Schmerzloses) Druckgefühl oben auf dem Kopfe und Schwere des Kopfs, Abends (n. 36 St.). [RAL 21]

Druck im Kopfe, mit Stechen verbunden. [RAL 22]

---

[1] Nachwirkung vom Organism erzeugt.

Drückender Schmerz auf einer kleinen Stelle am Hinterhaupte. [RAL 23]

Drückender Schmerz am linken Stirnhügel. [RAL 24]

Drückendes Ziehen vom Nacken herauf und durch den Kopf nach vorne zu, während vorzüglich Druck unten im Hinterkopfe bleibt (*Gff.*). [RAL 25]

Reißender Druck im ganzen Hinterhaupte, auch bis zum Scheitel und in die Stirne (*Gff.*). [RAL 26]

Flüchtiges Reißen durch den Kopf (*Gff.*). [RAL 27]

Ein Hin- und Herziehen, oder Reißen im Kopfe. [RAL 28]

Am linken Hinterkopfe, nach dem Nacken zu, und hintern Ohre, Reißen. [RAL 29]

Reißen in der linken Schläfe bis oben auf dem Kopfe, auf dem rechten Stirnhügel und **hinterm linken Ohre** (*Gff.*). [RAL 30]

Reißender Kopfschmerz in der Stirne bis in den obern Theil des Gesichts (*Gff.*). [RAL 31]

Höchst empfindliches Reißen oben auf dem Scheitel und wie in der ganzen obern Hälfte des Gehirns, mit Gesichts-Blässe und Kälte der linken Hand (*Gff.*). [RAL 32]

(Zucken im Kopfe.) [RAL 33]

Ueber der linken Schläfe, ein Stich in den Kopf (n. 3 St.) (*Gff.*). [RAL 34]

Abends, mehre, sehr starke Stiche nach dem Hinterkopfe herauf. [RAL 35]

Bei Anstrengung, ein stechender und schneidender Kopfschmerz; er fühlt ihn bei jedem Tritte; beim Liegen ist's besser. [RAL 36]

Aeußerer Kopfschmerz, auch im Genicke und am Halse, Schmerz, wie vom Verheben – auch beim Befühlen, schmerzhaft – den ganzen Tag (n. 12 Tagen). [RAL 37]

Kopfschmerz, als wollte ein Schnupfen hervorkommen, bald mehr, bald weniger, und anhaltend (*Gff.*). [RAL 38]

Auf der rechten Seite des Kopfs, eine Stelle, wo die Haare, beim Befühlen, wie wund schmerzen (*Gff.*). [RAL 40]

Eine schmerzhafte Stelle am Hinterkopfe. [RAL 41]

Saußen um die Schläfe. [RAL 42]

Die Kopfhaare gehen aus (n. 24 St.). [RAL 43]

Drückend reißender Kopfschmerz besonders über und auf dem Kopfe (*Gff.*). [RAL 44]

- ■ Gesicht und Sinnesorgane

Druck auf der linken Augenbraue (*Gff.*). [RAL 45]

Drücken auf die Augen, als ob sie tief lägen (mit reißendem Kopfschmerze oben von der Stirne herab, oder vom Ohre her durch den Hinterkopf (n. 3 St.) (*Gff.*). [RAL 46]

Kurzer, heftiger Druck gleich über der Nase, in der Stirne, in öftern Anfällen, welcher in Reißen ausartet und Eingenommenheit des Hinterkopfs zurückläßt (*Gff.*). [RAL 47]

Eine schmerzhafte Ausschlagsblüthe auf der Stirne (*Gff.*). [RAL 48]

Ein rothes Blüthchen auf der Mitte der Stirne, dicht an den Haaren, was bei Berührung wund schmerzt, nicht eiternd (*Gff.*). [RAL 49]

Im Auge, Druck und Beißen, wie von hinein gerathenem Staube (*Gff.*). [RAL 50]

Beißen in den Augen und Thränen derselben. [RAL 51]

Druck auf den schwer zu eröffnenden Augen und **Schmerz derselben, als wenn sie zu fest geschlossen gewesen wären**, besonders früh (*Gff.*). [RAL 52]

Aufgetriebne Adern im Augenweiße (*Gff.*). [RAL 53]

Reißen, oder kurze Risse in und um dem rechten Auge (*Gff.*). [RAL 54]

Brennschmerz im rechten Auge (n. 10 St.). [RAL 55]

Brennen in den Augenlidern. [RAL 56]

Jücken am Augenlide, als wollte es sich zu einem Gerstenkorne entzünden. [RAL 57]

Um die Augen, unerträglicher, jückender Kitzel. [RAL 58]

Trübes Sehen, wie durch einen Nebel (n. einigen Stunden). [RAL 59]

Sehr dunkel vor den Augen (n. 3 Tagen). [RAL 60]

Krampfhaftes Zittern in den Gesichtsmuskeln. [RAL 61]

Abends, im Bette, krampfhafte Zuckungen im Gesichte. [RAL 62]

Fliegende Hitze im Gesichte. [RAL 63]

Gelbsüchtiges Gesicht. [RAL 64]

Blüthenausschlag im Gesichte, ohne Empfindung. [RAL 65]

Fressend kriebelndes Jücken im Gesichte. [RAL 66]

Reißen im obern Theile des Gesichts, besonders neben dem rechten Nasenflügel (*Gff.*). [RAL 67]

Rother Fleck auf dem Backen, ohne Empfindung. [RAL 68]

Ausschlagsblüthen und Jücken am Backenbarte. [RAL 69]

Strammen in der Backe, wie von Geschwulst. [RAL 70]

(Schmerzhafte Backengeschwulst am Oberkiefer, mit Klopfen im Zahnfleische) (n. wenigen Stunden). [RAL 71]

Reißen früh und sonst öfter im rechten Ohre. [RAL 72]

Kriebeln in den Ohren (n. 48 St.). [RAL 73]

Jücken und Kitzeln in den Ohren. [RAL 74]

Brausen und Pfeifen im Ohre, Nachmittags (n. 4 Tagen). [RAL 75]

(Knistern und Knirren im linken Ohre, als wenn man eine Taschenuhr aufzieht.) [RAL 76]

Taubheit des einen Ohres. [RAL 77]

Von Tage zu Tage immer mehr vermindertes Gehör, fünf Tage lang (n. 6 Tagen). [RAL 78]

Heftig reißender Schmerz im Ohrläppchen und **hinter demselben** (*Gff.*). [RAL 79]

Krampf des rechten Nasenflügels nach dem Backenknochen zu. [RAL 80]

(Große Trockenheit der innern Nase, obgleich gute Luft durchgehet.) [RAL 81]

Es sammelt sich getrocknetes Blut in der Nase (n. 16 St.). [RAL 82]

Nasenbluten, besonders früh. [RAL 83]

Heiße Lippen. [RAL 84]

Krampf in der Unterlippe und Empfindung, als würde sie an das Zahnfleisch angedrückt und weggerissen. [RAL 85]

(Schmerz in den Mundwinkeln, wie Schründen.) [RAL 86]

Stechend drückender Schmerz in den Kinnladen. [RAL 87]

In den Kinnladen, Schmerz, als würden sie zusammen oder aus einander geschraubt. [RAL 88]

■ Mund und innerer Hals

Ziehender Schmerz bald in diesem, bald in jenem Zahne, der sich vom Warmen vermehrte, vom Kalten auf Augenblicke schwieg, vom Kauen sich nicht vermehrte, und nach dem Essen verging; dabei war das Zahnfleisch auf der innern Seite geschwollen. [RAL 89]

Stark geschwollenes und schmerzendes Zahnfleisch. [RAL 90]

Schmerz im hohlen Zahne, Abends. [RAL 91]

Schmerz im hohlen Zahne, vorzüglich in der freien Luft, als wenn der Nerv berührt würde. [RAL 92]

Nach dem Mittag-Essen, Weh eines hohlen Zahnes, mehr stechend als reißend, eine halbe Stunde lang (n. 5 St.). [RAL 93]

Klemmendes Ziehn in den obern rechten Backzähnen (*Gff.*). [RAL 94]

Abends, im Bette, drückend wühlender Schmerz, wie unter den linken untern Backzähnen (*Gff.*). [RAL 95]

Ziehende Zahnschmerzen bald in den rechten, bald in den linken Zähnen am Tage und in mehren Nächten (*Gff.*). [RAL 96]

Ziehen im Schneidezahne, als wenn ein Luftstrom hineinführe und einen Stich erregte (*Gff.*). [RAL 97]

Bluten der Zähne. [RAL 98]

Ungewöhnlich starkes Bluten aus den untern rechten Zähnen (*Gff.*). [RAL 99]

Schmerz einer Unterkieferdrüse, welche wie geschwollen war (n. 8 Tagen). [RAL 100]

Mundgestank. [RAL 101]

Früh, beim Erwachen, Zunge, Mund und Lippen wie taub und ganz trocken (*Gff.*). [RAL 102]

Früh, beim Erwachen, große Trockenheit des Mundes, mit gänzlicher Durstlosigkeit, mehre Tage (*Gff.*). [RAL 103]

Beißen und Schründen im Innern Munde; sie konnte des Schmerzes wegen nichts Derbes essen. [RAL 104]

Bläschen im Munde, die wie verbrannt schmerzen. [RAL 105]

Die Zunge ist graugelb belegt (*Gff.*). [RAL 106]

Unter der Zunge, Knäutel, wie kleine Gewächse, welche wund schmerzen. [RAL 107]

Zusammenziehendes Gefühl in den Speicheldrüsen beim Essen, besonders bei den ersten Bissen. [RAL 108]

Rheumatischer Schmerz hinten an der Zunge und im Schlunde, außer dem Schlingen (*Gff.*). [RAL 109]

Reißender Schmerz am Gaumen bis in's linke Ohr (*Gff.*). [RAL 110]

Kratzige Empfindung an der Gaumdecke. [RAL 111]

Kratzen im Halse (*Gff.*). [RAL 112]

Kratzig im Halse, wie beim Schnupfen, etliche Tage. [RAL 113]

Früh, Trockenheit im Halse. [RAL 114]

Gefühl im Halse, als stecke ihr was darin. [RAL 115]

Reißen im Innern des Halses und oben, ganz hinten im Schlunde (*Gff.*). [RAL 116]

Beißen hinten im Schlunde, außer dem Schlucken (*Gff.*). [RAL 117]

Drückend beißender Schmerz hinten im Schlunde, von Zeit zu Zeit (*Gff.*). [RAL 118]

Halsweh wie ein Hinderniß beim Schlucken (n. 8 Tagen) (*Gff.*). [RAL 119]

(Halsweh, nicht beim Schlucken der Speisen, sondern beim leer Schlingen und beim äußerlichen Aufdrücken, mit Spannen an den Halsdrüsen, als wenn sie geschwollen wären) (n. 4 Tagen). [RAL 120]

(Halsweh nach Zugluft; es sticht vom Halse in's rechte Ohr und schmerzt besonders beim Rühren der Zunge.) [RAL 121]

Schleimaussonderung im Halse, mit Rauhheit und Kratzen (*Gff.*). [RAL 122]

Schleim-Rahksen, früh (*Gff.*). [RAL 123]

Beim Schleimrahksen aus dem Rachen, fast unvermeidliches Würgen und Erbrechen. [RAL 124]

■ Magen

Das (ihm gewohnte) Tabakrauchen reizt sehr und erregt ihm, ob es gleich gut schmeckt, Schlucksen. [RAL 125]

Oft Nachmittags, ziemlich geschmackloses Aufstoßen. [RAL 126]

Oefteres, leeres Aufstoßen (n. 3 1/2 St.) (*Gff.*). [RAL 127]

Nach Tische, heftiges Aufstoßen. [RAL 128]

Oft saures Aufstoßen (n. 48, 72 St.). [RAL 129]

Hörbares Aufstoßen bittern Geschmacks. [RAL 130]

Beim Gehn im Freien, **Soodbrennen**, mit versagendem Aufstoßen (*Gff.*). [RAL 131]

Alle Abende, Empfindung wie von verdorbnem Magen und kratziges Aufsteigen bis zum Kehlkopfe, wie **Sood**. [RAL 132]

(Früh, beim Erwachen, bittrer Geschmack im Munde.) [RAL 133]

Nach Milchtrinken, säuerlich im Munde. [RAL 134]

(Nach Frühstück, Uebelkeit) (n. 72 St.). [RAL 135]

(Am Magen, raffende Uebelkeit) (n. 24 St.). [RAL 136]

Weichlichkeit um den Magen. [RAL 137]

Brennen im Magen (n. 3 St.) (*Gff.*). [RAL 138]

Brennen in der Magengegend und höher herauf (*Gff.*). [RAL 139]

Drücken und Brennen unter der Herzgrube, was durch Aufstoßen vergeht (*Gff.*). [RAL 140]

Nach Essen, Angst. [RAL 141]

Nach dem Essen, Drücken im Halsgrübchen, als stecke da noch Speise, welche nicht hinunter gehe. [RAL 142]

Während des Mittag-Essens, Reißen links im Gaumen und hinten im Halse (*Gff.*). [RAL 143]

Nach Tische, flüchtiges Reißen erst um das linke, dann um das rechte Auge (*Gff.*). [RAL 144]

Gleich nach dem Essen, drückende Eingenommenheit des Kopfs, vorzüglich bei Bewegung. [RAL 145]

Wegen Schwächegefühl im Magen und Schwindel mußte sie sich legen, Nachmittags (n. 72 St.). [RAL 146]

Spannung und Druck in der Magengegend. [RAL 147]

Krampf im Magen. [RAL 148]

Stechen und Drücken in der Magengegend. [RAL 149]

Druck unter der Herzgrube und im Unterbauche, von Zeit zu Zeit, auch Nachts (*Gff.*). [RAL 150]

■ Abdomen

Druck im Oberbauche, bei kalten Händen oder Füßen (*Gff.*). [RAL 151]

In Klemmen übergehender Druck im Unterleibe (*Gff.*). [RAL 152]

Drücken in der Nabelgegend, mit Soodbrennen, was durch Aufstoßen vergeht (*Gff.*). [RAL 153]

Druck in der Bauchseite, über der rechten Hüfte (*Gff.*). [RAL 154]

Heftige Krämpfe im Bauche. [RAL 155]

Immerwährender Druck im Oberbauche, durch Gehen im Freien gelinder, beim Sitzen wiederkehrend (*Gff.*). [RAL 156]

Ein Drücken im Unterbauche, mehre Stunden lang, beim Gehen oder Sitzen gleich (n. 6 Tagen). [RAL 157]

Drückender Schmerz auf einer kleinen Stelle im rechten Unterleibe, in der Lebergegend, doch nicht beim Befühlen zu spüren (*Gff.*). [RAL 158]

Drückender Schmerz in der Lebergegend (*Gff.*). [RAL 159]

Spannung und Aufgetriebenheit im Unterleibe, nach jedem Genusse, selbst nach jedem Schluck Getränke. [RAL 160]

Gespannter Bauch (n. einigen Stunden). [RAL 161]

Aufgetriebner Unterleib (n. 5 Tagen). [RAL 162]

Ganz früh, schwer zusammengepreßt im Unterleibe. [RAL 163]

Der Unterleib deuchtet wie zusammengepreßt. [RAL 164]

Schwer im Unterleibe und wie verrenkt und gepreßt vom Rückgrate aus. [RAL 165]

Nach Druck im Unterleibe, Abgang geruchloser Blähungen (*Gff.*). [RAL 166]

Klemmender Schmerz im rechten Unterbauche (*Gff.*). [RAL 167]

Erst klemmendes Leibweh, drauf etwas Schneiden im Oberbauche, was durch Aufstoßen vergeht (*Gff.*). [RAL 168]

Noth von versetzten Blähungen und davon Schmerz vorzüglich in der linken Bauchseite. [RAL 169]

Gleich nach Mitternacht erwacht er mit starker Auftreibung des Unterleibes, besonders des Unterbauchs, von Blähungen, die keinen Fortgang haben und eine Kolik erregen, wenigstens starkes Pressen nach unten; diese Blähungs-Anhäufung vergehet dann im nachgängigen Schlafe, ohne daß eine Blähung abgeht und der Bauch wird ruhig. [RAL 170]

Gähren und hörbares, doch nicht fühlbares Kollern im Unterleibe (*Gff.*). [RAL 171]

Klemmen im Unterbauche, mit heftigem Gähren und Gluckern besonders im Oberbauche, beim Liegen, früh im Bette, durch Aufstehn gemindert, und durch wieder Liegen erneuert, besonders beim Liegen auf dem Rücken (*Gff.*). [RAL 172]

Heftiges Leibschneiden, Abends. [RAL 173]

Nach Mitternacht, Leibschneiden im Bette, selbst während des allgemeinen Körperschweißes. [RAL 174]

Leibschneiden, mit einem weichen Stuhle, früh, zwei Morgen nach einander (n. 5 Tagen). [RAL 175]

Arges Leibschneiden, mit drei Durchfallstühlen, drei Tage nach einander (n. 5 Tagen). [RAL 176]

(Brennen im Unterleibe.) [RAL 177]

Kälte-Gefühl am Unterleibe. [RAL 178]

Kälte der einen Seite des Unterleibes, zwei Tage lang (n. 48 St.). [RAL 179]

Zucken in den Bauchmuskeln, Abends. [RAL 180]

Stechen über den Hüften, zwei Tage lang (n. 5 Tagen). [RAL 181]

Ein scharfer Druck, oder stumpfer Stich über der rechten Hüfte (*Gff.*). [RAL 182]

Beim Einziehn des Bauchs, heftige Nadelstiche im Unterbauche, auch durch äußeres Aufdrücken zu erregen (*Gff.*). [RAL 183]

Stechendes Leibweh um den Nabel, beim Bewegen des Bauchs, vorzüglich beim Einziehn desselben (*Gff.*). [RAL 184]

■ **Rektum**

Ein öfteres Noththun zum Stuhle, es kömmt aber kein Stuhl, und das macht sie sehr bänglich, wobei ihr die Nähe andrer Menschen unerträglich wird. [RAL 185]

Nach vergeblichem Noththun zum Stuhle, ein klemmender Schmerz im Unterbauche, besonders rechter Seite (n. einigen Tagen) (*Gff.*). [RAL 186]

Drängen im Mastdarme. [RAL 187]

Stuhl zu wenig (n. 24 St.) (*Gff.*). [RAL 188]

Leibverstopfung (n. 4 Tagen) (*Gff.*). [RAL 189]

(Ziehen am Mastdarme.) [RAL 190]

Jücken am After. [RAL 191]

Jücken im After (n. etlichen Stunden) (*Gff.*). [RAL 192]

Kitzel im Mastdarme. [RAL 193]

Jücken und Beißen im After, was durch Reiben vergeht (*Gff.*). [RAL 194]

Stechen im After. [RAL 195]

Vier Stuhlgänge gewöhnlicher Art, binnen einigen Stunden (n. wenigen St.). [RAL 196]

Reichlicher, weicher, hellbrauner Stuhl (n. 8 Tagen). [RAL 197]

(Scheint in der Nachwirkung (n. 10, 15 Tagen) Besserung des bisher zögernden Stuhls zu bewirken.) [RAL 198]

Beim nicht harten Stuhle, viel Blutabgang (n. 7 Tagen). [RAL 199]

Nach dem Stuhlgange, Drücken tief im Unterbauche (*Gff.*). [RAL 200]

(Nach dem Stuhlgange, jedesmal eine Schwäche um die Herzgrube.) [RAL 201]

Nach verrichtetem Stuhlgange, immer noch Noththun im Unterleibe (es ist ihm, als sei er noch nicht fertig) – über eine Minute lang. [RAL 202]

Schmerz im Mastdarme und zugleich in der Blase (n. 5 Tagen). [RAL 203]

■ **Harnwege**

Empfindung, als gingen einige Tropfen aus der Harnröhre. [RAL 204]

Urin zitrongelb, fast geruchlos, mit einer kleinen Wolke (*Gff.*). [RAL 205]

Urin braun. [RAL 206]

Urin molkig. [RAL 207]

Wenig Harn mit röthlicher Wolke, bei Durstlosigkeit (*Gff.*). [RAL 208]

Harn dunkelbraun und etwas trübe, schon während des Lassens (n. 20 St.). [RAL 209]

Harn schon beim Lassen trübe, gelbbraun und setzte braunen Satz, während der helle Harn darüber gelb war. [RAL 210]

Urin, mit röthlicher Wolke (*Gff.*). [RAL 211]

Urin, nach kurzem Stehen, von durchdringendem Geruche. [RAL 212]

Blutiger Harn (n. 7 Tagen). [RAL 213]

Verminderte Harnabsonderung (die ersten drei Tage). [RAL 214]

Weniger Harn, der nach mehren Stunden röthlichen Satz hat (*Gff.*). [RAL 215]

Viel Harnen, Nachts. [RAL 216]

Früh, nach dem Aufstehn, zwei Stunden lang, Drang zum Harnen, daß er den Urin oft nicht halten kann. [RAL 217]

Er harnt dreimal mehr, als er trinkt, vorzüglich früh; drauf ein dumpfer Schmerz in der Nierengegend. [RAL 218]

Reichlicher, hellfarbiger, unwolkiger Harn (n. 4 Tagen). [RAL 219]

Brennen in der Harnröhr-Oeffnung und im After. [RAL 220]

Brennen an der Mündung der Harnröhre (n. 6 Tagen). [RAL 221]

(Zucken in der Harnröhre) (n. 12 Tagen). [RAL 222]

■ Geschlechtsorgane

(Zucken in den Hoden) (n. 14 Tagen). [RAL 223]

Reißen in der Eichel. [RAL 224]

Geschwürschmerz an der Eichel. [RAL 225]

Ein jückendes Blüthchen über den männlichen Geschlechtstheilen. [RAL 226]

Brennen innerlich, in der Gegend der Samenbläschen. [RAL 227]

Brennen, Beißen, Kitzel und Jücken an der Scham und in der Harnröhre, beim Harnen. [RAL 228]

Brennen in den Geburtstheilen, mit etlichen Tropfen Blutabgang, besonders nach Gehen und nach hartem Stuhlgange. [RAL 229]

Starkes Jücken an den Schamtheilen (seltner am After); sie muß reiben. [RAL 230]

Wundweh und Jücken an der Scham, auch außer dem Harnen. [RAL 231]

Geschwulst und Wundheit der Schamlefzen und Jücken daran. [RAL 232]

Jücken in der Eichel, anhaltend beim Sitzen, Liegen, Stehen und Gehen. [RAL 233]

Heftiges, stundenlang anhaltendes Wohllustgefühl im Innern der Zeugungstheile, ohne sonderliche Erektion oder Reiz der äußerlichen Geschlechtstheile (n. 4 Tagen). [RAL 234]

Früh, beim Erwachen, heftige Erektion, ohne Wohllust-Empfindung, bei äußerlicher Taubheit und Gefühl-Verminderung; beim Nachlaß der Erektion, ein kriebelndes Reißen im vordern Theile der Harnröhre. [RAL 235]

Nimmt (in der Nachwirkung) die Erektionen weg. [RAL 236]

Monatliches um 3 Tage zu früh (n. 4 Tagen). [RAL 237]

Monatliches um 4 Tage zu früh (n. 20 Tagen). [RAL 238]

Große Erregung im Unterleibe, als sollte das Monatliche kommen, was erst vor 21 Tagen erschienen war (n. 2 St.). [RAL 239]

Blutabgang aus der Bährmutter (n. 2 St.). [RAL 240]

Beim Monatlichen wird der linke Unterschenkel ganz blau von aufgetriebnen Weh-Adern, unter pressendem Schmerze im Unterschenkel. [RAL 241]

(Nachts, viel Weißfluß.) [RAL 242]

(Abgang bläulicht weißer Schleimstücke aus der Mutterscheide.) [RAL 243]

(Dickschleimiger Weißfluß, von Tage zu Tage vermehrt, und vor jedem Abgange, ein Stich in der Mutterscheide.) [RAL 244]

■ Atemwege und Brust

In Stirne und Augen, Gefühl wie vor einem Schnupfen-Ausbruche (*Gff.*). [RAL 245]

Kopfschmerz beim Ausschnauben. [RAL 246]

Verstopfte und inwendig wund schmerzende Nase. [RAL 247]

Lang anhaltende, starke Trockenheit der Nase, aber öfteres Beißen darin, wie zum Nießen (*Gff.*). [RAL 248]

Zuweilen Nießen, bei trockner Nase (*Gff.*). [RAL 249]

Kriebeln in der Nase, wie zum Nießen. [RAL 250]

Oeftere Mahnung zum Nießen. [RAL 251]

Sie nießt fast alle Tage, was sonst nie geschah. [RAL 252]

Stockschnupfen. [RAL 253]

Kratzig im Halse, wie bei Schnupfen. [RAL 254]

Die Stimme ist rauh und heiser; es sammelt sich zäher Schleim im Halse. [RAL 255]

Heiserkeit; rauhe tiefe Stimme, mit dickem Schleime in der Luftröhre abwechselnd, welchen er durch Kotzen und willkürliches Hüsteln leicht auswirft (n. 10, 24 St.). [RAL 256]

Uebelriechender Athem, früh nach dem Erwachen. [RAL 257]

Schnupfen und Husten, mit weißem Schleim-Auswurfe. [RAL 258]

Kitzel im Halse, der zum Husten reizt. [RAL 259]

Husten bloß die Nacht von einem ungeheuern Reize im Halse – nicht am Tage. [RAL 260]

Husten durch Kratzen im Halse erregt (*Gff.*). [RAL 261]

Ansammlung graulichen Schleims im Halse, welcher mühsam ausgehustet wird; dabei Kratzen im Halse (*Gff.*). [RAL 262]

Jücken im Halse und an der Schilddrüse während des Hustens. [RAL 263]

Brennend jückender Kitzel vom Kehlkopfe an bis in den Unterleib. [RAL 264]

Beim Husten, Wehthun in der Seite unter der Herzgrube. [RAL 265]

Alle Abende, Husten, mit Schmerz unter den linken Ribben, als würde da etwas losgeprellt. [RAL 266]

Husten bloß die Nacht, wegen entsetzlichen Reizes im Halse dazu. [RAL 267]

Husten kömmt mitunter in ordentlichen großen Anfällen. [RAL 268]

Schrecklicher Krampfhusten, mit vielem Aufstoßen und Heiserkeit. [RAL 269]

Eine Art Keichhusten (n. 48 St.). [RAL 270]

Tiefer, trockner Husten, mit Wasser-Zusammenlaufen im Munde, und hinterdrein Kratzen im Halse (Gff.). [RAL 271]

Beim Husten, Empfindung wie von einer wunden Stelle im Halse. [RAL 272]

Sehr salziger Auswurf beim Husten. [RAL 273]

Es drückt beim Husten in der Nabelgegend. [RAL 274]

Empfindung wie Rohheit in der Brust. [RAL 275]

Brennen auf der Brust. [RAL 276]

Ein Brennen in den äußern Theilen der Brust (Gff.). [RAL 277]

Auf der einen rechten Ribbe, ein drückend brennender Schmerz, durch äußern Druck verschlimmert; dann auf der linken Brust, ein gleicher Schmerz (Gff.). [RAL 278]

Ein Stich in der Brust bis in den Rücken (n. einigen St.). [RAL 279]

Ein heftiger, stumpfer, den Athem versetzender Stich in der rechten Brust (Gff.). [RAL 280]

Pfeifen auf der Brust. [RAL 281]

Beklemmung auf der Brust (Gff.). [RAL 282]

Beklemmung im Rücken durch die Brust. [RAL 283]

Beklemmung der Brust und im Rücken, zwischen den Schulterblättern, die von Essen auf kurze Zeit nachläßt. [RAL 284]

Beengte Brust mit vieler Unruhe, den ganzen Tag (n. 3 Tagen). [RAL 285]

Engheit der Brust; sie kann nicht tief athmen und nicht ausgähnen. [RAL 286]

Aengstlichkeit am Herzen, bis zum Athem-Hemmen, mit fliegender Hitze. [RAL 287]

Herzpochen, beim Gehen im Freien, mit Gesichtsblässe. [RAL 288]

Bei starkem Herzklopfen, Pressung in der Brust, als wenn da ein Klump läge, oder die Brust da verstopft wäre. [RAL 289]

Drückendes Gefühl tief in der rechten Brust, bei starkem Ausathmen, am empfindlichsten auf einer kleinen Stelle (Gff.). [RAL 290]

Drücken im Obertheile der Brust, in Anfällen, 5 Minuten lang. [RAL 291]

Drücken oben auf der Brust (Gff.). [RAL 292]

Drücken unter (in?) der linken Brust. [RAL 293]

Drücken in der linken Brust, in der Herzgegend (Gff.). [RAL 294]

In der Brust, über der Herzgrube, ein drückender Zerschlagenheitsschmerz, durch Aufstoßen erleichtert (Gff.). [RAL 295]

Zerschlagenheitsschmerz auf den rechten untersten, wahren Ribben, mehr nach hinten (Gff.). [RAL 296]

Rheumatischer Schmerz an der rechten Brustseite, unter dem Arme (Gff.). [RAL 297]

Reißender Druck in der linken Brustseite (Gff.). [RAL 298]

■ Rücken und äußerer Hals

Heftiger Druck auf dem untern Theile des Kreuzes (Gff.). [RAL 299]

Im Kreuze, beim Sitzen, Stiche (n. 8, 9 Tagen). [RAL 300]

Im Kreuze, einzelne, heftige, scharfe Stiche, bei der mindesten Bewegung erhöhet (Gff.). [RAL 301]

Schmerzhaftes Spannen in den Lendenmuskeln. [RAL 302]

Rheumatischer Schmerz im Rücken, rechter Seite (Gff.). [RAL 303]

Rückenschmerz, als wenn die Gedärme zusammengepreßt wären, und eine Schwere darin, als wenn er sich nicht aufrichten könnte. [RAL 304]

Ein Brennen im linken Schulterblatte. [RAL 305]

Stechen im linken Schulterblatte (die ersten Tage). [RAL 306]

Rheumatischer Schmerz am rechten Schulterblatte (Gff.). [RAL 307]

Drückend ziehender Schmerz im Nacken (Gff.). [RAL 308]

■ Extremitäten

Reißen in beiden Achseln. [RAL 309]

Reißen im linken Achselgelenke (Gff.). [RAL 310]

Abends, Ziehen und **wie verrenkt** und gelähmt **in der Achsel.** [RAL 311]

Auf der rechten Achsel, ein heftiger stumpfer Stich (n. 2 St.) (*Gff.*). [RAL 312]

Die Arme schlafen leicht ein, beim Draufliegen. [RAL 313]

Nachts, im rechten Arme, oft Taubheit und Eingeschlafenheit. [RAL 314]

Eingeschlafenheit des linken Arms, oft am Tage, in der Ruhe. [RAL 315]

Reißen, früh, im rechten Arme, fünf Minuten lang. [RAL 316]

Glucksen im Arme. [RAL 317]

Zucken im Arme. [RAL 318]

(Lähmung im rechten Oberarme.) [RAL 319]

Reißen im rechten Ellbogen. [RAL 320]

Reißen am rechten Ellbogen. [RAL 321]

Reißen im rechten Ellbogen und Vorderarme (*Gff.*). [RAL 322]

Drückend ziehender Schmerz im rechten Vorderarme bis in den Ellbogen (*Gff.*). [RAL 323]

Einschlafen der Hände, Nachts. [RAL 324]

Klamm in den Händen (n. etlichen St.). [RAL 325]

Es zieht, Abends, die Finger einwärts krumm (n. 7 Tagen). [RAL 326]

Lähmung der Hand, etliche Minuten lang (n. 6 Tagen). [RAL 327]

Nachts, Schwäche der Finger, so daß er sie nur mit Anstrengung auf den Handteller andrücken oder sie schnell bewegen konnte (*Gff.*). [RAL 328]

Langdauernd eiskalte Hände (n. 1 St.) (*Gff.*). [RAL 329]

Empfindliche, lang anhaltende Kälte der Hände (*Gff.*). [RAL 330]

Abends, eisige Händekälte; er friert dran (*Gff.*). [RAL 331]

Reißen im Innern der rechten Mittelhand (*Gff.*). [RAL 332]

Stiche in den Händen und Fingern, wie von Stechfliegen. [RAL 333]

Stiche bald im rechten Zeigefinger, bald im rechten Daumen. [RAL 334]

Jücken in den Handtellern. [RAL 335]

Rheumatischer Schmerz vom hintern Gelenke des Daumens durch dessen Mittelhandknochen bis in's Handgelenk (*Gff.*). [RAL 336]

Reißen in den Daumen-Muskeln (*Gff.*). [RAL 337]

Zittern im Daumen, Abends, in öftern, kurzen Anfällen. [RAL 338]

Reißen im hintersten Gelenke des linken Zeigefingers (*Gff.*). [RAL 339]

(Die hintersten Gelenke der Finger werden Abends steif und das hintere Daumengelenk geschwollen; es schmerzt dann beim Biegen – am schlimmsten, wenn sie am Tage keine Bewegung mit den Fingern hat.) [RAL 340]

Reißen im rechten Zeigefinger (*Gff.*). [RAL 341]

Reißen in den zwei letzten Fingern, Abends, vor dem Einschlafen (*Gff.*). [RAL 342]

Ziehen in den Fingern und dem Daumen. [RAL 343]

Reißen in der Spitze des rechten kleinen Fingers (*Gff.*). [RAL 344]

Reißen unter dem Nagel des rechten Mittelfingers (*Gff.*). [RAL 345]

Die Haut der Fingerspitzen ist schrumpfig, früh. [RAL 346]

Die Warze am Finger thut wie wund weh. [RAL 347]

Jücken in den Fingerspitzen. [RAL 348]

Eine kleine Flechte entsteht zwischen Daumen und Zeigefinger, welche jückt. [RAL 349]

In der Spitze des linken Daumens, ein stechend reißender Schmerz und auch beim leisen Anfühlen ist's, als wenn ein eingestochener Splitter unter dem Nagel wäre; beim starken Aufdrücken ist die Empfindung gelinder (*Gff.*). [RAL 350]

In der Daumenspitze, ein Kriebeln, als wenn sie eingeschlafen wäre, was durch äußeres Aufdrücken für kurze Zeit vergeht (*Gff.*). [RAL 351]

In der linken und dann auch in der rechten Hüfte, Reißen (*Gff.*). [RAL 352]

Drückend reißender Schmerz vorne, gleich unter der linken Hüfte (*Gff.*). [RAL 353]

Glucksendes Reißen hinten unter dem linken Hinterbacken (*Gff.*). [RAL 354]

Reißen im rechten Hinterbacken (*Gff.*). [RAL 355]

Reißen im linken Beine, früh. [RAL 356]

Rheumatisches Reißen im rechten Beine (*Gff.*). [RAL 357]

Schwere der Beine. [RAL 358]

Spannen im Oberschenkel, als wenn die Flechsen zu kurz wären, besonders beim Gehen. [RAL 359]

Strammen und Schlaffheit in den Beinen. [RAL 360]

Eingeschlafenheits-Gefühl in den Beinen; er hat keinen festen Tritt (n. 8 Tagen). [RAL 361]

Reißen am rechten Knie (*Gff.*). [RAL 362]

Ziehen in den Knieen und Fußknöcheln. [RAL 363]

Lähmung des Kniees, einige Minuten lang (n. 6 Tagen). [RAL 364]

Ueber dem Knie, Verrenkungsschmerz, besonders nach Sitzen (n. 5 Tagen). [RAL 365]

Jücken an den Knieen. [RAL 366]

Früh, Steifheit in der Kniekehle (die ersten Tage). [RAL 367]

Wundheit in den Kniekehlen, Abends am schlimmsten schmerzend. [RAL 368]

Reißen unterm linken Knie, am obern Theile des Schienbeins (*Gff.*). [RAL 369]

Mehr Kältegefühl in den Unterschenkeln, als äußerlich fühlbare Kälte (*Gff.*). [RAL 370]

Der rechte Unterschenkel ist sehr kalt, besonders das Knie. [RAL 371]

Kalte Füße. [RAL 372]

Sehr kalte Füße (*Gff.*). [RAL 373]

An beiden Schienbeinen, schmerzende Flecke (n. 28 Tagen). [RAL 374]

(Die Unterschenkel vom Kniee herab sehr ange-schwollen, besonders die Unterfüße) (n. 3 Tagen). [RAL 375]

Geschwulst des innern linken Fußknöchels; bloß beim Gehen thut's da weh; wenn sie aber länger im Gange ist, schmerzt's nicht mehr (n. 7 Tagen). [RAL 376]

Abends, beim Niederlegen, Jücken an den Unter-schenkeln über den Knöcheln; nach dem Reiben schmerzt's wie wund und zerschlagen. [RAL 377]

Absetzendes Reißen an der linken Wade (*Gff.*). [RAL 378]

Reißen im untern Theile des linken Unterschen-kels (*Gff.*). [RAL 379]

Klamm in den Beinen, und Wadenklamm fast alle Nächte. [RAL 380]

Brummen in den Waden und Füßen. [RAL 381]

Kriebelig in den Füßen, welche wie taub sind (es bluwwerte drin); wenn er nun aufstand, so ward's ihm wie ohnmächtig, es ward ihm alles finster vor den Augen; er konnte nicht aufdau-ern, mußte sich (Galle) erbrechen und mußte wieder liegen. [RAL 382]

Jücken an den Fußknöcheln. [RAL 383]

Reißen in den Fußknöcheln. [RAL 384]

Gichtartiger Schmerz in den Fußgelenken. [RAL 385]

Schmerz beim Gehen im linken Fußgelenke. [RAL 386]

Im linken Fuße, Reißen und Stechen (n. 26 Tagen). [RAL 387]

Im linken Fuße zuweilen Stechen. [RAL 388]

Spannen im linken Fuße (Mittags). [RAL 389]

Steifheit der Füße, welche sehr marode sind (n. 6 Tagen). [RAL 390]

Gichtartiger Schmerz im Ballen der großen Zehe. [RAL 391]

Stich im großen Zehballen. [RAL 392]

Jücken an den Zehen. [RAL 393]

Unerträglicher Kitzel an der Spitze der großen Zehe. [RAL 394]

Reißen in den mittlern Zehen des linken Fußes (*Gff.*). [RAL 395]

Reißen am äußern Rande des linken Fußes (*Gff.*). [RAL 396]

Schmerz in der Ferse beim Gehen. [RAL 397]

Stiche in der Ferse. [RAL 398]

Jücken im Innern der Fußsohlen, durch Kratzen nicht zu tilgen. [RAL 399]

Starkes Brennen in den Fußsohlen. [RAL 400]

Schmerz der Hüneraugen, wie wund. [RAL 401]

■ **Allgemeines und Haut**

Durch gelindes Gehen im Freien mindern sich die Beschwerden, kommen aber beim Sitzen wieder (*Gff.*). [RAL 402]

Beim Gehen, arger Schweiß meist am Unterleibe und den Oberschenkeln. [RAL 403]

Den ganzen Tag über, Schweiß (n. 24 St.). [RAL 404]

Jücken fast überall, selbst am Bauche. [RAL 405]

Treibt den Krätzausschlag auf die Haut, mit vielem Jücken. [RAL 406]

Bringt die Flechten wieder zum Vorscheine. [RAL 407]

Ein Brennen an mehren Stellen der Haut des Kör-pers. [RAL 408]

Früh, beim Erwachen, ist die Haut des Körpers wie taub und gefühllos bis an die Kniee, ohne kalt zu seyn; die Hände haben nur ein undeutliches Gefühl – eine Art Eingeschlafenheit der Haut, doch ohne Kriebeln (*Gff.*). [RAL 409]

Er fühlt den Puls im Körper wie das Picken einer Uhr. [RAL 410]

Zucken in den Gliedern. [RAL 411]

Ungemeines Zucken in allen Gliedern und Kälte des Körpers die Nacht (n. 5 Tagen). [RAL 412]

Vom Gehen im Freien, Unruhe im Blute und schnellerer Blutumlauf, bei größerer Schwäche des Körpers. [RAL 413]

Unruhe in allen Gliedern, wie ein Kriebeln, mit einer Aengstlichkeit – bloß am Tage. [RAL 414]

Früh, (in einem stark geheizten Zimmer), ward er plötzlich so schwach, daß er nicht allein gehen konnte, unter kaltem Schweiße an Stirne und Händen. [RAL 415]

Sehr matt (n. 8, 24 St.). [RAL 416]

Mattigkeit, früh im Bette (*Gff.*). [RAL 417]

Früh, große Mattigkeit in den Beinen. [RAL 418]

Müdigkeit, mit schmerzhaftem Wehthun aller Glieder. [RAL 419]

Mattigkeit, die sich durch Gehen verliert (n. 5 Tagen). [RAL 420]

Schwer im Körper und sehr marode (n. 7 Tagen). [RAL 421]

Hinfälligkeit, Sinken in die Kniee (n. 3 St.). [RAL 422]

Schwäche in den Füßen, wie Gefühllosigkeit (n. 48 St.). [RAL 423]

Sie mußte liegen wegen Schwäche-Gefühl im Magen und Schwindel (n. 72 St.). [RAL 424]

Neigung sich zu dehnen und renken. [RAL 425]

- **Schlaf, Träume und nächtliche Beschwerden**

(Tagesschläfrigkeit.) [RAL 426]

Vormitternacht, Schlaflosigkeit. [RAL 427]

Er kann Nachts nicht schlafen und weiß nicht, warum? [RAL 428]

Mehre Nächte, schlaflos und früh, Schlummer voll schwärmerischer Phantasie. [RAL 429]

Oefteres Aufwachen die Nacht (*Gff.*). [RAL 430]

Oefteres Erwachen, und um 2 Uhr die Nacht, lange Unruhe im ganzen Körper, besonders im Hinterkopfe. [RAL 431]

Sehr spätes Einschlafen – dann sehr unruhiger Schlaf wegen Druck im Oberbauche, besonders rechts (*Gff.*). [RAL 432]

Mehre Nächte nach einander, jedesmal nach Mitternacht bis früh 7, 8 Uhr, Schmerz über den Augen, mit Uebelkeit. [RAL 433]

Abends, spät nach dem Einschlafen, im Bette, drückendes Reißen vom Hinterhaupte her, in der Stirne (*Gff.*). [RAL 434]

Die erste halbe Nacht, Hitze im Kopfe. [RAL 435]

Unruhe im Hinterkopfe, nach Mitternacht. [RAL 436]

Die Nacht wacht er mit Kopfschmerz auf, was durch Aufstehn vergeht. [RAL 437]

Erwachen mit Mattigkeit, Mund Trockenheit und starkem Drucke im Oberbauche, durch Liegen auf dem Unterleibe vermindert, wofür aber Reißen im Kreuze entsteht, was vergeht, wenn er sich wieder auf's Kreuz legt (*Gff.*). [RAL 438]

Beim Erwachen um Mitternacht, Schwäche, Uebelkeit, arger Druck in der Herzgrube und im Unterleibe, heftige Erektionen, ohne Wohllust-Gefühl, Trockenheit im Munde und Gefühllosig-

keit der Oberfläche des Körpers (*Gff.*). [RAL 439]

Sehr frühes Erwachen; darauf oft unterbrochner, aber sehr fester Schlummer, mit fest geschlossenen Augen (*Gff.*). [RAL 440]

Früh, nach dem Erwachen, im Bette, starke Müdigkeit, besonders im Oberkörper, Eingenommenheit des Kopfs und Gefühl, als wenn die Augen sehr fest geschlossen gewesen wären, nebst etwas Uebelkeit in der Herzgrube; er kann sich nur schwer zum Aufstehn entschließen (*Gff.*). [RAL 441]

Früh, im Bette, Müdigkeit, mit Gefühl in den Augen, als wenn sie allzu fest geschlossen gewesen wären (*Gff.*). [RAL 442]

Er liegt die Nacht im Schlafe auf dem Rücken, den Hinterkopf mit beiden Händen unterstützt und mit gebogenen Knieen, unter sehr lebhaften Träumen (*Gff.*). [RAL 443]

Schreckhaftes Auffahren, Abends, beim Einschlafen, mit Täuschung, als sei zu viel Licht in der Stube; er sprang angstvoll aus dem Bette (n. einigen St.). [RAL 444]

Drei Nächte nach einander, unruhig, mit vielen Träumen (n. 5 Tagen). [RAL 445]

Schon beim Einschlummern, lebhafte, unruhige Träume, welche fast allen Schlaf verhinderten (n. 8 Tagen). [RAL 446]

Das Kind schläft unruhig, spricht im Schlafe und verlangt zu trinken. [RAL 447]

Schlaf unruhig mit ängstlichen Träumen (n. 5 Tagen). [RAL 448]

Nacht voll unruhiger, beängstigender Träume (*Gff.*). [RAL 449]

Nach spätem Einschlafen, ängstliche Träume, als werde er gemißhandelt und könne sich wegen Schwäche nicht vertheidigen; er erwacht dann mit großer Schwäche im Oberkörper, mit klemmendem Drucke unter der Herzgrube und Uebelkeit, Empfindungen, welche beim wieder Hinlegen und Einschlummern sich erneuern – wozu dann Druck in der linken Bauchseite kömmt; beim Ermuntern aber und Aufsitzen und bei Bewegung vergehen die Beschwerden, unter Blähungsabgang, Gähren im Unterleibe und Aufstoßen (*Gff.*). [RAL 450]

Aergerliche, ängstliche **Träume** und Sprechen im Schlafe, acht Tage lang (sogleich). [RAL 451]

Träume voll Arbeit. [RAL 452]

■ **Fieber, Frost, Schweiß und Puls**

Nachts unruhiger Schlaf wegen Kälte des Körpers und Zucken in allen Gliedern (n. 5 Tagen). [RAL 453]

Inneres Frieren die Nacht, wovor er nicht einschlafen kann, oder wovon er die Nacht aufwacht; er ward gar nicht warm. [RAL 454]

Frost und Müdigkeit, wie zum Schlafen, vier Vormittage nach einander, was durch's Mittagsessen verging (n. 72 St.). [RAL 455]

Von früh an, Frost, Schlafmüdigkeit, und tauber Kopfschmerz, welcher bloß beim Gehen im Freien verschwand. [RAL 456]

Nach zweimaligem Durchfallstuhle, Frost, große Müdigkeit und Kopfschmerz. [RAL 457]

Vor dem Mittagessen, Frösteln (die ersten Tage). [RAL 458]

(Kälte der Haut des ganzen Körpers – nur das Gesicht, den Hals und die Zeugungstheile ausgenommen.) [RAL 459]

Zwei Abende nach einander Hitze, von 7 bis 8 Uhr (n. 12 Tagen). [RAL 460]

Alle Viertelstunden, Hitze im Gesichte und am ganzen Körper (n. 5, 6 Tagen). [RAL 461]

Nachtschweiß, zwei Nächte nach einander (n. 6, 7 Tagen). [RAL 462]

Arger Nachtschweiß, zwei Nächte nach einander (n. 5 Tagen). [RAL 463]

Allemal nach Mitternacht, allgemeiner, duftender Schweiß, viele Nächte. [RAL 464]

Alle Nächte, eine starke Dünstung, fast wie Schweiß. [RAL 465]

Mäßiger Nachtschweiß über und über, unter vieler Wärme des Körpers. [RAL 466]

Alle Morgen, Schweiß, am ärgsten auf der kranken Seite. [RAL 467]

Ammonium carbonicum

***Ammonium carbonicum*, Ammonium-Salz, flüchtiges Laugensalz [CK II (1835), S. 93–129]**

(Das aus wohl zusammengeriebenen, gleichen Theilen Salmiaks und krystallinischen Natrums bei mäßiger Hitze sublimirte Salz.)[1]

Hievon wird ein Gran so, wie ich im ersten Theile in der **Anleitung** zur Bereitung der antipsorischen Arzneien gelehrt habe, durch stündiges Reiben mit 100 Granen Milchzucker zur hundertfachen, potenzirten, ersten Pulver-Verdünnung ($\overline{100}$) bereitet, dann ein Gran von diesem Pulver wieder mit 100 Granen frischem Milchzucker, durch gleiches Reiben zu $\overline{10000}$, und von diesem ein Gran zuletzt mit abermal 100 Granen Milchzucker gerieben zur millionfachen, potenzirten Pulver-Verdünnung ($\overline{I}$) gebracht, wovon ein Gran in 100 Tropfen gewässertem Weingeiste (wie ich ebendaselbst zeige) aufgelöst und zweimal geschüttelt eine Flüssigkeit ($\overline{100\,I}$) bildet, die dann durch fernere 27 Gläser, mit jedesmal 100 Tropfen gutem Weingeiste bis zu Decillion-Verdünnung ($\overline{X}$) mit zwei Arm-Schlägen potenzirt wird. Mit dieser werden 1, 2, 3 feinste Streukügelchen zur Gabe befeuchtet, welche bei passend homöopathischer Wahl zuweilen über 36 Tage Gutes wirkt.

Diese Arznei dient in ihrer Art sehr wohl zu antipsorischem Heilzwecke in chronischen Krankheiten, vorzüglich in Fällen, wo folgende Symptome hervorragen oder mit zugegen sind.

Furchtsamkeit; Ungehorsam; Unlenksamkeit; Lebens-Ueberdruß; Abend-Unruhe; Beängstigungen; Aengstlichkeit bei Schwäche; Verminderte Denkkraft; Schwindel beim Sitzen und Lesen; **Langwieriger Kopfschmerz;** Kopfschmerz, als wollte es zur Stirn heraus; Uebelkeits-Kopfweh; Hämmernder Kopfschmerz; Haar-Ausfallen;

Trockner Eiter an den Augenlidern; Brennen und Kälte-Gefühl in den Augen; Flimmerige Gesichts-Trübheit; Vor den Augen schwebende schwarze Punkte und Lichtstreifen; **Grauer Staar** (n. 35 T.); Kurzsichtigkeit; Schwerhörigkeit mit Eitern und Jücken des Ohres; Sumsen und Klingen vor den Ohren; Jücken der Nase; Eiterblüthen in der Nase; Nasenbluten, früh, beim Waschen; Sommersprossen; Risse von der linken Oberlippe über den Backen, bis zum Ohre; Knacken im Kiefer-Gelenke beim Kauen; Langwierige Lockerheit der Zähne; Halsweh, wie kratzig; Wundheits-Schmerz im Halse; Geschwulst des inneren Mundes; Nach dem Aufstoßen, Nachgeschmack der Speisen und Getränke; Bitterer Geschmack im Munde, besonders nach dem Essen; Kratzen und Brennen den Schlund herauf, nach dem Essen; Kopfschmerzen nach dem Essen; Uebelkeit nach dem Essen; Beim Essen schwindelige Düseligkeit; Unbändige Neigung zum Zucker-Genuß; **Durst;** Früh-Appetitlosigkeit; Saures Aufstoßen; Soodbrennen; Aufstoßen und Erbrechen; Magenschmerz; Magenkrampf; Zusammenzieh-Schmerz in der Herzgrube, beim Dehnen; Brennschmerz in der Leber; Bohrendes Stechen in der Leber, Abends im Sitzen; Unruhe im Unterleibe; Erschütterungs-Schmerz im Unterbauche, beim Auftreten; Leib-Verstopfung; Schwerer Stuhl-Abgang; Leibweh mit Durchfall; Blut beim Stuhle; Blut-Abgang vom After (fließende Hämorrhoiden); **After-Jücken; After-Aderknoten;** Nächtliches Harnen; Pollutionen; (Mangelnder Geschlechtstrieb); **Allzu schwache Regel;** Unfruchtbarkeit bei allzu geringer Regel; Monatliches zu kurz und allzu gering; Allzu frühe Regel; beim Monatlichen, Pressen auf die Genitalien, Schneiden im Unterleibe, Reißen im Rücken und in den Geburtstheilen, und Nöthigung zum Liegen; Wässeriger Abgang aus der Bährmutter; **Weißfluß;** Starker, wund machender, scharfer Weißfluß; Langwierige Nasen-Trockenheit; Langwieriger **Schnupfen; Stock-Schnupfen;** Kurzäthmigkeit; **Engbrüstigkeit; Husten;** Husten mit Heiserkeit, bei Körper-Wärme; Husten von Kitzel im Halse, mit Auswurf; Tag Husten; Nacht Husten; Stechen im Kreuze, beim Husten; Brennen in der Brust heran; Risse von der obern linken Brust-Seite, bis zum Achsel-Gelenke; Stiche in der Fleisch-Brust; Hals-Kropf; Geschwollene Halsdrü-

---

[1] Statt dieses Salz aus chemischen Fabriken zu holen, wie in neuern Zeiten unsere Apotheken thun, und dann erst wieder, um es vom zu befürchtenden Blei-Gehalte zu befreien (m. s. *Pharm. boruss.* S. 134), es abermals sublimiren sollen – (welcher Umweg!): braucht man zu unserm Behufe nur zwei Loth obigen Gemisches in eine etwas hohe, oben locker verstopfte Arzneiflasche zu thun, dieselbe in den, ein Paar Queer-Finger hoch in eine eiserne Pfanne geschütteten Sand nur so tief eindrücken, als das Gemisch darin reicht, und mit dann untergelegtem Feuer das Ammonium in den obern Theil der Flasche zu sublimiren, die dann zerbrochen wird, um den Inhalt zu scheiden.

sen, mit jückendem Gesichts- und Körper-Ausschlage; Genick-Schmerz; Verstarren der Arme und Finger, und Absterben derselben, Nachts, früh und beim Zugreifen; **Schmerz des vorlängst verstauchten Hand-Gelenkes;** Schwellen der Finger, beim Hängen-Lassen der Arme; Einschlafen der Finger; große Mattigkeit in den Beinen; Ziehschmerz in den Unterschenkeln, im Sitzen; Stechen in der Ferse; Fußschweiß; Fußgeschwulst; Klamm in der Fußsohle; Verrenkungs-Schmerz im großen Zeh-Ballen, Nachts im Bette; Brennen in Händen und Füßen; Schwäche-Gefühl in den Gliedern, beim Gehen im Freien; Abneigung vor Spazieren-Gehen; Ziehen und Spannen im Kreuze, Rücken und den Gelenken; Knochen-Verkrümmung; Warzen; Brennend stechende und reißende Schmerzen in den Hühneraugen; Tages-Schläfrigkeit; Schlaflosigkeit, Nachts; Alp-Drücken beim Einschlafen; Fieber-Hitze im Kopfe, bei kalten Füßen; Abend-Frost; Schweiß.

Dieses Arznei-Mittel läßt sich nach einigen Zwischen-Mitteln mit Vortheil wiederholen. Riechen an Kampher-Auflösung mildert seine allzu starke Wirkung.

Die Namens-Verkürzungen der Mit-Beobachter sind: *Hb. = Dr. Hartlaub; Ng.*[2]; *Gr. = Dr. Groß; Stf. =* Medicinal-Rath *Dr. Stapf; Tr. = Dr. Trinks (S. = Dr. Schréter).*

---

[2] M. s. Anm. unter *Alumina.*

Ammonium carbonicum

■ Gemüt

Ernsthafte Stimmung. [CK 1]

Trübe, fast weinerlich gestimmt, gegen Abend (d. 2. T.) (*Ng.*). [CK 2]

Sehr weinerlich, mit Todes-Gedanken. [CK 3]

Grämlich und kummervoll. [CK 4]

Gedanken wegen vergangener Unannehmlichkeiten quälen ihn. [CK 5]

Aengstlich besorgt über ihren Krankheits-Zustand. [CK 6]

Traurig, niedergeschlagen, und Gefühl, als wenn ihm Böses bevorstände, bei Kältegefühl, Vormittags (*Ng.*). [CK 7]

Alle Nachmittage zwischen 5 und 6 Uhr befällt sie eine Angst, als hätte sie das größte Verbrechen begangen, welche aber Abends vergeht. [CK 8]

Viele Nachmittage befällt sie eine Schwäche mit Bangigkeit, daß sie sich nicht zu lassen weiß, nicht weiß, was sie mit sich anfangen soll; Abends verläßt sie dieser Zustand. [CK 9]

Starke Beengung des Herzens; er wußte weder aus noch ein. [CK 10]

Gemüth unruhig, unheimlich (d. 2. T.) (*S.*). [CK 11]

Sie hat nirgends Ruhe, und es gelingt ihr Nichts (d. 4. T.) (*Ng.*). [CK 12]

Seufzen (*S.*). [CK 13]

Zu Nichts aufgelegt (*S.*). [CK 14]

Arbeits-Scheu. [CK 15]

Trübes Wetter verstimmt sie ungemein. [CK 16]

Früh-Verdrießlichkeit. [CK 17]

Ueble, verdrießliche Laune, zuweilen mit Kopfweh, Vormittags (*Ng.*). [CK 18]

Sehr unfreundlich, gereizt, ärgerlich; sie antwortet nur mit Widerwillen (am 2ten Tag des Monatlichen) (*Ng.*). [CK 19]

Es war ihr Alles nicht recht. [CK 20]

Geräusch war ihr unleidlich. [CK 21]

Das Kind ist höchst eigensinnig (*Gr.*). [CK 22]

Verträgt keinen Widerspruch. [CK 23]

Sehr ärgerlich und zornig. [CK 24]

Aergerlich, zornig, schimpfend, Abends (d. 6. T.) (*Ng.*). [CK 25]

Abends, nach dem Essen, bessert sich die Laune (mit Aufhören des Kopf- und Magen-Wehes) (*Ng.*). [CK 26]

Sehr schreckhaft. [CK 27]

Ungeheuer exaltirt. [CK 28]

Zuweilen eine ausgelassene Lustigkeit. [CK 29]

Er schlägt oft über eine Kleinigkeit ein unbändiges Gelächter auf (n. 38 T.). [CK 30]

■ Schwindel, Verstand und Gedächtnis

Er scheint nicht recht bei sich zu seyn. [CK 31]

Kopf sehr gedankenlos. [CK 32]

Sehr vergeßlich, und Kopfschmerz beim Nachdenken (*Ng.*). [CK 33]

Sehr vergeßlich, zerstreut, unbesinnlich (d. 9. T.). [CK 34]

Sehr zerstreut, und kömmt beim Erzählen aus dem Ideengange leicht auf ganz andere Gedanken und Aeußerungen, die er gar nicht sagen wollte (d. 8. T.). [CK 35]

Aengstliche Zerstreuung, so daß er beim Sprechen zuletzt nicht weiß, wie er die Rede endigen soll. [CK 36]

Sie kann ihre Ideen nicht gut ordnen. [CK 37]

Er spricht unrichtig, verredet sich immer und verwechselt die Worte beim Erzählen. [CK 38]

Leichtes Verschreiben und Verrechnen (d. 9. T.). [CK 39]

Wüstheit und Eingenommenheit des Kopfes (n. ¼ St.). [CK 40]

Betäubung im Kopfe (*S.*). [CK 41]

Nach einigem Sitzen (gegen Abend), Taumel, wie von Betrunkenheit. [CK 42]

Beim Herumdrehen des Körpers, gleich drehend und duselig im Kopfe. [CK 43]

Schwindel und Wanken der Füße, daß er sich anhalten muß, um nicht zu fallen, mehre Tage (n. 3 T.) (*Ng.*). [CK 44]

Nachts und früh, Schwindel (n. 2 T.). [CK 45]

Früh, Schwindel mit Flimmern vor den Augen; sie muß sich setzen. [CK 46]

Oefterer Schwindel, früh nach dem Aufstehen, der den ganzen Tag dauert und Abends am ärgsten ist; es ist ihm, als gingen die Gegenstände mit ihm im Kreise herum; auch Nachts, beim Bewegen des Kopfes (*Ng.*). [CK 47]

Gleich von früh an, schwindelig, übel und appetitlos. [CK 48]

Schwindel mit Uebelkeit im Magen, früh; beim Gehen bald vergehend (d. 4. T.) (*Ng.*). [CK 49]

■ Kopf

Kopfschmerz, früh im Bette, mit Uebelkeit, welche bis in den Hals steigt, als sollte sie sich erbrechen, was nach 2, 3 Stunden vergeht. [CK 50]

Kopf- und Magen-Weh mit übler Laune, den ganzen Tag (n. 3 T.) (*Ng.*). [CK 51]

Kopfweh nach dem Mittag-Essen (d. 5. T.) (*Ng.*). [CK 52]

Kopfschmerz mit Schwere in der Stirne, schon früh, doch Nachmittags ärger (d. 8. T.) (*Ng.*). [CK 53]

Druck oben auf dem Kopfe, 1/2 Stunde lang (n. 6 T.). [CK 54]

Nach Erhitzung, Druck über den ganzen Kopf (n. 10 T.). [CK 55]

Kopfschmerz bald hie, bald da im Gehirne, ein Drücken, mit Stechen über der einen Augenbraue. [CK 56]

Der Kopf ist ihm sehr schwer. [CK 57]

Schwere und Klopfen in der Stirne, nach dem Mittag-Essen (*Ng.*). [CK 58]

Schwere in der linken Kopf-Seite, die sich im Bette verschlimmert (d. 46. T.) (*Ng.*). [CK 59]

Die rechte Kopf-Seite dünkt ihr schwerer, und als wolle der Kopf da hinüberfallen (d. 1. T.) (*Ng.*). [CK 60]

Drückende Vollheits-Empfindung in der Stirne, wie von Kohlendunst. [CK 61]

Ein Vollheits-Drängen im Scheitel und der Stirne, als ob da der Kopf platzen sollte. [CK 62]

Beim Bücken spannt's im Genicke, und vorn will der Kopf platzen, vor Schmerz. [CK 63]

Kopfschmerz, **Pucken in der Stirn, als wolle sie zerplatzen.** [CK 64]

Es tobt im rechten Stirnhügel, als wolle da Alles heraus (d. 2. T.) (*Ng.*). [CK 65]

Zusammenklammernder Schmerz im Kopfe. [CK 66]

Ein Zieh-Schmerz in der Beinhaut der Stirne weckt sie früh aus dem Schlafe, mehre Morgen; nach dem Aufstehen vergeht er. [CK 67]

Ziehen und Reißen im ganzen Kopfe, früh nach dem Aufstehen und den ganzen Tag über (d. 23. T.) (*Ng.*). [CK 68]

Reißen an den Schläfen, früh und Abends (*Ng.*). [CK 69]

Reißen hinter dem linken Ohre hinauf, bis auf den Scheitel, mit Gefühl, als ob der Kopf gespalten wäre (*Ng.*). [CK 70]

Stechendes Kopfweh den ganzen Tag. [CK 71]

Stechen, hie und da im Kopfe, und besonders in der rechten Seite, was in freier Luft vergeht, tief im Gehirne (d. 4. 42. T.) (*Ng.*). [CK 72]

Stiche in der linken Schläfe, durch Kauen vermehrt. [CK 73]

Stiche in der linken Schläfe, wie mit einem stumpfen Instrumente (*S.*). [CK 74]

Nadelstiche über dem rechten Auge (*S.*). [CK 75]

Stechen über dem linken Auge, so heftig, daß es oft die Augen zusammenzieht, nach dem Essen (d. 4. T.) (*Tr.*). [CK 76]

Bohrendes Stechen hinter dem rechten Stirnhügel, tief im Gehirne, beim Mittag-Essen (d. 2. T.) (*Ng.*). [CK 77]

Kopfschmerz, wie ein scharfes Pochen oder Hacken; sie durfte sich vor Schmerz nicht bewegen, und mußte still liegen bleiben. [CK 78]

Schmerzhaftes Klopfen und Schlagen in der Schläfe, der linken Kopf-Seite und dem linken Hinterhaupte, zuweilen mit Gähnen (*Ng.*). [CK 79]

Beim Bewegen des Kopfes und beim Daraufdrücken, Geschwürschmerz im ganzen Kopfe, besonders im Hinterhaupte, und namentlich an einer Drüse daselbst, längere Zeit hindurch (*Ng.*). [CK 80]

Bei Bewegung des Kopfes, Gefühl, als falle das Gehirn hin und her, nach der Seite, auf die er sich bückt, zuweilen mit stechenden Schmerzen; ein Zufall, der ihm auch Nachts keine Ruhe läßt, mehrere Wochen hindurch (*Ng.*). [CK 81]

Kopfschmerz, als wenn Wasser oder sonst etwas im Kopfe wäre. [CK 82]

Lockerheits-Gefühl des Gehirns im Kopfe. [CK 83]

Leichtes Verkälten am Kopfe. [CK 84]

Jücken am Kopfe, mit großer Empfindlichkeit der Kopfbedeckungen bei Kratzen (d. 10. T.) (*Ng.*). [CK 85]

Starkes **Jücken auf dem Haar-Kopfe,** besonders am Hinterhaupte. [CK 86]

Gefühl, als wollten sich die Haare sträuben, mit Kriebeln am ganzen Kopfe, bei Kälte-Gefühl daselbst; nach dem Eintritte in das Zimmer aus der freien Luft (*Ng.*). [CK 87]

Die Haare schmerzen bei Berührung. [CK 88]

Die Kopfhaut und die Haare schmerzen empfindlich, wenn er mit der Hand darüber streicht; er schauderte dabei zusammen (d. lsten Abend.). [CK 89]

■ Augen

Die Augen sind schwach; das Kind blinzelt immerwährend (*Gr.*). [CK 90]

Beim Erwachen, und wenn er einschlafen will, Druck auf die Augenlider, daß er sie nicht öffnen kann, wenn er auch schon innerlich wach ist. [CK 91]

Drücken in den Augen (*S.*). [CK 92]

Drücken und Schneiden in den Augen (d. 4. T.). [CK 93]

Drücken und feine Stiche in den Augen (d. 2. T.). [CK 94]

Nadel-Stiche und Drücken in den Augen (S.). [CK 95]

Beißen in den Augen und Jücken an den Rändern der Lider. [CK 96]

Jücken und Beißen in den Augen, das durch Reiben vergeht (früh) (d. 1. 4. 12. T.) (Ng.). [CK 97]

Brennen der Augen den ganzen Tag, besonders früh beim Erwachen, mit Lichtscheu, und Abends beim Niederlegen (Ng.). [CK 98]

Im rechten obern Augenlide entzündet sich ein Gerstenkorn, mit Spann-Gefühl (d. 2. T.). [CK 99]

Entzündung des rechten innern Augenwinkels, ohne Schmerz (d. 26. T.). [CK 100]

Augen entzündet und trübsichtig. [CK 101]

Das rechte Auge etwas entzündet und trübsichtig (S.). [CK 102]

Die Augen sind früh zugeschworen. [CK 103]

Die Augen sind früh, nach gutem Schlafe, zugeklebt; sie kann sie lange nicht aufmachen (Ng.). [CK 104]

Die Augen sind des Morgens verklebt, am Tage thränen sie (S.). [CK 105]

Beim Lesen gehen ihm die Augen über (sie thränen). [CK 106]

Wässeriges Auge; Augenweiß voll rother Aederchen, wie bei einer beginnenden Augen-Entzündung. [CK 107]

Das rechte Auge ist wässerig, und in der Hornhaut sind die Gefäße deutlich sichtbar (S.). [CK 108]

Starkes Wässern der Augen, besonders des rechten, sowohl im Freien, als im Zimmer (Ng.). [CK 109]

Beim Niesen flimmern ihm weiße Sterne vor den Augen (Ng.). [CK 110]

Ein großer, schwarzer Fleck schwebt vor dem Auge, wenn sie genäht hat. [CK 111]

In der Ferne, und auch bei angestrengtem Sehen in der Nähe, kommen ihm die Gegenstände doppelt vor (Ng.). [CK 112]

■ **Ohren**

Oefteres, schmerzhaftes Stechen im rechten Ohre (Ng.). [CK 113]

Stechen im linken Ohre (d. 2. T.). [CK 114]

Nachts, Schlagen im linken Ohre, beim Daraufliegen, das beim Umwenden vergeht (d. 6. T.) (Ng.). [CK 115]

Zucken und Kneipen im innern Ohre. [CK 116]

Zuckendes Spannen um das linke Ohr, wie auch im Backenknochen, und in den Schläfen, mit Halsdrüsen-Geschwulst. [CK 117]

Spannen hinter dem rechten Ohre (Ng.). [CK 118]

(Durch Bewegung des Kopfes verschlimmertes) Reißen unter und hinter den Ohren, zuweilen bis gegen den Scheitel, das Hinterhaupt und Genick, so wie gegen die Schulter hin ziehend (nach dem Mittag-Essen) (Ng.). [CK 119]

Harte Geschwulst der Ohrdrüsen. [CK 120]

Früh, ein Jücken oberhalb der Ohren, das sich über den ganzen Körper verbreitete (d. 3. T.). [CK 121]

Kriebeln und Wühlen im linken Ohre, das später in den Unterkiefer geht (d. 10. T.) (Ng.). [CK 122]

Ein Schall in den Ohren, wie von einem entfernten Schusse, in einer Stunde 5, 6 mal. [CK 123]

Sausen von dem linken Ohre (Ng.). [CK 124]

Gehör-Täuschung; er glaubt, es läute (Ng.). [CK 125]

In der Nacht, Sausen im linken Ohre (d. 2. T.). [CK 126]

Täglich nach Mitternacht, Rauschen im (rechten) Ohre, auf dem er im Bette liegt (Ng.). [CK 127]

Sumsen vor den Ohren, als wenn sie taubhörig wären, und, als wenn etwas davor läge (n. 17 T.). [CK 128]

Verminderung des Gehöres (Ng.). [CK 129]

Schmerzhafte Empfindlichkeit des tauben Ohres von einem starken Laute; sie bebte davon am ganzen Körper. [CK 130]

■ **Nase**

Reißen in der linken Nasenhöhle, und zugleich im linken Ellenbogen, im Knochen, nach der Hand hin (Ng.). [CK 131]

Ein Fippern auf der linken Nasenseite, das den Nasenflügel heraufzuziehen deuchtete. [CK 132]

Gefühl in der Nasenspitze beim Bücken, als wenn sich das Blut darin anhäufte (Ng.). [CK 133]

Es schmerzt in der Nase, wenn er Luft durch dieselbe einzieht. [CK 134]

Geschwulst, Wundheits-Gefühl und Jücken in der rechten Nasenhöhle, und ein Kriebeln darin, wie von stetem Schnupfen; sie läuft aus (n. 3 T.). [CK 135]

Auf der Nasenspitze, ein Ausschlags-Blüthchen. [CK 136]

Ein Eiter-Blüthchen an der Seite der Nase. [CK 137]

Ein Bläschen vorn, an der Scheidewand der Nase (Ng.). [CK 138]

Ein Blutschwär mit Eiter an der Nasenspitze (Ng.). [CK 139]

Es kömmt eine beißende Flüssigkeit aus der Nase. [CK 140]

Wasser läuft aus der Nase beim Bücken. [CK 141]

Auströpfeln von Eiter aus dem einen Nasenloche, beim Schnauben, früh (d. 5. T.). [CK 142]

Oefters, **Ausschnauben von blutigem Schleime.** [CK 143]

Beim Schnauben kommt Blut aus der linken Nasen-Oeffnung (d. 2. T.) (*Ng.*). [CK 144]

Nasenbluten (d. 8. T.). [CK 145]

Nasenbluten, nach Tische (d. 2. T.). [CK 146]

■ Gesicht

Heftiger Gesichtsschmerz auf der rechten Seite. [CK 147]

Schmerzhaftes Spannen und Reißen in der rechten Gesichts-Seite (d. 2. T.) (*Ng.*). [CK 148]

Drückender Schmerz im Jochbeine. [CK 149]

Ziehschmerz in den Backenknochen. [CK 150]

Zusammenziehen der Haut der Stirne und im Gesichte. [CK 151]

Gefühl wie Dehnen im Gesichte, sie muß sich die Augen und das Gesicht reiben, wie bei Schläfrigkeit (*Ng.*). [CK 152]

Hitze im Gesichte, bei Geistes-Anstrengung. [CK 153]

Hitze im Kopfe und Gesichte, mit rothen Wangen (*Ng.*). [CK 154]

Röthe der linken Wange (*Ng.*). [CK 155]

Gesichts-Blässe, mit Uebelkeit und geistiger und körperlicher Angegriffenheit. [CK 156]

Elendes Aussehn (*Gr.*). [CK 157]

Bleiches Gesicht, bei Kopf- und Magen-Weh und sehr übler Laune (d. 4. T.) (*Ng.*). [CK 158]

Bleiches, aufgedunsenes Gesicht, lange Zeit hindurch (n. 30 T.) [CK 159]

Früh, beim Erwachen, ein Spannen der Gesichts-Haut (an der Nase und beiden Lippen), als wenn das Gesicht geschwollen wäre. [CK 160]

Harte Geschwulst des Backens, so wie der Ohr- und Hals-Drüsen. [CK 161]

Auf dem Backen, weiße, Linsen große, schwinden-artige Fleckchen, welche sich fortwährend abblättern. [CK 162]

Blutschwäre auf dem Backen und um das Ohr. [CK 163]

Kleine Blutschwäre und Knoten, aus denen Wasser und Blut kommt, am Backen, dem Mundwinkel und Kinne (*Ng.*). [CK 164]

Ausschlag, wie Blutschwärchen, an der Stirne. [CK 165]

Blüthchen-Ausschlag an der Stirne, und Bläschen. [CK 166]

Blüthchen an der Stirne und Nasenspitze (*S.*). [CK 167]

Hirseförmiger Ausschlag um das Kinn, ohne Empfindung. [CK 168]

Eiter-Bläschen auf der Stirn, der Schläfe, dem Backen und Kinne (*Ng.*). [CK 169]

Eiter-Pusteln an den Backen, beim Monatlichen (*Ng.*). [CK 170]

Jücken am Munde; beide Lippen jückten. [CK 171]

Eine Ausschlags-Blüthe an der Unterlippe, brennenden Schmerzes. [CK 172]

Brennende Bläschen im Rothen beider Lippen (*Ng.*). [CK 173]

Blasen am rechten Mundwinkel und der Oberlippe (*Ng.*). [CK 174]

Ausschlag am Munde. [CK 175]

Flechtenartiger, schabiger Ausschlag um den Mund. [CK 176]

Schülfrige Haut am Kinne, mit heftigem Jücken, das durch Kratzen nicht vergeht (*Ng.*). [CK 177]

Die Oberlippe schmerzt, wie aufgesprungen. [CK 178]

Die Unterlippe ist in der Mitte aufgesprungen, mit Brennschmerz, und blutet. [CK 179]

Aufgesprungene Lippen und böse Mundwinkel. [CK 180]

Trockene, aufgesprungene, schrundige Lippen, mit Brennen, und Gefühl, als wenn sie voll Bläschen wären (*Ng.*). [CK 181]

Schmerz und Geschwulst der Drüsen unter dem Kinne, mit Spannen derselben bei Bewegung des Mundes (*Ng.*). [CK 182]

Unter dem Zahnfleische, am Kiefer, eine Taubenei große Geschwulst, die von der bloßen Bewegung des Kinnbackens beim Kauen heftig schmerzte. [CK 183]

■ Mund und innerer Hals

Das Zahnfleisch ist so empfindlich, daß sie sich nicht getraut, mit der Zunge daran zu fühlen (d. 41. T.) (*Ng.*). [CK 184]

Stechen am innern, obern Zahnfleische der rechten Seite (*Ng.*). [CK 185]

Jücken am Zahnfleische, das nach Kratzen blutet (*Ng.*). [CK 186]

Zahnfleisch zum Bluten geneigt. [CK 187]

Geschwulst-Gefühl und wirkliche Geschwulst und Entzündung des Zahnfleisches (*Ng.*). [CK 188]

Zahnfleisch-Geschwulst mit dickem Backen. [CK 189]

Absceß am Zahnfleische, mit Eiter-Entleerung. [CK 190]

Schmerz in zwei Backen-Zähnen, als wenn Süßigkeit in einen hohlen Zahn kommt (*S.*). [CK 191]

Heftiger Zahnschmerz, mit Hitze in derselben Kopf-Seite (n. 12 T.). [CK 192]

Heftiger **Zahnschmerz, sobald sie Abends in das Bette kommt,** die ganze Nacht hindurch, in keiner Lage zu erleichtern (*Ng.*). [CK 193]

Nachts, Zahnschmerz, und den folgenden Tag ein dicker Backen; darauf dicke Nase und rothe Flecke im Gesichte und am Halse. [CK 194]

Wenn warme Flüssigkeit in den Mund kommt, fahrt es höchst schmerzhaft in die Zähne und den Unterkiefer der einen Seite, 5, 10 Minuten lang. [CK 195]

Schmerz fast aller Zähne, besonders beim Kauen; konnte vor Schmerz nicht sprechen, keine Luft in den Mund lassen, wodurch der Schmerz unerträglich ward. [CK 196]

Die Zähne schmerzen beim Zusammenbeißen. [CK 197]

Ein vorderer, unterer Schneidezahn wird sehr empfindlich beim Daraufbeißen, am 3ten Tage des Monatlichen (*Ng.*). [CK 198]

Zahnweh, Tag und Nacht, besonders bei (und nach) dem Essen, durch warme Tücher und darauf Drücken erleichtert, bei der Regel (*Ng.*). [CK 199]

Ziehende Zahnschmerzen, auch beim Monatlichen (*Ng.*). [CK 200]

Ziehender **Zahnschmerz, während der Regel,** welcher durch Essen vergeht (n. 6. St.). [CK 201]

Ziehender Zahnschmerz, wie in den Kinnbacken, bis in das Ohr und die Wange, nur beim Essen und darauf Beißen (*Ng.*). [CK 202]

Zucken in einem angefressenen Backenzahne, nach dem Mittagessen, beim Stochern aufhörend (*Ng.*). [CK 203]

Reißende Schmerzen in der obern Zahnreihe. [CK 204]

Ziehendes Reißen in einem Backenzahne, nach einer Reise in naßkalter Witterung (n. 23 T.) (*Ng.*). [CK 205]

Reißend zuckendes Greifen in den Zähnen, bis in die Ohren, auch Nachts in einem hohlen Backenzahne; durch Riechen an Schwefelleber gemildert (*Ng.*). [CK 206]

Vor Mitternacht, Reißen in den Zähnen und Kiefern bis in die Ohren; sie muß sich beständig herumwälzen, und die Zähne sind auch beim darauf Beißen empfindlich, am 3ten Tage des Monatlichen (*Ng.*). [CK 207]

Reißen in den obern linken Backenzähnen, mit häufigem Wasserzusammenlaufen im Munde, und Nagen in der linken Schulter (d. 10. T.) (*Ng.*). [CK 208]

Reißender Zahnschmerz in der linken obern Reihe, wie in den Wurzeln, als sollte dort ein Geschwür entstehen (d. 36. T.) (*Ng.*). [CK 209]

Gefühl, als wenn an den Zahn-Wurzeln ein Eiter-Geschwür wäre, das beim Zutritte der Luft oder beim Drucke auf den Zahn, beim Kauen, platzen sollte. [CK 210]

Stechen in einem gesunden Backen-Zahne, im Freien (*S.*). [CK 211]

Stechender Zahnschmerz, ununterbrochen, acht Tage lang. [CK 212]

Stechender Schmerz in den Backenzähnen, beim Zusammenbeißen; er konnte nur mit den Schneidezähnen kauen (sogleich u. d. 2. T.). [CK 213]

Bei Berührung mit der Zunge, ein heftiger Stich in einem obern hohlen Zahne. [CK 214]

Wundheitsschmerz in einem hohlen Backenzahne (n. $\frac{1}{2}$ St.) (*Hb.*). [CK 215]

Pochender und drückender Zahnschmerz (n. 3 T.). [CK 216]

Abends, Schmerz der Zähne, als wären sie eingeklemmt. [CK 217]

Empfindung in den Zähnen, als wäre keine Kraft zum Beißen darin (*S.*). [CK 218]

Die Zähne werden sehr stumpf. [CK 219]

Stumpfheit der Backenzähne, und beim Daraufbeißen deuchten sie scheinbar locker. [CK 220]

Die Zähne sind wie stumpf und wie zu lang (*S.*). [CK 221]

Zähne oft wie zu lang, wie von Säuren. [CK 222]

Ein früher, oft schmerzhaft gewesener Zahn scheint länger zu seyn, und wird empfindlich (d. 2. T.) (*Ng.*). [CK 223]

Aus einem Backenzahne geht beim Saugen Blut (*Ng.*). [CK 224]

Die Zahn-Fäulnis macht schnelle Fortschritte (*Ng.*). [CK 225]

Die Zähne fallen ihm aus, selbst gesunde. [CK 226]

Brennende Bläschen an der innern Seite der Unterlippe (*Ng.*). [CK 227]

Im Innern der Unterlippe ein schmerzhaftes, weißes Bläschen. [CK 228]

Der Mund wird innerlich an den Backen voller Blasen, ohne Empfindung (*Ng.*). [CK 229]

Blasen an der Zunge, besonders am Rande derselben. [CK 230]

Bläschen an der Zungenspitze, welches am Sprechen und Essen hindert, mit Brennschmerz. [CK 231]

Eiter-Bläschen auf der Zunge, mit brennend stechendem Schmerze, besonders am Rande und unter der Zunge. [CK 232]

Kleines Geschwür an der Zungenspitze, wund schmerzend bei jeder Bewegung der Zunge (*S.*). [CK 233]

Geschwürschmerz am Gaumen, bei Berührung mit der Zunge; den folgenden Tag schält er sich ab (*Ng.*). [CK 234]

Die vordere Hälfte der Zunge ist, früh, wie boll (d. 4. T.) (*Ng.*). [CK 235]

Brennen auf der Zungenspitze, beim Daranfühlen ärger (*Ng.*). [CK 236]

Röthe und Entzündung im innern Munde und Schlunde; Alles schmerzt, wie wund und roh. [CK 237]

Gefühl im Munde, als wäre er verschwollen (*S.*). [CK 238]

Die Mundhöhle scheint ihr so eng, daß sie sich kaum den Mund aufzumachen und die Zunge zu bewegen getraut, weil sie überall anzustoßen befürchtet (d. 40. T.) (*Ng.*). [CK 239]

Das Sprechen wird ihr oft schwer, wie von Schwäche der Sprachwerkzeuge, und wie von Schmerz, ähnlich den Magenschmerzen (d. 3. T.). [CK 240]

Halsweh gegen Abend (*S.*). [CK 241]

Beim Schlingen schmerzt's im Halse, als wäre die rechte Mandel geschwollen. [CK 242]

Geschwulst der Mandeln, mit gehindertem Schlingen, besonders früh und Abends. [CK 243]

Empfindung, **als stäke ihr etwas im Halse, wodurch das Schlingen gehindert wird,** früh und Abends, mit würgendem Drücken (*S. Ng.*). [CK 244]

Es deuchtet ihr etwas im Halse zu stecken, rechts, das Schlingen hindernd (n. 6 Min.). [CK 245]

Böser Hals, wie kratzig. [CK 246]

Rauhheit und Kratzen im Halse (*Ng.*). [CK 247]

Wundheitsschmerz im Halse. [CK 248]

Brennen im Halse, die Speiseröhre hinunter, wie von Weingeist (*Ng.*). [CK 249]

Schlimmes Halsweh, wie Stechen und Ziehen, oder Reißen, beim Sprechen schmerzhafter (d. 3. T.). [CK 250]

Drücken im Halse, mit äußerer Geschwulst desselben, auf beiden Seiten. [CK 251]

Abends, Trockenheit im Munde, wogegen kein Trinken hilft; Mund, früh, wie ausgedörrt. [CK 252]

Große Trockenheit und Hitze im Munde, Nachts (n. 12 T.). [CK 253]

Trockenheit im Munde und Halse. [CK 254]

Früh, beim Erwachen, Trockenheit im Munde und Halse (*Ng.*). [CK 255]

Nachmittags und Abends, Trockenheit im Munde und Halse, mit Durst (*Ng.*). [CK 256]

Die Lippen sind stets trocken und kleben zusammen (d. 15. T.) (*Ng.*). [CK 257]

Zusammenlaufen salzigen Wassers im Munde (*Ng.*). [CK 258]

Sie muß mehre Tage viel Speichel ausspucken. [CK 259]

Häufiger Zufluß wässerigen Speichels im Munde; sie muß beständig spucken (*Ng.*). [CK 260]

Uebler Mund-Geruch, den er selbst spürt, lange Zeit (*Ng.*). [CK 261]

Süßer Geschmack im Munde, mit blutigem Speichel (d. 5. T.) (*Ng.*). [CK 262]

Blut-Geschmack im Munde, die ganze Versuchs-Zeit hindurch (*Ng.*). [CK 263]

Früh, übler Geschmack und Geruch im Munde. [CK 264]

Früh, bittrer Geschmack im Munde, und den ganzen Tag Uebelkeiten (n. 10 T.). [CK 265]

Früh, beim Erwachen, bittrer Mund-Geschmack (d. 2. T.) (*Ng.*). [CK 266]

Verdorbner, säuerlicher Geschmack im Munde. [CK 267]

Nach Milchtrinken, Säure-Geschmack. [CK 268]

Geschmack der Speisen säuerlich und metallartig. [CK 269]

■   **Magen**

Beständiges Aufstoßen. [CK 270]

Oft unterdrücktes Aufstoßen. [CK 271]

Viel leeres Aufstoßen, vorzüglich den lsten Tag. [CK 272]

Oefteres Luft-Aufstoßen, Abends und nach dem Mittags-Essen (d. 5. T.) (*Ng.*). [CK 273]

Aufstoßen nach dem Geschmacke der Speisen. [CK 274]

Bei und nach dem Abendessen Aufstoßen mit Geschmack des Genossenen (d. 10. T.) (*Ng.*). [CK 275]

Saures Aufstoßen. [CK 276]

Oefteres Soodbrennen. [CK 277]

Früh (nach der Fieberkälte), Schlucksen (d. 2. T.) (*Ng.*). [CK 278]

Früh, Uebelkeit und belegte Zunge (n. 8 T.). [CK 279]

Früh, nach dem Aufstehen, Uebelkeit im Magen, bis Nachmittags, bei Frost im ganzen Körper, wo Erbrechen sauren Wassers erfolgt; während des Monatlichen (n. 55 T.) (*Ng.*). [CK 280]

Im Gehen, Ekel und Uebelkeit im Magen, wie zum Brechen (d. 4. T.) (*Ng.*). [CK 281]

Beständige Durstlosigkeit, die ganze Versuchs-Zeit hindurch (*Ng.*). [CK 282]

Anhaltender Durst. [CK 283]

Den ganzen Nachmittag anhaltender Durst (d. 6. T.) (*Ng.*). [CK 284]

Keine Eßlust, aber immerwährender Durst (d. 6. T.) (*Ng.*). [CK 285]

Sie kann Mittags nicht essen, ohne zu trinken (n. 10 T.). [CK 286]

Wenig Hunger und Appetit (obgleich ihm das Essen schmeckt) (d. 2. 8. T.) (*Ng.*). [CK 287]

Appetitlosigkeit, früh. [CK 288]

Die Milch wird ihr zuwider. [CK 289]

Kein Appetit zu (Fleisch und) Gekochtem, nur zu Brod und kalten Speisen, mehre Tage lang (während des Monatlichen) (*Ng.*). [CK 290]

Hunger und Appetit vermehrt (d. 1. 2. T.) (*Ng.*). [CK 291]

Sehr starker Hunger und Appetit (n. 18 T.). [CK 292]

Heißhunger (n. 2 St.). [CK 293]

Mittags vermehrter Hunger, und doch ist sie **nach wenigem Essen gleich satt** (d. 4. 6. T.) (*Ng.*). [CK 294]

Beim Mittag-Essen, Hitze im Gesichte, auch nach demselben. [CK 295]

Beim Mittag-Essen, Reißen in der rechten Schläfe. [CK 296]

Bei und nach dem Mittag-Essen übel und abgespannt (während des Monatlichen) (d. 9. T.) (*Ng.*). [CK 297]

Während des Abend-Essens, Ekel davor und Magenweh (d. 8. T.) (*Ng.*). [CK 298]

Nach dem Abend-Essen, Stiche in der Brust. [CK 299]

Nach dem Essen, Uebelkeit im Magen. [CK 300]

Täglich, gleich nach dem Mittag-Essen, Uebelkeit und Brecherlichkeit, wohl eine Stunde lang. [CK 301]

Gleich nach Tische, Unbehaglichkeit, mit Druck im Magen und in der Stirne, einige Stunden lang (n. 4 St.). [CK 302]

Nach dem Essen, Pressen und Drücken im Magen. [CK 303]

Nach jedem Genuß von Speisen, arges Drücken in der Herzgrube, dann Uebelkeit und Erbrechen alles Genossenen; hinterdrein saurer Geschmack im Munde; – 5 Tage lang (n. 16 T.). [CK 304]

Nach dem Essen wird ihr das Sprechen sehr schwer. [CK 305]

Gefühl, wie von Ueberladung des Magens, bis 3 Stunden nach Tische. [CK 306]

Der Magen wie voll, zitterig (während der Regel) (*Ng.*). [CK 307]

Leere-Gefühl im Magen (*S.*). [CK 308]

Magen-Weh, mit Neigung zum Wasser-Aufsteigen (d. 6. T.) (*Ng.*). [CK 309]

Schmerzhaftigkeit des Magens, auch beim Daraufühlen (d. 4. T.) (*Ng.*). [CK 310]

Drücken der Kleider auf den Magen. [CK 311]

Drücken im Magen. [CK 312]

Magen-Drücken nach dem Essen. [CK 313]

Magen-Drücken nach dem Abend-Essen (n. 12 St.). [CK 314]

Drückende Schwere in der Herzgrube. [CK 315]

Magen-Drücken mit Uebelkeit und Empfindlichkeit in der Herzgrube. [CK 316]

Drücken und Zusammenziehen im Magen (und in der Brust), mit Ekel und Uebelkeit (d. 4. T.) (*Ng.*). [CK 317]

Magen-Drücken schon früh, in Uebelkeit und Brecherlichkeit ausartend. [CK 318]

Kneipen, Rollen und Gluckern im Magen (*Ng.*). [CK 319]

Ein Nagen an der rechten Seite des Magens. [CK 320]

Reißend bohrender Schmerz in der Magengegend, bis zu den obersten Lendenwirbeln hin. [CK 321]

Kälte-Gefühl in der Magen-Gegend. [CK 322]

Brennen in der Gegend des Magens. [CK 323]

Brennende Hitze erst im Magen, dann auch im Bauche (bald n. d. Einnehmen.) (*Ng. S.*). [CK 324]

Hitze im Magen, die sich von da in die Därme verbreitet, wie vom Trinken starken Weines (n. $\frac{1}{4}$ St.). [CK 325]

■ Abdomen

Druckschmerz unter den rechten Ribben, in der Leber-Gegend. [CK 326]

Wundheitsschmerz in der Leber. [CK 327]

Stiche unterhalb der linken Ribben, Abends (*Ng.*). [CK 328]

Ein Druck über dem Nabel, wie von einem Knopfe. [CK 329]

Früh, 3 Uhr, Erwachen über heftigen Bauch-schmerz, 2 Tage vor dem Monatlichen (d. 41. T.) (*Ng.*). [CK 330]

Drücken im Unterbauche, drei Stunden lang, auch beim Mittag-Essen (n. 2 St.). [CK 331]

Druckschmerz in der linken Bauch-Seite, früh (n. 12 St.). [CK 332]

Schmerzhaftes Zusammendrücken an beiden Unterbauch-Seiten, nur im Sitzen, bei Bewegung und durch Ausstrecken erleichtert (d. 5. T.) (*Ng.*). [CK 333]

Plötzliches schmerzhaftes Zusammenziehen der Gedärme bis in die Magengegend, durch Zusam-mendrücken des Bauches mit den Händen erleichtert, und nach Niederlegen vergehend (d. 33. T.) (*Ng.*). [CK 334]

Leibweh, aus Zusammenziehen und Kneipen bestehend, erst im Ober- dann im Unterbauche, früh, so heftig, daß davon Uebelkeit und Was-ser-Zusammenlaufen im Munde entstand, bis zur Ohnmacht, mit Frösteln, 12 Stunden vor Ausbruch des Monatlichen (n. 9 T.). [CK 335]

Beim Mittag-Essen, Grimmen im linken Bauche, das sich später durch Blähungsabgang verliert (*Ng.*). [CK 336]

Vormittags, heftiges Kneipen, Zusammenziehen und Umrollen im Bauche, das beim Gehen im Freien entsteht und nur durch gewärmte Tücher und Liegen auf dem Bauche erleichtert wird, Abends wieder erscheinend, und auch den fol-genden Morgen, in der Kälte, worauf es sich im Zimmer bessert (d. 17. T.) (*Ng.*). [CK 337]

Zusammenziehender Krampf tief im Unterbauche und beim Bücken, zugleich im Kreuze (d. 38. T.). [CK 338]

Klemmung und Hemmung im Unterleibe. [CK 339]

Schneidender Schmerz im Unterbauche, wobei der Bauch ganz klein ist (d. 16. T.) (*Ng.*). [CK 340]

Früh (7 Uhr), heftiges Leibschneiden (n. 48 St.). [CK 341]

Schneiden und Beißen im Bauche, wie von Wür-mern, mit Zusammenzieh-Schmerz im Magen und Frost und Schweiß; er läßt erst gegen Mor-gen einschlafen und kommt früh beim Erwa-chen wieder (*Ng.*). [CK 342]

Stiche im Unterleibe, die ihn am Gehen hindern. [CK 343]

Abends, beim Bücken, Stechen in der linken Bauchseite. [CK 344]

Beim Stehen, tief im Unter-Bauche, Stiche quer durch. [CK 345]

Brennen, tief innerlich, in der linken Bauchseite (d. 2. T.) (*Ng.*). [CK 346]

Schwere im Unterleibe. [CK 347]

(Kneipen und) scharfe Stiche in der rechten Wei-che, beim Ausstrecken (d. 20. T.) (*Ng.*). [CK 348]

Im Schooße und der Schenkel-Beuge, schmerzhaf-tes Drücken. [CK 349]

Gefühl von Vollheit und Aufblähung in der linken Weichen-Gegend (*Ng.*). [CK 350]

Eine faustgroße, elastische Geschwulst in der lin-ken Weiche, Abends nach dem Niederlegen, mit **Zerschlagenheitsschmerz dieser Stelle,** der sie nicht auf dieser Seite liegen läßt, und auch beim Daraufdrücken fühlbar ist; beim Erwachen sind Geschwulst und Schmerz verschwunden (d. 9. T.) (*Ng.*). [CK 351]

In der linken Weiche tritt ein Bruch heraus (d. 2. T.). [CK 352]

Außerordentlich angespannter Unterleib. [CK 353]

Aufblähung des Unterleibes mit Stuhlverhaltung (*Ng.*). [CK 354]

Quaken, Gluckern und Umgehen im Bauche, wie von Blähungen (*Ng.*). [CK 355]

Gluckern im Bauche, wie bei Krämpfen oder Nüch-ternheit, nach jedesmaligem Schlingen, mehre Tage (n. 16 T.) (*Ng.*). [CK 356]

Rumoren und Weh im Bauche (*S.*). [CK 357]

Blähungs-Anhäufung mit Bauch-Kneipen (*Ng.*). [CK 358]

Neigung zu schmerzhafter Blähungs-Kolik. [CK 359]

■ Rektum

Viel Blähungs-Abgang. [CK 360]

Häufiger Blähungs-Abgang, Nachmittags, Abends und Nachts, bei gewöhnlichem Stuhlgange (d. 4. T.) (*Ng.*). [CK 361]

Hält die ersten Tage den Stuhl zurück, worauf dann weicher Stuhl folgt; bei allen Versuchs-Personen (*Ng.*). [CK 362]

Hartleibigkeit (die ersten 4 T.) (*Tr.*). [CK 363]

Verspäteter, harter, fester Stuhl, aus Stücken zusammengesetzt, die sie nur mit Mühe heraus-bringen kann (*Ng.*). [CK 364]

Harter, schmerzhafter Stuhl, mit Nadelstechen im After (*Ng.*). [CK 365]

Harter Stuhl, wie mit Blutstreifen umzogen (n. 22 St.). [CK 366]

Sehr weicher Stuhl, täglich zweimal (d. 3. u. 4. T.) (*S. Ng.*). [CK 367]

Früh, Laxiren mit Leibweh (*S.*). [CK 368]

Durchfall von Koth und Schleim, mit Schneiden im Bauche vor und bei demselben (d. 8. T.) (*Ng.*). [CK 369]

Stuhl, stark mit Schleim vermischt. [CK 370]

Ausleerung durch den Stuhl stets mit vielem Zwange verbunden. [CK 371]

Bei gutem Stuhlgange, heftiges Schneiden im Mastdarme. [CK 372]

Beim Stuhlgange, **kneipender Bauch-Schmerz,** der sich quer über den Unterleib nach Kreuz und Mastdarm hinzieht, durch Zusammenbiegen gemindert wird, und nach dem Stuhle ganz aufhört (d. 28. T.) (*Tr.*). [CK 373]

Vor und nach dem weichen Stuhle, Leibschneiden. [CK 374]

Nach dem Stuhlgange, erst Kratzen am After, dann Brennen. [CK 375]

Nach derbem Stuhlgange, Abgang milchartigen Vorsteher-Drüsen-Saftes. [CK 376]

Bei und nach dem Stuhle, Blutabgang. [CK 377]

Die **Mastdarm-Aderknoten** treten stark beim Stuhlgange heraus, und **schmerzen** noch lange hinterdrein, so daß sie gar nicht gehen kann (n. 7 T.). [CK 378]

Die Mastdarm-Blutknoten treten auch außer dem Stuhlgange hervor, ziehen sich aber beim Liegen zurück. [CK 379]

Es entstehen After-Aderknoten, schründenden Schmerzes und feuchtend. [CK 380]

Er kann die Nacht vor Brennen am After nicht schlafen, er mußte wegen dieses und starken Stuhldranges aus dem Bette aufstehen. [CK 381]

Jücken am After. [CK 382]

Das Kind wird wund zwischen den Beinen. [CK 383]

■ Harnwege

Starkes **Drängen des Harns auf die Blase,** mit Schneiden darin. [CK 384]

Steter Harndrang, auch Nachts, mit vermindertem Abgange des Harns (unter Brennen) (*Ng.*). [CK 385]

Sie muß des Nachts zum Harnen aufstehen. [CK 386]

Nächtliches Harnen mehrmals, zuweilen ziemlich reichlich (*Ng.*). [CK 387]

Der Knabe läßt die Nacht (gegen Morgen) **im Schlafe den Urin unwillkürlich gehen** (d. 1. u. 2. Nacht u. n. 16 T.). [CK 388]

Sehr häufiges Harnen, vorzüglich den ersten Tag. [CK 389]

Oefteres, reichliches Harnen, vorzüglich Abends (*Ng.*). [CK 390]

Vermehrter, trüber Harn (*Ng.*). [CK 391]

Der Urin ist Mittags sehr bleichgelb und das erste Mal seit dem vorigen Abende (*Ng.*). [CK 392]

Weißer, **sandiger Urin,** mehre Tage (n. 9 T.). [CK 393]

Der Urin ist, nach dem Mittag-Essen, röthlich, wie Wasser, mit Blut gemischt. [CK 394]

Es kömmt Blut aus der Harnröhre. [CK 395]

Nach dem Harnen, starkes Ziehen vorn in der Harnröhre (Abends, beim Schlafengehen). [CK 396]

■ Geschlechtsorgane

Viel Jücken an den Zeugungstheilen. [CK 397]

Jücken am Hodensacke. [CK 398]

Schweiß des Hodensackes. [CK 399]

Oeftere Schlaffheit der Hoden. [CK 400]

Zieh-Schmerz in den Hoden. [CK 401]

Zuweilen Ziehen in den Hoden, das vom Heraufbinden nachließ. [CK 402]

Vermehrte Schwere der Hoden; er mußte sie in einen Tragbeutel hängen. [CK 403]

Würgender Schmerz in den Hoden und Samensträngen, mit Empfindlichkeit der Hoden beim Berühren; meist durch unveranlaßte Erektionen erregt. [CK 404]

Anhaltende **Erektionen ohne Veranlassung,** früh (d. 13. T.). [CK 405]

Ruthe-Steifheit, ohne Trieb zum Beischlafe (d. 6. T.). [CK 406]

Längere Zeit schlafender Geschlechtstrieb (n. 7 T.). [CK 407]

(Gänzlicher Mangel an Geschlechts-Trieb.) [CK 408]

Abneigung gegen das andere Geschlecht. [CK 409]

Heftiger Reiz zum Beischlafe, ohne sonderlich wollüstige Gedanken und fast ohne Erektion (n. 5 T.). [CK 410]

Heftige wollüstige Begierde mit Zittern des Körpers, fast ohne Erektion. [CK 411]

Pollutionen, fast alle Nächte. [CK 412]

Pollution, zwei Tage nach dem Beischlafe. [CK 413]

(Nach dem Beischlafe starker Blut-Umlauf und Herzklopfen.) [CK 414]

Starkes Jücken an der Scham. [CK 415]

Sie wird wund an der Scham und am After, vorzüglich schmerzhaft beim Harnen. [CK 416]

Geschwulst, Jücken und Brennen der weiblichen Scham (n. 12 T.). [CK 417]

Beständiges Jücken am Schamberge, das nach Kratzen immer wiederkömmt (*Ng.*). [CK 418]

Das Monatliche kommt um 3, 5 Tage zu spät, und setzt einmal ganz aus (*Ng.*). [CK 419]

Bringt die Regel 6 Tage zu zeitig hervor. [CK 420]

Die sonst immer regelmäßige Periode tritt einen Tag früher ein (*Tr.*). [CK 421]

Das Monatliche kommt (nach langem Fahren in kalter Luft) 4 Tage zu früh, und ist sehr stark, namentlich Nachts, so wie beim Sitzen und Fahren; vorher, kneipende Bauchschmerzen mit Appetitlosigkeit (*Ng.*). [CK 422]

Monatliches den 18ten Tag (n. 7 T.). [CK 423]

Das Monatliche fließt davon stärker (sogleich). [CK 424]

Das Blut des Monatlichen ist schwärzlich, oft in ganzen Stücken, unter krampfhaften Schmerzen im Bauche und hartem Stuhle mit Pressen, abgehend; der Blutfluß sehr stark (*Ng.*). [CK 425]

Das Blut beim Monatlichen ist sehr wenig gefärbt. [CK 426]

Das Monatsblut ist scharf, daß es den Schenkel wund macht, was dann brennend schmerzt (*Ng.*). [CK 427]

Vor der Regel, Bauch- und Kreuzschmerzen (*Ng.*). [CK 428]

Vor und bei der Regel, Gesichtsblässe (*Ng.*). [CK 429]

Bei der Regel, unüberwindliche Traurigkeit. [CK 430]

Zahnschmerzen während der Regel (*Ng.*). [CK 431]

Bei der Regel, arge Leibschmerzen, mit Greifen, Drücken und Spannen zwischen den Schulterblättern. [CK 432]

Heftiges Reißen im Leibe bei der um einen Tag zu früh erscheinenden Regel (*S.*). [CK 433]

Bei der Regel, starker Kreuzschmerz. [CK 434]

Während der Monats-Zeit heftiger Schnupfen (d. 9. T.). [CK 435]

Während der Regel, große Abgeschlagenheit des ganzen Körpers, besonders der Oberschenkel, mit Gähnen, Zahnweh, Kreuzschmerz und Frostigkeit (*Ng.*). [CK 436]

Arger **Weißfluß** (n. 2. 7. 8. 9. T.). [CK 437]

Wässriger, brennender Weißfluß (d. 13. 14. T.) (*Ng.*). [CK 438]

■ **Atemwege und Brust**

Oefteres Niesen, früh im Bette. [CK 439]

Oefteres gewaltsames Niesen (d. 5. T.) (*Ng.*). [CK 440]

Verstopfte Nase (*S.*). [CK 441]

Die Nase ist sehr verstopft, ohne Schnupfen. [CK 442]

Nachts ist die Nase so verstopft, daß sie immer nur durch den Mund athmen konnte (n. 4 T.). [CK 443]

Nach gutem Vormitternachts-Schlafe wacht sie um 1 Uhr mit Aengstlichkeit auf, als wollte sie ersticken, weil die Nase gänzlich verstopft war, und sie nur mit Mühe, bei offnem Munde, Athem holen konnte, so daß die Brust vom beschwerlichen Athmen schmerzte (n. 12 T.). [CK 444]

Schnupfen mit Röcheln in der Nase, bei Verstopfung derselben, und unreiner Stimme (*Ng.*). [CK 445]

Schnupfen mit Verstopfung des linken Nasenloches (*Ng.*). [CK 446]

Stockschnupfen, ohne die mindeste Luft durch die Nase, besonders Nachts. [CK 447]

Fließschnupfen (d. 4. T.). [CK 448]

Heftiger Fließschnupfen, mit Reißen im linken Backen (*Ng.*). [CK 449]

Heftigster Fließschnupfen mit Husten. [CK 450]

Auströpfeln von Wasser aus der Nase, ohne Schnupfen (*Ng.*). [CK 451]

Es läuft ihr beständig scharfes, auf der Oberlippe brennendes Wasser aus der Nase, während des Monatlichen (d. 43. T.) (*Ng.*). [CK 452]

Es zieht ihr die Kehle von beiden Seiten des Halses. [CK 453]

Ziehend stechendes Jücken im Kehlkopfe. [CK 454]

Heiser und rauh im Halse (*Ng.*). [CK 455]

Rauher Hals, er kann nur schwierig sprechen, da die Rauhheit sich dadurch vermehrt (d. 2. T.). [CK 456]

Starke und öftere **Heiserkeit.** [CK 457]

Heiserkeit, daß sie kein lautes Wort sprechen kann (n. 16 T.). [CK 458]

Es liegt ihm auf der Brust, daß er kaum sprechen kann; dabei Schnupfen, und vorzüglich früh viel Schleim-Auswurf. [CK 459]

Rauh auf der Brust; beim laut Rufen ist er heiser. [CK 460]

Katarrh, mit Taubhörigkeit und Brennen in der Gegend des Magens. [CK 461]

Oefteres Räuspern, wegen Schleim-Ansammlung im Halse (*Ng.*). [CK 462]

Rasseln in der Luftröhre, wie von Schleim, mehre Tage (*Ng.*). [CK 463]

Er muß Abends im Bette ¼ Stunde lang husten. [CK 464]

Nachthusten. [CK 465]

Das Kind hustet alle Morgen um 3, 4 Uhr sehr heftig. [CK 466]

Mitten in der Nacht, heftiger, trockner Husten. [CK 467]

Husten mit Engbrüstigkeit (d. 6. T.) (*Ng.*). [CK 468]

Husten mit Engbrüstigkeit, Abends im Bette, ½ Stunde lang. [CK 469]

Husten mit der größten Heftigkeit aus der tiefsten Brust. [CK 470]

Husten, der die Brust zusammenzieht. [CK 471]

Husten, bei dem die Brust unterm Brustbeine wie roh und wund weh thut. [CK 472]

Durch den Husten wird Schmerz in den Kinnladen erregt, der beim Befühlen nicht zu spüren ist. [CK 473]

Husten, mit Schmerz unten im Brustbeine. [CK 474]

Husten, mit Stechen im Brustbeine (d. 1. T). [CK 475]

Husten, bei dem es jedes Mal einen Stich in der Herzgrube giebt. [CK 476]

Husten mit Hitze im Kopfe (*Ng.*). [CK 477]

Kurzes, dämpfiges Hüsteln, von einem Reize im Kehlkopfe, mit schmerzhaftem Gefühl von krampfhafter Engbrüstigkeit. Bald darauf Schnupfen-Reiz in der Nase und wundschmerzendes Kratzen und Scharren im Halse, mit mühsamen Ausräuspern von wenig Schleim (n. ½ St.) (*Hb.*). [CK 478]

Trockener Husten, besonders Nachts, wie von Federstaub im Halse (*Ng.*). [CK 479]

Husten mit Schleim-Auswurf und Wundheit in der Kehle (*Ng.*). [CK 480]

Husten, den ganzen Tag, und früh, mit vielem Schleim-Auswurfe. [CK 481]

Früh, im Bette, anhaltender Husten, mit Schleim-Auswurf, Brust und Kopf angreifend. [CK 482]

Husten mit Auswurf von Schleim mit kleinen Blut-Punkten (n. 8 T.). [CK 483]

Husten mit blutigem Schleim-Auswurfe, Schwere auf der Brust und kurzem Athem, besonders beim Berg-Aufsteigen (d. 6. 18. T.) (*Ng.*). [CK 484]

Blutiger Auswurf, beim Räuspern. [CK 485]

Nach Rauhheit und Blut-Geschmack im Munde, Husten mit Auswurf hellrothen Blutes, unter Brennen und Schwere auf der Brust, Hitze und Röthe im Gesichte und Zittern am ganzen Leibe (d. 4. T.) (*Ng.*). [CK 486]

Schwieriges Athemholen; er mußte davon kotzen (kurz husten). [CK 487]

Nachts, sehr schwerer Athem; die Decke darf den Mund nicht berühren, weil er sonst zu ersticken glaubt (d. 7. T.) (*Ng.*). [CK 488]

Nach jeder Anstrengung, engbrüstig, mit Herzklopfen (*Ng.*). [CK 489]

Eng in der Mitte der Brust, bei und außer dem Athmen; beim Daraufdrücken thut die Stelle weh, wie nach einem Schlage (*Ng.*). [CK 490]

Ein achttägiger Anfall von Engbrüstigkeit; er konnte nur mit höchster Mühe einige Treppenstufen steigen, nur mit großer Anstrengung Athem schöpfen, und zwar nur im Freien; in ein geheiztes Zimmer durfte er gar nicht kommen; er ward da leichenblaß, und konnte dann Nichts thun, als ruhig sitzen (n. 21 T.). [CK 491]

Kurzer Athem mit Stecken auf der Brust (*Ng.*). [CK 492]

Kurzer Athem, besonders beim Treppensteigen (*Ng.*). [CK 493]

Beim Athemholen, oft Stechen in den Händen und Fingern. [CK 494]

Beim Ausathmen ist es, als wenn in der Brust etwas hinabzöge, und den Athem nicht ausstoßen ließe (d. 7. T.) (*Ng.*). [CK 495]

Die Brust ist wie ermattet. [CK 496]

Langwierige Brust-Schwäche und Schnupfen (n. 4 W.) (*Ng.*). [CK 497]

Schwere auf der Brust, wie von Blut-Ansammlung (d. 4. 5. 7. T) (*Ng.*). [CK 498]

Schwere und Engheit auf der Brust beim Gehen im Freien (*Ng.*). [CK 499]

Es liegt ihr zentnerschwer auf der Brust mit Schmerz; sie wünscht nur husten zu können, um sich zu erleichtern (d. 7. T.) (*Ng.*). [CK 500]

Blutdrang nach der Brust (nach Schreiben). [CK 501]

Hitze in der Brust. [CK 502]

Arge Beängstigung auf der Brust. [CK 503]

Im Stehen, Gefühl in der Brust, als wenn die Lunge herabgezogen würde (d. 6. T.) (*Ng.*). [CK 504]

Zerschlagenheits-Schmerz in der Mitte der Brust, früh (d. 4. T.) (*Ng.*). [CK 505]

Schmerzhafter Druck auf die Brust, besonders beim Liegen im Bette. [CK 506]

Zusammenpressender Druck auf der Brust. [CK 507]

Stechen in der Brust, an der letzten wahren Ribbe, beim Athemholen und Singen. [CK 508]

Stiche auf dem Brustbeine, in der rechten Brust-
seite und unter der linken Brust, wo es beim
Befühlen wie zerschlagen schmerzt (*Ng.*). [CK
509]

Beim Bücken, Stiche in der Brust, durch Aufrichten
erleichtert (d. 16. T.) (*Ng.*). [CK 510]

Stiche in der rechten **Brust, beim Bücken.** [CK 511]

Beim Gehen, Stechen in der rechten Brustseite (*S.*).
[CK 512]

Unter der rechten Brust, an den untersten Ribben,
früh, beim Aufrichten im Bette, 20, 30 Stiche
nach einander, auch außer dem Athmen; eben
so zu andern Tageszeiten. [CK 513]

Stiche in der linken Brust, einen großen Theil der
Nacht hindurch, welche das Liegen auf der linken Seite nicht erlauben. [CK 514]

Starkes Seitenstechen in der linken Brustseite, das
in der Gegend des Herzens anfing, sich nach der
Seite herunter und darauf mehr nach dem
Rücken zog (n. 11 T.). [CK 515]

Oft ein Stich am Herzen. [CK 516]

Oefteres Herzklopfen, mit Einziehen des Oberbauches und Schwäche-Gefühl in der Herzgrube.
[CK 517]

Hörbares Herzklopfen und geschwinderer Herzschlag; beim Aufdrücken mit der Hand schien
ihr das Blut nach dem Halse aufzusteigen, unter
beschwertem Athem (in der Ruhe). [CK 518]

Die Brustbein Knorpel knacken beim Zurückbiegen der Brust, mit einem Drucke in der Mitte der
Brust. [CK 519]

Die rechte ihrer Brüste ist schmerzhaft bei Berührung (d. 3. T.). [CK 520]

Rothes Friesel auf der Brust. [CK 521]

Ein kleiner rother Blutschwär über der rechten
Brust, der nur beim Darauffühlen schmerzhaft
ist (*Ng.*). [CK 522]

■ Rücken und äußerer Hals

Am Steißbeine, Stechen, wo vorher Jücken war. [CK
523]

Kreuzschmerzen, bei Bewegung und beim Gehen
vermehrt. [CK 524]

Beim Bücken, Kreuzschmerzen; es ist ihr, als wenn
die Muskeln nicht Kraft hätten, den Körper zu
halten, der immer vorwärts fallen will; beim
Aufrichten besser (d. 2. T.) (*Ng.*). [CK 525]

Kreuzschmerz, wie zerschlagen (am 2ten Tage des
Monatlichen) (*Ng.*). [CK 526]

Beim Ausgehen in's Freie, schoß es ihm plötzlich
in's Kreuz (Hexen-Schuß), und war am empfind-

lichsten beim Aufstehen nach langem Sitzen.
[CK 527]

Zuckender Schmerz im Kreuze. [CK 528]

Ziehschmerz aus dem Kreuze in die Beine. [CK
529]

Im Kreuze und in der Lende, drückend ziehender
Schmerz, nur in der Ruhe (im Sitzen, Stehen und
Liegen), am Tage; beim Gehen verschwindet er.
[CK 530]

Im Kreuze und der Lende, heftig klopfender
Schmerz, in der Ruhe, der beim Berühren sich
nicht ändert. [CK 531]

Nagender Schmerz im Kreuze und in den Hüften,
der von da in den Bauch und wieder zurück geht,
in Ruhe und Bewegung (d. 16. T.) (*Ng.*). [CK 532]

Plötzliche Stiche in der rechten Lende. [CK 533]

Rückenschmerz, bei Bewegung (*S.*). [CK 534]

Ein Ruck im Rücken, Nachts im Schlafe (d. 7. T.)
(*Ng.*). [CK 535]

Drücken im Rücken. [CK 536]

Brennen auf dem Rücken, besonders im Kreuze,
einige Mal den Tag über. [CK 537]

Unter Stechen, wie von Flöhen, entsteht ein Bläschen auf dem linken Schulterblatte (*Ng.*). [CK
538]

Im Nacken, starker Brennschmerz, früh (d. 10. T.)
(*Ng.*). [CK 539]

Ziehen vom Nacken den Rücken herunter (d. 6. T.)
(*Ng.*). [CK 540]

Steifer Hals beim Drehen des Kopfs. [CK 541]

Ziehschmerz im Genicke (mit Stechen am Kopfe,
über den Schläfen, und gedunsenem Gesichte).
[CK 542]

■ Extremitäten

Drücken auf der linken Schulter. [CK 543]

Die Drüsenknoten in der Achselgrube werden
schmerzhaft und schwellen an. [CK 544]

Im rechten Achselgelenke, ziehender Schmerz (n.
14. T.). [CK 545]

Zuckendes Reißen im rechten Achselgelenke, in
Ruhe und Bewegung (d. 37. T.) (*Ng.*). [CK 546]

Reißen in den Gelenken der Obergliedmaßen. [CK
547]

Reißen in den Schultern (*Ng.*). [CK 548]

Ein Paar Risse in der linken Achsel gegen die Brust
zu (*Ng.*). [CK 549]

Zerschlagenheits-Schmerz in der linken Schulter,
in Ruhe und Bewegung (*Ng.*). [CK 550]

Zerschlagenheits-Schmerz im linken Achsel- und
Ellenbogen-Gelenke (Abends). [CK 551]

Kleiner Blutschwär auf der linken Achsel (*Ng.*). [CK 552]

Brennen auf einer kleinen Stelle des Ober-Armes und Unter-Armes (d. 11. T.) (*Ng.*). [CK 553]

In den Armen und Händen, Ziehschmerz. [CK 554]

Lähmiges Ziehen im linken Arme, aus der Achselgrube, bis in die Handwurzel. [CK 555]

Lähmigkeit des rechten Armes (d. 14. T.) (*Hb.*). [CK 556]

Lähmigkeit und Schwere des rechten Armes; sie hat keine Kraft darin und muß ihn herunter hängen lassen; dabei die Hand geschwollen und kalt, $1/2$ Stunde lang (n. 2 St.). [CK 557]

Der rechte Arm schien zentnerschwer und kraftlos zu seyn. [CK 558]

Der rechte Arm wird manche Tage ganz schwach und kalt, daß er eingeschlafen und abgestorben schien; dann erschien wieder ein Kriebeln darin. [CK 559]

In der Nacht (3, 4 Uhr) steckt sie den Arm unwillkürlich aus dem Bette und erwacht über den Schmerz in demselben, weil er kalt, steif, und im Ellenbogen-Gelenke schwer, wie Blei, ist; sie kann ihn nur mit der andern Hand in das Bette zurückbringen, weil er zu steif ist, und bei Bewegung und im Bette reißend schmerzt im Achsel-, Ellenbogen- und Hand-Gelenke. [CK 560]

Krampf im rechten Arme, der den Arm hinterwärts zog, drei Mal nach einander; darauf Hitze des Körpers und trübweißer Urin. [CK 561]

Zucken und Fippern im rechten Oberarme (d. 4. T.) (*Ng.*). [CK 562]

Im Ellenbogen-Gelenke, Knacken, bei Bewegung. [CK 563]

Dröhnender Schmerz im Ellenbogen-Gelenke, beim gerade vor sich hin Strecken des Armes. [CK 564]

Steifheit des Ellenbogen-Gelenkes. [CK 565]

Bohrender Schmerz im Ellenbogen-Gelenke, in der Grube, wo sich der Fortsatz einlenkt. [CK 566]

Scharfes Stechen in Ellenbogen. [CK 567]

Reißen im Ellenbogen (im Knochen) bis vor in den kleinen Finger (d. 4. 5. T.) (*Ng.*). [CK 568]

Im linken Vorderarme, in der Mitte, heftiger Schmerz, Abends im Bette, mit Gefühl, als wollten sich die Knochen dort mit Gewalt einwärts krümmen und abbrechen (d. 2. T.) (*Ng.*). [CK 569]

Jücken an der Inseite des rechten Vorderarmes, mit Brennen nach Kratzen und Entstehung kleiner rother Blüthchen, Flecken und Knötchen, die (nach Kratzen) nicht zu jücken aufhören, bis sie den folgenden Tag hochroth werden (d. 4. 5. T.) (*Ng.*). [CK 570]

Im Hand-Gelenke, Spannen, in der Ruhe, schlimmer bei Bewegung, es ist ihm, als könne er die Hand nicht bewegen (d. 2. T.) (*Ng.*). [CK 571]

Reißen in den Handwurzeln, bis in die Finger, das aufhört, wenn sie im Bette warm wird. [CK 572]

Schmerzhaftes Reißen im linken Handgelenke, wie im Marke, gegen den kleinen Finger zu (d. 6. T.) (*Ng.*). [CK 573]

Oefteres Einschlafen der (rechten) Hand, auf der sie Nachts liegt (d. 4. T.) (*Ng.*). [CK 574]

Zittern der Hände (n. 7 T.). [CK 575]

Aufgetriebene Adern und Bläue der Hände, nach Waschen mit kaltem Wasser (*Ng.*). [CK 576]

Die Haut der Hände wird bei einem Kinde ganz hart und springt in tiefen Rissen auf. [CK 577]

Abschälen der Haut der innern Handfläche (n. 4 T.). [CK 578]

In den Fingern, klemmender Schmerz, beim Aussperren derselben. [CK 579]

Klamm im hinteren Gliede eines Fingers, daß er ihn nicht ausstrecken kann, mit Stichschmerz; von früh bis Abends, beim Aufenthalt in der Kälte (d. 2. T.) (*Ng.*). [CK 580]

Ziehschmerz von den Fingerspitzen bis in die Hand, wie von anhaltendem Mesmeriren (d. 1. T.). [CK 581]

Reißen in den Fingern und im Daumen-Gelenke (*Ng.*). [CK 582]

Zerschlagenheits-Schmerz im linken Daumen, in der Kälte (d. 2. T.) (*Ng.*). [CK 583]

Zuckendes Greifen im linken Daumen, wie im Knochen, mit Gähnen (d. 11. T.) (*Ng.*). [CK 584]

Sichtbares Zucken und Fippern im linken Daumen (*Ng.*). [CK 585]

Geschwulst des Mittel-Gelenkes des rechten Mittelfingers, mit Schmerzhaftigkeit beim Befühlen und Biegen desselben. [CK 586]

Auf den Hinterbacken, brennendes Jücken. [CK 587]

Im Hüftgelenke, arger Schmerz, beim Gehen. [CK 588]

Alle Morgen im Bette, arger Schmerz im Hüft-Gelenke, wie morsch entzweigeschlagen, daß er sich im Liegen nicht wenden kann; nach dem Aufstehen und noch mehr beim Gehen mindert sich der Schmerz, und Nachmittags vergeht er ganz; 4 Wochen lang. [CK 589]

Ziehschmerz von der linken Hüfte herab. [CK 590]

Die Beine werden ihm zusammengezogen. [CK 591]

Die Flechsen in den Beinen sind ihm wie zu kurz. [CK 592]

Schmerz, wie vertreten, im linken Beine, beim Gehen. [CK 593]

Unruhe in den Beinen. [CK 594]

Es zuckt im Beine, gegen Abend. [CK 595]

Schwere in den Beinen, daß er sie kaum heben kann, Abends (d. 8. T.) (*Ng.*). [CK 596]

Plötzlich große Schwäche in den Untergliedmaßen, daß sie Mühe hat, sich fort zu bewegen, nach dem Mittagessen (d. 2. T.) (*Ng.*). [CK 597]

Große Mattigkeit in den Ober- und Unter-Schenkeln (*Ng.*). [CK 598]

Abends, im Liegen, ruckartiges Schaben auf den Knochen des Ober- und Unter-Schenkels, so daß sie alle Augenblicke das Bein heraufzucken muß, und nicht liegen bleiben kann, sondern genöthigt ist, herumzugehen. [CK 599]

Im rechten Oberschenkel, arger Schmerz, als wäre das innerste Mark erschüttert, durch Liegen und Sitzen verstärkt, ¼ Stunde lang (n. einigen St.). [CK 600]

Großer Müdigkeits-Schmerz in den Oberschenkeln, als sollten sie abfallen, oder die Flechsen abreißen; abwechselnd mit Kreuzschmerzen; sie weiß sich vor Schmerz nicht zu lassen (am 3ten Tage der Regel) (*Ng.*). [CK 601]

Zerschlagenheits-Schmerz der Oberschenkel. [CK 602]

Zerschlagenheits-Schmerz in der Mitte beider Oberschenkel, bei Ruhe und Bewegung (während des Monatlichen) (*Ng.*). [CK 603]

Schmerz, wie blau geschlagen, der sie am Gehen hindert, im Oberschenkel (doch nur beim Gehen und starken Betasten). [CK 604]

Schmerz, wie zerstoßen, der durch Reiben vergeht, im rechten Oberschenkel, gleich über dem Knie (d. 11. T.) (*Ng.*). [CK 605]

Verrenkungs-Schmerz im linken Oberschenkel, mit Schwäche-Gefühl und Zusammenknicken der Beine beim Gehen. [CK 606]

Steifheit in den Oberschenkeln beim Gehen. [CK 607]

Schmerz, als wenn die Flechsen zu kurz wären, an einer Stelle des linken Oberschenkels, über der Kniebeuge; nur beim Daraufdrücken oder Sitzen, sonst nicht (d. 3. T.) (*Ng.*). [CK 608]

Ein blauer Fleck, wie eine Kinder-Hand groß, über dem Knie, worin es ungeheuer brennt. [CK 609]

Nach Jücken, ein tief sitzender, brennender Blutschwär am Knie (*Ng.*). [CK 610]

Ein Knoten über dem rechten Knie, tief in der Haut, nur beim Drucke schmerzhaft (*Ng.*). [CK 611]

Kleiner, nur beim Befühlen schmerzhafter Blutschwär in der linken Schenkelbeuge (*Ng.*). [CK 612]

In den Knieen und Knie-Gelenken, Reißen (*Ng.*). [CK 613]

Bohrender Schmerz in und auf der Kniescheibe. [CK 614]

Bohren und Ziehen im Knie, und davon Unruhe in den Beinen, daß sie dieselben stets bewegen muß, wovon aber die Unruhe nicht besser wird. [CK 615]

Zucken in beiden Kniescheiben, Abends, einige Mal nach einander (d. 5. T.) (*Ng.*). [CK 616]

Zucken in beiden Knieen und Unterschenkeln. [CK 617]

Bei Bewegung des Kniees, Knarren. [CK 618]

Beim Niedersetzen und beim Wenden des Beines, Schmerz im Kniee, wie verstaucht. [CK 619]

Brennende Röthe, wie Scharlach, in der rechten Kniebeuge und am Schenkel hinunter; Auflegen der kalten Hand erhöht den Schmerz (d. 20. 21. T.) (*Ng.*). [CK 620]

In den Unterschenkeln, lähmiger Schmerz, als wenn sie einschlafen wollten, im Gehen erleichtert (d. 7. T.) (*Ng.*). [CK 621]

Oefteres Einschlafen der Unterschenkel, im Sitzen und Stehen, und Nachts, wenn er darauf liegt (*Ng.*). [CK 622]

Reißen unter dem Knie und am linken Schienbeine (d. 11. T.) (*Ng.*). [CK 623]

Klamm in den Unterschenkeln, öfters, vorzüglich in den Schienbein- und Unterfuß-Muskeln. [CK 624]

Im Liegen, Klamm im Unterschenkel, der aber beim Aufstehen unerträglich ward, und zum wieder Niederlegen nöthigte. [CK 625]

In der Wade, arger Klamm, beim Gehen im Freien, daß er plötzlich still stehen muß. [CK 626]

Strammen in der Wade (von Verkältung?). [CK 627]

Heftige Stiche tief in den Waden (d. 14. T.) (*Hb.*). [CK 628]

(Ueber der rechten Ferse, Stechen.) [CK 629]

In der Ferse, früh beim Erwachen, empfindlicher Schmerz, als wenn der Knochen durchschworen wäre. [CK 630]

Kriebeln in der linken Ferse, und wie geschwürig beim Darauffühlen (n. 5 T.) (*Ng.*). [CK 631]

Zuckendes Reißen in der rechten Ferse (d. 37. T.) (*Ng.*). [CK 632]

In den Fuß-Gelenken und Fuß-Knöcheln, Reißen, das bis in die Zehen zieht und aufhört, wenn sie im Bette warm wird. [CK 633]

Ziehender Schmerz am äußern Fußknöchel (d. 4. T.) (*Ng.*). [CK 634]

Kalte Füße. [CK 635]

Abends, Frost an den Füßen, vorzüglich beim zu Bette gehen. [CK 636]

Schnelle Fuß-Geschwulst, bis an die Waden. [CK 637]

Große Mattigkeit in den Füßen, wie ermüdet (d. 2. T.) (*Ng.*). [CK 638]

Zittern in beiden Füßen (n. 9 St.). [CK 639]

Kriebeln am linken Fußrücken, wie von Eingeschlafenheit (d. 11. T.) (*Ng.*). [CK 640]

Heftiges, fast nicht auszuhaltendes Kriebeln und Jücken in der Fußsohle, daß sie die Haut abkratzen möchte; nach Kratzen brennt die Stelle; Abends (nach dem Niederlegen) (*Ng.*). [CK 641]

Reißen in beiden Fußsohlen (d. 11. T.) (*Ng.*). [CK 642]

Scharfe Stiche am rechten Fußballen. [CK 643]

An der großen Zehe, stechendes Reißen und Zucken (*Ng.*). [CK 644]

Oefteres schmerzhaftes Zucken am Ballen der großen Zehe (den sie als Kind erfroren hatte). [CK 645]

Mehre Tage, besonders Abends, beim Schlafengehen, anfallsweise arges Stechen und Ziehen in den Ballen beider großer Zehen, als wären sie erfroren gewesen. [CK 646]

Jückendes Kriebeln im rechten großen Zeh-Ballen, wie von einer Frostbeule (*Ng.*). [CK 647]

Die linke große Zehe ist heiß anzufühlen, und schmerzt brennend, als hätte er sich verbrannt, besonders beim Drucke der Stiefeln und bei feuchter Witterung; beim Ausziehen des Stiefels, so wie beim Aufstützen des Fußes und im Gehen läßt der Schmerz nach (d. 14. bis 36. T.). [CK 648]

Die große Zehe wird roth, dick und schmerzhaft, besonders Abends im Bette, und der ganze Fuß schwillt. [CK 649]

Beim Gehen schmerzt der Ballen der großen Zehe, wie unterköthig. [CK 650]

■ **Allgemeines und Haut**

Auf der Haut des ganzen Körpers, viel Jücken. [CK 651]

Jücken am ganzen Körper, früh, 3 Stunden lang. [CK 652]

Jücken hier und da, auf vielen Stellen des Körpers, meist nach Kratzen vergehend, oder brennend schmerzend (*Ng.*). [CK 653]

Heftiges Jücken am ganzen Körper hie und da, und nach Kratzen brennende Bläschen und Blüthen oder harte Knötchen (*Ng.*). [CK 654]

Brennende Blüthen, wie Hirsekörner, am Nacken und an den Vorderarmen (*Ng.*). [CK 655]

Jeden Abend um 7 Uhr auffallende Unruhe, die das Kind aus dem Schlafe weckt, es wirft sich unruhig herum und schreit, bis es gegen 10 Uhr in guten Schlaf geräth die ganze Nacht; während der Unruhe, der Kopf wie aufgedunsen und glühend, am andern Morgen fleckiges Gesicht, als wollte **Scharlach** ausbrechen (*Gr.*). [CK 656]

Der ganze Oberleib ist roth, wie mit Scharlach überzogen. [CK 657]

Friesel-Ausschlag an der rechten Halsseite und dem linken Unterarme. [CK 658]

Um den Ellenbogen, kleine, und am Halse, große rothe Knollen, schneidenden Schmerzes, wovon nur wenige eitern. [CK 659]

Die Warzen entzünden sich. [CK 660]

Einige ruhige Flechte wird roth, unter Jücken und Brennen, und verschwindet nach einigen Tagen. [CK 661]

Die Feuchtigkeit im Geschwüre wird stinkend. [CK 662]

Ungewöhnliche Empfindlichkeit der Haut gegen Kälte. [CK 663]

Frösteln beim Ausziehn der Kleider. [CK 664]

Von Verkältung bekömmt sie Schnupfen und Heiserkeit. [CK 665]

Sie kann die Abendluft nicht vertragen; die Füße werden ihr schwer, die Luft ist ihr zuwider, und es thut ihr Alles am Körper weh. [CK 666]

Durch Gehen im Freien wird er sehr angegriffen. [CK 667]

Sehr angegriffen von Gehen in freier Luft (*Ng.*). [CK 668]

Gegen freie Luft, äußerste Empfindlichkeit (*Gr.*). [CK 669]

Beim Gehen im Freien geräth er leicht in Hitze (*Stf.*). [CK 670]

Nach Gehen im Freien, heftiger Kopfschmerz, welcher den Abend über anhält. [CK 671]

Im Freien scheinen mehre Beschwerden zu erscheinen oder schlimmer zu werden (*Ng.*). [CK 672]

In den Gelenken, Knacken, beim Gehen. [CK 673]

Im ganzen Körper, besonders in den Oberschenkeln, Reißen. [CK 674]

Heftiger, rheumatisch ziehender Schmerz durch alle Glieder, Hände, Füße, Nacken, Kopf u.s.w (*Stf.*). [CK 675]

Stechendes Ziehen, bald im rechten Arme, bald in den Schenkeln. [CK 676]

Feines Sticheln im Kopfe, in den Fingerspitzen und Zehen. [CK 677]

Schmerz im Hinterkopfe, in der Brust und von beiden Schulterblättern herab an den Ribben. [CK 678]

Gefühl von Taubheit in der (rechten) Seite, auf der sie im Bette liegt, das beim Umwenden vergeht (d. 2. T.) (*Ng.*). [CK 679]

Einschlafen der Hände und Füße im Sitzen, das durch Bewegung vergeht (*Ng.*). [CK 680]

Kalte Hände und Füße, auch bei guter Einhüllung und im warmen Zimmer. [CK 681]

Vormittags und Nachts thun ihr alle Glieder weh, mit nagendem Schmerze im Kreuze, mehr in der Ruhe, als bei Bewegung (d. 41. T.) (*Ng.*). [CK 682]

Die rechte Seite des Körpers scheint mehr ergriffen zu werden, als die linke (*Ng.*). [CK 683]

Sichtliche Abmagerung des ganzen Körpers (*Ng.*). [CK 684]

Anfall: gegen Mittag ward es ihr schwarz vor den Augen, die Buchstaben schienen sich zu bewegen, der Athem war gehemmt, bei schon vorheriger Mattigkeit; bei schnellem Aufstehen vom Sitze war er am ganzen Körper wie starr, bei auswärts gestreckten Armen und Beinen, während die Finger einwärts zusammengezogen waren; er mußte sie mit Gewalt ausstrecken, was sie wieder beweglich machte (d. 4. T.). [CK 685]

Gegen Abend ward sie jähling unwohl, daß sie glaubte, ohnmächtig zu werden; durch Auf- und Niedergehen in freier Luft ward es ihr besser, doch stach es ihr noch zuweilen in der rechten Seite (n. 10 T.). [CK 686]

Von vielem Sprechen und sprechen Hören wird sie sehr angegriffen; Hände und Füße werden ihr dabei kalt. [CK 687]

Den ganzen Tag, Duften, wie von Erschöpfung. [CK 688]

Den ganzen Tag, müde und angegriffen, ohne weder traurig noch heiter zu seyn (n. 24 St.). [CK 689]

Aeußerst müde. [CK 690]

Sie kann früh, wenn sie aus dem Bette kommt, oft nicht stehen vor Müdigkeit (n. 48 St.). [CK 691]

Unbeschreiblich große Mattigkeit, sie kann oft nicht sitzen, und muß liegen, so kraftlos ist sie, oft Stunden lang (n. 24 St.). [CK 692]

Sie liegt wie ermattet und betäubt, mehre Stunden lang. [CK 693]

Beim Gehen im Freien, Mattigkeit und Unmuth; er zitterte gleichsam vor Schwäche. [CK 694]

Beim Gehen zittert sie am ganzen Körper. [CK 695]

Beim Aufstehen schwankt sie. [CK 696]

Große Mattigkeit in den Gliedern und völlige Unlust zur Arbeit. [CK 697]

Vormittags und früh, große Mattigkeit und Abgeschlagenheit des Körpers, als wenn er zuviel gearbeitet hätte, durch Gehen im Freien gebessert (*Ng.*). [CK 698]

Zerschlagenheit des ganzen Körpers, Abspannung und Weinerlichkeit, gleich früh nach dem Aufstehen. [CK 699]

Zerschlagenheit der Glieder, auch Abends. [CK 700]

In den Abendstunden besonders, große Abgeschlagenheit und Schwäche in den Gliedern, vorzüglich in den Knieen und Unterschenkeln, so daß er sich legen muß (d. 1. u. 2. T.) (*Hb.*). [CK 701]

Zum Schlaf einladende, große Ermüdung, Vormittags, 1 Stunde lang. [CK 702]

Oefteres Dehnen und Strecken des Körpers, früh, als hätte er nicht ausgeschlafen (d. 2. T.). [CK 703]

Neigung, die Arme und Füße auszustrecken. [CK 704]

- ■ Schlaf, Träume und nächtliche Beschwerden

Viel Gähnen, mit Wasser-Zusammenlaufen, Müdigkeit, Unbehaglichkeit oder Frostigkeit (*Ng.*). [CK 705]

Abends, arges, krampfhaftes Gähnen. [CK 706]

Tagesschläfrigkeit; er muß sich Nachmittags hinsetzen zu schlafen, sonst thun ihm die Augen weh. [CK 707]

Tages-Schläfrigkeit; er muß sich Vor- und Nachmittags niederlegen. [CK 708]

Wenn sie unbeschäftigt ist, z.B. bei Tische, wird sie sehr schläfrig; wenn sie aber etwas arbeitet, geht die Schläfrigkeit vorüber. [CK 709]

Schläfrig am Tage, mit Gähnen (d. 1. 4. T.) (*Ng.*). [CK 710]

Nach dem Abend-Essen, unüberwindliche Schläfrigkeit, und er kann doch, nach dem Niederlegen, die Nacht nicht gut schlafen. [CK 711]

Er wird Abends bald schläfrig, schläft aber darauf unruhig; mehre Wochen hindurch (*Ng.*). [CK 712]

Spätes Einschlafen (d. 1. Nacht.). [CK 713]

Kann Abends ohne bestimmte Ursache lange nicht einschlafen, schläft dann aber gut (d. 2. T.) (*Ng.*). [CK 714]

(Alp-Drücken beim Einschlafen.) [CK 715]

Je zeitiger sie schlafen geht, desto besser schläft sie; je später sie zu Bette geht, desto weniger kann sie schlafen. [CK 716]

Er kann Nachts im Bette oft unter 2, 3, 4 Stunden nicht einschlafen, vor Unruhe, trockner Hitze und bisweilen Brennen im Magen. [CK 717]

Vor Jücken und Stechen in der Haut kann er Nachts nicht einschlafen. [CK 718]

Erst gegen 4 Uhr früh fällt er in einen dumpfen Schlaf, worin er schwitzt, bis 7 Uhr. [CK 719]

Sehr leiser Schlaf, Nachts; sie erwacht von jedem kleinen Geräusche (*Ng.*). [CK 720]

Unruhiger, unerquicklicher Schlaf, alle Nächte; er wirft sich herum. [CK 721]

Sein Schlaf ist unruhig und unterbrochen; er schläft wenig und wacht oft auf. [CK 722]

Unruhiger Schlaf, mit öfterem Erwachen, mehre Nächte, besonders während des Monatlichen (*Ng.*). [CK 723]

Oefteres Erwachen, Nachts, mit Frostigkeit (d. 1. T.) (*Ng.*). [CK 724]

Sie erwacht Nachts alle halbe Stunden und ist dann früh so müde. [CK 725]

Er erwacht Nachts zwischen 1, 2 Uhr und kann dann unter zwei Stunden nicht wieder einschlafen (d. 2. T.). [CK 726]

Nach Mitternacht erwacht sie mit Magenweh und kann dann bis 4 Uhr nicht wieder einschlafen. [CK 727]

Oefteres Erwachen mit Aechzen und Stöhnen, mehre Wochen hindurch (*Ng.*). [CK 728]

Schreckhaftes Erwachen, mehrmals, nach Mitternacht, worauf er lange nicht wieder einschlafen kann; viele Nächte (*Ng.*). [CK 729]

Oefteres heftiges Aufschrecken aus dem Schlafe, Nachts, mit großer Furchtsamkeit nachher (*Ng.*). [CK 730]

Sehr traumvoller Schlaf (n. 2 T.). [CK 731]

Er träumt wachend, die Nacht. [CK 732]

Lebhafte Träume, bei Einem, der nie träumte. [CK 733]

Schlaf voll bunter Träume. [CK 734]

Sie träumt ganze Geschichten. [CK 735]

Romantische Träume. [CK 736]

Geile Träume, drei Nächte nach einander, von ausgeübtem Beischlafe, und nach dem Erwachen Gefühl, wie von erfolgtem Samen-Ergusse, was doch nicht war. [CK 737]

Verwirrte Träume. [CK 738]

Aengstliche Träume. [CK 739]

Alle Nächte Träume, deren Ausgang ängstlich war, worüber er früh um 3 Uhr erwachte. [CK 740]

Aengstliche Träume von Gefahr und Noth (*Ng.*). [CK 741]

Aengstliche Träume von Gespenstern; er schrie im Schlafe. [CK 742]

Träume von Tod und Sterben. [CK 743]

Träume von Sterben und Leichen (*Ng.*). [CK 744]

Ekelhafte Träume, von Läusen (n. 18 T.) (*Ng.*). [CK 745]

Träume von Zankereien (d. 3. u. 7. T.) (*Ng.*). [CK 746]

Sie spricht im Schlafe aus, was sie wachend dachte. [CK 747]

Abends im Bette, Angst, sie kann nicht ruhig liegen. [CK 748]

Nachts, Anfall großer Angst, als müsse sie sterben, mit kaltem Schweiße, hörbarem Herzklopfen und unwillkürlichem Thränenflusse; sie konnte die Augen nicht bewegen und war unvermögend zu sprechen, bei hörbarer Schweräthmigkeit und Zittern der Hände (n. 19 T.). [CK 749]

Schwindel, Nachts, es ging Alles mit ihr herum; sie mußte sich im Bette aufsetzen. [CK 750]

Blutandrang nach dem Kopfe, Nachts, und beim Erwachen, Gesichts-Hitze. [CK 751]

Nachts, bohrend stechender Kopfschmerz. [CK 752]

Vor den Augen, Funken, wenn sie Nachts erwacht. [CK 753]

In den Zähnen, Ziehen, Nachts und beim Erwachen. [CK 754]

Uebelkeiten, die ganze Nacht hindurch, daß sie nicht schlafen konnte (n. 8 St.). [CK 755]

Magendrücken, Nachts. [CK 756]

Heftige Leibschmerzen, 2 Nächte nach einander, die nicht eher nachließen, als nach Abgang einiger starker Blähungen. [CK 757]

Er wacht Nachts zum Harnen auf. [CK 758]

Stockschnupfen und verstopfte Nase, Abends und Nachts, beim Liegen im Bette. [CK 759]

Viel Räuspern und Rachsen salzigen Schleimes, Nachts. [CK 760]

Schwere und Drücken im Brustbeine, Nachts. [CK 761]

Große Schmerzen des Ueberbeins (*ganglium*) auf der Hand, worüber sie erwacht, Nachts. [CK 762]

Im großen Zeh-Ballen, Abends im Bette, durchdringender Schmerz. [CK 763]

Schweiß an den Beinen, Nachts. [CK 764]

Nachts um 3 Uhr ruckte es ihm den Oberkörper und die Arme, mit reißendem Schmerze, bei voller Besinnung, wohl 10 Minuten lang, worauf er sehr matt war. [CK 765]

Alle Glieder thun ihr Nachts weh, mit nagendem Schmerze im Kreuze (d. 41. T.) (*Ng.*). [CK 766]

Er darf sich nur langsam umdrehen im Bette, weil die Bewegung ihm Schmerz verursacht (*Ng.*). [CK 767]

Er liegt leichter auf der linken Seite, als auf der rechten (*Ng.*). [CK 768]

Außerordentliche Blutwallung, Nachts; er glaubt, das Blut werde ihm die Adern und das Herz zersprengen. [CK 769]

Nachts fühlt er oft Frost im Schlafe, nach dem Erwachen ist er aber gleich wieder warm. [CK 770]

Frost und Kälte Nachts, daß er sich, besonders die Füße, nicht erwärmen und nicht einschlafen kann (*Ng.*). [CK 771]

- **Fieber, Frost, Schweiß und Puls**

Frostgefühl, öfteres, gegen Abend und bis zu Bettegehen. [CK 772]

Abends oft fieberhafter Frost. [CK 773]

Schüttelfrost vor dem Einschlafen. [CK 774]

Frost und Kälte im Freien, oder wenn er aus dem Freien in das Zimmer kommt (*Ng.*). [CK 775]

Abendliche Frost-Anfälle, oft mit Sträuben der Haare, blauen Händen und blauen Nägeln, Zähnklappen und Schütteln; zuweilen mit nächtlicher Hitze darauf und Früh-Schweiß (*Ng.*). [CK 776]

Abends im Bette, von 9 bis 12 Uhr, Frostschauder, mit Hitze wechselnd, und vieler Unruhe (n. 10 T.). [CK 777]

Mehre Tage, immer Frost und Hitze, am meisten Schüttelfrost, und darauf allgemeine trockne Hitze; nur früh etwas Schweiß. [CK 778]

Abwechselnd Frost und Hitze, mit Empfindlichkeit gegen Kälte; Ekel, Durst, Drücken auf der Brust, mit Stechen in der linken Brustseite, Reißen in der Stirn und Eingenommenheit des Kopfes, bald Röthe, bald Blässe der Wangen, Drücken im Magen mit Neigung zum Aufstoßen, bei heftigem Schnupfen und Schlaflosigkeit; mehre Tage (während des Monatlichen) (*Ng.*). [CK 779]

Fieber-Hitze, viele Abende nach einander, anderthalb Stunden lang, mit Kopfweh. [CK 780]

Hitze, des Nachts (d. 19. T.) (*Ng.*). [CK 781]

Hitze im ganzen Körper, besonders im Bauche, Vormittags (d.11. T.) (*Ng.*). [CK 782]

Immer warm und ängstlich, Vormittags, vor dem Monatlichen (d. 42. T.) (*Ng.*). [CK 783]

Fieber-Hitze im Kopfe, bei kalten Füßen. [CK 784]

Anhaltende Nacht-Schweiße. [CK 785]

Er schwitzt früh alle Nächte und ist früh ganz heiß. [CK 786]

Früh-Schweiß. [CK 787]

Schweiß gegen Morgen (d. 1. T.) (*Ng.*). [CK 788]

Früh-Schweiß in den Gelenken (n. 16 T.). [CK 789]

Ammonium muriaticum

***Ammonium muriaticum*, salzsaures Ammonium, Salmiak [CK II (1835), S. 130–154]**

Von Salmiak in Broden, als dem reinsten, wird ein Quentchen gepülvert in anderthalb Quentchen siedendem, destillirten Wasser aufgelöst, durch weißes Druckpapier filtrirt und so im Keller ruhig zum Anschießen hingestellt. Von dem krystallisirten und getrockneten Salze[1] wird nun ein Gran mit 3 Mal hundert Gran Milchzucker binnen 3 Stunden erst zur millionfachen Pulver-Verdünnung gerieben und dann ferner in Auflösung bis zur 30sten Kraft-Entwickelung verdünnt und potenzirt, wie von den übrigen trocknen Arzneistoffen zu Ende des ersten Theils gelehrt worden.

Dieses von der Allöopathie so oft in Menge, in Krankheiten aller Art, gemißbrauchte Neutralsalz zeigt sich in der homöopathischen Praxis als ein vorzügliches Antipsorikum schon in der Gabe von 1, 2 feinsten Streukügelchen, mit einem hohen Potenz-Grade befeuchtet und in mehr oder weniger Wasser (je nachdem es stärker oder schwächer wirken soll) aufgelöset, gereicht, oder auch mittels Riechens an ein solches, größeres oder kleineres Streukügelchen.

In hohem Grade verdient dieß Salz fernere Prüfung auf seine reinen Wirkungen.

Vorzüglich hülfreich erwies sich diese Arznei, wo eins oder mehre von folgenden Zuständen mit zugegen waren:

Weinerliche, verdrießliche, untheilnehmende Stimmung; **Fliegende Flecke und Punkte vor dem Gesichte,** am Tage und Abends bei Licht; (Schwerhörigkeit); Klingen und Sausen in den Ohren; Geschwürige Mund-Winkel; Spannschmerz im Kiefer-Gelenke, beim Kauen und Oeffnen des Mundes; Leeres Aufstoßen; Stich-Schmerz im linken Hypochonder, früh beim Erwachen im Bette, mit Athembeschwerde, die zum Aufsitzen nöthigt; In den Leisten, beim Befühlen, wie unterköthig und geschwollen; Neigung zu Leib-Verstopfung; Blut-Abgang beim Stuhle; Wundheits-Schmerz im Mastdarme herauf, beim Sitzen; Bei der Regel, Erbrechen und Durchfall; Pressender und zusammenziehender Bauch- und **Rücken-Schmerz bei der Regel;** Bei der Regel, Kreuzschmerz; Reißen in den Füßen bei der Regel; Beim Niesen, reißende Stiche im Genicke, bis in die Achsel; Starker Husten; Engheit auf der Brust bei Hände-Arbeit; Steifheit im Kreuze; Stiche im rechten Schulterblatte, beim Athemholen; Reißend stechender Verrenkungs-Schmerz in der linken Hüfte; Kalte Füße; Lähmige Schwäche in den Gliedern, mit Düseligkeit; Tagesschläfrigkeit, mit Trägheit und Arbeits-Unlust; Nachtschweiß.

Die Namens-Verkürzungen meiner Mit-Beobachter sind: *Ng.; Hb. = Dr. Hartlaub; Rl. = Dr. Rummel.*

---

[1] Sal ammoniacum depuratum.

Ammonium muriaticum

■ Gemüt

Große Ernsthaftigkeit. [CK 1]

Bang und schwermüthig, als wenn innerer Gram oder Kummer an ihrem Herzen nagte (*Ng.* u. *Hb.*). [CK 2]

Sie weiß sich nicht zu lassen vor Bangigkeit, möchte gern weinen, und weint auch zuweilen (d. lsten Tage.) (*Ng.*). [CK 3]

Während der Bangigkeit, bitterer Geschmack und brecherliches, bitteres Aufstoßen (*Ng.* u. *Hb.*). [CK 4]

Sie sitzt übellaunig, in Gedanken vertieft, und ist schwer zum Sprechen zu bringen, Abends (d. 15. T.) (*Ng.* u. *Hb.*). [CK 5]

Sehr verdrießlich, wie von innerem Verdrusse, früh, und verdutzt, wie nicht ausgeschlafen (d. 3. T.) (*Ng.* u. *Hb.*). [CK 6]

Reizbar und ärgerlich, Vormittags; nach dem Mittag-Essen bessert sich die Laune (d. 8. T.) (*Ng.* u. *Hb.*). [CK 7]

Sehr reizbar, ärgerlich und schreckhaft (*Rl.*). [CK 8]

Beim Sprechen über einen wichtigen Gegenstand ereifert er sich über die Maßen. [CK 9]

Unwillkürliche starke Abneigung gegen gewisse Personen. [CK 10]

■ Schwindel, Verstand und Gedächtnis

Düster im Kopfe, wie nach einem Rausche (d. 14. T.) (*Ng.* u. *Hb.*). [CK 11]

Duselig und eingenommen im Kopfe, im Zimmer, was im Freien vergeht, früh (d. 4. T.) (*Ng.* u. *Hb.*). [CK 12]

Schwindel, als wenn sie auf die Seite fallen sollte; bei Bewegung ärger, in der Luft vergehend; öfters (d. 3. T.) (*Ng.* u. *Hb.*). [CK 13]

Schwindelig und **voll im Kopfe, daß er ihm zu schwer dünkt** (d. 1. u. 25. T.) (*Ng.* u. *Hb.*). [CK 14]

■ Kopf

Schweregefühl im Kopfe, fast täglich, nach dem Aufstehen (*Ng.* u. *Hb.*). [CK 15]

Schwer in der Stirne, öfters des Tages (mit innerm Hitze-Gefühle und etwas Schweiß) (*Ng.* u. *Hb.*). [CK 16]

Kopfschmerzen, äußerst heftig, mehre Tage (*Rl.*). [CK 17]

Kopfschmerz im Scheitel, als ob der Kopf entzwei wäre (d. 4. T.) (*Ng.* u. *Hb.*). [CK 18]

Drücken in der Stirn, mit Hitz-Gefühl daselbst, früh, nach einer unruhigen Nacht (*Ng.* u. *Hb.*). [CK 19]

Herunter-Drücken in der Stirn, nach der Nasenwurzel zu, mit Gefühl, als wenn das Gehirn zerrissen wäre, früh nach dem Aufstehen (d. 25. T.) (*Ng.* u. *Hb.*). [CK 20]

Wie eingeschraubt im Hinterhaupte, später auch von beiden Kopf-Seiten, bei großer Uebellaunigkeit (d. 17. T.) (*Ng.* u. *Hb.*). [CK 21]

Klemmender Schmerz im Hinterhaupte auf einer kleinen Stelle (d. 11. T.) (*Ng.* u. *Hb.*). [CK 22]

Schmerzhaftes Zucken in die linke Schläfe hinauf (d. 3. T.) (*Ng.* u. *Hb.*). [CK 23]

Reißen im Kopfe, am meisten in der rechten Schläfe, von wo es auch bis in die Gesichtsseite hinunter geht; (auch während des Monatlichen, und in der Stirn und rechten Kopfseite im Sitzen) (d. 6. 7. 15. 17. T.) (*Ng.* u. *Hb.*). [CK 24]

Stechen in der linken Schläfe, Stirn- und Kopf-Seite, wie auch beim Bücken, im Scheitel, mit Gefühl daselbst, als wäre der Kopf geborsten (d. 2. bis 5. T.) (*Ng.* u. *Hb.*). [CK 25]

Stechen und Drücken im Kopfe, besonders in der linken Seite, im Zimmer (d. 2. T.) (*Ng.* u. *Hb.*). [CK 26]

Bohren vorn in der Stirn, früh nach dem Aufstehen, und fast den ganzen Tag hindurch (d. 5. T.) (*Ng.* u. *Hb.*). [CK 27]

Glühende Hitze auf der rechten Kopfseite, jeden Abend. [CK 28]

Oefters überlaufende Hitze im Kopfe (d. 25. T.) (*Ng.* u. *Hb.*). [CK 29]

Gefühl von Hitze und Vollheit im Kopfe, früh nach dem Aufstehen (*Hb.* u. *Ng.*). [CK 30]

Brenn-Schmerz und zuweilen Stechen in der linken Schläfe, für sich, wie auch beim Kauen und Niesen; bei äußerer Berührung wird nichts vermehrt. [CK 31]

Jücken am Haarkopfe, das zu stetem Kratzen reizt (d. 3. T.) (*Hb.* u. *Ng.*). [CK 32]

Jückende Blüthen an der rechten Seite des Hinterhauptes, Abends, die Nachts vergehen (n. 19 T.) (*Hb.* u. *Ng.*). [CK 33]

■ Augen

In den Augen, Schmerzen. [CK 34]

Ueber dem rechten Augenhöhl-Rande, Hämmern und Stoßen, wie von einem großen Körper (d. 15. T.) (*Ng.* u. *Hb.*). [CK 35]

Reißen im rechten obern Augen-Rande, durch Daraufdrücken Anfangs verschlimmert, dann gebessert (d. 15. T.) (*Ng.* u. *Hb.*). [CK 36]

Reißen am äußern Augenwinkel. [CK 37]

Reißen in den Augäpfeln. [CK 38]

Brennen der Augen, besonders in den Winkeln, auch früh nach dem Aufstehen, daß sie nicht in's Licht sehen kann, was dann nach Waschen vergeht (d. 3. u. 4. T.) (*Ng.* u. *Hb.*). [CK 39]

Mehre Abende brennen die Augen, bloß in der Abenddämmerung; sobald Licht in das Zimmer kommt, hört der Schmerz auf (*Hb.* u. *Ng.*). [CK 40]

Abends, Brennen der Augen und Zufallen, wie von Schläfrigkeit, was verging, als Licht in das Zimmer kam (d. 15. T.) (*Ng.* u. *Hb.*). [CK 41]

Nachts brennen die Augen und thränen sehr. [CK 42]

Zucken und Fippern in den Augen, durch Reiben vergehend (d. 4. u. 14. T.) (*Ng.* u. *Hb.*). [CK 43]

Fippern in den untern Augenlidern, besonders im linken, die ganze Versuchs-Zeit hindurch (*Hb.* u. *Ng.*). [CK 44]

Thränen der Augen, früh nach dem Aufstehen (d. 3. T.) (*Ng.* u. *Hb.*). [CK 45]

Zugeklebte Augen, früh beim Erwachen, mit Brennen in den Winkeln nach dem Waschen (d. 2. T.) (*Ng.* u. *Hb.*). [CK 46]

Röthe des Augenweißes und Jücken der Augen. [CK 47]

Ein Bläschen im Weißen des Auges. [CK 48]

Nebel vor den Augen, der sie im Freien, selbst beim hellsten Sonnenscheine, weder in der Nähe, noch in der Ferne deutlich sehen läßt; dagegen sieht sie besser im Zimmer (*Ng.* u. *Hb.*). [CK 49]

Früh, mehre Morgen, Trübheit der Augen, wie nebelicht, nach Waschen vergehend (*Hb.* u. *Ng.*). [CK 50]

Gefühl im linken Auge, als wenn ein Körper aufstiege, der sie am Sehen hinderte, Vormittags (d. 14. u. 15. T.) (*Ng.* u. *Hb.*). [CK 51]

Gelbe Flecken vor den Augen, beim Nähen, und wenn sie aus dem Fenster hinunter in den Garten sieht (d. 2. T.) (*Ng.* u. *Hb.*). [CK 52]

■ **Ohren**

Ohren-Stechen, hinaus und hereinwärts, auch mit Bohren oder mit Brennen, meist beim Gehen im Freien (*Ng.* u. *Hb.*). [CK 53]

Graben und Reißen im rechten Ohre, auch Nachts, beim Liegen darauf, ein Wühlen und Umrollen, als wenn da etwas heraus wollte (*Ng.* u. *Hb.*). [CK 54]

Zucken (mit Bohren) in den Ohren, auch hinter dem linken, in der Gegend einer nässenden Flechte (*Hb.* u. *Ng.*). [CK 55]

Kitzel im rechten Ohre (*Hb.* u. *Ng.*). [CK 56]

Jücken in beiden Ohren, das durch Kratzen nicht vergeht, mit Auslaufen flüssigen Ohrschmalzes mehre Tage lang (n. 5 T.) (*Hb.* u. *Ng.*). [CK 57]

Schmerzhafte Blüthe am Gegenbocke des rechten Ohres. [CK 58]

Jückendes Blüthchen in der äußern rechten Ohrmuschel, das zu stetem Kratzen reizt (*Hb.* u. *Ng.*). [CK 59]

Brummen und Donnern im rechten Ohre, beim Sitzen, auch Nachts, mit takt- oder pulsartigen Schlägen (d. 6. T.) (*Hb.* u. *Ng.*). [CK 60]

■ **Nase**

Böse Nase, im Innern und am Rande der Löcher. [CK 61]

Geschwürschmerz in der linken Nasenhöhle, mit Empfindlichkeit gegen äußere Berührung, öfters wiederkehrend (n. 3 T.) (*Hb.* u. *Ng.*). [CK 62]

Aeußere Geschwulst der linken Nasenseite, mit Aussonderung blutiger Krusten aus der Nase (d. 3. T.) (*Hb.* u. *Ng.*). [CK 63]

Nasenbluten aus der linken Höhle, nach vorgängigem Jücken (d. 3. T.) (*Ng.* u. *Hb.*). [CK 64]

■ **Gesicht**

Gesichts-Farbe sehr blaß (*Rl.*). [CK 65]

Zuckender Schmerz in der rechten obern Gesichts-Seite auf einer kleinen Stelle, durch Daraufdrücken vergehend, dann aber sogleich wiederkehrend (d. 15. T.) (*Ng.*). [CK 66]

Reißen in den Gesichts-Knochen, besonders in den Jochbeinen und im Unterkiefer, auch Abends (*Hb.* u. *Ng.*). [CK 67]

Reißendes Stechen an der rechten Seite des Kinnes. [CK 68]

Brennende Hitze im Gesichte, im Freien vergehend (d. 3. T.) (*Hb.* u. *Ng.*). [CK 69]

Geschwulst des Backens, mit Anschwellung einer Drüse unter dem rechten Winkel des Unterkiefers unter pochend stechendem Schmerze. [CK 70]

Ausschlag im Gesichte. [CK 71]

Nach Jücken und Kratzen, Blüthchen vorn an der Stirn (d. 6. T.) (*Hb.* u. *Ng.*). [CK 72]

Bläschen ohne Empfindung auf der linken Gesichts-Seite (d. 11. T.) (*Hb.* u. *Ng.*). [CK 73]

Flechte im Gesichte, trocken und schwindenartig (*Rl.*). [CK 74]

Die Lippen werden zusammengezogen und deuchten fettig zu seyn. [CK 75]

Die Lippen brennen beide, wie Feuer, und die Oberlippe zuweilen zugleich mit Stechen (d. 2. u. 22. T.) (*Hb.* u. *Ng.*). [CK 76]

Hautlose Stelle an der rechten Seite der Unterlippe, mit brennendem Wund-Schmerze (d. 2. T.) (*Hb.* u. *Ng.*). [CK 77]

Aufgesprungene Lippen. [CK 78]

Trockene, zusammengeschrumpfte Lippen, sie sprangen auf, und sie mußte sie immer mit der Zunge befeuchten. [CK 79]

Blüthchen um die Oberlippe, welche jücken (d. 2. T.) (*Ng.* u. *Hb.*). [CK 80]

Blasen an der Oberlippe, welche sich entzünden und schwären (n. 22 T.) (*Hb.* u. *Ng.*). [CK 81]

■ **Mund und innerer Hals**

Zahnfleisch-Geschwulst der linken untern Reihe, mit Stechen in die Schläfe dieser Seite hinauf (n. 11 T.) (*Hb.* u. *Ng.*). [CK 82]

Zahn-Reißen (*Rl.*). [CK 83]

Reißendes Zahnweh, meist Abends, zuweilen im Bette vergehend (*Hb.* u. *Ng.*). [CK 84]

Reißen in einer faulen Zahn-Wurzel, das durch Daraufdrücken mit dem Finger vergeht (d. 15. T.) (*Hb.* u. *Ng.*). [CK 85]

Stechender Schmerz in den obern Vorderzähnen (d. 5. T.) (*Hb.* u. *Ng.*). [CK 86]

An der Zungenspitze, Bläschen, die wie verbrannt schmerzen. [CK 87]

Bläschen an der Zungenspitze, welche wie Feuer brennen (d. 3. T.) (*Hb.* u. *Ng.*). [CK 88]

Halsweh, ein Stechen im Halse, außer und während des Schlingens (n. 20 T.) (*Hb.* u. *Ng.*). [CK 89]

Stechen im Schlunde beim Gähnen, öfters (d. 1. T.) (*Hb.* u. *Ng.*). [CK 90]

Geschwulst des Halses, äußerlich und innerlich, mit drückendem Schmerze beim Schlingen, und ziehend stechenden Schmerzen in den hoch angeschwollenen Unterkiefer-Drüsen. [CK 91]

In den Mandeln des Halses, die nicht geschwollen sind, e**in Pochen**, wie von einer schlagenden Ader, mit Unruhe und Beängstigung (n. 12 T.) (*Rl.*). [CK 92]

Starkes Pochen in den Drüsen des Halses, ohne Entzündung und Geschwulst derselben, mit **Luft-Mangel im Halse** und fliegender Hitze (n. 24 T.) (*Rl.*). [CK 93]

Geschwulst der Hals-Drüsen (n. 12 T.) (*Rl.*). [CK 94]

Kratziges Halsweh. [CK 95]

Rauhheit im Halse, welche nach dem Essen vergeht (*Hb.* u. *Ng.*). [CK 96]

Rauhheits-Gefühl im Schlünde, mit stichlichtem Schmerze (n. 13 T.) (*Hb.* u. *Ng.*). [CK 97]

Trockenheits-Gefühl im Halse (d. 15. T.) (*Hb.* u. *Ng.*). [CK 98]

Schleim im Halse, meist früh, den er weder ausrachsen, noch hinunter schlucken kann (d. ersten 8 bis 11 T.) (*Hb.* u. *Ng.*). [CK 99]

Früh, viel Schleim-Rachsen. [CK 100]

Geschmack im Munde pappig, früh nach dem Aufstehen (d. 3. T.) (*Hb.* u. *Ng.*). [CK 101]

Unangenehmer Geschmack und Wasser-Ansammlung im Munde (d. 1. T.) (*Hb.* u. *Ng.*). [CK 102]

Bitter im Munde, den ganzen Tag (n. 7. 8. T.) (*Hb.* u. *Ng.*). [CK 103]

Früh, bittrer Mund-Geschmack, mit bitterm Aufstoßen, das nach Genuß von Speisen vergeht (d. 1sten T.) (*Hb.* u. *Ng.*). [CK 104]

Säuerlicher Geschmack im Munde. [CK 105]

Früh, nach dem Erwachen, saurer Geschmack im Munde (d. 14. T.) (*Hb.* u. *Ng.*). [CK 106]

■ **Magen**

Aufstoßen von Luft (bald n. d. Einnehm.) (*Hb.* u. *Ng.*). [CK 107]

Drückendes Aufstoßen, mit Geschmack des Genossenen (n. 22 T.) (*Hb.* u. *Ng.*). [CK 108]

Bitteres Aufstoßen, zuweilen mit Geschmack des Genossenen oder mit Schlucksen (d. 5. 11. T.) (*Ng.* u. *Hb.*). [CK 109]

Aufschwulken des Genossenen (*Hb.* u. *Ng.*). [CK 110]

Nachmittags, Aufschwulken bitter sauren Wassers, dessen Geschmack so lange im Munde blieb, bis sie wieder etwas aß (d. 17. T.) (*Hb.* u. *Ng.*). [CK 111]

Schlucksen, sehr häufig, zuweilen mit Stechen in der linken Brust (*Hb.* u. *Ng.*). [CK 112]

Uebelkeiten (d. 1. T.) (*Rl.*). [CK 113]

Uebelkeit mit Reiz zum Brechen, beim Gehen im Freien, oder gleich nach dem Mittag-Essen, wo es dann durch Aufstoßen und im Freien vergeht (*Hb.* u. *Ng.*). [CK 114]

Uebelkeit mit Drücken im Magen, und dennoch Neigung, zu essen. [CK 115]

Appetit fast ganz verloren (n. 24 T.) (*Rl.*). [CK 116]

Kein Hunger und kein Appetit; doch hält er, besonders Mittags, seine gewöhnlichen Mahlzeiten, und das Essen hat seinen natürlichen Geschmack (n. 4 T.) (*Hb.* u. *Ng.*). [CK 117]

Abends, Appetitmangel; sie will nichts essen und gähnt oft (d. 16. T.) (*Hb.* u. *Ng.*). [CK 118]

Viel Durst, besonders Abends (d. ersten 8 Tage, u. d. 15. 19. T.) (*Hb.* u. *Ng.*). [CK 119]

Mehre Tage und Nächte durch, Durst, wobei sie sehr viel Wasser trank (n. 24 St.) (*Hb.* u. *Ng.*). [CK 120]

Durstlosigkeit, gegen sonstige Gewohnheit (d. 1. T.) (*Hb.* u. *Ng.*). [CK 121]

Nach jedem Essen, Mittags und Abends, wird es ihm übel, und es läuft ihm Wasser aus dem Magen zum Munde heraus (Würmerbeseigen), mit Schaudern über und über (n. 26 T.). [CK 122]

Nach dem Essen, Klopfen in der Brust, zum Schlunde heran, mit Gesichts-Hitze und unruhiger Stimmung. [CK 123]

Nach jedem Genusse, Durchfall, mit Schmerzen im Bauche, Rücken, Kreuze und den Gliedern. [CK 124]

Im Magen, Gefühl wie von Leerheit oder von Hunger (bald.) (*Hb.* u. *Ng.*). [CK 125]

Nüchternheits-Gefühl im Magen, und doch wie voll, nach dem Frühstücke noch ärger (d. 16. T.) (*Hb.* u. *Ng.*). [CK 126]

Vollheits-Gefühl im Magen, mit Beklemmung, ohne Athem-Verkürzung, den ganzen Nachmittag, und weder durch Ruhe, noch durch Bewegung, noch durch Aufstoßen erleichtert (*Hb.* u. *Ng.*). [CK 127]

Ziehen im Magen, öfters (*Hb.* u. *Ng.*). [CK 128]

Gefühl im Magen, als wenn sich Alles umdrehen wollte, mit Neigung zum Würmerbeseigen und großer Uebelkeit, wie zum Erbrechen, durch Aufstoßen beim Gehen im Freien erleichtert (*Hb.* u. *Ng.*). [CK 129]

Wühlen und Winden im Magen, früh, nach dem Frühstücke vergehend (d. 2. T.) (*Ng.* u. *Hb.*). [CK 130]

Nagen oder Graben **im Magen,** als wenn Würmer darin wären (*Hb.* u. *Ng.*). [CK 131]

Brennen vom Magen gegen den Schlund, wie Sood (*Hb.* u. *Ng.*). [CK 132]

Brennen und Drücken im Magen, das später zu einem Stechen wird (*Hb.* u. *Ng.*). [CK 133]

Brennen und Stechen in der Herzgrube, das von da in die rechte Achsel-Grube und in den Oberarm zieht (*Hb.* u. *Ng.*). [CK 134]

■ Abdomen

In beiden Hypochondern, aussetzendes Kneipen, in Ruhe und Bewegung (d. 2. T.) (*Ng.* u. *Hb.*). [CK 135]

In der rechten Ribben-Gegend, Stechen und Brennen, Nachmittags im Gehen (d. 9. T.) (*Ng.* u. *Hb.*). [CK 136]

In der linken Unterribben-Gegend, von Zeit zu Zeit Stiche, beim Spinnen (*Hb.* u. *Ng.*). [CK 137]

Selbst im Sitzen, Milz-Stiche. [CK 138]

Leibschmerzen (*Rl.*). [CK 139]

Drücken im Unterleibe. [CK 140]

Drücken, wie mit der Hand, in der linken Bauch-Seite (d. 19. T.) (*Hb.* u. *Ng.*). [CK 141]

Schwere im Unter-Bauche, wie von einer Last, mit Aengstlichkeit, als sollte der Unter-Bauch zerspringen, im Schlafe vergehend. [CK 142]

Auftreibung des Bauches, die durch Blähungs-Abgang vergeht, Abends vor dem Monatlichen (d. 15. T.) (*Hb.* u. *Ng.*). [CK 143]

Spannung und Aufgetriebenheit des Bauches bis zum Magen, nach zweimaligem Abführen vergehend; Abends (d. 1. T.) (*Hb.* u. *Ng.*). [CK 144]

Stechen in der linken Unterbauch-Seite, über der Hüfte, beim Sitzen und beim Vorbiegen im Stehen. [CK 145]

Schneiden und Stechen um den Nabel (d. 15. T.) (*Hb.* u. *Ng.*). [CK 146]

Abends, 7 Uhr, Schneiden im ganzen Bauche, das sich nach den Schößen und in das Kreuz verbreitet, und nach einem ordentlichen Stuhle vergeht (d. 19. T.) (*Hb.* u. *Ng.*). [CK 147]

Kneipen im Bauche, um den Nabel herum, mit nachfolgendem Durchfalle, oder im Stehen, durch Bücken verschlimmert (*Hb.* u. *Ng.*). [CK 148]

Arges Bauchkneipen und schnell ein Durchfall-Stuhl (sogleich.). [CK 149]

Kneipender und kneipend raffender Schmerz im Unter-Bauche, mit Athemversetzung. [CK 150]

Bei jedem Athemzuge Kneipen im Bauche, das durch Ausathmen vergeht (d. 13. T.) (*Hb.* u. *Ng.*). [CK 151]

Früh, nach dem Aufstehen, umgehendes Kneipen im Bauche und in den Schößen, wie vor Eintritt des Monatlichen (d. 18. T.) (*Hb.* u. *Ng.*). [CK 152]

Ziehen in der Bauch-Seite. [CK 153]

Wühlendes Graben auf einer kleinen Stelle am Nabel (d. 4. T.) (*Hb.* u. *Ng.*). [CK 154]

Brennender Schmerz im Oberbauche, an einer kleinen Stelle; auch in der rechten Weiche, im Sitzen (*Hb.* u. *Ng.*). [CK 155]

In der Schooß-Gegend der rechten Seite, unnennbarer Schmerz, der sich oft bis in die Hüfte und das Kreuz zieht (d. 15. T.) (*Hb.* u. *Ng.*). [CK 156]

Auftreibungs-Gefühl in den Schößen, mit Schmerzhaftigkeit im linken beim Sitzen, und

Spannen und Wühlen im rechten Schooße (*Hb. u. Ng.*). [CK 157]

Drückendes Spannen und wie Herauspressen in der linken Unterbauch-Seite, neben dem Bauchringe. [CK 158]

Reißend dehnender Schmerz in der Leisten-Gegend, beim Spazieren. [CK 159]

Schneiden und Stechen in beiden Schößen, bis in's Kreuz, mit Drang zum Harnen, Abends, in halbstündigen Pausen (*Hb. u. Ng.*). [CK 160]

Stiche im rechten Schooße und hinter der Hüfte heraus, im Sitzen (d. 4. T.) (*Hb. u. Ng.*). [CK 161]

Verrenkungs-Schmerz in der linken Leistengegend, der zum Krummgehen nöthigte (d. 3. T.) (*Hb. u. Ng.*). [CK 162]

Geschwür-Schmerz in der rechten Leistengegend, bloß im Gehen bemerkbar (*Hb. u. Ng.*). [CK 163]

Aeußerlich an der rechten Bauchseite ein großer Blutschwär. [CK 164]

Umgehen, Knurren und Poltern im Bauche, zuweilen mit Kneipen, zuweilen mit vielem Blähungs-Abgange (*Hb. u. Ng.*). [CK 165]

Früh, beim Erwachen, im Bette, Kollern und Gähren in den Bauch-Seiten, bis in die Brust. [CK 166]

■ **Rektum**

Häufiger Abgang lautschallender oder stinkender Blähungen (*Hb. u. Ng.*). [CK 167]

Der Stuhl setzt oft mehre Tage aus (d. 2. 3. 4. 13. 16. 17. 22. 23. T.), bei den verschiedenen Versuchs-Personen (*Hb. u. Ng.*). [CK 168]

Zwei Tage kein Stuhl, bei stetem Leibschneiden und Gefühl, als wenn Durchfall kommen solle (d. 22. 23. T.) (*Hb. u. Ng.*). [CK 169]

Oefterer, gewöhnlicher Stuhl, zuweilen mit Brennen darnach (*Hb. u. Ng.*). [CK 170]

Fester Stuhl, die ganze Versuchs-Zeit hindurch (*Hb. u. Ng.*). [CK 171]

Harter (bröcklicher, geringer, mit Drücken abgehender) Stuhl, dem später jedes Mal weicher folgt (*Hb. u. Ng.*). [CK 172]

Stuhl, dessen erster Theil hart, der letzte weich war (d. 9. 14. T.) (*Hb. u. Ng.*). [CK 173]

Mehre weiche Stühle des Tages, zuweilen mit starkem Drange und Schmerz im Unterbauche, nach jeder neuen Gabe und sonst öfter (*Hb. u. Ng.*). [CK 174]

Weicher, gelber Stuhl, mit eiligem Drange dazu und nachherigem Zwang und Brennen im After (d. 5. T.) (*Hb. u. Ng.*). [CK 175]

Durchfall, mit nachfolgenden Schmerzen im Bauche (wie wund und zerschlagen) (d. 5. 8. T.) (*Hb. u. Ng.*). [CK 176]

Halbflüssige (Schleim-)Stühle, mit Schmerzen um den Nabel (d. 1. 2. T.) (*Hb. u. Ng.*). [CK 177]

Grüner Schleim-Durchfall, früh (d. 3. 4. T.) (*Hb. u. Ng.*). [CK 178]

Vor dem gewöhnlichen Stuhle, Schmerz um den Nabel (selbst noch nach 12 Tagen) (*Hb. u. Ng.*). [CK 179]

Beim (gewöhnlichen) Stuhle, Stechen im After (*Hb. u. Ng.*). [CK 180]

Bei und nach (weichem) Stuhle, viel Brennen im After (*Hb. u. Ng.*). [CK 181]

Im After, jückender Wundheits-Schmerz, und neben demselben mehre Eiterbläschen. [CK 182]

Im Mittelfleische, Reißen, beim Gehen. [CK 183]

Abends, stechend reißender Schmerz im Mittelfleische. [CK 184]

■ **Harnwege**

In der Harnblase, bis in die Harnröhre, stechend kneipender Schmerz, beim Liegen. [CK 185]

Zum Harnen steter Drang, von früh 4 Uhr an. [CK 186]

Drang zum Harnen, doch gingen nur ein paar Tropfen, bis bei dem nachfolgenden Stuhle der Harn wieder ordentlich floß (*Hb. u. Ng.*). [CK 187]

Er kann den Urin nur ganz langsam lassen. [CK 188]

Wenig Harn-Abgang und seltener, als gewöhnlich (d. ersten Tage.) (*Hb. u. Ng.*). [CK 189]

Vermehrter Urin-Abgang, auch bei wenigem Trinken (d. 2. u. 9. T.) (*Hb. u. Ng.*). [CK 190]

Früh, öfterer Harn-Drang und öfteres Harnen. [CK 191]

Nachts muß er öfters zum Harnen aufstehen, und läßt ungewöhnlich viel Urin (d. 1. 17. T.) (*Hb. u. Ng.*). [CK 192]

Heißer Harn (beim Lassen), und vermehrt (d. lsten Tage) (*Hb. u. Ng.*). [CK 193]

Röthlicher, heller Harn, ohne Wolken und Bodensatz, während der Regel (*Hb. u. Ng.*). [CK 194]

Hochgelber Harn, mit lockerer Wolke am Grunde (d. 6. T.) (*Hb. u. Ng.*). [CK 195]

Lehmiger Bodensatz im Urin, nach 1 Stunde (d. 5. T.) (*Hb. u. Ng.*). [CK 196]

■ **Geschlechtsorgane**

Im linken Samenstrange, Stechen und Schlagen (d. 5. T.) (*Hb.* u. *Ng.*). [CK 197]

Oeftere Erektionen (n. 7 T.) (*Hb.* u. *Ng.*). [CK 198]

In den Geburtstheilen, früh, nach dem Erwachen, Empfindung, wie nach nächtlichem Beischlafe. [CK 199]

Monatliches (2 Tage) zu früh, mit Bauch- und Kreuz-Schmerzen, die auch Nachts fortdauern, wo auch das Blut stärker fließt (n. 17 T.) (*Hb.* u. *Ng.*). [CK 200]

Bei der Regel, viel Blut-Abgang mit dem Stuhle. [CK 201]

Weißfluß mit Anspannung des Unterleibes, ohne Blähungs-Anhäufung. [CK 202]

Weißfluß, wie Eiweiß, nach vorgängigem Kneipen um den Nabel (*Ng.* u. *Hb.*). [CK 203]

Braunschleimiger, unschmerzhafter Scheidefluß, nach jedem Harnen (d. 6. u. 7. T.) (*Hb.* u. *Ng.*). [CK 204]

■ **Atemwege und Brust**

Oefteres Niesen, den Tag über (d. 13. u. 14. T.) (*Hb.* u. *Ng.*). [CK 205]

Gefühl im oberen Theil der Nase, wie bei bevorstehendem Schnupfen (*Hb.* u. *Ng.*). [CK 206]

Beständiges Jücken in der Nase, mit Reiz zum Schneuzen, und Gefühl, als wenn ein rauher, großer Körper oben in der Nase stäke, mit Verstopfung derselben (d. 2. T.) (*Hb.* u. *Ng.*). [CK 207]

Schnupfen, mit Ausschlag in den Nasen-Löchern (böser Nase). [CK 208]

Schnupfen, mit Verstopfung der Nase und Geruchs-Verlust (d. 13. u. 14. T.) (*Hb.* u. *Ng.*). [CK 209]

Verstopfung der Nase, mit Schmerz an der rechten Nasen-Höhle, Nachts, den andern Morgen vergehend (*Hb.* u. *Ng.*). [CK 210]

Stockschnupfen, bei dem doch helles Wasser aus der Nase läuft. [CK 211]

Schnupfen, mit Verstopfungs-Gefühl in der Nase, wobei viel Schleim, jedoch mit Anstrengung, abgeht (n. 24 T.) (*Hb.* u. *Ng.*). [CK 212]

Schnupfen nur in einem Nasenloche, aus welchem viel dicke, gelbe Materie kommt; dabei Reißen im Backenknochen und den Zähnen der linken Seite. [CK 213]

Es läuft helles, scharfes Wasser aus der Nase, das die Lippen aufätzt (d. 1. T.) (*Hb.* u. *Ng.*). [CK 214]

Heisere Stimme, mit Brennen in der Gegend des Kehlkopfes, den ganzen Nachmittag (n. 3 St.) (*Hb.* u. *Ng.*). [CK 215]

Es liegt ihm auf der Brust, wie trockner Katarrh. [CK 216]

Oefteres Räuspern, mit Auswurf kleiner Schleim-Knötchen, bei Rauhheits-Gefühl und Wundheits-Empfindung oben, hinter dem Zäpfchen (*Hb.* u. *Ng.*). [CK 217]

Heftiger Husten, Abends im Bette, wobei ihr Wasser in den Mund aufschwulkt (d. 3. u. 4. T.) (*Hb.* u. *Ng.*). [CK 218]

Husten, beim tief Athmen, besonders beim Liegen auf der rechten Seite. [CK 219]

Trockner Husten (von Kitzel im Halse), Abends und Nachts, und auch am Tage (*Hb.* u. *Ng.*). [CK 220]

Trockner Husten, früh, mit Stechen vorn in der Brust oder in der linken Unterribben-Gegend, und Nachmittags sich lösend (*Hb.* u. *Ng.*). [CK 221]

(Ein vor der Einnahme der Arznei schon da gewesener (trockner) Husten vergeht (n. 15 T.) plötzlich, ohne Auswurf.) (*Hb.* u. *Ng.*). [CK 222]

Nachts, in der Rückenlage, Anfall lockeren Hustens, mit Stechen in der linken Unterribben-Gegend, daß er nicht aushusten konnte vor Schmerz; beim Umdrehen auf die Seite ward es noch ärger; den andern Tag wieder Husten-Anfall, aber ohne Stechen (n. 21. T.) (*Hb.* u. *Ng.*). [CK 223]

Husten mit etwas Auswurf, früh (d. lsten Tage.) (*Hb.* u. *Ng.*). [CK 224]

Blut-Auswurf, nach vorgängigem Jücken im Halse, sechs Tage lang. [CK 225]

Athem kurz (n. 18 T.) (*Rl.*). [CK 226]

Engbrüstigkeit, bei starker Bewegung der Arme und beim Bücken. [CK 227]

Auf der Brust ist es ihr beim Gehen im Freien so schwer, daß sie nicht genug Athem bekommen kann, und daher öfter stehen bleiben muß (d. 2. T.) (*Hb.* u. *Ng.*). [CK 228]

Beklemmung und Drücken auf der Brust, mit Neigung zum Aufstoßen, das in freier Luft erfolgte und das Drücken erleichterte; früh, nach dem Aufstehen (n. 19 T.) (*Hb.* u. *Ng.*). [CK 229]

Drücken auf der linken Brust, bei Bewegung im Freien, auch in die linke Brust-Seite hinein, beim Ausgehen in's Freie aus dem warmen Zimmer (d. 3. 19. T.) (*Hb.* u. *Ng.*). [CK 230]

Drücken und Stechen auf der Brust, als wenn ein verschluckter Brocken dort stecken geblieben wäre (*Hb.* u. *Ng.*). [CK 231]

Stechen in der Brust, hier und da, zuweilen beim Einathmen, oder beim Gebücktsitzen; zuweilen auch taktweise (*Hb.* u. *Ng.*). [CK 232]

Stechend kriebelnde Wundheits-Empfindung in der linken Brustseite, beim Sitzen. [CK 233]

Klopfen, wie Puls, auf einer kleinen Stelle in der linken Brusthöhle, nur im Stehen, nicht im Sitzen, früh (d. 4. T(*Hb. u. Ng.*). [CK 234]

Schmerzhaftes Spannen unter der rechten Brust, öfters aussetzend, in allen Lagen (nach dem Mittag-Essen) (d. 15. u. 16. T.) (*Hb. u. Ng.*). [CK 235]

Spannen oder Zusammenschrauben, vorn, am untern Theile der Brust, ohne Bezug auf Athmen; im Stehen (d. 1. T.) (*Hb. u. Ng.*). [CK 236]

Zerschlagenheits-Schmerz unter der rechten Brust, für sich und beim Befühlen, öfters aussetzend, und oft mit Athem-Verkürzung (d. 12. bis 16. T.) (*Hb. u. Ng.*). [CK 237]

Brennen auf kleinen Stellen der Brust (beim Gehen im Freien) (bald u. n. 13 T.) (*Hb. u. Ng.*). [CK 238]

In der Herz-Gegend, Reißen, das von da in den linken Vorderarm ging (d. 15. T.) (*Hb. u. Ng.*). [CK 239]

Im linken Schlüsselbeine, Reißen, auf einer kleinen Stelle, mit Zerschlagenheits-Schmerz beim Daraufdrücken (d. 2. T.) (*Hb. u. Ng.*). [CK 240]

Aeußerlich, an mehren Stellen der linken Brust, wie Flohbisse, welche beim Kratzen sogleich vergehen, Abends (d. 11. T.) (*Hb. u. Ng.*). [CK 241]

Rothe Flecke auf der linken Brustseite, welche brennend jückten und vom Drucke des Fingers erblichen (d. 10. T.) (*Hb. u. Ng.*). [CK 242]

■ Rücken und äußerer Hals

Kreuz-Schmerz, bei Blähungs-Versetzung. [CK 243]

Nach Gähnen, Gefühl im Kreuze, als wenn etwas Elastisches dort herausdrückte, wie Luft (d. 6. T.) (*Hb. u. Ng.*). [CK 244]

Kreuz-Schmerz im Gehen, daß sie nicht gerade gehen konnte (*Hb. u. Ng.*). [CK 245]

Beim Geraderichten, nach Bücken, Schmerz im Kreuze. [CK 246]

Schmerzhafte Steifheit im Kreuze, selbst im Sitzen, am meisten jedoch beim gerade Aufrichten. [CK 247]

Nächtliche Kreuz-Schmerzen, welche sie stets aus dem Schlafe aufwecken (n. 16 T.) (*Hb. u. Ng.*). [CK 248]

Kreuz-Schmerz, wie zerschlagen oder zertrümmert, bei Ruhe und Bewegung, **auch Nachts im Bette,** daß sie weder auf dem Rücken, noch auf der Seite liegen konnte (*Hb. u. Ng.*). [CK 249]

Zerschlagenheits-Schmerz der Sitzbeine, beim ruhigen Sitzen, besonders im Schlummer. [CK 250]

Im Rücken Schmerz, wie zerstoßen, daß sie nicht darauf liegen konnte, Nachts (n. 3 T.) (*Hb. u. Ng.*). [CK 251]

Zerschlagenheits- und Verrenkungs-Schmerz zwischen den Schulterblättern, oder, als würden die Rücken-Muskeln aus einander gedehnt. [CK 252]

Spannen im Rücken, und wie eingeschraubt, im Sitzen; durch Bewegung vergehend (d. 15. T.) (*Hb. u. Ng.*). [CK 253]

Ziehendes Einwärtsdrücken in den mittlern Lendenwirbeln, was zum Vorwärtsstrecken des Unterbauches nöthigt. [CK 254]

Stiche im linken Schulterblatte, vorzüglich beim Herabsenken der Achsel und Linkswenden des Rumpfes. [CK 255]

Stechen im linken Schulterblatte (in der Ruhe) (d. 4. u. 9. T.) (*Hb. u. Ng.*). [CK 256]

Kneipen im Fleische des rechten Schulterblattes (d. 15. T.) (*Hb. u. Ng.*). [CK 257]

Eiskälte im Rücken und zwischen den Schultern, an der Stelle eines früheren Schmerzes, bloß innerlich, und weder durch Federn noch durch Wolle zu erwärmen; nach einem halben Tage verwandelt es sich in **Jücken** (n. 12 T.) (*Rl.*). [CK 258]

Jücken im Nacken, Abends, beim Auskleiden, das nach dem Niederlegen vergeht (d. 18. T.) (*Hb. u. Ng.*). [CK 259]

Kleiner, entzündeter, sehr empfindlicher Knoten auf dem rechten Schulterblatte, der nicht in Eiterung übergeht (d. 3. T.) (*Hb. u. Ng.*). [CK 260]

Blutschwär auf der linken Schulter, spannenden Schmerzes (n. 3 T.) (*Hb. u. Ng.*). [CK 261]

Im Nacken, Ziehen, wie in den Flechsen (d. 3. T.) (*Hb. u. Ng.*). [CK 262]

Spannen und Steifheit im Nacken, daß sie sich nicht bewegen konnte, Abends; nach dem Niederlegen vergehend (d. 18. T.) (*Hb. u. Ng.*). [CK 263]

Steifer Hals, mit Schmerz, beim Umdrehen, vom Nacken bis zwischen die Schultern; 6 Tage lang (n. 6 T.) (*Rl.*). [CK 264]

Reißen, bald in der rechten, bald in der linken, bald **in beiden Hals-Seiten,** mit Reißen in den Wangen wechselnd (d. 1., 4. u. 17. T.) (*Hb. u. Ng.*). [CK 265]

Reißendes Stechen am Halse und im linken Schlüsselbeine, bei Bewegung des Kopfes. [CK 266]

Reißen im linken Schlüsselbeine, auf einer kleinen Stelle, mit Zerschlagenheits-Schmerz beim Daraufdrücken (d. 2. T.) (*Hb. u. Ng.*). [CK 267]

■ Extremitäten

In der Achselgrube, unter dem Arme eine **geschwollene Drüse,** gleich einem harten, rothen Schwäre, der sich aber immer wieder zertheilte, wie eine große Blüthe (n. 18 T.) (*Rl.*). [CK 268]

Blasen, wie Erbsen groß, auf der rechten Achsel spannend und brennend und nach 3 Tagen einen Schorf bildend (n. 2 T.) (*Hb. u. Ng.*). [CK 269]

In den Achsel-Gelenken, erst im rechten, dann im linken, rheumatischer Schmerz, bei Bewegung. [CK 270]

Ziehen im rechten Achsel-Gelenke, wie nach Erkältung, in der Ruhe (*Hb. u. Ng.*). [CK 271]

Klopfen auf der rechten Achsel, und in der linken Achselgrube, früh, und öfters am Tage (d. 12. u. 19. T.) (*Hb. u. Ng.*). [CK 272]

Brennen und Drücken in der rechten Achsel (d. 2. T.) (*Hb. u. Ng.*). [CK 273]

Der rechte Arm ist sehr schwer, und wie starr, besonders am Oberarme wie gelähmt, Abends, beim Spinnen und früh (d. 16. 17. u. 18. T.) (*Hb. u. Ng.*). [CK 274]

Reißen im linken Arme (und Fuße) (d. 1. T.) (*Rl.*). [CK 275]

Reißen im linken Arme, wie in den Flechsen, bis in die Finger, bei starker Bewegung vergehend (d. 9. T.) (*Hb.* u. *Ng.*). [CK 276]

Im linken Ober-Arme, zusammendrückender Schmerz, beim Aufstützen des Armes, bei Bewegung desselben vergehend (d. 22. T.) (*Hb. u. Ng.*). [CK 277]

Reißen im Oberarme, wie im Marke der Knochen, bis an das Hand-Gelenk (d. 13. T.) (*Hb. u. Ng.*). [CK 278]

Reißen am Oberarme, mit Empfindlichkeit des Armes beim Drucke (d. 19. T.) (*Hb. u. Ng.*). [CK 279]

Im Unter-Arme, vom rechten Ellenbogen bis zum kleinen Finger, Ziehen, das sich zum Reißen erhöht, und durch Bewegung vergeht (d. 2. T.) (*Hb. u. Ng.*). [CK 280]

Drücken im linken Unter-Arme, beim Liegen im Bette, das bei Bewegung vergeht, aber beim Aufstützen des Armes auf den Tisch, während des Schreibens sich wieder erneuert (d. 11. u. 12. T.) (*Hb. u. Ng.*). [CK 281]

Jückendes Brennen im linken Unter-Arme, unter der Ellenbogenbeuge (d. 13. T.) (*Hb. u. Ng.*). [CK 282]

Jücken an der Inseite des Unter-Armes, früh, und Ausschlagsblüthen in der Ellenbogenbeuge. [CK 283]

Nach Kratzen an der innern jückenden Seite des linken Unter-Armes, entstehen daselbst kleine Blüthen, die bald wieder verschwinden (d. 14. u. 15. T.) (*Hb. u. Ng.*). [CK 284]

Blüthen-Ausschlag am rechten Unterarme, der durch heftiges Jücken zu stetem Kratzen reizt (*Hb. u. Ng.*). [CK 285]

Schwere und Eingeschlafenheits-Gefühl im rechten Vorder-Arm (d. 3. T.) (*Hb. u. Ng.*). [CK 286]

Im Hand-Gelenke des linken Armes, Reißen und Zucken in den Flechsen der innern Seite, als wollte es dieselben herausreißen, auch, mit Geschwulst im linken Handrücken (d. 1. u. n. 25 T.) (*Hb.* u. *Ng.*). [CK 287]

An der Hand-Wurzel, kleine Bläschen, die erst heftig jücken und nach Kratzen brennen (n. 20 T.) (*Hb. u. Ng.*). [CK 288]

Große Blasen und Knoten, die (mit einem harten Grunde) tief in der Haut sitzen, erst heftig jücken, nach Kratzen brennen, sich entzünden und einen (rothbraunen) Schorf bilden, der lange entzündet bleibt, (mit Geschwulst der Stelle) um das rechte Handgelenk (n. 12 u. 19 T.) (*Hb. u. Ng.*). [CK 289]

Durch die Hand ein heftiger Stich, während des Gehens im Freien (d. 22. T.) (*Hb. u. Ng.*). [CK 290]

Stechen und Klopfen in der linken Hand, bei Bewegung ärger (*Hb. u. Ng.*). [CK 291]

Klopfen im rechten Handteller, durch Bewegung der Hand vergehend (d. 12. T.) (*Hb. u. Ng.*). [CK 292]

Lähmigkeits-Gefühl an der rechten Hand, und am rechten Mittelfinger; im Sitzen und Stricken (d. 15. T.) (*Hb. u. Ng.*). [CK 293]

Verstauchungs-Schmerz an beiden Handrücken, beim Zugreifen, nicht bei anderer Bewegung; beim Ausbreiten der Hand ist der Schmerz gelindert, und beim Drücken des Daumen-Gelenkes vergeht er, unter Knacken (*Hb. u. Ng.*). [CK 294]

Jückende Blüthen auf beiden Handrücken, Abends und Nachts, mit abschälender Haut dieser Stelle am folgenden Morgen (n. 20 T.) (*Hb. u. Ng.*). [CK 295]

Abschälen der Haut zwischen Daumen und Zeigefinger beider Hände (n. 14 T.) (*Hb. u. Ng.*). [CK 296]

In den Fingern (Daumen) und deren Gelenken, (zuckendes) Reißen, zuweilen durch Drücken oder Reiben erhöht, meist Abends (*Hb. u. Ng.*). [CK 297]

Heftiges Reißen im Zeigefinger, als sie denselben nach Festhalten einer Sache ausstreckte, mit Steifheit, nach Einbiegen desselben, daß sie ihn nicht wieder ausstrecken konnte (beim Monatlichen) (d. 17. T.) (*Hb. u. Ng.*). [CK 298]

Reißen im Mittelgliede des Daumens. [CK 299]

Klamm-Schmerz im rechten Mittelfinger, wie in den Flechsen, beim Einbiegen der Finger (d. 11. T.) (*Hb. u. Ng.*). [CK 300]

Stechen in den Finger-(Daumen-)**Spitzen** und in den Gelenken derselben, zuweilen mit Schlagen sich in die ganze Hand verbreitend und bei Bewegung derselben vergehend (*Hb. u. Ng.*). [CK 301]

Stechen und schmerzhaftes Klopfen **unter dem Nagel** des linken Daumens (d. 5. 8. T.) (*Hb. u. Ng.*). [CK 302]

Oefteres **Kriebeln in den Spitzen der Finger** (und Daumen), wie von Eingeschlafenheit (*Hb. u. Ng.*). [CK 303]

Heftiges, langdauerndes Jücken in der Spitze des Zeigefingers, das durch Kratzen nicht zu tilgen ist, früh (d. 12. T.) (*Hb. u. Ng.*). [CK 304]

In der Hüfte der linken Seite, Schmerz, als wären die Flechsen zu kurz, so daß sie im Gehen hinken muß; im Sitzen dann nagender Schmerz im Knochen (*Hb. u. Ng.*). [CK 305]

Reißen von der linken Hüfte im Schenkel hinunter, im Sitzen; Anfangs durch Aufstehen gebessert und im Niedersetzen wiederkommend, später aber auch durch Bewegung nicht mehr gebessert (d. 16. T.) (*Hb. u. Ng.*). [CK 306]

In den Beinen, Mattigkeit und Schwäche den ganzen Tag (d. lsten Tage.) [CK 307]

Zittern des linken Beines, mit Empfindlichkeit beim Befühlen (d. 10. T.) (*Hb. u. Ng.*). [CK 308]

Am Oberschenkel, vorn, reißender Schmerz im Sitzen. [CK 309]

Schmerzhafte Risse an der äußern Fläche des rechten Oberschenkels, Abends im Sitzen (d. 15. T.) (*Hb. u. Ng.*). [CK 310]

In den Knie-Gelenken, äußerst schmerzhaftes Stechen, Abends im Sitzen (d. 3. T.) (*Hb. u. Ng.*). [CK 311]

Stechen und Reißen im linken Knie, nur im Gehen (d. 11. T.) (*Hb. u. Ng.*). [CK 312]

Bei einem Kinde, wo nach gehobener Knie-Geschwulst **Steifheit des Knie-Gelenkes** (und Krümmung des Fußes nach der Beugefläche) zurückgeblieben war, stellte sich die **Beweglichkeit** sehr bald wieder her (*Rl.*). [CK 313]

Die Flechsen in beiden Kniekehlen schmerzen beim Gehen (zuweilen mit Zucken), wie zu kurz, in der Ruhe nicht (*Hb. u. Ng.*). [CK 314]

Früh, beim Aufstehen aus dem Bette, waren die Schenkel in der Kniekehle zusammengezogen, als wenn sie ausgetrocknet oder zu kurz wären, so daß sie nicht die Treppe herunter gehen konnte; nach längerer und stärkerer Bewegung verging es (d. 15. T.) (*Hb. u. Ng.*). [CK 315]

In den Unterschenkeln, ziehendes Spannen, im Sitzen und Liegen, was zum Krummgehen nöthigt, wovon es vergeht. [CK 316]

Spannen und Ziehen in den Flechsen der Unterschenkel, daß er nicht gut gehen kann, mit Mattigkeit in den Beinen (*Hb. u. Ng.*). [CK 317]

Krampfhaftes Zusammenziehen um den untern Theil des linken Unterschenkels (d. 5. T.) (*Hb. u. Ng.*). [CK 318]

Unempfindlichkeit des linken Unterschenkels (er ist wie todt) im Sitzen (d. 12. T.) (*Hb. u. Ng.*). [CK 319]

Stechen an der innern Fläche des linken Unterschenkels, wie auch in der Wade, im Sitzen (d. 13. 14. T.) (*Hb. u. Ng.*). [CK 320]

Nach 4stündigem Gehen, in der Ruhe, Stichschmerz in der linken Wade (d. 3. T.) (*Hb. u. Ng.*). [CK 321]

Die Fersen-Knochen thun beim Auftreten und Gehen sehr weh, wie erböllt und zerschlagen. [CK 322]

Heftiges Reißen (und Stechen) mit **Geschwürschmerz, in den Fersen,** zuweilen durch Reiben vergehend; auch Nachts, im Bette, und durch keine Lage zu erleichtern (d. 4. 17. 19. T.) (*Hb. u. Ng.*). [CK 323]

Krampfhaftes Zusammenziehen, mit Schmerz, in der rechten Ferse, Abends im Bette; wie auch, mit Reißen, um den innern Fußknöchel, im Sitzen (d. 14. 15. T.) (*Hb. u. Ng.*). [CK 324]

Im rechten Fuße, wie auch am äußern Knöchel des linken, Klopfen und Schmerz wie in einem Geschwüre, im Gehen (d. 9. 11. T.) (*Hb. u. Ng.*). [CK 325]

Reißen am äußern Fuß-Rande, im Stehen, und durch Bewegung vergehend (d. 7. T.) (*Hb. u. Ng.*). [CK 326]

Eingeschlafenheits-Gefühl in den Füßen, auch Nachts (d. 19. 20. T.) (*Hb. u. Ng.*). [CK 327]

Kalte Füße, Abends im Bette; sie kann sie lange nicht erwärmen (d. 14. T.) (*Hb. u. Ng.*). [CK 328]

In einem gelähmten (schon sehr gebesserten) Fuße, entstehen Schmerzen (*Rl.*). [CK 329]

Jücken in der rechten Fußsohle, Abends (d. 2. T.) (*Hb. u. Ng.*). [CK 330]

In den Zehen, besonders den großen, (zuckendes) **Reißen,** im Sitzen und Stehen (*Hb. u. Ng.*). [CK 331]

Stechen in der linken kleinen Zehe, im Stehen und Gehen; wie auch in der großen Zehe, wo es langsam ab- und zunimmt (*Hb. u. Ng.*). [CK 332]

Kneipendes Jücken vorn in der rechten großen Zehe (d. 7. T.) (*Hb. u. Ng.*). [CK 333]

■ Allgemeines und Haut

Auf der Haut des ganzen Körpers, bald hier, bald da, Jücken (und Beißen), daß sie nicht genug kratzen kann, Abends, meist vor dem Niederlegen, und nach demselben zuweilen vergehend (*Hb. u. Ng.*). [CK 334]

Abends, vor dem Niederlegen, heftiges Jücken über den ganzen Körper, vorzüglich auf der Brust und den Vorderarmen, mit kleinen Blüthen nach Kratzen (d. 2. 10. 14. 15. T.) (*Hb. u. Ng.*). [CK 335]

Nachts und früh, heftiges Jücken um die Hüften, an den Oberschenkeln, Unterschenkeln und um die Kniekehle, mit Friesel-Blüthen. [CK 336]

Feines Friesel über den ganzen Körper, zwei Wochen lang (n. 16 T.). [CK 337]

Blasige Knoten vorn auf der Brust und am linken Unterschenkel, die erst jücken und dann brennen (*Hb. u. Ng.*). [CK 338]

Alle Knochen des Körpers schmerzen, wie zerschlagen, bei ruhigem Sitzen, im Schlummer. [CK 339]

Im ganzen Körper, besonders im Rücken, Zerschlagenheits-Schmerz, mit Reißen in beiden Schultern und im Nacken, früh, nach dem Aufstehen, und ärger bei Bewegung (n. 25 T.) (*Hb. u. Ng.*). [CK 340]

Früh, nach dem Erwachen, wie kontrakt im ganzen Körper, daß sie kaum gehen konnte, durch längeres Gehen aber verlor es sich (d. 19. T.) (*Hb. u. Ng.*). [CK 341]

Reißen, wie im Knochen, am linken Oberarm und darauf am rechten Oberschenkel, von der Hüfte abwärts, im Sitzen (d. 10. T.) (*Hb. u. Ng.*). [CK 342]

Reißen (und schmerzhaftes Zucken) bald hier, bald da in den Gliedern, am meisten in den (Schlä-fen), Armen, Kniebeugen, Oberschenkeln, Waden, Fingern und Zehen, Abends, im Sitzen, und besser nach dem Niederlegen; zwischen dem Zeige- und Mittelfinger tobte und schlug der Schmerz zuweilen, als wenn ein Geschwür entstehen wollte (*Hb. u. Ng.*). [CK 343]

Abends, zuckendes Reißen, in den Spitzen der Finger und Zehen, dann im rechten Oberarme, bald hier, bald da, mit Aengstlichkeit; nach dem Niederlegen vergehend (d. 16. T.) (*Hb. u. Ng.*). [CK 344]

Zucken (Stechen) und brennendes **Kriebeln in den Spitzen der Finger und Zehen,** wie von Eingeschlafenheit, Abends, Nachmittags und auch Nachts (*Hb. u. Ng.*). [CK 345]

Beim Gehen im Freien, Stechen in den Finger- und Zeh-Spitzen (d. 22. T.) (*Hb. u. Ng.*). [CK 346]

Drückendes Brennen und Stechen, bald hier, bald da, an mehren Stellen (d. 3. T.) (*Hb. u. Ng.*). [CK 347]

Bei Frostigkeit und Tages-Schläfrigkeit, Stechen in der linken Bauchseite, dann in der rechten Brustseite, drauf im rechten Schulterblatte und zuletzt im Kreuze. [CK 348]

Die Gliedmaßen der rechten Seite scheinen mehr ergriffen zu werden, als die der linken (*Hb. u. Ng.*). [CK 349]

Im Freien scheint sie sich besser zu befinden (*Hb. u. Ng.*). [CK 350]

Sein Blut scheint immer in Wallung zu seyn. [CK 351]

Es wallt im ganzen Körper, mit Aengstlichkeit, und es ist ihr überhaupt im Anfange der Versuchs-Zeit mehr warm, als kalt (*Hb. u. Ng.*). [CK 352]

Gegen Abend, 1 Stunde lang, arger, pochender Kopfschmerz in der Stirn, der beim Befühlen der Stirn sich verschlimmerte; dabei Schwäche, daß er kaum gehen konnte, und als er sich zu Bette legte, Schüttelfrost. [CK 353]

Plötzliche Abgeschlagenheit und Schwäche, nach dem Mittag-Essen, bei Bewegung im Freien (d. 19. T.) (*Hb. u. Ng.*). [CK 354]

Sehr angegriffen (*Rl.*). [CK 355]

Des Morgens sehr matt (*Rl.*). [CK 356]

■ Schlaf, Träume und nächtliche Beschwerden

Beständiges Gähnen, ohne Schläfrigkeit, Morgens (d. 7. T.) (*Hb. u. Ng.*). [CK 357]

Abends zeitig, große Schläfrigkeit, mit Zufallen der Augen; beim Erscheinen des Lichtes vergehend (*Hb. u. Ng.*). [CK 358]

Sie kann Nachts vor 3 Uhr nicht einschlafen (worauf sie dann bis früh schläft und mit Schweiß erwacht) (*Hb. u. Ng.*). [CK 359]

Sie kann vor Mitternacht nicht einschlafen, wegen kalter Füße. [CK 360]

Vor Mitternacht läßt sie Hitze im Kopfe lange nicht einschlafen (*Hb. u. Ng.*). [CK 361]

Beim Einschlafen, Aufschrecken (d. 5. T.) (*Hb. u. Ng.*). [CK 362]

Unruhiger Schlaf, nach Mitternacht, mit öfterem Erwachen und Wenden von einer Seite zur andern, unter Träumen. [CK 363]

Sie erwacht schon um 12, 3 Uhr Nachts, und kann dann nicht mehr wieder einschlafen (d. 1. 17. T.) (*Hb. u. Ng.*). [CK 364]

Sehr unruhige Nächte (*Rl.*). [CK 365]

Sehr traumvoller Schlaf (n. 3 T.) (*Hb. u. Ng.*). [CK 366]

Oefters ängstliche, fürchterliche Träume, worüber sie ängstlich erwacht und aufschreckt (*Hb. u. Ng.*). [CK 367]

Träume vom Fallen in das Wasser (*Hb. u. Ng.*). [CK 368]

Träume von Krankheit, sie habe Friesel (*Hb. u. Ng.*). [CK 369]

Geile Träume von ausgeübtem Beischlafe. [CK 370]

Wohllüstige Träume (n. 4. 5. 12 T.) (*Hb. u. Ng.*). [CK 371]

Nachts, 2 Uhr, heftiges Schneiden im ganzen Bauche, wovon sie erwacht (n. 24 T.) (*Hb. u. Ng.*). [CK 372]

Oft wiederholtes Niesen, ohne Schnupfen, weckt sie Nachts auf, mit **Kriebeln im Halse,** das zum Husten und zur Speichel-Absonderung reizte (n. 6 T.) (*Rl.*). [CK 373]

Schwere auf der Brust, Nachts im Bette, mit halb unbewußtem Erwachen, in einer Art von Traum, als habe ihn Jemand aufgehängt und auf der Brust hart gedrückt (n. 5 T.) (*Hb. u. Ng.*). [CK 374]

Ungeheurer Kreuzschmerz weckt sie Nachts aus dem Schlafe, mit lähmigem Schmerze in beiden Hüften und den Oberschenkeln, welche Theile noch den folgenden Morgen beim Befühlen schmerzen (n. 18 T.) (*Hb. u. Ng.*). [CK 375]

Nachts, Erwachen von Verrenkungs- und Zerschlagenheits-Schmerz in der rechten Rückenseite, bis in die mittleren Ribben und in die Achselgruben, beim Wenden des Körpers, Ausstrecken des Armes, Niesen, Gähnen und Athmen. [CK 376]

An der Hüfte, nach Mitternacht, Stechen, in allen Lagen, beim Daraufdrücken erleichtert; dabei häufiger Blähungs-Abgang und Empfindung, als käme der Schmerz von Blähungen her (d. 19. T.) (*Hb. u. Ng.*). [CK 377]

Nachts, Erwachen über Reißen im rechten Oberarm und in den Unterschenkeln, von den Fersen hinauf in den Knochen (n. 24 T.) (*Hb. u. Ng.*). [CK 378]

Heftiges Jücken, Nachts, zwischen den Schultern und am linken Unterarme, daß er die Haut aufkratzen möchte (n. 2 T.) (*Hb. u. Ng.*). [CK 379]

■ **Fieber, Frost, Schweiß und Puls**

Frostigkeit, Nachts; sie darf sich nicht aufdecken (*Hb. u. Ng.*). [CK 380]

Frost (und Kälte), **meist Abends,** zuweilen mit Durst vorher oder während desselben, und einige Male in der Nacht darauf, Schweiß (*Hb. u. Ng.*). [CK 381]

Abends, oder nach Mitternacht, Frost, dann (abwechselnd) Hitze, dann Schweiß, Alles ohne Durst (d. 3. 13. T.) (*Hb. u. Ng.*). [CK 382]

Oeftere Fieber-Anfälle, Frost und Hitze darauf, mit dickem, rothen Gesichte, und Durst in Frost und Hitze; die fieberfreien Zwischenräume dauern ½ Stunde. [CK 383]

Mehr Hitze (Wärme), als Kälte, in der letzten Zeit des Versuches (n. 17 T.) (*Hb. u. Ng.*). [CK 384]

Im warmen Zimmer und nach schneller Bewegung, Hitze über und über und Gesichts-Röthe, vorzüglich aber äußerlich, vorn über die ganze Brust, stichlichte Hitz-Empfindung. [CK 385]

Hitze Vormittags, Durst früh, nach dem Aufstehen (*Hb. u. Ng.*). [CK 386]

Trockne Hitze im Kopfe, öfters, beim Eintritt in's Zimmer, mit nachfolgendem geringen Durste, Abends (d. 19. T.) (*Hb. u. Ng.*). [CK 387]

Hitze im ganzen Körper, als wenn Schweiß ausbrechen wollte (n. 14 T.) (*Hb. u. Ng.*). [CK 388]

Oeftere fliegende Hitze, mit nachfolgendem Schweiß (d. 13. T.) (*Hb. u. Ng.*). [CK 389]

Große Hitze, Nachts im Bette; dann früh, Schweiß (d. 18. T.) (*Hb. u. Ng.*). [CK 390]

Hitze in den Handflächen, Fußsohlen und im Gesichte, Abends, gleich nach dem Niederlegen (mit Durst); darnach Schweiß (d. 2. 3. 4. T.) (*Hb. u. Ng.*). [CK 391]

Früh, nach dem Aufstehen, Hitz-Gefühl und etwas Schweiß in den Händen und riechender Fußschweiß. [CK 392]

Hitze am ganzen Körper, mit Röthe des Gesichtes und Schweiß, bei Bewegung im Freien (n. 24 T.) (*Hb. u. Ng.*). [CK 393]

Hitze und Schweiß, Nachmittags; dann etwas Durst (*Hb. u. Ng.*). [CK 394]

Schweiß um Mitternacht (n. 4 T.) (*Hb. u. Ng.*). [CK 395]

Mehre Nächte, Schweiß am ganzen Körper. [CK 396]

Starker Schweiß, früh im Bette (d. 2. T.) (*Hb. u. Ng.*). [CK 397]

Anacardium orientale

Anacardium, Anakardien-Herznuß, Malacka-Nuß [CK II (1835), S. 155–189]

Die Frucht des (zu der Araber Zeiten auf dem Aetna in Sicilien) jetzt in dürren Waldungen Ostindiens wachsenden hohen Baums (*Avicennia tomentosa, semecarpus Anacardium*) enthält zwischen der äußern, schwarzglänzenden, **herzförmigen,** harten Schale und dem mit einem dünnen braun-röthlichen Häutchen bekleideten, süßen Kerne, in einem Zell-Gewebe einen dicklichen schwärzlichten Saft, womit die Indianer ihre Wäsche unauslöschlich bezeichnen, und von einer Schärfe, daß Muttermäler damit weggebeizt werden können. Selten bekommen wir diese Früchte noch so frisch, daß dieser Saft noch etwas flüssig, von Honig-Weiche darin befindlich wäre; gewöhnlich ist er trocken. Von diesem wird zur homöopathischen Arznei-Bereitung ein Gran genommen und wie andre trockne Gewächs-Stoffe durch dreistündiges Reiben mit dreimal 100 Gran Milchzucker zur millionfachen Pulver-Verdünnung gebracht und von da weiter durch Auflösen, Verdünnen und Schütteln dessen Arzneikraft entwickelt und potenzirt.

Diese Frucht, so wie der Baum, der sie trägt, ist wohl von einem, der einen ähnlichen Namen, *Anacardium occidentale,* führt, zu unterscheiden, dessen Frucht **nierenförmig** ist, und den Arabern unbekannt war, die uns auf die Arzneikräfte jener herzförmig gestalteten Frucht zuerst aufmerksam machten, welche von ihnen *Balador* genannt ward.

Die letzten tausend Jahre war dieser so kräftige und heilsame Arzneistoff in gänzliche Vergessenheit gerathen, so wie mehre andre, deren das aufmerksamere Alterthum sich mit Nutzen bedient hatte.

Unter den Arabern führt die meisten Schriftsteller über den Nutzen des Anakardien-Saftes **Serapio** im Buche *de simplicibus*, C. 346. (enthalten in *Practica Serapionis, Venet. fol.* 1550.) an; aus **Aben Mesuai:** *est bonus corruptioni sensus et memoriae* – aus **Alchalahamen:** *proprietas ejus est, conferre relaxationi nervorum* (Lähmung) – aus **Bedigoras:** *removet oblivionem et acuit sensum* – aus **Abugerig:** *est bonus paralyticis et eis, quibus timetur adventus ejus.* Letzterer räth auch Behutsamkeit bei seinem Gebrauche: *commovet – baras et lepram et a postemata et fortassis occidit –* (*nocivus*) *juvenibus et cholericis.*

Fand sich bei der Wahl des Anacardiums nach dessen eigenthümlichen Symptomen auch ein oder der andere folgender Zustände, so war man der Richtigkeit seiner Wahl desto gewisser.

Hypochondrische, unheitere Stimmung; Muthlosigkeit; **Menschenscheu;** Aengstlichkeit; Befürchtung nahen Todes; Mangel an moralischem Gefühle (Verruchtheit, Gottlosigkeit, Unmenschlichkeit, Hartherzigkeit); Zustand, als habe er zwei Willen, von denen der eine rückgängig macht, wozu ihn der andere treibt; Gefühl, als sey der Geist ohne Zusammenhang mit dem Körper; Wüstheit des Kopfes; Pressender Kopfschmerz von der Schläfe nach dem Augen zu; Kopfschmerz im Hinterhaupte, von Fehltritten und starkem Geräusche; **Schwäche und Trübheit der Augen;** Netze und dunkle Flecken vor den Augen; Geschwulst, schmerzhafte, des äußeren Ohres; Jücken in den Ohren; Auslaufen der Ohren; Ohr-Brummen; Brausen in den Ohren; **Taubhörigkeit;** Nasenbluten; **Mund-Gestank,** ohne daß er es selbst merkt; Wasserzusammenlaufen im Munde; Mund-Geschmack stinkig; Arger Durst; Mangel an Appetit; Früh-Uebelkeit; Schwäche des Magens, schwere Verdauung; Druck in der Herzgrube, früh, beim Erwachen; Drücken in der Leber; Härte des Unterleibes; Blut beim Stuhle; Blutaderknoten am After, auch schmerzhafte; Jücken am After; Feuchten aus dem Mastdarme; Brennen in der Eichel, bei und nach dem Harnen; Unwillkürliche Erektionen bei Tage; Mangel an Genuß beim Beischlafe; Weißfluß mit Jücken und Wundheit; Trockenheits-Empfindung in der Nase; Verstopfung der Nase; Langwieriger Schnupfen und Schleim-Ausfluß aus der Nase; Husten-Auswurf; Röcheln in der Luftröhre, beim Liegen auf der Seite; Stechen und Schwere im Vorder-Arme; Spann-Schmerz und **Schwäche im Arme;** Zittern der rechten Hand; Brennen in den Fußsohlen; Liegen in den Gliedern, besonders in den Knieen; Zittrige Mattigkeit; Unreizbarkeit der Haut, durch Harze zum Jücken und Nässen erregt zu werden; Empfindlichkeit gegen Kälte und Zugluft; **Leicht-Verkältlichkeit;** Spät-Einschlafen; Aengstliche Träume; Frostigkeit; Schweiß im Sitzen.

Kampher und ätherischer Salpeter-Geist scheinen wenig antidotisch; dagegen ist Riechen an rohen Kaffee kräftig wirksam gegen den Zorn und die Heftigkeit von Anacardium.

Diejenigen Aerzte, welche außer mir zu nachstehenden reinen Wirkungen des Anacardiums ihre Beobachtungen beigetragen, sind: *Br. = Dr. Becher; Fz. = Dr. Franz; Gr. = Dr. Groß; Htn. = Dr. Hartmann; Hrm. = Dr. Herrmann; Lgh. = Dr. Langhammer; St. = Dr. Stapf.*

Anacardium

■ **Gemüt**

Traurigkeit. [CK 1]

Angst und Gefühl, wie von bevorstehendem Unglück (*Br.*). [CK 2]

Aengstlichkeit und Besorgniß, Abends, nach Heiterkeit am Tage (*Lgh.*). [CK 3]

Innerliche Angst, die ihn nicht ruhen ließ, er machte sich Gedanken über jede Kleinigkeit, als wenn ein großer Nachtheil daraus entspränge, mit Bekümmerniß über die Zukunft. [CK 4]

Beim Spazierengehen, im Stehen, Aengstlichkeit, als wenn Jemand hinter ihm käme; Alles um ihn her kam ihm verdächtig vor. [CK 5]

Aengstlich bei allen Handlungen; er sieht Alles ängstlicher und fürchterlicher an, glaubt immer von Feinden umgeben zu seyn, dann wird's ihm warm, und das Blut scheint in der Brust zu kochen (n. 7, 8 T.). [CK 6]

Aengstliche Besorgniß und tiefe Gedanken, beim Nachsinnen über sein jetziges und künftiges Schicksal (*Lgh.*). [CK 7]

Die Zukunft scheint ihm ganz gefährlich, als wenn ihm nichts, als Unglück und Gefahr drohe; Mißtrauen auf seine Kraft, und Verzagtheit. [CK 8]

Er ist mit der ganzen Welt entzwei und hat so wenig Vertrauen zu sich, daß er verzweifelt, das leisten zu können, was man von ihm verlangt. [CK 9]

Vormittags äußerst hypochondrisch, muthlos und verzagt, mit läppischem, unbeholfenen Wesen; alle Bewegungen sind äußerst ungeschickt und träge (n. 3 T.) (*Fz.*). [CK 10]

Aengstliche Bänglichkeit und Verdrießlichkeit (*Gr.*). [CK 11]

Aeußerst verdrießlich und übellaunig (*St.*). [CK 12]

Den ganzen Tag verdrießliche Laune; Alles, was ihn umgab, machte einen widrigen Eindruck auf ihn (*Lgh.*). [CK 13]

Düstere, ärgerliche Stimmung, mit Drang, in's Freie zu gehen (*Br.*). [CK 14]

Sehr verdrießlich und unaufgelegt, mit großer Empfindlichkeit gegen alle Beleidigungen. [CK 15]

Er nimmt Alles übel und wird heftig. [CK 16]

Hitzig und widersprechend (*Gr.*). [CK 17]

Auf geringe Beleidigung, jähzornig, in Thätlichkeit ausbrechend. [CK 18]

Unlust zu Allem. [CK 19]

Arbeitscheu; es graut ihm, das Geringste vorzunehmen, er hat an Nichts Gefallen (*St.*). [CK 20]

Nachmittags ist ihm besser zu Muthe, als Vormittags; er ist munterer und aufgelegter zur Arbeit, sobald die Schläfrigkeit nach Tische vorüber ist (n. 38 St.) (*Fz.*). [CK 21]

Sehr gleichgültig und gefühllos; weder angenehme noch unangenehme Gegenstände erregen seine Theilnahme; 8 Tage lang. [CK 22]

Allzu heitere Aufgeregtheit. [CK 23]

Er lacht, wenn er ernsthaft seyn soll. [CK 24]

Wird von einem Kitzel unter der Herzgrube bei sehr ernsthaften Gegenständen zum Lachen genöthigt; bei lächerlichen Dingen kann er sich dessen enthalten. [CK 25]

■ **Schwindel, Verstand und Gedächtnis**

Die Gedanken vergehen ihm (*St.*). [CK 26]

Große Gedächtnis-Schwäche; er wußte sich nicht mit der Sprache zu helfen. [CK 27]

Große Gedächtnis-Schwäche; er kann nichts behalten, und es entfällt ihm alles sogleich. [CK 28]

Schwer-Besinnlichkeit; es bleibt ihm gar nichts im Gedächtnisse, er hat zu wenig Gedanken und verliert seinen Gegenstand bald und unvermerkt (*Fz.*). [CK 29]

Das Gedächtniß ist früh ganz untauglich, besonders für einzelne Namen (*Fz.*). [CK 30]

Nachmittags Abnahme der Phantasie und des Gedächtnisses; er kann sich gar nicht besinnen (n. 5, 6 St.) (*Fz.*). [CK 31]

Nachmittags ist das Gedächtniß besser, als Vormittags, obschon es erst später giebt, was es sogleich geben sollte; doch wird ihm das Verstehen des Gelesenen sehr leicht, wenn er es auch nicht ganz behält (n. 3, 4. T.) (*Fz.*). [CK 32]

Vermehrung, Schärfung des Gedächtnisses; es fallen ihm die kleinsten Umstände aus längst vergangenen Zeiten bei, ohne Veranlassung, auch würde er jetzt gut auswendig lernen können, wenn ihn nicht andere zudringende Gedanken zerstreuten, die er jedoch mit leichter Mühe fesseln kann (n. 1 ½ St.) (*Fz.*). [CK 33]

Anacardium wirkt schwächend auf den Verstand (*Matthiolus*, in Commentar, in Dioscorid. M. M. L. V. Cap. V p. 985.). [CK 34]

Stumpfsinnigkeit mit Aengstlichkeit; er bemerkt kaum, was um ihn herum vorgeht. [CK 35]

Geist sehr befangen, als wenn Schnupfen kommen wollte. [CK 36]

Er kann nur über einen gegebenen Gegenstand nachdenken; aber von selbst fällt ihm nichts ein; er kann nicht frei von selbst auf etwas kommen. [CK 37]

Alles Geistige fällt ihm schwer, wie in einer Art Gedankenlosigkeit (*St.*). [CK 38]

Stumpfsinnigkeit, mit Eingenommenheit des Kopfes und Hinfälligkeit (*St.*). [CK 39]

Früh, nach gutem Schlafe, kann er nicht das Mindeste auffassen, er ist ganz wüst und leer im Kopfe (*Fz.*). [CK 40]

Vermehrte Phantasie; es fällt ihm immer etwas Anderes ein, dem zu folgen er genöthigt ist. [CK 41]

Abends, von 9–10 Uhr, Anfangs ungemein aufgeregte Phantasie und viel projektirende Ideen; er ist nicht im Stande, seine Aufmerksamkeit zu zügeln; aber nach und nach wird das Geistesorgan gänzlich abgestumpft, so daß er gar nichts mehr denkt (n. 16 St.) (*Fz.*). [CK 42]

Der Geist ist viel lebhafter, als vorher; er geht gern in scharfe Untersuchungen ein; aber jede Anstrengung dieser Art verursacht ihm reißend drückenden Kopfschmerz in der Stirn, den Schläfen und im Hinterhaupte (*Fz.*). [CK 43]

Einige Anstrengung des Geistes verursacht ihm gleich Zerschlagenheits-Gefühl im Gehirne. [CK 44]

Phantasie-Täuschung; es war ihm, als wenn er seinen Namen rufen hörte von der Stimme seiner (weit entfernten) Mutter und Schwester; dabei Unglück ahnendes Gefühl und Angst (*Br.*). [CK 45]

Melancholische Täuschung und Einbildung, als stände in der Nebenstube eine Bahre, worauf ein Freund oder er selbst liege. [CK 46]

Er verwechselt die Gegenwart mit der Zukunft. [CK 47]

Eingenommenheit, erst der linken und dann der rechten Kopfseite (*Gr.*). [CK 48]

Schmerzhaft dumpfe Kopf-Eingenommenheit, bei unrechter Lage im Bette (*Br.*). [CK 49]

Dumpfe, schmerzliche Eingenommenheit der Stirn bis zur Nasenwurzel herab (*Gr.*). [CK 50]

Früh, nach dem Aufstehen ist der Kopf so eingenommen und schwer, daß er ihn kaum tragen konnte; er mußte sich wieder legen. [CK 51]

Der Kopf ist ihm den ganzen Tag sehr schwer. [CK 52]

Düselig im Kopfe, wie nach geistigen Getränken. [CK 53]

Drehend im Kopfe (*Gr.*). [CK 54]

Schwindel, beim Bücken, wie ein Herumdrehen im Kreise (n. 13 St.) (*Lgh.*). [CK 55]

Schwindel, mit Schwarzwerden vor den Augen (*Gr.*). [CK 56]

Nach Spazierengehen, Nachmittags, starker Schwindel. [CK 57]

Im Gehen, Schwindel, als wären alle Gegenstände zu weit entfernt. [CK 58]

Schwindel, als schwankten alle Gegenstände, oder er selbst; er muß sich anhalten (d. 1. T.). [CK 59]

Schwindel, daß er beinahe hinfiel. [CK 60]

Betäubender, Schwindel erregender, drückender Schmerz am ganzen Kopfe, vorzüglich in der Stirn; er wollte während des Sitzens auf die linke Seite hinfallen (n. 2, 2½ St.) (*Lgh.*). [CK 61]

■ Kopf

Drücken im Kopfe von Zeit zu Zeit. [CK 62]

Druck rechts im Hinterhaupte (n. 3 St.) (*Hrm.*). [CK 63]

Jedesmal früh, beim Erwachen, Drücken in der Stirn, beim Gehen ärger, als würde das Gehirn erschüttert. [CK 64]

Mitten in der Stirn ein stumpfer Druck, der in langsamen, tiefer gehenden Absätzen sich vermehrt, und allmählig den ganzen Vorderkopf einnimmt, Abends (*Gr.*). [CK 65]

Starkes Pressen auf der rechten Seite der Stirn, nach außen zu (*Htn.*). [CK 66]

Heftiges **Drücken in der rechten Schläfe-Gegend** (*Htn. – Hrm.*). [CK 67]

Dumpfes Drücken aus dem rechten Stirnhügel heraus (*Gr.*). [CK 68]

Stumpfer **Druck, wie von einem Pflocke,** auf der linken Seite des Scheitels (*Gr.*). [CK 69]

Einwärts-Drücken an der linken Schläfe (*Gr.*). [CK 70]

Stumpfes Einwärts-Drücken hie und da, an kleinen Stellen des Kopfes (*Gr.*). [CK 71]

Einwärts-Drücken und Pressen in beiden Schläfen, mit anhaltender **Zusammenschnürung** des Oberhauptes, gegen Abend vergehend (*Gr.*). [CK 72]

Zusammen-Pressen und stumpfes Drücken unter dem linken Stirnhügel (*Gr.*). [CK 73]

Zusammen-Pressen in beiden Schläfen zugleich (*Gr.*). [CK 74]

Einschnürendes Kopfweh in der Stirn, bei höchst verdrießlicher Laune, von Stunde zu Stunde steigend, mit heftigem Wühlen, das durch starken Druck auf die Stirn auf Augenblicke gemildert wird; zuletzt nimmt der Schmerz den ganzen Kopf ein, mit schmerzhaftem Gefühle, als ginge ein straff gezogenes Band vom Nacken nach beiden Ohren hin; er muß sich legen, und die Schmerzen dauern von Nachmittag 5 Uhr bis zum nächsten Morgen (*Gr.*). [CK 75]

Heftiger Schmerz, wie eingeklemmt, in der rechten Stirnseite, besonders am äußern Augenhöhl-Rande (*Gr.*). [CK 76]

Drückend klemmendes Kopfweh im vordern Theile des Kopfes, mit einzelnen Rissen nach der Stirn (n. 24 St.) (*Br.*). [CK 77]

Reißender Druck in der linken Schläfe (*Hrm. Gr.*). [CK 78]

Reißende Kopfschmerzen bei angestrengter Arbeit (n. 4 T.) (*Fz.*). [CK 79]

Reißender Schmerz im Gehirn, gleich über der rechten Schläfe (*Hrm.*). [CK 80]

Reißen, das sich ganz unten, rechts im Hinterhaupte anfängt und bis zur Stirn fortsetzt (n. 35 St.) (*Hrm.*). [CK 81]

Wiederholtes Reißen in der rechten Seite des Kopfes, Gesichtes und Halses, und darauf sogleich Sausen vor dem linken Ohre (*Gr.*). [CK 82]

Wiederholtes Reißen im ganzen Kopfe, bei allgemeinem Schüttelfroste, Mißmuth und Unruhe, die sie an keinem Orte bleiben läßt; immer um den 3ten Tag zurückkehrend (*Gr.*). [CK 83]

Reißender Kopfschmerz im Hinterhaupte, in einzelnen, deutlich absetzenden Rissen, die sich bis in die eine Schläfe erstrecken (n. ½ St.) (*Fz.*). [CK 84]

Ruckweise Risse und reißende Schmerzen im Hinterhaupte und den Schläfen, am meisten beim Hinterbeugen des Kopfes (n. 2 St.) (*Fz.*). [CK 85]

Jählinge, scharfe, durchdringende und beißende Risse in der Schläfe, bis in's Gehirn (n. 3 St.) (*Fz.*). [CK 86]

Scharfe, drückende Risse in der linken Schläfe (*Fz.*). [CK 87]

Reißendes Stechen in der Stirne über dem rechten Auge (*Hrm.*). [CK 88]

Stechend zuckendes Reißen in der linken Schläfe (*Fz.*). [CK 89]

Scharfe Stiche durch die linke Kopfseite, bis tief in's Gehirn (*Gr.*). [CK 90]

Stumpfe, zitternde Stiche auf der linken Seite des Oberhauptes, als wenn es nur ansetzte und nicht dazu kommen könnte (*Gr.*). [CK 91]

Durch starke Stiche unterbrochnes Drücken in der rechten Seite des Kopfes (n. ¾ St.) (*Htn.*). [CK 92]

Kopfweh mit Stichen, in der linken Schläfe. [CK 93]

Mehrmals beim Einathmen ein langziehender Stich von der Schläfe bis an die Stirn (n. 5½ St.) (*Htn.*). [CK 94]

Zieh-Schmerz an der linken Kopf-Seite. [CK 95]

Ziehender Schmerz in der Stirne, im linken Scheitel und im Hinterhaupte (*Hrm.*). [CK 96]

Zucken in der linken Kopf-Seite, dicht vor dem Ohre herab, oft wiederholt (*Gr.*). [CK 97]

Einzelne, heftige Rucke, daß er laut schreien möchte, von hinten über die linke Seite des Oberkopfes und der Stirne (n. ½ St.) (*Gr.*). [CK 98]

Wühlender heftiger Kopfschmerz, Abends. [CK 99]

Schmerzliches, während starken äußeren Druckes (und während des Essens) gemildertes Wühlen in der rechten Hälfte des Vorderhauptes, besonders am Augenhöhl-Rande, mit unerträglichem Schmerz, als wäre ein lastender Körper darin eingezwängt; Abends im Bette, beim Liegen auf dem Arme mit der schmerzhaften Stelle nachlassend, und beim Einschlafen ganz vergehend (*Gr.*). [CK 100]

Klopfender Kopfschmerz. [CK 101]

Hitze im Kopfe. [CK 102]

Die Kopfschmerzen sind am ärgsten bei Bewegung (*Fz.*). [CK 103]

Aeußerliches Drücken an der Stirn, über dem linken Augenbrau-Bogen (n. 2 St.) (*Lgh.*). [CK 104]

Harter Druck in dem Winkel zwischen Stirn- und Nasenbeine (n. 3 T.) (*Hrm.*). [CK 105]

Auf dem Haarkopfe, heftiges Jücken. [CK 106]

Jücken an der Stirne. [CK 107]

Viele linsengroße Beulchen auf dem Haarkopfe, mit Wund-Schmerz beim Befühlen und Kratzen (*Lgh.*). [CK 108]

Unschmerzhafte Blüthchen mit rothem Hofe, oben an der linken Schläfe (n. 9 St.) (*Lgh.*). [CK 109]

■ **Augen**

Augen-Schmerzen, ohne Röthe. [CK 110]

In den Augen, Gefühl, als wenn zwischen dem Augapfel und dem oberen Lide etwas wäre, das eine Reibung verursachte (*Hrm.*). [CK 111]

Es scheint etwas zu reiben zwischen dem Augapfel und dem unteren Lide (*Gr.*). [CK 112]

Druck auf den Augäpfeln, von vorn nach hinten, oder von oben nach unten (*Hrm.*). [CK 113]

Druck unter dem linken äußern Augenwinkel (n. 2 St.) (*Hrm.*). [CK 114]

Druck, wie bei einem Gerstenkorne, im rechten innern Augenwinkel und den in der Nähe liegenden Augenlid-Knorpeln (*Hrm.*). [CK 115]

Starkes Drücken auf den Augen, besonders auf dem linken und im äußern Winkel desselben, bei langem Sehen auf einen Gegenstand (n.^{1}/$_2$ St.) (*Hrm.*). [CK 116]

Stumpfer **Druck, wie mit einem Pflocke,** auf dem Rande der rechten obern Augenhöhle, bis in das Gehirn dringend, mit Betäubung der ganzen Kopfseite (*Gr.*). [CK 117]

Schmerz, als würde ein Pflock unter dem obern Rande der Augenhöhlen eingedrückt und berührte den Augapfel (*Gr.*). [CK 118]

Rheumatisch reißender Schmerz im linken Auge (mehr in den Lidern), der sich bis in die Schläfe erstreckt (*Fz.*). [CK 119]

Früh, beim Gehen, Reißen in den Augäpfeln und Augenhöhlen (n. 24 St.) (*Fz.*). [CK 120]

Zucken in den Augenlidern, daß es ihm deuchtet, man müsse es sehen (*Gr.*). [CK 121]

Große Empfindlichkeit der Augen für das Licht. [CK 122]

Das Licht scheint Abends einen Hof um sich zu haben. [CK 123]

Die Flamme des Lichtes schien ihm zu flackern, und das Licht bald dunkler, bald heller zu brennen; bei starker Anstrengung des Gesichtes sah er aber, daß es ruhig brannte. [CK 124]

Oft Flimmern vor den Augen. [CK 125]

Verengerung der Pupillen (n. 14 St.) (*Lgh.*). [CK 126]

Die Pupille des rechten Auges verkleinerte sich auf kurze Zeit (n. 48 St.) (*Br.*). [CK 127]

Große Erweiterung der Pupillen (n. 13. 14. 19. St. Wechselwirkung) (*Lgh.*). [CK 128]

Kurzsichtigkeit; er kann in der Ferne gar nichts deutlich erkennen, während er alles deutlich sieht, was ihm nahe an das Gesicht gehalten wird (*Fz.*). [CK 129]

Sehr verminderte Kurzsichtigkeit (n. 48 St. Heilwirkung.) (*Lgh.*). [CK 130]

Trübheit der Augen, als wenn sie voll Wasser wären, was zum öfteren Blinken nöthigt, Abends (n. 16 St.) (*Htn.*). [CK 131]

■ Ohren

Ohrenzwang im rechten Ohrgange (*Gr.*). [CK 132]

Krampfhaft klammartiger Schmerz im äußern Gehörgange (*Htn.*). [CK 133]

Krampfhaft klammartiges Zusammenzieh-Gefühl in der linken Ohrmuschel (n.^{1}/$_2$ St.) (*Htn.*). [CK 134]

Krampfhaft klammartiges Zusammenziehen im linken Gehörgange, mit Druck gegen das Trommelfell (*Fz.*). [CK 135]

Druck-Schmerz auf das äußere Ohr. [CK 136]

Stöße, langsame, stumpfe, von beiden Seiten der Ohren und in ihren Höhlen, als wollten zwei eindringende stumpfe Pflöcke sich in der Mitte begegnen (*Gr.*). [CK 137]

Zucken im linken Ohrgange, in kurzen Absätzen und sehr empfindlich, als würde ein Nerv angezogen, oder wie elektrische Schläge (*Gr.*). [CK 138]

Zucken am äußeren Ohre. [CK 139]

Zieh-Schmerz hinter dem linken Ohre. [CK 140]

Schmerzhaftes Ziehen im linken innern Gehörgange (n.^{3}/$_4$ St.) (*Hrm.*). [CK 141]

Reißen im linken Ohre, den Backen herab. [CK 142]

Starkes Reißen am obern Rande des rechten Ohr-Knorpels (*Gr.*). [CK 143]

Reißend stechende, stumpfe Schmerzen in der Spitze der hintern Klappe des linken Ohres (*Gr.*). [CK 144]

Ungeheures stechende Reißen im linken äußern Ohre (n. 24 St.) (*Gr.*). [CK 145]

Heftige Stiche im linken Ohre. [CK 146]

Geschwür-Schmerz im Ohre, am meisten beim Schlingen. [CK 147]

Beim Zusammenbeißen der Zähne Schmerz im Ohre, wie von einem Geschwüre. [CK 148]

Im Ohrknorpel und dem innern Ohre, drückendes Reißen und Pochen, als ob etwas geschwürig werden wollte; beim Hineinbohren mit dem Finger ist es noch ärger und es entsteht ein Gefühl, als wenn sich im Gehörgange etwas vorgesetzt hätte (n. 10 St.) (*Fz.*). [CK 149]

Jücken in den Ohren und Auslaufen bräunlicher Materie. [CK 150]

Gefühl hinter den Ohren, als wollte es wund werden; er muß reiben (*Gr.*). [CK 151]

Brausen vor dem Ohre. [CK 152]

Sausen in den Ohren. [CK 153]

Klingen im rechten Ohre (*Gr.*). [CK 154]

Verstopftheits-Gefühl im linken Ohre, wie von Baumwolle; auch hörte er nicht so gut darauf, als auf dem andern (n. ^{1}/$_2$ St.) (*Hrm.*). [CK 155]

Er hörte zuweilen so schwach, daß er nicht bemerkte, wenn Jemand mit Geräusch die Thür öffnete; oft aber auch so scharf, daß er den Gang der Leute auf dem Vorsaale durch doppelte Thüren vernahm (n. 54 St.) (*Br.*). [CK 156]

■ Nase

In der Nase, ein kurzer Schmerz, wie von allzu großer Kälte zu entstehen pflegt, so daß ihm die Augen thränen. [CK 157]

Zusammenziehender Schmerz im vordern Theile der Nase, wie von großer Kälte, unter Thränen der Augen. [CK 158]

Zerschlagenheits-Gefühl in der linken Seite der Nase, wie im Knochen (*Gr.*). [CK 159]

Eiterblüthchen mit rothem Hofe am Winkel des rechten Nasenflügels (*Lgh.*). [CK 160]

Rothe Eiter-Pustel an der Scheidewand im rechten Nasenloche, mit Wund-Schmerz bei Berührung (*Hrm.*). [CK 161]

Bluten aus der Nase, nach starkem Schnauben. [CK 162]

Geruchs-Täuschung, als röche er angezündeten Schwamm, früh beim Aufstehen. [CK 163]

Steter Geruch vor der Nase, wie Tauben- oder Hühner-Mist, vorzüglich wenn er seine Kleider oder seinen Körper anriecht (n. 2 St.) (*Fz.*). [CK 164]

Der Geruch scheint fast ganz verschwunden zu seyn, obgleich die Nase nicht verstopft ist (n. 5 St.) (*Hrm.*). [CK 165]

■ **Gesicht**

Im Gesichte, in der Mitte der Wangen, stumpfes Drücken, als wäre die Stelle mit einer Zange gefaßt (*Gr.*). [CK 166]

Tauber Druck auf dem linken Wangenbeine (*Gr.*). [CK 167]

Ziehender Schmerz am rechten Wangenbeine (*Hrm.*). [CK 168]

Angegriffenes, hohläugiges Aussehn, mit blauen Rändern um die Augen, mehre Tage hindurch (bald n. d. Einnehmen.) (*St.*). [CK 169]

Blässe des Gesichtes, ohne Kälte (sogleich.) (*Br.*). [CK 170]

Große Blässe des Gesichtes bald nach dem Einnehmen (*St.*). [CK 171]

Blasse, kranke, elende Gesichtsfarbe, ohne daß sie sich übrigens übel befindet. [CK 172]

Trockne Hitze im Gesichte und am ganzen Kopfe, mit Eingenommenheit des Kopfes und blassem Aussehen; er ist dabei heiß anzufühlen, was er jedoch selbst nicht findet (*St.*). [CK 173]

Weißschuppige Flechte am rechten Backen, nahe bei der Oberlippe (n. 4 St.) (*Lgh.*). [CK 174]

Jücken an der Stirne. [CK 175]

Harte, rothe Eiter-Blüthchen an der Stirn und im Winkel des linken Nasenflügels, mit wundartigem Schmerz, mehre Wochen lang (*St.*). [CK 176]

Um den Mund, rauhe, schabige, flechtenartige Haut mit kriebelndem Jücken (*Gr.*). [CK 177]

An den Lippen und Mundwinkeln, Trockenheit. [CK 178]

Brennende Trockenheit der äußern Lippen-Ränder, fast wie von Pfeffer (*St.*). [CK 179]

Am Kinne, äußerlich, Brennen, und an der linken Seite desselben von unter her, ein stumpfes Drücken (*Gr.*). [CK 180]

Brennen zwischen Unterlippe und Kinn, wie nach Schaben mit einem stumpfen Rasir-Messer (*Gr.*). [CK 181]

Eiterung und Schmerzhaftigkeit einer Stelle unter dem Kinne, wo vor 2 Jahren ein Blutschwär war (*Gr.*). [CK 182]

im Unterkiefer, öfterer Zieh-Schmerz, besonders Abends. [CK 183]

Reißen im rechten Aste des Unterkiefers, öfters wiederholt (*Gr.*). [CK 184]

Einzelne Risse im Kiefer-Gelenke (n. 42 St.) (*Fz.*). [CK 185]

■ **Mund und innerer Hals**

Zahnfleisch-Geschwulst. [CK 186]

Bluten des Zahnfleisches bei geringem Reiben. [CK 187]

Zahn-Schmerz in einem unteren Spitzzahne, als wenn man darin gestochert hätte, durch Berührung mit der Zunge und die freie Luft verschlimmert (d. 2. T.) (*Br.*). [CK 188]

Zahn-Schmerz, wenn er etwas Warmes in den Mund nimmt, einzelne Rucke darin, übrigens mehr drückend als ziehend. [CK 189]

Zieh-Schmerz im Zahnfleische und den Wurzeln der untern linken Backzähne (*Hrm.*). [CK 190]

Klammartiges Ziehen in der rechten untern Zahnreihe, bis an das Ohr hinauf (bald n. d. Einnehmen.) (*Gr.*). [CK 191]

Spannender Zieh-Schmerz in einem hohlen Backzahne, bis gegen das Ohr hinauf, mehre Tage, Abends 10 Uhr (*St.*). [CK 192]

Reißen in allen Zähnen, in Absätzen wiederkehrend (*Gr.*). [CK 193]

Im Munde schmerzhafte Bläschen. [CK 194]

Die Zunge ist weiß und rauh, wie ein Reibeisen (n. 3 St.) (*Lgh.*). [CK 195]

Schwere der Zunge, und Gefühl, wie geschwollen, daß er nicht weiter reden kann. [CK 196]

Beim Sprechen fallen ihm manche Worte so schwer, gleich als wenn die Zunge zu schwer wäre. [CK 197]

Die Sprache ist Nachmittags derber und fester, als Vormittags. [CK 198]

Der Hals deuchtet ihm roh und wund. [CK 199]

Scharrig im Halse (*Gr. – St.*). [CK 200]

Drücken im Hals-Grübchen (*Gr.*). [CK 201]

Trockenheit im Halse, die durch Essen vergeht, Vormittags (*Fz.*). [CK 202]

Schleim, der fest und zäh ist, kömmt in den Rachen, und legt sich zugleich vor die hintern Nasen-Oeffnungen (n. 1 St.) (*Fz.*). [CK 203]

Bittere Trockenheit im Munde und Halse. [CK 204]

Bitterer Mund-Geschmack nach dem Tabak-Rauchen. [CK 205]

Der Rauchtabak beißt nur und schmeckt nicht. [CK 206]

Es schmeckt ihm Alles wie Heringslake. [CK 207]

Fader, fauler Geschmack der Speisen, auch im Munde für sich. [CK 208]

Schaler Geschmack des Bieres. [CK 209]

■ **Magen**

Ekel gegen mehre sonst willkommene Speisen, daß er sich hätte erbrechen mögen. [CK 210]

Das Mittags-Mahl genießt er nur, weil es eben Essens-Zeit ist, ohne eben hungrig zu seyn, mit vielem Wohlgeschmacke, doch ist das Brod ihm etwas bitter (*Fz.*). [CK 211]

Steter Durst; doch benimmt es ihm den Athem beim Schlingen des Getränkes, und er muß daher beim Trinken immer absetzen. [CK 212]

Zuweilen heftiger Hunger, zuweilen gar kein Appetit zum Essen. [CK 213]

Starker Appetit, und nach dem Essen, Drücken und Brechübelkeit im Magen, selbst ohne Bewegung. [CK 214]

Während des Mittag-Essens verschwinden fast alle Beschwerden; 2 Stunden nachher beginnen sie von neuem (*Gr.*). [CK 215]

Nach dem Mittag-Essen, Hitze im Gesichte, mit Zusammenfluß süßlichen Speichels im Munde und heftigem Durste (*Fz.*). [CK 216]

Nach dem Essen, Hitze im Gesichte und Hinfälligkeit (*St.*). [CK 217]

Jedesmal nach dem Essen, Schüttern in der Herzgrube, bei jedem Tritte. [CK 218]

Nach dem Essen, Drücken und Spannen in der Herzgrube, jedes Mal. [CK 219]

Während des Essens, absetzendes stumpfes Drücken über und neben der Herzgrube (*Gr.*). [CK 220]

Nach dem Essen, Drücken am Magen. [CK 221]

Nach dem Essen, Drücken im Magen, mit Gefühl von äußerster Ermattung und Hinfälligkeit, bei großem Durste (n. 3½ St.) (*Fz.*). [CK 222]

Nach geringem Frühstücke, Druck in der Magengegend, nach dem Unterleibe zu, als hätte er zu viel gegessen. [CK 223]

Gleich nach dem Mittag-Essen, Aufgetriebenheit des Leibes, als hätte er zu viel gegessen (*Gr.*). [CK 224]

Nach dem Essen, Umgehn im Leibe, wie von einer Purganz. [CK 225]

Nach dem Essen, Drängen zum Stuhl und Noththun, mehr in den obern Därmen. [CK 226]

Nach dem Essen, hypochondrische Niedergeschlagenheit; es preßt im Unterleibe heran und er fühlt sich äußerst schwach am Körper und Geiste (n. 6 St.) (*Fz. – St.*). [CK 227]

Nach Tische, während des Stehens, ganz hinfällig in den Knieen, dabei schläfrig und unaufgelegt zu jeder Verrichtung (*Fz.*). [CK 228]

Nach dem Essen, schläfrig und unaufgelegt zur Arbeit. [CK 229]

Nach dem Mittag-Essen, unwiderstehlicher Hang zum Schlafen (*Htn.*). [CK 230]

Nach Tische Hüsteln, das den Hals angreift, als wenn er roh wäre (n. 3½ T.) (*Fz.*). [CK 231]

Nach dem Essen, Rauhheit im Halse, mit tiefem Tone der Stimme (*Fz.*). [CK 232]

Nach dem Essen, Aufstoßen, welches im Halse brennt. [CK 233]

Aufstoßen, nach Getränken und flüssigen Genüssen. [CK 234]

Leeres Aufstoßen, früh (*Gr.*). [CK 235]

Aufstoßen mit krampfhaftem Schmerze im Magen. [CK 236]

Schlucksen (*Fz.*). [CK 237]

Aufsteigen von Feuchtigkeit in den Mund, an der er sich verschlückert, öfters wiederholt (*Gr.*). [CK 238]

Es kömmt ihm eine Menge Flüssigkeit in den Mund und Rachen, welche ein Uebelkeits-Gefühl auf der Brust verursachte (*Fz.*). [CK 239]

Sood-Brennen, nach Suppe, wie saure Luft im Schlunde, zusammenziehender Empfindung. [CK 240]

Heraufbrennen aus dem Magen, bis in den Hals. [CK 241]

Uebelkeit, früh, mit Nüchternheits-Gefühl im Magen. [CK 242]

Früh, starke Uebelkeit. [CK 243]

Gegen Abend, starke Uebelkeit, beständiges Wasserzusammenlaufen im Munde, und endlich

Erbrechen, mit nachfolgender starker Säure im Munde. [CK 244]

Uebelkeit (mit Brechwürgen) im Schlunde, nach Trinken kalten Wassers bald wieder zurückkehrend, mit Erbrechen desselben unter Schmerz, als würde der Schlund durch einen großen Ball auseinandergepreßt. [CK 245]

Sehr wabblicht in der Herzgrube, außer der Essens-Zeit, mit Bangigkeit, wie von Verrenkung, doch ohne eigentliche Brech-Uebelkeit, bei gutem Mund-Geschmacke und guter Eßlust. [CK 246]

Erst, wie nüchtern in der Herzgrube, dann Drücken im Magen den ganzen Tag, und (wie verhinderter) Abgang von Blähungen von oben nach unten, bei Mangel an Appetit. [CK 247]

Magen-Drücken von Nachdenken und Kopf-Anstrengung. [CK 248]

Langsam absetzendes, empfindliches stumpfes Drücken in der Herzgrube (*Gr.*). [CK 249]

Drückend ziehender Schmerz unter der Herzgrube, im Gehen (n. 10 ½ St.) (*Fz.*). [CK 250]

Beim Gehen im Freien, weicher Druck mit Ziehen in der Herzgrube, welcher nach dem Essen verschwindet (n. 12 St.) (*Fz.*). [CK 251]

Zusammenziehender heftiger Magen-Schmerz, durch Bücken erleichtert, durch Heben des Armes aber und beim Wenden des Körpers sehr verschlimmert. [CK 252]

Stechen in der Herzgruben-Gegend, links, beim Einathmen und Gehen vermehrt, und bei erneutem Gehen wieder beginnend (*Gr.*). [CK 253]

Scharfe Stiche in der Herzgruben-Gegend, und wie von da nach dem Kreuze durch (*Gr.*). [CK 254]

Beim Einathmen starke Stiche in der Herzgrube. [CK 255]

Beim Ein- und Ausathmen, zusammenpressende, schmerzhafte Nadelstiche in der Herzgrube, in keiner Lage, noch durch Berührung vergehend (n. 4 St.) (*Lgh.*). [CK 256]

Schneiden in der Herzgruben-Gegend (*Gr.*). [CK 257]

Gluckern und Gähren in der Herzgrube (*Gr.*). [CK 258]

■   Abdomen

In den Hypochondern, bald rechts, bald links, Stechen beim Einathmen (*Gr.*). [CK 259]

Im linken Hypochonder, Stiche. [CK 260]

Stumpfe Stiche in der Milz-Gegend, theils wie in der Brust, theils wie in der Bauchhöhle (*Hrm.*). [CK 261]

In der Leber-Gegend, Drücken, eine Stunde nach dem Essen. [CK 262]

Um den Nabel, Schmerz, als würde **ein stumpfer Pflock** in die Eingeweide **eingedrückt** (*Gr.*). [CK 263]

Stumpfer Druck gleich unterhalb des Nabels, beim Aufdrücken und Einathmen verschlimmert, bald nach dem Essen (*Gr.*). [CK 264]

Drücken in der Nabel-Gegend, als wenn sich da etwas Hartes gebildet hätte, mit Gefühl beim Athmen und Sprechen, und besonders beim Husten, als wollte der Bauch zerspringen; beim Darauffühlen schmerzte es, wie Drücken und Spannen. [CK 265]

Harter Druck auf einer kleinen Stelle über und unter dem Nabel, und in der linken Bauchseite (*Hrm.*). [CK 266]

Stöße, wie von einem stumpfen Werkzeuge, rechts neben dem Nabel (n. 6 St.) (*Gr.*). [CK 267]

Stiche, die sehr empfindlich und stumpf sind, links neben dem Nabel (*Gr.*). [CK 268]

Absetzende, stumpfe Stiche auf dem Nabel (*Gr.*). [CK 269]

Stumpfe Stiche in der Bauchhöhle, unweit des Nabels (*Hrm.*). [CK 270]

Stumpfe, tiefdrückende Stiche an den linken Spitzen der Darmbeine (*Gr.*). [CK 271]

Empfindliches, scharfes Stechen, daß er zusammenfährt, rechts über dem Nabel (*Gr.*). [CK 272]

Einzelne starke Stiche an den linken Spitzen im Unterbauche. [CK 273]

Es zuckt ihm plötzlich wellenförmig, wie ein Blitz in den Unterleib herab (*Gr.*). [CK 274]

Ein schneller Schnitt, rechts im Unterleibe. [CK 275]

Schneidendes Kneipen im Unterleibe, wie von Blähungen, oder von Verkältung, mit Stuhldrang (n. 4 u. 22 St.) (*Lgh.*). [CK 276]

Mehr schneidende, als kneipende Kolik-Anfälle, wenn Blähungen sich im Unterleibe versetzen. [CK 277]

Kneipen und Klemmen im Unterleibe (n. 12 St.) (*Fz.*). [CK 278]

Klemmender Schmerz im Unterbauche, wie in den Gedärmen (n. 7 St.) (*Hrm.*). [CK 279]

Kneipendes Zusammenziehen auf einer kleinen Stelle links neben dem Nabel, beim Einathmen (n. ½ St.) (*Htn.*). [CK 280]

Schmerz, als wenn sich im Unterleibe etwas zusammenwickelte, mit Pressen darnach (n. 32 St.) (*Lgh.*). [CK 281]

Die Eingeweide schmerzen, wie krampfhaft verkürzt, beim Zurückbiegen, Vormittags. [CK 282]

Aeußerlich, an der rechten Bauchseite, unter den kurzen Ribben, taktmäßiges, brennendes Nadelstechen (*Gr.*). [CK 283]

In den Muskeln der linken Bauchseite, gleich unter den kurzen Ribben, flüchtige, kurze Stiche (*Gr.*). [CK 284]

Im Schaamberge, Reißen. [CK 285]

Ueber dem Bauchringe, absetzendes, dumpfes, Herausdrücken (*Gr.*). [CK 286]

Immerwährendes Knurren im Unterleibe, besonders in der Nabelgegend. [CK 287]

Immerwährendes Knurren und Kneipen im Bauche (*Gr. – Hrm.*). [CK 288]

■ Rektum

Stuhl-Drang, öfters des Tages, ohne dass er etwas los werden kann, viele Tage. [CK 289]

Anregung zum Stuhle, täglich 3 mal; es that ihm Noth, und wenn er sich dazu setzte, war stets der Trieb weg; der Mastdarm that seine Schuldigkeit nicht, und er mußte, so weich auch der Koth war, doch sehr drücken. [CK 290]

Nöthigung zum Stuhle, ohne daß er etwas verrichten kann; es ist ihm, als wäre im Mastdarm alles eingepfropft (*Fz.*). [CK 291]

Steter Drang zum Stuhle, und, da die Ausleerung nicht gleich erfolgt, ein schmerzhaftes Drehen und Winden in den Gedärmen, quer durch den Unterleib (*Htn.*). [CK 292]

Täglich 2, 3 Stühle gewöhnlicher Art, die aber jedes Mal schwierig abgingen. [CK 293]

Er mußte oft zu Stuhle, es ging aber immer wenig auf einmal; erst weicher, dann harter Koth. [CK 294]

Stuhl von ganz blasser Farbe (n. 48 St.). [CK 295]

Durchfall wässerichten Stuhles, oft und doch mit viel Anstrengung. [CK 296]

Beim Stuhlgange, Kneipen im Unterbauche (n. 1/2 St.) (*Hrm.*). [CK 297]

Bei und besonders nach der Stuhl-Ausleerung, stumpfer, durch Einathmen vermehrter Druck in den Bauch-Muskeln, gleich unterhalb des Nabels (*Gr.*). [CK 298]

Nach dem Stuhlgange, Gähnen und Aufstoßen. [CK 299]

Im After, öfteres Jücken. [CK 300]

Die Aderknoten am After werden kleiner und schmerzen nicht mehr, außer beim Anfange des Gehens wund (Heilwirkung.). [CK 301]

■ Harnwege

In der Harnröhre Jücken. [CK 302]

Steter Reiz zum Harnen. [CK 303]

Oefteres Drängen zum Harnen und wenig Urin-Abgang (d. ersten 4 St.) (*Lgh.*). [CK 304]

Er muß Nachts zum Harnen aufstehen, und kann zur gewohnten Zeit doch wieder harnen (*Gr.*). [CK 305]

Früh, nüchtern, öfteres Lassen wasserhellen Urins (*Gr.*). [CK 306]

Oefteres Lassen wasserhellen Harnes in geringerer Menge (*St.*). [CK 307]

Der Harn ist gleich beim Lassen trübe, setzt einen schmuzigen Satz ab und bekömmt beim Umschütteln Lehmfarbe (*Hrm.*). [CK 308]

■ Geschlechtsorgane

Längs der Ruthe, Schmerz, wie ein Schnitt. [CK 309]

Am Hodensacke anhaltendes wohllüstiges Jücken, das den Geschlechtstrieb erregt (n. 2 St.). [CK 310]

Geschlechtstrieb, früh nach dem Erwachen, mit Anschwellung der Ruthe (*Htn.*). [CK 311]

Arger Geschlechtstrieb. [CK 312]

Unaufregbarkeit des Geschlechtstriebes (d. ersten 10 Tage.). [CK 313]

Ausfluß von Vorsteherdrüsen-Saft bei schwerem Stuhlgange. [CK 314]

Bei gutem Stuhle, Abgang von Prostata-Saft. [CK 315]

Abgang von Vorsteherdrüsen-Saft nach Harnen. [CK 316]

Samenergießung, Nachts, ohne geile Träume (n. 27 St.) (*Lgh.*). [CK 317]

Nach Beischlaf, Jücken am After. [CK 318]

■ Atemwege und Brust

Niesen (*Gr.*). [CK 319]

Verstopfung hinten in der Nase, wie durch vielen Schleim (*Fz.*). [CK 320]

Stock-Schnupfen. [CK 321]

Heftiger Schnupfen, von vierwöchentlicher Dauer. [CK 322]

Starker Schnupfen, Abends (n. 48 St.) (*Fz.*). [CK 323]

Arger Schnupfen, mit Schnupfen-Fieber; sie konnte sich nicht erwärmen, bei Hitze im Kopfe und Eiskälte der Hände und Füße, im warmen Zimmer; darauf trockne Hitze, Flechsen der Beine wie zu kurz, Wadenklamm und Unruhe am Herzen (d. 8. T.). [CK 324]

Nach öfterem Niesen, heftigster Fließ-Schnupfen, mit Augen-Thränen. [CK 325]

Rauh im Halse. [CK 326]

Rauh im Halse, nach dem Essen, mit tiefem Tone der Stimme (*Fz.*). [CK 327]

Hüsteln nach dem Essen, das den Hals angreift, als wenn er roh wäre (n. 3 T.) (*Fz.*). [CK 328]

Arger Husten nach dem Essen, mit Wegbrechen des Genossenen. [CK 329]

Husten, fast bloß die Nacht, und stärker am Tage. [CK 330]

Mehre Nächte, stärkerer Husten, als am Tage. [CK 331]

Nacht-Husten, mit Kratzen im Halse. [CK 332]

Früh-Husten. [CK 333]

Schon früh um 4 Uhr, und sonst mehrmals des Tages, angreifende Husten-Schauer, Stunden lang (n. 14 T). [CK 334]

Abends, im Bette, angreifender Husten, der das Blut nach dem Kopfe treibt. [CK 335]

Husten, mit Schmerz im Hinterkopfe. [CK 336]

Husten, bei dem es in der Stirn oder in der Kopfseite sticht. [CK 337]

Beim Husten und tief Athmen, Druckschmerz oben auf dem Scheitel. [CK 338]

Husten, mit Gähnen nach dem Anfalle. [CK 339]

Husten, mit (meist vergeblichem) Reiz zum Niesen. [CK 340]

Husten, der mit Kriebeln in der Luftröhre und mit Erstickung anfängt. [CK 341]

Periodische Husten-Anfälle, doch nur am Tage, daß er ganz außer Athem kömmt; alle 3, 4 Stunden. [CK 342]

Erschütternde Husten-Anfälle, wie von Keichhusten, von jedem Sprechen erregt. [CK 343]

Erschütternder Husten, der ihn (Nachts) nicht schlafen läßt. [CK 344]

Kurzer Husten, meist Nachmittags, mit Auswurf einer aneinanderhängenden graugelben Masse. [CK 345]

Kurzer Husten mit Eiter-Auswurf. [CK 346]

Er hustet Blut aus (d. 4. T.). [CK 347]

Athem kurz; es dämpft ihn in der Gegend des Brustbeins. [CK 348]

Kurz-Aethmigkeit, vorzüglich nach dem Essen und auch im Sitzen. [CK 349]

Engbrüstigkeit, Brustbeengung (n. 10 St.). [CK 350]

Brust-Beklemmung mit Weinen, das dieselbe erleichtert. [CK 351]

Beklemmung auf der Brust, mit innerlicher Angst und Hitze. [CK 352]

Beängstigung in der Gegend des Brustbeins, ohne Schmerz, als wenn er nicht im Zimmer bleiben könnte, sondern hinaus in die freie Luft und sehr thätig seyn müßte. [CK 353]

Unruhe in der Brust, wie am Herzen, vorzüglich Vormittags (d. 4. T.). [CK 354]

Beklemmung auf der Brust beim Ausathmen, mit Drücken vorn auf dem Brustbeine (n. 1½ St.) (*Fz.*). [CK 355]

Drücken auf der Brust, wie Beklemmung, nach der Gegend der Achselhöhlen hin, mit erschwertem Athem (n. 24 St.) (*Hrm.*). [CK 356]

Vorzüglich im Sitzen, Drücken auf der Brust, mit Vollheit, dessen er sich gern durch Erbrechen entledigen möchte (n. 10 St.) (*Hrm.*). [CK 357]

Druck über der rechten Brustwarze, nach innen zu (*Hrm.*). [CK 358]

Schneller Druck auf dem Brustbeine, wie von einem Schlage, beim Einschlummern am Tage. [CK 359]

Plötzlicher schneller Druck in der rechten Brustseite, nah an der Achsel, den er zugleich auf der entgegengesetzten Seite am Rücken fühlt, ohne Bezug auf das Athmen. [CK 360]

Stumpfes Drücken, oben am rechten Rande des Brustbeines (*Gr.*). [CK 361]

Dumpfes **Drücken, wie von einem Pflocke,** in der rechten Brustseite (*Gr.*). [CK 362]

Wellenförmiges Ziehen in der linken Brustseite (*Gr.*). [CK 363]

Wundheits- und Rohheits-Gefühl in der Brust, durch Einathmen vermehrt (sogleich.) (*Gr.*). [CK 364]

Empfindung eines wunden Fleckes in der Brust, unterm Brustbeine. [CK 365]

Reißen, mit etwas Drücken, an der linken Brustseite bis gegen das Herz herauf, als wollte es die ganze Seite zertrümmern, besonders beim Gebücktsitzen (n. 10 St.) (*Fz.*). [CK 366]

Einzelne starke Stiche in der Brust. [CK 367]

Arges Stechen, oben in der linken Brust, wovor sie lange nicht vom Sitze aufstehen konnte; darauf wie eine drückende Last an der Stelle. [CK 368]

Stumpfe Stiche in der linken Brustseite, eine Hand breit unter der Achselhöhle (*Gr.*). [CK 369]

Scharfe, pulsirende Stiche in der Brust, oberhalb des Herzens (n. 80 St.) (*Gr.*). [CK 370]

In der Herz-Gegend, ein Stich, Nachts, beim Ein-athmen. [CK 371]

Durch und durch fahrende Stiche am Herzen, jedes Mal zwei kurz auf einander folgende (*Fz.*). [CK 372]

In den Muskeln der Brust, Zieh-Schmerz. [CK 373]

Zuckende Empfindung im Brustmuskel, bei Bewegung des Armes. [CK 374]

Aeußerlich, an den linken falschen Ribben, ein zuschnürender Nadelstich (n. 4 St.) (*Lgh.*). [CK 375]

Fressend jückende Nadelstiche an der letzten falschen Ribbe (*Hrm.*). [CK 376]

Jücken auf der Brust. [CK 377]

■ **Rücken und äußerer Hals**

Im Kreuze, grobes Stechen (*Gr.*). [CK 378]

Im Rücken, beim Aufrichten im Sitzen, Steifheits-Schmerz, der beim Krummsitzen vergeht. [CK 379]

Rechts neben dem Rückgrate, im Schulterblatte, Schmerz, wie von anhaltendem Krummsitzen (*Gr.*). [CK 380]

Klammartiger Druck unter und neben den Schulterblättern, nach innen zu (n. ½ St.) (*Hrm.*). [CK 381]

Starker, stechender Druck dicht unter dem linken Schulterblatte, ohne Bezug auf Athmen (n. 1½ St.) (*Htn.*). [CK 382]

Scharfes Stechen in der äußern Seite des linken Schulterblattes (*Gr.*). [CK 383]

Reißende Stiche neben dem rechten Schulterblatte, nach außen (*Hrm.*). [CK 384]

Stumpfe Stiche im linken Schulterblatte, die langsam wiederkehren und ein Reißen nach allen Seiten hin verbreiten (*Gr.*). [CK 385]

Schmerzhaftes Reißen zwischen den Schulterblättern (*Htn.*). [CK 386]

Kriebeln in den Schulterblättern, wie von Eingeschlafenheit oder von Ameisen (*Gr.*). [CK 387]

Zerschlagenheits-Schmerz, öfters, im rechten Schulterblatte und Oberarme, daß sie den Arm kaum heben kann (*Gr.*). [CK 388]

Aeußerliche feine und stumpfe Stöße, in kurzen Absätzen, an der rechten äußern Fläche des linken Schulterblattes (*Gr.*). [CK 389]

Knacken im Schulterblatte, beim Heben des Armes. [CK 390]

In den Nacken-Wirbeln, Knacken, beim Bücken. [CK 391]

Steifheit des Genickes. [CK 392]

Steifigkeit in den Nacken-Muskeln, mit dehnendem Schmerze, vorzüglich beim schnellen Bewegen des Kopfes nach Stillhalten desselben; bei steter Bewegung weniger (n. 52 St.) (*Br.*). [CK 393]

Zwei Tage nach einander, früh beim Erwachen, Steifigkeits-Schmerz des Nackens auf der rechten Seite, wo er gelegen hatte, bei der mindesten Bewegung, und vorzüglich beim Drehen des Kopfes nach der schmerzhaften Seite (n. 4, 5 T.) (*Htn.*). [CK 394]

Beim Erwachen, Steifheit und drückendes Spannen im Nacken, im Hinterkopfe und zwischen den Schulterblättern, in Ruhe und Bewegung. [CK 395]

Auf der linken Seite des Nackens, dicht am Hinterhaupte, klemmender Steifheits-Schmerz, in der Ruhe, und die Bewegung des Kopfes nicht hindernd, noch dadurch vermehrt (n. 2 St.) (*Htn.*). [CK 396]

Stumpfes, absetzendes **Drücken, wie von einer schweren Last,** auf der rechten Seite des Nackens und auf der linken Schulter-Höhe, wie im Knochen (*Gr.*). [CK 397]

Rheumatisches Ziehen über den Nacken herab (*Fz.*). [CK 398]

Am Halse, zu beiden Seiten neben dem Kehlkopfe, harter Druck, der zuweilen das Schlingen erschwert (n. 2 St.) (*Hrm.*). [CK 399]

Schneller, stumpfer Druck, wie von einer Last, an der linken Seite des Halses (*Gr.*). [CK 400]

Langsam absetzendes Drücken in dem Winkel zwischen dem Halse und der Schulter-Höhe der linken Seite (*Gr.*). [CK 401]

Stechen, wie mit Nadeln, äußerlich, bald hie, bald da, am Halse (*Gr.*). [CK 402]

Absetzende, pochende Nadelstiche nahe am Halse und an der linken Brustseite (n. 3½ St.) (*Lgh.*). [CK 403]

Oefteres Jücken am Halse (*Fz.*). [CK 404]

■ **Extremitäten**

In beiden Achselgruben, kitzelndes Jücken, das zum Reiben nöthigt (n. ¼ St.) (*Gr.*). [CK 405]

Kitzelndes Stechen, wie von Nadeln, unter den Achseln; von Reiben vergehend (*Gr.*). [CK 406]

In den Armen, beim Ausstrecken und Dehnen, empfindliches, schneidendes Spannen von den Gelenken an, die Muskeln der Beuge-Seiten herab, und beim Zurückbiegen derselben, in den Gelenken, besonders den Achseln, ein Knacken, mit Schmerz, als wären die Arme ausgerenkt (*Gr.*). [CK 407]

Einschlafen des linken Armes (*Gr.*). [CK 408]

Druck im rechten Arme, wie in den Muskeln und Knochen zugleich, mit Müdigkeit darin (*Hrm.*). [CK 409]

Reißen und Ziehen im linken Arme. [CK 410]

Im rechten Oberarme, von der Achsel bis zur Ellenbogenbeuge, rheumatisch ziehender Schmerz, mit Steifheits-Gefühl im Arme (*Fz.*). [CK 411]

(Krampfhaft) drückender Schmerz in den Muskeln der Ober-Arme, beim Gehen im Freien und Abends im Sitzen (*Lgh.*). [CK 412]

Stumpfes Drücken, wie Mucken, am linken Oberarme, fast wie in der Knochenröhre, sehr empfindlich und absetzend (*Gr.*). [CK 413]

Schmerzliches Rucken am linken Oberarme, oberhalb der Ellenbogenbeuge (*Gr.*). [CK 414]

Schläge, wie mit einem schweren Körper, **sehr empfindlich**, auf der **Mitte des linken Oberarmes** (sogleich.) (*Gr.*). [CK 415]

Blüthchen mit rothem Hofe und Eiter an der Spitze, unten am Oberarme, mit schmerzhaftem, zum Kratzen reizenden Jücken bei Bewegung des Armes (n. 12 St.) (*Lgh.*). [CK 416]

In der Ellenbogen-Beuge des linken Armes, Drücken, welches den Arm wie schwer herabzieht, und die Bewegung desselben erschwert, beim Gehen im Freien (n. 13 St.) (*Fz.*). [CK 417]

In den Vorderarmen, bald hier, bald da, kurzes, **schmerzliches Einwärtsdrücken** (alsobald) (*Gr.*). [CK 418]

Drückender Schmerz in den Muskeln des rechten Vorder-Armes, beim Schreiben (n. 13 St.) (*Lgh.*). [CK 419]

Drückendes Kratzen auf dem Vorderarm-Knochen, in der Ruhe (*Fz.*). [CK 420]

Klammartiger Druck am linken Vorderarme, bei Berührung heftiger, und bei Bewegung zu reißendem Drucke erhöht (*Hrm.*). [CK 421]

Drückendes Ziehen auf der obern Fläche des linken Vorder-Armes (alsobald.) (*Gr.*). [CK 422]

Klammartiges Ziehen im rechten Vorderarme, vom Handgelenke nach dem Ellenbogen hin (*Gr.*). [CK 423]

Klammartiges Zucken im ganzen Umfange des Vorderarmes, eine Hand breit über dem linken Handgelenke (sogleich.). [CK 424]

Klammähnlicher heftiger Schmerz im linken Vorderarme und dem Handrücken, ohne Bezug auf Bewegung, Nachts im Bette (*Gr.*). [CK 425]

In der Handwurzel, Zucken in den Beuge-Flechsen. [CK 426]

In der Handfläche, einfacher Schmerz bei Bewegung derselben (*Gr.*). [CK 427]

Klamm-Schmerz in den Gelenken der rechten Hand, wo sich die Mittelhand-Knochen an die Fingerglieder anfügen (n. ½ St.) (*Hrm.*). [CK 428]

Klamm-Schmerz in den Gelenken der linken Hand, wo der Zeigefinger mit dem Mittelhand-Knochen sich vereint (*Gr.*). [CK 429]

Klammartiges Ziehen in der Hand, in der Gegend des Mittelhandknochens des kleinen Fingers (*Hrm.*). [CK 430]

Klammartig zuckender, stumpfer Schmerz in den vordern Enden der Mittelhand-Knochen, ohne Bezug auf Bewegung (*Gr.*). [CK 431]

Absetzender, stumpfstechender Klamm-Schmerz auf dem äußern Rande der linken Hand, wo sich der kleine Finger mit seinem Mittelhand-Knochen verbindet (*Gr.*). [CK 432]

Krampfhaftes Zusammenziehen in der linken Hand, daß sie die Finger nicht gerade machen kann (*Gr.*). [CK 433]

Verrenkungs-Schmerz im Mittelhand-Knochen des kleinen rechten Fingers. [CK 434]

Schmerzliches Mucken zwischen dem Mittelhand-Knochen des linken Zeige- und Mittelfingers, gleich hinter den Knöcheln (*Gr.*). [CK 435]

Starkes Schneiden am Mittelhand-Knochen des rechten Zeigefingers (*Htn.*). [CK 436]

Ein drückend krampfhafter Schmerz in den Muskeln quer über den Rücken der linken Hand (n. ½ St.) (*Lgh.*). [CK 437]

Drückendes Reißen auf dem Handrücken (n. 9 St.) (*Fz.*). [CK 438]

Nadelstechen auf dem linken Handrücken (*Gr.*). [CK 439]

Ein starker, langer, schmerzhaft reißender Stich im Ballen der rechten Hand (*Htn.*). [CK 440]

Scharfes, brennendes Stechen auf dem äußern Rande der linken Hand, wo sich der kleine Finger mit dem Mittelhand-Knochen vereint (n. 36 St.) (*Gr.*). [CK 441]

Starkes **Trockenheits-Gefühl der Hände.** [CK 442]

Trockne, heiße Hände. [CK 443]

Jückendes Stechen am äußern Knöchel der rechten Hand, das erst nach längerem, starken Rothkratzen vergeht (*Gr.*). [CK 444]

Nach **nächtlichem Jücken in der hohlen Hand und zwischen den Fingern, wogegen starkes Reiben wohlthat,** ohne es zu mindern, entsteht ein Blüthchen an der Seite des linken Zeigefingers, das sich den folgenden Tag öffnet und dann vergeht (*Gr.*). [CK 445]

Warzen über die ganzen Hände, selbst in den Handtellern. [CK 446]

In den Fingern der linken Hand, **klammartiges Zucken** nach dem Takte des Pulses, in den hintersten Gliedern (*Gr.*). [CK 447]

Absetzender Klamm-Schmerz in den hintersten Gelenken des rechten Daumens und Zeigefingers (*Hrm.*). [CK 448]

Zusammenziehender Stich-Schmerz in den Muskeln des linken Daumens, durch Bewegung und Berührung vergehend (n. 2 St.) (*Lgh.*). [CK 449]

Reißen im kleinen Finger, öfters wiederholt (*Gr.*). [CK 450]

Wiederholtes Reißen im rechten Daumen, bis zum Ellenbogen herauf, wie bei Entstehung eines Finger-Geschwüres. [CK 451]

Taubheit der Finger. [CK 452]

Trockenheits-Empfindung an den Fingern und Händen. [CK 453]

Kitzelndes Jücken im kleinen Finger, Abends nach dem Niederlegen, nur durch starkes Reiben und Drücken gemäßigt, indem es nicht im Muskel-Fleische, sondern tiefer zu sitzen scheint (*Gr.*). [CK 454]

Eiterblüthchen am Zeigefinger mit rothem Hofe und stechendem, wohllüstigen Jücken, das sich in die ganze hohle Hand verbreitet; nach Drücken und Pressen, wozu das Jücken nöthigt, rothe und weiße Lymphe, und später entsteht ein Schorf, unter dem sich ein Eiterpfropf bildet; Abends entsteht ziehender Wundheits-Schmerz daran, und das Geschwür dauert 8 Tage (*Gr.*). [CK 455]

Im Hüft-Gelenke des rechten Beines, bei einer Bewegung im Sitzen, lautes Knacken (*Gr.*). [CK 456]

Verrenkungs- und Zerschlagenheits-Schmerz über der rechten Hüfte, beim Aufstehen vom Sitze, und anhaltend; auch beim Bewegen des Rumpfes im Sitzen; das Aufstehen ist dann unerträglich und er muß vorwärts gebückt gehen. [CK 457]

In den Beinen, hier und da, nach einem Spaziergange, Ziehen, Druck und Schwere-Gefühl, welches letztere durch Ausstrecken des Fußes sich mindert (*Hrm.*). [CK 458]

Unruhe in den Beinen, beim Sitzen, hinab und herauflaufend, an einzelnen Stellen schmerzliche Eindrücke machend, beim Gehen verschwindend und beim Sitzen wiederkehrend (sogleich.) (*Gr.*). [CK 459]

In den Oberschenkeln empfindliches (spitzig) **stumpfes Drücken, zuweilen in taktmäßigen Absätzen** (*Gr.*). [CK 460]

Stumpfer **Druck, wie von einem Pflocke,** in den Gesäß-Muskeln des linken Oberschenkels (*Gr.*). [CK 461]

Klammartiger Druck im linken Oberschenkel, vorn und hinten (*Hrm.*). [CK 462]

Heftiger Druck in der Mitte der äußern Seite des rechten Oberschenkels, bei jedem Pulsschlage, und stets mit einem starken Stiche (n. 10 ½ St.) (*Htn.*). [CK 463]

Zuckendes Drücken an der Inseite des rechten Oberschenkels (*Gr.*). [CK 464]

Leises Zucken und Ziehen in den Oberschenkeln, besonders um die Kniee und in denselben, wie nach einer weiten Fußreise, mit schmerzlicher Unruhe, gleich einem zitternden Beben, im Sitzen (n. ¾ St.) (*Gr.*). [CK 465]

Zieh-Schmerz an der äußern Seite des rechten Oberschenkels herab (*Gr.*). [CK 466]

Reißendes Zusammenziehen (Klemmen) an der Außenseite des linken Oberschenkels auf einer kleinen Stelle, mit nachfolgendem Unterköthigkeits-Schmerze (n. 11 St.) (*Fz.*). [CK 467]

Dumpfer Schmerz im linken Oberschenkel, gleich über dem Knie (*Gr.*). [CK 468]

Bohrender Stich in den Muskeln des rechten Oberschenkels, vorn unten (n. 10 St.) (*Lgh.*). [CK 469]

Brennendes Jücken an den Oberschenkeln, Abends. [CK 470]

Brennendes Nadelstechen, das zum Kratzen reizt, hie und da in den Muskeln der Oberschenkel (*Gr.*). [CK 471]

Jückendes Stechen am linken Oberschenkel, das nach Reiben vergeht (*Gr.*). [CK 472]

In den Knieen, so wie in den Muskeln ober- und unterhalb derselben, die heftigste Schmerzhaftigkeit nach langem Bücken (*Gr.*). [CK 473]

Im Knie, an der innern Seite, Drücken, beim Gehen (*Fz.*). [CK 474]

Drücken und Ziehen an der Inseite des Kniees, beim Gehen (*Fz.*). [CK 475]

Stumpfdrückendes Ziehen an der innern Fläche des rechten Kniees, beim Sitzen (*Gr.*). [CK 476]

Zieh-Schmerz im rechten Knie, wie unter der Kniescheibe, durch keine Lage verändert (n. 1 ½ St.) (*Htn.*). [CK 477]

Schmerzliches Ziehen im linken Knie, beim Biegen desselben (im Sitzen); beim Ausstrecken vergehend (*Gr.*). [CK 478]

Zieh-Schmerz oberhalb der Kniee, im Sitzen, was im Gehen sich als bloße Schwäche zeigt (n. ½ St.) (*Gr.*). [CK 479]

Grobes Stechen im rechten Knie (*Gr.*). [CK 480]

Stumpfe Stiche oder Stöße, gleich unterhalb des rechten Kniees, beim Auftreten mit dem Fuße (*Gr.*). [CK 481]

Wund brennender Schmerz, wie geschabt, an der Außenseite des linken Kniees (*Gr.*). [CK 482]

Stumpfer Wund-Schmerz oberhalb des Kniees beim Hochheben der Füße, mit schmerzlichem Schwäche-Gefühl um die Kniee, und klammartigem Schwäche-Gefühl um die Kniee, und klammartigem Kneipen zwischen der Kniekehle und Wade (*Gr.*). [CK 483]

Schmerzloses Schwäche-Gefühl oberhalb der Kniee, im Gehen, mit schmerzlichem Wehthun im Sitzen, wie nach starker Ermüdung der Beine (n. ½ St.) (*Gr.*). [CK 484]

Schmerzliche Unruhe um die Kniee, mit Gefühl von Steifheit, als wären diese Theile umwickelt oder eingespannt, **im Sitzen** (*Gr.*). [CK 485]

Wie Lähmung in den Knieen, mit Steifheit und großer Mattigkeit, daß er kaum gehen kann. [CK 486]

Jückender Ausschlag um die Kniee, bis zu den Waden. [CK 487]

In den Unterschenkeln, im Sitzen, Unruhe, als wäre alles lebendig darin und bewegte sich drehend in die Füße herab, die ihm schwer schienen und fast, als wenn sie einschlafen wollten (*Gr.*). [CK 488]

Schwere in den Unterschenkeln. [CK 489]

Ziehen in den Unterschenkeln herab, sehr oft, im Sitzen (*Gr.*). [CK 490]

Stumpfes, taubes Ziehen in den Unterschenkeln (*Gr.*). [CK 491]

Schmerzhaftes Ziehen in der Schienbein-Röhre (n. ¾ St.) (*Hrm.*). [CK 492]

Rheumatisch ziehendes Drücken am Unterschenkel, quer über das Schienbein, bloß im Gehen, beim Strecken des Schenkels (*Fz.*). [CK 493]

Drückend stichartiger Schmerz, zuweilen mit Bohren in der Schienbein-Röhre und in den Unterschenkel-Muskeln (*Lgh.*). [CK 494]

Drückender Schmerz auf der linken Schienbein-Röhre im Sitzen, mit Unruhe des ganzen Gliedes, welche beim Heranziehen des Schenkels nachläßt (*Fz.*). [CK 495]

Reißender Druck an der vordern Fläche des Schienbeines, gleich über dem Fuß-Gelenke (*Gr.*). [CK 496]

Klammartiger Druck an beiden Waden, mehr nach außen, nach dem Schienbeine hin (n. 3 T.) (*Hrm.*). [CK 497]

Waden-Klamm, beim Gehen. [CK 498]

Schmerzliches Strammen in der linken Wade (*Gr.*). [CK 499]

Spann-Schmerz in der Wade, beim Gehen, als wären die Muskeln zu kurz, auch im Liegen, Nachts, bei Schlaflosigkeit. [CK 500]

Klammartiges, absetzendes Ziehen in den Unterschenkeln von den Fersen bis in die Waden hinauf (*Hrm.*). [CK 501]

Zucken, höchst empfindlich und kurz absetzend, wie elektrische Schläge, im linken Schienbeine, gleich über dem Fußknöchel (*Gr.*). [CK 502]

Wellenförmiges Zucken hie und da **in den Unterschenkeln** (im Sitzen) (*Gr.*). [CK 503]

Oefteres Pulsiren und Zucken in den Muskeln der Unterschenkel (*Fz.*). [CK 504]

Stumpfe Stiche, die sehr empfindlich sind, ganz oberflächlich am Schienbeine, über dem Gelenke des rechten Fußes (*Gr.*). [CK 505]

Wund brennender Schmerz im Unterschenkel, oberhalb der Ferse (*Gr.*). [CK 506]

Brennschmerz auf einer kleinen Stelle in der Mitte des Unterschenkels, vorn und mehr nach außen zu (*Gr.*). [CK 507]

Brennen, wie von glühenden Funken, an den Unterschenkeln. [CK 508]

Im Fuß-Gelenke des linken Beines, **Schmerz beim Auftreten, als hätte sie sich den Fuß vertreten.** [CK 509]

Ziehschmerz im Fuß-Gelenke, wenn er sich setzt (n. 32 St.) (*Fz.*). [CK 510]

Ziehen über die äußern Knöchel herab, im Stehen, mit Schmerzhaftigkeit der Fußsohlen, daß ihm das Stehen sehr sauer wird (*Gr.*). [CK 511]

Krampfhaftes Krummziehen der rechten Fußsohle (*Gr.*). [CK 512]

Stumpfes absetzendes Drücken am innern Rande der Fußsohle (*Gr.*). [CK 513]

Klammartiger Druck an der linken Ferse (n. 30 St.) (*Hrm.*). [CK 514]

Reißend wühlender Schmerz in der Ferse, früh im Bette. [CK 515]

Schmerzliches inneres Rucken auf dem Rücken des Fußes (*Gr.*). [CK 516]

Stechen, wie mit Nadeln, auf dem linken Fußrücken (*Gr.*). [CK 517]

Brennen auf den Fußsohlen beim Sitzen (*Gr.*). [CK 518]

Kälte der Füße, früh. [CK 519]

Beim Gehen werden die vorher warmen Füße empfindlich kalt, und die kalten Füße noch kälter. [CK 520]

Kratziges Jücken, als würde er mit einem wollenen Tuche gerieben, auf dem Fußrücken (n. 6 St.) (*Fz.*). [CK 521]

Von den Zehen bis an den Fußrücken, krampfhaft ziehende und reißende Schmerzen (*Fz.*). [CK 522]

Reißen, während des Stehens, quer durch die Wurzeln der Zehen, bei Bewegung derselben vergehend (n. 5 St.) (*Fz.*). [CK 523]

Wiederholtes Reißen in der großen Zehe (*Fz.*). [CK 524]

Empfindliches, absetzendes Rucken in der rechten großen Zehe (*Fz.*). [CK 525]

■ Allgemeines und Haut

Die Haut des Körpers ist unempfindlich gegen jückende Reize. [CK 526]

Allgemeines wohllüstiges Jücken über den ganzen Körper, das sich durch Kratzen immer weiter verbreitet. [CK 527]

Hie und da, an mehren Stellen, ein nicht jückender Reiz zum Kratzen, der hierauf sogleich verschwindet (*Gr.*). [CK 528]

Fressend stechendes Jücken, hie und da am Körper, besonders auf dem Rücken und den Oberschenkeln, mit Reiz zum Kratzen, wonach es nur auf kurze Zeit vergeht (*Hrm.*). [CK 529]

Brenn-Gefühl, hie und da auf der Haut, das zum Kratzen reizt und dadurch vergeht (*Gr.*). [CK 530]

Abends im Bette, Hitze in der Haut des ganzen Körpers, mit brennendem Jücken und Gereiztheit der Haut, wie durch vieles Kratzen entsteht; nach demselben brennt es noch ärger. [CK 531]

Brennendes Jücken an den leidenden Stellen, durch Kratzen verschlimmert. [CK 532]

Brennen und Stechen an der ehedem jückenden Schwinde. [CK 533]

Schmerz, wie Blutschwär, in den leidenden Theilen; er darf nicht daran rühren. [CK 534]

Stiche, äußerlich an mehren Stellen des Körpers, z.B. an den Brustmuskeln, der Stirn, der Handwurzel u.s.w. [CK 535]

Ziehende und drückende Schmerzen, fast in allen Theilen des Körpers. [CK 536]

(Jeder Theil, den er unbewegt liegen läßt, schläft ihm ein.) [CK 537]

Die Zufälle setzen immer 1, 2 Tage aus, und halten dann wieder ein paar Tage an, so daß in ihrem Verlaufe etwas Periodisches nicht zu verkennen ist (*Gr.*). [CK 538]

Im Sitzen ist es ihm wohl, aber Stehen verursacht ein unruhiges Wesen in den Untergliedern, als wenn sie herangezogen werden müßten, mit Aengstlichkeit (*Fz.*). [CK 539]

Bei ruhigem Sitzen fühlt er in den locker aufliegenden Armen, ja im ganzen Körper, das Schlagen des Pulses (nach einiger körperlicher Anstrengung) (*Gr.*). [CK 540]

Allgemeines Weh im Innern des ganzen Körpers. [CK 541]

Alle Flechsen des Körpers thun so weh, daß er nicht gehen kann, und beim Auftreten zusammensinken muß. [CK 542]

Früh im Bette, beim ruhig Liegen, Zerschlagenheit aller Gelenke, mit Steifigkeit des Nackens und des Kreuzes, und Kopfweh in der Stirn und den Schläfen, was sich alles beim Aufstehen mindert. [CK 543]

In Absätzen wiederholtes Reißen durch Arme und Beine zugleich (*Gr.*). [CK 544]

Schwere im linken Arme und Beine, beim Gehen. [CK 545]

Von Klavier-Spielen wird es ihm schwer und voll im Körper. [CK 546]

Sie wird mager, ohne sich unwohl zu befinden. [CK 547]

Matt und hinfällig; das Gehen wird ihm Anfangs sauer und die Füße sind schwer; bei fortgesetztem Gehen mindert sich dieß Mattigkeits-Gefühl und es wird ihm wohler (*St.*). [CK 548]

Mattigkeit im Körper; er will sich immer legen oder setzen. [CK 549]

Höchste Mattigkeit, daß er kaum die Hände bewegen kann; er zittert bei jeder Bewegung. [CK 550]

Sehr matt beim Treppensteigen. [CK 551]

Auf einer kleinen Fußreise wird er so hinfällig, daß er kaum fort kann, und sich lange nachher (im Sitzen) nicht wieder zu erholen vermag (*Gr.*). [CK 552]

Nach einem kleinen Fußgange, der ihm sehr sauer wurde, so hinfällig, müde und abgespannt, daß er sich gleich sitzen muß und lieber liegen möchte, wobei ihm Auflegen des Kopfes und Schließen der Augen sehr wohl deuchtet (*Gr.*). [CK 553]

Alle Bewegungen verrichtet er mit größerem Nachdruck und stärkerer Ausdauer; die Muskeln ziehen sich weit kräftiger zusammen, aber die

Bewegungen sind wie bei allzustraffen Fasern, oder wie aus Mangel an Feuchtigkeit in den Gelenken (n. 1 St.) (*Fz.*). [CK 554]

Lähmung an einzelnen Theilen (*Matthiolus*, a.a.O. – *Dacosta*, a.a.O.). [CK 555]

Lechzender, schmachtender Zustand, wie Lähmung, als sollte er zusammensinken, nach einer kleinen Fußreise, Nachmittags; Abends fühlt er in starkem Gehen, wobei er schwitzt, nichts von Müdigkeit (d. 6. T.) (*Gr.*). [CK 556]

Beim Stehen, Haltlosigkeit in den Beinen; beim Sitzen schmerzliche Schwäche in den Füßen (*Gr.*). [CK 557]

Müdigkeit der Glieder, wie von vielem Gehen, und Schläfrigkeit, wie von großer Schwäche (n. 9 St.) (*Lgh.*). [CK 558]

■ **Schlaf, Träume und nächtliche Beschwerden**

Abends zeitiger, als sonst, müde und schläfrig, und früh möchte er immer schlafen und nicht aus dem Bette; auch nach dem Mittagessen treibt es ihn zum Schlafe (*Gr.*). [CK 559]

Nachmittags, beim Sitzen und Lesen, Schläfrigkeit und Mattigkeit, als ob er sich durch Geistes- oder Körper-Arbeiten allzusehr angestrengt hätte (n. 3 St.) (*Lgh.*). [CK 560]

Nach dem Mittags-Schlafe, anhaltende Trägheit; er kann kaum die Glieder bewegen und es verdrießt ihn, zu sprechen (*Htn.*). [CK 561]

Schlaf, Nachts, unruhig, mit öfterem Umherwerfen; er lag mit dem Kopfe bald zu hoch, bald zu tief, was ihm eine dumpfe Eingenommenheit des Kopfes verursachte (*Br.*). [CK 562]

Vor Unruhe kann er kaum eine Nacht um die andere etwas schlafen. [CK 563]

Nachts, schlaflos, bis früh 2 Uhr; er mußte sich stets rum und num wenden (d. 2te Nacht.). [CK 564]

Leiser Schlaf, mit öfterem Erwachen. [CK 565]

Er wacht Nachts zu halben Stunden, und schläft in den Zwischenzeiten gut und erquickend. [CK 566]

Fester Schlaf bis Vormittags 9 Uhr (d. lste Nacht.). [CK 567]

Nachts, sehr fester, tiefer Schlaf, und früh kaum zu ermuntern. [CK 568]

Schlummer, Tag und Nacht, bei großer Hitze und Durst, mit heiß anzufühlender Haut und Murren und Wimmern im Schlafe. [CK 569]

Er liegt stets in betäubtem Schlummer ohne Träume, und ist nach dem Erwachen ganz dumm, oft heiß anzufühlen, mit rothen Backen und kalter Stirne, obschon er über Hitze im Kopfe klagt; dabei arger Durst und wund schmerzende Trockenheit im Halse. [CK 570]

Er liegt Tag und Nacht, ohne zu schlafen, bloß in Träumen, voll ängstlich zu besorgender Tages-Geschäfte. [CK 571]

Traum, er solle predigen, ohne memorirt zu haben, daher ängstliches Nachsinnen, ohne mit der Sache zu Stande kommen zu können (*Gr.*). [CK 572]

Sehr lebhafte Träume voll Besonnenheit und Anstrengung des Geistes, daher beim Erwachen Zerschlagenheits-Kopfschmerz. [CK 573]

Lebhafte Träume, Nachts, die ihm im Tage vorkamen, als wäre es ihm wirklich im Wachen geschehen; die ersten Tage, als wäre es längst, die folgenden aber, als wäre es erst kurz zuvor geschehen. [CK 574]

Lebhafte Träume von alten Begebenheiten. [CK 575]

Die Träume sind Nachts mit Gegenständen seiner projektirenden Ideen gemischt (*Fz.*). [CK 576]

Träume von Feuer, bei sonst gutem Schlummer (*Gr.*). [CK 577]

Aengstliche Träume von Feuersbrunst (*Br.*). [CK 578]

Traum, er röche Schwamm- und Schwefel-Geruch, und beim Erwachen fortdauernde Täuschung, als röche er denselben wirklich. [CK 579]

Er träumt, im Gesichte voll weißer, häßlicher Blattern zu seyn (n. 21 St.) (*Lgh.*). [CK 580]

Sie träumt von ekelhaften Krankheiten Anderer. [CK 581]

Träume von Leichen, von einer nahen Gruft oder einem jähen Abhange. [CK 582]

Aengstliche Träume voll Gefahr. [CK 583]

Er schreit ängstlich im Schlafe. [CK 584]

Abends im Bette, während des Wachens, Zusammenfahren, wie durch Schreck (n. 15, 16 St.) (*Lgh.*). [CK 585]

Früh, nach dem Erwachen, treibt ihn Aengstlichkeit aus dem Bette. [CK 586]

Nachts, im Bette, Verlängerung der Zähne mit drückendem Schmerze. [CK 587]

Arges Ziehen im Unterleibe und den Gliedern, mit Brennen hinterher, dann beim Befühlen Schmerz in den Knochen, daß sie davor nicht schlafen konnte. [CK 588]

Durchfall Nachts, und darauf Leib-Verstopfung. [CK 589]

Er kann Nachts nicht lange auf einer Seite liegen, weil ihn dann die Arme wie zerschlagen schmerzen (*Gr.*). [CK 590]

Wadenklamm, Nachts. [CK 591]

Zucken mit Mund und Fingern im Schlafe. [CK 592]

■ Fieber, Frost, Schweiß und Puls

Nach dem Mittags-Schlafe, mehrminütlicher Frost (d. 1. T.). [CK 593]

Oft, augenblickliches Gefühl, als wollte ihn frieren (*Gr.*). [CK 594]

Anhaltendes Frieren, selbst in der warmen Stube (*Gr.*). [CK 595]

Die freie Luft ist ihm zuwider und zu rauh. [CK 596]

Frostigkeit mit Appetitlosigkeit (*Gr.*). [CK 597]

Früh, ein paar Stunden, Frieren in den Gliedern, daß er zittert (*Gr.*). [CK 598]

Frost-Zittern am ganzen Körper, nur in der Sonne ist ihm warm (*Gr.*). [CK 599]

Es überläuft sie zu wiederholten Malen eiskalt (*Gr.*). [CK 600]

Frost-Gefühl an Händen und Füßen (*Fz.*). [CK 601]

Frost-Schauder über den ganzen Körper, als hätte er sich im Nassen erkältet (*Lgh.*). [CK 602]

Fieberschauder am ganzen Körper, mit Hitze im Gesichte, ohne Durst, in allen Lagen (n. 1½ St.) (*Lgh.*). [CK 603]

Fieberschauder über den ganzen Rücken, wie von Begießung mit kaltem Wasser (*Lgh.*). [CK 604]

Nachmittags, große fieberhafte Unruhe, wie beim Schnupfen, und Mattigkeit, mit Zittrigkeit in den Gliedern (*Fz.*). [CK 605]

Hitz-Gefühl und Hitze im Gesichte und den Handtellern, ohne Durst (*Fz.*). [CK 606]

Nachmittags schnell vorübergehende Hitze im Gesichte und dem Gehirne, mit Backenröthe (n. 8 St.) (*Fz.*). [CK 607]

Alle Nachmittage um 4 Uhr, Gesichtshitze, mit Uebelkeit und Schwere im ganzen Körper; sie muß sich legen; von Essen wird es besser. [CK 608]

Er klagt große Hitze, ohne daß er heiß anzufühlen ist (n. 10 T.). [CK 609]

Sehr heiß am ganzen Leibe, und doch klagt er über Frost. [CK 610]

Heiße Handflächen, bei kalten Handrücken. [CK 611]

Abends, nach dem Essen, schnell über das Gesicht sich verbreitende Hitze, ohne Durst und ohne Frost (n. 12 St.), nach einer halben Stunde mit Durst (*Lgh.*). [CK 612]

Aeußere Hitze mit großem Durste und dürren verbrannten Lippen. [CK 613]

Vorzüglich die Nacht große Hitze mit heftigem Durste, ohne Schweiß, daß er es nicht aushalten kann. [CK 614]

Am Obertheile des Körpers, große Hitze, mit Durst und Schweiß, bei ganz heißem Athem; doch klagt er über Frost, und es schüttelt ihn; die ehemals schweißigen Füße sind kalt. [CK 615]

Abends, zweistündige innere Hitze, mit kühlem Schweiße über und über, vorzüglich am Kopfe, bei kurzem Athem, Durst, und Mattigkeit im Unterleibe und in den Knieen, zum Umsinken. [CK 616]

Bei offenen Fenstern duftet er über den ganzen Körper, bei Durst nach Milch (*Htn.*). [CK 617]

Abends, bei offenen Fenstern, warmer Schweiß über den Bauch, den Rücken und die Stirne, bei mäßiger Wärme über den übrigen Körper (n. 12 St.) (*Htn.*). [CK 618]

Klebriger Schweiß in den Handtellern, am stärksten in der linken Hand (*Htn.*). [CK 619]

Oefteres Erwachen aus dem Schlafe, mit allgemeinem Schweiße (n. 19 St.) (*Lgh.*). [CK 620]

Nacht-Schweiße. [CK 621]

Er schwitzt Nachts auf der Brust und dem Unterleibe. [CK 622]

Angustura vera

Angustura (Cortex Angusturae, oder Augusturae) [RAL VI (1827), S. 27–52]

(Die Rinde eines südamerikanischen Baums, Bonplandia trifoliata genannt, wird am besten in solchen Stücken zum Arzneigebrauche gewählt, welche etwa eine Linie dick, wenig gebogen, an der äußern, erhabnen Fläche mit einem graulicht weißen, leicht abzuschabenden, feinen Ueberzuge bedeckt, mit feinen Querfurchen bezogen, an der innern, hohlen Fläche hellbräunlich gelb, leicht brüchig und auf dem Bruche zimmtfarbig und porös sind, von widerlich gewürzhaftem Geruche und durchdringendem, etwas hitzigem, gewürzhaft bitterm Geschmacke, wovon das Pulver dem Rhabarberpulver an Farbe beikömmt; der Absud soll von aufgelösetem Eisenvitriole nicht niedergeschlagen werden. – Funfzig Gran dieses Pulvers werden mit 100 Tropfen Weingeist zur Tinktur, ohne Wärme, ausgezogen, zum Arzneigebrauche, nach gehöriger Verdünnung.)

Viele Jahre lang hat man sich über eine dieser ächten Angustura-Rinde im Handel untergeschobene falsche Rinde, welche sehr gefährliche und giftige Wirkungen äußere, öffentlich beschwert, und viele Jahre lang den Baum nicht nennen können, von welchem diese unächte Rinde abstammen sollte.

Jetzt nennt man die Brucea ferruginea als den Baum, von welchem diese falsche, verdächtige Rinde genommen werde; sie soll, nach chemischer Untersuchung, dasselbe Alkaloid liefern, als die Krähenaugen, die Ignazbohne u.s.w.

Indessen besitzt die oben beschriebene, ächte Angustura-Rinde ebenfalls eine ungemein große Arzneikraft, so daß, wenn man sie auch unmittelbar von dem Baume, Bonplandia trifoliata auf St. Thomas del Angustura in Südamerika erhält, wie doch jetzt wohl ohne Zweifel geschieht, sie doch ohne gehörige Mäßigung der Gabe und im ungeeigneten Falle, ebenfalls, wie jede sehr kräftige Arznei, großen Schaden anrichten muß. Auch sie würde und müßte, wenn, wie in *F. A. G. Emmert's* Curgeschichte (*Hufel.* Journ. 1815. Aug. S. 75.) von einem Absude von 5 Unzen (angeblich unächter) Angustura-Rinde zu 5 Unzen Flüssigkeit eingedickt, ein sechstehalbjähriger Knabe 3 Eßlöffel voll, wie dort, einzunehmen bekäme, eine so unvernünftige Gabe, welche ungefähr 1½ Unzen Angustura-Kraft enthält, unter sehr ähnlichen, fürchterlichen Symptomen dem Knaben (auch wohl einem Erwachsenen), ebenfalls binnen ein Paar Stunden, den Tod geben, wie man an jener Stelle mit Schauder liest.

In gedachter Tödtungs-Geschichte, von *Emmert* beschrieben, erfolgte bei dem Knaben:

Zittern, welches bald in heftige Krämpfe überging (n. ½ St.).

Bei Berührung des Arms vom Arzte, beim Pulsfühlen, entstand plötzlich Starrkrampf.

Die Augenlider öffneten sich weit.

Die Augen waren starr, hervortretend und unbeweglich.

Kinnbackenverschließung mit weiter Oeffnung der Lippen, so daß die vordern Zähne ganz entblößt waren.

Anspannung der einzelnen Gesichtsmuskeln.

Die Gliedmaßen waren auf das stärkste ausgestreckt, steif und starr.

Das Rückgrat war mit dem Kopfe gewaltig rückwärts gezogen.

Der Rumpf ward von Zeit zu Zeit durch einheftiges Zucken, längs des Rückens, wie durch elektrische Schläge erschüttert und etwas in die Höhe gehoben.

Wangen und Lippen wurden blau.

Der Athem aussetzend.

Nach dem sechsminütlichen Anfalle athmete der Knabe mit vieler Anstrengung, schnaubend, mit Bläue der Backen und Lippen.

Großes, öfteres Verlangen nach Kaffee.

Schon das Verschlucken lauen Wassers verursachte tetanische Krämpfe.

Pulsschläge 102, kramphaft, unregelmäßig.

Der Tatanus kehrte theils von selbst zurück, theils von einem Geräusche erregt, oder durch Berührung irgend eines Körpertheils; er schrie immer, man solle ihn nicht anrühren.

Nach dem Starrkrampfe waren die Augen verschlossen, die Stirne und das Gesicht mit Schweiß bedeckt – Bläue der Wangen und Lippen – Aechzen ohne (angegebne) Schmerzen.

Der ganze Körper ward welk und schlaff, das Auge erstorben; nur in großen Pausen zurückkehrendes, konvulsives Athmen.

Tod, nach einer Stunde.

Eine halbe Stunde nach dem Tode war der Körper starr und steif.

Nach 24 Stunden war schon starker Leichengeruch von aussen und im Innern; bei Oeffnung der Venen fand man kirschbraunes, flüssiges Blut.

Die rechte Lunge war äußerlich blaß und aufgedunsen, inwendig voll Blut; die linke war äußerlich blau, auf dem Durchschnitte schwärzlicht und sehr schwer vom Blute.

Ausserdem führen auch andre Nachrichten vom Erfolge allzu starker Gaben Angustura, krampfhafte Zuckungen, Schwindel, Angst, Bewegungslosigkeit wie von Erstarren der Muskeln an, und nach einer vom verstorbnen Dr. *Würzner* in Eilenburg mir mitgetheilten Nachricht, bekamen vier Personen, deren jede zehn bis zwölf Gran Extrakt in Pillenform eingenommen:

Steifigkeit der Muskeln des ganzen Körpers, wie Starrkrampf; der eine fiel plötzlich zu Boden, mit Bewußtseyn.

Kinnbackenverschließung, Mundsperre.

Sehr ähnliche, nur schwächere Symptome finden sich in den folgenden Verzeichnisse der Wirkungen der Angustura-Rinde best gewählter Stücke auf gesunde Körper.

Oben angegebner geistigen Tinktur bediente ich mich in einer billionfachen Verdünnung zu einem möglichst kleinen Theile eines Tropfens zu homöopathischem Heilgebrauche, fand aber in einigen Fällen, daß eine weitere Verdünnung noch angemessener seyn würde.

Kampher ist kein Gegenmittel ihrer allzu heftigen Wirkung, wohl aber Kaffeetrank.

Angustura

■ Gemüt

Kein Zutrauen zu sich selbst, die willkürlichen Bewegungen zu unternehmen und zu vollenden. [RAL 95]

Kleinmüthigkeit. [RAL 96]

◇ Mißmuth und Verdrießlichkeit (n. 24 St.) (*W. E. Wislicenus,* in einem Aufsatze). [RAL (198)]

Mißmuth, Unzufriedenheit mit seiner Lage, widrige Empfindlichkeit gegen Scherz; geringe Beleidigungen erfüllen ihn mit Bitterkeit (n. 12 St.) (*Ders.* a.a.O.). [RAL (199)]

Er erschrickt leicht und fährt zusammen (*Carl Franz,* in einem Aufsatze). [RAL (200)]

Beim Gehen im Freien, Gemüth wohl und heiter (sogleich)[1] (*Ders.* a.a.O.). [RAL (201)]

Heiterkeit und Selbstvertrauen, alles mit Kraft angreifen zu können[2] (n. 48 St.) (*Wislicenus,* a.a.O.). [RAL (202)]

Munterkeit und Thätigkeit des Geistes[3] (*Ernst Harnisch,* in einem Aufsatze). [RAL (203)]

■ Schwindel, Verstand und Gedächtnis

In freier Luft, Schwindel (n. 20 St.). [RAL 1]

Der Kopf ist eingenommen; es puckt in der Stirne. [RAL 2]

◇ Ein Gefühl von Schwindel ergreift ihn, wenn er über ein fließendes Wasser, oder neben einem Wassergraben geht; er fürchtet zu sinken (*Franz,* a.a.O.). [RAL (1)]

Düsterheit und Dummheit im Kopfe, wie nach einem gestrigen Rausche (*Carl Michler,* in einem Aufsatze). [RAL (2)]

Eingenommenheit und zusammenziehende Empfindung im Kopfe, beim schnell Gehen (*Franz,* a.a.O.). [RAL (3)]

Plötzlich, große Eingenommenheit des Kopfs, wie von einer über das Gehirn gespannten Haut, eine halbe Stunde lang (n. 1/4 St.) (*Theod. Moßdorf,* in einem Aufsatze). [RAL (4)]

Große Zerstreutheit: wenn er sich mit etwas Ernsthaftem beschäftigt, kommen ihm gleich wieder andre Dinge in den Kopf (n. 45 St.) (*Franz,* a.a.O.). [RAL (5)]

Zuweilen verliert er sich selbst bald in Träumereien, bald in völlige Gedankenlosigkeit und schläft beim Lesen leicht ein (*Ders.* a.a.O.). [RAL (6)]

Nachmittags, unter abermaliger (schon die ersten drei Nachmittage erfolgter) Wärme des Körpers, äußerste Lebhaftigkeit und schnell auffassendes Gedächtniß; er kann aber nichts mit Aufmerksamkeit denken vor einem sich herzu drängenden, nicht unangenehmen Projekte, was er beinahe für wahr und ausführbar hält und vor welchem er außerdem gar nichts anders sieht und hört – eine Art äußerst starken, wachenden Traumes (n. 4 Tagen) (*Ders.* a.a.O.). [RAL (7)]

Nachmittags, große Munterkeit und Lebhaftigkeit des Geistes; er begreift alles weit leichter, als am ersten Tage und leichter als ehedem, ist aber nicht im Stande vor einem innerlichen Unruh-Gefühle, wie bei einer bevorstehenden, großen Freude und vor projektirendem Ideendrange, bei seinem Gegenstande zu bleiben (n. 35 St.) (*Ders.* a.a.O.). [RAL (8)]

Früh, nach dem Aufstehn, große Schwere in der Stirne, ohne Wüstheit (n. 3 Tagen) (*Franz,* a.a.O.). [RAL (9)]

■ Kopf

In freier Luft bekam sie etwas Kopfweh und Hitze (gegen Abend). [RAL 3]

Klammartiges Kopfweh. [RAL 4]

Kopfweh: Drücken in der Stirne, über beiden Augen, als wenn's da heraus wollte, bei Ruhe und Bewegung. [RAL 5]

Kopfweh: Drücken im Hinterkopfe, Nachmittags. [RAL 6]

Zerschlagenheitsschmerz des Gehirns im Vorderhaupte, durch Bücken vermehrt und in freier Luft vermindert (sogleich). [RAL 7]

Bohrender Kopfschmerz in den Schläfen. [RAL 8]

Ein von den Schläfen herab- und herauf fahrender Stich, wie von Elektricität. [RAL 9]

Bollheit, Taubheit in den Schläfemuskeln, als wenn es da heraus triebe. [RAL 10]

Spannender Schmerz in den Schläfemuskeln, bei Oeffnung der Kinnladen. [RAL 11]

◇ Drücken in der linken Gehirnhälfte beim Niederbeugen des Kopfs, welches beim Aufrichten nachläßt (sogleich) (*Moßdorf,* a.a.O.). [RAL (10)]

Drücken in den Schläfen (n. 1 St.) (*Franz,* a.a.O.). [RAL (11)]

Gegen Abend, drückendes Kopfweh in der Stirne, mit großer Hitze im Gesichte (*Ders.* a.a.O.). [RAL (12)]

Jeder Kopfschmerz war bloß bei Gesichtshitze (*Ders.* a.a.O.). [RAL (13)]

---

[1] Schien bloß Heilwirkung zu seyn.
[2] Gegenwirkung der Lebenskraft, Heilwirkung.
[3] Gegenwirkung der Lebenskraft, Nachwirkung, Heilwirkung.

Die Kopfschmerzen stellen sich immer Abends ein, wenn es dunkel wird, und dauern bis zum Einschlafen fort (*W. Groß,* in einem Aufsatze) [RAL (14)]

Kopfweh, als wenn sich alles im Gehirne herum bewegte, mit drückendem und bohrendem Schmerze besonders in den Schläfen; legt er den Kopf vorwärts auf den Tisch, so fühlt er, außer einigem Spannen in der Stirne, für den ersten Augenblick nichts, bald aber kommen die Schmerzen, nur weniger heftig, zurück, beim Aufrichten dagegen verschlimmern sie sich wieder bis zur vorigen Stärke (n. 12 St.) (*Ders.* a.a.O.). [RAL (15)]

Drücken in der Stirne (*Harnisch,* a.a.O.). [RAL (16)]

Ziehend drückender Schmerz in der Schläfegegend (*Ders.* a.a.O.). [RAL (17)]

Abends, drückend ziehender Schmerz an der rechten Seite des Kopfs, mit Drücken am Unterkiefer (n. 16 St.) (*Franz,* a.a.O.) [RAL (18)]

Mehr äußerlich reißendes Kopfweh vom Scheitel über die Schläfe hervor (n. 24 St.) (*Wislicenus,* a.a.O.). [RAL (19)]

Absetzende Nadelstiche an der rechten Schläfegegend, mehr äußerlich (n. 4 St.) (*Chr. F. Langhammer,* in einem Aufsatze). [RAL (20)]

Anhaltende, jückende Stiche an der Stirne und der Schläfe, äußerlich, die dem Reiben nicht weichen (n. 5 St.) (*Wislicenus,* a.a.O.) [RAL (21)]

Zucken unter der Haut des linken Seitenbeins, auf einer kleinen Stelle, welche beim Aufdrücken wie zerschlagen schmerzt (n. 1 St.) (*Moßdorf,* a.a.O.). [RAL (22)]

■ **Gesicht und Sinnesorgane**

Schmerz in den Kaumuskeln des Backens, als wenn man zu stark gekauet und sie ermüdet hätte. [RAL 12]

In den Kaumuskeln beim Kiefergelenke, ein klammartiger Schmerz, vorzüglich in der Ruhe, welcher sich durch Oeffnung und Schließung des Kiefers mindert. [RAL 13]

Während des Lesens, ein Fippern zwischen den Augenbrauen. [RAL 14]

Ueber den Augen, etliche Stiche. [RAL 15]

Nachmittags und Abends, mehrmals ein heftiges Brennen in der innern Hälfte der Augen selbst und in ihrem innern Winkel. [RAL 16]

Ein Spannen erst in dem einen, dann in dem andern Auge, wie von hinten, früh (n. 48 St.). [RAL 17]

Wie ein schwacher Dunst vor den Augen, bald vorüber gehend. [RAL 18]

Wundheitsschmerz der Augenlider. [RAL 19]

Gefühl von Trockenheit unter den obern Augenlidern. [RAL 20]

In beiden Augen, ein Drücken, als wenn sie ein blendendes Licht drückte und die Augen matt würden. [RAL 21]

Die Augen sind roth und brennen vor Hitze; früh sind sie zugeschworen. [RAL 22]

Stiche vorne im Gehörgange. [RAL 23]

Ein Brennen im innern Ohre, in der Gegend des Trommelfells. [RAL 24]

Empfindung, als wenn etwas vor das Ohr getreten wäre und etwas darin stäke. [RAL 25]

Klamm im äußern Ohre. [RAL 26]

Hitze in den Ohrläppchen. [RAL 27]

Hinter den Ohren, an der Seite des Halses, ein Klopf-Schmerz, als wenn die große Kopf-Arterie heftig schlüge. [RAL 28]

Hitze an den Ohren und in beiden Backen. [RAL 29]

Gefühl von Hitze in beiden Backen, ohne äußerlich fühlbare Wärme. [RAL 30]

Beißende Wundheits-Empfindung tief in der Nase (sogleich). [RAL 31]

(Ein Wühlen im Unterkiefer) (n. 18 St.). [RAL 32]

◇ Verengerung der Pupillen (n. 3¾ St.) (*Langhammer,* a.a.O.). [RAL (23)]

Erweiterung der Pupillen (n. 13 St.) (*Ders.* a.a.O.). [RAL (24)]

Drücken auf dem rechten Auge und der Augenhöhle, Abends (n. 14 St.) (*Franz,* a.a.O.). [RAL (25)]

Jückende Stiche auf dem obern Augenlide, durch Reiben nicht zu tilgen (n. 1 St.) (*Wislicenus,* a.a.O.). [RAL (26)]

Früh, nach dem Aufstehn, ganz trübe vor den Augen, als wenn die Hornhaut verdunkelt wäre (n. 24 St.) (*Franz,* a.a.O.). [RAL (27)]

Schärferes und deutlicheres Gesicht in die Entfernung, als gewöhnlich[4] (*Harnisch,* a.a.O.). [RAL (28)]

Weitsichtigkeit: er konnte (da er sonst sehr kurzsichtig war) entfernte Gegenstände deutlich wahrnehmen[5] (n. 2¼ St.) (*Langhammer,* a.a.O.). [RAL (29)]

Klammschmerz am Jochbeine (n. ¼ St.) (*Wislicenus,* a.a.O.). [RAL (30)]

---

[4] Heil-Nachwirkung des Organism's.
[5] Heil-Nachwirkung des Organism's.

Das Gehör ist viel schärfer, als sonst[6] (n. 5½ St.) (*Franz,* a.a.O.). [RAL (31)]

Klingen im rechten Ohre (n. 33 St.) (*Langhammer,* a.a.O.). [RAL (32)]

Reißendes Zucken vor dem linken Ohre (n. 1 St.) (*Wislicenus,* a.a.O.). [RAL (33)]

Schnell vorüber gehendes Ziehen bald im rechten, bald im linken innern Ohre, mehrmals (*Moßdorf,* a.a.O.). [RAL (34)]

Sehr schmerzhaftes, reißendes Zucken im innern rechten Ohre, welches nach und nach in Ziehen übergeht (n. 1 St.) (*Moßdorf,* a.a.O.). [RAL (35)]

Reißen in einer Beule über dem rechten Warzenfortsatze (n. ¼ St.) (*Ders.* a.a.O.). [RAL (36)]

Abends, Hitzgefühl in den nicht eben warm anzufühlenden Backen (n. 12 St.) (*Franz,* a.a.O.). [RAL (37)]

Große Trockenheit der Lippen und des Mundes, ohne Durst (n. 3 St.) (*Ders.* a.a.O.). [RAL (38)]

■ **Mund und innerer Hals**

(Geschmack wie Pfirsichkerne im Munde.) [RAL 33]

(Brod schmeckt ihr sauer.) [RAL 34]

◇ Gelindes Ziehen in unbestimmlichen, obern Backzähnen (*Moßdorf,* a.a.O.). [RAL (39)]

Ziehender Schmerz in den beiden rechten obern Schneidezähnen (*Ders.* a.a.O.). [RAL (40)]

Ziehender Schmerz, dem Gefühle nach, zwischen den Kronen der mittelsten, obern, rechten Backzähne, mit einem kalten Finger, palliativ zu lindern (n. 1 St.) (*Ders.* a.a.O.). [RAL (41)]

Pochendes Zahnweh in einem hohlen Zahne, Abends nach dem Niederlegen (n. 14 St.) (*Wislicenus,* a.a.O.). [RAL (42)]

Im Zahnfleische der rechten obern Reihe, ein stechendes Ziehen (n. 3 St.) (*Ders.* a.a.O.). [RAL (43)]

Stechendes Kneipen auf der Zungenspitze, auch ohne Bewegung derselben äußerst schmerzhaft (n. 6 St.) (*Ders.* a.a.O.). [RAL (44)]

Brennen auf der linken Seite der Zunge, fast am Rande derselben, wie von Pfeffer (n. 3 St.) (*Langhammer,* a.a.O.). [RAL (45)]

Weiße Zunge mit Rauhheits-Gefühl (n. 12 St.) (*Ders.* a.a.O.). [RAL (46)]

Rauhigkeit und Trockenheit hinten am Gaumen und im Rachen, ohne Durst, stärker beim Schlingen (n. 25 St.) (*Ders.* a.a.O.). [RAL (47)]

Die Stimme ist lauter und herzhafter[7] (n. 5½ St.) (*Franz,* a.a.O.). [RAL (48)]

Bitterer Geschmack im Munde, nach dem (gewohnten) Tabakrauchen (*Michler,* a.a.O.). [RAL (49)]

Faulig lätschiger Geschmack im Munde, auf kurze Zeit (n. 2 St.) (*Moßdorf,* a.a.O.). [RAL (50)]

Nach dem Mittags-Essen, welches gut schmeckte, bitter Geschmack im Munde und einige Mal undeutliches Aufstoßen (n. 30 St.) (*Franz,* a.a.O.). [RAL (51)]

■ **Magen**

Kein Verlangen zu trinken und kein Wohlgefallen daran und dennoch Empfindung von Durst mehr auf warme, als auf kalte Getränke; auf die kalten fror ihn jedoch nicht. [RAL 35]

Beim Spazieren, Uebelkeit, als wollte er in Ohnmacht fallen; dabei große Mattigkeit über und über, welche durch Niedersetzen sich nicht minderte; dann war es ihm, als stiege die Uebelkeit in den Kopf und er bekam Hunger. [RAL 36]

Nach dem Essen, viel Luftaufstoßen. [RAL 37]

Gallichtes Aufstoßen. [RAL 38]

◇ Viel Durst nach kaltem Getränke (n. 15 St.) (*Langhammer,* a.a.O.). [RAL (52)]

Oefteres Schlucksen (n. 3 St.) (*Ders.* a.a.O.). [RAL (53)]

Uebelkeit vorzüglich während des Essens (*Michler,* a.a.O.). [RAL (54)]

Uebelkeitsgefühl im Magen (n. 1 St.) (*Wislicenus,* a.a.O.). [RAL (55)]

Abends, während des Schlummers, hatte er ganz zähen, faden und fauligen Schleim im Munde bekommen, und konnte gar nicht genug trinken (*Franz,* a.a.O.). [RAL (56)]

Ob er gleich großen Appetit hat, so will es doch nicht recht schmecken; es ist, als ob es ihm widerstände, wobei ein unvollkommenes Aufstoßen ihm Vollheit auf der Brust verursacht, und gleichwohl kann er sich an einer reichlichen Mahlzeit nicht satt essen (n. 6 St.) (*Ders.* a.a.O.). [RAL (57)]

Beim Anfange des Essens, ein schneidender Schmerz im Magen, wie Wundheitsschmerz, welcher sich noch bei Fortsetzung des Essens verlor (n. 3 Tagen) (*Ders.* a.a.O.). [RAL (58)]

---

[6] Heil-Nachwirkung des Organism's.

[7] Heil-Nachwirkung.

Klammartig kneipender Schmerz unter der Herzgrube, Abends, beim Sitzen (n. 13 St.) (*Ders.* a.a.O.). [RAL (59)]

Schneidendes Reißen in der Herzgrube, durch Bewegung des Rumpfs verstärkt, nach dem Mittagsessen (*Wislicenus,* a.a.O.). [RAL (60)]

■ Abdomen

Lautes Knurren im Unterleibe. [RAL 39]

Stechen im Unterleibe, drauf ein Ziehen darin. [RAL 40]

◇ Unter den kurzen Ribben, in der rechten Bauchseite, ein Schneiden, bei Bewegung des Rumpfs (n. 48 St.) (*Groß,* a.a.O.). [RAL (61)]

In der linken Seite des Unterbauchs, flüchtige, erschütternde, stumpfe Stiche, bald hie, bald da (*Ders.* a.a.O.). [RAL (62)]

Ein stumpfes Stechen im Unterbauche, links neben dem Nabel (n. 24 St.) (*Groß,* a.a.O.). [RAL (63)]

In der linken Lendengegend, von innen herausschneidender Schmerz (n. 3 St.) (*Wislicenus,* a.a.O.). [RAL (64)]

Schneiden im Unterbauche quer über dem Schambeine, mit Pressen nach dem Mastdarme zu (n. $1/4$ St.) (*Moßdorf,* a.a.O.). [RAL (65)]

Klammartiger Bauchschmerz, beim Gehen (*Franz,* a.a.O.). [RAL (66)]

Kneipen in der rechten Lendengegend, in der Ruhe (*Wislicenus,* a.a.O.). [RAL (67)]

Ziehender Zerschlagenheitsschmerz in der rechten Bauchseite, beim Gehen im Freien (n. 1 St.) (*Franz,* a.a.O.). [RAL (68)]

Drücken im Unterbauche von innen heraus, mit Aengstlichkeit (n. 16 St.) (*Ders.* a.a.O.). [RAL (69)]

Ueber den Schambeinen, ein klammartiges Drücken beim Sitzen, als bohrte da etwas heraus (n. 12 St.) (*Ders.* a.a.O.). [RAL (70)]

Hörbares Kollern im Unterleibe, mit Aufstoßen (*Ders.* a.a.O.). [RAL (71)]

Ein Gähren und Kollern im Unterleibe, wie zum Laxiren, unter Blähungs-Versetzung (n. 3 St.) (*Michler,* a.a.O.). [RAL (72)]

Beim Genusse warmer Milch, ein Schneiden und Gurlen im Unterbauche, quer über den Schambeinen (n. $3/4$ St.) (*Moßdorf,* a.a.O.). [RAL (73)]

Unschmerzhafte Bewegungen, Knurren und Gurlen in den Gedärmen fast unaufhörlich, drei Stunden lang (*Ders.* a.a.O.). [RAL (74)]

Durchfalls-Regung mit durchdringendem Ziehen durch alle Unterleibs-Eingeweide (n. 2 St.) (*Franz,* a.a.O.). [RAL (75)]

Mehrmalige Empfindung in den Därmen, als sollte Durchfall kommen (*Moßdorf,* a.a.O.). [RAL (76)]

■ Rektum

Früh, nach vorgängigem Leibschneiden und Uebelkeit erfolgt Durchfall; der letzte Stuhl war bloßer Schleim. [RAL 41]

Leibschneiden und Laxiren; das letzte Mal, schleimig (n. 12, 84 St.). [RAL 42]

(Krabbelndes Kitzeln im Mastdarme, wie von Madenwürmern.) [RAL 43]

◇ Häufiges Drängen im Mastdarme, als sollte sogleich Durchfall erfolgen, mit Schauder über's Gesicht (*Ders.* a.a.O.). [RAL (77)]

Nach jedem Stuhlgange, Schauder über's Gesicht mit Gänsehaut (*Moßdorf,* a.a.O.). [RAL (78)]

Der Stuhl war nicht so dünn, als die Durchfall-Empfindung vermuten ließ (*Ders.* a.a.O.). [RAL (79)]

Empfindung, als sei nicht genug Stuhl abgegangen, und als müßte noch mehr kommen (*Ders.* a.a.O.). [RAL (80)]

Empfindung im Mastdarme, als wollte er heraustreten und hierauf Ausleerung eines gelben, weichen, sehr reichlichen Stuhls (n. $1\frac{1}{2}$ St.) (*Franz,* a.a.O.). [RAL (81)]

Binnen vier Stunden, dreimaliger Abgang einer großen Menge dünnen Kothes (*Moßdorf,* a.a.O.). [RAL (82)]

Dünner, reichlicher Stuhl, ohne Schmerzen (n. 2 St.) (*Groß,* a.a.O.). [RAL (83)]

Abgang stinkender Blähungen (*Moßdorf,* a.a.O.). [RAL (84)]

Schmerzhaftes Pressen, wie von großer Zusammengezogenheit im After, mit Anschwellung der Hämorrhoidal-Venen, unter brennendem Schmerze, als würde der After angefressen, bei einem weichen Stuhle (n. 3 Tagen) (*Franz,* a.a.O.). [RAL (85)]

Mäßige Hartleibigkeit (*Ders.* a.a.O.). [RAL (86)]

Oefteres, obgleich nicht dringendes Noththun zum Stuhlgange; es war ihm, als wenn der Stuhl nicht erfolgen würde, und als er dann sich auszuleeren bemühte, gingen, bei vielem Drücken und Pressen, doch nur einzelne harte Stücke ab (n. 12 St.) (*Langhammer,* a.a.O.). [RAL (87)]

■ Harnwege

Pomeranzfarbiger Harn, welcher schnell sehr trübe wird (n. 24 St.). [RAL 44]

(Ein Brennen nach dem Uriniren; es nöthigt öfters zum Harnen, es gehen aber nur wenige Tropfen dunkelgelb ab, welche jedesmal Brennen verursachen.) [RAL 45]

◇ Häufiges Drängen zum Harnen, mit wenigem Urinabgange (n. 2 St.) (*Ders.* a. a. O.). [RAL 88]

Oefteres Uriniren eines reichlichen, weißen Harn's, mit vorhergehendem Pressen in der Harnblase; und, nach dem Harnlassen, vergebliches Nöthigen – Harnzwang (n. 36 St.) (*Franz,* a. a. O.). [RAL 89]

■ Geschlechtsorgane

Jücken des Hodensacks. [RAL 46]

An der Vorhaut Stechen, zuweilen Jücken. [RAL 47]

◇ **Ein wohllüstiges Jücken an der Spitze der Eichel, was zu reiben nöthigt,** beim Gehn im Freien (n. 6¹/₂ St.) (*Langhammer,* a. a. O.). [RAL 90]

(Mit Zucken abwechselndes Ziehen im linken Samenstrange, mit Gefühl von Schauder in den benachbarten Theilen des Hodensacks und Oberschenkels) (*Moßdorf,* a. a. O.). [RAL 91]

■ Atemwege und Brust

Ein Stich am Kehldeckel (sogleich). [RAL 48]

Oefteres, kurzes Husten, mit einmaligem Schlucksen darauf (n. 15 St.). [RAL 49]

Schnell vorüber gehende Engigkeit der Brust (sogleich). [RAL 50]

Schmerz in den Brustmuskeln früh, wenn sie sich im Bette bewegt, und am Tage, wenn sie die Arme zusammen legt, schmerzen sie wie zerschlagen; bei Berührung der Theile fühlt sie nichts, auch nicht beim Athmen. [RAL 51]

Ein scharf drückender, gleichsam kneipender Schmerz oben in der Brust, auf einer kleinen Stelle (n. 15 St.). [RAL 52]

Schneidende Stiche an der letzten Ribbe beim Einathmen, und außerdem kurz vor dem Schlafengehn und nach dem Niederlegen. [RAL 53]

◇ Heiserkeit, welche durch vielen Schleim in der Kehle erregt wird (n. 10 St.) (*Franz,* a. a. O.). [RAL 92]

Kitzelnder Reiz oben am Luftröhrkopfe, welcher zu trocknem Hüsteln nöthigte, lang anhaltend (n. 2³/₄ St.) (*Langhammer,* a. a. O.). [RAL 93]

Während des ganzen Tages, Hüsteln von einem Reize in der Tiefe der Luftröhre, was, nur beim Gehen im Freien, mit Röcheln auf der Brust verbunden war und mit vielem Auswurfe gelben Schleims (*Ders.* a. a. O.). [RAL 94]

Heftiges Husten tief aus der Luftröhre, früh, mit Auswurfe gelben Schleims (n. 24 St.) (*Ders.* a. a. O.). [RAL 95]

Es ist ihm öfters scharrig im Halse; er muß kotzen, ohne etwas auswerfen zu können (n. 6 St.) (*Wislicenus,* a. a. O.). [RAL 96]

In der Luftröhre, zäher Schleim, welcher sich nicht leicht loshusten läßt (n. 10, 11 St.) (*Franz,* a. a. O.). [RAL 97]

Schneidender Druck in beiden Brustseiten, zuerst bloß beim Einathmen, nachher verstärkt zu schneidenden Stößen, welche selbst beim Anhalten des Odems fortdauern (n. 1 St.) (*Wislicenus,* a. a. O.). [RAL 98]

Beim schnell Gehen, Beengung der Brust und Drücken in der linken Seite derselben (n. 12 St.) (*Franz,* a. a. O.). [RAL 99]

Krampf der Brust, wie wenn einen eine heftige Kälte plötzlich überfällt (*Fr. Meyer,* in einem Aufsatze). [RAL 100]

Druck über die ganze rechte Brust- und Bauchseite, als würde sie von vorne und von hinten zusammen gepreßt, mit scharfem Einschneiden auf dem Brustbeine herunter und hinten am Rückgrate, durch Einathmen und jede Bewegung des Rumpfes vermehrt (n. 5 St.) (*Wislicenus,* a. a. O.). [RAL 101]

Gegen Abend, beim Treppensteigen, große Beklemmung und Drücken auf der Brust, mit Drücken an den Seiten des Stirnbeins und starkem Herzklopfen (n. 2 St.) (*Franz,* a. a. O.). [RAL 102]

Schneidende Stöße auf dem Brustbeine und am Rückgrate, nach innen zu (n. 36 St.) (*Wislicenus,* a. a. O.). [RAL 103]

Beim Sitzen und Vorbeugen, starkes Herzklopfen, mit schmerzhaftem Gefühle von Zusammenziehung des Herzens (*Groß,* a. a. O.). [RAL 104]

Abends, im Bette, beim Liegen auf der linken Seite fühlt er ein starkes Herzklopfen; beim Aufsitzen vermindert es sich (*Ders.* a. a. O.). [RAL 105]

Ein stoßender Schmerz in der Herzgegend (*Harnisch,* a. a. O.). [RAL 106]

Wenn er den Athem so tief holt, als er kann, dann hält es gleichsam an unter dem obern Theile des Brustbeins; er fühlt da einen Schmerz, fast wie stumpfes Stechen, oder Druck (n. 72 St.) (*Groß,* a. a. O.). [RAL 107]

Beim Einziehn des Athems, inwendig eine zitternde Empfindung, wie Schlucksen oder Bockstoßen, so daß er den Athem gleichsam auf zwei Rucke einzieht (n. 8 St.) (*Franz*, a.a.O.). [RAL (108)]

Schneidendes Drücken aus der Brusthöhle heraus, mit Gefühl von Beängstigung (n. ½ St.) (*Wislicenus*, a.a.O.). [RAL (109)]

Einzelne Stiche am Brustbeine, beim Sitzen (n. 28 St.) (*Langhammer*, a.a.O.). [RAL (110)]

Schmerzhafte Empfindlichkeit der Brust, wenn er auch nur schwach drauf drückt (n. 24 St.) (*Wislicenus*, a.a.O.). [RAL (111)]

Drücken an der Brust gegen die Achselgrube zu und an der Senne des großen Brustmuskels (n. 3 Tagen) (*Franz*, a.a.O.). [RAL (112)]

Sehr scharf stechendes Jücken vorne an der letzten rechten, wahren Ribbe, welches Anfangs nicht einmal durch Kratzen vergeht, dann aber von selbst verschwindet (n. 24 St.) (*Franz*, a.a.O.). [RAL (113)]

■ **Rücken und äußerer Hals**

Früh, im Bette, Schmerz im Kreuze, als wenn alles gebrochen wäre; sie konnte nach dem Aufstehn nichts von der Erde aufheben bis nach etlichen Stunden; dann Hunger, nachgehends Leibschneiden und Laxiren, zuletzt schleimig. [RAL 54]

Die ganze Nacht, ein Pressen im Kreuze, wie zerschlagen; sie wachte über diesen Schmerz oft auf; früh um 4 Uhr war's am schlimmsten, aber wie sie aufstand, war's weg. [RAL 55]

Früh, im Bette, Steifigkeitsschmerz zwischen den Schulterblättern und im Nacken, wie Ziehen; sie konnte, beim Aufstehn, vor Schmerz sich mit den Armen nicht bewegen und, den ganzen Vormittag, den Hals nicht wenden – mehre Morgen nach einander, bis Mittag, unter Mattigkeit des ganzen Körpers. [RAL 56]

In den linken Halsmuskeln, nach der Achsel zu, bloß bei Bewegung, ein Zerschlagenheitsschmerz und wie überdehnt, was sich in freier Luft bessert. [RAL 57]

Schneidende Stiche am Schulterblatte. [RAL 58]

Im Nacken, ein ziehender Stich. [RAL 59]

◇ Stiche unter und neben dem Kreuze, im Sitzen (*Ders.* a.a.O.). [RAL (114)]

Dumpfes Glucksen im Kreuzbeine (n. 1 St.) (*Wislicenus*, a.a.O.). [RAL (115)]

Kreuzschmerz mehr seitwärts, wie zerschlagen und ziehend drückend, im Sitzen (n. 35 St.) (*Franz*, a.a.O.). [RAL (116)]

Die Nacht, im Bette, fühlt er rechts, neben dem Rückgrat, zwischen den Schulterblättern, bei Bewegung, öfters einen Stich, der tief bis in die Brust hinein zu dringen scheint (*Groß*, a.a.O.). [RAL (117)]

Spannen in den Rückenmuskeln an der Achselhöhle; es fällt ihm schwer, den Arm empor zu heben (sogleich) (*Wislicenus*, a.a.O.). [RAL (118)]

Starkes Fippern in den Halsmuskeln der linken Seite (n. 2 St.) (*Moßdorf*, a.a.O.). [RAL (119)]

Selbst in der Ruhe, Spannen vorne an der rechten Halsseite, nebst scharfen Stichen (n. 3 St.) (*Wislicenus*, a.a.O.). [RAL (120)]

Stumpfe Stiche zwischen der linken Schulterhöhe und dem Halse (*Groß*, a.a.O.). [RAL (121)]

■ **Extremitäten**

Auf der Achsel, ein fippernder Schmerz. [RAL 60]

Bei Ausstreckung des Arms, Gefühl, als wenn man ein großes Gewicht lange in der Hand gehalten hätte – eine Art Lähmung. [RAL 61]

Steifigkeit in den Ellbogengelenken, mit Mattigkeit der Vorderarme. [RAL 62]

Schmerz am Ellbogengelenke, wie in den Flechsen, als wenn er sich daran gestoßen hätte – vermehrt bei Bewegung des Arms und beim Aufstützen (nach Gehn in freier Luft) (n. 24 St.). [RAL 63]

Ziehn im Vorderarme und in der Hand, wie Klamm. [RAL 64]

Ziehn in einem Finger der linken Hand. [RAL 65]

Schmerz im rechten Mittelfinger, als wenn er ausgerissen würde. [RAL 66]

Schmerz in den hintersten Fingergelenken, als wenn man einen geschwürigen Theil bewegt. [RAL 67]

Gefühllosigkeit des Ringfingers, wie taub, boll und abgestorben. [RAL 68]

Im Becken, beim Gehen, eine ziehende, klemmende Empfindung. [RAL 69]

Ein öfterer Schmerz in der Hüfte, bei der Bewegung, wie steif, oder wie verrenkt, fast wie Klamm. [RAL 70]

Mattigkeit der Untergliedmaßen, vorzüglich oberhalb des Kniegelenks empfindbar, wie nach einer weiten Fußreise. [RAL 71]

Im rechten Kniegelenke, beim Gehen und bei Aufstellung des vorwärts ausgestreckten Fußes – eine ziehend klemmende Empfindung. [RAL 72]

In den Füßen (Untergliedmaßen) Gefühl von Steifigkeit, fast als wenn die Berührung eines Siechenden ihm die Kraft entzogen hätte. [RAL 73]

Ziehen im Schienbeine und den nah gelegnen Muskeln. [RAL 74]

Die Füße sind taub und boll, bis an die Kniee, doch ohne Kriebeln. [RAL 75]

Klamm in den Unterfüßen, auf Augenblicke. [RAL 76]

Klammschmerz im vordern Theile des Unterfußes, ohne wirkliche Muskelzusammenziehung, das ist, ohne Klamm Krampf – mehr im Sitzen und in der Ruhe (n. ½ St.). [RAL 77]

Schmerz des Unterfußes, beim Auftreten. [RAL 78]

Klammartiger Schmerz im Unterfuße und Tags drauf, ein drückender Schmerz, und wie zerschlagen beim Auftreten. [RAL 79]

◇ Drückendes Schneiden in der Achselgrube (n. ¼ St.) (*Wislicenus*, a.a.O.). [RAL (122)]

Drückender Schmerz am Oberarmknochen, wie Zerschlagenheitsschmerz (n. 1¾ St.) (*Langhammer,* a.a.O.). [RAL (123)]

Der linke Arm wird im Gehen schwer, mit Drücken äußerlich an der Ellbogenbeuge, als würde er herabgezogen, wenn er ihn frei hängen läßt (n. 4 St.) (*Franz,* a.a.O.). [RAL (124)]

Feines Jücken an den Armen, was durch Reiben vergeht (n. 1 St.) (*Wislicenus,* a.a.O.). [RAL (125)]

Feines Reißen in den Armen, mehr wie in den Knochen, stärker in der Ruhe als bei Bewegung (n. 2 St.) (*Ders.* a.a.O.). [RAL (126)]

Einzelne, tief eindringende Stiche über dem rechten Handgelenke (n. 7 St.) (*Ders.* a.a.O.). [RAL (127)]

Hitzempfindung auf dem linken Handrücken (n. 6 St.) (*Franz,* a.a.O.). [RAL (128)]

Rheumatisch ziehendes Drücken auf dem rechten Handrücken, Abends (*Ders.* a.a.O.). [RAL (129)]

Stumpfe Stiche auf dem rechten Handrücken, vor dem Handgelenke (n. ½ St.) (*Wislicenus*, a.a.O.). [RAL (130)]

Bloß die Finger der rechten Hand sind kalt anzufühlen, mit Kälte-Empfindung (n. 8 St.) (*Franz,* a.a.O.). [RAL (131)]

Drückender Schmerz innerlich im Fleische des linken Daumenballens (n. ¼ St.) (*Moßdorf,* a.a.O.). [RAL (132)]

Ziehen um das Daumengelenk herum, als wäre es verstaucht, besonders wenn er den Daumen biegt (*Franz,* a.a.O.). [RAL (133)]

Die ganze rechte Seite des Unterleibes und des Ober- und Unterschenkels ist wie zerschlagen, und will zusammenbrechen vor rheumatisch ziehendem Schmerze im Gehn (n. 1½ St.) (*Ders.* a.a.O.). [RAL (134)]

Plötzliche Schwere und Mattigkeit in den Untergliedmaßen (n. ¼ St.) (*Moßdorf,* a.a.O.). [RAL (135)]

Klammschmerz am obern Rande der Darmbeine bis zum Rückgrate herüber (n. 12 St.) (*Wislicenus,* a.a.O.). [RAL (136)]

Am linken ungenannten Beine, gleich hinter dem Hüftgelenke, stumpfe Stiche, in kurzen Absätzen, verstärkt durch jede Bewegung (*Groß,* a.a.O.). [RAL (137)]

Das Hüftgelenk ist oben wie ausgerenkt schmerzhaft und beim Gehen fast untauglich (*Franz,* a.a.O.). [RAL (138)]

Am ischiadischen Nerven, am Hintertheile des Oberschenkels herab, ein bohrender, lähmiger Schmerz (*Ders.* a.a.O.). [RAL (139)]

In beiden Schooßgelenken, tief in den Sennen, ein drückend ziehender Schmerz, beim Aufstehn vom Sitze (n. 7 St.) (*Franz,* a.a.O.). [RAL (140)]

Feine Stiche fahren durch die Haut der Gesäßmuskeln, bei äußerlichem Kriebeln (n. 6 St.) (*Wislicenus,* a.a.O.). [RAL (141)]

Scharfe Stiche in den vordern Muskeln des rechten Oberschenkels (*Groß,* a.a.O.). [RAL (142)]

Zuckende Stiche im linken Oberschenkel und am obern Rande des Darmbeins, äußerst schmerzhaft, bloß im Sitzen (n. ¼ St.) (*Wislicenus,* a.a.O.). [RAL (143)]

In den vordern Muskeln des rechten Oberschenkels, ein spannender Schmerz, wenn er das Knie biegt (*Groß,* a.a.O.). [RAL (144)]

Die vordern Muskeln des rechten Oberschenkels sind wie gelähmt; beim Bewegen fühlt er ein schmerzhaftes Spannen (*Ders.* a.a.O.). [RAL (145)]

Feines Reißen in den Oberschenkeln, mehr wie in den Knochen, stärker in der Ruhe, als bei Bewegung (n. 2 St.) (*Wislicenus,* a.a.O.). [RAL (146)]

An der auswendigen Seite des Oberschenkels, ein ziehend drückender Schmerz im Gehen (*Franz,* a.a.O.). [RAL (147)]

Klammschmerz in der Mitte der Hinterseite des Oberschenkels, bloß beim Gehen (n. 21 St.) (*Wislicenus,* a.a.O.). [RAL (148)]

Vorne und oben am graden Oberschenkelmuskel, ein spannend drückender Schmerz beim Ausstrecken (n. 2½ St.) (*Franz,* a.a.O.). [RAL (149)]

Feines Jücken an den Oberschenkeln, was durch Reiben vergeht (n. 1 St.) (*Wislicenus,* a.a.O.). [RAL (150)]

Er kann gar nicht schnell gehen; die Beine sind wie zu steif (*Franz,* a.a.O.). [RAL (151)]

In der äußern Kniekehlflechse heraufgehende Stiche, beim Gehen im Freien (n. 13 St.) (*Langhammer,* a.a.O.). [RAL (152)]

Absetzende Nadelstiche an der linken Kniescheibe, beim Gehen im Freien (n. 6 St.) (*Ders.* a.a.O.). [RAL (153)]

Krampfhaft strammendes Heranziehn in der Wade und aus der Kniekehle in den Oberschenkel (*Franz,* a.a.O.). [RAL (154)]

Lähmige Empfindung, wie von Zusammenziehung der Bänder, von der Mitte der Kniekehle an, bis zur Wade, in Ruhe und Bewegung (n. $1/2$ St.) (*Moßdorf,* a.a.O.). [RAL (155)]

Beim über einander Legen der Beine fühlt er krampfartig reißendes Ziehen in der Ferse des linken, fest stehenden Fußes und im Ballen desselben, und ein drückendes Ziehn auf dem Kniee des andern, drüber gelegten Beines (n. 10 St.) (*Franz,* a.a.O.). [RAL (156)]

Auf dem Schienbeine und um das Fußgelenk herum, im Gehen, ein ziehender, aufliegender (weich drückender) Schmerz und Gefühl, als wollte das Schienbein zerbrechen, welches ihm das Gehen verhindert (*Ders.* a.a.O.). [RAL (157)]

Stumpfe Stiche am linken Schienbeine (n. 1 St.) (*Wislicenus,* a.a.O.). [RAL (158)]

Brennen auf den Schienbeinen, im Gehen (*Franz,* a.a.O.). [RAL (159)]

Drücken und Ziehen auf dem Schienbeine, Abends, im Sitzen (n. 12 St.) (*Ders.* a.a.O.). [RAL (160)]

Früh, beim Herumgehen, ein ziehend drückender Schmerz in den Fußgelenken, mit Hitze in denselben, und Empfindung, als wenn sie ausgerenkt wären, gegen den äußern Knöchel zu (n. 3 Tagen) (*Ders.* a.a.O.). [RAL (161)]

Pressender Schmerz, wie von Verrenkung, am rechten Unterfuße, beim Gehn im Freien (n. $2^1/4$ St.) (*Langhammer,* a.a.O.). [RAL (162)]

Lähmung in den Fußgelenken (*Harnisch,* a.a.O.). [RAL (163)]

Stumpf stechendes Ziehen im rechten Fußgelenke, im Sitzen (n. 11 St.) (*Franz,* a.a.O.). [RAL (164)]

Brennende Hitzempfindung um den äußern Knöchel des rechten Fußes herum, im Gehen und Sitzen (n. 26 St.) (*Ders.* a.a.O.). [RAL (165)]

Fast stichartiges Reißen auf dem linken Fußrücken, meist bei Bewegung (*Franz,* a.a.O.). [RAL (166)]

Am Rande des linken Fußes, außen an der Hervorragung des fünften Mittelfußknochens, ein klammartiges, drückendes Ziehen, als wenn er

ihn vertreten hätte (n. 5 St.) (*Ders.* a.a.O.). [RAL (167)]

Der äußere Rand des Fußes und die Stelle unter dem äußern Knöchel schläft ein, im Gehen (*Ders.* a.a.O.). [RAL (168)]

Stechen in der Ferse, im Sitzen, Abends (*Ders.* a.a.O.). [RAL (169)]

In der Fußsohle, ein jählinges Reißen, im Sitzen (*Ders.* a.a.O.). [RAL (170)]

Fußschweiß (*Harnisch,* a.a.O.). [RAL (171)]

▪ Allgemeines und Haut

Knacken fast in allen Gelenken, doch unhörbar. [RAL 80]

Abends, im Bette, Jücken; nach dem Reiben entstehn flache, sehr schmerzende Geschwüre. [RAL 81]

Gefühl im ganzen Körper, als wenn ihm die Kraft entginge und als wenn besonders das Mark in den Knochen steifer und mehr geronnen sey (sogleich). [RAL 82]

Nach Gehen im Freien, außerordentlich müde, besonders in den Oberschenkeln. [RAL 83]

Eine Müdigkeit und Lässigkeit in allen Gliedern, ohne Schläfrigkeit. [RAL 84]

◇ Beim Gehen fühlt er hie und da schmerzhaftes Spannen in den Muskeln (*Groß,* a.a.O.). [RAL (172)]

Abends, nachdem er eine Stunde gesessen hat, ist er ganz steif und kontrakt; er kann sich nach dem Aufstehn vom Sitze gar nicht aufrichten (n. 13 St.) (*Franz,* a.a.O.). [RAL (173)]

Lähmige Schwäche in den Händen und Ellbogengelenken; er konnte sie kaum bewegen, doch ohne Steifigkeit und ohne sonst ein Hinderniß, mit Frostigkeit und Mangel an Lebenswärme (n. 1 St.) (*Ders.* a.a.O.). [RAL (174)]

Knacken in allen Gelenken (n. 26 St.) (*Ders.* a.a.O.). [RAL (175)]

Große Aufgereiztheit und angespannte Munterkeit, mit Ziehen in den Gliedern, als wenn die Flechsen gespannt wären, Nachmittags (n. 2 Tagen) (*Ders.* a.a.O.). [RAL (176)]

Wenn er nichts Geistiges arbeitet, ist er ziemlich munter und lebhaft; doch wird es ihm düselig, wenn er etwas liest, und er schläft gleich ein (*Ders.* a.a.O.). [RAL (177)]

Früh, Unbehagen, häufiges Gähnen und Unlust zu jeder Arbeit (n. 4 Tagen) (*Ders.* a.a.O.). [RAL (178)]

Er schläft über dem Lesen, im Sitzen ein, schreckt aber durch das geringste Geräusch auf, und fährt mit großem Frostschauder zusammen, der ihm durch und durch ging (*Franz,* a.a.O.). [RAL (179)]

- Schlaf, Träume und nächtliche Beschwerden

Oeftere Anfälle von Gähnen, ohne Schläfrigkeit, mit einem klammartigen Schmerze in den Kinnbacken. [RAL 85]

Neigung zu beständigem Dehnen. [RAL 86]

Unruhiger Schlaf; sie wacht oft auf, ohne Ursache. [RAL 87]

◇ Sehr häufiges Gähnen, mit Dehnen und Recken der Glieder (n. 24 St.) (*Ders.* a.a.O.). [RAL (180)]

Abends, große Abgespanntheit und unwiderstehlicher Hang zum Schlafen; er schläft im Sitzen eine Stunde lang, mit Schnarchen, kann dann aber, wenn er sich niederlegt, vor 1 Uhr nicht wieder einschlafen (*Ders.* a.a.O.). [RAL (181)]

Abends, große Schläfrigkeit bis 9 Uhr, dann große Munterkeit bis nach Mitternacht (*Ders.* a.a.O.). [RAL (182)]

Durch Träume verunruhigter Schlaf bis früh 6 Uhr, dann, munter erwacht und wieder eingeschlafen, konnte er sich früh nicht aus dem Schlafe losmachen und blieb schläfrig bis Mittag (*Ders.* a.a.O.). [RAL (183)]

Lebhafte, theils unangenehme, theils ängstliche Träume, mit öfterm Aufwachen aus dem Schlafe; wieder eingeschlafen träumte er jedesmal etwas Anderes (*Langhammer,* a.a.O.). [RAL (185)]

Unruhiger Schlaf (*Michler,* a.a.O.). [RAL (186)]

Nachts, unruhiger Schlaf und bloß gegen Morgen, mit Träumen (*Franz,* a.a.O.). [RAL (187)]

Schlaf unruhig und traumvoll, jedoch ohne aufzuwachen, und zwei Nächte nach einander Pollutionen (*Ders.* a.a.O.). [RAL (188)]

Sehr verworrene Träume, zum Theil schreckhaften Inhalts (*Groß,* a.a.O.). [RAL (189)]

- Fieber, Frost, Schweiß und Puls

Früh, **Frost** im Bette, ohne nachfolgende Hitze. [RAL 88]

Nachmittags (um 3 Uhr) innerlicher Schauder, mit starkem Durste, ohne nachfolgende Hitze, mehre Tage nach einander. [RAL 89]

Nachmittags (um 3 Uhr) Schauder mit Gänsehaut, in freier Luft nachlassend und ohne Durst, mehre Tage nach einander. [RAL 90]

Nach dem Schauder, eine kleine Hitze. [RAL 91]

Gegen Abend, mehr Wärme am ganzen Körper. [RAL 92]

Früh, im Bette, eine Hitze um den Kopf, mit Stirnschweiß. [RAL 93]

Hitze in der Nacht, vorzüglich um die Stirne, so daß sie früh von 3 Uhr an nicht mehr schlafen kann; dann erfolgt Vormittags, um 9 Uhr, Frostschauder. [RAL 94]

◇ Heftige Frostschauder über dem Rücken, beim Herumgehn in der Stube, Vormittags (n. 25 St.) (*Franz,* a.a.O.). [RAL (190)]

Vormittags, viel Durst, und eine Stunde drauf, Frostschauder über den Rücken (*Ders.* a.a.O.). [RAL (191)]

Gegen Abend, drei Tage nach einander, erhöhete Wärme der Backen und des Körpers, mit drückendem Eingenommenheits-Kopfschmerze in den Schläfen und den Seiten der Stirne (*Franz,* a.a.O.). [RAL (192)]

Gleich nach dem Abendessen, innerliche und äußere Hitze des Gesichts (*Moßdorf,* a.a.O.). [RAL (193)]

Nachmittags, Wärme-Gefühl im ganzen Körper, besonders den Backen, nicht ohne Durst (n. 2 Tagen) (*Franz,* a.a.O.). [RAL (194)]

Gegen Abend, Wärme des ganzen Körpers, mit drückendem Ziehen in der Stirnseite und Durst (n. 4 Tagen) (*Ders.* a.a.O.). [RAL (195)]

Wärme am übrigen Körper, außer am Kopfe; die Backen waren kalt[8] (*Harnisch,* a.a.O.). [RAL (196)]

Abends, wenn er in die Stube kömmt, große Hitze, er weiß sich nicht zulassen, doch ohne Durst (n. 2 Tagen) (*Franz,* a.a.O.). [RAL (197)]

---

[8] Der letzte Theil dieses Symptoms war antagonistische Gegenwirkung der Lebenskraft (Nachwirkung), da die Person mehre Tage bloß in den Backen Hitze gehabt hatte, vor Einnahme der Angustura.

Antimonium crudum

Antimonium crudum, roher Spießglanz, Schwefel-Spießglanz, *Stibium sulphuratum nigrum* [CK II (1835), S. 190–213]

Der gegrabene Schwefel-Spießglanz, diese aus fast metallisch glänzenden, parallelen, schwarzen Nadeln, von der Natur zusammengefügte Verbindung von etwa 28 Theilen Schwefel mit 100 Theilen Spießglanz-Metall, wird, wenn es nach chemischer Prüfung frei von fremden Metallen befunden worden, auf gleiche Weise, wie zu Ende des ersten Theils von den trocknen Arzneistoffen gelehrt worden, bis zur 30sten Kraft-Entwickelung für den homöopathischen Gebrauch zubereitet. Aus folgenden reinen Wirkungen desselben im gesunden, menschlichen Körper wird man dessen kleinster Gabe öftere Dienlichkeit in den geeigneten Fällen chronischer Krankheiten leicht wahrnehmen. Zu wünschen wäre es, daß auch das reine Metall auf seine reinen Wirkungen sorgfältigst ausgeprüft würde, wovon wir noch viele, jetzt noch unbekannte Hülfe andrer Art, als vom Schwefel-Spießglanz zu erwarten haben; denn wie verschieden sind nicht auch Arsenik in seinen Wirkungen vom Operment und die des Quecksilber-Metalls von denen des Zinobers, jedes von eigner Brauchbarkeit als Arzneien!

Die pharmaceutischen Schwefel-Spießglanz-Mittel: *Kermes minerale* und *Sulphur auratum antimonii primae, secundae, tertiae praecipitationis* sind, je nach ihrer verschiedenen Bereitungs-Art von sehr verschiednem Gehalte an Spießglanz-Metall.

Wo der rohe Schwefel-Spießglanz nach seinen reinen Wirkungen homöopathisch befunden wird, da ist er desto dienlicher, wenn folgende Symptome mit zugegen sind:

Unleidlichkeit des Angreifens und Ansehens bei einem Kinde; Blutdrang nach dem Kopfe; Lästiges Jücken auf dem Kopfe, mit Ausfallen der Haare (*Htb.*); **Röthe und Entzündung der Augenlider;** Böse Nasenlöcher; Hitze und Jücken am Backen; **Schmerzen in hohlen Zähnen;** Langwieriger Appetit-Verlust; **Aufstoßen mit Geschmack des Genossenen; Ekel, Uebelkeit und Brecherlichkeit** von Magen-Verderbniß; Leibschneiden mit Appetitlosigkeit, hartem Stuhle und rothem Harne, bei einem Kinde (*Htb.*); Kneipen im Bauche, mit Gefühl, wie zum Durchfalle; Abwechselnde Diarrhöe und Verstopfung älterer Personen (*Htb.*); Schwieriger, harter Stuhl; Stete Absonderung weißgelblichen Schleimes aus dem After (*Htb.*); Oefteres Harnen, mit vielem Schleim-Abgange und Brennen in der Harnröhre unter Kreuz-Schmerzen (*Htb.*); Schneiden in der Harnröhre, beim Harnen; Verstopfung der Nase; Schmerzhafte Flechsen-Entzündung im Ellenbogen-Gelenke, mit starker Röthe und Krümmung des Armes (*Htb.*); Eingeschlafenheit der Beine beim ruhig Sitzen; Heftige Schmerzen in den Untergliedern (*Htb.*); Hühnerauge in der Fußsohle (*Htb.*); Große hornartige Stellen in der Fußsohle, nah an den Zehen (*Htb.*); Hornartiger Auswuchs vorn unter dem Nagel der großen Zehe; Verbildungen der Haut (*Htb.*); Empfindlichkeit gegen Kälte; Schlafsucht (*Htb.*); Kalk-Schwefelleber und Merkur sollen, nach Dr. *Hartlaub*, Antidote des Schwefel-Spießglanzes seyn.

Die Namens-Verkürzungen meiner Mit-Beobachter sind: C. = Dr. *Caspari*; Htb. = Dr. *Hartlaub*; Lgh. = Dr. *Langhammer*.

Antimonium crudum

■ Gemüt

Verstimmt und traurig, Abends. [CK 1]

Wehmüthige, gereizte Stimmung, den ganzen Vormittag; der Ton der Glocken, wie der Anblick seiner ganzen Umgebung rührt ihn bis zu Thränen; er athmet schwer und kurz. [CK 2]

Niedergeschlagenheit am Tage (*Lgh.*). [CK 3]

Er spricht nicht (d. 2. T) (*C.*). [CK 4]

Bangigkeiten (*Gmelin*, allgem. Gesch. d. mineral. Gifte.). [CK 5]

Unruhig (d. 2. T.) (*C.*). [CK 6]

Aengstliche Betrachtungen, am Tage, über sich selbst, sein jetziges und künftiges Schicksal (*Lgh.*). [CK 7]

Entschiedene Neigung, sich zu erschießen, Nachts, nicht zu einer andern Art des Selbstmordes; es nöthigte ihn, aus dem Bette zu steigen, weil er den Gedanken gar nicht los werden konnte (*Htb.*). [CK 8]

Sehr zum Erschrecken geneigt über geringes Geräusch (*C.*). [CK 9]

Ueble Laune den ganzen Tag (*Lgh.*). [CK 10]

Mißmüthig, wobei es ihm warm vor dem Kopfe ward. [CK 11]

Mürrisch, will mit Niemand reden (*Lgh.*). [CK 12]

Verdrießlich, ärgerlich, ohne Ursache (d. 2. T.) (*C.*). [CK 13]

Kopfschwäche (*C.*). [CK 14]

Wahnsinn (*Hildanus*). [CK 15]

Wahnsinn, Blödsinn; sie verließ das Bette nicht, redete unbefragt Nichts, verlangte weder zu essen, noch zu trinken, aß jedoch, wenn man es ihr anbot und sie hungrig war, gern, und verweigerte es, wenn sie nicht hungerte; dabei zupfte sie nur immer am Halstuche, oder faltete ein Tuch und legte es wieder auseinander, oder zupfte Fasern aus dem Bette und las sie zusammen; sie war so gefühllos, daß sie von den unter sie gegangenen Ausleerungen an mehren Stellen sich aufgelegen hatte, ohne es zu fühlen, und ohne je einen Schmerz zu klagen (*Camerarius*, sylloge memorabilium.). [CK 16]

Delirium und Tod, nach einem Brechmittel aus *croc. metall* (*Lindestolpe*, de venenis.). [CK 17]

Anhaltender Zustand schwärmerischer Liebe und ekstatischer Sehnsucht zu einem idealen weiblichen Wesen, das seine Phantasie ganz erfüllte; mehr beim Gehen in freier, reiner Luft, als in der Stube; nach einigen Tagen, unter scheinbarer Verminderung des Geschlechtstriebes verschwindend (*C.*). [CK 18]

■ Schwindel, Verstand und Gedächtnis

Wüstheits-Gefühl im Kopfe, wie nach anhaltendem Arbeiten in einer kalten Stube (d. 4. T.) (*C.*). [CK 19]

Trunkenheit (*C.*). [CK 20]

Schwindel (*C.*). [CK 21]

■ Kopf

Kopfschmerz und etwas Nasenbluten darauf (n. $7\frac{1}{2}$ St.) (*Lgh.*). [CK 22]

Leiser, dumpfer Kopfschmerz im Vorderhaupte und Scheitel, durch Treppensteigen verstärkt (*C.*). [CK 23]

Heftiges Kopfweh (*Gardane*, Gazette de Santé, 1773.). [CK 24]

Heftiger Kopfschmerz, nach Baden im Flusse, mit Schwäche in den Gliedern und Widerwillen gegen das Essen (*C.*). [CK 25]

Dumpfer, betäubender Schmerz im ganzen Kopfe, mit Uebelkeit im Schlunde, während des (gewohnten) Tabakrauchens (*Lgh.*). [CK 26]

Betäubende, dumpfe Kopfschmerzen, mehr äußerlich auf der Stirn, daß der Angstschweiß ausbrach, beim Gehen im Freien (n. 6 St.) (*Lgh.*). [CK 27]

Kopfschmerz, als wollte es die Stirn zersprengen; dabei war sie wie betrunken, saß allein und wollte nicht reden (*Camerarius*, a.a.O.). [CK 28]

Auseinander drückender Schmerz am rechten Augenbrau-Bogen, innerhalb des Schädels (*C.*). [CK 29]

Einwärtsdrücken, absetzend ziehend, in der linken Stirnseite (*C.*). [CK 30]

Augenblicklicher Ziehschmerz über dem linken Schläfebeine, verging durch Druck und kam gleich darauf viel heftiger wieder (*C.*). [CK 31]

Reißender Schmerz im ganzen Kopfe, hin und her, von früh bis Abends (*C.*). [CK 32]

Heftiges Reißen im ganzen Kopfe, mit Hitze darin, gegen Mittag (d. 6. T.) (*C.*). [CK 33]

Das Reißen im Kopfe mindert sich beim Gehen und im Freien (*C.*). [CK 34]

Herausbohrender, anhaltender Schmerz in der Stirne und den beiden Schläfen, durch Befühlen ungeändert (n. 5 St.) (*Lgh.*). [CK 35]

Andrang des Blutes nach dem Kopfe gemindert (Heilwirkung.) (*C.*). [CK 36]

Am linken Scheitelbeine eine kleine Stelle, welche bei äußerm Drucke Schmerzen auf dem Knochen macht, wie bei geschwollener Beinhaut (*C.*). [CK 37]

Aeußerlich an der linken Schläfe, langsames Pulsiren mit feinem Stechen, einigemal hintereinander, vorn nach den Augenbrauen zu, am stärksten, wenn man nicht genau darauf achtet (*C.*). [CK 38]

Einzelnes, scharfes Stechen auf dem Haarkopfe, 1 Minute lang (*C.*). [CK 39]

Rothe, harte, beim Druck wund schmerzende Blüthe an der linken Schläfe, gleich am Anfange des Ohr-Knorpels (*C.*). [CK 40]

Kleine, Linsen große, platte Knötchen hie und da auf dem Haarkopfe, die beim Drücken schmerzen und im Umkreise kriebeln (*C.*). [CK 41]

Rothe, härtliche, wenig erhabene Stelle an jeder Seite der Stirn, welche wie Brennnessel jückt, vergeht und wiederkommt (*C.*). [CK 42]

Dicht über den Augenbrauen ein weißes Knötchen, welches nicht jückt, sondern bloß beim Befühlen schmerzt. [CK 43]

■ Augen

Jücken im äußern Augenwinkel, das zum Reiben nöthigt (n. 2 St.) (*Lgh.*). [CK 44]

Fippern im linken Augenlide (*C.*). [CK 45]

Feine Stiche, oft hintereinander folgend, und ohne Schmerz, im vordern Theile des Augapfels, Vormittags (d. 9. T.) (*C.*). [CK 46]

Scharfe drückende Stiche unterhalb des linken Augenbraubogens (*Lgh.*). [CK 47]

Geröthete Augenlider, mit feinen Stichen im Augapfel (*C.*). [CK 48]

Röthe des linken Auges, mit Lichtscheu früh beim Aufstehen, und Schleim-Absonderung im innern Winkel (*C.*). [CK 49]

Rothe, entzündete Augen, mit Jücken und nächtlichem Zuschwären. [CK 50]

Entzündung der Augen (*Gardane*, a.a.O.). [CK 51]

Kleine, nässende Stelle am äußern Augenwinkel, welche sehr schmerzte, wenn Schweiß daran kam (*C.*). [CK 52]

Viel Schleim im rechten Augenwinkel, früh, mit trockner Augenbutter in beiden Lidern (*C.*). [CK 53]

Augenbutter in den Augenwinkeln, Vormittags (n. 3½ St.) (*Lgh.*). [CK 54]

Erweiterung der Augen (*Plinius; Dioscorides*). [CK 55]

Unheilbare Blindheit (*Lindestolpe*, de venenis.). [CK 56]

■ Ohren

In den Ohren, Stechen (*C.*). [CK 57]

Ziehschmerz durch das rechte Ohr in die Eustachische Röhre, fast bis in den Mund, nach Tische (d. 16. T.) (*C.*). [CK 58]

Wühlen und Wimmeln in den Ohren, besonders beim Stillliegen (d. 5. T.) (*C.*). [CK 59]

Kriebeln im rechten Ohrgange (d. 2. T.) (*C.*). [CK 60]

Jückender Stich am Rande der rechten Ohrmuschel über dem Ohrbocke, durch Berührung vergehend (n. 1 ½ St.) (*C.*). [CK 61]

Röthe, Brennen und Geschwulst des linken Ohres, wie von einem Mückenstiche (*C.*). [CK 62]

Geschwulst und Röthe der ganzen innern Ohrmuschel, mit periodischem Jücken (*C.*). [CK 63]

Schwappern im Ohre, wie von einigen Tropfen Wasser, bei Bewegung der Kinnladen. [CK 64]

Klingen vor den Ohren (d. 2. T.) (*C.*). [CK 65]

Anhaltendes Ohren-Brausen, besonders im Stillen (d. 2. T.) (*C.*). [CK 66]

Brausen in den Ohren, meist Nachmittags (*Htb.*). [CK 67]

Schmerzhaftes Ohren-Brausen (*Camerarius*, a.a.O.). [CK 68]

Ein altes Ohren-Brausen verschwand (Heilwirkung.) (*C.*). [CK 69]

Arges Getöse in den Ohren, als wenn Jemand an das Hausthor klopfte. [CK 70]

Eine Art Taubheit des rechten Ohres, als wenn sich ein Blättchen vor das Trommelfell legte, durch Bohren mit dem Finger nicht zu tilgen (n. 14 St.) (*Lgh.*). [CK 71]

Abends trat es ihm sehr vor das rechte Ohr. [CK 72]

Verlust des Gehöres (*Camerarius*, a.a.O.). [CK 73]

■ Nase

Die Nase schmerzt beim Athmen, wie von Einathmen kalter Luft, oder von Einziehen scharfer Dämpfe (*C.*). [CK 74]

Wundheits-Gefühl in den Nasenlöchern beim Einziehen der Luft, besonders im rechten, das etwas verstopft ist (*C.*). [CK 75]

Wundheit des rechten Nasenloches im vordern Winkel, mit Schmerzhaftigkeit, wie beim Schnupfen (*C.*). [CK 76]

Aufspringen und Schmerzhaftigkeit des linken Nasenloches (*C.*). [CK 77]

Aufgesprungenheit beider Nasenlöcher, mit Krusten (*C.*). [CK 78]

Böses Nasenloch, mit ziehendem Schmerze. [CK 79]

Blut-Schnauben. [CK 80]

Bluten der Nase, mehre Tage nach einander. [CK 81]

Alle Abende Nasenbluten. [CK 82]

■ **Gesicht**

In den Gesichts-Muskeln der linken Seite, leises Zucken (n. 9 St.) (*C*.). [CK 83]

Rothe Blüthe, mit Eiter in der Spitze, zu beiden Seiten der Nase, mit Empfindlichkeit beim Drücken (d. 12. T.) (*C*.). [CK 84]

Blasenartige Blüthen im Gesichte und auf der Nase, wie Spitzpocken, mit stechendem Schmerze beim Drucke (*C*.). [CK 85]

Flache, beim Befühlen jückende, nicht rothe Blüthen mit gelblichem Schorfe auf beiden Wangen (*C*.). [CK 86]

Nesselfriesel im Gesichte, besonders auf den Wangen. [CK 87]

Mehre Blüthen im Gesichte, die wie Mückenstiche schmerzten (*C*.). [CK 88]

Beule auf dem rechten Backen, wie von einem Mückenstiche (*C*.). [CK 89]

Rothe, brennende, eiternde Gesichts-Ausschläge (*Wepfer*, de cicuta et antimonio.). [CK 90]

Gelbkrustiger, beim Befühlen schmerzender und leicht abzustoßender Ausschlag links am Backen, nach dem Kinne zu (*C*.). [CK 91]

An dem Kinne und unter demselben, beim Befühlen, Empfindung, als streiche man über viele kleine wunde Stellen weg, und auf der Haut hier und da kleine, honiggelbe Körnchen (*C*.). [CK 92]

Brennendes Stechen, wie von einem Feuerfünkchen, am Kinne und auf der Oberlippe (d. 7. u. 9. T.) (*C*.). [CK 93]

Kriebeln auf der Oberlippe, wie vom Kriechen eines Insektes (d. 19. u. 24. T.) (*C*.). [CK 94]

An den Mundwinkeln, Muskelzucken. [CK 95]

Die Lippen sind trocken. [CK 96]

Wund schmerzende Risse in den Mundwinkeln, welche nach 5, 8, 12 Wochen wiederkehrten (*C*.). [CK 97]

Rothe Eiter-Blüthchen auf der Oberlippe und am rechten Mundwinkel, mit dumpfem Schmerze für sich und beim Drucke (d. 20. T.) (*C*.). [CK 98]

Viele rothe Pünktchen mit einem weißen Sprießelchen in der Mitte, unter dem linken Mundwinkel (*C*.). [CK 99]

■ **Mund und innerer Hals**

Zahnschmerz in einem hohlen Zahne, ärger die Nacht, als am Tage, ein Nisteln, Zucken und Graben, wie am Nerven, welches hinunter und hinauf in den Kopf zieht; er darf nicht mit der Zunge daran rühren, sonst thut es weh, als wenn der Nerv geritzt würde. [CK 100]

Der Zahnschmerz erneuert sich gleich nach dem Essen, selbst weicher Speisen, verschlimmert sich durch Anbringung kalten Wassers, und bessert sich in freier Luft. [CK 101]

Beim nächtlichen Zahnschmerze, große Wärme, wie von der Brust aus. [CK 102]

Zuckender Zahnschmerz, Abends im Bette und nach dem Essen. [CK 103]

Stechen im Zahne, beim Luft-Einziehen. [CK 104]

Starkes Bluten der Zähne. [CK 105]

Das Zahnfleisch klafft von den Zähnen ab und blutet leicht. [CK 106]

Mund-Trockenheit, Nachts (d. 6. T.) (*C*.). [CK 107]

Viel salziger Speichel im Munde (*Wepfer*, a.a.O.). [CK 108]

Wasser-Zusammenlaufen im Munde (*C*.). [CK 109]

Wasser-Zusammenlaufen auf der Zunge (*C*.). [CK 110]

Riechen aus dem Munde, wie bei Merkurial-Speichelfluß. [CK 111]

Heftiger Speichelfluß aus Nase und Mund (*Ephemer. n. e. dec. l. a. 3. obs. 270.*). [CK 112]

Speichelfluß, ohne Mund-Gestank und ohne Lockerheit der Zähne (*James*, in Simons Beobacht. 1790). [CK 113]

An der Zunge, vorn am linken Rande, hinter einander einige feine, scharfe Stiche, nach Tische (n. 33 St.) (*C*.). [CK 114]

Wundheits-Gefühl und Röthe, an einer kleinen Stelle des rechten Zungen-Randes, mehre Tage lang, öfters vergehend und plötzlich wiederkommend (d. 6. T.) (*C*.). [CK 115]

Blasen auf der Zunge. [CK 116]

Weiß belegte Zunge, Vormittags (n. 2 St.) (*Lgh*.). [CK 117]

Am Gaumen, die ganze Nacht ein feines Kneipen, besonders empfindlich beim Schlucken, und früh erst nach Ausräuspern von Schleim, der sich, die Nacht über, am Gaumen gesammelt hatte, bis auf ein nachbleibendes Gefühl von Rauhheit vergehend (*C*.). [CK 118]

Kratzige Empfindung am Gaumen-Segel, als läge viel Schleim darauf, der nur erst nach langem Räuspern und oft auch gar nicht ausgeworfen werden konnte, mehre Tage lang (d. 7. T.) (*C.*). [CK 119]

Kratzen am Gaumen mit vielem Schleim-Auswurfe durch Räuspern (n. 5 W.) (*C.*). [CK 120]

Im Halse sammelt sich den ganzen Tag viel zäher Schleim (*C.*). [CK 121]

Halsweh, wie von einer Geschwulst oder einem Knäutel, links im Halse. [CK 122]

Verhindertes Schlingen (*Gardane*, a. a. O.). [CK 123]

■ **Magen**

Heftiger Durst mit Trockenheit der Lippen. [CK 124]

Ungeheurer Durst (*Wepfer*, a. a. O.). [CK 125]

Abends Durst, und Neigung zum Trinken. [CK 126]

Trinkt bloß die Nächte viel. [CK 127]

Viel Durst, Nachts (n. 6 T.) (*C.*). [CK 128]

Appetit äußerst gering. [CK 129]

Mangel an Appetit (*Stahl*, mater. med., Dresden 1744.). [CK 130]

Starkes Hunger-Gefühl in der Magengegend, früh beim Erwachen, ohne Appetit, durch Essen nicht beseitigt; dabei zugleich unangenehme Leerheits-Empfindung in der Herzgrube und Mangel an Wärme im Körper; zwei Tage lang (n. 4 W.) (*C.*). [CK 131]

Während des mäßigen Mittagsessens, Gefühl, als würde der Leib sehr angefüllt, mit Entstehung und Umhergehen vieler Blähungen (*C.*). [CK 132]

Nach dem Essen, Trägheit und Neigung zum Liegen (*C.*). [CK 133]

Die Vollheit und Gespanntheit nach Tische wechselt oft mit Leichtigkeit, Munterkeit und Thätigkeit des Geistes und Körpers nach dem Essen ab (*C.*). [CK 134]

Nach dem Mittagsessen, Laßheit, zittrige Mattigkeit und Schwere in allen Gliedern, wie aus dem Unterleibe, mit Zittern der Hände beim Schreiben und späterm Abgange vieler stinkender Winde bei aufgetriebenem Bauche (*C.*). [CK 135]

Beim Abendessen, Schweräthmigkeit. [CK 136]

Aufstoßen mit rauhem Geschmacke (*Lgh.*). [CK 137]

Lautes Aufstoßen (n. ¼ u. 1½ St.) (*C.*). [CK 138]

Bitteres Aufstoßen, wie Galle (n. 3 St.). [CK 139]

Aufschwulken von Feuchtigkeit, mit Geschmack der genossenen Speise, Nachmittags (d. 2. u. 3. T.) (*C.*). [CK 140]

Schlucksen (n. 1 St.) (*Lgh.*). [CK 141]

Schlucksen, öfteres, beim Tabakrauchen (n. 10 ½ St.) (*Lgh.*). [CK 142]

Uebelkeit mit Schwindel (*C.*). [CK 143]

Uebelkeit nach Trinken eines Glases Wein (*C.*). [CK 144]

Brech-Uebelkeit (*Gardane*, a. a. O.). [CK 145]

Starker Ekel (*Morgenstern*, de usu antim. cr., 1756.). [CK 146]

Furchtbares, durch nichts zu stillendes Erbrechen (*Lindestolpe*, a. a. O.). [CK 147]

Heftiges Erbrechen mit Bangigkeiten (*Fr. Hoffmann*, med. rat. et system.). [CK 148]

Erbrechen von Schleim und Galle (*Matthiolus; Götze*, in act. Vratislaviensibus.). [CK 149]

Furchtbares Erbrechen mit Zuckungen (*Wepfer*, a. a. O.). [CK 150]

Heftiges Erbrechen und Durchfall (*Morgenstern*, a. a. O.). [CK 151]

Heftiges Erbrechen und Durchfall mit der größten Angst (*Bonetus*, Polyalthea.). [CK 152]

Im Magen, schmerzhaftes Gefühl, bei äußerem Drucke darauf (*C.*). [CK 153]

Drücken im Magen, das mehr noch einem dumpfen Schneiden ähnelt, besonders beim Einziehn des Leibes (*C.*). [CK 154]

Drücken im Magen, früh, mit Durst (d. 20. T.) (*C.*). [CK 155]

Ueberfüllungs-Schmerz im Magen, ohne Vollheit und bei Appetit (*C.*). [CK 156]

Schmerz im Magen, wie nach zu vielem Essen, bei aufgetriebenem, doch nicht hartem Leibe (n. 3 T.) (*C.*). [CK 157]

Beklemmendes Gefühl unter dem Magen, mit leerem Aufstoßen (*C.*). [CK 158]

Krampfhafte Magen-Schmerzen (*Fr. Hoffmann*, a. a. O.). [CK 159]

Magen-Krampf (*Stahl*, a. a. O.). [CK 160]

Magen-Krampf, das ganze Leben hindurch, bei mehren Personen (*Wepfer*, a. a. O.). [CK 161]

Brennend krampfhafter Schmerz in der Herzgrube, in halbstündigen Anfällen, der ihn zur Verzweiflung trieb und zum Entschluß, sich zu ersäufen. [CK 162]

Brennen in der Herzgrube, wie Sood, bei gutem Appetite (*C.*). [CK 163]

■ **Abdomen**

Kneipender Schmerz rechts über und neben der Herzgrube (*C.*). [CK 164]

In den Hypochondern, gelinde Anspannung (*Wepfer*, a. a. O.). [CK 165]

In den Bauch-Eingeweiden, vorübergehendes, angreifendes Gefühl, wie nach heftigem Durchfalle (*C.*). [CK 166]

Starke Auftreibung des Unterleibes, vorzüglich nach dem Essen (*C.*). [CK 167]

Aufgetriebener, dicker Unterleib (*Htb.*). [CK 168]

Sehr aufgetriebener Unterleib und davon entstehender Schmerz, wie von einem innern Drucke (*C.*). [CK 169]

Die unerträglichsten Schmerzen in allen Theilen des Unterleibes (*Gmelin*, a.a.O.). [CK 170]

Kneipender Schmerz links am Nabel (*C.*). [CK 171]

Vorübergehendes Bauchkneipen in der Magen-Gegend (*C.*). [CK 172]

Kneipen, wie nach dem Takte des Pulses, auf einer kleinen Stelle der linken Unterleibs-Seite, ganz tief unten, Nachmittags (d. 3. T.) (*C.*). [CK 173]

Kneipen im Bauche, vorzüglich rechts, nach dem Rücken zu, plötzlich Abends beginnend und durch Bewegung vermehrt (n. 3 W.) (*C.*). [CK 174]

Schneiden im Unterleibe, sehr heftig (d. 22. T.) (*C.*). [CK 175]

Schneiden im Bauche, mit Uebelkeits-Empfindung daselbst, und Wasser-Zusammenlaufen auf der Zunge (*C.*). [CK 176]

Plötzliches zusammenpressendes Leibschneiden, mit Aufschwulken von Wasser in den Mund (*C.*). [CK 177]

Schneiden im Leibe den ganzen Tag, mit Gefühl von Beklommenheit aus dem Magen, Unlust zum Arbeiten, trockner Laune und Schmerz im Magen, beim Aufstoßen (*C.*). [CK 178]

Mehre Anfälle von Leibschneiden in der Magengegend (*C.*). [CK 179]

Leerheits-Empfindung in den Eingeweiden, nach dem Essen vergehend (*C.*). [CK 180]

Die Unterleibs-Beschwerden fangen sämmtlich nach 2½ Wochen von neuem an (*C.*). [CK 181]

In der Leisten-Gegend, Schmerzen, wie von Geschwulst, beim Daraufdrücken; die Stelle fühlte sich hart an, wie geschwollene Drüsen (*C.*). [CK 182]

Harte, beim Druck schmerzhafte Drüse in der linken Weiche; sie scheint über dem Ponpartischen Bande zu liegen und mit diesem parallel zu laufen (*C.*). [CK 183]

Darmbruch (*Camerarius*, a.a.O.). [CK 184]

Gluckern im Unterleibe, als wenn Luftblasen im Wasser aufsteigen (*C.*). [CK 185]

Lautes Knurren im Unterbauche (n. 1 ½ St.) (*Lgh.*). [CK 186]

Lautes Knurren im Bauche, wie von Leerheit, Vormittags (n. 3. St.) (*Lgh.*). [CK 187]

■ **Rektum**

Blähungen entstehen gleich nach dem Essen sehr häufig, und gehen, vorzüglich in der rechten Bauchseite, hörbar umher, mit Abgang einzelner Winde (n. 6 St.) (*C.*). [CK 188]

Viel kollernde und platzende Blähungen gleich nach dem Essen, von denen einige sehr stinkend abgehen, andere sich vorzüglich in der rechten Seite in Menge durch einander und abwärts wälzen, ehe sie abgehen (d. 9. T.) (*C.*). [CK 189]

Mit einem auseinander pressenden Gefühle, als sollte starker Stuhlgang folgen, ging eine ganz unbedeutende Blähung ab (n. 5½ St.) (*C.*). [CK 190]

Stuhl-Verstopfung zu drei Tagen. [CK 191]

Starker schneller Stuhldrang, nach Tische, und schneller Abgang gewöhnlichen Stuhles, mit Pressen (d. 4. T.) (*C.*). [CK 192]

Harter Stuhl, früh (n. 1 St.) (*Lgh.*). [CK 193]

Sehr schwerer, harter Stuhl. [CK 194]

Schwere Ausleerung harten Stuhles, mit Pressen zuvor im Mastdarme, wohl 2 Minuten lang (n. 12 St.) (*Lgh.*). [CK 195]

Schwieriger Abgang harten Stuhles, ohne Pressen vorher (n. 11 St.) (*Lgh.*). [CK 196]

Fester Stuhl, Abends, mit heftigem Pressen im Mastdarme und Schneiden im Unterleibe (*C.*). [CK 197]

Stuhl erst natürlich, dann mehre kleine weiche, darauf eben so kleine harte Abgänge, mit heftigem Pressen im Mastdarme und After bis zu Ende (*C.*). [CK 198]

Breiartiger, öfterer Stuhl (n. 1 ½ St.) (*Lgh.*). [CK 199]

Sehr dünner Stuhlgang (*C.*). [CK 200]

Der Stuhl, welcher früher ziemlich fest gewesen, wird nun sehr dünn (*C.*). [CK 201]

Auf Essig-Genuß sehr dünner Stuhl, mit Schmerz im Mastdarme beim Abgange (*C.*). [CK 202]

Zu Durchfall vergebliche Neigung. [CK 203]

Durchfall, Nachts und früh, doch jedesmal nur eine Ausleerung. [CK 204]

Schleimfluß aus dem After, bei Blähungs-Abgang. [CK 205]

Anhaltender Abgang von Blut und festen Theilen der Eingeweide durch den Mastdarm (*Lindestolpe*, a.a.O.). [CK 206]

Ausleerung schwarzen Blutes durch den Mastdarm (*Matthiolus*, a.a.O.). [CK 207]

Beim Stuhlgange, Schmerz im Mastdarme, wie Wundheit, oder wie Schründen beim Aufreißen eines Geschwüres. [CK 208]

Vorfall des Mastdarmes beim Stuhlgange, einige Zeit hindurch (C.). [CK 209]

Ziehschmerz im After (C.). [CK 210]

Jücken im After (C.). [CK 211]

Scharfes Jücken im Mastdarme (d. 7. T.) (C.). [CK 212]

Brennendes Jücken und Schründen im After, Nachts (n. 3 T.) (C.). [CK 213]

Die Aderknoten am After sind mehr, als sonst, hervorgetreten (d. 11. T.) (C.). [CK 214]

Kriebeln und Brennen in dem Afterknoten, Abends im Bette, bis zum Einschlafen (n. 11 T. u. n. 5 W.) (C.). [CK 215]

Am Mittelfleische ein Blutschwär, welcher weit umher schmerzte und brannte (C.). [CK 216]

■ **Harnwege**

Drang zum Harnen, öfters und heftig, mit viel Urin-Abgang jedes Mal (n. 1, 2, 2½ St.) (Lgh.). [CK 217]

Oefteres Harnen, mit Abgang wenigen, wässerigen Urines (d. 4. T.) (C.). [CK 218]

Es treibt oft zum Harnen, wird aber wenig ausgeleert (n. 5 T.) (C.). [CK 219]

Lang anhaltendes, öfteres Harnen, mit geringem Abgange und eiligem Drange (d. 18. T.) (C.). [CK 220]

Treibt den Harn (*Saunders*, observat. de antimon. et ct., London 1773.). [CK 221]

Oefteres Harnen (*Lgh.*). [CK 222]

Sehr reichliches Harnen, auch Nachts dreimal (d. 10. T.) (C.). [CK 223]

Reichliches, öfteres Harnen (*Wepfer*, a.a.O.). [CK 224]

Unwillkürlicher Abgang reichlichen Harnes, bei sehr erschütterndem Husten (von *sulph. aur.*) (C.). [CK 225]

Goldgelber, dünner Harn, mit einer kaum bemerkbaren Wolke (*Wepfer*, a.a.O.). [CK 226]

Braunrother Harn (C.). [CK 227]

Dunkelfarbiger, öfterer Harn (n. 7 St.) (*Lgh.*). [CK 228]

Kleine rothe Körperchen im Harne, der 24 Stunden gestanden (*Wepfer*, a.a.O.). [CK 229]

■ **Geschlechtsorgane**

In den Samensträngen, anhaltendes Ziehen, während der Dauer eines Blutschwäres im Mittelflei-

sche; der Schmerz war am heftigsten im Stehen und wurde durch Bücken gemindert (C.). [CK 230]

An der Ruthe, feines Jücken (n. 14 St.) (C.). [CK 231]

Starkes Jücken in der Spitze der Eichel (C.). [CK 232]

Beißendes Jücken, wie von Salz, an der linken Seite des Hodensackes, öfters, 14 Tage lang (n. 14 T.) (C.). [CK 233]

Sehr aufgeregter Geschlechtstrieb, mit Unruhe im ganzen Körper, daß er nicht lange sitzen kann (n. 6 St.) (C.). [CK 234]

Späterhin scheint der Geschlechtstrieb mehre Tage lang vermindert zu werden (C.). [CK 235]

Erektionen (n. 6 St.) (C.). [CK 236]

Erregung zu Pollutionen, schon beim Anlehnen mit dem Rücken. [CK 237]

Pollutionen, Nachts, ohne wollüstige Träume (*Lgh.*). [CK 238]

Pollution mit vielen Träumen, Nachts (d. 11. T.) (C.). [CK 239]

In der Bährmutter, Pressen, als wenn etwas fort wollte. [CK 240]

Auslaufen eines scharfen Wassers aus der Scheide, das an den Schenkeln herab Beißen verursachte. [CK 241]

■ **Atemwege und Brust**

Verstopfung der Nase, Abends, wie beim Schnupfen, mehre Tage lang (C.). [CK 242]

Trockenheit der Nase, beim Gehen im Freien, so arg, daß er kaum sprechen kann. [CK 243]

Schnupfen (C.). [CK 244]

Stock-Schnupfen. [CK 245]

Schnupfen mit bösen, krustigen Nasenlöchern (C.). [CK 246]

Fließ-Schnupfen (C.). [CK 247]

Fließ-Schnupfen, früh, einige Stunden lang, ohne Niesen (*Lgh.*). [CK 248]

Viel dicken, gelblichen Schleim muß er den ganzen Tag aus den hintern Nasen-Oeffnungen in den Rachen ziehen und auswerfen (d. 9. T.) (C.). [CK 249]

Rauhe Stimme. [CK 250]

Aeußerste Schwäche der Stimme; er kann nur ganz leise reden (*Wepfer*, a.a.O.). [CK 251]

Sprache und Gesang sind unfest und schwach (*Wepfer*, a.a.O.). [CK 252]

Verlust der Stimme, so oft er heiß ward; durch Ruhe kam sie wieder (*Wepfer*, a.a.O.). [CK 253]

Im Halse, früh, sehr rauh und trocken (d. 6. T.) (C.). [CK 254]

In der Kehle scheint ein fremder Körper zu hängen, den er vergeblich zu verschlucken oder auszuwerfen versucht (*Wepfer*, a.a.O.). [CK 255]

Heftiger Kehl-Krampf in der Luftröhre und dem Schlunde, als wenn ein bald dicker, bald dünner werdender Pflock die Kehle ausfüllte, mit Wundheits-Gefühl. [CK 256]

Räuspern und Rachsen beim Gehen im Freien. [CK 257]

Husten früh nach dem Aufstehen, stoßweise; wie aus dem Unterleibe entstehend; der erste Hustenstoß ist jedesmal der stärkste, die folgenden werden immer schwächer, so daß der letzte nur einem kleinen Krächzen gleicht. [CK 258]

Häufiger, trockner Husten (*Wepfer*, a.a.O.). [CK 259]

Trockner, erschütternder Husten, mit unwillkürlichem, reichlichem Harn-Abgange (bei einer Frau, welche gegen Husten mit starkem Auswurfe *sulph. aur.* erhalten) (*C.*). [CK 260]

Starker, trockner, in der Luftröhre kratzender Husten, in einem plötzlichen kleinen Anfalle (*C.*). [CK 261]

Husten mit zähem dünnen Schleim-Auswurfe; tief aus der Brust, früh (*Wepfer*, a.a.O.). [CK 262]

Bei jedem Husten, Brennen in der Brust, wie von Feuer, mit glühend heißem Hauche aus dem Munde (*Wepfer*, a.a.O.). [CK 263]

Tiefes, seufzendes Athmen, wie von Vollheit auf der Brust, mehre Tage lang, Nachmittags und nach dem Essen (*C.*). [CK 264]

Schwer-Aethmigkeit nach dem Abendessen. [CK 265]

Beengung des Athmens (*Gardane*, a.a.O.). [CK 266]

Engbrüstigkeit (*Stahl*, a.a.O.). [CK 267]

Sehr beschwerliche Engbrüstigkeit (*Wepfer*, a.a.O.). [CK 268]

Erstickende Engbrüstigkeit, bei vier Jünglingen (*Joubert*, lib. de Peste, Cap. 19.). [CK 269]

Stickfluß (*Wepfer*, a.a.O.). [CK 270]

Brust-Drücken, früh, beim Erwachen (*C.*). [CK 271]

Drückender Schmerz im Innern der rechten Brust, Abends beim Liegen (*C.*). [CK 272]

Schwerer, drückender Schmerz, bald in der Brust, bald im Rücken, bald in beiden Theilen zugleich (*Wepfer*, a.a.O.). [CK 273]

Drücken an der Brust (*C.*). [CK 274]

Halb drückender, halb stechender Schmerz unter dem linken Schlüsselbeine, wie in der Luftröhre, beim Athmen (*C.*). [CK 275]

Stumpfes Stechen in der Brust, beim Tiefathmen, erst rechts, unter den zwei ersten Ribben, dann unter dem oberen Theile des Brustbeins (*C.*). [CK 276]

Stechen in der linken Brustseite, beim Athmen, mit etwas Husten und Kopfschmerz (*C.*). [CK 277]

Scharfe Stiche in der linken Brust, beim Ausathmen im Stehen (n. 5 St.) (*Lgh.*). [CK 278]

Zusammenkneipendes Stechen mitten auf der Brust (d. 3. T.) (*C.*). [CK 279]

Brennen in der Brust, mit trocknem Husten und Beklemmung, fast bis zum Ersticken (*Wepfer*, a.a.O.). [CK 280]

Heftiges Herzklopfen (*Godofr. Schulz*, in tract. de natura tinct. bezoard., Cap. 5.). [CK 281]

Im großen Brust-Muskel, früh, beim Aufstehen und einige Stunden nachher, beim Ausdehnen und Heben des Armes und beim Daraufdrücken, ein Schmerz, wie gestoßen, oder wie nach zu großer Anstrengung (d. 8. T.) (*C.*). [CK 282]

Jücken auf der Brust, als wenn ein Zugpflaster heilte (*C.*). [CK 283]

Starkes, anhaltendes Jücken auf der Brust, den ganzen Tag über (*C.*). [CK 284]

Jücken auf der Brust und dem Rücken (*Htb.*). [CK 285]

Heftiges Jücken auf der Brust weckt ihn Nachts, und er fühlt Blüthchen auf mehren Stellen (*C.*). [CK 286]

Wenn er wegen des Jückens die Haut auf der Brust reibt, so entsteht Wundheits-Gefühl; die Haut ist so empfindlich, wie nach Zugpflastern (*C.*). [CK 287]

Die Brust ist wie mit feinen, rothen Pünktchen besprengt, unter heftigem Jücken, das durch Reiben nicht vergeht (*C.*). [CK 288]

■ **Rücken und äußerer Hals**

Im Kreuze, beim Aufstehen vom Sitzen, heftige Schmerzen, welche beim Gehen verschwanden. [CK 289]

Schmerzen im Kreuze, gleich früh und den ganzen Tag, nicht Nachts (*C.*). [CK 290]

Schmerz, wie von Geschwulst, in dem Knorpel oder der Beinhaut des oberen Theiles der Darmbein-Leiste (*C.*). [CK 291]

Im Rücken, Reißen, den ganzen Tag, von früh bis Abend (*C.*). [CK 292]

Krampfhafte Stiche im rechten Schulterblatte, im Sitzen (*Lgh.*). [CK 293]

Heftiges Jücken auf dem Rücken, 14 Tage lang (*C.*). [CK 294]

Kleine rothe Blüthchen, ganz oben auf der rechten Schulter, ohne alle Empfindung, beim Druck auf kurze Zeit vergehend (d. 7. T.) (*C.*). [CK 295]

Friesel hinter den Ohren, bis in den Nacken und über die Schulterblätter. [CK 296]

Rothe Hitzbläschen mit gelben Pünktchen über die ganze rechte Schulter; sie bekommen späterhin ein Ansehen, wie Gänsehaut, und schuppen sich ab (*C.*). [CK 297]

Braune leberfarbene Flecke auf beiden Schultern (*C.*). [CK 298]

Im Nacken und zwischen den Schulterblättern, ein Strammen, beim Bücken. [CK 299]

Krampfhafter Ziehschmerz in den Nacken-Muskeln, bis nach den Schulterblättern, Abends, nach dem Niederlegen, und früh, durch Bücken, Anstrengung des Armes und Linkswenden des Kopfes erregt und verschlimmert (d. 12. T.) (*C.*). [CK 300]

Harter, erbsenförmiger Körper, links am Nacken, unter der Haut, nur fühlbar bei Anspannung derselben durch Beugen des Kopfes (*C.*). [CK 301]

Am Halse, einwärts drückendes Ziehen, an der linken Seite unten (d. 19. T.) (*C.*). [CK 302]

Krampfhaftes Ziehen von oben nach unten in einem hintern Halsmuskel der rechten Seite, Abends beim Sitzen (d. 8. T.) (*C.*). [CK 303]

Einzelne Stiche in der Haut des Halses, bald hier, bald da (d. 2. u. 3. T.) (*C.*). [CK 304]

Jücken am Halse (*C.*). [CK 305]

Empfindlichkeit der Haut des Halses; wenn er, wegen des Jückens, stark reibt, entsteht Wundheits-Gefühl (*C.*). [CK 306]

Kleine, beim Befühlen schmerzhafte Blüthchen am Halse und unter dem Kinne (d. 13. T.) (*C.*). [CK 307]

Harte, langanhaltende Eiterblüthchen unter dem Halse, wie kleine Blattern, die sich nicht nur an der Spitze, sondern in der ganzen Oberfläche mit Eiter füllen (*C.*). [CK 308]

Viel rothe Pünktchen mit einem weißen Sprießelchen in der Mitte, mit stechendem Schmerze beim Streichen über die Barthaare, an der vordern Seite des Halses (*C.*). [CK 309]

■ Extremitäten

Unter beiden Armen, ein Stich, beim Gehen im Freien. [CK 310]

Scharfes Jücken an der Inseite des linken Armes (*C.*). [CK 311]

Jücken auf dem Arme, mit Entstehung röthlicher Blasen, wie Mückenstiche, nach Reiben (*C.*). [CK 312]

Viel hellbraune Sprießelchen, wie kleine Leberflecke, auf den Armen (*C.*). [CK 313]

Auf der Mitte der Oberarme, frieselartige Blüthen, ohne Jücken (d. 14. T.) (*C.*). [CK 314]

Lähmiger Schmerz in den Muskeln der Oberarme, beim Beugen der Arme, als würden dieselben zu sehr zusammengezogen, oder durch diese Anstrengung geschwächt (*C.*). [CK 315]

Zuckendes Ziehen in den Muskeln der Oberarme, das nicht durch Bewegung, sondern durch Wärme verging, und im Luftzuge wiederkam. [CK 316]

Plötzliches, ziehendes Rucken, quer durch den rechten Oberarm (n. 10, 20, 120 Min.) (*C.*). [CK 317]

Leichtes Muskel-Zucken im rechten Oberarme, im dreieckigen Muskel (d. 5. T.) (*C.*). [CK 318]

An der Ellenbogen-Beuge, fressend jückende Blüthen. [CK 319]

Knacken im Ellenbogen-Gelenke, beim Hin- und Herdrehen desselben (*C.*). [CK 320]

Im Vorderarme, Ziehen, in Ruhe und Bewegung (*C.*). [CK 321]

Ziehen, den rechten Vorderarm herab (n. 1 ½ St.) (*C.*). [CK 322]

Lähmiges Ziehen im rechten Vorderarme (n. 2 St.) (*Htb.*). [CK 323]

Einwärts drückendes Ziehen an der Inseite des untern Vorderarmes (d. 19. T.) (*C.*). [CK 324]

Am Hand-Knöchel des linken Armes entsteht Nachts eine große Blüthe (*C.*). [CK 325]

Jückende Hitzbläschen an der linken Hand (*C.*). [CK 326]

Eine Blase am innern Knöchel des rechten Hand-Gelenkes (*C.*). [CK 327]

Eine Blase an der äußern Kante der linken Hand (*C.*). [CK 328]

Fressend jückende Ausschlagsblüthen im Hand-Ballen, auf dem Daumen-Muskel. [CK 329]

Knacken im Gelenke des Mittelhand-Knochens des Daumens, bei Bewegung (d. 9. T.) (*C.*). [CK 330]

Zieh-Schmerzen in den Fingern und ihren Gelenken (*C.*). [CK 331]

Gichtischer Schmerz in den Gelenken des 4ten Fingers der rechten Hand (*C.*). [CK 332]

Feines Jücken in der linken Daumenspitze (n. 14 St.) (*C.*). [CK 333]

Die Nägel der Finger wuchsen nicht so stark, als sonst, und die Haut unter denselben war schmerzhaft empfindlich (*C.*). [CK 334]

Rothes, krätzartiges, bei Berührung stechend schmerzendes Blüthchen mit braunem Schorfe auf dem hintersten Gliede des rechten Daumens (d. 24. T.) (*C.*). [CK 335]

In der Hüfte der rechten Seite, Gelenk-Schmerz (*C.*). [CK 336]

Zieh-Schmerz im linken Hüftgelenke, im Gehen, besonders beim Biegen des Beines nach hinten, auch Abends (*C.*). [CK 337]

Ziehender Schmerz in der linken Hüfte (*Htb.*). [CK 338]

Schmerzhaftes Ziehen vom Hüftgelenke nach dem heiligen Beine zu (*C.*). [CK 339]

Im Hinterbacken, Ziehen durch das Hüft-Gelenk herum, bis in den Oberschenkel (d. 7. T.) (*C.*). [CK 340]

Leichtes Muskel-Zucken im linken Hinterbacken, Abends, im Sitzen (d. 5. T.) (*C.*). [CK 341]

Gluckern, ein paar Minuten lang, am untern Theile des rechten Hinterbackens, im Stehen (n. 4 W.) (*C.*). [CK 342]

Große, harte Eiter-Blüthe am linken Hinterbacken, mit jückendem und spannenden Schmerze (*C.*). [CK 343]

Kleiner Buckel am rechten Hinterbacken, bei einem Kinde (*C.*). [CK 344]

Am Beine, weiße, linsenförmige, harte Buckel, die durch Jücken entstehen und rings herum einen kleinen, rothen Kreis haben (*C.*). [CK 345]

Bläuliche Flecke auf den Schenkeln (*Lindestolpe*, a. a. O.). [CK 346]

Am Oberschenkel des rechten Beines, ganz oben, mehrmaliges Spannen, wie ein kleiner Krampf (d. 7. T.) (*C.*). [CK 347]

Zieh-Schmerz in den hintern Muskeln des linken Oberschenkels (*C.*). [CK 348]

Zieh-Schmerz an der vordern und innern Seite des Oberschenkels (*C.*). [CK 349]

Krampf-Gefühl am äußern Rande des linken Oberschenkels, als wenn der Muskel ganz langsam sich zusammenzöge und wieder ausdehnte, Nachmittags (n. 10 St.) (*C.*). [CK 350]

Scharfstechendes Jücken an der Inseite und vordern Fläche des linken Oberschenkels (n. 4½ St.) (*C.*). [CK 351]

Feinstichliches Jücken auf dem rechten Oberschenkel, das durch Kratzen nicht vergeht; nach demselben, eine kleine, flache, gelbliche Blüthe auf der Stelle (*C.*). [CK 352]

Das stechende Jücken auf den Oberschenkeln erneuert sich jeden Abend (*C.*). [CK 353]

Im Knie, Schmerz, daß er den Fuß nicht ausstrecken konnte und lahm gehen mußte. [CK 354]

Steifheit im Knie, 8 Tage lang. [CK 355]

Schmerzhafte Steifigkeit des Kniees; sie konnte es vor Wehthun nicht ausstrecken und mußte hinken. [CK 356]

Schmerz gleich unter dem Knie, wie zu fest gebunden, den ganzen Abend (n. 13 T.) (*C.*). [CK 357]

Ein Stich im linken Knie, daß er erschrak und mit dem Beine zucken mußte (d. 10. T.) (*C.*). [CK 358]

Plötzlicher heftiger Stich außen am Knie (*C.*). [CK 359]

Zieh-Schmerz am rechten Knie (*C.*). [CK 360]

Jücken am rechten Knie, an der Inseite, und nach Reiben eine große Blase, welche nur kurz schmerzt (*C.*). [CK 361]

Rothe, blasenartige Blüthchen am Knie, wie Spitzpocken, mit stechendem Schmerze beim Drucke (*C.*). [CK 362]

Beule am rechten Knie, wie von einem Mückenstiche (*C.*). [CK 363]

Im Unterschenkel, Zieh-Schmerz, bis an's Knie herauf. [CK 364]

Zieh-Schmerz unten am linken Schienbeine (*C.*). [CK 365]

Zieh-Schmerz an der Inseite der linken Wade (*C.*). [CK 366]

Unschmerzhaftes Ziehen, Abends, im Sitzen, im rechten Unterschenkel, vom Knie oder auch vom Sitzbeine aus, den Schenkel und das Schienbein herab, bis in den Fuß, so daß er diesen aufheben und in eine andere Lage bringen muß; mehrmals hinter einander (d. 10. T.) (*C.*). [CK 367]

Kneipen, unschmerzhaft und in Absätzen, ganz unten in der rechten Wade (*C.*). [CK 368]

Scharfer Stich in der Schienbein-Röhre, von innen heraus, im Sitzen (n. 5 St.) (*Lgh.*). [CK 369]

Stiche, welche tief am Schienbeine herablaufen (*Lgh.*). [CK 370]

Gluckern in der hintern Seite des rechten Unterschenkels, und gleich darauf Stiche im Fuß-Gelenke (d. 3. T.) (*C.*). [CK 371]

Kriebeln die linke Wade hinab, ohne Jücken (n. 14 St.) (*C.*). [CK 372]

Feines Jücken am linken Schienbeine (n. 4½ St.) (*C.*). [CK 373]

Eine Stelle, die bei Berührung wie gestoßen schmerzt, an der Außenseite der linken Wade, ein paar Tage lang (n. 24 St.) (*C.*). [CK 374]

Bläuliche Flecke auf den Schienbeinen (*Lindestolpe*, a. a. O.). [CK 375]

Der Fuß ist so schwer, daß sie ihn nicht heben kann. [CK 376]

Eingeschlafenheit und Taubheit des rechten Fußes, beim Gehen (*C.*). [CK 377]

Schmerz, wie vertreten, im rechten äußern Fußknöchel, beim Auswärtsdrehen des Fußes, mit öfterem Knicken des Gelenkes beim Beugen und Strecken (d. 5. T.) (*C.*). [CK 378]

Zieh-Schmerz in der linken Ferse (n. 3 St.) (*C.*). [CK 379]

Klammartiges Ziehen an der äußern Seite der linken Ferse (n. 1 1/2 St.) (*C.*). [CK 380]

Unerträgliche brennende, stechende und reißende Schmerzen in einem brandig gewordenen Fuße, bei Unempfindlichkeit desselben gegen äußere Berührung und Stiche mit der Nadel hinein (*Wepfer*, a.a.O.). [CK 381]

Scharfes und feines, brickelndes Stechen in der Fußsohle (d. 10. T.) (*C.*). [CK 382]

Empfindliches Stechen in der Haut der rechten Fußsohle, durch Reiben vergehend; Abends im Bette, nach einem dreistündigen Fußgange (d. 8. T.) (*C.*). [CK 383]

Starkes Jücken unter dem rechten äußern Fußknöchel, das durch Kratzen nicht gleich vergeht, und einen kleinen rothen Fleck zurückläßt (*C.*). [CK 384]

Frost-Ballen an den Füßen, mit Schmerz und Röthe, im Sommer. [CK 385]

Große Empfindlichkeit der Fußsohlen gegen das Gehen, besonders auf Steinpflaster, lange Zeit hindurch (n. 7 T.) (*C.*). [CK 386]

Große hornartige Stellen auf der Haut der Fußsohle, nah am Anfange der Zehen, die wie Hühneraugen schmerzten, und nach dem Ausschneiden immer wiederkamen (*C.*). [CK 387]

Brand des Fußes, welcher ganz schwarz ist (*Wepfer*, a.a.O.). [CK 388]

Die große Zehe knackt bei jeder anstrengenden Bewegung (*C.*). [CK 389]

Reißendes Ziehen durch die rechte große Zehe (*C.*). [CK 390]

Taktmäßiges Schneiden unter der linken großen Zehe (d. 6. T.) (*C.*). [CK 391]

Brennender Schmerz auf dem Ballen der rechten großen Zehe (d. 6. T.) (*C.*). [CK 392]

Feines Jücken auf der linken großen Zehe (n. 4 1/2 St.) (*C.*). [CK 393]

Ein Hühnerauge auf der linken kleinen Zehe schmerzt ohne Veranlassung, wie gedrückt (d. 7. T.) (*C.*). [CK 394]

■ **Allgemeines und Haut**

An vielen Theilen des Körpers, Muskelzucken. [CK 395]

Einzelne, lang anhaltende, kitzelnd jückende Stiche hie und da, besonders am Oberarme; nach außen zu, und unter dem rechten Hinterbacken, nicht zum Kratzen reizend. [CK 396]

Jücken am ganzen Körper, besonders auf der Brust und dem Rücken (*C.*). [CK 397]

Jücken an vielen Theilen des Körpers, besonders am Halse und an den Gliedern (*C.*). [CK 398]

Ausschlags-Blüthen, welche Nachts entstehen (*C.*). [CK 399]

Ausschlags-Blüthen, welche beim Warmwerden im Bette jücken und so den Nachtschlaf wegnehmen. [CK 400]

Rothe, blasenartige Blüthen, wie Spitzpocken, mit stechendem Schmerze beim Drucke, an mehren Stellen der Haut (*C.*). [CK 401]

Eiter-Blüthen, mit gelben oder braunen Schorfen, hie und da (*C.*). [CK 402]

Ausschlag rother Pünktchen mit einem weißen Sprießelchen in der Mitte, an verschiedenen Stellen (*C.*). [CK 403]

Frieselartige Ausschläge (*C.*). [CK 404]

Nessel-Friesel; weiße Buckel mit rothem Hofe, mit heftigem Brennen und Feinstechen, im Gesichte und an den Gliedern, bis auf die Finger, die geschwollen waren, unter argem Durste und Uebelkeit. [CK 405]

Beulen und Blasen, wie von Insekten-Stichen, an vielen Stellen des Körpers, **besonders im Gesichte und in den Gelenken** der Gliedmaßen; sie entstehen mit Jücken und verschwinden oft schon nach einigen Stunden (*C.*). [CK 406]

Braune Flecke und Sprießelchen, wie kleine Leberflecke, hie und da, besonders auf den Armen (*C.*). [CK 407]

Mißfarbige Nägel (*Lindestolpe*, a.a.O.). [CK 408]

Er befindet sich in der Sonnenhitze und warmen Luft, schon bei leichter Bewegung und Arbeit schlecht (*Wepfer*, a.a.O.). [CK 409]

Vorzüglich Wein-Trinken verschlimmert sein Befinden (*Wepfer*, a.a.O.). [CK 410]

In Ruhe und kühler Luft ist ihm wohler (*Wepfer*, a.a.O.). [CK 411]

Die Zufälle erneuerten sich alle nochmals, nach der dritten Woche, doch kamen sie von da an mehr auf der linken Seite des Körpers zum Vorschein (*C.*). [CK 412]

Convulsivische Bewegungen, besonders des Kopfes (*Wepfer*, a. a. O.). [CK 413]

Zuckungen und Zittern der Glieder (*Fr. Hoffmann*, a. a. O.). [CK 414]

Ungeheure Geschwulst des ganzen Leibes (*Lindestolpe*, a. a. O.). [CK 415]

Wassersüchtige Geschwulst des Leibes (*Lotichius, observationes.*). [CK 416]

Unheilbare Wassersucht (*Wepfer*, a. a. O.). [CK 417]

Unmäßige Blutflüsse (*Fr. Hoffmann*, a. a. O.). [CK 418]

Abmagerung und Entkräftung (*Wepfer*, a. a. O.). [CK 419]

Fettwerden (*Kunkel v. Löwenstern*, laborator. chemic.). [CK 420]

Schlagfluß mit so gewaltigem Speichelflusse, daß er durch Nase und Mund wohl ein Maß schäumendes Wasser von sich gab (*Ephem. N. c. dec. I. a. 3.*). [CK 421]

Tod, nach einigen Stunden, von Spießglanz im Magenkrampf gegeben (*Fr. Hoffmann*, a. a. O.). [CK 422]

Tod, durch Steckfluß, nach 15 Tagen, von einigen Granen Spießglanz (*Wepfer*, a. a. O.). [CK 423]

Müdigkeit, besonders in den Füßen, mit großer Verdrießlichkeit, Abends 7 Uhr. [CK 424]

Große Müdigkeit früh, und Unlust zum Aufstehen (*C.*). [CK 425]

■ **Schlaf, Träume und nächtliche Beschwerden**

Gähnen, öfters, 3 und 4 mal hintereinander (*Wepfer*, a. a. O.). [CK 426]

Große Schläfrigkeit am Tage und früh nach dem Erwachen; er kann sich gar nicht aus dem Bette finden (*C.*). [CK 427]

Nachmittags schnell überhingehende Schläfrigkeit, im Sitzen (*Lgh.*). [CK 428]

Schläfrig und verdrießlich, Abends 6 Uhr, und um 8 Uhr kann er sich des Schlafes nicht mehr erwehren; die Nacht guter Schlaf, bis früh, wo er so müde ist, daß er die Augen kaum öffnen kann (*C.*). [CK 429]

Abends 7 Uhr befällt sie ein fast unüberwindlicher Schlaf; sie schläft die Nacht fort, bis früh, und befindet sich dann wohl, sechs Tage hintereinander (*C.*). [CK 430]

Schlummer-Sucht, Vormittags (*Lgh.*). [CK 431]

Schlummer mit Phantasiren. [CK 432]

Schlummer mit Phantasie-Täuschung, als wenn es draußen klopfte, und sie von Jemand gerufen würde. [CK 433]

Spätes Einschlafen; er konnte vor 12 Uhr keinen Schlaf finden. [CK 434]

Große Munterkeit, Abends im Bette, daß er unter einer Stunde nicht einschlafen kann; dabei öftere, kalte Schauder, vorzüglich über die ganze linke Seite, auf welcher er nicht liegt, oder, wenn er warm wird, Geilheit mit Erektionen, welche ihn noch munterer machen; 8 Tage hinter einander, und nach 5 Wochen wieder (*C.*). [CK 435]

Wenig Schlaf (d. erste Nacht.) (*C.*). [CK 436]

Nachts unruhiger Schlaf, durch jückende Stiche hie und da erregt, die von Reiben vergingen. [CK 437]

Oefteres Erwachen über unerträglichem Jücken auf der Brust, wo er Blüthchen fühlte (*C.*). [CK 438]

Oefteres Erwachen über Jücken hie und da, mit fühlbaren Blasen (*C.*). [CK 439]

Erwachen um 2 Uhr Nachts, mit gelinder, allgemeiner Wärme und brennendem Jücken und Schründen am After (d. 3. T.) (*C.*). [CK 440]

Erwachen mit und über stumpfem Zähneknirschen, aus dem Mittags-Schlummer, nach Tische (n. 2 T.) (*C.*). [CK 441]

Erwachen über Harnzwang, Nachts. [CK 442]

Nachts, Harnen wenigen Urins in abgebrochnem Strahle, mit schmerzhaften Erektionen. [CK 443]

Er liegt Nachts auf dem Rücken (*Lgh.*). [CK 444]

Nachts öfteres Erwachen, wie von Schreck (*Lgh.*). [CK 445]

Aengstlich im Bette, Nachts von 3–5 Uhr. [CK 446]

Oefteres Erwachen Nachts, und wenn er einschlief, träumte er gleich von Feierlichkeiten. [CK 447]

Aengstliche Träume, als sollte er verletzt werden; er springt im Schlafe auf und strampelt mit Händen und Füßen. [CK 448]

Gräßliche Träume von Menschen-Verstümmelungen. [CK 449]

Träume von den Seinigen, in der Heimath, mit denen er in Streit gerieth, stören den Nachtschlaf (*Lgh.*). [CK 450]

Verdrießliche Träume voll Zank mit Anverwandten wecken ihn Nachts aus dem Schlafe (*Lgh.*). [CK 451]

Geile Träume, mehre Nächte hinter einander, auch mit Pollutionen (n. 11 T.) (*C.*). [CK 452]

Wohllüstige Traumbilder Nachts, mit Pollution (*Lgh.*). [CK 453]

Traum, daß ein alter Schulfreund ihm erscheine, worüber er sich sehr freute (n. 23 St.) (*Lgh.*). [CK 454]

■ Fieber, Frost, Schweiß und Puls

Viel Frost, keine Hitze. [CK 455]

Unangenehmes Gefühl innerer Frostigkeit, daß er nie recht warm werden kann; nach 5 Wochen wiederkehrend (*C.*). [CK 456]

Frostig, selbst in der warmen Stube (*C.*). [CK 457]

Stets kalte Füße, wie Eis (*C.*). [CK 458]

Vor 1 Uhr Nachts werden die Füße nicht warm (*C.*). [CK 459]

Schauder über den ganzen Rücken, ohne Durst (n. 2 St.) (*Lgh.*). [CK 460]

Schauder über den ganzen Körper, früh, mit Hitze in der Stirne, ohne Durst (n.½ St.) (*Lgh.*). [CK 461]

Arger Schüttelfrost gegen Mittag, mit starkem Durste nach Bier, eine Stunde lang, dann nach Schlafen, Hitze und fortwährender Durst. [CK 462]

Durch die geringste Bewegung, vorzüglich in der Sonnenhitze, wird er ganz heiß, und klagt über ausgezeichnete Hitze der Kehle (*Wepfer*, a.a.O.). [CK 463]

Ziegenmilch verschafft ihm eine angenehme Kühlung (*Wepfer*, a.a.O.). [CK 464]

Nachts im Bette wird er ganz heiß und zerfließt in Schweiß (*Wepfer*, a.a.O.). [CK 465]

Allgemeiner, geruchloser Schweiß, von welchem die Fingerspitzen erweicht und schrumpfig wurden (d. 12. T.) (*C.*). [CK 466]

Schweiß während des Schlafes (*Lgh.*). [CK 467]

Früh, beim Erwachen, gelinder Schweiß über den ganzen Körper (n. 21 St.) (*Lgh.*). [CK 468]

Einen Morgen um den andern, allgemeiner warmer Schweiß, im Bette (*C.*). [CK 469]

Schweiß, welcher drei Tage lang zu derselben Stunde wiederkehrte (*Nicolai*, progr. ad Dissert., *Reindel,* de oleo v. ct. s. s.). [CK 470]

Puls, bald ein paar schnelle, bald 3, 4 langsame Schläge (sogleich.). [CK 471]

Antimonium tartaricum

Spießglanz, weinsteinsaures (Antimonium s. Stibium tartaricum. Tartarus stibiatus, Tartarus emeticus, Brechweinstein.) [ACS 3 (1824), Heft 2, S. 146–194]

[Vorrede und Zusammenstellung der Symptome von Ernst Stapf.]

Nächst dem Quecksilber ist wohl kein Metall so häufig und in so verschiedenen Gestalten von den Aerzten angewendet worden, als das Spießglanz. Der Gebrauch dieses Mittels scheint sich im hohen Alterthume zu verlieren; denn schon **Hippokrates**[1] erwähnt eines Φαρμακου τετράγωνον, als medicamentum caput purgans, welches nach **Galen**[2] *Stibium*, nach **Annut. Foesius**[3] die Krusten bedeuten soll, welche sich im Spießglanze finden; welcher Ansicht jedoch **Savotius**[4], **G. W. Wedel**[5], und **Fuchs**[6] widersprechen. Bestimmteres über seine Anwendung als Arzneimittel gehet aus den Schriften **Galens**[7], **Plinius**[8], **Celsus**[9], **Dioscorides**[10], und **Paulus von Aegina**[11], hervor, welche sich jedoch desselben wohl mehr in seiner rohen Gestalt, – antimon. crudum – und äußerlich, z.B. als Augenmittel[12] bedient haben mögen.

Erst nachdem **Basilins Valentinus**[13] und **Theophrastus Paracelsus**[14] auf eine, freilich sehr marktschreierische Weise, auf die großen Eigenschaften des Antimoniums aufmerksam gemacht hatten, fieng man an, dasselbe gegen eine Menge innerer Krankheiten in Gebrauch zu ziehen, und verschiedene Zubereitungen davon zu ersinnen. – Wie

aber die Einseitigkeit der ärztlichen Ansichten von jeher den wichtigsten Entdeckungen hemmend entgegen getreten ist, und sie, den edeln, naturgemäßen Mittelweg der Wahrheit verlassend, auf der einen Seite über Gebühr erhoben, auf der andern, unbedingt verdammt hat; so erfuhr auch das Spießglanz dieses Schicksal. Denn bei der damaligen scharfen Abtrennung der Aerzte in Dogmatiker oder Galenisten, und in Chemiatriker oder Parazelsisten, wurde das Antimonium von den ersteren eben so unbedingt verworfen und als verderblich ausgeschrieen, als von den letztern als ein Universalmittel aufs höchste gepriesen[15]. Die Galenisten, als die damals mächtig vorherrschende Parthei, widersetzten sich nach Kräften der Einführung dieses Arzneistoffs, der durchaus nicht in ihr (höchst einseitiges und naturwidriges) System paßte, und im Jahre 1566, wurde, auf Veranlassung der pariser medizinischen Fakultät, in einem, von **Simon Pietra** ausgefertigten Beschlusse des Parlaments, das Spießglanz gänzlich aus der Reihe der Arzneimittel verbannt, und den Aerzten sein Gebrauch aufs strengste untersagt. Als **Turquet de Mayerne** dieses Verbot nicht achtete, wurde es 1603 geschärft erneuert[16], und 1609 **Bernier**, wegen Uebertretung desselben, sogar aus der Fakultät gestoßen[17]. Diese Maßregeln fanden jedoch nicht allein in Frankreich Statt, sondern auch in Deutschland handelte man hie und da in diesem Geiste. So mußte in Heidelberg jeder daselbst Promovirende, seit dem Jahre 1580, sich eidlich verbindlich machen, das Spießglanz (und das Quecksilber) nie innerlich anzuwenden[18].

Wie aber jedes naturwidrige und ungerechte Beginnen über kurz oder lang in sich selbst als nichtig zerfällt und dem Rechten und Wahren

---

[1] *Hippocrat. de Affectionib. Oper. ed. Foes. Francof. 1595. Sect. V. Pag. 119–121. – Alb. do Haller Medic. art. princip. T. II. p. 466. 478.*

[2] *Galen d' simplic. Lib. 9. – de compos. medicament. L. 4.*

[3] *Oeconomica Hippocrat. Francof, 1588. p. 116.*

[4] *De Hippocr. Tetrageno. Lutet. Paris. 1609.* **Savotius** *hält das Tetragen für ein aus Gewürzen* (*Cyphi Aegyptior.*) *bereitetes Nießmittel.*

[5] *Programma de Tetrag. Hyppocrat. Jen. 1688. Wedel Exercit. medic. philolog. Decur. XVI. Jen. 1701.*

[6] *Geschichte des Spießglases. S. 6.*

[7] *a.a.O.*

[8] *Hist. natural. Lib. 33. Cap. 34.*

[9] *De medicine. Lib. V. Cap. 19.*

[10] *De medicam. facultatib. Lib. 5. C. 99.*

[11] *Oper. Argent. 1542. Lib. VII. Cap. 22.*

[12] *Chartrer. Theatr. chymic. Ultraject. 1661. Vol. 6. p. 579 fg.*

[13] *Triumphalis currus Antimonii, illustat. s. Kerkring. Amatelod. 1674.*

[14] Vom langen Leben. 3. Buch, Capit. 6. S. 850.

[15] *Stengel. Quaestion. Aug. Vindel 1566. – Balcianelli de abusu bolor. antimon. Veron. 1593. – Launay de la Faculté et de la vertu admirable de l'antimoine. Rochelle 1564. – Grevin Discours sur les facultés de l'antim. contre Louis Launay. Paris 1567. – Reponse au Discours de Grevin et Rochelle 1566. – Mich. Toxitis Spongia stibii advers. Stengelii adspergines. Argent. 1567. – Stengel. advers. stibii spong. Toxitis. et Aug. Vind. 1569.*

[16] *Guy. Patin Lettres choisies. Cologn. 1692. Vol. I. p. 133. Vol. V. – Casp. Hoffm. Paralipomen. officios. Cap. 90. – Baldingers Magazin, Stück X., p. 915.*

[17] *Furetier Dictionaire univers. Haye 1701. Article* **Antimoine.**

[18] *Franc. Schönmetzel Progr. de antimonii at mercur. in facult. medic. Heidelbergens. fatis Heidelb. 1780.*

Platz macht; so wurden, besonders in Folge der durch **Kunkel von Löwenstern**[19], **Krato von Kraffthein, Friedrich Hoffmann** u. e. a. über die wahre Beschaffenheit des Spießglanzes gegebenen Aufklärungen, im Jahre 1650, das Verbot des Parlaments, im Jahre 1655 das Verbot der Heidelberger medizinischen Fakultät aufgehoben, und der Gebrauch des Spießglanzes, wie billig, frei gegeben: ein sprechender Beweiß, wie thöricht das Beginnen derjenigen ist, welche den Wirkungskreis der freien Wissenschaft durch äußere Gewalt beschränken und der Hand des Arztes Stoffe entreißen wollen, welche nur einer genauen Kenntniß ihrer Kräfte und einer gehörigen Anwendung bedürfen, um zu unentbehrlichen Heilmitteln zu werden. Sie beweisen damit nur ihre eigene Unwissenheit und Beschränktheit, und machen sich durch früher oder später nothwendig doch erfolgenden Widerruf lächerlich. Wie viel vernünftiger würden sie handeln, wenn sie, statt blindhin zu verdammen und zu verbieten, den Gegenstand genau kennen zu lernen sich bemüheten. Nichts kann zu dergleichen Ereignissen in die Rechte der freiesten aller Künste, der Medizin, die ihrem Wesen nach, so unendlich und so gesetzlich ist, wie ihre Mutter und Meisterin, die Natur, berechtigen, und wohl ist es zu beklagen, daß selbst die neuere und neueste Zeit noch Beispiele dieser Art darbietet. *Exempla sunt odiosa.*

Die Bearbeitung des Spießglanzes in medizinischer und alchemistischer Hinsicht, lieferte nun bald eine unglaubliche Menge verschiedener Präparate desselben. Schon **Lemery**[20] zählt deren 500 auf, und **Schröder**[21] nennt allein 33 Spießglanztincturen. Die meisten dieser Zubereitungen sind in der neuern Zeit mit Recht außer Gebrauch gekommen, und dennoch ist die Anzahl der gegenwärtig noch üblichen Spießglanzpräparate nicht eben gering. Vom reinen Spießglanzkönig an, bilden die verschiedenen mehr oder weniger vollkommenen Oxyde, die mannigfachen Verbindungen des Spießglanzes mit Schwefel, (*antimon. crud., kerm. mineral., sulph. aut. aurat.*), mit andern Metallen (Athiops antim.) eine ansehnliche Reihe von Präparaten, deren jedes die Ureigenschaften des Spießglanzes, nur verschieden modifizirt, an sich trägt.

Wir sprechen hier ausschließlich von dem **weinsteinsauren Spießglanz**, als worin die eigenthümliche Kraft des Antimoniums am freiesten und am feinsten entwickelt seyn dürfte, da die Säure, mit welcher es darin verbunden ist, schwerlich bedeutende Veränderungen zu äußern vermag.

Dieses von **Adrian von Mynsicht** erfundene Präparat, besteht, nach **Friedr. Göbels** neuesten Untersuchungen[22] in 100 Theilen, aus 41,4 Th. Antimoniooxydul, 10,5 Th. Kali, 42,5 Th. Weinsteinsäure, 3,2 Th. Wasser; nach **Lucä**[23] aus 0,69 Weinsteinrahm, 0,31 Spießglanzoxyd. Man hat sich dieses großen Mittels von jeher zu den verschiedensten Zwecken bedient. Nächst seiner Anwendung in *refracta dosi*, wodurch man eine Aufregung der Magennerven, gelinde Ueblichkeit, vermehrte Haut-, Harn- und Lungenabsonderungen[24] erregen, und Auflösung mannichfacher sogenannter Unterleibs-Verstopfungen bewirken wollte; ferner, nach **Autenrieths** Methode, als Salbe, zur Erregung künstlicher Geschwüre und Ausschläge, und zur antagonistischen Ableitung vermeintlicher Krankheitsreize an den innern auf die äußern Organe, wie z.B. im Keuchhusten, bedient man sich seiner am häufigsten als Brechmittel, woher auch seine Benennung. Ohne uns hier in weitere Erörterungen über die Zweckmäßigkeit der Anwendung des weinsteinsauren Spießglanzes, als Brechmittel, einzulassen, können wir jedoch nicht umhin, zu behaupten, daß es zu weit höhern und wohlthätigeren Zwecken bestimmt seyn dürfte, wenn wir es, bei gehöriger Kenntniß seiner eigenthümlichen

---

[19] *Laborator, chymie, Hamb. u. Leipz. 1722.* Kap. 32. S. 432.
[20] Lemery neue curieuse Geheimnisse d. Antimon. Aus dem Französ. von Mahler. Dresd. 1709.
[21] *Pharmacop.* S. 439.

[22] Archiv d. Apothekervereins v. Brandes, III. 3.
[23] Berliner Jahrbücher f. Pharmacie, 1798, N. 4.
[24] **Anmerk.** Die in der neuesten Zeit bekannt gewordene und an mehrern Orten häufig angewendete Methode **Peschiers**, Pneumonieen mit großen, gewaltigen Gaben Brechweinstein zu heilen, scheint rein enantiopathisch zu wirken, und auf der Idee von Contrastimulus zu beruhen. Bei einer so schnell verlaufenden Krankheit, kann allerdings die durch große und öftere Gabe bewirkte palliative Unterdrückung des Hauptcharakters derselben, die Krankheit, erleichtern, ihrem Ziele zuführen: **heilen** jedoch kann man dieß nicht nennen. Weinsteinsaures Spießglanz wird wohl nie im Stande seyn, eine Pneumonie homöopathisch zu **heilen**. S. die Sympt. 201–219. Man sehe hierüber unter andern, in **Hufelands** Journal 1823. Dezbr. S. 66: Nutzen des Brechweinsteins b. entzündl. Brustaffect. Von Dr. **Albers**, **Wonnes** und **Tortual**. Bei den daselbst erzählten Heilungen wurde neben dem Tart. emet. noch Salpeter, selbst (S. 69.) Oxymel squillit. angewendet, welches letztere entzündliche Brustaffectionen homöopathisch zu heilen vermag. Wie wenig Gewißheit gewähren Versuche mit gemischten Arzneien! Man vergleiche: Warnung gegen die Anwendung des Brechweinsteins in großen Gaben bei Brustentzündungen von Dr. **Klaatsch**, in **Horns** Archiv u. s. w. Decemb. 1823.

Kräfte und unter Anleitung des höchsten naturgesetzlichen Heilprincips, in den geeignetsten Krankheiten richtig anwenden. Schon die unläugbaren wohlthätigen Wirkungen, welche es bei seiner Anwendung in kleinen Gaben – refracta dosi – in Beseitigung mehrerer sogenannter rheumatischer Beschwerden, mannichfacher Unterleibs-, Brust- und Hautübel, einiger Fieberarten[25], selbst gewisser Nervenleiden, z.B. in manchen Fällen schwarzen Staars u. s. w. äußert, müssen hinreichend überzeugen, daß es einen großen Reichthum an Heilkräften besitze, welche, bei seiner Anwendung als Brechmittel, untergehen und bei der dabei Statt findenden gewaltsamen Reaktion des Organism schnell vernichtet werden. Erfolgt das Erbrechen aus irgend einer Ursache nicht, dann treten seine eigenthümlichen pathogenetischen Wirkungen hervor; – wer hätte nicht die, oft sehr heftige, künstliche Arzneikrankheit nach einem genommenen, aber, wie man sagt, stehen gebliebenen Brechmittel, beobachtet! –

Die sorgfältige Prüfung des weinsteinsauren Spießglanzes auf seine, im gesunden menschlichen Körper zu erregenden pathogenetischen Wirkungen, hat nachstehende Symptome zu Tage gefördert. Es mögen sich derer noch weit mehrere und entschiedenere auffinden lassen; demungeachtet ist schon das nachstehende ein erfreulicher Anfang zur wahren Kenntniß dieses großen Heilstoffes, und wer es gehörig zu würdigen versteht, wird einen Schatz von unentbehrlichen Heilkräften für mehrere, nicht selten vorkommende, Krankheiten darin finden.

Bei sorgsamer Würdigung der von dem weinsteinsauren Spießglanz erregten Arzneikrankheit, bieten sich mehrfache und merkwürdige Vergleichungspunkte mit natürlichen Krankheitszuständen dar. So ist die eigenthümliche Wirkung dieses Arzneistoffes auf das Sehvermögen unverkennbar

und wohl geeignet, (s. Sympt. 2. 62.) in einigen Fällen, schwarzen Staar und einige andere Augenübel zu heilen, wie er denn auch schon früher mehrfach dagegen mit Erfolg angewendet worden ist. Und welche unersetzliche Kräfte in Heilung gewisser, zum Theil sehr chronischer und schlimmer Unterleibsbeschwerden, einiger Arten von Durchfall, (vergl. die Sympt. 163–172.) und Erbrechen (vergl. die Sympt. 93–117.) er besitze, gehet aus nachstehenden Symptomen hervor, in welchen zugleich die nähern Bezeichnungen der individuellen Fälle enthalten sind, für welche er sich naturgesetzlich eignet. Auch einige, in den Symptomenverzeichnisse genauer bestimmte Harnbeschwerden finden in ihm ein kräftiges Heilmittel (vergl. die Sympt. 179. 181. 189. 192–194.), so wie die große Heilkraft des weinsteinsauren Spießglanzes in gewissen Brustübeln (vergl. die Sympt. 202–219.), besonders mit feuchtem Husten, in einigen Arten Asthma, nicht zu verkennen ist. Seine Wirkung als sogenanntes brustlösendes Mittel bei trocknem Husten, wozu er so häufig angewendet wird, scheint rein palliativ, enantiopathisch zu seyn. Ausgezeichnet ist seine Kraft, rheumatische Schmerzen in verschiedenen Theilen des Körpers zu erregen (vergl. die Sympt. 220. 223. 232. 236. 237. 240. 244. 246. 248. 254. 255.), und daher wird es auch erklärlich, wie bisher so mancher Rhematism dadurch gehoben werden konnte, wobei es übrigens durchaus keiner Schweiß- oder Harnerregung bedarf. Die Homöopathie wird von dieser Eigenschaft des Spießglanzes um so segensreichern und rationelleren Gebrauch machen, da sie ihn nur nach festen Principien und in den geeignetsten Fällen, in der angemessensten Gabe reicht, groß genug, um die Heilung ohne beschwerliche und unnöthige Nebenwirkungen zu vollbringen. Unersetzlich aber ist das weinsteinsaure Spießglanz in einer gewissen Art Schlafsucht, coma, welche bei Gesunden zu erregen es so sehr geneigt ist. (Vergl. die Symptome 6. 34. 54. 55. 80. 143. 326–337). Unzweideutige Erfahrungen haben bereits diese Heilkraft des Spießglanzes vollkommen bestätigt. Wie sehr es auch im Stande ist, mehrfachen Fieberzuständen homöopathisch heilend zu begegnen, gehet aus den dießfalsigen Symptomen deutlich hervor, (vergl. die Sympt. 357–385.), und wir brauchen diese Hinweisungen nur gehörig zu würdigen, um mit Bestimmtheit die individuellen Fälle zu erkennen, in welchen sich dieses große Heilmittel hülfreich erweisen muß. Auch dürfte ihm die Heilung einiger bedeu-

---

[25] **Anmerk.** Wie alt auch die Anwendung des weinsteinsauren Spießglanzes in mehreren Fieberzuständen ist; so ist doch dieser Gegenstand in den letzten Zeiten aufs neue zur Sprache gekommen. Der spanische Arzt **I. L. Valaz** (*s. Decadas medico-girurgicas, farmacenticas, Vol. 8. P. 48 sq.*) und der französ. Arzt **Payssen** (*s. Recueil de Memoires de Medicine militaire*) wendeten es in mehreren Fieberformen mit Erfolg an; welche Beobachtung vom Dr. v. **Pommer** (*s. Hufelands Journal 1823. Januar, S. 29 fg.*) bestätiget worden ist. Man lernt wohl hieraus, **daß** es einige Arten Fieber heilen kann, nur nicht genau **welche** individuelle Fälle. Hierüber kann allein die Homöopathie genügenden Aufschluß geben, und nur sie wird mit Gewißheit voraus bestimmen können, wo es heilsam seyn muß, wo nicht.

tende Gemüthsstörungen (vergl. 265–282) wohl gelingen.

Vielfältigen Erfahrungen zu Folge ist ein Milliontel Eines Grans weinsteinsauren Spießglanzes eine, in den meisten Fällen vollkommen hinreichende, in manchen Fällen, z.B. bei dem *coma*, oft noch zu große Gabe. Man kann es zu diesem Zwecke entweder in reinem destillirten Wasser und Weingeist, beide zu gleichen Theilen, auflösen, (1 Gran in 100 Tropfen dieses Gemisches) und auf die bekannte Weise bis zu einem Milliontel zertheilen; oder, was mir wegen der mit der Zeit erfolgenden Zersetzung metallischer Auflösungen, noch sicherer scheint, einen Tropfen von der zweiten Verdünnung ($\frac{1}{10000}$) mit 100 Gran Milchzucker in einem gläsernen Mörser eine halbe Stunde lang innigst zusammenreiben, und dann das Pulver, wovon jeder Gran 1 Milliontel weinsteinsaures Spießglanz enthält, in einem wohlverschlossenen Glase zum Gebrauche aufzubewahren.

Wo das weinsteinsaure Spießglanz in zu großer Gabe oder am unrechten Orte gegeben, unangenehme Zufälle erregt, da wird, nach Beschaffenheit der Umstände, bald Pulsatille, bald Ipekakuanha, bisweilen auch Asa, die Beschwerden homöopathisch hinwegnehmen. Gegen Vergiftung mit Spießglanz empfiehlt **Joubert**[26] den armenischen Bolus, welcher sich bei vier jungen Chirurgen, welche bei Präparirung des Spießglanzes asthmatische Zustände bekamen, hülfreich erwiesen haben soll.

Nachstehend verzeichnete Symptome sind theils von dem Herrn Hofrath **Dr. S. Hahnemann**, theils von Dr. Groß, (*Gß.*), Theodor Rückert, (*Rck.*), und Stapf, (*St.*), so wie von mehrern andern genannten Schriftstellern, an möglichst gesunden Personen beobachtet worden.

---

[26] *de Peste, Cap. 19. und Schenk obs. Lib. VII.*

■ Gemüt

Große, allgemeine Unbehaglichkeit, die aus dem Unterleib entspringt; er ächtzt und stöhnt unwillkührlich, und Unruhe treibt ihn vom Sitze aufzustreben und herumzugehen. (*Gß.*) [ACS 398]

Bänglich und unruhig. (*Gß.*) [ACS 399]

Entweder allgemeine Unruhe, oder Uebelkeit. (*Benj. Hutchinson* im phys. med. Journ. 1800, Juni. S. 464.) [27] [ACS 400]

Beim Purgiren heftiges Herzklopfen. (*S. Hahnemann.*) [28] [ACS 401]

(Ein anhaltendes Wirbeln in der Herzgrube, Abends beim Schlafengehen, mit sehr heftigen, schnellen Herzschlägen, die ihm das Herz abzustoßen drohten). (*S. Hahnemann.*) [ACS 402]

Dies Wirbeln und Stoßen nach dem Herzen trat alle Nächte richtig ein, und währte so lange, bis er anfing in Schweiß zu kommen. (*S. Hahnemann.*) [ACS 403]

Kommt ihm wiederholt bänglich und warm ans Herz, mit stärkerem Herzschlage, so daß es ihm ist, als fühle er denselben im Kopfe mit. (*Gß.*) [ACS 404]

Zittern. (*W. Blackburne* a.a.O.) [29] [ACS 405]

Lang anhaltendes Kopfzittern, und in den Händen wie ein paralytisches Zittern bei jeder Bewegung. (*W. Blackburne* a. a. O .) [30] [ACS 406]

Ein ganz eignes inneres Zittern. (d. 3. Tag.) (*Rck.*) [ACS 407]

Sie erschrickt über jede Kleinigkeit. (*S. Hahnemann.*) [ACS 408]

Gegen Abend, hoffnungslose, Alles aufgebende Gemüthsstimmung, mit Frostigkeit, Brustschmerz und großer Schläfrigkeit. (*Rck.*) [31] [ACS 409]

(Gemüth zum Selbstentleiben; er rasete und wußte nicht, was er that.) (*S. Hahnemann.*) [ACS 410]

Die ganze Zeit hindurch eine ungewöhnliche, auffallende, ihr selbst weniger als Andern bemerkbare, **wilde Lustigkeit; gegen Abend** verlor sich diese, dagegen traten Verdrießlichkeit, Aergerlichkeit und ängstliche Gedanken für die Zukunft ein; sie glaubt, in gegenwärtigem Zustande werde sie bleiben. (*Rck.*) [ACS 411]

■ Schwindel, Verstand und Gedächtnis

Anfälle von Schwindel (den 3. und 4. Tag). (*Rck.*) [ACS 1]

Schwindel, mit Flirren vor den Augen (den 3. Tag). (*Rck.*) [ACS 2]

Beim Gehen Schwindel, er torkelt. (*S. Hahnemann.*) [ACS 3]

Eingenommenheit des Kopfs, wie ein Druck in der Schläfe (sogleich). (*Rck.*) [ACS 4]

Eine Betäubung des Kopfs, wie eingesperrt. (*Gß.*) [ACS 5]

Benommenheit des Kopfs, wie Betäubung, mit dem Gefühl, als sollte er schlafen. (*Gß.*) [ACS 6]

Eine Art von Betäubung mit spannendem Gefühl, wandelt ihn in der linken Kopfhälfte an (n. ¼ St.) (*Gß.*) [ACS 7]

Dummheit, Düseligkeit (*Benj. Hutchinson in Memoirs of the med. Soc. V.*) [32]. [ACS 8]

Verschwinden aller Sinne (*F. Schäfer* in Hufeland's Journal d. p. Heilkunde 1810, Dcbr. S. 17.) [33]. [ACS 9]

Innere Kopfschwäche. (*S. Hahnemann.*) [ACS 10]

■ Kopf

Hitze im Kopf, durch Bewegung vermehrt (den 3. Tag.) (*Rck.*) [ACS 11]

Sehr schmerzhaftes Kopfweh, das sie nicht gut beschreiben kann. (*Rck.*) [ACS 12]

Gelinde reißend, ziehendes Kopfweh in der linken Hälfte des Kopfes von hinten nach vorn. (*St.*) [ACS 13]

Kopfweh zieht schmerzlich im Vorder- und Oberkopf herum, mit Spannen und Drücken. (*Gß.*) [ACS 14]

In der Nacht, wenn er aufwachte, hat er immer noch denselben bösen Kopfschmerz, als wäre das Hirn zu einem lästigen Klumpen geballt, aber bloß in der linken Stirnhälfte. (*Gß.*) [ACS 15]

Der Kopf ist ihr ganz schwer. (*Rck.*) [ACS 16]

Der Kopf ist schwer und bedarf, besonders nach hinten, einer Unterstützung. (*St.*) [ACS 17]

Der Hinterkopf wird schwer und es tritt ein ängstliches beklommenes Gefühl ein. (*St.*) [ACS 18]

Starkes Kopfweh, Herzklopfen, Schwindel. (*S. Hahnemann.*) [ACS 19]

Bei Bewegung scharfe Stiche im Kopf. (*S. Hahnemann.*) [ACS 20]

---

[27] Vom äußern Gebrauch.
[28] Sympt. 401. Vergl. 122. 144. 359. 398.
[29] Vom innern Gebrauch – von 2 Gr. bei einem Kinde.
[30] Von 15 Gr. Brechweinstein bei einer Erwachsenen.
[31] Sympt. 409. Vergl. 142. 221.

[32] *Tart. emet.* äußerl. eingerieben.
[33] Von 2 Gran Brechweinstein in Zimmetwasser.

Vor 11 Uhr Vormittags bis Abends, Stechen im Kopf. (n. 2 Tag.) (*S. Hahnemann.*) [ACS 21]

In abgesetzten Zwischenräumen Reißen in der rechten Seite des Kopfs. (*S. Hahnemann.*) [ACS 22]

Zusammenspannen des Kopfs. (*Gß.*) [ACS 23]

In der linken Schädelhälfte ein spannend-eindrückender Kopfschmerz. (*Gß.*) [ACS 24]

In der Schläfe ein Spannen, wie eingezwängt, mit einer Art von Betäubung. (n. ¼ St.) (*Gß.*) [ACS 25]

Ist als würde der Kopf von beiden Schläfen her mit stumpfen Instrumenten zusammengedrückt. (*Gß.*) [ACS 26]

Ist, als würden beide Schläfe zusammengedrückt. (*Gß.*) [ACS 27]

Einwärtsdrücken in der linken Schläfe. (*Gß.*) [ACS 28]

In der rechten Schläfe ein langdauerndes, empfindliches, ziehendes Drücken. (*Gß.*) [ACS 29]

Schmerzliches Ziehen in der rechten Schläfe, geht nach dem Jochbeine und dem Oberkiefer herab. (*Gß.*) [ACS 30]

Stechen in den Schläfen. (d. 3 Tag). (*Rck.*) [ACS 31]

Beim Bücken ist es ihm im Hinterkopf, als fiele etwas nach vorwärts. (n. 3 St.) (*Rck.*) [ACS 32]

Kopfweh, wie eingespannt, mit Ziehen und Wühlen, selbst bis in die Nasenwurzel. (d. Nachmittag). (*Gß.*) [ACS 33]

Im Vorderkopf bis ins linke Auge, Druckschmerz, nach abwärts, mehr ein Stechen mit ungewöhnlicher Neigung, die Augen zu schließen (n. 4 St.) (*Rck.*) [ACS 34]

Mehrere Morgen hinter einander empfindet er gleich nach dem Erwachen drückenden, auch spannenden Schmerz, besonders in der Stirn, durch kaltes Waschen vermindert (besonders d. 3. Tag). (*Rck.*) [ACS 35]

Leise Anfälle von Kopfweh in der Stirn. (*St.*) [ACS 36]

Drücken in der Stirn, besonders bei Bewegung (n. 4 St.) (*Rck.*) [ACS 37]

Drückendes Kopfweh mitten auf der Stirn über der Nase. (*St.*) [ACS 38]

Drückendes Kopfweh an der linken Seite der Stirn, mit Druck auf die Augen. (*St.*) [ACS 39]

Auf dem rechten Stirnhügel ein stumpfer, wellenförmiger Druck. (*Gß.*) [ACS 40]

In der Stirn dumpfer, bisweilen in Stechen übergehender Schmerz, der bis in die Schläfe zieht, durch Husten vermehrt. (d. 3. Tag) (*Rck.*) [ACS 41]

Dumpfer Schmerz in der Stirn, als hätte ihn jemand vor den Kopf geschlagen. (d. 4. Tag) (*Rck.*) [ACS 42]

Ein stumpfes Bohren unter dem rechten Stirnhügel, wie von einem stumpfen Instrument. (*Gß.*) [ACS 43]

Klopfen in der rechten Stirnhälfte. (d. 4. Tag) (*S. Hahnemann.*) [ACS 44]

In der rechten Stirnhälfte den ganzen Abend ein empfindlicher Schmerz, mit dem Gefühle, als läge das Hirn dort zu einem harten, schweren Klumpen zusammengeballt. (*Gß.*) [ACS 45]

Ein Zucken und Ziehen mit einer Spannung in der Stirn, besonders über dem linken Auge. (n. 1 St.) (*Rck.*) [ACS 46]

Gelindes Stechen in der Stirn. (am 2. Tg.) (*Rck.*) [ACS 47]

Stechen in der Stirn, doch mehr Reißen (n. 20 St. von 2 Uhr Nachmittags bis früh 3 Uhr). (*S. Hahnemann.*) [ACS 48]

■ **Gesicht und Sinnesorgane**

Ueber der Nasenwurzel querüber ein betäubendes Spannen, wie mit einem Bande eingeschnürt. (*Gß.*) [ACS 49]

Ueber der Nase und dem einen Auge ein stumpfes Drücken (*Gß.*) [ACS 50]

Stumpfer Druck auf dem linken Jochbein. (*Gß.*) [ACS 51]

Empfindlich ziehender, zuletzt stumpfer Druck am linken Jochbein. (*Gß.*) [ACS 52]

Auffallend blasse Gesichtsfarbe, eine Stunde lang. (*St.*) [ACS 53]

Augen so müde als sollten sie zufallen. (*Gß.*) [ACS 54]

Neigung, die Augen fest zuzudrücken. (*Gß.*) [ACS 55]

Stechen, wie elektrische Schläge, in beiden innern Augenwinkeln und Drücken in den Augen. (*Rck.*) [ACS 56]

Brennen und Beißen im innern Winkel des rechten Auges und Röthe der Bindehaut. (*St.*) [ACS 57]

Druck auf beiden Augen. (*St.*) [ACS 58]

Plötzlicher, ziemlich heftiger, dehnender Schmerz auf dem obern Theile des rechten Augapfels. (*St.*) [ACS 59]

Der Augapfel schmerzt wie zerschlagen, vorzüglich beim Befühlen. (*S. Hahnemann.*) [ACS 60]

Abends Brennen der Augen, als hätte er lange bei Lichte studirt. (*Gß.*) [ACS 61]

Es flirrt ihr vor den Augen, besonders wenn sie nach dem Sitzen aufsteht, oft mehrmals in einer Stunde, von kurzer Dauer; sie sieht nur

wie durch einen dichten Schleier, mit Schwindel,

(mehrere Tage.) (*Rck.*)[34] [ACS 62]

Ohrensausen (d. 4. Tg.) (*Rck.*) [ACS 63]

Aufgesprungene Lippen, Nachts beim Erwachen (d. 4. Tag). (*Rck.*) [ACS 64]

Dürre, schülfrige Lippen (n. 3 St.). (*S. Hahnemann.*) [ACS 65]

Ein Ziehen an der rechten Seite des rechten Unterkiefers herauf, vom Kinn an. (*Gß.*) [ACS 66]

Schnelles Anschwellen der Halsdrüsen und Mandeln. (*S. Hahnemann.*) [ACS 67]

■ **Mund und innerer Hals**

Früh, heftiger Zahnschmerz. (n. 4 Tg.) (*S. Hahnemann.*) [ACS 68]

Reißender Schmerz links hinten in der Zungenwurzel, beim Schlucken bemerkbar. (*St.*) [ACS 69]

Grau belegte Zunge. (*St.*) [ACS 70]

Feuchte, reine Zunge. (*W. Blackburne*, in Samml. brauchbarer Abhandlungen für pr. Aerzte, XII, 4.)[35] [ACS 71]

Stummheit (*Will.* White in Struve Triumph der Heilkunde III. S. 71.)[36] [ACS 72]

Eine unangenehme Empfindung am Gaumen, die ganze Zeit hindurch. (*Rck.*) [ACS 73]

Salziger Geschmack im Munde. (*St.*) [ACS 74]

Die Speisen haben keinen Geschmack. (n. 4 St.) (*S. Hahnemann.*) [ACS 75]

Der Taback will ihm nicht schmecken. (*Gß.*) [ACS 76]

■ **Magen**

Bei Wohlgeschmack der Speisen und gewisser Lust zum Essen, kann er doch blos allmälig etwas Speise in den Magen bringen, worauf ihm wohler wurde und das Drücken im Unterleibe etwas nachließ. (d. 1. Tg.) (*Rck.*) [ACS 77]

Das Kind ißt wenig, trinkt aber viel. (*S. Hahnemann.*) [ACS 78]

Heißhunger beim Gehen im Freien. (*S. Hahnemann.*) [ACS 79]

Gewöhnlich starker, nur einige Male schlechter Appetit. (*Rck.*) [ACS 80]

Außerordentlicher Appetit auf Aepfel und Durst auf kühlendes Wasser; Abends ist er wider seine Gewohnheit zeitig schläfrig. (*Gß.*)[37] [ACS 81]

Zu Mittag ißt er mit Appetit, aber nachdem er sich fast gesättigt, wandelt ihn von Zeit zu Zeit eine Art Ekel an. (*Gß.*) [ACS 82]

Leeres Aufstoßen. (*St.*) [ACS 83]

Leeres Aufstoßen. (*Rck.*) [ACS 84]

Zuweilen etwas leeres Aufstoßen. (*St.*) [ACS 85]

Aufstoßen lindert den Druck im Magen auf kurze Zeit. (*St.*) [ACS 86]

Schluksendes Aufstoßen von Luft, mehrmals. (*Gß.*) [ACS 87]

Erst Aufstoßen, dann mehrmaliges Aufschwulken einer Feuchtigkeit (wie von Speisen), die sie wieder hinunterschluckt, und wornach ein säuerlicher Geschmack und eine kratzige Empfindung im Halse herab zurückbleibt. (*Gß.*) [ACS 88]

Aufschwulken der genossenen Milch und einer scharfen Feuchtigkeit. (n. 1 St.) (*Rck.*) [ACS 89]

Aufstoßen einer salzig-wässerigen Feuchtigkeit. (n. 2 St.) (*Rck.*) [ACS 90]

Das Wasser läuft stark im Munde zusammen. (*St.*) [ACS 91]

Wasserzusammenlaufen im Munde ohne Uebelkeit, doch mit weichlichem, garstigem Geschmack. (*Gß.*) [ACS 92]

Es würgt mehrere Male heftig und treibt gewaltigen Schweiß auf die Stirn, die Beine werden sehr matt und es fließt viel Wasser aus dem Munde; nachher Mattigkeit. (*St.*) [ACS 93]

Uebelkeit. (*Benj. Hutchinson* a.a.O.) [ACS 94]

Uebelkeit, welche ein besonders unangenehmes Gefühl im Halse erzeugt. (*St.*) [ACS 95]

Bedeutende Eingenommenheit des Kopfs, mit steigender Uebelkeit. (*St.*) [ACS 96]

Leeres Aufstoßen mindert die Uebelkeit auf ganz kurze Zeit. (*St.*) [ACS 97]

Bei sehr starker Uebelkeit ein Druck in der Herzgrube. (*St.*) [ACS 98]

Durch eine abgehende Blähung scheint die Uebelkeit auf kurze Zeit etwas gemindert. (*St.*) [ACS 99]

So wie sich die Uebelkeit anfallsweise mehrt, und leise würgende Bewegung im Halse entsteht, wird eine krampfhafte Bewegung im Oberbauche fühlbar. (*St.*) [ACS 100]

---

[34] Sympt. 62. Vergl. Sympt. 2. Diese Symptome deuten auf die Heilkraft des weinsteinsauren Spießglanzes in einer Art Amaurose, gegen welche er auch bereits vielfach empfohlen und wohl auch mit Nutzen versucht worden ist. Die Homöopathie bezeichnet die Fälle genau, in welchen er naturgesetzliche, spezifische Anwendung findet, und lehrt auf diese Weise unnütze und schädliche Versuche zu vermeiden.

[35] Von 15 Gran Brechweinstein bei einer Erwachsenen.

[36] Vom innern Gebrauch.

---

[37] Sympt. 80. hinsichtlich der darinn angedeuteten Schläfrigkeit, vergl. Sympt. 6. 34. 54. 55. 143. 326–337.

Uebelkeit mit gelindem Druck in der Herzgrube, dann aber Kopfweh in der Stirn. (*St.*) [ACS 101]

Uebelkeit, (n. $1/2$ St.) darauf Gähnen mit starkem Wässern beider Augen, hierauf Erbrechen. (*Friedr. Hahnemann.*) [ACS 102]

Die Beängstigung wird mit der wachsenden Uebelkeit stärker, zugleich ist ein leiser Druck und etwas Wärme im Unterleib zu spüren, in welchem es wie sich lösende Blähungen herumgeht. (*St.*) [ACS 103]

Große Uebelkeit mit Widerwillen vor der gewohnten Milch und Kneipen im Bauche. (*Rck.*) [ACS 104]

Uebelkeit, Neigung zum Erbrechen nach jedem Einnehmen. (*Rck.*) [ACS 105]

Stete Uebelkeiten, Neigung zum Erbrechen (*Horst* in Hufelands Journ. d. pr. Heilk. F. 1813. Febr.) [38] [ACS 106]

Brecherliche Uebelkeit steigt plötzlich aus der Nabel- und Magengegend herauf, in wiederholten Anfällen. (*Gß.*) [ACS 107]

Vom Magen auf steigt ihm eine Art Weichlichkeit, eine entfernte Brechübelkeit. (*Gß.*) [ACS 108]

Anhaltende Brecherlichkeit. (*Benj. Hutchins.* a.a.O.) [ACS 109]

Nach einem heftigen Druck auf den Magen hebt es zum Brechen. (*St.*) [ACS 110]

Uebelkeit, Erbrechen. (n. 2 St.) (*Rck.*) [ACS 111]

Heftige Uebelkeit und unaufhörliches Erbrechen die ganze Nacht hindurch, und in 12 Stunden 4 Stuhlgänge. (*W. Blackburne* a.a.O.) [ACS 112]

Grausames Erbrechen (*Schönfelder Hist. Enarrat. et Curat. Ratisbon. 1681. pag. 17*) [39] [ACS 113]

Ungeheures Erbrechen. (*Bonetus* bei *Morgagni Ep. LIX. 5.*) [40] [ACS 114]

Erbrechen mit Kopfschmerz und Zittern der Hände. (n. $1/2$ St.) (*Rck.*) [ACS 115]

Schneiden im Leibe und ganz im Unterbauch querüber liegt's wie ein Stein mit großer Uebelkeit; nach 6maligem vergeblichen Heben (Würgen), wonach wieder vergebliche Durchfallsregung entsteht, Erbrechen unter großer Anstrengung mit Zittern am Leibe und Zusammenkrümmen. Erst Speise mit saurem Geschmack, der nachher bleibt und wozu sich noch eine anhaltende kratzigscharrige Empfindung im Halse gesellt. Nachher Frieren, dann 2 Mal hinter einander

Durchfall; das letzte Mal geht es wie Wasser von ihr. (*Gß.*) [ACS 116]

Nach dem Erbrechen große Mattigkeit, Müdigkeit und Schläfrigkeit, Ekel vor allen gewöhnlichen Speisen, blasses, eingefallenes Gesicht, schwimmende, trübe Augen, doch Appetit auf Kühlendes, z.B. Aepfelmuß. (*Gß.*) [ACS 117]

In der Herzgrubengegend ein empfindliches Wehthun, wie von eingesperrten Winden, spät Abends; mitunter gehen auch starke Blähungen mit Erleichterung ab. (*Gß.*) [ACS 118]

Besonders beim Einziehen des Leibes bemerkbarer stechender Schmerz unter der Herzgrube. (*St.*) [ACS 119]

Von der Herzgrube herauf von Zeit zu Zeit eine schneidende Empfindung. (*St.*) [ACS 120]

Blähende, hörbare Bewegung in der Magengegend. (n. 3 St.) (*St.*) [ACS 121]

Starkes Klopfen in der Gegend des Magens. (n. $1/4$ St.) (*Rck.*) [41] [ACS 122]

Vom Magen abwärts fährt's links im Bauche herab und wieder herauf, wie ein Stich; beim Ausathmen Wehthun daselbst, auch beim Berühren. (*Gß.*) [ACS 123]

Nach dem Mittagsessen eine Weichlichkeitsempfindung im Magen von einiger Dauer. (*Gß.*) [ACS 124]

Nach der Uebelkeit Gefühl von Leere im Magen. (*Gß.*) [ACS 125]

In der Nacht Gefühl, als wenn sie ihren Magen mit etwas belästigt hätte, es stieß ihr oft wie faules Ey auf; sie schlief unruhig. (*S. Hahnemann.*) [ACS 126]

Empfindung nach dem Mittagsessen, als wenn man sich überladen hätte, mit Brecherlichkeit, Kneipen in der Nabelgegend und stechendem Kopfweh im Vorder- und Hinterhaupt. (*S. Hahnemann.*) [ACS 127]

Leises Brennen im Magen. (*St.*) [ACS 128]

▪ Abdomen

Im Sitzen ein Kriebeln im Unterleibe, das sich dann in Kneipen und Blähungen auflöst. (Nachmittags) (*Rck.*) [ACS 129]

Schneiden und Kneipen im Unterleibe wie von Winden. (*Gß.*) [ACS 130]

Schneiden im Unterleibe. (Abends gegen 9 Uhr d. 4. Tag). (*Rck.*) [ACS 131]

---

[38] Bei halbseitiger Lähmung des Arms und Schenkels eingerieben, erst die Auflösung, dann die Salbe.
[39] Von essigsaurer Auflösung des Spießglanzglases.
[40] Von Brechweinstein bei einem alten Weibe.

[41] Sympt. 122. Vergl. 144. zum Theil auch Sympt. 359. 298. 401.

Nach Tische heftiges Kneipen und Schneiden im Leibe, welches sich durch den Stuhlgang um 3 Uhr nicht mindert und bis um 4 Uhr fortdauert. (am 3. Tag) (*Rck.*) [ACS 132]

Im Unterleibe wiederholt ein vorübergehendes Uebelbehagen, wie angehendes Kneipen, als sollte Durchfall entstehen. (*Gß.*) [ACS 133]

Heftiges Leibschneiden und Winden im Leibe und Herunterreißen über den Schooß hinweg, durch die Schenkel bis zu den Knieen, wie Wehen: dabei feine, doch heftige Stiche am Nabel mit Uebelkeit und Würmerbeseigen. Gleich darauf Durchfall nach vorherigem Herumgehen und Knurren im Leibe. (*Gß.*) [ACS 134]

Leibweh, als wenn die Gedärme zerschnitten wären. (*Elias* in *Hufelands* Journ. d. pr. Heilk. XX. 2.) [42] [ACS 135]

Leise stechende reißende Schmerzen links auf einer kleinen Stelle des Unterbauchs. (*St.*) [ACS 136]

Heftig drückendes Spannen im Unterleibe, besonders über der Blase, welches sich gegen 6 Uhr Abends bedeutend vermehrt und gegen 6 Tage anhält. (n. 2 Tg.) (*Rck.*) [ACS 137]

Das Spannen im Unterleibe scheint sich den 3. Tag immer mehr nach der Blase zu ziehen. (*Rck.*) [ACS 138]

Heftiges Drücken im Unterleibe – wie von Steinen, wie voll, **beim Sitzen,** besonders **beim gebückten,** viel schlimmer; geht bisweilen in ein Kneipen in der Nabelgegend über. (n. 1. St.) (*Rck.*) [ACS 139]

Der Leib ist wie mit Steinen vollgestopft, ohne daß er etwas gegessen hat, und ohne daß er hart anzufühlen ist; eine Empfindung, wie sie nach vielen, langanhaltenden sitzenden Arbeiten zu entstehen pflegt. (*Rck.*) [ACS 140]

Der Schmerz im Unterleibe macht große Unruhe im Körper, verlangt, daß man einzelne Glieder stets bewegt oder eine andre Lage und Stellung annimmt. (*Rck.*) [ACS 141]

Der zwar nicht heftige Schmerz im Unterleibe ist doch so peinlich, daß er eine **höchst unruhige Stimmung** des Gemüths und Unlust zu aller Arbeit hervorbringt. (*Rck.*) [43] [ACS 142]

(Krampfhafte Schmerzen im Unterleibe und wenn diese anfingen, zog es ihm allemal gewaltsam die Augenlider zu und er mußte schlafen, er mochte wollen oder nicht) (*S. Hahnemann.*) [44] [ACS 143]

Oefters eine Empfindung von Pulsiren im Unterleibe. (*Rck.*) [45] [ACS 144]

Der Unterleib ist etwas aufgetrieben und es gluckert etwas darin herum, äußerlich fühlbar. (*St.*) [ACS 145]

Muß sich legen und lang ausstrecken vor Unbehaglichkeit im Ober- und Unterbauche, schläft endlich dabei ein. (11 Uhr Vormittags) (*Gß.*) [ACS 146]

Harter Druck im Oberbauche. (*S. Hahnemann.*) [ACS 147]

Stiche im Oberbauche. (*S. Hahnemann.*) [ACS 148]

Kurzreißender Schmerz an der linken Seite des Oberbauchs, sich oft wiederholend. (*St.*) [ACS 149]

Beim Einziehen des Leibes thut es auf einer kleinen Stelle im Oberbauche linker Seits weh. (*St.*) [ACS 150]

Ringsherum unter den kurzen Ribben empfindlich schmerzliches Spannen, daß er fast nicht sitzen kann, sondern liegen möchte, von aufgestauchten Winden, die von Zeit zu Zeit abgehen. (*Gß.*) [ACS 151]

Kneipen im Bauch mit Entwickelung von Blähungen. (*Rck.*) [ACS 152]

Es geht sehr im Leibe umher bald nach dem Einnehmen. (*St.*) [ACS 153]

Kollern und Knurren im Unterleibe. (*Elias* a.a.O.) [ACS 154]

Erstaunlich viele Blähungen mit Kollern im Unterleib und nur gelindem Kneipen; der leichte Abgang derselben vermindert es. (den 2. Tag) (*Rck.*) [ACS 155]

Unter wiederholtem Uebelseyn und Kneipen und Schneiden im Unterleib, leeres Aufstoßen und Blähungsabgang mit kurzer Erleichterung. (*Gß.*) [ACS 156]

Eine Art Kampf im Ober- und Unterbauche zwischen Brecherlichkeit und Durchfallsregung, wovon bald jene, bald diese die Oberhand zu behalten scheint, von Zeit zu Zeit mit erleichterndem, leeren Aufstoßen und Neigung zum Blähungsabgang, oder wirklichem Abgang von Winden. (*Gß.*) [ACS 157]

---

[42] Von 8 Gran in einem Klystiere.
[43] Sympt. 142. Vergl. 221. 409.

[44] Sympt. 143. Vergl. damit Sympt. 6. 34. 54. 56. 80. 326–337.
[45] Sympt. 144. Vergl. 122. 359. 298. 401.

Bisweilen lößt sich der Druck im Unterleibe beim Aufstehen und Umhergehen in leicht abgehende und erleichternde Blähungen auf, ebenso im Stehen, kehrt aber **beim Sitzen**, besonders beim **gebückten**, sogleich zurück. (*Rck.*) [ACS 158]

Der Druck im Leibe wird zuweilen stärker und drängt gegen den Mastdarm zu, und es gehen dann ganz sachte siedend heiße Blähungen ab, worauf der Druck nachläßt. (*St.*) [ACS 159]

Beim Bewegen des Arms scharfe Stiche in der Nierengegend. (*S. Hahnemann.*) [ACS 160]

Drücken im Schooße und Wehthun mit kaltem Ueberrieseln, wie zum Monatlichen. (*Gß.*) [ACS 161]

Schmerzen in der Gegend des Schaambeins. *Schönfelder* a.a.O.) [ACS 162]

■ **Rektum**

Durchfall, hellbraungelb. (*St.*) [ACS 163]

Vor dem Durchfall geht's stark im nicht aufgetriebenen Leibe herum. (*St.*) [ACS 164]

Der Durchfall ist sehr wässerig. (*St.*) [ACS 165]

Wiederholte Stuhlanregung. (*Gß.*) [ACS 166]

Nach wiederholter Anregung, Stuhlgang, der ihm beim Abgang, seinem Gefühle nach, fast dünnflüssig zu seyn scheint, aber in der That nur breyig ist. (*Gß.*) [ACS 167]

Ob er gleich vor einigen Sunden seine gewöhnliche Ausleerung gehabt, so muß er doch schon wieder zu Stuhle. (*Gß.*) [ACS 168]

Erst Leibschmerzen, dann Purgiren. (n. 48 *St.*) (*S. Hahnemann.*) [ACS 169]

Erst heftiges Erbrechen und Laxiren. (*W. Blackburne* a.a.O.)[46] [ACS 170]

Blutige Stuhlgänge. (*Baeumlinus in Commerc. lit. Norr. 1739. hebd. 16.*)[47] [ACS 171]

Nach dem Stuhlgang brennt's im After. (*St.*) [ACS 172]

Ungewöhnlich harter, schwer abgehender Stuhlgang. (den 1. Tag) (*Rck.*)[48] [ACS 173]

Harter Stuhl, setzt auch einen Tag aus. (*Rck.*) [ACS 174]

Mehrere Tage keinen Stuhlgang. (*S. Hahnemann.*) [ACS 175]

Flüchtiger Stich im Mastdarme. (n. 9 *St.*) (*Rck.*) [ACS 176]

Stichartiger Schmerz im Mastdarme. (d. 2. Tg.) (*Rck.*) [ACS 177]

Plötzlich heftiger, erschreckender Stich aus dem Unterleibe durch den Mastdarm hindurch. (n. 4 St.) (*Rck.*) [ACS 178]

Eingang eigner, brennender Reitz, mehr einem Kitzel ähnlich, jedoch durchaus keine wollüstige, sondern höchst beschwerliche, durch nichts zu mildernde Empfindung, zieht, von der Gegend des Mastdarms anfangend, durch die Harnröhre bis in die Eichel, wo der Kitzel am stärksten ist. (dauert ohne Unterbrechung 6–7 Tage und ist ihm das allerpeinlichste Sympt.) (*Rck.*)[49] [ACS 179]

(Blutaderknoten am After.) (*S. Hahnemann.*) [ACS 180]

Heftiges Spannen im Mittelfleisch besonders beim Gehen, mit starker Neigung zum Wasserlassen. (mehrere Tage unterbrochen) (*Rck.*) [ACS 181]

■ **Harnwege**

Urin dunkelbraunroth, trübe und von scharfem Geruch. (*St.*)[50] [ACS 182]

Urin trübe und dunkel, anfangs, späterhin aber heller. (*St.*) [ACS 183]

Der anfangs wasserhelle Harn macht einen mehlartigen Bodensatz, der sich durch Bewegung des Glases leicht mischt und dem Ganzen ein milchartiges Ansehn giebt. (d. 4. Tg.) (*Rck.*) [ACS 184]

Starker Drang auf's Wasser, worauf es in der Harnröhre brannte. (d. 2 Tg.) (*Rck.*) [ACS 185]

Die Urinbeschwerden dauern vom 2.–6. Tag ununterbrochen fort, steigen anfangs und nehmen dann allmälig ab. (*Rck.*) [ACS 186]

Der Harndrang und das Brennen in der Harnröhre nimmt zu, es geht blos wenig Wasser ab; die letzten Tropfen sind, unter heftigem Schmerz in der Blase, blutig. (d. 4. Tg.) (*Rck.*) [ACS 187]

Den 5. Tag hat der Urin ein entzündlich-rothes Ansehn und es bilden sich beim Stehen blutig rothe Fasern. (*Rck.*) [ACS 188]

Nachts erwacht er mit heftigem Durst und Harndrang, wobei nur wenig abgeht. (d. 2. Nacht) (*Rck.*) [ACS 189]

---

[46] Von 4 Gran Tart. emet. bei einem alten Weibe.

[47] Von Brechweinstein – einem Fuhrmann eingegeben.

[48] Sympt. 173. 174. 175. Die in diesen Symptomen angedeuteten Stuhlverstopfungsbeschwerden scheinen, gegen die primäre Durchfallserregung, Nachwirkung und daher auch zum Heilgebrauch nicht geeignet zu seyn.

[49] Sympt. 179. Diese höchst merkwürdigen, in den Symptomen 179. 181–189. 192. 193. 194. bezeichneten Harnbeschwerden, wurden an einem ganz gesunden Subjekte, welches nie vorher an dergleichen Uebeln gelitten hatte, beobachtet, können daher mit Recht als reine Wirkungen des weinsteinsauren Spießglanzes angesehen und zu Heilzwecken homöopathisch benutzt werden.

[50] Sympt. 182–184. 188. Der dunkle Harn scheint ein charakteristisches Symptom des weinsteinsauren Spießglanzes zu seyn.

(Er konnte das Wasser nicht mehr halten) (*S. Hahnemann.*) [ACS 190]

Harnfluß (*Benj. Hutchinson* a.a.O.) [ACS 191]

Ein sehr empfindlich stechender Schmerz im untern Theil der Blase. Er glaubt, der Schmerz müsse bei Steinbeschwerden ebenso seyn. (d. 3. Tg.) (*Rck.*) [ACS 192]

Stärkeres Brennen in der Harnröhre nach dem Harnen. (d. 3. Tg.) (*Rck.*) [ACS 193]

Den ganzen Vormittag anhaltend stechender Schmerz im hintern Theil der Harnröhre. (d. 2. Tag) (*Rck.*) [ACS 194]

Leise reißender Schmerz im Vordertheil der Harnröhre. (*St.*) [ACS 195]

■ Geschlechtsorgane

Ausfluß eines wäßrigen Blutes aus den weiblichen Geschlechtstheilen. (*Schönfelder* a.a.O.) [ACS 196]

■ Atemwege und Brust

Geschwüriges, schmerzhaftes Nasenloch im vordern Winkel. (n. 4 *St.*) (*S. Hahnemann.*) [ACS 197]

Nachmittags 3 Uhr Nasenbluten, und darauf laufender Schnupfen mit Nießen. (*S. Hahnemann.*) [ACS 198]

(Zweimaliges herzhaftes Nießen.) (*Gß.*) [ACS 199]

Nießen, fließender Schnupfen und Frost mit Mangel an Geschmack und Geruch. (*S. Hahnemann.*) [ACS 200]

Fließender Schnupfen. (*S. Hahnemann.*) [ACS 201]

Der Schleim röchelt so in der Brust; es liegt ihr so auf der Brust. (*S. Hahnemann.*) [ACS 202]

Der Katarrh reizt sie zum Husten, und doch hatte sie nicht die Macht dazu. (*S. Hahnemann.*) [ACS 203]

Viel Husten und Nießen. (*S. Hahnemann.*) [ACS 204]

Heftiger Kitzel mitten in der Luftröhre reizt zu einem kurzen Husten. (*St.*) [ACS 205]

Husten, Nachmitternacht, um 2, 3 Uhr, mit Auswurf. (*S. Hahnemann.*) [ACS 206]

Vormitternacht, Husten, eine halbe Stunde lang. (*S. Hahnemann.*) [ACS 207]

Wenn das Kind böse wird, bekommt es Husten. (*S. Hahnemann.*) [ACS 208]

Beim Husten bekam sie Hitze in der Stirn und Stirnschweiß, so daß sie ganz düselig war. (*S. Hahnemann.*) [ACS 209]

Bloß beim Husten Hitze und Feuchtheit der Hände und Kopfschweiß. (*S. Hahnemann.*) [ACS 210]

Nach dem Essen bekommt das Kind Husten und muß das Genossene und Schleim wegbrechen. (*S. Hahnemann.*) [ACS 211]

Wegbrechen der Speisen durch Husten. (*S. Hahnemann.*) [ACS 212]

Kurzäthmigkeit, (nach 3 St.) (*S. Hahnemann.*)[51] [ACS 213]

Schweräthmigkeit, sie mußte im Bette in die Höhe gelehnt sitzen. (*W. Blackborne* a.a.O.) [ACS 214]

Früh um 3 Uhr stöckte es ihr und benahm ihr den Odem, sie mußte sich aufsetzen, um Luft zu bekommen: erst da Husten und Auswurf kam, ward es ihr besser. (*S. Hahnemann.*) [ACS 215]

Bei jedem Anfang eines Hustenanfalls schnappt sie mehrere Male kächzend nach Luft, als wenn sie aussenbleiben wollte, ehe sie die Macht bekömmt zu husten. (*S. Hahnemann.*) [ACS 216]

Abends im Bette will er ganz ersticken, es will ihn zuknüpfen, er kann keinen Odem bekommen, er muß die ganze Nacht aufsitzen. (*S. Hahnemann.*) [ACS 217]

Bänglich mit Brustbeklemmung, und dabei kömmt es ihr warm herauf aus Herz. (*Gß.*) [ACS 218]

Ungewöhnliche Beklemmung der Brust, (d. 4. Tag.) (*Rck.*) [ACS 219]

Heftiger, rheumatischer, langdauernder Schmerz in der ganzen linken Seite. Dieser Schmerz wiederholt sich. (*St.*) [ACS 220]

Gegen Abend, den 2. Tag, Gefühl in der Brust, besonders in der linken Seite, fast wie wund, ruckweise, zugleich eine hoffnungslose, alles aufgebende Gemüthsstimmung. (*Rck.*)[52] [ACS 221]

Brennen in der Brust (vor jedem ihr sonst gewöhnlichen epileptischen Anfalle), welches bis in den Hals heranstieg. (*Fr. H – n.*) [ACS 222]

■ Rücken und äußerer Hals

Rheumatischer Schmerz unter dem Rücken, rechts über dem Kreuze, früh. (*St.*) [ACS 223]

Im Kreuze, vor und bei dem Aufstehen aus dem Bette, ein Schmerz, als wenn man etwas Schweres darauf getragen hätte; nach dem Aufstehen verging es. (*S. Hahnemann.*) [ACS 224]

---

[51] Sympt. 213 219. Diese, von dem weinsteinsauren Spießglanz eigenthümlich zu erregenden Brustbeschwerden deuten auf große Heilkraft dieses Arzneistoffes in gewissen Arten Asthma, wobei er sich auch, bei übrigens angemessener homöopathischer Anwendung, erfahrungsmäßig äußerst hülfreich erweißt.

[52] Sympt. 221. Vergl. Sympt. 142. 409.

Rückenschmerz, wie von Ermüdung, mehrere Tage, besonders nach dem Essen und **im Sitzen.** (*Rck.*)[53] [ACS 225]

Mitten auf dem Rückgrat empfindliches Brennen, wie ein Senfpflaster. (*St.*) [ACS 226]

Beim Wenden des Halses über dem linken Schulterblatte, und auch beim Anfassen, schmerzliches Wehthun, das plötzlich kömmt, und dann anhaltend wird, Abends, 24 Stund. später über dem rechten Schulterblatte. (*Gß.*) [ACS 227]

Drückendes Müdigkeitsgefühl in den Halsmuskeln, dicht am Hinterkopf, besonders auf der rechten Seite. (*St.*) [ACS 228]

Aeußere Kopfschwäche, sie kann den Kopf nicht aufrecht erhalten. (*S. Hahnemann.*) [ACS 229]

■ **Extremitäten**

In der rechten Achsel eine Art Verrenkungsschmerz. (*Gß.*) [ACS 230]

Ein Knacken in den Achselgelenken mit reißenden Schmerzen bis vor in die Hand. (*S. Hahnemann.*) [ACS 231]

Kurzer, rheumatischer Schmerz neben und im Achselgelenk und in der linken Brust. (*St.*) [ACS 232]

Starkes Zucken im rechten Arme, das sich bei Bewegung nicht verliert, (sogleich.) (*Rck.*) [ACS 233]

Im Arme und in der linken Seite ein reißendes Zucken. (*S. Hahnemann.*) [ACS 234]

Ein Ziehen an der äußern Fläche des linken Oberarms herab, fast wie im Knochen, in mehrern kurzen Absätzen. (*Gß.*) [ACS 235]

Kurzdauerndes, ziemlich heftiges Reißen in den Muskeln des linken Unterarms. (*St.*) [ACS 236]

Kurzer, rheumatischer Schmerz im linken Ellnbogen. (*St.*) [ACS 237]

Die linke Hand ist auffallend kalt, die rechte nicht. (*St.*) [ACS 238]

Kalte Hände und eiskalte Fingerspitzen. (den 3. Tag.) (*Rck.*) [ACS 239]

Leises, rheumatisches Ziehen durch die ganze rechte Hand: gleich darauf Ziehen durch beide Beine von oben herab, besonders in der Gegend der Kniee und im Gehen bemerkbar (nach 2 St.) (*St.*)[54] [ACS 240]

Die Fingerspitzen sterben ihr ab, sind wie trocken und hart, ohne Gefühl, mehrere Tage. (*Rck.*)[55] [ACS 241]

Schwere in den Lenden und Hüften. (*Schönfelder a.a.O.*) [ACS 242]

Kurzer, stechend-reißender Schmerz, besonders unten an der rechten Seite des Rückens neben der rechten Hüfte. (*St.*) [ACS 243]

Rheumatischer Schmerz in und über der linken Hüfte. (*St.*) [ACS 244]

Gleich unter der linken Hüfte kurz dauernder, rheumatischer Schmerz. (*St.*) [ACS 245]

Leises rheumatisches Gefühl im linken Beckenknochen. (*St.*) [ACS 246]

(Krampfartiges Heranziehen der Schenkel an den Unterleib.) (*S. Hahnemann.*) [ACS 247]

Rheumatisches Ziehen im obern Theil des rechten Oberschenkels. (*St.*) [ACS 248]

Früh im Bette (liegend), und wenn er aufsteht, thun ihm die Beine im Kniegelenk weh, als wenn die Glieder keine Kraft hätten, und als wenn die Sehnen ausgedehnt und überdehnt wären. (*S. Hahnemann.*) [ACS 249]

In den Knieen brennendes Prickeln. (*Gß.*) [ACS 250]

Links unter dem linken Knie ein langsames, taktmäßiges, empfindliches Picken, in Ruhe und Bewegung. (*Gß.*) [ACS 251]

Abends im Bette Stechen im Knie und in der Hüfte. (d. 1. Tag.) (*Rck.*) [ACS 252]

Spannen in den Kniegelenkflechsen beim Gehen. (Abends.) (*S. Hahnemann.*) [ACS 253]

Sehr heftiger, rheumatischer Schmerz zwischen der Wade und dem Knöchel am linken Unterschenkel, und zugleich rheumatische Schmerzen in den hintersten untern, rechten Backzähnen. (*St.*) [ACS 254]

---

[53] Sympt. 225: Es ist eine Eigenthümlichkeit der vom weinsteinsauren Spießglanz erregten Beschwerden, im Sitzen fühlbar und heftiger zu werden. Vergleiche 129. 139. 291. Es hat hierdurch, so wie in mehreren andern Beziehungen, Aehnlichkeit mit den Wirkungen der Küchenschelle.

[54] Sympt. 240. Rheumatisch-ziehende Schmerzen werden häufig vom weinsteinsauren Spießglanz beobachtet. (Vergl. Sympt. 220. 223. 232. 236. 237. 244. 245. 246. 248. 254. 255.) und seine homöopathische Anwendung verspricht daher sehr viel heilsames in dergleichen, für ihn geeigneten, seiner Eigenthümlichkeit auch übrigens wohl entsprechenden Fällen. Schon früher hat man, jedoch ohne das Gesetz, nach welchem er hier so heilsam wirkt, und ohne die Fälle genau bestimmen zu können, in welchen er sich naturgesetzlich heilsam erweisen muß, vielfachen Gebrauch in rheumatischen Beschwerden von diesem Mittel gemacht.

[55] Sympt. 241. Vergl. Sympt. 262.

Rheumatischer Schmerz links an der linken Wade. (*St.*) [ACS 255]

Krampf in den Waden, Nachmittags, der sich durch Umhergehen wieder verlor. (d. 5. Tag.) (*Rck.*) [ACS 256]

Leises Zucken in der linken Wade. (d. 2. Tag.) (*Rck.*) [ACS 257]

Am Tage beim Gehen ein Spannen auf dem Fußrücken. (*S. Hahnemann.*) [ACS 258]

Plötzlich über dem linken Fußspann ein flüchtig drückender prickelnder Schmerz, wie von einem Schlage. (*Gß.*) [ACS 259]

Auf dem linken Fußgespann neben dem innern Knöchel plötzlich ein prickelnder, flüchtiger Druck, wie von einem Stoße; vergeht so schnell, als er kömmt. (*Gß.*) [ACS 260]

Abends im Bette auf der rechten Fußsohle ein Jücken und Fressen, daß er kratzen muß. (*Gß.*) [ACS 261]

Die Füße schlafen unmittelbar nach jedem Niedersitzen ein. (*Rck.*)[56] [ACS 262]

Kalte Füße. (*St.*) [ACS 263]

In der großen Zehe des linken Fußes plötzlich ein schmerzliches, taktmäßiges Mucken. (*Gß.*) [ACS 264]

- **Allgemeines und Haut**

Jücken in der Haut. (*Hutchinson* a.a.O.) [ACS 265]

Einige Finger bekommen dunkelgelbe Flecken von größerem Umfange, die 2 Tage bleiben. (d. 4 Tag.) (*Rck.*)[57] [ACS 266]

Es entstehen auf den Händen lauter kleine rothe Flecken wie Flohstiche, ohne Schmerz, und vergehen nach 2 Stunden wieder. (den 4. Tag.) (*Rck.*) [ACS 267]

Röthliches Friesel. (*S. Hahnemann.*) [ACS 268]

Frieselausschlag, wo die Salbe eingerieben worden. (*Stütz* in *Hufelands* Journal der prakt. Heilkunde. XXIV.)[58] [ACS 269]

Frieselausschlag an den Armen, auf der Brust, und am Hinterkopf. (*S. Hahnemann.*) [ACS 270]

Blüthenausschlag an den Schaamtheilen. (*Autenrieth* in Versuch für die prakt. Heilk. I. 1.)[59] [ACS 271]

Am Vorderarme bei der Handwurzel, ein Ausschlag von Blüthen wie Krätze, auch am Oberarme; es jückt, und nach dem Kratzen verliert sich das Jücken. (*S. Hahnemann.*) [ACS 272]

Blüthenausschlag wie Pocken an der Kinnseite, kitzelnder Empfindung, er mußte reiben. (*S. Hahnemann.*) [ACS 273]

Ein reichlicher, den Pocken gleicher Ausschlag, oft erbsengroßer mit Eiter gefüllter Pusteln. (*Heckers* Annalen 1800. Jan. S. 86.)[60] [ACS 274]

An der Brust und am Halse größere Pusteln, wie Kuhpocken mit einem rothen Umkreise, welche nach 3 Wochen sich mit einem Schorfe bedeckten, und eine tiefe Narbe hinterließen. (*Stütz* a.a.O.) [ACS 275]

Schmerzhafter Pustelausschlag. (*Hutchinson* a.a.O.) [ACS 276]

Erst kleine rothe Pusteln, d. 3. Tag an Zahl und Größe vermehrt; den 4. Tag hatten die meisten Pusteln braune, aufgeworfene Ränder, waren mit fast den Kuhpocken ähnlichen Krusten bedeckt, und enthielten in ihrer Mitte viel Eiter; d. 6. u. 7. Tag waren einige von der Größe eines Daumennagels, und enthielten, in Gestalt flacher Geschwüre, viel dünnes Eiter. (*Horst* in *Hufelands* Journ. d. pr. Heilk. Jahr 1813. Febr.)[61] [ACS 277]

(Auch an den Schaamtheilen erschienen kleine, rothe Pusteln.) (*Horst* a.a.O.) [ACS 278]

Den 8. Tag waren die meisten eiternden Stellen in einandergeflossen, Blut und Eiter flossen durcheinander aus. (*Horst* a.a.O.) [ACS 279]

Darauf unter starken Schweißen ein Frieselausschlag übers Gesicht und den ganzen Körper, das Athemholen sehr erschwert, unter fortwährender Hitze, Durst und Kopfweh. (*Horst* a.a.O.) [ACS 280]

Sehr jückender Frieselausschlag (von der Salbe), welcher eitert. (*Horst* a.a.O.) [ACS 281]

(Bald) beträchtlicher Hautausschlag von bösartigem Ansehen, wie (Carbunkeln?) Furunkeln oder Pusteln, welche sehr jückten und schmerzten, und zum Theil in Eiterung übergingen, von der Größe eines Stecknadelkopfs bis zu der

---

[56] Sympt. 262. Vergl. 241.

[57] Sympt. 265–282. Die in diesen Symptomen so deutlich ausgesprochene Neigung des weinsteinsauren Spießglanzes, äußerlich sowohl als innerlich angewendet, eigenthümliche Exantheme, Pusteln, zu erregen, läßt bei homöopathischer Anwendung, mit Grund auf große Heilkräfte desselben in gewissen Hautkrankheiten schließen; wie man denn die verschiedenen Spießglanzpräparate auch von jeher gegen eine Menge Krankheiten dieser Art, freilich nur empirisch, in Gebrauch gezogen hat.

[58] Mit fett als Salbe eingeriebener Brechweinstein.

[59] Von Einreibung des mit Schweinefett gemischten Brechweinsteins in die Herzgrube.

[60] Von äußerer Einreibung.

[61] Von täglich zweimaligem Einreiben der Autenriethschen Salbe (*Tart. emet.* ʒ j. *Axung. parc.* ʒ ſ.) in die Herzgrube.

einer Erbse. (*Goodwin* in phys. med. Jour. 1800. Juli.)[62] [ACS 282]

Jücken um das alte Geschwür. (*S. Hahnemann.*) [ACS 283]

Ein krabbelndes Jücken in der Wunde selbst (Abends beim Liegen im Bett.) (*S. Hahnemann.*) [ACS 284]

Gefühllosigkeit des eingeriebenen Theils. (*B. Hutchinson* a.a.o.) [ACS 285]

Unempfindlichkeit. (*W. Blackburne* a.a.O.)[63] [ACS 286]

Weichlich, unbehaglich und hinfällig. (*Gß.*) [ACS 287]

Unbeschreiblich widriges inneres Gefühl. (*B. Hutchinson* a.a.O.)[64] [ACS 288]

Das Kind will immer getragen seyn. (*S. Hahnemann.*) [ACS 289]

Das Kind läßt sich nicht angreifen, ohne jämmerlich zu schreien, wobei es die Zehen krumm einwärts und die Finger der Hand zusammenzieht. (*S. Hahnemann.*) [ACS 290]

Der Schmerz währt immer still und ununterbrochen fort, wird aber durch jede schnelle und heftige Bewegung, besonders beim darauf folgenden **Niedersitzen** um vieles vermehrt. (*Rck.*) [ACS 291]

In Füßen und Armen eine große Schwere, daß sie dieselben sinken lassen muß. (*Gß.*) [ACS 292]

Beim Aufstehen und kurz vorher, rheumatisches und Zerschlagenheits-Gefühl in den Gliedern. (*St.*) [ACS 293]

(Reißen in den Gliedern.) (*S. Hahnemann.*) [ACS 294]

Reißen in allen Gliedern, auf der Brust, im Unterleibe, in den Hoden, in den Augen. (*S. Hahnemann.*) [ACS 295]

Ziehen bald hie bald da. (*Gß.*) [ACS 296]

Ist, als liefe es ihm kalt durch die Adern (bald nach dem Einnehmen). (*Gß.*) [ACS 297]

Es pocht und pulsirt in allen Adern des Körpers, auch äußerlich sichtbar; vorzüglich klopft das Herz sichtbar, doch ohne Aengstlichkeit, nur unter Mißmuth. (*S. Hahnemann.*)[65] [ACS 298]

Ein Stechen aufwärts an den Krampfadern. (*S. Hahnemann.*) [ACS 299]

An den Unterschenkeln, wo Krampfadern sind, ein schmerzendes, beißendes Jücken, als wenn eine Entzündungsgeschwulst Eiter fasset. (*S. Hahnemann.*) [ACS 300]

Durchfall ging unwillkührlich ab. (Tod nach 36 Stund.) (*W. Blackburne* a. a. O .)[66] [ACS 301]

Konvulsionen; – Tod nach wenigen Stunden. (*W. Blackburne* a. a. O .)[67] [ACS 302]

Todeskampf. (*Schaeffer* a.a.O.) [ACS 303]

Tod. (*Bäumlin* a.a.O.) [ACS 304]

Müde zum Einschlafen. (*Gß.*) [ACS 305]

Große Trägheit in den Gliedern. (*Rck.*) [ACS 306]

Ungewöhnliche Lässigkeit der Glieder und Trägheit zur Bewegung. (*Schönfelder* a.a.O.) [ACS 307]

Müdigkeit in den Beinen. (*St.*) [ACS 308]

Schlaffheit im ganzen Körper. (*Rck.*) [ACS 309]

Große Hinfälligkeit und Trägheit im Körper, er fühlt sich am wohlsten, wenn er still sitzt und gar nichts thut. (*Rck.*) [ACS 310]

Es überfällt sie eine große Mattigkeit, und am Herzen wird ihr so warm; sie muß die Arme sinken lassen. (*Gß.*) [ACS 311]

Krampfhafte Bewegungen. (*Bäumlin* a.a.O.) [ACS 312]

Sie lag durch Krämpfe verzogen, erstarrt, wie todt auf der Erde, der eine Fuß war brandig und vom heftigsten Schmerz befallen. (*Bonetus* a.a.O.) [ACS 313]

Leichte Konvulsionen. (*I. Schäffer* a.a.O.) [ACS 314]

Konvulsivisches Zucken in fast jedem Muskel des Gesichts. (*W. Blackburne* a. a. O .)[68] [ACS 315]

Häufiges Flechsenzucken an Armen und Händen. (*W. Blackburne* a.a.O. von derselben Gabe.) [ACS 316]

Ohnmachten. (*W. Blackburne* a.a.O. von derselben Gabe.) [ACS 317]

Oeftere Ohnmachten. (*W. Blackburne* a.a.O.)[69] [ACS 318]

Ohnmachten. (*Schönfelder* a.a.O.) [ACS 319]

(Ohnmacht, er verlor das Bewußtseyn). (*S. Hahnemann.*) [ACS 320]

Es kömmt ihm an die Herzgrube, wie kaltes Wasser, dabei ist es ihm wie ohnmächtig, er will umfallen, dann erfolgt Hitze im Kopf. (*Fr. H – n.*) [ACS 321]

Im Sitzen vermehren sich die Zufälle häufig, oder entstehen dabei. (*Rck.*)[70] [ACS 322]

---

[62] Brechweinstein in 128 Theilen Wasser aufgelößt, mit etwas Kampfergeist vermischt und über die Brust umgeschlagen.
[63] Vom innern Gebrauch – von 2 Gr. bei einem Kinde.
[64] Vom äußern Gebrauch.
[65] Sympt. 298. Vergl. 122. 144. 359. 401.

[66] Von 4 Gr. bei einem alten Weibe.
[67] Vom innern Gebrauch, von 2 Gr. bei einem Kinde.
[68] Von 15 Gr. Brechweinstein bei einem Erwachsenen.
[69] Von 4 Gr. bei einem alten Weibe.
[70] Sympt. 322. Vergl. damit Sympt. 62. 129. 225. 263.

■ **Schlaf, Träume und nächtliche Beschwerden**

Oefteres starkes Gähnen. (*Gß.*) [ACS 323]

Beständiges Dehnen und Gähnen, Vormittags. (*Rck.*) [ACS 324]

Gähnen und Dehnen und Recken der Glieder. (*Gß.*) [ACS 325]

Schlafsucht; es zog ihm die Augen unwillkührlich zu; er schlief bei aufrecht gehaltenem Kopfe (er ward getragen), so unerwecklich, daß ihn selbst das Auseinanderziehen der Augenlieder, wo man dann sehr zusammengezogene Pupillen fand, nicht erweckte; dabei mäßig warme Hände und Gesicht und ruhiges Athmen; nur je zuweilen entstandener Brechreiz konnte ihn auf einige Minuten erwecken. (n. ¼ St.) (*St.*)[71, 72] [ACS 326]

Zwei Tage lang Trägheit und große Schläfrigkeit. (*Walther* in neuen edinburg. Versuchen. II. S. 288.)[73] [ACS 327]

Ausnehmende Schläfrigkeit und unüberwindliche Neigung zu schlafen. (*Benj. Hutchinson* a.a.O.)[74] [ACS 328]

Auch im Freien, reitend, war er schwindlich, und konnte sich kaum des Schlafs enthalten. (*Walther* a.a.O.)[75] [ACS 329]

Früh um 10 Uhr konnte er vor Schlafsucht nicht aus dem Bette kommen, und war so träge und zu Schlaf geneigt, und seine Glieder noch so müde und eingeschlafen, daß er kaum stehen konnte. (*Walther* a.a.O.) (von derselben Gabe, dem nämlichen Subjekte.) [ACS 330]

Schläfrigkeit am Tage. (*S. Hahnemann.*) [ACS 331]

Eine so unwiderstehliche Neigung zu Schlafe am Tage, daß er, wo er ging und stand, sobald er sich setzte, einschlief. (*S. Hahnemann.*) [ACS 332]

Vormittags 11 Uhr, großer Hang zum Schlaf; wenn er still sitzt, schläft er sogleich ein; sogleich Träume sehr lebhafter Art, **wobei die vorigen Gedanken** fortdauern. (d. 2. T.) (*Rck.*) [ACS 333]

Die Augen fallen ihm unwillkührlich zu, Vormittags, er schläft ein, und schreckt denn öfters heftig auf; ist aber gleich wieder weg. (den 1. Tag.) (*Rck.*) [ACS 334]

Schlaf nach dem Mittagsessen. (*S. Hahnemann.*) [ACS 335]

Wurden die Handteller mit der Auflösung öfters befeuchtet und an der Wärme getrocknet, so fiel der Kranke bald in einen tiefen Schlaf. (*Benj. Hutchinson* im phys. med. Journ. 1800, Juni. S. 464.) [ACS 336]

Abends wird er ganz wider seine Gewohnheit so zeitig schläfrig, daß er sich kaum des Schlafes erwehren kann, und ½ Stunde später wird er dann munter, und bleibt es bis zur späten Nacht. (*Gß.*) [ACS 337]

Er konnte Abends nur schwer und spät einschlafen, wachte oft auf und warf sich herum. (*S. Hahnemann.*)[76] [ACS 338]

Vormitternacht bloßer Schlummer. (*S. Hahnemann.*) [ACS 339]

Schlaflosigkeit Vormitternacht. (*S. Hahnemann.*) [ACS 340]

Er mußte die Nächte bis um 1 Uhr im Bette liegen, ehe er einschlafen konnte, und dann lag er doch blos in Phantasieen, mußte im Traume durch tiefes Wasser waden, und konnte nicht herauskommen. (*S. Hahnemann.*) [ACS 341]

Leichter Nachtschlaf, voll der lebhaftesten, jedoch unleidenschaftlichen, blos historischen Träume. (n. 8 St.) (*S. Hahnemann.*) [ACS 342]

Nächtliche Schlaflosigkeit bis an den Morgen. (*S. Hahnemann.*) [ACS 343]

Mehrere Nächte gar keinen Schlaf. (*S. Hahnemann.*) [ACS 344]

Unruhiger Schlaf. (*Rck.*) [ACS 345]

---

[71] Von Brechweinstein bei einem 2jährigen Kinde.

[72] Sympt. 326–337. Eine Art **Schlafsucht** gehört zu den merkwürdigsten und wichtigsten Eigenthümlichkeiten des weinsteinsauren Spießglanzes. Wir begegnen ihm, unter verschiedenen Modificationen, häufig, theils als für sich bestehendes, theils andre Mißgefühle begleitendes Symptom. Wie sie sich ihrem Wesen nach ganz eigenthümlich gestaltet, und von der Schlafbetäubung, welche manche andre Mittel, z.B. Opium, Safran, erregen, sehr verschieden ist; so muß auch das Coma, welches durch Spießglanz homöopathisch geheilt werden kann, eigenthümlich beschaffen sein, und in seinen anderweiten, begleitenden Symptomen dem Charakter dieses großen Mittels genau entsprechen. Vergl. Sympt. 6. 34. 52. 55. 80. 143.

[73] Von 4 Loth Brechwein mit Milch zu Molken bereitet und Abends getrunken – bei zwei Lehrlingen, die das Geronnene von den Molken gegessen hatten. – Dauer der Vergiftung 2 Tage.

[74] Vom äußern Gebrauch.

[75] Von 4 Loth Brechwein mit Milch zu Molken bereitet, und Abends getrunken – bei einem Manne – Dauer der Vergiftung 4 Tage.

---

[76] 338–346. Die in diesen Symptomen ausgesprochene Schlaflosigkeit scheint Nachwirkung oder vielleicht auch seltenere Wechselwirkung gegen die vom weinsteinsauren Spießglanze viel häufiger und entschiedener beobachtete Schlafbetäubung zu seyn, und wird daher auch zu Heilzwecken weit weniger zu benutzen seyn als jene.

Höchst unruhiger Schlaf, die ganze Nacht, sie erwacht öfters nach ängstlichen Träumen mit Trockenheit im Munde und aufgesprungenen *Lippen*. (d. 4. Tag.) (*Rck.*) [ACS 346]

Die Nacht eine ungemeine Schläfrigkeit. (*Walther* a.a.O.) (bei einem Manne.) [ACS 347]

Die Nacht schrie das Kind aus dem Schlafe auf, mit starren Augen, zitterte; es zog ihm die Arme und Füße. (*S. Hahnemann.*) [ACS 348]

Im Schlafe war das Ausathmen schniebend, das Einathmen in zwei Zeiten, ruckweise, abgesetzt. – Athem oft ungleich und aussetzend. (*S. Hahnemann.*) [ACS 349]

Er liegt im Schlafe auf dem Rücken, die linke Hand unter den Kopf gelegt. (nach 9 St.) (*S. Hahnemann.*) [ACS 350]

Kaum eingeschlafen, bekam er wie elektrische Stöße und Rucke, die alle vom Unterleib ausgingen; es warf ihm bald diesen bald jenen Arm vom Körper ab, bald da einen Fuß, bald warf es den ganzen Körper in die Höhe. (*S. Hahnemann.*) [ACS 351]

Sobald er die Nacht im Bette warm ward, schnellte es ihn in die Höhe. (*S. Hahnemann.*) [ACS 352]

Nachts gegen 12 Uhr erwacht er mit starkem Durst und Harndrang. (den 2. Tag.) (*Rck.*) [ACS 353]

Er reibt sich die Augen mit den Händen, wie ein Schlaftrunkner, und erwacht in einer sehr bösen Laune; z.B. wenn man ihn ansah, fing er an zu heulen. (*St.*) [ACS 354]

Er spricht viel im Schlaf, und redet deutlich und zusammenhängend. (*S. Hahnemann.*) [ACS 355]

Die erste Nacht träumt er fortwährend von hellen Feuersbrünsten, vor denen er öfters entfliehen muß; das Feuer bricht von allen Stellen hervor, wo er sich hinbegiebt, und doch brennt das Haus nicht ab; die 2. Nacht predigt er, ohne memorirt zu haben, und bleibt stecken; auch diese Angelegenheit beschäftigt und ängstigt ihn, wie die vorige, einen großen Theil der Nacht. (*Gß.*) [ACS 356]

■ **Fieber, Frost, Schweiß und Puls**

Voller, geschwinder Puls. (*B. Hutchinson* a.a.O.)[77] [ACS 357]

Geschwinder, schwacher, zitternder Puls. (*W. Blackburne* a.a.O)[78] [ACS 358]

Der Puls geht schnell und fast hörbar, ein allgemeines Pulsiren, von dem sie glaubt, die Umstehenden müßten es auch hören. (den 4. Tag.) (*Rck.*)[79] [ACS 359]

Puls um 10 Schläge langsamer in einer Minute. (*Walther* a.a.O.) (bei einem Manne.) [ACS 360]

Unterdrückter, unfühlbarer Puls. (*W. Blackburne* a.a.O.)[80] [ACS 361]

Pulslosigkeit. (*Schäffer* a.a.O.) [ACS 362]

Abends gegen 6 Uhr starker Fieberfrost, dann nach Tische starke Hitze, mit Ziehen im Hinterkopf (d. 1. Tag.) (*Rck.*) [ACS 363]

Fieberfrost, wechselt mit Hitze ab bis gegen 8 Uhr Abends; Nachts erwacht er mit Durst und Harndrang. (d. 2. Tag.) (*Rck.*) [ACS 364]

Fieber kommt erst gegen 8 Uhr, Frost mit flüchtiger Hitze. (den 3. Tag.) (*Rck.*) [ACS 365]

Gegen 6 Uhr Fieber, wie gestern, mit Mangel an Appetit; nachher vermehrter Leibschmerz. (d. 4. Tg.) (*Rck.*) [ACS 366]

Die folgenden 2 Tage Fieber ähnlicher Art um dieselbe Zeit. (*Rck.*) [ACS 367]

Unruhe, heftige Fieberbewegung, große Hitze, Durst und Kopfweh, und die Nacht darauf sehr starke Schweiße. (*Horst* a.a.O.)[81] [ACS 368]

Frost bei Bewegung, abwechselnd mit Hitze. (*S. Hahnemann.*) [ACS 369]

Frostigkeit. (*Rck.*) [ACS 370]

Frostig, wie mit kaltem Wasser übergossen, mit Gänsehaut auf den Armen und wiederholtem Gähnen (bald nach dem Einnehmen.) (*Gß.*) [ACS 371]

Er friert und ist ganz kalt. (*S. Hahnemann.*) [ACS 372]

Nachts Frost und früh beim Aufstehen. (*S. Hahnemann.*) [ACS 373]

Nachmittag (3 Uhr) Frost am ganzen Körper mit Zittern und Beben. (mehrere Stunden lang.) (*S. Hahnemann.*) [ACS 374]

Mehrere Vormittage starker Frost. (*Rck.*) [ACS 375]

Kälte der äußern Gliedmaßen (*Schönfelder* a.a.O.) [ACS 376]

Er sieht blaß und elend aus, und ihm ist so frostig, wenn er in die Luft geht, daß er zittert. (*Gß.*) [ACS 377]

Ganz blaß im Gesicht und am ganzen Körper. [nach 12 St.] (*W. Blackburne* a.a.O.)[82] [ACS 378]

Hitze. (*Benj. Hutchinson* a.a.O.)[83] [ACS 379]

---

[77] Vom äußern Gebrauch.
[78] Von 15 Gr. Brechweinstein bei einer Erwachsenen.
[79] Sympt. 359. Vergl. 122. 144. 369. 398. 401.
[80] Von 4 Gr. bei einem alten Weibe.
[81] Von tägl. zweimaligen Einreiben der Autenrieth'schen Salbe in die Herzgrube.
[82] Von 15 Gr. Brechweinstein bei einem Erwachsenen.
[83] Von in die Handfläche eingeriebener, gesättigter Brechweinstein-Auflösung.

Starke Hitze. (*Horst* a.a.O.)[84] [ACS 380]

Ungemeine Hitze des Körpers. (*B. Hutchinson* a.a.O.)[85] [ACS 381]

Früh eine Hitze um die Stirn, ohne Schweiß. (*S. Hahnemann.*) [ACS 382]

Nachmittags beständige Hitze, bei der geringsten Bewegung vermehrt; sie nimmt besonders den Kopf ein. (täglich.) (*Rck.*) [ACS 383]

Abends große Hitze über und über, vorzüglich im Gesicht, ohne sonderlichen Durst. (mehrere Tage lang.) (*S. Hahnemann.*) [ACS 384]

Hitze und Durst. (mehrere Tage lang.) (*S. Hahnemann.*) [ACS 385]

Schweiß. (*Benj. Hutchinson* a.a.O.)[86] [ACS 386]

Schweiß über und über. (*Benj. Hutchinson* a.a.O.)[87] [ACS 387]

Häufige Schweiße. (*S. Hahnemann.*) [ACS 388]

Heftiger Schweiß die Nacht. (*S. Hahnemann.*) [ACS 389]

Häufiger Schweiß, besonders der leidenden Theile. (*Horst* a.a.O.)[88] [ACS 390]

Kalter Schweiß. (*Schönfelder* a.a.O.) [ACS 391]

Kalter Schweiß. (*Fr. H – n.*) [ACS 392]

Sehr bald kalte Schweiße. (*W. Blackburne* a. a. O .)[89] [ACS 393]

Es bricht am ganzen Körper kalter, klebriger Schweiß aus. (*W. Blackburne* a. a. O .)[90] [ACS 394]

Den einen Tag viel Durst, den andern gar keinen. (*S. Hahnemann.*)[91] [ACS 395]

Den ganzen Tag Durstlosigkeit. (*S. Hahnemann.*) [ACS 396]

Durstlosigkeit. (*St.*) [ACS 397]

Sympt. 2. Vergl. 62.

Sympt. 6. Vergl. damit Sympt. 34. 54. 55. 80. 143. 326.–337

Sympt. 34. Vergl. Sympt. 6. 54. 55. 80. 143. 326–337.

Sympt. 54. 55. Vergl. Sympt. 6. 34. 80. 143. 326–337.

---

[84] Bei halbseitiger Lähmung des Arms und Schenkels eingerieben; erst die Auflösung, dann die Salbe.

[85] Vom äußern Gebrauch.

[86] Von in die Handfläche eingeriebener, gesättigter Brechweinstein-Auflösung.

[87] Vom äußern Gebrauch.

[88] Bei halbseitiger Lähmung des Arms und Schenkels eingerieben; erst die Auflösung, dann die Salbe.

[89] Vom innern Gebrauch – von 2 Gr. bei einem Kinde.

[90] Von 15 Gr. Brechweinstein bei einer Erwachsenen.

[91] Sympt. 395–397. Durstlosigkeit scheint bei dem Antimonium charakteristisch zu seyn.

Argentum-Verbindungen

Silber [RAL IV (1825), S. 337–356]

Dieses Metall ist in seiner gediegenen Gestalt, als **Blattsilber** (Argentum foliatum) aus der angeblichen, durch Theorie erträumten Unmöglichkeit, in unsern Säften aufgelöst werden zu können, für eben so kraftlos von den Arzneimittellehrern ausgegeben worden, als das Gold (w. s.).

Anfangs ließ ich mich ebenfalls durch diese dreisten Behauptungen von seinem arzneilichen Gebrauche abhalten, und wendete daher bloß die salpetersaure Silberauflösung (in einer quintillionfachen Verdünnung zu Einem Tropfen) an, wo ich denn auch Gelegenheit hatte, die wenigen voranstehenden Symptome davon zu beobachten.

Aber, trotz allem Widerspruche der erfahrungslosen Theoretiker, welche den Magen immer noch wie eine Koch- oder doch Digerir-Maschine ansehen, Magensaft enthaltend, der, nach ihren Proben in den Gefäßen des Laboratoriums, weder metallisches Gold noch Silber auflösen könne, und keine Einwirkung der Arzneien auf uns für möglich halten, als wenn sie im Magen lege artis erst chemisch aufgelöset, dann aber methodice in unsre umlaufende Blutmasse eingesaugt und übergegangen sind, konnte ich doch nicht umhin, durch die beim Golde angeführten Gründe bewogen, auch das feine (sechszehnlöthige) Silber bloß in metallischer Gestalt anzuwenden, in Versuchen mit Blatt-Silber am gesunden menschlichen Körper, nachdem ich es mit hundert Theilen Milchzucker zum feinsten Pulver gerieben hatte, eine Stunde lang.

Schon die wenigen davon beobachteten, hier unter folgenden Symptome reichen dem homöopathischen Arzte am Silber, in dieser Gestalt, ein Werkzeug zur Hülfe in vielen ähnlichen Krankheitszuständen dar, welche durch kein andres Arzneimittel Heilung finden können, und bei welchen den gemeinen Arzt seine ganze Therapie und Klinik und das dickste Recepttaschenbuch im Stiche lassen.

Doch habe ich, nach der Hand, gefunden, daß zum homöopathischen Gebrauche eine abermal hundertfache Verdünnung, das ist, ein Gran Pulver, was $\frac{1}{10000}$ Silber enthielt, eine noch allzu starke Gabe sey.

Unwahrscheinlich ist der empirische Ruhm des salpetersauern Silbers in der gewöhnlichen Art Fallsucht, und scheint nur daher entstanden zu seyn, daß in einigen Abarten von Convulsionen, wo Kupfer angezeigt ist, kupferartiges Silbersalz angewendet worden war; denn daß feines Silber, wie das Blatt-Silber ist, der schlimmsten und gewöhnlichsten Art Fallsucht Gnüge leisten sollte, davon besagen die bereits von ihm entdeckten Ur-Symptome noch nichts.

R. Boyle's sogenannte **wasserabführende Pillen,** welche salpetersaures Silber enthalten, und von *Boerhave* so sehr gerühmt wurden, sind ihrer Bestimmung ganz unangemessen, nicht nur der gefährlichen Größe ihrer Gaben wegen, sondern auch, weil das Silber, wie folgende Symptome von ihm bezeugen, nur in der Erstwirkung die Harnabsonderung vermehren (also das Gegentheil der verminderten Harnabsonderung in Geschwulstkrankheiten), worauf mittels der darauf erfolgenden Gegenwirkung des Lebens, als der dauerhaften Nachwirkung, das Gegentheil des zu erreichenden Zwecks, ein **desto mehr verminderter Harnabgang,** erfolgen muß; ein wahres antipathisches, für diesen Fall verderbliches Verfahren.

So schädliche Fehltritte mußten bisher die gewöhnlichen Aerzte thun, weil sie die Erstwirkungen der Arzneien nicht kannten und keinen Weg wußten, sie kennen zu lernen, auch diesen Weg zu finden, sich nicht bemühten; ja sie hatten seit drittehalb tausend Jahren nicht einmal eine Ahnung von Erstwirkung und Nachwirkung, und wußten nicht, daß die menschliche Natur gerade das Gegentheil von der Erstwirkung der Arzneien, als Nachwirkung, als dauerhaft bleibenden Zustand hervorbringt, und daß folglich alle dauerhafte Heilung so bewerkstelligt werden müsse, daß die Arzneien, welche gewiß heilen sollen, in der Erstwirkung das Aehnliche vom gegenwärtigen Krankheitszustande zu erregen im Stande seyn müssen, um von der Gegenwirkung des Organism's das Gegentheil der arzneilichen Erstwirkung (und der ihr ähnlichen Krankheit), das ist, Vertilgung und Umänderung der fehlerhaften Gefühle und Thätigkeiten in Gesundheit erwarten zu können.

In unserm Falle würden gerade im Gegentheile einige Arten Diabetes mit Silber homöopathisch, das ist, dauerhaft geheilt werden können, wenn die übrigen Symptome der Krankheit auch in den übrigen Erstwirkungen des Silbers ihr Aehnliches antreffen.

Argentum nitricum

Silberauflösung, salpetersaure [RAL IV (1825), S. 340]

▪ Gemüt

Aengstlichkeit, die zum Geschwindgehen zwingt. [RAL 8]

▪ Schwindel, Verstand und Gedächtnis

(Es nahm den Kopf ein, als wenn der Fallsucht-Anfall kommen wollte.) [RAL 1]
(Vorgefühl des kommenden Anfalls.) [RAL 2]
◇ Schwindel mit gänzlicher, aber überhingehender Blindheit (*Thom. Hull,* im phys. med. Journale, 1800 Jul. S. 518., auch in *Duncans* Annals of Med. V. 1801.). [RAL (1)]

▪ Gesicht und Sinnesorgane

Gesicht-Verdunkelung mit Aengstlichkeit, Gesichtshitze und thränenden Augen. [RAL 3]

▪ Mund und innerer Hals

Gefühl, als wenn der Gaumenvorhang geschwollen wäre, nicht für sich, sondern bei Bewegung der Zunge und beim Schlingen. [RAL 4]
◇ Lockeres, leicht blutendes Zahnfleisch, was jedoch nicht schmerzhaft und nicht geschwollen war (*Moodie,* in med. and phys. Journal. 1804.). [RAL (2)]

▪ Magen

◇ Uebelseyn, Schwere und Druck im Magen (*Hull,* a. a. O.). [RAL (3)]
Brennende Hitze im Magen (*Kinglake,* in London medical and phys. Journal. 1801.). [RAL (4)]
Brennen im Magen und auf der Brust (*Moodie,* a. a. O.). [RAL (5)]

▪ Harnwege

◇ Die Harnwerkzeuge werden Anfangs stark gereizt (a. a. O.). [RAL (6)]

▪ Atemwege und Brust

◇ Unangenehme Verstopfung im obern Theile der Nase, drei Tage lang (*Hull,* a. a. O.). [RAL (7)]
Ausleerung aus der Nase, wie weißer Eiter, mit Blutklumpen gemischt (*Hull,* a. a. O.). [RAL (8)]

▪ Allgemeines und Haut

Gefühl in allen Gliedern, als wenn sie einschlafen und erstarren wollten. [RAL 5]
Mattigkeit, Nachmittags. [RAL 6]

▪ Fieber, Frost, Schweiß und Puls

Starker Nachtschweiß. [RAL 7]

Argentum metallicum

Blatt-Silber [RAL IV (1825), S. 341–356]

▪ Gemüt

(In der Zufriedenheit ist sie ausgelassen lustig, geräth aber gleich über eine Kleinigkeit in langes Weinen.) [RAL 55]
Mißmüthig. [RAL 56]
◇ **Größere Heiterkeit des Gemüths und Aufgelegtheit zu sprechen, den ganzen Tag über** (n. 3 St.) (*Chr. Fr. Langhammer,*[1] in einem Aufsatze). [RAL (167)]

▪ Schwindel, Verstand und Gedächtnis

Es ward ihm jähling düselig und wie ein Nebel vor den Augen. [RAL 1]
Schwindelartige Schlaftrunkenheit; die Augen fielen ihm zu. [RAL 2]
Es fing ihm an, im Kopfe zu kriebeln und zu wiebeln, wie von Trunkenheit. [RAL 3]
Wie dumm und wie hohl im Kopfe, das ganze Gehirn thut ihm weh, mit Frostigkeit. [RAL 4]
◇ Schwindelanfälle; er kann sich nicht recht besinnen; auch beim Sitzen und Nachdenken (n. 1/2 St.) (*W. Groß,* in einem Aufsatze). [RAL (1)]
Dümmlichkeit im Kopfe (*Groß,* a. a. O.). [RAL (2)]
Er ist stets in einer Art von Trunkenheit; er weiß nicht, wie ihm ist (*C. Franz,* in einem Aufsatze). [RAL (3)]
Gefühl von Düsterheit im Kopfe, als wenn Rauch im Gehirne wäre (*Fr. Meyer,* in einem Aufsatze). [RAL (4)]

▪ Kopf

Drückender Schmerz mit Betäubung im Vorderhaupte und ziehendes Drücken im Hinterhaupte. [RAL 5]
Im Kopfe, stechend brennender Schmerz. [RAL 6]

---

[1] Heil-Nachwirkung.

Arger stechender und reißender Schmerz im Kopfe. [RAL 7]

(Früh, stechender Kopfschmerz mit Röthe des einen Auges.) [RAL 8]

Beim Stehen und Lesen bekam er jähling eine brennende Empfindung in der Herzgrube, ein Gefühl von dumpfem Zusammendrücken des Gehirns von allen Seiten, und wie einen drohenden Schwindel, mit brecherlicher Uebelkeit in der Gegend des Brustbeins, wie nach schnellem, heftigem Herumdrehen im Kreise zu erfolgen pflegt; zugleich eine jählinge Hitze im ganzen Körper, doch mehr im Gesichte, und augenblicklicher Schweiß an der Brust und im Gesichte. [RAL 9]

Im Nacken wie steif und wie etwas fremdartiges im Hinterhaupte, eine Art Ziehen und Drücken darin. [RAL 10]

In den rechten Schläfemuskeln, in den rechten Stirnmuskeln, in den Seitenmuskeln des Halses, neben dem Schildknorpel und hinten nach dem Nacken zu, ein krampfhaftes Zucken und Aufspringen der Muskeln, welches die Hand fortstieß, mit zuckendem Schmerze. [RAL 11]

Eine Blüthe an der linken Schläfe, die bei Berührung wie ein Schwär schmerzt. [RAL 12]

◇ Aus Druck und Ziehen zusammengesetzte Empfindung im Kopfe, über dem rechten Ohre, nach hinten zu (n. 4 St.) (*Groß*, a.a.O.). [RAL (5)]

In der linken Schläfe, ungeheurer Schmerz, aus Drücken und Reißen zusammengesetzt (n. 5 St.) (*Groß*, a.a.O.). [RAL (6)]

Reißen in der linken Schläfe (*Groß*, a.a.O.). [RAL (7)]

Reißen wie im Knochen der linken Schläfe und über dem linken Warzenfortsatze (*Ferd. Adolph Haynel*, in einem Aufsatze). [RAL (8)]

Ziehender Schmerz vom Hinterhauptbeine an bis zur Mitte des Stirnknochens, in krummer Richtung über das rechte Schläfebein, äußerlich (*E. Theod. Herrmann*, in einem Aufsatze). [RAL (9)]

Drückend reißender Schmerz am linken und rechten Schläfebeine, durch Berührung vermehrt (*Herrmann*, a.a.O.). [RAL (10)]

Klemmender Druck an der rechten Schläfe, mit taktmäßigen, scharfen Stichen nach innen (n. 5 Tagen.) (*W. E. Wislicenus*, in einem Aufsatze). [RAL (11)]

Schneidende Stiche wie im Knochen oder auf der Oberfläche des Gehirns, gleich vor dem linken Ohre nach vorne zu (*Haynel*, a.a.O.). [RAL (12)]

Drückender Schmerz an den Schläfebeinen, äußerlich (*Hartmann*, a.a.O.). [RAL (13)]

Drückender Schmerz auf den beiden Scheitelbeinen, äußerlich (*Herrmann*, a.a.O.). [RAL (14)]

Drückender Schmerz am linken Scheitelbeine, äußerlich (*Herrmann*, a.a.O.). [RAL (15)]

Ein geringer Druck am Kopfe macht Wundheitsschmerz (*Franz*, a.a.O.). [RAL (16)]

Leiser, rieselnder Schauder über den rechten Theil des behaarten Kopfs (*Haynel*, a.a.O.). [RAL (17)]

Drückendes Kopfweh in der Stirne über den Augenbrauen (n. 2 St.) (*Wislicenus*, a.a.O.). [RAL (18)]

Drückend reißendes Kopfweh im linken Stirnhügel (n. 6 St.) (*Groß*, a.a.O.). [RAL (19)]

Drückend reißendes Kopfweh unter dem linken Stirnhügel, wobei auch der Augapfel zusammengedrückt zu seyn scheint (*Groß*, a.a.O.). [RAL (20)]

Absetzende, bohrende Schmerzen vorn an der linken Stirnseite, den ganzen Tag, die sich Abends nach dem Niederlegen noch verstärkten (n. 7 St.) (*Langhammer*, a.a.O.). [RAL (21)]

■ **Gesicht und Sinnesorgane**

(Obere und untere Augenlidränder sind sehr roth und dick, doch schwären die Augen nicht.) [RAL 13]

Starkes Jücken in den Augenwinkeln. [RAL 14]

Starkes Jücken am äußern Ohre, bis zum Blutigkratzen. [RAL 15]

Auf Schnauben, starkes Nasenbluten (gleich nach dem Mittagsessen) und nach drei Stunden wieder. [RAL 16]

Auf Kriebeln und Kitzeln in der Nase erfolgte Nasenbluten. [RAL 17]

Geschwulst der Oberlippe, dicht unter der Nase. [RAL 18]

◇ Schmerzhaftes, nagendes Drücken auf den Gesichtsknochen rechter Seite, am stärksten auf dem Wangenbeine (n. 1 St.) (*Wislicenus*, a.a.O.). [RAL (22)]

Reißen am linken Jochbeine (*Herrmann*, a.a.O.). [RAL (23)]

Feiner, ziehender Schmerz in den Gesichtsmuskeln, vorzüglich an den Wangenbeinen (*Wislicenus*, a.a.O.). [RAL (24)]

Feine, schmerzhafte Stiche am rechten Wangenbeine (*Wislicenus*, a.a.O.). [RAL (25)]

Schneidende Stiche vom innern linken Ohre bis ins Gehirn. [RAL (26)]

Empfindung im rechten Ohre, als wenn es verstopft wäre. [RAL (27)]

Ueber dem linken Ohre, auf einer kleinen Stelle, drückendes Reißen (n. 12 St.) (*Groß*, a.a.O.). [RAL (28)]

Fressendes Jücken an den Ohrläppchen beider Ohren, früh; nach dem Aufstehen (n. 24 St.) (*Groß*, a.a.O.). [RAL (29)]

Von der Vertiefung unter dem rechten Ohrläppchen bis zur Backenhaut hin, ein ziehender Schmerz, der sich bis in die untere Kinnlade erstreckt, als wäre er in der Beinhaut (*Franz*, a.a.O.). [RAL (30)]

Beim Kauen, schneidende Empfindung nach der Ohrdrüse hin, wie nach dem Genuß einer scharfen Säure, in der Eustachschen Röhre (*Franz*, a.a.O.). [RAL (31)]

(Ein Schneidezahn schmerzte, da er vorwärts gedrückt ward.) (n. 5 St.) (*Wislicenus*, a.a.O.). [RAL (32)]

An der äußern Seite des Halses, links, Drücken beim Gehen im Freien (*Franz*, a.a.O.). [RAL (33)]

Schneidende Stiche unter der rechten Unterkinnlade, wie in der Drüse, nach innen zu (*Haynel*, a.a.O.). [RAL (34)]

Die Gegend der Unterkieferdrüsen am Halse ist geschwollen, und dadurch der Hals wie steif und spannt bei Bewegung; zugleich ist das Schlingen wie durch innere Verschwellung des Halses erschwert, und er muß jeden Bissen mit Gewalt durch den Schlund drücken (n. 48 St.) (*Wislicenus*, a.a.O.). [RAL (35)]

■ **Mund und innerer Hals**

Zahnfleisch schmerzt für sich, doch mehr bei Berührung. [RAL 19]

Ein kleines Bläschen an der Zunge von brennendem Wundheitsschmerze. [RAL 20]

Roh und wund schmerzhaft ist's ihm im Halse. [RAL 21]

Bohrender und wühlender Schmerz im Halse. [RAL 22]

◇ Trockenheitsgefühl der Zunge, die jedoch feucht ist (*Franz*, a.a.O.). [RAL (36)]

Wundheit und Rohheit im Halse beim Ausathmen und Schlingen (*Franz*, a.a.O.). [RAL (37)]

Rauh und kratzig im Schlunde, den ganzen Tag anhaltend (*Haynel*, a.a.O.). [RAL (38)]

Am Gaumenvorhange, eine kratzende Empfindung, als ob ein rauher Körper da angeklebt wäre, nicht eben schmerzhaft, aber widrig, bei leerem Schlingen fühlbarer, als beim Herabschlucken eines Bissens, doch beständig bemerkbar und zum Hinterschlingen des Speichels nöthigend; nach mehren Stunden senkt sich dieß Gefühl tiefer in den Rachen herab (*Franz*, a.a.O.). [RAL (39)]

Beim Gähnen, ein schmerzhaftes Spannen im Rachen, wie von einer Geschwulst (*Groß*, a.a.O.). [RAL (40)]

Der Zusammenfluß des zähen Speichels im Munde erschwert ihm das Reden (*Franz*, a.a.O.). [RAL (41)]

Zusammenfluß des Speichels im Munde, mit schauderartigem Schütteln (*Franz*, a.a.O.). [RAL (42)]

Zäher, grauer, gallertartiger Schleim im Rachen, der sich durch Raksen ganz leicht auswerfen läßt, früh (*Groß*, a.a.O.). [RAL (43)]

→ Zähne: *Gesicht und Sinnesorgane*

■ **Magen**

(Großes Verlangen auf Wein.) [RAL 23]

Appetit ganz verloren; es ekelt ihm vor den Speisen, wenn er nur daran denkt. [RAL 24]

◇ Gleichgültigkeit gegen Speise, und er ist gleich satt (*Franz*, a.a.O.). [RAL (44)]

Der Frühhunger verschwindet (*Franz*, a.a.O.). [RAL (45)]

Sehr starker Appetit (n. 40 St.) (*Groß*, a.a.O.). [RAL (46)]

Bei vollem Magen immer noch sehr starker Appetit (*Groß*, a.a.O.). [RAL (47)]

Ungeheurer, durch Essen nicht zu tilgender, nagender Hunger, den ganzen Tag. Später konnte er mehre Tage nur kurze Zeit durch Essen getilgt werden (*Haynel*, a.a.O.). [RAL (48)]

Gefühl, dem Soodbrennen ähnlich (n. 1½ St.) (*Meyer*, a.a.O.). [RAL (49)]

Schlucksen beim (gewohnten) Tabakrauchen (n. 1¼ St.) (*Langhammer*, a.a.O.). [RAL (50)]

Fast ununterbrochne Wapplichkeit und Uebelkeit (*Franz*, a.a.O.). [RAL (51)]

Brecherlichkeitsgefühl im Halse, und gleich hernach Hitze über und über, am meisten aber am Kopfe, mit Röthe des Gesichts, ohne Durst (n. ½ St.) (*Meyer*, a.a.O.). [RAL (52)]

Ein Würgen, wodurch eine bittre, scharfe, übelschmeckende Feuchtigkeit aus dem Magen bis in den Mund gebracht wird, wonach eine kratzige, scharrige, sehr brennende Empfindung in der Kehle anhaltend zurückbleibt (Sood) (n. 8 St.) (*Groß*, a.a.O.). [RAL (53)]

Drücken in der Herzgrube (*Franz*, a.a.O.). [RAL (54)]

Kneipen über dem Magen herüber und im linken Hypochonder (*Franz*, a.a.O.). [RAL (55)]

■ **Abdomen**

Früh, im Unterleibe, im Magen und bis in die Brust, eine brennende Empfindung, wie von Soodbrennen. [RAL 25]

Nachts, eine drückend schmerzhafte Auftreibung im Unterleibe, die ohne Blähungsabgang verging. [RAL 26]

Kollern im Unterleibe, die Nacht, und Abgang von Blähungen. [RAL 27]

Nach dem Frühstuhlgange, zusammenziehendes Bauchweh, wie von Verkältung, im Sitzen. [RAL 28]

◇ Nachdem er angefangen hat zu essen, entsteht ein ungeheures Drücken aus dem Unterbauche nach der Schaambeingegend zu, das sich beim Einathmen verschlimmert und durch Aufstehen vom Sitze erleichtert wird (*Groß*, a.a.O.). [RAL (56)]

Lautes Getöse im Unterleibe, links, wie das Quaken junger Frösche (n. 3/4 St.) (*Langhammer*, a.a.O.). [RAL (57)]

Bauchweh, wie bei Durchfall (*Franz*, a.a.O.). [RAL (58)]

Schneiden, innerlich quer durch den Unterleib (*Franz*, a.a.O.). [RAL (59)]

Zusammenziehen der Bauchmuskeln beim Gehen, und Anspannung in denselben, daß er vorwärts gebeugt gehen muß (*Franz*, a.a.O.). [RAL (60)]

In den Bauchmuskeln neben der letzten wahren Ribbe, scharfe Stiche von innen heraus, welche sich in ein feines Kneipen endigen und durch Reiben etwas nachlassen (n. 60 St.) (*Wislicenus*, a.a.O.). [RAL (61)]

Ein bohrender Schmerz am rechten Unterbauche, gleich über dem Schooße (n. 34 St.) (*Langhammer*, a.a.O.). [RAL (62)]

Stechendes Schneiden auf beiden Seiten in der Gegend des Bauchrings (n. 3 1/2 St.) (*Haynel*, a.a.O.). [RAL (63)]

In der linken Schooßbiegung, Empfindung von Anspannen der Flechse (des Lendenmuskels), welche beim Draufdrücken wie zerschlagen schmerzt (*Franz*, a.a.O.). [RAL (64)]

■ **Rektum**

Während der Ausleerung eines weichen Stuhls, ein schmerzhaftes Noththun im Unterbauche. [RAL 29]

Beim Stuhlgange, Nachmittags, zweimaliges Erbrechen. [RAL 30]

◇ Pressen im Unterbauche bei dem ziemlich weichen Stuhlgange, und auch noch nachher (n. 72 St.) (*Wislicenus*, a.a.O.). [RAL (65)]

Oefterer (nie vergeblicher) Drang zum Stuhle im untern Theile des Mastdarms, und Abgang wenigen, weichen Stuhls (n. 2 1/2 St.) mehre Tage anhaltend. [RAL (66)]

Nach dem Mittagsessen, Stuhlgang, welcher sehr trocken und sandig ist, aber doch ohne Mühe abgeht (n. 8 St.) (*Franz*, a.a.O.). [RAL (67)]

■ **Harnwege**

◇ Sehr öfteres Uriniren (n. 6 St.) (*Groß*, a.a.O.). [RAL (68)]

Oefterer Harndrang und reichlicher Urinabgang, mehre Stunden über (n. 2 St.) (*Langhammer*, a.a.O.). [RAL (69)]

■ **Geschlechtsorgane**

Fast jede Nacht, eine Samenergießung. [RAL 31]

◇ Nachts, Pollutionen, ohne geile Träume (*Langhammer*, a.a.O.). [RAL (70)]

Ein Schmerz im linken Hoden, wie nach einer Quetschung (n. 49 St.) (*Langhammer*, a.a.O.). [RAL (71)]

■ **Atemwege und Brust**

Roh und wundschmerzhaft oben im Luftröhrkopfe, beim Husten, nicht beim Schlingen. [RAL 32]

Am Tage (nicht die Nacht und nicht in freier Luft), mehre Anfälle von kurzem, röchelndem Husten (Kölstern) mit weißem, dicklichem, leicht abgehendem Auswurfe, wie gekochte Stärke, aber undurchsichtig, ohne Geschmack und Geruch. [RAL 33]

(Früh, Husten.) [RAL 34]

Unter der letzten linken Ribbe, ein schneidender Stich querüber, beim seitwärts Vorbücken und Auflehnen mit dem Arme. [RAL 35]

◇ Reiz in der Nase, wie zum Schnupfen (n. 1 St.) (*Meyer*, a.a.O.). [RAL (72)]

Die Nase ist in beiden Nasenlöchern ganz vorne wie verstopft, und es beißt im linken Nasenloche (*Franz*, a.a.O.). [RAL (73)]

Fließender Schnupfen; die Nase ist stets voll Schleim (*Groß,* a.a.O.). [RAL (74)]

Ungeheurer Fließschnupfen mit öfterm Nießen, zwei Tage lang (*Haynel,* a.a.O.). [RAL (75)]

Arger Fließschnupfen, ohne Nießen (n. 10 St.) (*Langhammer,* a.a.O.). [RAL (76)]

Durch Lachen wird Schleim in der Luftrohre erregt und Husten hervorgebracht (*Franz,* a.a.O.). [RAL (77)]

Schleim auf der Brust und Auswurf-Husten (n. 26 St.) (*Langhammer,* a.a.O.). [RAL (78)]

Beim Treppensteigen und Bücken kommt Schleim in die Luftröhre, der durch einen einzigen Hustenstoß ausgeworfen wird (*Franz,* a.a.O.). [RAL (79)]

Beim Bücken kommt Schleim in die Luftröhre, der durch einen einzigen Hustenstoß ausgeworfen wird (*Franz,* a.a.O.). [RAL (80)]

Früh nach dem Aufstehn aus dem Bette, ein reizendes Hüsteln, ohne Auswurf (n. 48 St.) (*Langhammer,* a.a.O.). [RAL (81)]

Stumpfes, in ein Stechen übergehendes Schneiden steigt in der Luftröhre heran und zwingt zu einem Husten von zwei, drei Stößen, und dauert auch nach demselben noch einige Zeit fort; der Husten bringt wässerigen Auswurf, welcher den Hustenreiz nicht wegnimmt (n. 24 St.) (*Franz,* a.a.O.). [RAL (82)]

In der rechten Brust, von innen heraus, ein fast minutenlanger, so heftiger Stich, daß er weder ein- noch ausathmen konnte (im Sitzen) (n. 28 St.) (*Langhammer,* a.a.O.). [RAL (83)]

Feine Stiche innerhalb des obern Theils des Brustbeins, von innen heraus (n. 48 St.) (*Wislicenus,* a.a.O.). [RAL (84)]

Scharfe Stiche auf der rechten Seite, neben der Brustwarze (*Herrmann,* a.a.O.). [RAL (85)]

Unter der rechten Brustwarze, ein Stechen, ohne Beziehung auf Ein- oder Ausathmen (*Groß,* a.a.O.). [RAL (86)]

Reißen unter der rechten Brustwarze (*Groß,* a.a.O.). [RAL (87)]

Nagendes Kratzen auf der linken Brustseite, in der Ruhe (*Wislicenus,* a.a.O.). [RAL (88)]

Klammschmerz auf der linken Brustseite, und wenn er vorüber ist, schmerzt die Stelle noch bei Berührung (n. 9 St.) (*Wislicenus,* a.a.O.). [RAL (89)]

(Beklemmendes Brennen in der Gegend des Herzens) (*Haynel,* a.a.O.). [RAL (90)]

Gefühl von Druck und Beklemmung in der linken Brustseite über dem Herzen (n. 78 St.) (*Wislicenus,* a.a.O.). [RAL (91)]

Ein stechend klemmender Schmerz auf der linken Seite des Brustbeins, am stärksten beim vorgebogenen Sitzen, ohne Bezug auf Aus- oder Einathmen (n. 8 St.) (*Wislicenus,* a.a.O.). [RAL (92)]

Drückendes Stechen auf der rechten Brustseite und dem Brustbeine, nur bei sehr tiefem Einathmen etwas verstärkt (n. einigen Minuten) (*Wislicenus,* a.a.O.). [RAL (93)]

Beim tiefen Einathmen, unter der zweiten bis dritten rechten Ribbe, ein Fleck von der Größe eines Guldens, mit herausdrückendem Schmerze (*Haynel,* a.a.O.). [RAL (94)]

Auf der rechten Brustseite, eine Stelle mit drückendem Schmerze, als würde da mit etwas Hartem auf die Ribbenknochen gedrückt (*Franz,* a.a.O.). [RAL (95)]

Heftiges Drücken mitten auf dem Brustbeine, innerlich, durch jede Bewegung, besonders durch Vorbücken und Wiederaufrichten sehr vermehrt (*Haynel,* a.a.O.). [RAL (96)]

Drückender Schmerz auf dem Brustbeine, äußerlich (*Herrmann,* a.a.O.). [RAL (97)]

Nadelstiche unter dem Schwerdknorpel des Brustbeins (*Herrmann,* a.a.O.). [RAL (98)]

Scharfe Stiche, rechts neben dem Griffe des Brustbeins (n. 3 St.) (*Herrmann,* a.a.O.). [RAL (99)]

Scharfe Stiche zwischen der sechsten und siebenten wahren Ribbe rechter Seite, die sich beim Einathmen verstärkten (*Herrmann,* a.a.O.). [RAL (100)]

Stumpfe Stiche auf der linken Seite, unter den letzten falschen Ribben (*Herrmann,* a.a.O.). [RAL (101)]

Stumpfe Stiche unter der dritten wahren Ribbe linker Seite, beim Ein- und Ausathmen gleich (*Herrmann,* a.a.O.). [RAL (102)]

Langsam absetzende, stumpfe Stiche unter den Knorpeln der letzten wahren Ribben, links über der Herzgrube (Abends im Bette) (n. 31 St.) (*Groß,* a.a.O.). [RAL (103)]

Starkes Schneiden in beiden Seiten an den untersten Ribben, von innen heraus, beim Tiefeinathmen, außerdem nur schwach; bewegt er den Rumpf ohne einzuathmen, so fühlt er keine Verstärkung, wohl aber sogleich, als er den Athem einzieht (n. 10 St.) (*Wislicenus,* a.a.O.). [RAL (104)]

■ **Rücken und äußerer Hals**

In der Seite des Rückens, dem Bauche gegenüber, erst ein Drücken, später, im Stehen, bei der geringsten Bewegung und beim Athmen, ein fürchterlich arges, drückendes Stechen, bis zum Sterben, er mußte krumm gehen; es war, als wenn es darin packte, wie in einem bösen Geschwüre, wenn er still lag; in der Brust selbst war Beklemmung, daß er keinen Athem kriegen konnte, als wenn eine große Last auf der Brust läge. [RAL 36]

An einigen Ribben, ein krampfhaft drückend spannender Schmerz. [RAL 37]

Ein kitzelnd jückendes Stechen zwischen den Schulterblättern, wie von einem heftigen Floh- oder Mückenstiche, er konnte nicht genug kratzen. [RAL 38]

◇ Schneidende Stiche zu Ende der Ribben, rechts neben der Wirbelsäule, besonders beim Krümmen des Rückens (*Haynel,* a.a.O.). [RAL (105)]

Brennendes Stechen rechts im Kreuze, beim Sitzen, beim Aufstehen und beim Draufdrücken macht diese Stelle bloß einen brennenden Schmerz und sticht nicht mehr (*Franz,* a.a.O.). [RAL (106)]

Ziehen auf der rechten Seite des hintern Beckenumfangs und im Kreuze (n. ¼ St.) (*Groß,* a.a.O.). [RAL (107)]

Empfindung, als wäre das Kreuz abgeschlagen (n. 24 St.) (*Groß,* a.a.O.). [RAL (108)]

Das Kreuz schmerzt ihn sehr, wie zerschlagen (n. 36 St.) (*Groß,* a.a.O.). [RAL (109)]

Stumpfe Stiche am zweiten Lendenwirbel (*Herrmann,* a.a.O.). [RAL (110)]

Scharfes Drücken innerhalb der Schulterblätter (n. 1 St.) (*Wislicenus,* a.a.O.). [RAL (111)]

Am obern Theile des linken Schulterblattes, ungeheures Reißen, im Sitzen, welches beim Aufstehen vom Sitze nachließ (*Groß,* a.a.O.). [RAL (112)]

Kriebeln, wie von Eingeschlafenheit, auf dem linken Schulterblatte (*Franz,* a.a.O.). [RAL (113)]

Reißen auf der Schulterhöhe und am Kopfe des Schulterknochens (*Herrmann,* a.a.O.). [RAL (114)]

Reißen in der Pfanne am Schulterbeinkopfe, das sich bis ins Schlüsselbein erstreckt (*Herrmann,* a.a.O.). [RAL (115)]

→ Äußerer Hals: *Mund und innerer Hals*

■ **Extremitäten**

Spannendes Ziehen, was einem Stechen ähnelte, an verschiedenen Stellen der Arme. [RAL 39]

In der rechten Ellbogenbeuge, ein krampfhaft drückend ziehender Schmerz, als wenn man den Arm mit heftiger Bewegung angestrengt hätte, bloß bei Bewegung, doch mehr beim Ausstrecken, als beim Biegen. [RAL 40]

In der rechten und linken Ellbogenbeuge und in beiden Knieen, ein drückend ziehend spannender Schmerz (unter allen Umständen), welcher nur bei starkem Draufdrücken auf einen Augenblick verschwindet, aber dann gleich wiederkehrt. [RAL 41]

Am Innern des linken Vorderarms, ein krampfhaft drückend ziehender Schmerz. [RAL 42]

In der Hüfte und dem Oberschenkel, eine lähmige Schwäche. [RAL 43]

(Mehre Blüthchen am Schienbeine, brennenden Schmerzes.) [RAL 44]

Schmerz in der Ferse beim Auftreten, wie erböllt (anhaltend). [RAL 45]

◇ Bohrende Stiche in der rechten Achselhöhle, die bei Berührung nicht vergingen (n. 30 St.) (*Langhammer,* a.a.O.). [RAL (116)]

Drückendes Reißen unterhalb des Schultergelenks (*Groß,* a.a.O.). [RAL (117)]

Anhaltendes Kneipen auf dem rechten Oberarme (n. 1 St.) (*Wislicenus,* a.a.O.). [RAL (118)]

Reißen im linken Oberarme (*Herrmann,* a.a.O.). [RAL (119)]

Ein brennender, schnell vorübergehender Stich vorne in der Mitte des linken Oberarms (*Haynel,* a.a.O.). [RAL (120)]

Drückender Schmerz im Fleische des Oberarms, der sich durch Berührung vermehrt (*Herrmann,* a.a.O.). [RAL (121)]

Klamm in der Mitte des Oberarms beim Aufheben desselben; außerdem nur wenig bemerklich (n. 10 St.) (*Wislicenus,* a.a.O.). [RAL (122)]

Lähmiges Gefühl in den Armen bei Bewegung, vorzüglich am Ellbogengelenke (n. 32 St.) (*Wislicenus,* a.a.O.). [RAL (123)]

Eine Art Lähmung des rechten Arms und der Hand; sie sinkt nieder, und mit vieler Anstrengung kann er kaum schreiben (n. 3 St.) (*Herrmann,* a.a.O.). [RAL (124)]

Beim Einbiegen des Arms, ein Spannen äußerlich an der Ellbogenspitze (n. 1 St.) (*Wislicenus,* a.a.O.). [RAL (125)]

Brennen in der rechten Ellbogenspitze (n. 6 St.) (*Groß,* a.a.O.). [RAL (126)]

In den Muskeln zwischen den Ellbogenknochen und der Speiche des linken Vorderarms, auf dem Rücken desselben, unweit dem Handwurzelknochen ein sehr starkes, drückendes Reißen (n. 31 St.) (*Groß,* a.a.O.). [RAL (127)]

Nicht lange anhaltendes, ruckweises Reißen wie mitten im Knochen der Speiche erst des rechten, dann des linken Vorderarms, zuletzt im hintersten Gliede des rechten Mittelfingers, von Zeit zu Zeit wiederkehrend (*Haynel,* a.a.O.). [RAL (128)]

Spitzige, absetzende Stiche an der Speiche rechter Seite, mehr in den Muskeln (*Herrmann,* a.a.O.). [RAL (129)]

Scharfer, anhaltender Stich hinter dem Handgelenke, am Anfange der Speiche (n. 6 St.) (*Wislicenus,* a.a.O.). [RAL (130)]

Stechend jückendes Brennen unter der Haut an der innern Seite des linken Handgelenks (n. 32 St.) (*Wislicenus,* a.a.O.). [RAL (131)]

Ein Kitzel im rechten Handteller, der zum Kratzen nöthigte (n. 33 St.) (*Langhammer,* a.a.O.). [RAL (132)]

Klammartiges Ziehen im rechten Hand- und Fußrücken (*Franz,* a.a.O.). [RAL (133)]

Drückendes Reißen in den Handwurzelknochen beider Hände (*Groß,* a.a.O.). [RAL (134)]

Reißend drückender Schmerz am Mittelhandknochen des Daumens und in den beiden hintersten Gliedern der großen Zehe des rechten und linken Fußes, durch Befühlen vermehrbar (*Herrmann,* a.a.O.). [RAL (135)]

Reißen im hintersten Gliede des vierten Fingers linker Hand und demselben Mittelhandknochen, mit krampfhaftem Einwärtsziehen des Fingers, vorzüglich beim Zugreifen (*Haynel,* a.a.O.). [RAL (136)]

Ziehen im Gelenke der drei mittelsten Finger der linken Hand, bei Bewegung und Ruhe (*Herrmann,* a.a.O.). [RAL (137)]

Spannen und Ziehen im Schooße unter dem Bauchringe, am linken Oberschenkel (*Franz,* a.a.O.). [RAL (138)]

Auf einer Stelle hinter der linken Hüfte, ein heftiger Schmerz, als wenn er stark darauf gefallen wäre, bloß bei Bewegung; Stehen erregte ihn nicht (n. 32 St.) (*Langhammer,* a.a.O.). [RAL (139)]

Beim Laufen, wenn er mit dem linken fortgesetzten Fuße auftritt, ein schmerzliches, spitziges Drücken im rechten Hüftgelenke (*Groß,* a.a.O.). [RAL (140)]

Beim Gehen, lähmige Schwäche im rechten Hüftgelenke, vorzüglich beim Nachziehen des Fußes, und Stiche daselbst beim Auftreten, was seinen Gang hinkend machte, bald vorübergehend (*Haynel,* a.a.O.). [RAL (141)]

Kriebelndes Summen im linken Oberschenkel, und Ziehen in den vordern Muskeln (*Franz,* a.a.O.). [RAL (142)]

Zucken und Palpitiren in mehren Muskelstellen, besonders am rechten Oberschenkel (*Groß,* a.a.O.). [RAL (143)]

Gelindes Zucken an der Aussenseite des linken Kniees, nebst einem Gefühle, wie Glucksen, im Sitzen (sogleich) (*Wislicenus,* a.a.O.). [RAL (144)]

Ueber dem linken Kniee, klammartiges Einschneiden auf beiden Seiten, wenn er sich nicht bewegt (n. 8 St.) (*Wislicenus,* a.a.O.). [RAL (145)]

Reißende stumpfe Stiche über der linken Kniescheibe, in allen Lagen (*Haynel,* a.a.O.). [RAL (146)]

Im linken Kniegelenke, ein Reißen, im Sitzen (n. 72 St.) (*Groß,* a.a.O.). [RAL (147)]

Das Knie schmerzt wie zerschlagen, stärker im Sitzen, als beim Gehen (n. 1 1/4 St.) (*Wislicenus,* a.a.O.). [RAL (148)]

Die Kniee knicken oft beim Gehen zusammen (*Haynel,* a.a.O.). [RAL (149)]

Drückender Schmerz im Kniegelenke und nach außen in den Muskeln des linken Beins, im Sitzen (*Herrmann,* a.a.O.). [RAL (150)]

Abends im Bette, brennend ätzende Stiche im linken Schienbeine, unweit des Kniees, so daß er unwillkührlich mit dem Fuße zuckte (n. 17 St.) (*Haynel,* a.a.O.). [RAL (151)]

Klamm in der linken Wade, in der Ruhe am stärksten (n. 4 St.) (*Wislicenus,* a.a.O.). [RAL (152)]

Beim Herabsteigen der Treppen schmerzen die Wadenmuskeln, als wenn sie zu kurz wären (*Haynel,* a.a.O.). [RAL (153)]

Zerschlagenheitsschmerz in den Fußgelenken und Klopfen darin, am stärksten beim Sitzen (n. 3 St.) (*Wislicenus,* a.a.O.). [RAL (154)]

In den Fußgelenken und in den untern Theilen der Unterschenkel, ein starkes Toben und dumpfes Pochen, wie von allzu großer Ermüdung, nebst Krabbeln und Stichen auf der Haut der Unterschenkel, am schlimmsten in der Ruhe, bei Bewegung aber geringer (n. 14 St.) (*Wislicenus,* a.a.O.). [RAL (155)]

Im linken Fußgelenke, eine Empfindung, als wäre der Fuß daselbst los, und als wenn sich die Gelenkknorpel nicht mehr berührten, beim Gehen (*Franz,* a.a.O.). [RAL (156)]

Stechendes Schneiden in den äußern Fußknöcheln, von innen heraus, beim Sitzen, fast gar nicht beim Gehen; am stärksten ist's, wenn man den Fuß auf eine schmale Leiste stützt (n. einigen St.) (*Wislicenus,* a.a.O.). [RAL (157)]

Reißen in den Füßen, bald auf der Fußsohle, bald auf dem Rücken des Fußes, bald in der Ferse, bald in den Zehen (vorzüglich in den hintersten Gelenken derselben), bald in den Fußknochen, bald in den Mittelfußknochen, welche Schmerzen sich nicht über den Fußknöchel herauf erstreckten; nur selten ging weiter herauf ein flüchtig reißender Schmerz (*Herrmann,* a.a.O.). [RAL (158)]

In der rechten Ferse und der Achillsenne, eine (etwas brennende) Empfindung von Eingeschlafenheit (*Franz,* a.a.O.). [RAL (159)]

Absatzweise, heftiges Brennen im Hühnerauge, auch ohne äußern Druck, 24 Stunden lang (*Wislicenus,* a.a.O.). [RAL (160)]

■ Allgemeines und Haut

Beim Gehen in freier Luft, Mattigkeit und Hitze über und über, ohne Schweiß und ängstlich, als wollten ihm die Kleider zu enge werden. [RAL 46]

Die Unfälle erneuern sich alle Mittage. [RAL 47]

Unerträgliches Jücken, wie das Laufen eines Flohes oder einer Laus, auf dem Kopfe und am ganzen Körper. [RAL 48]

Ein brennendes Jücken hie und da auf der Haut, z.B. des Gesichts, der Hände u.s.w., was jedoch nicht zum Kratzen zwang. [RAL 49]

◇ An den Enden der Röhrknochen, nahe über oder unter ihren Gelenken, an verschiednen Stellen des Körpers, ein drückendes Reißen (n. 48 St.) (*Groß,* a.a.O.). [RAL (161)]

Große Mattigkeit des Körpers, vorzüglich der Oberschenkel, im Sitzen und Gehen, mit Schläfrigkeit (n. 4 St.) (*Meyer,* a.a.O.). [RAL (162)]

Unbehaglichkeit, Trägheit in allen Gliedern (*Groß,* a.a.O.). [RAL (163)]

■ Schlaf, Träume und nächtliche Beschwerden

Träume von Tagsbegebenheiten. [RAL 50]

Aengstliche Träume; nach dem Aufwachen war er noch so ängstlich, daß er glaubte, es sei ihm wirklich so begegnet (n. 65 St.). [RAL 51]

■ Fieber, Frost, Schweiß und Puls

Nachmittags, Frost bis zum Schlafengehen; er konnte sich auch im Bette nicht erwärmen; Nachmitternachts, Schweiß. [RAL 52]

Die Nacht im Bette, beim mindesten Aufheben und Lüften der Decke, Fieberfrost am Oberkörper, bei gehörigem Zudecken aber hatte er bloß natürliche Wärme (n. 4 St.). [RAL 53]

Vormittags, Hitze und Hitzgefühl am ganzen Körper, doch weniger am Kopfe, ohne Durst, mit Schweiße bloß am Unterleibe und etwas an der Brust. [RAL 54]

◇ Frost im Rücken und von unten bis über die Knöchel der Füße, wo er gegen 2 Stunden anhielt und sehr empfindlich war; Gehen half nicht (n. 6½ St.) (*Haynel,* a.a.O.). [RAL (164)]

Schauder durch den ganzen Körper (n. 1½ St.) (*Langhammer,* a.a.O.). [RAL (165)]

Abends im Bette, schneller Puls mit Durste (n. 11 St.) (*Meyer,* a.a.O.). [RAL (166)]

Arnica montana

Wohlverleih. Arnica montana [RAL I (1830), S. 473–504]

Die Wurzel dieses laubholzwaldige Berg-Ebenen liebenden Gewächses verliert an der Luft sehr bald einen beträchtlichen Theil ihres Geruchs und ihrer Arzneikraft, durch Kochen aber am meisten. Doch läßt sich das frisch bereitete Pulver, schnell und völlig im Wasserbade getrocknet, in wohlverstopften Gläsern mehrere Jahre in fast voller Kraft aufbewahren.

Alle künstlich gestellten Dogmen der gewöhnlichen, nach ihrer Art gelehrten Arzneikunst, alle ihre scholastischen Definitionen, Distinktionen und spitzfindigen Erklärungen waren in allen Jahrhunderten nicht vermögend, die specifische Heilkraft dieses Krautes zu entdecken oder für das, oft sehr gefährliche, allgemeine Uebelbefinden, welches von einem schweren Falle, von Stößen, Schlägen, von Quetschung, Verheben, oder vom Ueberdrehen oder Zerreißen der festen Theile[1] unsers Körpers entstehet, die wirksame Hülfe auszufinden. Der gemeine Mann mußte es für sie thun und fand nach unzähligen, vergeblich angewendeten Dingen die Hülfe endlich durch Zufall in diesem Kraute und nennte es daher **Fallkraut.** Darauf theilte vor 200 Jahren ein Arzt (*Fehr*) diesen Fund der Hausmittelpraxis zuerst der gelehrten Arzneikunst mit (dann ward dieß Kraut panacea lapsorum von ihr genannt), der Arzneikunst, sage ich, welche eben so alle ihre übrigen, noch vorhandenen specifischen Heilmittel bloß aus dem zufälligen Funde der Hausmittelpraxis entlehnte, nicht aber selbst finden konnte, da sie die reinen Wirkungen der Naturkörper auf den gesunden menschlichen Körper zu erforschen, sich nie angelegen seyn ließ.

Alles Uebelbefinden von starken Quetschungen und Zerreißungen der Faser hat, sich ziemlich gleich bleibende Symptomen und, siehe! diese sind, wie folgendes Verzeichniß darlegt, in den Befindens-Veränderungen, welche Arnica in gesunden Menschen hervor zu bringen pflegt, in auffallender Aehnlichkeit homöopathisch enthalten.

Bei starken, großen Quetschungs-Verletzungen wird die Heilung sehr befördert, wenn man nächst einer kleinen Gabe innerlich eingenommener Arnica (wo nöthig, alle 3 Tage eine) auch äußerlich die Theile die ersten 24 Stunden über befeuchtet mit Wein oder, mit gleichem Wasser verdünntem Branntwein, ein Pfund von dem einen oder dem andern mit 5 bis 10 Tropfen der hundertfachen potenzirten Wohlverleih-Verdünnung gemischt und etwa 10 Mal stark zusammengeschüttelt.

Eben dieses Verzeichniß ihrer reinen Kräfte deutet aber auch auf mehrere Krankheitszustände im menschlichen Leben hin, wofür das Wohlverleih sichre, homöopathische Hülfe darbietet. Sie ist ein vielnütziges Heilmittel und ob gleich ihre Wirkung, selbst in großen Gaben, nicht über sechs Tage reicht, so habe ich sie doch, selbst in den langwierigsten Krankheiten, als unentbehrliches Beihülfs- und Zwischenmittel angetroffen.

Nur muß man sie nie in rein inflammatorischen, akuten Krankheiten mit größtentheils äußerer, allgemeiner Hitze, und eben so wenig in Durchfällen anwenden wollen, wo man sie immer sehr nachtheilig finden wird, wozu die Gründe ebenfalls in ihrer eigenthümlichen Wirkungsart zu Tage liegen.

Gegen einige Arten unächten Seitenstichs aber ist sie desto hülfreicher, in denen nämlich, deren Symptomen den Symptomen dieser Wurzel in Aehnlichkeit entsprechen.

Am beßten ists, wenn auch diese Arznei, zu innerm Gebrauche in decillionfacher Kraft-Entwickelung angewendet wird, so daß, wo man die Pflanze grün haben kann, der frisch ausgepreßte Saft aus der, ihrer Blüthe-Zeit nahen, ganzen Pflanze, mit gleichen Theilen Weingeist gemischt wird, wovon zwei Tropfen der durch Stehen abgehelleten Flüssigkeit, erst mit 98 Tropfen Weingeist durch zwei Schüttel-Schläge verdünnt und potenzirt werden und dann ferner, durch 29 andere Verdünnungs-Gläschen, immer ein Tropfen von der schwächern Verdünnung zu 100 Tropfen des folgenden Gläschens getröpfelt, dann zwei Mal

---

[1] Sie ist daher selbst in den größten Verwundungen durch Kugeln und stumpfe Werkzeuge sehr heilsam – so wie in den Schmerzen und anderm Uebelbefinden nach Ausziehn der Zähne, und nach andern chirurgischen Verrichtungen, wobei empfindliche Theile heftig ausgedehnt worden waren, wie nach Einrenkungen der Gelenke, Einrichtungen von Knochen-Brüchen, u.s.w.

geschüttelt und im letztern Gläschen bis zur decillionfachen Kraft-Entwickelung erhoben wird.

Wo man aber die Pflanze nicht grün haben kann, muß man sich mit der Tinktur, aus 10 Gran feingepülverter, möglichst frischer Wurzel, mit 1000 Tropfen Weingeist binnen einer Woche, unter täglich einmaligem Umschütteln, ausgezogen, behelfen, wovon man einen Tropfen weiter mit 100 Tropfen Weingeist und zweimaligem Schütteln verdünnt und potenzirt und so fort bis zur decillionfachen Kraft-Entwickelung. Zwei, drei feinste Streukügelchen mit der höchsten Kraft-Entwickelungs-Flüssigkeit befeuchtet sind die gewöhnlichste Gabe zum innern Gebrauche.

Kampher ist das Gegenmittel großer, im unhomöopathischen Falle angewendeten Gaben, Wein aber verschlimmert ihre nachtheilige Wirkung.

Die Abkürzungs-Zeichen der Namen meiner Mit-Beobachter sind: *Franz [Fz.], Groß [Gß.], Fr. Hahnemann [F. H-n.], Hornburg [Hbg.], Kummer [Kr.], Langhammer [Lr.], Wislicenus [Ws.].*

Wohlverleih

■ Gemüt

Aengstlichkeiten [*de la Marche,* Diss. de arnica vera. Halae, 1719. S. 15–22. – *de Meza,* in Samml. br. Abh. f. pr. Aerzte XIII. – *Collin,* obs. circa morbos, IV. S. 5. und V. S. 108. – *Hornburg,* a. a. O.]. [RAL 607]

Starke Aengstlichkeiten [*Vicat,* Mat. med. I. S. 20 u. 362]. [RAL 608]

Angstvolle Besorgniß über Gegenwart und Zukunft (den dritten Tag) [*Lr.*]. [RAL 609]

Reizbares, empfindliches Gemüth [*Baehr*]. [RAL 610]

Schreck und Auffahren bei unerwarteten Kleinigkeiten (n. 1 1/2 St.) [*Kr.*]. [RAL 611]

Niedergeschlagenheit und Gedankenlosigkeit (n. 3 1/2 St.) [*Kr.*]. [RAL 612]

Er wird, nach Gehen im Freien, unaufgelegt zu denken und zu sprechen, ungeachtet er vorher sehr munter war (n. 9 St.) [*Fz.*]. [RAL 613]

Mürrische Laune, wie nach einem Zanke [*Lr.*]. [RAL 614]

Heiter, gesprächig[2] [*Lr.*]. [RAL 615]

Ruhiges, heitres Gemüth[3] [*Hbg.*]. [RAL 616]

Hypochondrische Aengstlichkeit. [RAL 617]

Hypochondrische Verdrießlichkeit; er ist zu Allem träge. [RAL 618]

Ungemein verdrießlich, alles ist ihr zuwider, alles ärgert sie [Archiv f. d. homöop. Heilk. V. III]. [RAL 619]

Unruhe des Körpers und Geistes (doch ohne eigentliche Aengstlichkeit), wie wenn man von etwas Nothwendigem abgehalten würde, mit gänzlicher Unaufgelegtheit zu Geschäften. [RAL 620]

Es verdrießt ihn alle Arbeit; zu jedem Geschäfte ist er träge. [RAL 621]

Gleichgültigkeit gegen Geschäfte; es ist ihm alles gleichgültig. [RAL 622]

(Ueberthätigkeit, Neigung und Aufgelegtheit zu vielen und anhaltenden literarischen Arbeiten ohne Kraft, es ohne Nachtheil der Gesundheit auszuhalten). [RAL 623]

Ueberempfindlichkeit des Gemüths,[4] höchste Aufgelegtheit zu angenehmen und unangenehmen Gemüthsbewegungen, ohne Schwäche oder Ueberempfindlichkeit des Körpers. [RAL 624]

Ueberreiztheit; sie konnte leicht lachen, wo es auch nicht nöthig war und da man ihr etwas Verdrießliches sagte, erboßte sie sich, daß sie in lautes Heulen ausbrach. [RAL 625]

Höchst verdrießlich und in sich gekehrt; sie spricht kein Wort. [RAL 626]

Mürrisch, will erst mancherlei haben und verschmäht es dann doch. [RAL 627]

Höchst verdrießlich, alles ärgert sie, alle sonstige Heiterkeit und Freundlichkeit ist verschwunden (n. 1 St.) [*A. f. d. H.*]. [RAL 628]

Zerstreutheit des Geistes, die Gedanken weichen unvermerkt von dem vorhandenen Gegenstande ab, und gehen zu Bildern und Phantasieen über [*A. f. d. H.*]. [RAL 629]

Er widerspricht, will's besser wissen; man kann ihm nichts zu Danke machen (n. 3, 12 St.). [RAL 630]

Zänkische Aergerlichkeit. [RAL 631]

Verdrießlich; er möchte sich mit Jedermann zanken. [RAL 632]

Halsstarrige Widerspenstigkeit (n. 4 St.). [RAL 633]

Mürrische Trotzigkeit und Befehlshaberei (n. einigen St.). [RAL 634]

Schreckhaftigkeit. [RAL 635]

Weinen. [RAL 636]

Befürchtungen; ängstliche Befürchtungen zukünftiger Uebel. [RAL 637]

Hoffnungslosigkeit. [RAL 638]

■ Schwindel, Verstand und Gedächtnis

Beim Mittagessen plötzlicher Schwindel, als sollte er vorwärts fallen [*Gß.*]. [RAL 1]

Beim Gehen schwindlich (*A. f. d. H.*). [RAL 2]

Schwindel in der Stirn, besonders beim Gehen, wo es ihr ist, als ginge alles mit ihr im Kreise herum und wollte mit ihr umfallen [*A. f. d. H.*]. [RAL 3]

Schwindel; wenn sie sitzt und den Kopf vorwärts hält, fast unmerklich; wenn sie aber den Kopf aufrichtet oder bewegt, sogleich Gefühl, als ginge alles mit ihr herum [*A. f. d. H.*]. [RAL 4]

Schwindel. [RAL 5]

Eingenommenheit des Kopfs. [RAL 6]

Eingenommenheit des Kopfs, Schwindel und Angst erhöhen sich durch künstliches Erbrechen. [RAL 7]

Betäubender Kopfschmerz, früh. [RAL 8]

---

[2] Heilwirkung und Nachwirkung bei einer Person von entgegengesetzter Laune

[3] Heilwirkung und Nachwirkung bei einer Person von entgegengesetzter Laune

[4] Diese kam einsmals später als die Ueberempfindlichkeit des Körpers zum Vorscheine, doch habe ich sie auch mit letzterer abwechselnd und auch zu gleicher Zeit beobachtet.

Schwere in der Stirn (n. 1 St.) [*A. f. d. H.*]. [RAL 9]

Er sitzt in Gedanken, denkt aber eigentlich nichts [*Kr.*]. [RAL 10]

Gedächtnißmangel; er vergißt das Wort im Munde [*F. H-n.*]. [RAL 11]

Zerstreutheit des Geistes; er kann seine Gedanken nicht lange auf einen Gegenstand richten [*Ws.*]. [RAL 12]

Bei Umnebelung des Kopfs und Eingenommenheit der Seitentheile des Schädels, verengerte Pupillen [*Fz.*]. [RAL 13]

Düster im Kopfe, ohne besondres Kopfweh (n. 2 St.) [*Kr.*]. [RAL 14]

Er verfällt leicht in ein wachendes Träumen [*Kr.*]. [RAL 15]

■ Kopf

Innere Hitze, besonders im Kopfe, mit Schwere desselben, ohne Durst [*Ws.*]. [RAL 16]

Brennen im Kopfe, mit drückend ausdehnendem Schmerze. [RAL 17]

Brennen im Gehirne, bei übrigens kühlem, wenigstens nicht heißen Körper. [RAL 18]

Hitze im Kopfe; bei übrigens kühlem, wenigstens nicht heißem Körper. [RAL 19]

Kopfweh [*de Meza,* a.a.O. – Edinb. med. Coment. Dec. II. B. II.]. [RAL 20]

In den Schläfen ein drückendes Kopfweh (n. $\frac{1}{2}$ St.) [*Kr.*]. [RAL 21]

Nach drückendem Kopfweh, auch in den Schläfen folgt klopfend drückendes Kopfweh. [RAL 22]

Drückender Schmerz in der Stirne. [RAL 23]

Drückender Kopfschmerz in der Stirne, welcher am warmen Ofen sich vermehrt, als wäre das Gehirn zu einem Klumpen zusammengeballt [*Fz.*]. [RAL 24]

Drückender und ausdehnender Kopfschmerz, wie von etwas Weichem im Scheitel, mit Ziehen im Hinterhaupte und Rissen nach den Schläfen [*Fz.*]. [RAL 25]

Drückendes Kopfweh über den Augen nach den Schläfen hin, mit Gefühl, als würden die Stirnbedeckungen krampfhaft zusammen gespannt (n. 1 St.) [*Ws.*]. [RAL 26]

Erst drückendes Kopfweh in der Stirne, dann stechender und zuckend stechender Schmerz in der Stirne; unter Frost (n. 8 St.). [RAL 27]

Drückend pressender Schmerz in der Stirne, besonders stark beim Gehen, Treppensteigen, Nachdenken und Lesen [*Hbg.*]. [RAL 28]

Drücken im rechten Stirnbeine, darauf Nießen, worauf es sich erst in das linke, dann in das rechte Ohr zog (n. 2 T.) [*Hbg.*]. [RAL 29]

Drückendes, schmerzhaftes Ziehen in der linken Schädelhälfte, vom Ohre bis oben heraus (n. 3 St.) [*Hbg.*]. [RAL 30]

Drückender, betäubender Schmerz an der Stirne, mehr äußerlich (n. 5½ St.) [*Lr.*]. [RAL 31]

Drückendes Kopfweh äußerlich, oben auf dem Scheitel [*Ws.*]. [RAL 32]

Nach zweimaligem Niesen, ein Schmerz in der linken Stirn-Seite, wie nach einem heftigen Stoße [*Hbg.*]. [RAL 33]

Beim Husten, heftiges Stechen im Vorderkopfe (n. 7 St.) [*Lr.*]. [RAL 34]

Große Stiche im Kopfe beim Husten (n. 10 St.). [RAL 35]

Kopfweh; Stiche aufwärts, welche sich beim Husten und schon bei Bewegung des Kopfs erneuen, und sich nur beruhigen, wenn er sich auf die schmerzende Seite des Kopfs legt. [RAL 36]

Fein stechender Schmerz in der Stirne, welcher sich bei Aufhebung der Augen verschlimmert, mit Gesichts-Hitze und Durst. [RAL 37]

Stechen in der Stirne. [RAL 38]

In der Stirne ruckweises Stechen [*A. f. d. H.*]. [RAL 39]

An linker Schläfe ruckweises Stechen [*A. f. d. H.*]. [RAL 40]

Kopfschmerz, als wenn ein Nagel in die Schläfe gestoßen wäre, bei allgemeinem Schweiße, um Mitternacht, worauf Mattigkeit folgt (n. einigen St.). [RAL 41]

Von Zeit zu Zeit wiederkehrender, fein stechend reißender Kopfschmerz in der linken Schläfe (n. 4 St.). [RAL 42]

Schnell auf einander folgende Stiche in der Schläfe-Gegend, nach der Stirne zu (n. 4 St.) [*Kr.*]. [RAL 43]

Im linken Stirnhügel, ein schnelles Stechen, mit dem Gefühle, als wäre die Stirne blutrünstig [*Gß.*]. [RAL 44]

Stechender Schmerz in der Stirne [*Hbg.*]. [RAL 45]

Stumpfe Stiche zu den Schläfen hinein (n. 1 St.) [*Ws.*]. [RAL 46]

Ruckweise stechendes Kopfweh beim Bücken, als wollte alles zur Stirne heraus; dabei üblig, weichlich ums Herz [*A. f. d. H.*]. [RAL 47]

Zuckend reißender Kopfschmerz, der sich durch Bücken und Husten vermehrt. [RAL 48]

Zuckendes Kopfweh im Vorderhaupte (n. 1 St.) [*Ws.*]. [RAL 49]

Reißen in der linken Schläfe und beim Gehen im Freien, Wiederkehr des drückenden, ausdehnenden Kopfschmerzes (n. 10 St.) [*Fz.*]. [RAL 50]

Wiederholter, reißender Kopfschmerz in der linken Schläfe [*Hbg.*]. [RAL 51]

Große innere und äußere Hitze des Kopfs [*Baehr*]. [RAL 52]

Vorüber gehendes Brennen am Scheitel und Halse äußerlich. [*F. H-n.*]. [RAL 53]

Kriebeln vorne in der Stirne. [RAL 54]

Kriebeln über den Augenhöhlen. [RAL 55]

(Bloß beim Liegen erträglicher, aber beim Aufrichten und Sitzen im Bette unerträglicher Kopfschmerz). [RAL 56]

Kriebeln auf dem Wirbel des Haupts, äußerlich. [RAL 57]

Empfindung von Kälte an einer kleinen Stelle auf der Stirne, als wenn ihn da jemand mit einem kalten Daumen berührte. [RAL 58]

Von der linken Seite des Kopfes, querdurch, ein Schmerz, als würde ein Messer durchgezogen, bis in die andre Hälfte; dann sogleich innere Kälte im Kopfe, daß die Haare emporsträubten [*A. f. d. H.*]. [RAL 59]

Am Hinterhaupte an einigen Stellen Schmerz, als würden die Haare ausgerissen, oder wie elektrisch scharfe Schläge [*A. f. d. H.*]. [RAL 60]

Stechendes Jücken auf dem Haarkopfe, durch Kratzen nicht zu tilgen [*Ws.*]. [RAL 61]

Die Kopfhaut bis zu den Augenbrauen liegt fest auf dem Schädel auf und ist fast unbeweglich (n. 1½ St.) [*Ws.*]. [RAL 62]

An der Stirn-Seite, Blüthchen, zum Theil mit Eiter gefüllt (n. 3 Tag.) [*Kr.*]. [RAL 63]

■ Gesicht und Sinnesorgane

Das Gesicht ist sehr eingefallen [*Thomas a Thuessink*, Waarnehm. Groning. 1805]. [RAL 64]

Trockne Hitze im Gesichte gegen Abend bis hinter die Ohren, ohne Durst, bei ganz kalter Nase (n. 24 St.) [*Hbg.*]. [RAL 65]

Klammartiges Reißen am linken Augenbraubogen [*Gß.*]. [RAL 66]

Verengerte Pupillen (n. 2 St.) [*Lr.*]. [RAL 67]

Angst verkündende, stiere Augen. [RAL 68]

Der Rand der obern Augenlider, wo er inwendig den Augapfel berührt, ist schmerzhaft bei Bewegung derselben, als wenn sie allzu trocken und etwas wund wären. [RAL 69]

Verengerte Pupillen, bei Umnebelung des Kopfes [*A. f. d. H.*]. [RAL 70]

Scharfe, feine Stiche im innern Augenwinkel [*A. f. d. H.*]. [RAL 71]

Wenn er im Mittags-Schlafe die Augen zu hatte, so war's ihm wohl; beim Oeffnen Ueblichkeit in der Herzgrube [*A. f. d. H.*]. [RAL 72]

Erweiterte Pupillen (n. 26 St.) [*Lr.*]. [RAL 73]

Stiche in den Augen [*Collin*, a.a.O.]. [RAL 74]

Jücken in den Augenwinkeln (n. 27 St.) [*Lr.*]. [RAL 75]

Brennen in den Augen [*Collin*, a.a.O.]. [RAL 76]

Brennen in den Augen, ohne Trockenheit [*Baehr*]. [RAL 77]

Zuweilen fließen gleichsam glühende Thränen, die wie Feuer brennen [*Baehr*]. [RAL 78]

Das rechte Auge ist etwas zum Kopfe herausgetreten und höher und größer anzusehen, als das linke [*Baehr*]. [RAL 79]

Ziehender Schmerz im rechten Augapfel (n. 2 St.) [*Kr.*]. [RAL 80]

Auf dem linken Augenhöhlrande, sehr schmerzliches, absetzendes, stumpfes Drücken [*Gß.*]. [RAL 81]

Krampfhaft drückendes Zucken unterm linken Auge auf das Nasenbein, was sich mit über den Augapfel erstreckt [*Gß.*]. [RAL 82]

Am linken Ohrknorpel, innerhalb Schmerz wie von Stoß oder Quetschung [*Hbg.*]. [RAL 83]

In beiden Ohren, in der Gegend des Trommelfells, absetzendes Drücken (n. 10 St.) [*Kr.*]. [RAL 84]

Stumpfe Stiche durch das innere Ohr hinein (n. 1 St.) [*Ws.*]. [RAL 85]

Es fuhr ihr stechend ins rechte Ohr, gleich darauf ins linke, zuletzt in die Augen, mit dem Gefühl in denselben, als würden sie gewaltsam aufwärts gedreht [*A. f. d. H.*]. [RAL 86]

Hitze und Brennen im Ohrläppchen [*A. f. d. H.*]. [RAL 87]

Gefühl, als wenn das eine Ohr heiß wäre, welches doch nicht ist (n. 1 St.). [RAL 88]

Hinter dem Ohre, dumpfe, lange Stiche. [RAL 89]

Erst Stiche, dann reißender Schmerz im Ohre (n. 1 St.). [RAL 90]

Drücken im Ohre. [RAL 91]

Merklich vermindertes Gehör (n. 30 St.). [RAL 92]

Weit feineres Gehör (n. 30 St.). [RAL 93]

Ohrensausen. [RAL 94]

Klingen im linken Ohre (n. 3 St.) [*Kr.*]. [RAL 95]

Sumsen in den Ohren (n. 7 St.) [*Lr.*]. [RAL 96]

Aeußeres Hitz-Gefühl am linken Ohre und in der Backe [*Hbg.*]. [RAL 97]

Pockenähnlicher Ausschlag auf den Backen; der meiste unter den Augen [*F. H-n.*]. [RAL 98]

Zuckendes Klopfen in der linken Wange (n. $^1/_8$ St.). [RAL 99]

In dem geschwollenen Backen, Klopfen und Kneipen, wie wenn zwei Hämmer zusammenschlügen, das Fleisch zusammenquetschend [*Baehr*]. [RAL 100]

(Schmerz wie zerschlagen im rechten Kiefer-Gelenke, beim herüber und hinüber Bewegen des Unterkiefers früh) (n. 20 St.). [RAL 101]

Röthe und Brennen in der einen Backe, bei übrigens kühlem, wenigstens nicht heißem Körper. [RAL 102]

Rothe Geschwulst der rechten Backe von klopfend zwickendem Schmerze, geschwollene Lippe und große Hitze im Kopfe, bei kaltem Körper; nur die Füße waren zuweilen heiß. [RAL 103]

Ueberlaufende Hitze am Kopfe, wobei ihr der Schweiß im Gesichte zusammenläuft [*A. f. d. H.*]. [RAL 104]

Ueberlaufende Hitze im Gesichte, Abends (n. 36 St.). [*A. f. d. H.*] [RAL 105]

Heiße, rothglänzende, steife Geschwulst des linken Backens [*Baehr*]. [RAL 106]

Beim Gähnen, Klamm-Schmerz in der Wange (n. 1 St.) [*Ws.*]. [RAL 107]

Laufendes Kriebeln, wie Schauder ohne Frost, auf dem linken Backen, bis seitwärts zum Hinterhaupte (n. 6 St.). [RAL 108]

Klamm-Schmerz an der Nasenwurzel (n. 2 St.) [*Ws.*]. [RAL 109]

Die Nase schmerzt von oben herab, als wäre er stark darauf gefallen [*Hbg.*]. [RAL 110]

Stechend reißender Schmerz in der Nase. [RAL 111]

Geschwulst der Nase. [RAL 112]

Empfindung, als wenn die Nasenlöcher geschwürig wären; die Nase ist inwendig böse. [RAL 113]

In der Nase und unter der Nase, Blüthchen, welche in ihrer Spitze Eiter bekommen, mit beißendem Schmerze. [RAL 114]

Hitz-Gefühl in der Nase; doch ist sie kalt anzufühlen [*Hbg.*]. [RAL 115]

Häufiges Nasenbluten [*Baehr*]. [RAL 116]

Der Nasenknochen erleidet einen stumpfen Druck, mit Betäubung verbunden [*Gß.*]. [RAL 117]

Gefühl, als kröche neben der Nase ein Insekt; durch Wischen nicht zu tilgen [*Gß.*]. [RAL 118]

Jückendes Kriebeln an der Seite der Nase, durch Reiben vergehend (n. 1 St.) [*Ws.*]. [RAL 119]

Jücken an der Oberlippe, was beim Reiben brennend wird [*Ws.*]. [RAL 120]

Der äußere Rand rings um die Lippen, besonders um die Oberlippe, wird riebisch und wie aufgesprungen, gleichsam als von Kälte (n. 8$^1/_2$ St.) [*Lr.*]. [RAL 121]

An beiden Seiten der Oberlippe, ein Blüthchen (n. 2 Tagen) [*Kr.*]. [RAL 122]

Eine Ausschlags-Blüthe in der Vertiefung der Mitte der Oberlippe mit Röthe darum herum und spannendem Schmerze [*F. H-n.*]. [RAL 123]

Trockne, wie von Durst ausgedörrte Lippen. [RAL 124]

Aufgeborstene Lippen. [RAL 125]

Geschwürige Mundwinkel, mit brennendem Schmerze, besonders bei Bewegung dieser Theile. [RAL 126]

Kriebeln in den Lippen, als wären sie eingeschlafen (n. 2$^1/_2$ St.) [*Fz.*]. [RAL 127]

Brennende Hitze in beiden Lippen, bei mäßiger Wärme des Körpers [*Ws.*]. [RAL 128]

Dick aufgeschwollene Lippen [*Baehr*]. [RAL 129]

Heftiges Zittern der Unterlippe [*Thuessink*, a.a.O.]. [RAL 130]

Anfangende Lähmung des Unterkiefers. [RAL 131]

Geschwulst der Unterkieferdrüsen. [RAL 132]

In den Muskeln am Unterkieferaste, drückendes Zucken (absetzendes Reißen) [*Gß.*]. [RAL 133]

Die Unterkieferdrüsen sind geschwollen und schmerzen vorzüglich, wenn er den Kopf hebt und wendet, besonders aber beim Befühlen (n. 4 Tagen) [*Kr.*]. [RAL 134]

Die Halsdrüsen sind hervorragend geschwollen und außerordentlich schmerzhaft schon für sich, am meisten aber bei Bewegung und beim Sprechen [*Baehr*]. [RAL 135]

Rauhes Ziehen in den linken Halsmuskeln, mit Zerschlagenheits-Schmerz [*Hbg.*]. [RAL 136]

Reißender Schmerz im Halse [*Collin*, a.a.O.]. [RAL 137]

Drücken in den Halsmuskeln, als wäre die Halsbinde fest umgebunden [*Hbg.*]. [RAL 138]

Der Kopf ist ihr so schwer, daß sie ihn immer auf die Seite sinken läßt [*Baehr*.]. [RAL 139]

Der Kopf ist schwer und, wegen Schwäche der Halsmuskeln, so beweglich, daß er leicht nach allen Seiten hinsinkt (n. 4 St.) [*Kr.*]. [RAL 140]

■ **Mund und innerer Hals**

Schmerz in den Zähnen, als wenn an ihren Wurzeln mit einem Messer geschabt würde [*Baehr*]. [RAL 141]

Im Zahnfleische Kriebeln, wie eingeschlafen [*A. f. d. H.*]. [RAL 142]

Schleimige Zähne (n. 1 St.). [RAL 143]

Wackeln und Verlängerung der Zähne, ohne Schmerz. [RAL 144]

(Zahnweh wie von ausgebissenen – verrenkten, wackelnden – Zähnen, drückend klopfend, als wenn sie durch das andrängende Blut herausgedrückt würden; sie schmerzen dann mehr bei Berührung). [RAL 145]

Drücken am untern, innern Zahnfleische, wie von einer Bleikugel [*Fz.*]. [RAL 146]

Beim Essen, reißender Zahnschmerz der linken Oberbackzähne, nach dem Essen vergehend [*Fz.*]. [RAL 147]

Beim Kauen schmerzt das Zahnfleisch wie unterköthig, besonders auch die Stelle unter der Zunge [*Fz.*]. [RAL 148]

Trockenheit im Munde, ohne Durst [*F. H-n.*]. [RAL 149]

Trockenheit im Munde, mit großem Durste [*Baehr*]. [RAL 150]

Ganz weiß belegte Zunge, mit gutem Appetite und richtigem Geschmacke (n. 2 Tagen) [*Hbg.*]. [RAL 151]

Früh, Trockenheit im Munde, ohne Durst, bei fauligem Mundgeschmacke (n. 14 St.) [*Hbg.*]. [RAL 152]

Empfindung von durstiger Trockenheit auf der Zungenspitze, am Gaumen und an den Lippen, mit Schauder über die Arme und Oberschenkel (n. 2 St.). [RAL 153]

Beißende Empfindung auf der Zunge (n. 4 St.). [RAL 154]

Empfindung von Wundheit der Zunge (n. 4 St.). [RAL 155]

Zusammenschrumpfende Empfindung am Gaumen, wie von herben Dingen (n. 5 St.). [RAL 156]

Drückender Schmerz an der Gaumendecke. [RAL 157]

Brennen im Halse hinten, mit Gefühl von innerer Hitze, oder vielmehr derjenigen Bänglichkeit, die von Hitze entsteht (ohne bemerkbare, äußere Hitze). [RAL 158]

Stechen hinten im Halse, außer dem Schlingen. [RAL 159]

Schmerz im Schlunde, als wenn etwas Hartes, Rauhes (z.B. eine Brodrinde) darin steckte, Nachmittags beim Niederlegen, welcher beim Aufstehn vergeht (n. 6 St.). [RAL 160]

Geräusch im Schlingen. [RAL 161]

Schlingen durch eine Art Uebelkeit verhindert, als wenn die Speisen nicht hinunter wollten. [RAL 162]

Bittrer Geschmack im Munde früh nach dem Erwachen. [RAL 163]

Faulig schleimiger Geschmack im Munde. [RAL 164]

(Alles, was er genießt, schmeckt sauer). [RAL 165]

■ **Magen**

(Widerwillen gegen Milch). [RAL 166]

Das (gewohnte) Tabakrauchen ist ihm zuwider, schmeckt ihm nicht. [RAL 167]

Widerwillen gegen Fleisch und Fleischbrühe. [RAL 168]

Verlangen auf Essig. [RAL 169]

Appetitlosigkeit, Abends. [RAL 170]

Appetitlosigkeit mit gelb und weiß belegter Zunge. [RAL 171]

Schwieriges Schlingen [*Baehr*]. [RAL 172]

Fauleier-Geschmack im Munde, außer dem Essen [*F. H-n.*]. [RAL 173]

Schleim im Halse, der beim Ausrachsen bitter schmeckt (n. 12 St.) [*Fz.*]. [RAL 174]

Bittrer Geschmack im Munde (n. 4 St.) [*Hbg.*]. [RAL 175]

Unter dem ausgespuckten Speichel, Blut (n. 2 Tag.) [*Hbg.*]. [RAL 176]

Nach dem Essen, eine Art unterdrücktes unvollkommnes Schlucksen [*Fz.*]. [RAL 177]

Leeres Aufstoßen (n. $\frac{1}{4}$ St.) [*Hbg.*) – (n. $\frac{1}{2}$ St.) [*Kr.*]. [RAL 178]

Neigung zum Aufstoßen [*de la Marche*, a.a.O]. [RAL 179]

Beim Aufstoßen schwulkt ein bitter Schleim mit herauf [*Kr.*]. [RAL 180]

Leeres Aufstoßen. [RAL 181]

Früh, Aufstoßen wie nach faulen Eiern. [RAL 182]

Bitteres Aufstoßen und wie nach faulen Eiern (n. 2 St.). [RAL 183]

Salziges Wasser stößt auf und schwulkt herauf. [RAL 184]

Früh, Uebelkeit und Brecherlichkeit (n. 14 St.). [RAL 185]

Soodbrennen [*A. Crichton,* in Samml. br. Abh. für pr. A. XIII. 3]. [RAL 186]

Sie will immer trinken und weiß nicht was? weil ihr alles zuwider ist [*Baehr*]. [RAL 187]

Halbabgebrochnes Aufstoßen [*A. f. d. H.*]. [RAL 188]

Uebermäßiger Appetit des Abends und nach dem Essen sogleich Empfindung von Vollheit und ein kolikartiges Drücken in mehrern Stellen des Unterleibes, vorzüglich in den Seiten. [RAL 189]

(Beim Essen, Mittags, eine fühlbare Wärme in der einen Backe). [RAL 190]

Nach dem (Abend-) Essen weint sie, ist verdrießlich, hört auf Niemand und will von nichts wissen. [RAL 191]

Völliger Mangel an Eßlust mit Uebelkeit [*Baehr*]. [RAL 192]

Uebelkeit [*Murray*, Appar. Medicam. I. S. 234]. [RAL 193]

Uebelkeit im Magen, mit leerem Aufstoßen [*Ws.*]. [RAL 194]

Uebelkeit ohne Erbrechen und ohne Stuhlgang [*de la Marche*, a.a.O.]. [RAL 195]

Beim anhaltenden Lesen wird's ihm schwindlich und übel [*Hbg.*]. [RAL 196]

Brech-Bewegungen [*Stoll*, Rat. Med. III. S. 162]. [RAL 197]

Heftiges Würgen zum Erbrechen [*Aaskow*, Act. soc. med. Hafn. II. S. 162]. [RAL 198]

Erbrechen [*Murray – Collin*, a.a.O.]. [RAL 199]

Erbrechen geronnenen Blutes [*de la Marche*, a.a.O.]. [RAL 200]

Leeres Würgen, vergeblicher Brechreitz (n. $^1\!/_4$ St.). [RAL 201]

Sie muß die Nacht heraus und sich zum Erbrechen würgen und kann sich doch nicht erbrechen; es liegt ihr schwer wie ein Klump in der Herzgrube. [RAL 202]

Ueber der Herzgrube, im Brustbeine, heftiges Drücken [*A. f. d. H.*]. [RAL 203]

Heftige Rucke unter dem Magen [*A. f. d. H.*]. [RAL 204]

In der Herzgrube ein Wühlen; und Empfindung, als knäuelte sich da etwas zusammen [*A. f. d. H.*]. [RAL 205]

Nach dem Essen eine Vollheit in der Herzgrube und ein empfindliches Drücken auf einer kleinen Stelle tief im Unterbauche, gleich hinter dem Schambeine (in der Blase?) am meisten beim Stehn fühlbar, welches fast beständig zum Harnen treibt (n. 4 St.). [RAL 206]

Der Magen ist wie voll; eine mit Ekel verbundene Sattheit. [RAL 207]

Drücken wie mit einer Hand in der Herzgrube; dies Drücken stieg allmälig herauf bis in den Hals; da ward es ihr brecherlich und es lief ihr das Wasser im Munde zusammen; nach dem Niederlegen verging dies und es drückte dann bloß im Unterleibe (n. 1 St.). [RAL 208]

Ein kneipendes, krampfhaftes Magenraffen. [RAL 209]

(Ein beißender Schmerz im Magen) (sogleich). [RAL 210]

Blähungen mit Magendrücken. [RAL 211]

In der Gegend des Herzens Schmerz, als würde es zusammengedrückt, oder als bekäme es einen heftigen Stoß [*A. f. d. H.*]. [RAL 212]

Herzdrücken [*Crichton – Stoll*, a.a.O.]. [RAL 213]

Druck, als läge ein Stein im Magen (sogleich) [*Hbg.*]. [RAL 214]

Knurren im Magen und Kolik [*Hbg.*]. [RAL 215]

Schmerzhafter Druck über die Herzgrube quer herüber, mit Beengung des Odems [*Hbg.*]. [RAL 216]

Krampf in der Unterribben-Gegend (Präcordien) [*Collin*, a.a.O.]. [RAL 217]

Druck unter den letzten Ribben (n. 2 St.) [*Ws.*]. [RAL 218]

Wühlen in der Herzgrube (n. $^1\!/_2$ St.) und Empfindung, als knäulte sich da etwas (n. 24 St.) [*Hgb.*]. [RAL 219]

Kneipen im Magen [*Hbg.*]. [RAL 220]

→ Durst: *Fieber, Frost, Schweiß und Puls*

■ **Abdomen**

In der Milz-Gegend ein drückendes Herrauffahren, mit einem anhaltenden Stiche (was man Milzstechen nennt), im Gehen (n. 6 St.) [*Fz.*]. [RAL 221]

Stiche unter den falschen Ribben der linken Seite, die den Athem versetzen, im Stehen [*Hbg.*]. [RAL 222]

Links, zwischen der Herzgrube und dem Nabel, klemmendes Pochen [*A. f. d. H.*]. [RAL 223]

Schneiden über dem Nabel, besonders beim Tiefathmen und bei jedem Tritte, aber nicht gleich vor oder während des Stuhlgangs. [RAL 224]

Schneiden im Leibe wie von Verkältung. [RAL 225]

Ruhrartiges Bauchweh; ein Wühlen tief im Unterbauche, innerhalb der Hüften auf beiden Seiten, mit Uebelkeit und Schlummer verbunden (zwischen d. 2. u. 5. St.) [RAL 226]

Ein Paar Stunden nach dem (mäßigen) Abendessen, Spannung und Auftreibung des Unterleibes, vorzüglich des Unterbauchs, mit dumpfem, allgemeinem Drucke darin, besonders in der Bauch-Seite, ohne daß sich die Blähungen deutlich darin regen, welches die Nacht über anhält, mit Hitze der Gliedmaßen und mit Träumen, welche das Nachdenken anstrengen; er wacht alle Stunden auf und die abgehenden, geruchlosen Blähungen machen keine Erleichterung. [RAL 227]

Harte Auftreibung der rechten Bauch-Seite, für sich, in der Ruhe, schmerzend wie eine innere Wunde, beim Husten, Schnauben und Auftreten wie schmerzhaft erschüttert, zerrissen oder zerschnitten, und selbst bei geringer, äußerer Berührung schmerzend, als wenn man in eine Wunde schnitte, einzig durch Abgang von Blähungen erleichtert, täglich von früh an bis Nachmittag um 2 Uhr wüthend. [RAL 228]

Beim Aus- und Einathmen wie ein Stein drückender Schmerz in der Leber-Gegend, als er auf der linken Seite lag [*A. f. d. H.*]. [RAL 229]

Ob sie gleich viel gegessen, war es ihr doch so leer im Leibe, als hätte sie nicht gegessen, wohl aber viel getrunken, wobei es ihr im Leibe herumquatschelte [*A. f. d. H.*]. [RAL 230]

Reißen im Bauche über dem Nabel. [RAL 231]

Heftiges Schneiden in der linken Seite des Unterleibes, welches bis in den Wirbel des Hauptes fuhr wie ein Stich, so daß er auffuhr, wie von einem elektrischen Funkenstiche (n. 24 St.) [*Hbg.*]. [RAL 232]

Kneipen über dem Nabel [*Hbg.*]. [RAL 233]

Ein starker Ruck unter dem Magen [*Hbg.*]. [RAL 234]

Schmerz in der rechten Bauch-Seite, wie von einer jählingen Quetschung, im Gehen (n. 36 St.) [*Fz.*]. [RAL 235]

Links, zwischen der Herzgrube und dem Nabel, klemmendes Pochen [*Gß.*]. [RAL 236]

Scharfe Stiche in beiden Lenden (n. 3 St.) [*Ws.*]. [RAL 237]

Nach innen, schneidender Schmerz in den Lenden, vorzüglich beim Bücken (n. 60 St.) [*Ws.*]. [RAL 238]

In der rechten Seite, unter den Ribben, stumpfe Stiche [*Gß.*]. [RAL 239]

Scharfe Stöße durch den Unterbauch von einer Seite zur andern (n. 3 St.) [*Ws.*]. [RAL 240]

In der Leber-Gegend, schmerzhafter Druck (n. 2 Tag.) [*Hbg.*]. [RAL 241]

Brennend stechende Schmerzen in der Oberbauchs-Gegend [*Collin,* a.a.O.]. [RAL 242]

Einziehen des Nabels [*Collin,* a.a.O.]. [RAL 243]

Feines Reißen in den Bauchmuskeln (n. 1 St.) [*Ws.*]. [RAL 244]

Feiner Stich in den Unterbauchmuskeln, der Jücken zurückläßt, durch Kratzen vergehend (n. 3 St.) [*Ws.*]. [RAL 245]

Leibschneiden; eine Stunde darauf Stuhldrang und endlich, mit untermischten Blähungen, Stuhl in abgebrochnen Stückchen [*Gß.*]. [RAL 246]

Blähungen, Kollern im Bauche [*Stoll,* a.a.O.]. [RAL 247]

Bauchweh, als wenn Blähungen drückten. [RAL 248]

Kolikartige Blähungsbeschwerden. [RAL 249]

Knurren, Kollern im Bauche von Winden. [RAL 250]

Gährende Blähungsbeschwerden im Unterleibe. [RAL 251]

Lautes Knurren im Bauche, wie von Leerheit (n. 10 St.) [*Lr.*]. [RAL 252]

Knurren und gährende Blähungs-Bewegung unter der Nabel-Gegend (n. 1½ St.) [*Kr.*]. [RAL 253]

■ Rektum

Unter Nöthigen zum Stuhle, Abgang von Blähungen, nach vorgängigem Knurren in den Gedärmen (n. 1 St.) [*Fz.*]. [RAL 254]

Blähungen, die wie faule Eier riechen (n. 3 St.) [*Kr.*]. [RAL 255]

Stuhldrang, worauf ein reichlicher, dünner oder breiiger, säuerlich riechender Stuhl, mit großer Erleichterung folgt (vier bis fünf Mal täglich) [*Gß.*]. [RAL 256]

Ein vergebliches Drängen zum Stuhle. [RAL 257]

Sehr viel Drängen zu Stuhle, alle halbe Stunden, es ging aber nichts als Schleim. [RAL 258]

Harter, schwieriger Stuhlgang mit einem Drücken im Unterleibe (n. 36 St.) [*Hbg.*]. [RAL 259]

Breiartiger Durchfall, mit Aufgetriebenheit des Unterleibes vor dem Stuhlgange (n. 24 St.) [*Ws.*]. [RAL 260]

Blutige, eiterige Stuhlgänge [*Pelargus,* Obs. I. S. 263. 264.]. [RAL 261]

Breiartiger, brauner Stuhl, mit Kollern im Unterleibe, als käme Durchfall (n. 1¼ St.) [*Fz.*]. [RAL 262]

Im Mastdarme, ein drückender Schmerz (n. 6 St.) [*Kr.*]. [RAL 263]

Oeftere, kleine, bloß aus Schleim bestehende Stühle (n. 6, 7 St.). [RAL 264]

Oeftere Stuhlgänge, nach deren jedem er sich legen muß. [RAL 265]

Weiße, durchfällige Abgänge.[5] [RAL 266]

(Durchfall wie braune Hefen). [RAL 267]

---

[5] Durchfall mit reichlichem Kothabgange scheint bei der Arnika bloß in der Nachwirkung zu liegen.

Verstopfung. [RAL 268]

Nächtlicher Durchfall, mit drückenden Leibschmerzen, wie von Blähungen. [RAL 269]

Unwillkürlicher Stuhlgang die Nacht im Schlafe. [RAL 270]

Unverdaute, obgleich nicht flüssige Stuhlgänge. [RAL 271]

Ein Drücken im Mastdarme. [RAL 272]

Stuhlzwang im After. [RAL 273]

Klemmen und Pressen im After, beim Stehen (n. 7 St.) [*Fz.*]. [RAL 274]

Blinde Goldader [*Collin*, a. a. O.]. [RAL 275]

■ Harnwege

Oeftere Neigung zu harnen, als gewöhnlich [*Kr.*]. [RAL 276]

Häufiges Drängen zum Harnen, mit vielem Urinabgange (n. 1 St.) [*Lr.*]. [RAL 277]

Wässeriger Urin [*Hbg.*]. [RAL 278]

Urinverhaltung mit Drücken und Pressen. [RAL 279]

Harnzwang des Blasenhalses, vergebliches Harndrängen. [RAL 280]

Harndrängen, mit unwillkürlichem Harntröpfeln (n. 1 St.). [RAL 281]

Muß beim Urinlassen lange stehen, bevor etwas abgeht [*A. f. d. H.*]. [RAL 282]

Ein Drängen zum Urine mit einem, etwas beißenden Brennen, noch stärker aber nach dem Harnen, aber nicht während des Wasserlassens. [RAL 283]

Schneidender Schmerz in der Harnröhrmündung, zu Ende des Harnens. [RAL 284]

Stiche in der Harnröhre. [RAL 285]

Stiche in der Harnröhre nach dem Harnen (n. 1 St.). [RAL 286]

Oefteres Harnen eines wässerigen Harnes (n. 12 St.). [RAL 287]

Abgang einer Menge Harns, den er vorzüglich die Nacht lange halten kann (n. 30 St.). [RAL 288]

Brauner, heller Harn, der sich gleich weißlich trübt (n. 48 St.). [RAL 289]

Brauner Harn mit ziegelrothem Satze. [RAL 290]

Wenig rother Harn [*A. f. d. H.*]. [RAL 291]

Oefterer Abgang einer geringeren Menge weißen, wässerigen Urins, als er getrunken hatte, wovon er die letzten Tropfen nicht gut fortpressen konnte (die ersten 4 St.) [*Fz.*]. [RAL 292]

Er läßt früh sehr viel Urin, welcher aber langsam abfließt, gleich als wäre die Harnröhre verenget (n. 24 St.) [*Fz.*]. [RAL 293]

Er harnet mehr dunkelrothen Urin, als er getrunken hat [*Collin*, a. a. O.]. [RAL 294]

Oefteres Drängen zum Harnen, mit wenigem, gelbrothen Urinabgange (n. 46 St.) [*Lr.*]. [RAL 295]

■ Geschlechtsorgane

Jücken vorne in der Harnröhre, in der Gegend der Eichel, außer dem Harnlassen. [RAL 296]

Jücken oder jückendes Stechen in der Eichel. [RAL 297]

Ein feiner Stich durch die Eichel. [RAL 298]

Auf der Eichel, ein jückender, rother Fleck. [RAL 299]

An der Vorhaut, ein jückendes Blüthchen. [RAL 300]

Einzelne Stiche im Hodensacke. [RAL 301]

(Ein unschmerzhafter Knoten am Hodensacke). [RAL 302]

Nach dem Erwachen, starke, anhaltende Erektionen, ohne Trieb zum Beischlafe und ohne verliebte Gedanken (n. 12 St.). [RAL 303]

Starker Geschlechtstrieb und anhaltende Ruthe-Steifigkeiten (bei einem schwachen Greise). [RAL 304]

Mehre Pollutionen in einer Nacht, bei wohllüstigen Träumen. [RAL 305]

(Am Tage) bei verliebter Umarmung entgeht ihm der Samen. [RAL 306]

Früh, im Bette, Gefühl von Schwäche mit schlaffen Hoden, als wenn er die vorige Nacht im Schlafe eine Samenergießung gehabt hätte, was doch nicht war. [RAL 307]

Monatzeit-Erregung [*de Meza*, a. a. O.]. [RAL 308]

Bei einem übrigens gesunden, aber ein Jahr nicht menstruirten 20jährigen Mädchen, gleich nach dem Einnehmen, Uebelkeits-Empfindung in der Herzgrube, worauf ein Klumpen dickes Blut durch die Mutterscheide abging [*A. f. d. H.*]. [RAL 309]

■ Atemwege und Brust

Niesen. [RAL 310]

Starker Schnupfen. [RAL 311]

Abends, bei Schlafengehen, Schnupfen (n. 3 St.), und früh beim Erwachen, Katarrh auf der Brust. [RAL 312]

Früh, Heiserkeit. [RAL 313]

(Es knirrt in der Luftröhre beim Gehen und Abends im Niederliegen). [RAL 314]

Faul riechender Athem geht aus dem Munde. [RAL 315]

(Beständiges Brennen an den Rändern der Nasenlöcher mit Reitz zum Niesen). [RAL 316]

Nießen (n. 2½ St.) [*Kr.*]. [RAL 317]

Oefteres Nießen (n. 48 St.) [*Lr.*]. [RAL 318]

Fauliger Dunst aus dem Munde, beim Ausathmen, zwei Tage lang [*F. H-n.*]. [RAL 319]

Der Athem deuchtete, bei seinem Ausstoßen, ihm eine empfindliche Kühlung in der Luftröhre zu verursachen, gleich als wäre die Haut derselben zu dünn [*Fz.*]. [RAL 320]

Gefühl von innerer Kälte in der Brust [*a Thuessink*, a.a.O.]. [RAL 321]

Trocknes Hüsteln wie von einem Kitzel unten in der Luftröhre, alle Morgen nach dem Aufstehen [*Lr.*]. [RAL 322]

Ganz trockner Husten von einem Kitzel am untersten Theile der Luftröhre (n. 4 St.). [RAL 323]

(Husten mit Auswurf, der aus den hintern Nasenlöchern zu kommen scheint). [RAL 324]

Im Mittagsschlafe, Husten von einem jückenden Reitze oben am Anfange des Kehlkopfs (n. 4 St.). [RAL 325]

Husten des Nachts, während des Schlafes. [RAL 326]

Selbst das Gähnen erregt Husten. [RAL 327]

Schreien bei Kindern unter Unwillen und Umherwerfen, erregt Husten (zwischen d. 7. u. 8. St.). [RAL 328]

Nach Weinen und Wimmern, Husten bei Kindern. [RAL 329]

(Beim Husten, Schmerz wie roh in der Brust und krallig in der Kehle). [RAL 330]

Bluthusten. [RAL 331]

Erbrechen erregender Husten. [RAL 332]

Husten, welcher Zerschlagenheit aller Rippen erzeugt. [RAL 333]

Husten mit Stichen in der Bauch-Seite (n. 10 St.). [RAL 334]

Blutiger Auswurf aus der Brust [*a Thuessink*, a.a.O.]. [RAL 335]

Kurzer, keuchender Athem [*a Thuessink*, a.a.O.]. [RAL 336]

Beklemmung des Athems, schnelles Aus- und Einathmen [*Baehr*]. [RAL 337]

Aengstlichkeiten und Schmerzen in der Brust [*de la Marche*, a.a.O.]. [RAL 338]

Brustbeklemmungen mit Aengstlichkeit, Schmerzen im Unterbauche und Kopfweh [*de Meza*, a.a.O.]. [RAL 339]

Höchste Schweräthmigkeit [*Fehr*, in Eph. Nat. Cur. Ann. 9, 10]. [RAL 340]

Oefteres, langsames Tiefathmen, mit Druck unter der Brust [*Hbg.*]. [RAL 341]

Ein drückender Schmerz gegen das untere Ende des Brustbeins, besonders stark beim tiefen Athemholen (n. 12 St.) [*Kr.*]. [RAL 342]

Ueber der Herzgrube, unten im Brustbeine, stumpfes Drücken [*Gß.*]. [RAL 343]

Drückende Stiche in der Brust [*Gß.*]. [RAL 344]

Schneidendes Drücken aus beiden Seiten der Brusthöhle heraus, durch Einathmen vermehrt (n. 1 St.) [*Ws.*]. [RAL 345]

Stumpfe Stiche durch das Brustbein in die Brusthöhle (n. 2 St.) [*Ws.*]. [RAL 346]

Schmerz in der linken Brust-Seite, wie Nadelstiche (n. 29 St.) [*Lr.*]. [RAL 347]

Feinstechender Schmerz in den Brust-Seiten [*Hbg.*]. [RAL 348]

(Schnelles, schweres Einathmen, langsames Ausathmen). [RAL 349]

Stechender Schmerz in einer der beiden Seiten der Brust, mit einem kurzen Husten, der den Schmerz vermehrt unter anhaltender Engbrüstigkeit. [RAL 350]

Fein und stark stechender Schmerz unter der letzten Ribbe. [RAL 351]

In der rechten Brust-Seite, Schmerz wie Nadelstiche. [RAL 352]

In der Mitte der linken Brust, starke Stiche. [RAL 353]

In der rechten Seite, neben den Ribben, stumpfe Stiche [*A. f. d. H.*]. [RAL 354]

Beim tief Einathmen Stiche in der linken Brust, neben dem Brustbeine [*A. f. d. H.*]. [RAL 355]

Stechen auf beiden Seiten unter den Ribben, wie von Blähungen (n. 1 St.). [RAL 356]

Vorn auf dem Brustbeine drückend stechender Schmerz, besonders im Gehen. [RAL 357]

Die Brust ist ihm wie angegriffen, wie roh, wobei er einige Male mit dem Speichel Blut ausspuckte; vorzüglich beim Gehen (n. 36 St.) [*A. f. d. H.*]. [RAL 358]

Alle Gelenke und Zusammenfügungen der zur Brust gehörigen Knochen und Knorpel schmerzen bei Bewegung und Athmen wie zerschlagen. [RAL 359]

Stiche im Herzen von der linken zur rechten Seite [*Baehr*]. [RAL 360]

Herz-Zwängen [*Baehr*]. [RAL 361]

Das Schlagen des Herzens ist mehr ein Zucken zu nennen [*Baehr*]. [RAL 362]

In der Gegend des Herzens, Schmerz, als würde es zusammengedrückt, oder als bekäme es einen Stoß (n. 36 St.) [*Hbg.*]. [RAL 363]

Die Bewegung des Herzens ist zuerst sehr schnell, dann plötzlich überaus langsam [*Baehr*]. [RAL 364]

Schmerz wie von Verrenkung in den Zusammenfügungen der Theile der Brust und des Rückens. [RAL 365]

(Ein ziehender Schmerz in der Brust, mit Aengstlichkeit). [RAL 366]

Bangigkeit quer über die Brust mit Brecherlichkeit (n. 2 St.). [RAL 367]

Früh, beim Erwachen, scheint eine Last von Blut sich in der Brust angehäuft zu haben; nach einiger Bewegung wird es ihm wohler. [RAL 368]

In der Mitte der linken Brust, eine zusammenschnürende, unschmerzhafte, den Odem verengende Empfindung, mit einem Schmerze in der Herzgrube bei Berührung, welche den Athem hemmt. [RAL 369]

(Empfindung von Spannen über die Brust bis zum Halse, welche durch Liegen auf dem Rücken gemindert, durch Gehen vermehrt und im Stehen schmerzhaft wird.) (n. 2 St.). [RAL 370]

Ein drückender Schmerz in der (rechten) Brust, auf einer kleinen Stelle, welcher sich weder durch Bewegung, noch durch Berührung, noch auch durch Athemholen vermehrt. [RAL 371]

Rother Schweiß über die Brust (*Vicat*, a. a. O.). [RAL 372]

Stechendes Jücken in den Brust-Seiten und auf dem Rücken, durch Kratzen nicht zu tilgen nach einigen Minuten) [*Ws.*]. [RAL 373]

Kriebelndes Jücken auf der linken Brust-Seite (n. 1 St.) [*Ws.*]. [RAL 374]

■   **Rücken und äußerer Hals**

Im Kreutzbeine, Schmerz, wie nach einem starken Stoße oder Falle [*Hbg.*]. [RAL 375]

Das Kreutz schmerzt wie abgeschlagen [*Hbg.*]. [RAL 376]

Im Kreutze Schmerz, als sei inwendig etwas zerrissen [*A. f. d. H.*]. [RAL 377]

Schmerz im Kreutze; es stach darin, wenn er hustete, stark athmete oder ging. [RAL 378]

Gichtartiger Schmerz im Rücken und in den Gliedmaßen. [RAL 379]

Zerschlagenheits-Schmerz im Rücken. [RAL 380]

Brenn-Schmerz im Rücken beim Ausgehen in die freie Luft. [RAL 381]

Im Rücken fast unter den Schultern, Gefühl, als säße da etwas, wie ein Klumpen, das bei Bewegung, nicht bei Ruhe, stumpf sticht [*A. f. d. H.*]. [RAL 382]

Bei jedem Einathmen, auf der rechten Rücken-Seite, ein Stich, von den letzten Ribben bis zur Achselhöhle herauf (n. 48 St.) [*Ws.*]. [RAL 383]

Gefühl als wenn das Rückenmark eingespritzt würde, mit einer Erschütterungs-Empfindung [*Collin*, a. a. O.]. [RAL 384]

Kriebeln im Rückgrate [*Hbg.*]. [RAL 385]

Kriebeln im Rückgrate, dann in den falschen Ribben bis zum Magen [*Collin*, a. a. O.]. [RAL 386]

In der Mitte des Rückgrats, schmerzliches Drücken (im Sitzen) [*Hbg.*]. [RAL 387]

Das Rückgrat schmerzt, als ob es den Körper nicht zu tragen vermöchte [*Baehr*]. [RAL 388]

Drückender Schmerz zwischen den Schulterblättern (n. 2 Tagen) [*Hbg.*]. [RAL 389]

Schneidende Stöße zwischen den Schulterblättern hindurch in die Brusthöhle beim Gehen (n. 6 St.) [*Ws.*]. [RAL 390]

Stechendes Jücken auf dem Schulterblatte (n. 2 St.) [*Ws.*]. [RAL 391]

Am rechten Schulterblatte, nach dem Rücken hin, Schmerz wie nach einem starken Stoße oder Falle [*Hbg.*]. [RAL 392]

In dem untersten Halswirbel, Drücken und Spannen, wenn er den Kopf vorbiegt [*Fz.*]. [RAL 393]

Klamm-Schmerz in den Nackenmuskeln, nebst stumpfen Stichen nach innen (n. 2 St.) [*Ws.*]. [RAL 394]

In den Nackenmuskeln, klammartiger Spann-Schmerz beim Nießen und Gähnen. [RAL 395]

Seitwärts am Nacken, ein Blüthchen, was beim Befühlen stechend und wie Geschwür schmerzt[6] (n. 48 St.). [RAL 396]

→ äußerer Hals: *Gesicht und Sinnesorgane*

■   **Extremitäten**

Auf der linken Achsel, ziehend drückender Schmerz, beim Aufrechtstehen [*Fz.*]. [RAL 397]

Breite, scharfe Stiche unter der Achselhöhle nach innen [*Ws.*]. [RAL 398]

Schründende Wundheits Empfindung unter der Achsel [*Fz.*]. [RAL 399]

---

[6] Diese Art bei Berührung so schmerzhafter Blüthchen, mit einem entzündeten rothen Umkreise, welche die Arnica specifisch erzeugt, hat die größte Aehnlichkeit mit den bekannten **Blutschwären** (furunculi), und diese werden daher von der Arnica homöopathisch geheilt und an Personen, die ihnen sehr unterworfen sind, durch Arnica-Gebrauch verhütet und ihrer künftigen Entstehung vorgebeugt, wie mich die Erfahrung gelehrt hat.

Die Arme sind laß, wie zerprügelt, so daß er die Finger nicht einbiegen konnte [*Hbg.*]. [RAL 400]

An der Vorder-Seite der Arme, Schmerz wie zerschlagen. [RAL 401]

Rückwärts aufsteigender, ziehend klammartiger Schmerz in den Knochenröhren der Finger und des Vorderarms [RAL 402]

Kriebeln in den Armen [*Collin*, a.a.O.]. [RAL 403]

Schmerzhafte, fast wie elektrische Erschütterung oder Stöße in den Armen [*Collin*, a.a.O.]. [RAL 404]

Empfindliche Stiche, wie Stöße oben im Oberarme [*Gß.*]. [RAL 405]

Im linken Oberarme, Zucken, als würde eine Nerve gezerrt [*Gß.*]. [RAL 406]

Zucken in den Muskeln des Oberarms (sogleich) [*Ws.*]. [RAL 407]

Stumpfe Stiche in der Mitte des Oberarms, daß er zusammenfährt [*Gß.*]. [RAL 408]

Vom untern Theile des linken Oberarms nach dem Ellbogen zu, absetzendes, empfindlich drückendes Reißen, wie im Knochen [*Gß.*]. [RAL 409]

Kriebeln in den Vorderarmen [*Hbg.*]. [RAL 410]

Bei Biegung des Arms, Anspannung der Beugemuskeln des Vorderarms, so daß ihm das Wiederausstrecken spannenden Schmerz verursacht (n. 2 St.) [*Fz.*]. [RAL 411]

Scharfe, breite Stiche unterhalb dem Ellbogen-Gelenke (n. 2 St.) [*Ws.*]. [RAL 412]

Langsame, stumpfe Stiche im linken Vorderarme, mit empfindlichen Schmerzen, als wäre er an der Stelle zerbrochen (früh im Bette) [*Gß.*]. [RAL 413]

Reißender Schmerz in den Armen und Händen. [RAL 414]

Brennendes Stechen im Vorderarme [*Gß.*]. [RAL 415]

Im Hand-Gelenke, Verrenkungs-Schmerz [*Gß.*]. [RAL 416]

Im linken Hand-Gelenke, Schmerz, wie verstaucht (n. 2 Tag.) [*Kr.*]. [RAL 417]

Im Hand-Gelenke, scharfe Stiche, durch Bewegung verstärkt (n. 2 St.) [*Ws.*]. [RAL 418]

Schmerz wie von Verrenkung der Handwurzel (Brust, Rücken, Hüften). [RAL 419]

Im linken Hand-Gelenke, besonders beim Schreiben, ein reißender Schmerz, der sich merklich auf dem Handrücken äußert; beim Herabhängen der Hände mindert sich der Schmerz [*Kr.*]. [RAL 420]

Stechendes Reißen in den Handwurzeln, am meisten in der linken (n. 3 St.) [*Kr.*]. [RAL 421]

Ein Kriechen und Kriebeln in den Händen [*Collin*, a.a.O.]. [RAL 422]

Aufgetriebne Hand-Venen, mit vollem, starkem Pulse [*Hbg.*]. [RAL 423]

Kraftlosigkeit in den Händen, vorzüglich beim Zugreifen (n. 2 St.) [*Kr.*]. [RAL 424]

Auf dem Rücken der Hand, schmerzliches Drücken [*Hbg.*]. [RAL 425]

Klamm in den Fingern der linken Hand [*Hbg.*]. [RAL 426]

Schmerz in beiden Daumenballen, als hätte man sie auf etwas Hartes geschlagen [*Hbg.*]. [RAL 427]

Feinstechendes Jücken an den hintern Finger-Gelenken, welches durch Kratzen gänzlich vergeht (n. 36 St.) [*Ws.*]. [RAL 428]

Ein Blüthchen zwischen Daumen und Zeigefinger, welches jückt, aber beim Betasten fein stechend schmerzt, als wenn ein Splitter darin stäcke (n. 40 St.). [RAL 429]

Stiche in beiden Mittelfingern (und im Knie). [RAL 430]

Stechend zuckender Schmerz im Finger. [RAL 431]

Feine Stiche im vordern Gelenke des Mittelfingers (n. $\frac{1}{4}$ St.) [*Ws.*]. [RAL 432]

Jückende Stiche in der Beuge der Spitze des Mittelfingers (n. 2 St.) [*Ws.*]. [RAL 433]

Scharfe Stiche in der Beuge des Mittel-Gelenkes des Zeigefingers (n. 2 St.) [*Ws.*]. [RAL 434]

Zittern in den Untergliedmaßen [*Hbg.*]. [RAL 435]

Reißender Schmerz in den Untergliedmaßen [*Collin*, a.a.O.]. [RAL 436]

(Absceß des Lendenmuskels) (psoas). [RAL 437]

Einzelne Stöße in den Hüften. [RAL 438]

Schmerz wie von Verrenkung in den Hüften (Rücken, Brust, Handwurzel). [RAL 439]

Reißender Schmerz in den Unter-Gliedmaßen. [RAL 440]

Nachts thun die Untergliedmaßen weh, wenn sie übereinander liegen [*Baehr*]. [RAL 441]

Ziehend drückender Schmerz am linken Hüft-Gelenke, bei ausgestrecktem Schenkel, im Sitzen (n. 5 St.) [*Fz.*]. [RAL 442]

Schmerz im Oberschenkel, beim Aufstehen und Auftreten. [RAL 443]

Zuckende Empfindung in den Muskeln des Oberschenkels. [RAL 444]

Anhaltendes Kneipen an der Außenseite der Oberschenkel (n. $\frac{1}{2}$ St.) [*Ws.*]. [RAL 445]

Im Gehen, Schmerz an den Oberschenkeln, wie von einem Schlage oder Stoße [*Fz.*]. [RAL 446]

Beim Sitzen, ziehend klammartiges Pressen in den Muskeln des linken Oberschenkels (n. 48 St.) [*Lr.*]. [RAL 447]

Kneipendes Zucken oben am linken Oberschenkel, neben dem Hodensacke [*Gß.*]. [RAL 448]

Stiche im Kniee (und beiden Mittelfingern). [RAL 449]

Feine Stiche am Oberschenkel über dem Knie (n. ¼ St.) [*Ws.*]. [RAL 450]

An der innern Seite des Oberschenkels über dem Knie, jückende Stiche, die durch Reiben heftiger werden (n. 2 St.) [*Ws.*]. [RAL 451]

Am innern Oberschenkel, ein fein stechendes Jücken, wie Wundheits-Gefühl, durch Befühlen vermindert [*Fz.*]. [RAL 452]

Die Knie-Gelenke haben keine Festigkeit und wanken beim Stehen (n. 3 St.) [*Kr.*]. [RAL 453]

Die Kniee knicken ein, beim Stehen (n. 1 St.) [*Kr.*]. [RAL 454]

Zuweilen im Knie ein jählinger Mangel an Kraft; sie knicken einwärts, während die Unterfüße wie taub und empfindungslos sind. [RAL 455]

(Im Knie und Unterschenkel, ein klammartiger Schmerz). [RAL 456]

Gichtartiger Schmerz im Fuße, mit einem Fieberchen gegen Abend. [RAL 457]

Stehen erregt Schmerz. [RAL 458]

Im rechten Kniee, beim Treppen-Steigen, ein Schmerz, wie wenn man sich gestoßen hat (n. 3 St.) [*Kr.*]. [RAL 459]

Am Kniee, bei Berührung, ein Stich, wie mit einer Nadel (n. 1 St.) [*Ws.*]. [RAL 460]

Drückendes Reißen unterhalb des linken Kniees [*Gß.*]. [RAL 461]

Ueber der Wade des rechten Beins, Schmerz, wie nach einem heftigen Schlage, mit Müdigkeit der Unterschenkel [*Hbg.*]. [RAL 462]

Zuckend stechender Schmerz im Schienbeine, aufwärts (n. 6 St.). [RAL 463]

(Drückender Schmerz im gelähmten Fuße). [RAL 464]

Eine kriechende, kriebelnde Empfindung in den Füßen. [RAL 465]

Plötzliche Geschwulst des (kranken) Fußes. [RAL 466]

Unnennbarer Schmerz im (kranken) Fuße, wie von innerer Unruhe und als wenn er überall zu hart läge, welche den Theil hie und dahin zu legen und zu bewegen nöthigt, Abends (n. 8 St.). [RAL 467]

Reißender Schmerz, wie Bohren und Wühlen nach unten an der linken Wade; einige Zeit daselbst verweilet erstreckt er sich nach oben in den Oberschenkel und von da, hinter dem Steißbeine herum, und endigt sich am rechten Beckenbeine (n. 6 St.) [*Kr.*]. [RAL 468]

Heraufwärts-Spannen in den Wadenmuskeln und Ziehen darin, im Stehen (n. 7 St.) [*Fz.*]. [RAL 469]

Drücken auf dem Schienbeine, wie nach einem Stoße, bloß beim Gehen (n. 30 St.) [*Fz.*]. [RAL 470]

Glucksen im untern Theile des Unterschenkels von unten herauf, in der Ruhe (n. ¼ St.) [*Ws.*]. [RAL 471]

Wellenartig reißender (fast stumpf stechender) Schmerz im Unterfuß-Gelenke [*Gß.*]. [RAL 472]

Im Gelenke des Unterfußes, Verrenkungs-Schmerz [*Gß.*]. [RAL 473]

Reißen im Fußknöchel. [RAL 474]

Reißen in der Ferse. [RAL 475]

Stiche im Unterfuße durch die große Zehe hindurch. [RAL 476]

Ein Stechen im rechten Fuße, über der Ferse, an der Achillsenne, bloß bei Ausstreckung des Fuß-Gelenks, doch nicht im Gehen (n. 2 St.) [*Kr.*]. [RAL 477]

Stiche auf den Fußsohlen, auf einer und derselben Stelle im Gehen, als wäre da ein Hünerauge (n. 36 St.) [*Fz.*]. [RAL 478]

Kriebelnde Stiche auf der Fußsohle, auf einer und derselben Stelle [*Fz.*]. [RAL 479]

Heftiges Brennen in den Füßen [*Baehr*]. [RAL 480]

Kriebeln in den Füßen [*Hbg.*]. [RAL 481]

Klamm in den Zehen des linken Fußes (n. 36 St.) [*Hbg.*]. [RAL 482]

In einer der Zehen, dumpf pochender Schmerz [*Gß.*]. [RAL 483]

In einer der Zehen, dumpfer (tauber), zitternder Schmerz [*Gß.*]. [RAL 484]

Heftiges Stechen in den Zehen, beim Gehen [*Fz.*]. [RAL 485]

Ein allmälig entstehender, stechend reißender Schmerz in der Spitze der großen Zehe, beim Liegen zur Nachmittagsruhe. [RAL 486]

Gegen Abend, ein podagrischer, tauber Schmerz, wie von Verrenkung im Gelenke der großen Zehe, mit einiger Röthe. [RAL 487]

Einzelne, starke Stiche in der großen Zehe (n. 1 St.). [RAL 488]

Ein dumpfer, langer Stich in der rechten großen Zehe. [RAL 489]

Einzelne Stöße in der großen Zehe. [RAL 490]

Schweiß der Fußsohlen und Zehen. [RAL 491]

Schmerzhafter Klamm in den Muskeln der Fußsohlen. [RAL 492]

Stechendes Reißen an der untern Fläche der großen Zehe, vorzüglich beim Auftreten (n. 4 St.) [*Ws.*]. [RAL 493]

■ Allgemeines und Haut

Kriebelnde Empfindung in Händen und Füßen und stechende Schmerzen in verschiedenen Gelenken [*Collin,* a.a.O.]. [RAL 494]

Hie und da in den Gliedmaßen, tief eindringende, stumpfe Stiche [*Gß.*]. [RAL 495]

Fein stechende Empfindung in der Haut [*Crichton,* a.a.O.]. [RAL 496]

Stechende Schmerzen [*Vicat,* a.a.O.]. [RAL 497]

Feines Stechen an fast allen Theilen des Körpers, besonders an der Nase, den Augenbrauen, Augenlidern, auch auf den Händen und Fingern. [RAL 498]

Ein brennender Schmerz, bald an dieser, bald an jener Stelle des Körpers in der Haut. [RAL 499]

Ein Kälte-Schmerz, bald an dieser, bald an jener Stelle des Körpers in der Haut. [RAL 500]

(Hie und da in der Haut, ein stechend brennend jückender Schmerz beim Niederliegen zur Mittagsruhe, welcher durch Kratzen und auch für sich schnell vergeht). [RAL 501]

Brennende und schneidende Schmerzen hie und da [*Collin,* a.a.O.]. [RAL 502]

Rucke und Stöße im Körper, wie von Elektrisität [*Crichton,* a.a.O.]. [RAL 503]

Nach Benetzung der Haut mit der Tinktur, entsteht ein jückendes Friesel. [RAL 504]

Plötzliches Zucken einzelner Muskeln, fast in allen Theilen des Körpers, besonders in den Gliedern, wodurch bald einzelne Theile, bald der ganze Körper erschüttert wird [*Baehr*]. [RAL 505]

Durch Sprechen, Schnauben, Bewegen und selbst durch jeden Schall vermehren sich die Schmerzen [*Baehr*]. [RAL 506]

Die, Reißen ähnlichen Empfindungen finden sich von Zeit zu Zeit fast an allen Theilen des Körpers ein, besonders aber an den Ober- und Untergliedmaßen; in den untern am meisten im Sitzen; der Schmerz schien sich größtentheils nach oben zu verbreitern [*Kr.*]. [RAL 507]

Zuckender Schmerz im leidenden Theile (n. 2 St.). [RAL 508]

Ein Zucken in allen Gliedern, vorzüglich in den Füßen und Achseln, bei Hitze der Füße. [RAL 509]

Es deuchtet ihn alles am Leibe wie zu fest gebunden. [RAL 510]

Unruhe im ganzen Körper, ohne geistige Aengstlichkeit; eine übertriebene Beweglichkeit, die in Zittern des ganzen Körpers ausartet. [RAL 511]

Die Glieder der Seite, auf welcher er liegt, sind ihm eingeschlafen [*A. f. d. H.*]. [RAL 512]

Schmerzhafte Empfindlichkeit aller Gelenke und der Haut, bei der mindesten Bewegung (n. 4 St.). [RAL 513]

Schmerzhafte Ueberempfindlichkeit des ganzen Körpers. [RAL 514]

Es liegt ihm in allen Gliedern; ein gleichsam lähmiger Schmerz in allen Gelenken und wie von Zerschlagenheit, bei der Bewegung (n. 8 St.). [RAL 515]

Ein dröhnender Schmerz in allen Gliedern, wenn der Körper (z.B. in einem Wagen) **erschüttert wird, oder beim Auftreten.** [RAL 516]

Unangenehmes, kriebelndes, drückendes Gefühl in dem von Quetschung beschädigten Theile. [RAL 517]

Reißender Schmerz in den Gliedern [*Collin,* a.a.O.]. [RAL 518]

Aeußerst heftige Schmerzen, so daß viele wie unsinnig mit den Nägeln in die Wand, oder in den Fußboden kratzten, welche jedoch nicht über eine Stunde anhalten (gleich nach dem Einnehmen) [*de la Marche,* a.a.O.]. [RAL 519]

Zittern in den Gliedmaßen [*de la Marche, – Collin,* a.a.O.]. [RAL 520]

Schmerz in allen Gliedern, wie Zerschlagenheit, in Ruhe und Bewegung (n. 10 St.) [*Lr.*]. [RAL 521]

Mattigkeit in den Füßen und Armen, beim Gehen in freier Luft (n. 2½ St.) [*Kr.*]. [RAL 522]

Mattigkeit, Müdigkeit, Zerschlagenheit, die ihn zum Liegen nöthigt [*A. f. d. H.*]. [RAL 523]

Zittrige Unruhe und Mattigkeit [*A. f. d. H.*]. [RAL 524]

Beim Gehen wird es ihm wie ohnmächtig, beim Stehen erholt er sich aber wieder. [RAL 525]

Nach einem Gange ins Freie, matt in den Füßen; die Kniee knickten; sobald die Mattigkeit in die Füße kam, ward sie gleich schläfrig, schlief alsbald ein und träumte auch sogleich. [RAL 526]

Die ganze rechte Seite, vorzüglich die Schulter, deuchtet ihm, beim Gehen im Freien, zu schwer und wie gelähmt herabzuhängen, wovon er aber in der Stube nichts spürt (n. 8 St.) [*Fz.*]. [RAL 527]

Schwere in allen Gliedern, wie von großer Ermüdung [*Hbg.*]. [RAL 528]

In den Muskeln unter den Gelenken der Ober- und Untergliedmaßen, beim Gehen im Freien, Empfindung von Schwere und Druck (n. 8 St.) [*Fz.*]. [RAL 529]

Außerordentliche Schwere der Glieder [*Baehr*]. [RAL 530]

Schwere der Glieder. [RAL 531]

Schlaffheit in den Gliedern, als wären sie alle zerdehnt [*Fz.*]. [RAL 532]

Laßheit und Trägheit im ganzen Körper; die Unterschenkel vermögen kaum zu stehen [*Hbg.*]. [RAL 533]

Allgemeines Sinken der Kräfte; er glaubt kaum ein Glied regen zu können [*Hbg.*]. [RAL 535]

■ Schlaf, Träume und nächtliche Beschwerden

Gähnen (n. ½ St.) [*Kr.*]. [RAL 536]

Beim Gähnen durchzittert ihn heftiger Schauder [*Gß.*]. [RAL 537]

Gähnen und Dehnen, bei erweiterten Pupillen, ohne Schläfrigkeit (n. 1 St.). [RAL 538]

Abendliches, öfteres Gähnen, ohne Schläfrigkeit. [RAL 540]

Schläfrigkeit (n. ½ St.). [RAL 541]

Allzu zeitige Schläfrigkeit, Abends. [RAL 542]

Er wird sehr schläfrig, wenn er lange im Freien gegangen ist, ist dann weder zum Denken, noch zum Sprechen aufgelegt, ohnerachtet er vorher sehr munter war [*A. f. d. H.*]. [RAL 543]

Viel Schlaf. [RAL 544]

Schlaf voll Träume. [RAL 545]

Schlaf voll Träume, welcher nicht erquickt; er glaubt gar nicht geschlafen zu haben. [RAL 546]

Aengstliche, schwere Träume, gleich von Abend an die ganze Nacht hindurch, die den Körper sehr angreifen. [RAL 547]

Fürchterliche Träume gleich Abends (nach dem Einschlafen) von großen, schwarzen Hunden und Katzen. [RAL 548]

Er hat schreckhafte Träume, schreit laut im Schlafe, und wacht darüber auf. [RAL 549]

Auffahren, Aufschrecken im Schlafe. [RAL 550]

Erschrecken und Rückwärtsfahren mit dem Kopfe im Schlafe. [RAL 551]

Wimmern im Schlafe (n. 2 St.). [RAL 552]

Lautes, unverständliches Reden im Schlafe, ohne erinnerliche Träume. [RAL 553]

Lautschniebendes Aus- und Einathmen im Schlafe (n. 24 St.). [RAL 554]

Unwillkürliches Abgehen des Stuhles im Schlafe. [RAL 555]

Ein die ganze Nacht hindurch dauernder Traum, wo auf die Person immerwahrend hineingezankt wird und ihr beschämende Vorwürfe (wegen Liederlichkeit) gemacht werden; beim Erwachen konnte sie sich kaum besinnen, ob der Traum nicht wahr gewesen sei. [RAL 556]

Ein mehrere Stunden im Halbschlafe fortwährender Traum, wobei der Träumende viel Unentschlossenheit beweist. [RAL 557]

Sie schläft Abends ein Paar Stunden, bleibt dann schlaflos munter bis früh 5 Uhr, schläft aber dann gut bis 9 Uhr Vormittags. [RAL 558]

Schlaflosigkeit und wache Munterkeit bis Nachmitternacht, 2, 3 Uhr; dabei hie und dort stechendes und beißendes Jücken. [RAL 559]

Tagesschläfrigkeit (n. 2 St.) [*Kr.*]. [RAL 560]

Er wird Abends allzu zeitig schläfrig [*F. H-n.*]. [RAL 561]

Schlafsucht [*a Thuessink*, a.a.O.]. [RAL 562]

Beim Einschlafen plötzliches Zusammenfahren wie von Schreck [*Lr.*]. [RAL 563]

Aengstliche Träume von schon ehedem gehabten Traumbildern [*Kr.*]. [RAL 564]

Die Traumbilder der vorigen Nacht kehren wieder [*Baehr*]. [RAL 565]

Lebhafter, erst fröhlicher, dann ängstlicher Traum [*Lr.*]. [RAL 566]

Lebhafte, unerinnerliche Träume [*Lr.*]. [RAL 567]

Träume von schreckhaften Gegenständen, von Blitzeinschlagen, Todtengruften u.s.w. [*Ws.*]. [RAL 568]

Träume von geschundenen Menschen, was ihm sehr fürchterlich war [*Fz.*]. [RAL 569]

Lebhafte Träume gegen Morgen, in denen er laute Reden hält, so daß er darüber aufwacht (den sechsten Tag) [*Lr.*]. [RAL 570]

Oefteres Erwachen aus dem Schlafe, mit Samenergießungen (die zweite Nacht) [*Lr.*]. [RAL 571]

Während des nächtlichen Einschlafens, weckt ihn eine eigne Hitz-Empfindung im Kopfe auf, worauf Angst beim Erwachen folgt; – er fürchtet sich vor neuen Anfällen derselben Empfindung und glaubt, der Schlag treffe ihn (n. 10 St.) [*Hbg.*]. [RAL 572]

Frieren des Morgens im Bette, ehe sie aufsteht beginnend und den ganzen Vormittag dauernd [*Baehr*]. [RAL 573]

Er kann Abends nicht einschlafen, schläft dann aber früh desto länger. [RAL 574]

Schlaflosigkeit mit Aengstlichkeit, wie von Hitze, bis 2, 3 Uhr nach Mitternacht. [RAL 575]

Früh, im Bette, Kälte-Empfindung auf der rechten Seite, auf welcher er lag (n. ¼ St.) [*Fz.*]. [RAL 576]

■ Fieber, Frost, Schweiß und Puls

Ueberlaufende Hitz-Empfindung über das Gesicht und Empfindung angenehmer Wärme des Körpers (n. ½ St.) [*Fz.*]. [RAL 577]

Große innere Hitze, bei kalten Händen und Füßen, mit Frost-Schauder am ganzen Körper [*Baehr*]. [RAL 578]

Trockne Hitze im Bette mit starkem Wasserdurste; die Hitze wird ihm unerträglich; er will sich aufdecken, beim Aufdecken aber, ja selbst bei der bloßen Bewegung im Bette, friert ihn. [RAL 579]

Wenn er lange liegt, ohne sich zu rühren, so wird ihm heiß, besonders am Kopfe, den er bald dahin, bald dorthin legen muß im Bette. [RAL 580]

Ein innerliches, anhaltendes Frieren durch den ganzen Körper, beim Erwachen aus dem Schlafe, bei Tage und Nacht, doch ohne Schütteln. [RAL 581]

Beim Gähnen durchrieselt ihn heftiger Schauder [*A. f. d. H.*]. [RAL 582]

Nach dem Erwachen früh, trockne Hitze über und über. [RAL 583]

Ruckweise überlaufende Hitze im Rücken. [RAL 584]

Mehre, ängstliche, flüchtige Schweiße über den ganzen Körper, Nachts. [RAL 585]

Nächtlicher, saurer Schweiß. [RAL 586]

Die Ausdünstung riecht sauer. [RAL 587]

Nächtlicher Durst (n. 48 St.). [RAL 588]

Wasserdurst. [RAL 589]

Durst ohne äußere Hitze mit wenig erweiterungsfähigen Pupillen (n. 1 St.). [RAL 590]

Er verlangt nach freier Luft. [RAL 591]

Gefühl, als wenn ihm über und über kalt wäre, ob er gleich gehörig warm ist (n. 1 St.). [RAL 592]

Frost im Rücken und dem vordern Theile der Oberschenkel, früh. [RAL 593]

Frost, meist Abends. [RAL 594]

Frühfieber; erst Frost, dann Hitzanfall. [RAL 595]

Höchst widrige Schmerzhaftigkeit der Beinhaut aller Knochen des Körpers, fast wie ein Ziehen in allen Gliedern, wie bei einem Anfalle eines Wechselfiebers. [RAL 596]

Fieber; Schauder über den ganzen Körper, zugleich Hitze im Kopfe und Röthe und Hitze im Gesichte, bei kühlen Händen und Zerschlagenheits-Gefühle in den Hüften, dem Rücken und an der vordern Seite der Arme. [RAL 597]

Fieber; beim Gähnen vor dem Froste, viel Durst, viel Trinken; – dann in der Hitze auch Durst, wenig Trinken. [RAL 598]

Schüttel-Fieberfrost, ohne Durst. [RAL 599]

Kleine wiederholte Anfälle von Angst mit fliegender Hitze über den ganzen Körper. [RAL 600]

Eine Stunde nach dem Kopfweh, äußerer und innerer Frost und beständige Aengstlichkeit. [RAL 601]

Abends, bei Düseligkeit im Kopfe, Wallung im Blute; er fühlt den Puls im ganzen Körper; (er hustet Stunden lang bis zum Erbrechen und wacht die Nacht oft davon auf). [RAL 602]

Hitze des ganzen Körpers [*de Meza,* a.a.O.]. [RAL 603]

Schweiß [*Collin,* a.a.O.]. [RAL 604]

Beim Erwachen aus dem Schlafe, gelinder Schweiß [*Lr.*]. [RAL 605]

Häufige Schweiße [*Veckoskrift* for Läkare, VIII]. [RAL 606]

Arsenicum album

***Arsenicum album.* Arsenik**[1] **[CK V (1839), S. 489–552]**

(Das Halboxyd des Arsenikmetalls in verdünnter und potenzierter Auflösung.)

Indem ich den Arsenik nenne, ergreifen gewaltige Erinnerungen meine Seele.

Während der Allgütige das Eisen erschuf, verstattete er freilich den Menschenkindern, aus ihm entweder den mörderischen Dolch oder den milden Pflugschaar zu bereiten, und Brüder damit zu tödten oder zu ernähren; um wie viel glücklicher würden sie sich aber machen, wenn sie seine Gaben bloss zum Wohlthun anwendeten! Diess wäre ihr Lebenszweck, diess war sein Wille.

So rührt auch von ihm, dem Allliebenden, nicht der Frevel her, den sich die Menschen erlaubt haben, die so wundersam kräftigen Arzneisubstanzen in Krankheiten, für die sie nicht geeignet waren, und noch dazu in so ungeheuern Gaben zu missbrauchen, bloss nach leichtsinnigen Einfällen oder elenden Gewährmännern, und ohne sorgfältige Prüfung oder gegründete Wahl.

Steht nun ein sorgfältiger Prüfer der Wirkungen der Arzneien auf, so ereifern sie sich über ihn, als über den Feind ihrer Bequemlichkeit, und erlauben sich die unredlichsten Verläumdungen.

Der stärksten Arznei, des Arseniks, des salpetersauern Silbers, des kochsalzsauern Quecksilbers, des Sturmhuts, der Belladonna, der Jodine, des Fingerhuts, des Mohnsaftes, des Bilsenkrautes u.s.w. hat sich die gewöhnliche Arzneikunst bisher **in grossen Gaben und häufig** bedient. Stärkerer Substanzen kann sich die Homöopathie nicht bedienen, denn es giebt keine stärkern. Wenn nun die gewöhnlichen Aerzte sie anwenden, so wetteifern sie sichtbar, die möglichst stärksten Gaben davon zu verordnen, und thun noch recht gross mit ihrem Steigen zu solchen ungeheuern Gaben. Diess loben und billigen sie an ihres Gleichen. Bedient sich aber die homöopathische Heilkunst **derselben**, nicht in's Gelag hinein, wie die gemeine Medicin, sondern, nach sorgfältiger Untersuchung, bloss in den geeigneten Fällen und

in den möglichst verkleinerten Gaben, so wird sie als eine Giftpraxis verschrieen. Wie partheiisch, wie ungerecht, wie verläumderisch ist diess nicht gesprochen von Leuten, welche sich für redliche, rechtschaffene Männer ausgeben!

Erklärt sich nun die Homöopathie weiter, verdammt sie (wie sie aus Ueberzeugung thun muss) die ungeheuern Gaben dieser Mittel in der gewöhnlichen Praxis, und dringet sie, auf sorgfältige Versuche gestützt, darauf, dass von ihnen ungemein weniger zur Gabe verordnet werde, dass, wo die gewöhnlichen Aerzte $\frac{1}{10}, \frac{1}{2}$ einen ganzen und mehrere Grane geben, oft nur ein Quadrilliontel, ein Sextilliontel, ein Decilliontel eines Grans zur Gabe erforderlich und hinreichend sey, da lacht dieselbe gewöhnliche Schule, die die homöopathische Heilkunst als Giftpraxis verschreiet, laut auf, schilt das Kinderei, und versichert, überzeugt (?. ohne Nachversuche überzeugt?) zu seyn, dass **so wenig** gar nichts thun und gar nichts wirken könne, und **so viel als gar nichts sey**, schämt sich auf solche Art nicht, aus Einem Munde kalt und warm zu blasen und ganz dasselbe für nichtswirkend und für lächerlich wenig auszugeben, was sie in demselben Odem Giftpraxis geschimpft hatte, während sie ihre eignen ungeheuern und mörderischen Gaben derselben Mittel billigt und lobt. Ist das nicht die elendeste und gröbste Inconsequenz, die sich nur denken lässt, recht geflissentlich ersonnen, um schamlos ungerecht zu seyn gegen eine Lehre, der sie Wahrheit, Consequenz, Erfahrungsmässigkeit, die zarteste Behutsamkeit und die unermüdetste Umsicht im Wählen und Handeln nicht absprechen können?

Wenn vor nicht gar zu langer Zeit ein hochgefeierter Arzt[2] von Pfunden Opium sprach, die monatlich in seinem Krankenhaus verspeiset würden, wo selbst den Krankenwärterinnen erlaubt sey, sich dessen bei Kranken nach Belieben zu bedienen – man bedenke, Opium, was schon mehreren tausend Menschen in der gewöhnlichen Praxis den Tod brachte! – so blieb der Mann bei Ehren, denn er war von der herrschenden Zunft, welcher alles erlaubt ist, auch das Verderblichste und Widersin-

---

[1] Zu Anfange des zweiten Theils der chr. Kr. versäumt, findet Arsenik hier noch seinen Platz.

[2] *Marcus* in Bamberg.

nigste. Und wenn noch vor etlichen Jahren, in einer der erleuchtetsten Städte[3] Europens, schier alle Aerzte, die hochbetittelten Doctoren, wie die Barbierknaben, den Arsenik fast in allen Krankheiten wie eine Modearznei verordneten, in so öftern, und grossen Gaben nach einander, dass der Nachtheil an der Gesundheit der Menschen handgreiflich werden musste, so war diess eine ehrenvolle Praxis, während keiner unter ihnen die eigenthümlichen Wirkungen dieses Metalloxyduls (folglich auch nicht die für seine Anwendung geeigneten Krankheitsfälle) kannte, und jeder es dennoch verordnete in wiederholten Gaben, **deren eine einzige zugereicht haben würde, in gehöriger Gaben-Verkleinerung und Potenzirung, zur Heilung aller für diese Arznei geeigneten Krankheiten auf der ganzen bewohnten Erde**. Welcher von beiden einander entgegengesetzten Arznei-Anwendungen möchte nun wohl der Lobspruch „Giftpraxis" gebühren, der eben gedachten gemeinen, die mit Zehntel-Granen Arsenik in die armen Kranken hineinfährt (die oft eines ganz andern Mittels bedurften), oder die Homöopathik, welche nicht ein Tröpfchen Rhabarber-Tinktur giebt, ohne vorher ausgespähet zu haben, ob Rhabarber überhaupt hier das geeignetste, einzig passende Mittel sey, – die Homöopathik, welche durch unermüdete, vielfache Versuche fand, dass sie nur in seltnen Fällen mehr, als einen kleinen Theil eines Decilliontel Grans Arsenik reichen dürfe, und auch diess nur in Fällen, wo er nach genauer Prüfung genau und einzig hinpasst? Auf welchen von beiden Theilen fällt sonach wohl der Ehrentitel unbesonnener, frecher Giftpraxis.

Es giebt noch eine andere Seite unter den Aerzten, die man heuchlerische Puristen nennen könnte. Sie verordnen zwar selbst, wenn sie praktische Aerzte sind, alle (beim Missbrauch) schädlichen Substanzen, wollen sich aber vor der Welt das Ansehen der Unschuldigen und Behutsamen geben, und liefern uns vom Katheder herab und in ihren Schriften die fürchterlichste Definition von Gift, so dass, wenn man ihren Declamationen folgte, gegen alle die unnennbaren Krankheiten nicht viel mehr als Queckenwurzel, Löwenzahn, Sauerhonig und Himbeersaft als Heilmittel anzu-

rathen übrig bleiben möchte. Nach ihrer Definition sollen die Gifte dem Menschenleben absolut (d. i. unter jeder Bedingung, in jeder Gabe, in jedem Falle) verderbliche Substanzen seyn, und dan setzen sie unter diese Kategorie (um die Homöopathik zu verdächtigen) nach Belieben eine Reihe Substanzen, die doch von jeher zur Heilung der Krankheiten von den Aerzten in grosser Menge sind angewendet worden. Eine solche Anwendung würde aber ein criminelles Verbrechen seyn, wenn sich nicht **jede** dieser Substanzen zuweilen heilsam erwiesen hätte. Hat sich aber jede auch nur ein einziges Mal heilsam erwiesen, was nicht geläugnet werden kann, dass es zuweilen geschah, so ist jene gotteslästerliche Definition zugleich die handgreiflichste Ungereimtheit. Absolut und unter jeder Bedingung schädlich und verderblich und doch zugleich heilsam, ist ein Widerspruch in sich selbst, ist ein Unsinn. Wollen sie sich aus diesem Widerspruche herauswickeln, so suchen sie die Ausflucht, dass diese Substanzen doch öfterer schädlich, als nützlich gewesen wären. Aber kam denn die öftere Schädlichkeit von diesen Dingen selbst her, oder von der unrechten Anwendung, das ist, von denen her, die sie in unpassenden Krankheiten unschicklich brauchten? Diese Dinge wenden sich ja nicht selbst in Krankheiten an; sie müssen von Menschen angewendet werden, und wenn sie also je heilsam waren, so geschah es, weil sie einmal treffend angewendet wurden durch Menschen; es geschah, weil sie stets heilsam seyn können, wenn die Menschen nie eine andre, als eine schickliche Anwendung von ihnen machen. Und so folgt dann, dass, sobald diese Substanzen je schädlich und verderblich wurden, sie es bloss durch die unschickliche Anwendung der Menschen wurden. Alles Schädliche derselben fällt also auf die Ungeschicklichkeit des Anwenders zurück.

Da sprachen nun diese eingeschränkten Köpfe wieder: „selbst wenn man z. B. den Arsenik durch ein Corrigens, durch zugesetztes Laugensalz zu zähmen sucht, so richtet er doch noch oft genug Schaden an."

Er selbst wohl nicht, antworte ich, denn, wie gesagt, diese Dingen wenden sich nicht selbst an, sondern die Menschen wenden sie an und schaden damit. Und was soll das Laugensalz als Corrigenz thun? Soll es den Arsenik bloss schwächer machen, oder soll es seine Natur ändern und was Anders daraus machen? In letzterm Falle ist das nun entstandene Arsenikmittelsalz kein eigentli-

---

[3] Auf welcher hohen Stufe von Unkunst muss nicht die Arzneikunst unsers ganzen Welttheils stehen, wenn man in einer **solchen** Stadt, wie **Berlin** ist, darin noch nicht weiter kam, die doch in allen andern Arten menschlichen Wissens schwerlich ihres Gleichen hat!

cher Arsenik mehr, sondern etwas Andres. Soll er aber bloss schwächer werden, so ist doch wohl die blosse Verminderung der Gabe des reinen aufgelösten Arseniks eine weit vernünftigere und zweckmässigere Veranstaltung, ihn schwächer und milder zu machen, als wenn man die Gabe in ihrer schädlichen Grösse lässt und nur durch Zusatz eines andern Arzneikörpers ihm, man weiss nicht welche Abänderung seiner Natur zu geben sucht, wie durch die angeblichen Corrigentia geschieht. Deuchtet Dir also eine Gabe von $\frac{1}{10}$ Gran Arsenik zu stark, was hindert Dich, die Auflösung zu verdünnen, und weniger, weit weniger davon zu geben?

„Ein Zehntelgran ist das kleinste Gewicht, was observanzmässig in der Praxis ist. Wer könnte wohl weniger aus der Apotheke verschreiben, ohne sich lächerlich zu machen," höre ich sprechen.

So? also ein Zehntelgran wirkt zuweilen lebensgefährlich, und weniger, viel weniger zu geben, erlaubt Dir die zunftmässige Observanz nicht? Heisst diess nicht dem Menschenverstand Hohn gesprochen? Ist die zunftmässige Observanz eine Einführung unter vernunftlosen Sklaven, oder unter Menschen, die freien Willen und Verstand haben? Wenn diess Letztere ist, wer hindert sie, **weniger** anzuwenden, wo **viel** schädlich werden könnte? Eigensinn? Schuldogmatismus? oder welcher andere Geisteskerker?

„Ja, auch in geringerer Menge gebraucht, würde der Arsenik noch schädlich seyn, wenn wir uns auch zu der lächerlichen, unter den Gabensatzungen unserer Arzneimittellehre unerhörten Gabe des Hundertels, des Tausendtels eines Grans herablassen wollten. Auch $\frac{1}{1000}$ Gran Arsenik muss noch schädlich und verderblich seyn, denn er bleibt ein unzähmbares Gift, wie wir setzten, behaupten, vermuthen und aussprechen."

Wenn auch diess bequeme Behaupten und Vermuthen hier einmal die Wahrheit von ungefähr getroffen haben sollte; so muss doch die Heftigkeit des Arseniks bei jeder weiteren Verkleinerung der Gabe nicht zu, sondern offenbar abnehmen, so dass wir endlich zu einer solchen Verdünnung der Auflösung und Verkleinerung der Gabe gelangen, welche die Gefährlichkeit Eurer observanzmässigen Gabe von $\frac{1}{10}$ Gran gar nicht mehr hat.

„Eine solche Gabe wäre ganz was Neues! Was wäre denn das für eine?"

Neu-seyn ist freilich ein Hauptverbrechen bei der auf ihren alten Hefen versessenen, orthodoxen Schule, die ihre Vernunft gefangen nimmt unter die Tyrannei der ergrauten Observanz.

Welches elende Gesetz könnte aber den Arzt, welcher ein Gelehrter, ein denkender, freier Mann, ein Beherrscher der Natur in seinem Fache von Rechtswegen seyn sollte, und was überhaupt sollte ihn hindern, eine gefährliche Gabe durch Verkleinerung mild zu machen?

Was sollte ihn hindern, wenn, seinen Erfahrungen nach, die Gabe von $\frac{1}{1000}$ eines Grans noch zu stark wäre, $\frac{1}{100000}$ zu geben oder gar ein Milliontheil eines Grans. Und wenn er auch dieses in vielen Fällen noch zu heftig finden sollte, **da doch alles nur auf Versuche und Erfahrung in der Arzneikunst ankommt** (indem sie selbst nichts, als eine Erfahrungswissenschaft ist), was hindert ihn dann, den Milliontheil zu einem Billiontheil herabzumindern? Und wenn auch diess in manchen Fällen eine noch zu starke Gabe wäre, wer könnte es ihm wehren, sie bis zum Quadrilliontel eines Grans zu verringern, oder noch tiefer herab?

Da höre ich dann den gewöhnlichen Unverstand aus dem Schlamme seiner tausendjährigen Vorurtheile herausrufen: „Ha! Ha! Ha! Ein Quadrilliontel? Das ist ja gar nichts."

Warum **nicht**? Sollte die auch noch so weit getriebene Theilung einer Substanz etwas Anders, als Theile des Ganzen hervorbringen können? Sollten sie selbst bis an die Grenzen der Unendlichkeit verkleinert, nicht noch **etwas** bleiben, etwas Wesentliches, ein Theil des Ganzen, sey's auch noch so wenig? Welcher gesunde Menschenverstand kann dem widersprechen?

Und bleibt dieses (ein Quadrilliontel, Quintilliontel, Octilliontel, Decilliontel) wirklich noch etwas von der getheilten Sache, wie kein vernünftiger Mensch läugnen kann, wie sollte ein selbst so kleiner Theil, da der doch wirklich **etwas ist, nichts** wirken können, indem doch das Ganze so ungeheuer wirksam war? **Was** aber und **wie viel** dieser so kleine Theil wirken könne, **kann** nicht der grübelnde Verstand oder Unverstand, sondern **einzig die Erfahrung** muss diess **entscheiden, gegen die sich bei Thatsachen nicht appeliren lässt.** Bloss der Erfahrung kommt es zu, zu entscheiden, ob dieser kleine Theil zu schwach geworden sey, etwas gegen Krankheiten auszurichten, zu schwach, um den für diese Arznei überhaupt geeigneten Krankheitsfall zu heben und in Gesundheit zu verwandeln. Diess kann kein Machtspruch aus der Studierstube, diess muss die Erfahrung, welche hier allein competente Richterin ist, **allein** entscheiden.

Doch die Erfahrung hat hierüber schon entschieden, und thut es noch täglich vor den Augen jedes vorurtheillosen Mannes.

Wenn ich aber mit dem, die kleinen Gaben der Homöopathik als ein Nichts, als nichtswirkend belächelnden, die Erfahrung nie zu Rathe ziehenden Klügler fertig bin, so hört man auf der andern Seite den Behutsamkeits-Heuchler auch bei den so kleinen Gaben der homöopathischen Heilkunst – eben so ohne Prüfung, eben so in den Tag hinein – **noch** über Gefährlichkeit schreien.

Für diesen also hier noch einige Worte.

Ist eine Gabe von $\frac{1}{10}$ Gran Arsenik eine in vielen Fällen gefährliche Gabe, muss sie denn nicht milder werden, wenn man nur $\frac{1}{1000}$ giebt? Und wenn wenn sie es wird, muss sie nicht bei jeder weitern Verkleinerung noch milder werden?

Wenn nun der Arsenik (so wie jede andre sehr kräftige Arzneisubstanz) bloss durch Verkleinerung der Gaben am besten so mild werden kann, dass er dem Menschenleben nicht mehr gefährlich ist, so hat man ja bloss durch Versuche zu finden, bis wie weit die Gabe verkleinert werden müsse, dass sie klein genug sey, um nicht Schaden zu bringen, und doch gross genug, um ihr volles Amt als Heilmittel der für sie geeigneten Krankheiten zu vollführen.

Die Erfahrung, und bloss die Erfahrung, nicht der Stuben-Aberwitz, nicht der engherzige, unwissende, nichts praktisch prüfende Schul-Dogmatismus kann aussprechen, welche Gabe selbst von einem so überkräftigen Mittel, als Arsenik ist, so klein sey, dass sie ohne Gefahr eingenommen werden und doch noch so kräftig bleiben könne, dass sie gegen Krankheiten alles auszurichten vermöge, was dieser (gehörig gemässigt und für den gehörigen Krankheitsfall gewählt, so wohlthätige) Arzneikörper seiner Natur nach auszurichten vom allgütigen Schöpfer bestimmt ward. Er muss so gemildert seyn durch Verdünnung der Auflösung und Verkleinerung der Gabe, dass der stärkste Mann durch eine solche Gabe von einer Krankheit, deren passendes Heilmittel in dieser Substanz liegt, hülfreich befreiet werden könne, während dieselbe Gabe das Befinden eines **gesunden** Kindes nicht merklich zu ändern im Stande ist.[4] Diess ist die schätzbare Aufgabe, welche nur durch tausendfache Erfahrungen und Versuche gelöset, nicht aber vom klügelnden Schul-Dogmatismus durch Errathen, Behaupten und Vermuthen bestimmt werden kann.

Kein vernünftiger Arzt kann Grenzen seines Verfahrens anerkennen, die ihm die verrostete, nie durch reine Versuche, mit Nachdenken gepaart, geleitete Schul-Observanz vorstecken will. Sein Wirkungskreis ist die Gesundmachung der kranken Menschen, und die zahllosen Kräfte der Natur sind ihm vom Erhalter des Lebens unbeschränkt zu Werkzeugen der Heilung angewiesen; nichts davon ausgeschlossen. Ihm, dem wahren Arzte, der die Krankheit, welche den Menschen der körperlichen Vernichtung nahe bringt, besiegen, und eine Art von Wiedererschaffung des Lebens vollführen soll (eine grössere Handlung, als die meisten übrigen gerühmtesten Thaten der Menschen sind), ihm muss die ganze, weite Natur mit allen ihren Hülfskräften und Substanzen zu Gebote stehen, um diese Art von Schöpfungswerk zu Stande zu bringen; ihm muss es aber auch, der Natur der Sache nach, ganz frei stehen, sich dieser Substanzen gerade in der Menge, sie sey auch noch klein oder so gross, als er dem Zwecke am gemässesten durch Erfahrung und Versuche findet, zu bedienen, in irgend einer Form, die er durch Nachdenken und Erfahrung am dienlichsten gefunden hat, – und alles diess ganz ohne Einschränkung, wie es einem freien Manne, einem mit allen dazu gehörigen Kenntnissen ausgerüsteten und mit dem gottähnlichen Gemüthe und dem zartesten Gewissen begabten Menschen-Erretter und Lebens-Wiederbringer gebührt.

Entferne sich jeder von diesem gottesdienstlichen und erhabensten aller irdischen Geschäfte, wenn

---

[4] Eine homöopathisch gewählte, das ist, einen sehr ähnlichen krankhaften Zustand, als die zu heilende Krankheit hat, selbst zu erzeugen fähige Arznei berührt bloss die kranke Seite des Organismus, also gerade den aufgeregtesten, unendlich empfindlichen Theil desselben; ihre Gabe muss daher so klein seyn, dass sie die kranke Seite des Organismus nur etwas mehr affi- cire, als es die Krankheit that, wozu die kleinste Gabe hinreicht, eine so kleine, dass das Befinden eines Gesunden, der also natürlich diese für die Arznei so empfindlichen Berührungs- punkte nicht hat, unmöglich ändern, oder ihn krank machen könnte, welches nur grosse Arzneigaben vermögen. M. s. **Organon d. Heilk.**, und **Geist der homöopathischen Heillehre** zu Anfange des zweiten Theils der **rein. Arzneimittellehre**.

es an Geiste, an Ueberlegung, an irgend einer der nöthigen Kenntnisse, oder dem es an zarten Gefühle für Menschenwohl und Pflicht, das ist, an reiner Tugend gebricht! Hinweg mit dem heillosen Volke, was sich bloss den äussern Anstrich der Heilbringer giebt, dessen Kopf aber voll eiteln Trugs, dessen Herz voll frevelnden Leichtsinns ist, dessen Zunge der Wahrheit Hohn spricht, und dessen Hände Verderben bereiten!

Folgende Beobachtungen entstanden von Gaben verschiedener Stärke an Personen von verschiedener Empfänglichkeit.

Ein verständiger, homöopathischer Arzt wird dieses Mittel, auch in der verkleinertsten Gabe, nicht eher reichen, als bis er überzeugt ist, dass dessen eigenthümlichen Symptome mit denen der zu heilenden Krankheit die möglichste Aehnlichkeit haben. Hat es sie aber, so hilft es auch gewiss.

Hätte er aber ja aus menschlicher Schwachheit die Wahl nicht genau getroffen, so wird ein- oder mehrmaliges Riechen an Ipekakuanha, oder an Kalk-Schwefelleber, oder an Krähenaugen, je nach den Umständen, die Beschwerden heben.

Ein solcher Gebrauch des Arseniks hat sich in unzähligen acuten und chronischen (psorischen) Krankheiten hülfreich erwiesen und dann zugleich auch folgende, etwa gegenwärtige Beschwerden mitgeheilt:

Angst-Anfälle, Nachts, die aus dem Bette treiben; Todes-Furcht; Aergerlichkeit; Schwere in der Stirne (*Hg.*); Kopfschmerz nach Tische; Grinder auf dem Haar-Kopfe (*Hg.*); **Entzündung der Augen und Lider**; Ziehen und Stechen im Gesichte hie und da; Warzenähnliches Geschwür an der Wange (*Hg.*); Knollen-Geschwulst in der Nase (*Hg.*); Lippen-Ausschläge; Bluten des Zahnfleisches; Uebelriechen aus dem Munde; Erbrechen bräunlichen Stoffes, mit heftigen Leibschmerzen; **Erbrechen nach jedem Essen**; Magen-Drücken; **Brenn-Schmerz im Magen und der Herzgrube**; Leber-Verhärtung; **Brennen in den Eingeweiden**; Bauch-Wassersucht; Geschwür über dem Nabel (*Hg.*); Geschwulst der Leisten-Drüsen; Brennende Stuhl-Ausleerungen mit heftiger Kolik; Grüne Durchfall-Stühle; Leib-Verstopfung; Blasen-Lähmung; Schwieriges Harnen; Strangurie; Geschwulst der Geschlechtstheile; Regel allzustark, Beschwerden verschiedner Art bei der Regel; Scharfer, wundmachender Scheide-Fluss; Nasen-Verstopfung; Blut-

Husten; Erstickungs-Anfälle, Abends nach dem Niederlegen; Beklemmung der Brust, beim Steigen; Brust-Bräune; Stiche im Brustbeine; Drücken im Brustbeine; Ziehen und Reissen, Nachts, vom Ellbogen bis in die Achsel; Geschwüre auf den Fingerspitzen mit Brenn-Schmerzen (*Hg.*); Reissen und Stechen in der Hüfte, dem Oberschenkel und Schoosse; Reissen im Schienbeine; Zerschlagenheits-Schmerz im Knie-Gelenke; Jückende Flechten in der Kniekehle; Alte Schenkel-Geschwüre mit Brennen und Stechen; Müdigkeit der Füsse; Geschwüre in der Fusssohle (*Hg.*); **Fressblasen-Geschwüre auf den Sohlen und Zehen** (*Hg.*); Wundheits-Schmerz am Zeh-Ballen, wie aufgerieben, beim Gehen; Krampf- und Weh-Adern; **Brennen in der Haut** (*Hg.*); **Brenn-Schmerz in den Geschwüren**; Abendliche Schlafsucht; Nachts schweres Wieder-Einschlafen, nach Erwachen; **Eintägige und Wechsel-Fieber**; Abend-Schauder, mit Glieder-Renken und bänglicher Unruhe.

Die Namens-Verkürzungen meiner Mit-Beobachter sind: *(Bhr.) Bähr; (Fr. H.) Friedrich Hahnemann; (Htb.* u. *Tr.) Hartlaub* und *Trinks; (Hg.) Hering; (Hbg.) Hornburg; (Lgh.) Langhammer; (Mr.) Meyer; (Stf.) Stapf, Wahle (Whl.).*

Arsenik. Arsenicum album [RAL II (1833), S. 41–117]

(Das Halboxyd des Arsenikmetalls in verdünnter Auflösung.)

Indem ich den Arsenik nenne, ergreifen gewaltige Erinnerungen meine Seele.

Während der Allgütige das Eisen erschuf, verstattete er freilich den Menschenkindern, aus ihm entweder den mörderischen Dolch oder den milden Pflugschaar zu bereiten, und Brüder damit zu tödten oder zu ernähren; um wie viel glücklicher würden sie sich aber machen, wenn sie seine Gaben bloß zum Wohlthun anwendeten! Dies wäre ihr Lebenszweck, dies war sein Wille.

So rührt auch von Ihm, dem Allliebenden, nicht der Frevel her, den sich die Menschen erlaubt haben, die so wundersam kräftigen Arzneisubstanzen in Krankheiten, für die sie nicht geeignet waren, und noch dazu in so ungeheuren Gaben zu misbrauchen, bloß nach leichtsinnigen Einfällen oder elenden Gewährmännern, und ohne sorgfältige Prüfung oder gegründete Wahl.

Steht nun ein sorgfältiger Prüfer des Behufes der Arzneien und ihrer Gaben auf, so ereifern sie sich über ihn, als über den Feind ihrer Bequemlichkeit, und erlauben sich die unredlichsten Verläumdungen.

Der stärksten Arzenei, des Arseniks, des salpetersauern Silbers, des kochsalzsauern Quecksilbers, des Sturmhuts, der Belladonna, des Fingerhuts, des Mohnsaftes, des Bilsenkrautes u. s. w. hat sich die gewöhnliche Arzeneikunst bisher in **großen Gaben und häufig** bedient. Stärkerer Substanzen kann sich die Homöopathie nicht bedienen, denn es giebt keine stärkern. Wenn nun die gewöhnlichen Aerzte sie anwenden, so wetteifern sie sichtbar, die möglichst stärksten Gaben davon zu verordnen, und thun noch recht groß mit ihrem Steigen zu solchen ungeheuern Gaben. Dieß loben und billigen sie an ihres Gleichen. Bedient sich aber die homöopathische Heilkunst **derselben**, nicht ins Gelag hinein, wie die gemeine Medicin, sondern, nach sorgfältiger Untersuchung, bloß in den geeigneten Fällen und in den möglichst verkleinerten Gaben, so wird sie als eine Giftpraxis verschrieen. Wie partheiisch, wie ungerecht, wie verläumderisch ist dieß nicht gesprochen von Leuten, welche sich für redliche, rechtschaffene Männer ausgeben!

Erklärt sich nun die Homöopathie weiter, verdammt sie (wie sie aus Ueberzeugung thun muß) die ungeheuern Gaben dieser Mittel in der gewöhnlichen Praxis, und dringet sie, auf sorgfältige Versuche gestützt, darauf, daß von ihnen ungemein weniger zur Gabe verordnet werde, daß, wo die gewöhnlichen Aerzte $\frac{1}{10}$, $\frac{1}{2}$, einen ganzen und mehre Grane geben, oft nur ein Quadrilliontel, ein Sextilliontel, ein Decilliontel eines Grans zur Gabe erforderlich und hinreichend sey, da lacht dieselbe gewöhnliche Schule, die die homöopathische Heilkunst als Giftpraxis verschreiet, laut auf, schilt das Kinderei, und versichert, überzeugt (?, ohne Nachversuche überzeugt?) zu seyn, daß **so wenig** gar nichts thun und gar nichts wirken könne, und **so viel als nichts** sey, und schämt sich auf solche Art nicht, aus Einem Munde kalt und warm zu blasen, und ganz dasselbe für nichtswirkend und für lächerlich wenig auszugeben, was sie in demselben Odem Giftpraxis geschimpft hatte, während sie ihre eignen ungeheuern und mörderischen Gaben derselben Mittel billigt und lobt. Ist das nicht die elendeste und gröbste Inconsequenz, die sich nur denken läßt, recht geflissentlich ersonnen, um schamlos ungerecht zu seyn gegen eine Lehre, der sie Wahrheit, Consequenz, Erfahrungsmäßigkeit, die zarteste Behutsamkeit und die unermüdetste Umsicht im Wählen und Handeln nicht absprechen können?

Wenn vor nicht gar zu langer Zeit ein hochgefeierter Arzt[5] von Pfunden Opium sprach, die monatlich in seinem Krankenhause verspeist würden, wo selbst den Krankenwärterinnen erlaubt sey, sich seiner bei Kranken nach Belieben zu bedienen – man bedenke, Opium, was schon mehren tausend Menschen in der gewöhnlichen Praxis den Tod brachte! – so blieb der Mann bei Ehren, denn er war von der herrschenden Zunft, welcher alles erlaubt ist, auch das Verderblichste und Widersinnigste. Und wenn noch vor etlichen Jahren, in einer der erleuchtetsten Städte[6] Europens, schier alle Aerzte, die hochbetittelten Doctoren, wie die Barbierknaben, den Arsenik fast in allen Krankheiten wie eine Modearznei verordneten, in so öftern, und großen Gaben nach einander, daß der Nachtheil an der Gesundheit der Menschen handgreiflich werden mußte, so war dieß eine ehrenvolle Praxis, während keiner unter ihnen die eigenthümlichen Wirkungen des Metalloxyduls (folglich auch nicht die für seine Anwendung geeigneten Krankheitsfälle) kannte, und jeder es dennoch verordnete in wiederholten Gaben, **deren eine einzige zugereicht haben würde, in gehöriger Gaben-Verkleinerung und Potenzirung, zur Heilung aller für diese Arznei geeigneten Krankheiten auf der ganzen bewohnten Erde**. Welcher von beiden einander entgegengesetzten Arzneianwendungen möchte nun wohl der Lobspruch „Giftpraxis" gebühren, der eben gedachten gemeinen, die mit Zehntelgranen in die armen Kranken hineinfährt (die oft eines ganz andern Mittels bedurften), oder die Homöopathik, welche nicht ein Tröpfchen Rhabarbertinctur giebt, ohne vorher ausgespähet zu haben, ob Rhabarber überhaupt hier das geeignetste, einzig passende Mittel sey, – die Homöopathik, welche durch unermüdete, vielfache Versuche fand, daß sie nur in seltnen Fällen mehr, als ein Decilliontel eines Grans Arsenik reichen dürfe, und auch dies nur in Fällen, wo er nach genauer Prü-

---

[5] *Marcus* in Bamberg.

[6] Auf welcher hohen Stufe von Unkunst muß nicht die Arzeneikunst unsers ganzen Welttheils stehen, wenn man in einer **solchen** Stadt, wie **Berlin** ist, darin noch nicht weiter kam, die doch in allen andern Arten menschlichen Wissens schwerlich ihres Gleichen hat!

fung genau und einzig hinpaßt? Auf welchen von beiden Theilen fällt sonach wohl der Ehrentitel unbesonnener, frecher Giftpraxis?

Es giebt noch eine andere Secte unter den Aerzten, die man heuchlerische Puristen nennen könnte. Sie verordnen zwar selbst, wenn sie praktische Aerzte sind, alle beim Misbrauch schädlichen Substanzen, wollen sich aber vor der Welt das Ansehen der Unschuldigen und Behutsamen geben, und liefern uns vom Katheder herab und in ihren Schriften die fürchterlichste Definition von Gift, so daß, wenn man ihren Declamationen folgte, gegen alle die unnennbaren Krankheiten nicht viel mehr als Queckenwurzel, Löwenzahn, Sauerhonig und Himbeersaft als Heilmittel anzurathen übrig bleiben möchte. Nach ihrer Definition sollen die Gifte dem Menschenleben absolut (d.i. unter jeder Bedingung, in jeder Gabe, in jedem Falle) verderbliche Substanzen seyn, und dann setzen sie unter diese Kategorie nach Belieben eine Reihe Substanzen, die doch von jeher zur Heilung der Krankheiten von den Aerzten in großer Menge sind angewendet worden. Eine solche Anwendung würde aber ein criminelles Verbrechen seyn, wenn sich nicht **jede** dieser Substanzen zuweilen heilsam erwiesen hätte. Hat sich aber jede auch nur ein einziges Mal heilsam erwiesen, was nicht geläugnet werden kann, daß es zuweilen geschah, so ist jene gotteslästerliche Definition zugleich die handgreiflichste Ungereimtheit. Absolut und unter jeder Bedingung schädlich und verderblich und doch zugleich heilsam, ist ein Widerspruch in sich selbst, ist ein Unsinn. Wollen sie sich aus diesem Widerspruche herauswickeln, so suchen sie die Ausflucht, daß diese Substanzen doch öfterer schädlich, als nützlich gewesen wären. Aber kam denn die öftere Schädlichkeit von diesen Dingen selbst her, oder von der unrechten Anwendung, daß ist, von denen her, die sie in unpassenden Krankheiten unschicklich brauchten? Diese Dinge wenden sich ja nicht selbst in Krankheiten an; sie müssen von Menschen angewendet werden, und wenn sie also je heilsam waren, so geschah es, weil sie einmal treffend angewendet wurden durch Menschen; es geschah, weil sie stets heilsam seyn können, wenn die Menschen nie eine andre, als eine schickliche Anwendung von ihnen machen. Und so folgt dann, daß, sobald diese Substanzen je schädlich und verderblich wurden, sie es bloß durch die unschickliche Anwendung der Menschen wurden. Alles Schädliche derselben fällt

also auf die Ungeschicklichkeit des Anwenders zurück.

Da sprachen nun diese eingeschränkten Köpfe wieder: „Selbst wenn man z. B. den Arsenik durch ein Corrigens, durch zugesetztes Laugensalz zu zähmen sucht, so richtet er doch noch oft genug Schaden an."

Er selbst wohl nicht, antworte ich, denn, wie gesagt, diese Dinge wenden sich nicht selbst an, sondern die Menschen wenden sie an und schaden damit. Und was soll das Laugensalz als Corrigens thun? Soll es den Arsenik bloß schwächer machen, oder soll es seine Natur ändern und was Anders daraus machen? In letzterm Falle ist das nun entstandene Arsenikmittelsalz kein eigentlicher Arsenik mehr, sondern etwas Andres. Soll er aber bloß schwächer werden, so ist doch wohl die bloße Verminderung der Gabe des reinen aufgelösten Arseniks eine weit vernünftigere und zweckmäßigere Veranstaltung, ihn schwächer und milder zu machen, als wenn man die Gabe in ihrer schädlichen Größe läßt und nur durch Zusatz eines andern Arzneikörpers ihm, man weiß nicht welche Abänderung seiner Natur zu geben sucht, wie durch die angeblichen Corrigentia geschieht. Deuchtet Dir dann eine Gabe von $\frac{1}{10}$ Gran Arsenik zu stark, was hindert Dich, die Auflösung zu verdünnen, und weniger, weit weniger davon zu geben?

„Ein Zehntelgran ist das kleinste Gewicht, was observanzmäßig in der Praxis ist. Wer könnte wohl weniger aus der Apotheke verschreiben, ohne sich lächerlich zu machen," höre ich sprechen.

So? also ein Zehntelgran wirkt zuweilen lebensgefährlich, und weniger, viel weniger zu geben, erlaubt Dir die zunftgemäße Oberservanz nicht? Heißt dieß nicht dem Menschenverstand Hohn gesprochen? Ist die zunftmäßige Oberservanz eine Einführung unter vernunftlosen Sklaven, oder unter Menschen, die freien Willen und Verstand haben? Wenn dieß Letztere ist, wer hindert sie, **weniger** anzuwenden, wo **viel** schädlich werden könnte? Eigensinn? Schuldogmatismus? oder welcher andere Geisteskerker?

„Ja, auch in geringerer Menge gebraucht, würde der Arsenik noch schädlich seyn, wenn wir uns auch zu der lächerlichen, unter den Gaben-Satzungen unserer Arzneimittellehre unerhörten Gabe des Hundertels, des Tausendtels eines Grans herablassen wollten. Auch $\frac{1}{1000}$ Gran Arsenik muß noch schädlich und verderblich seyn, denn er bleibt ein unzähmbares Gift, wie wir setzen, behaupten, vermuthen und aussprechen."

Wenn auch dieß bequeme Behaupten und Vermuthen hier einmal die Wahrheit von ungefähr getroffen haben sollte; so muß doch die Heftigkeit des Arseniks bei jeder weiteren Verkleinerung der Gabe nicht zu, sondern offenbar abnehmen, so daß wir endlich zu einer solchen Verdünnung der Auflösung und Verkleinerung Eurer observanzmäßigen Gabe von $\frac{1}{10}$ Gran gar nicht mehr hat.

„Eine solche Gabe wäre ganz was Neues! Was wäre denn das für eine?"

Neu-seyn ist freilich ein Hauptverbrechen bei der auf ihren alten Hefen versessenen, orthodoxen Schule, die ihre Vernunft gefangen nimmt unter die Tyrannei der ergrauten Observanz.

Welches elende Gesetz könnte aber den Arzt, welcher ein Gelehrter, ein denkender, freier Mann, ein Beherrscher der Natur in seinem Fache von Rechtswegen seyn sollte, und was überhaupt sollte ihn hindern, eine gefährliche Gabe durch Verkleinerung mild zu machen?

Was sollte ihn hindern, wenn, seinen Erfahrungen nach, die Gabe von $\frac{1}{1000}$ eines Grans noch zu stark wäre, $\frac{1}{10000}$ zu geben oder ein Milliontheil eines Grans. Und wenn er auch dieses in vielen Fällen noch zu heftig finden sollte, **da doch alles nur auf Versuche und Erfahrung in der Arzneikunst ankommt** (indem sie selbst nichts, als eine Erfahrungswissenschaft ist), was hindert ihn dann, den Milliontheil zu einem Billiontheil herabzumindern? Und wenn auch dies in manchen Fällen eine noch zu starke Gabe wäre, wer könnte es ihm wehren, sie bis zum Quadrilliontel eines Grans zu verringern, oder noch tiefer herab?

Da höre ich dann den gewöhnlichen Unverstand aus dem Schlamme seiner tausendjährigen Vorurtheile herausrufen: „Ha! Ha! Ha! Ein Quadrilliontel? Das ist gar nichts!"

Warum **nicht**? Sollte die auch noch so weit getriebene Theilung einer Substanz etwas Anders, als Theile des Ganzen hervorbringen können? Sollten sie selbst bis an die Grenzen der Unendlichkeit verkleinert, nicht noch **etwas** bleiben, etwas Wesentliches, ein Theil des Ganzen, seys auch noch so wenig? Welcher gesunde Menschenverstand kann dem widersprechen?

Und bleibt dieses (ein Quadrilliontel, Quintilliontel, Octilliontel, Decilliontel) wirklich noch etwas von der getheilten Sache, wie kein vernünftiger Mensch läugnen kann, wie sollte ein selbst so kleiner Theil, da er doch wirklich **etwas** ist, **nichts** wirken können, indem doch das Ganze so ungeheuer wirksam war? **Was** aber und **wie viel** dieser so kleine Theil wirken könne, **kann** nicht der grübelnde Verstand oder Unverstand, sondern **einzig die Erfahrung** muß dieß **entscheiden, gegen die sich bei Thatsachen nicht appelliren läßt.** Bloß der Erfahrung kommt es zu, zu entscheiden, ob dieser kleine Theil zu schwach geworden sey, etwas gegen Krankheiten auszurichten, zu schwach, um den für diese Arznei überhaupt geeigneten Krankheitsfall zu heben und in Gesundheit zu verwandeln. Dieß kann kein Machtspruch aus der Studierstube, dieß muß die Erfahrung, welche hier allein competente Richterin ist, **allein** entscheiden.

Doch die Erfahrung hat hierüber schon entschieden, und thut es noch täglich vor den Augen jedes vorurtheillosen Mannes.

Wenn ich aber mit dem, die kleinen Gaben der Homöopathik als ein Nichts, als nichtswirkend belächelnden, die Erfahrung nie zu Rathe ziehenden Klügler fertig bin, so hört man auf der andren Seite den Behutsamkeits-Heuchler auch bei den so kleinen Gaben der homöopathischen Heilkunst – eben so ohne Prüfung, eben so in den Tag hinein – **noch** über Gefährlichkeit schreien.

Für diesen also hier noch einige Worte.

Ist eine Gabe von $\frac{1}{10}$ Gran Arsenik eine in vielen Fällen gefährliche Gabe, muß sie denn nicht milder werden, wenn man nur $\frac{1}{1000}$ giebt? Und wenn wenn sie es wird, muß sie nicht bei jeder weitern Verkleinerung noch milder werden?

Wenn nun der Arsenik (so wie jede andre sehr kräftige Arzneisubstanz) bloß durch Verkleinerung der Gaben am besten so mild werden kann, daß er dem Menschenleben nicht mehr gefährlich ist, so hat man ja bloß durch Versuche zu finden, bis wie weit die Gabe verkleinert werden müsse, daß sie klein genug sey, um nicht Schaden zu bringen, und doch groß genug, um ihr volles Amt als Heilmittel der für sie geeigneten Krankheiten zu vollführen.

Die Erfahrung, und bloß die Erfahrung, nicht der Stuben-Aberwitz, nicht der engherzige, unwissende, nichts praktisch prüfende Schul-Dogmatismus kann aussprechen, welche Gabe selbst von einem so überkräftigen Mittel, als Arsenik ist, so klein sey, daß sie ohne Gefahr eingenommen werden und doch noch so kräftig bleiben könne, daß sie gegen Krankheiten alles auszurichten vermöge, was dieser (gehörig gemäßigt und für den gehörigen Krankheitsfall gewählt, so wohlthätige) Arzneikörper seiner Natur nach auszurichten vom allgütigen Schöpfer bestimmt ward. Er muß so gemildert seyn durch Verdünnung der Auflösung und Verkleinerung der Gabe, daß der stärkste Mann durch eine solche Gabe von einer Krankheit, deren passendes Heilmittel in dieser Substanz liegt, hülfreich befreiet werden könne, während dieselbe Gabe das Befinden eines gesunden Kindes nicht merklich zu ändern im Stande ist[7] Dieß ist die schätzbare Aufgabe, welche nur durch tausendfache Erfahrungen und Versuche gelöset, nicht aber vom klügelnden Schul-Dogmatismus durch Errathen, Behaupten und Vermuthen bestimmt werden kann.

Kein vernünftiger Arzt kann Grenzen seines Verfahrens anerkennen, die ihm die verrostete, nie durch reine Versuche, mit Nachdenken gepaart, geleitete Schul-Observanz vorstecken will. Sein Wirkungskreis ist die Gesundmachung der kranken Menschen, und die zahllosen, kräftigen Potenzen auf der Erde sind ihm vom Erhalter des Lebens unbeschränkt zu Werkzeugen der Heilung angewiesen; nichts davon ausgeschlossen. Ihm, der die Krankheit, welche den Menschen der körperlichen Vernichtung nahe bringt, besiegen, und eine Art von Wiedererschaffung des Lebens vollführen soll (eine größere Handlung, als die meisten übrigen gerühmtesten Thaten der Menschen sind), ihm muß die ganze, weite Natur mit allen ihren Hülfskräften und Substanzen zu Gebote stehen, um

diese Art von Schöpfungswerk zu Stande zu bringen; ihm muß es aber auch, der Natur der Sache nach, ganz frei stehen, sich dieser Substanzen gerade in der Menge, sie sey auch noch so klein oder so groß, als er dem Zwecke am gemäßigsten durch Erfahrung und Versuche findet, zu bedienen, in irgend einer Form, die er durch Nachdenken und Erfahrung am dienlichsten gefunden hat, – und alles Dieß ganz ohne Einschränkung, wie es einem freien Manne, einem mit allen dazu gehörigen Kenntnissen ausgerüsteten und mit dem gottähnlichsten Gemüthe und dem zartesten Gewissen begabten Menschen-Erretter und Leben-Wiederbringer gebührt.

Entferne sich jeder von diesem gottesdienstlichen und erhabensten aller irdischen Geschäfte, wem es an Geiste, an Ueberlegung, an irgend einer der nöthigen Kenntnisse, oder dem es an zartem Gefühle für Menschenwohl und Pflicht, das ist, an reiner Tugend gebricht! Hinweg mit dem heillosen Volke, was sich bloß den äußern Anstrich der Heilbringer giebt, dessen Kopf voll eiteln Trugs, dessen Herz voll frevelnden Leichtsinns ist, dessen Zunge der Wahrheit Hohn spricht, und dessen Hände Verderben bereiten!

Folgende Beobachtungen entstanden von Gaben verschiedener Stärke an Personen von verschiedener Empfänglichkeit.

Zum Heilbehufe auf homöopathischem Wege sind Gaben von sehr tiefer Verdünnung dem Zwecke völlig gemäß durch unzählige Versuche gefunden worden. Die Gabe von einem möglichst kleinen Theile eines Tropfens, welcher ein Decilliontel eines Grans weißen Arsenik enthält, war dem Heilbedarfe gewöhnlich angemessen. Dieß zu bewirken, wird Ein Gran gepülverter, weißer Arsenik unter 33 Gran gepülverten Milchzucker in der (am Boden matt geriebenen) porzellanen Reibeschale gerührt und mit dem porzellanen (unten glasurfreien) Pistill 6 Minuten lang gerieben, das so Geriebene mit dem porzellanen Spatel binnen 4 Minuten gleichartig aufgescharret und zum zweiten Male, ohne Zusatz, 6 Minuten lang gerieben, was dann wieder aufgescharrt wird, binnen 4 Minuten. Hierzu werden wieder 33 Gran Milchzucker gleichartig untergerührt. 6 Minuten gerieben und nach vierminütlichen Aufscharren und abermaligem sechsminütlichem Zusammenreiben, und vierminütlichem Aufscharren, werden die letzten 33 Gran Milchzucker dazu gerührt und

---

[7] Eine homöopathisch gewählte, das ist, einen sehr ähnlichen krankhaften Zustand, als die zu heilende Krankheit hat, selbst zu erzeugen, fähige Arznei berührt bloß die kranke Seite des Organisms, also gerade den aufgeregtesten, unendlich empfindlichen Theil desselben; ihre Gabe muß daher so klein seyn, daß sie die kranke Seite des Organisms nur etwas mehr afficire, als es die Krankheit that, wozu die kleinste Gabe hinreicht, eine so kleine, daß das Befinden eines Gesunden, der also natürlich diese für die Arznei so empfindlichen Berührungspunkte nicht hat, unmöglich ändern, oder ihn krank machen könnte, welches nur große Arzneigaben vermögen. M. s. **Organon d. Heilk.** §. 277–279, und **Geist der homöopathischen Heillehre** zu Anfange dieses zweiten Theils.

ebenfalls nach 6 Minuten Reiben und 4 Minuten Aufscharren, zum zweiten Male gerieben, wodurch nach gehörigem letzten Aufscharren ein Pulver entsteht, was in jedem Grane $\frac{1}{100}$ Gran Arsenik gleichförmig potenzirt enthält. Ein solcher Gran Pulver wird auf gleiche Weise mit dreimal 33 Granen frischen Milchzuckers in ebenfalls 1 Stunde (36 Min. Reiben und 24 Min. Aufscharren)[8] zu einer hundert Mal dünnern, potenzirten Pulver-Verdünnung gebracht, wovon Ein ($\frac{1}{10000}$ Arsenik enthaltender) Gran binnen einer dritten Stunde auf gleiche Art mit wieder 99 Granen frischem Milchzucker zusammengerieben eine potenzirte, millionfache Arsenik-Verdünnung in Pulverform darstellt, wovon ein Gran in 100 Tropfen gewässertem Weingeiste (im Verhältnisse von 50 Tropfen Wasser zu 50 Tropfen gemeinem Weingeiste) aufgelöst und mit 2 Armschlägen (das Glas in der Hand gehalten) geschüttelt, eine Auflösung giebt, welche durch noch 26 andere Gläser hindurch verdünnt (immer 1 Tropfen aus dem vorigen Glase zu den 99 Tropfen Weingeist des folgenden Glases getröpfelt, was dann zweimal geschüttelt wird, ehe man wieder einen Tropfen davon nimmt, um ihn ins folgende Glas zu tröpfeln) die beabsichtigte potenzirte, decillionfache ($\overline{x}$) Kraft-Entwickelung des Arseniks liefert.

Um nun diese hochpotenzirte Arznei zum Eingeben zuzubereiten, werden etwa 10 Gran feinste, vom Conditor aus Stärkemehl und Rohrzucker verfertigte Streukügelchen (deren 300 einen Gran wiegen) in einem kleinen, rundbodigen, porzellanenen Näpfchen mit 6, 8 Tropfen dieser geistigen Flüssigkeit beträpfelt, mit einem Holzspänchen umgerührt, um alle Kügelchen gleichförmig zu benetzen, dann das Ganze auf ein Stückchen Papier ausgestürzt und ausgebreitet, und wenn sie dann völlig trocken sind, in einem gestöpselten Glase aufgehoben und mit dem Namen der Arznei versehen.

Dieses Tingiren zum Vorrathe ist dem jedesmal Befeuchten eines Streukügelchen bei Weitem vorzuziehn, wobei das Glas oft geneigt werden muß, was eine höhere Potenzirung, fast wie mehrmaliges Schütteln, bewirkt.

Ein solches Kügelchen reicht für jeden, dem Arsenik angemessenen Krankheitsfall zum Einnehmen auf eine Gabe hin, die nöthigenfalls in angemessenen Zeiträumen wiederholt werden kann, ungeachtet sie mehre Tage über Wirkung äußert.

Auf gedachte Weise werden auch die Senfsamen großen Streukügelchen zum Vorrathe befeuchtet (20 wiegen einen Gran), deren jedes in ein gestöpseltes Gläschen gethan, zum Riechen dienet; ein Arznei-Gebrauch, der, wie neuere, **vielfältige** Erfahrungen lehren, zur homöopathischen Heilung aller langwierigen sowohl als akuten Krankheiten, in den meisten Fällen, jedem Einnehmen kleiner Kügelchen durch den Mund bei weitem vorzuziehen ist, wovon die Gründe aber nicht hieher gehören.

Ein verständiger, homöopathischer Arzt wird dieses Mittel, auch in dieser so verkleinten Gabe, nicht eher reichen, als bis er überzeugt ist, daß dessen eigenthümliche Symptome mit denen der zu heilenden Krankheit die möglichste Aehnlichkeit haben. Hat es sie aber, so hilft es auch gewiß.

Hätte er aber ja aus menschlicher Schwachheit die Wahl nicht genau getroffen, so wird ein- oder mehrmaliges Riechen an Ipekakuanha oder an Kalk-Schwefelleber, oder an Krähenaugen, je nach den Umständen, die Beschwerden heben.

Ein solcher Gebrauch des Arseniks hat sich in unzähligen Krankheits-Zuständen hülfreich erwiesen, und unter andern: bei mehren eintägigen Fiebern und Wechselfiebern besondrer Art; bei Krampf- und Weh-Adern (varices), bei Stichen im Brustbeine, Erbrechen nach fast jeder Speise, allzugroßem Blutverluste bei der Regel und andern Beschwerden beim Monatlichen, bei Leibverstopfung, bei Schärfe des Scheide-Flusses und dem Wundwerden davon, bei Leber-Verhärtungen, Beklemmung der Brust beim Steigen, Uebelriechen aus dem Munde, Bluten des Zahnfleisches, Bluthusten, Drücken im Brustbeine, Magen-Drücken, ziehendem Stechen hie und da im Gesichte, abendlicher Schlafsucht, Abend-Schauder und Glieder-Renken mit bänglicher Unruhe, schwerem Einschlafen nach nächtlichem Erwachen, Müdigkeit in den Füßen, Zerschlagenheits Schmerze im Knie-Gelenke, jückenden Flechten in der Kniekehle, beim Gehen wie wund aufgerieben schmerzenden Zehballen, alten Schenkel-Geschwüren (brennenden und) stechenden Schmerzes, reißendem Stechen in der Hüfte, im Schooße und dem

---

[8] Nach dieser Verrichtung wird die Reibeschale nebst dem Pistill und dem porzellanenen Spatel, nach trocknem Auswischen, dreimal mit kochendem Wasser abgespült, zwischendurch mit jedesmal frischem Fließpapiere bis zur Trockenheit gerieben, dann aber über Kohlen allmählig bis zum Glühen erhitzt, damit diese Stücke zu jeder künftigen Arznei-Verreibung wieder so tauglich werden, wie ganz neue.

Oberschenkel, nächtlichem ziehendem Reißen vom Ellbogen bis in die Achsel, schmerzhafter Geschwulst der Leisten-Drüsen, u. s. w.

(Vergiftungen mit großen Gaben Arsenik gehören nicht hieher. Sie werden durch Eingeben mit Oel geschüttelten kohlensauern Kalis, mit einer Auflösung von kalkartiger Schwefelleber und durch reichliches Trinken von fetter Milch so gut als möglich gehoben, die zurückbleibenden Nervenzufälle aber durch andre, auf dieselben passenden Mittel vollends beseitigt.)

Die Namen-Verkürzungen meiner Mit-Beobachter sind folgende: *Hornburg* [*Hbg.*], *Meyer* [*Myr.*], *Stapf* [*Stf.*], *Bähr* [*Bhr.*], *Groß* [*Gß.*], *Langhammer* [*Lhr.*], *Fr. Hahnemann* [*Fr. H-n.*].

Alle Symptome von Ebers entnommen sind weniger reine Arsenikwirkungen. (Hyg. XVII. 2. Frank.) [Anmerkung der Herausgeber: ursprünglich handschriftliche Einfügung Hahnemanns.]

Arsenicum [CK], Arsenik [RAL]

■ Gemüt

Traurigkeit und Trübsinn. [CK 1]

Melancholie, traurige Gemüths-Stimmung, nach dem Essen, mit Kopfweh (n. 80 St.). [CK 2] Nach dem Mittagsessen, eine traurige, melancholische Gemühtsstimmung mit Kopfweh (n. 80 St.). [RAL 1006]

Traurige, bekümmerte Vorstellungen, Abends im Bette, als könne den Anverwandten Böses zugestossen seyn. [CK 3] Abends im Bette ängstliche, traurige Vorstellungen; z.B. es könnte den Anverwandten etwas Böses zugestoßen seyn. [RAL 1036]

Religiöse Schwermuth und Zurückgezogenheit (*Ebers*, in *Hufelands* Journ. 1813. Oct. S. 8.). [CK 4; RAL 1058]

Er weinte und heulte, und sprach wenig und kurz (*Stf.*). [CK 5; RAL 1025]

Durchdringende Wehklagen, von eintretenden Ohnmachten unterbrochen (*Friedrich*, in *Hufel.* Journ. V., p. 172.). [CK 6; RAL 1024]

Jämmerliches Wehklagen, dass ihm die grösste Angst, bei höchst widriger Empfindung im Unterleibe, den Athem benehme, und ihn zwinge, sich bald dahin, bald dorthin zusammen zu krümmen, bald wieder aufzustehen und umherzugehen (*Morgagni*, de sed. et. caus. morb. LIX.). [CK 7] Jämmerliches Wehklagen, daß ihm die unerträglichste Angst, bei höchst widriger Empfindung im ganzen Unterleibe, den Odem benehme und ihn zwinge, sich bald dahin, bald dorthin zusammen zu krümmen, bald wieder aufzustehen und umherzugehen [RAL 1026]

Bangigkeiten, lange Zeit hindurch (*Tim. a Güldenklee*, Opp. S. 280.). [CK 8] Langwierige Bangigkeit [RAL 1018]

Aengstlichkeiten und Unruhe im ganzen Körper (n. 1 St.) (*Richard*, bei *Schenk*, lib. VII. obs. 211.). [CK 9; RAL 1020]

Aengstlich und zitternd fürchtet er von sich selbst, er möchte sich nicht enthalten können, Jemanden mit einem Messer ums Leben zu bringen (*Marcus*, Ephem. d. Heilk. Heft III). [CK 10] Zitternd, ängstlich, fürchtet er von sich selbst, er möchte sich nicht enthalten können, Jemanden mit einem scharfen Messer ums Leben zu bringen [RAL 1027]

Aengstlichkeit und Hitze, die sie vor Mitternacht nicht einschlafen lässt, viele Tage lang. [CK 11]

Sie kann vor Mitternacht nicht einschlafen vor ängstlicher Hitze, viele Tage lang. [RAL 1010]

Aengstlichkeit, Abends, nach dem Niederlegen, und nach Mitternacht, um **3 Uhr**, nach dem Erwachen. [CK 12] Abends nach dem Niederlegen und nach Mitternacht um 3 Uhr (nach dem Erwachen) Aengstlichkeit.[9] [RAL 1011]

Arge Aengstlichkeit, Nachts um 3 Uhr, und es ward ihr bald heiss, bald wie zum Erbrechen. [CK 13] Die Nacht um 1 Uhr arge Angst, es ward ihr bald heiß, bald wie zum Brechen. [RAL 1009]

Aengstlichkeiten, Angst (*Myrrhen*, Misc. Nat. Cur. Neue, med. chir. Wahrnehm. Vol. I. 1778. – *Quelmalz*. Commerc. lit. 1737.). [CK 14] Angst, Aengstlichkeiten. [RAL 1012]

Grosses Angst-Gefühl (*Kaiser*, in *Hb*. u. *Tr*. Arzneimittellehre). [CK 15]

Die unerträglichste Angst (*Forestus*, lib. 17. obs. 13.). [CK 16; RAL 1014]

Grosse Angst, mit Beklommenheit der Brust und erschwertem Athem (*Kaiser*, a.a.O.). [CK 17]

Innere Angst (*Kaiser*, a.a.O.). [CK 18]

Todes-Angst (*Henning*, in *Hufel.* Journ. X., 2.). [CK 19; RAL 1016]

Anhaltende Angst, wie Gewissens-Angst, als hätte er pflichtwidrig gehandelt, ohne jedoch zu wissen, worin. [CK 20] Anhaltende Aengstlichkeit, wie Gewissensangst, gleich als hätte er pflichtwidrig gehandelt, ohne jedoch zu wissen, worin.[10] [RAL 1039]

Herzens-Angst, von eintretenden Ohnmachten unterbrochen (*Friedrich*, a.a.O.). [CK 21; RAL 1017]

Angst und Beängstigung, dass er mehrmals in Ohnmacht fiel (*Bernh. Verzasch.* Obs. med. obs. 66.). [CK 22] Beängstigung, daß er mehrmals in Ohnmacht fiel, nebst einem heftigen Schmerz an dem Orte, und schwarzen Blattern an der Stelle[11]. [RAL 1013]

Angst, Zittern und Beben, mit kaltem Schweisse im Gesichte (*Alberti*, jurispr. med. Tom. II. p. 257.). [CK 23; RAL 1019]

Grosse Angst, Zittern und Beben, mit starkem Reissen im Bauche (*Alberti*, a.a.O.). [CK 24; RAL 1030]

---

[9] Charakteristisch.

[10] S.a. *Kaiser*, a.a.O. N. 1–3. „Innere Angst." – „Großes Angstgefühl." – „Hoher Grad von Angst, Beklommenheit der Brust und erschwertes Athmen."

[11] Da Arsenik in einem Säckchen auf bloßer Brust 4 Tage lang getragen worden war.

Mit unsäglicher Angst schien er, steigender Schmerzen wegen, in den letzten Zügen zu liegen (*Morgagni*, a.a.O.). [CK 25] Steigender Schmerzen wegen schien er in den letzten Zügen zu liegen, mit unsäglicher Aengstlichkeit. [RAL 1021]

Unter grosser Angst wälzt und wirft er sich im Bette hin und her (*Güldenklee*, a.a.O. – *Büttner*, Unterr. üb. d. Tödtl. d. Wunden.). [CK 26; RAL 1028]

Er kann auf keiner Stelle Ruhe finden, verändert beständig die Lage, will aus einem Bette in das andere, und bald hier, bald dort liegen. [CK 27] Er kann auf keiner Stelle Ruhe finden, verändert beständig die Lage im Bette, will aus einem Bette in das andere und bald hier, bald dort liegen.[12] [RAL 1008]

Unruhe, er will aus einem Bette in das andere (*Myrrhen*, a.a.O.). [CK 28] Er will aus einem Bette in das andere. [RAL 1029]

Unruhe und Umherwerfen im Bette, mit Traurigkeit und unersättlichem Durste (n. 24 St.) (*Büttner*, a.a.O.). [CK 29] Traurigkeit und Unruhe und Umherwerfen im Bette, mit unersättlichem Durste[13] (n. 24 St.). [RAL 1023]

Unruhe mit Schmerzen im Kopfe, im Bauche und in den Knieen (*Richard*, a.a.O.). [CK 30; RAL 1022]

Voller Unruhe, ist das Kind verdriesslich und wimmert. [CK 31] Das Kind ist voll Unruhe, verdrießlich und wimmert. [RAL 1007]

Unruhe und hypochondrische Aengstlichkeit, wie von anhaltendem Stuben-Sitzen, gleich, als wenn sie aus dem oberen Theile der Brust entspränge, ohne Herzklopfen (sogleich). [CK 32] Hypochondrische Aengstlichkeit, wie bei vielem Stubensitzen zu entstehen pflegt, gleich als wenn sie aus dem obern Theile der Brust entspränge; ohne Herzklopfen (nach einigen Minuten). [RAL 1034]

Angst und Furcht; er sieht einen Bekannten, der nicht anwesend ist, todt auf dem Sopha liegen, und hat grosse Furcht vor ihm (*Whl.*). [CK 33]

Er sieht lauter Gewürme und Käfer auf seinem Bette herumlaufen, vor denen er ausreissen will, und von denen er immer ganze Hände voll herausschmeisst (*Whl.*). [CK 34]

Er sieht lauter Spitzbuben in seiner Stube und kriecht desshalb immer unter das Bett (*Whl.*). [CK 35]

Sein ganzes Haus, auch unter seinem Bette, ist Alles voll Spitzbuben, wesshalb ihm vor Furcht der Angstschweiss ausbricht, der kalt über den ganzen Körper herunterläuft (*Whl.*). [CK 36]

In der Nacht läuft er im ganzen Hause herum und sucht die Diebe (*Whl.*). [CK 37]

Die grösste Furcht und Angst; er sieht Tag und Nacht Gespenster. [CK 38]

Vor Furcht springt er aus dem Bette und verkriecht sich in den Kleider-Schrank, wo man ihn nur mit grosser Mühe wieder herausbekommen kann (*Whl.*). [CK 39]

Unentschlossenheit in wiederkehrenden Launen; er wünscht Etwas, und wenn man seinen Wunsch zu erfüllen sucht, kann die grösste Kleinigkeit seinen Entschluss ändern, und er will es dann nicht. [CK 40] Wiederkehrende Launen von Unentschlossenheit; er wünscht etwas und wenn man seinen Wunsch zu erfüllen sucht, so kann die geringste Kleinigkeit seinen Entschluß ändern, und er wills dann nicht. [RAL 1044]

Grosse Ernsthaftigkeit. [CK 41; RAL 1066]

Wenn er allein ist, verfällt er in Gedanken über Krankheit und andere Dinge, von denen er sich nicht gut losreissen kann. [CK 42] Wenn er allein ist, verfällt er in Gedanken über Krankheit und andere Gedanken gleichgültiger Art, von denen er sich nicht losreißen kann. [RAL 1038]

Er verzweifelt an seinem Leben (*Richard*, a.a.O.). [CK 43; RAL 1033]

Verzweifelt und weinend, glaubt er, es könne ihm Nichts helfen, und er müsse doch sterben; dabei ist er kalt und friert, mit nachfolgender allgemeiner Mattigkeit. [CK 44] Er ist kalt, friert und weint, und glaubt, verzweifelt, es könne ihm nichts helfen und er müsse doch sterben; hierauf allgemeine Mattigkeit. [RAL 1035]

Ueber-Empfindlichkeit und Ueber-Zartheit des Gemüthes; niedergeschlagen, traurig und weinerlich ist sie um die geringste Kleinigkeit bekümmert und besorgt. [CK 45; RAL 1040]

Sehr empfindlich gegen Geräusch. [CK 46; RAL 1041]

Schreckhaftigkeit. [CK 47; RAL 1037]

Schwach an Leib und Seele, redet er Nichts, ohne jedoch mürrisch zu seyn. [CK 48] Schwach an Leib und Seele (mattherzig) redet er nichts, ohne jedoch mürrisch zu seyn. [RAL 1053]

---

[12] Fast bei keinem andern Arzneimittel so bedeutend anzutreffen.

[13] Von äußerlicher Anwendung auf den Kopf bei zwei Kindern. Nach dem, zwei Tage darauf erfolgten Tode, Entzündung der Lunge und starke Entzündung am Magen und in den dünnen Därmen.

Wenig Reden, nur Klage über Angst (*Alberti*, a.a.O.). [CK 49; RAL 1015]

Uebelbehagen, er hat zu Nichts Lust. [CK 50; RAL 1043]

Ungeduldig und ängstlich. [CK 51] **Aengstlich ungeduldig.** [RAL 1050]

Unzufrieden den ganzen Tag, und höchst verdriesslich über sich; er glaubte nicht genug gethan zu haben, und machte sich die bittersten Vorwürfe darüber (*Lgh.*). [CK 52] Den ganzen Tag unzufrieden mit sich selbst und höchst verdrießlich über sich; er glaubte nicht genug gethan zu haben und machte sich die bittersten Vorwürfe darüber. [RAL 1064]

Unmuth, mit sanfter Freundlichkeit wechselnd; im Unmuthe sieht sie Niemanden an und will von Nichts wissen, weint auch wohl. [CK 53] Launen: **Unmuth** mit sanfter Freundlichkeit abwechselnd; im Unmuthe sieht sie Niemand an, will von nichts wissen, weint auch wohl. [RAL 1052]

Unmuth, früh im Bette; er stösst unwillig die Kopf-Kissen hin und her, wirft das Deckbett von sich, entblösst sich, sieht Niemanden an und will von Nichts wissen. [CK 54] **Unmuth** früh im Bette; er stößt unwillig die Kopfkissen hier und dahin, wirft das Deckbett von sich und entblößt sich, sieht Niemand an und will von nichts wissen. [RAL 1051]

Aergerlich über Kleinigkeiten. [CK 55; RAL 1048]

Er ärgert sich über jede Kleinigkeit, und kann nicht aufhören, über die Fehler Anderer zu reden. [CK 56] **Gereiztheit des Gemüths, er ärgert sich über Kleinigkeiten und kann nicht aufhören, über die Fehler Anderer zu reden.** [RAL 1042]

Sehr ärgerlich und mit Nichts zufrieden, tadelt sie Alles; es ist ihr Alles zu stark und zu empfindlich, jedes Gerede, jedes Geräusch und jedes Licht. [CK 57] Unzufrieden mit Allem, tadelt sie Alles; es ist ihr alles zu stark und zu empfindlich, jedes Gerede, jedes Geräusch und jedes Licht. [RAL 1049]

Sehr ärgerlich und empfindlich: das Geringste konnte ihn beleidigen und zum Zorne bringen (*Lgh.*). [CK 58] Empfindlich ärgerliches Gemüth; das Geringste konnte ihn beleidigen und fast zum Zorne bringen. [RAL 1063]

Sehr ärgerlich, aufgebracht, grillig, nimmt sie jedes Wort übel und wird böse, wenn sie antworten soll. [CK 59; RAL 1047]

Zu hämischem Spott geneigt. [CK 60]

Sie wird wüthig böse, als man ihr, bei gänzlicher Appetitlosigkeit, Etwas zu essen aufgenöthigt hatte. [CK 61] Sie läßt, bei gänzlicher Appetitlosigkeit, sich etwas zu Essen aufnöthigen, wird aber darüber wüthig böse (n. 7 Tagen). [RAL 1046]

Ihr Verlangen ist grösser, als ihr Bedürfniss; sie isst und trinkt mehr, als ihr gut ist; sie geht weiter, als sie braucht und vertragen kann. [CK 62; RAL 1045]

Grosse Gleichgültigkeit und Theilnahmlosigkeit. [CK 63; RAL 1055]

Gleichgültigkeit gegen das Leben (*Kaiser*, a.a.O.). [CK 64]

Das Leben kommt ihm gleichgültig vor, er setzt keinen Werth darauf. [CK 65] Das Leben kömmt ihm wie nichtig vor; er setzt keinen Werth darauf.[14] [RAL 1056]

Ruhige gleichgültige Gemüths-Stimmung: um ihren nahen Tod bekümmert, hofften sie weder, noch wünschten sie ihre Wiedergenesung (Nachwirkung, bei zwei Selbstmördern, die Arsenik genommen). [CK 66] Ungemein ruhige Gemüthsstimmung; um ihren nahen Tod unbekümmert, hofften sie weder, noch wünschten sie ihre Wiedergenesung.[15] [RAL 1057]

Ruhe der Seele, (bei einer verzweifelnden Melancholischen) (*La Motte*, journ. de Med. LXX.). [CK 67; RAL 1059]

Ruhigen, festen Gemüths; er blieb sich in allen Ereignissen, die ihn trafen, gleich (*Lgh.*). [CK 68] Ruhig ernsthaften Gemüths; er blieb sich in allen Ereignissen, die ihn trafen, gleich. [RAL 1060]

Wohl gelaunt; er sucht sich gern mit Andern zu unterhalten (*Lgh.*). [CK 69; RAL 1061]

Mehr zum Frohsinn gestimmt, und geneigt, sich stets zu beschäftigen (*Lgh.*). [CK 70; RAL 1062]

Die ersten Minuten grosse Seelenruhe und Heiterkeit; nach einer halben Stunde aber ungeheure Unruhe und Aengstlichkeit; er stellte sich die Wirkungen des Giftes schrecklich vor, und wünschte fort zu leben; (bei einem verzweiflungsvollen Selbstmörder) (*Stf.*). [CK 71] Die ersten Minuten große Seelenruhe und Heiterkeit,[16] nach einer halben Stunde aber ungeheure

---

[14] S. a. *Kaiser*, a.a.O. N. 4. „Gleichgültigkeit gegen das Leben.“

[15] Eine Nach- oder Heilwirkung, bei zwei Selbstmördern beobachtet, welche in der unerträglichsten Herzensbangigkeit, der eine ein Quentchen, der andre ungefähr zwei Skrupel Arsenikpulver eingenommen hatten und mit größter Seelenruhe in einigen Stunden starben.

[16] Bei einem verzweiflungsvollen Selbstmörder, wo also die anfängliche Seelenruhe eine Heilwirkung war.

Aengstlichkeit, Unruhe; er stellte sich die Wirkungen des Giftes schrecklich vor und wünschte fortzuleben. [RAL 1065]

■ Schwindel, Verstand und Gedächtnis

Gedächtniss-Verminderung. [CK 72] **Gedächtnisminderung.** [RAL 14]

Sehr fehlerhaftes Gedächtniss, lange Zeit hindurch (*Myrrhen*, a.a.O.). [CK 73] Sehr fehlerhaftes Gedächtniß auf sehr lange Zeit. [RAL 15]

Vergesslichkeit, das Gedächtniss verlässt ihn. [CK 74] Das Gedächtnis verläßt ihn; er ist vergeßlich. [RAL 16]

Dumm und schwach im Kopfe, gegen Mittag. [CK 75; RAL 17]

Dumm und düselig im Kopfe, dass er nicht denken konnte (*Mr.*). [CK 76] Im Kopfe düselig; er konnte nicht denken. [RAL 21]

Dumm und wüste im Kopfe, wie bei starkem Schnupfen und Verdriesslichkeit; der Kopf ist wie eine Laterne. [CK 77] Kopf dumm und wüste (wie eine Laterne), als wenn man einen recht starken Schnupfen hat und sehr verdrießlich ist. [RAL 30]

Dummheit im Kopfe, wie von Unausgeschlafenheit, von Vormittag 11, bis Nachmittag 6 Uhr. [CK 78] (Von früh 11 Uhr bis Nachmittag 6 Uhr) Kopfweh, so dumm, als wenn man nicht ausgeschlafen hat. [RAL 28]

Stumpfheit im Kopfe, ohne Schmerz. [CK 79; RAL 25]

Verstandes-Schwäche (*Ebers*, a.a.O.). [CK 80] Schwacher Verstand. [RAL 23]

Langwierige Schwachsinnigkeit (*Ebers*, a.a.O.). [CK 81] Chronische Schwachsinnigkeit. [RAL 22]

Delirien (*Kaiser*, a.a.O.). [CK 82]

Von Zeit zu Zeit wiederkehrendes Phantasiren (*Guilbert*, med. chir. Wahrnehm. Vol. II. Altenb.). [CK 83] Von Zeit zu Zeit wiederkehrendes Phantasiren (*Guilbert*, Med. chir. Wahrnehm. Vol. IV. Altenb.)[17]. [RAL 13]

Zudrang verschiedner Gedanken, die er zu schwach ist, von sich zu entfernen, um sich mit einem einzigen zu beschäftigen. [CK 84]

Die Sinn-Organe sind in krankhafter Thätigkeit (*Kaiser*, a.a.O.). [CK 85]

Abwesenheit des Verstandes und der äussern und innern Sinne; er sah nicht, redete viele Tage nicht, hörte nicht und verstand Nichts; wenn man ihm sehr laut in die Ohren schrie, sah er die Anwesenden an, wie ein aus tiefem Schlafe erwachender Trunkener (*Morgagni.*). [CK 86] Abwesenheit des Verstandes und der äußern und inneren Sinne; er sah nicht, redete viele Tage nicht, hörte nicht und verstand nichts, und wenn man ihm sehr laut in die Ohren schrie, so sah er, wie ein aus dem tiefsten Schlafe erwachender Trunkener, die Anwesenden an [*Myrrhen.*]. [RAL 12]

Völlig sinnlos lag sie auf dem Bette, lallte unverständliche Töne, die Augen starr, kalten Schweiss auf der Stirne; Zittern am ganzen Leibe, Puls klein, hart und sehr schnell (*Ebers*, a.a.O.). [CK 87] Völlig sinnlos lag sie auf dem Bette, lallte unverständliche Töne, die Augen starr, kalten Schweiß auf der Stirne, Zittern am ganzen Leibe, Puls klein, hart und sehr schnell [*Ebers.*][18]. [RAL 11]

Das Selbstbewusstseyn schwindet oder wird getrübt (*Kaiser*, a.a.O.). [CK 88]

Verlust der Empfindung und des Bewusstseyns, dass er nicht wusste, was mit ihm vorging (*Pyl*, Samml. VIII., S. 98 sq.). [CK 89] Verlust der Empfindung und des Bewußtseyns, daß er nicht wußte, was mit ihm vorging (*Pyl*, Samml. VIII. S. 98, 105, 108)[19]. [RAL 10]

Bewusstlosigkeit und Sprachlosigkeit (Misc. N. C. Dec. III. an. 9, 10. S. 390.). [CK 90] Sprachlosigkeit und Bewußtlosigkeit. [RAL 226]

Irre-Ideen bei offnen Augen, ohne sich Phantasieen bewusst zu seyn, weder vorher, nach nachher. [CK 91; RAL 1054: in Klammern]

Wahnsinn; erst Kopfweh, ungeheure Angst, Geräusch vor den Ohren, wie von vielen grossen Glocken, und wenn er die Augen aufthat, sah er stets einen Menschen, welcher sich (ehedem) auf dem Boden des Hauses aufgehenkt hatte, der ihm unablässig bittend winkte, ihn abzuschneiden; er lief dahin mit einem Messer, da er ihn aber nicht abschneiden konnte, gerieth er in Verzweiflung und wollte sich selbst erhenken, daran aber verhindert, ward er so unruhig, dass man ihn kaum im Bette erhalten konnte, verlor die Sprache, bei vollem Verstande, und konnte, da er sich schriftlich ausdrücken wollte, nur unverständliche Zeichen hinsetzen, wobei er zitterte, weinte, mit Angst-Schweiss vor der

---

[17] Ebenderselbe, a.a.O. O. N. 6 „Delirium."

[18] *Kaiser*, a.a.O. O: N. 7, „Die Sinnorgane erscheinen in abnormer Thätigkeit."

[19] *Kaiser*, a.a.O. Sympt. 5. „Das reine Selbstbewußtseyn schwindet, oder wird in gelindem Grade getrübt."

Stirn, niederkniete, und die Hände bittend in die Höhe hob (*Ebers*, a.a.O.). [CK 92] Wahnsinn: erst Kopfweh, ungeheure Angst, Geräusch vor den Ohren, wie von einer Menge großer Glocken und wenn er die Augen aufthat, sah er stets einen Menschen, welcher sich (ehedem) auf dem Boden des Hauses aufgehenkt hatte, der ihm unablässig bittend winkte, ihn abzuschneiden; er lief dahin mit einem Messer, da er ihn aber nicht abschneiden konnte, gerieth er in Verzweiflung und wollte sich (wie die ihm Nachgegangenen versicherten) selbst erhenken, aber daran verhindert, ward er so unruhig, daß man ihn kaum im Bette erhalten konnte, verlor die Sprache bei vollem Verstande und konnte, da er sich schriftlich ausdrücken wollte, nur unverständliche Zeichen hinsetzen, wobei er zitterte, weinte, mit Angstschweiß vor der Stirne, niederknieete und die Hände bittend in die Höhe hob. [RAL 1032]

Wuth; er musste gefesselt werden und suchte zu entfliehen (*Amatus Lusitanus*). [CK 93] Er ward wüthend, mußte gefesselt werden und suchte zu entfliehen. [RAL 1031]

Eingenommenheit des Kopfes (*Pearson*, in Samml. br. Abhandl. f. prakt. Aerzte. XIII., 4.). [CK 94] Kopf ist eingenommen. [RAL 19]

Starke Eingenommenheit des Kopfes, Abends (d. 3. T.). [CK 95] Starke Kopf-Eingenommenheit, Abends (d. 3. Tag). [RAL 26]

Eingenommenheit und Düseligkeit im Kopfe bei abendlicher Geistes-Arbeit, als fließe alles Gelesene ohne Unterschied ineinander, mit Verstandes-Verwirrung und Stumpfsinnigkeit; dabei Kriebeln in den Fingerspitzen, als seien sie unterköthig. (*Luc. u. Wir.*, o.a.O.) [CK 200; RAL 6]

Schwäche im Kopfe, vor vielen Schmerzen, mit Schwäche und Weichlichkeit in der Herzgrube, so arg, dass sie recht krank war. [CK 96] Vor Schmerzen bekam sie eine solche Schwäche im Kopfe, und es ward ihr so weichlich und schwächlich in der Herzgrube, daß sie recht krank war. [RAL 24]

Düselig im Kopfe, beim Gehen im Freien, was sich beim wieder Eintreten in das Zimmer vermehrt (n. ½ St.). [CK 97] Beim Gehen in freier Luft, düselig im Kopfe, was sich beim Wiedereintritt in das Zimmer vermehrt (n. ½ St.). [RAL 18]

Düsterheit im Kopfe (*Buchholz*, Beitr. z. ger. Arzneik. IV., 164.). [CK 98; RAL 32]

Dämisch im Kopfe, nach dem Schlafe. [CK 99] Nach dem Schlafe war es ihm so dämisch im Kopfe. [RAL 27]

Wüst im Kopfe (*Hbg.*). [CK 100; RAL 20]

Betäubung im Kopfe, wie von allzueiliger Verrichtung übermässiger Geschäfte, mit innerer Unruhe (n. 2 T.). [CK 101] Innere Unruhe und eine solche Kopfbetäubung, wie von allzueiliger Verrichtung übermäßiger Geschäfte entsteht (n. 2 Tag.). [RAL 29]

Sinnlose Kopf-Betäubung und Schwindel (*Ebers*, a.a.O.). [CK 102] Schwindel und sinnlose Betäubung. [RAL 9]

Taumlicht im Kopfe (*Alberti*, a.a.O.). [CK 103; RAL 5]

Taumlicht, dumm und schwindelicht im Kopfe, beim Gehen im Freien, am meisten in der Stirne, wie betrunken, dass er bald auf diese, bald auf jene Seite hintaumelte, und jeden Augenblick zu fallen fürchtete (n. 9½ St.) (*Lgh.*). [CK 104] Beim Gehen im Freien so dumm und schwindlich im Kopfe; am meisten in der Stirne, wie betrunken, daß er bald auf diese, bald auf jene Seite hintaumelte und jeden Augenblick zu fallen befürchten mußte (n. 9½ St.). [RAL 31]

Schwindel (*Kaiser*, a.a.O. – *Thomson*, Edinbg. Versuche. IV. – *Tennert*, Prat. med. lib. 6, p. 6.). [CK 105] Schwindel (n. 12 St.) (*Thomson*, Edinbg. Versuche IV).[20] – (*Tennert*, Prax. med. lib. 6, pg. 6. C.2.).[21] [RAL 3]

Schwindel im Sitzen. [CK 106; RAL 2]

Schwindel, bloss beim Gehen, als wenn er auf die rechte Seite fallen wollte (*Lgh.*). [CK 107] Bloß beim Gehen Schwindel, als wenn er auf die rechte Seite hinfallen sollte (n. 9½ St.). [RAL 8]

Schwindel, dass sie sich anhalten muss, wenn sie die Augen zuthut, **alle Abende**. [CK 108] Schwindel, so daß sie sich anhalten muß, wenn sie die Augen zuthut, alle Abende.[22] [RAL 1]

Schwindel mit Gesichts-Verdunkelung (*Myrrhen*, a.a.O.). [CK 109] Gesicht verdunkelnder Schwindel.[23] [RAL 4]

Schwindel, mit Vergehen der Gedanken beim Aufrichten (*Stf.*). [CK 110] Schwindel; wenn er sich aufrichtet, vergehen ihm die Gedanken. [RAL 7]

Heftiger Schwindel, mit Brecherlichkeit, im Liegen; er muss sich aufsetzen, um es zu mindern

---

[20] Vom Staube des geschwefelten Arseniks.

[21] M. s.a. Dr. *C. L. Kaiser in Hartlaubs* und *Trinkss* reiner A.M..L.I.B. S. 249. Sympt. 8. „Schwindel." Sympt. 9. Schwindel mit Kopfschmerz."

[22] Also wechselfieberartig zurückkehrend. Solcher fieberartig zurückkehrender Symptome, gibt es von Arsenik mehre, m. S. 265. 375. 868. 918.

[23] Von Einziehung einer Arsenikauflösung in die Nase.

(*Stf.*). [CK 111] Es überfällt ihn heftiger Schwindel und Brecherlichkeit im Liegen; er muß sich aufrichten, um es zu mindern. [RAL 6]

Schwindel mit Kopfschmerz (*Kaiser*, a.a.O.). [CK 112]

■ Kopf

Kopfschmerzen (*Grimm*, Misc. N. C. Dec. III). [CK 113] Kopfweh. [RAL 36]

Mehrtägige Kopfschmerzen und Schwindel (*G. W. Wedel*, Diss. de Arsen. Jen. 1719. S. 10.). [CK 114] Mehrtägige Kopfschmerzen und Schwindel[24]. [RAL 37]

Ungeheures Kopfweh (*Joh. Jacobi* und *Rau*, Acta N. C. – *Knape*, Annal. der Staats-Arzneik. I., 1.). [CK 115; RAL 61: ohne Hervorhebung]

Kopfschmerz im Hinterkopfe. [CK 116; RAL 62]

Halbseitiges Kopfweh (*Knape*, a.a.O.). [CK 117; RAL 40]

Kopfschmerz, einige Tage über, welcher sich von Auflegung kalten Wassers gleich lindert, sich aber noch mehr verstärkt, wenn man es wegnimmt. [CK 118] Kopfschmerz (einige Tage über), welcher sich von Auflegung kalten Wassers gleich lindert, aber wenn man es wegnimmt, sich noch mehr verstärkt (*Vicat*, Observ. p. 197.). [RAL 38]

Kopfschmerz über dem linken Auge, sehr arg Abends und Nachts (*Hg.*). [CK 119]

Periodischer Kopfschmerz (*Th. Rau*, a.a.O.). [CK 120] Periodisches Kopfweh. [RAL 60]

Betäubendes, drückendes Kopfweh, vorzüglich an der Stirn; in jeder Lage (*Lgh.*). [CK 121] Drückend betäubendes Kopfweh, vorzüglich an der Stirne, in jeder Lage (n. 2 St.). [RAL 45]

Betäubendes, drückendes Kopfweh, besonders an der rechten Stirn-Seite, gleich über der Braue des rechten Augs, das beim Runzeln der Stirne wie wund schmerzt (*Lgh.*). [CK 122] Drückend betäubendes Kopfweh, besonders an der rechten Stirnseite, gleich über der rechten Augenbraue, das beim Runzeln der Stirne wie wund schmerzt (n. 8½ St.). [RAL 46]

Betäubendes, drückendes Kopfweh, am meisten an der Stirne, mit feinen Stichen an der linken Schläfe-Gegend, nahe beim äussern Augenwinkel, beim Gehen und Stehen; im Sitzen wieder vergehend (n. 2½ St.) (*Lgh.*). [CK 123] Drückend betäubendes Kopfweh (am meisten an der Stirne), mit feinen Stichen an der linken Schläfegegend nahe beim äußern Augenwinkel, beim Gehen und Stehen, das beim Sitzen wieder verging (n. 2½ St.). [RAL 50]

Zerschlagenheits-Schmerz auf einer Kopf-Seite, gleich früh, beim Aufstehen aus dem Bette (n. 12 St.). [CK 124] Gleich früh beim Aufstehen aus dem Bette ein einseitiger Kopfschmerz, wie zerschlagen (n. 12 St.). [RAL 39]

Wie vor den Kopf geschlagen. [CK 125; RAL 52]

Zerschlagenheits- oder Wundheits-Schmerz in der Stirn und über der Nase, der vom Reiben kurz vergeht. [CK 126] Schmerz über der Nase und in der Stirne, wie wund oder zerschlagen, der von äußern Reiben auf Augenblicke vergeht. [RAL 59]

Schwer und wüst im Kopfe, dass er nicht gut aufstehen kann, er muss liegen. [CK 127] Kopf schwer und wüste, daß er nicht gut aufstehen kann; er muß liegen. [RAL 34]

Grosse Schwerheit im Kopfe, besonders im Stehen und Sitzen (*Buchholz*, a.a.O.). [CK 128] Ungeheure Schwerheit im Kopfe, vorzüglich im Stehen und Sitzen. [RAL 35]

Grosse Schwere im Kopfe, mit Ohrensausen; sie vergeht im Freien, **kommt aber beim Eintritt in die Stube sogleich wieder** (n. 16 St.). [CK 129] Ungemeine Schwere im Kopfe mit Ohrensausen, welche in der freien Luft vergeht, nach dem Wiedereintritt in die Stube aber sogleich wiederkömmt (n. 16 St.)[25]. [RAL 33]

Ungeheure Schwere des Kopfes, als wenn das Gehirn von einer Last niedergedrückt würde, mit Ohren-Sausen, früh, nach dem Aufstehen aus dem Bette (n. 24 St.). [CK 130] Ungemeine Schwere des Kopfs, als wenn das Gehirn von einer Last niedergedrückt würde, mit Ohrensausen, früh nach dem Aufstehen aus dem Bette (n. 24 St.). [RAL 42]

Schwere des Kopfes, mit drückendem Schmerze, früh (n. 72 St.). [CK 131; RAL 44]

Drückender Schmerz in der rechten Schläfe-Gegend, in allen Lagen (n. 3 St.) (*Lgh.*). [CK 132; RAL 48]

Drückend ziehender Schmerz in der rechten Stirn-Seite (n. 2¾ St.) (*Lgh.*). [CK 133] Drückend ziehender Schmerz an der rechten Seite der Stirne (n. 2¾ St.). [RAL 47]

Drückend stichartiger Schmerz in der linken Schläfe, der bei Berührung nicht vergeht (n. 2½ St.) (*Lgh.*). [CK 134; RAL 49]

---

[24] Vom Rauche des Arseniks.

[25] Vergl. 969.

Spannung im Kopfe, Kopfschmerz, wie gespannt. [CK 135] Kopfweh wie gespannt. [RAL 68]

Klemmender Kopf-Schmerz über den Augen, der bald vergeht. [CK 136] Ueberhingehender, klemmender Kopfschmerz über den Augen. [RAL 67]

Ziehendes Kopfweh unter der Kranznaht, alle Nachmittage einige Stunden. [CK 137] Alle Nachmittage einige Stunden Kopfweh, ein Ziehen unter der Kranznath. [RAL 41]

Reissende Schmerzen im Hinterhaupte (*Bhr.*). [CK 138; RAL 64]

Reissen im Kopfe und zugleich im rechten Auge. [CK 139; RAL 43: in Klammern]

Aus Reissen und Schwerheit zusammengesetzter Kopfschmerz, mit schläfriger Mattigkeit am Tage (n. 4 T.). [CK 140] Aus Schwerheit und Reißen zusammengesetzter Kopfschmerz, mit schläfriger Mattigkeit am Tage (n. 4 Tagen). [RAL 69]

Reissendes Stechen in der linken Schläfe. [CK 141; RAL 63]

Stich-Schmerz an der linken Schläfe, der bei Berührung verging (*Lgh.*). [CK 142] Stichartiger Schmerz an der linken Schläfe, der beim Berühren verging (n. 2½ St.). [RAL 51]

Klopfendes Kopfweh in der Stirne, gleich über der Nasenwurzel. [CK 143; RAL 56]

Heftig klopfendes Kopfweh in der Stirn, bei Bewegung (*Stf.*). [CK 144] Bei Bewegung heftig klopfendes Kopfweh in der Stirne. [RAL 54]

Heftig klopfendes Kopfweh im ganzen Kopfe, besonders in der Stirn, mit Brecherlichkeit, beim Aufrichten im Bette (*Stf.*). [CK 145] Im ganzen Kopfe, vorzüglich in der Stirne, beim Aufrichten im Bette, ein heftig klopfendes Kopfweh, mit Brecherlichkeit. [RAL 55]

Scharfes, hartes Klopfen, wie Hacken, im ganzen Kopfe, als wenn es ihr den Schädel auseinander treiben wollte, Nachts, 2 Uhr, unter ausbrechendem Schweisse. [CK 146] Die Nacht (um 2 Uhr) unter ausbrechendem Schweiße ein Hacken (scharfes, hartes Klopfen) im Kopfe, als wenn es ihr den Schädel auseinandertreiben wollte. [RAL 53]

Hämmern, wie Hammer-Schläge, in den Schläfen, sehr schmerzhaft, in der Mittags- und Mitternachts-Stunde, ½ Stunde lang, worauf sie dann ein Paar Stunden am Körper wie gelähmt ist. [CK 147] In der Mittags- und Mitternachtstunde, ½ Stunde lang, ein Hämmern, wie Hammerschläge in den Schläfen, sehr schmerzhaft, worauf sie dann auf ein Paar Stunden am Körper wie verlähmt ist. [RAL 57]

Dumpf klopfender Kopf-Schmerz in der einen Kopf-Hälfte, bis über das Auge. [CK 148] Ein dumpfklopfender Schmerz in der einen Kopfhälfte, bis über das Auge. [RAL 58]

Bei Bewegung, Gefühl, als wenn das Gehirn sich bewegte und an den Schädel schlüge. [CK 149] Bei Bewegung ists, als wenn das Gehirn sich bewegte und an den Hirnschädel inwendig anschlüge. [RAL 66]

Bei Bewegung des Kopfes scheint das Gehirn zu schwappern, mit Drücken darauf, beim Gehen (*Whl.*). [CK 150]

Knickernde Empfindung im Kopfe, über dem Ohre, beim Gehen. [CK 151] Knickernde Empfindung im Kopfe über dem Ohre, unter dem Gehen. [RAL 70]

Die Haut des Kopfes schmerzt beim Berühren, wie unterköthig. [CK 152] Die Kopfhaut schmerzt beim Berühren wie unterköthig. [RAL 71]

Schmerzhaftigkeit der Haare bei Berührung. [CK 153] Die Berührung der Kopfhaare macht Schmerz. [RAL 73]

Ausfallen der Kopf-Haare (*Baylies*, in Samml. br. Abhandl. f. pr. Aerzte, VII. 2.). [CK 154; RAL 158]

Zerschlagenheits-Schmerz auf dem äussern Kopfe, der sich beim Befühlen verschlimmert. [CK 155] Aeußerer Kopfschmerz wie Zerschlagenheit, welcher sich beim Anfühlen verschlimmert (n. 3 St.). [RAL 72]

Zusammenziehender Schmerz auf dem Kopfe. [CK 156; RAL 75]

Kriebeln auf den Bedeckungen des Hinterhauptes, als wenn die Haarwurzeln sich bewegten. [CK 157] Kriebeln auf den Hinterhauptbedeckungen, als wenn die Haarwurzeln sich bewegten (n. 1 St.). [RAL 74]

Brenn-Schmerz auf dem Haar-Kopfe (*Knape*, a.a.O.). [CK 158] Brennender Schmerz auf dem Haarkopfe. [RAL 152]

Geschwulst des Kopfes (*Heimreich*, in Act. N. C. II. obs. 10.). [CK 159] Kopfgeschwulst. [RAL 140]

Geschwulst des ganzen Kopfes (*Quelmalz*, a.a.O.). [CK 160; RAL 139]

Geschwulst des Kopfes und Gesichtes (*Siebold*, in *Hufel.* Journ. IV.). [CK 161] Geschwulst des Gesichts und Kopfes (*Siebold*, in Hufel. Journ. IV.)[26]. [RAL 137]

---

[26] Vergl. *Kaiser*, a.a.O. N. 19. „Gesicht roth und aufgetrieben" – und *Hartl.* und *Trinks*, a.a.O. N. 6. „Geschwulst des ganzen Gesichts (von der äußern Anwendung des cosmischen Mittels gegen Lippenkrebs) (n. 1 St.)."

Ungeheure Kopf- und Gesichts-Geschwulst (*Knape*, a.a.O.). [CK 162; RAL 142]

Haut-Geschwulst des Kopfs, des Gesichtes, der Augen, des Halses und der Brust, von natürlicher Farbe (*Knape*, a.a.O.). [CK 163; RAL 143]

Jückendes Fressen auf dem Kopfe (*Knape*, a.a.O.). [CK 164] Fressendes Jücken an dem Haarkopfe. [RAL 150]

Fressendes Jücken auf dem ganzen Kopfe, zum Kratzen reizend (*Lgh.*). [CK 165] Fressendes Jücken auf dem ganzen Haarkopfe zum Kratzen reizend (n. 8. St.). [RAL 151]

Brennendes Jücken auf dem Haarkopfe (*Knape*, a.a.O.). [CK 166; RAL 153]

Geschwürartig schmerzendes Jücken, das zum Kratzen reizt, auf dem ganzen Haarkopfe, welcher allenthalben, am meisten aber am Hinterhaupte, wie mit Blut unterlaufen, schmerzt (n. 7 St.) (*Lgh.*). [CK 167] Geschwürartig schmerzendes Jücken, das zum Kratzen reizt, auf dem ganzen Haarkopfe, welcher auf allen Stellen wie mit Blut unterlaufen schmerzt, am meisten aber am Hinterhaupte (n. 8½ St.). [RAL 154]

Blüthchen mit Schorf bedeckt, am linken Haarkopfe, das zum Kratzen reizt und beim Reiben wie unterköthig schmerzt (n. 2 St.) (*Lgh.*). [CK 168] Auf dem linken Seitenbeine, am Haarkopfe, ein mit Schorf bedecktes Blüthchen, das zum Kratzen nöthigt und beim Reiben wie unterköthig schmerzt (n. 7 St.). [RAL 155]

Ausschlags-Blüthen auf dem ganzen Haarkopfe, die, wie der ganze Haarkopf, beim Reiben und Berühren, wie unterköthig oder wie mit Blut unterlaufen schmerzen (n. 11 St.) (*Lgh.*). [CK 169] Auf dem ganzen Haarkopfe Ausschlagsblütchen, die bei Reiben und Berühren wie unterköthig schmerzen, so wie überhaupt der ganze Haarkopf schmerzte, als ob er mit Blut unterlaufen wäre (n. 11½ St.). [RAL 148]

Unzählige sehr rothe Blüthchen auf dem Haarkopfe (*Vicat*, a.a.O.). [CK 170] Auf dem Haarkopfe unzählige, sehr rothe Blütchen. [RAL 147]

Pustel-Ausschlag brennenden Schmerzes auf dem Haarkopfe und im Gesichte (*Heimreich*, a.a.O.). [CK 171] Pustelausschlag auf dem Haarkopfe und im Gesichte von brennenden Schmerze. [RAL 144]

Blüthchen an der linken Schläfe, zum Kratzen reizend, blutiges Wasser von sich gebend, und nach dem Reiben wund schmerzend (*Lgh.*). [CK 172; RAL 157]

Zwei grosse Blüthchen an der Stirn, zwischen den Augenbrauen, die zum Kratzen reizen, blutiges Wasser von sich geben, und den folgenden Tag mit Eiter gefüllt sind (*Lgh.*). [CK 173] Zwei große Blütchen zwischen den Augenbrauen, die zu Kratzen nöthigen und blutiges Wasser von sich geben, den folgenden Tag mit Eiter angefüllt (n. 2 St.). [RAL 156]

Kleine Beule auf der linken Stirnseite, welche beißend schmerzte, acht Tage lang (n. 24 St.) [*Fr. H-n.*]. [RAL 65]

Eingefressene Geschwüre auf dem Haarkopfe (*Knape*, a.a.O.). [CK 174; RAL 149]

Fingerdicke Geschwürkruste auf dem Haarkopfe, welche in einigen Wochen abfiel (*Heimreich*, a.a.O.). [CK 175; RAL 146]

Geschwürkruste auf dem Haarkopfe, bis zur Mitte der Stirne (*Knape*, a.a.O.). [CK 176] Der Haarkopf bis zur Mitte der Stirne mit einer Geschwürkruste bedeckt. [RAL 145]

■ Augen

Das Auge der rechten Seite schmerzt tief innerlich, mit heftigen Stichen beim Wenden, dass sie es kaum drehen konnte. [CK 177] (Das rechte Auge schmerzte recht innerlich, sie konnte es kaum wenden, so arge Stiche gab es innerlich.) [RAL 80]

Drückender, beim Aufblicken sich mehrender Schmerz über dem linken Augenlide und in der oberen Hälfte des Augapfels. [CK 178] Ueber dem linken Augenlide und in der obern Hälfte des linken Augapfels ein drückender, beim Aufblicken sich mehrender Schmerz (n. 1¾ St.). [RAL 79]

Drückender, Stunden lang dauernder Schmerz unter dem rechten Auge, Nachts, dass sie vor Angst nicht im Bette bleiben konnte. [CK 179] Nachts unter dem rechten Auge ein stundenlanger stechender Schmerz, daß sie vor Angst nicht im Bette bleiben konnte. [RAL 90]

Drücken im linken Auge, als wenn Sand hinein gekommen wäre (n. 2 St.) (*Lgh.*). [CK 180; RAL 93]

Ziehender Schmerz in den Augen, und Fippern in den Lidern. [CK 181; RAL 78]

Zucken im linken Auge. [CK 182; RAL 84]

Reissen im Auge, zuweilen (*Schlegel*, in *Htb.* u. *Tr.*). [CK 183]

Klopfen, wie Puls, in den Augen, und bei jedem Schlage ein Stich, nach Mitternacht. [CK 184]

(Klopfen wie Pulsschläge in den Augen, und bei jedem Schlage ein Stich, Nachmitternacht.) [RAL 76]

Jücken um die Augen und die Schläfe, wie mit unzähligen glühenden Nadeln. [CK 185] Jücken um die Augen herum und um die Schläfe, wie mit unzähligen glühenden Nadeln. [RAL 81]

In den Augen wie ein angreifender Kitzel, wovor er nicht gut sehen kann. [RAL 83]

Beissend fressendes Jücken in beiden Augen, zum Reiben nöthigend (n. 3 St.) (*Lgh.*). [CK 186] Beißend fressendes Jücken in beiden Augen, zum Reiben nöthigend (n. 3 3/4 St.) [*Lhr.*].[27] [RAL 95]

Brennen am Rande der obern Augenlider. [CK 187]

Brennen in den Augen. [CK 188; RAL 82: ohne Hervorhebung]

Brennen in den Augen, der Nase, dem Munde (N. med. chir. Wahrnehm. a.a.O.). [CK 189] **Brennen in den Augen**, der Nase, dem Munde. [RAL 101]

Rothe, entzündete Augen (N. med. chir. Wahrn. a.a.O.). [CK 190] Rothe, entzündete Augen (Neue med. chir. Wahrnehm. Vol. I. Altenb. 1778)[28]. [RAL 92]

Entzündung der Bindehaut im Auge (*Kaiser*, a.a.O.). [CK 191]

Entzündung der Augen (*Heun*, allgem. med. Annal. 1805. Febr.). [CK 192] Augenentzündung. [RAL 96]

Heftige Entzündung der Augen (*Guilbert*, a.a.O.). [CK 193] Heftige Augenentzündung. [RAL 97]

Geschwulst der Augen (*Quelmalz*, a.a.O.). [CK 194; RAL 99]

Geschwulst der Augenlider (N. med. chir. W. a.a.O.). [CK 195] Geschwollene Augenlider. [RAL 100]

Oedematöse Geschwulst der Augenlider, ohne Schmerzen (*Whl.*). [CK 196]

Anschwellung erst des obern, dann auch des untern linken Augenlides, darauf der Stirn, des Kopfes und Halses, ohne Schmerzen und ohne Schleim-Absonderung; Kopf- und Hals-Geschwulst erreichten eine furchtbare Grösse (*Whl.*). [CK 197]

Verschwollene Augen und Lippen (*Knape*, a.a.O.). [CK 198; RAL 98]

Schmerzlose Geschwulst unter dem linken Auge, die das Auge zum Theil zudrückt und sehr weich ist (n. 5 T.) (*Fr. H.*). [CK 199; RAL 104]

Gilbe der Augen, wie bei Gelbsucht. [CK 200] (Gilbe in den Augen, wie Gelbsucht.) [RAL 109]

Gelbes Augenweiss, wie bei einem Gelbsüchtigen (*Whl.*). [CK 201]

Mattes Ansehen der Augen (*Kaiser*, a.a.O.). [CK 202]

Trockenheit der Augenlider, als rieben sie das Auge, im Lesen beim Kerzenlicht. [CK 203] Im Lesen bei Kerzenlicht Trockenheit der Augenlider, als rieben sie das Auge. [RAL 85]

Die Augenlid-Ränder schmerzen bei Bewegung, als wären sie trocken und rieben sich auf den Augäpfeln, sowohl im Freien, als im Zimmer. [CK 204] **Die Augenlidränder schmerzen bei Bewegung, als wären sie trocken und rieben sich auf den Augäpfeln** (beim Gehen im Freien und im Zimmer). [RAL 91]

Thränende Augen (*Guilbert*, a.a.O.). [CK 205] Hervorgetretene mit **Thränen** gefüllte Augen; die scharfen Thränen machen die Backen wund [*Guilbert*].[29] [RAL 102]

Stetes starkes Wässern des rechten Auges, 8 Tage lang (n. 2 T.) (*Fr. H.*). [CK 206] Immerwährendes, starkes Wässern des rechten Auges (vom zweiten bis zehnten Tage). [RAL 103]

Scharfe Thränen, welche die Backen wund machen (*Guilbert*, a.a.O.). [CK 207] Hervorgetretene mit **Thränen** gefüllte Augen; die scharfen Thränen machen die Backen wund [*Guilbert*].[29] [RAL 102]

Wässern und Jücken **der Augen**; früh etwas Eiter darin (*Fr. H.*). [CK 208] Jücken und **Wässern** der Augen; früh etwas Eiter darin. [RAL 94]

Zugeklebte Augenlider, früh. [CK 209] Die Augenlider sind früh zugeklebt. [RAL 88]

Zugeklebte äussere Augenwinkel, von Augenbutter, früh (*Whl.*). [CK 210]

Zittern in den obern Augenlidern, immerwährend, mit Thränen der Augen. [CK 211] Beständiges Zittern in den obern Augenlidern, mit Thränen der Augen. [RAL 89]

Die (ödematös geschwollen) Augenlider schliessen sich fest und krampfhaft zu und haben das Ansehen, als wären sie aufgeblasen (*Whl.*). [CK 212]

Verdrehung der Augen (*J. Mat. Müller*, in Ephem. N. C.). [CK 213] Verdrehung der Augen (*J. Mat. Mueller*, in Eph. Nat. Cur. Cent. V. obs. 51.)[30]. [RAL 113]

---

[27] *Schlegel* beobachtete auch „Manchmal Reißen im Auge." S. darüber *Hartlaubs* und *Trinks* K. A. M. L. III. B. S. 126. N. 3.

[28] S. a. *Kaiser*, a.a.O. N. 11 „Entzündung der Conjunctiva."

[29] S. a. *Kaiser, a.a.O.* N. 12. „Hervorgetriebene Augen."

[30] S. ebendaselbst N. 13. „Starres, nach oben gerichtetes Auge."

Verdrehung der Augen und der Hals-Muskeln (Eph. N. Cent. X. app. p. 463.). [CK 214; RAL 115]

Hervorgetretene Augen (*Guilbert*, a.a.O.). [CK 215] Hervorgetretene mit **Thränen** gefüllte Augen; die scharfen Thränen machen die Backen wund [*Guilbert*.][31]. [RAL 102]

Hervorgetriebene Augen (*Kaiser*, a.a.O.). [CK 216]

Starres, nach oben gerichtetes Auge (*Kaiser*, a.a.O.). [CK 217]

Fürchterlich stiere Augen (*Myrrhen*, a.a.O.). [CK 218; RAL 112]

Stierer Blick (*Guilbert*, a.a.O.). [CK 219] Stierer Blick [*Guilbert*.][32]. [RAL 111]

Stierer Blick (*Whl.*). [CK 220]

Stierer Blick, ohne Erweiterung der Pupillen (*Kaiser*, a.a.O.). [CK 221]

Wilder Blick (*Majault*, in Samml. br. Abhandl. f. pr. Aerzte, VIII. 1. 2.). [CK 222; RAL 110]

Es zieht ihm die Augenlider zu; er ist müde (*Hbg.*). [CK 223] Es zieht ihm die Augenlider zu; er ist müde [*Hbg.*][33]. [RAL 114]

Verengerte Pupillen (n. 1 1/2, 3 St.) (*Lgh.*). [CK 224; RAL 105: mit Hervorhebung]

Gesichts-Schwäche, lange Zeit hindurch (*Myrrhen*, a.a.O.). [CK 225] Langwierige Gesichtsschwäche. [RAL 121]

Undeutliches Sehen, wie durch einen weissen Flor. [CK 226] (Sie sieht alles undeutlich, wie durch einen weißen Flor.) [RAL 108]

Er erkennt die Umstehenden nicht (*Richard*, a.a.O.). [CK 227; RAL 116]

Verdunkelung des Gesichtes (*Baylies*, a.a.O.). [CK 228] Gesichtsverdunkelung (*Baylies*, in Samml. br. Abh. f. p. Aerzte. VII, 2.)[34]. [RAL 117]

Verdunkelung des Gesichtes; es ist ihm schwarz vor den Augen (sogleich) (*Richard*, a.a.O.). [CK 229] Gesichtsverdunkelung; es ist ihm schwarz vor den Augen (in der 1. St.). [RAL 119]

Dunkelheit und Flimmern vor den Augen (*Kaiser*, a.a.O.). [CK 230]

Fast gänzliche Erblindung bei einer Schwachsichtigen, mit Verlust des Gehöres und mit langdauernder Stumpfsinnigkeit (*Ebers*, a.a.O.). [CK 231] Eine Schwachsichtige erblindete fast ganz, verlor auf einige Zeit das Gehör und verfiel in eine langdauernde Stumpfsinnigkeit. [RAL 118]

Gelbwerden vor den Augen, während der Uebelkeit (*Alberti*, a.a.O.). [CK 232] Unter der Uebelkeit wird es ihm gelb vor den Augen. [RAL 120]

Weisse Flecke oder Punkte vor den Augen. [CK 233] Weiße Flecken oder Punkte schweben vor den Augen. [RAL 87]

Funken vor den Augen (*Ebers*, a.a.O.). [CK 234; RAL 107]

Empfindlichkeit gegen das Licht, Licht-Scheu (*Ebers*, a.a.O.). [CK 235; RAL 106]

Schnee blendet die Augen, dass sie thränen. [CK 236] Vom Schnee werden die Augen geblendet; sie thränen. [RAL 86]

■ Ohren

In den Ohren, Zwängen (*Bhr.*). [CK 237] Zwängen in den Ohren. [RAL 182]

Klamm-Schmerz äusserlich an den Ohren. [CK 238] Aeußerlicher Schmerz der Ohren, wie Klamm. [RAL 164]

Reissen im Innern des Ohres. [CK 239; RAL 166]

Ziehendes Reissen im linken Ohrläppchen. [CK 240] Ziehend reißender Schmerz im linken Ohrläppchen. [RAL 168]

Ziehendes Reissen hinter dem Ohre, den Hals herab, bis in die Schulter. [CK 241] Hinter dem Ohre, am Halse herab bis in die Schulter, ziehendes Reißen im Sitzen. [RAL 167]

Stechendes Reissen zum linken Ohrgange heraus, mehr Abends (d. 1. T.). [CK 242] Reißendes Stechen zum linken Ohrgange heraus, mehr Abends (d. 1. Tag). [RAL 169]

Stechen im Ohre, früh. [CK 243; RAL 165, 170]

Angenehmes Krabbeln in beiden Ohren, tief drin, zehn Tage lang (*Fr. H.*). [CK 244; RAL 179]

Wollüstiger Kitzel im rechten Ohr-Gange, der zum Reiben zwang (*Lgh.*). [CK 245] **Wollüstiger Kitzel im rechten Gehörgange, der zum Reiben zwang** (n. 3 1/4 St.). [RAL 178]

Brennen im äussern Ohre, Abends (n. 5 St.). [CK 246; RAL 163]

Verstopftheits-Gefühl im linken Ohr-Gange, wie von aussen. [CK 247] Der linke Ohrgang deuchtet wie von außen verstopft zu seyn. [RAL 171]

Schwerhörigkeit, als wenn die Ohren verstopft wären (n. 16 St.). [CK 248; RAL 173]

Wie Taubhörigkeit legt es sich beim Schlingen inwendig vor das Ohr. [CK 249] Beim Schlingen legt sichs inwendig vors Ohr, wie Taubhörigkeit. [RAL 175]

---

[31] S. a. *Kaiser*, a.a.O. N. 12. „*Hervorgetriebene Augen.*"
[32] S. a. *Kaiser*, a.a.O. N. 15. „*Stierer Blick ohne Erweiterung der Pupillen.*"
[33] S. ebendaselbst N. 14. „*Mattes Auge.*"
[34] S. ebend. N. 17. „*Dunkelheit und Flimmern vor den Augen.*"

Er versteht die Menschen nicht, was sie reden (*Richard*, a.a.O.). [CK 250; RAL 174]

Taubheit (*Hg.*). [CK 251]

Klingen im rechten Ohre, beim Sitzen (n. 1½ St.) (*Lgh.*). [CK 252; RAL 180]

Wie Lauten in den Ohren und im ganzen Kopfe. [CK 253] Wie Lauten im ganzen Kopfe. [RAL 177]

Sausen in den Ohren bei jedem Anfalle der Schmerzen. [CK 254] Ohrensausen jedesmal beim Anfalle der Schmerzen.[35] [RAL 176]

Brausen in den Ohren (*Thomson*, a.a.O. – *Baylies*, a.a.O.). [CK 255] Ohrenbrausen. [RAL 181]

Starkes Rauschen vor den Ohren, wie von einem nahen Wasser-Wehre. [CK 256; RAL 172]

■ Nase

In der Nasen-Wurzel, Schmerz im Knochen. [CK 257] Schmerz in der Nasenwurzel im Knochen. [RAL 160]

Stiche in den Nasen-Knochen. [CK 258; RAL 159]

Heftiger Blut-Fluss aus der Nase, bei Aergerlichkeit (n. 3 T.). [CK 259] (Bei Aergerlichkeit) heftiger Blutfluß aus der Nase (n. 3 Tagen). [RAL 498]

Heftiges Nasenbluten, nach starkem Erbrechen (*Heimreich*, Arsen. als Fiebermitt.). [CK 260; RAL 497]

Stinkende Jauche fliesst aus der hoch oben geschwürigen Nase, und macht, in den Mund tröpfelnd einen bittern Geschmack (*Hg.*). [CK 261]

Abwechselnd, bald Pech-, bald Schwefel-Geruch vor der Nase. [CK 262] (Abwechselnd Pech- und abwechselnd Schwefelgeruch in der Nase.) [RAL 161]

■ Gesicht

Das Gesicht ist eingefallen (*Htb.* und *Tr.*). [CK 263]

Blasses Gesicht (*Majault*, a.a.O.). [CK 264] Blasses Gesicht (*Majault.*)[36]. [RAL 126]

Blässe des Gesichtes mit entstellten Zügen (*Kaiser*, a.a.O.). [CK 265]

Blässe des Gesichtes mit eingefallenen Augen (*J. G. Greiselius*, in Misc. Nat. cur. Dec. I). [CK 266] Gesichtsblässe mit eingefallenen Augen. [RAL 127]

Blasses, gelbes, cachektisches Ansehen (*Htb.* und *Tr.*). [CK 267]

Todten-Blässe (*Henning*, a.a.O.). [CK 268; RAL 128]

Todten-Farbe des Gesichtes (*Alberti*, a.a.O.). [CK 269; RAL 129]

Gelbes Gesicht mit eingefallenen Augen. [CK 270] Eingefallene Augen, gelbe Gesichtsfarbe. [RAL 77]

Bläuliches, missfarbiges Gesicht (*Müller*, a.a.O. – Eph. N. C., a.a.O.). [CK 271; RAL 131: ohne Hervorhebung]

Erd- und Blei-farbiges Gesicht mit grünen und blauen Flecken und Striemen (*Knape*, a.a.O.). [CK 272; RAL 132]

Verzerrte Gesichts-Züge, wie von Unzufriedenheit. [CK 273] Verzerrte Gesichtszüge, wie von Unzufriedenheit.[37] [RAL 134]

Veränderte, entstellte Gesichts-Züge (*Kaiser*, a.a.O.). [CK 274]

Todten ähnliches Ansehen (*Alberti*, a.a.O.). [CK 275] Todtenähnliches Ansehen (*Alberti.*)[38]. [RAL 130]

Zuckungen in den Gesichts-Muskeln (*Guilbert*, a.a.O.). [CK 276; RAL 133]

Drücken im linken Oberkiefer. [CK 277; RAL 162]

Jücken im Gesichte, bis zum Wund-Kratzen. [CK 278]

Gedunsenes, rothes Gesicht, mit geschwollenen Lippen. [CK 279] Rothes, gedunsenes Gesicht und geschwollene Lippen [*Stf.*]. [RAL 124]

Aufgedunsenes Gesicht [*Fr. H-n.*]. [RAL 125]

Aufgetriebenes, rothes Gesicht (*Kaiser*, a.a.O.). [CK 280]

Geschwulst des ganzen Gesichtes (von äusserer Auflegung) (*Htb.* und *Tr.*). [CK 281]

Geschwulst des Gesichtes (*J. C. Tenner*, in *Simons* Samml. d. n. Beob. f. d. J. 1788.). [CK 282] Anschwellen des Gesichts[39] (*J. C. Jenner*, in *Simons* Samml. d. neuest. Beobacht. f. d. Jahr 1788. Erf. 1791. S. 27.). [RAL 141]

Geschwulst im Gesichte, elastischer Art, besonders an den Augenlidern, und vorzüglich früh, bei drei Personen (*Th. Fowler*, med. rep. of the eff. of arsen.). [CK 283] Geschwulst im Gesichte[40] elastischer Art, besonders an den Augenlidern, vorzüglich früh. [RAL 136]

Geschwulst des Gesichtes mit Ohnmachten und Schwindel (*Tennert*, prax. lib. 6. p. 237.). [CK 284] Geschwulst des Gesichts, Ohnmachten, Schwindel. [RAL 138]

---

[35] Die Enstehung andrer Symptome beim Anfalle der Schmerzen ist dem Arsenik vorzüglich eigen, m. s. 970.

[36] S. a. *Kaiser*, a.a.O. N. 20. „Blässe des Gesichts, und seine Züge auffallend verstellt."

[37] S. a. *Kaiser*, a.a.O. N. 21. „Veränderte Gesichtszüge."

[38] S. a. *Hartl.* u. *Trinks*, a.a.O. N. 4 „Blasses, gelbes, cachektisches Ansehen" – u. N. 5. „Eingefallenes Gesicht."

[39] Vom innern Gebrauche.

[40] Unter 48 Personen bei dreien

Harte Geschwulst an beiden Stirnhügeln, wie eine Nuss; die Geschwulst nimmt Abends zu (*Sr.*). [CK 285]

Ausschlag auf der Stirne (*Knape*, a.a.O.). [CK 286; RAL 123]

Knötchen, Buckelchen auf der Stirne (N. med. chir. Wahrn., a.a.O.). [CK 287] Knötchen (Buckelcken) auf der Stirne. [RAL 122]

Geschwüre im ganzen Gesichte (N. med. chir. Wahrn., a.a.O.). [CK 288] Gesicht voll Geschwüre. [RAL 135]

Die Lippen sind bläulich (*Baylies*, a.a.O.). [CK 289] Bläuliche Lippen und Zunge (*Baylies*.).[41] [RAL 193]

Bläuliche Lippen (*Kaiser*, a.a.O.). [CK 290]

Schwarz gefleckte Lippen (*Guilbert*, a.a.O.). [CK 291; RAL 192]

Schwärzlich aussen um den Munde (*Alberti*, a.a.O.). [CK 292] Außen um den Mund schwärzlich. [RAL 195]

Klemmendes Fippern oder Zucken auf der einen Seite der Oberlippe, vorzüglich beim Einschlafen. [CK 293] Eine Art klemmendes Fippern auf der einen Seite der Oberlippe, vorzüglich beim Einschlafen.[42] [RAL 189]

Jücken, wie mit unzähligen brennenden Nadeln in der Oberlippe, bis unter die Nase, und den Tag darauf Geschwulst der Oberlippe über dem Rothen. [CK 294] Jücken, wie mit unzähligen brennenden Nadeln in der Oberlippe bis unter die Nase; den Tag darauf schwoll die Oberlippe über dem Rothen. [RAL 184]

Geschwulst der Lippen (*Stf.*). [CK 295]

Bluten der Unterlippe, nach dem Essen (n. 1½ St.) (*Lgh.*). [CK 296] Nach dem Essen Bluten der Unterlippe (n. 1¼ St.). [RAL 194]

Eine braune Streife zusammengeschrumpften, fast wie verbrannten Oberhäutchens zieht sich mitten im Rothen der Unterlippe hin. [CK 297; RAL 190]

Rothe, schwindenartige Haut um den Mund herum. [CK 298] Um den Mund herum rothe, schwindenartige Haut. [RAL 186]

Ausschlag, ausgefahren, an den Lippen, am Rande des Rothen, unschmerzhaft (n. 14 T.). [CK 299] Ausschlag (ausgefahren) an den Lippen, am Rande des Rothen, unschmerzhaft (n. 14 Tagen).[43] [RAL 187]

Ausschlag am Munde, brennenden Schmerzes. [CK 300; RAL 188: in Klammern]

Schmerzende Knoten in der Oberlippe. [CK 301; RAL 185: in Klammern]

Geschwür-Ausschlag um die Lippen (*Isenflamm-Steimmig*, Diss. de rem. susp. et. ven. Erlangen, 1767.). [CK 302; RAL 191]

Ausschlag an der Unterlippe, wie Wasser-Krebs, mit dicker Kruste und speckigem Grunde (*Sr.*). [CK 303]

Um sich fressendes Geschwür an der Lippe, schmerzend Abends nach dem Niederlegen, wie Reissen und Salz-Beissen, am Tage bei Bewegung; am schlimmsten bei Berührung und an der Luft; es verhindert den Schlaf, und weckt auch die Nacht (n. 14 T.). [CK 304; RAL 183]

Die Unterkiefer-Drüsen sind geschwollen, mit Druck- und Quetschungs-Schmerz. [CK 305] Geschwollene Drüsen unter dem Kiefer, mit Druck- und Quetschungsschmerz. [RAL 207]

Geschwulst der Unterkiefer-Drüsen, mit Schmerzhaftigkeit bei äusserm Drucke (*Hg.*). [CK 306]

Harte Geschwulst der linken Unterkiefer-Drüse; sie läuft besonders Abends mehr an (*Sr.*). [CK 307]

■ Mund und innerer Hals

Zahn-Schmerz, mehr Druck, als Ziehen. [CK 308; RAL 200]

Zuckendes, anhaltendes Zahnweh, bis in die Schläfe, welches durch Aufsitzen im Bette erleichtert oder gehoben wird. [CK 309] Anhaltend zuckendes Zahnweh bis in die Schläfe, welches durch Aufsitzen im Bette erleichtert oder gehoben wird (n. 8 Tagen). [RAL 196]

Reissen in den Zähnen und zugleich im Kopfe, worüber sie so wüthig wird, dass sie sich mit geballten Fäusten an den Kopf schlägt; gleich vor Eintritt der Regel. [CK 310] Reißen in den Zähnen und zugleich im Kopfe, worüber sie so wüthig wird, daß sie sich mit geballten Fäusten an den Kopf schlägt (gleich vor Eintritt des Monatlichen) (d. 15. Tag). [RAL 201]

---

[41] S. a. *Kaiser*, a.a.O. Nr. 23. „Bläuliche Lippen."
[42] Die Zuckungen beim Einschlafen werden beim Arsenik häufig beobachtet. Vergl. 708. 889.890. 891. 899.

[43] Ungeachtet der Mundausschlag in dieser Beobachtung sehr spät erschien, so ist er dennoch Primärwirkung und tilgt einen ähnlichen krankhaften, wenn die Symptome des Uebels den Arseniksymptomen nicht unangemessen sind, schnell homöopathisch.

Schmerz mehrerer Zähne (im Zahnfleische), als wenn sie los wären und herausfallen wollten; doch vermehrt sich der Schmerz nicht beim Kauen (n. 1 St.). [CK 311; RAL 198]

Schmerzhafte Lockerheit der Zähne; sie schmerzen wundartig für sich und noch mehr beim Kauen; ebenso schmerzt auch bei Berührung das Zahnfleisch, und der Backen dieser Seite schwillt an. [CK 312] Zahnweh wie von lockern Zähnen, sie sind locker und schmerzen wundartig vor sich und noch mehr beim Kauen, eben so schmerzt auch bei Berührung das Zahnfleisch; der Backen schwillt auf dieser Seite. [RAL 199]

Ein Zahn wird locker und hervorstehend, früh; das Zahnfleisch davon schmerzt beim Befühlen, noch mehr aber dann der äussere Theil des Backens, hinter welchem der lockere Zahn ist; beim zusammen Beissen der Zähne schmerzt der Zahn nicht. [CK 313] Ein Zahn wird locker und hervorstehend (früh); das Zahnfleisch davon schmerzt beim Befühlen, noch mehr aber der äußere Theil des Backens (bei Berührung), hinter welchem der lockere Zahn ist; beim Zusammenbeißen der Zähne schmerzt der Zahn nicht. [RAL 202]

Convulsivisches zusammen Knirschen der Zähne (*van Eggern*, Diss. de Vacill. dent. Duisb. 1787.). [CK 314] Convulsivisches Zusammenknirschen der Zähne (*Van Eggern*, Diss. de Vacillat. Dentium. Duisb. 1787.).[44] [RAL 204]

Zähne-Knirschen (*Kaiser*, a.a.O.). [CK 315]

Ausfallen aller Zähne (*van Eggern*, a.a.O.). [CK 316] Die Zähne fallen alle aus. [RAL 205]

Im Zahn-Fleische, Stechen, früh. [CK 317] Stechen im Zahnfleische (früh). [RAL 197]

Nächtlicher reissender Schmerz im Zahnfleische des Spitz-Zahnes, der, so lange er auf der leidenden Seite liegt, unerträglich ist, **durch Ofenwärme aber aufhört**; den Morgen darauf ist die Nase geschwollen und schmerzhaft bei Berührung (n. 3 T.). [CK 318] Nächtlicher (reißender) Schmerz des Zahnfleisches am Spitzzahne, welcher, so lange er auf der leidenden Seite liegt, unerträglich ist, durch Ofenwärme aber aufhört; den Morgen darauf ist die Nase geschwollen und bei Berührung schmerzhaft[45] (n. 3 Tagen). [RAL 203]

Die Zunge ist bläulich (*Baylies*, a.a.O.). [CK 319] Bläuliche Lippen und Zunge (*Baylies.*).[46] [RAL 193]

Weisse Zunge (*Alberti*, a.a.O.). [CK 320; RAL 219]

Gefühllosigkeit der Zunge, sie ist wie todt gebrannt, und ohne Geschmacks-Empfindung. [CK 321] Es ist, als wenn er gar keinen Geschmack hätte, als wenn die Zunge todtgebrannt und ohne Gefühl wäre. [RAL 217]

Stich-Schmerz, wie von einer Gräte, in der Zungen-Wurzel, beim Schlucken und Wenden des Kopfes. [CK 322; RAL 215]

Bohrender Schmerz im rechten Zungen-Rande, im Halb-Schlafe. [CK 323; RAL 216]

Schmerz an der Zunge, als wenn Bläschen voll brennenden Schmerzes daran wären. [CK 324; RAL 218]

Angefressenheit der Zunge, an der Seite der Spitze, mit beissendem Schmerze (n. 14 T.). [CK 325] Die Zunge angefressen an der Seite der Spitze mit beißendem Schmerze (n. 14 Tagen). [RAL 214]

An der Gaumen-Decke, lange anhaltendes Rauheits-Gefühl (*Bhr.*). [CK 326] Langanhaltendes Rauheitsgefühl an der Gaumendecke (n. 10 St.) [*Lhr.*]. [RAL 234]

Kratziges, scharriges Gefühl, hinten am Gaumen-Vorhange ausser dem Schlingen. [CK 327] Hinten an dem Gaumenvorhange ein kratziges, scharriges Gefühl, außer dem Schlingen (n. 2 St.). [RAL 230]

Kratzen und Galstern im Halse, wie von ranzigem Fette, nachdem sie früh das erste Mal Etwas hinunter schluckte. [CK 328] (Wie sie das erstemal, früh, etwas hinunterschluckte, kratzte und galsterte es ihr hinterdrein im Halse, wie von ranzigem Fette.) [RAL 250]

Im Halse Gefühl, als wenn ein Haar darin wäre. [CK 329] (Ein Gefühl im Halse, als wenn ein Haar darin wäre.) [RAL 228]

Gefühl im Halse, wie von einem Klumpen Schleim, mit Blut-Geschmacke. [CK 330; RAL 229]

Reissender Schmerz im Schlunde und den ganzen Hals herauf, auch ausser dem Schlingen. [CK 331; RAL 231]

Brennen im Halse (*Richard*, a.a.O. – *Buchholz*, a.a.O.). [CK 332; RAL 233]

Brennen im Schlunde (*Knape*, a.a.O. – *Kopp*, Jahrb. der Staats-Arzneik. II., S.182.). [CK 333; RAL 239: ohne Hervorhebung]

---

[44] S. a. *Kaiser*, a.a.O. Nr. 24. „Zähneknirschen."

[45] Es ist wahren Arsenik-Schmerzen eigen, sich durch äußere Wärme beruhigen zu lassen. Vergl. 686. 687. 37.

[46] S. a. *Kaiser*, a.a.O. Nr. 23. „Bläuliche Lippen."

Innere Hals-Entzündung (*Rau*, a.a.O.). [CK 334; RAL 235]

Brandige Hals-Bräune (*Feldmann*, in Comm. lit. Nor. 1743. p. 56.). [CK 335] Brandige Halsbräune[47]. [RAL 236]

Zusammen Wickeln im Schlunde und Magen, als wenn ein Faden in einen Knaul gewickelt würde (*Richard*, a.a.O.). [CK 336] Im Schlunde und im Magen eine Empfindung, als wenn ein Faden in einen Knaul gewickelt würde. [RAL 240]

Zusammenschnürende Empfindung im Halse (*Preussius*, Eph. N. C. Cent. III., obs. 15.). [CK 337; RAL 242]

Zusammenschnürung des Schlundes (der Speiseröhre) (N. m. ch. Wahrn., a.a.O.). [CK 338] Der Schlund (die Speiseröhre) wie zusammengeschnürt. [RAL 241]

Es will ihm den Hals ganz zudrücken, und nichts mehr durch den Schlund gehen (*Alberti*, a.a.O.). [CK 339] Er klagt, es wolle ihm den Hals ganz zudrücken; es wolle nichts mehr durch den Schlund gehen. [RAL 243]

Schlingen sehr schmerzhaft (N. m. ch. Wahrn., a.a.O.). [CK 340] Schmerzhaftes Schlingen. [RAL 238]

Schwieriges Schlingen (*Rau*, a.a.O.). [CK 341; RAL 237]

Wie Lähmung des Schlundes und der Speiseröhre; die gekaute Semmel wollte sich nicht hinunter schlingen lassen, sie ging nur schwierig hinab, unter klemmendem Drucke, als hätte die Speiseröhre nicht Kraft dazu; er hörte es hinab kollern. [CK 342] **Eine Art Lähmung des Schlundes und der Speiseröhre; die gekauete Semmel wollte sich nicht hinunter schlingen lassen,** sie gieng nur unter beklemmendem Drucke, **schwierig hinunter, als hätte die Speiseröhre nicht Kraft dazu;** er hörte es hinabkollern. [RAL 232]

Trockenheits-Gefühl auf der Zunge (*Buchholz*, a.a.O.). [CK 343] Empfindung von Trockenheit der Zunge. [RAL 221]

Grosses Trockenheits-Gefühl im Munde, mit heftigem Durste; er trinkt jedoch nur wenig auf einmal (*Stf.*). [CK 344] Großes Trockenheitsgefühl im Munde mit heftigem öfterm Durste; er trinkt jedoch wenig auf einmal. [RAL 222]

Trockenheits-Gefühl im Halse; sie musste immer trinken, weil ihr sonst war, als wenn sie verdursten sollte. [CK 345] Trocken deuchtet es ihr im Halse; sie mußte immer trinken, und wenn sie nicht trank, wars ihr als wenn sie verdursten sollte. [RAL 209]

Arge Trockenheit im Munde und heftiger Durst. [CK 346; RAL 208]

Starke Trockenheit im Munde (*Thilenius*, in Richters chir. Bibl. V. S. 540.). [CK 347; RAL 223]

Trockenheit der Zunge (*Guilbert*, a.a.O. – *Majault*, a.a.O.). [CK 348; RAL 224: ohne Hervorhebung]

Viel Speichel; er muss oft ausspucken (*Hbg.*). [CK 349] Er muß oft ausspucken. [RAL 220]

Speichel-Auswurf bitteren Geschmackes. [CK 350] Der ausgeworfene Speichel schmeckt bitter. [RAL 249]

Blutiger Speichel (Neue med. chir. Wahrnehm. Vol. I. Altenb. 1778.). [CK 351; RAL 227]

Schleimig im Munde und Halse (n. 2 St.). [CK 352] Verschleimter Mund, schleimig im Halse (n. 2 St.). [RAL 213]

Grauer Schleim-Auswurf durch Rachsen. [CK 353] Er wirft grauen Schleim aus durch Rachsen. [RAL 248]

Salziger Auswurf (durch Rachsen?) (*Richard*, a.a.O.). [CK 354] Salziger Auswurf (sputum salsum). [RAL 251]

Bitterer Auswurf (*Richard*, a.a.O.). [CK 355] Bitterer Auswurf (sputum amarum). [RAL 252]

Grüner, bitterer Rachen-Auswurf, früh. [CK 356] Früh ist der Auswurf[48] grün und bitter. [RAL 247]

Bitterkeit im Munde, mit gelbem Durchlaufe (*Morgagni*, a.a.O.). [CK 357; RAL 253]

Bitterer Geschmack im Munde, nach dem Essen. [CK 358] **Nach dem Essen bitterer Geschmack im Munde** (n. 3, 48 St.).[49] [RAL 266]

Bitterlich widerlicher Geschmack im Munde, nach Essen und Trinken. [CK 359] Nach Essen und Trinken bitterlich widriger Geschmack im Munde. [RAL 268]

Bitterkeit im Halse, nach dem Essen, bei richtigem Geschmacke der Speisen, einen Tag um den andern, (**wie ein dreitägiges Fieber**). [CK 360] Bei richtigem Geschmacke der Speisen, Bitterkeit im Halse nach dem Essen, einen Tag um den andern (wie ein dreitägiges Fieber) (n. 2 St.).[50] [RAL 265]

Bitter im Munde, ohne etwas gegessen zu haben. [CK 361; RAL 269]

---

[47] Von äußerer Auflegung des arsenikalischen, sogenannten magnetischen Pflasters.

[48] Doch wohl nur, was hinten aus dem Rachen herausgeräuspert und ausgerachst wird.

[49] Wechselwirkung gegen 269. 270.

[50] Vergl. 1.

Bittrer Geschmack im Munde, früh (*Hg.*). [CK 362]

Holzig trockner Geschmack im Munde. [CK 363; RAL 210]

Faulig stinkender Geschmack im Munde. [CK 364; RAL 245]

Fauliger Geschmack, früh, wie faules Fleisch. [CK 365] Früh, Geschmack im Munde wie faules Fleisch. [RAL 246]

Saurer Geschmack im Munde; auch die Speisen schmecken sauer. [CK 366] Geschmack im Munde sauer; auch die Speisen schmecken sauer. [RAL 244]

Die Speisen haben alle einen salzigen Geschmack. [CK 367] Die Speisen haben einen salzigen Geschmack. [RAL 270]

Die Speisen schmecken zu wenig gesalzen. [CK 368; RAL 271]

Bier schmeckt schaal. [CK 369] Geschmack des Bieres schaal. [RAL 272]

Luftmalz-Bier schmeckt bitter. [CK 370] Geschmack des Luftmalzbieres bitter. [RAL 273]

- ■ **Magen**

Durstlosigkeit, Mangel an Durst. [CK 371] Durstlosigkeit, Mangel an Durst.[51] [RAL 211]

Durst (*Preussius*, a.a.O. – *Rau*, a.a.O. – Pet. de Appono, de ven.). [CK 372; RAL 920: ohne Hervorhebung]

Grosser Durst (*Alberti*, a.a.O. Tom. II). [CK 373; RAL 921]

Starker Durst, immerwährend (*Büttner*, a.a.O.). [CK 374] Unaufhörlicher, starker Durst. [RAL 923]

Heftiger Durst (*Majault*, a.a.O.). [CK 375; RAL 925]

Erstickender Durst (*Forestus*, a.a.O.). [CK 376] Schreit über erstickenden Durst. [RAL 926]

Brennender Durst (*Majault*, a.a.O.). [CK 377; RAL 927]

Unauslöschlicher Durst (*Buchholz*, a.a.O. – *Guilbert*, a.a.O. *Crüger.*). [CK 378; RAL 929: ohne Hervorhebung]

Unauslöschlicher Durst, mit Trockenheit der Zunge, des Schlundes und der Kehle (*Güldenklee*, a.a.O.). [CK 379; RAL 930]

Ungemeiner Durst, so dass er alle 10 Minuten viel kaltes Wasser trinken musste, von früh bis Abends, aber die Nacht nicht (*Fr. H.*). [CK 380]

Ungemeiner Durst, so daß er alle 10 Minuten viel kaltes Wasser trinken mußte, von früh bis Abends, aber die Nacht nicht [*Fr. H-n.*].[52] [RAL 212]

Aeusserst heftiger Durst, und Trinken, ohne dass es Erquickung und Labung gewährte (*Kaiser*, a.a.O.). [CK 381]

Er trinkt viel und oft (*Stf.*). [CK 382; RAL 922: ohne Hervorhebung]

Er trinkt, bei grossem Durste, oft, aber immer wenig auf einmal (*Richard*, a.a.O.). [CK 383] Er hat Durst, trinkt aber nur wenig auf einmal. [RAL 928]

Heftiger Durst; er trinkt aber nur wenig auf einmal (*Whl.*). [CK 384]

Heftiger Durst, nicht ohne Appetit zum Speisen (*Knape*, a.a.O.). [CK 385; RAL 932]

Appetitlosigkeit mit heftigem Durste (*Störk*, med. Jahrg. I. S. 207.). [CK 386; RAL 258: ohne Hervorhebung]

Appetitlosigkeit (*Jacobi*, a.a.O.). [CK 387] Appetitlosigkeit (*Störck*, Med. Jahrg. I. S. 107. – *Jacobi*.).[53] [RAL 256]

Verlust des Appetites (*Kaiser*, a.a.O.). [CK 388]

Gänzliche Appetitlosigkeit (*Buchholz*, in *Hufel.* Journ. a.a.O.). [CK 389; RAL 257]

Kein Appetit, aber wenn er isst, schmeckt es ihm gut. [CK 390] Er hat keinen Appetit, aber wenn er ißt, schmeckts ihm gut. [RAL 264]

Mangel an Hunger und Esslust, zehn Tage lang (*Fr. H.*). [CK 391; RAL 255]

Alles Essen widersteht ihr, sie kann Nichts geniessen. [CK 392; RAL 254]

Ekel vor Speisen (*Grimm*, a.a.O. – *Göritz*, in Bressl. Samml. 1728.). [CK 393; RAL 259: ohne Hervorhebung]

Ekel vor allen Speisen (*Alberti*, a.a.O.). [CK 394; RAL 261]

Unüberwindlicher Ekel vor jeder Speise, dass er, ohne übel zu werden, an Essen nicht denken konnte (*Ebers*, a.a.O.). [CK 395; RAL 260]

Es ist ihm unmöglich, Speise hinunterzubringen (*Richard*, a.a.O.). [CK 396] Es ist ihm unmöglich, Speise hinter zu bringen. [RAL 262]

Der Geruch des gekochten Fleisches ist ihm unerträglich (*Richard*, a.a.O.). [CK 397; RAL 263]

Widerwille gegen Butter. [CK 398; RAL 274: in Klammern]

---

[51] Eine seltnere Wechselwirkung gegen die weit öftere, wo ein beständiges Lechzen nach Getränken, und doch nur wenig, aber sehr oft (selten viel auf einmal) getrunken wird. M. s. 362. 927.

[52] S. a. *Kaiser*, a.a.O. Nr. 36. „Heftiger Durst" – und Nr. 27. „Heftiger Durst; Trinken, ohne Erquickung und Labung dem Kranken zu gewähren."

[53] S. a. *Kaiser* bei *Hartlaub* und *Trinks*, a.a.O. Nr. 25, „Erloschener Appetit."

Verlangen auf Brantwein (*Hg.*). [CK 399]

Verlangen auf Saures (*Stf.*). [CK 400; RAL 275]

Verlangen auf Essig-Wasser. [CK 401] Appetit auf Essigwasser. [RAL 276]

Grosses Verlangen nach Säure und säuerlichem Obst. [CK 402; RAL 277]

Starkes Verlangen auf Kaffee. [CK 403; RAL 278]

Starker Appetit zu der ihr sonst widrigen Milch. [CK 404] Starker Appetit zu der ihr ehedem widrigen Milch. [RAL 279]

Beim Essen zusammendrückende Empfindung auf der Brust. [CK 405] Beim Essen, eine zusammendrückende Empfindung in der Brust. [RAL 308]

Bald nach dem Frühstücke und nach dem Mittag-Essen, dreistündiges Drücken im Magen, mit leerem Aufstossen, wobei eine Schlaffheit des Körpers entstand, welche Uebelkeit erzeugte. [CK 406] Eine Viertelstunde nach dem Frühstück und nach dem Mittagessen, ein dreistündiges Drücken im Magen mit leerem Aufstoßen, wobei eine Schlaffheit des Körpers entstand, welche Uebelkeit erzeugte. [RAL 302]

Vor dem Essen, Uebelkeit, und nach dem Essen oder Trinken Auftreibung oder Drücken und Schneiden im Unterleibe. [CK 407] Vor dem Essen, Uebelkeit, und nach dem Essen oder Trinken, Auftreibung des Unterleibs, auch wohl Drücken und Schneiden. [RAL 366]

Aufstossen, nach Genuss von Speisen. [CK 408] Aufstoßen nach Speisen. [RAL 305]

Viel Aufstossen, besonders nach Trinken. [CK 409; RAL 303]

Versagendes Aufstossen. [CK 410; RAL 306]

Aufstossen, von Blähungen erregt, die nach oben gehen. [CK 411] Die Blähungen gehen mehr aufwärts und machen Aufstoßen. [RAL 304]

Immerwährendes Aufstossen (*Göritz*, a.a.O.). [CK 412; RAL 293]

Häufiges leeres Aufstossen (n. $^1\!/_2$ St.) (*Lgh.*). [CK 413; RAL 294: mit Hervorhebung]

Oefteres leeres Aufstossen. [CK 414; RAL 292]

Anhaltendes, starkes, leeres Aufstossen, mit Kopf-Eingenommenheit (n. 36 St.). [CK 415] Vormittags, ein anhaltendes, starkes, leeres Aufstoßen, mit Kopfeingenommenheit (n. 36 St.). [RAL 307]

Saures Aufstossen nach dem Mittag-Essen. [CK 416; RAL 301]

Bittres Aufstossen nach dem Essen mit Aufschwulken grünlichen bittern Schleimes. [CK 417] Nach dem Essen stößts ihm bitter auf und es kömmt ein grünlicher, bitterer Schleim in den Mund. [RAL 267]

Eine scharfe Flüssigkeit kömmt in den Mund heran. [CK 418]

Oefteres Schlucksen, nach dem Essen, und jedes Mal Aufstossen darauf (*Lgh.*). [CK 419] Nach dem Essen öfteres Schlucksen und jedesmal Aufstoßen darauf (n. 3 St..). [RAL 296] Oefteres Schlucksen (n. 3 St.) [RAL 297]

Oefteres Schlucksen und Aufstossen (*Morgagni*, a.a.O.). [CK 420; RAL 295]

Convulsivisches Schlucksen (*Alberti*, a.a.O.). [CK 421; RAL 298]

Schlucksen, Nachts beim Aufstehen, mit kratzigem, widrigem Geschmacke im Munde. [CK 422] Die Nacht, beim Aufstehen, Schlucksen mit kratzigem, widrigem Geschmaacke im Munde. [RAL 309]

Langdauerndes Schlucksen, in der Stunde, wo das Fieber kommen sollte. [CK 423] In der Stunde, wo das Fieber kommen sollte, ein langdauerndes Schlucksen. [RAL 310]

Wabblichkeit, Vormittags um 11, und Nachmittags um 3 Uhr. [CK 424; RAL 280: ohne Hervorhebung]

Uebelkeit (*Pfann*, Samml. merkw. Fälle. Nürnb. 1750. – N. Wahrn. a.a.O. – *Kaiser*, a.a.O.). [CK 425] Uebelkeit (*Pfann*, Samml. merkw. Fälle, Nürnb. 1750. p. 129, 130. – Neue Wahrn.).[54] [RAL 281]

Uebelkeit im Schlunde und Magen. [CK 426; RAL 284]

Uebelkeit mit Angst (*Alberti*, a.a.O.). [CK 427] Angst mit Uebelkeit. [RAL 282]

Lang dauernde Uebelkeit, mit Ohnmächtigkeit, Zittern, Hitze über und über, und Schauder hinterdrein (n. etl. St.). [CK 428] Lang dauernde Uebelkeit, wie Ohnmächtigkeit; es zittert alles an ihr, dabei ward es ihr über und über heiß, hinterdrein aber kam Schauder (n. etlichen St.). [RAL 287]

Uebelkeit und Brecherlichkeit, **die zum Niederlegen nöthigt**, Vormittags; dabei Reissen um die Knöchel und auf dem Rücken des Fusses. [CK 429] Er muß sich Uebelkeit und Brecherlichkeit wegen niederlegen, Vormittags; dabei Reißen um die Fußknöchel und auf dem Fußrücken.[55] [RAL 288]

---

[54] S. a. *Kaiser*, a.a.O. Nr. 28. „Übelkeit." – 29. „Neigung zum Erbrechen."

[55] Daß nicht sehr bedeutende Symptome (vergl. 302. 605. 991. 823. 861.) und sonst geringfügige Umstände ein jährlinges und glänzendes Sinken der Kräfte nach sich ziehen, ist eine sehr bedeutende, charakteristische Eigenschaft des Arseniks.

Oeftere Uebelkeit mit süsslichem Geschmacke im Munde, nicht gerade nach dem Essen. [CK 430] Oeftere Uebelkeit und dabei ein süßlicher Geschmack im Munde, nicht gerade nach dem Essen. [RAL 283]

Uebelkeit, mehr im Halse, mit Wasser-Zusammenlaufen im Munde. [CK 431] Uebelkeit, mehr im Halse; dabei lief ihr das Wasser im Munde zusammen. [RAL 285]

Uebelkeit, mit unvollständigem Würmerbeseigen, kurz vor und nach dem Mittags-Essen. [CK 432] Unvollständige Reizungen zum Wasserauslaufen aus Schlund und Munde, was man **Würmerbeseigen** nennt, kurz vor und nach dem Mittagsmahle, mit Brechübelkeit (n. 5 Tagen). [RAL 291]

Uebelkeit, beim Sitzen; es trat viel Wasser in den Mund, wie beim Würmerbeseigen; beim Gehen im Freien verlor sich die Uebelkeit und es erfolgte Abgang vielen breiigten Stuhles (n. 7 St.) (*Lgh.*). [CK 433] Beim Sitzen, Uebelkeit; es trat viel Wasser in den Mund, wie beim Würmerbeseigen; beim Gehen im Freien verlor sich die Uebelkeit und es erfolgte Abgang vielen breiigen Stuhls (n. 7$\frac{1}{2}$ St.). [RAL 300]

Würmerbeseigen, Nachmittags 4 Uhr. [CK 434; RAL 290: ohne Hervorhebung]

Brecherlichkeit (*Majault*, a.a.O.). [CK 435; RAL 299]

Neigung zum Erbrechen (*Kaiser*, a.a.O.). [CK 436]

Brecherlichkeit, draussen, an der freien Luft. [CK 437] Außen an der freien Luft wird es ihr brecherlich. [RAL 286]

Leeres Brech-Würgen (*Rau*, a.a.O.). [CK 438; RAL 330]

Brech-Uebelkeit und heftiges Erbrechen (*Htb.* und *Tr.*). [CK 439] Beim Aufrichten im Bette sogleich unbändige Wabblichkeit, Uebelkeit und oft schnelles Erbrechen [*Stf.*].[56] [RAL 316]

Brech-Uebelkeit, Wabblichkeit, beim Aufrichten im Bette, und oft schnelles Erbrechen (*Stf.*). [CK 440] Beim Aufrichten im Bette sogleich unbändige Wabblichkeit, Uebelkeit und oft schnelles Erbrechen [*Stf.*].[56] [RAL 316]

Erbrechen (*Majault*, a.a.O. – *Grimm*, und viele Andere). [CK 441; RAL 311: ohne Hervorhebung]

Erbrechen (sogleich)[57] (*Fernelius*, therapeut. lib. VI. Cap. 18. S. 451.). [RAL 314]

Erbrechen, gleich nach jedem Essen, ohne Uebelkeit (*Fr. H.*). [CK 442] Er erbricht sich gleich nach jeder Mahlzeit, ohne Uebelkeit. [RAL 312]

Es erbricht sich das Kind nach dem Essen und Trinken, und will dann weder essen noch trinken, schläft jedoch gut. [CK 443] Das Kind[58] bricht sich nach dem Essen und Trinken, und will dann weder mehr essen noch trinken, schläft jedoch gut. [RAL 289]

Erbrechen alles Genossenen, mehrere Wochen lang (Salzb. m. chir. Zeit.). [CK 444; RAL 313]

Ungeheures, mit grösster Anstrengung bewirkendes Erbrechen der Getränke, gelbgrünen Schleimes und Wassers, mit sehr bitterm Geschmacke im Munde, der noch lange nachher blieb (*Stf.*). [CK 445] Ungeheures, mit größter Anstrengung bewirktes Erbrechen der Getränke, gelbgrünen Schleims und Wassers, mit sehr bitterm Geschmacke im Munde, der noch lange nach dem Erbrechen blieb. [RAL 321]

Erbrechen eines dicken, glasartigen Schleimes (*Richard*, a.a.O.). [CK 446; RAL 317]

Erbrechen von Schleim und grüner Galle (*Alberti*, a.a.O.). [CK 447] Er bricht Schleim und grüne Galle weg. [RAL 318]

Erbrechen einer dünnen, bläulichen, schmutzig gelben Masse, mit darauf folgender grosser Entkräftung und Hinfälligkeit (*Kaiser*, a.a.O.). [CK 448]

Erbrechen, einer bald dicken, bald dünnen, bräunlichen dunkeln Masse, mit heftiger Anstrengung und Zunahme der Schmerzen im Magen, ohne nachfolgende Erleichterung (*Kaiser*, a.a.O.). [CK 449]

Erbrechen einer bräunlichen, oft mit Blut vermischten Masse, unter heftiger Anstrengung des Körpers (*Kaiser*, a.a.O.). [CK 450]

Blut-schleimiges Erbrechen (Neue Wahrn., a.a.O.). [CK 451] Blutschleimiges Erbrechen (Neue Wahrn.).[59] [RAL 323]

Blut-Erbrechen (*Kellner*, in Breslauer Samml. 1727.). [CK 452; RAL 324]

Gab Blut von oben und unten von sich (*Gerbitz*, in Ephem. Nat. Cur. Dec. III., ann. 5. 6. obs. 137.). [CK 453; RAL 325]

---

[56] S. a. *Hartl.* und *Trinks*, a.a.O. Nr. 8. „Uebelseyn und etlichemal heftiges Erbrechen (d. 3. Tag)."

[57] Von auf das Brustgeschwür gestreutem Arsenik – und nach 6 Tagen Tod.

[58] Ein Säugling, dessen Mutter Arsenik genommen hatte und dadurch von ihren Beschwerden genesen war.

[59] S. a. *Kaiser*, a.a.O. Nr. 30. „Uebelkeit und heftiges Erbrechen einer bräunlichen, oft mit Blut vermischten Masse, unter heftiger Anstrengung des Körpers." – Nr. 31. „Erbrechen einer dünnen oder dickern bräunlichen, dunkeln Masse, mit heftiger Anstrengung und Zunahme der Schmerzen im Magen vollbracht, ohne nachfolgende Erleichterung." – Nr. 32. „Heftiges Erbrechen einer dünnen, bläulichen, schmutzig gelben Masse, mit darauf folgender großer Entkräftung und Hinfälligkeit."

Beim Nachlass des Erbrechens tritt häufiger, sehr wässriger Durchfall ein (*Htb.* und *Tr.*). [CK 454]

Ungeheures Erbrechen mit Purgiren (*Preussius*, a.a.O.). [CK 455] Ungeheures Erbrechen und Purgiren. [RAL 326]

Heftiges, anhaltendes Erbrechen mit Durchfall (*Morgagni*, a.a.O.). [CK 456] Heftiges anhaltendes Erbrechen und Durchfall (*Morgagni.*).[60] [RAL 327]

Erbrechen mit Durchfall, sobald die Ohnmacht nachlässt (*Forestus*, a.a.O.). [CK 457] Wenn die Ohnmacht nachläßt, Durchfall und erbrechen. [RAL 328]

Bei dem Tag und Nacht anhaltenden Erbrechen, grässliches Geschrei (*Heimreich*, a.a.O.). [CK 458] Tag und Nacht anhaltendes Erbrechen mit gräßlichem Geschrei. [RAL 315]

Unter dem Erbrechen, Klagen über starke innere Hitze und Durst (*Alberti*, a.a.O.). [CK 459] Unter dem Erbrechen Klage über starke (innere) Hitze und starken Durst. [RAL 319]

Bei heftigem Erbrechen, innerlich starker Brand, Durst und Hitze (*Alberti*, a.a.O. III. S. 533.). [CK 460] Innerlich starker Brand, Durst und Hitze, mit gewaltigem Erbrechen. [RAL 320]

Oefteres Erbrechen mit **Todes-Befürchtung** (*Alberti*, a.a.O.). [CK 461; RAL 322: ohne Hervorhebung]

Magen-Schmerzen (*Quelmalz*, a.a.O. – *Richard*, u. m. Andre). [CK 462; RAL 331: ohne Hervorhebung]

Grosse Schmerzhaftigkeit des Magens (N. Wahrn., a.a.O.). [CK 463] Der Magen sehr schmerzhaft. [RAL 332]

Schmerzen im Magen, welche Uebelkeit verursachen (*Richard*, a.a.O.). [CK 464] Uebelkeit erregender Magenschmerz. [RAL 333]

Ungemeine Schmerzen in der Herzgruben-Gegend (*S. Ph. Wolff.* Act. Nat. c. V. obs. 29.). [CK 465] Ungemeine Schmerzen in der Gegend der Herzgrube. [RAL 347]

Schmerz im Magen, als wenn er in seinem ganzen Umfange mit Gewalt ausgedehnt würde, und zerrissen werden sollte (*Kopp*, Jahrb. d. Staatsarzneik. II. S. 182.). [CK 466; RAL 335]

Beschwerde des Magens, als wenn er von Blähungen gequält würde; nach Erbrechen und Durchfall sehr verschlimmert (*Morgagni*, a.a.O.). [CK 467] Große Beschwerde des Magens, als wenn er von Blähungen gequält würde, welche zwar durch Erbrechen und Durchfall sich zu erleichtern scheint, aber darauf desto schlimmer wird. [RAL 338]

Aufgetriebenheit und Gespanntheit des Magens und der Hypochonder-Gegend, ehe Stuhlgang erfolgt (*Richard*, a.a.O.). [CK 468] Die Gegend unter den Ribben (Hypochondern) und der Magen sind gespannt und aufgetrieben, ehe Stuhlgang erfolgt (*Richard.*).[61] [RAL 348]

Aufgetriebenheit der Magen-Gegend (*Kaiser*, a.a.O.). [CK 469]

Der Magen fängt an, sich zu erheben, und ist wärmer, als der übrige Körper (*Kaiser*, a.a.O.). [CK 470]

Vollheits-Gefühl im Magen, mit Widerwille gegen das Essen, und nach demselben Magen-Schmerzen; Abends. [CK 471] Abends widerstand ihr das Essen, es war ihr so voll; sie hatte Magenschmerz aufs Essen. [RAL 363]

Schwere im Magen, wie von einem Steine, nach dem Essen (*Hbg.*). [CK 472] Nach dem Essen, Schwere im Magen, wie von einem Steine. [RAL 367]

Drückendes Schwerheits-Gefühl im Magen (*Morgagni*, a.a.O.). [CK 473] Empfindung von drückender Schwere im Magen ohne Durst und ohne Fieber. [RAL 337]

Drücken in der Magen- und Herzgruben-Gegend; Herzdrücken (*Kellner*, a.a.O. – *Görtz* und viele Andere). [CK 474] Herzdrücken, drückender Schmerz in der Herzgrube. [RAL 334]

Es wollte ihr das Herz abdrücken. [CK 475] Es will ihr das Herz abdrücken. [RAL 354]

Es wollte ihm das Herz abdrücken. [CK 476] Es wollte ihm das Herz abdrücken [*Stf.*]. [RAL 336]

Drücken am Magenmunde und im Schlunde, nach dem Essen, als wenn die Speisen obenständen; dann leeres Aufstossen. [CK 477] Nach dem Essen, ein Drücken am Magenmunde und im Schlunde, als wenn die Speisen oben stünden; dann leeres Aufstoßen. [RAL 351]

Drücken um den Magen herum, dass er es nicht ausstehen kann, sobald er Etwas gegessen hat, nicht gleich, sondern erst nach dem Essen. [CK 478] Wenn er etwas ißt, drückts ihn um den Magen herum, daß ers nicht ausstehen kann;

---

[60] S. ebendaselbst: Nr. 33. „Das Erbrechen läßt nach, wogegen ein kopiöser, sehr wässriger Durchfall eintritt."

[61] S. a. *Kaiser*, a.a.O. N. 40. „Unbedeutende Aufgetriebenheit der Magengegend." – und N. 41. „Der Magen fängt an sich zu erheben und ist wärmer als der übrige Körper."

das Drücken kommt immer erst nach, ist nicht gleich aufs Essen. [RAL 359]

Drücken in der vordern Magen-Wand, beim Sprechen (n. $1/2$ St.). [CK 479] Beim Sprechen, ein Drücken in der vordern Magenwand (n. $1/4$ St.). [RAL 352]

Harter Druck über der Herzgrube (alsogleich). [CK 480] Ein harter Druck über der Herzgrube (allsogleich).[62] [RAL 353]

Krampfhafter Magen-Schmerz, zwei Stunden nach Mitternacht. [CK 481] Krampfhafter Magenschmerz, zwei Stunden nach Mitternacht.[63] [RAL 358]

Periodische krampfhafte Schmerzen im Magen und den Eingeweiden (*Kaiser*, a.a.O.). [CK 482]

Magenkrampf, ungeheuer heftiger Art, mit Durst (*Buchholz*, a.a.O.). [CK 483] Eine sehr heftige Cardialgie mit Durst. [RAL 339]

Magenkrampf, mit heftigem Bauchweh, Durchfall und Ohnmachten (*Löw*, b. *Sydenham*, Op. II., S. 324.). [CK 484] Magenkrampf, Ohnmachten, sehr heftiges Bauchweh, Durchfall[64]. [RAL 329]

Schneidender Schmerz im Magen (*Thilenius*, a.a.O.). [CK 485; RAL 357]

Zieh-Schmerz, Abends im Sitzen, von der Herzgrube an unter den linken Ribben herum, als würde da mit Gewalt Etwas abgerissen. [CK 486] Abends, beim Sitzen, Ziehschmerz von der Herzgrube an, unter den linken Ribben herum, als würde da mit Gewalt etwas abgerissen. [RAL 355]

Dumpfes Reissen, quer über die Magen-Gegend, beim Gehen, Nachmittags. [CK 487; RAL 356]

Reissender, drückender, krampfhafter Schmerz im Magen (*Kaiser*, a.a.O.). [CK 488]

Heftiger, reissender, bohrender Schmerz und Krampf im Magen und den Gedärmen (*Kaiser*, a.a.O.). [CK 489]

Nagender und pickender (scharf und fein klopfender) Schmerz in der Herzgrube, mit Spannungs-Gefühl. [CK 490] Nagender[65] und pickender (fein und scharf klopfender) Schmerz in der Herz-

grube, mit dem Gefühle von Spannung. [RAL 360]

Fressender, nagender **Schmerz im Magen** (*Richard*, a.a.O.). [CK 491; RAL 346: ohne Hervorhebung]

Hitze, mit Schmerz und Druck in der Herzgrube (*Kaiser*, a.a.O.). [CK 492]

Brennen in der Herzgrube (*Buchholz*, a.a.O. – *Kaiser*, a.a.O.). [CK 493; RAL 345: ohne Hervorhebung]

Brennen rings um die Herzgrube. [CK 494] Brennender Schmerz rings um die Herzgrube. [RAL 362]

Brennender Schmerz im Magen (*Ebers*, a.a.O.). [CK 495] Brennender Schmerz im Magen [*Ebers*.].[66] [RAL 340]

Brennen im Magen, wie Feuer (*Richard*, a.a.O.). [CK 496; RAL 344]

Stetes Brennen und starke Beklemmung im Magen und in der Brust (*Borges*, in Kopps Jahrb., a.a.O.). [CK 497] Unaufhörliches Brennen und starke Beklemmung im Magen und in der Brust. [RAL 341]

Brennen im Magen, mit Drücken, wie von einer Last (*Morgagni*, a.a.O.). [CK 498] Wie eine Last drückender Schmerz und Brennen im Magen. [RAL 343]

Brennen in der Herzgrube, mit Druck-Schmerz (*Göritz*, a.a.O.). [CK 499] Drückender und brennender Schmerz in der Herzgrube. [RAL 342]

Bangigkeit in der Herzgrube (*Hbg*.). [CK 500] In der Herzgrube, Bangigkeit. [RAL 516]

Grosse Aengstlichkeit um die Herzgruben-Gegend (*Morgagni*, a.a.O. – *Jacobi* und Andere). [CK 501; RAL 350: ohne Hervorhebung]

Wehklagen und Jammern über unsägliche Angst in der Herzgruben-Gegend, ohne Auftreibung oder Leibschmerz (*Morgagni*, a.a.O.). [CK 502] Wehklagen und Jammern über unsägliche Angst in der Gegend der Herzgrube, ohne Auftreibung oder Schmerz im Leibe. [RAL 349]

Beängstigung in der Herzgrube, die bis heraufsteigt, Nachts. [CK 503] Beängstigung in der Herzgrube, die bis herauf steigt, die Nächte hindurch. [RAL 361]

■ **Abdomen**

In der Leber, pressender Druck, beim Gehen im Freien. [CK 504] Pressender Druck in der Leber, beim Gehen im Freien. [RAL 365]

---

[62] S. ebendaselbst N. 37. „Heißes Gefühl, Schmerz und Druck in der Herzgrube." – und N. 38. „Heißes, drückendes Gefühl in den Präcordien."

[63] S.a. *Kaiser*, a.a.O. N. 34. „Unangenehme Empfindung im Magen, die bald darauf in einen drückenden, reißenden, auch krampfhaften Schmerz übergeht und anhaltend ist." – ferner N. 35. „Periodische krampfhafte Schmerzen im Magen und in den Eingeweiden." – endlich N. 36. „Heftiger, reißender, bohrender Schmerz und Krampf im Magen und in den übrigen Gedärmen."

[64] Von gelbem Arsenik.

[65] Vergl. 995.

---

[66] S.a. *Kaiser*, a.a.O. Nr. 39. „Brennendes Gefühl in der Herzgrube."

Die Milz, die früher verhärtet war, schwillt an (*Hg.*). [CK 505]

Stechen in der Bauch-Seite, unter den kurzen Ribben, und auf die Seite darf er sich nicht legen. [CK 506]

In der Nieren-Gegend, Stiche, beim Athmen und Niesen. [CK 507] In den Lenden (der Nierengegend), Stiche beim Athemholen und Nießen. [RAL 616]

Bauchschmerzen der heftigsten Art (*Dan. Crüger*, Misc. N. C. Dec. II., ann. 4.). [CK 508] Die heftigsten Leibschmerzen. [RAL 403]

Ungeheure Bauch- und Magen-Schmerzen (*Wolff*, a.a.O.). [CK 509] Ungeheure Magen- und Bauchschmerzen (*Wolff. – Majault.*). [RAL 394]

Höchst widriges Gefühl im ganzen Unterleibe (*Morgagni*, a.a.O.). [CK 510; RAL 399]

Schmerzen im Unterbauche, mit Gesichts-Hitze. [CK 511] Unterbauchsschmerzen, Gesichtshitze. [RAL 381]

Heftiger Schmerz in der rechten Oberbauch-Gegend (*Morgagni*, a.a.O.). [CK 512; RAL 389]

Schmerz in der rechten Oberbauch- und nächsten Lenden-Gegend, der sich von da aus zuweilen durch den Unterbauch, zuweilen in die rechte Weiche und Hodensack-Seite erstreckt, wie eine Nieren-Kolik; doch mit unverändertem Harne (*Morgagni*, a.a.O.). [CK 513] Schmerz in der rechten Oberbauch- und in der nächsten Lendengegend, von wo aus er sich zuweilen durch den Unterbauch, zu andern Zeiten in die rechte Hodensackseite und in die Weiche erstreckt, einer Nierenkolik ähnlich (wobei jedoch der Harn dem gesunden glich). [RAL 390]

Hie und da umherschweifende Schmerzen im Unterleibe, bei Durchfall mit Schmerzen im After (*Morgagni*, a.a.O.). [CK 514] Hie und da umherschweifende Schmerzen im Unterleibe, gelber Durchlauf und Stuhlzwang mit brennendem Schmerze im After und Durste. [RAL 414a]

Der Schmerz im Unterleibe setzt sich in der linken Bauch-Seite fest. [CK 515] Der Unterleibsschmerz fixiert sich in der linken Bauchseite. [RAL 368]

Schmerz, als sey ihm der Oberleib vom Unterleibe ganz abgeschnitten, mit grosser Angst und Klagen darüber (*Alberti*, a.a.O. T. IV.). [CK 516] Angst und Klagen über Schmerz, als sey ihm der Oberleib vom Unterleibe ganz abgeschnitten. [RAL 393]

Heftige Schmerzen im Leibe, mit so grosser Angst, dass er nirgends Ruhe hatte, sich auf der Erde herum wälzte, und die Hoffnung zum Leben aufgab (*Pyl*, a.a.O.). [CK 517] Heftige Leibschmerzen mit so großer Angst, daß er nirgends Ruhe hatte, sich auf der Erde herumwälzte und die Hoffnung zum Leben aufgab. [RAL 400]

Vollheit in der Oberbauch-Gegend, mit Kneipen im Leibe. [CK 518; RAL 364]

Auftreibung und Schmerzen im Unterleibe (*Müller*, a.a.O.). [CK 519] Auftreibung und Schmerzen des Unterleibs.). [RAL 398]

Starke, schmerzlose Auftreibung des Unterleibes nach dem Essen; er musste sich mit dem Rücken anlehnen, um sich zu erleichtern. [CK 520] Nach dem Essen starke Auftreibung des Unterleibs, ohne Schmerz; er mußte sich mit dem Rücken anlehnen, um sich zu erleichtern (*Fr. Meyer.*). [RAL 369, 401]

Aufblähung, alle Morgen, mit Blähungs-Abgang einige Stunden darnach. [CK 521] Alle Morgen, Aufblähung; erst nach einigen Stunden gehen die Blähungen ab (n. 14 Tagen). [RAL 375]

Geschwollener Unterleib (*Guilbert*, a.a.O.). [CK 522; RAL 396]

Ungeheuer geschwollener Unterleib (Ephem. N. C. a.a.O.). [CK 523; RAL 397]

Wie Krämpfe und Kneipen im Unterleibe, Abends, nach dem Niederlegen, mit ausbrechendem Schweisse; darauf Blähungs-Abgang und dann ganz dünner Stuhl. [CK 524] Abends, nach dem Niederlegen, wie Krämpfe und Kneipen im Unterleibe, mit ausbrechendem Schweisse; hierauf Blähungsabgang und dann ganz dünner Stuhlgang.[67] [RAL 378]

Krampfhafter Ruck, öfters, von der Herzgrube, bis zum Mastdarm, dass er zusammen fährt. [CK 525] Oefters, ein krampfhafter Ruck, daß er zusammenfährt, von der Herzgrube bis in den Mastdarm. [RAL 374]

Klemmend schneidende Schmerzen in den Därmen, Abends nach dem Niederlegen, und früh nach dem Aufstehen; die Schmerzen schiessen zuweilen durch den Bauchring (als wollten sie einen Bruch heraustreiben) bis in den Samenstrang und das Mittelfleisch, und wenn diese Kolik nachlässt, entsteht ein lautes Kollern und Murren im Bauche. [CK 526] Abends nach dem Niederlegen, im Bette und früh nach dem Aufstehen, heftiges Bauchweh, klemmend schnei-

---

[67] Viele Arseniksymptome entstehen bloß Abends nach dem Niederlegen zum Schlafen, einige ein Paar Stunden nach Mitternacht, viele früh nach dem Aufstehen, nicht wenige nach dem Mittagsessen.

dende Schmerzen in den Därmen, die zuweilen auch durch den Bauchring (als wollten sie einen Bruch heraustreiben) selbst bis in den Samenstrang und in das Mittelfleisch schießen; wenn diese Kolik nachläßt, entsteht ein lautes Kollern und Murren im Bauche. [RAL 379]

Koliken, welche von Zeit zu Zeit wiederkehren (*Majault*, a.a.O.). [CK 527] Von Zeit zu Zeit wiederkehrende Koliken. [RAL 412]

Kneipen, das zu Schneiden sich erhöht, tief im Unterbauche, bloss alle Morgen, vor und während durchfälliger Stühle, und auch nach demselben noch fortdauernd. [CK 528] Bloß alle Morgen, kneipendes, zu schneidendem sich erhöhendes Leibweh, tief im Unterbauche, vor durchfälligen Stühlen und während derselben, welche Schmerzen auch nach jedesmaligem Stuhlgange nicht aufhören, ob sie ihn gleich nicht erregen. [RAL 383]

Schneidender Schmerz im Unterleibe (*Buchholz*, a.a.O. – *Kellner*, a.a.O.). [CK 529; RAL 408: ohne Hervorhebung]

Schneidender Schmerz in der Bauch-Seite, unterhalb der letzten Ribben, sehr verstärkt durch darauf Fühlen. [CK 530] Schneidender Schmerz in der Bauchseite, unter den letzten Ribben, für sich, aber am stärksten beim Drauffühlen. [RAL 382]

Schneidende (reissende) und fressende Schmerzen in den Därmen und dem Magen (*Quelmalz*, a.a.O.). [CK 531] Schneidende (laucinantes) und fressende Schmerzen im Magen und in den Därmen. [RAL 395]

Schneiden und Reissen im Bauche, mit Eis-Kälte der Hände und Füsse und kaltem Schweisse des Gesichtes (*Alberti*, a.a.O.). [CK 532] Reißen und Schneiden im Leibe mit Eiskälte der Füße und Hände, mit kaltem Schweiße des Gesichts. [RAL 407]

Reissen im Leibe (*Pfann*, a.a.O. – *Alberti*, a.a.O.). [CK 533; RAL 406: ohne Hervorhebung]

Reissende Stiche in der linken Bauch-Seite, unter den kurzen Ribben, Abends, bald nach dem Niederlegen. [CK 534] Reißende Stiche in der linken Seite unter den Ribben, Abends, bald nach dem Niederlegen (n. 3 St.). [RAL 380]

Ziehendes Bauchweh in der Nabel-Gegend (n. 2 St.). [CK 535; RAL 373]

Ziehen und Drücken im Unterleibe, wie von versetzten Blähungen, und doch gingen keine ab (*Whl.*). [CK 536]

Zusammen Drehen der Därme, und Schneiden im Bauche, nach vorherigem Poltern darin; dann

dreimaliger Durchfall. [CK 537] Früh, erst starkes Poltern im Unterleibe, dann ein schneidendes Zusammendrehen der Därme, dann dreimaliger Durchfall. [RAL 384]

Zusammen Drehen der Därme, mit Kneipen und Poltern im Unterleibe, vor und bei dem flüssigen Stuhle (*Mr.*). [CK 538] Nach dem Herzklopfen, ein Poltern im Unterleibe und ein Kneipen und Zusammendrehen der Därme, vor und bei dem flüssigen Stuhlgange. [RAL 416]

Wühlen mit Drücken in der rechten Bauch-Seite (*Hbg.*). [CK 539] In der rechten Bauchseite, ein wühlendes Drücken. [RAL 405]

Windendes Bauchweh (*Richard*, a.a.O.). [CK 540] Windendes Bauchweh[68]. [RAL 404]

Winden und Grimmen im Bauche (*Kaiser*, a.a.O.). [CK 541]

Ruhrartiger Leibschmerz in der Nabel-Gegend (*Grimm*, a.a.O.). [CK 542; RAL 417]

Unruhe im Unterleibe, doch bloss in der Ruhe. [CK 543; RAL 385]

Aengstlichkeit im Unterleibe, mit Fieber und Durst (*Morgagni*). [CK 544] Unter Aengstlichkeit im Unterleibe, Fieber und Durst. [RAL 402]

Steter Frost, innerlich, in der Oberbauch-Gegend; er kann sich nicht warm genug halten; äusserlich ist die Stelle warm anzufühlen. [CK 545] Er kann sich nicht warm genug halten, es friert ihn immer in der Oberbauchgegend innerlich, ob diese Stelle gleich warm anzufühlen ist.[69] [RAL 371]

Brennender Schmerz im Unterleibe, Mittags und Nachmittags, durch erfolgenden Stuhl vergehend. [CK 546; RAL 388: ohne Hervorhebung]

Brennen im Unterleibe, mit Stechen und Schneiden (*Buchholz*, Beitr. a.a.O.). [CK 547] Im Unterleibe Brennen, Stechen und Schneiden. [RAL 409]

Brennen im Bauche, mit Hitze und Durst (*Alberti*, a.a.O.). [CK 548; RAL 410]

Brennen in der Weiche (*Hbg.*). [CK 549] Brennen in der Dünnung. [RAL 411]

Im Schoosse und der Leisten-Gegend der rechten Seite, Verrenkungs-Schmerz beim Bücken. [CK 550] Beim Bücken, stechender Verrenkungsschmerz im rechten Schooße und der Leistengegend. [RAL 387]

Wühlender, brennender Schmerz in der Schooss-Beule, selbst von der leisesten Berührung erregt.

---

[68] S.a. *Kaiser*, a.a.O. N. 43. „Winden und Krümmen im Bette.“
[69] Vergl. 525.

[CK 551] (In der Schooßbeule) ein Brennen und Wühlen; selbst eine leise Berührung (mit der Bettdecke z.B.) erregt den Schmerz. [RAL 476]

Einzelne, starke, langsame Stiche in beiden Weichen. [CK 552] Einzelne starke, langsame Stiche auf beiden Seiten der Schaam in den Dünnungen (n. 3 St.). [RAL 475]

Schwäche der Brust-Muskeln. [CK 553]

Schwäche der Bauchmuskeln. [RAL 386]

Kollern im Bauche, wie von vielen Blähungen. [CK 554] Ein Kollern im Unterleibe wie von vielen Blähungen, doch unschmerzhaft (n. 1 St.). [RAL 372]

Knurren im Bauche, früh, beim Erwachen. [CK 555; RAL 413]

Gepolter im Bauche (*Thilenius*, a.a.O.). [CK 556] Gepolter im Unterleibe. [RAL 414]

Poltern im Leibe, ohne Stuhlgang. [CK 557; RAL 444: in Klammern]

Die Blähungen gehen mehr aufwärts und machen Aufstossen. [CK 558]

■ **Rektum**

Abgang vieler Winde, mit vorgängigem lautem Knurren im Bauche (*Lgh.*). [CK 559] Abgang vieler Blähungen mit vorgängigem lautem Knurren im Bauche (n. 9 St.). [RAL 376]

Faulig stinkende Blähungen (n. 11 St.) (*Lgh.*). [CK 560] Abgang faulig stinkender Blähungen (n. 11 St.). [RAL 377]

(Knotiger, ungenüglicher Stuhl.). [CK 561]

Stuhl-Verstopfung (*Göritz*, a.a.O. – *Rau*, a.a.O.). [CK 562] Leibverstopfung (*Göritz*. – *Rau*.).[70] [RAL 418]

Verstopfter Leib. [CK 563] Leibesverstopfung. [RAL 443]

Leib-Verstopfung, mit Schmerzen im Bauche (*Htb.* u. *Tr.*). [CK 564]

Zurückhaltung des Stuhls, bei aller Nöthigung dazu (*Alberti*, a.a.O.). [CK 565] Zurückhaltung des Stuhls und Harns bei aller Nöthigung dazu von innen. [RAL 457]

Vergeblicher Drang zum Stuhle. [CK 566] Es drängt ihn vergeblich zu Stuhle. [RAL 419]

Stuhlzwang mit Brennen (*Morgagni*, a.a.O.). [CK 567; RAL 453]

Stuhlzwang, wie bei der Ruhr; ein stetes Brennen mit Schmerzen und Pressen im Mastdarm und After. [CK 568] Brennen und Schmerzen im Mastdarme und am After, mit beständigem Pressen; eine Art Stuhlzwang, wie bei einer Ruhr. [RAL 421]

Unvermerkter Abgang des Stuhles, als wären es Blähungen. [CK 569] Der Stuhlgang geht von ihm, als wären es Blähungen, unvermerkt fort. [RAL 425]

Die Stuhlgänge gehen ohne sein Wissen von ihm (*Büttner*, a.a.O.). [CK 570; RAL 433]

Unwillkürlicher Koth-Abgang (*Kaiser*, a.a.O.). [CK 571]

Starke Stuhlausleerungen (*Kaiser*, a.a.O.). [CK 572]

Breiartiger Koth geht bald mehr, bald weniger ab (n. 6, 13 St.) (*Lgh.*). [CK 573] Abgang bald mehr, bald weniger breiartigen Kothes (n. 6, 13 St.). [RAL 431]

Durchfall (*Majault*, a.a.O. – *Kellner*, a.a.O.). [CK 574] Durchfall (*Majault* – *Kellner*.).[71] [RAL 432]

Durchfall, der häufig einen hohen Grad erreicht (*Kaiser*, a.a.O.). [CK 575]

Durchfall, mit heftigem Brennen im After (*Thilenius*, a.a.O.). [CK 576; RAL 439]

Durchfall, mit Verstopfung wechselnd (*Stf.*). [CK 577] Mit Verstopfung abwechselnder Durchfall; es gieng oft ein wenig wässriges Gelbes ab, dann erfolgte Zwängen, als sollte noch mehr kommen, mit empfindlichem Leibschmerze um den Nabel. [RAL 430]

Gelbe, wässrige, geringe Durchfall-Stühle, mit nachfolgendem Zwängen, als sollte noch mehr kommen, und empfindlichem Leibschmerze um den Nabel (*Stf.*). [CK 578] Mit Verstopfung abwechselnder Durchfall; es gieng oft ein wenig wässriges Gelbes ab, dann erfolgte Zwängen, als sollte noch mehr kommen, mit empfindlichem Leibschmerze um den Nabel. [RAL 430]

Gelbe Durchfall-Stühle, mit Stuhlzwang und brennendem Schmerze im After und Mastdarme. [CK 579] Hie und da umherschweifende Schmerzen im Unterleibe, gelber Durchlauf und Stuhlzwang mit brennendem Schmerze im After und Durste (*Morgagni.*) [RAL 414a].

Kleine Stuhlgänge, mit Zwang, erst von dunkelgrünem Kothe, dann von dunkelgrünem Schleime, nach Leibweh. [CK 580] Nach Leibweh, kleine

---

[70] Vergl. *Hartl.* und *Trinks* Arzn. M. L. a.a.O. N. 9. „Schmerzen im Bauche mit Leibesverstopfung (*Trevosso*, the new Lond. med. Journ. Vol. II. 1793.) (Vom Dunste der mit Arsenik vergifteten Wachskerzen)."

[71] Vergl. *Kaiser*, a.a.O. N. 45. „Starke Stuhlausleerungen." – N. 46. „Durchfall, der häufig einen hohen Grad erreicht." – N. 47. „Unwillkührlicher Koth- und Urinabgang."

Abgänge mit Stuhlzwang, erst von dunkelgrünem Kothe, dann von dunkelgrünem Schleime. [RAL 442]

Ausleerung von Schleim-Stücken, unter Stuhlzwang, mit schneidendem Schmerze im After, wie von blinden Hämorrhoiden. [CK 581] Unter Stuhlzwang, Ausleerung von Stücken Schleim, mit schneidenden Schmerzen im After und wie von blinden Hämorrhoiden. [RAL 441]

Schleimige, dünne Stuhlgänge, wie gehackt. [CK 582] (Dünne, schleimige Stuhlgänge wie gehackt.) [RAL 440]

Schleimige und grüne Abgänge durch den Stuhl (*Thilenius*, a.a.O.). [CK 583; RAL 434]

Zähe, gallichte Stoffe gehen öfters durch den Stuhl ab, 2 Tage lang (*Thilenius*, a.a.O.). [CK 584] Oefterer Abgang eines zähen, galligen Wesens durch den Stuhl, 2 Tage lang (*Pfann.*). [RAL 435]

Grünlich dunkelbrauner Durchfall-Stuhl, mit Gestank, wie faule Geschwüre (*Stf.*). [CK 585]

Schwarze, im After wie Feuer brennende Flüssigkeit geht, nach vieler Unruhe und Schmerz im Bauche, durch den Stuhl ab (*Richard*, a.a.O.). [CK 586] Nach vieler Unruhe und Bauchweh, Abgang einer schwarzen, im After wie Feuer brennenden Flüssigkeit durch den Stuhl. [RAL 436]

Schwarze, scharfe, faulichte Stühle (*Baylies*, a.a.O.). [CK 587] Schwarze, scharfe, faulige Stuhlgänge. [RAL 437]

Ein kugelförmiger Klumpen, der wie aus unverdautem Talge mit eingemischten sehnichten Theilen zu bestehen schien, ging durch den Stuhl mit ab (*Morgagni*, a.a.O.). [CK 588] Durch den Stuhl, Abgang eines kugelförmigen Klumpens, welcher wie aus unverdautem Talge mit eingemischten sennichten Theilen zu bestehen schien (n. 8 Tagen). [RAL 438]

Wässrichtes Blut geht mit dem Kothe ab, und umgiebt denselben. [CK 589] Der abgehende Koth ist mit wässrigem Blute umgeben. [RAL 426]

Blutiger Abgang durch den Stuhl, fast alle Augenblicke, mit Erbrechen und ungeheuren Leibschmerzen (*Grimm*, a.a.O.). [CK 590] Fast alle Augenblicke, ein blutiger Abgang durch den Stuhl, mit Erbrechen und ungeheuren Leibschmerzen. [RAL 428]

Ruhr (*Crüger*, a.a.O.). [CK 591; RAL 427]

Vor dem Durchfall-Stuhle, Schneiden und Zusammendrehen in den Därmen. [CK 592]

Vor dem Durchfalle, Gefühl, als wenn er zerplatzen sollte (*Alberti*, a.a.O.). [CK 593] Vor dem Durchfall hat er ein Gefühl, als wenn er zerplatzen sollte. [RAL 429]

Beim Stuhlgange, schmerzhafte Zusammenziehung dicht über dem After, nach dem Kreuze zu. [CK 594; RAL 451]

Nach dem Stuhle, Aufhören der Bauch-Schmerzen (*Richard*, a.a.O.). [CK 595] Nach dem Stuhlgange beruhigt sich das Bauchweh. [RAL 415]

Nach dem Stuhle, Brennen im Mastdarme, mit grosser Schwäche und Zittern in allen Gliedern. [CK 596] Nach dem Stuhlgange trat große Schwäche und Brennen im Mastdarme ein, mit Zittern in allen Gliedern. [RAL 422]

Nach dem Stuhlgange, Auftreibung des Bauchs. [CK 597]

Nach dem Stuhlgange, Herzklopfen und zittrige Schwäche; er muss sich legen. [CK 598; RAL 423]

Der Mastdarm wird mit grossen Schmerzen krampfhaft herausgedrängt und gepresst. [CK 599] Es drängt und preßt ihr mit großen Schmerzen, krampfhaft, den Mastdarm heraus (n. 72 St.). [RAL 424]

Nach Blutfluss aus dem After bleibt der Mastdarm ausgetreten. [CK 600]

Jücken am After. [CK 601; RAL 445: in Klammern]

Jückend kratziger oder schründender Schmerz am After. [CK 602] Jückend kratziger oder schründender Schmerz im After. [RAL 446]

Wundheits-Schmerz des Afters, bei Berührung. [CK 603] Der After schmerzt bei Berührung wie wund. [RAL 447]

Brennen am After. [CK 604]

Brennen im After (*Morgagni*, a.a.O.). [CK 605; RAL 452]

Brennen im After, eine Stunde lang, was sich nach Abgang harten, knotigen Stuhles legte. [CK 606; RAL 420]

Die Hämorrhoidal-Venen sind schmerzhaft geschwollen, mit Stuhlzwang (*Morgagni*, a.a.O.). [CK 607] Schmerzhafte Geschwulst der Hämorrhoidal-Venen mit Stuhlzwang. [RAL 456]

Blinde Hämorrhoiden, mit Schmerzen, wie langsame Stiche mit einer heissen Nadel. [CK 608; RAL 450]

Ader-Knoten am After, stechenden Schmerzes beim Gehen und Sitzen, nicht beim Stuhle. [CK 609] **Am After, Aderknoten** stechenden Schmerzes bei Sitzen und Gehen, außer dem Stuhlgange. [RAL 448]

Hämorrhoidal-Knoten am After, welche, vorzüglich in der Nacht **brennend schmerzen, wie**

Feuer, und nicht schlafen lassen; am Tage wird der Schmerz schlimmer und artet in heftige Stiche aus; beim Gehen ärger, als beim Sitzen oder Liegen. [CK 610] Hämorrhoidalknoten am After, welche, vorzüglich in der Nacht, brennend[72] schmerzen, wie Feuer und nicht schlafen lassen, am Tage aber wird der Schmerz schlimmer und artet in heftige Stiche aus; beim Gehen schlimmer, als beim Sitzen oder Liegen. [RAL 449]

Am Mittelfleische, fressendes Jücken, das zum Kratzen nöthigte (n. ½ St.) (*Lgh.*). [CK 611] Fressendes Jücken am Mittelfleische, was zu kratzen nöthigte (n. ½ St.). [RAL 454]

Jücken am Mittelfleische, vorzüglich beim Gehen, das zu kratzen nöthigt (n. 5 ½ St.) [*Lhr.*]. [RAL 455]

■ **Harnwege**

Harn-Unterdrückung (*Guilbert*, a.a.O. – N. Wahrn., a.a.O.). [CK 612; RAL 460: ohne Hervorhebung]

Zurückhaltung des Harns, wie von Blasen-Lähmung. [CK 613] Zurückhaltung des Urins wie von Blasenlähmung. Es geht wenig Wasser fort und beim Abgange brennts. [RAL 470]

Zurückhaltung des Harns, bei aller Nöthigung dazu von innen (*Alberti*, a.a.O.). [CK 614] Zurückhaltung des Stuhls und Harns bei aller Nöthigung dazu von innen. [RAL 457]

Oefteres Drängen zum Harnen, mit vielem Urinabgange (n. 2 bis 17 St.) (*Lgh.*). [CK 615] **Oefteres Drängen zum Harnen mit vielem Urinabgange** (n. 2, 3, 4, 5 ½, 16, 17 St.). [RAL 463]

Drängen zum Harnen alle Minuten, mit Brennen auf die Blase. [CK 616] Brennen auf die Blase, und alle Minuten Drängen zum Harnen. [RAL 468]

Er muss Nachts 3, 4 Mal zum Harnen aufstehen, und harnt jedes Mal viel, mehrere Tage nach einander. [CK 617; RAL 467]

Unwillkürlicher Harn-Abgang, Nachts im Schlafe, (Bett-Pissen) (*Hg.*). [CK 618]

Unwillkürlicher Harn-Abgang (*Kaiser*, a.a.O.). [CK 619]

Unwillkürliches Harnen; sie konnte das Nachtgeschirr nicht erreichen; der Harn lief von ihr, obschon es wenig war. [CK 620] Unwillkührliches Harnen; sie konnte das Nachtgeschirr nicht

erreichen; der Harn lief von ihr und es war dessen doch wenig. [RAL 466]

Verminderter Harn-Abgang (*Fowler*, a.a.O.). [CK 621; RAL 461]

Es geht wenig Wasser fort, und beim Abgange brennt es. [CK 622] Zurückhaltung des Urins wie von Blasenlähmung. Es geht wenig Wasser fort und beim Abgange brennts. [RAL 470]

Vermehrter Harn (*Fowler*, a.a.O.). [CK 623] Vermehrter Harnabgang. [RAL 462]

Sehr reichlicher und brennend heisser Harn (*Hg.*). [CK 624]

Fast farbeloser Harn. [CK 625] (Urin fast farbelos.) [RAL 471]

Höchst trüber Urin (n. 5 T.). [CK 626; RAL 472]

Grünlich dunkelbrauner Harn, schon beim Lassen trübe, wie Kuhmist in Wasser aufgerührt, und sich nicht abscheidend (*Hg.*). [CK 627]

Blut-Harnen (*O. Tachenius*, Hipp. chym. cap. 24.). [CK 628; RAL 459]

Zu Anfange des Harnens, Brennen im vordern Theile der Harnröhre; früh (n. 24 St.). [CK 629] Früh, Brennen im vordern Theile der Harnröhre zu Anfange des Urinirens (n. 24. St.). [RAL 469]

Beim Harnen, Brennen in der Harnröhre (*Morgagni*, a.a.O. – N. Wahrn., a.a.O.). [CK 630] Brennen beim Harnlassen. [RAL 458]

Beim Harnen, zusammenziehender Schmerz im linken Schoosse. [CK 631] Beim Urinlassen, zusammenziehender Schmerz im linken Schooße. [RAL 465]

Nach Harnen, grosses Schwäche-Gefühl im Oberbauche, dass sie zitterte. [CK 632; RAL 464]

In der Harnröhre, beissender Schmerz. [CK 633; RAL 473: in Klammern]

Oefterer Schmerz, wie Risse, tief in der Harnröhre. [CK 634] Tief in der Harnröhre, öfterer Schmerz, wie Risse (Nachmittags). [RAL 474]

■ **Geschlechtsorgane**

An den Geschlechtstheilen, Jücken. [CK 635] (Jücken der Schaam.) [RAL 477]

Bei Ruthe-Steifheit, Brennen vorn an der Vorhaut. [CK 636]

Stechendes Jücken an der Spitze der Vorhaut. [CK 637]

Arges Jücken an der Eichel, ohne Ruthe-Steifheit. [CK 638; RAL 478]

Fressendes Jücken hinten an der Ruthe, das zum Kratzen nöthigt (*Lgh.*). [CK 639] An der Ruthe, nahe am Hodensacke, fressendes Jücken zum Kratzen nöthigend (n. 5¼ St.). [RAL 483]

---

[72] Brennen ist ein Hauptsymptom von Arsenik. Vergl. 163. 362. 450. 471. 769. 777. 793. 794. 816. 819. 814. 789. 790.

Entzündung und Geschwulst der Zeugungstheile, bis zum Brande, mit ungeheuern Schmerzen (*Degner*, Act. Nat. C. VI.). [CK 640] **Entzündungsgeschwulst der Zeugungstheile bis zum Brande**, mit ungeheuren Schmerzen. [RAL 484]

Plötzlicher Brand an den männlichen Zeugungstheilen (*Stahl*, Opusc. chym. phys. med. S. 454.). [CK 641] Plötzliche Entstehung des Brandes an den männlichen Zeugungstheilen. [RAL 486]

Höchst schmerzhafte Geschwulst der Zeugungstheile (N. Wahrn., a.a.O.). [CK 642; RAL 485]

Die Eichel ist blauroth, geschwollen und in Schrunden aufgeborsten (*Pfann*, a.a.O.). [CK 643] Die Eichel des männlichen Gliedes ist blauroth, geschwollen und in Schrunden aufgeborsten. [RAL 482]

Hoden-Geschwulst (*Alberti*, a.a.O.). [CK 644] Hodengeschwulst[73] (*Alberti*, Jurispr. med. Tom. I. S. 167). [RAL 487]

Erektion, früh, ohne Pollution (*Lgh.*). [CK 645] Ruthesteifheit früh, ohne Pollution. [RAL 481]

Pollution, Nachts, mit wollüstigen Träumen (*Lgh.*). [CK 646] Nächtliche Samenergießung mit wollüstigen Träumen. [RAL 479]

Pollution, Nachts, ohne wollüstige Träume, und darauf anhaltende Ruthe-Steifheit (*Lgh.*). [CK 647] Nächtliche Samenergießung ohne wollüstige Träume, mit drauffolgender, anhaltender Ruthesteifheit (n. 20 St.). [RAL 480]

Abgang von Vorsteher-Drüsen-Saft bei Durchfall-Stuhle. [CK 648]

Geilheit beim Weibe; sie verlangt die Begattung täglich zweimal, und wenn sie nicht geleistet wird, geht ihr die Natur von selbst ab. [CK 649] Weibliche Geilheit; sie verlangt die Begattung täglich zweimal, und wenn sie nicht geleistet wird, geht ihr die Natur von selbst fort. [RAL 488]

Regel allzuzeitig. [CK 650] **Allzu zeitliches Monatliche.** [RAL 492]

Die Regel kehrt zweimal zu früh, schon nach 20 Tagen zurück. [CK 651]

Allzustarke Regel. [CK 652] **Erregung eines allzu starken Monatflußes.** [RAL 493]

Bei der Regel, kneipend stechendes Schneiden von der Herzgrube bis in den Unterbauch, auch im Rücken und den Bauch-Seiten; sie musste vor Schmerz sich stehend und niederkauernd zusammenkrümmen, unter lautem Aufstossen, mit lautem Aechzen, Klagen und Weinen. [CK 653] Beim Monatlichen, kneipend stechendes Schneiden, von der Herzgrube bis in den Unterbauch, auch im Rücken und den Bauchseiten; sie mußte stehend und niederkauernd sich zusammenkrümmen vor Schmerz, unter lautem Aechzen, Klagen und Weinen, und unter lautem Aufstoßen. [RAL 496]

Bei der Regel, scharfes Stechen vom Mastdarme bis in den After und die Schaam. [CK 654] Beim Monatlichen, scharfes Stechen im Mastdarme bis in den After und die Schaam. [RAL 494]

An der Stelle der Regel, welche ausblieb, bekam sie Schmerzen in der Steissbein-Gegend und den Schultern (*Sr.*). [CK 655]

Nach der Regel Abgang blutigen Schleimes. [CK 656] Nach Verfluß der Regel geht blutiger Schleim. [RAL 495]

Weissfluss tröpfelt beim Stehen, unter Abgang von Winden (n. 24 St.). [CK 657] Beim Stehen tröpfelt der weiße Fluß unter Abgang von Blähungen (n. 24 St.). [RAL 491]

Scheide-Fluss, wohl eine Obertasse voll in 24 Stunden, gilblich und dicklich, mit beissendem Fressen und Wundmachen der Theile, die er berührt; 10 Tage lang. [CK 658] Scheidefluß, wohl eine Obertasse voll in 24 Stunden, mit beißendem Fressen, wo er hinläuft, werden die Theile davon wund auf beiden Seiten der Schaam, gilblicher und dicklicher Beschaffenheit, 10 Tage lang. [RAL 490]

Bis in die Scheide herab Stechen aus dem Unterbauche. [CK 659] Stechender Schmerz im Unterbauche bis in die Scheide herab. [RAL 489]

■ Atemwege und Brust

Oefteres Niesen, ohne Schnupfen (n. 11 St.) (*Lgh.*). [CK 660; RAL 501: mit Hervorhebung]

Arges, anhaltendes Niesen. [CK 661; RAL 500]

Trockenheit der Nasenhöhle. [CK 662; RAL 499: mit Hervorhebung]

Schnupfen mit Niesen, der jedes Mal wieder schneller vergeht; alle Morgen beim Erwachen. [CK 663] Alle Morgen beim Erwachen, Nießen und Schnupfen, der jedesmal wieder schnell vergeht. [RAL 505]

Fliess-Schnupfen mit öfterem Niesen (n. 11 St.) (*Lgh.*). [CK 664] Oefteres Nießen mit Fließschnupfen (n. 11 St.). [RAL 502]

Starker Fliess-Schnupfen. [CK 665; RAL 507]

Fliess-Schnupfen mit Stock-Schnupfen verbunden. [CK 666] Stockschnupfen, mit fließendem Schnupfen verbunden. [RAL 504]

---

[73] Vom innern Gebrauche des Arseniks.

Ungeheurer Schnupfen, mit Heiserkeit und Schlaflosigkeit. [CK 667] Ungeheurer[74] Schnupfen mit Heiserkeit und Schlaflosigkeit. [RAL 508]

Der ausfliessende wässrige Nasen-Schleim beisst und brennt an den Nasenlöchern, als wenn sie davon wund würden. [CK 668] Der aus der Nase fließende, wässrige Schleim, beißt und brennt an den Nasenlöchern, als wenn sie davon wund würden. [RAL 506]

Ausfluss einer scharfen Feuchtigkeit aus der Nase (*Myrrhen*, a.a.O.). [CK 669; RAL 503]

Der Kehlkopf ist trocken. [CK 670] Trockenheit des Kehlkopfs. [RAL 510]

Die Stimme zitternd (*Guilbert*, a.a.O.). [CK 671] Zitternde Stimme (*Guilbert*.).[75] [RAL 225]

Ungleiche, bald starke, bald schwache Stimme (*Kaiser*, a.a.O.). [CK 672]

Rauhe Stimme und Heiserkeit. [CK 673] Rauhe Sprache und Heiserkeit. [RAL 511]

Rauhheit und Heiserkeit des Halses, früh. [CK 674] Früh ist ihm der Hals rauh und heiser (n. 24 St.). [RAL 509]

Sehr zäher Schleim auf der Brust, der sich schwer loshusten lässt. [CK 675] Sehr zäher Schleim auf der Brust, der sich schwerlich loshusten läßt (n. 48 St.). [RAL 517]

Steter Kitzel in der ganzen Luftröhre, der ihn zum Husten reizt, auch ausser dem Athmen. [CK 676] Beständiger Kitzel in der ganzen Luftröhre, der ihn zum Husten reizt, auch außer dem Athmen. [RAL 536]

Husten, von einer zusammenschnürenden Empfindung oben in der Luftröhre, wie von Schwefeldampf. [CK 677] Eine zusammenschnürende Empfindung oben in der Luftröhre (in der Gegend des Halsgrübchens), wie vom Schwefeldampfe, welcher Husten erregt. [RAL 564]

Oft ganz trockner kurzer Kotz-Husten, von einer erstickenden Empfindung im Kehlkopfe, wie von Schwefel-Dampf. [CK 678] Ofter, ganz kurzer, trockner Kotzhusten, durch eine erstickende Empfindung im Kehlkopfe erzeugt, wie vom Schwefeldampfe zu entstehen pflegt. [RAL 594]

Hüsteln, ohne Auswurf, von Reiz in der Luftröhre (*Lgh.*). [CK 679] Reiz zum Hüsteln aus der Luftröhre, ohne Auswurf (n. 3$\frac{1}{4}$ St.). [RAL 566]

Husten, ohne Auswurf, nach vorgängigem Zucken in der Hüfte, welches ihn zu erregen scheint. [CK 680] Zucken in der Hüfte und trockner Husten darauf, welcher von ersterem erregt zu werden scheint. [RAL 552]

Husten vorzüglich nach Trinken. [CK 681] **Husten vorzüglich nach dem Trinken.** [RAL 540]

Wenn er ohne Durst trinkt, erregt es ihm Husten. [CK 682] Wenn er ohne Durst trinkt, so erregt es ihm Husten. [RAL 539]

Husten, bei Bewegung des Körpers, der ihn oft schnell athemlos macht. [CK 683] Bei Körperbewegung, trockner Husten.[76] [RAL 551]

Husten, wenn sie in die kalte **freie Luft kömmt.** [CK 684; RAL 550: ohne Hervorhebung]

Beim Gehen im Freien dämpft es ihn so, dass er Husten muss. [CK 685] Beim Gehen im Freien dämpfts ihr so, daß sie husten muß. [RAL 548]

Früh-Husten, sehr heftiger Art. [CK 686] Heftiger Frühhusten. [RAL 535]

Früh kurzer Husten, nach (dem gewohnten) Thee-Trinken. [CK 687] Früh nach dem (gewohnten) Theetrinken ein kurzer Husten. [RAL 537]

Abends, Husten mit Engbrüstigkeit, ohne Auswurf. [CK 688] Abends, Engbrüstigkeit und trockner Husten. [RAL 569]

Abends Husten, gleich nach dem Niederlegen. [CK 689] Husten, gleich nach dem Niederlegen. [RAL 544]

Abends, im Bette, einige Minuten lang anhaltender Husten, mit Uebelkeit und Heben zum Erbrechen. [CK 690; RAL 543]

Abends, gleich nach dem Niederlegen, Husten, sie muss sich aufsetzen; hierauf zusammenziehender Schmerz in der Magen-Gegend und Herzgrube, welcher den Husten unterhielt, der sie matt machte. [CK 691] Abends, gleich nach dem Niederlegen, Husten; sie muß sich aufsetzen, hierauf ein zusammenziehender Schmerz in der Herzgrube und der Magengegend, welcher den Husten unterhielt, der sie matt machte. [RAL 542]

---

[74] Es giebt fast kein einziges heroisches Arzneimittel, welches nicht zuweilen diese Art von Krisis (einen heftigen Schnupfen, so wie zu andern Zeiten, Erbrechen, Durchfall, Schweiß, Speichelfluß, Harnfluß u.s.w.) bei Gesunden oder in für sie unpassenden Krankheitsfällen erregen sollte, wodurch die Natur das dem Leben des Körpers Nachtheilige von sich zu entfernen und gleichsam auszuspucken sich bestrebt und so einen großen, oft den größten Theil der übrigen Arzneikraft des Mittels (die übrige Arzneikrankheit) plötzlich vernichtet. Doch sind diese, die übrige Arzneikrankheit vernichtenden Körperreaktionen zugleich bezeichnende Arzneisymptome, und der Schnupfen von Arsenik bleibt in vielen wesentlichen, nur noch lange nicht scharf genug beobachteten, Umständen gar sehr von dem, welchen Magnet, Belladonna, Krähenaugen, Kellerhals u.s.w. erregen, verschieden.

[75] S. a. *Hartl.* und *Trinks*, a.a.O. Nr. 7. „Sehr ungleiche, bald starke, bald schwache Stimme."

---

[76] Welcher ihn oft sehr schnell athemlos macht.

Nacht-Husten, bei dem er sich aufsetzen muss, sobald derselbe kommt. [CK 692] In der Nacht muß er sich aufsetzen, wenn der Husten kommt. [RAL 541]

Nachts weckt ihn Husten; starke Stösse, dass er hätte ersticken mögen, und ihm der Hals anschwoll. [CK 693] Husten weckte ihn die Nacht; starke Stöße, daß er hätte ersticken mögen und daß ihm der Hals anschwoll. [RAL 545]

Nach Mitternacht tiefer, trockner, kurzer, unablässiger Husten. [CK 694] Tiefer, trockner, kurzer, unablässiger Husten nach Mitternacht. [RAL 546]

Trocknes Hüsteln (*Störk*, a.a.O.). [CK 695; RAL 567]

Trockner, ermüdender Husten (*Störk*, a.a.O.). [CK 696; RAL 568]

Trockner, sehr heftiger Husten (n. 2 St.). [CK 697] Trockner, heftiger Husten (n. 2 St.). [RAL 538]

Trockner Kotz-Husten, mit kurzem, beschwerlichem Athmen und unterköthig wundartigem Schmerze in der Herzgrube, bis in die Mitte der Brust. [CK 698] Oefteres, kurzes, beschwerliches Athmen und trockner Kotzhusten mit unterköthig wundartigem Schmerzen in der Herzgrube bis in die Mitte der Brust. [RAL 588]

Schwer sich lösender Krächz-Husten, welcher Schründe-Schmerz auf der Brust verursacht. [CK 699] Schwer ablösender Krächzhusten, welcher Schründeschmerz auf der Brust verursacht. [RAL 549]

Hüsteln mit Brust-Schmerz und salzigem Auswurfe, nach vorgängiger Brust-Beklemmung (*Ebers*, a.a.O.). [CK 700] Erst Brustbeklemmung, dann Brustschmerz mit Hüsteln und salzigem Auswurf. [RAL 585]

Blutstreifen unter dem ausgehusteten Schleime. [CK 701] Unter dem ausgehusteten Schleime sind Blutstreifen. [RAL 518]

Schleim-Auswurf mit Blutstriemen, dann Brech-Uebelkeit. [CK 702] Er rakst Schleim mit Blutstriemen aus; dann folgt Brechübelkeit. [RAL 519]

Bei starkem Husten kommt viel Wasser aus dem Munde, wie Würmerbeseigen. [CK 703; RAL 554]

Beim Husten, Zerschlagenheits-Schmerz im Unterleibe, wie zerschmettert. [CK 704; RAL 555]

Beim Husten, stechender Schmerz in der Herzgrube. [CK 705] Beim Husten, Stechen in der Herzgrube. [RAL 556]

Beim Räuspern, ziehend stechender Schmerz unter den linken Hypochondern, bis in die Brust herauf. [CK 706] Beim Räuspern, ziehend ste-

chender Schmerz unter den linken, kurzen Ribben, bis in die Brust herauf. [RAL 557]

Beim Husten, vermehrte Stiche unter den Ribben und vermehrter Kopf-Schmerz, wie von Hitze darin. [CK 707] Durch Husten vermehrte Stiche unter den Ribben und vermehrter Kopfschmerz, wie von Hitze darin. [RAL 563]

Beim Husten, Hitze im Kopfe. [CK 708] Während des Hustens, Hitze im Kopfe. [RAL 553]

Beim Husten, Stechen, erst in der Brust- und dann (nach 2 Tagen) auch in der Bauch-Seite. [CK 709] Beim Husten, Stechen, erst in der Seite der Brust, dann (nach 2 Tagen) in der Seite des Unterleibs. [RAL 558]

Beim Husten, stechender Schmerz im Brustbeine herauf. [CK 710; RAL 559]

(Es will ihr vom Husten die Brust zersprengen.) [RAL 547]

Gleich nach dem Husten ist der Athem immer so kurz, als wenn es ihm die ganze Brust zusammenzöge. [CK 711] **Immer gleich auf den Husten ist der Athem so kurz, als wenns ihm die ganze Brust zusammenzöge.** [RAL 593]

Athem sehr kurz (*Htb.* und *Tr.*). [CK 712]

Schmerzhaftes Athemholen (N. Wahrn., a.a.O.). [CK 713; RAL 572]

Schwieriges Athmen (*Tachenius*, a.a.O.). [CK 714; RAL 575]

Erschwertes Athmen, mit grosser Angst (*Kaiser*, a.a.O.). [CK 715]

Aengstliches, stöhnendes Athmen (*Guilbert*, a.a.O.). [CK 716] Aengstliches, stöhnendes Athemholen. [RAL 576]

Oft beängstigende, drückende Kurzäthmigkeit in allen Lagen. [CK 717] Oft drückend beängstigende Kurzäthmigkeit der Brust in allen Lagen. [RAL 589]

Starke Beengung des Athems (*Pyl*, a.a.O.). [CK 718] Starke Engbrüstigkeit. [RAL 570]

Engbrüstigkeit von langer Dauer (*Güldenklee*, a.a.O.). [CK 719] Langwierige Engbrüstigkeit[77]. [RAL 580]

Engbrüstigkeit, die öfters wiederkehrt (*Morgagni*, a.a.O.). [CK 720] Oefters wiederkehrende Engbrüstigkeit. [RAL 578]

Engbrüstigkeit, wenn er sich ärgert. [CK 721] Wenn er sich ärgert, bekommt er eine Engbrüstigkeit. [RAL 596]

Engbrüstigkeit, wie aus Angst, wenn er sich ermüdet hat. [CK 722] Wenn er sich ermüdet hat,

---

[77] Vom Arsenikdampfe, von Bereitung des Arsenicum fixum.

bekommt er eine Engbrüstigkeit, wie sie aus Angst zu entstehen pflegt. [RAL 597]

Beklemmung der Brust (*Rau*, a.a.O.). [CK 723] Brustbeklemmung. [RAL 573]

Beklemmung der Brust, schweres Athmen (*Thilenius*, a.a.O.). [CK 724; RAL 574]

Beklemmung in der Brustbein-Gegend erschwert das Athmen 8 Tage lang. [CK 725] Achttägige Schweräthmigkeit, Beklemmung in der Brustbeingegend beim Tiefathmen. [RAL 592]

Beklemmung der Brust beim schnell Gehen, beim Husten, oder beim Treppen-Steigen. [CK 726] Beklemmung beim Husten und beim Schnellgehen, oder beim Treppensteigen. [RAL 590]

Hemmung des Athems von Schmerz in der Herzgrube. [CK 727] Schmerz unter der Herzgrube, welcher den Athem benimmt. [RAL 595]

Hemmung des Athems von einer unerträglichen Angst und einer sehr beschwerlichen Empfindung im Unterleibe, mit jämmerlicher Wehklage darüber (*Morgagni*, a.a.O.). [CK 728] Jämmerliche Weheklage, daß ihm eine unerträgliche Angst und eine sehr beschwerliche Empfindung im im Unterleibe, den Athem hemme (*Morgagni*.).[78] [RAL 577]

Der Athem entgeht ihm Abends, wenn er auch noch so behutsam ins Bette steigt und sich niederlegt, doch sogleich, und es pfeift so fein in der zusammen geschnürten Luftröhre, als wenn eine feine Saite ertönte. [CK 729] Abends, wenn er auch noch so sachte ins Bette steigt und sich noch so behutsam niederlegt, entgeht ihm gleich der Odem und es pfeift so fein in der (zusammengeschnürten) Luftröhre, als wenn eine feine Saite ertönte. [RAL 565]

Zusammenschnürung der Brust (*Preussius*, a.a.O.). [CK 730] Zusammenschnürende Empfindung in der Brust (*Preussius*.).[79] [RAL 571]

Zusammenschnürung der Brust, dass er fast kein Wort reden konnte, und beinah ohnmächtig wurde (d. 3. T.) (*Htb.* und *Tr.*). [CK 731]

Stetes Zusammenziehen der Brust und Hüsteln (*Htb.* und *Tr.*). [CK 732]

Wie von Zusammendrückung der Brust ist bei den Unterleibs-Schmerzen der Athem erschwert. [CK 733] Bei den Unterleibsschmerzen, schwe-

res Athmen, als würde die Brust zusammengedrückt. [RAL 587]

Arge Angst, als wolle es ihr Alles zuschnüren, mit Beängstigung in der Herzgrube. [CK 734; RAL 586]

Zusammengeschnürtheit auf der Brust, mit grosser Angst und Unruhe, Abends. [CK 735] Abends, große Aengstlichkeit und Unruhe, und die Brust wie zusammengezogen. [RAL 591]

Erstickung drohende Brustbeengung, eine Stunde lang (*Greiselius*, a.a.O.). [CK 736] Einstündige Engbrüstigkeit, welche Erstickung droht (*Greiselius*.).[80] [RAL 579]

Asthma (Brust-Bräune); der Athem wird immer schwächer und kürzer, so dass die nur durch vorwärts Hängen der Brust ganz leise athmen und sprechen kann (*Whl.*). [CK 737]

Sie glaubt jeden Augenblick ersticken zu müssen, unter so grosser Schwäche, dass sie nicht im Stande ist, tief einzuathmen (*Whl.*). [CK 738]

Plötzliche, Erstickung drohende Beklemmung der Brust mit Athem-Mangel, im Gehen, mit Schwäche und äusserster Ermattung (*Majault*, a.a.O.). [CK 739] Bei Bewegung (im Gehen) jählinge Engbrüstigkeit und Athemmangel, Schwäche und äußerste Ermattung[81]. [RAL 583]

Plötzlicher Erstickung drohender Catarrh, Nachts (*Myrrhen*, a.a.O.). [CK 740] Nächtlicher, plötzliche Erstickung drohender Katarrh[82]. [RAL 584]

Er will ersticken, streckt die Zunge heraus (*Wedel*, a.a.O.). [CK 741; RAL 581]

Stickfluss (Misc. n. c. Dec. III. an. 9. 10.). [CK 742; RAL 582]

Brust-Schmerzen (*Pearson*, a.a.O.). [CK 743; RAL 521]

Viel Schmerzen in der Brust (N. Wahrn., a.a.O.). [CK 744; RAL 522]

Innerer Schmerz im oberen Theile der Brust (n. 5 St.). [CK 745; RAL 523]

---

[78] S. a. *Kaiser*, a.a.O. N. 49. „Das Athmen beschwert, die Angst steigt."

[79] S. a. *Hartl.* u *Trinks*, A. M. L. a.a.O. N. 11. „Es zog ihm die Brust zusammen, daß er fast kein Wort reden konnte und beinahe ohnmächtig wurde (d. 3. T.)" – und: N. 12. „Beständiges Hüsteln und Zusammenziehen in der Brust (d. 3. Tag.)."

[80] S. a. *Hartl.* u. *Trinks*, a.a.O. N. 10. „Kurzer Athem."

[81] Da die genannten Symptome in der Masse von keinem andern bekannten Arzneimittel wahrgenommen werden, so ist es einleuchtend, wie Arsenik die sogenannte Brustbräune homöopathisch und, so zu sagen specifisch heilen kann und heilet.

[82] Von einem ähnlichen, alle Abende nach dem Niederlegen immer stärker erscheinenden Erstickungskatarrh, welcher mich dem Tode ganz nahe brachte, habe ich mich selbst mit Arsenik schnell geheilt, und zwar mit einer Gabe desselben, deren Kleinheit allen Glauben übersteigt. Die übrigen Symptome meines Uebels waren freilich ebenfalls unter den Arseniksymptomen anzutreffen.

Spannender Schmerz in der Brust, vorzüglich beim Sitzen. [CK 746] Spannender Schmerz in der Brust, vorzüglich beim Sitzen.[83] [RAL 526]

Drücken auf der Brust (*Buchholz*, Beitr., a.a.O.). [CK 747; RAL 529]

Stechen in der Seite, unter den kurzen Ribben, und auf diese Seite darf er sich nicht legen. [CK 748] Stechen in der Seite unter den kurzen Ribben und auf diese Seite[84] darf er sich nicht legen. [RAL 562]

Stiche, oben in der rechten Brust, besonders beim Athmen, wie Druck, der sich in einen Stich endigt (n. 1 1/2 St.). [CK 749] Stiche oben in der rechten Brust, besonders beim Athemholen fühlbar, wie Druck, der sich in einen Stich endigt (n. 1 1/2 St.). [RAL 527]

Stiche in der linken Brust, beim tief Athmen, die ihn zum Husten zwingen. [CK 750] Beim Tiefathmen, Stiche in der linken Brust, die ihn zum Husten zwingen. [RAL 560]

Stechen in der linken Brust, bloss beim Ausathmen, welches dadurch erschwert ward (*Lgh.*). [CK 751] Heftiges Stechen auf der linken Brust bloß beim Ausathmen, welches dadurch erschwert ward (n. 7 1/2 St.). [RAL 528]

Dumpfe Stiche in der Brust beim Bücken. [CK 752] Beim Bücken dumpfe Stiche in der Brust. [RAL 561]

Stechend reissender Schmerz an der obersten rechten Ribbe. [CK 753] Stechend reißender Schmerz an der obersten rechten Ribbe. (Kriebeln in der linken Brust.) [RAL 524]

Kriebeln in der Brust. [CK 754] Stechend reißender Schmerz an der obersten rechten Ribbe. (Kriebeln in der linken Brust.) [RAL 524]

Wundheits-Empfindung und Rohheits-Gefühl in der Brust. [CK 755] Empfindung von Rohheit und Wundheit in der Brust. [RAL 520]

Frieren innerlich in der Brust, Abends, auch nach dem Abend-Essen. [CK 756] Gegen Abend, ein Frieren in der Brust inwendig, auch nach dem Abendessen.[85] [RAL 525]

Grosse Hitze in der Brust, bis unter das Zwergfell (*Hbg.*). [CK 757; RAL 533]

Brennen in der Brust (*Störk*, a.a.O.) [CK 758; RAL 530: ohne Hervorhebung]

Brennen in der Gegend des Brustbeins, lange anhaltend (*Störk*, a.a.O.). [CK 759] Ein lang dauerndes Brennen in der Gegend des Brustbeins. [RAL 534]

Brennen in der rechten Brust, bis in die Dünnung, wo es drückte (*Hbg.*). [CK 760; RAL 531]

Nach dem Essen, ein süßer Blutgeschmack mit einem kratzig stechenden Schmerze im Halse, wie wenn er eine Gräte verschluckt hätte, eine Viertelstunde lang, darauf mit Kotzen Blutauswurf, anfangs wie geronnenen Blutes; nach dem Blutspeien Uebelkeit und nach 2 Stunden Aengstlichkeit (*Meyer.*). [RAL 532]

Der Herz-Schlag ist gereizt (*Kaiser*, a.a.O.). [CK 761]

Herz-Klopfen (*Majault*, a.a.O.). [CK 762] Herzklopfen (*Majault*)[86] [RAL 512]

Ungeheures, sehr lästiges Herzklopfen (*Stf.*). [CK 763; RAL 514]

Heftiger, tobender Herzschlag (*Kaiser*, a.a.O.). [CK 764]

Wenn er sich auf den Rücken legt, schlägt das Herz viel schneller und stärker (*Stf.*). [CK 765; RAL 515]

Unregelmässiges, aber so starkes Herzklopfen, Nachts um 3 Uhr, dass er es zu hören glaubt, mit Angst verbunden (*Mr.*). [CK 766] Die Nacht um 3 Uhr, ein unregelmäßiges, aber so starkes Herzklopfen, daß er es zu hören glaubt, mit Angst verbunden. [RAL 513]

Heftiges Herzklopfen, Nachts (*Bhr.*). [CK 767] Heftiges Herzklopfen des Nachts. [RAL 978]

Aeusserlich auf der Brust, gelbe Flecken (*Wedel*, a.a.O.). [CK 768] Ausbruch gelber Flecken auf der Brust. [RAL 598]

■ Rücken und äußerer Hals

Im Kreuze, Kraftlosigkeit. [CK 769] Kraftlosigkeit im Kreuze. [RAL 609]

Schmerzliche Steifheit im Kreuze, den ganzen Tag. [CK 770] Das Kreutz ist den ganzen Tag steifschmerzlich. [RAL 608]

Zerschlagenheits-Schmerz im Kreuze. [CK 771] Im Kreutze, Schmerz wie Zerschlagenheit (n. 4 St.). [RAL 615]

Rücken-Schmerzen, mit Unruhe und Aengstlichkeit (*Büttner*, a.a.O.). [CK 772] Unter Rückenschmerzen, Unruhe und Aengstlichkeiten. [RAL 612]

Steifigkeit im Rückgrate, vom Steissbeine heran. [CK 773; RAL 607: in Klammern]

---

[83] Vergl. Anmerk. zu 677.
[84] Vergl. 621. *
[85] Vergl. 371.

[86] S. a. *Kaiser*, a. a. I. N. 50. „Der Herzschlag gewöhnlich gereizt."

Zerschlagenheits-Schmerz im Rücken und über die Schulterblätter, wie zerprügelt (n. 4 T.). [CK 774; RAL 614]

Ziehender Schmerz im Rücken, Vormittags (n. 6 T.). [CK 775; RAL 610]

Ziehen im Rücken herauf und herunter. [CK 776] Es zieht in den Rücken herauf und herunter. [RAL 611]

Zieh-Schmerz zwischen den Schulterblättern, **welcher zum Niederliegen nöthigt**. [CK 777] Ziehender Schmerz zwischen den Schulterblättern, welcher zum Niederlegen nöthigt (n. 5 St.).[87] [RAL 605]

Zieh-Schmerz im Rücken, vom Kreuze bis in die Schultern, mit Stechen in den Seiten, während sich Blähungen im Leibe bewegen und nach oben drücken; dann stösst es auf und er bekömmt Erleichterung. [CK 778] Es zieht vom Kreutze herauf bis in die Schultern, und sticht dabei in den Seiten, während sich Blähungen im Unterleibe bewegen, welche, da sie nicht fortkönnen, gleichsam heraufdrücken; dann stößts auf und er bekömmt Erleichterung. [RAL 606]

Stark glucksende Bewegungen in den Muskeln der linken Rücken-Seite, bloss beim Liegen auf der rechten Seite (n. 3 St.) (*Lgh.*). [CK 779] Bloß beim Liegen auf der rechten Seite, stark glucksende Bewegungen in den Muskeln der linken Seite des Rückens (n. 3¾ St.). [RAL 613]

Im Nacken, Steifigkeit, wie zerschlagen, oder wie vom Verheben, mit gleichem Schmerze über den Hüften; Nachts und früh. [CK 780] (Die Nacht und früh) Steifigkeit im Genicke, wie zerschlagen oder wie vom Verheben, und ein ähnlicher Schmerz über den Hüften (n. 12 St.). [RAL 601]

Im Halse, spannende Steifigkeit (*Bhr.*). [CK 781] Spannende Steifigkeit des Halses. [RAL 600]

Verdrehung der Hals-Muskeln (*Müller*, a.a.O.). [CK 782; RAL 599]

Geschwulst des äussern Halses, ohne Schmerz (*Stf.*). [CK 783] Äußere Halsgeschwulst ohne Schmerz. [RAL 602]

Die Schlag-Ader der linken Hals-Seite schwillt beim Bücken ausserordentlich auf (*Bhr.*). [CK 784] Beim Tiefbücken schwillt die Schlagader der linken Halsseite außerordentlich auf. [RAL 603]

Jücken am Halse, unter dem Kiefer. [CK 785; RAL 206]

Farbloser, beissender Ausschlag um den ganzen Hals, auf den Achseln und in den Seiten (*Fr. H.*). [CK 786] Um den ganzen Hals herum, auf den Achseln und in den Seiten, eine Art farbloser, beißender Ausschlag. [RAL 604]

■ **Extremitäten**

In der Achselgrube, unter den Armen, Wundheit (*Klinge*, in *Hufel*. Journ. VI. S. 904.). [CK 787] Wundheit unter den Armen in der Achselhöhle. [RAL 617]

Reissend stechender Schmerz in der rechten Achselgrube. [CK 788; RAL 618]

Drüsen-Geschwulst in der Achselgrube (*Hg.*). [CK 789]

In den Armen, ziehende Schmerzen (*Hg.*). [CK 790]

Schmerz im Arme der Seite, auf welcher man liegt, Nachts. [CK 791] Nachts, Schmerz in dem Arme **der Seite, auf welcher man liegt.**[88] [RAL 621]

Reissen im Arme, besonders im Ellbogen und Hand-Gelenke, Nachts, im Bette. [CK 792] Nachts im Bette, **Reißen** im Ellbogen und Handgelenke (n. 4 St.). [RAL 620]

Einschlafen des rechten Armes, wenn er auf der rechten Seite liegt. [CK 793] (Wenn er auf der rechten Seite liegt, schläft der rechte Arm ein.) [RAL 622]

Schmerzhafter Knoten auf dem rechten Arme (N. Wahrn., a.a.O.). [CK 794] Ein schmerzhafter Knoten auf dem Arme. [RAL 619]

Am Vorderarme, nahe beim Hand-Gelenke, fressendes Jücken, das zum Kratzen reizt (*Lgh.*). [CK 795] Fressendes Jücken am linken Vorderarme, nahe beim Handgelenke, zum Kratzen reizend (n. 1½ St.). [RAL 623]

Die Hände sind steif und gefühllos (*Pyl*, a.a.O.). [CK 796] Steifigkeit der Hände und Gefühllosigkeit derselben. [RAL 626]

Zieh-Schmerz in beiden Handknöcheln, alle Abende. [CK 797] Allemal gegen Abend, in beiden Handknöcheln ein ziehender Schmerz. [RAL 630]

Ziehendes Reissen in den Mittelhand-Knochen, früh. [CK 798] Ziehendes **Reißen** im vierten und fünften Mittelhand-Knochen, früh. [RAL 634]

Reissendes Stechen in den Knochen der Hand und des kleinen Fingers. [CK 799] Reißend-stechender Schmerz in den Knochen der Hand und des kleinen Fingers (n. 2 St.). [RAL 632]

---

[87] Man s. Anmerk. zu 288.

[88] Vergl. 562.

Klamm in der Hand, bei Bewegung derselben. [CK 800] Klamm in der Wade beim Gehen, und in der Hand bei Bewegung derselben (n. 2 St.). [RAL 655]

Kalte Hände (*Stf.*). [CK 801; RAL 628]

Schmerzhafte Geschwulst der Hände (N. Wahrn., a.a.O.). [CK 802; RAL 625]

Starkes Kriebeln in den Händen, Nachts. [CK 803; RAL 624]

Feines Kitzeln im linken Handteller, das zum Reiben nöthigt (*Lgh.*). [CK 804; RAL 627]

Knötchen, Bückelchen auf den Händen (N. Wahrn., a.a.O.). [CK 805] Knötchen (Buckelchen) auf den Händen. [RAL 629]

Grosse Eiterbeule an der Hand, zwischen Daumen und Zeige-Finger – sehr breit, blassroth und höchst schmerzhaft, besonders Abends (*Hg.*). [CK 806]

Die Finger-Gelenke sind schmerzhaft beim Bewegen. [CK 807; RAL 640]

Klamm in den Fingern der rechten Hand, wenn er sie gerade streckt. [CK 808; RAL 636]

Klamm in den Fingern, vorzüglich Nachts, im Bette. [CK 809]

Schmerzhafter Klamm in den hintersten Gelenken aller Finger. [CK 810] Schmerzhafter Klamm in den hintersten Gelenken der Finger beider Hände. [RAL 637]

Schmerzhafter Krampf in den Fingerspitzen, von früh bis Mittag (n. 5 T.). [CK 811] Von früh bis Mittag, ein schmerzhafter Krampf in den Fingerspitzen, in der Wade und den Zehen (n. 5 Tagen). [RAL 638]

Starrheit der Finger, als wenn sie steif wären. [CK 812; RAL 639]

Zieh-Schmerz in den Mittelfingern. [CK 813; RAL 633]

Ziehendes Zucken und Reissen von den Fingerspitzen bis in die Achsel. [CK 814] Ziehen und Zucken (Reißen) von den Fingerspitzen herauf bis in die Achsel. [RAL 635]

Kitzelndes Jücken am rechten Mittelfinger, zum Kratzen nöthigend (*Lgh.*). [CK 815] Kitzelndes Jücken am rechten innern Mittelfinger, zum Kratzen nöthigend (n. 5 St.). [RAL 631]

Harte Geschwulst der Finger, mit Schmerzen der Knochen darin (*Hg.*). [CK 816]

Missfarbige Nägel (*Baylies*, a.a.O.). [CK 817; RAL 641]

Hüft-Gicht (*Borellus*, hist. et. obs. Cent. III., obs. 36.). [CK 818] Hüftgicht (ischias)[89] (Borellus, Hist. et Observ. Cent. III. obs. 36.).[90] [RAL 643]

Heftiger ziehend reissender Schmerz in den Hüften und im linken Fusse, früh, nach einer schlaflosen Nacht (d. 3. T.) (*Htb.* und *Tr.*). [CK 819]

In den Beinen, vorzüglich in den Gelenken, heftige Schmerzen (*Majault*, a.a.O.). [CK 820] Heftige Schmerzen in den Schenkeln, vorzüglich in den Gelenken. [RAL 698]

Unausstehliche Schmerzen in den Beinen (*Htb.* und *Tr.*). [CK 821]

Ziehendes Reissen in den Beinen, von der Vorderseite des Oberschenkels bis ins Knie und Fuss-Gelenk, im Gehen. [CK 822] Ziehendes Reißen in der Vorderseite des Oberschenkels bis ins Knie und Fußgelenk, im Gehen. [RAL 663]

Reissen in den Beinen, besonders in den Gelenken der Knie und Füsse, bloss bei Bewegung. [CK 823] Im Gelenke der Unterfüße und Kniee Reißen, bloß bei Bewegung. [RAL 657]

Reissen in den Beinen (*Pyl*, a.a.O.). [CK 824; RAL 697]

Reissen im Beine, von oben bis unten; er konnte nicht auftreten, nicht sitzen, nicht liegen, weder im Bette, noch auf der Bank, musste Tag und Nacht das Bein entweder hin und her schaukeln, oder damit herum hinken, und konnte gar nicht ruhen; am schlimmsten Nachts. [CK 825] Es riß von oben herab in dem Beine bis hinunter; er konnte nicht auftreten, nicht sitzen, auch nicht liegen, weder im Bette, noch auf der Bank, mußte Tag und Nacht den Fuß entweder hin und her schaukeln, oder damit herumhinken, und konnte gar nicht dran ruhn; am schlimmsten die Nacht.[91] [RAL 671]

Reissendes Stechen, wie in der Beinhaut, das ganze Bein herab, bis in die Spitze der grossen Zehe. [CK 826] Ein **reißendes Stechen**, wie in der Beinhaut den Ober- und Unterschenkel herab, bis in die Spitze der großen Zehe (n. 24 St.). [RAL 672]

Unruhe in den Beinen, dass er Nachts nicht liegen kann, er muss die Füsse bald da, bald dorthin

---

89 Als Amulet äußerlich in der Tasche getragen.

90 S. a. *Hartl.* u. *Trinks*, a.a.O. N. 13. „Früh nach einer ziemlich schlaflosen Nacht, heftig ziehender, reißender Schmerz in den Hüften und im linken Fuße (d. 3. T.)."

91 Von Fiebertropfen, welche die herumziehenden Schleifer noch vor Kurzem dem Landmanne in kleinen, vierkantigen Fläschchen zu verkaufen pflegten, und welche eine sehr starke Arsenikauflösung enthielten, wie ich fand.

legen, oder herum gehen, um sich zu lindern. [CK 827] Kann oft die Nacht nicht liegen, muß die Füße bald dahin bald dorthin legen, oder herumgehen, um sich zu lindern. [RAL 673]

Unruhe in den Beinen, vor Schlafengehen, die im Liegen vergeht. [CK 828]

Kriebeln in den Beinen, wie von Eingeschlafenheit. [CK 829; RAL 669]

Krampf, Klamm in den Beinen (*Pyl*, a.a.O.). [CK 830] Krampf (Klamm) in den Beinen (Schenkeln). [RAL 648]

Mit Krampf-Schmerz zog es ihm Abends, im Bette, am Oberschenkel und in den Waden einzelne Muskel-Bündel zusammen und die Zehen rückwärts, worauf er sehr matt ward. [CK 831] (Abends im Bette zogs ihm die Zehen rückwärts, und zog in den Waden und am Oberschenkel einzelne Muskelbündel, mit einem krampfhaften Schmerze, zusammen, drei Stunden lang, worauf er sehr matt ward.) [RAL 708]

Krampfhafter Schmerz in einzelnen Muskelstellen der Ober- und Unterschenkel, ruckweise, mit Zucken, beim Anfühlen, wie von Etwas Lebendigem. [CK 832] Zucken, wie etwas Lebendiges (beim Anfühlen bemerkbar) in einzelnen Muskelstellen der Ober- und Unterschenkel, mit krampfhaftem Schmerze darin, ruckweise. [RAL 723]

Konvulsionen der Beine und Knie (*Alberti*, a.a.O.). [CK 833] Convulsionen der Kniee und Schenkel[92]. [RAL 647]

Müdigkeit in den Beinen. [CK 834] Müdigkeit in den Beinen.[93] [RAL 680]

Gefühl, als sollten die Beine zusammenbrechen, beim Treppen-Steigen (*Htb.* und *Tr.*). [CK 835]

Lähmung der Unter-Glieder (*Ebers*, a.a.O.). [CK 836] Lähmung der Untergliedmaßen. [RAL 642]

Kälte der Beine, besonders der Knie und Füsse, mit kaltem Schweisse daran; sie konnten nicht erwärmt werden. [CK 837] Kälte der Kniee und Füße, mit kaltem Schweiße daran; sie konnten nicht erwärmt werden. [RAL 694]

Geschwulst der Beine unter unausstehlichen Schmerzen (*Htb.* und *Tr.*). [CK 838]

An den Oberschenkeln, fressendes Jücken, das zum Kratzen reizte (n. 13 St.) (*Lgh.*). [CK 839] Fressendes Jücken an beiden Oberschenkeln, das zu Kratzen reizte, Abends beim Auskleiden (n. 13 St.). [RAL 646]

Fressendes Jücken am rechten Oberschenkel nahe am Schoosse, mit Reiz zum Kratzen (n. 4½ St.). [CK 840] **Fressendes Jücken am rechten Oberschenkel, nahe beim Schooße, zum Kratzen reizend** (n. 4½ St.) (*Lhr.*). [RAL 645]

Wundheit zwischen den Oberschenkeln, mit Jücken (*Klinge*, a.a.O.). [CK 841] Wundheit zwischen den Dickbeinen, mit Jücken. [RAL 644]

Um die Kniee, Empfindung, als wären die Beine da fest gebunden. [CK 842] Unter den Knieen, Empfindung, als wären die Unterschenkel da fest gebunden. [RAL 668]

Spannung in den Kniekehlen, als wären die Flechsen zu kurz, im Sitzen und Stehen, aber nicht beim Gehen. [CK 843] In der Kniekehle Spannung, als wenn die Flechsen zu kurz wären, im Sitzen und Stehen, aber nicht beim Gehen. [RAL 651]

Zerschlagenheits-Schmerz auf der Seite des Kniees, bloss bei Berührung, und im Sitzen, nicht im Gehen; ein Gefühl, als wenn das Fleisch da los wäre. [CK 844] Auf der Seite des Kniees, eine bloß bei Berührung wie zerschlagen schmerzende Stelle, als wenn das Fleisch da los wäre, bloß beim Sitzen, beim Gehen nicht.[94] [RAL 677]

Zerschlagenheits- und Verrenkungs-Schmerz im linken Knie, besonders beim Aufstehen vom Sitzen. [CK 845] Im linken Knie, Verrenkungs- und Zerschlagenheitsschmerz, besonders beim Aufstehen von Sitzen. [RAL 660]

Stechender Schmerz in den Knieen (n. 2 St.) (*Richard*, a.a.O.). [CK 846] Schmerz und Stechen in den Knieen (n. 2 St.) [RAL 649]

Schwäche in den Knieen, dass er sich nur mit Beschwerde niedersetzen konnte. [CK 847; RAL 658]

Grosse Unfestigkeit im rechten Knie, er sinkt zusammen. [CK 848] (Im rechten Knie, große Unfestigkeit, Zusammensinken.) [RAL 661]

Lähmung in beiden Knieen (*J. B. Montanus*, b. *Schenk*, lib. 7. obs. 200.). [CK 849; RAL 650]

Im Unterschenkel des rechten Beines, ziehendes Reissen von der Kniekehle, bis in die Ferse, wie von Verrenkung. [CK 850] Ziehendes Reißen in

---

[92] Kurz vor dem Tode.

[93] S.a. *Hartl.* und *Trinks*, a.a.O. Nr. 21. „Große Mattigkeit (n. 1 St.)." – N. 22. „Beim Treppensteigen ein Gefühl, als sollten die Beine zusammenbrechen (d. 7. Tag)."

[94] Die Wechselwirkung des Arseniks, wo sich Symptome durch Bewegung entspinnen oder erneuern, ist weit seltner, als die, wo die Zufälle in der Ruhe, im (Liegen und) Sitzen sich erzeugen oder erhöhen, oder beim Stehen oder durch Bewegung sich mindern; letztere Wechselwirkung ist daher zur homöopathischen Heilwirkung mit Arsenik weit vorzüglicher. Vergl. 526. 671. 674. 675. 707. 776. 777. 779. 780. 821.

der rechten Kniekehle bis in die Ferse, wie von Verrenkung. [RAL 662]

Zieh-Schmerz in den Unterschenkeln, wenn sie senkrecht im Sitzen ruhen. [CK 851] (Wenn die Füße senkrecht im Sitzen ruhen, so schmerzen sie ziehend.) [RAL 678]

Ziehen, Reissen und Zucken im Unterschenkel von den Fussknöcheln, bis in die Knie. [CK 852] Ein Reißen, Ziehen und Zucken, von den Fußknöcheln herauf bis in die Knie. [RAL 692]

Zucken in den Unterschenkeln, Nachmittags, im Sitzen. [CK 853] Nachmittags, beim Sitzen, ein Zucken in den Füßen. [RAL 675]

Scharfes, reissendes Ziehen im Schienbein-Knochen. [CK 854] In dem Schienbeinknochen, scharfes Ziehen. [RAL 664]

Einzelne, heftige Risse im Schienbeine, zum Schreien. [CK 855] Im Schienbeine, einzelne, heftige Risse, zum Schreien. [RAL 665]

Reissender Schmerz in der rechten Wade, beim Sitzen (n. 11 St.) (*Lgh.*). [CK 856; RAL 656]

Reissendes Stechen unten, an der Inseite des Unterschenkels, auf einer kleinen Stelle. [CK 857] Reißendes Stechen innen, unten am Unterschenkel, an einer kleinen Stelle. [RAL 667]

Bohrender Schmerz im rechten Schienbeine. [CK 858; RAL 666]

Drückender Schmerz in den Waden. [CK 859] In den Waden, ein drückender Schmerz. [RAL 684]

Krampfhafter Schmerz im Unterschenkel, früh, welcher in ein Surren und Sumsen darin übergeht. [CK 860] Früh krampfhafter Schmerz im Fuße, welcher in ein Surren und Sumsen darin übergeht (n. 96 St.). [RAL 670]

Klamm in der Wade, beim Gehen (n. 2 St.). [CK 861] Klamm in der Wade beim Gehen, und in der Hand bei Bewegung derselben (n. 2 St.). [RAL 655]

Klamm in den Waden, vorzüglich Nachts, im Bette. [CK 862] Klamm in den Waden und Fingern oft, vorzüglich Nachts im Bette. [RAL 709]

Härte der Wade, und wie breit gedrückt, mit unerträglichem Schmerze, fast wie Klamm, worüber sie anderthalb Stunden schrie; der ganze Schenkel ward kalt, unempfindlich und steif, dass sie ihn nicht rühren konnte, es blieb Spannen in der Wade und eine Art Lähmung im Schenkel zurück (n. 50 St.). [CK 863] Die Wade ward hart und breitgedrückt mit unerträglichem Schmerze, fast wie Klammschmerz (doch weit schlimmer), worüber sie anderthalb Stunden schrie; der ganze Fuß war steif, sie konnte ihn

gar nicht rühren, und ganz kalt und unempflindlich; es blieb Spannen in der Wade und eine Art Lähmung im Oberschenkel zurück (n. 50 St.). [RAL 685]

Lähmung der Unterschenkel, dass er kaum gehen kann (*Forestus*, a.a.O.). [CK 864; RAL 652]

Schwere der Unterschenkel, dass er sie kaum erheben kann. [CK 865] Füße so schwer; er kann sie kaum aufheben. [RAL 682]

Schwere, Müdigkeit und Ziehen in den Unterschenkeln, mit Knicken, Unfestigkeit und Schwäche der Kniee, vorzüglich früh. [CK 866] Schwere, Müdigkeit und ziehender Schmerz in den Unterschenkeln mit Knicken (Unstätigkeit und Schwäche) der Kniee, vorzüglich früh. [RAL 679]

Schwinden der Unterschenkel (*Majault*, a.a.O.). [CK 867] Geschwundene Unterschenkel (*Majault.*). [RAL 653]

Geschwulst der Unterschenkel bis über die Waden; vorher Reissen in den Waden, das durch warme Tücher verging. [CK 868] Füße, geschwollen bis über die Waden; vorher Reißen in der Wade, welches durch warme Tücher verging[95] (n. 3 Tagen). [RAL 686]

Zuckende Schmerzen von oben bis unten im Unterschenkel (*Hg.*). [CK 869]

Geschwür am linken Unterschenkel, unter dem Knie (*Hg.*). [CK 870]

Geschwür am Unterschenkel, das, mit grauer Rinde bedeckt, brennend schmerzt, und einen entzündeten Rand hat. [CK 871] Ein Geschwür entsteht am Unterschenkel, welches mit einer grauen Rinde bedeckt, brennend schmerzt und einen entzündeten Rand hat. [RAL 793]

In den Füssen, Schmerzen (*Güldenklee*, a.a.O.). [CK 872] Schmerzen in den Füßen. [RAL 720]

Bei einem falschen oder Fehltritte des kranken Fußes entsteht ein Ruck darin, der das ganze Glied erschüttert. [RAL 676]

Schmerzhaftigkeit der Fussknöchel bei Berührung (*Htb.* und *Tr.*). [CK 873]

Schmerzen der Fersen, früh beim Erwachen, als hätten sie hart gelegen. [CK 874] Die Fersen thun früh beim Aufwachen weh, als wenn sie auf etwas hartem gelegen hätten. [RAL 704]

Die Schmerzen der Füsse verschlimmern sich durch Bewegung (*Bhr.*). [CK 875] Die Schmerzen des Fußes verschlimmern sich durch Bewegung. [RAL 700]

---

[95] Vergl. Anm. zu 203.

Schmerz im Fuss-Gelenke, oben auf dem Fussspanne, wie verknickt oder vertreten, beim Auftreten. [CK 876] Beim Auftreten oben auf der Fußspanne, im Fußgelenke, Schmerz wie verknickt oder vertreten (n. 72 St.). [RAL 690]

Verrenkungs-Schmerz im Fusse, wenn sie ihn nicht recht setzt, oder fehl tritt (*Bhr.*). [CK 877] Wenn sie den Fuß nicht recht setzt, oder wenn sie fehl tritt, schmerzt er sie wie verrenkt. [RAL 699]

Ziehen im Fusse, dass er ihn nicht still halten kann; er kann dabei nicht schnell, sondern nur behutsam, sachte, auftreten. [CK 878] Es zieht im Fuße, er kann ihn nicht still halten; dabei kann er wohl mit Behutsamkeit sachte gehen, aber nicht schnell. [RAL 674]

Reissen in den Fussknöcheln. [CK 879] Reißen in den Fußknöcheln.[96] [RAL 693]

Reissen in den Fersen (*Bhr.*). [CK 880; RAL 696]

Reissen um die Knöchel und auf dem Rücken der Füsse, im Liegen, mit Uebelkeit. [CK 881] Im Liegen[97] hat er Uebelkeit und es reißt ihn um die Fußknöchel und auf dem Fußrücken. [RAL 707]

Reissen und Stechen im untern Gelenke beider Füsse, mit Stichen darin beim Auftreten und Gehen, als wenn die Füsse vertreten wären, so dass sie fallen könnte, und die Knöchel schmerzen beim Befühlen wie wund. [CK 882] Stechen und Reißen im untern Fußgelenke beider Füße; beim Auftreten und Gehen gibt es Stiche darin, als wenn die Füße vertreten wären, so daß sie fallen möchte; die Fußknöchel thun beim Befühlen wie wund weh (n. 12 St.). [RAL 691]

Stechende Schmerzen an der äussern Kante des Fusses. [CK 883]

Stiche in der Fuss-Sohle (n. ½ St.). [CK 884] Mehre Stiche in der Fußsohle (n. ½ St.). [RAL 706]

Stiche unter der linken Ferse, beim Auftreten, bis hinten an den Oberschenkel heran. [CK 885] Unter der linken Ferse, beim Auftreten, einzelne Stiche bis hinten am Oberschenkel heran. [RAL 705]

Taube Schmerzen im rechten Fusse; sie kann ihn im Sitzen nur mit der Hand in die Höhe heben (*Bhr.*). [CK 886] Der rechte Fuß leidet taube Schmerzen; sie kann ihn im Sitzen nur mit Hilfe der Hände in die Höhe heben. [RAL 711]

Taubheit, Steifheit und Gefühllosigkeit der Füsse, mit Geschwulst und grossen Schmerzen von Zeit zu Zeit (*Pyl*, a.a.O.). [CK 887] Geschwulst, Steifigkeit, Gefühllosigkeit und Taubheit der Füße; zu Zeiten waren sie voll großer Schmerzen (*Pyl*, Samml. VIII. S. 97 u. s. w.).[98] [RAL 703]

Lähmung der Füsse, nach dem Erbrechen (*Cordanus*, de ven.). [CK 888] Nach dem Erbrechen, Lähmung der Füße. [RAL 701]

Kalte Füsse, beständig, wenn er still sitzt; er kann sie kaum im Bette erwärmen. [CK 889] Beständig kalte Füße, wenn er still sitzt; er kann sie kaum im Bette erwärmen. [RAL 683]

Kälte der Füsse, mit zusammengezogenem Pulse (*Morgagni*, a.a.O. §. 8.) [CK 890; RAL 702]

Kälte-Gefühl in den Fuss-Sohlen. [CK 891] (Kälte-Empfindung in den Fußsohlen.) [RAL 695]

Geschwulst der Füsse (*Jacobi*, a.a.O.) [CK 892] Fußgeschwulst. [RAL 718]

Geschwulst der Fuss-Knöchel, ohne Röthe, mit reissenden Schmerzen, die durch äussere Wärme gebessert werden. [CK 893] Die Fußknöchel schwellen, ohne roth zu seyn und schmerzen reißend, was durch äußere Wärme gebessert wird. [RAL 687]

Glänzend heisse Geschwulst der Füsse, bis über die Knöchel, mit runden, rothen Flecken, welche einen brennenden Schmerz erregen (n. 3 T.). [CK 894] Glänzende, heiße Geschwulst der Füße (Fußrücken und Fußsohlen), bis über die Knöchel, mit runden, rothen Flecken, welche einen brennenden Schmerz erregen (n. 3 Tagen). [RAL 688]

Harte, rothblaue, grüngelbe und sehr schmerzhafte Geschwulst an beiden Füssen (n. 28 T.) (*Htb.* und *Tr.*). [CK 895]

Jücken der Fuss-Geschwulst. [CK 896] Die Fußgeschwulst jückt. [RAL 689]

Die Haut der Fuss-Sohlen wird gefühllos, dick, wie Kork, und die Sohlen brechen auf (*Hg.*). [CK 897]

Blasen entstehen Nachts über die ganzen Fusssohlen, wie von spanischen Fliegen; sie gehen auf, und es läuft hellgelbes, stinkendes Wasser heraus (*Hg.*). [CK 898]

Geschwüre an den Fersen, mit blutigem Eiter (*Guilbert*, a.a.O.). [CK 899; RAL 788]

---

[96] S. a. *Hartl.* u. *Trinks*, a.a.O. Nr. 18. „Die Knöchel sind beim Berühren schmerzhaft."

[97] Vergl. Anm. zu 677.

[98] S. a. *Hartl.* u. *Trinks*, a.a.O. Nr. 14–17. „Unausstehliche Schmerzen in den Beinen mit Geschwulst des einen (n. 8 Woch.) – Erst am rechten, dann am linken Fuße eine harte, rothblaue, grüngelbe und sehr schmerzhafte Geschwulst (n. 28 Tagen)." – Große Schmerzen, Reißen und Steifigkeit in den Gliedern, als ob er diese nicht bewegen könne (d. 14. Tag)." – Steifigkeit der Glieder, besonders der Kniee und Füße, abwechselnd mit reißenden Schmerzen (d. 23. Tag)."

Alle Zehen wurden steif, dass sie nicht auftreten konnte (*Hg.*). [CK 900]

Kitzelnd laufendes Jücken an der rechten grossen Zehe, wie bei Heilung einer Wunde, zum Reiben nöthigend (n. 1½ St.) (*Lgh.*). [CK 901] Kitzelnd laufendes Jücken an der rechten großen Zehe, etwa wie bei Heilung einer Wunde, zu Reiben nöthigend (n. 1½ St.) [RAL 712]

■　**Allgemeines und Haut**

Alle Glieder thun ihr weh. [CK 902; RAL 764]

Es thun ihm alle Glieder weh, er mag gehen, oder sitzen, oder liegen. [CK 903] Es thun ihm alle Glieder weh, er mag gehen oder liegen. [RAL 766]

Ungeheure Glieder-Schmerzen (*Pfann*, a.a.O.). [CK 904; RAL 753]

Schmerzen im ganzen Körper, meist Abends (*Sr.*). [CK 905]

Namenlos schmerzhaftes, höchst widriges Krankheits-Gefühl in den Gliedern. [CK 906] Namenlos schmerzhaftes, höchst widriges Krankheitsgefühl in den Gliedmaßen. [RAL 762]

Schmerz im ganzen Rumpfe, am meisten im Kreuze und Rücken, vorzüglich nach Reiten (bei einem Geübten). [CK 907] Schmerz im Kreutze und im Rücken, vorzüglich nach dem Reiten (bei einem Geübten). [RAL 758]

Gichtische Schmerzen in den Gliedern, ohne Entzündung. [CK 908] Gichtische Schmerzen in den Gliedmaßen ohne Entzündung. [RAL 759]

Tauber Schmerz befällt die ganze Körper-Seite (*Bhr.*). [CK 909] Die ganze linke Körperseite wird von einem tauben Schmerze befallen. [RAL 710]

Zieh-Schmerzen in den Gelenken der Knie, der Füsse und der Hände. [CK 910] Ziehschmerz in den Gelenken der Kniee, der Unterfüße und Handgelenke. [RAL 761]

Ziehender Schmerz, Abends im Bette, im Mittelfinger der Hand und im Fusse. [CK 911] Abends im Bette, ziehender Schmerz im Mittelfinger der Hand und im Fuße (n. 7 Tagen). [RAL 755]

Arges Reissen in den Armen und Beinen, wobei man durchaus nicht auf der schmerzenden Seite liegen kann, am erträglichsten wird es durch hin und her Bewegen des leidenden Theiles. [CK 912] Arges Reißen in den Armen und Füßen, wobei man durchaus nicht auf der Seite liegen kann, wos reißt; am erträglichsten wirds durch hin und her Bewegen des Theiles, worin es reißt. [RAL 763]

Reissende Schmerzen in den Röhrknochen. [CK 913; RAL 771]

Reissende Schmerzen in den Knochen (*Bhr.*). [CK 914; RAL 654]

Jählinges reissendes Zucken oder Stechen, welches in Brennen ausartet, im Daumen oder in der grossen Zehe, früh, im Bette. [CK 915] Früh im Bette jählinges, reißendes Zucken oder Stechen, welches in ein Brennen ausartet, im Daumen oder in der großen Zehe. [RAL 754]

Es zog vom Unterleibe herauf nach dem Kopfe, wo es puckte, und noch mehr riss, dann kam es in die linke Seite, wo es ruckweise mit ein, zwei Stichen stach. [CK 916] Es zog vom Unterleibe herauf nach dem Kopfe, wo es puckte und noch mehr riß; dann kam es in die linke Seite, wo es ruckweise mit einem bis zwei Stichen stach (n. 8 Tagen). [RAL 757]

Pochender, ziehender und stechender Schmerz, Nachts im Rücken, im Kreuze und in den Schenkeln. [CK 917] (Nachts im Rücken, im Kreutze und in den Schenkeln ein ziehender, stechender und pochender Schmerz (n. 3 St.)). [RAL 756]

Klopfen in allen Gliedern und auch im Kopfe. [CK 918; RAL 765]

Brennende Schmerzen, besonders in innern Organen, in der Haut und in Geschwüren. [CK 919]

Brennende Schmerzen (*Quelmalz*, a.a.O. und Andere). [CK 920; RAL 803]

Brennende, fressende Schmerzen (*Preussius*, a.a.O. – *Gabezius*, a.a.O.). [CK 921; RAL 802]

An der leidenden Stelle, als wenn daselbst der Knochen aufgerieben und geschwollen wäre; im Sitzen bemerkbar. [CK 922] An der leidenden Stelle ein Schmerz, als wenn daselbst der Knochen aufgetrieben und geschwollen wäre; beim Sitzen bemerkbar. [RAL 778]

Geschwür-Schmerz an der leidenden Stelle, als wenn sie in Eiterung übergegangen wäre, und aufbrechen wollte; beim Sitzen bemerkbar. [CK 923] An der leidenden Stelle ein Schmerz, als wenn daselbst ein Absceß in Eiterung gegangen wäre und aufbrechen wollte; beim Sitzen bemerkbar (n. 4 St.). [RAL 777]

Der Schmerz der leidenden Stelle weckt ihn die Nacht über, besonders vor Mitternacht, von Zeit zu Zeit auf. [CK 924] Der Schmerz der leidenden Stelle läßt sich selbst im (leichten) Schlafe spüren und weckt ihn die Nacht über, vorzüglich vor Mitternacht, von Zeit zu Zeit auf. [RAL 776]

Die Schmerzen werden die Nacht, mitten im Schlafe empfunden. [CK 925; RAL 774]

Die Schmerzen deuchten unerträglich und machen den Kranken wüthig. [CK 926] Unerträglichkeit der Schmerzen, sie machen den Kranken wüthig. [RAL 775]

Die Schmerzen und Beschwerden kehren häufig wechselfieberartig zu bestimmten Stunden wieder. [CK 927]

Erneuerung derselben Arsenik-Beschwerden, nach viertägigem Typus, zu derselben Stunde (*Morgagni*, a.a.O.). [CK 928] Erneuerung derselben Arsenikkrankheit nach viertägigem Typus in derselben Vormittagsstunde. [RAL 918]

Bei den Schmerz-Anfällen entstehen häufig noch andere Neben-Beschwerden. [CK 929]

Zu vielen Beschwerden gesellt sich Schauder. [CK 930]

Bei den Schmerzen, Schüttelfrost, nach denselben Durst. [CK 931] Bei dem Schmerze Schüttelfrost, nach dem Schmerze Durst.[99] [RAL 970]

Beim Antritt der Schmerzen, Gesichts- und Körper-Hitze. [CK 932; RAL 772: in Klammern]

Beim Anfalle der Schmerzen, Ohrensausen. [CK 933]

Auch bei geringfügigen Beschwerden, ein ungeheures Sinken der Kräfte, und Niederlegen. [CK 934]

Viele Beschwerden entstehen bloss Abends, nach dem Niederlegen; einige ein Paar Stunden nach Mitternacht; nicht wenige früh, nach dem Aufstehen. [CK 935]

Nach dem Mittag-Essen, besonders während des Sitzens, erneuern oder vermehren sich viele Schmerzen. [CK 936] Nach dem (Mittags-) Essen, während des Sitzens, vermehren sich die Schmerzen, beim Stehen aber und bei Bewegung des Körpers mindern sie sich. [RAL 780]

Das Reden Anderer zu ihm ist ihm unerträglich, weil es seine Schmerzen ungeheuer vermehrt. [CK 937] Das Reden Anderer auf ihn ist ihm unerträglich; es vermehrt seine Schmerzen ungeheuer (n. ½ St.). [RAL 781]

Die Beschwerden erscheinen meist im Sitzen und Liegen und mindern sich im Stehen und durch Bewegung. [CK 938] Nach dem (Mittags-) Essen, während des Sitzens, vermehren sich die Schmerzen, beim Stehen aber und bei Bewegung des Körpers mindern sie sich. [RAL 780]

Bloss durch Umhergehen kann der die nächtlichen Schmerzen erträglich machen; im Sitzen, und am meisten im ruhigen Liegen sind sie nicht auszuhalten. [CK 939] Er kann die nächtlichen Schmerzen bloß durch Herumgehen erträglich machen; im sitzen und am meisten im ruhigen Liegen sind sie nicht auszuhalten. [RAL 773]

Die Schmerzen lassen sich fast stets durch äussere Wärme beruhigen. [CK 940]

Durch Zusammendrücken des leidenden Theiles werden die Schmerzen gelinder und lassen nach. [CK 941] (Schmerzen werden durch Zusammendrücken des Theiles gelinder und lassen nach.) [RAL 770]

Bei sitzender Beschäftigung solche unmuthige Unruhe im Körper, dass sie aufstehen und umhergehen muss. [CK 942] Bei sitzender Beschäftigung, solche unmuthige Unruhe, daß sie aufstehen und hie und da hin gehen muß. [RAL 760]

Abends von 6 bis 8 Uhr heftiges Drücken und Pressen im Kopfe, höchste Appetitlosigkeit, flüchtiger Schweiss und grosse Angst. [CK 943] Abends (von 6–8 Uhr) große Angst, mit heftigem Drücken und Pressen im Kopfe, flüchtigem Schweiße und höchster Appetitlosigkeit (n. 106 St.). [RAL 820]

Grosse Mattigkeit und Aengstlichkeit, sie kann sich nicht besinnen, es wird ihr schwer, auf Alles Acht zu geben; dabei ist sie taumlig. [CK 944] Erstaunliche Mattigkeit, ängstlich, sie kann sich nicht besinnen, es wird ihr schwer, auf alles Acht zu geben und ist so taumlich dabei. [RAL 824]

Mattigkeit beim Missmuthe; bei wiedergekehrter Heiterkeit, kräftiger. [CK 945] Beim Mißmuthe Mattigkeit; bei wiedergekehrter Heiterkeit, kräftiger. [RAL 825]

Ermattung (*Buchholz*, Beitr., a.a.O.). [CK 946; RAL 831]

Ohnmachten (*Buchholz*, a.a.O. – *Forestus* und viele Andere). [CK 947; RAL 826: ohne Hervorhebung]

Heftige Ohnmachten (*Guilbert*, a.a.O. – *Morgagni*, a.a.O.). [CK 948; RAL 828: ohne Hervorhebung]

Tiefe Ohnmacht (*Tennert*, prax. med. lit. 6. p. 6. I. 9.). [CK 949] Tiefe Ohnmacht (vom Geruch des Operments) (*Sennert*, prax. med. lit. 6. p. 6. C. 9.). [RAL 829]

Oeftere Ohnmachten mit mattem Pulse (n. 3 St.) (*Fernelius*, a.a.O.). [CK 950; RAL 827]

Ohnmächtig, früh, und ängstlich und schwach. [CK 951] Früh ohnmächtig und ängstlich schwach. [RAL 865]

---

[99] Wie sich nach der charakteristischen Art der Arsenikwirkung beim Schmerzanfalle noch ein anderes Symptom einfindet (m. s. Anm. zu 176) und hier (970) insbesondere Frost und Schauder, so gesellt sich auch der arsenikalische Fieberschauder hinwiederum Schmerzen bei, wie man in 960 und 995 sieht.

Eintretende Schwachheiten (*Friedrich*, a.a.O.). [CK 952; RAL 830]

Grosse Schwäche, besonders in den Füssen (*Pyl*, a.a.O.). [CK 953; RAL 833]

Ungeheure Schwäche (*Göritz*, a.a.O.). [CK 954; RAL 836]

Sinken der Kräfte (*Störk*, a.a.O. – *Rau* und viele Andere). [CK 955; RAL 837: ohne Hervorhebung]

Allgemeine Schwäche, besonders in den Beinen, die kaum fort bewegt werden können (*Kaiser*, a.a.O.). [CK 956]

Die Kräfte sinken immer mehr (*Kaiser*, a.a.O.). [CK 957]

Schwäche, als wenn man aus Mangel an Nahrung, Noth an Kräften litte. [CK 958] Mattigkeit, als wenn man aus Mangel an Nahrung Noth an Kräften litte. [RAL 857]

Die Kraft der Hände und Füsse ist ihm wie vergangen, und sie sind so zittrig, früh. [CK 959; RAL 858]

Ausserordentliche Schwäche in den Knieen, wenn er nur wenig geht. [CK 960] Wenn er nur wenig geht, fühlt er gleich eine außerordentliche Mattigkeit in den Knieen. [RAL 861]

Lähmige Schwäche der Glieder, täglich zu einer gewissen Stunde, wechselfieberartig. [CK 961] Lähmungsschwäche der Gliedmaßen, täglich zu einer gewissen Stunde, nach Art eines Fiebers. [RAL 868]

Vor Schwäche fällt ihm das Gehen ausserordentlich schwer; er glaubt hinstürzen zu müssen (*Ng.*). [CK 962] Das Gehen fällt ihm außerordentlich schwer; er glaubt hinzustürzen [*Hbg.*]. [RAL 841]

Schwäche, dass er, ohne niederzusinken, kaum über die Stube gehen kann. [CK 963] **Er kann ohne niederzusinken kaum über die Stube gehen.** [RAL 860]

Grosse Schwäche; er kann nicht über die Stube gehen, ohne zusammen zu sinken (*Stf.*). [CK 964] Große Mattigkeit; er kann nicht über die Stube gehen, ohne zusammenzusinken. [RAL 842]

Schwäche, dass er kaum über die Stube zu gehen vermochte (*Ebers*, a.a.O.). [CK 965; RAL 834]

So schwach, dass er gar nicht allein gehen konnte, vor dem Erbrechen (*Alberti*, a.a.O.). [CK 966] So schwach, daß er nicht allein gehen konnte (vor dem Erbrechen) (n. 3 St.). [RAL 838]

Er fällt, da er gehen will, nieder (bei gutem Verstande) (*Pyl*, a.a.O.). [CK 967; RAL 839]

Ungemeine Schwäche und Abgeschlagenheit der Glieder, welche zum Liegen nöthigt (*Göritz*,

a.a.O.). [CK 968] Ungemeine Abgeschlagenheit und Mattigkeit der Glieder, welche sich niederzulegen nöthigt. [RAL 848]

Mehrtägige Schwäche des ganzen Körpers, mit schwachem Pulse, die ihn zum Liegen nöthigte (*Wedel*, a.a.O.). [CK 969] Mehrtägige Schwäche des ganzen Körpers, schwacher Puls, mußte mehre Tage liegen (*Wedel*.).[100] [RAL 832]

Er muss sich legen und wird Bettlägerig (*Fr. H.*). [CK 970; RAL 849]

Niederliegen (*Alberti*, a.a.O.). [CK 971; RAL 850]

Er liegt fortwährend am Tage. [CK 972; RAL 859]

Er konnte das Lager nicht verlassen, bei zitternder Kraftlosigkeit (*Ebers*, a.a.O.). [CK 973] Er zitterte vor Kraftlosigkeit und konnte das Lager nicht verlassen. [RAL 835]

Er konnte kaum aufstehen vor grosser Mattigkeit, mehrere Tage (*Stf.*). [CK 974] Mehrtägige, große Mattigkeit, so daß er kaum aufstehen konnte. [RAL 843]

Er will aufstehen, aber beim Aufstehen kann er sich nicht erhalten. [CK 975; RAL 862]

Wenn sie vom Bette aufsteht, fällt sie gleich über den Haufen, wegen Schwäche und Schwindel, unter erhöhtem Kopf-Schmerze. [CK 976] Wenn sie aus dem Bette kömmt, fällt sie gleich über den Haufen wegen Schwäche und Schwindel, dann ist auch das Kopfweh schlimmer. [RAL 864]

Bloss vom Sinken der Kräfte – Tod, ohne Erbrechen und Convulsionen und ohne Schmerzen (*Morgagni*, a.a.O. und mehrere Andere). [CK 977] Ohne Erbrechen, bloß unter heftigster Angst und äußerstem Sinken der Kräfte – Tod (n. 16 St.) (*Seiler*, Progr. de. venefic. per Arsen. Viteb. 1806.). [RAL 844] Ohne Erbrechen und Convulsionen, bloß vom Sinken der Kräfte – Tod (*Bonestus*, Sepulcr. anat. Sect. X. obs. XIII. hist. 1.). [RAL 845] Mehr durch schleuniges Sinken der Kräfte, als von Heftigkeit der Schmerzen, oder Convulsionen-Tod (n. 12 St.) (*Morgagni*.). [RAL 846]

Unter äusserster Kraftlosigkeit, bei heftigem Schwindel, anhaltendem Erbrechen und Blut-Harnen, ein schnelles Auslöschen des Lebens, (ohne Kampf, ohne Fieber und ohne Schmerz) (Hall. allg. Liter. Zeit. 1815, No. 181.). [CK 978] Heftiger Schwindel, gänzliche Mattigkeit, anhal-

---

[100] S. a. *Kaiser*, a.a.O. N. 53. „Allgemeine Schwäche im Körper, besonders in den Beinen, die kaum fortbewegt werden können" – und N. 54. „Die Kräfte schwinden immer mehr."

tendes Erbrechen, Blutharnen und schnelles Auslöschen des Lebens (ohne Krampf, ohne Fieber und ohne Schmerz).[101] [RAL 847]

Abmagerung (*Störk*, a.a.O. – *Jacobi*, a.a.O.). [CK 979; RAL 747: ohne Hervorhebung]

Gänzliche Abmagerung (*Greiselius*, a.a.O.). [CK 980; RAL 748]

Sie zehrt sehr ab, mit erdfahlem Gesichte, blaurändigen Augen, grosser Schwäche in allen Gliedern, Unlust zu jeder Beschäftigung, und steter Neigung, auszuruhen (n. 8 T.). [CK 981; RAL 746, RAL 866]

Abzehrung des ganzen Körpers, mit ungeheuren Schweissen. [CK 982; RAL 867]

Schwindsucht (*Majault*, a.a.O.). [CK 983; RAL 751]

Schwindsüchtiges Fieber (*Störk*, a.a.O.). [CK 984; RAL 752]

Zehrte allmählig aus (und starb binnen Jahresfrist) (*Amat. Lusit.*, a.a.O.). [CK 985; RAL 749]

Auszehrung bis zum Tode (Salzb. med. chir. Zeit.). [CK 986] (Tödtliche) Auszehrung. [RAL 750]

Gelbsucht (*Majault*, a.a.O.). [CK 987; RAL 391]

Wassersucht der Haut (*Ebers*, a.a.O.). [CK 988] Allgemeine Hautwassersucht. [RAL 714]

Vollkommene, allgemeine Haut-Wassersucht (*Ebers*, a.a.O. S.56.). [CK 989] Vollkommne Hautwassersucht (n. 4 Tagen). [RAL 715]

Grosse Geschwulst des Gesichtes und ganzen Körpers (*Fernel.* a.a.O.). [CK 990] Große Geschwulst des Gesichts und des übrigen Körpers. [RAL 717]

Geschwulst der ganzen rechten Körper-Seite, bis an die Hüften, mit Geschwulst des linken Schenkels (*Thilenius*, a.a.O.). [CK 991] Geschwulst der ganzen rechten Seite bis an die Hüften und des linken Schenkels. [RAL 713]

Geschwülste an verschiednen Theilen des Körpers, elastischer Art (*Fowler*, a.a.O.). [CK 992; RAL 719]

Geschwulst des Gesichtes und der Füsse, trockner Mund und Lippen, aufgetriebener Unterleib, Durchfall, Kolik, Erbrechen (*Ebers*, a.a.O.). [CK 993; RAL 716]

Cholera (*Wolf*, a.a.O.). [CK 994; RAL 392]

Krämpfe (*Henning*, a.a.O. – *Kellner*, a.a.O.). [CK 995; RAL 725]

Starr-Krämpfe (*Kaiser*, a.a.O.). [CK 996]

Anfälle von Starrkrampf (Salzb. m. ch. Z.). [CK 997] Anfälle von Starrkrampf (Salzb. med. ch. Zeitung).[102] [RAL 724]

Mit und ohne Krämpfe – Tod (*Kaiser*, a.a.O.). [CK 998]

Convulsionen (*Crüger*, a.a.O. – *Wedel* und Andere). [CK 999; RAL 726: ohne Hervorhebung]

Convulsionen vor dem Tode; (Nachwirkung?) (*Alberti*, a.a.O. – *Bonetus*, a.a.O.). [CK 1000] (vor dem Tode) Convulsionen (*Alberti.* – (n. 4 Tagen) *Bonetus.*).[103] [RAL 728]

Convulsionen äusserst heftiger Art (*van Eggern*, a.a.O.). [CK 1001] Die heftigsten Convulsionen. [RAL 727]

Convulsionen und jämmerliche Verdrehungen der Glieder (*Morgagni*, a.a.O.). [CK 1002] Convulsionen und jämmerliche Verdrehungen der Glieder[104]. [RAL 729]

Convulsionen, welche von heftigen Schmerzen in den Fusssohlen von Zeit zu Zeit erregt werden (*Pfann*, a.a.O.). [CK 1003] Heftige Schmerzen in den Fußsohlen, welche von Zeit zu Zeit Convulsionen erregen. [RAL 721]

Convulsivischer Anfall: zuerst schlug sie mit den Armen auswärts, dann verlor sie alles Bewusstseyn, lag, wie eine Todte, blass, doch warm, schlug die Daumen ein, drehte die geballten Hände, zog die Arme langsam herauf, legte sie langsam herunter; nach 10 Minuten zog sie den Mund hin und her, als wenn sie mit der Kinnlade wackelte; dabei war kein Odem zu spüren, nach einer Viertelstunde endigte sich der Anfall mit einem Rucke durch den ganzen Körper, wie ein einziger Stoss vorwärts mit den Armen und Füssen, und sogleich war die völlige Besinnung wieder da, nur grosse Mattigkeit war zugegen. [CK 1004] Convulsivischer Anfall: zuerst schlug sie mit den Armen auswärts, dann verlor sie alles Bewußtseyn, lag wie eine Todte, blaß, doch warm, schlug die Daumen ein, drehte die geballten Hände, zog die Arme langsam herauf und legte sie langsam herunter; nach 10 Minuten zog sie den Mund rüber und nüber, als wenn sie mit der Kinnlade wackelte; dabei war kein Odem zu spüren; nach einer dreiviertelstündigen Dauer endigte sich der Anfall mit einem

---

[102] S. a. *Kaiser*, a.a.O. N. 56. „Starrkrämpfe."
[103] S. a. *Kaiser*, a.a.O. N. 59. „Tod mit und ohne Krämpfe."
[104] Kurz vor dem Tode – so wie die meisten beträchtlichen Convulsionen von Arsenik, nichts als Nachwirkung und Uebergang in den Tod sind.

---

[101] So starb **Gehlen** von eingeathmetem Arsenikwasserstoffgas (Hall. Allgem. Lit. Zeit. 1815. N. 181.)

Rucke durch den ganzen Körper, wie ein einziger Stoß vorwärts mit Armen und Füßen, und sogleich war die völlige Besinnung wieder da, nur große Mattigkeit war zugegen. [RAL 722]

Epileptische Convulsionen (*Crüger*, a.a.O. – *Büttner*, a.a.O.). [CK 1005] Epilepsie[105]. [RAL 730]

Zittern der Glieder (*Bonetus*, a.a.O. – *Greiselius* und viele Andere). [CK 1006] Zittern der Glieder (N. Wahrn. – *Buchholz*, Beiträge. – *Bonetus*. – *Heimreich*. – *Greiselius*.).[106] [RAL 731]

Zittern (*Kaiser*, a.a.O.). [CK 1007]

Zittern in den Gliedern, schon beim mässigen Gehen (*Htb.* und *Tr.*). [CK 1008]

Zittern und Beben, mit Schweiss im Gesichte (*Alberti*, a.a.O.). [CK 1009; RAL 732]

Zittern über den ganzen Körper (*Guilbert*, a.a.O.). [CK 1010; RAL 735]

Er zittert an allen Theilen (*Hbg.*). [CK 1011; RAL 734]

Zittern in allen Gliedern (*Justamond* on canc. dissord. Lond. 1750.). [CK 1012; RAL 733]

Zittern der Glieder, nach dem Erbrechen (*Cordanus*, a.a.O.). [CK 1013] Nach dem Erbrechen, Zittern der Glieder. [RAL 736]

Zittern in Armen und Beinen. [CK 1014] Zittern in den Armen und Füßen. [RAL 737]

Steifigkeit und Unbeweglichkeit aller Gelenke (*Pet. de Appono*, de venen. c. 17.). [CK 1015] Steifigkeit aller Gelenke (*Pet. de Apono*, de venen. Cap. 17.).[107] [RAL 741] Unbeweglichkeit aller Gelenke (*Pet. de Apono*). [RAL 742]

Sie wird ganz steif, kann sich nicht rühren oder bewegen, bloss stehen. [CK 1016] Sie wird ganz steif, kann sich nicht rühren oder bewegen, bloß stehen kann sie (n. 72 St.). [RAL 822]

Steifigkeit aller Gelenke; er konnte sich nicht ausstrecken, weil Alles am ganzen Leibe spannt; die Knie so steif und kalt, dass er Tücher darum bindet, weil sie sonst schmerzen und den Schlaf stören (*Hg.*). [CK 1017]

Steifigkeit und Unbeweglichkeit der Glieder, mit argen, reissenden Schmerzen (*Htb.* und *Tr.*). [CK 1018]

Steifigkeit, besonders der Knie und Füsse, abwechselnd mit reissenden Schmerzen (*Htb.* und *Tr.*). [CK 1019]

Wie gelähmt in allen Gliedern; er kann nicht recht auftreten (*Hbg.*). [CK 1020] Er kann nicht recht auftreten; er ist in allen Gliedern wie gelähmt. [RAL 840]

Lähmung, konnte nicht mehr gehen (*Crüger*, a.a.O.). [CK 1021; RAL 744]

Lähmung, Contraktur (*Pet. de Appono*, bei *Schenk*, lib. 17. obs. 214.). [CK 1022; RAL 739]

Contraktur der Glieder (*Hammer*, in comm. lit. Nor. 173.). [CK 1023; RAL 740]

Lähmung der Unterglieder (*Bernhardi*, Annal. d. Heilk. 1811. Jan. S. 60.). [CK 1024] Lähmung der Untergliedmaßen. [RAL 743]

Lähmung der Unterglieder, mit Gefühls-Verlust (Huber, N. act. n. c. III., obs. 100.). [CK 1025] Lähmung der Untergliedmaßen mit Gefühlsverlust. [RAL 745]

Lähmung der Füsse (*Heimreich*, a.a.O.). [CK 1026; RAL 738]

Die Haut am ganzen Leibe geht in grossen Schuppen ab (*Hg.*). [CK 1027]

Schmerzhaftigkeit der Haut des ganzen Körpers. [CK 1028] Aeußeres Wehthun der ganzen Haut des Körpers. [RAL 767]

Stiche in der Haut, wie von Nadeln (N. Wahrn., a.a.O.). [CK 1029] Nadelstiche in der Haut. [RAL 804]

Langsame Stiche hie und da, auf der Haut, wie mit einer glühenden Nadel. [CK 1030] Hie und da langsame Stiche, wie mit einer glühenden Nadel. [RAL 769]

Feine Stiche über den ganzen Körper. [CK 1031; RAL 768]

Viel Jücken am rechten Oberschenkel und den Armen. [CK 1032; RAL 798]

Jückend laufende Empfindung, wie von Flöhen, an den Oberschenkeln bis zum Unterleibe, auch an den Lenden und Hinterbacken, zum Kratzen nöthigend. [CK 1033; RAL 799]

Brennendes Jücken am Körper. [CK 1034; RAL 797: ohne Hervorhebung]

Brennendes Jücken, mit Schmerzhaftigkeit der Stelle nach Kratzen. [CK 1035] Brennendes Jücken und nach dem Kratzen thut die Stelle weh. [RAL 800]

Unerträgliches Brennen in der Haut (*Heimreich*, a.a.O.). [CK 1036; RAL 801: ohne Hervorhebung]

Brennen in der Haut (des Fingers), furchtbar heftig, als wäre die Stelle mit kochendem Fette verbrannt, (nach Eintauchen der Hände in eine

---

[105] Bloß Nachwirkung und Uebergang in den Tod. – Vermuthlich nicht eigentliche Fallsucht, sondern den Convulsionen bei den vorstehenden Beobachtern übereinstimmend.

[106] S.a. *Kaiser*, a.a.O. N. 55. „Zittern." Ferner: *Hartlaub* u. *Trinks*, a.a.O. N. 19. „Zittern in den Gliedern schon beim mäßigen Gehen."

[107] Vom geschwefelten Arsenik, Realgar.

kalte Arsenik-Auflösung). [CK 1037] (Von Eintauchung der Hände in eine kalte Arsenikauflösung, ein furchtbar brennender Schmerz am vierten Finger, als wäre die Stelle mit kochendem Fette verbrannt (4 Stunden lang) (n. $^1/_2$ St.)) [RAL 784]

Flecke hie und da in der Haut (*Baylies*, a.a.O.). [CK 1038] Flecke hie und da an der Haut. [RAL 806]

Blaue Flecken am Unterleibe, an den Genitalien und im Weissen des Auges (*Kaiser*, a.a.O.). [CK 1039]

Entzündete, maserartige Flecke über den Körper, vorzüglich am Kopfe, im Gesichte und am Halse (*Thomson*, a.a.O.). [CK 1040; RAL 805]

Ausschlag auf der Haut (*Majault*, a.a.O.). [CK 1041] Hautausschlag. [RAL 808]

Ausschlag, wie rothe Petechien, von der Grösse eines Flohstiches bis zu der einer Linse, scharf begrenzt, Abends, schmerzend, ganz trocken, nur nach Kratzen feuchtend und brennend (*Sr.*). [CK 1042]

Friesel-Ausschlag über den ganzen Körper, welcher in Schuppen abfällt (*Guilbert*, a.a.O.). [CK 1043] Frieselausschlag über den ganzen Körper, welcher in Schuppen abfällt (n. 14 Tagen) [*Guilbert*].[108] [RAL 809]

Rother, skorbutischer Friesel-Ausschlag (*Hartmann*, dissert. Aeth. ant. et ars. Halle, 1759.). [CK 1044] Ausschlag eines häufigen, rothen, skorbutischen Friesels. [RAL 811]

Blüthchen, wie Hirsekörner, mit weissen Punkten, über den ganzen Körper, selbst über Hände und Füsse (*Dégrange* im phys. med. Journ. 1800. Apr. S. 299.). [CK 1045] Der ganze Körper, selbst Hände und Füße voll kleiner Flecken mit weißen Punkten; welche den Hirsekörnern glichen. [RAL 810]

Kleine, spitzige Blüthchen entstehen unter Jücken, welches durch Kratzen vergeht. [CK 1046] (Unter Erscheinung von kleinen, spitzigen Blütchen, Jücken, welches durch Kratzen vergeht, ohne Wehthun drauf und ohne Brennen.) [RAL 817]

Weissliche, spitzige Blüthen, mit wässriger Flüssigkeit in der Spitze, entstehen unter brennendem Jücken, wie von Mücken-Stichen, an den Händen, zwischen den Fingern und am Unterleibe; vom Kratzen geht die Flüssigkeit heraus und das Jücken vergeht. [CK 1047] Unter bren-

nendem Jücken, wie von Mückenstichen, entsteht ein Ausschlag an den Händen, zwischen den Fingern (bei der Zusammenfügung der Finger) und am Unterleibe, von weißlichen, spitzigen Blütchen, welche in ihrer Spitze Wässerigkeit enthalten; vom Kratzen geht die Flüssigkeit heraus und das Jücken vergeht. [RAL 818]

Kleine Blüthchen an mehreren Theilen, auch an der Stirne und unter der Kinnlade, welche brennenden Schmerz und wenig Jücken verursachen. [CK 1048] Ausschlag kleiner Blütchen an mehren Theilen, auch an der Stirne und unter der Kinnlade, welche brennenden Schmerz und wenig Jücken verursachen. [RAL 816]

Blüthen-Ausschlag mit argem Brennen, so, dass sie vor Angst kaum bleiben kann. [CK 1049] In den Ausschlagsblütchen brennt es so sehr, daß sie vor Angst kaum bleiben kann. [RAL 819]

Krätz-Ausschlag, besonders in den Kniekehlen (*Hg.*). [CK 1050]

Feine, sandige, jückende Krätze am ganzen Leibe (*Hg.*). [CK 1051]

Knötchen, welche sehr schwierig heilen (*Amat. Lusitan.*, a.a.O.). [CK 1052] Sehr schwierig heilende Knötchen. [RAL 815]

Dichter Ausschlag weisser Bückelchen, grösser und kleiner, als eine Linse, von der Farbe der übrigen Haut, mit beissendem Schmerze, der gewöhnlich Nachts am schlimmsten ist (*Fr. H.*). [CK 1053] Dichter Ausschlag weißer Buckelchen von der Farbe der übrigen Haut, von der Größe einer Linse und kleiner, mit beißendem Schmerze, welcher gewöhnlich die Nacht am schlimmsten. [RAL 807]

Der Nesselsucht ähnliche Haut-Ausschläge (*Fowler*, a.a.O.). [CK 1054; RAL 812]

Schwarze Blattern, welche brennend schmerzen (*Pfann*, a.a.O.). [CK 1055] Ausfahren schwarzer Blattern, welche brennend schmerzen (n. 8 Tagen). [RAL 814]

Sehr schmerzhafte schwarze Blattern (*Verzasch*, a.a.O.). [CK 1056] Sehr schmerzhafte, schwarze Blattern[109]. [RAL 813]

Geschwür, welches vorzüglich früh schmerzt, mit dunkelbraunem, dünnem, blutigem Eiter unter dünnem Schorfe, und mit einzelnen Stichen während des Sitzens, welche beim Stehen, und noch mehr beim Gehen gemindert werden. [CK 1057] Ein, vorzüglich früh, schmerzendes Geschwür, welches unter einem dünnen Schorfe

---

[108] S. a. *Kaiser*, a.a.O. N. 60. „Blaue Flecken am Unterleibe, den Genitalien, dem Weißen des Auges."

[109] Da, wo das angehangene, arsenikalische Amulet gehangen.

einen dunkelbraunen, blutigen Eiter enthält, mit einzelnen Stichen während des Sitzens, welche beim Stehen sich lindern, beim Gehen aber am meisten gemindert werden. [RAL 779]

Krebs-Geschwür, welches die Abnahme des Gliedes nöthig machte (*Heinze*, bei *Ebers*, a.a.O.). [CK 1058; RAL 791: in Klammern]

Das Geschwür bekommt sehr hohe Ränder. [CK 1059; RAL 785]

Schmerzhafte Empfindlichkeit alter Geschwüre, die bisher unschmerzhaft waren. [CK 1060] Die bisher unschmerzhaften, alten Geschwüre werden schmerzhaft empfindlich. [RAL 786]

Reissender Schmerz in den Geschwüren. [CK 1061; RAL 782]

Brennender Schmerz in den Geschwüren. [CK 1062; RAL 794: ohne Hervorhebung]

Brennender Schmerz im Geschwüre (*Hargens*, in *Hufel.* Journ. IX. 1.). [CK 1063; RAL 790]

Brennen im Geschwüre, wie von einer glühenden Kohle. [CK 1064] An der leidenden Stelle, im Geschwüre, ein Brennen, wie von einer glühenden Kohle. [RAL 783]

Brennen im Geschwüre, das aus Jücken entsteht (*Heun*, a.a.O.). [CK 1065] In Brennen übergehendes Jücken im Geschwüre. [RAL 789]

Brennen um den Rand des Geschwüres, mit nachfolgendem Jücken im Geschwüre. [CK 1066] Nach dem Brennen um den Rand des Geschwürs, ein Jücken im Geschwüre selbst. [RAL 796]

Brennen, wie Feuer, rings um das Geschwür, welches sehr stinkt und wenig eitert; dabei Mattigkeit und Tages-Schläfrigkeit. [CK 1067] Rings um das Geschwür (nicht im Geschwüre selbst) brennender Schmerz, wie Feuer; es ist von großem Gestanke und hat wenig Eiterung; zugleich Mattigkeit und Tagesschläfrigkeit. [RAL 795]

Entzündung des Geschwüres in seinem Umkreise; es blutet beim Verbinden und erhält eine oberflächliche trockne Kruste (*Hargens*, a.a.O.). [CK 1068] Das Geschwür bekommt eine Entzündung im Umkreise, blutet beim Verbinden und erhält eine oberflächliche trockne Kruste. [RAL 792]

Das Geschwür giebt viel geronnenes, schwarzes Blut von sich. [CK 1069; RAL 787]

Wildes Fleisch wächst aus den Geschwüren (am Finger) hervor, wird schnell faul, blau und grün, mit klebriger Jauche, die einen unerträglichen Gestank verbreitet (*Hg.*). [CK 1070]

Grosse Trägheit und Scheu vor der mindesten Bewegung (*Hg.*). [CK 1071]

Müdigkeit und Schmerz der Gelenke, Vormittags, mehr im Sitzen, als im Gehen. [CK 1072] Müdigkeit und Schmerz der Gelenke, eine Stunde vor dem Mittagessen, mehr im Sitzen als im Gehen bemerkbar. [RAL 821]

Grosse Müdigkeit nach dem Essen. [CK 1073] Nach dem Essen eine große Müdigkeit. [RAL 823]

Grosse Müdigkeit nach dem Mittagessen, und ungeheures Gähnen. [CK 1074] Nach dem Mittagessen ungeheures Gähnen und große Müdigkeit (n. 100 St.). [RAL 856]

■ **Schlaf, Träume und nächtliche Beschwerden**

Gähnen und Dehnen, als ob er nicht ausgeschlafen hätte (*Lgh.*). [CK 1075; RAL 852]

(Unvollkommenes Gähnen, kurzes Gähnen, er kann nicht ausgähnen.) [RAL 853]

Höchst oftes Gähnen. [CK 1076; RAL 854]

Gähnen, fast ununterbrochen. [CK 1077; RAL 913]

Gähnen und Mattigkeit nach dem Essen, dass er sich legen und schlafen musste. [CK 1078] Nach dem Essen, Gähnen und Mattigkeit, die ihn zum Niederlegen und Schlafen nöthigte. [RAL 370]

Oft Anwandlungen von Schlaf, am Tage, beim Sitzen. [CK 1079] Tags, oft Anwandlungen von Schlaf, beim Sitzen. [RAL 855]

Heftige Neigung zum Schlafen; er schläft gleich nach gehabter Unterredung wieder ein; vier Tage lang (n. 6 T.) (*Fr. H.*). [CK 1080] Heftige Neigung zum Schlafen; er schläft gleich nach gehabter Unterredung wieder ein (vom sechsten bis zehnten Tage) [*Fr. H-n.*].[110] [RAL 894]

Grosse, fast unüberwindliche Neigung zum Schlafen, abwechselnd mit grosser Unruhe (*Kaiser*, a.a.O.). [CK 1081]

Schläfrigkeit, die durch unruhige Träume und starke Beängstigung unterbrochen wird. [CK 1082]

Unausgeschlafenheit, früh (*Hg.*). [CK 1083]

Unausgeschlafenheit, früh, und Müdigkeit in den Augen, dass sie nicht aus dem Bette kann. [CK 1084] Er kann früh nicht aus dem Bette kommen, so unausgeschlafen ist er und müde in den Augen. [RAL 863]

Gegen Morgen, unwillkürliche Thätigkeit des Geistes die ihn am Schlafe hindert, so bedürftig er auch des Schlafes ist. [CK 1085]

---

[110] S. a. *Kaiser*, a.a.O. N. 63. „Große, fast unüberwindliche Neigung zum Schlafe, abwechselnd mit großer Unruhe, ohne besondere Furcht vor dem Tode."

Schlaflosigkeit (*Buchholz*, a.a.O. – *Knape* und mehrere Andere). [CK 1086; RAL 851: ohne Hervorhebung]

Schlaflosigkeit, mit Ohnmachten von Zeit zu Zeit (*Güldenklee*, a.a.O.). [CK 1087] Konnte in keinen Schlaf kommen und fiel von Zeit zu Zeit in Ohnmachten. [RAL 893]

Schlaflosigkeit mit Unruhe und Wimmern. [CK 1088; RAL 869]

Schlafloses Umherwerfen, Nachts, mit Krabbeln im Unterleibe. [CK 1089] Schlafloses Herumwerfen die Nacht im Bette, mit einem Krabbeln im Unterleibe. [RAL 877]

Nachts, Stichschmerz im linken Ohrgange, wie von innen heraus. [CK 1090] Nachts (um 3 Uhr) Stichschmerz im linken Ohrgange, wie von innen heraus. [RAL 872]

Nachts, bald nach dem Einschlafen, Zahnschmerz, worüber sie erwacht. [CK 1091] Abends nach kurzem Einschlafen, erwacht sie über Zahnschmerz. [RAL 983]

Nachts, beim Liegen im Bette, arges, stichlichtes Reissen im Hühnerauge. [CK 1092] Abends (Nachts) beim Liegen im Bette, arges stichlichtes Reißen im Hühnerauge. [RAL 876]

Nach Mitternacht, von 3 Uhr an, wirft sie sich umher und schläft nur abwechselnd. [CK 1093] Von drei Uhr an, nach Mitternacht, schläft sie nur abwechselnd und wirft sich herum. [RAL 871]

Nachts kann sie sich im Bette nicht erwärmen. [CK 1094] Sie kann sich die Nacht im Bette nicht erwärmen. [RAL 882]

Nach Mitternacht, Gefühl von ängstlicher Hitze, mit Neigung, sich zu entblössen. [CK 1095; RAL 883]

Die ganze Nacht viel Hitze und Unruhe, mit Pulsiren im Kopfe, dass sie nicht einschlafen konnte. [CK 1096] Die ganze Nacht viel Hitze und Unruhe, wovor sie nicht einschlafen konnte, dabei Pulsiren im Kopfe. [RAL 874]

Die Nacht viel Durst, wegen grosser Trockenheit im Halse, die früh aufhört. [CK 1097] Bloß die Nacht viel Durst, wegen großer Trockenheit im Halse, die früh aufhört. [RAL 875]

Vor dem Einschlafen, Abends, dämpft es ihr im Kehlkopfe zum Hüsteln, wie von Schwefeldampfe. [CK 1098] Abends im Bette, gleich vor dem Einschlafen, dämpft es ihr im Kehlkopfe zum Hüsteln, wie vom Schwefeldampfe. [RAL 888]

Beim Einschlafen, heftiges Zucken in den Gliedmassen. [CK 1099] Abends, nach dem Niederlegen, zu Anfange des Schlafes, heftiges Zucken in den Gliedermaßen. [RAL 889]

Zuckungen verschiedner Art, beim Einschlafen, Abends. [CK 1100] Zucken beim Einschlafen. [RAL 891]

Beim Einschlafen, Abends, erschreckendes Zucken, wie erschütternde Stösse an der leidenden Stelle, welche durch eine geringe Beschwerde an einem entfernten Theile, durch einen Riss, ein Jücken u. dergl. erregt werden. [CK 1101] Abends beim Einschlafen erschreckendes Zucken, wie erschütternde Stöße an der leidenden Stelle, welche durch eine geringe Beschwerde, an einem entfernten Theile, durch einen Riß, ein Jücken u.s.w. erreget werden (n. 4 Tagen). [RAL 899]

Gleich nach dem Niederlegen plötzliches Zusammenzucken im Knie, mit Erwachen, wie von einem elektrischen Schlage, durch Träumen, dass er sich mit dem Fusse an einen Stein stossen werde, erregt. [CK 1102] Gleich nach dem Niederlegen träumt ihm, er werde sich mit einem Fuße an einen Stein stoßen, worauf er plötzlich im Knie zusammenzuckt und drauf wie von einem elektrischen Schlage erwacht. [RAL 900]

Im Schlafe krampfhaftes Zusammenfahren des ganzen Körpers (n. 36 St.) (*Thomson*, a.a.O.). [CK 1103] Krampfhaftes Zusammenfahren des ganzen Körpers (n. 36. St.). [RAL 898]

Viel heftiges Zusammenfahren und Aufschrecken im Schlafe (*Thomson*, a.a.O.). [CK 1104] Schlaf voll des heftigsten Aufschreckens und Zusammenfahrens (*Thomsons.*).[111] [RAL 895]

Im Schlafe, Abends, lautes Wimmern. [CK 1105] Abends im Schlafe lautes Wimmern. [RAL 879]

Im Schlafe, Wimmern, mit Umherwälzen im Bette, vorzüglich um die dritte Stunde nach Mitternacht. [CK 1106] Während des Schlafes, Umherwälzen im Bette, mit Wimmern, vorzüglich um die dritte Stunde nach Mitternacht. [RAL 880]

Im Schlafe redet er und zankt. [CK 1107] Er redet im Schlafe und zankt. [RAL 870]

Im Schlafe, Zähneknirschen. [CK 1108] Zähnknirrschen im Schlafe. [RAL 881]

Im Schlummer des Morgens hört er jeden Laut und jedes Geräusch und träumt doch immer dabei. [CK 1109] Im Morgenschlummer hört er jeden Laut und jedes Geräusch und träumt doch immer dabei. [RAL 906]

---

[111] S.a. *Kaiser*, a.a.O. N. 64. „Schläfrigkeit, die durch unruhige Träume und starke Beängstigung unterbrochen wird."

Im Schlafe allgemeines Krankheits-Gefühl, zwei Nächte nach einander. [CK 1110] Zwei Nächte nach einander, im Schlafe, Gefühl von Krank-seyn. [RAL 873]

Im Schlafe liegt er auf dem Rücken, die linke Hand unter den Kopf gestützt. [CK 1111] Er liegt im Schlafe auf dem Rücken, die linke Hand unter den Kopf gestützt. [RAL 878]

Im Schlafe, Bewegungen der Finger und Hände. [CK 1112] Bewegungen der Finger und Hände in dem Schlafe. [RAL 890]

Der Schlaf ist unruhig und sie wacht sehr früh auf (*Bhr.*). [CK 1113] Schlaf unruhig, sie wacht sehr früh auf. [RAL 892]

Beim öfteren Erwachen, Nachts, **Brennen in allen Adern.** [CK 1114] **Es brannte ihr** beim öfteren Aufwachen die Nacht **in allen Adern.** [RAL 910]

Beim Erwachen, früh, grosser Missmuth; sie wusste sich nicht zu lassen vor Unmuth, schob die Kopfkissen und das Deckbett von sich und wollte Niemanden ansehen, von Niemandem Etwas hören. [CK 1115] Nach dem Erwachen, großer Mißmuth; sie wußte sich vor Unmuth nicht zu lassen, schob und warf die Kopfkissen und das Deckbett von sich und wollte Niemand ansehen, von Niemand etwas hören. [RAL 887]

Bei Erwachen, früh im Bette, dumpfer Kopf-schmerz, der beim Aufstehen vergeht. [CK 1116] Früh im Bette, ein dumpfer Kopfschmerz, der beim Aufstehen vergeht. [RAL 885]

Beim Erwachen, früh, im Bette, weichlich, brecher-lich, bis in die Brust herauf, dann Erbrechen weissen Schleimes, doch mit bitterlichem Geschmacke im Munde. [CK 1117] Früh im Bette, weichlich, brecherlich bis in die Brust herauf, dann Erbrechen weißen Schleims, doch mit bit-terlichem Geschmacke im Munde. [RAL 886]

Früh im Bette, bei Sonnen-Aufgang, allgemeine Hitze, Gesichts-Schweiss, und Trockenheit des vordern Theiles des Mundes, ohne Durst. [CK 1118] Früh im Bette, bei Sonnenaufgang, allge-meine Hitze, Gesichtsschweiß und Trockenheit des vordern Mundes, ohne Durst. [RAL 884]

Er wacht Nachts im Traume während einer Pollu-tion auf, ohne sich des Geträumten erinnern zu können (*Whl.*). [CK 1119]

Träume Nachts voll Drohungen, oder Befürchtun-gen, oder Reue. [CK 1120] Träume voll Drohun-gen und Befürchtungen, oder Reue. [RAL 908]

Sorgenvolle Träume; er wacht auf und träumt nach dem Einschlafen wieder dieselbe Sache. [CK 1121; RAL 907]

Sorgenvolle, gefährliche Träume, aus deren jedem er, auch wohl mit Geschrei, erwacht, worauf er dann immer wieder Etwas anderes träumt. [CK 1122] Sorgenvolle, gefährliche Träume, aus deren jedem er, auch wohl mit Geschrei auf-wacht und immer wieder etwas anderes träumt. [RAL 905]

Sorgenvolle, bekümmernde und fürchterliche Träume stören den Schlaf. [CK 1123] Er schlief von Träumen voll Sorge, Kummer und Furcht gestört. [RAL 903]

Aengstliche, fürchterliche Träume, Nachts. [CK 1124] Die Nacht ängstliche, fürchterliche Träume. [RAL 904]

Aengstlicher Traum, schon während des Einschla-fens; er will schreien, kann aber kaum ein Wort herausbringen, und erwacht plötzlich durch den Ruf, den er noch hört. [CK 1125] Schon während des Einschlafens, ängstlicher Traum, er will schreien, kann aber kaum ein Wort herausbrin-gen und erwacht plötzlich durch den Ruf, den er noch hört. [RAL 901]

Viel schwere Träume, Nachts (*Htb.* u. *Tr.*). [CK 1126]

Unaufhörliches Träumen von Gewittern, Feuers-brünsten, schwarzem Wasser und Finsterniss. [CK 1127] Er träumte die Nacht unaufhörlich von Gewittern, Feuersbrünsten, schwarzem Wasser und Finsterniß. [RAL 902]

Lebhafte, ärgerliche Träume (*Lgh.*). [CK 1128] **Leb-hafte ärgerliche Träume** (n. 19 Stund.) [*Lhr.*].[112] [RAL 896]

Phantasiren, Nachts (*Siebold*, a.a.O.). [CK 1129] Nächtliches Phantasiren. [RAL 897]

Träume voll ermüdenden Nachdenkens. [CK 1130] Träume mit ermüdendem Nachdenken verbun-den. [RAL 909]

■ Fieber, Frost, Schweiß und Puls

Kälte der Glieder (*Richard*, a.a.O. – *Fernelius*, a.a.O.). [CK 1131] Die Gliedmaßen sind kalt. [RAL 940]

Kälte, Abends, in Händen und Füssen, selbst am Unterleibe. [CK 1132] Abends Kälte und Frost in den Füßen und selbst der Unterleib ist kalt anzufühlen. [RAL 961]

Allgemeine Kälte, mit starkem Schweisse der Haut (*Kaiser*, a.a.O.). [CK 1133]

---

[112] S.a. *Hartl.* u. *Trinks*, a.a.O. N. 25. „Die Nacht voll schwerer Träume."

Kälte des Körpers und Trockenheit der Haut wechselt mit kaltem Schweisse (*Kaiser*, a.a.O.). [CK 1134]

Schauder (*Buchholz*, a.a.O.). [CK 1135; RAL 934]

Fieber-Schauder (M. N. Zeit. 1798. Sept.). [CK 1136; RAL 935]

Fieber-Schauder, Frost. [CK 1137] Frost, Fieberschauder. [RAL 942]

Schauder, ohne Durst (sogleich). [CK 1138] Fieberschauder, ohne Durst (sogleich). [RAL 947]

Ekel-Schauder nach dem Trinken (*Alberti*, a.a.O.). [CK 1139] Nach dem Trinken Ekelschauder. [RAL 939]

Nach dem Trinken, Schauder und Frost (sogleich). [CK 1140] **Nach dem Trinken**, Frost und Schauder (alsogleich). [RAL 945]

Nach dem Mittag-Essen, Schauder. [CK 1141; RAL 943: ohne Hervorhebung]

Nach dem Mittag-Essen vergeht der Schauder, (seltnere Wechselwirkung). [CK 1142] Der Schauder vergeht nach dem Mittagsmahle.[113] [RAL 952]

Alle Nachmittage, 5 Uhr, kömmt der Schauder wieder. [CK 1143] Der Schauder kömmt immer um 5 Uhr Nachmittags wieder. [RAL 955]

Abends Schauder, gleich vor dem Niederlegen. [CK 1144] Abends, gleich vor dem Niederlegen, Schauder. [RAL 956]

Alle Abende ein Fieber-Schauder. [CK 1145; RAL 958]

Ausser dem Bette entsteht Schauder. [CK 1146] Schauder außer dem Bette. [RAL 967]

Beim Gehen in freier Luft entstehen Schauder. [CK 1147] **Beim Spazieren in freier Luft entstehen Schauder.** [RAL 968]

Schauder über den ganzen Körper, bei heisser Stirne, warmem Gesichte und kalten Händen (*Lgh.*). [CK 1148] **Fieberfrostschauder durch den ganzen Körper, mit heißer Stirne, warmem Gesichte und kalten Händen, ohne Durst und ohne Hitze darauf** (n. 3 St.) [RAL 936]

Schauder über den ganzen Körper, mit warmer Stirn, heissen Backen und kalten Händen (*Lgh.*). [CK 1149] Frostschauder über den ganzen Körper, mit warmer Stirne, heißen Backen und kalten Händen, ohne Hitze darauf (n. 3¾ St.) [RAL 937]

Beim Schauder entstehen gern andere Beschwerden oder Schmerzen. [CK 1150]

Beim Schauder, Reissen in den Unterschenkeln. [CK 1151] Im Fieberschauder, Reißen in den Unterschenkeln. [RAL 966]

Frösteln in der äussern Haut, über das Gesicht und die Füsse. [CK 1152; RAL 944]

Frösteln, bis zum höchsten Grade von Frost (*Kaiser*, a.a.O.). [CK 1153]

Heftiger Schüttelfrost (*Fernelius*, a.a.O.). [CK 1154] Heftiger Schüttelfrost (*Fernelius*.).[114] [RAL 933]

Frost, ohne sich erwärmen zu können, mit Verdriesslichkeit, und überlaufender fliegender Hitze, beim Sprechen oder Bewegen; sie ward dann roth im Gesichte, fror aber dabei doch. [CK 1155] Frost, ohne sich erwärmen zu können, ohne Durst, mit Verdrießlichkeit, und wenn sie sprach, oder sich selbst bewegte, überlief sie eine fliegende Hitze, sie ward roth im Gesichte und fror doch dabei. [RAL 949]

Frost, mit kalten Füssen, er fing dabei an zu schwitzen. [CK 1156] Er fror, die Füße waren kalt; er fieng an zu schwitzen. [RAL 960]

Alle Nachmittage, um 3 Uhr, Frost, mit Hunger; nach dem Essen ward der Frost noch stärker. [CK 1157] Alle Nachmittage um 3 Uhr Frost und Hunger dabei; nach dem Essen ward der Frost noch stärker. [RAL 953]

Nachmittags, innerer Frost, bei äusserer Hitze und rothen Backen. [CK 1158] Frost innerlich, Hitze äußerlich, mit rothen Backen, Nachmittags. [RAL 959]

Gegen Abend, Frost mit Kälte. [CK 1159; RAL 957]

Abends, Frost an den Unterschenkeln, von den Waden bis zu den Füssen herab. [CK 1160; RAL 962]

Abends, nach dem Niederlegen, starker Frost im Bette. [CK 1161; RAL 964]

Abends kann er sich im Bette nicht erwärmen; er glaubt, sich im Bette erkältet zu haben. [CK 1162] Er kann sich im Bette nicht erwärmen; glaubt sich im Bette erkältet zu haben. [RAL 965]

Im Froste, kein Durst. [CK 1163; RAL 950]

Im Nachmittags-Froste, Leibschneiden und Durchfall-Stuhl und nach demselben fortgesetztes Leibweh. [CK 1164] (Im Nachmittagsfroste, Leibschneiden und Durchfallsstuhl und nach demselben, fortgesetztes Leibschneiden.) [RAL 954]

---

113 Eine (seltne) Wechselwirkung gegen die weit häufigern, wo Zufälle nach dem Mittagsessen entstehen.

114 S. a. *Kaiser,* a.a.O. N. 65. „Frösteln bis zum höchsten Grade von Frost." – N. 66. „Allgemeine Kälte mit copiösem Schweiße der Haut." – N. 67. „Der Körper ist kalt anzufühlen und Trockenheit der Haut wechselt mit kaltem Schweiße."

Es ist ihr entweder zu kalt im ganzen Körper und sie ist doch nirgend kalt anzufühlen, oder es ist ihr zu warm, und sie ist doch nirgend heiss anzufühlen, als etwa an der innern Handfläche. [CK 1165] Es ist ihr entweder zu kalt im ganzen Körper und sie ist doch nirgend kalt anzufühlen, oder es ist ihr zu warm und doch ist sie an keinem Theile heiß anzufühlen, als etwa in der innern Handfläche. [RAL 963]

Hitze, innerlich und äusserlich, durch den ganzen Körper, wie vom Weintrinken, mit Durst auf Bier (*Mr.*). [CK 1166] Hitze durch den ganzen Körper, innerlich und äußerlich, wie vom Weintrinken, mit Durst auf Bier. [RAL 973]

Innere Hitze (*Göritz*, a.a.O.). [CK 1167] Innere Hitze[115] (*Göritz*.). [RAL 972]

Innere Hitze mit Durst, nach entstandenem Durchfalle (*Morgagni*, a.a.O.). [CK 1168] Nach entstandenem Durchfall, Durst und innere Hitze (aestus). [RAL 931]

Starke Hitze (*Kaiser*, a.a.O.). [CK 1169]

Trockne Hitze der Haut (*Kaiser*, a.a.O.). [CK 1170]

Aengstliche Hitze (*Pet. de Appono* a.a.O.). [CK 1171; RAL 974]

Allgemeine ängstliche Wärme (*Hbg.*). [CK 1172; RAL 975]

Abends um 7 Uhr, Hitze im Gesichte, eine Stunde lang. [CK 1173] Abends 7 Uhr Gesichtshitze, eine Stunde lang. [RAL 982]

Nächtliche Hitze, ohne Durst und ohne Schweiss. [CK 1174] Nächtliche Hitze, ohne Durst und ohne Schweiß.[116] [RAL 981]

Nach der Hitze, Brecherlichkeit. [CK 1175] Nach der Fieberhitze Brecherlichkeit (n. 15 St.). [RAL 980]

Schweiss (*Majault*, a.a.O.). [CK 1176; RAL 993]

Schweiss mit ungeheurem Durste, dass er immer trinken möchte (*Hbg.*). [CK 1177] Schweiß und ungeheurer Durst; er möchte immer trinken. [RAL 924]

Schweiss, der ihn im Bette bis zur Ohnmacht abmattet. [CK 1178] (Der Schweiß mattet ihn, im Bette liegend, bis zur Ohnmacht ab.) [RAL 991]

Kalter, klebriger Schweiss (*Henning*, a.a.O.). [CK 1179] Kalter klebriger Schweiß (*Henning*.).[117] [RAL 994]

Schweiss, während dessen sich die Haut, vorzüglich die Augen, gelb färbten (*Ebers*, a.a.O.). [CK 1180] Während des Schweißes färbte sich seine Haut, vorzüglich die Augen, gelblich. [RAL 992]

Vormittags Schweiss mit Schwere des Kopfes, Ohrenbrausen und Zittern. [CK 1181] Vormittags Schweiß, Schwere des Kopfs, Ohrenbrausen, Zittern. [RAL 998]

Nacht-Schweiss (*Hg.*). [CK 1182]

Nacht-Schweiss, drei Nächte nach einander. [CK 1183] Drei Nächte nach einander Schweiß. [RAL 989]

Nachts starker Schweiss an den Beinen, besonders an den Knieen. [CK 1184] Nachts, starker Schweiß an den Beinen, besonders den Knieen. [RAL 659]

Jücken und Ausdünstung im Rücken die ganze Nacht. [CK 1185]

Zu Anfange des Schlafes, Abends nach dem Niederlegen, Schweiss, welcher im nachgängigen Schlafe vergeht. [CK 1186; RAL 984: ohne Hervorhebung]

Zu Anfange des Schlafes, Schweiss, nur an den Händen und Oberschenkeln, welcher im spätern Schlafe vergeht (n. 6 St.). [CK 1187] Zu Anfange des Schlafs[118] Schweiß, nur an den Händen und Oberschenkeln, welcher beim nachgängigen Schlafe vergeht, und beim Aufwachen nicht weiter zu spüren ist (n. 6 St.). [RAL 985]

Früh-Schweiss, vom Erwachen an bis zum Aufstehen, über den ganzen Körper. [CK 1188] Frühschweiß vom Erwachen an bis zum Aufstehen, am ganzen Körper. [RAL 988]

Früh, beim Erwachen, Schweiss bloss im Gesichte. [CK 1189] Schweiß bloß im Gesichte, früh beim Erwachen. [RAL 990]

Früh, Schweiss an den Unterschenkeln (d. 1ste Nacht). [CK 1190] Frühschweiß an den Unterschenkeln (die erste Nacht). [RAL 681]

Fieber, sehr heftiger Art (*Knape*, a.a.O. – *Degner*, a.a.O.). [CK 1191] **Heftiges Fieber.** [RAL 916]

Fieber (*Heun*, a.a.O.). [CK 1192; RAL 914]

Fieber, die mit dem Tode endeten (*Amatus Lusit.*, a.a.O.). [CK 1193] (Tödtliche) Fieber. [RAL 917]

Fieber mit heftigem Durste (*Morgagni*, a.a.O.). [CK 1194] Durst, Fieber. [RAL 919]

Fieber-Anfall, welcher mehrere Tage zu derselben Stunde zurückkehrt. [CK 1195] Ein Fieberanfall, welcher mehre Tage zu einer gewissen Stunde zurückkehrt. [RAL 946]

---

[115] S. a. *Kaiser*, a.a.O. N. 69. „Starke Hitze." – N. 70. „Trockne Hitze der Haut, nach vorgängigem Froste." – N. 71. „Haut trocken und heiß."

[116] Charakteristisch für Arsenik.

[117] S. a. *Kaiser*, a.a.O. N. 72. „Kalter Schweiß mit abwechselnder kalter Trockenheit der Haut."

[118] Charakteristisch.

Wie Fieber ist es ihm gegen Abend unangenehm im Körper, und wenn er sich legt, wird ihm der Kopf heiss, vorzüglich die Ohren, aber die Knie sind kalt (n. 36 St.). [CK 1196] Gegen Abend ists ihm so unangenehm im Körper, wie Fieber, und wenn er sich legt, so wird ihm der Kopf heiß, vorzüglich die Ohren, aber die Kniee sind kalt (n. 36 St.). [RAL 912]

Fieber: Kälte, Abends und Morgens, ohne Durst, mit viel Harnen, wenig Stuhl und Dehnen in allen Gliedern (*Hg.*). [CK 1197]

Fieber: äussere Kälte der Glieder, bei innerer Hitze, mit ängstlicher Unruhe und schwachem, veränderlichem Pulse (*Alberti*, a.a.O.). [CK 1198] Aeußerliche Kälte der Glieder und innerliche Hitze mit beängstigender Unruhe und schwachem veränderlichem Pulse. [RAL 941]

Fieber: kurze Kälte, Nachts, dann starke Hitze mit Delirien, ohne Durst (*Hg.*). [CK 1199]

Fieber-Schauder, früh, mit Hitze wechselnd. [CK 1200] Früh Schauder, mit Hitze abwechselnd. [RAL 997]

Fieberfrost und Schauder, mit Hitze des äussern Ohres, dabei Angst und Nagen in der Herzgrube, mit Brech-Uebelkeit gemischt. [CK 1201] Unter Fieberfrost und Schauder und Hitze des äußern Ohrs, Angst und nagender[119] Schmerz in der Herzgrube, wie von langem Fasten, mit Brechübelkeit gemischt. [RAL 995]

Fieber, Nachmittags: Schauder am äussern Kopfe, mit Dehnen und Ziehen in allen Gliedern, dann Frost mit Gänsehaut; darauf Abends, von 8–9 Uhr, Hitze am Körper, besonders am Gesichte, ohne Schweiss, mit kalten Händen und Füssen. [CK 1202] Nachmittags Dehnen und Ziehen in den Gliedern, mit Schauder an der Kopfbedeckung, wie bei plötzlichem Grausen von einer Furcht; darnach Frost mit Gänsehaut. Darauf erfolgte Abends von 8–9 Uhr Hitze am Körper, besonders am Gesichte, ohne Schweiß mit kalten Händen und Füßen. [RAL 938]

Fieber, wenn er aus der freien Luft in die Stube kommt: erst Frost, dann langdauerndes Schlucksen, dann allgemeiner Schweiss, dann wieder Schlucksen. [CK 1203] Wenn er aus der freien Luft in die Stube[120] kommt, entsteht Frost, hierauf langdauernder Schlucksen, dann allgemeiner Schweiß, und dann wieder Schlucksen. [RAL 969]

Fieber, gegen Abend: Frostigkeit mit Schläfrigkeit, und einem unangenehmen Krankheits-Gefühle durch den ganzen Körper, wie nach einem ganz oder fast beendigten Fieber-Anfalle; dann, nach Mitternacht, starker Schweiss an den Oberschenkeln; – kam nach 2 Tagen um dieselbe Zeit wieder. [CK 1204] Gegen Abend Schläfrigkeit, mit Frostigkeit, zugleich mit einem unangenehmen Krankheitsgefühle durch den ganzen Körper, wie bei einem kalten Fieber, wenn der Anfall ganz oder größtentheils vorüber ist – nach zwei Tagen um dieselbe Zeit wiederkehrend – Nachmitternacht, starker Schweiß an den Oberschenkeln. [RAL 911]

Fieber: viel Frost am Tage, nach demselben Durst, Abends viel Hitze im Gesichte. [CK 1205] Am Tage viel Frost, erst nach dem Froste Durst, Abends viel Hitze im Gesichte. [RAL 948]

Fieber-Frost erst, dann trockne Hitze der Haut (*Kaiser*, a.a.O.). [CK 1206]

Fieber, bald Frost, bald Hitze (*Alberti*, a.a.O.). [CK 1207] Bald Frost, bald Hitze. [RAL 971]

Fieber, Vormittags: Schüttelfrost, ohne Durst, mit Krämpfen in der Brust, Schmerzen im ganzen Körper und einer Art Unbesinnlichkeit; dann Hitze mit Durst; dann Schweiss mit Ohren-Brausen. [CK 1208] (Vormittags heftiger Schüttelfrost ohne Durst; er hat dabei Krämpfe in der Brust, Schmerzen im ganzen Körper und kann sich nicht recht besinnen; nach dem Froste, Hitze mit Durst und nach der Hitze, Schweiß mit Ohrenbrausen (n. 20 St.)). [RAL 951]

Fieber, einen Tag um den andern: den ersten Nachmittag um 6 Uhr, Frost, mit Müdigkeit und Zerschlagenheit in den Oberschenkeln; den dritten Nachmittag, um 5 Uhr, erst Neigung zum Niederlegen, dann Frost-Schauder über und über, ohne Durst, dann Hitze ohne Durst, mit drückendem Kopfweh in der Stirne. [CK 1209] Fieber, einen Tag um den andern: den ersten Nachmittags um 6 Uhr, Frost und Müdigkeit und Zerschlagenheit in den Oberschenkeln; den dritten Nachmittag um 5 Uhr erst Neigung zum Niederlegen, dann Frostschauder über und über, ohne Durst, dann Hitze ohne Durst, mit drückendem Kopfweh in der Stirne. [RAL 996]

Fieber, Abends 10 Uhr: Hitze, mit Röthe am ganzen Körper; darnach Schweiss (*Stf.*). [CK 1210] Abends 10 Uhr Hitze am ganzen Körper mit Röthe des ganzen Körpers; nach der Hitze, Schweiß [RAL 977]

---

[119] Vergl. 360.
[120] Vergl. 33.

Fieber, Nachts 2 Uhr: erhöhte Wärme am ganzen Körper, Schweiss im Gesichte und an den Füssen, und kolikartig schmerzende Spannung in den Hypochondern und dem Oberbauche, welche Aengstlichkeit verursacht. [CK 1211] Die Nacht um 2 Uhr erhöhte Wärme, Schweiß im Gesichte und zwischen den Füßen, und kolikartig schmerzende Spannung im Oberbauche und der Unterribbengegend, welche Aengstlichkeit verursacht. [RAL 986]

Brenn-Fieber, so dass kaltes Wasser nicht hilft; nach der Hitze, Schweiss, besonders im Nacken; zuweilen alle 14 Tage einige Tage lang erscheinend (*Hg.*). [CK 1212]

Wenn das Fieber zu Ende ist, kommt jedes Mal der Schweiss erst nach. [CK 1213] Jedesmal, wenn das Fieber zu Ende ist, kommt erst der Schweiß nach.[121] [RAL 987]

Bei dem Fieber-Anfalle, vermehrte Spannung in den Hypochondern, dass er fast nicht auf der Seite liegen kann. [CK 1214] (Bei dem Fieberanfalle) vermehrte Spannung in den Hypochondern, die Seitenlagen werden ihm fast unmöglich [*Ebers.*]. [RAL 915]

Ungeheure Blutwallung (*Grimm*, a. a. O.). [CK 1215; RAL 979]

Gefühl, als wenn das Blut zu schnell und zu heiss durch die Adern ränne, mit kleinem, schnellem Pulse (*Stf.*). [CK 1216; RAL 976]

Puls höchst fieberhaft (*Knape*, a. a. O.). [CK 1217] Höchst fieberhafter Puls [*Knape.*].[122] [RAL 1005]

Puls gereizt und frequent, nicht voll (*Kaiser*, a. a. O.). [CK 1218]

Schneller, kleiner, härtlicher Puls (*Kaiser*, a. a. O.). [CK 1219]

Schneller, kleiner Puls (N. Wahrn., a. a. O. *Majault*, a. a. O.). [CK 1220] Kleiner, geschwinder Puls. [RAL 1000]

Schneller, schwacher Puls (*Majault*, a. a. O.). [CK 1221] Geschwinder, schwacher Puls. [RAL 1001]

Schneller, schwacher, aussetzender Puls (*Guilbert*, a. a. O.). [CK 1222] Höchst geschwinder, aussetzender, schwacher Puls. [RAL 1004]

Gespannter Puls (*Knape*, a. a. O.). [CK 1223; RAL 1003]

Kleiner und schwacher Puls (*Kaiser*, a. a. O.). [CK 1224]

Kleiner, häufiger, schwacher Puls (*Morgagni*, a. a. O.). [CK 1225] Sehr häufiger, kleiner, schwacher Puls. [RAL 1002]

Höchst langsamer Puls, bis zu 38 Schlägen (*Pearson*, a. a. O.). [CK 1226] Höchst langsamer Puls, bis zu 38 Schlägen, in der Minute. [RAL 999]

Aussetzender, kleiner Puls (*Kaiser*, a. a. O.). [CK 1227]

Aussetzender, ungleicher, kleiner Puls, der endlich ganz schwindet (*Kaiser*, a. a. O.). [CK 1228]

Abwesenheit des Pulses, bei häufigem, sehr gereiztem Herzschlage (*Kaiser*, a. a. O.). [CK 1229]

Nach dem Tode, die Lippen und Nägel an Händen und Füssen blau, so wie auch die Eichel und der Hodensack; der ganze Körper, besonders die Glieder, steif und zusamengezogen, und die dicken Därme sehr verengert (*Pyl*, a. a. O.). [CK 1230] Nach dem Tode, die Lippen und die Nägel an Händen und Füßen ganz blau, so wie die Eichel und der Hodensack ganz blau, der ganze Körper und besonders die Gliedmaßen ganz steif und zusammengezogen; die dicken Gedärme sehr verengert. [RAL 1067]

Der Leichnam war nach 16 Tagen noch frisch und unverweset (*Pyl*, a. a. O.). [CK 1231] Leichnam war nach 16 Tagen noch frisch und unverweset (*Pyl*, Samm. VI. S. 97.).[123] [RAL 1068]

---

[121] Charakteristisch und fast bloß beim Arsenik anzutreffen.

[122] Die Veränderungen des Pulses gibt *Kaiser*, a. a. O. N. 73–78 also an. – „Kleiner, schneller, härtlicher Puls," – „Puls schwach und klein." – „Puls klein und aussetzend." – „Der Puls wird ungleich, aussetzend, kleiner und schwindet endlich ganz." – „Puls frequent, nicht voll, und gereizt. Der Herzschlag sehr heftig, tobend." – „Abwesenheit des Pulses, mit häufigem, sehr gereiztem, frequentem Herzschlage."

[123] Hier führe ich noch zur Vergleichung aus dem **Anzeiger der Leipziger ökonomischen Societät** die Vergiftungsgeschichte eines Pferdes mit Arsenik an.
Unter schrecklichen Zufällen schossen ganze Güsse grünen Wassers aus der Nase heraus, die Augen ragten vor dem Kopfe hervor und waren heftig entzündet, die Sehelöcher waren rund und widernatürlich erweitert; die Nasenlöcher weit aufgesperrt, und wegen des schnellen, kurzen, mühsamen und ängstlichen Athemholens in beständiger Bewegung; das Zahnfleisch, der Gaumen, die Zunge angelaufen, trocken und blauroth; der Puls äußerst klein und zitternd; die Unruhe unbeschreiblich; der Bauch überaus gespannt, der ganze Körper mit kaltem Schweiße bedeckt.
Hätten wir viele ähnliche (noch behutsamere) Versuche an diesen nützlichen Hausthieren mit mehren einfachen Arzneien angestellt, so hätte man auch für sie eine reine Materia medica und könnte auch sie rationell (homöopathisch), schnell, dauerhaft und mit Gewißheit heilen, statt der bisherigen krüppeligen Quacksalberei mit einer Menge unpassender Vielgemische.

Arsenicum sulphuratum flavum

Operment. Auripigmentum [RAL II (1833), S. 118]

■ Schwindel, Verstand und Gedächtnis

Beim Gehen im Freien ein starker Taumel im ganzen Kopfe, wie von Trunkenheit (n. 5$\frac{1}{2}$ St.) (*Lhr.* a.a.O.). [RAL 1]

Betäubung des ganzen Kopfs; es fielen ihm zu viel Nebensachen ein (n. 8$\frac{1}{4}$ St.) (*Lhr.* a.a.O.). [RAL 2]

■ Kopf

Pochende Stiche an der rechten Stirngegend (n. 2$\frac{1}{2}$ St.) (*Lhr.* a.a.O.). [RAL 3]

Nadelstiche äußerlich an der rechten Stirngegend (n. 5 St.) (*Lhr.* a.a.O.). [RAL 4]

Beim Streichen der Kopfhaare des Hinterhauptes, ein Spannungsgefühl hinter dem rechten Ohre, als wenn etwas hinter dem Ohre stäke, was das Ohr vordrücke (n. 1$\frac{1}{2}$ St.) (*Lhr.* a.a.O.). [RAL 5]

■ Gesicht und Sinnesorgane

Augenbutter in den Augenwinkeln (n. 33 St.) (*Lhr.* a.a.O.). [RAL 6]

■ Mund und innerer Hals

Beim Kauen der Speisen schmerzten die Zähne, als wenn sie los wären (n. 5 St.) (*Lhr.* a.a.O.). [RAL 7]

■ Magen

Mittags nach dem Essen heftige Uebelkeit (n. 5$\frac{3}{4}$ St.) (*Lhr.* a.a.O.). [RAL 8]

■ Abdomen

Früh beim Erwachen heftiges Leibschneiden, wie von Erkältung (n. 25 St.) (*Lhr.* a.a.O.). [RAL 9]

■ Atemwege und Brust

Nadelstiche von innen heraus in der rechten Brustseite (n. 6 St.) (*Lhr.* a.a.O.). [RAL 10]

■ Schlaf, Träume und nächtliche Beschwerden

Abends beim Einschlafen ein Schreck, als wenn er aus dem Bette fiele (n. 18 St.) (*Lhr.* a.a.O.). [RAL 11]

Asa foetida

Asa (Asa foetida) [ACS 1 (1822), Heft 3, S. 187–220]

[Vorrede und Zusammenstellung der Symptome von Carl Gottlob Franz.]

Die aus einem Theile des Schleimharzes der *Ferula asa foetida L.* mit 20 Theilen Weingeist bereitete Tinktur.

Die Asa (Stinkasant, *gummi Ferulae*) ist eins von denen ein der allopathischen Praxis häufig in Anwendung kommenden Arzneimitteln, dessen Wirkungsart nach dem fast allgemein angenommenen Grundsatze der selben: *contraria contrariis* – schwerlich erklärt werden könnte, hätte man nicht eben zu Gunsten solcher Arzneien, deren Wirkung sich aus ihm nicht anschaulich machen läßt, eine spezifische Wirksamkeit erschaffen. Allein, nimmt man auch in diesem und andern Arzneistoffen, z. B. Merkur, Schwefel, Digitalis, Belladonna u. a. (in gewissen Fällen) eine spezifische Wirksamkeit, oder eine gewisse nahe Verwandtschaft zu bestimmten Systemen und Organen unseres Körpers an, so ist damit doch nur gesagt, daß sie auf diesen oder jenen bestimmten Theil wirken, aber immer noch nicht, **was** sie wirken und durch welche in demselben hervorgebrachte Veränderung sie heilkräftig und Genesung bringend werden.

Wäre das homöopathische Heilgesetz nicht vom Anfange an so verkannt und unbeachtet geblieben, so würde man, meines Erachtens, der spezifischen Wirkung gewisser Mittel längst schon weit mehr Aufmerksamkeit und Vertrauen geschenkt und sicherere Indikazionen für dieselben gefunden haben; es würden über so manche als spezifisch angepriesene Mittel, wie zum Beispiel Belladonna, Bilsenkraut, Stechapfel, *Scutellaria lateriflora, Alisma plantago* etc. in der Wasserscheu, über den Vorzug dieses oder jenes Merkurialpräparats im Chancre und der Syphilis, über den Vorzug der Antimonialien, des Graphyts, des Schwefels u. in diesem oder jenem chronischen Hautausschlage, über den Vorzug der Belladonna oder des Akonits in diesem oder jenem akuten Exantheme u. s. w. bei weitem nicht so viele Zweifel und unbestätigt gebliebene Erfahrungen hinsichtlich ihrer Wirksamkeit obwalten, als dies bisher der Fall ist. Man

hat in der Heilmittellehre die feinern Distinkzionen in den Wirkungen der Mittel (die man meist *ab usu in morbis* und bei Vermischung derselben mit andern Arzneien, selten nach Versuchen und Erfahrungen an Gesunden, bestimmte), man hat in der Pathologie die genauern symptomatischen Indikazionen zu wenig berücksichtigt, man hat aus den vorzüglichsten Symptomen die innere Ursache der Krankheit zu abstrahiren sich bestrebt und dieser dann das, nur nach seinen Wirkungen im Allgemeinen gefundene, spezifische Mittel entgegensetzt. Gleichwohl tragen bei der spezifischen und der ihr so nahe verwandten homöopathischen Anwendung der Arzneien oft anscheinend geringfügige Symptome, welche man physiologisch und pathologisch fast gar nicht zu beachten pflegt, weil sie sich nicht leicht mit Bestimmtheit erklären lassen (wie das Erscheinen der Zufälle in der Ruhe oder Bewegung, bei der Lage auf dieser oder jener Seite, am Tage oder bei Nacht, vor oder nach dem Essen, bei ruhigem oder heftigem Temperament; so wie ihre Verschlimmerung oder Linderung durch Wärme, Kälte, Druck, veränderte Lage, im Freien, in der Stube u.s.w. [1]), ganz entscheidend dazu bei, ein Mittel, so sehr es im Allgemeinen paßte, als unpassend mit einem andern, wegen seiner Einzelnheiten dem gegebenen Krankheitsfalle näher stehenden, zu vertauschen. Will man also auch nicht die Allgemeingültigkeit der homöopathischen Heilmethode zugeben, so dürfte die Homöopathie doch in Betracht der spezifischen

---

[1] So sehen wir z. B. als Eigenthümlichkeit der Zaunrebe, der Brechnuß, der China u. e. a. daß sich die durch sie erregten Zufälle durch Bewegung vermehren, oder erst dadurch entstehen, indeß die Symptome der Küchenschelle, des Giftsumachs, des Arseniks u.a. in der Ruhe fühlbar werden oder sich verschlimmern. Merkur, Chamille, Arsenik u.a. bringen ihre bedeutendsten Krankheitserscheinungen nachts hervor; die krankhaften von der Küchenschelle erregten Gefühle werden in der kühlen, freien Luft, die von Arsenik durch Wärme gelindert. Ignazbohne und Akonit entsprechen mehr dem sanguinischen, Wohlverleih und Brechnuß mehr dem cholerisch-sanguinischen Temperamente, während Capsicum einer pflegmatischen, und Küchenschelle einer stillen, milden, weichen Gemüthsart vorzugsweise zusagen. So erfreuet sich jeder wirksame Arzneistoff seiner feinern, individuellen, auch in diesen Richtungen ausgesprochenen Eigenthümlichkeiten, deren sorgfältige Beachtung beim homöopathischen Heilgeschäft von der größten Wichtigkeit ist. Mehrere der bereits im Archiv dargestellten Heilungsgeschichten können als Beleg hierzu dienen. Vergl. auch S. Hahnemanns reine Arzneimittellehre, 2. Theil, Seite 28.

Wirkung gewisser Mittel die Aufmerksamkeit aller Aerzte verdienen.

Möchten daher vorliegende, freilich noch lange nicht vollständig und genau genug an Gesunden beobachtete Symptome der Asa sich einiger Berücksichtigung zu erfreuen haben, wenn man diesen Arzneistoff – bei Nervenkrankheiten und besonders solchen, die ihren Grund im Unterleibe haben, bei Hysterie und Hypochondrie, bei Schwindel, Angst und Melancholie, bei Konvulsionen, Veitstanz und Fallsucht der Kinder von Würmern oder Leiden der Abdominalnervengeflechte, bei krankhafter Engbrüstigkeit und andern Brustleiden, bei Husten mit stockendem Auswurf, bei Kardialgie, Schwäche und Verschleimung des Magens, bei Flatulenz und Trommelsucht, bei Bandwurmbeschwerden, Skrofeln, Leberfehlern, Wassersucht und kalten Geschwülsten, endlich bei skrofulösen und venerischen Knochenkrankheiten[2] – meist einzig nach Erfahrungen am Krankenbette gesammelt, empfiehlt und anwendet.

Die Homöopathie giebt vielleicht schon durch die nachstehenden noch unvollständigen **Beobachtungen an Gesunden** hierüber den besten Aufschluß.

Was die Wirksamkeit des Stinkasants in dem skrofulösen Beinfraße betrifft, wovon **Beerenbröck** (*Mem. de la soc. de Med. a Paris 1778. Vol. 2. p. 247.*), **Block** (in Schmuckers verm. chirurg. Schriften. Band 1. S. 135.), **Schneider** (in Richters chirurg. Bibl. Bd. 5 S. 543.), und **Lentin** (in Hufelands Journ. Bd. 1. S. 166.) Beobachtungen anführen, so fehlen mir gegenwärtig hierüber hinreichende Erfahrungen und es wird mir vielleicht in einem der folgenden Hefte dieses Archivs möglich, die hierhergehörigen Primärwirkungen dieses Arzneistoffs, so wie dadurch homöopathisch bewirkte Heilungen ähnlicher Knochenübel nachzuweisen.

Die Empfehlung **Hufelands** jedoch, die Heilsamkeit der Asa gegen venerische Knochengeschwülste und Knochenvereiterungen betreffend (s. in den neuesten Annalen der franz. Arzneiwissenschaft. Bd. 1. Seite 86. Anm. vergl. Voigtel a.a.O.), kann ich erfahrungsmäßig bestätigen, indem bei einer, durch venerisches und hinzukommenes Merkurial-Siechthum entstandenen Knochengeschwulst und Eiterung an der Schien-

beinröhre – mit einem, bei dem Abnehmen der Charpie von der Wunde und bei der leisesten Berührung, unerträglichem Schmerze in der, unterhalb des Geschwürs gelegenen, etwas aufgetriebenen untern Hälfte der Schienbeinröhre, dünnem, jauchigtem, heftig stinkendem Eiter des großen Geschwürs und schwarzem gangränösem Aussehen der Fleischparthieen desselben, bei um dasselbe herum bis an das Knie hin befindlichen, kleineren, hochrothen, rohen, blutenden, flachen, brennend schmerzhaften, äußerst empfindlichen Hautgeschwüren, wo die Charpie jedesmal fest anklebte und ganze Stücken der Oberhaut des Umkreises mit abriß, und bei einer bedeutenden, kalten, den Eindruck des Fingers behaltenden Geschwulst um die Fußknöckel des leidenden Beins, – ein Tropfen, welcher den billionsten Theil eines Grans Asant aufgelöst enthielt, in den ersten 4 Stunden Verminderung aller Schmerzen, nach 8 Stunden bemerkbare Abnahme der Geschwulst um die Knöckel und Verschwinden des eigenthümlichen Eitergeruchs, nach 24 bis 48 Stunden gänzliches Verschwinden der Geschwulst, so wie sämmtlicher, auch der nächtlichen, Knochenschmerzen (auch die nicht mehr fest anklebende Charpie konnte ohne Schmerzen abgenommen werden) und endlich in den darauf folgenden 6 Tagen täglich und zusehends bemerkbare Verkleinerung der Geschwüre bewirkte; wobei noch zu bemerken ist, daß diese Gabe, indem sie einen zweitägigen Durchfall mit Leibweh hervorbrachte, noch als eine zu große Gabe angesehen werden kann. Im Gegentheil verursachte eine, am 9ten Tage nach dieser ersten Gabe, bei fortgehender aber langsamer Besserung und Schmerzlosigkeit, gereichte gleich große Dosis der Asa, bei unveränderter Diät des Kranken und ohne eine auch nur wahrscheinliche Ursache, schon am folgenden Tage (16 Stunden nach dem Einnehmen), wieder dieselbe nächtliche Schmerzhaftigkeit und die große Empfindlichkeit gegen die leiseste Berührung und beim Abnehmen der Charpie in dem untern Theile der Schienbeinröhre, in dem größern kariösen und den kleinern flachen herumliegenden Geschwüren, mit erneuertem Ankleben der Charpie in den letzteren, mit dünnerem wieder stinkendem Eiter, wobei auch 4 Tage lang Durchfall mit Leibweh vorhanden war. Diese homöopathische Verschlimmerung ging erst nach 8 Tagen in Besserung über, in welcher der Zustand fortschritt, so lange ich ihn beobachten konnte. So große Verschlimmerung der Krankheit und so

---

[2] **S. Friedr. Gotth. Voigtels** System der Arzneimittellehre, herausgegeben von Prof. **C. G. Kühn**, Leipz. 1816. bei Cnobloch, 2ter Band. 1ste Abth. S. 316. ff. und die daselbst angeführten Schriftsteller.

große Heilwirkung erfolgte schon auf ein Billiontel Gran! Wie erklärbar wird daher die Bösartigkeit mancher, durch zu große und lange fortgesetzte Gaben dieses gewaltigen Mittels, fast bis zur Unheilbarkeit verschlimmerten Krankheiten, und wie wenig darf nun das Erscheinen neuer Krankheitszufälle bei der Anwendung desselben da, wo es nicht ganz, wo es nicht homöopathisch paßte, befremden!

Diese Erfahrung kann als ein Beweis der heilenden Kraft des Asands in einigen – venerischen und merkuriellen – Knochenkrankheiten dienen, so wie sich vielleicht aus ihr auf die Geneigtheit dieses Arzneistoffes, bei Gesunden gewisse Knochenentzündungen, Geschwülste u. s. w. primär zu erzeugen, schließen lassen dürfte.

Doch jetzt abgesehen von aller Erfahrung über Asa am Krankenbette, welche, wenn sie nicht die Frucht zweideutiger, wohl gar gefährlicher Versuche seyn soll, erst in Folge der Kenntniß ihrer positiven Wirkungen auf den gesunden Organismus erlangt werden kann, so läßt sich schon aus den hier vor uns liegenden Symptomen ein ziemlich sicherer Schluß auf die Fälle machen, in denen er homöopathisch zu Heilzwecken angewendet werden kann.

Schmerzen, die sich von den tiefer liegenden nach den äußern bedeckenden Theilen hin erstrecken, und die sich durch Berührung und Druck vermindern, aber auch in seltner Wechselwirkung vermehren; s. Sympt. 15. 18. 21. 44. 54. 136. 184. 185. 198. 202. 254–259. 265. 268. 269.

Schmerzen an den innern, den Beugungen entsprechenden Flächen der Gliedmaßen; s. Sympt. 201. 206. 207. 209. 210. 216. 250. 256. 269.

Schmerzen, die meist in der Ruhe kommen und auf welche Bewegung keinen Einfluß hat; s. Sympt. 206. 237. 263. 264. u. a.

Schmerzen in der Knochenhaut oder in oberflächlichen nur von der Haut bedeckten Knochentheilen des Schienbeins, Knies, der Ellbogen; s. Sympt. 227. 228. 230. 234. 235. 262. 266. 271–274.

Reißende Schmerzen, welche sich nicht im Verlaufe der Nerven herabwärts, sondern umgekehrt heraufwärts verbreiten; s. Sympt. 217. 218. 236. 239. u. a.

Unwillkührliche, (zuckende, fippernde) Bewegungen bald ganzer, eigentlich der Willkühr unterworfener, Muskeln, bald einzelner Fibern derselben; s. Sympt. 41. 166. 175. 190. 195–198. 204. 211. 242. 275. 306.

Leberleiden; s. Sympt. 83–85. 147.

Beschwerden von sogenannter venöser Turgeszenz, Anfüllung des Pfortadersystems und Venenpulsazion; s. Sympt. 76–79.

Leiden des Nervensystems und des Gemüths, Verminderung der Sinne ohne Abnahme des Bewußtseyns und ohne besonders fieberhafte Zustände; s. Sympt. 8. 52. 64. 111. 322. 325.

Diese Beschwerden bald mit bald ohne mehrfache Beschwerden des Unterleibs oder der Brust; s. Sympt. 73–120. 133–160.

scheinen vorzüglich ihre Heilung durch Asand erwarten zu lassen. Das Heilobjekt desselben wären demnach meist chronische Krankheitszustände, da seine Wirkungsdauer selbst in homöopathischer Gabe sich über 8 Tage erstreckt und, bei Versuchen an Gesunden zu 4 Tropfen Tinktur, schon über 6 Tage anhält, was auf eine weit längere Wirkung größerer Gaben schließen läßt.

Als Gegenmittel bei Siechthumen, die bei lange fortgesetztem Gebrauch entweder offenbar von der Asa herrühren oder doch wenigstens durch denselben verschlimmert wurden, dürfte vielleicht homöopathisch von China, Pulsatille oder von der Elektrizität etwas zu erwarten seyn.

Die homöopathische Gabe ist, wie aus obigem Falle ersichtlich wird, zu dem billionsten Theil eines Grans noch zu stark und verursacht Nebenbeschwerden, daher eine noch viel weiter getriebene Verdünnung, z.B. ein Trilliontelgran, in den meisten Fällen angemessen seyn dürfte, was durch weitere Beobachtungen zu bestimmen ist.

Die hier folgenden Symptome sind theils von mir selbst, teils von *D.* Groß und *D.* Stapf beobachtet worden; ein Theil derselben, von Herrn S. Gutmann an sich selbst beobachtet, ist durch die Gefälligkeit des Herrn Hofrath Hahnemann dem Archiv für die homöopathische Heilkunst mitgetheilt und von diesem selbst durch einige der wichtigern vermehrt worden.

■ **Gemüt**

Mißgestimmt und Unlust zur Arbeit (n. 30 St.). [ACS 325]

Sehr gereitzt im Gemüth und doch wieder gleichgültig gegen alles. [ACS 326]

■ **Schwindel, Verstand und Gedächtnis**

Schwindel (*F. G. Voigtel* Syst. d. Arzneimittellehre). [ACS 1]

Schwäche im Kopfe (n. $1/4$ Stunde). [ACS 2]

Düselig. [ACS 3]

Drehend im Kopfe (n. 3 St.). [ACS 4]

Betäubendes Spannen im Kopfe, besonders linker Seite. [ACS 5]

Das Gehirn deuchtet ihm sehr angespannt. [ACS 6]

■ **Kopf**

Blutandrang nach dem Kopfe mit Wärme im Gesichte (n. 1 Tag). [ACS 7]

Kopfschmerz, wie Wüstheit im Kopfe, wobei sich die Aufmerksamkeit leicht anstrengen läßt (d. 1. Tag). [ACS 8]

Eingenommenheit des Kopfs mit Drücken in den Schläfen (d. 1. Tag). [ACS 9]

Geheimer Kopfschmerz in der Stirne. [ACS 10]

Empfindung im Gehirn unter dem obern Theile des Stirnbeins, wie Schwappen und Gluckern (den 2. T. fr.). [ACS 11]

Durch die linke Stirnhälfte ziehendes, wellenförmiges Drücken, das sich dann in einen tauben Druck auf dem Stirnhügel endigt. [ACS 12]

Drückender Schmerz in der Stirne (n. 6 St.). [ACS 13]

Drücken äußerlich in der Stirne (n. 1 St.). [ACS 14]

Drückender Schmerz in der Stirne von innen nach außen (n. 5 St.). [ACS 15]

Drückender Schmerz in der rechten Seite der Stirne von innen nach außen (n. 1 $3/4$ St.). [ACS 16]

Drücken in der Stirn mit Mattigkeit im ganzen Körper (n. 2 $1/2$ St.) [ACS 17]

Unter dem rechten Stirnhügel ein langsam absetzendes Wehthun, wie ein Herauspochen. [ACS 18]

Gefühl von spannender Eingenommenheit und lastender Schwere der Stirne (nach öfterem Riechen). [ACS 19]

Feine Nadelstiche im linken Stirnhügel. [ACS 20]

Neben dem Stirnhügel äußerlich, anhaltendes brennendes Stechen, das bei Berührung verschwindet und wie unterköthig schmerzt, aber gleich darauf wiederkehrt (den 2. T.)[3]. [ACS 21]

Unter dem linken Stirnhügel einzelne, schnelle und tiefdringende Stiche, wie Stöße und auch nachher bleibt einige Empfindlichkeit daselbst zurück. [ACS 22]

Ein Gefühl von Druck auf den Scheitel. [ACS 23]

Im rechten Scheitelbeine ein Schmerz, wie von einem tief eingedrückten Pflocke. [ACS 24]

Auf der linken Seite des Kopfs ein plötzlich beginnender, schnell zunehmender Druck, wie von einem eingedrückten stumpfen Werkzeug; vergeht plötzlich wieder. [ACS 25]

Drückender Schmerz in der rechten Kopfseite (n. 30 St.). [ACS 26]

Drücken in der linken Kopfseite von innen heraus (n. 45 St.). [ACS 27]

Ein Paar feine oberflächliche Stiche auf der rechten Seite des Oberhaupts. [ACS 28]

In der rechten Kopfseite über dem Ohr ein Ziehen, das sich dann in ein einfaches Stechen verwandelt[4]. [ACS 29]

Drücken in der rechten Schläfe (n. 1 $1/4$ St.) [ACS 30]

Drücken in der linken Schläfe von innen nach außen (n. 68 St.). [ACS 31]

In der linken Schläfe absetzendes Einwärtsdrücken, fast wie ein Hineinpochen[5]. [ACS 32]

Ueber der rechten Schläfe plötzlich ein flüchtiger stumpfer Druck. [ACS 33]

---

[3] Schmerzen, auf welche Berührung Einfluß hat, sind auch bei China und Pulsatille, bei ersterer zuweilen durch Berührung **entstehend** (s. Chinasympt. [43.] [63.] [65.], häufiger durch Berührung vermehrt [s. Chinasympt. 65. 67. 261. u.a.), selten durch Berührung vermindert (S. 20. 87.); bei Pulsatille am häufigsten durch Berührung veranlaßt, wie in deren Sympt. 115. 138. 353. 549 u.a., selten durch Berührung vermehrt, öfter durch Druck und Berührung vermindert, wie in S. 40. 707. Bei Asa hingegen finden sich fast gar keine Schmerzen, die durch Berührung oder Druck vermehrt würden, außer den zweifelhaften Symptomen in offenen Wunden 311–313. Die meisten werden dadurch eher vermindert, s. Sympt. 90. 94. 138. 281. einige durch Berührung in andersartige verwandelt, s.S. 21. 265., worin China aber in ihren Sympt. 198. 262. [251.] und Pulsatille in S. 94. Aehnlichkeit mit ihr hat.

[4] Schmerzen, die sich ohne Veranlassung durch Druck oder Berührung schnell in andersartige Empfindungen verwandeln, s. Sympt. 12. 145. 166. 222. scheinen für die Asa charakteristisch zu seyn; vergl. Anm. zu Sympt. 21.

[5] Die hineinwärts, von außen nach innen sich erstreckenden Schmerzen, wie in 24. 25. 34. 150. 160., meist mit pochender und drückender Empfindung, sind Wechselwirkungen mit den (im Vorwort erwähnten) herauswärts, von innen nach außen, sich erstreckenden, meist stechenden Schmerzen, die gleichfalls der Asa eigenthümlich sind, jedoch auch bei Pulsatille (s. deren Sympt. 25. 26. 154. 592. 659.) und bei China angetroffen werden.

In der linken Schläfe plötzlich ein Schmerz wie von einem eingedrückten spitzen Pflocke. [ACS 34]

Einzelne tiefe Stiche in der linken Schläfe. [ACS 35]

Langsam auf einander folgende stumpfe Stiche in der linken Schläfe. [ACS 36]

Drücken an der linken Seite des Hinterkopfs (n. 9 1/2 St.). [ACS 37]

Brennen in der linken Augenbraune (n. 62 St.). [ACS 38]

In der Augenbraungegend klammartiges Queerüberziehn (n. 1 St.). [ACS 39]

■ Gesicht und Sinnesorgane

Am äußern Rande der linken Augenhöhle dumpfes Drücken. [ACS 40]

Im obern Augenliede fühlt er nicht selten eine fippernde Bewegung. [ACS 41]

Ein vorübergehender tauber Druck auf der Mitte des linken obern Augenlieds. [ACS 42]

Brennen im rechten Augapfel (n. 12 St.). [ACS 43]

Brennen im linken Augapfel, gleichsam von innen nach außen (n. 5 1/2 St.). [ACS 44]

Spannendes Brennen im rechten Augapfel. (n. 26 St.). [ACS 45]

Zwei Tage lang periodisches Brennen in den Augen und Zusammenpressen der Augenlieder, als wenn Schlaf kommen wollte. [ACS 46]

Brennendes Stechen im linken Auge (n. 2 1/4 St.). [ACS 47]

Brennende Stiche im rechten Augapfel (n. 62 St.) [ACS 48]

Jucken im rechten Auge (n. 49. St.) [ACS 49]

Drücken in beiden Augen (d. 2. T.). [ACS 50]

Lästiges Trockenheitsgefühl der Augen bei wirklicher Trockenheit derselben. [ACS 51]

Eine Art von Trübheit der Augen; beim Schreiben werden die Buchstaben dunkler, als wäre ein leichter Flor darüber; nach einigem Blinken vergehts. [ACS 52]

Verursacht Beschwerden in den Augen [*Voigtel* a.a.O.]. [ACS 53]

Drücken in der rechten Gesichtsseite von innen nach außen (n. 1/2 St.). [ACS 54]

Drücken in der linken Backe (n. 24 St.) [ACS 55]

An verschiedenen Stellen im Gesichte z.B. auf dem Jochbeine, den Nasenknochen, unschmerzhaftes Spannen mit einer Art von Taubheitsgefühl. [ACS 56]

Jucken in der rechten Backe (n. 72 St.). [ACS 57]

Stechendes Brennen in der linken Backe (n. 4 1/2 St.). [ACS 58]

Leises, flüchtiges Ziehen am äußern Rande der rechten Ohrmuschel. [ACS 59]

Wiederholtes kurzes Ziehen in den Ohrgängen. [ACS 60]

Druck im linken Ohre (n. 2 1/2 St.). [ACS 61]

Drückender Schmerz im rechten Ohre (n. 49 St.). [ACS 62]

Helles Klingen vor dem Ohre. [ACS 63]

Vormittags Stumpfheit der Sinne und besonders des Gehörs, er hört nichts deutlich, muß immer zweimal fragen (d. 1. T.). [ACS 64]

An den Aesten des Unterkiefers bisweilen ein vorübergehender Schmerz, wie anhaltender Klamm. [ACS 65]

An der linken Ecke des Kinnes in geringem Umfange ein taubes Drücken, bis in den nächsten in gerader Richtung stehenden Zahn[6]. [ACS 66]

■ Mund und innerer Hals

Großes Trockenheitsgefühl des Mundes, ob er gleich Feuchtigkeit genug hat (d. 1. T.). [ACS 67]

Trockenheit im Schlunde; während des Schlingens Spannen daselbst (n. 12 St.). [ACS 68]

Mit Beengung des Halses Drücken in der Brust (n. 63 St.). [ACS 69]

Nach dem Rachen dringendes Stechen in der Brusthöhle beim Stehen und Sitzen (n. 64 St.). [ACS 70]

Ziehen längs der linken Halsseite herab, bei Bewegung (d. 1. T.). [ACS 71]

■ Magen

Abscheu vor Bier, es schmeckt ihm schleimig (d. 1. T.). [ACS 72]

Uebelkeit. [ACS 73]

Absetzendes Kneipen im Oberbauche. [ACS 74]

Bauchweh im Oberbauche wie verkältet, und als sollte ein Durchfall entstehen mit einer Art Heißhunger (d. 2. T.). [ACS 75]

Früh Gefühl in der Magengegend und im ganzen Unterleibe, als wäre alles daselbst zerschlagen, mit Vollheitsgefühl in der ersten und Aufstoßen (d. 2. T.). [ACS 76]

Fühlbares Pulsiren in der Herzgrube (d. 1. T.). [ACS 77]

---

[6] Taubheitsgefühl scheint sich bei mehreren schmerzlichen Empfindungen, namentlich bey dem Drücken mit vorzufinden. Vergl. 56.

Pulsiren in der Herzgrube, auch dem Finger fühlbar (d. 2. T.). [ACS 78]

Sichtbares Pulsiren in der Herzgrube. [ACS 79]

Kurz nach dem Essen Druck in der Magengegend (d. 1. T.). [ACS 80]

Nach dem Essen Drücken in der Magengegend bei großer Hinfälligkeit (d. 2. T.). [ACS 81]

Bloß beim Zusammendrücken des Unterleibs, Drücken auf den Untertheil des Brustbeins (Schwerdknorpel) und Uebelkeit und Vollheit in der Herzgrube (d. 2. T.). [ACS 82]

■ Abdomen

Wühlendes Stechen vom Zwerchfell zu den linken Ribben (Hypochondrien) heraus, bei Ein- und Ausathmen anhaltend (n. 67 St.). [ACS 83]

Heftig drückender Schmerz in der Herzgrube nach der Lebergegend zu, im Sitzen (d. 1. T.). [ACS 84]

Ein drückend stechender Schmerz an den untern Ribben der rechten Seite, der sich auf derselben Seite im Unterleibe nach der Weiche zu zog (n. 1/2 St.). [ACS 85]

Stiche in der Gegend des Zwerchfells der rechten Seite (n. 24 St.). [ACS 86]

Jählinger, ruckartiger, heftiger Stich aus der rechten Seite des Unterleibs herauswärts von innen nach den äußern Bedeckungen (d. 1. T.). [ACS 87]

Stiche in der linken Bauchseite im Gehen (d. 1. T.). [ACS 88]

Stechendes Bauchkneipen in der linken Seite (n. 12 St.). [ACS 89]

Spitziges Stechen in der linken Bauchseite äußerlich, welches durch Reiben gänzlich verging (n. 3 1/2 St.). [ACS 90]

Gluckerndes Stechen in der linken Bauchseite anhaltend beim Ein- und Ausathmen (n. 23 St.). [ACS 91]

Stumpfer Stich in der linken Bauchseite herauswärts mit Blähungen (n. 62 St.). [ACS 92]

Stechen in der linken Bauchseite von innen heraus (n. 70 St.). [ACS 93]

Herauswärtsgehendes Stechen in beiden Seiten des Unterleibs nach dem Essen im Sitzen, das beim Draufdrücken verschwand (d. 2. T.). [ACS 94]

Queer durch den Unterleib kneipendes Ziehen im Sitzen, mit herauswärtsgehenden stumpfen Stichen in der linken Bauchseite (d. 2. T.). [ACS 95]

Drückender Schmerz zum Nabel heraus (n. 21 St.). [ACS 96]

Zusammenballender Schmerz unter dem Nabel im Stehen (d. 1. T.). [ACS 97]

Feine spitzige Stiche im Nabel (n. 2 1/2 St.). [ACS 98]

Kriebelndes Stechen in der Nabelgegend (n. 4 St.). [ACS 99]

Brennendes Stechen im Nabel (n. 29 St.). [ACS 100]

Jucken in der Bauchhaut unterhalb des Nabels (n. 5 St.). [ACS 101]

Heftiger Stich im Unterbauche (n. 2 1/2 St.). [ACS 102]

Juckendes Stechen in der Haut der rechten Seite des Unterbauchs (n. 5 St.). [ACS 103]

In der linken Seite des Unterbauchs heftiges Stechen und Ziehen, das sich längst der innern Seite des Darmbeins forterstreckt, im Sitzen (d. 2. T. fr.). [ACS 104]

Anfälle von leisem Kneipen im Unterbauche (n. 1/2 St.). [ACS 105]

Brennen im Unterleibe. [ACS 106]

Im Gehen nach Tische windender Schmerz im Unterleibe (d. 1. T.). [ACS 107]

Nach dem Essen Spannen im Unterleibe, als hätte er sich übernommen (d. 2. T.). [ACS 108]

Trinken bekommt ihm nicht, verursacht sogleich Schwere und kältende Empfindung in den Gedärmen (d. 1. T.). [ACS 109]

Empfindung des größten Uebelbehagens im ganzen Unterleibe, mit großer Schwere darin und Drücken in den Seiten desselben (d. 2. T. fr.). [ACS 110]

Verdrießlichkeit und Bänglichkeit des Gemüths, die aus dem Unterleibe zu kommen deuchtet, wobey es ihm jedoch gar nicht schwer wird, die Aufmerksamkeit anzustrengen (d. 2. T. fr.) [ACS 111]

Kneipen in den Gedärmen (n. 6 St.). [ACS 112]

Schneidendes Kneipen in den Gedärmen (n. 23 St.). [ACS 113]

Bauchkneipen mit Blähungsabgang (n. 1 St.). [ACS 114]

Unschmerzhaftes Kollern in den Gedärmen. (n. 1 1/2 St.). [ACS 115]

Kollern in den Gedärmen (n. 11 St.). [ACS 116]

In der Weichengegend beim Einwärtsziehen der Bauchmuskeln ein drückender Schmerz (d. 1. T.). [ACS 117]

Spitziges Stechen hart an der Ruthe, in Schaamberge (n. 2 St.). [ACS 118]

■ Rektum

Schmerz im Mittelfleische, als ob etwas Stumpfes da herauspreßte. [ACS 119]

Vermehrter Blähungsabgang. [ACS 120]

Bauchkneipen mit Blähungsabgang. [ACS 121]

Leichter, bisweilen fast oder wirklich unwillkührlicher Blähungsabgang, den er mitunter kaum merkt. [ACS 122]

Blähungen mit Durchfall (n. 5 St.). [ACS 123]

Oefterer Stuhlgang als gewöhnlich in 24 Stunden. [ACS 124]

Durchfall mit Bauchschmerzen (n. 2 ½ St.). [ACS 125]

Drei Tage lang täglich 2–3 Mal Durchfall mit Leibweh. [ACS 126]

Vier Tage hintereinander täglich 3–4 Mal durchfälliger Stuhl mit Leibweh. [ACS 127]

Wirkt abführend auf den Darmkanal. [*Voigtel a.a.O.*]. [ACS 128]

■ Geschlechtsorgane

Nadelstiche äußerlich an der Ruthe (n. 60 St.). [ACS 129]

■ Atemwege und Brust

Heftiges Nießen mehrmals am Tage. [ACS 130]

Schnupfen (n. 36 St.). [ACS 131]

Drücken in der Nase, als wenn sie platzen sollte, besonders am rechten Nasenflügel (n. 31 St.). [ACS 132]

In der Luftröhre ist's ihm so dämpfig, daß er wiederholt kotzen muß und der Ton des Kotzhustens ist auch nicht hell, sondern gleichsam heiser[7]. [ACS 133]

Ziehend-drückender Schmerz mit Beengung der Brusthöhle (n. ½ St.). [ACS 134]

Drücken in der Brusthöhle nach der rechten Seite heraus (n. 69 St.). [ACS 135]

Drückendes Pochen in der Brusthöhle, nach dem Rachen zu dringend, beim Stehen und Sitzen (n. 64 St.). [ACS 136]

Kurz nach Tische im Liegen große Brustbeklemmung mit Drücken und Klopfen in derselben (d. 2. T.). [ACS 137]

Stiche und Drücken auf der Brust im Liegen, mit sehr erschwertem, schluchzendem, stoßweisem Einathmen, beim Draufdrücken mit der Hand und beim Aufsetzen verschwindend (d. 2. T.).[8] [ACS 138]

Drücken auf der Brust mit Beengung des Halses (n. 63 St.). [ACS 139]

Drückender Schmerz in der Mitte des Brustknochens mit einer Art Uebelkeit von der Brust herauf (n. 34 St.). [ACS 140]

Stumpfes Drücken im Brustknochen; beim Ein- und Ausathmen vergiengs, kam aber während des Schreibens wieder (n. ¾ St.). [ACS 141]

Drückendes Stechen im Brustknochen von innen heraus (n. 32 St.). [ACS 142]

Beim (vorwärts) Zusammenbeugen des Brustkastens, Drücken auf den untern Theil des Brustbeins (n. 1. T.). [ACS 143]

Drückender Schmerz in der rechten Brustseite von innen nach außen (n. 26 St.). [ACS 144]

Drückendes Stechen in der rechten Brusthöhle, darauf feine Stiche mit drückendem Schmerz in den Ribben nach dem Rückgrate zu (n. 5 St.). [ACS 145]

Stich in den rechten Ribben (n. 6 St.). [ACS 146]

Nach Tische Stechen in der Gegend der letzten wahren Ribbe rechter Seite und Beklemmung der Brust. [ACS 147]

244.) als Seltenheit auftritt. Die **stechenden** Schmerzen erscheinen bald als einzelne Stiche (20. 28. 35. 70. 86. 102. 146. 187. 214. u.a.), bald als spitziges Stechen (98. 118. 148. 273. 285.), bald als Nadelstiche (129. 159. 176. 186. 203.), bald als bohrendes Stechen (154. 157. 184. 206). Sie kommen meist im Stehen, Sitzen, in der Ruhe (70. 94. 104. 176. 222. 260. 265) und dauern bei Bewegung fort (83. 91. 154. 183. 206); einige wenige vergehen bei Bewegung (183. 272. 285.). Die stechenden Schmerzen, als die häufigsten der Asa, sind sehr permanent und verbinden sich mit fast allen übrigen schmerzhaften Empfindungen, z.B. Wühlen, (83. 185.), mit den stoßweisen, ruckartigen, gluckernden, taktmäßigen Empfindungen (35. 87. 91. 249.), mit Kriebeln, Kneipen und Reißen (99. 149. 222.), Jucken (103. 272. 281.), Spannen (153. 173. 201.), mit Beschwerden in entfernten Theilen (92. 104.). Häufiger verbreiten sie sich an den Beugeflächen der Gliedmaßen (s. Vorwort) als an deren äußern Flächen (212.), öfter von unten herauf, als von oben herab (181.). Die Sympt. stechenden Schmerzes dürften bei Behandlung chronischer Entzündungen homöopathischen Werth haben.

Die **drückenden** Schmerzen kommen am häufigsten einfach vor (13–17. u.a.), oft mehr herauswärts als einwärts sich verbreitend (32. 150. 160.), weniger heraufwärts gehend als die stechenden (239.), sondern mehr auf derselben Stelle bleibend. Nicht so oft verbinden sie sich mit Nebenempfindungen, am häufigsten noch mit ziehenden, selten mit brennenden, reißenden (278.), stechenden, bohrenden (216.), klammartigen (203.), wellenförmigen (11) und Taubheitsempfindungen (66. 221.). Oefter als bei stechenden Schmerzen, kommen hier zugleich andere Beschwerden entfernter Theile vor (69. 81. 139. 140. u.a.) Das Absetzende, Taktmäßige (150. 203.) haben sie mit andern Asabeschwerden gemein. Sie kommen öfter im Sitzen (84. 192. 286.), als beim Liegen (239.), verschwinden öfter bei Bewegung (141. 274. 277.), als sie bei derselben anhalten (155. 180. 237.), erscheinen öfter an den innern (216. 234.), als an den äußern (221.) Flächen der Gliedmaßen.

---

[7] Vom Geruch der starken Tinktur.

[8] Die meisten Schmerzen von der Asa sind stechend oder drückend oder beides zusammen. Seltner sind sie brennend und ziehend, wo dann die brennenden öfter mit den stechenden (21. 48. 100. 162. 212. 261. 301.), die ziehenden mit den drückenden (134. 177. 239. 267.) verbunden vorkommen, dahingegen brennendes Drücken (295.) und ziehendes Stechen (157.

Brennendes Ziehen in den rechten Ribbenmuskeln (n. 61 St.). [ACS 148]

Kneipend spitzes Stechen an der rechten innern Ribbenseite (n. 27 St.). [ACS 149]

Unterhalb der rechten Achselhöhle nach vorn zu, ein absatzweise verstärktes Einwärtsdrücken, ohne Athembeklemmung. [ACS 150]

Drückender Schmerz in den linken Ribbenmuskeln von innen nach außen (n. 37 St.). [ACS 151]

Stumpfe Stiche in den linken Ribben (n. 63 St.). [ACS 152]

Spannendes Stechen in den linken Brustmuskeln (n. 58 St.). [ACS 153]

Bohrend stumpfe Stiche in der linken Seite zu den Ribben heraus, beim Aus- und Einathmen anhaltend (n. 47 St.). [ACS 154]

Drücken in den linken Ribbenmuskeln von innen nach außen, welches sich beim Ein- und Ausathmen verstärkt (n. 5 St.). [ACS 155]

Bohrendes Stechen in der linken Brusthöhle von innen heraus, beim Ein- und Ausathmen gleich und anhaltend. [ACS 156]

Ziehend stechender Schmerz in der linken Brustseite (n. 4 1/2 St.). [ACS 157]

Schwache Bewegungen in den linken Ribbenmuskeln (n. 4 1/2 St.). [ACS 158]

■ **Rücken und äußerer Hals**

Unterhalb der linken Achselgrube einige feine oberflächliche, doch empfindliche Nadelstiche. [ACS 159]

Unterhalb der linken Achselgrube ein vorübergehendes Einwärtsdrücken. [ACS 160]

Drückender Schmerz im rechten Schulterblatte (n. 2 1/2 St.). [ACS 161]

Feine brennende Stiche in und hinter dem rechten Schulterblatte, nach den Ribben zu (n. 2 u. 3 St.). [ACS 162]

Schneidender Schmerz unter dem rechten Schulterblatte (n. 54 St.). [ACS 163]

Jucken auf dem rechten Schulterblatte (n. 42 St.). [ACS 164]

Im linken Schulterblatte wiederholtes flüchtiges Ziehen[9]. [ACS 165]

Gluckern in den Muskeln des linken Schulterblattes (n. 42 St.). [ACS 166]

Stumpfes Stechen äußerlich am linken Schulterblatte (n. 24 St.). [ACS 167]

Rückenschmerz, besonders am rechten Schulterblatte (n. 29 St.). [ACS 168]

Angreifender Rückenschmerz, besonders unterm Schulterblatte (n. 6 St.). [ACS 169]

Rückenschmerz rechter Seits (n. 6 St.). [ACS 170]

Flüchtige Stiche in der rechten Rückenseite (n. 49 St.). [ACS 171]

Brennen an den Rückenwirbeln, mehr an der linken Seite des Rückens[10]. [ACS 172]

Spannender Stich in den Rückenmuskeln der linken Seite, von unten herauf (n. 24 St.). [ACS 173]

Kann nicht mehr arbeiten wegen Rückenschmerz (n. 30 St.). [ACS 174]

Fippern in den Muskeln der untern Rückenhälfte im Sitzen. [ACS 175]

Nadelstiche in den ganzen Ribbenmuskeln im Sitzen. [ACS 176]

Ziehend drückender Schmerz längs der vier bis fünf letzten Rücken- und der ersten Lendenwirbelbeine, gleichsam innerlich längs der Körper derselben fort (d. 1. T.). [ACS 177]

In der Gegend der kurzen Ribben, rings herum über den Rücken weg, ein ruckweises Zusammenschnüren. [ACS 178]

Reißender Kreutzschmerz im Sitzen. [ACS 179]

Drückender Kreuzschmerz, vorzüglich bei'm Vor- und Rückwärtsbeugen des Oberkörpers (d. 1. T.). [ACS 180]

Stiche längs des Kreuzbeins herunter bis zum After (d. 1. T.). [ACS 181]

Schmerz im Mittelfleische, als ob etwas Stumpfes da herauspreßte (d. 1. T.). [ACS 182]

Spannendes Stechen in der linken Lende, anhaltend beim Ein- und Ausathmen und während des Gehens gänzlich verschwindend (n. 26 St.). [ACS 183]

Bohrendes Stechen in der linken Lende von innen heraus; beim Ein- und Ausathmen vergings (n. 41 St.). [ACS 184]

---

[9] Die **ziehenden** Schmerzen der Asa sind seltener, als die stechenden, drückenden und brennenden, einfach (59. 60. 191.), meist mit andern Empfindungen verbunden, wie lähmiges (193.), kneipendes (95.), brennendes (148.), klammartiges (304.), drückendes (228.), spannendes (210.), zuckendes (246.) Ziehen; öfter bei Bewegung (71. 191. 228.), als bei Ruhe (193.) erscheinend, fast nie durch Bewegung oder Ruhe verschwin-

dend; haben auch das charakteristische Absetzen und Heraufwärtsgehen (217.) und verwandeln sich (29.) in andersartige Schmerzen.

[10] **Brennen** kömmt häufig einfach vor (38. 43. 106. 213. 238.), doch auch modifizirt, z.B. spannendes Brennen (45. 276.), in stechende umgeändert (58.), zu Stechen, Ziehen, Drücken gesellt, und deutet als periodisches (46.) und in andere Schmerzen ausartendes (266.) Brennen, so wie durch sein Erscheinen im Sitzen, auf Eigenthümlichkeiten der Asa.

Wühlend drückendes Stechen in der linken Lende von innen nach den Ribben zu herauswärts, mit Beängstigung. (n. 45 St.). [ACS 185]

Feine Stiche wie mit Nadeln um die linke Lende (n. 26 St.). [ACS 186]

Feiner Stich von der rechten Lende nach den Ribben zu (n. 5 St.). [ACS 187]

Stiche im breiten Rückenmuskel, nahe am Oberarme (d. 1. T.). [ACS 188]

Drücken in der rechten Nackenseite (n. 2 St.). [ACS 189]

Zucken in den Muskeln der rechten Halsseite (n. 23 St.). [ACS 190]

Ziehen längs der linken Seite des Halses herab, bei Bewegung (d. 2. T.). [ACS 191]

■ **Extremitäten**

Am Schulterende des Schlüsselbeins, im Sitzen, ein drückender Schmerz (d. 1. T.). [ACS 192]

Lähmig ziehender Schmerz längs der linken Achsel und des Oberarms herab, in der Ruhe (d. 2. T.). [ACS 193]

Stumpfes Stechen in der linken Schulter (n. 1 St.). [ACS 194]

Zucken in der linken Schulter (n. 1 St.). [ACS 195]

Fippern am linken Schultergelenke nach der äußern Seite zu (n. 9 St.). [ACS 196]

Fippern im Deltamuskel (n. 4 St.). [ACS 197]

Fippern im linken Oberarmgelenke, nach innen zu (n. 48 St.). [ACS 198]

Um die obern Gelenkköpfe der Oberarme ziehender Schmerz beim Ruhighalten der Arme, mit einer Art zittriger Ueberreiztheit (wie nach großer Strapaze) in den Muskeln derselben, daß er sie immer bewegen muß (d. 1. T.). [ACS 200]

Feine spannende Stiche im rechten Oberarmgelenke, nach innen (n. 2 St.). [ACS 201]

Stiche im linken Schultergelenke von innen heraus (n. 26 St.). [ACS 202]

Im linken Oberarme unweit des Achselgelenkes, absetzendes klammartiges Drücken. [ACS 203]

Fippern im Deltamuskel (n. 2 St.). [ACS 204]

Drückendes Stechen im rechten Oberarme an der innern Fläche desselben, von innen nach außen heraus (n. 68 St.). [ACS 205]

Bohrendes Stechen an der innern Fläche des rechten Oberarms, welches durch Bewegung nicht verging (n. 43 St.). [ACS 206]

Spannendes Stechen im rechten Oberarme von oben nach der innern Seite hinaus, sogleich. [ACS 207]

Stechender Schmerz an der innern Seite des linken Oberarms (n. 26 St.). [ACS 208]

Zuckende Empfindung in den innern Muskeln des linken Oberarms (n. 34 St.). [ACS 209]

Spannendes Ziehen im linken Oberarme an der innern Seite (n. 3 St.). [ACS 210]

Zucken in den Muskeln an der Außenseite des linken Oberarms (n. 4 St.). [ACS 211]

Brennender Stich an der Außenseite des rechten Oberarms (n. 48 St.). [ACS 212]

Brennen im rechten Ellbogengelenke, an der äußern Seite (n. 7 St.). [ACS 213]

Feiner Stich am Ellbogen (n. 20 u. 64 St.). [ACS 214]

Feiner langer Stich bis in die Ellbogenbeuge (n. 64 St.). [ACS 215]

Bohrendes Drücken an der innern Seite des linken Vorderarms, von innen nach außen (n. 1 St.). [ACS 216]

In langsamen Absätzen an der Fläche des linken Vorderarms heraufstrahlendes klammartiges Ziehen. [ACS 217]

Reißende Schmerzen längs des Vorderarms herauf, beym Bewegen der Finger (d. 1. T.). [ACS 218]

Stumpfes Stechen im rechten Vorderarme an der innern Seite. [ACS 220]

Drücken an der Außenseite des linken Vorderarms (n. 2 St.). [ACS 221]

Reißende Stiche, auf welche Brennen folgt, heraufwärts im rechten Vorderarme in der Ruhe (d. 2. T.). [ACS 222]

Im rechten Vorderarme herabwärts ein klammartiges Zucken, mit Gefühl, als sollte die Hand erstarren. [ACS 223]

Auf dem innern (Ulnar-) Handknöchel eine schabende Empfindung[11]. [ACS 224]

Am äußern Knöchel des linken Handgelenks an der Daumenseite ein von Zeit zu Zeit verstärktes Wehthun. [ACS 225]

Drückender Schmerz vom rechten Handgelenke bis in den rechten Zeigefinger (n. 29 St.). [ACS 226]

In den Handwurzelknochen Schmerz wie abgeschlagen, in der Ruhe (d. 2. T.). [ACS 227]

Drückendes Ziehen in den Hand- und Fußwurzelknochen, bei Bewegung (d. 2. T.). [ACS 228]

Drückendes Stechen im rechten Handrücken (n. 8 St.). [ACS 229]

---

[11] Schaben, so wie Wehthun (225.), Wühlen (289.) und Bohren, wenn es an Stellen vorkommt, wo die Knochen sehr oberflächlich liegen, deutet vielleicht auf primäre Erregung von Knochenkrankheiten durch Asa.

Auf dem Mittelhandknochen des linken Mittelfingers, ein gleichsam tauber Schmerz, als läge ein lastender Körper darauf. [ACS 230]

Im Fleische zwischen dem Mittelhandknochen des linken Daumen und Zeigefingers, klammartiges Wehthun. [ACS 231]

Klammartiges empfindliches Zucken im Mittelhandknochen des linken Daumens. [ACS 232]

In der rechten hohlen Hand ein dumpfer Schmerz wie von einem drückenden Körper, mit dem Gefühl als sollte die Hand erstarren. [ACS 233]

Am rechten Daumen ein vorübergehender klammartiger Schmerz bei ungehinderter Bewegung desselben; gleich drauf auch im linken Daumen. [ACS 234]

Drücken an der innern Seite des Daumens (n. 9 St.). [ACS 235]

Stumpfer Stich vom Daumen aus nach dem Rücken der Hand (n. 45 St.). [ACS 236]

Drücken an den Wurzeln des Mittel- und Zeigefingers der rechten Hand; auch bei verschiedenen Bewegungen fortdauernd (n. 8 St.). [ACS 237]

Spitzig stechendes Brennen in der Spitze des linken Zeigefingers (n. 63 St.). [ACS 238]

Im Liegen und in der Ruhe ziehendes Drücken auf den Rücken der Finger und Stöße vom Vorderarme aus nach dem Ellbogen (d. 2. T.). [ACS 239]

Beim Bewegen der Finger reißende Schmerzen längs des Vorderarms herauf. [ACS 240]

Stumpfe Stiche in den rechten Gesäßmuskeln (n. 29 St.). [ACS 241]

Fippern in den rechten Gesäßmuskeln (n. 68 St.). [ACS 242]

Reißen um das Oberschenkelgelenk im Gehen (d. 1. T.) [ACS 243]

Ziehend feine Stiche im rechten Oberschenkelgelenke bis in die Gedärme (n. 29 St.). [ACS 244]

Reißen auf dem linken Oberschenkelknochen, im Sitzen (d. 1. T.).[12] [ACS 245]

Zuckendes Ziehen im linken Oberschenkel (n. 48 St.). [ACS 246]

Brennen auf der vordern Fläche des Oberschenkels, im Sitzen. [ACS 247]

Im Fleische des rechten Oberschenkels Schmerzen, als stäke ein spitziger Körper drinn. [ACS 248]

Auf der äußern Fläche des linken Oberschenkels, auf einer kleinen Stelle, gleich unterhalb des Hüftgelenks, dumpfe, doch empfindlich taktmäßige Stiche[13]. [ACS 249]

Spannendes Ziehen im rechten Oberschenkel an der innern Seite. [ACS 250]

Die äußere Seite des Oberschenkels schmerzt im Sitzen lähmig ziehend. [ACS 251]

Eine Unruhe (Beben) in den Ober- und Unterschenkeln im Sitzen, wie von heftigem Pulsiren der Schlagadern nach einer Fußreise. [ACS 252]

An der innern Fläche des linken Oberschenkels, oben, in langsamen Absätzen erfolgendes empfindliches Zucken. [ACS 253]

Auf der vordern Fläche des linken Oberschenkels, unweit des Kniees, ein mehrmaliges wellenförmiges Zucken. [ACS 254]

Zucken der Muskeln des linken Oberschenkels (n. 2 St.). [ACS 255]

Zucken oberflächlich und an der innern Seite des linken Oberschenkels (n. 1/4 St.)[14]. [ACS 256]

Fippern im rechten Oberschenkel auf der vordern Seite (n. 25 St.). [ACS 257]

Fippern der vordern Oberschenkelmuskeln oberer Hälfte (n. 49 St.). [ACS 258]

Fippern in den Muskeln des rechten Oberschenkels (n. 5 St.). [ACS 259]

Feiner Stich im linken Knieegelenke im Sitzen (n. 61 St.). [ACS 260]

Brennendes Stechen in der rechten Knieescheibe. (n. 4 St.). [ACS 261]

Drückender Schmerz hinter der linken Knieescheibe. [ACS 262]

Jucken der Haut auf der Knieescheibe, welches durch Kratzen nicht verging (n. 27 St.). [ACS 263]

Jucken im rechten Knieegelenk an der innern Seite, welches bei Bewegung desselben fortdauerte (n. 30 St.). [ACS 264]

Stiche auf dem Knie neben der Knieescheibe, im Sitzen, letztere schmerzt dann bei Berührung wie wund und unterköthig. [ACS 265]

---

[12] Reißen gehört zu den seltnern eigenthümlichen Empfindungen der Asa und kömmt sowohl im Sitzen (179) als bei Bewegung (243.) und als heraufwärtsgehendes (218. 240.) vor.

[13] Absetzende Schmerzen kommen bei der Asa häufig vor, z.B. dergl. Stechen (35.), Drücken (32. 150. 203.), Pochen (18. 290.), Zucken (253.), Ziehen (217.), Kneipen (74.), Spannen (287.), Zusammenschnüren (178) und scheinen mit dem Fippern und Zucken (253–259 u.a.) in Analogie zu stehen, das als spasmodische Beschwerde wohl mit dem Symptom des Veitstanzes zusammenfällt.

[14] Die **zuckenden** Beschwerden der Asa, ähnlich den fippernden, sind häufig (190. 195. 275. 296.), bisweilen nur als Empfindung des Zuckens (209.), bisweilen als klammartiges (232.) oder wellenförmiges (254.) Zucken modifizirt, und kommen fast ausschließlich an den innern (Beuge-) Flächen der Glieder vor.

Am obern Theile des Kniees auf einer kleinen Stelle brennendes Wehthun, welches zuweilen in brennendes Pucken ausartet. [ACS 266]

Ziehend drückender Schmerz auf den Flechsen der Knieekehle, beim Anspannen derselben (d. 1. T.). [ACS 267]

Fippern an der Außenseite des linken Knieegelenks. [ACS 268]

Fippern an der innern Seite im rechten Knieegelenke (n. 29 St.). [ACS 269]

Gluckern im linken Knieegelenke an der innern Seite (n. 36 St.). [ACS 270]

Am linken Schienbeine Drücken, welches bei Bewegung verging (n. 36 St.). [ACS 271]

Juckendes Stechen im linken Schienbeine, vorn unterhalb des Kniees; durch Gehen verschwand es (n. 6 St.). [ACS 272]

[Spitzig herablaufendes Stechen im linken Schienbeine, nach innen (n. 4 St.).] [ACS 273]

Spitziges (herauswärts) Stechen im rechten Schienbeine (n. 2 St.).[15] [ACS 274]

Ein allgemeines Zucken in den Muskeln oberer Hälfte des rechten Schienbeins. [ACS 275]

Spannendes Brennen in der linken Wade (n. 72 St.). [ACS 276]

Drückender Schmerz unterhalb der rechten Wade; beim Gehen verschwand er (n. 1 St.). [ACS 277]

Heftig reißend drückender Schmerz im ganzen rechten Unterschenkel, beim Gehen schwächer (n. 3 St.). [ACS 278]

Im linken Unterfuße, (der übereinander geschlagen ist und herabhängt) Gefühl als wollte er erstarren. [ACS 279]

Die Unterschenkel schlafen leicht ein, wenn deren Nerven im geringsten gedrückt werden, z.B. wenn er im Sitzen ein Bein über das andere schlägt, schläft das andere sogleich ein. [ACS 280]

Juckendes Stechen unter dem innern Knöchel des rechten Fußes, welches beim Reiben sogleich verging (n. 42 St.). [ACS 281]

Die bedeutende kalte Geschwulst um die Fußknöchel verschwand in den ersten 20 Stunden (Heilwirkung). [ACS 282]

Stumpfes Stechen im linken Fußgelenke nach innen (n. 29 St.). [ACS 283]

Fippern im rechten Fußgelenke nach unten (n. 36 St.). [ACS 284]

Spitziges Stechen im rechten Fußrücken, welches beim Gehen gänzlich verging (n. 4 St.). [ACS 285]

Drückender Schmerz auf dem Rücken des linken Fußes, im Sitzen (n. 48 St.). [ACS 286]

Auf dem rechten Fußgespan ein in unregelmäßigen Abständen verstärktes Spannen, wie von einem drückenden Stiefel[16]. [ACS 287]

Jucken auf dem Fußrücken, beim Sitzen und Gehen anhaltend (n. 66 St.). [ACS 288]

Wühlen an der innern Seite des linken Fußes (n. 42 St.). [ACS 289]

An der innern Seite des linken Fußes empfindliches absetzendes Pochen. [ACS 290]

Drückender Schmerz in der rechten Fußsohle, beim Sitzen (n. 46 St.). [ACS 291]

Im Ballen der linken Fußsohle Gefühl, als hätte er lange darauf gestanden. [ACS 292]

Fippern in der linken Fußsohle nach der Zehe zu (n. 2 St.). [ACS 293]

Juckendes Kriebeln auf der untern Fläche der rechten großen Fußzehe (n. 49 St.). [ACS 294]

Brennendes Drücken an der Wurzel der linken großen Fußzehe (n. 49 St.). [ACS 295]

Leises Zucken in der rechten großen Zehe (n. $1/2$ St.). [ACS 296]

In der linken großen Zehe von Zeit zu Zeit ein empfindliches Pucken. [ACS 297]

In der linken großen Zehe ein einfacher bisweilen puckender Schmerz, bei Ruhe und Bewegung[17]. [ACS 298]

Schmerzliches Pucken in der Spitze der großen Zehe[18]. [ACS 299]

---

[15] Die **herauswärts** sich erstreckenden Schmerzen erscheinen am häufigsten als stechende, nächst diesen als drückende, selten als pochende und pressende (119. 182.). Außer der Asa finden sie sich auch bei Küchenschelle, China und Zaunrebe.

[16] **Spannen** ist eine seltene Wirkung der Asa, meist nur andern Empfindungen zugesellt, wie dem Stechen (153. 173. 183. 201. 207.), dem Ziehen (240. 250.).

[17] Charakteristisch für Asa, daß ihre meisten Schmerzen, wenn sie in der Ruhe entstanden, auch bei der Bewegung fortdauern, so daß sie von Veränderung der Lage unabhängig und permanent sind (154. 156. 206. 237. 263. 288.), wodurch sie sich von der Zaunrebe, dem Giftsumach, der China unterscheidet.

[18] Pucken, Pochen, Klopfen (11. 136. 137. 252. 297–299.) zeigen von der Einwirkung der Asa auf das Blutgefäßsystem, vorzüglich, bei ihren wenigen Fieberzuständen, auf einzelne und Endzweige desselben. Höchst wichtig sind die Symptome des Pulsirens in der Herzgrube (77–79), welche, wenn man sie mit Sympt. 83–85. 147. 149. u.a. verbindet, auf eine homöopathische Heilwirkung der Asa, wo sie gegen überwiegende Venosität des Pfortadersystems und Leberleiden angewendet worden ist, schließen läßt. Nur wenig Arzneistoffe der reinen Arzneimittellehre bringen Pulsiren in der Herzgrube hervor und zwar vorzüglich solche, welche überhaupt auch in andern Theilen, sowohl des arteriösen, als des venösen Gefäßsystems, Pulsiren und Zeichen vergrößerter Gefäßthätigkeit darbieten.

Feine   Stiche in der 3ten Zehe des rechten Fußes,
beim Gehen (n. 24 St.). [ACS 300]

Brennendes Stechen auf der linken kleinen Fußzehe (n. 68 St.). [ACS 301]

■ **Allgemeines und Haut**

Stiche wie mit Nadeln (n. 29 St.). [ACS 302]

Feine oberflächliche, hoch empfindliche Nadelstiche, hier und da, daß er reiben muß. [ACS 303]

An mehrern Stellen der Gliedmaßen schnell überhin gehendes klammartiges Ziehen, wie ein
Zucken. [ACS 304]

Gefühl von Schwere im ganzen Körper. [ACS 305]

Veitstanz. (*Geisschläger*, in Hufelands Journal 10.
Band, 3. Stück. S. 171.) [ACS 306]

Eine bedeutende kalte und den Eindruck des Fingers behaltende Geschwulst um die Fußknöchel
verminderte sich bedeutend n. 8 Stunden und
verschwand gänzlich n. 30 St. [ACS 307]

Das vorher jauchigte, heftig stinkende und dünne
Eiter des Knochenfraßes der tibia wird dicker
und riecht gar nicht mehr (n. 12 St.). [ACS 308]

Die Charpie bäckt nicht mehr mit der Wunde
zusammen und verursacht beim Abnehmen
nicht mehr den unerträglichen Schmerz im
drunterliegenden Knochen, sondern geht, ohne
erst vorher angefeuchtet zu werden, leicht und
schmerzlos ab (n. 28 St.). [ACS 309]

Der von nächtlichen syphilitischen Knochen-
schmerzen Geplagte kann wieder unter Federbetten schlafen (n. 12 St.)[19]. [ACS 310]

[Der scheinbar gesunde, unterhalb des eigentlichen Knochengeschwürs, liegende Theil der
Schienbeinröhre wird wieder gegen die leiseste
Berührung und schon bei Annäherung des
berührenden Fingers, so wie beim Abnehmen
der Charpie und nachts, bis zum Unerträglichen
empfindlich und schmerzhaft (d. 2. T.).] [ACS
311]

[Die um das eigentliche Knochengeschwür befindlichen flachen Hautwunden der Wade und
innern Knieeseite bekommen wieder ein hoch-
rothes rohes Ansehn, bluten leicht und bedecken sich mit einer zähen, membranähnlichen
coagulirten Lymphkruste, durch welche die
Charpie fest an die Wunde klebt, so daß, wenn
sie abgenommen wird, sie die ganze Oberhaut
im Umkreis der Geschwüre schmerzhaft mit
abreißt; und dann unter der Kruste in den Wunden helles durchsichtiges lymphähnliches Eiter
zum Vorschein kommt (d. 2. T.).] [ACS 312]

[Aeußerste Empfindlichkeit der im Umkreise des
Beinfraßgeschwürs des Schienbeins gelegenen
flachen Hautwunden und auch des Geschwürs
selbst; der Kranke schrie schon, wenn der
berührende Finger auch noch von den
Geschwüren entfernt war, das Abnehmen der
Charpie verursachte den heftigsten Schmerz (d.
2. T.)[20].] [ACS 313]

Der Stinkasand durchdringt in großer Gabe den
ganzen Organismus; alle Absonderungen,
Athem, Schweiß, Harn, Blähungen, das Eiter in
den Knochengeschwüren erhalten seinen
Geruch. (*Voigtel* Syst. d. Arzneimittellehre, 2.
Thl., 1. Abschn. p. 316.) [ACS 314]

Gefühl von Schwere im ganzen Körper. [ACS 315]

Gefühl allgemeiner Abspannung; die Gliedmaßen
sinken schwer und schlaff herab und der Kopf
ist ihm so düselig. [ACS 316]

Große Mattigkeit bei Bewegung; so lange er still
liegt oder steht, fühlt er sich munter und stark
bis auf ein schmachtendes hinfälliges Gefühl,
wobei ihm der Mund ganz ausgetrocknet ist (d.
1. T.). [ACS 317]

■ **Schlaf, Träume und nächtliche
Beschwerden**

(Abends ungemeine Müdigkeit mit drauffolgen-
dem sehr festen Schlafe.) [ACS 318]

Ungewöhnlicher Hang zum Schlafen (n. 30 St.).
[ACS 319]

Schlaf voll Träume von Dingen, die vorher bespro-
chen oder verrichtet, wovon der Traum aber
gleichsam als Fortsetzung die erst später zutref-
fenden Folgen enthielt. [ACS 320]

Lustige Träume von Gesellschaft und Schmauserei.
[ACS 321]

China, Chamille und Zaunrebe, welche häufig Klopfen in
andern Theilen verursachen, haben es nicht in der Herzgrube;
Pulsatille (295.), Giftsumach (146), Mohnsaft (25.), *Mercurius
solubilis* (55.), Schöllkraut (56.), Sonnenthau (33.) und Wütherich (94.) haben es theils komplizirt (Schöllkraut mit Klamm,
Sonnenthau mit Stechen), theils weniger ausgezeichnet und
niemals sichtbar, wie es von der Asa beobachtet worden ist.

[19] 307–310. Heilwirkung von einem Billiontel Tropfen bei einem
complicirt Mercurial- und Syphylitisch-kranken.

[20] 311–313. Sechstägige homöopathische Verschlimmerung nach
einer Gabe eines Billiontel Grans Asand, bei einem an vene-
risch-merkurieller Knochenvereiterung Leidenden. Vielleicht
hier scharf hervortretende Primärwirkung des Asands. Vergl.
Anm. zu Sympt. 21.

Fieber, Frost, Schweiß und Puls

Nach Tische Fieberzustand mit Hitzgefühl im Gesichte, (ohne äußerlich fühlbare Hitze) ohne Durst, aber mit Angst und Schläfrigkeit. [ACS 322]

Nachmittag öfteres Hitzüberlaufen über die Backen (d, 1. T.). [ACS 323]

Der Stinkasand verursacht in größerer Gabe Blutungen. (*Voigtel* a.a.O.) [ACS 324]

Asarum europaeum

Haselwurzel [RAL III (1825), S. 225–247]

(Die geistige Tinctur der trocknen Wurzel oder der mit Weingeist gemischte Saft des ganzen Krautes von *Asarum europaeum*.)

Selbst wenn die gewöhnlichen Aerzte eigends, wie selten, sich bemühten, die Kräfte der einfachen Arzneisubstanzen zu probiren, wie nachlässig sie auch da zu Werke gegangen sind, sieht man, nächst andern Beispielen, auch an den Arbeiten von *Coste* und *Willemet,* welche in ihrer Preisabhandlung: *Essais sur quelques indigenes* (*Nancy* 1778.) unter andern auch die **Haselwurzel** wollen ausgeprüft haben. Und was sahen sie dann von ihr in ihren eigends damit angestellten Versuchen? Nichts von allen den hier unten folgenden, so merkwürdigen Symptomen dieser Wurzel, als daß sie, zu 28 bis 40 Granen eingegeben, fünf bis sechsmaliges Erbrechen gemacht habe. Aber welches besondere, und mit welchen gefährlichen Zufällen begleitete Erbrechen? Hievon kein Wort. Ferner, daß einem Lastträger 48 Gran eingegeben, starke Kolikschmerzen und heftiges Erbrechen und Purgiren zuwege gebracht haben, was sie durch ein Klystier von Milch besänftigen mußten. Und deßhalb soll, wie sie wähnen, diese Wurzel mit der Ipekakuanha gleichwirkend seyn? Und weiter hätte sie gar nichts zuwege gebracht? Und dieß wäre denn alle von ihr zu erwartende Heilsamkeit? Wie nachlässig muß man in einer wo wichtigen Sache zu Werke gehen, wenn man weiter nichts will gesehen, nichts weiter von ihr beobachtet und keinen heilsamen Gebrauch von ihr entdeckt haben!

Nein! die Haselwurzel ist so wenig als Brechmittel statt der Ipekakuanha zu gebrauchen (welche sonst auch noch weit andere Veränderungen im menschlichen Befinden hervorbringt), als viele andere Substanzen, die, in Uebermenge eingenommen, ebenfalls durch gewaltsames Erbrechen von der Natur ausgestoßen werden, wie Arsenik, schwefelsaurer Zink, essigsaures Kupfer, Weißnießwurzel u.s.w. Sind denn alle diese, im Uebermaße gefährliches Erbrechen erregenden, Substanzen bloß deßwegen in der Natur vorhanden, damit wir sie als Brechmittel gebrauchen sollen? Welche Kurzsichtigkeit, welche gefährliche Oberflächlichkeit! Und dieß sage ich nicht bloß von

Coste und *Willemet,* sondern über alle unsere gewöhnlichen (Nicht-) Beobachter ist dieselbe Klage zu führen. *Mutato nomine de te fabula narratur.* Sie wollen von allen Arzneisubstanzen fast nichts, als Ausleerungen durch Schweiß, Harn, Stuhl, u.s.w. sehen und gesehen haben, weil sie immer materielle Krankheitsstoffe, die fast nie existiren, ausfegen wollen und nie anders heilen zu können wähnen.

Wenn man das, was die genannten Männer von ihrem Lastträger nur so hingeworfen, als sey es nichts, weil er nicht auf der Stelle starb, erzählen und das, was man in den unten folgenden Beobachtungen liest, zusammen nimmt, so wird es sehr wahrscheinlich, daß diese Wurzel, in der Gabe so weit erhöht, daß sie jene, den Saburralisten so beliebte Ausleerung von oben zuwege bringen kann, zugleich die Menschen in die augenscheinlichste Lebensgefahr versetzt und sie so, wie *Wedel* sah, zuweilen auch wirklich tödtet. Das wäre also ein herrliches, höchlich anzupreisendes Mittel, die (eingebildete) Magenunreinigkeit wegzubringen mit keinem andern Nachtheile, – als offenbarer Lebensgefahr! Es sey fern, daß wir mit unsern kranken Menschenbrüdern so barbarisch umgehen sollten.

Nein! zu weit edlern Absichten schuf der gütige Erhalter des Lebens diese Wurzel. Natürliches, krankhaftes Erbrechen mit ähnlichen, drohenden Zufällen, wie die von *Asarum,* begleitet, mit der kleinsten Gabe der äußerst verdünnten Haselwurzeltinctur zu tilgen, dieß sey der erste edle Gebrauch, den wir von ihr zu machen haben – gerade das Gegentheil von jenem mörderischen Mißbrauche, wozu man sie empfahl in großer Gabe als Brechmittel.

Was sie aber noch außerdem für homöopathische Hülfe leisten könne, besagen ihre übrigen, hier folgenden Symptome, die für den denkenden Arzt keiner Erläuterung, keiner Hinweisung auf damit zu heilende Krankheitsfälle bedürfen.

Der homöopathische Arzt, welcher das gerade Gegentheil von dem thut, was die gewöhnliche Arzneischule bisher mit sich brachte, weiß einen wohlthätigen Gebrauch von diesen mächtigen Gaben Gottes zu machen; er mißbraucht sie nie zu solchen revolutionären, halsbrechenden Umstürzungen der Menschennatur; selbst die Haustiere sollten billig mit solchen Grausamkeiten, die man Pferdecuren nennt, verschont werden.

Nein, der Schöpfer wollte, daß wir durch die kleinsten und daher nie Gefahr bringenden Gaben kräftiger Arzneien die großen Krankheiten von ähnlichen Symptomen (homöopathisch) besiegen lernen möchten. Nicht deßhalb erschuf er sie in Menge, daß wir, ohne Hülfe zu bringen, mit großen Gaben dem edlen Menschengeschlechte Schaden zufügen sollten, wie bei dem gewöhnlichen allopathischen Curiren geschieht. Diese Substanzen haben von der Natur noch weit andere Zwecke und Bestimmungen erhalten, die wir nur noch nicht alle kennen, um derentwillen sie in Menge geschaffen wurden; sie bringt nichts für einen einzigen Zweck hervor; nein! vielfach ist die Bestimmung ihrer vielnützigen Erzeugnisse. Und wenn sie dann dabei auch als Arznei dienen, so kann uns der Vorrath derselben in der Natur doch unmög-lich berechtigen, sie in großen Gaben bei Krankheiten zu mißbrauchen. So hat z.B. der Arsenik gewiß noch großen andern Nutzen in der Haushaltung Gottes, da wir von den mehren hundert Centnern, die das sächsische Erzgebirge allein davon hervorbringen kann, nur einen unbedeutend kleinen Theil zur Arznei brauchen können, wenn wir ihn wohlthätig anwenden wollen.

Die Haselwurzel soll, nach *Coste* und *Willemet,* an dem Essig ein Antidot finden. Kampfer scheint wenigstens wirksam zu seyn, Nachtheile ihrer Anwendung am unrechten Orte oder in großen Gaben zu besänftigen.

Ein Quatrilliontel eines Grans (als verdünnte Auflösung) scheint von der geistigen Tinctur und vom frisch ausgepreßten und mit gleichen Theilen Weingeist vermischten Safte die quintillionfache Verdünnung zu einem Tropfen oder vielmehr zu einem sehr kleinen Theile eines solchen Tropfens) die beste Gabe zu homöopathischem Gebrauche zu seyn.

Haselwurzel

■ **Gemüt**

Melancholische Verdrießlichkeit. [RAL 16]
◇ Weinerliche Traurigkeit und Aengstlichkeit (*Ernst Stapf*, in einem Briefe). [RAL (253)]
Große Lustigkeit (n. 6 bis 12 St.), mit der bisweilen Stille, ja selbst Trübsinn auf einige Augenblicke abwechselt (*Leopold Rückert*, in einem Aufsatze). [RAL (254)]

■ **Schwindel, Verstand und Gedächtnis**

◇ Schwindel, wie von einem gelinden Rausche, beim Aufstehen vom Sitze und Herumgehen (nach 10 Minuten.) (*Stapf*, a.a.O.). [RAL (1)]
Er bemerkt die Gegenstände um sich her nicht (*Carl Franz*, in einem Aufsatze). [RAL (2)]
Gedankenzustand, wie wenn man eben einschläft; ein allmähliges Verschwinden der Gedanken (*Franz*, a.a.O.). [RAL (3)]
Gedanken so überspannt, daß sie ganz verschwinden (*Franz*, a.a.O.). [RAL (4)]
Er ist ganz dumm im Kopfe und hat zu nichts Lust (*Rückert*, a.a.O.). [RAL (5)]
Unfähigkeit zu jeder Arbeit und es geht ihm nichts von statten; die Geisteskräfte fehlen (vor jedem Erbrechen, nachher etwas leichter); überhaupt fehlt ihm der Verstand die ganze Arzneikrankheit hindurch (*Rückert*, a.a.O.). [RAL (6)]
Empfindung von Schwindel, als stände er nicht recht sicher (Abends) (n. 4 Tagen.) (*Rückert*, a.a.O.). [RAL (7)]
Eingenommenheit, wie Dummheit des ganzen Kopfs, mit Spannen in der Gegend der Ohren (*Rückert*, a.a.O.). [RAL (8)]
Früh, beim Aufstehen, düselig im Kopfe, mit Kopfweh in der linken Stirne (n. 22 St.) (*Stapf*, a.a.O.). [RAL (9)]
Wenn er mit dem Kopfe arbeiten und nachdenken will, so ist sogleich der Gedankenmangel wieder da und der ziehende Druck in der Stirne, so daß er gleich aufhören muß (*Rückert*, a.a.O.). [RAL (10)]
So oft er ein wenig nachdenken will, erhöhen sich die Kopfbeschwerden und die Brechübelkeit merklich; er muß eilends alle Gedanken fahren lassen, die ihn ohnehin zu nichts führen können, da er ganz dumm ist (*Rückert*, a.a.O.). [RAL (11)]

■ **Kopf**

◇ Drückendes, wüste machendes, dumpfes Kopfweh in der Stirne, wie wenn man zu früh aus dem Schlafe geweckt worden ist (*Stapf*, a.a.O.). [RAL (12)]
Dumpfer Kopfschmerz (n. 1/2 St.) (*Chr. G. Hornburg*, in einem Aufsatze). [RAL (13)]
Kopfschmerz, wie Eingenommenheit in der linken Schläfe, darauf unter den Seitenbeinen, zuletzt im Hinterhaupte (*Hornburg*, a.a.O.). [RAL (14)]
Eingenommenheit des Kopfs, weniger fühlbar beim Gehen, mehr beim Sitzen, und Drücken in den Augen, wie mit einer stumpfen Spitze, von innen heraus, besonders unter dem rechten Augenlide (n. 1/4 St.) (*Franz*, a.a.O.). [RAL (15)]
Spannend schmerzhafte Eingenommenheit des Kopfs (*Stapf*, a.a.O.). [RAL (16)]
Der Kopf ist schwer und eingenommen, zugleich Druck über der Pfeilnath, wie wenn er berauscht wäre (n. 3 St.) (*Stapf*, a.a.O.). [RAL (17)]
Der Kopf wird schwer, als wäre etwas Wackelndes oder Wankendes darin, das, je nachdem man ihn biegt, vor- oder rückwärts, seine Schwere zu erkennen giebt (*Franz*, a.a.O.). [RAL (18)]
Druck im Gehirne, meist nach vorne (n. 3/4 St.) (*Rückert*, a.a.O.). [RAL (19)]
Drücken im linken Hinterkopfe, das sich nach dem Seitenkopfe zieht (n. 3 Minuten.) (*Stapf*, a.a.O.). [RAL (20)]
Herauspressender Druck an beiden Kopfseiten (*Rückert*, a.a.O.). [RAL (21)]
Sehr empfindlicher Kopfschmerz in der linken Schläfe und hinter den Ohren, wie Zusammenpressen, der beim Gehen und Schütteln des Kopfs heftiger, beim Sitzen aber gelinder wird (n. 12 St.) (*Stapf*, a.a.O.). [RAL (22)]
Druck über den größten Theil des Gehirns von außen nach innen (n. 2 3/4 St.) (*Rückert*, a.a.O.). [RAL (23)]
Druck im Gehirne auf einer Stelle des Vorderkopfs, von oben nach unten, wie mit einem Steine (n. 1/4 St.) (*Rückert*, a.a.O.). [RAL (24)]
Heftiger Druck in der Stirne, herabwärtsziehend auf die Augen, welche dann thränen (n. 2 1/4 St.) (*Rückert*, a.a.O.). [RAL (25)]
Mit verschiedenen Gefühlen gemischter Druck hie und da im Gehirne (*Rückert*, a.a.O.). [RAL (26)]
Gefühl von abwechselnd starkem Drucke in der Stirne, von oben nach unten (*Rückert*, a.a.O.). [RAL (27)]

Drückender Schmerz in den Schläfen, besonders der linken (*Franz*, a.a.O.). [RAL (28)]

Scharf drückender Kopfschmerz über der Nasenwurzel (*Franz*, a.a.O.). [RAL (29)]

Reißender, drückender Schmerz in der linken Schläfe (*Stapf*, a.a.O.). [RAL (30)]

Heftiger, ziehender Druck im Gehirne unter der Stirne (beim Brechwürgen jedesmal erhöhet) (*Rückert*, a.a.O.). [RAL (31)]

Ziehendes Kopfweh, als wollte es in die Schläfe hineinziehen (Mittags); im Freien und beim Liegen scheint sichs zu mindern (*Stapf*, a.a.O.). [RAL (32)]

Ein (betäubendes) Ziehen bald hie, bald da im Gehirne, im Ohre und im Nacken (*Stapf*, a.a.O.). [RAL (33)]

Wenn er sich gebückt hat und sich wieder aufrichtet, einige Secunden lang, zerreißender Kopfschmerz in der Stirne (*Rückert*, a.a.O.). [RAL (34)]

Reißender, pulsartig klopfender Schmerz in der Stirne (*Rückert*, a.a.O.). [RAL (35)]

Früh, beim Aufstehen aus dem Bette, klopfender Schmerz in der Stirne (n. 24 St.) (*Rückert*, a.a.O.). [RAL (36)]

Durch Vorbücken wird klopfender Kopfschmerz in der Stirne erregt (*Rückert*, a.a.O.). [RAL (37)]

Er fühlt im Hinterhaupte, späterhin durch den ganzen Körper, den Schlag der Arterien (*Rückert*, a.a.O.). [RAL (38)]

Spannen der ganzen Kopfhaut, so daß er die Haare (schmerzhaft) fühlt (*Rückert*, a.a.O.). [RAL (39)]

Mit feinen Stichen beginnendes Jücken unter der linken Schläfe (*Franz*, a.a.O.). [RAL (40)]

Eine Kälteempfindung auf einer kleinen Stelle der linken Kopfseite, ein Paar Zolle über dem Ohre (*Stapf*, a.a.O.). [RAL (41)]

■ **Gesicht und Sinnesorgane**

◇ Kriebeln unter dem obern Lide, besonders des linken Auges (*Franz*, a.a.O.). [RAL (42)]

Das obere linke Augenlid ist etwas geschwollen, das Auge kann nicht viel Lesen vertragen (*Rückert*, a.a.O.). [RAL (43)]

Zucken des untern Lides des rechten Auges (*Franz*, a.a.O.). [RAL (44)]

Gefühl von Zucken im linken obern Augenlide von innen nach außen, anfallsweise, doch bloß, wenn er das Augenlid still hält; sobald er es aber aufzieht, um etwas zu sehen, so vergeht es gleich (n. 9 St.) (*Rückert*, a.a.O.). [RAL (45)]

Im äußern Augenwinkel des rechten Auges ein Kältegefühl, wie von einem kalten Hauche (*Stapf*, a.a.O.). [RAL (46)]

Sobald er die Augen zum Lesen braucht entsteht in jedem ein Gefühl, als würde es auseinander gepreßt (*Rückert*, a.a.O.). [RAL (47)]

Druck im linken Auge (*Stapf*, a.a.O.). [RAL (48)]

Pulsmäßig reißender Schmerz im Innern des rechten Auges (n. 1½ St.) (*Rückert*, a.a.O.). [RAL (49)]

Gefühl von Trockenheit und Ziehen in den Augen (*Rückert*, a.a.O.). [RAL (50)]

Trocknes Brennen in den Augenlidern und den innern Augenwinkeln, vorzüglich im linken Auge (*Stapf*, a.a.O.). [RAL (51)]

Schmerzhaftes Trockenheitsgefühl im innern Auge (*Stapf*, a.a.O.). [RAL (52)]

Wärmegefühl und leiser Druck in den Augen; sie haben viel von ihrem Glanze verloren und sehen matter aus (*Rückert*, a.a.O.). [RAL (53)]

Verdunkelung der Augen (n. ¼ St.) (*Franz*, a.a.O.). [RAL (54)]

Das ganze rechte äußere Ohr ist heiß anzufühlen, oft wiederkehrend in der ganzen Arzneikrankheit (*Rückert*, a.a.O.). [RAL (55)]

Gefühl von Wärme an der Mündung des rechten Gehörganges und Empfindung, als wäre ein dünnes Fell darüber (n. ½ St.) (*Rückert*, a.a.O.). [RAL (56)]

Dumpfes Brausen im linken Ohre, wie Sturmwind von Weitem; im rechten, helles Singen (*Franz*, a.a.O.). [RAL (57)]

Im Ohre, sowohl äußerlich, als innerlich, eine zwängende Empfindung, wie Ohrenzwang (*Hornburg*, a.a.O.). [RAL (58)]

Drücken hinter und unter dem linken Ohre (*Hornburg*, a.a.O.). [RAL (59)]

Beim Biegen des Kopfs auf die linke Seite ein Schmerz, als wäre von allzuheftiger Anstrengung ein Bund Muskelfasern aus seiner Lage gekommen, der sich über die linke Schläfe und hinter dem Ohre nach der linken Schulter verbreitet, und nach dem Tacte des Pulses bei seiner Erhöhung sich vermehrt und bei seiner Senkung nachläßt (*Stapf*, a.a.O.). [RAL (60)]

Fortwährender Schmerz von Druck und Spannen auf der Mündung des Gehörganges (*Rückert*, a.a.O.). [RAL (61)]

Im linken Ohre eine nach außen und innen zu bemerkbare Empfindung, als zögen sich die Ohrknorpel zusammen (*Hornburg*, a.a.O.). [RAL (62)]

Vermindertes Gehör des linken Ohres, wie wenn man es mit der Hand zuhielte; es ist, als wären die Knorpel näher zusammengetreten, oder als stäke Baumwolle in den Ohren (*Franz,* a.a.O.). [RAL (63)]

Es deuchtet ihm wie ein Fell über den rechten Gehörgang gespannt (sogleich) (*Rückert,* a.a.O.). [RAL (64)]

Eine Empfindung im äussern Gehörgange, als wäre die Oeffnung vor dem Trommelfelle verkleistert (*Hornburg,* a.a.O.). [RAL (65)]

Vor beiden Ohren ist es ihm, als wären sie verstopft (*Franz,* a.a.O.). [RAL (66)]

Er hört auf dem rechten Ohre schlechter, als auf dem linken (n. 1 St.) (*Rückert,* a.a.O.). [RAL (67)]

Es ist ihm wie ein Fell vor der Mündung des Gehörganges, mit Gefühl, als würde er zusammengedrückt (n. ¼ St.) (*Rückert,* a.a.O.). [RAL (68)]

Ueber dem rechten äußern Gehörgang ist wie ein Fell gespannt, und ein spannender Druck darin – sieben Tage lang fast ununterbrochen; doch beim Froste stets heftiger (*Rückert,* a.a.O.). [RAL (69)]

Das Gefühl von Spannen und Druck auf dem rechten Gehörgange läßt fast nie nach, und erstreckt sich dann auch auf den rechten Unterkiefer, wobei, wenn es heftig ist, häufigerer, kalt deuchtender Speichel von der rechten Seite in den Mund fließt (n. ½ St.) (*Rückert,* a.a.O.). [RAL (70)]

Brennend stechender Schmerz an der linken Wange (*Franz,* a.a.O.). [RAL (71)]

Gefühl von Wärme in der linken Backe (n. 4 St.) (*Stapf,* a.a.O.). [RAL (72)]

Gefühl von Wärme in den Backen (n. 10 St.) (*Rückert,* a.a.O.). [RAL (73)]

Beim Waschen des Gesichts mit kaltem Wasser vergingen Schwindel, Kopfweh, Brennen auf der Zunge und im Munde, Zusammenziehen der linken Halsmuskeln und die Mattigkeit in den Knieen, kamen aber nach dem Abtrocknen wieder (*Stapf,* a.a.O.). [RAL (74)]

Feines Stechen an der rechten Wange (*Franz,* a.a.O.). [RAL (75)]

Am linken Backen ein mit sanften, aber spitzigen Stößen begleiteter, zusammenziehender Schmerz, bei ziehendem Schmerze im dritten Backzahne (*Franz,* a.a.O.). [RAL (76)]

Erregt in der Nase[1] Abgang blutigen Schleims (*Murray,* Appar. med. III. S. 519.). [RAL (77)]

---

[1] In die Nase geschnupft.

Trockenheit des Innern der Unterlippe (*Franz,* a.a.O.). [RAL (78)]

■ **Mund und innerer Hals**

◇ Ein Kältegefühl, wie kühler Hauch in den obern Vorderzähnen (*Stapf,* a.a.O.). [RAL (79)]

Empfindung in der linken Reihe Zähne, als ob sie hohl wären (*Hornburg,* a.a.O.). [RAL (80)]

Schneidender Schmerz mit Klamm am Unterkiefergelenke (*Franz,* a.a.O.). [RAL (81)]

Es läuft viel kühler Speichel im Munde zusammen (*Stapf,* a.a.O.). [RAL (82)]

Oefteres Gefühl von Zusammenziehen im innern Munde, wodurch Zusammenfluß wässerigen Speichels entsteht (*Rückert,* a.a.O.). [RAL (83)]

Der Speichel im Munde scheint zäh zu seyn (n. 24 St.) (*Rückert,* a.a.O.). [RAL (84)]

Der Speichel war beim Auswerfen brennend heiß im Munde (n. ½ St.) (*Stapf,* a.a.O.). [RAL (85)]

Weiß belegte Zunge.(n. 26 St.) (*Rückert,* a.a.O.). [RAL (86)]

Eine beißende Empfindung auf der Zunge und dem Zahnfleische (*Stapf,* a.a.O.). [RAL (87)]

Gefühl von Brennen quer über die Mitte der Zunge weg, dann Brennen und Trockenheit im ganzen Munde (n. 20 Minuten.) (*Stapf,* a.a.O.). [RAL (88)]

Schleim im Munde, mit süßlich fadem Geschmacke (*Franz,* a.a.O.). [RAL (89)]

Geschmack im Munde, wie von verdorbenem Magen (*Rückert,* a.a.O.). [RAL (90)]

Tabakrauchen schmeckt nicht (*Rückert,* a.a.O.). [RAL (91)]

Der Tabak schmeckt beim Rauchen bitter (*Franz,* a.a.O.). [RAL (92)]

Brod schmeckt bitter (*Rückert,* a.a.O.). [RAL (93)]

Das trocken genossene Brod schmeckt bitter (Abends) (*Franz,* a.a.O.). [RAL (94)]

Trockenheit des Halses, mit Stechen (*Franz,* a.a.O.). [RAL (95)]

Kratzen im Halse (*Stapf,* a.a.O.). [RAL (96)]

Im Halse so zäher Schleim, daß er ihn nicht herausbringen oder auszuraksen vermochte, acht Tage lang (*Rückert,* a.a.O.). [RAL (97)]

Das Schlingen ist erschwert, wie durch Halsdrüsengeschwulst (*Rückert,* a.a.O.). [RAL (98)]

■ **Magen**

◇ Schlucksen (n. 1½ St.) (*Rückert,* a.a.O. – *Hornburg,* a.a.O.). [RAL (99)]

Früher Hunger (*Franz,* a.a.O.). [RAL (100)]

Häufiges Aufstoßen (*Rückert*, a.a.O. – *Hornburg*, a.a.O.). [RAL (101)]

Häufiges, leeres Aufstoßen (*Stapf*, a.a.O.). [RAL (102)]

Beim Gehen im Freien ein Aufsteigen, wie von Luft, aus dem Magen, und wie es zum Munde herauskam, mußte er ein paar Mal gähnen, dann eine Stunde lang leeres Aufstoßen und reichlicher Blähungsabgang (*Stapf*, a.a.O.). [RAL (103)]

Unvollkommnes Aufstoßen bis an den obern Theil der Brust (*Franz*, a.a.O.). [RAL (104)]

Uebelkeits-Schütteln (*Rückert*, a.a.O.). [RAL (105)]

Uebelkeit (n. 1 St.) (*Hornburg*, a.a.O.). [RAL (106)]

Allgemeine Unbehaglichkeit und Uebelkeit (*Rückert*, a.a.O.). [RAL (107)]

Uebelkeit und Ekel mit Schauder (sogleich) (*Franz*, a.a.O.). [RAL (108)]

Fortwährende Uebelkeit und Brecherlichkeit im Rachen (*Rückert*, a.a.O.). [RAL (109)]

Brechübelkeit, mit Drücken in der Stirne, wobei viel Wasser im Munde zusammenläuft (*Rückert*, a.a.O.). [RAL (110)]

Leeres Brechwürgen, wobei ihm das Wasser im Munde zusammenläuft (n. 1/2, 1 1/2 St.) (*Rückert*, a.a.O.). [RAL (111)]

Das Brechwürgen wird um desto heftiger, je öfter es kommt; die Augen treten voll Wasser (*Rückert*, a.a.O.). [RAL (112)]

Beim Brechwürgen sind alle Zufälle erhöhet, nur die Dummheit des Kopfs läßt nach (*Rückert*, a.a.O.). [RAL (113)]

Erbrechen (eine Stunde nach dem ersten Würgen) mit großer Anstrengung des Magens, in fünf, sechs Absätzen, jedesmal, als sollte der Kopf in der Gegend der Ohren zersprengt werden; es kommt nur wenig grünlicher, etwas säuerlicher Magensaft heraus (n. 1 1/2 St.) (*Rückert*, a.a.O.). [RAL (114)]

Erbrechen mit großer Angst (*J. B. v. Helmont*, Pharmac. mod. §. 47.). [RAL (115)]

Erbrechen, Durchfall – Tod (*G. W. Wedel*, Amoenit. mat. med. S. 240.). [RAL (116)]

Erbrechen mit großer Anstrengung und heftigem Drucke auf den Magen, die Brechanstrengung nimmt ihm den Athem, fast bis zum Ersticken, und doch kommt nichts als ein säuerliches Wasser heraus (n. 2 1/4 St.) (*Rückert*, a.a.O.). [RAL (117)]

Erbrechen, mit Gefühl von Anstrengung des Magens und heftigem Zusammendrücken in der Oberbauchgegend und gleicher Empfindung im Kopfe (n. 2 1/4 St.) (*Rückert*, a.a.O.). [RAL (118)]

Es bleibt immer einige Uebelkeit im Magen, mit Unlust, Gefühl von Kopflosigkeit und Trägheit (*Rückert*, a.a.O.). [RAL (119)]

(Nach dem Erbrechen, Linderung der Kopfbeschwerden) (*Rückert*, a.a.O.). [RAL (120)]

Vollheit im Magen, mit Hunger (*Franz*, a.a.O.). [RAL (121)]

Kneipen im Magen (n. 1 1/2 St.) (*Hornburg*, a.a.O.). [RAL (122)]

Gelindes Kneipen im Magen oder gleich darüber (*Franz*, a.a.O.). [RAL (123)]

Im Magen ein Druck, wie mit einer stumpfen Spitze (*Hornburg*, a.a.O.). [RAL (124)]

Beschwerlicher Druck auf die Herzgrube, welcher macht, daß er nicht einmal fühlt, ob er hungert oder nicht – den ganzen Tag (*Rückert*, a.a.O.). [RAL (125)]

Harter Druck auf die Magengegend und Herzgrube, zwei Tage nach einander (*Rückert*, a.a.O.). [RAL (126)]

Druck auf die Magengegend beim Einathmen (*Rückert*, a.a.O.). [RAL (127)]

■ **Abdomen**

◇ Gefühl von Zusammenschnürung in der Gegend des Zwerchfells (*Rückert*, a.a.O.). [RAL (128)]

Von Zeit zu Zeit scharfes Schneiden im Oberbauche herum, was nach Abgang einer Blähung jedesmal nachläßt (*Rückert*, a.a.O.). [RAL (129)]

Schneiden im Oberbauche (n. 2 St.) (*Rückert*, a.a.O.). [RAL (130)]

Ungeheure Kolik und Erbrechen (*Coste* und *Willemet*, in Samml. br. Abh. f. pr. Ae. IV. 2.). [RAL (131)]

Vollheit im Unterleibe, und doch dabei Appetit und Hunger (*Franz*, a.a.O.). [RAL (132)]

Weichlichkeit im Unterleibe, nebst wiederholtem, drückendem Kopfweh längs der Kronnath (n. 8 St.) (*Stapf*, a.a.O.). [RAL (133)]

Es geht ihm schmerzlos und still im Leibe herum (*Stapf*, a.a.O.). [RAL (134)]

Schnappen der Blähungen im Unterleibe, die nicht fortgingen (*Franz*, a.a.O.). [RAL (135)]

Druck im Unterleibe (*Rückert*, a.a.O.). [RAL (136)]

Gefühl von Druck und schmerzlichem Pressen auf der linken Seite des Unterbauchs, bei Bewegung bemerkbar (*Rückert*, a.a.O.). [RAL (137)]

Einzelne schmerzhafte Empfindungen in der linken Seite des Unterleibes, schief unter dem Nabel (*Stapf*, a.a.O.). [RAL (138)]

Vor dem Stuhlgange Schneiden im Bauche und scharfe Stiche im Mastdarme von oben nach unten (früh) (*Rückert*, a.a.O.). [RAL (139)]

■ **Rektum**

Stuhl weißlich grau und aschfarben, obenauf wie Blutschleim. [RAL 1]

◇ Es drängt ihn (1½ Stunde nach dem ersten Stuhlgange) eilends zu Stuhle, mit Schneiden im Unterbauche und Mastdarme vor und während des (weichern) Stuhlgangs (*Rückert*, a.a.O.). [RAL (140)]

Stuhl in harten, kleinen Stücken (*Rückert*, a.a.O.). [RAL (141)]

Der gewohnte Frühstuhlgang blieb etliche Stunden länger aus und dann war es wenig, eigelb (schleimig) und in einem dünnen Zuge (*Stapf*, a.a.O.). [RAL (142)]

Durchfall (*Coste* und *Willemet*, a.a.O.). [RAL (143)]

Durchfälliger, zähschleimiger, gleichsam harziger Stuhl; es gehen Madenwürmer in ganzen Zotten Schleim ab, wohl 6 Tage lang (*Stapf*, a.a.O.). [RAL (144)]

■ **Harnwege**

(Ein Ziehen in der Harnröhre.) [RAL 2]

◇ Drücken auf die Harnblase, während und nach dem Harnen (*Franz*, a.a.O.). [RAL (145)]

Beständiger Drang zum Uriniren (*Franz*, a.a.O.). [RAL (146)]

■ **Geschlechtsorgane**

◇ Ein wilder, empfindlicher Schmerz im linken Schooße, welcher schnell durch die Harnröhre in die Eichel fuhr und in derselben einen schründenden, zusammenziehenden, heftigen innerlichen Schmerz eine lange Zeit unterhielt (*Stapf*, a.a.O.). [RAL (147)]

Unzeitige Geburt, Abtreibung der Frucht (*Ray*, hist. univ. plant. I.). [RAL (148)]

■ **Atemwege und Brust**

(Heftiges Nießen.) [RAL 3]

Sehr kurzer Athem (die Nacht.) [RAL 4]

(Zornig und böse vor dem Husten.) [RAL 5]

Viel Schleimauswurf durch Raksen und Husten. [RAL 6]

(Beim Anfange des Hustens ist das Athmen so pfeifend.) [RAL 7]

◇ (Stockschnupfen; das linke Nasenloch ist verstopft) (*Stapf*, a.a.O.). [RAL (149)]

Es läuft in der Nase wie ein Kitzel (wie vom galvanischen Säurepol), der nach vergeblichem Drängen ein Nießen und ein Auslaufen heller Feuchtigkeit erzeugt (*Stapf*, a.a.O.). [RAL (150)]

Gefühl, als wenn der Athem und der Speichel heiß wären, ohne daß jedoch der Mund Trockenheitsgefühl hat (*Rückert*, a.a.O.). [RAL (151)]

Mehrmaliges Husten wegen Schleims auf der Brust, welcher vorher in den Hals steigt und schweres Athmen und zuletzt Husten verursacht, mit Auswurf (*Franz*, a.a.O.). [RAL (152)]

Das Einathmen macht einen Reiz im Halse, welcher Husten erregt (*Rückert*, a.a.O.). [RAL (153)]

Kurzer Athem; es schnürt ihm den Hals zu und erregt Hüsteln (*Rückert*, a.a.O.). [RAL (154)]

Stumpfer, den Athem hemmender Stich, ganz tief, wie in der linken Lunge, bei jedem Einathmen (n. 15 St.) (*Rückert*, a.a.O.). [RAL (155)]

Er kann nur kurz und ruckweise athmen, wegen Stichen und Zusammenschnüren der Kehle; dem Zusammenschnüren half das Hüsteln auf kurze Zeit ab (*Rückert*, a.a.O.). [RAL (156)]

Stumpfer Stich links neben der Herzgrube (n. 9 St.) (*Rückert*, a.a.O.). [RAL (157)]

Im rechten Lungenflügel Stiche beim Einathmen (n. 12 St.) (*Rückert*, a.a.O.). [RAL (158)]

Häufige, stumpfe **Stiche in beiden Lungen, beim Einathmen**, acht Tage lang (*Rückert*, a.a.O.). [RAL (159)]

Stiche auf der Brust beim Athemholen (n. 24 St.) (*Rückert*, a.a.O.). [RAL (160)]

Wenn er nur ein wenig tief athmet, sogleich stumpfe Stiche in beiden Lungen (*Rückert*, a.a.O.). [RAL (161)]

Gefühl von Druck auf der ganzen Brust (*Rückert*, a.a.O.). [RAL (162)]

In der Gegend der letzten Ribben ein scharfer Druck, wie mit einem Messerrücken (*Hornburg*, a.a.O.). [RAL (163)]

In der rechten Brustseite ein starkes, nachdrückliches, tactmäßiges Pressen (n. 1½ St.) (*Hornburg*, a.a.O.). [RAL (164)]

Sichtbares Zucken und Palpitiren in den Muskeln der Gegend des Schlüsselbeins (*Hornburg*, a.a.O.). [RAL (165)]

Dehnender Schmerz in der linken Seite (n. ¾ St.) (*Franz*, a.a.O.). [RAL (166)]

Gefühl, wie von Zusammenschnürung des linken Lungenflügels mit einer Schnure oder Drath, wie ein Zerschneiden (*Rückert*, a.a.O.). [RAL (167)]

Schmerz in beiden Lungen rings herum, als würden sie mit einem scharfen Drath zusammengeschnürt (*Rückert,* a.a.O.). [RAL (168)]

In der rechten Brust eine brennende Empfindung, mehr nach außen, als nach innen (*Hornburg,* a.a.O.). [RAL (169)]

■ Rücken und äußerer Hals

◇ Brennender Schmerz mit Stechen im Kreuze, während des Sitzens (*Franz,* a.a.O.). [RAL (170)]

Von dem einen Beckenkamm bis zum andern, über das Rückgrat, Schmerz, als würde das Muskelfleisch nach außen gerissen, in reißenden Rucken, beim Gehen (*Hornburg,* a.a.O.). [RAL (171)]

Lähmungsschmerz, wie zerschlagen, im Rücken, so lange er aufgerichtet bleibt, steht oder sitzt und nicht liegt (*Rückert,* a.a.O.). [RAL (172)]

Zerschlagenheitsschmerz im Rücken (*Rückert,* a.a.O.). [RAL (173)]

Stumpfe Stiche unter den Schulterblättern (*Rückert,* a.a.O.). [RAL (174)]

Am innern Rande des rechten Schulterblattes ein Schmerz, wie von Stoß oder Schlag, vorzüglich bei Berührung und Einwärtsziehen des Schulterblattes bemerkbar (n. 25 St.) (*Stapf,* a.a.O.). [RAL (175)]

Schmerz links im Nacken, wie wenn durch allzuheftige Anstrengung ein Bund Muskelfasern aus ihrer Lage gekommen wäre, der sich dann über den Kopf und die Schultern verbreitet (n. 6 St.) (*Stapf,* a.a.O.). [RAL (176)]

Lähmiger Schmerz in einem der Nackenmuskeln, wie zerschlagen, bei Bewegung des Halses (*Rückert,* a.a.O.). [RAL (177)]

An den Muskeln des Nackens Empfindung, wie von einer allzu engen Halsbinde, und als würde mit einer stumpfen Schneide daraufgedrückt (*Franz,* a.a.O.). [RAL (178)]

Schweregefühl am Halse und Empfindung, als würden Muskeln durch Binden zusammengedrückt (*Hornburg,* a.a.O.). [RAL (179)]

Krampfhaftes Zusammenziehen der linken Halsmuskeln, nebst sichtbarer Biegung des Kopfs auf diese Seite (*Stapf,* a.a.O.). [RAL (180)]

Heftig reißende Stiche in beiden Schultern, bei Bewegung und Ruhe (*Rückert,* a.a.O.). [RAL (181)]

■ Extremitäten

Ein Ziehen in die Finger, Abends beim Liegen im Bette. [RAL 8]

Ein Ziehen im Knie. [RAL 9]

Ein Ziehen in den Kniekehlflechsen, Abends beim Liegen im Bette. [RAL 10]

(Glucksen in der Kniekehle.) [RAL 11]

Ein Ziehen in die Fußzehen, Abends beim Liegen im Bette. [RAL 12]

◇ In der Achselhöhle, wie in den Achseldrüsen, ein schnell entstehender stumpfer Schmerz (*Stapf,* a.a.O.). [RAL (182)]

Ein Druck in der linken Achselhöhle, wie mit einem rauhen Holze (*Hornburg,* a.a.O.). [RAL (183)]

Unter der rechten Achselhöhle, nach vorne zu, ein Jücken, wie von einem Flohstiche (*Franz,* a.a.O.). [RAL (184)]

Schmerz in der Achsel, wie verrenkt, bei Bewegung des Arms (*Franz,* a.a.O.). [RAL (185)]

Am dreieckigen Muskel des Oberarms ein zusammenziehend spannender Schmerz, wenn man die Hand auf den Tisch legt, und auch wenn man sie da liegen läßt (*Franz,* a.a.O.). [RAL (186)]

Lähmungsschwäche im Arme (*Rückert,* a.a.O.). [RAL (187)]

Er kann den Arm nicht lange ohne Beschwerden und Ermattungsgefühl auf dem Tische liegend erhalten; hängt aber der Arm herab, so fühlt er nichts (*Rückert,* a.a.O.). [RAL (188)]

Drückendes Reißen im linken Arme in allen Lagen (*Rückert,* a.a.O.). [RAL (189)]

Ziehend lähmiger Schmerz im linken Handgelenke (*Stapf,* a.a.O.). [RAL (190)]

Schneller, ziehend brennender Schmerz von der Handwurzel durch den Daumen und die Zeigefinger (n. 3 St.) (*Hornburg,* a.a.O.). [RAL (191)]

Von Zeit zu Zeit zuckend reißende Schmerzen in den Ober- und Untergliedmaßen (*Rückert,* a.a.O.). [RAL (192)]

Zerschlagenheitsgefühl und zuweilen überhingehendes schmerzhaftes Reißen in den Ober- und Untergliedmaßen (*Rückert,* a.a.O.). [RAL (193)]

Schmerzhafte Empfindung an der Hüfte (*Franz,* a.a.O.). [RAL (194)]

In der rechten Hüfte ein stumpfes Drücken (*Hornburg,* a.a.O.). [RAL (195)]

Im linken Schenkelkopfe und weiterhin, vorzüglich beim Gehen, ein (ziehend spannender) Schmerz (*Stapf,* a.a.O.). [RAL (196)]

In den Hüften ein ziehend drückender Schmerz (beim Gehen) (*Hornburg,* a.a.O.). [RAL (197)]

Beim Gehen oder Bewegen nach dem Sitzen, so wie beim Befühlen, ein dumpfer Schmerz im Hüftgelenke und in der Mitte des Oberschenkels (*Stapf,* a.a.O.). [RAL (198)]

Empfindung vom rechten Hüftgelenke an bis ins Knie, als wollte das Glied einschlafen (*Stapf,* a. a. O.). [RAL (199)]

Wenn er auftritt, thut es im Hüftgelenke und in der Mitte des Oberschenkels heftig weh und der Fuß ist davon wie gelähmt; er kann nicht recht auftreten (*Stapf,* a. a. O.). [RAL (200)]

Jählinger, wühlender Schmerz in den obern Muskeln des linken Oberschenkels (*Franz,* a. a. O.). [RAL (201)]

Reißend stechender Schmerz im linken Oberschenkel (*Rückert,* a. a. O.). [RAL (202)]

Krampfartiges Zusammenziehen der Muskeln des rechten Oberschenkels, nahe am Knie, welches durch Ausstrecken des Beins nachläßt (*Franz,* a. a. O.). [RAL (203)]

Heftige, reißende Stiche in den Knieen bei Bewegung und Ruhe (*Rückert,* a. a. O.). [RAL (204)]

Müdigkeit der Schenkel beim Treppensteigen, viele Tage lang (*Rückert,* a. a. O.). [RAL (205)]

Mattigkeitsgefühl in den Schenkeln, als hätte er sich durch den Schlaf nicht ausgeruht (*Rückert,* a. a. O.). [RAL (206)]

Gefühl von Mattigkeit in den Knieen, mit sichtbarem Schwanken beim Gehen, wenn er nicht recht auf sich Acht gab (n. 15 Minuten.) (*Stapf,* a. a. O.). [RAL (207)]

Mattigkeit und Zerschlagenheit der Schenkel und Kniee, wie bei dem Anfalle eines Wechselfiebers (*Rückert,* a. a. O.). [RAL (208)]

Unruhe im linken Kniegelenke, die zur Bewegung antreibt (n. ½ St.) (*Franz,* a. a. O.). [RAL (209)]

Oberhalb der rechten Kniekehle ein Druck, wie mit etwas Hartem, Stumpfem (*Hornburg,* a. a. O.). [RAL (210)]

Der linke Unterschenkel ist wie eingeschlafen, und der Unterfuß wie in großer Kälte gefühllos und wie todt und abgestorben (*Franz,* a. a. O.). [RAL (211)]

Sichtbares Zucken und Palpitiren in den Wadenmuskeln (*Hornburg,* a. a. O.). [RAL (212)]

Im linken Schienbeine Empfindung, wie von Zerschlagenheit (*Hornburg,* a. a. O.). [RAL (213)]

Im Fußblatte schnell hinstechende Schmerzen (n. 3½ St.) (*Hornburg,* a. a. O.). [RAL (214)]

(An beiden Füßen schmerzen die kleinen Zehen wie erfroren) (*Stapf,* a. a. O.). [RAL (215)]

■ **Allgemeines und Haut**

◇ Ueberempfindlichkeit aller Nerven: wenn er nur daran denkt (und dieß muß er unaufhörlich), daß Jemand mit der Fingerspitze oder dem Fingernagel auf Leinwand oder dergleichen leise kratzen könne, so durchschaudert ihn ein höchst widriges Gefühl, das auch alle seine Gedanken und Verrichtungen auf Augenblicke hemmt (n. 11 St.) (*Rückert,* a. a. O.). [RAL (216)]

Nach dem Mittagessen große Müdigkeit (*Stapf,* a. a. O.). [RAL (217)]

Alle Nachmittage große Mattigkeit und immerwährendes Gähnen (*Rückert,* a. a. O.). [RAL (218)]

Trägheit, Langsamkeit und Unlust zu aller Arbeit (*Rückert,* a. a. O.). [RAL (219)]

Allgemeines Gefühl von Mattigkeit und bisweilen Zerschlagenheit (*Rückert,* a. a. O.). [RAL (220)]

Leichtigkeit in allen Gliedern; er weiß gar nicht, daß er einen Körper hat (*Franz,* a. a. O.). [RAL (221)]

Beim Spazieren in freier Luft verging der Kopfschmerz, das Hitzgefühl im Backen und die schläfrige Verdrießlichkeit (*Stapf,* a. a. O.). [RAL (222)]

Er glaubt beim Gehen in der Luft zu schweben, wie ein vollendeter Geist (*Franz,* a. a. O.). [RAL (223)]

■ **Schlaf, Träume und nächtliche Beschwerden**

(Eine Nacht um die andere unruhiger Schlaf; er kann nicht gut einschlafen.) [RAL 13]

Abends, im Bette, eine Wallung im Blute, die ihn hinderte einzuschlafen, zwei Stunden lang. [RAL 14]

Abends im Bette, gleich nach dem Niederlegen, Schweiß. [RAL 15]

◇ Häufiges Gähnen (*Rückert,* a. a. O.). [RAL (224)]

Er wird gegen Abend so schwach, mit Brecherlichkeit, daß, wenn er sich im Sitzen aufrichtet, es ist, als wenn er augenblicklich erliegen und sterben sollte, er muß sich durchaus zu Bette legen (*Rückert,* a. a. O.). [RAL (225)]

Sehr große Tagesschläfrigkeit (n. 12, 13, 14 Tagen.) (*Rückert,* a. a. O.). [RAL (226)]

Schläfrigkeit, Verdrießlichkeit (*Stapf, a. a. O.*). [RAL (227)]

Während des Schlafs, im linken Fußrücken, ein so heftiges Stechen, daß er träumte, er bekäme während des Auflegens eines Cantharidenpflasters einen Stich; beim Erwachen fühlte er nichts (*Hornburg,* a. a. O.). [RAL (228)]

Die Nacht ärgerliche und verdrießliche Träume von Beschämungen u. s. w (*Franz,* a. a. O.). [RAL (229)]

■ **Fieber, Frost, Schweiß und Puls**

◇ Schütteln über den ganzen Körper (sogleich) (*Franz*, a.a.O.). [RAL (230)]

Leiser Schauder über den Körper (n. $^1/_2$, 1$^1/_2$ St.) (*Rückert*, a.a.O.). [RAL (231)]

Schauder (mit Ekel und Uebelkeit) (sogleich) (*Franz*, a.a.O.). [RAL (232)]

Ein Frösteln im Rücken (welches beim Beißen auf eine harte Brodrinde plötzlich entstand) (*Stapf*, a.a.O.). [RAL (233)]

Frösteln und Frostigkeit, ohne Durst (*Rückert*, a.a.O.). [RAL (234)]

Ununterbrochener Frost, Gänsehaut; Hände und Gesicht kalt, Bläue des Gesichts (*Rückert*, a.a.O.). [RAL (235)]

Die Hände sind eiskalt, die Arme aber und der übrige Körper warm, aber doch mit Gänsehaut bedeckt, und er friert heftig (*Rückert*, a.a.O.). [RAL (236)]

Abends Schüttelfrost, mit ungeheurer Mattigkeit, vorzüglich in den Knieen und dem Kreuze, ohne Durst; die Hände sind kalt, der übrige Körper aber gewöhnlich warm, die Stirne hingegen heiß (*Rückert*, a.a.O.). [RAL (237)]

Frösteln, mit Hitze im Gesichte (*Rückert*, a.a.O.). [RAL (238)]

Den ganzen Tag Frostigkeit: wenn er still sitzt oder liegt und sich zugedeckt hält, empfindet er nichts (als ein Wehthun der Augen, Druck in der Stirne und auf der Herzgrube, und zuweilen äußere Hitze); wenn er sich aber in der Stube auch noch so wenig bewegt, oder ohne Bewegung sich der freien Luft aussetzt, friert er entsetzlich, fast ganz ohne Durst; wenn er aber draußen stark geht, oder von da in die warme Stube kommt, oder wenn er sich in der Stube durch starkes Reden erwärmt, oder nach dem Mittagsessen, so wie beim Liegen im warmen Bette, fühlt er sich wie gesund und von gehöriger Wärme, hat auch wohl etwas Hitze mit Bierdurst (*Rückert*, a.a.O.). [RAL (239)]

Beim Trinken Frost (*Rückert*, a.a.O.). [RAL (240)]

Kalte Empfindung am Körper, als wehe ihn ein kalter Wind an; dabei war er kalt anzufühlen, fast stets mit aufgelaufener Gänsehaut, nach einigen Stunden wiederkehrende, etwas erhöhete Wärme (Nachmittags), bei schleimigem Munde, Trockenheit im Halse und Durst; hierauf eine ähnliche Kälte, und Abends (eine Stunde vor Schlafengehen), abermals erhöhete Wärme, die im Bette fortdauert, wobei er die Hände entblößen muß, ebenfalls mit großer Trockenheit am Gaumen (*Franz*, a.a.O.). [RAL (241)]

Den ganzen Tag Fieber: Vormittags Frost, der weder bei Bewegung in freier Luft, noch durch Wärme von außen nachläßt; nach dem Mittagsschlafe äußeres Hitzgefühl mit innern Frostschaudern und mit Durst (*Rückert*, a.a.O.). [RAL (242)]

Wenn er nicht stark zugedeckt sitzt, oder sich rührt, sogleich Frost, nach dem Zudecken aber gleich Hitze, doch zuweilen mit Frostschaudern (*Rückert*, a.a.O.). [RAL (243)]

Nach Aufhören des Hitzgefühls, bei bleibender Hitze des Kopfes und des Gesichtes, kommt Frostigkeit, so daß er bei der geringsten Bewegung friert (*Rückert*, a.a.O.). [RAL (244)]

Hitze der Stirne und des Haarkopfs, der übrige Körper von gewöhnlicher Wärme, mit Frösteln und Frostigkeit ohne Durst, und starkem und schnellem Pulse (*Rückert*, a.a.O.). [RAL (245)]

Nach dem Frösteln, Gefühl von Hitze und wirkliche Hitze, besonders des Gesichts und der innern Handfläche, wobei sich die Beschwerden im Ohre erneuern (*Rückert*, a.a.O.). [RAL (246)]

Wärmegefühl, als wollte Schweiß ausbrechen (n. 4 St.) (*Rückert*, a.a.O.). [RAL (247)]

Ungewöhnliche Wärme des Körpers, den ganzen Tag (n. 24 St.) (*Franz*, a.a.O.). [RAL (248)]

Gelinder Schweiß bloß am Oberkörper und an den Obergliedmaßen (*Hornburg*, a.a.O.). [RAL (249)]

Starker Nachtschweiß (*Rückert*, a.a.O.). [RAL (250)]

Warmer Schweiß, selbst beim Stillsitzen (*Rückert*, a.a.O.). [RAL (251)]

Er schwitzt sehr leicht, bei geringer Veranlassung (*Rückert*, a.a.O.). [RAL (252)]

Aurum-Verbindungen

Aurum, Gold [CK II (1835), S. 214–242]

(Das bekannte Metall.)

So wie Aberglaube, unreine Beobachtungen und leichtgläubige Vermuthungen die Quelle vielzähliger, unwahrer Nutzangaben von Arzneien in der Materia medica gewesen sind, so haben auch Mangel an Prüfung und nichtige theoretische Gründe der Aerzte mehren, höchst wirksamen, folglich sehr heilkräftigen Substanzen alle Arzneikraft eben so grundlos abgesprochen und uns auf diese Art dieser Heilmittel beraubt.

Hier will ich bloß vom **Golde** reden, und zwar nicht von dem durch gewöhnliche chemische Veranstaltungen veränderten Golde, also weder von dem durch Säuren aufgelöseten, noch von dem durch Niederschlag wieder geschiedenen (dem Knallgolde), welche beide man auch, wo nicht für nutzlos, doch für durchaus schädlich ausgab, vermuthlich weil man sie nicht in einer sogenannten justa dosis, das ist, nicht in übertriebner Menge, ohne Gefahr einnehmen lassen konnte.

Nein! Ich rede von dem gediegenen, nicht durch chemische Veranstaltungen veränderten Golde.

Dieß haben die neuern Aerzte für gänzlich unwirksam ausgegeben, es endlich ganz aus allen ihren Arzneimittellehren ausgelassen, und uns dadurch alle seine großen Hülfskräfte entzogen.

„Es könnte sich nicht in unserm Magensafte auflösen, mithin sey es ganz kraft- und nutzlos." Dieß war ihre theoretische Muthmaßung, und solche **theoretische Aussprüche** galten, wie bekannt, in der Arzneikunst immer **statt der Ueberzeugung.** Indem sie die Erfahrung, diese einzig mögliche Offenbarerin in der bloß auf Erfahrung beruhenden Heilkunst, nicht befragten, **weil es bequemer war, bloß zu behaupten,** so setzten sie gewöhnlich kecke Aussprüche, theoretische leere Vermuthungen und willkürliche Satzungen an die Stelle begründeter Wahrheit.

Hier hilft ihnen die Entschuldigung nichts, daß auch ältere Aerzte das Gold für ganz nutzlos und unkräftig gehalten haben, daß z. B. *Fabricius* (in Obs. med.) sagt: „Wie soll dem Blattgolde, da es durch das heftigste Feuer nichts verliert, unsre geringe Magenwärme etwas anhaben?" oder *Nic.*

Mouardes (de ferro, S. 32. 33.): „Die Kranken mögen mir's glauben und die Kosten sparen, Gold zu ihren Arzneien zu thun, – auf keinerlei Weise werden sie eine Arzneikraft von ihm in ihren Krankheiten erlangen." – Oder *Alston* (Mat. med. I. S. 69.): „Da das Gold in seinem metallischen Zustande von der Lebenskraft nicht aufgelöset und nicht verändert werden kann, so kann es auch keine arzneiliche Wirkung haben, als was es etwa durch seine Schwere, Härte und mechanische Gestalt auf die Eingeweide wirkt." – Oder, endlich, *J. F. Gmelin* (Appar. med. min. I. S. 445.) „Weil Gold nicht zerstörbar, nicht in Dampf aufzulösen sey, und daher mit den Säften des thierischen Körpers nicht in Vereinigung gehen könne, so könne es auch nicht heilkräftig seyn."[1]

Auch dient ihnen keineswegs zur Entschuldigung, wenn sie viele andre ältere Aerzte als Leugner der Arzneikräfte des Goldes anführen und sich auf einen *Ant. Musa Brassavolus, Fel. Platerus, Hier. Cardanus, Jo. Bravus Petrafit, Franc. Pic. Mirandola, Merinus Mercenius, Duretus, Camerarius, Cordosus, Conringius, Lemery, Angelus Sala,* oder den sonst so allgläubigen *Joh. Schröder* berufen.

Sie haben sämmtlich Unrecht, und mit ihnen alle neuern Aerzte.

Das Gold hat große, unersetzliche Arzneikräfte.

Anfangs ließ ich mich durch diese Leugner zurückhalten, im gediegenen Golde Arzneikräfte zu hoffen; da ich mich aber nicht überwinden konnte, irgend ein Metall an sich für unheilkräftig zu halten, so bediene ich mich seiner zuerst in Auflösung. Daher die wenigen Symptome von der Gold-Auflösung. Ich gab dann, wo mich die Symptome zur homöopathischen Anwendung bei Kranken leiteten, ein Quintilliontel oder Sextilliontel eines Grans Gold in Auflösung zur Gabe und sah schon da etwas ähnlich Heilkräftiges, als ich nachgehends vom reinen Golde erfuhr.

Weil ich aber überhaupt, wo ich's nur vermeiden kann, die Metalle, schon der edeln Einfachheit

---

[1] Es war sehr thöricht, die Frage theoretisch entscheiden zu wollen, ob das Gold heilkräftig seyn **könne** – man brauchte sich bloß durch Versuche und Erfahrung zu überzeugen, ob es wirklich heilkräftig sey, oder nicht. Ist es heilkräftig, so sind ja die theoretischen Leugnungs-Hypothesen alle lächerlich.

wegen, nicht in Säuren anwenden mag, weil sie durchaus eine Umänderung ihrer Kräfte durch diese Säuren erleiden müssen – wie man schon an der Vergleichung des Aetzsublimats mit dem schwärzlichten Quecksilberoxyd in der Hülfskraft wahrnimmt; – so war mir's sehr willkommen, bei einer Reihe arabischer Aerzte die Arzneikräfte des Goldes **in feinem Pulver** einstimmig rühmen zu hören, und zwar in sehr hülfebedürftigen Krankheitszuständen, in welchen mir zum Theil schon die Gold-Auflösung merkwürdige Dienste geleistet hatte; ein Umstand, welcher mir Zutrauen zu den Versicherungen der Araber einflößen mußte.

Die erste Spur hievon finden wir schon im achten Jahrhunderte, wo *Geber* (de Alchimia traditio, Argent. ap. *Zetzner*, 1698. Lib. II. P. III. Cap. 32.) das Gold als eine „materia laetificans et in juventute corpus conservans" rühmt.

Zu Ende des zehnten Jahrhunderts rühmt es *Serapion* der jüngere (de simplicibus comment. Venet. fol. ap. Junt. 1550. Cap. 415. S. 192.): „das gepülverte Gold dient in der Melancholie und der Herzschwäche."

Dann zu Anfange des elften Jahrhunderts *Avicenna* (Canon. Lib. II. Cap. 79.): „das gepülverte Gold kommt zu Arzneien wider Melancholie, benimmt den Mundgestank, ist, selbst innerlich eingenommen, ein Hülfsmittel gegen Haarausfallen, stärkt die Augen, hilft bei Herzweh und Herzklopfen und ist ungemein zuträglich bei Schweräthmigkeit."[2]

Die Bereitung eines solchen Goldpulvers beschreibt im Anfange des zwölften Jahrhunderts *Abulkasem* (*Albucasis*) zuerst (in libro servitoris de praep. med. S. 242.): „daß man das Gold auf einer rauhen Leinwand in einem Becken voll Wasser reibe, und das feine, zu Boden des Wassers gefallene Pulver zum Gebrauche anwende;" welche Bereitungsart *Johann von St. Amand* (im dreizehnten Jahrhunderte) auf gleiche Art lehrt (im Anhange zu *Mesue*, Opera, Venet. 1561. S. 245. 4. E.).

Dieß ahmte *Zacutus*, der Portugiese, nach und beschrieb (Histor. medic. lib. I. obs. 33.) die Geschichte eines von melancholischen Phanta-

sieen lange Zeit gequälten Edelmannes, den er **einzig** durch das auf einem Reibesteine feinst zerriebene Goldpulver binnen einem Monate heilte.

Ohne nun die fernern Lobpreisungen des Goldpulvers und Goldes von *Jo. Platearius* (quaest. therap.), *Rodericus a Castro* (de Meteor. microcosm. Cap 3.), *Abraham a Porta Leonis* (dialog. de Auro), *Zaccharias a Puteo, Joh. Dan. Mylius* (Anatomia Auri), *Horn* (Ephem. Nat. Cur. Dec. II: ann. 3. obs. 159), *Fr. Baco* (Histor. vitae et mortis), *Fr. Joseph Burrhi* (Epist. 4 ad Thom. Barthol, de oculis), *Jo. Jacob Waldschmiedt* (Diss. de Auro, Marb. 1685.), *Chph. Helwig* (Diss. de auro ejusque in medic. viribus, Gryphisv. 1703), *Lemnius, Pet. Forestus, Ol. Borrichius, Rolfinck, Andr. Lagner, Ettmüller, Tackius, Helcher* (Diss. de Auro, Jen. 1730.), *Poterius, J. D. Horstius, Hollerius, Hoefer* und *Zwelfer* (Pharm. August.) noch zu bedürfen, glaubte ich schon das Zeugniss der Araber von der Heilkräftigkeit des feinsten Goldpulvers den theoretischen, erfahrungslosen Zweiflern der Neuern vorziehen zu dürfen, und rieb das feinste Blattgold (es ist 23 Karat, 6 Grän fein) mit 100 Theilen Milchzucker eine gute Stunde lang, zur Anwendung für den innern, ärztlichen Gebrauch.

Ich will nicht entscheiden, ob in diesem feinen Pulver das Gold nur noch weit feiner zerrieben, oder durch dieses kräftige Reiben einigermaßen oxydirt worden ist. Genug, daß in der Prüfung bei einigen gesunden Erwachsenen schon hundert Gran diese Pulvers (welche einen Gran Gold enthielten), bei andern hingegen 200 Gran (welche zwei Gran Gold enthielten), in Wasser aufgelöset, zur Erregung sehr starker Befindens-Veränderungen und krankhafter Zufälle zureichten, welche hier unten folgen.

Aus ihnen wird man ersehen, daß die Versicherungen der Araber nicht ungegründet seyn können, da schon kleine Gaben dieses Metalls, in erwähnter Form angewendet, selbst gesunde Erwachsene zu sehr ähnlichen Krankheits-Zuständen erregten, als jene (in Auffindung von Arzneien nicht verdienstlosen) Morgenländer damit (unwissender Weise, **homöopathisch**) geheilt hatten.

Von Melancholieen, welche der von Gold erregten sich näherten, habe ich seitdem mehre Personen, die mit Selbsttödtung sehr ernstlich umgingen, bald und dauerhaft befreit, durch kleine Gaben, welche für eine ganze Kur zusammen $\frac{3}{100}$ bis $\frac{9}{100}$ eines Grans Gold enthielten, und so habe ich noch

---

[2] Das letztere ist im Arabischen ein zweideutiger Ausdruck, welcher, je nachdem das Wort accentuirt wird, entweder: „**Reden mit sich selbst**," oder „**Schweräthmigkeit**" bedeutet. Die Hülfskraft des Goldes, die sich in der Erfahrung zeigt, erhebt letzteres zur wahren Bedeutung.

mehre andre, schwierige Uebel damit geheilt, die sich in den Symptomen des Goldes in Aehnlichkeit zeigen, zweifle auch gar nicht, daß noch viele weitere Verdünnungen des Pulverpräparats, als noch weit kleinere Gaben des Goldes zu gleicher Absicht, völlig genugthuend seyn werden.

Einige Zeit darauf, als ich diesen Vorbericht geschlossen, hatte ich Gelegenheit, mich zu überzeugen, daß eine noch hundertmal fernere Verdünnung des angegebnen Präparats (mit 100 Theilen Milchzucker geriebenen Goldes), also $\frac{1}{10000}$ eines Granes Gold auf die Gabe, nicht weniger kräftig bei Heilungen sich erwies, besonders bei Knochenfraß der Gaumen- und Nasenknochen, vom Mißbrauche mineralsaurer Quecksilberpräparate erzeugt.[3] Hiezu wird man die homöopathischen Goldsymptome in diesem Verzeichnisse leicht antreffen.

Durch ferneres Reiben und Verdünnen wird die Kraft des Goldes noch weit mehr entwickelt und vergeistigt, so daß ich jetzt zu jedem Heilbehufe oft nur eines sehr kleinen Theils eines Grans decillionfacher Verdünnung zur Gabe bedarf.

Würde der gewöhnliche Prozeß unsrer Aerzte, die Arzneitugenden aus luftigen Hypothesen zu fabriciren, und das Machwerk davon in der Materia medica aufzustellen, wohl je auf diese merkwürdige Kraft eines Metalls haben kommen können, daß ihre gelehrte Vermuthungskunst schon in die Reihe ganz unkräftiger Substanzen verwiesen hatte? Oder auf welche andre beliebige Weise unsrer Materia-medica-Fabrikanten hätten wir diese heilkräftige Seite des Goldes wollen kennen lernen, wenn seine, einen ähnlichen krankhaften Zustand erzeugenden Symptome es dem homöopathischen Arzte nicht laut und mit voller Gewißheit gelehrt hätten?

Arme, fabelhafte Materia medica gemeinen Schlags, wie weit bleibst du hinter der Offenbarung zurück, die die Arzneien, bei ihrer Einwirkung auf gesunde menschliche Körper, unzweideutig, durch Erregung krankhafter Symptome an den Tag legen, die der homöopathische Arzt auf die Heilung der natürlichen Krankheit mit untrüglichem Erfolge anwenden zu können gewiß ist!

Die Wirkungsdauer des Goldes ist in nicht ganz kleinen Gaben wenigstens 21 Tage.

Als Antidot allzustarker Wirkungen hat sich Riechen an ein potenzirtes Praeparat rohen Kaffee's, vorzüglich aber an Kampher erwiesen.

Vorzüglich erwies sich das Gold bisher hülfreich in chronischen Krankheiten, wenn dabei folgende Beschwerden hervorstechend oder doch zugleich mit zugegen waren:

Hypochondrie; Melancholie; Lebens-Ueberdruß; Neigung zum Selbstmord; **Blutdrang nach dem Kopfe** (*Lh.*); Knochenfraß der Nasen- und Gaumen-Knochen; Verdunkelung des Gesichtes durch schwarze, vorschwebende Flecke; **Zahn-Schmerz von Blutdrang nach dem Kopfe, mit Hitze darin;** Leistenbruch; Alte Hoden-Verhärtung; Vorfall und Verhärtung des Uterus; **Blutdrang nach der Brust** (*Lh.*); Bewußtloses Niederfallen mit Blauwerden im Gesichte (*Lh.*); Erstickungs-Anfall, mit starker, zusammenschnürender Brust-Beklemmung (*Lh.*); Nachtheile von Quecksilber-Mißbrauch; Knochen-Schmerzen, Nachts; Gichtknoten.

Die Namens-Verkürzungen meiner Mit-Beobachter sind:
Fz. = Dr. Franz; Gr. = Dr. Groß; Fr. H. = Dr. Friedr. Hahnemann; Hpl. = Dr. Hempel; Hrm. = Dr. Hermann; Lgh. = Dr. Langhammer; Lh. = Dr. Lehmann; Mch. = Dr. Michler; Rh = Dr. Rummel; Wl. = Dr. Wislicenus.

Gold, (Aurum) [RAL IV (1825), S. 98–134]

(**Das bekannte Metall.**)

So wie Aberglaube, unreine Beobachtungen und leichtgläubige Vermuthungen die Quelle unzähliger, unwahrer Nutzangaben von Arzneien in der Materia medica gewesen sind, so haben auch Mangel an Prüfung und nichtige theoretische Gründe der Aerzte mehren, höchst wirksamen, folglich sehr heilkräftigen Substanzen alle Arzneikraft eben so grundlos abgesprochen und uns auf diese Art dieser Heilmittel beraubt.

Hier will ich bloß vom **Golde** reden, und zwar nicht von dem durch gewöhnliche chemische Veranstaltungen veränderten Golde, also weder von dem durch Säuren aufgelöseten, noch von dem durch Niederschlag wieder geschiedenen (dem Knallgolde), welche beide man auch, wo nicht für

---

[3] Eben diese Hülfskraft beobachtete vom innern Gebrauche des Goldes gegen Quecksilber-Nachtheile *Ant. Chalmeteus,* in Enchiridion chirurg. S. 402.

nutzlos, doch für durchaus schädlich ausgab, vermuthlich weil man sie nicht in einer sogenannten justa dosis, das ist, in übertriebner Menge, ohne Gefahr einnehmen lassen konnte.

Nein! Ich rede von dem gediegenen, nicht durch chemische Veranstaltungen veränderten Golde.

Dieß haben die neuern Aerzte für gänzlich unwirksam ausgegeben, es endlich ganz aus allen ihren Arzneimittellehren ausgelassen, und uns dadurch alle seine großen Hülfskräfte entzogen.

„Es könne sich nicht in unserm Magensafte auflösen, mithin sey es ganz kraft- und nutzlos." Dieß war ihre theoretische Muthmaßung, und solche **theoretische Aussprüche** galten, wie bekannt, in der Arzneikunst immer **statt der Ueberzeugung.** Indem sie die Erfahrung, diese einzig mögliche Offenbarerin in der bloß auf Erfahrung beruhenden Heilkunst, nicht befragten, **weil es bequemer war, bloß** zu behaupten, so setzten sie gewöhnlich kecke Aussprüche, theoretische, leere Vermuthungen und willkührliche Satzungen an die Stelle begründeter Wahrheit.

Hier hilft ihnen die Entschuldigung nichts, daß auch ältere Aerzte das Gold für ganz nutzlos und unkräftig gehalten haben, daß z.B. *Fabricius* (in Obs. Med.) sagt: „Wie soll dem Blattgolde, da es durch das heftigste Feuer nichts verliert, unsre geringe Magenwärme etwas anhaben?" oder *Nic. Monardes* (de ferro, S. 32. 33.): „Die Kranken mögen mir's glauben und die Kosten sparen, Gold zu ihren Arzneien zu thun, – auf keinerlei Weise werden sie eine Arzneikraft von ihm in ihren Krankheiten erlangen." – Oder *Alston* (Mat. med. I. S. 69.): „Da das Gold in seinem metallischen Zustande von der Lebenskraft nicht aufgelöset und nicht verändert werden kann, so kann es auch keine arzneiliche Wirkung haben, als was es etwa durch seine Schwere, Härte und mechanische Gestalt auf die Eingeweide wirkt." – Oder, endlich, *J. F. Gmelin* (Appar. med. min. I. S. 445.): „Weil Gold nicht zerstörbar, nicht in Dampf aufzulösen sey, und daher mit den Säften des thierischen Körpers nicht in Vereinigung gehen könne, so könne es auch nicht heilkräftig seyn."[4]

Auch dient ihnen keineswegs zur Entschuldigung, wenn sie viele andre ältere Aerzte als Leugner der Arzneikräfte des Goldes anführen und sich auf einen *Ant. Musa Brassavolus, Fel. Platerus, Hier. Cardanus, Jo. Bravus Petrofit, Franc. Pic. Mirandola, Merinus Mercenius, Duretus, Camerarius, Cordosus, Conringius, Lemery, Angelus Sala,* oder den sonst so allgläubigen *Joh. Schöder* berufen.

Sie haben sämmtlich Unrecht, und mit ihnen alle neuern Aerzte.

Das Gold hat große, unersetzliche Arzneikräfte.

Anfangs ließ ich micht durch diese Leugner zurückhalten, im gediegenen Golde Arzneikräfte zu hoffen; da ich mich aber nicht überwinden konnte, irgend ein Metall an sich für unheilkräftig zu halten, so bediente ich mich seiner zuerst in Auflösung. Daher die wenigen voranstehenden Symptome von der Goldauflösung. Ich gab dann, wo mich die Symptome zur homöopathischen Anwendung bei Kranken leiteten, ein Quintilliontel oder Sextilliontel eines Grans Gold in Auflösung zur Gabe und sah schon da etwas ähnlich Heilkräftiges, als ich nachgehends vom reinen Golde erfuhr.

Weil ich aber überhaupt, wo ich's nur vermeiden kann, die Metalle, schon der edlen Einfachheit wegen, nicht in Säuren (allenfalls noch, wo ich's nicht vermeiden kann, in Gewächssäuren), am wenigsten jedoch in mineralischen Säuren aufgelöset anwenden mag, weil sie durchaus einige Umänderung ihrer Kräfte durch diese Säuren erleiden müssen – wie man schon an der Vergleichung des Aetzsublimats mit dem schwärzlichen Quecksilberoxyd in der Hülfskraft wahrnimmt; – so war mir's sehr willkommen, bei einer Reihe arabischer Aerzte die Arzneikräfte des Goldes in feinem Pulver einstimmig rühmen zu hören, und zwar in sehr hülfebedürftigen Krankheitszuständen, in welchen mir zum Theil schon die Goldauflösung merkwürdige Dienste geleistet hatte; ein Umstand, welcher mit Zutrauen zu den Versicherungen der Araber einflößen mußte.

Die erste Spur hievon finden wir schon im achten Jahrhunderte, wo *Geber* (de Alchimia traditio, Argent. ap. *Zetzner,* 1698. Lib. II. P. III. Cap. 32.) das Gold als eine „materia laetificans et in juventute corpus conservans" rühmt.

Zu Ende des zehnten Jahrhunderts rühmt es *Serapion* der jüngere (de simplicibus comment. Venet.

---

[4] Es war sehr thöricht, die Frage theoretisch entscheiden zu wollen, ob das Gold heilkräftig seyn könne – man brauchte sich bloß durch Versuche und Erfahrung zu überzeugen, ob es wirklich heilkräftig sey, oder nicht. Ist es heilkräftig, so sind ja die theoretischen Leugnungshypothesen alle lächerlich.

fol. ap. Junt. 1550. Cap. 415. S. 192.): „das gepülverte Gold dient in der Melancholie und der Herzschwäche."

Dann zu Anfange des eilften Jahrhunderts *Avicenna* (Canon. Lib. II. Cap. 79.): „das gepülverte Gold kommt zu Arzneien wider Melancholie, benimt den Mundgestank, ist, selbst innerlich eingenommen, ein Hülfsmittel gegen Haarausfallen, stärkt die Augen, hilft bei Herzweh und Herzklopfen und ist ungemein zuträglich bei Schweräthmigkeit."[5]

Die Bereitung eines solchen Goldpulvers beschreibt im Anfange des zwölften Jahrhunderts *Abulkasem* (*Albucasis*) zuerst (in libro servitoris de praep. med. S. 242.): „daß man das Gold auf einer rauhen Leinwand in einem Becken voll Wasser reibe, und das feine, zu Boden des Wassers gefallene Pulver zum Gebrauche anwende;" welche Bereitungsart *Johann von St. Amand* (im dreizehnten Jahrhunderte) auf gleiche Art lehrt (im Anhange zu *Mesue,* Opera, Venet. 1561. S. 245. 4. E.).

Dieß ahmte *Zacutus,* der Portugiese, nach und beschrieb (Histor. Medic. lib. I. obs. 33.) die Geschichte eines von melancholischen Phantasieen lange Zeit gequälten Edelmannes, den er **einzig** durch das auf einem Reibesteine feinst zerriebene Goldpulver binnen einem Monate heilte.

Ohne nun die fernern Lobpreisungen des Goldpulvers und Goldes von *Jo. Platearius* (quaest. therap.), *Rodericus a Castro* (de Meteor. microcosm. Cap. 3.) *Abraham a Porta Leonis* (dialog. de Auro), *Zaccharias a Puteo, Joh. Dan. Mylius* (Anatomia Auri), *Horn* (Ephem. Nat. Cur. Dec. II. ann. 3. obs. 159.), *Fr. Baco* (Histor. vitae et mortis), *Fr. Joseph Burrhi* (Epist. 4. ad Thom. Barthol. de oculis), *Jo. Jacob Waldschmiedt* (Diss. de Auro, Marb. 1685.), *Chph. Helwig* (Diss. de auro ejusque in medic. viribus, Gryphisv. 1703.), *Lemnius, Pet. Forestus, Ol. Borrichius, Rolfinck, Andr. Lagner, Ettmüller, Tackius, Helcher* (Diss. de Auro, Jen. 1730.), *Poterius, J. D. Horstius, Hollerius, Hoefer* und *Zwelfer* (Pharm. August.) noch zu bedürfen, glaubte ich schon das Zeugniß der Araber von der Heilkräftigkeit des feinsten Goldpulvers den theoretischen, erfahrungslosen Zweifeln der Neuern vorziehen zu dürfen, und rieb das feinste Blattgold

(es ist 23 Karat, 6 Grän fein) mit 100 Theilen Milchzucker eine gute Stunde lang, zur Anwendung für den innern, ärztlichen Gebrauch.

Ich will nicht entscheiden, ob in diesem feinen Pulver das Gold nur noch weit feiner zerrieben, oder durch dieses kräftige Reiben einigermaßen oxydirt worden ist. Genug, daß in der Prüfung bei einigen gesunden Erwachsenen schon hundert Gran dieses Pulvers (welche einen Gran Gold enthielten), bei andern hingegen 200 Gran (welche zwei Gran Gold enthielten), in Wasser aufgelöset, zur Erregung sehr starker Befindensveränderungen und krankhafter Zufälle zurichten, welche hier unten folgen.

Aus ihnen wird man ersehen, daß die Versicherungen der Araber nicht ungegründet seyn können, da schon kleine Gaben dieses Metalls, in erwähnter Form angewendet, selbst gesunde Erwachsene zu sehr ähnlichen Krankheitszuständen erregten, als jene (in Auffindung von Arzneien nicht verdienstlosen) Morgenländer damit (unwissender Weise, **homöopathisch**) geheilt hatten.

Von Melancholien, welche der vom Gold erregten sich näherten, habe ich seitdem mehre Personen, die mit Selbsttödtung sehr ernstlich umgingen, bald und dauerhaft befreit, durch kleine Gaben, welche für eine ganze Cur zusammen $\frac{3}{100}$ bis $\frac{9}{100}$ eines Grans Gold enthielten, und so habe ich noch mehre andre, schwierige Uebel damit geheilt, die sich in den Symptomen des Goldes in Aehnlichkeit zeigen, zweifle auch gar nicht, daß noch viele weitere Verdünnungen des Pulverpräparats, als noch weit kleinere Gaben des Goldes zu gleicher Absicht, völlig genugthuend seyn werden.

Einige Zeit darauf, als ich diesen Vorbericht geschlossen, hatte ich Gelegenheit, mich zu überzeugen, daß eine noch hundertmal fernere Verdünnung des angegebnen Präparats (mit 100 Theilen Milchzucker geriebenen Goldes), also $\frac{1}{10000}$ eines Granes Gold auf die Gabe, nicht weniger kräftig bei Heilungen sich erwieß, besonders bei Knochenfraß der Gaumen- und Nasenknochen, vom Mißbrauche mineralsaurer Quecksilberpräparate erzeugt.[6] Hierzu wird man die homöopathischen Goldsymptome in diesem Verzeichnisse leicht antreffen.

---

[5] Das letztere ist im Arabischen ein zweideutiger Ausdruck, welches, je nachdem das Wort accentuirt wird, entweder: „**Reden mit sich selbst**", oder: „**Schweräthmigkeit**" bedeutet. Die Hülfskraft des Goldes, die sich in der Erfahrung zeigt, erhebt letzteres zur wahren Bedeutung.

[6] Eben diese Hülfskraft beobachtete vom innern Gebrauche des Goldes gegen Quecksilber-Nachtheile *Ant. Chalmeteus,* in Enchiridion chirurg. S. 402.

Durch ferneres Reiben und Verdünnen wird die Kraft des Goldes noch weit mehr entwickelt und vergeistigt, so daß ich jetzt zu jedem Heilbehufe nur eines sehr kleinen Theils eines Grans quatrillionfacher Verdünnung zur Gabe bedarf.

Würde der gewöhnliche Proceß unsrer Aerzte, die Arzneitugenden aus luftigen Hypothesen zu fabriciren, und das Machwerk davon in der Materia medica aufzustellen, wohl je auf diese merkwürdige Kraft eines Metalls haben kommen können, das ihre gelehrte Vermuthungskunst schon in die Reihe ganz unkräftiger Substanzen verwiesen hatte? Oder auf welche andre beliebte Weise unsrer Materia-medica-Fabricanten hätten wir diese heilkräftige Seite des Goldes wollen kennen ler-nen, wenn seine, einen ähnlichen krankhaften Zustand erzeugenden Symptome es dem homöopathischen Arzte nicht laut und mit voller Gewißheit gelehrt hätten?

Arme, fabelhafte Materia medica gemeinen Schlags, wie weit bleibst du hinter der Offenbarung zurück, die die Arzneien, bei ihrer Einwirkung auf gesunde menschliche Körper, unzweideutig, durch Erregung krankhafter Symptome an den Tag legen, die der homöopathische Arzt auf die Heilung der natürlichen Krankheit mit untrüglichem Erfolge anwenden zu können gewiß ist!

Die Wirkungsdauer des Goldes ist in nicht ganz kleinen Gaben wenigstens 21 Tage.

Aurum muriaticum

Aurum muriaticum. **Salzsaure Gold-Auflösung [CK II (1835), S. 241–242]**, *Gold-Auflösung* **[RAL IV (1825), S. 106–107]**

■ **Kopf**

Ziehender Kopfschmerz in der Stirne (n. 2 St.). [CK 1; RAL 1]

Kitzelndes Jücken an der Stirne (n. 1 St.). [CK 2; RAL 2]

■ **Augen**

Im linken Auge, reißender Schmerz. [CK 3] Reißender Schmerz im linken Auge. [RAL 3]

■ **Ohren**

In den Ohren, Klingen (n. 6 St.). [CK 4] (Klingen in den Ohren) (n. 6 St.). [RAL 9]

Taubhörigkeit, nach dem Ohrenklingen, als wenn die Ohren inwendig weit und hohl wären; und so Nichts deutlich vernähmen. [CK 5] (Nach dem Ohrenklingen eine Art Taubhörigkeit, als wenn die Ohren inwendig weit und hohl wären und auf diese Art nichts Vernehmliches hörten.) [RAL 10]

■ **Nase**

In der Nase, Krabbeln, als ob Etwas darin liefe. [CK 6] Es krabbelt oben an der Nase, als ob etwas drin liefe. [RAL 7]

Brennender und jückender Schmerz, äußerlich oben an der Nase. [CK 7] Aeußerlich oben an der Nase ein brennender (und etwas jückender Schmerz). [RAL 6]

Röthe und jückende Entzündung an der Nase, die sich später abschuppt. [CK 8] Röthe und jückende Entzündung an der Nase, die sich nachgehends abschuppt. [RAL 4]

Rothe Geschwulst der linken Seite der Nase; die Nasenhöhle ist bis tief herein geschwürig, mit trocknem, gelblichen Schorfe, und Gefühl von Verstopfung, obgleich gehörige Luft durchgeht. [CK 9] Rothe Geschwulst der linken Seite der Nase; die Nasenhöhle ist bis tief herein geschwürig, mit einem trocknen, gelblichen Schorfe, mit Gefühl von innerer Verstopfung der Nase, obgleich gehörige Luft durchgeht. [RAL 5]

Rothe Geschwulst an und unter dem rechten Nasenloche, mit unschmerzhafter Geschwürkruste im Innern, und Gefühl von Verstopfung, obgleich die Luft durchgeht (*Mch.*). [CK 10] Rothe Geschwulst an und unter dem rechten Nasenloche; im Nasenloche selbst eine unschmerzhafte Geschwür-Kruste; es deucht ihm verstopft zu seyn, obgleich Luft durchgeht. [RAL (1)]

Ausfluß einer gelbgrünlichen Materie aus der Nase, ohne üblen Geruch, 7 Tage lang (n. 10 T.). [CK 11; RAL 8]

■ **Mund und innerer Hals**

In den Zähnen, zuckender Schmerz, theils auf der Seite, theils in den obern Schneidezähnen. [CK 12] Zuckender Zahnschmerz auch in der vordern, obern Zahnreihe (*Michler.* a. a. O.). [RAL (2)]

Zuckender Zahnschmerz, auch in der vordern obern Zahn-Reihe (*Mch.*). [CK 13] Zuckender Zahnschmerz theils auf der Seite, theils in den obern Schneidezähnen. [RAL 11]

■ **Abdomen**

Aufgetriebenheit des Unterleibes. [CK 14; RAL 12]

■ **Atemwege und Brust**

Kurzäthmig und wie verstopft im Kehlkopfe, einige Tage über. [CK 15] Er ist sehr kurzäthmig und wie verstopft im Kehlkopfe, einige Tage über. [RAL 13]

Ein paar Stiche gleich über dem Herzen. [CK 16; RAL 14: in Klammern]

■ **Extremitäten**

In der Handwurzel, Geschwulst, für sich ohne Schmerz, nur spannend beim Zurückbiegen der Hand; beim Angreifen sticht es darin. [CK 17] (Geschwulst in der Handwurzel, für sich ohne Schmerz, nur spannend beim Zurückbiegen der Hand; beim Angreifen aber sticht es darin.) [RAL 15]

Reißender Schmerz im Mittelfinger, nach Tische. [CK 18] Reißender Schmerz im Mittelfinger (nach der Mittagsmahlzeit). [RAL 16]

Aurum metallicum

Aurum foliatum [CK II (1835), S. 220–240], *Blatt-Gold* [RAL IV (1925), S. 108–133]

■ **Gemüt**

Niedergeschlagen und wehmüthig. [CK 1] Wehmüthig, niedergeschlagen. [RAL 155]

Er ist niedergeschlagen und sucht die Einsamkeit. [CK 2]

Er glaubt der Liebe Anderer verlustig zu seyn, und dieß kränkt ihn bis zu Thränen (*Fz.*). [CK 3; RAL (199)]

Unzufriedenheit mit allen Verhältnissen; er glaubt überall etwas Hinderndes im Wege zu finden, und dieß bald von einem widrigen Schicksale, bald durch ihn selbst veranlaßt, welches letztere ihn sehr kränkend niederschlägt (*Hpl.*). [CK 4] Unfriede mit allen Verhältnissen: er glaubt überall etwas Hinderndes im Wege zu finden, er glaubt bald, daß dieß von einem unglücklichen Schicksale herrühre, bald, daß er selbst dran Schuld sey; im letztern Falle ward er besonders kränkend niedergeschlagen. [RAL (193)]

Melancholie; er glaubt nicht in die Welt zu passen, und sehnt sich daher nach dem Tode, an den er mit inniger Wonne denkt (*Fz.*). [CK 5] Melancholie: er glaubt nicht in die Welt zu passen; es erfüllt ihn mit inniger Wonne, an den Tod zu denken, so daß er sich nach dem Tode sehnet. [RAL (200)]

Große Bangigkeit, die aus der Gegend des Herzens entspringt, und ihn von einem Orte zum andern treibt, so daß er nirgends Bleiben hat (*Fz.*). [CK 6] Große Bangigkeit, die aus der Gegend des Herzens entspringt; sie zieht ihn nach einem, ihm ehedem liebgewesenen Orte hin, und treibt ihn auch von da wieder fort, und so von einem Orte zum andern, daß er nirgend Bleiben hat. [RAL (197)]

Große Bangigkeit und Schwäche, daß man ihn dem Tode nahe glaubt (*J. H. Schulze*, praelect. in Pharm. Aug. S. 46.). [CK 7] Große Schwäche und Bangigkeiten, daß man ihn dem Tode nahe glaubt. [RAL (198)]

Oeftere Anfälle von Herzensangst und zitternder Bangigkeit (*Ephem. Nat. Cur. Cent. 10. observ. 35.*). [CK 8; RAL (201)]

Außerordentliche Bangigkeit mit Herzklopfen, Mattigkeit in allen Gliedern und Schläfrigkeit. [CK 9] Herzklopfen, außerordentliche Bangig-

keit, Mattigkeit in allen Gliedern und Schläfrigkeit (eine Stunde lang). [RAL 153]

Große, bis zur Selbst-Entleibung steigende Angst, mit krampfhafter Zusammenziehung im Unterleibe. [CK 10]

Unruhe und hastiges Treiben zu körperlicher und geistiger Thätigkeit; er kann nichts schnell genug machen und sich nicht zu Danke leben (*Hpl.*). [CK 11] Ein Treiben zur Thätigkeit, körperlicher sowohl, als geistiger; that er etwas, so glaubte er es nicht schnell genug zu machen, auch etwas Andres vielmehr machen zu müssen; er konnte sich nicht zu Danke leben. [RAL (194)]

Es treibt ihn zu beständiger Bewegung fort, und seine Unthätigkeit reut ihn, obschon er nichts arbeiten kann (*Fz.*). [CK 12] Reue über seine Unthätigkeit, und dennoch kann er nichts arbeiten; es treibt ihn fort, er mußte immer in Bewegung seyn. [RAL (195)]

Unruhig und unsicher, ohne fühlbare Blutwallung, glaubt er immer etwas zu versäumen, und sich dadurch Vorwürfe zuzuziehen; er schien diese Unruhe im Innern mit sich herumzutragen, und sie benahm ihm alle Ausdauer und Energie (*Hpl.*). [CK 13] Stets sehr unruhig und unsicher – glaubte etwas zu versäumen, was ihm Vorwurf machen könnte – ohne fühlbare Blutwallung; er schien im Innersten diese Unruhe mit sich herum zu tragen; dieser Zustand benahm ihm alle Ausdauer, alle Energie. [RAL (196)]

Besorgtheit; schon ein Geräusch vor der Thüre machte ihn ängstlich; er befürchtete, es möchte Jemand herein kommen; wie menschenscheu. [CK 14] Ein Geräusch vor der Thüre machte ihn bänglich; er befürchtete, es möchte jemand herein kommen; wie menschenscheu[7]. [RAL 152]

Schüchternheit. [CK 15]

Kleinmuth. [CK 16]

Das Mindeste macht ihn muthlos. [CK 17]

Muthloser Mißmuth; er glaubt, es könne ihm nichts gelingen (*Wl.*). [CK 18] Muthloser Mißmuth: er glaubt, es könne ihm nichts mehr gelingen. [RAL 191)]

Muthlos und verzagt, glaubt er, er mache alles verkehrt, und es gerathe ihm nichts (*Hpl.*). [CK 19] Er glaubt, es gerathe alles linkisch, oder er mache alles linkisch. [RAL 192]

Muthlos und mit sich selbst uneinig. [CK 20] Er ist mit sich selbst uneinig und muthlos. [RAL 156]

---

[7] Es half daher bei allzu großer Bedenklichkeit des Gemüths.

Unter Heulen und Schreien glaubt sie unwiederbringlich verloren zu seyn. [CK 21; RAL 154]

(Lebens-Ueberdruß.) [CK 22]

Stete mürrische Ernsthaftigkeit und Verschlossenheit (*Lgh.*). [CK 23] **Stete, mürrische** Ernsthaftigkeit und Verschlossenheit. [RAL (190)]

Verdrießlichkeit und Unlust zum Sprechen (*Hrm.*). [CK 24] **Verdrießlichkeit: er ist nicht zum Sprechen aufgelegt** (n. 8 St.). [RAL (186)]

Widerwärtige Gemüthsstimmung. [CK 25] Ein widerwärtiges Gemüth. [RAL 157]

Einige Personen sind ihm höchst zuwider. [CK 26]

Gall- und zanksüchtig. [CK 27]

Höchst aufgelegt, beleidigt zu werden, selbst das geringste ihm kränkend Scheinende traf ihn tief und herausfordernd (*Hpl.*). [CK 28] Höchst aufgelegt, beleidigt zu werden; selbst das Geringste, was er für beleidigend hielt, traf ihn tief und herausfordernd. [RAL (187)]

Er ereifert sich in Gedanken über einige abwesende Personen. [CK 29]

Aergerlich und **auffahrend; der geringste Widerspruch kann ihn zum größten Zorne reizen** (*Gr.*). [CK 30] Aergerlichkeit: er ist auffahrend, und der geringste Widerspruch kann ihn zum größten Zorne reizen (n. 48 St.). [RAL (188)]

Wenn man ihn ungestört läßt, sitzt er still, verschlossen, wie melancholisch, für sich in einem Winkel; der geringste Widerspruch aber bringt ihn in den heftigsten Zorn, den er Anfangs mit Streit und mit vielem Gerede, später aber in wenigen, abgebrochenen Worten kund giebt (n. 3 T.) (*Hrm.*). [CK 31] Er sitzt für sich hin, einsam im Winkel, in sich verschlossen, wie in der tiefsten Melancholie, wenn man ihn ungestört läßt; der geringste Widerspruch aber bringt ihn in die äußerste **Hitze und Zorn, wo er sich ganz vergißt, Anfangs mit Streit** und vielem Gerede, später mit wenigen, abgebrochenen Worten (am meisten n. 5 Tagen). [RAL (189)]

Er zittert, wenn er seinen Zorn nicht auslassen kann. [CK 32]

Sucht Alles auf, um mit Jemand zu zanken und ihm Grobheiten zu sagen. [CK 33]

Jähzorn und Heftigkeit. [CK 34] Jähzorn. [RAL 151]

Bald Weinen, bald Lachen, Abends, als wenn sie ihrer nicht völlig bewußt wäre. [CK 35] Abends bald Weinen, bald Lachen, als wenn sie ihrer nicht völlig bewußt wäre. [RAL 150]

Stille Verdrießlichkeit und Heiterkeit wechseln öfters mit einander ab (n. 1 u. 3 St.) (*Hrm.*). [CK 36] Stille Verdrießlichkeit (n. 1 St.); Heiterkeit

(n. 3 St.); beide wechselten nachgehends noch einige Mal mit einander. [RAL (185)]

Gute Laune den ganzen Tag, mit Gesprächigkeit und Selbstzufriedenheit (Wechselwirkung.) (*Lgh.*). [CK 37] **Den ganzen Tag über gute Laune: er war gesprächig und mit sich selbst zu frieden**[8]. [RAL (181)]

Heitere, zufriedene Laune, er wünscht sich immer mit Andern zu unterhalten (*Hrm.*). [CK 38] Heitre Laune: er wünschte sich immer mit Andern zu unterhalten und war mit seiner Lage völlig zufrieden[8]. [RAL (182)]

Ziemliche Lustigkeit und angenehme Behaglichkeit (n. 2 St.) (*Gr.*). [CK 39] Ziemliche Lustigkeit und angenehme Behaglichkeit[8] (n. 2 St.). [RAL (183)]

Zitterndes Beben der Nerven, wie bei einer freudigen Hoffnung (*Fz.*). [CK 40] Zitterndes Erbeben der Nerven, wie wenn ihn ein freudiges Hoffen triebe (n. 36 St.). [RAL (184)]

■　**Schwindel, Verstand und Gedächtnis**

Das Denk-Vermögen ist schärfer und das Gedächtniß treuer (Heilwirkung.). [CK 41] Geschärftes Denkvermögen und treueres Gedächtniß[9]. [RAL 1]

Es drängt sie, über diesen und jenen Gegenstand tief nachzudenken; sie wird aber davon ganz schwach, zittrig, kalt und feucht am Körper. [CK 42]

In Gedanken spricht er mit Jemand etwas Ungereimtes. [CK 43]

Kopf-Arbeiten greifen ihn sehr an, und er fühlt sich erschöpft. [CK 44] Kopfarbeiten griffen ihn sehr an; er fühlte sich erschöpft. [RAL 2]

Kopf-Arbeiten machen ihm Uebelkeit, die sein ganzes Wesen einnimmt. [CK 45]

Eingenommenheit des Kopfes (*Hrm.*). [CK 46; RAL (4)]

Eingenommenheit des Kopfes, früh beim Aufstehen, mit Schwere im Hinterhaupte (*Wl.*). [CK 47] Früh, beim Aufstehen, Eingenommenheit des Kopfs; es liegt ihm so schwer im Hinterhaupte. [RAL (3)]

Eine Art hypochondrischer Trunkenheit; Kopf, besonders nach dem Genick zu, wie voll zusammengedrückter Luft. [CK 48]

(Beim Sprechen lächelt er unwillkürlich.) [CK 49]

Schwindel, beim Bücken, wie im Kreise herum, beim Aufrichten vergehend (*Lgh.*). [CK 50] Beim

---

[8] Wechselwirkung?

[9] Heilwirkung.

Bücken, Schwindel, wie im Kreise herum; beim Wiederaufrichten verschwand er jedesmal (n. 40 St.). [RAL (1)]

Schwindel, beim Stehen, der ihn zum Sitzen nöthigt (*Hrm.*). [CK 51] Beim Stehen überfällt ihn plötzlich ein Schwindel, der ihn zum Sitzen nöthigt (n. 28 St.). [RAL (5)]

Schwindel, beim Gehen im Freien, als wenn er betrunken wäre und auf die linke Seite fallen wollte; er nöthigte ihn zum Liegen, und kam auch da noch eine Zeit lang bei der mindesten Bewegung wieder (n. 43 St.) (*Lgh.*). [CK 52] Beim Gehen im Freien entstand ein Schwindel, als wenn er immer auf die linke Seite hinfallen wollte und trunken wäre, welcher ihn nöthigte, zu Bette zu gehen, und noch eine Zeit lang beim Liegen im Bette auf die mindeste Bewegung wiederkam (n. 43 St.). [RAL (2)]

■ Kopf

Kopf-Schmerz, wie von eintretendem Schnupfen. [CK 53] Kopfweh, wie von eintretendem Schnupfen. [RAL 5]

Betäubend drückendes Kopfweh, wie von heftigem Winde (*Lgh.*). [CK 54] Drückend betäubendes Kopfweh, wie von heftigem Winde erregt (n. 11 St.). [RAL (8)]

Kopfweh, von früh an, wie von Zerschlagenheit des Gehirnes, welches beim Nachdenken und Lesen, vorzüglich aber beim Reden und Schreiben bis zur äußersten Heftigkeit und vollkommner Verwirrung der Begriffe steigt; beim Aufhören mit Nachdenken, Sprechen und Schreiben aber jedesmal nachläßt, bis es Abends um 7 Uhr ganz verschwindet (n. 6 St.). [CK 55] Kopfweh (von früh an steigend), wie wenn das Gehirn zerschlagen wäre, welches nur beim Denken und Lesen, vorzüglich aber beim fortgesetzten Reden und Schreiben bis zur äußersten Heftigkeit steigt, so daß sich die Begriffe verwirren und kaum mit der größten Anstrengung mehr etwas Zusammenhängendes gesprochen oder geschrieben werden kann; hört er aber mit Sprechen, Nachsinnen und Schreiben auf, so hört auch jedesmal der Kopfschmerz auf; Abends 7 Uhr hört er gänzlich von selbst auf (n. 6 St.). [RAL 6]

Kopfweh, welches theils wie Zerschlagenheit, theils wie ein empfindlicher Druck in einem Theile des Gehirnes, bald wie Reißen gefühlt wird, sich von früh an erhöht und Nachmittag

um 3 Uhr verschwindet (n. 24 St.). [CK 56] Kopfweh, welches theils wie Zerschlagenheitsschmerz, theils in dem einen Theile des Gehirns bald wie ein empfindlicher Druck, bald wie ein Reißen gefühlt wird, sich von früh an erhöhet und Nachmittags um 3 Uhr verschwindet (n. 24 St.). [RAL 7]

Druckschmerz in den Schläfen. [CK 57] Schmerzhafter Druck in den Schläfen. [RAL 10]

Druck in der linken Seite der Stirne (n. 1½ St.) (*Hrm.*). [CK 58; RAL (9): mit Hervorhebung]

Drückendes Reißen im Kopfe, hier und da, besonders in der Stirn, mit schwindelartigem Gefühl (*Hrm.*). [CK 59] **Reißender Druck im Kopfe, hie und da, besonders in der Stirne, mit schwindelartigem Gefühl.** [RAL (6)]

Drückendes Reißen in der rechten Kopfseite, vom Hinterhaupte bis zur Stirn (n. 3 St.) (*Hrm.*). [CK 60] Drückendes Reißen vom rechten Hinterhaupte bis zur rechten Seite der Stirne (n. 3 St.). [RAL (10)]

Reißender Druck im rechten Hinterhaupte (*Hrm.*). [CK 61; RAL (19)]

Reißender Druck in der linken Seite des Scheitels, heftiger bei Bewegung (*Hrm.*). [CK 62] **Reißender Druck im linken Scheitel, bei Bewegung heftiger.** [RAL (11)]

Reißendes Kopfweh, vorn in der Stirn und den Schläfen, tief im Gehirn, im Freien nachlassend (*Gr.*). [CK 63] Kopfweh, vorn in der Stirne und in den Schläfen, tief im Gehirne, ein sehr starkes Reißen, welches in der freien Luft nachläßt. [RAL (7)]

Reißen in der linken Seite des Scheitels (n. 1½ St.) (*Hrm.*). [CK 64] Reißender Schmerz im linken Scheitel (n. ½ St.). [RAL (14)]

Reißen in der rechten Seite des Scheitels (n. 3 St.) (*Hrm.*). [CK 65] **Feines Reißen im rechten Scheitel** (n. 3 St.). [RAL (13)]

Risse in der linken Schläfe (*Fz.*). [CK 66; RAL (12)]

Reißen in der linken Stirnseite, heftiger bei Bewegung (*Hrm.*). [CK 67] **Reißender Schmerz in der linken Stirne, bei Bewegung heftiger.** [RAL (15)]

Feines Reißen in der Stirn (*Hrm.*). [CK 68; RAL (16): mit Hervorhebung]

Feines Reißen von der rechten Hinterhaupt-Seite durch das Gehirn, bis in die Stirn; heftiger bei Bewegung (n. 1 St.) (*Hrm.*). [CK 69] Feines Reißen vom rechten Hinterhaupte an durch das Gehirn bis in die Stirne, bei Bewegung heftiger (n. 1 St.). [RAL (18)]

Schneidend reißender Schmerz in der rechten Seite des Scheitels (n. 17 T.) (*Hrm.*). [CK 70] Reißend schneidender Schmerz im rechten Scheitel (n. 17 Tagen). [RAL (17)]

Wühlen, Bohren und Pucken in einer Kopfseite, früh, gleich nach dem Erwachen, vermehrt durch Husten und Rückwärtsbiegen des Kopfes. [CK 71] (Einseitiger Kopfschmerz wie Wühlen, Bohren, Pucken, früh gleich beim Erwachen, und vermehrt durch Husten und Rückwärtsbiegen des Kopfs.) [RAL 8]

Einseitiger, scharf klopfender, hackender Kopfschmerz. [CK 72; RAL 9]

Prickelnde Empfindung im Vorderhaupte. [CK 73; RAL 12]

Blut-Andrang nach dem Kopfe. [CK 74] **Andrang des Blutes nach dem Kopfe.** [RAL 4]

Starkes Drängen des Blutes nach dem Gehirne (n. $^3/_4$ St.). [CK 75] Andrang des Blutes nach dem Gehirne (n. $^3/_4$ St.). [RAL 11]

Heftiger Drang des Blutes nach dem Kopfe, beim Bücken, was nach dem Aufrichten wieder vergeht (n. 8 T.) (*Hrm.*). [CK 76] Heftiger Drang des Blutes in den Kopf, beim Bücken, welches sich nach dem Aufrichten wieder verliert (n. 8 Tagen.). [RAL (20)]

Toben und Brausen im Kopfe, als wenn er an einem rauschenden Wasser säße (n. 14 T.). [CK 77; RAL 3]

Die Knochen des Kopfes schmerzten ihn beim Niederlegen, wie zerbrochen, so daß es ihm allen Lebensgeist benahm. [CK 78] Beim Niederlegen thun die Kopfknochen weh, wie entzwei gebrochen, so daß es ihm allen Lebensgeist nahm. [RAL 13]

Kleine Knochen-Beule, links oben an der Stirn. [CK 79; RAL 15]

Eine kleine Knochen-Beule auf der rechten Seite des Scheitels, mit bohrendem Schmerze, der beim Befühlen sich verschlimmert. [CK 80] Eine kleine Knochenbeule auf der rechten Seite des Scheitels, bohrenden Schmerzes für sich, aber schlimmer beim Betasten. [RAL 14]

Aeußerlich auf der Stirne, Druck-Schmerz (n. 10 St.) (*Hrm.*). [CK 81] Druck auf und in der linken Stirne, äußerlich und innerlich (n. 10 St.). [RAL (23)]

Druck-Schmerz äußerlich an der linken Schläfe (n. 32 St.) (*Hrm.*). [CK 82] Druck auf der linken Schläfe (n. 32 St.). [RAL (24)]

Druck an der linken Schläfe, der durch Berührung sich verschlimmert (n. $^1/_4$ St.) (*Hrm.*). [CK 83] Druck äußerlich auf der linken Schläfe, bei Berührung heftiger (n. $^1/_4$ St.). [RAL (25)]

Ein Stich an der Mitte der Stirne, wo die Haare anfangen. [CK 84] Ein spitziger Stich an der Mitte der Stirne, wo die Haare anfangen. [RAL 16]

Stechen äußerlich auf der Stirn, wie mit Nadeln (n. 24 St.) (*Hrm.*). [CK 85] Nadelstiche auf der Stirne, äußerlich (n. 24 St.). [RAL (22)]

Stechen auf dem Stirnbeine, wie ein langsames Ziehen (n. 6 St.) (*Fz.*). [CK 86; RAL (21)]

Es schüttelt ihm den Kopf seitwärts und auf und nieder. [CK 87; RAL 17: in Klammern]

■   **Augen**

In den Augen, beim Sehen ein Gefühl, wie bei starker Erhitzung, als wenn das Blut auf den Seh-Nerven drückte. [CK 88] Beim Sehen ein Gefühl in den Augen, wie bei starker Erhitzung, als wenn das Blut stark auf den Sehnerven drückte. [RAL 23]

Schwäche-Gefühl und Drücken in den Augen. [CK 89] Gefühl von Schwäche und Drücken in den Augen. [RAL 21]

Druck auf dem linken Auge, von außen nach innen (n. 8 T.) (*Hrm.*). [CK 90; RAL (26): mit Hervorhebung]

Drückender Schmerz auf dem rechten Augapfel, von oben nach unten (*Hrm.*). [CK 91; RAL (27)]

Druck-Schmerz auf dem rechten Augapfel, von außen nach innen, heftiger bei Berührung (n. 6 St.) (*Hrm.*). [CK 92] **Drückender Schmerz auf dem rechten Augapfel, von außen nach innen, bei Berührung heftiger** (n. 6 St.). [RAL (28)]

Drücken in den Augen, als wenn etwas Fremdes hinein gerathen wäre. [CK 93] Drücken im Auge, als wenn was Fremdes hineingerathen wäre. [RAL 22]

Ungeheurer, krampfhafter Druck im hinteren Umfange der linken Augenhöhle (*Gr.*). [CK 94] Ungeheurer Druck in der linken Augenhöhle, fast wie Krampf, hinten am innern Umfange. [RAL (29)]

Gefühl von Herauspressen des linken Augapfels in seinem innern obern Winkel (*Fz.*). [CK 95] Empfindung von Herauspressen des linken Augapfels, in seinem innern obern Winkel. [RAL (31)]

Spannen in den Augen, welches das Sehen erschwert (n. 1 St.) (*Hrm.*). [CK 96; RAL (32)]

Ungeheures Spannen in den Augen, mit Verminderung der Sehkraft, heftiger, wenn er die Augen auf etwas heftet, gelinder, wenn er sie schließt (n. 9 T.) (*Hrm.*). [CK 97] **Ungeheures Spannen in** den Augen mit Verminderung der Sehkraft; er kann nichts genau unterscheiden, weil er alles doppelt sicht und sich ihm ein Gegenstand mit dem andern vermischt darstellt; der Spann-schmerz ist heftiger, wenn er die Augen auf etwas heftet, und weniger heftig, wenn er sie zuschließt (n. 9 Tagen.). [RAL (33)]

Feines Reißen in der rechten Augenhöhle, nahe am äußern Augenwinkel (n. 5 St.) (*Hrm.*). [CK 98] Feines Reißen in der rechten Augenhöhle, in der Nähe des äußern Augenwinkels (n. 5 St.). [RAL (30)]

Stumpfer Stich an der linken Augenhöhle unten, nach außen zu. [CK 99; RAL 25]

Mehre einzelne Stiche im innern Winkel und im Lide des linken Auges (n. 36 St.) (*Hrm.*). [CK 100] Mehre einzelne Stiche im innern Winkel des linken Auges und im Augenlide selbst (n. 36 St.). [RAL (34)]

Beißender Schmerz am linken obern Augenlide. [CK 101; RAL 26]

Eine Art Brennen in den Augen. [CK 102; RAL 24: in Klammern]

Jücken und Brennen im rechten Augenwinkel. [CK 103]

Unschmerzhaftes, glattes Knötchen auf dem rechten untern Augenlid-Rande. [CK 104; RAL 27]

Geschwulst der untern Augenlider (*Fr. H.*). [CK 105; RAL (39)]

Bläuliches Ansehn der innern Augenwinkel. [CK 106] (Bläulichte innere Augenwinkel.) [RAL 28]

Aufgetriebene, hervorgetretene Augen. [CK 107]

Verengerung der Pupillen (n. 2, 4 St.) (*Lgh.*). [CK 108; RAL (35): mit Hervorhebung]

Erweiterung der Pupillen (n. 3½ St.) (*Lgh.*). [CK 109; RAL (36): mit Hervorhebung]

Undeutliches Sehen, als ob ein schwarzer Flor vor die Augen gezogen wäre (n. 6 T.) (*Hrm.*). [CK 110] Es ist, als ob ein schwarzer Flor über die Augen gezogen wäre, wodurch das deutliche Sehen erschwert wird (n. 6 Tagen.). [RAL (38)]

Es vergeht ihm die Sehkraft auf einen Augenblick. [CK 111]

Halbsichtigkeit, als ob die obere Hälfte des Auges mit einem schwarzen Körper bedeckt wäre, so daß er nur mit der niederen Hälfte die unteren Gegenstände sehen kann, die oberen hingegen unsichtbar bleiben (*Hrm.*). [CK 112] Es ist, als ob die obere Hälfte des rechten Auges mit einem schwarzen Körper bedeckt wäre, so daß er nur mit der untern Hälfte die niedern Gegenstände sehen kann, die obern hingegen unsichtbar bleiben. [RAL (37)]

Er kann nichts genau unterscheiden, **weil er alles doppelt sieht, und sich ihm ein Gegenstand mit dem andern vermischt darstellt,** bei heftigem Spannen in den Augen (*Hrm.*). [CK 113] Ungeheures Spannen in den Augen mit Verminderung der Sehkraft; er kann nichts genau unterscheiden, weil er alles doppelt sicht und sich ihm ein Gegenstand mit dem andern vermischt darstellt; der Spannschmerz ist heftiger, wenn er die Augen auf etwas heftet, und weniger heftig, wenn er sie zuschließt (n. 9 Tagen.). [RAL (33)]

Feuerfunken vor den Augen. [CK 114] Jähling vor den Augen entstehende Feuerfunken[10]. [RAL 29]

■ Ohren

In den Ohren, Spannen. [CK 115]

Drückendes Reißen im linken äußern Gehörgange (n. ¾ St.) (*Hrm.*). [CK 116; RAL (43)]

Knistern im linken Ohre. [CK 117; RAL 31]

Brummen vor dem linken Ohre. [CK 118; RAL 30]

Brausen in den Ohren, früh, im Bette. [CK 119] Früh im Bette Ohrenbrausen. [RAL 32]

Die Ohrdrüse ist schmerzhaft bei Berührung, wie gedrückt oder gequetscht. [CK 120] Die Drüse unter dem Ohrläppchen (Ohrdrüse) ist sehr schmerzhaft bei Berührung, wie eine zwischen den Fingern gedrückte und gequetschte Drüse. [RAL 44]

■ Nase

Das Nasen-Bein rechter Seite und der angrenzende Theil des Oberkiefers **ist schmerzhaft bei Berührung,** vorzüglich da, wo der Gesichts-Nerve heraustritt. [CK 121] **Das Nasenbein rechter Seite und der angränzende Theil des Oberkiefers ist schmerzhaft bei Berührung, vorzüglich da, wo der Gesichtsnerve heraustritt.** [RAL 35]

Jücken an den Nasenlöchern. [CK 122]

Zucken an der Scheidewand der Nase, von oben herab (*Wl.*). [CK 123; RAL (47)]

Beißender Schmerz unten in der Nase (*Fr. H.*). [CK 124; RAL (49)]

Beißender Schmerz unten in der Nase, daß ihm die Thränen in die Augen treten; wie bei Niesereiz von starkem Sonnenlichte, oder bei hoher reli-

---

[10] Feuerfunken im Auge sind das gewöhnliche Vorspiel von partieller Lähmung des Sehnerven, oder Verdunkelung des Gesichts durch schwarze, stets vorschwebende Flecke, die auch in einem Falle durch Gold von mir geheilt ward.

giöser Wehmuth, oder beim höchsten Grade des Mitleides (*Fz.*). [CK 125] Beißender Schmerz unten in der Nase, so daß ihm die Thränen in die Augen treten – wie wenn starkes Sonnenlicht zum Niesen reizen will, oder wie bei hoher religiöser Wehmuth, oder dem höchsten Grade des Mitleids. [RAL (50)]

Kitzelndes Kriebeln in den Nasenflügeln, wie beim Schnupfen, zuweilen mit Reiz zum Kratzen (*Lgh.*). [CK 126] Ein kitzelndes Kriebeln inwendig in den Nasenflügeln, wie während des Schnupfens (n. 2 St.) (*Langhammer*, a. a. O.). [RAL (44)] **Ein kitzelndes Kriebeln inwendig in den Nasenflügeln, was zum Kratzen zwang** (n. 2½ und 21 St.). [RAL (45)]

Wundheits-Gefühl in der Nase (*Fr. H.*). [CK 127; RAL (51)]

Wundheits-Schmerz in beiden Nasenlöchern, besonders beim Anfassen. [CK 128; RAL (52)]

Geschwürige, zugebackene, schmerzhafte Nasenlöcher, daß er keine Luft durch die Nase bekommen kann. [CK 129] Er hat keine Luft durch die Nase; die Nasenlöcher sind geschwürig und zugebacken und thun weh. [RAL 37]

Geschwürige Kruste im rechten Nasenloche, fast unschmerzhaft, gelblich und beinahe trocken (*Fr. H.*). [CK 130; RAL (53)]

Geschwulst der Nase, im Zimmer, nach Gehen im Freien. [CK 131] Nach Gehen im Freien schwillt die Nase in der Stube an. [RAL 36]

Geschwulst und Röthe an und unter dem rechten Nasenloche (*Fr. H.*). [CK 132] Geschwulst an und unter dem rechten Nasenloche, mit Röthe. [RAL (55)]

Dunkle, braunrothe, wenig erhabne Flecken auf der Nase, die bloß bei Berührung drückend schmerzen (n. 24 St.) (*Hrm.*). [CK 133; RAL (54)]

Geruch sehr fein; es rieht ihm Alles zu stark. [CK 134] Höchst feiner Geruch: es riecht ihm alles zu stark (n. 48 St.). [RAL 40]

Der Dampf des Lichtes fällt seinem Geruche widrig auf. [CK 135]

Oefters ein süßlicher Geruch in der Nase. [CK 136]

Vorübergehender Branntwein-Geruch in der Nase, mit Brust-Beklemmung. [CK 137; RAL 38]

Fauliger Geruch in der Nase, beim Schnauben. [CK 138] (Beim Schnauben spürt er einen fauligen Geruch in der Nase.) [RAL 39]

■ **Gesicht**

Im Gesichte, heftiges Reißen im Jochbeine (*Gr.*). [CK 139] Ungeheures Reißen im Stirnfortsatze des Jochbeins (*Groß*, a. a. O.). [RAL (41)] Im rechten Jochbeine ein Reißen. [RAL (42)]

Ziehendes Reißen auf der linken Gesichts-Seite (n. 2 St.) (*Wl.*). [CK 140; RAL (40)]

Spannung in den Backenbeinen und den Ohren. [CK 141]

Stich-Schmerz in der einen Backe (d. 1. T.). [CK 142]

Brennende Stiche im Jochbeine. [CK 143]

Jückendes Stechen, wie von Nadeln, auf der rechten Gesichtsseite. [CK 144] Auf der rechten Gesichtsseite jückendes Nadelstechen. [RAL 19]

Ausschlag im Gesichte von feinen Blüthchen mit Eiterspitzen, einige Stunden lang. [CK 145] Im Gesichte, am Halse und auf der Brust ein Ausschlag von feinen Blüthchen mit Eiterspitzchen, einige Stunden lang. [RAL 20]

Gedunsenes, glänzendes Gesicht, wie von Schweiß, mit aufgetriebenen, hervorgetretenen Augen. [CK 146] Im Gesichte gedunsen und glänzend, wie von Schweiße; die Augen wie aufgetrieben und hervorgetreten. [RAL 18]

Geschwulst beider Backen, nebst Geschwulst der Lippen und der Nase, früh. [CK 147] Beide Backen, Lippen und Nase sind dick geschwollen (früh). [RAL 33]

Geschwulst einer Backe, mit Ziehen und Reißen in den obern und untern Kieferknochen, und Mucken und Hacken in den Zähnen, die zu lang deuchten. [CK 148] **Geschwulst der einen Backe**, mit Ziehen und Reißen im Ober- und Unterkiefer, und wie Mucken und Hacken in den Zähnen, die wie höher sind. [RAL 34]

An der Unterlippe, ein brennendes Bläschen im Rothen. [CK 149] (Am Rothen der Unterlippe ein brennendes Bläschen.) [RAL 41]

Am Kinn, Reißen in der rechten Hälfte desselben (*Gr.*). [CK 150] In der rechten Hälfte des Kinnes ein Reißen. [RAL 58]

Am Unterkiefer der rechten Seite, reißender Druck, durch Daraufdrücken vergehend (*Hrm.*). [CK 151] Reißender Druck am rechten Unterkiefer, besonders dem aufsteigenden Aste desselben, wo er sich nach Draufdrücken verlor (n. ½ St.). [RAL (56)]

Absetzendes, stumpfes Stechen am äußern Rande des Unterkiefers (*Gr.*). [CK 152] Am äußern

Rande des Unterkiefers, absetzendes, stumpfes Stechen (n. 24 St.). [RAL (57)]

Eine Drüse am Unterkiefer schmerzt, als wenn sie geschwollen wäre. [CK 153] Schmerz in der einen Unterkieferdrüse, als wenn sie geschwollen wäre. [RAL 43]

Dumpf drückender Schmerz für sich und beim Schlucken, in einer Drüse unter dem Unterkiefer-Winkel. [CK 154] Dumpfdrückender Schmerz für sich und beim Schlucken in der Drüse unter dem Unterkieferwinkel, wie bei einer Halsdrüsengeschwulst (n. 3 St.). [RAL 42]

■ Mund und innerer Hals

Die Zähne der obern vordern Reihe sind sehr empfindlich beim Kauen. [CK 155] Beim Kauen sind die obern Vorderzähne sehr empfindlich. [RAL 46]

Beim Kauen, jähling ein heftiger Stumpfheits-Schmerz in einem obern Backenzahne. [CK 156]

Mucken und Hacken in den Zähnen, mit Backen-Geschwulst. [CK 157]

Zuckender Schmerz in der obern Zahnreihe (*Fr. H.*). [CK 158; RAL (61)]

Stumpfes Reißen in beiden hintersten Backenzähnen des rechten Oberkiefers, durch Berührung und Essen erregt, während einer schmerzhaften Geschwulst des Zahnfleisches (*Hrm.*). [CK 159] Anschwellung des Zahnfleisches an den hintersten, rechten, obern Backzähnen, mit drückendem Wundheitsschmerze bei Berührung und beim Essen, wodurch sich der Schmerz in die beiden hintersten Backzähne fortzieht, wo es zu einem stumpfen Reißen wird (n. 14 Tagen). [RAL (60)]

Zahnschmerz von in den Mund dringender Luft. [CK 160]

Einzelne Stiche in den Zähnen. [CK 161; RAL 47: in Klammern]

Gefühl von Stumpfheit der Backenzähne (n. $\frac{1}{2}$ St.). [CK 162; RAL 49]

Lockerheit der Zähne, selbst der vorderen, in jählingen Anfällen. [CK 163] Jählinger Anfall von schmerzhaft lockern Zähnen, selbst der vordern Schneidezähne. [RAL 48]

Zahnfleisch-Geschwulst an den Backenzähnen des rechten Oberkiefers, mit drückendem Wundheits-Schmerze bei Berührung und beim Essen (*Hrm.*). [CK 164] Anschwellung des Zahnfleisches an den hintersten, rechten, obern Backzähnen, mit drückendem Wundheitsschmerze bei Berührung und beim Essen, wodurch sich

der Schmerz in die beiden hintersten Backzähne fortzieht, wo es zu einem stumpfen Reißen wird (n. 14 Tagen). [RAL (60)]

Schmerzhafte Eiter-Bläschen am Zahnfleische, als wollte eine Zahnfistel entstehen. [CK 165]

Zahnfleisch-Geschwür, mit Geschwulst der Backen (n. 10 T.). [CK 166] Zahnfleischgeschwür und geschwollene Backen (n. 4 Tagen.). [RAL 50]

In der Gaumen-Gegend, eine Art Drücken, mehre Stunden lang. [CK 167] Eine Art Drücken in der Gegend des Gaumens, mehre Stunden anhaltend. [RAL 51]

Anfälle von Auseinanderdehnen des Schlundes, wie beim Erbrechen, doch ohne Uebelkeit. [CK 168] (Anfälle von Auseinanderdehnen des Schlundes, wie zum Erbrechen, doch ohne Uebelkeit.) [RAL 52]

Ein schmerzhaftes Hinderniß des Schluckens in der linken Seite des Schlundes. [CK 169]

Stechender Wundheits-Schmerz im Halse, bloß beim Schlingen. [CK 170] (Halsweh, wie stechende Wundheit, bloß beim Schlingen.) (n. 7 Tagen.). [RAL 53]

Angenehm süßlicher Speichel läuft im Munde zusammen (*Fz.*). [CK 171] Es läuft ihm angenehm süßlichter Speichel im Munde zusammen. [RAL (63)]

Viel Schleim im Rachen, mehre Tage. [CK 172] (Viel Rachenschleim, mehre Tage.) [RAL 54]

Oft Schleim im Rachen, der sich ausrachsen läßt, aber doch das volle Einziehen des Athems hindert (n. 2 St.) (*Fz.*). [CK 173] Schleim im Rachen, der sich ausraksen läßt, aber doch das volle Einziehen des Athems verhindert (n. 2 St.). [RAL (106)]

Uebler Geruch aus dem Munde, Abends und die Nacht, ohne daß er selbst etwas merkt. [CK 174; RAL 62]

Geruch aus dem Munde, wie nach altem Käse. [CK 175; RAL 61]

Faulichter Geruch aus dem Munde. [CK 176; RAL 60]

Der Geschmack im Munde ist fade. [CK 177] Fader Geschmack im Munde. [RAL 57]

Süßer Geschmack vorn auf der Zunge. [CK 178] Süßigkeit vorne auf der Zunge. [RAL 56]

Angenehmer, milchichter Geschmack im Munde. [CK 179; RAL 55]

Faulichter Geschmack im Munde, wie faules Wildpret, außer dem Essen. [CK 180] Fauliger Geschmack im Munde, außer dem Essen, wie faules Wildpret. [RAL 58]

Säuerlicher Geschmack im Munde, zuweilen (n. 2¹/₂ St.). [CK 181] Zuweilen ein säuerlicher Geschmack im Munde (n. 2¹/₂ St.). [RAL 59]

Bittrer Geschmack im Munde, mit Trockenheits-Empfindung (n. 8 St.) (*Lgh.*). [CK 182; RAL (62)]

■ **Magen**

Viel Durst, 6 Tage lang (*Fr. H.*). [CK 183; RAL (66)]

Zu nichts Appetit; er kann nur kalte Milch und Semmel genießen. [CK 184]

Widerwille gegen Fleischspeisen. [CK 185]

Großes Verlangen auf Kaffee. [CK 186]

Es zwingt ihn, sehr hastig zu essen, besonders beim Anfange der Mahlzeit. [CK 187]

Das Essen schmeckt ihm recht kräftig, befriedigt aber seinen Appetit nicht ganz, und er hätte gleich wieder essen können. [CK 188; RAL (64)]

Während des Essens vergeht die Bangigkeit des Gemüthes (*Fz.*). [CK 189] Während des Essens vergeht die Bangigkeit. [RAL (65)]

Uebelkeit im Magen und Halse (*Hrm.*). [CK 190; RAL (67)]

Uebelkeits-Empfindung; ein Unbehagen aus dem Magen und Unterleibe. [CK 191]

Heben, wie zum Erbrechen, bei Drücken im Unterleibe (*Fr. H.*). [CK 192] Drücken im Unterleibe, und es hebt ihr wie zum Erbrechen. [RAL (68)]

Es stößt ihm nach dem Geschmacke des Getränks (des Bieres) auf. [CK 193]

Magen-Schmerz, wie von Hunger. [CK 194; RAL 64]

Drücken in der Magen-Gegend, Mittags. [CK 195] (Mittags, Drücken in der Gegend des Magens.) [RAL 65]

Geschwulst der Herzgrube und des ganzen Oberbauches, mit Stich-Schmerz beim Daraufdrücken oder fest Zusammenschnüren. [CK 196] Herzgrube wie angeschwollen; auch der ganze Oberbauch angeschwollen, und wenn man da drückt, oder die Person sich einschnürt, so sticht's da. [RAL 63]

■ **Abdomen**

In der Hypochonder-Gegend, anhaltendes Drücken, wie von Blähungen, vorzüglich nach einigem Genusse von Speise oder Trank, oft durch Bewegung und Gehen erhöht, vergeht ohne Winde-Abgang. [CK 197] Drücken (anhaltendes) in der Unterribbengegend, wie von Blähungen, vorzüglich nach einigem Genusse (Essen oder Trinken), oft durch Bewegung und Gehen erhö-

het; es vergeht zuletzt fast ohne Abgang von Blähungen. [RAL 67]

Stechen im linken Hypochonder, wie Milzstechen. [CK 198] Nachmittags Stechen in der linken Bauchseite, wie Milzstechen. [RAL 73]

Im Unterleibe, Schwere, bei eiskalten Händen und Füßen. [CK 199] Schwere im Unterleibe, bei eiskalten Füßen und Händen. [RAL 72]

Drücken im Unterleibe. [CK 200; RAL 66]

Spannender Druck im Unterbauche, gerade unter dem Nabel, und zu beiden Seiten in den Lenden-Gegenden, mit Gefühl von Vollheit (n. 53 St.) (*Hrm.*). [CK 201] **Spannender Druck im Unterbauche, gerade unter dem Nabel und zu beiden Seiten in den Lendengegenden, mit Gefühl von Vollheit, unter dem Nabel am heftigsten** (n. 53 St.). [RAL (69)]

Spannender Druck im Unterbauche und den Lenden-Gegenden, mit Noththun zum Stuhle (n. 6 T.) (*Hrm.*). [CK 202] **Spannender Druck im Unterbauche zu beiden Seiten in den Lendengegenden, am heftigsten aber gerade unter dem Nabel, mit Noththun zum Stuhle** (n. 6 Tagen.). [RAL (70)]

Kneipender Schmerz im Unterbauche, bald hier, bald da (n. 12 St.) (*Hrm.*). [CK 203; RAL (72): mit Hervorhebung]

Kolik von dumpfem Kneipen und Schneiden im Bauche, drauf Durchfall-Stuhl und nach dem Stuhle, aufgetriebener Unterleib. [CK 204]

Zusammenziehungs-Gefühl, schmerzhaftes, im Unterleibe. [CK 205] Schmerz, wie Zusammenziehung im Unterleibe. [RAL 74]

Einzelne Risse in der rechten Bauchseite, bis unter die Ribben herauf, als wenn daselbst alles zertrümmert würde, was ihn zwingt, sich krumm zusammen zu biegen; im Sitzen (n. 36 St.) (*Fz.*). [CK 206; RAL (71)]

Zerschlagenheits-Schmerz in der rechten Unterbauchs-Gegend, im Sitzen, der beim Aufstehen und Heranziehen des Schenkels vergeht (n. 24 St.) (*Fr.*). [CK 207] Schmerz wie zerschlagen in der rechten Unterbauchsgegend, im Sitzen, der beim Aufstehen, und wenn er den Schenkel heranzieht, vergeht (n. 24 St.). [RAL (77)]

Kolik im Unterleibe (*Ephem. nat. cur. Dec.* II. *ann.* 6. *app.* S. 6.). [CK 208] Kolik[11]. [RAL (76)]

Zuckendes Zwicken in der linken Backenseite, wovon er erschrickt und zusammenfährt (n. 6 St.) (*Wl.*). [CK 209] Ein zuckendes Zwicken in der

---

[11] Von verschlucktem Golde.

linken Beckenseite, wovon er erschrickt und zusammenfährt (n. 4 St.). [RAL (80)]

Im Schooße, Schmerz, wie von einer geschwollenen Leistendrüse. [CK 210] Schmerz im Schooße, wie von einer geschwollenen Leistendrüse. [RAL 75]

Ungelenkigkeit und Steifigkeits-Schmerz in der Schooßbiegung und den Flechsen der Lendenmuskeln, beim Gehen und von einander Spreizen der Beine, wie nach einer starken Fußreise (n. 3½ St.). [CK 211] In der Schooßbiegung und den Lendenmuskelflechsen eine Ungelenkigkeit und ein Steifigkeitsschmerz beim Gehen und Voneinander-Spreitzen der Füße, wie nach einer starken Fußreise (n. 3½ St.). [RAL 79]

Ziehen aus dem Schooße in die Oberschenkel herab. [CK 212; RAL 78]

Ziehschmerz im Schamberge. [CK 213]

Brennschmerz am sonst gesunden Bauchringe. [CK 214]

Schneidende Stöße in beiden Schößen, wobei er den Bauch ein- und die Füße heranzuziehen genöthigt ist (*Wl.*). [CK 215; RAL (78)]

Schwäche im Schooße. [CK 216; RAL 77]

Drängen im rechten Bauchringe, als wollte ein Bruch heraustreten, im Sitzen beim Ausdehnen des Körpers; vergeht beim Aufstehen (*Fz.*). [CK 217] Drängen im rechten Schooße, im Bauchringe, als wollte ein Bruch heraustreten, im Sitzen; beim Ausdehnen des Körpers; im Aufstehen vergeht es. [RAL (79)]

Austreten eines Leistenbruches, mit großem Schmerze, wie Klamm; in den Bruch scheinen Blähungen zu treten. [CK 218; RAL 76]

Blähungen plagen ihn sehr; sie versetzen sich unter den linken Ribben, mit Stichschmerz. [CK 219]

Blähungs-Kolik, bald nach den leichtesten, mäßigsten Genüssen. [CK 220; RAL 69]

Blähungs-Kolik nach Mitternacht; es entstehen schnell eine Menge Blähungen, die, keinen Ausgang findend, hie und da schmerzhaft drücken und stämmen, und Bänglichkeit verursachen; in Ruhe und bei Bewegung gleich. [CK 221] Blähungskolik um Mitternacht: es entstehen schnell eine Menge Blähungen, die keinen Ausgang finden und sich hie und da schmerzhaft erheben, drücken und stemmen und Bänglichkeit verursachen, in Ruhe und bei Bewegung gleich. [RAL 68]

Kollern im Unterleibe. [CK 222; RAL 70]

Knurren im Bauche. [CK 223; RAL 71]

Knurren im Unterbauche (*Hrm.*). [CK 224; RAL (74): mit Hervorhebung]

Kollern und Knurren im Bauche (n. 1 St.) (*Hrm.*). [CK 225] **Knurren und Kollern im Unterbauche** (n. 1 St.). [RAL (73)]

■ Rektum

Viel Abgang von Winden (d. 1. T.). [CK 226]

Abgang vieler, sehr übelriechender Winde (n. 8 St.) (*Hrm.*). [CK 227] **Abgang vieler und sehr übelriechender Blähungen** (n. 8 St.). [RAL (75)]

Unbehaglichkeit im Unterbauche, mit Empfindung, als sollte er zu Stuhle gehen, besonders nach Tische (n. 36 St.) (*Hrm.*). [CK 228] **Unbehaglichkeit im Unterbauche und Empfindung, als sollte er zu Stuhle gehen, besonders nach Tische** (n. 36 St.). [RAL (84)]

Stuhlverstopfung zu drei Tagen (*Gr.*). [CK 229] Dreitägige Leibesverstopfung. [RAL (87)]

Sehr dick geformter, schwer abgehender Stuhl. [CK 230] Sehr dick geformter und deßhalb mühsam abgehender Koth. [RAL 83]

Täglich sehr harter, knotiger Stuhl (d. ersten Tage.). [CK 231]

Alle Morgen gelinder Stuhl mit etwas Kneipen. [CK 232; RAL 80]

Ungewöhnlich reichlicher Stuhl, Abends (n. 10 St.). [CK 233; RAL 81]

Häufiger, aber gewöhnlicher Stuhl (n. 16 St.) (*Hrm.*). [CK 234; RAL (86): mit Hervorhebung]

Durchfall (*Fr. H.*). [CK 235; RAL (85)]

Nacht-Durchfall mit vielem Brennen im Mastdarme. [CK 236; RAL 82]

(Weiß gelblicher Stuhl.) [CK 237] (Weißgilblichter Stuhl.) [RAL 84]

Der Rand des Afters ist schmerzhaft geschwollen. [CK 238]

Im After und Mastdarme scharfe Stiche (*Hrm.*). [CK 239] Scharfe Stiche im After und Mastdarme (n. ¾ St.). [RAL (83)]

■ Harnwege

Zum Harnen beständiger Trieb, wobei aber wenig, jedoch natürlicher Urin abgeht (*Gr.*). [CK 240] Beständiger Trieb zum Harnen, wobei wenig, jedoch natürlicher Urin abgeht. [RAL (88)]

Es geht mehr Urin ab, als er Getränk zu sich nimmt. [CK 241; RAL 85: in Klammern]

Trüber Harn, wie Buttermilch, mit hohem Schleim-Satze. [CK 242]

In der Harnröhre, stumpf stechendes Reißen (*Hrm.*). [CK 243] Stumpfstechendes Reißen in der Harnröhre. [RAL (89)]

■ **Geschlechtsorgane**

Geschlechtstrieb sehr erhöht, da er doch lange Zeit bei ihm geschlafen hatte. [CK 244] Sehr erhöheter Geschlechtstrieb – der doch vorher lange Zeit bei ihm geschlafen hatte. [RAL 87]

Viel Drang zum Beischlafe, früh nach dem Aufstehen, mit heftigen Erektionen. [CK 245] Früh nach dem Aufstehen heftige Erectionen und Drang zum Beischlafe (n. 16 und 40 St.). [RAL 86]

Er konnte vor erregtem Geschlechts-Triebe die ganze Nacht nicht schlafen, bis er ihm durch den Beischlaf genügte (d. 1. Nacht.). [CK 246]

Zwei Nächte voll geiler Phantasie-Erregtheit bei schlaffer, kleiner Ruthe (d. 2., 3. N.). [CK 247]

Erektionen, viele Nächte nach einander. [CK 248; RAL 88]

Nächtliche Erektionen, ohne Samen-Ergießungen (d. 1. N.) (Wl.). [CK 249] Nächtliche Erectionen, ohne Samenergießung (d. erste Nacht). [RAL (90)]

Nächtliche Erektionen und Pollutionen (Gr.). [CK 250] **In der Nacht, Erectionen und Pollutionen.** [RAL (93)]

Pollutionen, Nachts (d. ersten Nächte.) (Wl.). [CK 251] Nächtliche Samenergießungen (d. folgenden Nächte). [RAL (91)]

Nächtliche Pollutionen mit wohllüstigen Träumen (n. 7 T.) (Hrm.). [CK 252] Nachts, Samenergießung mit wollüstigen Träumen (n. 7 Tagen.). [RAL (92)]

Pollutionen, drei Nächte nach einander, ohne nachfolgende Schwäche. [CK 253] Samenergießungen, drei Nächte nach einander, ohne nachfolgende Schwäche. [RAL 89]

Vorsteherdrüsen-Saft dringt aus schlaffer Ruthe. [CK 254] Aus schlaffer Ruthe dringt Vorsteherdrüsen-Saft. [RAL 91]

In der Ruthe, schmerzhaftes Zucken, nach hinten zu. [CK 255] (Sehr schmerzhaftes Zucken in der Ruthe nach hinten zu.) [RAL 90]

An der Eichel, Nadelstiche an der Spitze derselben, und auf jeden Stich folgt augenblicklich ein gleicher über dem Nabel, nach der Herzgrube zu (n. 3 St.) (Wl.). [CK 256] Nadelstiche an der Spitze der Eichel; auf jeden folgt augenblicklich ein Stich über dem Nabel nach der Herzgrube zu (n. 3 St.). [RAL (95)]

Stechendes Reißen an der Eichel, wenn es ihn zum Harnen nöthigt (n. 3 St.) (Wl.). [CK 257; RAL (94)]

Am Hodensacke, Jücken. [CK 258] Jücken am Hodensacke. [RAL 92]

Im rechten Hoden, drückend spannender Schmerz, wie von Quetschung (n. 3½ St.) (Lgh.). [CK 259] Drückend spannender Schmerz im rechten Hoden, wie von Quetschung (n. 3½ St.). [RAL (96)]

Geschwulst des rechten **Hodens,** mit drückendem Schmerze bloß bei Berührung und Reibung, was mehre Abende um 6 Uhr anging, und gegen 11 Uhr wieder aufhörte (n. 5 T.) (Hrm.). [CK 260] **Anschwellung des untern Theils des rechten Hodens, mit drückendem Schmerze bloß bei Berührung und Reibung, welches mehre Abende um 6 Uhr anfing und gegen 11 Uhr wieder aufhörte** (n. 5 Tagen). [RAL (97)]

Wehenartige Schmerzen im Unterleibe, als wolle das Monatliche eintreten. [CK 261; RAL 93]

■ **Atemwege und Brust**

Gefühl von Verstopfung der Nase, wie im Stock-Schnupfen, und doch hat er gehörige Luft durch (n. 2½ St.) (Lgh.). [CK 262] Empfindung von Verstopfung der Nase, wie im Stockschnupfen, und doch hatte er gehörige Luft durch (n. 2½ St.). [RAL (46)]

Das Nasenloch scheint ihm verstopft zu seyn, ob er gleich Luft durch dasselbe bekommen kann (Fr. H.). [CK 263; RAL (48)]

Schnupfen (Fr. H.). [CK 264; RAL (98)]

Arger Fließ-Schnupfen. [CK 265]

Festsitzender, trockner Katarrh auf der Brust, früh beim Erwachen; er kann nur mit großer Mühe etwas sehr zähen Schleim los husten, und auch dieß erst nach dem Aufstehen aus dem Bette (n. 16 St.). [CK 266] Früh beim Erwachen auf der Brust festsitzender, trockner Katarrh; er kann nur mit großer Mühe etwas sehr zähen Schleim loshusten, und auch dieß nur erst nach dem Aufstehen aus dem Bette (n. 16 St.). [RAL 94]

Festsitzender Schleim oben in der Luftröhre, welcher schwer durch Kotzen abgeht. [CK 267] Zuweilen oben in der Luftröhre festsitzender Schleim, welcher schwer durch Kotzen abgeht, auch Schleim tiefer in der Lunge, welcher in Menge und leicht ausgeworfen wird; – bald darauf hatte er einen sehr freien Athem und war weitbrüstig (da er sonst gewöhnlich sehr engbrüstig war). [RAL 95]

Oefters Schleim tief in der Luftröhre, unter dem Kehlkopfe, den er mit der größten Anstrengung nicht los husten kann (Gr.). [CK 268; RAL (105)]

Schleim tief in der Lunge, welcher in Menge und leicht ausgeworfen wird; mit nachfolgendem sehr freien Athem und Weitbrüstigkeit (da er sonst sehr engbrüstig war). [CK 269] Zuweilen oben in der Luftröhre festsitzender Schleim, welcher schwer durch Kotzen abgeht, auch Schleim tiefer in der Lunge, welcher in Menge und leicht ausgeworfen wird; – bald darauf hatte er einen sehr freien Athem und war weitbrüstig (da er sonst gewöhnlich sehr engbrüstig war). [RAL 95]

Husten (*Fr. H.*). [CK 270; RAL (99)]

Husten, wegen Mangel an Athem, Nachts (*Hrm.*). [CK 271; RAL (104)]

Beim Husten, Pressung der Brust und im Unterleibe. [CK 272]

Beim Husten, Stiche unter den linken Ribben. [CK 273]

Oefteres tief Athmen. [CK 274]

Sie muß manchmal ganz tief athmen. [RAL 99]

Beim tief Athmen (und Gähnen), empfindliche Stiche unter den Ribben, welche das Athmen und Gähnen hindern; beim Schlafengehen aufhörend. [CK 275] Beim Tiefathmen und Gähnen empfindliche Stiche unter den Ribben, wodurch das Gähnen und Athmen verhindert wird, welches bei Schlafengehen aufhört. [RAL 100]

Beim Athemholen Stiche in der linken Brust. [CK 276]

Beim Athemholen scharfe Stiche, wie in der Seite der Harnblase. [CK 277] Beim Einathmen scharfe Stiche, (der Empfindung nach) in der Seite der Harnblase. [RAL 101]

Beim Ausathmen, Knurren oben in der Brust, bis in den Unterleib und den Schooß herab; darauf schnelles Herzklopfen mit Mattigkeit und Bangigkeit; dann Schlummer. [CK 278] (Beim Ausathmen ein Knurren oben in der Brust bis herab in den Unterleib und den Schooß, und nach dem Knurren ein sehr schnelles Herzklopfen mit Mattigkeit und Bangigkeit – hierauf Schlummer.) [RAL 98]

Schauder in der rechten Brust beim Gähnen. [CK 279]

Schweräthmigkeit. [CK 280]

Starke Brust-Beengung. [CK 281] Sehr starke Brustbeengung. [RAL 97]

Starke Engbrüstigkeit, beim Gehen im Freien. [CK 282] Starke Engbrüstigkeit beim Gehen in freier Luft. [RAL 96]

Engbrüstigkeit beim Lachen oder stark Gehen, als wenn die Brust zum Einathmen zu eng und vorn zu flach und zu platt wäre (n. 44 St.) (*Gr.*). [CK 283] Engbrüstigkeit: wenn er lacht, oder stark geht, ist ihm beim Einathmen die Brust zu enge, und scheint ihm vorne zu flach und zu platt zu seyn (n. 44 St.). [RAL (100)]

Ungeheure Beengung der Brust, mit Erschwerung des Athmens, Nachts (*Hrm.*). [CK 284] **Ungeheure Beengung der Brusthöhle mit Erschwerung des Athemholens, Nachts** (n. 58 St.). [RAL (102)]

Beengung der Brust, auch in der Ruhe und durch keine Lage erleichtert; **er holt immer tief Athem und kann nicht genug Luft schöpfen** (*Gr.*). [CK 285] **Engbrüstigkeit, auch im Sitzen und ohne Bewegung, und durch keine Lage erleichtert; er holt immer tief Athem und kann nicht genug Luft schöpfen.** [RAL (103)]

Beengung der Brust, mit stumpfen Stichen darin, beim Einathmen (*Hrm.*). [CK 286] **Beengung der Brusthöhle, und beim Einathmen hie und da stumpfe Stiche in der Brust.** [RAL (101)]

Beengung der Brusthöhle, mit Aengstlichkeit (n. 3 T.) (*Hrm.*). [CK 287] Gefühl von Aengstlichkeit, oft in Verbindung mit Beengung der Brusthöhle (n. 3 Tagen). [RAL (108)]

Drücken auf der rechten Brustseite, mit gewaltiger Angst (*Fz.*). [CK 288] Drücken auf der rechten Brustseite, in der Gegend der vierten Ribbe, welches ihm gewaltige Angst verursacht. [RAL (107)]

Drücken auf dem Brustbeine, mit emsigem, ängstlichen Wesen, als stände ihm eine große Freude bevor (*Fz.*). [CK 289] Auf dem Brustbeine, Drücken, mit einem emsigen, ängstlichen Wesen, als stände ihm eine große Freude bevor. [RAL (115)]

Drücken, wie von etwas Hartem, auf dem Brustbeine, mit ziehenden Rissen nach den Achseln zu (*Fz.*). [CK 290; RAL (118)]

Drücken, links neben der Herzgrube, unter den Knorpeln der obersten falschen Ribben, heftiger beim Ausathmen (n. 7 T.) (*Hrm.*). [CK 291] **Druck links neben der Herzgrube, unter den Knorpeln der obern falschen Ribben, heftiger beim Ausathmen** (n. 7 Tagen). [RAL (117)]

Stumpfes, beklemmendes Stechen unter den ersten drei Ribbenknorpeln der rechten Brust, welches bald wie ein daselbst steckender Pflock anhält, bald langsam absetzt, und im Gehen wenig gefühlt wird; äußerlich ist diese Stelle roth (n. 16 St.) (*Gr.*). [CK 292] **Ueber die ersten drei rechten Ribbenknorpel eine rothe Stelle,** und unter diesen Knorpeln, besonders dem zweiten, ein beklemmendes, stumpfes Stechen, welches bald wie ein daselbst steckender Pflock anhält, bald langsam absetzt; bei starkem Gehen aber fühlt er wenig davon (n. 16 St.). [RAL (116)]

Etliche sehr heftige Stiche in der Brust, über dem Herzen (n. 72 St.). [CK 293; RAL 102]

Scharfe Stiche auf dem Brustbeine (n. 2 St.) (*Wl.*). [CK 294; RAL (114)]

Stumpfe Stiche auf beiden Brustseiten, mit Hitze und Beklemmung in der Brust, durch Einathmen verstärkt (*Wl.*). [CK 295] Stumpfe Stiche auf beiden Brustseiten, nebst Gefühl von Hitze und Beklemmung in der Brust, durchs Einathmen verstärkt (n. 2 St.). [RAL (113)]

Stumpf stechender und schneidender Schmerz, rechts neben dem Brustbeine, unter den letzten wahren Ribben (*Hrm.*). [CK 296] **Stumpf schneidender und stechender Schmerz rechts neben dem Brustbeine, unter den letzten wahren Ribben.** [RAL (111)]

Stumpf schneidender Schmerz links neben dem Brustbeine, beim Einathmen heftiger (n. 9 T.) (*Hrm.*). [CK 297; RAL (112)]

Das Herz scheint im Gehen zu schüttern, als wenn es los wäre (*Fz.*). [CK 298] Im Gehen scheint das Herz zu schüttern, als wenn es los wäre. [RAL (110)]

Zuweilen ein einziger, sehr starker Herzschlag. [CK 299; RAL 104]

Herz-Klopfen (n.^{1}/$_2$ St.). [CK 300; [RAL 103: ohne Hervorhebung]

Heftiges Herz-Klopfen (n. 4 T.) (*Hrm.*). [CK 301; RAL (109)]

■ Rücken und äußerer Hals

An den Sitzknochen, kneipender Schmerz an der innern Seite (*Wl.*). [CK 302] Kneipender Schmerz an der innern Seite der Sitzknochen. [RAL (82)]

Im Kreuze, Schmerz, wie von Ermüdung (n. 3 St.). [CK 303] Schmerz im Kreuze, wie von Ermüdung (n. 3 St.). [RAL 105]

Schneiden über das Kreuz, im Sitzen, als würde da mit etwas Scharfem aufgedrückt (*Fz.*). [CK 304] Im Sitzen, Schneiden über das Kreuz, als würde da mit etwas Scharfem aufgedrückt. [RAL (119)]

Im Rückgrate, früh, so arger Schmerz, daß er kein Glied regen konnte. [CK 305] Schmerz, früh, so arg im Rückgrate, daß er kein Glied regen konnte. [RAL 106]

Druck, links neben den Lendenwirbeln und auf dem obern Rande des ungenannten Beines (*Hrm.*). [CK 306] **Druck links neben den Lendenwirbeln, gleich über dem ungenannten Beine und auf dem obern Rande desselben.** [RAL (121)]

Bloß beim Einathmen, ein scharfer durchdringender Schmerz in der rechten Lende. [CK 307]

Feines reißendes Stechen rechts neben den Lendenwirbeln, beim Daraufdrücken jedes Mal vergehend (*Hrm.*). [CK 308] Feines, stechendes Reißen rechts neben den Lendenwirbeln, beim Draufdrücken jedesmal vergehend (n. 2 St.). [RAL (120)]

Empfindliches Stechen, wie mit Nadeln, gleich unter dem rechten Schulterblatte, neben dem Rückgrate (n.^{1}/$_2$ St.) (*Gr.*). [CK 309] Rechts neben dem Rückgrate, gleich unter dem rechten Schulterblatte, ein empfindliches Stechen, wie mit Nadeln (n. ^{1}/$_2$ St.). [RAL (122)]

Reißender Schmerz an der innern Seite des Schulterblattes und unter demselben, beim Biegen des Körpers, nach hinten und links hin (n. 10 St.) (*Hrm.*). [CK 310] **Reißender Schmerz an der innern Seite des Schulterblattes und unter dem selben, beim Biegen des Körpers nach hinten und links hin** (n. 10 St.). [RAL (123)]

Im Nacken, Spannen, als wäre ein Muskel zu kurz, selbst in der Ruhe, doch stärker beim Bücken (n. 10 St.) (*Wl.*). [CK 311] Spannen im Nacken, als wäre ein Muskel zu kurz, selbst ohne Bewegung, beim Bücken stärker (n. 10 St.). [RAL (124)]

Am Halse, reißender Druck, rechts, an der unteren Seite, nahe am Schlüsselbeine (n. 14 T.) (*Hrm.*). [CK 312] Reißender Druck rechts an der untern Seite des Halses, nahe am Schlüsselbeine (n. 14 Tagen.). [RAL (59)]

Ruckweises, reißendes Stechen an den linken äußeren Hals-Muskeln (n. 7 T.). [CK 313; RAL 45: in Klammern]

Ausschlag von feinen Blüthen mit Eiterspitzen, am Halse und auf der Brust, einige Stunden lang. [CK 314] Im Gesichte, am Halse und auf der Brust ein Ausschlag von feinen Blüthchen mit Eiterspitzchen, einige Stunden lang. [RAL 20]

■ Extremitäten

Unter der Achselgrube reißendes Spannen (*Wl.*). [CK 315] Reißendes Spannen unter der Achselhöhle. [RAL (127)]

Auf der Achsel, feine Stiche (*Wl.*). [CK 316] Feine Stiche auf der Achselhöhle. [RAL (125)]

Wundheits-Schmerz der Achseln, auch ohne Berührung und Bewegung (*Fz.*). [CK 317] Wundheitsschmerz der Achseln, auch unberührt und unbewegt. [RAL (126)]

Am linken Arme herab, ein auf dem Knochen aufliegender, ziehender Schmerz, der bei Bewegung vergeht (*Fz.*). [CK 318; RAL (132)]

Druck am linken Oberarme in der Beinhaut (n. 48 St.) (*Hrm.*). [CK 319; RAL (131)]

Druck auf der untern Fläche und in der Mitte des rechten Oberarmes (*Hrm.*). [CK 320; RAL (130): mit Hervorhebung]

Reißender Druck an der vordern Fläche beider Oberarme (n. 15 T.) (*Hrm.*). [CK 321] Reißender Druck in der Mitte der vordern Fläche beider Oberarme (n. 15 Tagen.). [RAL (128)]

Feines Reißen im linken Oberarme, am stärksten beim Entblößen desselben (n. 8 St.) (*Wl.*). [CK 322; RAL (129)]

Im Ellenbogen-Gelenke des rechten Armes, klammartiges Reißen (*Gr.*). [CK 323] **Klammartiges Reißen tief innerlich in den Handwurzelknochen bald der rechten, bald der linken Hand, auch im rechten Ellbogengelenke; es zieht von der untern Reihe der Handwurzelknochen zu den obern hin, besonders in der Nacht, aber auch am Tage bemerkbar. [RAL (137)]**

Die Vorderarme sind schwer in der Ruhe, aber nicht bei Bewegung (n. 12 St.) (*Wl.*). [CK 324] Schwere der Vorderarme in der Ruhe, aber nicht bei Bewegung (n. 12 St.). [RAL (133)]

Druck auf der vordem Fläche des rechten Vorderarmes (*Hrm.*). [CK 325] **Druck an der vordern Fläche des rechten Vorderarms. [RAL (134)]**

Druck auf der äußern Seite des rechten Vorderarmes (n. 12 T.) (*Hrm.*). [CK 326; RAL (136)]

Absetzender, reißender Druck an der Inseite des linken Vorderarmes (*Hrm.*). [CK 327] Absetzend reißender Druck an der innern Fläche des linken Vorderarms (n. 3 Tagen). [RAL (135)]

In den Handwurzel-Knochen, Reißen (n. 8 St.) (*Hrm.*). [CK 328] Reißen in den rechten Handwurzelknochen (n. 8 St.). [RAL (138)]

Reißen in den Mittelhand-Knochen (*Hrm.*). [CK 329] **Reißen in den Mittelhandknochen und am hintersten Gliede des linken kleinen Fingers. [RAL (139)]**

Klammartiges Reißen in den Handwurzel-Knochen beider Hände, tief innen, von der untern Reihe zu der obern hinziehend, besonders Nachts, doch auch am Tage (*Gr.*). [CK 330]

Klammartiges Reißen tief innerlich in den Handwurzelknochen bald der rechten, bald der linken Hand, auch im rechten Ellbogengelenke; es zieht von der untern Reihe der Handwurzelknochen zu den obern hin, besonders in der Nacht, aber auch am Tage bemerkbar. [RAL (137)]

Klammschmerz in den Mittelhand-Knochen der linken Hand, besonders des Daumens, ohne Verhinderung der Bewegung (*Gr.*). [CK 331] Klammartiger Schmerz in den Mittelknochen der linken Hand, besonders des Daumens, welcher jedoch die Bewegung nicht hindert. [RAL (140)]

Picken, sehr schnell und fast stechend, zwischen Daumen und Zeigefinger. [CK 332] Sehr schnelles, anhaltendes, fast stechendes Picken zwischen Daumen und Zeigefinger. [RAL 109]

Jücken an der Hand, zwischen Daumen und Zeigefinger. [CK 333] Jücken zwischen Daumen und Zeigefinger. [RAL 108]

In den Finger-Gelenken, Ziehen (*Hpl.*). [CK 334] Ziehen in den Fingergelenken. [RAL (145)]

Reißen in den hintersten Gelenken der rechten Finger (n. 4 T.) (*Hrm.*). [CK 335] Reißen in den hintersten Gelenken der Finger der rechten Hand (n. 4 Tagen). [RAL (144)]

Reißen am hintersten Gliede des linken kleinen Fingers (*Hrm.*). [CK 336] **Reißen in den Mittelhandknochen und am hintersten Gliede des linken kleinen Fingers. [RAL (139)]**

Feines Reißen in den Fingern der rechten Hand (*Hrm.*). [CK 337] Feines Reißen im Ring- und Mittelfinger der rechten Hand (n. ³/₄ St.). [RAL (141)]

Feines Reißen im vordern Gliede des rechten Daumens (*Hrm.*). [CK 338; RAL (142)]

Stumpfes Reißen in den Gelenken der Finger beider Hände, welches sich oft bis in die Fingerglieder verbreitet (n. 5 T.) (*Hrm.*). [CK 339] Stumpfes Reißen in den Gelenken der Finger beider Hände, welches sich oft bis in die Glieder beider Seiten verbreitet (n. 5 Tagen). [RAL (143)]

Im Hüftgelenke, ein ungemeiner, lähmiger Schmerz, bloß beim Aufstehen vom Sitze und beim Gehen; nicht beim Sitzen. [CK 340]

Klammartiger Schmerz in der Hüft-Gegend, am innern Rande des Beckens, durch Reiben verstärkt (n. 36 St.) (*Wl.*). [CK 341] Klammartiger Schmerz am innern Rande des Beckens in der Hüftgegend, der durch Reiben stärker wird (n. 36 St.). [RAL (81)]

In den Hinterbacken-Muskeln fährt ein feiner Stich in einigen Krümmungen nach unten zu, einige Mal hinter einander (n. 16 St.) (*Wl.*). [CK 342] Ein feiner Stich fährt in einigen Krümmungen in den Hinterbackenmuskeln der rechten Seite hin, nach unten zu, einigemal wiederkehrend (n. 16 St.). [RAL (146)]

Der Oberschenkel ist wie gelähmt, und vor Steifigkeits-Schmerz, oben, in den Flechsen des Lenden-Muskels, nicht zu erheben. [CK 343] Eine Art Lähmung des Oberschenkels: er konnte ihn vor Steifigkeits-Schmerz oben in den Flechsen des Lendenmuskels nicht heben. [RAL 110]

Schwäche des Oberschenkels, beim Gehen. [CK 344]

Schmerz in der rechten Oberschenkel-Röhre, als wäre sie zerbrochen, wenn er den rechten Schenkel über den linken legt (*Fr.*). [CK 345] Empfindung in der rechten Oberschenkelröhre, wenn er den rechten Oberschenkel über den linken legt, als wäre erstere entzwei. [RAL (150)]

Wenn er beim Sitzen das linke Bein über das rechte schlägt, so scheinen die Muskeln des rechten Oberschenkels an der hintern Seite in einer zuckenden Bewegung zu seyn (*Gr.*). [CK 346] Wenn er beim Sitzen den linken Fuß über den rechten schlägt, so scheinen die Muskeln an der hintern Seite des rechten Oberschenkels, nach der Kniekehle zu, in einer zuckenden Bewegung zu seyn, was in einer andern Lage, oder wenn die Füße nicht über einander gelegt sind, nicht wahrzunehmen ist. [RAL (151)]

Drückend spannender Schmerz in den Muskeln des linken Oberschenkels, beim Gehen im Freien, durch Berührung, Stehen und Gehen nicht gebessert, wohl aber im Sitzen (*Lgh.*). [CK 347] Beim Gehen im Freien, ein drückend spannender Schmerz in den Muskeln des linken Oberschenkels, welcher bei Berührung, beim Stehen und Gehen nicht verging, wohl aber im Sitzen (n. 3 St.). [RAL (147)]

Klammartiges Ziehen in den Sehnen des Psoas-Muskels, welche den Oberschenkel beugen, bis in den Oberschenkel hinab, im Sitzen; im Aufstehen vergehend (*Fz.*). [CK 348] Klammartiges Ziehen in den, den linken Oberschenkel beugenden Sennen des Psoas-Muskels, bis in den Oberschenkel hinab, im Sitzen; beim Aufstehen vergehts. [RAL (148)]

Reißen im Oberschenkel, wie vom Wachsthume, bloß bei Bewegung, nicht im Sitzen (n. 24 St.). [CK 349; RAL 111]

Eine wund schmerzende Stelle entsteht Nachts, beim Liegen, auf der äußern Seite des linken Oberschenkels (*Gr.*). [CK 350] Auf der äußern Seite des linken Oberschenkels, in seiner Mitte, eine wie wund schmerzende Stelle (in der Nacht beim Liegen entstanden). [RAL (149)]

Im Knie des rechten Beines, einfacher Schmerz, beim Gehen. [CK 351] Beim Gehen ein einfacher Schmerz im rechten Kniee. [RAL 113]

Schmerzhafte Steifigkeit und Lähmigkeit der Kniee, in Ruhe und Bewegung. [CK 352; RAL 112]

Schmerz in den Knieen, als wären sie stark unterbunden, beim Sitzen und Gehen. [CK 353; RAL 115]

Schwachwerden des rechten Kniees vom Gehen, so daß beim Auftreten und nach dem Gehen in jeder Lage ein ziehender Schmerz darin fühlbar ist (n. 24 St.) (*Gr.*). [CK 354] Vom Gehen wird das rechte Knie geschwächt, so daß beim Auftreten und auch nach dem Gehen, in jeder Lage, noch eine Zeit lang ein ziehender Schmerz darin fühlbar ist (n. 24 St.). [RAL (152)]

Wanken in den Knieen. [CK 355; RAL 114]

Am Unterschenkel, auf dem linken Schienbeine, Drücken, beim Ausstrecken des Beines (*Fz.*). [CK 356] Drücken auf dem linken Schienbeine, wenn er den Unterschenkel ausstreckt. [RAL (153)]

Dumpfer, nagender Schmerz auf beiden Seiten des Unterschenkels, über den Fußknöcheln, nebst einzelnen scharfen Stichen in der Achill-Sehne, in der Ruhe, die bei Bewegung vergehen (n. 14 St.) (*Wl.*). [CK 357] Ueber den Fußknöcheln, auf beiden Seiten, dumpfer, nagender Schmerz, nebst einzelnen scharfen Stichen an der Achillsenne, in der Ruhe, welche bei Bewegung vergeht (n. 14 St.). [RAL (154)]

Kleine Erhöhungen am Unterschenkel und unter dem Kniee, die von geringem Reiben in dicke, harte Knoten unter der Haut ausarten (d. 5. 8. T.) (*Rl.*). [CK 358]

Knoten unter der Haut, wie Quaddeln, am Unterschenkel, über der Ferse und hinter den Knieen, mit starkem Jücken, so daß es beim Gehen kaum zu ertragen ist (d. 11. T.) (*Rl.*). [CK 359]

Kleinere und größere Erhöhungen an den Unterschenkeln und Waden, die wie Nessel-Blasen aussehen, sehr brennen und sich wie harte Knoten anfühlen, von schmuzig gelber Farbe, dabei flüchtig, nach ein paar Stunden wieder verschwinden und weniger im Zimmer, als im Freien entstehen (*Rl.*). [CK 360]

Harte, rothe Anschwellung des Unterschenkels vom Fußknöchel bis zur Wade, von geringem Reiben des Stiefels; nach kurzer Ruhe wieder vergehend (*Rl.*). [CK 361]

Im Fuße, im hohlen Theile der Sohle, Drücken, wie von etwas Hartem. [CK 362] Drücken, wie von etwas Hartem, im hohlen Theile der Fußsohle. [RAL 117]

Spannender Druck neben dem rechten innern Fußknöchel (n. 5 T.) (*Hrm.*). [CK 363; RAL (155)]

Ziehschmerz in den Füßen (*Rl.*). [CK 364]

Starkes Ziehen in beiden Fersen, Abends bei Schlafengehen (*Rl.*). [CK 365]

Lähmiges Ziehen im Mittelfuß-Knochen der großen Zehe, bis in die Spitze derselben (*Hrm.*). [CK 366] **Lähmiges Ziehen im rechten Mittelfußknochen der großen Zehe bis in die Spitze.** [RAL (156)]

Reißender Schmerz auf dem hintern Theile der rechten Fußsohle (n. 30 St.) (*Hrm.*). [CK 367; RAL (160)]

Heftige Stiche auf dem Fußrücken, hinter den Zehen. [CK 368] (Heftige Stiche hinter den Zehen auf dem Fußrücken.) [RAL 118]

Die Fersen schmerzen wie unterköthig, oder wie mit Blut unterlaufen. [CK 369] Die Fersen schmerzen wie unterköthig, oder als wenn sie mit Blut unterlaufen wären. [RAL 116]

Jücken an den Fuß-Gelenken und Fußsohlen (*Rl.*). [CK 370]

Jücken an den Fuß-Gelenken, besonders beim Gehen (d. 7. T.) (*Rl.*). [CK 371]

In der ehemaligen Frostbeule, wühlender Schmerz, (n. 1 St.). [CK 372] (Wühlender Schmerz in der ehemaligen Frostbeule) (nach 1. St.). [RAL 119]

In der großen Zehe, im hintersten Gelenke, Schmerz, wie zerschlagen und verrenkt, im Gehen. [CK 373] Schmerz, wie zerschlagen und verrenkt, im hintersten Gelenke der großen Zehe, beim Gehen. [RAL 120]

Ziehen in den Zeh-Gelenken (*Hpl.*). [CK 374; RAL (159)]

Lähmiges Ziehen in den Zehen des rechten Fußes (*Hrm.*). [CK 375; RAL (157): mit Hervorhebung]

Feines Reißen in den Zehen des rechten Fußes (*Hrm.*). [CK 376; RAL (158): mit Hervorhebung]

■ **Allgemeines und Haut**

Alle Gelenke sind früh und den ganzen Vormittag wie zerprügelt. [CK 377] Früh und den ganzen Vormittag Schmerz aller Gelenke, wie zerprügelt. [RAL 121]

Früh, bei Tages Anbruch, im Bette, einfacher oder Zerschlagenheits-Schmerz in allen Gelenken, vorzüglich im Kreuze und den Knieen, welcher sich vermehrt, je länger er still liegt, aber nach dem Aufstehen bald vergeht. [CK 378] Früh, bei Tagesanbruch, im Bette, einfacher oder Zerschlagenheitsschmerz in allen Gelenken, vorzüglich im Kreuze und in den Knieen, welcher sich vermehrt, je länger er still liegt, es sey auf dem Rücken oder auf den Seiten, aber nach dem Aufstehen bald vergeht. [RAL 123]

Zerschlagenheits-Schmerz im Kopfe und **in allen Gelenken, früh im Bette,** am stärksten in vollkommner Ruhe; gleich nach dem Aufstehen vergehend. [CK 379] Früh im Bette, gleich nach dem Erwachen, Zerschlagenheits-Kopfschmerz und Zerschlagenheitsschmerz in allen Gelenken, am stärksten bei vollkommner Ruhe; gleich nach dem Aufstehen verschwinden diese Schmerzen. [RAL 128]

Eingeschlafenheit, Taubheit und Fühllosigkeit der Arme und Schenkel, früh nach dem Erwachen, mehr im still Liegen, als bei Bewegung. [CK 380] Eingeschlafenheit, Taubheit und Fühllosigkeit der Arme und Schenkel früh nach dem Erwachen, mehr im Stilliegen fühlbar, als bei der Bewegung (n. 16 St.). [RAL 107]

In Armen und Beinen flüchtiger Ziehschmerz von Zeit zu Zeit (*Rl.*). [CK 381]

Schmerzhaftes Ziehen in den Adern und Abspannung, Nachmittags. [CK 382] Nachmittags Abspannung und schmerzhaftes Ziehen in den Adern. [RAL 122]

Auffallende Wallung im Blute, als kochte es in allen Adern (n. 24 St.). [CK 383] **Auffallende Wallung im Blute** (n. 24 St.), gleichsam als kochte es in den Adern. [RAL 125]

Alles Blut scheint ihr sogleich vom Kopfe herab in die Beine zu gehen, die wie gelähmt werden; sie sinkt zusammen und muß sich augenblicklich setzen. [CK 384]

Innere Leere und Schwäche im ganzen Körper. [CK 385]

Ueberaus große Empfindlichkeit im ganzen Körper und Empfänglichkeit für jeden Schmerz, den er schon beim bloßen Gedanken daran zu empfinden glaubt, mit Gefühl von Unleidlichkeit gegen Alles (*Hpl.*). [CK 386] Im ganzen Körper eine überaus große Empfindlichkeit; allzu empfänglich für jeden Schmerz; schon beim Gedanken an Schmerz, glaubte er schon Schmerz zu empfinden; ein Gefühl von Unleidlichkeit gegen alles. [RAL (161)]

Alle seine Empfindungen sind fein und scharf (*Hpl.*). [CK 387; RAL (162)]

(Wenn er an eine Bewegung denkt, macht er, unbewußt, kleine Bewegungen.) [CK 388]

Wohlbehagen im ganzen Körper (Heilwirkung.). [CK 389; RAL 124]

Selbst bei der unfreundlichsten Witterung befindet er sich in der freien Luft wohl, und sie behagt ihm (*Fr.*). [CK 390; RAL (163)]

Ameisenlaufen am Körper, bald hier, bald da (*Hpl.*). [CK 391; RAL (164): in Klammern]

Flüchtiges aber lebhaftes Jücken am Bauche, an den Hüften, den Knieen, den Armen und an den Handwurzeln (*Rl.*). [CK 392]

Hier und dahin fahrende, jückend brennende Strahlen, fast wie Stiche. [CK 393; RAL 126]

Ausschlag von Eiter-Blüthen im Gesichte, am Halse und auf der Brust. [CK 394]

Sehr müde, früh; die Beine thaten ihr weh, daß sie sich gleich hätte legen mögen. [CK 395] Früh sehr müde; die Beine thaten ihr weh, daß sie sich hätte legen mögen. [RAL 130]

Sehr schwach, früh, beim Erwachen. [CK 396] Früh, beim Erwachen, sehr schwach. [RAL 129]

Große Mattigkeit, Nachmittags, plötzlich, beim Sitzen und Lesen; er schlief darüber ein und als er erwachte, war die Mattigkeit verschwunden (n. 9 St.) (*Lgh.*). [CK 397] Nachmittags beim Sitzen und Lesen überfiel ihn eine große Mattigkeit, bei der er einschlief, welche aber beim Erwachen gänzlich verschwunden war (n. 9½ St.). [RAL (165)]

■ **Schlaf, Träume und nächtliche Beschwerden**

Tages-Schläfrigkeit. [CK 398]

Schlummer-Schlaf, mit Kopfschwäche, beim Sitzen, am Tage. [CK 399] Eine mit Schlummerschlaf verbundene Kopfschwäche beim Sitzen, am Tage. [RAL 127]

Unüberwindlicher Schlaf nach dem Mittag-Essen, und während dieses Schlummers mußte er viel denken (n. 4 St.) (*Fz.*). [CK 400; RAL (166)]

Munter die ganze Nacht und ohne Schlaf, obgleich ohne Schmerzen, und früh doch nicht schläfrig oder matt. [CK 401] Die ganze Nacht munter und ohne Schlaf, obgleich ohne Schmerzen, und früh doch nicht schläfrig oder matt, wie sonst nach einer schlaflosen Nacht. [RAL 131]

Früh von 4 Uhr an kann er nicht mehr ordentlich schlafen, er wirft sich unruhig von einer Seite auf die andere, weil er nicht lange in einer Lage bleiben kann, und die Hand, auf der er liegt, wird ihm bald müde (*Gr.*). [CK 402] **Früh von 4 Uhr an kann er nicht mehr ordentlich schlafen; er wirft sich unruhig von einer Seite auf die andre, weil er nicht lange in einer Lage bleiben kann; die Hand, worauf er liegt, wird ihm bald müde, er wacht öfters auf.** [RAL (172)]

Wenn er sich Abends zu Bette legt, ist er ruhig, doch ist an keinen Schlaf zu denken; er glaubt, es liege an der Lage und er legt sich so und so, ohne vor 3 Uhr einschlafen zu können; früh um 6 Uhr aufgewacht, ist er dennoch so gestärkt, als hätte er hinreichend geschlafen, drei Nächte nach einander (*Hempel.*). [RAL (179)]

Er konnte die Nacht weder auf der linken, noch auf der rechten Seite liegen. [CK 403]

Er fühlt die Schmerzen im Schlafe der unruhigen Nacht. [CK 404]

Nachts, schmerzhafte Anhäufung von Blähungen, vorzüglich in der linken Hypochonder-Gegend. [CK 405]

Er wimmert laut im Schlafe (*Gr.*). [CK 406] **Er wimmert laut auf im Schlafe.** [RAL (168)]

Oefteres Erwachen, Nachts, wie durch Schreck (*Lgh.*). [CK 407] Oefteres Aufwachen aus dem Schlafe, wie durch Schreck. [RAL (167)]

Er erwacht in heftigen Träumen. [CK 408; RAL 136]

Träume, schreckhafte, von Dieben, mit lautem Aufschreien im Schlafe. [CK 409] Träumt schreckhaft von Dieben und schreit laut auf im Schlafe. [RAL 134]

Schreckhafte Träume. [CK 410; RAL 133: ohne Hervorhebung]

Schreckhafte Träume, Nachts (*Gr.*). [CK 411; RAL (169): mit Hervorhebung]

Grausen erregender Traum, Nachts. [CK 412]

Traum, als solle er von einer großen Höhe fallen. [CK 413] Traum, als wolle er von einer großen Höhe fallen. [RAL 137]

Träume von todten Menschen. [CK 414; RAL 135]

Träume voll Zank. [CK 415; RAL 138]

Träume, mit Ruthensteifigkeit, alle Nächte. [CK 416] Alle Nächte Träume und Ruthensteifigkeit. [RAL 139]

Angenehme und sehr verständige, aber wenig erinnerliche Träume. [CK 417; RAL 132]

Lebhafte, **unerinnerliche Träume**, Nachts (*Lgh.*). [CK 418] **Nachts, unerinnerliche Träume**. [RAL (170)] Nachts, lebhafte und doch unerinnerliche Träume. [RAL (171)]

Abends, gleich nach dem Einschlafen, fast noch halb wachend, träumte sie viel, als ob Jemand mit ihr spräche. [CK 419; RAL 140]

Sie träumte die ganze Nacht, daß sie im Finstern wäre. [CK 420] Die ganze Nacht träumte sie, daß sie im Finstern wäre. [RAL 141]

Nach 3 Uhr früh ward das Kind munter und sprach in herzhaftem Tone, mit schnellen Worten und bei rothem Gesichte irrig: „Mutter, du bist meine Gold-Tochter!" „Was ist denn das für ein Hund?" „Was ist das für ein Kopf an der Wand?" „Was läuft denn da in der Stube herum?" Und so bestand alles Irrige aus Fragen. [CK 421] Das Kind schlief bis 3 Uhr nach Mitternacht, da ward es munter und sprach in herzhaftem Tone, mit schnellen Worten und bei rothem Gesichte, irrig: „Mutter, du bist meine Goldtochter!" „Was ist denn das für ein Hund?" „Was ist das für ein Kopf an der Wand?" „Was läuft denn da in der Stube herum?" Und so bestand alles Irrige aus Fragen. [RAL 142]

■ Fieber, Frost, Schweiß und Puls

Sehr empfindlich gegen Kälte, am ganzen Körper. [CK 422]

Kälte am ganzen Körper, früh, besonders an den Armen und Händen von den Achseln herab, mit Bläue der Nägel, doch ohne Fieber. [CK 423]

Kälte des Körpers, besonders der Hände und Füße. [CK 424]

Kälte der Hände und Füße, Abends im Bette. [CK 425]

Kälte der Fußsohlen und Kniescheiben, sobald er Abends in's Bette kommt (*Hpl.*). [CK 426] (Wenn er Abends in's Bette kam, wurden ihm Fußsohlen und Kniescheiben kalt). [RAL (175)]

Kälte des ganzen Körpers und erhöhte Wärme darauf, ohne Fieber. [CK 427]

Kälte im Körper, fast den ganzen Tag, mit blauen Nägeln, latschigem Geschmacke und Brecherlichkeit, darauf erhöhte Wärme, doch ohne Fieber-Empfindung. [CK 428]

Frost zwischen den Schulterblättern. [CK 429] Zuweilen Frost zwischen den Schulterblättern. [RAL 146]

Schüttel-Frost im Rücken. [CK 430; RAL 145]

Schauder durch den ganzen Körper, mit Gänsehaut auf den Oberschenkeln und mit Erschütterung des Gehirns unter dem Stirnbeine (*Fz.*). [CK 431; RAL (174)]

Frost, Abends im Bette, mit Kälte der Unterschenkel bis an die Kniee; er kann sich die ganze Nacht nicht erwärmen, schläft wenig, immer nur zu halben Stunden, mit ängstlichen, unerinnerlichen Träumen (n. 16 T.). [CK 432] Frost, Abends im Bette; die Unterschenkel sind bis an die Kniee eiskalt; er kann sich die ganze Nacht hindurch nicht erwärmen, schläft im Ganzen kaum zwei Stunden, nur zu halben Stunden, in denen er ängstlich, aber unerinnerlich träumt (n. 16 Tagen). [RAL 143]

Abends im Bette, vor dem Einschlafen, Frost-Schauder durch den ganzen Körper, als ob er sich in Zugluft verkältet hätte; er konnte sich kaum erwärmen (n. 16, 19 St.) (*Lgh.*). [CK 433] Abends im Bette, vor dem Einschlafen, ein Fieberschauder über den ganzen Körper, als ob er sich in Zugluft verkältet hätte (n. 19 St.) (*Langhammer, a.a.O.*). [RAL (176)] Nachts im Bette, vor dem Einschlafen, Fieberschauder durch den ganzen Körper, er konnte sich im Bette kaum erwärmen (n. 16 St.). [RAL (178)]

Abends, Fieberschauder über den ganzen Körper, mit Stock-Schnupfen, ohne Hitze und ohne Durst darauf (*Lgh.*). [CK 434] Abends, Fieberschauder über den ganzen Körper, mit Stockschnupfen, ohne Hitze drauf und ohne Durst (n. 14 St.). [RAL (180)]

Abends, nach dem Niederlegen, Schauder und Frösteln; vor dem Niederlegen, Kopfweh. [CK 435] Abends, vor dem Niederlegen, Kopfweh, und nach dem Niederlegen Schauder und Frösteln. [RAL 144]

Abends, Frostschauder über und über, mit Kälte der Hände und Wärme des Gesichtes und der Stirne, ohne Durst (*Lgh.*). [CK 436] Abends, Frostschauder über und über, bei welchem die Hände kalt, das Gesicht und die Stirne aber warm waren, ohne Durst (n. 14 St.). [RAL (177)]

Frost und Hitze abwechselnd (*Fr. H.*). [CK 437] Hitze und Frost abwechselnd. [RAL (173)]

Hitze im Gesichte, mit kalten Händen und Füßen. [CK 438] Gesichtshitze mit kalten Händen und kalten Füßen. [RAL 147]

Gelinde Ausdünstung die Nacht, wie Duft, und nur zwischen den Schenkeln Feuchtigkeit, wie Schweiß (n. 10 St.). [CK 439; RAL 148]

Früh-Schweiß über und über. [CK 440; RAL 149]

Aurum fulminans

Knall-Gold [CK II (1835), S. 242], *Knallgold* **[RAL IV (1825), S. 134]**

Bauchweh, vorzüglich bei Kindern, und Bangigkeiten (*Pharmac. Wirtemb.* II. S. 28.). [CK 1; RAL 1]

Sinken der Kräfte, Ohnmachten, kalter Schweiß an den Gliedern, heftiges Erbrechen, Convulsionen (*Fr. Hoffmann*, Med. rat. Syst. II. S. 287). [CK 2]
Sinken der Kräfte, Ohnmachten, kalter Schweiß an den Gliedmaßen, heftiges Erbrechen, Convulsionen. [RAL 2]

Gewaltige Bauchflüsse (*Ludovici*, pharmac. med. sec. appl. S. 182, 188.). [CK 3; RAL 3]

Baryta carbonica

Baryta carbonica, **Schwererde [CK II (1835), S. 243–280]**

(Krystallinische kochsalzsaure Schwererde wird feingepülvert mit 6 Theilen Weingeist ein paar Minuten gekocht – um den etwaigen kochsalzsauern Strontian daraus wegzunehmen – das davon übrige Pulver wird in 6 Theilen kochendem, destillirten Wasser aufgelöst und mit mildem Ammonium (etwa einer Auflösung von Hirschhornsalz in Wasser) niedergeschlagen. Die gefällte Schwererde wird mehrmal mit destillirtem Wasser ausgesüßt und getrocknet.)

Ein Gran von dieser Erde wird auf gleiche Weise, wie ich im ersten Theile in der **Anleitung** zur Bereitung der trocknen antipsorischen Arzneien gelehrt habe, erst zur potenzirten, millionfachen Pulver-Verdünnung gebracht, die dann weiter, in Auflösung, bis zu Decillion (X) verdünnt und potenzirt wird.

Mit dieser Arznei werden ein paar feinste Streukügelchen befeuchtet, die, in ein kleines Milchzucker-Pulver geschoben, eine Gabe bilden, deren Wirkung, wenn die Arznei homöopathisch passend für den Krankheits-Fall gewählt war, weit über 40, 48 Tage Gutes hervorbringt.

Sie ist eine für viele Fälle sehr hülfreiche, antipsorische Arznei, und besonders dienlich, wo folgende Beschwerden bei den zu heilenden, chronischen Uebeln vorhanden sind:

Weinerlichkeit; Aengstlichkeit über häusliche Angelegenheiten; Scheu vor fremden Personen, vor Gesellschaft; Kopfschmerz dicht über den Augen; Verkältlichkeit des Kopfes; Kopf-Ausschlag; **Kahlköpfigkeit; Ausschlag auf den Ohren** und hinter denselben; Knottern hinter den Ohren; Ausschlag am Ohrläppchen; Sausen und Klingen vor dem Ohre; Drücken in den Augen; Entzündung der Augäpfel und Lider, mit Lichtscheu; Zuschwären der Augenlider; Fliegende Gewebe und schwarze Flecke vor den Augen; Trübheit des Gesichtes, er kann nicht lesen; Blenden der Augen vom Lichte; Schorfe unter der Nase; Gesichts-Ausschlag; Einzelne Rucke in den Zähnen; Brennende Stiche im hohlen Zahne, wenn Warmes daraufkommt; **Mund-Trockenheit;** Steter Durst; Aufstoßen nach dem Essen; Saures Aufstoßen; **Würmerbeseigen;** Langwierige Uebelkeit; **Magendrücken,** auch nach dem Essen; Magenschmerz, nüchtern und nach dem Essen; Magenschmerz beim Berühren der Herzgrube; Schwieriger, knotiger Stuhl; Stuhl, hart und ungenüglich; Harn-Drängen und öfteres Harnen; **Schwäche des Geschlechts-Vermögens;** Weißfluß gleich vor der Regel; Schnupfen; Lästige Trockenheit der Nase; **Nacht-Husten;** Brust-Belegtheit mit Nacht-Husten; Brust-Verschleimung; Herzklopfen, für sich fühlbar; **Kreuz-Schmerzen;** Steifheit des Kreuzes; **Genick-Steifigkeit;** Stechen im Genicke; Schmerz im Delta-Muskel, beim Heben des Armes; Einschlafen des Armes, beim Daraufliegen; Eingeschlafenheit der Finger; Ziehen und Reißen in den Beinen; Fuß-Geschwüre; **Stinkender Fuß-Schweiß;** Schmerzhafte lymphatische Geschwulst am Ballen der großen Zehe; Zucken und Rucken des Körpers, am Tage; Schwere im ganzen Körper; Kraftlosigkeit; Allgemeine Nerven- und Körper-Schwäche; Verkältlichkeit; **Warzen;** Schwärinen im Schlafe; Nachts, Zucken der Muskeln des ganzen Körpers; **Nacht-Schweiß.**

Die Namen der Mit-Beobachter sind unter folgenden Zeichen aufgeführt: *Ad. = Dr. Adams; Gr. = Dr. Groß; Htb. = Dr. Hartlaub sen.; Htn. = Dr. Hartmann; Ng. = ein Ungenannter; Rt. = Dr. Rückert; St. = Dr. Stapf; Rl. = Dr. Rummel.*

Die mit einem Strich bezeichneten Symptome sind von essigsaurer Baryt-Erde beobachtet.

Riechen an Kampher-Auflösung erwies sich als ein Milderungs-Mittel ihrer allzu starken Wirkung, und Riechen an eine hochpotenzirte Zink-Auflösung nimmt die beschwerlichen Symptome von Baryt hinweg.

Baryta carbonica

■ Gemüt

Niedergeschlagen, er mochte nicht sprechen. [CK 1]

Niedergeschlagenheit und Menschenscheu (*Neumann*, Krankh. d. Vorstellungsvermögens, S. 345.). [CK 2]

– Menschenscheu (*Gr.*). [CK 3]

– Argwohn, beim Gehen auf der Straße, die Leute möchten sich über sie aufhalten und sie schief beurtheilen, worüber sie ängstlich wird, daß sie sich nicht aufzublicken getraut, Niemanden ansieht und über und über schwitzt (*Gr.*). [CK 4]

– Traurige Gemüths-Stimmung (*Gr.*). [CK 5]

Traurig und bang; es fallen ihm allerlei trübe Gedanken hinsichtlich seines künftigen Schicksales ein, und er hält sich für ganz verlassen; Abends (n. 35 T.) (*Ng.*). [CK 6]

– Eine böse, befürchtende Ahnung kommt ihm plötzlich vor die Seele, als könne z. B. ein geliebter Freund auf einmal tödtlich erkrankt seyn (*Gr.*). [CK 7]

– Kummer über jede Kleinigkeit (*Gr.*). [CK 8]

– Große Bedenklichkeit und ängstliche Besorgtheit (*Gr.*). [CK 9]

– Sie ist sehr ängstlich und besorgt um ganz unbedeutende, ihr sonst durchaus gleichgültige Dinge (*Gr.*). [CK 10]

– Besorglich und schreckhaft; ein kleines Geräusch auf der Straße dünkt ihm gleich, wie Feuerlärm, und er erschrickt darüber, daß es ihm in alle Glieder fährt (*Gr.*). [CK 11]

– Höchste Unentschlossenheit; er nimmt sich eine kleine Reise vor und sobald er Anstalt dazu machen will, wird es ihm leid und er zieht vor, heim zu bleiben (*Gr.*). [CK 12]

– Langes Schwanken zwischen entgegengesetzten Entschlüssen (n. mehren Tagen.) (*Gr.*).. [CK 13]

– Am Tage beschließt sie, Abends ein bestimmtes Geschäft vorzunehmen; kaum aber ist die Zeit gekommen, so wird es ihr leid, und sie weiß vor Unentschlossenheit nicht, was sie thun oder lassen soll (*Gr.*). [CK 14]

– Alles Selbst-Vertrauen ist verschwunden (*Gr.*). [CK 15]

Große Furchtsamkeit und Feigheit. [CK 16]

Aeußerst verzagt und kleinmüthig; sie glaubt, sterben zu müssen, und weint (d. 7 – 10. T.) (*Ng.*). [CK 17]

Kleinmuth und Aengstlichkeit (*Neumann*, a. a. O.). [CK 18]

Große Langeweile und üble Laune (*Ng.*). [CK 19]

– Unlustig, verdrießlich (*Gr.*). [CK 20]

Unlust zu Spielen bei Kindern (*Neumann*, a. a. O.). [CK 21]

– Verdrießlich, mürrisch, unaufgelegt zum Arbeiten (*Ad.*). [CK 22]

Aergerlich und zanksüchtig (*Ng.*). [CK 23]

– Höchst widrige, gereizte Stimmung, über Kleinigkeiten auffahrend (sehr bald.) (*St.*). [CK 24]

– Plötzliches höchstes, doch bald vorübergehendes Zorn-Auffahren und Ergrimmen bis zur Wuth, selbst bei geringen Veranlassungen, leicht bis zur Thätlichkeit (n. mehren Tagen.) (*Gr.*). [CK 25]

In Muthwillen übergehende Munterkeit. [CK 26]

■ Schwindel, Verstand und Gedächtnis

Mangel an Gedächtniß (n. 16 St.). [CK 27]

Große Vergeßlichkeit; er weiß nicht mehr, was er eben gesprochen (n. 27 T.) (*Ng.*). [CK 28]

– **Vergeßlichkeit; er vergißt das Wort im Munde** (*Gr.*). [CK 29]

– Mitten in der Rede kann sie sich oft auf ein ganz gewöhnliches Wort nicht besinnen (*Gr.*). [CK 30]

Unaufmerksamkeit des Kindes beim Lernen (*Neumann*, a. a. O.). [CK 31]

Dummheit im Kopfe. [CK 32]

– Dummlicht im Kopfe (*Ad.*). [CK 33]

Düster im Kopfe, früh beim Erwachen und den ganzen Vormittag (n. 27 T.) (*Ng.*). [CK 34]

Eingenommenheit des Kopfes, im Sitzen; an der freien Luft vergehend (d. 20. T.) (*Ng.*). [CK 35]

– Eingenommenheit des Kopfes, welche sich gegen die Schläfe und die Stirn ausbreitet (*Ad.*). [CK 36]

– Eingenommenheit, Dummheit und Schwere des Kopfes (*Gr.*). [CK 37]

Eingenommenheit und Schwere des Kopfes, Abends, mit Schläfrigkeit; der Kopf will immer vorwärts fallen; dabei verdrießlich und müde (n. 46 T.) (*Ng.*). [CK 38]

– Dämisch im Kopfe, mit spannender Eingenommenheit in der Stirn und den Augen, besonders in den innern Winkeln (*Gr.*). [CK 39]

Taumelicht im Kopfe, daß er sich setzen und anhalten mußte, mit Uebelkeit. [CK 40]

Schwindel (*Rt.*). [CK 41]

Schwindel, früh nach dem Aufstehen, es geht Alles mit ihr herum, bei Ohnmachts-Uebelkeit im Magen (d. 8. – 11. T.) (*Ng.*). [CK 42]

Schwindel mit Uebelkeit, vom Bücken. [CK 43]

Schwindel mit Kopfschmerz, vom Bücken (n. 25 T.). [CK 44]

Schwindel beim Aufrichten vom Bücken (*Ng.*). [CK 45]

Schwindel, daß er nicht wußte, wo er war, beim Gehen über einen kleinen Steig (*Ng.*). [CK 46]

– Schwindel bei Bewegung des Körpers (*Ad.*). [CK 47]

Schwindel, daß sich Alles umzudrehen schien, plötzlich, beim Aufheben der Arme (d. 12. T.) (*Ng.*). [CK 48]

■ Kopf

Kopfschmerz, Abends, bei welchem ihr jeder Lärm, besonders Männer-Stimme, im Gehirn sehr weh that (d. 5. T.). [CK 49]

– Druckschmerz in der linken Schläfe (n. einigen Tagen.) (*Gr.*). [CK 50]

– Druckschmerz durch die rechte Gehirnhälfte, vom Nacken bis in den Stirnhügel (n. 1½ St.) (*Htn.*). [CK 51]

Druck im Gehirne unter dem Scheitel, nach dem Hinterhaupte zu, beim Erwachen aus dem Schlafe, mit Steifheit des Nackens. [CK 52]

– Stumpf drückender Schmerz im Hinterhaupt-Knochen, von den Halswirbeln hinter dem rechten Ohre schräg bis in's Seitenbein; Nachmittags 4 Uhr, und den folgenden Tag um dieselbe Stunde wiederkehrend (*Htn.*). [CK 53]

– Betäubender, stumpfer Druck in der Stirn, dicht über der Nasenwurzel (*Gr.*). [CK 54]

– Schmerzhafter Druck in der Stirn, dicht über dem rechten Auge (*Htb.*). [CK 55]

Drückender Schmerz in der Stirne, nach außen zu (d. 12. T.) (*Ng.*). [CK 56]

– Drückend pressender Stoß in der linken Schläfe, nach außen zu (n. 2 ½ St.) (*Htn.*). [CK 57]

– Drückender, pressender Schmerz, nach außen zu, in der ganzen Stirn, besonders in den Augenhöhlen, beim Aufrechthalten des Kopfes sehr verschlimmert, beim Bücken sich verlierend (n. 10 St.) (*Htn.*) [CK 58]

– Heftiges Pressen im ganzen Kopfe, als ob er auseinander gesprengt werden sollte; besonders heftig in beiden Stirnhügeln und über den Augenhöhlen (n. 4 ½ St.) (*Htn.*) [CK 59]

Drücken mit Schwere in der rechten Seite des Vorderkopfes (*Ng.*). [CK 60]

– Schwerheits-Gefühl im ganzen Hinterkopfe, besonders dicht am Nacken, mit Spannen daselbst, doch ohne Bezug auf Bewegung (n. 4 St.) (*Htn.*) [CK 61]

Spannungs-Gefühl um die ganze Stirnhaut, als wäre sie zu eng; nach Tische (*Ng.*). [CK 62]

Spannen mit Brennen auf einer kleinen Stelle am linken Seitenwand-Beine (n. 1 St.) (*Ng.*). [CK 63]

Schmerzhaftes Zusammenschrauben des Kopfes zu beiden Seiten; dann Reißen an einer kleinen Stelle des linken Seitenwand-Beines, und später links im Hinterhaupte (*Ng.*). [CK 64]

Scharfes Ziehen über dem linken Auge, von der Nase aus nach der Schläfe hin sich erstreckend, Abends (*Htb.*). [CK 65]

– Plötzliches empfindliches Ziehen vom Hinterhaupte über das rechte Ohr weg, bis zum Unterkiefer (*Gr.*). [CK 66]

Reißen am Scheitel (*Htb.*). [CK 67]

Feines Reißen auf einer kleinen Stelle des rechten Seitenwand-Beines, tief im Knochen (*Ng.*). [CK 68]

Reißen in der linken Hinterhaupt-Seite, durch Zurückbiegen des Kopfes erleichtert (*Ng.*). [CK 69]

Reißen mit Zucken, in kleinen Absätzen, tief im Gehirne, hinter dem rechten Ohre, durch Befühlen sogleich wieder erneuert (*Ng.*). [CK 70]

Rheumatischer Schmerz im Hinterhaupte, mit Drüsen-Geschwülsten im Nacken (*Ng.*). [CK 71]

– Zucken, tief innerlich in der Schläfe, der Augenhöhle und dem Ohre der linken Seite (*Gr.*). [CK 72]

Stechen im Kopfe, in der Ofenwärme sogleich beginnend (*Ng.*). [CK 73]

Heftige stumpfe Stiche im linken Stirnhügel, im Bücken beim Waschen (*Ng.*). [CK 74]

Starkes Stechen im ganzen Kopfe, ab- und zunehmend (d. 3. T.). [CK 75]

Stechen in den Kopfseiten, auch nach dem Mittagessen, und Abends, wo es in der linken Seite ärger ist (*Ng.*). [CK 76]

Stumpfe Stiche über der rechten Schläfe, früh, beim Gähnen (*Ng.*). [CK 77]

Stumpfe Stiche in der linken Kopfseite vom Hinterhaupte bis in den Stirnhügel, oder abwechselnd, bald hier, bald dort (*Ng.*). [CK 78]

Heftige Stiche im Gehirn, mit Hitze und Kriebeln im Kopfe (n. 15 T.) (*Ng.*). [CK 79]

– Kleine starke Stiche im rechten Stirnhügel, nach außen zu (n. 9 St.) (*Htn.*). [CK 80]

Drückendes Stechen auf dem Scheitel, das sich durch den ganzen Kopf verbreitet, so oft sie in der Sonne steht (*Ng.*). [CK 81]

– Auseinander dehnender Stich, in der linken Kopfseite anfangend, das ganze linke Hinterhaupt durchziehend, und an den Halswirbeln endend (n. 9 St.) (*Htn.*). [CK 82]
– Ziehende, in Absätzen sich verschlimmernde Stiche im linken Warzen-Fortsatze, auf einer kleinen Stelle, die auch nachher noch, besonders beim Anfühlen und Drehen des Kopfes, heftig schmerzt (*Gr.*). [CK 83]

Ein brennender Stich in der rechten Schläfe (*Ng.*). [CK 84]

Klopfen mit Stechen in der linken Kopfseite (d. 7. T.) (*Ng.*). [CK 85]

Klopfen im Hinterhaupte, bis in den Stirnhügel; Abends (d. 5. T.) (*Ng.*). [CK 86]

Heftiges Pochen im Vorderkopfe, tief im Gehirn, beim Bücken (n. 30 T.) (*Ng.*). [CK 87]

– Wühlendes Kopfweh in der Stirn und den Schläfen (*Gr.*). [CK 88]
– Wühlendes Kopfweh im Ober- und Vorderhaupte, fast täglich, früh nach dem Aufstehen, den Vormittag anhaltend und Nachmittags schweigend; beim Schütteln deuchtet ihr das Gehirn locker und los (*Gr.*). [CK 89]

Gefühl von Lockerheit des Gehirnes, das bei Bewegung des Kopfes hin und her zu fallen scheint (n. 45 T.) (*Ng.*). [CK 90]

Beim Bücken, Gefühl, als wenn Alles in die Stirn vorfallen wollte (n. 16 T.) (*Ng.*). [CK 91]

Beim Anstoßen mit dem Fuße, Erschütterung im Gehirne. [CK 92]

Viel Blutdrang nach dem Kopfe; es ist, als stocke das Blut darin und könne nicht umlaufen (n. 27 T.). [CK 93]

Sumsen im Kopfe, wie von siedendem Wasser (n. 27 T.) (*Ng.*). [CK 94]

Hitze im Kopfe, früh beim Aufstehen, und Stechen, wie mit Messern (d. 17. T.) (*Ng.*). [CK 95]

Früh, beim Erwachen, erst Schwere, dann nach dem Aufstehen, Hitze im Kopfe, bei Kälte in Händen und Füßen. [CK 96]

Kälte-Gefühl an der rechten Kopfseite, wie von Eis, und dabei doch zugleich brennende Empfindung (*Ng.*). [CK 97]

– Ohne Kälte-Gefühl, Rieseln über den Haarkopf, als sträubten sich die Haare (*Gr.*). [CK 98]
– Die Kopfhaut schmerzt bei jeder Berührung (*Rt.*). [CK 99]

Schmerz, als würden die Haare in die Höhe gezogen, auf einer kleinen Stelle am rechten Seitenwand-Beine (*Ng.*). [CK 100]

Die Kopfhaare gehen beim Kämmen aus (n. 4 T.) (*Rl.*). [CK 101]
– Auf dem Haarkopfe, hie und da, langsame feine Stiche, die zum Kratzen nöthigen (*Gr.*). [CK 102]

Jücken und Fressen auf dem Haarkopfe und an den Schläfen (n. 3 T.). [CK 103]

Jückendes Laufen hie und da am Kopfe, das durch Kratzen vergeht (*Ng.*). [CK 104]

Kriebeln, wie von Ameisen, in der ganzen Kopfhaut, Abends (*Ng.*). [CK 105]

Blüthchen an den Seiten des Haarkopfes (*Ng.*). [CK 106]

Kleine Blutschwäre an der Stirn (*Ng.*). [CK 107]

(Flechtenartiger?) Ausschlag oben an der Stirn, mit mehr brennender als jückender Empfindung. [CK 108]

Eine alte, bisher unschmerzhafte Beule auf dem Haarkopfe wird größer und fängt an, beim Berühren, wie unterköthig zu schmerzen. [CK 109]

In der rechten Augenbraue, Ausschlag, der bei Berührung stechenden Schmerz verursacht. [CK 110]

■ Auge

Die Augäpfel sind schmerzhaft (*Htb.*). [CK 111]

Heftige Schmerzen im linken Auge und von da über die Schläfe, bis in's Ohr (n. 20 St.). [CK 112]

– Wehthun und Müdigkeit der Augen, mit Drücken darin (*Gr.*). [CK 113]
– Drücken tief in den Augen, das sich verschlimmert, wenn sie auf einen Punkt sieht, oder auf- und seitwärts blickt, durch Blinzeln oder Abwärtssehen aber gebessert wird (n. mehren Tagen.) (*Gr.*). [CK 114]
– Immerwährendes Drücken auf den Augäpfeln (*Gr.*). [CK 115]
– Dumpfer Druck im linken Auge, nach zuckendem Kopfschmerz in der linken Schläfe und Augenhöhle, mit Gefühl, als ob das Auge thränen wollte, und einer Art Schwäche, die sie nöthigt, es öfters zu schließen; zuletzt kommt es eben so in das rechte Auge. [CK 116]

Drücken im äußern Augenwinkel, als wäre ein Sandkorn darin. (*Ng.*). [CK 117]

Drücken in beiden Augen, mit Jücken, wie von Staub (*Ng.*). [CK 118]

Reißen in den Augen (*Htb.*). [CK 119]

Zuckendes Reißen im rechten obern Augenlide (*Ng.*). [CK 120]

Zuckendes Stechen im äußern Augenwinkel (*Ng.*). [CK 121]

Ein Stich durch das linke obere Augenlid (*Ng.*). [CK 122]

Jücken am Rande des oberen Augenlides (*Ng.*). [CK 123]

Jücken in den Augen. [CK 124]

Jücken, Brennen, Drücken, Wundheits- und Trockenheits-Gefühl im Auge. [CK 125]

Trockne Hitze und Drücken in den Augen (*Htb.*). [CK 126]

Brennen der Augen bei angestrengtem Sehen (*Ng.*). [CK 127]

Brennen der Augen in den innern Winkeln und starkes Thränen derselben (*Ng.*). [CK 128]

Wie ein brennender Funken fährt es vom obern rechten Augenhöhl-Rande bis zur Nasenwurzel (*Ng.*). [CK 129]

Innere, entzündliche Röthe der Augenlider. [CK 130]

Röthe im Weißen des Auges, und ein weißes Blüthchen darauf, nahe an der Hornhaut (*Htb.*). [CK 131]

Röthliches Augenweiß und Thränen der Augen. [CK 132]

Geschwulst der Augenlider, früh. [CK 133]

Die Augen sind früh geschwollen. [CK 134]

Eiter äußerlich in den Lidern, besonders früh. [CK 135]

Zukleben der Augen in den äußern Winkeln, Nachts (*Ng.*). [CK 136]

Zuschwären der Augen. [CK 137]

Erschwertes Oeffnen der Augenlider, früh. [CK 138]

Zufallen der Augen, Abends in der Dämmerung. [CK 139]

– Schneller Wechsel von Erweiterung und Verengerung der Pupillen, wobei dieselben nicht ganz rund, sondern mit einigen stumpfen Winkeln erscheinen (n. 5 Min.) (*Gr.*). [CK 140]

– Wie in einem Nebel erscheint ihr mehre Minuten lang Alles, wenn sie, bei Druckschmerz in den Augäpfeln, die Augen schließt und mit der Hand ein wenig auf die Augäpfel drückt (*Gr.*). [CK 141]

Wie Flor vor den Augen, früh und nach Tische. [CK 142]

Oeftere Verdunkelung der Augen. [CK 143]

Schwarze Flecke vor den Augen (n. 24 St.). [CK 144]

Das Kerzenlicht hat einen Hof mit Regenbogen-Farben. [CK 145]

Funken vor den Augen, im Dunkeln. [CK 146]

Feuerfunken vor den Augen, und Reißen darin (*Htb.*). [CK 147]

■ **Ohren**

In den Ohren, Ziehschmerz, eine Art Ohrenzwang. [CK 148]

Reißen zum linken Ohre heraus (*Ng.*). [CK 149]

Reißen mit Bohren und Ziehen **im Knochen vor dem rechten Ohre** (*Ng.*). [CK 150]

Reißen hinter dem rechten Ohre (*Ng.*). [CK 151]

Stechen, tief im linken Ohre (*Ng.*). [CK 152]

Starke Stiche im Ohre, immerwährend, zwei Tage lang (n. 28 T.). [CK 153]

– Heftiger Stich, daß sie schreien muß, mehrmals des Tages, unter dem rechten Ohre, neben dem Aste des Unterkiefers (n. 24 St.) (*Gr.*). [CK 154]

Bohren im rechten Ohre, so heftig, daß sie schreien möchte (*Ng.*). [CK 155]

Klopfen, wie Puls, im (linken) Ohre, auf dem er Nachts lag (*Ng.*). [CK 156]

Klopfen und starkes Drücken, nach Mitternacht, tief im rechten Ohre, auf dem er lag, und beim Umwenden auf die linke Seite, im linken Ohre (*Ng.*). [CK 157]

Pochen vor dem linken Ohre, wenn er sich darauf legt. [CK 158]

Jücken in den Ohren (n. 24 T.). [CK 159]

Starkes Jücken im linken Ohre (*Ng.*). [CK 160]

Kriebeln und Fippern im linken Ohre (*Ng.*). [CK 161]

Kriebelnder Schmerz im Knochen vor dem rechten Ohre (*Ng.*). [CK 162]

Ausschlag an den Ohren. [CK 163]

Die Drüse unter dem rechten Ohre ist geschwollen und schmerzhaft bei Berührung. [CK 164]

Knacken im Ohre, beim stark Gehen, beim Schlingen, Niesen u.s.w. [CK 165]

Knickern in einem Ohre, beim Schlingen, als werde es zerbrochen. [CK 166]

Knickern in beiden Ohren beim Schlingen. [CK 167]

Er durfte sich nicht auf das linke Ohr legen, sonst gluckste es darin bis zum rechten durch, was ihn am Schlafe hinderte (n. 11 T.). [CK 168]

Platzen in den Ohren, Nachts. [CK 169]

Betäubendes Geräusch in den Ohren (n. 2 T.). [CK 170]

Klingen in den Ohren (*Htb.*). [CK 171]

Starkes, langes Ohrenklingen. [CK 172]

Brausen und Sausen vor den Ohren (n. 28 T.). [CK 173]

Arges Sausen in den Ohren, Abends, wie Glockengeläute und Sturmwind. [CK 174]

Ein Wiederhall in den Ohren von starkem Schnauben. [CK 175]

Schallen im Ohre, selbst beim Athemholen, wie ein Resonanzboden (n. 2 T). [CK 176]

Taubhörigkeits-Gefühl (*Rl.*). [CK 177]

Harthörigkeit (d. ersten Tage.). [CK 178]

■ **Nase**

Die Nase kommt ihr wie geschwollen und innerlich verklebt vor (*Ng.*). [CK 179]

Krabbeln an der Nase, auf beiden Seiten. [CK 180]

Brennen auf einer kleinen Stelle des Nasenrückens, wie von einem Tropfen heißen Fettes (*Ng.*). [CK 181]

Bluten der Nase, mehrmals des Tages (n. 24 St.). [CK 182]

Oefteres Nasenbluten. [CK 183]

Oefteres und starkes Nasenbluten (n. 24 St.). [CK 184]

Nasenbluten, früh im Bette, hellrothen Blutes (*Ng.*). [CK 185]

Beim Schnauben kommt jedes Mal ein Strahl Blut mit (*Ng.*). [CK 186]

Leicht Bluten der Nase, beim Schnauben und Reinigen. [CK 187]

Der Geruch ist sehr empfindlich (*Htb.*). [CK 188]

■ **Gesicht**

Im Gesichte scharfe Stiche (*Ng.*). [CK 189]

– Schmerzhafte Stiche im Gesichte (*Rl.*). [CK 190]

Fippern in der linken Gesichtsseite (*Ng.*). [CK 191]

Laufen oder Kriechen in der linken Wange (d. 1. T.) (*Ng.*). [CK 192]

Spannungs-Gefühl in der ganzen Gesichts-Haut (*Ng.*). [CK 193]

– Spannen im Gesichte, das ihm die Augenlider herabzieht, mit Neigung zum Speichel-Auswerfen (*Gr.*). [CK 194]

– Spannende Empfindung im ganzen Gesichte, bei Ekel und durchfälligem Stuhle (n. 1 ½ St.) (*Htb.*). [CK 195]

– Gefühl, als sey die ganze Gesichts-Haut mit Spinnweben überzogen (*St.*). [CK 196]

– Höchst unangenehmes, auf der ganzen Gesichts-Haut bis über den Haarkopf, und besonders die Schläfe-Gegend, verbreitetes Gefühl, als sey Etwas, fest anliegend, darüber gezogen, mit Kälte Empfindung im Gesichte (sehr bald.) (*St.*). [CK 197]

Geschwulst-Gefühl im Gesichte (*Ng.*). [CK 198]

– Gefühl, als sey das ganze Gesicht hoch angeschwollen, was jedoch nur sehr unbedeutend der Fall war, wiewohl die sonst tiefen Falten des Gesichtes fast gänzlich verschwunden und das Gesicht wie geglättet erschien, einige Stunden lang (n. ½ St.) (*St.*). [CK 199]

Geschwulst des linken Backens und der Gegend hinter dem Ohre, mit Schmerz in der Schläfe (n. 30 T.). [CK 200]

– Hitz-Empfindung im Gesichte, ohne Röthe desselben (*Htb.*). [CK 201]

Hitze und Röthe, oft, einer Backe, bei Kälte der andern. [CK 202]

Röthe des Gesichtes, Abends (d. 12. T.) (*Ng.*). [CK 203]

Starke Röthe im Gesichte, mit purpurrothen Lippen und starker Wallung im Blute (sogleich.). [CK 204]

Rauhe, trockne Stelle auf der rechten Wange (*Ng.*). [CK 205]

Kleine Blüthen im Gesichte, wie Blutschwäre, doch ohne Empfindung (*Ng.*). [CK 206]

Die Lippen sind früh nach dem Aufstehen trocken (*Ng.*). [CK 207]

Trockenheits-Gefühl an den Lippen und am Zahnfleische, wogegen Trinken nicht hilft (*Htb.*). [CK 208]

Brennen auf einer kleinen Stelle im Rothen der Unterlippe (d. 17. T.) (*Ng.*). [CK 209]

Geschwulst-Gefühl der Oberlippe (*Ng.*). [CK 210]

– Gefühl in der Oberlippe, als sollte sie anschwellen, dabei an ihrer innern Fläche und am Gaumen, Gefühl, wie verbrannt oder boll (*St.*). [CK 211]

Geschwulst der Oberlippe, mit Brennschmerz (*Ng.*). [CK 212]

Aufgesprungene Unterlippe (*Htb.*). [CK 213]

Brennende Schrunde an der Unterlippe (*Ng.*). [CK 214]

Ein Häufchen kleiner jückender Blüthen mit rothem Grunde unter dem linken Mundwinkel (*Ng.*). [CK 215]

Eine Blase an der Unterlippe (*Ng.*). [CK 216]

– Breite Quaddel auf der Oberlippe, unter der Haut, sehr schmerzhaft bei Berührung (*Ad.*). [CK 217]

– Eiter-Blüthen im rechten Mundwinkel, schmerzhaft bei Berührung (*Ad.*). [CK 218]

Unter dem Kinne, Drücken, vermehrt durch Befühlen und Bewegen des Unterkiefers (*Ng.*). [CK 219]

Er kann den Unterkiefer nicht schließen, ohne großen Schmerz im Kiefer-Gelenke. [CK 220]

Ein Riß im rechten Unterkiefer (*Ng.*). [CK 221]

Ein Stich in der Mitte des Unterkiefers (*Ng.*). [CK 222]

Schmerzhaftes Nagen im linken Unterkiefer (*Ng.*). [CK 223]

Die Drüsen am Unterkiefer schmerzen. [CK 224]

Geschwulst der Unterkiefer-Drüsen (n. 39 T.). [CK 225]

■ **Mund und innerer Hals**

Zahnschmerz, Abends im Bette, nicht am Tage (n. 8 T.). [CK 226]

Spann- und Stichschmerz in der ganzen rechten Reihe der Zähne. [CK 227]

Mucken in einem Backenzahne (*Ng.*). [CK 228]

Reißen in den Backenzähnen (*Ng.*). [CK 229]

Schmerzhaftes Nagen in den Wurzeln und dem Zahnfleische der Backenzähne (*Ng.*). [CK 230]

Bohren in den Zähnen, als würden sie zersprengt, wenn er Kaltes oder Warmes in den Mund bringt. [CK 231]

Ziehende, ruckende, pochende Zahnschmerzen, als ob Etwas unter den Zähnen säße, bis in's Ohr und die rechte Schläfe ziehend. [CK 232]

Klopfender Schmerz, mit großer Empfindlichkeit in einem unteren Backenzahne, früh nach dem Aufstehen (*Ng.*). [CK 233]

Brennender Schmerz bald in einem obern, bald in einem unteren Zahne der linken Seite, mit Zusammenfluß vielen Speichels im Munde; er kann auf dieser Seite nicht liegen, weil ihm die Kopfseite dann wie eingezwängt deuchtet und es im linken Ohre klopft. [CK 234]

Kriebelndes Brennen in der linken untern Zahnreihe (n. 36 T.) (*Ng.*). [CK 235]

Empfindliches Kriebeln in den Zahnspitzen, Abends (d. 6. T.) (*Ng.*). [CK 236]

Wund schmerzendes Zahnweh; sie durfte den Zahn nicht berühren. [CK 237]

Ein guter Zahn fängt an zu wackeln, und schmerzt beim Essen und noch einige Zeit darauf. [CK 238]

(Schnelles Hohlwerden eines Zahnes.) [CK 239]

Starkes Bluten der Zähne, öfters. [CK 240]

Das Zahnfleisch blutet und scheint sich von den Zähnen zurück zu ziehen (*Rl.*). [CK 241]

– Geschwulst und Schmerzhaftigkeit des Zahnfleisches an einem Backenzahne der rechten Oberkiefer-Seite; es sieht bloß röthlich aus und hat oben am Zahne einen dunkel-rothen schmalen Rand; beim kalt Trinken schmerzt der Zahn und seine Nachbarn empfindlich (*Gr.*). [CK 242]

Die Mundhöhle ist ihr früh wie taub (d. 3. u. 4. T.) (*Ng.*). [CK 243]

Der ganze Mund wird mit entzündeten Bläschen angefüllt, besonders der Gaumen und die Inseite der Backen. [CK 244]

Auf der Zunge, früh, beim Erwachen, Rauhheit; kommt er damit an den Gaumen, so ist sie, wie ein Reibeisen (d. 31. T.) (*Ng.*). [CK 245]

Härte einer Stelle auf der Mitte der Zunge, mit Brennen beim Befühlen, mehre Tage lang (n. 18 T.) (*Ng.*). [CK 246]

Schrunde, brennenden Schmerzes, an der Zungenspitze (d. 4. T.) (*Ng.*). [CK 247]

Ein Riß an der linken Zungenkante, welcher schründend und wund schmerzt. [CK 248]

Schmerz an der Seite der Zunge, wie von Bläschen. [CK 249]

Spitzige Bläschen auf der Mitte der Zunge. [CK 250]

Brennende Bläschen an der Zungenspitze, von langer Dauer (n. 6 T.) (*Ng.*). [CK 251]

Ein Bläschen unter der Zunge (*Ng.*). [CK 252]

Stark belegte Zunge (*Ng.*). [CK 253]

Trockenheit der Zunge, früh, mit Empfindung innerer Halsgeschwulst beim Schlingen. [CK 254]

Im Gaumen, Stiche, wie mit Nadeln (d. 9. T.) (*Ng.*). [CK 255]

Trockenheit im Munde, früh nach dem Aufstehen (*Ng.*). [CK 256]

Klebrig im Munde. [CK 257]

Viel dicker Schleim im Munde (*Ng.*). [CK 258]

Beständiges Speichel-Spucken, 8 Tage lang (n. 38 T.) (*Ng.*). [CK 259]

– Stetes Speichel-Spucken, ohne Uebelkeit (*Gr.*). [CK 260]

Der Mund ist immer voll Wasser, das vom Magen herauf schwulkt (n. 14 T.) (*Ng.*). [CK 261]

Im Halse, kratzig und rauh, ärger nach Schlingen (d. 2 T.) [CK 262]

Rauhheit und Schründen im Halse, nach vorgängigem Nacht-Schweiße, schmerzhafter beim leer Schlingen, als beim Schlucken weicher Speisen (n. 48 St.). [CK 263]

Schründendes Halsweh, beim Schlucken, doch am meisten beim leer Schlucken; dabei schmerzt der Hals äußerlich auf beiden Seiten beim Befühlen. [CK 264]

Stechendes Halsweh beim leer und Speise-Schlucken. [CK 265]

Stechen im Halse (n. 14 T.) (*Ng.*). [CK 266]

Stechen im Halse, ärger beim Schlingen, mit Trockenheit; Abends (d. 6. T.) (*Ng.*). [CK 267]

Trockenheit und schmerzhaftes starkes Stechen und Drücken, wie von Geschwulst, hinten in der linken Halsseite, nur beim Schlingen (d. 4. T.) (*Ng.*). [CK 268]

Drückendes Halsweh beim Schlingen. [CK 269]

Würgen oder Zusammenziehen im Halse, mit Athem-Versetzung, daß er die Kleider öffnen muß; beim Mittag-Essen (d. 26. T.) (*Ng.*). [CK 270]

Anfälle von Würgen im Halse, nach dem Mittag-Essen, beim Sitzen und Schreiben, mit Gefühl, als würde die Schilddrüse einwärts gedrückt, und dadurch verhindertem Athmen (n. 28 T.). [CK 271]

Zusammenziehen im Halse, mit Gefühl beim Schlingen, als wenn ein Knoll in der Gegend des Kehlkopfes säße, Nachmittags am ärgsten (*Ng.*). [CK 272]

Gefühl im Schlunde, als läge ein feines Blättchen vor den hintern Nasen-Oeffnungen, früh, nach dem Erwachen (d. 2. T.) (*Ng.*). [CK 273]

Beim Niesen, Gefühl im Schlunde, als wäre oben im Rachen ein Stück Fleisch losgegangen, mit Brennen der Stelle (d. 4. T.) (*Ng.*). [CK 274]

Gefühl, wie von vielem Schleim im Halse, und daher viel Drang zum Trinken, um die Empfindung los zu werden. [CK 275]

Gefühl im Schlunde, nach vorgängigem Kratzen darin, als wäre ein Knoll im Schlunde, oder ein Bissen stecken geblieben. [CK 276]

Gefühl von innerer Hals-Geschwulst, früh, beim Schlingen, mit Trockenheit der Zunge. [CK 277]

Geschwulst der linken Mandel. [CK 278]

Nach Frost und Hitze und Zerschlagenheit aller Glieder, Hals-Entzündung mit hoher Geschwulst des Gaumens und der Mandeln, welche in Eiterung übergehen, und wovor er die Kinnladen nicht öffnen, und weder sprechen noch schlucken kann, bei dunkelbraunem Urine und Schlaflosigkeit (n. 18 T.). [CK 279]

Geschmack gänzlich verloren, mehre Tage lang (*Ng.*). [CK 280]

Verdorbener Geschmack im Munde, alle Morgen, bei stark belegter Zunge. [CK 281]

Verdorbener, bitterer Geschmack und Geruch im Munde. [CK 282]

Bitter und schleimig im Munde, bei belegter Zunge (d. 6. T.) (*Ng.*). [CK 283]

– Sehr bitterer Geschmack im Munde, bei richtigem Geschmacke der Speisen (*Ng.*). [CK 284]

Saurer Geschmack im Munde, Abends. [CK 285]

Saurer Geschmack im Munde, vor dem Essen, nicht nach demselben. [CK 286]

Saurer Mundgeschmack, früh nach dem Aufstehen (d. 48. T.) (*Ng.*). [CK 287]

Süßer Geschmack, hinten an der Zungenwurzel (n. 19 T.). [CK 288]

Salziger Geschmack im Munde und Halse, Nachmittags. [CK 289]

– Kratziger Geschmack im Halse, beim (gewohnten) Tabakrauchen (n. 3/4 St.) (*Htn.*). [CK 290]

Unausstehlicher Gestank aus dem Munde, den er selbst nicht fühlte (d. 5. T.) (*Ng.*). [CK 291]

■ **Magen**

Durst, mit Trockenheit im Munde (*Ng.*). [CK 292]

Appetit-Mangel (*Htb.*). [CK 293]

Appetit gering, mehre Tage hindurch (*Ng.*). [CK 294]

Appetitlosigkeit, 3 Wochen lang (n. 26 T.). [CK 295]

– Appetit gering, bei Wohlgeschmack der Speisen; kein Hunger (*Gr.*). [CK 296]

– Sattheit den ganzen Tag; was sie zu sich nimmt, genießt sie ohne Hunger (*Gr.*). [CK 297]

– Geringer Appetit, und genießt er etwas, so will es nicht hinunter; die Speisen haben ihren richtigen Geschmack, aber sie widerstehen ihm, und ihr Genuß macht ihm Unbehaglichkeit (*Gr.*). [CK 298]

Gleichgültigkeit gegen Süßes. [CK 299]

Widerwille gegen Obst, besonders gegen Pflaumen. [CK 300]

– Widerwille gegen das Essen, und dennoch Gefühl, wie Hunger (*Rl.*). [CK 301]

Hunger-Gefühl im Magen, aber kein Appetit (n. 10 T.) (*Ng.*). [CK 302]

Hunger, schon früh beim Aufstehen (d. 2. T.) (*Ng.*). [CK 303]

Unersättlichkeit. [CK 304]

(Nasch-Lust). [CK 305]

– Starker Appetit, alle Tage, und bald wieder Hunger, wenn er sich nur mäßig satt ißt; ißt er sich aber recht satt, so fühlt er eine große Unbehaglichkeit und Trägheit darauf (*Gr.*). [CK 306]

Beim Mittagessen scheinen mehre Beschwerden nachzulassen (*Ng.*). [CK 307]

Beim Essen und Trinken überfällt ihn Hitze. [CK 308]

– Nach dem Essen, hinfällig, matt, unbehaglich, mit stetem Stuhldrange und ängstlichem Gefühle in der Lenden-Gegend, wie in der Ruhe (*Gr.*). [CK 309]

Nach dem Mittagessen wird ihm sehr warm und unbehaglich, und er fühlt ein Drücken in der rechten Seite über dem Magen. [CK 310]

Nach dem Mittagessen große Trägheit und Arbeitsscheu (*Htb.*). [CK 311]

Nach Tische wird es ihm wie Flor vor den Augen. [CK 312]

Nach Tische, viel Drang zum Harnen. [CK 313]

Nach dem Mittagessen, versagendes Aufstoßen, mit nachfolgendem krampfhaften Zusammen-zieh-Schmerze im Magen (d. 7. T.) (*Ng.*). [CK 314]

– Aufsteigen von Luft, mit Gefühl in der Magengegend, als zwänge sich dieselbe dort mühsam hindurch, woher Wundheits-Schmerz entsteht, bis später geschmackloses Aufstoßen erfolgt (*Gr.*). [CK 315]

Aufstoßen, öfteres. [CK 316]

Unaufhörliches Aufstoßen. [CK 317]

Aufstoßen von Nachmittag an, bis tief in die Nacht hinein, daß er nicht davor einschlafen konnte (n. 40 T.). [CK 318]

Leeres Aufstoßen weckt ihn früh aus dem Schlafe (n. 42 T.). [CK 319]

Viel leeres Aufstoßen, Nachmittags (n. 25 T.). [CK 320]

– Leeres, geschmackloses Aufstoßen (n.$^1/_4$ St.) (*Htn.*). [CK 321]

– Leeres Aufstoßen mit Lätschigkeit und Wasser-Zusammenlaufen im Munde, ohne Uebelkeit (*Gr.*). [CK 322]

Gewaltsames Aufstoßen, mit Drücken im Magen, als wenn ein Stein mit herauf ginge und wieder hinunter fiele (*Ng.*). [CK 323]

Oefteres Luft-Aufstoßen, mit Gefühl, als wenn ein Haselnuß großes Knötchen mit heraufsteige, früh (d. 19. T.) (*Ng.*). [CK 324]

Bitterliches Aufstoßen, öfters (*Ng.*). [CK 325]

Säuerliches Aufstoßen, täglich, ein paar Stunden nach Tische. [CK 326]

Ranziges Aufstoßen (*Ng.*). [CK 327]

– Soodbrennen, nach einmaligem Aufstoßen (*Ad.*). [CK 328]

Aufschwulken süßlichen oder bittern Wassers nach dem Mittagessen (*Ng.*). [CK 329]

Heftiges Schlucksen, Vormittags und nach dem Essen (*Ng.*). [CK 330]

Schlucksen. [CK 331]

Uebelkeit, früh nüchtern, mit Herzklopfen und Aengstlichkeit. [CK 332]

Uebelkeit, wie von verdorbenem Magen, früh (*Ng.*). [CK 333]

– Uebelkeits-Gefühl um den Magen herum, Wabblichkeit (*Ad.*). [CK 334]

– Brecherlichkeits-Gefühl, eine Unbehaglichkeit mit einer Art Weichlichkeit (*Gr.*). [CK 335]

– Brecherlich im Magen, beim Gehen, verstärkt durch Befühlen der Magen-Gegend, ohne Zufluß von Speichel (*Ad.*). [CK 336]

Erbrechen von Schleim, öfters. [CK 337]

Magen-Schmerzen (*Rl.*). [CK 338]

Empfindlichkeit der Herzgrube, beim stark Auftreten fühlt sie schmerzlich jeden Tritt in derselben (*Gr.*). [CK 339]

Vollheit im Magen, nach dem Essen, als hätte er zu viel gegessen (*Htb.*). [CK 340]

Uebersättigungs-Gefühl im Magen (*Ng.*). [CK 341]

– Schwere im Magen mit Uebelkeit, früh, nüchtern; nach dem Frühstücke vergehend (n. mehr. T.) (*Gr.*). [CK 342]

– Schwere in der Herzgrube, wie von einer Last, das Athmen erschwerend, beim tief Athmen erleichtert, vom Tragen eines kleinen Gewichtes aber verschlimmert (*Gr.*). [CK 343]

Wenn sie auch noch so wenig genießt, ist sie doch gleich satt, und fühlt eine schmerzliche Schwere im Magen, wie von einem Steine, mit empfindlichem Nagen; der Schmerz wird durch Ausstrecken oder Hinterbeugen nur kurz gebessert; durch Krummsitzen sehr verschlimmert (*Gr.*). [CK 344]

Drücken im Magen, wie von einem Steine, durch Aufstoßen erleichtert (*Ng.*). [CK 345]

Arges Drücken im Magen, mit Uebelkeit, nach Brodessen, nicht nach gekochter Speise, auch wenn sie wenig ißt, mit Zusammenlaufen des Speichels im Munde. [CK 346]

Drücken und Würgen an der rechten Seite des Magens, bis hinauf in die Brust, als drängte ein harter Körper sich mühsam empor, von früh bis Nachmittags (*Ng.*). [CK 347]

– Drücken in der Herzgruben-Gegend, mit Athembeklemmung und Gefühl, als hielte beim Athmen der Athem dort an, zugleich rauhe Stimme, die sich durch öfteres Räuspern nur kurz verliert, und Verschlimmerung des Druckschmerzes von geringem Speise-Genuß (*Gr.*). [CK 348]

Zusammenziehender Schmerz im Magen, Nachmittags (*Ng.*). [CK 349]

Geschwür-Schmerz im Magen, bei äußerem Drücken darauf. [CK 350]

– **Wundheits-Schmerz in der Herzgrube,** beim äußeren Drücken darauf und beim Athemholen (d. 1. T.) (*Gr.*). [CK 351]

– **Schmerzliches windendes Gefühl im Magen, wenn beim Essen der Bissen hinein gelangt, als müsse derselbe sich durchzwängen und stieße an wunde Stellen an** (*Gr.*). [CK 352]

– Selbst nüchtern fühlt sie Wundheits-Schmerz im Magen, mehre Tage hindurch (*Gr.*). [CK 353]
– Das drückende Wundheits-Gefühl und Nagen im Magen ist am heftigsten im Stehen und Gehen, wie auch beim Krummsitzen; in der Rückenlage, beim Vorbeugen oder beim Drücken mit den Händen auf den Magen fühlt sie nur schmerzlichen Druck, nicht aber das Nagen (*Gr.*). [CK 354]

Feine Stiche durch den Magen, bis zum Rückgrate (*Ng.*). [CK 355]

– Empfindliches stumpfes Stechen, gleich unter der Herzgrube, nah am Schwert-Knorpel, das dann als einfacher Schmerz anhält (*Gr.*). [CK 356]
– Plötzlicher Ziehschmerz in der Herzgrube, von Zeit zu Zeit (*Gr.*). [CK 357]

Ziehendes Reißen in der Herzgrube, mit Gefühl eines daselbst lastenden schweren Körpers, beim Aufrichten nach Bücken (n. 17 T.) (*Ng.*). [CK 358]

Schwäche-Gefühl im Magen, was nach dem Essen vergeht (*Ng.*). [CK 359]

Brennen in der Magen-Gegend, Nachmittags (*Ng.*). [CK 360]

Kälte-Gefühl und Leerheits-Empfindung im Magen (*Ng.*). [CK 361]

■ **Abdomen**

Im Hypochonder der linken Seite, heftige stumpfe Stiche (*Ng.*). [CK 362]

Unter den rechten Ribben, Schmerz, bei Kälte der Hände und Füße, und Hitze und Röthe der Backen (n. 2 T.). [CK 363]

Druckschmerz in der Leber-Gegend, beim Bewegen mehr und beim Befühlen noch ärger. [CK 364]

– Druckschmerz auf einer kleinen Stelle in der rechten Hypochonder-Gegend, bloß beim Einathmen, vorzüglich beim Tiefathmen; auch beim Aufdrücken ist die Stelle schmerzhaft (d. 2. T.) (*Htb.*). [CK 365]

Spannschmerz vom Rücken her, unter den rechten Ribben vor, beim Aufstehen vom Sitze und beim Tiefbücken (um etwas aufzuheben). [CK 366]

Kurzes Stechen unter den rechten Hypochondern, ohne Bezug auf Athmen (n. ½ St.) (*Htb.*). [CK 367]

Bauch-Schmerzen, so heftig, daß es ihm den Nabel einzog und er sich krümmen mußte, Abends (*Ng.*). [CK 368]

Vor Schmerzen im Bauche konnte er Nachts nicht schlafen; sobald er sich nur etwas bewegte, kamen die Schmerzen wieder (n. 27 T.) (*Ng.*). [CK 369]

Die Schmerzen im Bauche werden theils durch Aufstoßen, theils durch warme Umschläge erleichtert (*Ng.*). [CK 370]

– Unangenehmes Gefühl, wie vor einem Erbrechen, im Oberbauche (*Rl.*). [CK 371]

Vollheit des Unterleibes (n. 19 T.) (*Ng.*). [CK 372]

Auftreibung des Unterleibes. [CK 373]

Schmerzhafte Aufgetriebenheit des Unterleibes. [CK 374]

Gefühl im Unterleibe, als sey darin etwas geschwollen. [CK 375]

Derber, angespannter Unterleib. [CK 376]

Gespanntheit des Unterleibes, mit Empfindlichkeit der Bauch-Decken bei Berührung (*Ng.*). [CK 377]

Drücken im Unterleibe, über den Schambeinen, früh im Bette in der Rückenlage (*Ng.*). [CK 378]

Druck in der rechten Bauchseite, früh, nach dem Erwachen, im Bette, verging nach dem Aufstehen. [CK 379]

Zusammenziehen auf einer handbreiten Stelle in der linken Oberbauch-Seite (d. 2. T.) (*Ng.*). [CK 380]

– Plötzlich zusammenziehender Schmerz im Unterbauche, über der Schambuge, der in Absätzen sich verschlimmert und allmählig wieder vergeht (n. 5 Min.) (*Gr.*). [CK 381]

– Plötzlich heftig klemmender Schmerz in der Gegend des Quer-Grimmdarms, als ob eine Blähung sich mit Gewalt da durchpreßte (*Ad.*). [CK 382]

Kneipen im Bauche, mit Uebelkeit. [CK 383]

Kneipen um den Nabel, bei der kleinsten Bewegung, die Nachts im Liegen und am Tage im Sitzen gemacht wird; Blähungs-Abgang erleichtert den Schmerz und im Gehen hört er ganz auf (n. 27 T.) (*Ng.*). [CK 384]

Kneipen um den Nabel herum, mehr im Sitzen als bei Bewegung (*Ng.*). [CK 385]

– Kneipendes Leibweh durch den ganzen Bauch, von oben nach unten sich verbreitend (*Ad.*). [CK 386]

– Kneipen in der linken Oberbauch-Gegend, auf einer kleinen Stelle dicht unterhalb der linken Hypochondern, durch Drücken mit dem Finger sich erhöhend (n. ¼ St.) (*Htn.*). [CK 387]

Schneidendes Leibweh, Nachts. [CK 388]

Schmerzliches Schneiden im Unterleibe, vorzüglich um den Nabel, Abends (d. 15. T.) (*Ng.*). [CK 389]

Schneiden im Unterbauche, Nachts, mit Drängen auf den Mastdarm, unter auseinanderdehnendem Schmerze in den Gedärmen und Vollheit über den Schambeinen, als ob alles verstopft wäre, und der Bauch im Geradeliegen springen sollte; darauf erst harter knolliger, dann flüssiger Stuhl mit vielem Drange unter Nachlaß der Bauch-Schmerzen und nachfolgendem Brennen im After (d. 2. T.) (*Ng.*). [CK 390]

- Heftiges Leibweh, als ob Durchfall entstehen sollte, im ganzen Leibe hin und her ziehend, und durch lautes Kollern im Leibe nur kurz gemindert (*Ad.*). [CK 391]
- Gefühl im Unterleibe als sollte sie Durchfall bekommen, mit Frost-Schauder (*Gr.*). [CK 392]
- **Aengstliches Gefühl mit Unbehaglichkeit und Unruhe in der Lenden-Gegend, wie Stuhldrang;** durch Blähungs-Abgang oder Luft-Aufstoßen nur kurz beseitigt; zuletzt erfolgt weiche Stuhl-Ausleerung in kleinen Absätzen (*Gr.*). [CK 393]

Mehre ziehende Schnitte, aufwärts, im linken Oberbauche. [CK 394]

Zieh-Schmerz, tief im Unterbauche, längs des rechten Schooßes herab, wie an einer Schnur (d. 2. T.) (*Ng.*). [CK 395]

Ein Stich in der rechten Bauchseite und zugleich im Kreuze (d. 2. T.) (*Ng.*). [CK 396]

Plötzliche Stiche unter dem Nabel (d. 4. T.) (*Ng.*). [CK 397]

Stiche in der rechten Bauchseite, beim Schlucksen, beim Wenden des Körpers, beim Gähnen und Tiefathmen; nicht beim Gehen. [CK 398]

- Plötzlich einige scharfe Stiche in der rechten Bauchseite, daß sie schreien möchte (*Gr.*). [CK 399]
- Plötzlich ein heftiger Stich vom rechten Schooße in den Leib hinein, daß sie zusammenfährt (*Gr.*). [CK 400]

Aeußerlich um den Bauch, ein Wundheits-Schmerz, welcher vom Kreuze ausgeht (*Ng.*). [CK 401]

Drückender Schmerz vorn im Bauche, wie außerhalb der Därme, in den Muskeln, vorzüglich Abends; beim Gehen und bei Bewegung bis zum Unerträglichen steigend, im Sitzen und Liegen schnell nachlassend, bei Gehen aber sogleich wiederkehrend (n. 24 St.). [CK 402]

Im Bauchringe, Herausdrängen, bei Bewegung und beim Stuhlgange. [CK 403]

Jücken an der Bruch-Stelle. [CK 404]

(Entzündung der Bruch-Stelle) (n. 3 T.). [CK 405]

Von Blähungen viel Beschwerde im Unterleibe, wobei die After-Aderknoten hervortreten, welche im Sitzen schmerzen. [CK 406]

- Knurren und Kollern im Unterleibe (*Ad.*). [CK 407]
- Starkes Knurren und Gluckern im Leibe (*Gr.*). [CK 408]
- Gluckern im Leibe, bei Bewegung desselben, wie von vieler Flüssigkeit, obschon sie nichts getrunken hat, Nachmittags (*Gr.*). [CK 409]

■ **Rektum**

Stinkender Blähungs-Abgang (*Ng.*). [CK 410]

Stuhldrang, sehr häufig. [CK 411]

Eiliger Stuhldrang; sie kann den Stuhl nicht halten, weil er sie zu schnell überrascht. [CK 412]

- Häufiger Stuhldrang, doch geht sie nicht öfter als sonst, und der Abgang ist dann natürlich (*Gr.*). [CK 413]
- **Oefterer Stuhldrang mit schmerzlichem Weh in der Lenden-Gegend**, und Frost Rieseln über den Kopf und die Schenkel, **wie in der Ruhr; dann weicher Stuhl in kleinen Absätzen**, unter fortdauerndem Schmerze in den Lenden, **mit erneuertem Stuhldrange** (*Gr.*). [CK 414]
- Drängen zum Stuhle, mit heftigem Schmerze im Bauche, als ob sich die Därme ausbreiteten; dann weicher Stuhl mit nachfolgendem erneuerten Drange (n. 1 St.) (*Htb.*). [CK 415]

Weicher Stuhl, unter sehr eiligem Drange (nachdem vorher schon einmal harter da gewesen), mit nachfolgendem Brennen und Auseinanderrängen im Mastdarme (d. 1. u. 2. T.) (*Ng.*). [CK 416]

- Weicher, grieseliger Stuhl, ohne alle Beschwerde (*Gr.*). [CK 417]
- Weicher, zuletzt durchfälliger Stuhl (*Ad.*). [CK 418]

Durchfall-Stuhl (d. 1. u. 30. T.) (*Ng.*). [CK 419]

Durchfälliger Stuhl, mit Blut gemischt, bei einem Kinde. [CK 420]

Hellfarbiger Stuhl. [CK 421]

Zäher Stuhlgang. [CK 422]

Harter Stuhl, mit Brennen im After (*Ng.*). [CK 423]

Sehr harter, schwer abgehender Stuhl mit Schmerz im Mastdarme und blutigem Schleime (*Htb.*). [CK 424]

Der Stuhl setzt zuweilen einen Tag aus (*Ng.*). [CK 425]

Abgang von Spulwürmern. [CK 426]

Abgang eines Spulwurmes mit dem Stuhle (*Ng.*). [CK 427]

Bei dem (natürlichen) Stuhle, Brennen im After (*Ng.*). [CK 428]

Nach dem (guten) Stuhle, viel leeres Aufstoßen (n. etlichen *St.*). [CK 429]

Nach dem Stuhlgange, feuchtende Afterknoten. [CK 430]

Im After, Haselnuß große Blutknoten, mit schründenden und stechenden Schmerzen. [CK 431]

Blut-Abgang aus dem After, öfters, bei Aufgetriebenheit des Bauches. [CK 432]

Kriebeln im After. [CK 433]

Beißen im After. [CK 434]

Brennen im After (*Rl.*). [CK 435]

Wundheits-Schmerz und Brennen um den After, gegen Abend (*Rl.*). [CK 436]

Schmerzhafte Wundheit um den After, als hätte er sich aufgerieben (n. 5 T.) (*Rl.*). [CK 437]

Stechen im Mastdarme, den ganzen Tag, und harter Stuhl. [CK 438]

■   **Harnwege**

Eiliger Harndrang; sie kann das Harnen nicht aufhalten, es befällt sie zu schnell. [CK 439]

Häufiger Urin-Abgang, einen Tag um den andern (n. 29 St.) (*Ng.*). [CK 440]

Vermehrter Harn; sie muß jede Nacht zweimal zum Harnen aufstehen, und läßt jedes Mal viel (n. 19 T.) (*Ng.*). [CK 441]

– Vermehrte Harn-Absonderung (*Ad.*). [CK 442]

– Oefteres und reichliches Harnen, früh nüchtern, ohne daß er etwas getrunken hat (*Gr.*). [CK 443]

– Er muß öfters, doch wenig auf ein Mal, wasserhellen Urin lassen (*Stf.*). [CK 444]

Seltener und geringer Urin mit Brennen in der Harnröhre (d. 8. u. 17. T.) (*Ng.*). [CK 445]

Urin mit gelbem Satze. [CK 446]

Beim Harnen, Brennen in der Harnröhre (d. 15. T.) (*Ng.*). [CK 447]

Beim Harnen, Kneipen im Unterbauche (*Ng.*). [CK 448]

Nach dem Harnen, erneuertes Drängen dazu, wobei ihr jedesmal im Gehen ein paar Tropfen Urin abgingen; im Sitzen vergehend. [CK 449]

■   **Geschlechtsorgane**

Brennen im linken Hoden (n. 13 T.). [CK 450]

Heftiges Jücken an der rechten Seite des Hodensackes, daß er nicht genug kratzen kann (*Ng.*). [CK 451]

– Starker Schweiß des Hodensackes (*Ad.*). [CK 452]

– Rothe, hautlose, nässende, brennend heiße Stelle zwischen dem Hodensacke und Oberschenkel (*Ad.*). [CK 453]

– Ein früher geschwollener Nebenhode schwillt von neuem sehr heftig an (*Ad.*). [CK 454]

Taubheit der Geschlechtstheile, etliche Minuten lang (n. 28 T.). [CK 455]

Der Geschlechtstrieb schweigt (d. ersten Tage.). [CK 456]

– Verminderter Geschlechtstrieb (*Ad.*). [CK 457]

Sehr vermehrter Geschlechtstrieb (in der Nachwirkung) (*Rl.*). [CK 458]

Er schläft über der Begattung ein, ohne Samen-Erguß (n. 21 T.). [CK 459]

Langsame Erektion (n. 9, 14 T.). [CK 460]

Erektion früh, vor dem Aufstehen, was sonst selten der Fall war (n. 17 T.) (*Ng.*). [CK 461]

Erektionen alle Nächte (n. 30 T.) (Nachwirkung?). [CK 462]

Abends plötzliche Erektion, so stark, wie seit einem Jahre nicht, mit Schauder und solcher Heftigkeit, daß Beischlaf Bedürfnis ward (n. 10 St.). [CK 463]

Pollution bei einem bejahrten Manne, und darauf Gefühl von Trockenheit über den ganzen Körper (n. 10 T). [CK 464]

Einige Pollutionen schnell hinter einander (bei einem Verheiratheten), mit nachfolgender Abspannung (n. 35 T.). [CK 465]

Starke, nächtliche Pollution nach kurz vorhergegangenem Beischlafe (n. 4 T.). [CK 466]

Beim Weibe, anhaltend erhöhter Begattungs-Trieb (Heilwirkung.). [CK 467]

Mehr Neigung des Weibes zum Beischlafe, und bei demselben weit mehr Erregung und Ausdauer (Heilwirkung.). [CK 468]

– Monatliches äußerst schwach. [CK 469]

Das Monatliche fließt sehr schwach und nur einen Tag lang, da es sonst 2 bis 3 Tage anhielt (*Ng.*). [CK 470]

– Das Monatliche ist etwas stärker und hält länger an, als gewöhnlich, und verläuft dießmal ohne alle frühere Schmerzen (Heilwirkung?) (*Gr.*). [CK 471]

Das Monatliche tritt um 2 Tage zu früh ein (*Ng.*). [CK 472]

Das Monatliche stellt sich zu früh ein und fließt sehr stark. [CK 473]

Beim Monatlichen, ein Druck, wie eine Schwere, über den Schambeinen, in jeder Lage (*Ng.*). [CK 474]

Beim Monatlichen, Schneiden und Kneipen im Bauche (*Ng.*). [CK 475]

Bei der Regel, Zerschlagenheits-Schmerz im Kreuze (*Ng.*). [CK 476]

Abgang von etwas Blutschleim aus der Scheide, mit ängstlichem Herzschlage, Unruhe im Leibe,

Schmerzen im Kreuze und Schwäche bis zur Ohnmacht. [CK 477]

Schmerzhaftes Reißen, ruckweise, in der Scham, daß sie schreien möchte, Abends (d. 4. T.) (*Ng.*). [CK 478]

■ **Atemwege und Brust**

Niesen, so heftig, daß das Gehirn davon erschüttert wird, und ein Gefühl von Schwindel zurückbleibt (d. 1. T.) (*Ng.*). [CK 479]

Oefteres, schnell aufeinander folgendes Niesen, Abends (*Htb.*). [CK 480]

Verstopfte Nase. [CK 481]

Lästige Trockenheit der Nase (*Rl.*). [CK 482]

Beständiger Schnupfen, mit Verstopfungs-Gefühl in der Nase (n. 15 T.) (*Ng.*). [CK 483]

Oefterer, aber kurzdauernder Schnupfen, fast nur eine Stunde lang. [CK 484]

Fließ-Schnupfen, der schnell eintritt und bald wieder vergeht (*Htb.*). [CK 485]

Fließ-Schnupfen, mit hohler, tiefer Sprache und trocknem Husten, früh und am Tage, aber nicht Nachts. [CK 486]

Häufiger Schleim-Auswurf aus der Nase (*Ng.*). [CK 487]

Oefterer Reiz zum Schnauben, mit dicker Schleim-Absonderung aus der Nase, worauf dann allemal Trockenheits-Gefühl in derselben folgt (n. 8 T.) (*Ng.*). [CK 488]

Ausfluß dicken, gelben Schleimes aus der Nase (*Htb.*). [CK 489]

In der Luftröhre, Stiche (d. 2. T.) (*Ng.*). [CK 490]

– Drücken dicht unter dem Kehlkopfe, ohne Bezug auf Schlingen (n. 3 St.) (*Htn.*). [CK 491]

In der Kehle, Gefühl, als wenn er lauter Rauch einathmete (n. 27 T.) (*Ng.*). [CK 492]

Heiserkeit, 14 Tage lang. [CK 493]

Heiserkeit, oder vielmehr Stimmlosigkeit, einige Wochen lang. [CK 494]

– Unreine Stimme, von zähem Schleime, der ihm fast immer im Rachen und Kehlkopfe liegt, viele Tage hindurch; durch Rachsen bringt er nur wenig heraus und macht dadurch den Ton nur auf kurze Zeit reiner (*Gr.*). [CK 495]

Rauh im Halse und davon einige Hustenstöße (n. 1 St.) (*Ng.*). [CK 496]

Kitzeln im Halse, das zum beständigen Hüsteln reizt (*Ng.*). [CK 497]

Husten, durch anhaltendes Sprechen erregt (n. 35 T.) (*Ng.*). [CK 498]

Husten, nach Mitternacht (*Ng.*). [CK 499]

Trockner Husten, früh nach dem Aufstehen, mit Gefühl darnach, als wenn ein harter Körper in die Brust hinabfiele (n. 20 T.) (*Ng.*). [CK 500]

Trockner Husten, 3 Tage lang, durch einen Kitzel in der Luftröhre und in der Herzgegend erregt, der nur Nachts, und etwas auch nach dem Mittagessen nachläßt (*Ng.*). [CK 501]

Trockner, kurzer Husten, Abends. [CK 502]

Heftiger, trockner Husten, Abends, mit nachfolgender Schwäche im Kopfe (*Ng.*). [CK 503]

Stick-Husten. [CK 504]

Husten mit Schleim-Auswurf (*Htb.*). [CK 505]

Husten von unaufhörlichem Reize, mit schleimigem Auswurfe (*Ng.*). [CK 506]

Ein lösender Husten mit salzigem, stärkeartigen Auswurfe, der seit 4 Wochen gedauert, verging (Heilwirkung.) (*Ng.*). [CK 507]

Beim Husten, Wundheits-Gefühl auf der Brust (*Ng.*). [CK 508]

Athem-Versetzung bei und außer dem Husten (d. 9. T.) (*Ng.*). [CK 509]

Vollheit auf der Brust, mit kurzem Athem, besonders beim Steigen, und mit Stichen in der Brust, besonders beim Einathmen (*Ng.*). [CK 510]

Vollheit auf der Brust und Schmerzhaftigkeit, wie zerschlagen, auf der linken Seite (*Ng.*). [CK 511]

Brust-Schmerzen (*Htb.*). [CK 512]

Die Schmerzen auf der Brust werden theils durch Aufstoßen theils durch trockne, warme Umschläge erleichtert (*Ng.*). [CK 513]

Drücken und Kitzeln in der Brust, mit trocknem Husten, vergeht (Heilwirkung.) (*Ng.*). [CK 514]

– Drückende Schwere quer über die Brust, durch Einathmen vermehrt, und dann Stichschmerz unter dem obern Ende des Brustbeins verursachend (n. ½ St.) (*Htn.*). [CK 515]

Stiche in der linken Brust (n. 4 St.). [CK 516]

Kleine Stiche in der linken Brustseite bei jedem Athemzuge (n. 19 T.) (*Ng.*). [CK 517]

Ein heftiger Stich in der linken Brustseite, beim Aufheben einer schweren Last mit beiden Händen (n. 20 T.) (*Ng.*). [CK 518]

Plötzliches Stechen und Brennen, daß sie darüber erschrak, tief in der linken Brustseite, Abends (d. 4. T.) (*Ng.*). [CK 519]

Flüchtige Stiche in der rechten Brust, zum Aufschreien, Abends (d. 2. T.) (*Ng.*). [CK 520]

– Flüchtige Stiche in der rechten Brust, zwischen der sechsten und siebenten Ribbe (*Htn.*). [CK 521]

Stumpfe Stiche unter dem Brustbeine, tief in der Brust, mit nachfolgendem Zerschlagenheits-Schmerz der Stelle (d. 1. T.) (*Ng.*). [CK 522]

Stechen von der Brust zu den Schultern heraus (*Htb.*). [CK 523]

Wundheits-Schmerz in der Brust, und äußerlich an derselben (*Ng.*). [CK 524]

Flüchtiges Brennen in der linken Brustseite (*Ng.*). [CK 525]

Pochen mit Stichschmerz in der linken Brustseite, von der Herzgrube an aufwärts gehend (*Ng.*). [CK 526]

Starke Herzschläge zuweilen (in den ersten 14 Tagen.). [CK 527]

Gefühl starken Herzschlages vorn auf der Brust (*Ng.*). [CK 528]

Herzklopfen beim Liegen auf der linken Seite. [CK 529]

Herzklopfen, das durch Denken daran erneuert wird; denn dann wird es ihr ängstlich; Mittags am meisten. [CK 530]

Aeußerlich in den Brüsten, Reißen und Stechen (n. 19 T.) (*Ng.*). [CK 531]

Brennen äußerlich auf der ganzen Brust, mit Röthe der Haut (*Ng.*). [CK 532]

– Jücken auf der Brust (*Htb.*). [CK 533]

■ **Rücken und äußerer Hals**

Kreuzschmerz (n. 12 T.). [CK 534]

Schwere im Kreuze und den Lenden, wie von Verkältung. [CK 535]

Schmerzhaftes Ziehen im Kreuze, als zöge ein schwerer Körper herab (d. 6. T.) (*Ng.*). [CK 536]

Spannende Kreuz-Schmerzen, am schlimmsten Abends, daß er nicht vom Sitze aufstehen, noch sich zurückbiegen konnte. [CK 537]

Stechen im Kreuze, schlimmer im Sitzen, als bei Bewegung (n. 11 T.). [CK 538]

Ein heftiger Stich in der Kreuz-Gegend (*Ng.*). [CK 539]

– Pochendes Mucken unten im Kreuze (*Gr.*). [CK 540]

Rückenweh, als hätte er zu hart gelegen. [CK 541]

Großer Schmerz in der rechten Seite des Rückens, beim Niederlegen. [CK 542]

Schwäche und Ungelenkigkeit im Rückgrate; es will zusammensinken bei anhaltendem Sitzen (*Htb.*). [CK 543]

Zerschlagenheits-Schmerz zwischen den Schultern (d. 5. –10. T.) (*Ng.*). [CK 544]

Verrenkungs-Schmerz im linken Schulterblatte. [CK 545]

– Schnell vorübergehender Klammschmerz auf dem linken Schulterblatte (n. ½ St.) (*Htb.*). [CK 546]

Stumpfe Stiche durch das linke Schulterblatt, vorn zur Brust heraus (d. 3. T.) (*Ng.*). [CK 547]

– Flüchtiger Stich auf dem linken Schulterblatte und an der Außenseite des rechten Oberschenkels (*Htb.*). [CK 548]

Brennender Stich am äußern Rande des rechten Schulterblattes (d. 2. T.) (*Ng.*). [CK 549]

Brennen am obern Theile des rechten Schulterblattes (*Ng.*). [CK 550]

Brennen an den Lenden, was sich quer durch den Leib zieht. [CK 551]

Brennen auf einer kleinen Stelle an der linken Seite der Lendenwirbel, und zugleich am untern Theile des linken Schulterblattes, ärger beim Aufstehen vom Sitze, besser beim Gehen; auch Nachts, so daß er nur auf einer Seite liegen kann (d. 17.–19. T.) (*Ng.*). [CK 552]

Klopfen im Rücken, ein starker Pulsschlag, meist in der Ruhe, und besonders nach Gemüths-Bewegungen (d. ersten 3 Tage.). [CK 553]

Klopfen, mit Reißen wechselnd, bald auf der linken Schulter, bald zwischen den Schulterblättern; auch Nachts (n. 19 T.) (*Ng.*). [CK 554]

Arges Jücken auf dem Rücken, Tag und Nacht. [CK 555]

Viel Jücken mit Ausschlag auf dem Rücken. [CK 556]

Jücken am linken Schulterblatte, mit kleinen Blüthen nach Kratzen (*Ng.*). [CK 557]

Im Nacken, Steifigkeit, beim Erwachen aus dem Mittagsschlafe (n. 24 St.). [CK 558]

Bohrender Knochen-Schmerz im Nacken, der weder durch Bewegung, noch durch Befühlen sich erhöht oder mindert (n. 3 T.). [CK 559]

– Drückend spannender Schmerz auf der linken Seite des Nackens, in Ruhe und Bewegung (*Htn.*). [CK 560]

Geschwulst im Nacken, die sich nach und nach über den ganzen Kopf verbreitet, mit Röthe und Geschwür-Schmerz der Haut und starker Anschwellung aller Drüsen in dieser Gegend, mehre Tage lang (n. 7 T.) (*Ng.*). [CK 561]

Mehre geschwollene Drüsen im Nacken am Hinterkopfe. [CK 562]

Jückende Blüthen im Nacken, dicht an den Kopfhaaren (n. 3 T.). [CK 563]

■ Extremitäten

In der Achselgrube, unter den Armen, öfterer Schmerz in den Drüsen. [CK 564]

Im Achselgelenke, hörbares Knacken, bei jeder Bewegung des linken Armes (n. 18 T.) (*Ng.*). [CK 565]

– Schmerzliches Wühlen im linken Achselgelenke (*Gr.*). [CK 566]

Die Arme sind schwer und zitterig. [CK 567]

Einschlafen des Armes, beim Auflegen auf den Tisch (*Rl.*). [CK 568]

Eingeschlafenheit des linken Armes; sie konnte ihn erst durch vieles Reiben wieder lebendig machen. [CK 569]

– Empfindliches Ziehen in allen Röhrknochen des rechten Armes (*Gr.*). [CK 570]

Spannen hier und da an den Armen, immer nur auf einer kleinen Stelle (d. 2. T.) (*Ng.*). [CK 571]

Geschwulst des rechten Armes, bei Schmerz der Achselhöhl-Drüsen. [CK 572]

– Am Oberarm-Knochen, empfindlicher Schmerz, an einer kleinen Stelle (*Htb.*). [CK 573]

Schmerz auf den Knochen des Oberarms, als sollte da ein Geschwür entstehen. [CK 574]

– Schmerz, wie durchgeschlagen, in der Mitte der linken Oberarm-Röhre (*Gr.*). [CK 575]

Schmerz, wie von einem Stoße, über dem linken Ellenbogen (*Ng.*). [CK 576]

Am Ellenbogen, Schmerz, wie gestoßen. [CK 577]

Zuckendes Reißen in der rechten Ellenbogen-Beuge (*Ng.*). [CK 578]

Fippern, fast wie Schütteln, in der linken Ellenbogen-Beuge, bis zur Mitte des Ober- und Unterarmes (*Ng.*). [CK 579]

Im Vorderarme der linken Seite, schmerzliches Reißen, von seiner Mitte bis zum Handgelenke (*Ng.*). [CK 580]

– Kurzes, schmerzhaftes Ziehen im linken Unterarme, wie im Knochen, bei Ruhe und Bewegung (n. 1½ St.) (*Htb.*). [CK 581]

– Zerschlagenheits-Schmerz, der in Absätzen sich verschlimmert, auf dem Rücken des Unterarmes, wie in der Knochenröhre (n. vielen Tagen.) (*Gr.*). [CK 582]

Lähmiger Schmerz im Vorderarme und in der Hand, durch Bewegung vergehend, in der Ruhe wiederkehrend (*Ng.*). [CK 583]

Im Hand-Gelenke und an andern Stellen des rechten Armes, Spannen oder Ziehen (*Ng.*). [CK 584]

Ziehen im linken Hand-Gelenke, bis zur Mitte des Oberarms hinauf (*Ng.*). [CK 585]

– Zucken im innern Handknöchel, in langsamen, wellenförmigen Absätzen, früh, beim Liegen im Bette (*Gr.*). [CK 586]

– Taktmäßig zuckender Schmerz im äußern Handknöchel (*Gr.*). [CK 587]

Klemmender Schmerz an der Hand (*Rl.*). [CK 588]

– Klammartig drückender Schmerz im rechten Handgelenke nach außen (n. 3 ½ St.) (*Htn.*). [CK 589]

Reißender plötzlicher Schmerz im Handgelenke (*Ng.*). [CK 590]

– Reißen im Handgelenke, bis in die Fingerspitzen vor (*Gr.*). [CK 591]

Stumpfes Stechen im linken Handgelenke, erleichtert durch Bewegung (*Ng.*). [CK 592]

Verrenkungs-Schmerz auf dem Handrücken (*Ng.*). [CK 593]

Die Hände zittern beim Schreiben (*Ng.*). [CK 594]

Trockenheit der Haut der Hände, wie Pergament (n. 5 T.). [CK 595]

Rauhe, trockne Haut auf beiden Handrücken (*Ng.*). [CK 596]

Abschälen der Haut auf beiden Handrücken (n. 20 T.) (*Ng.*). [CK 597]

Aufgelaufene Adern an den Händen und Röthe derselben (d. 12. T.) (*Ng.*). [CK 598]

Schweiß der innern Fläche der Hände und Finger, Nachmittags (n. 18 T.) (*Ng.*). [CK 599]

Erst Kriebeln in den Händen, dann Einschlafen derselben (*Ng.*). [CK 600]

– Unausstehliches Kriebeln und Fressen in der hohlen Hand, daß sie fortwährend reiben muß (*Gr.*). [CK 601]

– Brennendes Kriebeln auf dem Hand- und Fingerrücken am Tage, durch Kratzen nur kurz zu tilgen (*Gr.*). [CK 602]

Jückende Blüthen am Handgelenke (*Ng.*). [CK 603]

Im Zeigefinger, Ziehen, wie gelähmt, mit Gefühl beim Biegen und Befühlen, als sey er erböllt, besonders an der Spitze (*Htb.*). [CK 604]

Ziehschmerz im hinteren Daumengliede (*Ng.*). [CK 605]

Reißen im hinteren Gelenke des Daumens, und auch im vierten Finger so heftig, als würde der Finger ausgerissen. [CK 606]

Reißen unter dem Nagel des Daumens (*Ng.*). [CK 607]

Stechen im hinteren Daumen-Gelenke, auch plötzlich in der Spitze des Daumens so heftig, daß er darüber erschrak (*Ng.*). [CK 608]

– Heftige kleine Stiche im hintersten Gelenke des Zeigefingers der linken Hand, in Ruhe und Bewegung (n. 9½ St.) (*Htn.*). [CK 609]

Klopfen im Mittelgelenke des Mittelfingers, wie mit einem Hammer (*Ng.*). [CK 610]

Knacken im Gelenke des Daumens und kleinen Fingers, bei Bewegung derselben (*Ng.*). [CK 611]

Nagel-Geschwür am vierten Finger der linken Hand (n. 2 T.). [CK 612]

Rissigwerden und Abschälen der Haut an den Fingerspitzen (*Ng.*). [CK 613]

– Eiter-Blüthchen am linken Mittelfinger, mit Wundheits-Schmerz bei Berührung (*Gr.*). [CK 614]

Im Hüftgelenke der rechten Seite, Schmerz, beim Gehen im Freien. [CK 615]

Klamm-Schmerz im rechten Hüftgelenke, wie steif oder eingeschraubt, der sich an der Vorderseite des Oberschenkels herab verbreitet (*Ng.*). [CK 616]

Plötzliche Stiche im Hüftgelenke, als sey es ausgerenkt, mit Schmerz, als sollte es beim Gehen zusammenbrechen. [CK 617]

Auf den Hinterbacken, Brennen. [CK 618]

Ziehschmerz im rechten Hinterbacken, als würde das Fleisch abgezogen (*Ng.*). [CK 619]

Heftige Stiche im Hinterbacken (*Ng.*). [CK 620]

Stechendes Jücken in den Hinterbacken (*Ng.*). [CK 621]

Kleine Blutschwäre auf den Hinterbacken (*Ng.*). [CK 622]

– Absetzendes Reißen im rechten Hinterbacken abwärts (*Gr.*). [CK 623]

In den Beinen, viel Klamm. [CK 624]

Spannen in den Beinen, bis zur Hüfte herauf, als wären alle Flechsen zu kurz, am ärgsten im Stehen, im Liegen nachlassend (d. 37. T.) (*Ng.*). [CK 625]

Spannen und Reißen in den Beinen, erleichtert durch Gehen (n. 16 T.) (*Ng.*). [CK 626]

Reißen und Spannen in den Knochen der Beine herab, bis zur Ferse; im Gehen etwas erleichtert (n. 15 T.) (*Ng.*). [CK 627]

– Reißen die Beine herab, am längsten und schmerzlichsten in den Knieen, dann aber auch in den andern Gelenken, den Hinterbacken, den Hüften und den Fußknöcheln (*Gr.*). [CK 628]

– **Ziehschmerz das ganze linke Bein herab** (*Gr.*). [CK 629]

Mattigkeit in den Beinen, früh, daß er zusammensinken möchte (d. 10. T.) (*Ng.*). [CK 630]

– Müdigkeit in den Beinen und Rucken im Fuße, beim Sitzen, mit schmerzlichem Weh an der hintern Fläche des Oberschenkels, das beim Auftreten sich verschlimmert und bis in den Fuß herabstrahlt (*Gr.*). [CK 631]

In der Oberschenkel-Beuge der rechten Seite, Gefühl von Hineindrücken (*Ng.*). [CK 632]

Brennen in der Oberschenkel-Beuge, wie im Knochen, im Sitzen, (*Ng.*). [CK 633]

Ziehen auf der vordern Seite des Oberschenkels herab, wie im Knochen, im Gehen erleichtert (d. 27. T.) (*Ng.*). [CK 634]

Reißen im rechten Oberschenkel, früh nach dem Aufstehen, durch Bettwärme gebessert (d. 19. T.) (*Ng.*). [CK 635]

– Reißen an der äußern und vordern Seite des Oberschenkels herab, unter der Haut, bis an's Knie, im Gehen (n. 7 St.) (*Htb.*). [CK 636]

Heftiges Stechen im rechten Oberschenkel, daß er kaum gehen konnte (n. 4 T.). [CK 637]

Plötzliches stumpfes Stechen an der innern Fläche des Oberschenkels, daß er darüber erschrak (n. 4 T.) (*Ng.*). [CK 638]

Ein Schlag im Oberschenkel über dem rechten Knie, im Stehen, daß sie glaubte vorwärts fallen zu müssen (*Ng.*). [CK 639]

Heftiger Zerschlagenheits-Schmerz in der Mitte des rechten Oberschenkels, der sich nach und nach im ganzen Beine ausbreitet und von Nachmittag bis gegen Mitternacht dauert (*Ng.*). [CK 640]

Fippern im Oberschenkel, über dem rechten Knie (*Ng.*). [CK 641]

Arges Jücken an den Oberschenkeln, auch Nachts (n. 11 T.). [CK 642]

Im Knie des rechten Beines, zuweilen ein schneller, augenblicklicher Schmerz, wie Ritze mit einem Messer, die das Bein verlähmen. [CK 643]

– Schmerzhaftes Wehthun an der Inseite des linken Kniees, beim Aufheben und Fortsetzen des Beines im Gehen (n. mehrern St.) (*Gr.*). [CK 644]

– Drückender Schmerz im linken Knie, mehr nach der innern Seite, im Sitzen, durch Ausstrecken des Fußes in ein stumpf drückendes Gefühl übergehend (*Htn.*). [CK 645]

Reißen an der Inseite des Kniees, bis zur Mitte des Schienbeines; im Gehen sich verlierend, im Sitzen wiederkommend (*Ng.*). [CK 646]

– Reißen vom Knie abwärts, unter der Haut, im Gehen (n. 7 St.) (*Htb.*). [CK 647]

Stich-Schmerz in den Knie-Gelenken. [CK 648]

– Scharfe Stiche an der Inseite des linken Kniees, plötzlich, daß sie zusammenfährt (*Gr.*). [CK 649]
– Heftige Stiche fahren beim Treppensteigen durch's linke Knie, und lassen eine Art schmerzhafter Lähmung in demselben zurück (*Htn.*). [CK 650]

Schneidendes Brennen in der rechten Kniescheibe. [CK 651]

Im Unterschenkel, besonders im rechten Schienbeine, lähmiger Schmerz, erleichtert durch Hochlegen des Beines, z.B. aufs Sopha (*Rl.*). [CK 652]

Spannen in den Schienbeinen, beim Herabsteigen vom Berge (n. 16 T.) (*Ng.*). [CK 653]

Spannen in den Flechsen der Waden, als wären sie zu kurz (d. 15. T.) (*Ng.*). [CK 654]

Klamm in den Waden, beim Ausstrecken des Beines. [CK 655]

Ziehschmerz, wie in den Knochen des Unterschenkels; Abends, beim Sitzen; er muß aufstehen und herumgehen. [CK 656]

– Empfindliches Ziehen an einer kleinen Stelle des linken Schienbeines (n. ³/₄ St.) (*Htb.*). [CK 657]

Fippern in der rechten Wade (*Ng.*). [CK 658]

Kriebeln in der linken Wade, wie von Eingeschlafenheit, im Sitzen (*Ng.*). [CK 659]

– Gefühl, als ginge eine kalte Luft an die Unterschenkel, bis an die Knöchel (*Gr.*). [CK 660]

In den Füßen, Unruhe. [CK 661]

Unruhe in den Füßen, im Sitzen; er muß das Bein stets bewegen, um das Spannen im Oberschenkel und das Brennen in der Schambuge zu erleichtern (*Ng.*). [CK 662]

Zittern der Füße im Stehen, daß er sich anhalten mußte, um nicht zu fallen (d. 10. T.) (*Ng.*). [CK 663]

Schmerz, wie vertreten, im Fußgelenke. [CK 664]

Schmerz, wie vertreten, im Fußgelenke und auf dem Fußrücken, selbst in der Ruhe, mit argem Stechen bei Bewegung. [CK 665]

Krampfhafter Schmerz in den Fußsohlen (*Htb.*). [CK 666]

Ziehschmerz im Fuße, bloß beim Gehen. [CK 667]

– Ziehschmerz in der linken Fußsohle (*Htb.*). [CK 668]

Reißen in den Füßen, bis in's Knie, schlimmer bei Bewegung [CK 669]

Stechen, tief im Ballen des rechten Fußes (*Ng.*). [CK 670]

Stechen in der Ferse. [CK 671]

Brennen in den Fußsohlen, die ganze Nacht, und doch kann er keine Kühlung daran vertragen (*Ng.*). [CK 672]

Geschwür-Schmerz im Fußballen, beim Auftreten, besonders früh nach dem Aufstehen (*Ng.*). [CK 673]

Die harte Haut auf der Fußsohle schmerzt empfindlich beim Gehen, wie ein Hühnerauge. [CK 674]

Hühneraugen kneipenden Schmerzes. [CK 675]

Brennendes Stechen im Hühnerauge. [CK 676]

Sie bekömmt Hühneraugen an den Zehen. [CK 677]

In den Zehen, Ziehschmerz (n. 5 T.). [CK 678]

Heftiges Reißen in der rechten großen Zehe, gegen die Spitze zu (*Ng.*). [CK 679]

Ein Riß und ein Stich in der linken großen Zehe, am Nagel, mit fortdauernder Empfindlichkeit dieser Stelle; bei großer Aergerlichkeit (d. 1. T.) (*Ng.*). [CK 680]

Klamm in den Zehen, beim Strecken des Fußes. [CK 681]

■ Allgemeines und Haut

In den Gelenken eine sehr unangenehme Schlaffheit. [CK 682]

Stiche zuweilen in den Gelenken. [CK 683]

Allgemeine große Angegriffenheit (*Htb.*). [CK 684]

Uebergroße Emfpindlichkeit aller Sinne. (*Htb.*). [CK 685]

Am ganzen Körper, wie zerschlagen, früh, beim Erwachen. (n. 115.) [CK 686]

Wie zerschlagen am ganzen Körper, und sehr matt (n. 24 St.). [CK 687]

– Der ganze Körper ist wie zerschlagen, bei Müdigkeit und Schwere der Beine (*Gr.*). [CK 688]

– Stumpfer Druck, wie Zerschlagenheit, langsam zu- und langsam abnehmend, hie und da, an einer kleinen Stelle (*Gr.*). [CK 689]

Ziehen abwechselnd in der rechten Schulter, im Beine, in den Armen, im Hinterkopfe und in den Augen, mit Schwere des Hinterhauptes, großer Trägheit und schläfrig machender Düseligkeit (*Htb.*). [CK 690]

– Ziehen im ganzen Körper, bald hier, bald da, besonders in den Gelenken (*Gr.*). [CK 691]

Reißen im ganzen Körper, bald hie, bald da (n. 7 T.) (*Ng.*). [CK 692]

Klemmend drückender Schmerz an mehren Stellen des Körpers (*Rl.*). [CK 693]

Eng und wie gespannt im ganzen Körper, mit Aengstlichkeit, Vormittags (*Ng.*). [CK 694]

Einschlafen des Fußes, des Armes u.s.w., beim Daraufliegen (*Rl.*). [CK 695]

Sie kann nicht auf der linken Seite liegen, vor Blutwallung und starken Herzschlägen, mit Gefühl,
wie von einer Wunde im Herzen und großer
Aengstlichkeit. [CK 696]

– Die Beschwerden (Reißen, Ziehen, Mucken) im
Kopfe und den Gliedern werden mehr auf der
linken Seite empfunden (*Gr.*). [CK 697]

Viele Beschwerden entstehen im Sitzen, sind
gelinder im Stehen und vergehen durch Bewegung (*Ng.*). [CK 698]

Viele Beschwerden vergehen in freier Luft (*Ng.*).
[CK 699]

Auf der Haut des ganzen Körpers Stechen, wie von
Nadeln. [CK 700]

– Empfindliche feine Stiche hie und da in der Haut
(*Htb.*). [CK 701]

– **Kriebelnde und brennende Nadelstiche hie
und da,** oft plötzlich, an einer kleinen Stelle;
durch Kratzen und Reiben, wozu sie nöthigen,
nicht gebessert (*Gr.*). [CK 702]

– Unleidliches Kriebeln am ganzen Körper, besonders am Rücken, den Hüften, Beinen, Knöcheln
und den Rücken der Füße und Finger, weckt ihn
Nachts und nöthigt zu fortwährendem Kratzen,
wodurch es nur kurz vergeht, 3 Nächte hinter
einander (*Gr.*). [CK 703]

Brennen an mehren Stellen der Haut, bald hier,
bald da (n. 17 T.) (*Ng.*). [CK 704]

Brennendes Jücken hie und da (*Ng.*). [CK 705]

Jücken, Abends im Bette, bald im Gesichte, bald im
Rücken, bald auf den Händen. [CK 706]

Arges Jücken über den ganzen Körper, was sie
Nachts mehre Stunden vom Schlafe abhält (n. 29
T.). [CK 707]

Jücken hie und da, das durch Kratzen theils vergeht, theils nicht vergeht (*Ng.*). [CK 708]

**Jücken hie und da, und beim Kratzen entsteht ein
heftiger Schmerz** (*Rl.*). [CK 709]

Blüthchen an vielen Stellen, z.B. an den Armen,
Hüften, auf der Nase, Oberlippe, Stirne u.s.w
(*Htb.*). [CK 710]

Eine kleine Verwundung schlägt leicht zum
Unheil; z.B. ein Finger, in den ein Splitter
gekommen, aber wieder herausgezogen war,
will nicht heil werden; es schwärt und klopft
darin, daß sie Nachts vor Schmerz nicht schlafen
kann. [CK 711]

Große Empfindlichkeit gegen Kälte (n. 12 T.). [CK 712]

Leichtes Verkälten, und davon vorzüglich Hals-
Entzündung. [CK 713]

Von Verkältung, Halsweh; ein scharfer, stichartiger
Schmerz beim Schlucken (n. 7 T.). [CK 714]

Das Gehen im Freien war ihm beschwerlich; je
weiter er aber ging, desto leichter ward es ihm.
[CK 715]

Von Spazierengehen, Kopfweh. [CK 716]

Nach einem (gewohnten) Spaziergange, Leibweh
und darauf abmattender Nacht-Schweiß (n. 5
T.). [CK 717]

Beim Gehen im Freien wird der rechte Fuß kalt,
und er bekommt ein Spannen in der Wade. [CK
718]

Ein kleiner Spaziergang ermüdet ihn sehr; er muß
gleich darauf schlafen. [CK 719]

Große Müdigkeit und Schlaffheit des Körpers, daß
er fast zusammensinkt, Abends 8 Uhr (*Htb.*). [CK
720]

Im Liegen ist die Schwäche, die sich meist als
Schwere offenbart, noch am erträglichsten (*Ng.*).
[CK 721]

– Große Müdigkeit; er möchte stets liegen oder
sitzen (*Gr.*). [CK 722]

– Haltlosigkeit und Kraftlosigkeit; beim Stehen
knicken die Kniee ein, das Rückgrat schmerzt,
besonders in der Lenden-Gegend, als hätte er
einen weiten Ritt gethan; es ist ihm unbehaglich
im ganzen Körper, und er möchte nur immer sitzen und noch lieber liegen; nicht stehen, lieber
gehen (*Gr.*). [CK 723]

Beben durch den ganzen Körper, früh beim Aufstehen. [CK 724]

■ **Schlaf, Träume und nächtliche
Beschwerden**

Viel Gähnen, alle Morgen. [CK 725]

Häufiges starkes Gähnen (*Ng.*). [CK 726]

– Oefteres Gähnen, wobei ihr die Augen übergehen (*Gr.*). [CK 727]

– Gähnen, Dehnen und Schläfrigkeit (*Ad.*). [CK
728]

Große Schläfrigkeit nach dem Mittagessen, alle
Tage (*Ng.*). [CK 729]

Große Schläfrigkeit Abends, daß ihr die Augen
zufallen (*Htb.*). [CK 730]

– Unüberwindliche Schläfrigkeit (*Rl.*). [CK 731]

– Schlafmüdigkeit, Vormittags (*Gr.*). [CK 732]

– Sie kann sich Nachmittags des Schlafes nicht
erwehren; und nickt unaufhörlich (*Gr.*). [CK 733]

Spätes Einschlafen, Abends, und dann sehr unruhiger Schlaf mit Träumen (*Ng.*). [CK 734]

Der Gedanke, Abends im Bette, sie habe sich's am
Tage vorgenommen, recht gut zu schlafen, hielt
sie die ganze Nacht vom Schlafe ab. [CK 735]

Schlaflosigkeit, Nachts, wegen Gefühl großer Hitze (*Ng.*). [CK 736]

Oefteres Erwachen, Nachts, alle Stunden (*Ng.*). [CK 737]

Oefteres Erwachen, Nachts; das Kind rief die Aeltern. [CK 738]

– Ob er sich gleich sehr müde und schläfrig zu Bette legte, so war doch der erste Schlaf sehr unruhig und oft unterbrochen; er wachte oft auf, ohne Veranlassung. [CK 739]

– Sie erwacht Nachts öfter, als sonst; es ist ihr zu heiß, sie deckt sich auf, und es thun ihr die Füße weh, als hätte sie Tage lang gestanden, was sich nach dem Aufstehen und Gehen wieder giebt (*Gr.*). [CK 740]

Nachts, oft Ziehen im Ohre. [CK 741]

Im Morgenschlafe, Auslaufen des Speichels aus dem Munde. [CK 742]

Heftiges Leibschneiden weckt ihn um Mitternacht. [CK 743]

Schmerzen in den Beinen, Nachts, als wenn er sich durch übermäßiges Gehen oder Tanzen angegriffen hätte. [CK 744]

Ohnmächtigkeit, Nachts; sie mußte sich stark erbrechen, und hatte den folgenden Tag noch Uebelkeiten (d. 2. Nacht.). [CK 745]

Aengstlich, Abends im Bette; sie muß ihr Nachtkleid öffnen. [CK 746]

Weinerlich, Nachts. [CK 747]

Schwärmerei und Betäubung, Nachts, wie im Fieber. [CK 748]

Früh, beim Erwachen, ist er wie betäubt. [CK 749]

Nicht erquickt vom Nachmittagsschlafe, schwer, wie zerschlagen, der Kopf schmerzhaft eingenommen; stetes Gähnen (n. 4 St.). [CK 750]

– Früh, beim Erwachen, fühlt er sich durch den Schlaf nicht gestärkt; die Glieder waren müde, wie zerschlagen, was aber nach dem Aufstehen sich besserte (*Ad.*). [CK 751]

Träume fast alle Nächte. [CK 752]

Verworrene Träume, mehre Nächte, so daß sie sich früh, beim Aufstehen, erst einige Zeit besinnen muß (*Htb.*). [CK 753]

– Verworrene Träume, bei unruhigem Schlafe, öfterem Erwachen und großer Müdigkeit, so daß er bald wieder einschläft (*Gr.*). [CK 754]

– Sie träumt Verworrenes unter einander (*Gr.*). [CK 755]

– Lebhafte, abentheuerliche Träume (*Ad.*). [CK 756]

Aengstliche Träume, fast alle Nächte, und unruhiger Schlaf. [CK 757]

Aengstliche Träume, Nachts, und Schwere des Kopfes, früh. [CK 758]

– Träume von Todten (die ihn jedoch nicht erschreckten,) und murmelndes Sprechen im Schlafe (d. 1. N.) (*Htb.*). [CK 759]

Fürchterliche Träume, von Feuer u. dergl (n. 8 T.). [CK 760]

Fürchterlicher Traum, worüber sie in Schweiß erwachte (*Ng.*). [CK 761]

Erschreckender Traum (*Ng.*). [CK 762]

Auffahren, Abends, beim Einschlafen, wie von Schreck, so daß es den ganzen Körper in die Höhe warf (*Ng.*). [CK 763]

■ Fieber, Frost, Schweiß und Puls

Frost, beim Eintritte in's Zimmer aus dem Freien (*Ng.*). [CK 764]

Frostigkeit mit Durst, Nachmittags (d. 7. T.) (*Ng.*). [CK 765]

Frieren an den Händen, und dann Jücken daran (*Ng.*). [CK 766]

Abends 8 Uhr, Frost im ganzen Körper, mit Schütteln, bei den Füßen anfangend, und mit Sträuben der Haare (d. 20. T.) (*Ng.*). [CK 767]

Plötzlicher Frostschauder, mit Gänsehaut, äußerer Kälte und Sträuben der Haare, Vormittags (*Ng.*). [CK 768]

Schauder an den Armen, der an der Ofenwärme vergeht, vom mindesten Luftzuge aber verschlimmert wird, Nachmittags (*Ng.*). [CK 769]

– Frösteln, besonders über die Arme, mit Gänsehaut und Gähnen, in wiederholten Anfällen (*Gr.*). [CK 770]

– Schüttelndes Frösteln am Kopfe, mit dumpfem Spannen an den Jochbeinen, als müsse im Gesichte Gänsehaut entstehen, und als sträubten sich die Haare (*Gr.*). [CK 771]

– Frostigkeit, Vormittags; es kommt ihr mit schmerzlichem Drucke kalt in die Herzgrube herauf, daß es ihr die Haare zusammen zu ziehen dünkt, und geht dann langsam die Arme und Schenkel herab bis an die Füße (*Gr.*). [CK 772]

– Frösteln und Frieren den ganzen Körper hinab, zu wiederholten Malen, bei kalten Händen (n. 7 St.) (*Gr.*). [CK 773]

Stete Kälte, als würde sie mit kaltem Wasser begossen, Nachmittags ärger (d. 7.–10. T.) (*Ng.*). [CK 774]

Brennendes Kälte-Gefühl an der Stirn, Vormittags (d. 7. T.) (*Ng.*). [CK 775]

Vormittag Frostigkeit, gegen Abend wird's ihm zu warm im ganzen Körper und das Blut pulsirt im Kopfe. [CK 776]

Eiskälte an den Füßen, von Nachmittag bis Abend, und nach dem Niederlegen Hitze im ganzen Körper (d. 7. T.) (*Ng.*). [CK 777]

Bald Frost, bald Hitze, die ganze Nacht (*Ng.*). [CK 778]

Abwechselnd Frost und Hitze, gegen Abend. [CK 779]

– Nach wiederholtem Frösteln von der Herzgrube aus, wird der ganze Körper bis auf die Füße, welche kalt bleiben, angenehm warm; zehn Minuten darauf wieder Frost (*Gr.*). [CK 780]

– Kurze Frostschauder, mit schnellem Hitze-Ueberlaufen, meist im Rücken; der Frost scheint vom Gesichte auszugehen, in welchem es spannt (n. 1 St.) (*St.*). [CK 781]

Abwechselnde Hitze am Tage (n. 9 T.). [CK 782]

Flüchtige Hitze steigt ihr öfters in den Kopf auf (d. 4. T.) (*Ng.*). [CK 783]

Trockene Gesichts-Hitze, Nachmittags (d. 12. T.) (*Ng.*). [CK 784]

Hitze, Nachts, und Aengstlichkeit, daß er sich nicht zu lassen weiß, bis früh zum Aufstehen (d. 5. u. n. 14 T.) (*Ng.*). [CK 785]

Trockne Hitze die ganze Nacht, mit Schlaflosigkeit, und, wenn sie die Hand aus dem Bette streckt, Kälte, Frost und Durst (n. 12 T.) (*Ng.*). [CK 786]

– Fliegende Hitze über den ganzen Körper, mit darauf folgender Erschöpfung, daß sie die Hände möchte sinken lassen; dabei Gesicht und Hände heiß, die übrigen Theile fast kühl (*Gr.*). [CK 787]

– Hitz-Empfindung auf dem Rücken (*Htb.*). [CK 788]

Starke Hitze und Schweiß am Kopfe, dann Durst, Abends (d. 11. T.) (*Ng.*). [CK 789]

Fast jeden Abend, 6 Uhr, Durst (n. 16 T.) (*Ng.*). [CK 790]

Ungeheure Mattigkeit in allen Gliedern, Nachmittags; dann gegen Abend, Schweiß, und des Nachts, Erbrechen; alles im dreitägigen Typus sich wiederholend (*Htb.*). [CK 791]

Starker Schweiß auf der linken Seite, besonders am Kopfe (*Htb.*). [CK 792]

Mehre Nächte, nach Mitternacht, Schweiß (n. 7 T.) (*Ng.*). [CK 793]

Abmattender Nacht-Schweiß (n. 13 T). [CK 794]

Belladonna

Belladonne, **Atropa Belladonna [RAL I (1830), S. 11–94]**

(Der frisch ausgepreßte Saft der ganzen Pflanze zu Anfange ihrer Blüthe, mit gleichen Theilen Weingeist vermischt.)

Die im Garten (doch auf etwas trocknem Boden und am besten am Abhange eines Hügels) gezogne Pflanze steht der wild wachsenden an Arzneikräften wenig oder gar nicht nach, obgleich mehrere Aerzte, nach Vermuthungen, das Gegentheil haben behaupten wollen.

Man wird aus dieser vervollständigten Reihe von Symptomen der Belladonne leicht ersehen, daß sie einer Menge nicht selten im Leben vorkommender Krankheitszustände in Aehnlichkeit entspricht und sie daher auch eine öftere homöopathische Anwendung beim Heilen findet, wie ein Polychrest.

Die ihre Giftigkeit verschreienden kleinlichen Seelen müssen eine Menge Kranke ohne die Belladonne hinsterben lassen, und ihre abgedroschene Phrase, daß man erprobte, gelinde Mittel dafür habe, dient bloß zum Beweise ihrer Unwissenheit, indem kein Arzneimittel die Stelle des andern ersetzen kann.

Wie oft werden nicht von ihnen, z.B. die schlimmern Arten von Bräune (besonders die mit äußerer Halsgeschwulst verbundenen) bei aller Anwendung von Aderlässen, Blutigeln, Blasenpflastern, Gurgelwassern, erweichenden Umschlägen, Kühlpulvern, Duftmitteln (diaphoretica) und Laxanzen dem Tode überliefert, die, ohne alle diese Quälereien, durch eine einzige, kleinste Gabe Belladonne in wenigen Stunden in Gesundheit hätten verwandelt werden können.

Und welche wahre Arznei wäre wohl nicht schädlich, gefährlich und giftig in den Händen des Unwissenden? Gewiß, eine jede kräftige Arznei ist es, welche im unrechten Krankheitsfalle angewendet wird und in unverhältnißgroßen Gaben, – also bloß durch die Schuld des sogenannten Arztes. Und hinwiederum werden selbst die an sich stärksten und heftigsten Arzneien zu den mildesten durch hinreichende Verkleinerung der Gabe und zu den heilsamsten werden sie, selbst für die schwächlichsten und empfindlichsten Körper, wenn, bei der angemessenen kleinsten Gabe, die man zu reichen versteht, der Krankheitsfall aus sehr ähnlichen Leiden besteht, als die Arznei für sich in gesunden Menschen erzeugen zu können bewiesen hat. Bei so kraftvollen Arzneien, als die Belladonne ist, muß man freilich die gehörige Sorgfalt bei der homöopathischen Wahl anwenden nie unterlassen, was bekanntlich dem mit etlichen auswendig gelernten Recepten Alles behandelnden Schlendrianisten nicht in den Kopf will.

Durch hundertfache Versuche bei Kranken belehrt, habe ich mich in den letzten acht bis zehn Jahren zur decillionfachen Verdünnung herabzustimmen nicht unterlassen können, und finde davon den kleinsten Theil eines Tropfens[1] zur Gabe so eben hinreichend, um jede mit dieser Arznei zu erreichende Heilabsicht zu erfüllen.

Zwei Tropfen des mit Weingeist zu gleichen Theilen gemischten Saftes als Einheit angenommenen (wie bei andern Pflanzensäften) und mit 99 bis 100 Tropfen Weingeist durch zwei abwärts geführte Schläge des Arms (in dessen Hand das Mischungsglas befindlich ist) geschüttelt, giebt eine hundertfache potenzirte Verdünnung; hievon ein Tropfen mit abermals 100 Tropfen frischen Weingeistes auf gleiche Art geschüttelt giebt eine 10000fache Verdünnung und hievon wieder ein Tropfen mit 100 Tropfen Weingeist geschüttelt, eine millionfache. Und so wird in dreißig solchen Gläsern die potenzirte Verdünnung bis zur decillionfachen gebracht, womit der homöopathische Arzt seine von Belladonne zu erwartenden Heilungen verrichtet.

(Dies ist die auch für die Verdünnung und Potenzirung der übrigen Pflanzensäfte anzuwendende Weise.)

In gedachter kleinsten Gabe ist die Belladonne, wenn der Krankheitsfall sie homöopathisch erheischt, selbst für die akutesten Krankheiten (in

---

[1] Indem ein Mohnsamen großes Streukügelchen (deren 300 nur einen Gran wiegen) damit befeuchtet zur Gabe gereicht wird, giebt man weniger als $\frac{1}{1000}$ eines Tropfens der decillionfachen, durch Schütteln vergeisteten (potenzirten) Arznei-Verdünnungen, weil mit einem einzigen solchen Tropfen weit mehr als 1000 solche feine Kügelchen befeuchtet werden können.

denen sie mit gleicher Schnelligkeit, der Natur des Uebels angemessen, ihre Wirkung vollführt) heilsam, so wie sie auf der andern Seite nicht weniger in den langwierigsten Uebeln dient, wo ihre Wirkungsdauer selbst in der kleinsten Gabe, auf drei Wochen und darüber steigt.[2]

Fast alle Schriftsteller haben den Essig als Antidot der Belladonne aufgestellt, bloß aus Vermuthung und weil es Einer dem Andern nachschrieb auf Treue und Glauben, und dennoch ist nichts weniger wahr als dieß. Meine öftere Erfahrung lehrt, daß Essig die widrigen Wirkungen großer Gaben Belladonne nur noch mehr verschlimmert.[3]

Die lähmigen Zufälle und Bauchschmerzen von Belladonne stillt **Mohnsaft**, obschon nur antipathisch und palliativ, höchst wahrscheinlich hebt er auch die Schlummersucht davon, in sehr kleinen Gaben gereicht.

Doch werden der betäubte Zustand, der Wahnsinn und die Wuth von Belladonne am schnellsten und gewissesten durch eine oder ein paar kleine Gaben **Bilsen** homöopathisch gehoben, die Trunkenheit allein aber schon durch **Wein**, wie ich nächst *Trajus* und *Moibanus* erfahren habe.

Wenn eine kleine Gabe Belladonne, unhomöopathisch gewählt, Weinerlichkeit mit Frost und Kopfweh hervorgebracht hat, so hilft eine eben so kleine Gabe Pulsatille.

Am nöthigsten aber ist zweckmäßige Hülfe, wo von Belladonne beträchtlich viel Substanz, z.B. Beeren verschluckt worden sind. Da erleichtert starker Kaffeetrank in Menge getrunken, welcher die Unreizbarkeit und die tetanischen Krämpfe, obgleich nur antipathisch aufhebt, das Ausbrechen der Beeren am zuverlässigsten, während der Schlund mit der Fahne einer langen Feder hinreichend zur Entleerung des Magens gereizt wird.

Die rothlaufartigen Geschwülste von Belladonne werden von etwas kalkartiger Schwefelleber bald beseitigt. Auch Kampfer zeigt gegen einige Krankheits-Zustände von Belladonne viel antidotische Kraft.

Die von mir gefundene Schutzkraft der Belladonne (in der kleinsten Gabe alle 6, 7 Tage gereicht) gegen das wahre, rothlaufartige, glatte **Scharlachfieber**, wie es *Sydenham, Plencitz* und Andre zeichnen, ward 19 Jahre hindurch verlästert und verhöhnt durch eine Menge Aerzte, die diese eigenartige Kinder-Krankheit nicht kannten und unbesonnen genug das seit 1801 aus Belgien eingewanderte **rothe Friesel (Purpurfriesel, Roodvonk)**[4] dafür nahmen, es fälschlich mit dem Namen „Scharlachfieber" belegten und mein für das wahre Scharlachfieber empfohlne Schutz- und Heilmittel an diesem rothen Friesel[5], wie natürlich, vergeblich versuchten. Nun freue ich mich, daß andre Aerzte in den letzteren Jahren das alte, eigentliche Scharlachfieber wieder beobachteten, die Schutzkraft der Belladonne dagegen vielfach bestätigten und mir nach so langem, ungerechtem Hohne endlich wieder Gerechtigkeit angedeihen ließen.

Die abgekürzten Namen der Mitbeobachter sind: *Gß.*, Groß; *Htn.*, Hartmann; *Hrn.*, Herrmann; *Hbg.*, Hornburg; *Kr.*, Kummer; *Ln.*, Lehmann; *Lr.*, Langhammer; *Mkl.*, Möckel; *Rt.* d. j., Rückert der jüngere; *Stf.*, Stapf; *Ws.*, Wislicenus. Die unbezeichneten Symptome sind von mir.

---

[2] Die gewisseste Vorbauung der Hundswuth besteht in der kleinsten Gabe Belladonne, Anfangs den dritten, vierten Tag und dann in immer längern Zeiträumen wiederholt.

[3] Auch **Stapf** beobachtete, daß bei den heftigen Kopfschmerzen von Belladonne um die Stirne gelegter Essig sie bis zum Unerträglichen erhöhete, so daß er abgenommen werden mußte.

[4] m. s. **Thomaßen a Thuessink, over de Roodvonk**, 1816. aus seinen **geneeskundige Waarnemingen** besonders abgedruckt.

[5] Als eine höchst verschiedene Krankheit will das rothe Friesel (Roodvonk) auch ganz anders behandelt seyn. Da bringt Belladonne natürlich nichts gutes und der andre, gemeine Cur-Schlendrian muß auch die meisten Kranken daran sterben lassen, da sie doch sämmtlich geheilt werden könnten durch abwechselnden Gebrauch von Sturmhut und der Tinktur des rohen Kaffees, erstern gegen die Hitze und die steigende Unruhe und agonisirende Aengstlichkeit, letztere gegen überheftige Schmerzen mit weinerlicher Laune gegeben, – den Sturmhut in decillionfacher Verdünnung des Saftes und die rohe Kaffeetinktur in millionfacher Verdünnung, beides im kleinsten Theile eines Tropfens zur Gabe, alle 12, 16, 24 Stunden das eine oder das andre, so wie das eine oder das andre angezeigt ist. In den neuesten Zeiten scheinen beide so sehr verschiedne Krankheiten (glattes Scharlachfieber und Purpurfriesel) in einigen Epidemien sich zu kompliciren, und daher bei einem Theile der Krankheit mehr Belladonne, bei einem andern mehr Akonit hülfreich zu seyn.

Belladonne

■ **Gemüt**

Er erschrickt sehr leicht, besonders wenn Jemand zu ihm kömmt [*Rt.* d. j.]. [RAL 1311]

Am Tage große Aengstlichkeit; sie hatte an keinem Ort Ruhe; es war ihr, als wenn sie entfliehen sollte. [RAL 1312]

Große Aengstlichkeit um's Herz [*Wagner,* Miscell. Nat. cur. Dec. II. ann. 10. obs. 108.]. [RAL 1313]

Sehr ängstlich und furchtsam [*Mkl.*]. [RAL 1314]

Aengstlichkeit in der Herz-Gegend (n. 3 St.) [*Ln.*]. [RAL 1315]

Aengstlichkeit [*Schmucker,* chirurg. Wahrnehm. II. – *Tib. Lambergen,* lectio inaug. sist. eph. pers. carcin. Groning. 1754]. [RAL 1316]

Oefteres Stöhnen (Krunken) vorzüglich früh, ohne zu sagen warum? und welcher Schmerz den Kranken dazu bewege? [RAL 1317]

Krunken und Stöhnen bei jedem Ausathmen. [RAL 1318]

Krunken und Stöhnen im Schlafe. [RAL 1319]

Stöhnen [*Eb. Gmelin,* in Acta Nat. Cur. VI. App.]. [RAL 1320]

Stöhnen, mit Hüpfen und Tanzen abwechselnd [*Mardorf,* Diss. de maniacis Gießensibus, Giesae 1691.]. [RAL 1321]

Unter plötzlichem Geschrei zittert er an Händen und Füßen [*Greding,* in *Ludwigii* Adversariis med. I. T. IV. S. 650]. [RAL 1322]

Viel Aengstlichkeit und eine Stunde darauf Schweiß [*Henning,* in Hufel. Journ. XXI, 1.]. [RAL 1323]

Ereignisse, auf die er bisher mit Vergnügen gehofft hatte, erscheinen ihm in einem ängstlichen Lichte; er dachte es sich fürchterlich und grausig [*Rt.* d. j.]. [RAL 1324]

In den von Wuth freien Augenblicken Klage über unausstehliche angst, so daß sie zu sterben wünscht [*Baldinger,* Neues Magazin f. Aerzte, I. 1. St. S. 30]. [RAL 1325]

Gegen Mittag und Abends Herzens-Angst, Kopfweh, Gesichts-Röthe und Mundbitterkeit [*Greding,* a.a.O. S. 671]. [RAL 1326]

Aengstlichkeit und Unruhe [*Eb. Gmelin,* a.a.O.]. [RAL 1327]

Unruhe [*Boucher* in Journ. de Med. XI, Août.]. [RAL 1328]

Große Unruhe, sie kann auf keiner Stelle lange sitzen bleiben; es treibt sie überall fort [*Kr.*]. [RAL 1329]

Unaufhörliches Hin- und Herwenden des ganzen Körpers [*Boucher,* a.a.O.]. [RAL 1330]

Unaufhörliche Bewegung des Körpers, besonders der Arme, bei unverändertem Pulse [*Boucher,* a.a.O.]. [RAL 1331]

Starkes Bewegen hin und her im Bette [*Boucher,* a.a.O.]. [RAL 1332]

Die Reden hatten weniger Zusammenhang, Abends [*Ackermann* bei *Struve,* Triumph d.H. III. S. 303]. [RAL 1333]

Irrereden, Delirien [*Ziegler – May – El. Camerarius,* Med. chirurg. Wahrnehm. VII. – *Eb. Gmelin – Buc'hoz,* bei Vicat, Plantes venen. de la Suisse, S. 183.]. [RAL 1334]

Beständiges Deliriren [*Horst,* Opera II. s. 488]. [RAL 1335]

Nach dem Essen legt sich das Delirium [*F. H-n.*]. [RAL 1336]

Sie macht Anstalt zur Heimreise [*Greding,* a.a.O. S. 688]. [RAL 1337]

Er delirirt wie im Traume und schreit; er müsse nach Hause, weil da alles verbrannt sei [*Greding,* a.a.O. S. 688]. [RAL 1338]

Schwatzt von Wölfen; dabei voller Puls [*G-ch* in Hufel. Journ. XVII, 1]. [RAL 1339]

Delirirendes Geschwätz von Hunden, die ihn umschwärmen [*Hufeland,* Journ. XVI.]. [RAL 1340]

Er kömmt außer sich, raset, spricht viel von Hunden, und Arm und Gesicht geschwillt ihm [*Münch in Richters* Biblioth. V. S. 558]. [RAL 1341]

Er schwatzt Nachts ungereimtes Zeug, am Tage ist er bei Verstande [*Greding,* a.a.O. S. 676]. [RAL 1342]

Nächtliches Delirium, welches am Tage sich legt [*Greding,* a.a.O. S. 655]. [RAL 1343]

Bald delirirt er, bald redet er vernünftig und beklagt sich [*El. Camerarius,* a.a.O.]. [RAL 1344]

In Paroxysmen wiederkehrendes Delirium [*Albrecht,* in Commerc. lit. Nor. 1731.]. [RAL 1345]

Er murmelt wie im Schlafe [*Hasenest,* Acta Nat. Cur. Cent. III. obs. 35]. [RAL 1346]

Er schwatzt ungereimtes Zeug und äußersten Unsinn [*Grimm,* in Acta Nat. Cur. Vol. II, Obs. 60.]. [RAL 1347]

Unsinniges Geschwätz [*Boucher – El. Camerarius* (n. 6 St.) – *R. Buchave,* in Samml. br. Abh. f. pr. Aerzte, XIV, IV. – *Greding,* a.a.O. S. 650]. [RAL 1348]

Er schwatzt schnell hinter einander unsinniges Zeug [*Sauter* in *Hufel* Journ. XI.]. [RAL 1349]

Geschwätz wie von einem Wahnsinnigen, mit starren, klotzenden Augen [*Buchave,* a.a.O.]. [RAL 1350]

Geschwätzig, geil [*Greding,* a.a.O. S. 663]. [RAL 1351]

Nach der Geschwätzigkeit, Stummheit [*Buchave,* a.a.O.]. [RAL 1352]

Lustiger Wahnsinn [*Sauvages,* Nosol. II. 2. S. 338]. [RAL 1353]

Geschäftsloses Sitzen hinter dem Ofen; sie bemüht sich, Lieder zu verfertigen und singt laut Lieder lustigen, doch ungereimten und ganz unsinnigen Innhalts; auch pfiff sie mitunter, wollte aber nicht essen und nicht trinken; dabei hörte sie gar nichts, und sah nichts, bei Blässe des Gesichts und Stirn-Schweiß [*F. H-n.*]. [RAL 1354]

Er singt und trällert (Med. chirurg. Wahrnehm. VII). [RAL 1355]

Ueberlustige Stimmung; er ist aufgelegt zu singen und zu pfeifen (Abends) (n. 13 St.) [*Ws.*]. [RAL 1356]

Unwillkürliches, fast lautes Lachen, ohne lächerliche Gedanken zu haben [*Rt.* d. j.]. [RAL 1357]

Er lächelt lange vor sich hin [*Greding,* a.a.O. S. 650]. [RAL 1358]

Oefteres Lachen [*Greding,* a.a.O. S. 651]. [RAL 1359]

Lachend und singend betastet sie die umstehenden Dinge den ganzen Tag [*Greding,* a.a.O. S. 690]. [RAL 1360]

Sie bricht in lautes Gelächter aus, singt und betastet die nahen Dinge den ganzen Tag (*Greding,* a.a.O. S. 679). [RAL 1361]

Lautes Gelächter [*Grimm – Dumoulin – Höchstetter,* Obs. med. Fft. 1674. obs. 7. – Med. chirurg. Wahrnehm. VII.]. [RAL 1362]

Unbändig lautes Gelächter [*Carl,* Acta Nat. Cur. IV. obs. 86]. [RAL 1363]

Ausgelassen und übermüthig lustig, aufgelegt zu zanken ohne Ursache, und zu beleidigen lachenden Muthes [*J. C. Hartung.*]. [RAL 1364]

Ueberlustigkeit nach dem Abendessen, die Lebenskraft außerordentlich erhöhet eine Viertelstunde lang, darauf wieder Schläfrigkeit [*Mkl.*]. [RAL 1365]

Lächerliche Geberden; sie betastet die Umstehenden, bald sitzt sie, bald thut sie, als wünsche sie, bald, als zähle sie Geld, bald, als tränke sie [*Hasenest,* a.a.O.]. [RAL 1366]

Er zeigt bald lächerlichen Wahnsinn, bald redet er vernünftig (n. 1, 16 St.). [RAL 1367]

Er macht närrische, lächerliche Possen (n. ½, 6, 8 St.). [RAL 1368]

Gaukelnde Geberden [*Höchstetter,* a.a.O.]. [RAL 1369]

Unsinnigkeit [*Höchstetter,* a.a.O.]. [RAL 1370]

Unsinnigkeit: sie ziehen sich aus, laufen im blossen Hemde durch die Straßen, machen wunderliche Geberden, tanzen, lachen laut und schwatzen und begehren närrisches Zeug [*Dillenius,* Misc. Nat. Cur. Dec. III. ann. 7. 8. Obs. 161]. [RAL 1371]

Er geht mit hochaufgehobenen Füßen, als wenn er über im Wege liegende Dinge hinwegsteigen müßte, wie ein Trunkener [*Sicelius,* Observ. Dec. IV. Cas. 4.]. [RAL 1372]

Heftiges Kopf-Schütteln [*Greding,* a.a.O. S. 673]. [RAL 1373]

Starkes Kopf-Schütteln, Schaum vor dem Munde und verlorne Besinnung (*Greding,* a.a.O. S. 673). [RAL 1374]

Sie klatscht die Hände über dem Kopfe zusammen, mit einem kurzen, äußerst heftigen und Erstickung drohenden Husten, Nachts [*Greding,* a.a.O. S. 691]. [RAL 1375]

Er klatscht mit den Händen, wackelt mit dem Kopfe nach beiden Seiten und von den Lippen hängt zäher Speichel lang herunter [*Greding,* a.a.O. S. 691]. [RAL 1376]

Sie verzerrt die Gesichtsmuskeln gräßlich, steckt die Zunge lang heraus, klatscht mit der Zunge und würgt sich zum Erbrechen, anfallsweise [*Greding,* a.a.O.]. [RAL 1377]

Bald greift er hastig nach den nahe Stehenden, bald zieht er sich furchtsam zurück [*Sauter,* a.a.O.]. [RAL 1378]

Weinen [*Dumoulin* in Journ. de Med. XI. Août.]. [RAL 1379]

Sehr aufgeregtes Gemüth, sie möchte immer gleich weinen [*Baehr.*]. [RAL 1380]

Beim Gehen im Freien überfällt sie die weinerliche Angst; sie ist ihres Lebens satt und will ins Wasser gehen, sich zu ersäufen. [RAL 1381]

Weinerliche Furchtsamkeit (n. ½ St. nach 2 und innerhalb 8 Stunden). [RAL 1382]

Erst wehmüthiges Weinen, das dann in ungeduldiges und ungestümes Heulen übergeht (mit Frostigkeit) (n. 1 St.). [RAL 1383]

Heftiges Weinen, Wimmern und Heulen ohne Ursache, mit Furchtsamkeit verbunden (nach 2 bis 8, nach 8 bis 12, selten nach 12 bis 20 St.). [RAL 1384]

Weinen und höchste Verdrießlichkeit beim Erwachen aus dem Schlafe. [RAL 1385]

Niedergeschlagenheit, Verzagtheit [*Boucher,* a.a.O.]. [RAL 1386]

Er steht Nachts auf, und geht in tiefen Gedanken auf und ab [*Greding,* a.a.O. S.682]. [RAL 1387]

Unaufgelegt, gleichgültig gegen Alles, mangelnde Thätigkeit des Körpers und Geistes [*Mkl.*]. [RAL 1388]

Stundenweise Abwechslung von Weinen und ärgerlicher Laune. [RAL 1389]

Höchste Gleichgültigkeit, stundenlang; man könnte ihr das Leben nehmen, es würde sie nicht rühren [*Kr.*]. [RAL 1390]

Apathie; es konnte nichts auf sie Eindruck machen; nach einigen Tagen sehr empfindlichen, ärgerlichen Gemüths; sie hat keine Freude an irgend etwas. [RAL 1391]

Unheiter, verdrießlich, zu nichts aufgelegt. [RAL 1392]

Winselnde Verdrießlichkeit über Kleinigkeiten, bei Kopfweh wie Drücken von einem Steine. [RAL 1393]

Nicht aufgelegt, zu sprechen [*Hrn.*]. [RAL 1394]

Er wünscht Einsamkeit und Ruhe; jedes Geräusch und der Besuch von Andern ist ihm zuwider [*Hrn.*]. [RAL 1395]

Stille Verdrießlichkeit (n. 8 St.), die zwei Tage darauf gewöhnliches Gemüth, den darauf folgenden Tag aber wieder verdrießlich. [*Hrn.*]. [RAL 1396]

Höchst verdrießlich und ernsthaft [*Hbg.*]. [RAL 1397]

Er war ärgerlich auf dies und jenes. [RAL 1398]

Sehr reitzbares Gemüth mit großer Trockenheit im Munde. [RAL 1399]

Große Reitzbarkeit und Empfindlichkeit der Sinne; er schmeckt und riecht alles stärker; das Tast-Gefühl, das Gesicht und Gehör ist feiner und das Gemüth ist beweglicher und die Gedanken regsamer (n. 3 St.). [RAL 1400]

Aergerlichkeit, es war ihm alles nicht recht; er war auf sich selbst böse [*F. H-n.*]. [RAL 1401]

Sehr aufgeregt; sie ärgert sich leicht und fängt dann zu weinen an [*Baehr.*]. [RAL 1402]

Er wird leicht zum Zorne gereizt, auch durch Kleinigkeiten [*Hrn.*]. [RAL 1403]

Greuliche Worte und Flüche in abgebrochnen Sylben [*Dumoulin,* a.a.O.]. [RAL 1404]

Entweder anfallsweise wiederkehrendes, oder anhaltendes Delirium, welches erst lustig ist und nachgehends sich in Wuth verwandelt [*Vicat,* plantes veneneuses de la Suisse, S. 181]. [RAL 1405]

Heulen und Schreien um Kleinigkeiten, weiches durch gütliches Zureden ärger wird, bei leicht sich erweiternden und höchst leicht sich verengernden Pupillen. [RAL 1406]

Heftige Zanksucht, die sich nicht besänftigen läßt. [RAL 1407]

Delirium mit Wildheit [*Hoyer* in Misc. Nat. Cur. Dec. III. ann. 7, 8 Obs. 176]. [RAL 1408]

Wuth [*Valentini – Wierus – Schreck,* in Commerc. lit. Nor. 1743]. [RAL 1409]

Wuth; der Knabe kannte seine Eltern nicht[6] [*Solenander* in den Abh. der königl. Acad. d. Wissensch. Breslau 1750. S. 364]. [RAL 1410]

Er tobt ganz rasend im Bette herum (n. 10 St.) [*Sauter,* a.a.O.]. [RAL 1411]

Er zerreißt seine Hemden und Kleider [*Sauter,* a.a.O.]. [RAL 1412]

Er schlägt sich mit Fäusten ins Gesicht [*Greding,* a.a.O. S.664]. [RAL 1413]

Rasende, gewaltthätige Wuth. [RAL 1414]

Wuth mit Zähneknirschen und Konvulsionen [*May,* im Hannöver. Mag. 1773. Nro. 97.]. [RAL 1415]

Er biß, statt das Verlangte zu essen, den hölzernen Löffel entzwei, zernagte die Schüssel und knurrte und bellte wie ein Hund [*Münch* in *Richters* Biblioth. V. S.564]. [RAL 1416]

Raserei, wobei der Kranke oft sehr listig war, sang und schrie, dann wieder spie und biß [*Elfes,* in *Rust's* Magaz. T. XXI. Heft 3]. [RAL 1417]

Er begeht unsinniges Zeug, zerfetzt seine Kleider, reißt Steine aus der Erde und wirft die Umstehenden damit (n. 2 St.) [*Sauter,* a.a.O.]. [RAL 1418]

Wuth; er verletzt sich und Andre und schlägt um sich [*Greding,* a.a.O. S.664]. [RAL 1419]

Er will die Umstehenden beißen, Nachts [*Greding,* a.a.O. S.682]. [RAL 1420]

Wuth; sie rauft die Umstehenden bei den Haaren [*Mardorf,* a.a.O.]. [RAL 1421]

Unter brennender Hitze des Körpers, bei offenen, starren und unbeweglichen Augen, eine solche Wuth, daß sie beständig fest gehalten werden mußte, um nicht von ihr angefallen zu werden, und wenn sie so gehalten ward, daß sie sich nicht rühren konnte, spie sie beständig nach den Umstehenden [*Baldinger,* a.a.O.]. [RAL 1422]

Nach dem Schlafe äußerste Verdrießlichkeit; er beißt die Umstehenden [*Buchave,* a.a.O.]. [RAL 1423]

Er beißt, was ihm vorkömmt [*Münch,* a.a.O.]. [RAL 1424]

---

[6] Von einer einzigen Beere.

Neigung, die Umstehenden zu beißen [*Dumoulin,* a.a.O.]. [RAL 1425]

Neigung, alles umher zu zerreißen [*Dumoulin,* a.a.O.]. [RAL 1426]

Er zerreißt alles um sich her, beißt und spuckt [*Sauter,* a.a.O.]. [RAL 1427]

Wirft im Wahnsinne die Bettdecke von sich [*Eb. Gmelin,* a.a.O.]. [RAL 1428]

Versucht aus dem Bette zu springen [*Eb. Gmelin,* a.a.O.]. [RAL 1429]

So ängstlich und verwirrt, daß sie nahen Tod befürchtet [*Timmermann,* Diss. Periculum Belladonnae.]. [RAL 1430]

Er befürchtet nahen Tod [*Eb. Gmelin,* a.a.O.]. [RAL 1431]

Furchtsames Mißtrauen. [RAL 1432]

Furchtsamer Wahnsinn; er fürchtet sich vor einem eingebildeten, schwarzen Hunde, vor dem Galgen u.s.w. (öfterer in den ersten 12 Stunden, seltener in den nachfolgenden). [RAL 1433]

Wahnsinn; er fürchtet sich bei lebendigem Leibe zu verfaulen. [RAL 1434]

Er sucht zu entfliehen [*Sauter,* a.a.O.]. [RAL 1435]

Er entflieht unter einem Vorwande ins freie Feld [*Münch,* a.a.O.]. [RAL 1436]

Sie sucht sich zu erdrosseln und bittet die Umstehenden, sie umzubringen, weil sie dießmal durchaus sterben müsse (*Greding,* a.a.O. S. 690). [RAL 1437]

Sie bittet die Umstehenden, sie zu tödten [*Greding,* a.a.O. S. 692]. [RAL 1438]

Stürzt sich von oben herab [*Buc'hoz,* a.a.O.]. [RAL 1439]

Stürzt sich ins Wasser [*Sauter,* a.a.O.]. [RAL 1440]

- ■ **Schwindel, Verstand und Gedächtnis**

Schwindel [*Sicelius,* a.a.O. – *Ziegler,* Beob. Leipz. 1787. S. 21-38. – *Buchave,* a.a.O. – *Henning,* a.a.O. – *Eb. Gmelin,* a.a.O.]. [RAL 1]

Schwindel; es ist ihm, als schwankten die Gegenstände hin und her [*Ws.*]. [RAL 2]

Drehen im Kopfe, Schwindel mit Uebelkeit, wie nach schnellem Drehen im Kreise, oder wie nach dem Früh-Schlafe auf eine Nacht-Schwärmerei [*Hbg.*]. [RAL 3]

Drehen im Kopfe und zugleich ein ähnliches Drehen in der Herzgrube; nach Aufstehen ward es beim Gehen so schlimm, daß sie nichts mehr unterscheiden konnte, es schwand alles vor den Augen [*Kr.*]. [RAL 4]

Schwindel, als drehete sich alles im Kreise herum (n. 1 St.) [*Hrn.*]. [RAL 5]

Er geht in einem Kreise herum [*de St. Martin,* Journal de Med. XVIII, Août.]. [RAL 6]

Dumm und drehend im Kopfe, in freier Luft ist's ihr besser, in der Stube schlimmer (n. $\frac{1}{4}$ St.) [*Stf.*]. [RAL 7]

Anfälle von Schwindel, in Ruhe und Bewegung [*Gß.*]. [RAL 8]

Eine Schwindel ähnliche Taumel-Empfindung im ganzen Kopfe, während des Sitzens [*Htn.*]. [RAL 9]

Schwindel und Zittern der Hände, daß sie nichts damit verrichten konnten [*Baldinger,* a.a.O.]. [RAL 10]

Beim Gehen taumelt er, hielt sich an die Wände an, klagte über Beängstigung und Schwindel und redete oft ohne Vernunft wie ein Betrunkener [*Baldinger* a.a.O.]. [RAL 11]

Sie steht früh aus dem Bette auf und wankt wie trunken hin und her [*Greding* in *Ludw.* Adversar. med. pr. I, P. IV. S. 670]. [RAL 12]

Schwindlichtes Schwanken [*Mardorf,* a.a.O. – *Lottinger,* med. chirurg. Wahrnehm. Altenb. II. S. 326. – *Lambergen,* a.a.O.]. [RAL 13]

Anfälle von Schwindel mit Stumpfsinnigkeit, einige Minuten lang (n. 12 St.). [RAL 14]

Den ganzen Tag über Verwirrung der Sinne, er weiß nicht, was er thut [*Lr.*]. [RAL 15]

Stumpfsinn. [RAL 16]

Benebelung des Kopfs, mit Drüsen-Geschwülsten im Nacken (n. 6 St.). [RAL 17]

Trunkenheit. [RAL 18]

Gleich nach der Mahlzeit wie betrunken. [RAL 19]

Beim mindesten Trinken des Bieres, sogleich Trunkenheit. [RAL 20]

Benebelter Kopf und Trunkenheit, wie von Weinsaufen, mit dickem, rothem Gesichte (Commercium liter. Nov. 1731). [RAL 21]

Der ganze Kopf ist ihm wüste viele Tage lang [*Stf.*]. [RAL 22]

Benebelung wie in Trunkenheit [*Höchstetter,* a.a.O. – *May,* a.a.O. – *Sicelius,* a.a.O. – *de Launay d'Hermont,* in hist. de l'acad. des sc. 1756. – *Albrecht,* a.a.O. – *Buc'hoz,* a.a.O. – *Rt. d. j.*]. [RAL 23]

Benebelung des Vorderhauptes, als wenn ein drückender Nebel besonders unter dem Stirnbeine hin und her zöge [*Gß.*]. [RAL 24]

Benebelung des Kopfs wie von vielem Branntwein und Tabakrauchen [*Hbg.*]. [RAL 25]

Benebelung und Eingenommenheit des ganzen Kopfs, wie vom widrigen Gefühle eines anfangenden Rausches [*Gß.*]. [RAL 26]

Eingenommenheit des Kopfs; bei Bewegung heftiger [*Hrn.*]. [RAL 27]

Unaufgelegtheit zu allen Geistes-Geschäften [*Hbg.*]. [RAL 28]

Abspannung des Geistes und Körpers [*Hrn.*]. [RAL 29]

Geistes-Schwäche [*Wierus,* de praestig. daemonum, II. Cap. 17]. [RAL 30]

Betäubung [*Wagner,* a.a.O. – *Buchave* – *Wierus,* a.a.O.]. [RAL 31]

Geistes-Verwirrung [*Sicelius,* a.a.O.]. [RAL 32]

Geistes-Verwirrung, so daß er nicht weiß, ob er träumt oder wacht [*Moibanus* bei *Schenck* VII. Obs. 164]. [RAL 33]

Verwirrung der Sinne; schläfrig und dennoch wachend, glaubt er zu träumen [*Moibanus,* a.a.O.]. [RAL 34]

Die Sinne täuschen ihn [*Ackermann,* a.a.O.]. [RAL 35]

Erhöhete, getäuschte Phantasie zaubert ihr eine Menge schöner Bilder vor [*Kr.*]. [RAL 36]

Er glaubt Gespenster und verschiedne Insekten zu sehen [*Moibanus,* a.a.O.]. [RAL 37]

Ihre Nase kömmt ihr durchsichtig vor [*Kr.*]. [RAL 38]

Er glaubt, abwesende Dinge zu sehen [*Wiedemann* in Hufel. Journ. XVII, 1]. [RAL 39]

Es ist ihr, als ob eine Stelle auf der linken Seite des Kopfs durchsichtig und braungefleckt wäre [*Kr.*]. [RAL 40]

Er glaubt, auf einem Ochsen zu reiten [*G-ch,* a.a.O.]. [RAL 41]

Er kennt seine eignen Anverwandten nicht [*Wierus,* a.a.O.]. [RAL 42]

Besinnungslosigkeit; er saß wie im Traume [*Hbg.*]. [RAL 43]

Unbesinnlichkeit [*Stf.*]. [RAL 44]

Er lag oft ohne Besinnung, ohne Bewußtseyn [*Stf.*]. [RAL 45]

Verlorne Besinnung und Krämpfe im Arme, Nachts [*Greding,* a.a.O. S. 672]. [RAL 46]

Höchste Sinnen-Betäubung [*Ollenroth* in Hufel. Journ. VII, 4]. [RAL 47]

Sinnlosigkeit [*Hasenest* in Acta Nat. Cur. III. obs. 35. – *Grimm,* a.a.O. – (n. 2 St.) *Rau,* in Acta Nat. Cur. X, obs. 24. – *Eb. Gmelin,* a.a.O. – *Höchstetter,* a.a.O.]. [RAL 48]

Sinnlosigkeit mit Convulsionen der Gliedmasen [*Buchave,* a.a.O.]. [RAL 49]

Völlige Sinnlosigkeit, sie ist ihrer unbewußt [*Henning,* a.a.O.]. [RAL 50]

Gänzliches Verschwinden des Verstandes [*Sauter* in Hufel. Journ. XI, 1. S. 125. – *Buchave,* a.a.O.]. [RAL 51]

Verstandlosigkeit, einige Wochen lang [*Rau,* a.a.O.]. [RAL 52]

Unempfindlichkeit [*Vicat,* Plantes venen. de la Suisse, S. 181]. [RAL 53]

Stupidität [*Wagner,* a.a.O.]. [RAL 54]

Während des Kopfwehs vergehn ihr die Gedanken; sie vergißt, was sie kurz zuvor dachte und kann sich nicht besinnen [*Baehr.*]. [RAL 55]

Zerstreutheit des Geistes; er versieht sich leicht bei seinen Geschäften, und vergißt Dinge, die er sich eben vorgenommen hatte [*Ws.*]. [RAL 56]

Bald fiel ihm dieß, bald jenes ein; er konnte nichts ordentlich denken und er vergaß gleich alles, was er eben gedacht oder gelesen hatte [*Lr.*]. [RAL 57]

Vermindertes Gedächtniß. [RAL 58]

Sehr schwaches Gedächtniß; er vergißt, was er vorhatte, augenblicklich, und kann sich an nichts erinnern. [RAL 59]

Wiederkehr des verlornen Gedächtnisses [*Greding,* a.a.O. S. 644]. [RAL 60]

Er erinnert sich längst vergangner Dinge [*Wiedemann,* a.a.O.]. [RAL 61]

Er erinnert sich an Dinge, die vor drei Jahren geschehen sind [Med. chir. Wahrnehmungen aus verschiednen Sprachen übersetzt, Altenb. VII, S. 69]. [RAL 62]

Lebhaftes Gedächtniß (Heilwirkung) (n. 24 St.). [RAL 63]

■ Kopf

Heftiges Kopfweh [*Lambergen* – *Greding,* a.a.O. S. 669]. [RAL 64]

Kopfschmerz, wie taub im Gehirne. [RAL 65]

Der ganze Kopf ist ihm schwer, wie von Trunkenheit [*Stf.*]. [RAL 66]

Eine Schwere im obern Theile der Stirne, welche Schwindel verursacht und wie Trunkenheit (n. 14 Tagen). [RAL 67]

Der Kopf ist ihm so schwer, als sollte er einschlafen; er ist zu nichts aufgelegt. [RAL 68]

Kopfweh bloß über den Augen, wie eine Schwere im Kopfe, früh beim Erwachen und wenn er das Auge berührt, so thuts weh. [RAL 69]

Schwerheits-Empfindung mit heftigem Drücken im ganzen Hinterhaupte (n. 2½ St.) [*Htn.*]. [RAL 70]

Schwere des Kopfs, als wenn er herunterfallen wollte [*Ln.*]. [RAL 71]

Früh, Kopfweh, als wenn sich etwas über den Augenbraubogen in der Stirne herabsenkte, welches das Eröffnen der Augen hindert (n. 4 St.) [*Lr.*]. [RAL 72]

Ein drückendes Gefühl von Schwere, vom Mittelpunkte des Gehirns nach den Schläfen zu, mit Gehör Verminderung in beiden Ohren [*Mkl.*]. [RAL 73]

Drücken im rechten Scheitel, später abwechselnd im linken und dann wieder im rechten [*Mkl.*]. [RAL 74]

Drückendes Kopfweh, besonders in der Stirne (n. 2 Tagen) [*Hrn.*]. [RAL 75]

Unabgesetzt, **still drückendes Hauptweh in einer der beiden Kopf-Seiten** (n. 5. 24 St.). [RAL 76]

Schmerzlich drückendes Gefühl im Kopfe, besonders am untern Theile der Stirne, gleich über der Nase, beim Auftreten unleidlich [*Rt. d. j.*]. [RAL 77]

Kopfschmerz über den Augenhöhlen, als ob das Gehirn eingedrückt wäre, so daß er die Augen zuziehen mußte [*Hbg.*]. [RAL 78]

Drückender Schmerz unter dem rechten Stirnhügel, der bald darauf die ganze Stirne einnimmt (n. 10 Minuten) [*Gß.*]. [RAL 79]

Heftiger Druck unter dem rechten Stirnhügel [*Gß.*]. [RAL 80]

Der drückende Schmerz unter dem Stirnbeine nimmt nur bisweilen ab, um desto heftiger wieder zurück zu kehren [*Gß.*]. [RAL 81]

Drückender Schmerz unter den Stirnhügeln, früh bald nach dem Erwachen, beim Aufstehen [*Gß.*]. [RAL 82]

Heftig drückender Schmerz im linken Stirnhügel nach außen [*Htn.*]. [RAL 83]

Heftiges Drücken in der linken Schläfe nach innen, welches durch Aufstützen des Kopfs auf dieser Seite sich der ganzen vordern Gehirn-Hälfte mittheilt (n. ¾ St.) [*Htn.*]. [RAL 84]

Heftiges Drücken nach außen in der ganzen linken Gehirn-Hälfte, besonders heftig in der Stirne (n. 2¼ St.) [*Htn.*]. [RAL 85]

Drückender Schmerz in der rechten Schläfe-Gegend, der beim Aufstützen des Kopfs auf die Hand in einen zersprengenden übergeht und sich bis in den rechten Stirnhügel erstreckt (n. 8. St.) [*Htn.*]. [RAL 86]

Druck im Kopfe bald hie, bald da, der jedesmal große Flächen einnimmt [*Hrn.*]. [RAL 87]

Drückendes Kopfweh in der Stirne, bei Bewegung so schlimm, daß es ihm die Augen zuzog, im Sitzen gelinder; er mußte sich legen, worauf es sich verlor; beim Aufstehn kam es sogleich wieder, zwei Tage lang; weder durch Essen noch durch Trinken verschlimmert; so bald er in die freie Luft geht, will es ihm die Stirne eindrücken, gleich als wenn ein schwerer Stein auf derselben läge; den dritten Tag verschwand es beim Sitzen in der Stube gänzlich [*Hbg.*]. [RAL 88]

Ein Drücken tief im Gehirne über den ganzen Kopf, bei und nach dem Gehen in freier Luft. [RAL 89]

Wie ein Stein drückendes Kopfweh in der Stirne, durch Auflegen des Kopfes und durch Vorbücken erleichtert, bei erweiterten Pupillen und winselnder Verdrießlichkeit über Kleinigkeiten (n. 3 St.). [RAL 90]

Spannender Druck in der rechten Seite der Stirne [*Hrn.*]. [RAL 91]

Spannender Druck im linken Scheitel und in der Stirne (n. 24 St.) [*Hrn.*]. [RAL 92]

Kopfschmerz, als ob der Kopf von beiden Seiten zusammengeschraubt und dadurch dünner wäre [*Baehr*]. [RAL 93]

Ein anhaltendes Auftreiben des ganzen Gehirns [*Ln.*]. [RAL 94]

Heftiges Pressen im ganzen Kopfe nach außen, als ob er zersprengt werden sollte (n. 3 St.) [*Htn.*]. [RAL 95]

Kopfweh, als wenn das Gehirn herausgedrückt würde, dicht über den Augenhöhlen in der Stirn, welches die Augen aufzuschlagen hindert, und zum Niederliegen zwingt mit höchster Verengerung der Pupillen und sehr leiser Sprache (n. 5. 24 St.). [RAL 96]

Beim Vorbücken Schmerz, als wollte alles zur Stirne heraus [*Stf.*]. [RAL 97]

Empfindung, als ob das Gehirn nach der Stirne zu preßte, was sogleich verging, wenn er den Kopf etwas rückwärts bog (n. 1¼ St.) [*Htn.*]. [RAL 98]

Beim Husten ist die Empfindung des aus einander Pressens im Kopfe weit heftiger (n. 3½ St.) [*Htn.*]. [RAL 99]

Im Freien ist die Empfindung von Zersprengen im Kopfe sehr heftig, und er fürchtet sich zu husten, wegen Erhöhung des Schmerzes (n. 4 St.) [*Htn.*]. [RAL 100]

Klopfendes Pressen in der linken Seite des Hinterhauptes (n. 5 St.) [*Htn.*]. [RAL 101]

Für Kopfschmerz in der Stirne muß er im Gehen oft stehen bleiben, bei jedem Schritte ist's als senke und hebe sich das Gehirn in der Stirne; durch starkes darauf Drücken minderte es sich (n. 6 Tagen) [*Hbg.*]. [RAL 102]

Starkes Pulsiren der Blutgefäße in der Stirne und Schmerz, als würde der Knochen ausgehoben [*Hbg.*]. [RAL 103]

Beim Erwachen Schlagen der Adern im Kopfe und in den meisten Theilen des Körpers [*Kr.*]. [RAL 104]

Heftiges Klopfen im Gehirne von vorne nach hinten und nach beiden Seiten; äußerlich endigt es sich in schmerzhafte Stiche [*Ws.*]. [RAL 105]

Drückend nagendes Kopfweh rechts im Oberhaupte bis zum Ohre herab, durch bald vorübergehenden nagenden Schmerz im hohlen Zahne veranlaßt (n. 9 St.) [*Ws.*]. [RAL 106]

Drückendes Stechen in den Schläfen von innen heraus (n. ¹/₂ St.) [*Ws.*]. [RAL 107]

Schneidendes Drücken in den Schläfen von innen heraus, das immer heftiger wird, sich durch das Gehirn verbreitet und da in ein starkes Klopfen übergeht, anhaltend in allen Lagen [*Ws.*]. [RAL 108]

Reißender Druck im Kopfe, bald hie, bald da, besonders in der Stirne und Schläfen-Gegend [*Hrn.*]. [RAL 109]

Reißender Druck in der rechten Schläfe und dem Scheitel, der sich nach verschiednen Gegenden ausbreitet [*Hrn.*]. [RAL 110]

Reißender Druck im Kopfe hie und da (n. 5 St.) [*Hrn.*]. [RAL 111]

Ziehend drückender Kopfschmerz [*Hbg.*]. [RAL 112]

Ein Ziehen im Kopfe nach der Stirne zu, als wollte sich das Gehirn erweitern [*Ln.*]. [RAL 113]

Ziehender Schmerz von der Schläfe bis über die rechte Augenhöhle herüber. [RAL 114]

Ein Herabziehen an der Schläfen und in der rechten Augenhöhle. [RAL 115]

Bohren und Klopfen in der rechten Kopf-Seite, ähnlich wie im Backen, bei jeder Bewegung vermehrt [*Kr.*]. [RAL 116]

Bohrender und drückender Kopfschmerz am Tage an verschiednen Stellen, am Abend Stechen [*Kr.*]. [RAL 117]

Bohrender Schmerz unter dem rechten Stirnhügel früh bald nach dem Aufwachen [*Gß.*]. [RAL 118]

Unaufhörlich ziehender und ausdehnender Kopfschmerz, als wenn etwas darin ruckweise wiegete oder wuchtete. [RAL 119]

Ruckendes Kopfweh, das beim schnellen Gehen und schnellen Treppen-Steigen äußerst heftig wird und bei jedem Auftreten wie eine Last im Hinterhaupte herabzuckt (n. 48 St.) [*Ws.*]. [RAL 120]

Der ganze Kopf ist stechend schmerzhaft, mehr in der Stirne [*Stf.*]. [RAL 121]

Stumpfe Stiche in der linken Schläfe von innen heraus [*Ws.*]. [RAL 122]

In der ganzen Stirne gelind stechendes Kopfweh (n. 1¹/₂ St.) [*Stf.*]. [RAL 123]

Scharfe Stiche zu beiden Stirnhügeln heraus (n. 2 St.) [*Ws.*]. [RAL 124]

Ungeheurer Kopfschmerz von stumpfen oder drückenden Stichen, welche das Gehirn von allen Seiten durchfahren. [RAL 125]

In der rechten Schläfe heftig stechender Schmerz, ¹/₄ Stunde lang (n. 25 St.) [*Stf.*]. [RAL 126]

Einige stumpfe Stiche in der linken Seite des Hinterhaupts [*Ln.*]. [RAL 127]

Im rechten Stirnhügel starkes Stechen, beim Vorbücken stärker, beim Berühren gelinder (n. 5 Min.) [*Stf.*]. [RAL 128]

Stechen durch den Kopf wie mit einem zweischneidigen Messer, des Abends [*Kr.*]. [RAL 129]

Stiche wie mit einem Messer von einer Schläfe zur andern [*Baehr*]. [RAL 130]

Abends, einige große Stiche im Hinterhaupte, gleich hinter dem Ohre, schnell wie ein Blitz, daß er hätte schreien mögen (n. 6 Tagen). [RAL 131]

In der rechten Kopf-Seite schneidende Stiche, wie mit einem zweischneidigen Messer, welches dann in den Vorderkopf, dann in den Scheitel und dann in den Hinterkopf zieht, so daß sie auf keiner Seite liegen kann [*Kr.*]. [RAL 132]

Drei heftige, starke Stiche durch den Kopf von der Stirne bis ins Hinterhaupt, worauf plötzlich alles frühere Kopfweh verschwindet (n. 3¹/₄ St.) [*Stf.*]. [RAL 133]

Stechendes Reißen im Kopfe über der rechten Augenhöhle [*Hrn.*]. [RAL 134]

Schneidend reißender Schmerz im Kopfe, der sich von einer Stelle zur andern zieht [*Hrn.*]. [RAL 135]

Brennend reißender Schmerz im linken Stirnhügel (n. 4 St.) [*Htn.*]. [RAL 136]

Reißender Schmerz im rechten Scheitel bei Bewegung heftiger [*Hrn.*]. [RAL 137]

Reißen in der Stirne äußerlich. [RAL 138]

Reißen in der Stirne [*Hbg.*]. [RAL 139]

Reißen über den Augenbrauen [*Hbg.*]. [RAL 140]

Heftige Kopfschmerzen reißender Art im Vorderhaupte (n. 8 St.) [*Gß.*]. [RAL 141]

Kopfschmerz auf dem Scheitel, ein Drehen, bald auch wühlend, bald reißend; von äußerm Drucke ward der Schmerz viel heftiger; die Hirnschale deuchtete ihr ganz dünn zu seyn zum Durchdrücken [*Kr.*]. [RAL 142]

Kälte-Empfindung im Gehirne, in der Mitte der Stirne. [RAL 143]

Ziehen in der Stirne [*Kr.*]. [RAL 144]

Ziehender Schmerz im Stirnbeine und im Nacken, in Ruhe und Bewegung [*Gß.*]. [RAL 145]

Ein die Näthe des Kopfs zu zerreißen scheinender Kopfschmerz und als setzte man einen Hebel an, um den Kopf zu zersprengen [*Ln.*]. [RAL 146]

Gefühl im Gehirne, wie von schwapperndem Wasser [*Buchholz* in *Hufel.* Journ. V. 1. S. 252]. [RAL 147]

Beim Vorbücken schießt das Blut nach der Stirne vor [*Baehr*]. [RAL 148]

Beim Bücken steigt das Blut in den Kopf und er wird schwer und wie schwindlicht. [RAL 149]

Wallung des Blutes nach dem Kopfe, ohne innere Kopf-Hitze; wenn er den Kopf rückwärts lehnte, deuchtete es ihn, als schösse das Blut hinein [*Hbg.*]. [RAL 150]

Hitze im Kopfe (heiß vor dem Kopfe) (n. $\frac{1}{4}$ St.) [*Stf.*]. [RAL 151]

Aeußerer Schmerz am ganzen Kopfe, wie der von starkem Zausen und Raufen an den Haaren, in der Kopfhaut zurückbleibende Schmerz [*Rt.* d j.]. [RAL 152]

Nagendes Kopfweh auf den Stirnhügeln äußerlich [*Ws.*]. [RAL 153]

Fein stechendes Brennen auf dem linken Stirnhügel (n. $\frac{1}{4}$ St.) [*Htn.*]. [RAL 154]

Ein schneidender Kopfschmerz links neben der Herzvorragung am Hinterhaupte [*Gß.*]. [RAL 155]

An der rechten Kopf-Seite und zugleich im rechten Arme, ziehender Schmerz, in der Ruhe (nach Tische) [*Hbg.*]. [RAL 156]

Schnell vorüber gehender Klamm-Schmerz auf der rechten Seite des Oberhauptes (n. 11 St.) [*Ws.*]. [RAL 157]

Klamm-Schmerz an der Nasenwurzel [*Ws.*]. [RAL 158]

Starker Klamm-Schmerz am Stirnhügel, der sich über das Jochbein bis zum Unterkiefer herabzieht [*Ws.*]. [RAL 159]

Aeußere Empfindung von Zusammenziehung der Stirn- und Augen-Muskeln [*Ln.*]. [RAL 160]

Kratzendes Jücken an der Stirne (n. 1 St.) [*Ws.*]. [RAL 161]

Ein schmerzhafter Blutschwär an der Schläfe. [RAL 162]

Rothe, unschmerzhafte Blüthchen brechen an der Schläfe, am rechten Mundwinkel und am Kinne aus und beim Kratzen kömmt blutiges Wasser hervor (n. 13 St.) [*Lr.*]. [RAL 163]

Kopf-Geschwulst [*Kummer*, a.a.O. – *Münch* über die Belladonne – *Horst*, a.a.O.]. [RAL 164]

Starke Geschwulst des Kopfs und Röthe über den ganzen Körper[7] [*Münch* in *Richter's* Biblioth. V. S. 387]. [RAL 165]

Ausfallen der Kopfhaare, eine Stunde lang (n. 24 St.). [RAL 166]

Die vorher idioelektrischen Kopfhaare sind es nicht mehr (n. 24 St.). [RAL 167]

Der äußere Kopf ist so empfindlich, daß die geringste Berührung, ja schon der Druck des Haares ihr Schmerzen verursacht [*Kr.*]. [RAL 168]

■ **Gesicht und Sinnesorgane**

Unruhige Mienen [*Boucher*, a.a.O.]. [RAL 169]

Zerstörte Gesichtszüge [*Boucher*, a.a.O.]. [RAL 170]

Gesichts-Blässe [*Sicelius*, a.a.O.]. [RAL 171]

Gesichts-Bässe mit Durst [*Greding*, a.a.O. S. 650]. [RAL 172]

Gesichts-Blässe mit vermehrtem Appetite [*Greding*, a.a.O. S. 650]. [RAL 173]

Schnelle Gesichts-Blässe einige Zeit lang (Greding, a.a.O. S. 677). [RAL 174]

Oft höchste Gesichts-Blässe augenblicklich in Gesichts-Röthe verwandelt, mit kalten Wangen und heißer Stirne [*Greding*, a.a.O. S. 662]. [RAL 175]

Hitz-Empfindung im Gesichte ohne äußere Röthe (n. 8 St.) [*Wislicenus*, a.a.O.]. [RAL 176]

Brennende Hitz-Empfindung im ganzen Gesichte, ohne Backen-Röthe und ohne Durst, bei mäßig warmem Körper und bei kalten Füßen (n. 4 St.) [*Htn.*]. [RAL 177]

Kriebelnde Hitz-Empfindung im Gesichte unter der Haut (n. $\frac{1}{4}$ St.) [*Ws.*]. [RAL 178]

Brennende Hitze über das Gesicht, ohne Durst (n. 10 St.) [*Lr.*]. [RAL 179]

Ungewöhnliche Röthe des Gesichts [*Ln.*]. [RAL 180]

Starke Röthe und Hitze im Gesichte, ohne Schweiß (n. 24. 30 St.) [*Mkl.*]. [RAL 181]

Sehr rothes, heißes Gesicht, bei eiskalten Gliedmaßen [*Stf.*]. [RAL 182]

Glühende Gesichts-Röthe bei heftigen, unnennbaren Kopfschmerzen [*Stf.*]. [RAL 183]

Bloß am Kopfe Hitze und Röthe. [RAL 184]

Schweiß bloß im Gesichte. [RAL 185]

Drang des Blutes nach dem Kopfe, rothe Backen [*Buchhave*, a.a.O.]. [RAL 186]

---

[7] Bei zwei Knaben.

Große Hitze und Röthe der Wangen [*Buchhave*, a.a.O.]. [RAL 187]

Gesicht ist sehr geschwollen und heiß [*Buchhave*, a.a.O.]. [RAL 188]

Röthe und Hitze im ganzen Gesichte, als wenn er viel Wein getrunken hätte [*Hbg.*]. [RAL 189]

Hitze im Gesicht den ganzen Tag, als wenn vom Wein das Blut nach dem Kopfe getreten wäre (n. 12 St.). [RAL 190]

Dunkelrothes Gesicht [*Sauter*]. [RAL 191]

Verdickte Haut im Gesichte, als wenn ein Ausschlag hervorbrechen sollte [*Sauter*, a.a.O.]. [RAL 192]

Gesicht bläulichroth bei großer Hitze des Körpers, Abends [*Wiedemann* in *Hufel.* Journ. XXII, 1]. [RAL 193]

Scharlachröthe des Gesichts und der Brust während des Schlafes (*Schäffer* in *Hufel.* Journ. VI). [RAL 194]

Scharlachröthe der Haut des Körpers, besonders des Gesichts mit besonders hervorstechender Gehirn-Thätigkeit [*Wetzler*, in Annalen der Heilkunde, 1811. Febr.]. [RAL 195]

Sehr rothe scharlachfarbne Flecken im Gesichte, bei starkem Pulse [*Wiedemann*, a.a.O.]. [RAL 196]

Unter plötzlichem Schauder, große Benebelung des Kopfs und Gesichts, rothe Augen und mit sehr kleinen, ungleichförmigen, dunkelrothen Flecken, besonders an der Stirne, angefülltes, geschwollenes Gesicht [*Greding*, a.a.O. S. 685]. [RAL 197]

Früh beim Erwachen, ein kleiner blaurother Fleck auf dem linken Backen, der sich allmälig vergrößert, bis die blaurothe Geschwulst den ganzen Backen einnimmt, mit Brennen und Stechen in der eigentlichen Röthe und Bohren und Klopfen im ganzen Backen, durch Bewegung unmäßig erhöhet; nach einigen Tagen schwoll auch der andre Backen an und die Geschwulst dauerte 8 Tage [*Kr.*]. [RAL 198]

Rothes geschwollenes Gesicht [*May*, a.a.O.]. [RAL 199]

Rothes geschwollenes Gesicht mit stieren Augen [*Justi* in *Hufel.* Journ. VII, 4 S. 65]. [RAL 200]

Aufgeschwollenes Gesicht. [RAL 201]

Das Gesicht war roth und geschwollen, der übrige Körper aber blaß [*Grimm*, a.a.O.]. [RAL 202]

Geschwulst der Backen mit brennendem Schmerze [*Fr. H-n.*]. [RAL 203]

Harte, große Geschwulst im Gesichte bei der Nase und dem Auge, mit Geschwulst der Ohrdrüse,

von fünftägiger Dauer [*Greding*, a.a.O. S. 668]. [RAL 204]

Geschwulst der linken Backe bei der Nase und dem Auge, welche Nachmittag entsteht, den andern Tag mit Hitze wächst und fünf Tage dauert [*Greding*, a.a.O. S. 667]. [RAL 205]

Geschwollenes Gesicht [*Münch*, a.a.O.]. [RAL 206]

Geschwulst des Gesichts und vorzüglich der Lippen [*Lambergen*, a.a.O.]. [RAL 207]

Ein ununterbrochnes Fippern (und Blinzeln) der beiden Augenlider[8] [*Ln.*]. [RAL 208]

Ein ununterbrochnes, den ganzen Tag anhaltendes Zittern und Fippern des rechten obern Augenlides, zuletzt schmerzhaft [*J. C. Hartung*, in einem Aufsatze.]. [RAL 209]

Erweiterte Augenlider, weit offen stehende Augen. [RAL 210]

Pochender Schmerz im untern Augenlide, nach dem innern Winkel zu, mit starker Entzündungs-Geschwulst auf diesem Punkte, mit vielem Thränen, eine halbe Stunde lang (n. 32 St.) [*Mkl.*]. [RAL 211]

Die Augen fallen ihm zu und werden wässerig [*Rt. d. j.*]. [RAL 212]

Schwere in den Augen, besonders dem obern Augenlide [*Rt. d. j.*]. [RAL 213]

Nach dem Erwachen des Morgens fallen ihr die Augen von selbst wieder zu; sie kann sie nicht aufbehalten, bis sie aus dem Bette kömmt [*Kr.*]. [RAL 214]

Jückende Stiche in den innern Augenwinkeln, die durch Reiben nur auf kurze Zeit vergehen (n. 1 St.) [*Ws.*]. [RAL 215]

Der innere Winkel des linken Auges ist sehr schmerzhaft, selbst bei leiser Berührung [*Gß.*]. [RAL 216]

Beißen in beiden Augen [*Hbg.*]. [RAL 217]

Unwillkürliches Thränen der Augen. [RAL 218]

Salziges Wasser läuft beständig aus den Augen [*Hbg.*]. [RAL 219]

Thränen der Augen [*Mkl.*]. [RAL 220]

Trockenheit in den Augen, (der Nase, dem Munde, dem Schlunde) [*Wasserberg* bei *Stoll*, Ratio medendi, III, S. 403]. [RAL 221]

---

[8] **Lid** nennt man ein Thürchen, womit man eine Oeffnung verschließen kann (verwandt mit **Laden**). So nennt man einen Fensterflügel ein **Lid** und das bewegliche, eisenblechne Thürchen am Heitz- oder Aschloche eines Ofens wird ebenfalls **Lid** genannt. Die Schreibung „Augenlied" kann keine Herleitung aufweisen.

Brennendes Trockenheits-Gefühl in beiden Augen, abwechselnd in dem einen oder dem andern stärker (n. 7 St.) [*Mkl.*]. [RAL 222]

Schmerz und Brennen in den Augen [*Greding,* a.a.O. S. 644]. [RAL 223]

Vermehrte Hitze und Hitz-Gefühl in den Augen [*Mkl.*]. [RAL 224]

Gefühl von Hitze in den Augen; es war, als wenn sie mit einem heißen Dunste umgeben wären. [RAL 225]

Lichtscheue; er vermeidet, ins Licht zu sehen [*Justi,* a.a.O.]. [RAL 226]

Brennen der Augen mit empfindlichem Jücken verbunden; wenn aber die Augen nach oben gedrückt wurden, hörte beides auf (n. 23 St.) [*Mkl.*]. [RAL 227]

Früh das Weiße im Auge rothstreifig; mit drückendem Schmerze. [RAL 228]

Entzündung der Augen, Strotzen der Venen der weißen Augenhaut, mit einer kitzelnden Empfindung. [RAL 229]

Augenentzündung; die Bindehaut ist mit rothen Adern durchzogen, mit stechendem Schmerze; die Augen wässern [*Hbg.*]. [RAL 230]

Stechen in den Augen nach innen zu [*Kr.*]. [RAL 231]

Gilbe des Weißen im Auge. [RAL 232]

Früh sind die Augen ganz mit Eiter zugebacken [*Mkl. Kr.*]. [RAL 233]

Geschwulst und Vereiterungs-Entzündung des linken Thränenpunktes, anfänglich mit brennendem Schmerze, nachgehends mit drückendem Schmerze, drei Tage lang (n. 4 Tagen) [*Mkl.*]. [RAL 234]

Ein allgemeines Drücken in beiden Augen, als wenn hartes Brunnenwasser in die Augen gekommen wäre [*Ln.*]. [RAL 235]

Wenn sie die Augen zumacht, ein drückender Schmerz tief im Augapfel [*Stf.*]. [RAL 236]

Ein nebelichtes Drücken kömmt in die rechte Augenhöhle und geht von da abwechselnd wieder in die Stirne und wieder zurück [*Gß.*]. [RAL 237]

Drücken in den Augen und Wässern derselben, besonders früh [*F. H-n.*]. [RAL 238]

Kriebelnd drückender Schmerz in den Augen, als wenn sie voll Sand wären; sie mußte reiben (n. 1 St.). [RAL 239]

Drücken in den Augen, als wenn Sand hineingerathen wäre (n. 2½ St.) [*Lr.*]. [RAL 240]

Drücken in den Augen, wie von einem Sandkorne [*Greding,* a.a.O. S. 650. – *Mkt.*]. [RAL 241]

Schmerz in den Augenhöhlen; manchmal ist es, als würden die Augen herausgerissen, zuweilen (und zwar anhaltender), als drücke man sie in den Kopf hinein, wozu noch ein Schmerz kömmt, der aus der Stirne auf die Augen drückt [*Gß.*]. [RAL 242]

Ein von den innern Augenwinkeln ausgehendes Reißen im Auge [*Rt. d. j.*]. [RAL 243]

Ziehender Schmerz unter dem linken Auge, aufwärts. [RAL 244]

Verengerte, schwer zu erweiternde Pupillen. [RAL 245]

Sehr verengerte Pupillen den ganzen Tag; dann erst (Abends) erweiterten sie sich [*Stf.*]. [RAL 246]

Verengerte Pupillen (n. 10 Min.) [*Gß.*]. [RAL 247]

Verengerte Pupillen (n. 1¼ St.) [*Ws.*]. [RAL 248]

Verengerte Pupillen (n. 2½ St.) [*Lr.*]. [RAL 249]

Die Pupillen-Erweiterung fing nach ½ Stunde an und stieg dann allmählig [*Gß.*]. [RAL 250]

Erweiterte Pupillen nach 3½ St [*Sauter – Ln.*]. [RAL 251]

Die Pupillen sind Abends, auch bei nahe an das Auge gehaltenem Lichte, sehr erweitert (n. 12 St.) [*Gß.*]. [RAL 252]

Erweiterte Pupillen (n. 14, 15 St.) [*Lr.*]. [RAL 253]

Die Pupillen sind späterhin, vom dritten Tage an, mehr erweitert [*Stf.*]. [RAL 254]

Erweiterte, unbewegliche Pupillen [*May,* a.a.O.]. [RAL 255]

Höchst erweiterte Pupillen [*Boucher,* a.a.O.]. [RAL 256]

Ein weißes Blätterchen im linken, höchst erweiterten Sehloche [*Hbg.*]. [RAL 257]

Höchst erweiterte Pupillen (von Auflegung eines frischen Belladonne-Blattes auf ein Geschwür unter dem Auge) [*Ray,* histor. plant. lib. 13. Cap. 23]. [RAL 258]

Bald ganz erloschenes, bald nur vermindertes Sehvermögen, bei ungeheuer erweiterten und ganz unbeweglichen Pupillen [*Elfes,* a.a.O.]. [RAL 259]

Gänzliche Erweiterung der Pupille des rechten Auges und dreiwöchentliche Blindheit (von ins Auge gespritztem Safte der Pflanze) [*Daries,* Diss. de Belladonna, Lips. 1776. S. 34. 35]. [RAL 260]

Verdunkelung des Gesichts von erweiterten Pupillen [*Buehave,* a.a.O.]. [RAL 261]

Gesichts-Verdunkelung bei äußerst erweiterten Pupillen [*Greding,* a.a.O. S. 324]. [RAL 262]

Blindheit, die Pupille des rechten Auges äußerst erweitert und unfähig, sich zu verengern [*Greding,* a.a.O. S. 662]. [RAL 263]

Große Gesichts-Verfinsterung [*Justi*, a.a.O.]. [RAL 264]

Vor den Augen wie trübe, dunkel und schwarz (n. 1¼ St.) [*Stf.*]. [RAL 265]

Blindheit [*Hasenest*, a.a.O.]. [RAL 266]

Schwarzer Staar drei Tage lang, er kann Gedrucktes nicht lesen [*Hasenest*, a.a.O.]. [RAL 267]

Er erwacht blind [*El. Camerarius*, in seinen Obs. und bei *Wepfer*, hist. Cic.]. [RAL 268]

Die Augen sind erblindet und stehen offen [*El. Camerarius*, a.a.O.]. [RAL 269]

Höchste Blödsichtigkeit [*Ollenroth*, a.a.O.]. [RAL 270]

Ueberhingehende Blindheit mit Kopfweh [*Greding*, a.a.O. S.679]. [RAL 271]

Trübsichtigkeit abwechselnd mit Krämpfen an den Händen und Füßen, Kopfbenebelung und Mattigkeit in den Gliedern [*Greding*, a.a.O. S.683]. [RAL 272]

Trübsichtigkeit, Mund-Trockenheit und Leibweh [*Greding*, a.a.O. S.606]. [RAL 273]

Stumpfheit des Gesichts drei Stunden lang [*Greding*, a.a.O. S.679]. [RAL 274]

Bei Stumpfheit des Gesichts, Zittern an allen Gliedern [*Greding*, a.a.O. S.643]. [RAL 275]

Langsichtigkeit (Presbyopie) wie im Alter [*Lottinger*, a.a.O.]. [RAL 276]

Nur ganz entfernte Gegenstände und völlig parallele Strahlen (z.B. einen Stern am Himmel) sieht er deutlich (von Belladonnesaft ins Auge gespritzt) [*Charles Wells* in *Gilberts* Annalen 1813, II. St. S.133. – und *James Ware*, ebendaselbst 1816, XI. St.]. [RAL 277]

Langsichtigkeit, wie im Alter (Presbyopie); er konnte nur großen Druck lesen [*Lambergen*, a.a.O.]. [RAL 278]

Nebel vor den Augen, Blindheit [*Sauter*, a.a.O. – *Buchholz*, a.a.O.]. [RAL 279]

Als ob Nebel vor den Augen wäre, Verdunkelung [*Ln.*]. [RAL 280]

Er kann beim Lesen nichts im Buche erkennen, als den weißen Rand, welcher schwarze, in Ringe umgestaltete Buchstaben umfließt [*Moibanus* bei *Schenk* VII, obs. 164]. [RAL 281]

Gefühl, als könne er nichts sehen und dennoch sah er, wenn er etwas zu sehen sich vornahm und die Augen dazu anstrengte [*Rt. d. j.*]. [RAL 282]

Die Buchstaben zittern und flimmern goldfarbig und blau, beim Lesen [*Buchholz*, a.a.O.]. [RAL 283]

Vor den Augen ein großer bunter Ring um das Licht, vorzüglich von rother Farbe; zuweilen scheint sich das Licht ganz in Strahlen aufzulösen (n. 15 St.) [*Mkl.*]. [RAL 284]

Vor den Augen sieht sie Flammen, wenn sie die Hand auf den geschwollenen Backen legt und die Luft erscheint ihr wie Nebel [*Kr.*]. [RAL 285]

Sie sieht an der Decke des Zimmers einen weißen Stern von der Größe eines Tellers und von links nach rechts leichte Silberwölkchen an demselben vorüberziehen – mehrmals und an verschiedenen Orten [*Kr.*]. [RAL 286]

Große helle Funken vor den Augen. [RAL 287]

Er sieht Funken vor den Augen [*Ziegler*, a.a.O.]. [RAL 288]

Bei Bewegung der Augenlider sieht er Funken, wie von Elektrizität [*Ziegler*, a.a.O.]. [RAL 289]

Sieht die Gegenstände doppelt [*Henning – Sicelius*, a.a.O. *Stf.*]. [RAL 290]

In der Nähe sieht er gar nichts, in der Entfernung alles doppelt [*Stf.*]. [RAL 291]

Er sieht die Gegenstände vielfach und dunkel [*Sauter*, a.a.O.]. [RAL 292]

Er sieht die Gegenstände verkehrt [*Henning*, a.a.O.]. [RAL 293]

Gefühl in den Augen, als lägen sie weiter heraus [*Stf.*]. [RAL 294]

Hervorgetretene Augen, mit erweiterten Pupillen (n. 6 St.) [*Mkl.*]. [RAL 295]

Stiere Augen [*Müller*, in *Horn's* Archiv, IX.]. [RAL 296]

Stierer Blick [*Dumoulin*, a.a.O.]. [RAL 297]

Die Augen sind stier und funkeln [*Grimm*, a.a.O.]. [RAL 298]

Glänzende (gläserne) Augen [*Ziegler*, a.a.O.]. [RAL 299]

Glänzende (gläserne) Augen, bei ganz erweiterten Pupillen (n. 20 St.) [*Boucher*, a.a.O.]. [RAL 300]

Die Augen sind roth, glänzend (gläsern) und drehen sich im Kopfe herum [*Sauter*, a.a.O.]. [RAL 301]

Die Augäpfel drehen sich krampfhaft im Kreise herum [*Boucher*, a.a.O.]. [RAL 302]

Die Augen verdrehen sich [*Greding*, a.a.O. S.657]. [RAL 303]

Krämpfe der Augen [*Schreck*, a.a.O.]. [RAL 304]

Augen und Hände sind in beständiger, krampfhafter Bewegung [*Boucher*, a.a.O.]. [RAL 305]

Unstätigkeit des Kopfs und der Hände (n. 6 St.). [RAL 306]

Die Augen sind verdreht, bei Röthe und Geschwulst des Gesichts [*Buchave*, a.a.O.]. [RAL 307]

Klemmender Druck auf dem linken Jochbeine [*Ws.*]. [RAL 308]

Ein Reißen und Ziehen unter dem rechten Jochbeine (n. ¼ St.) [*Gß.*]. [RAL 309]

Druck unter dem rechten Jochbeine [*Gß.*]. [RAL 310]

Beim Kauen, im rechten Kiefer-Gelenke ein heftiges Stechen bis ins Ohr, das auch nach dem Kauen, doch mehr als Zucken, fortdauert [*Stf.*]. [RAL 311]

Feine Stiche in der Gelenkhöhle des Kiefers (n. 1 St.) [*Ws.*]. [RAL 312]

Stiche aus dem Oberkiefer in das innere Ohr. [RAL 313]

Stiche in der Ohrdrüse. [RAL 314]

Heftiger Stich in der rechten Ohr-Speicheldrüse bis ins äußere Ohr, wo er klammartig verschwindet (n. 2 St.); den folgenden Tag gleichfalls um dieselbe Stunde (n. 26 St.). [RAL 315]

Reißender Schmerz an der hintern Seite des linken Ohrknorpels [*Ws.*]. [RAL 316]

Reißender Druck an der untern Hälfte des rechten Ohrknorpels [*Hrn.*]. [RAL 317]

Reißen im äußern rechten Ohre, welches hinterwärts zog [*Hbg.*]. [RAL 318]

Reißen im innern und äußern Ohre unterwärts. [RAL 319]

Reißender Schmerz im äußern rechten Ohre und der ganzen Gesichts-Seite, abwärts (n. 24 St.). [RAL 320]

Stiche im äußern Gehörgange [*Rt. d. j.*]. [RAL 321]

Kneipen in den Ohren, erst im rechten, dann im linken, gleich nach dem Schlucksen [*Kr.*]. [RAL 322]

Ein unangenehmes Drücken im Gehörgange, als ob man mit dem Finger hineinbohrte [*Ln.*]. [RAL 323]

Gefühl im äußern Gehörgange, als ob jemand darauf drückte [*Rt. d. j.*]. [RAL 324]

Ein sehr unangenehmes Gefühl im rechten Ohre, als würde es gewaltsam aus dem Kopfe gerissen [*Gß.*]. [RAL 325]

Abwechselnd herausreißender und hineindrückender Schmerz in den Ohren und Schläfen, mit einem ähnlichen Schmerze in den Augenhöhlen abwechselnd [*Gß.*]. [RAL 326]

Ohrenzwang im linken Ohre (n. 5 Tagen) [*Hbg.*]. [RAL 327]

Im innern Ohre scharfe Stöße, mit Klemmen, wie Ohrenzwang [*Ws.*]. [RAL 328]

Neben dem rechten Ohre, bohrender Schmerz [*Kr.*]. [RAL 329]

Drückendes Reißen hinter dem rechten Ohre (n. ½ St.) [*Htn.*]. [RAL 330]

Hinter dem linken Ohre schmerzen die Muskeln bis zum Halse, als würden sie stark gedrückt, und eben so in den Stirnmuskeln [*Hbg.*]. [RAL 331]

Ein flüchtiger Stich fährt vom Ohre bis zum Kinne (n. 1 St.) [*Ws.*]. [RAL 332]

Stiche im innern Ohre, mit Taubhörigkeit desselben. [RAL 333]

Stiche im innern Ohre beim Aufstoßen aus dem Magen nach dem Geschmacke des Genossenen (n. 12 St.). [RAL 334]

Ziehender Schmerz von den Ohren bis in den Nacken [*Hbg.*]. [RAL 335]

Heftiger Druck an den Warzenfortsätzen unterm Ohre [*Gß.*]. [RAL 336]

Schneidende Stöße durch den Warzenfortsatz nach innen (n. 12 St.) [*Ws.*]. [RAL 337]

Eiterartige Feuchtigkeit geht aus den Ohren, 20 Tage lang [*F. H-n.*]. [RAL 338]

Erhöhete Empfindlichkeit des Gehörorgans [*Sauter, a.a.O.*]. [RAL 339]

Erst Getös, wie von Trompeten und Pauken in den Ohren und wie Saußen (sogleich); nachgehends Summen und Brummen, am schlimmsten beim Sitzen, besser beim Stehen und Liegen, noch besser beim Gehen. [RAL 340]

Ohrenbrausen [*Vicat, a.a.O.*]. [RAL 341]

Ohrenbrausen, Schwindel und dumpfes Leibweh [*Greding, a.a.O. S. 658*]. [RAL 342]

Es fährt Wind zu den Ohren heraus [*Greding, a.a.O. S. 658*]. [RAL 343]

Früh, gleich nach dem Aufwachen, ein Flattern und Blubbern vor den Ohren. [RAL 344]

Taubheit, als wenn ein Fell vor die Ohren gespannt wäre. [RAL 345]

Schweres Gehör [*Greding, a.a.O. S. 694*]. [RAL 346]

An der Nasenwurzel ein Paar kleine, bloß bei Berührung wie unterschworen schmerzende, rothe Buckeln (n. 16 Tagen) [*Ws.*]. [RAL 347]

Blüthen brechen auf den Backen und an der Nase aus, füllen sich schnell mit Eiter und bedecken sich mit einer Kruste. [RAL 348]

Sehr kalte Nase [*Greding, a.a.O. S. 664*]. [RAL 349]

Geruch vor der Nase wie faule Eier, ¼ Stunde lang (n. 4 St.) [*Lr.*]. [RAL 350]

Drückender Schmerz in den Nasenbeinen [*Gß.*]. [RAL 351]

In der Nase über dem Nasenflügel Schmerz vom äußern Befühlen wie Zerschlagenheit. [RAL 352]

Allzu empfindlicher Geruchssinn; der Geruch des Rauchs von Tabak und Ruß ist ihm unerträglich (n. 1 St.). [RAL 353]

Nasenbluten (sogleich). [RAL 354]

Nasenbluten die Nacht. [RAL 355]

Nasenbluten früh. [RAL 356]

Schmerzhaftes Ziehen über die linke Nasenhälfte [*Hbg.*]. [RAL 357]

Kriebeln in der Nasenspitze, das durch Reiben vergeht [*Ws.*]. [RAL 358]

Feine Stiche in der Nasenspitze von Abend an, die Nächte hindurch. [RAL 359]

Jählinge Röthe der Nasenspitze, mit brennender Empfindung. [RAL 360]

Ein sehr schmerzhaftes, früh zuschwärendes linkes Nasenloch (n. 6 Wochen.) [*Stf.*]. [RAL 361]

Unter der Nase feine Stiche (n. 1/2 St.) [*Ws.*]. [RAL 362]

Starke Geschwulst der Oberlippe; sie spannt beim Oeffnen des Mundes. [RAL 363]

Schmerzhafte Geschwürigkeit der Nasenlöcher an der Seite, wo sie sich mit der Oberlippe vereinigen. [RAL 364]

Die Nasenlöcher und die Lippenwinkel sind geschwürig, jücken aber weder, noch schmerzen sie. [RAL 365]

Ziehen in der Oberlippe mit darauffolgender, rother Geschwulst [*Kr.*]. [RAL 366]

Lippen-Geschwür, welches aufbricht [*Lambergen*, a.a.O.]. [RAL 367]

Ein weißköpfiges Blüthchen unter dem linken Nasenflügel, ohne Schmerz. [RAL 368]

Geschwüre Mundwinkel, gerade, wo sich beide Lippen vereinigen, mit ungemein reißenden Schmerzen, ringsum, selbst in der Ruhe und für sich (n. 5 St.). [RAL 369]

Wundheitsgefühl in den Mundwinkeln, als wollten sie geschwürig werden (n. 5, 6, 7 Tagen) [*Stf.*]. [RAL 370]

Kleine Blüthchen, eins an der Oberlippe neben dem rechten Nasenflügel, mit einem Schorfe bedeckt, ein andres unter dem Rande der Unterlippe und an der innern Haut der Unterlippe, alle beißenden Schmerzes wie von Salzwasser [*Hbg.*]. [RAL 371]

Kleine, blaßrothe Blüthchen an den Mundwinkeln, ohne Empfindung; sie vergehen ohne Eiterung bald [*Hrn.*]. [RAL 372]

Auf der Oberlippe ein Blüthchen, für sich von kriebelnder Empfindung, bei Berührung aber ein jückendes Stechen darin. [RAL 373]

Im Lippenwinkel ein Geschwür mit rothem Rande und fressenden Jücken. [RAL 374]

Am untern, äußern Lippenrande brennender Schmerz und kleine Bläschen (n. 24 St.) [*Stf.*]. [RAL 375]

Die Lippen und am meisten die Oberlippe springen auf in ihrer Mitte beim Nießen und Husten. [RAL 376]

Eine Blüthe am Lippenrande, gleichweit von der Mitte und dem Winkel entfernt, welche sich in ein mit Kruste bedecktes Geschwür verwandelt und wie ein entzündeter Theil schmerzt. [RAL 377]

Krampfhafte Bewegungen der Lippen [*Müller*, a.a.O.]. [RAL 378]

Der rechte Mundwinkel ist auswärts gezogen [*Greding*, a.a.O. S. 662]. [RAL 379]

Krampf zieht den Mund schief (risus sardonius) [*Weinmann* in *Gmelin* Pflanzengifte, S. 296]. [RAL 380]

Von Krämpfen schief gezogener Mund [*de St. Martin*, a.a.O.]. [RAL 381]

Blutiger Schaum vor dem Munde (kurz vor dem Tode) (Commerc. lit. Nor. 1731). [RAL 382]

Blutiger Schaum vor dem Munde, Wackeln mit dem Kopfe und Zähneknirschen von früh bis Mittag [*Greding*, a.a.O. S. 691]. [RAL 383]

Blüthchen zwischen Lippe und Kinn, mit Eiter gefüllt, brennend beißenden Schmerzes, vorzüglich Nachts schmerzend (n. 6 Tagen) [*Stf.*]. [RAL 384]

Ein Blüthchen von beißend fressendem Schmerze äußerlich, seitwärts unter der Lippe. [RAL 385]

Ein Blüthchen an der Seite des Kinnes, mit jückendem Stechen, doch mehr Stiche als Jücken; durch Kratzen vergeht diese Empfindung. [RAL 386]

Mehrere kleine Blüthchen am Kinne. [RAL 387]

Eine Menge kleiner frieselartiger Blüthchen am Kinne, beim Befühlen brennender Empfindung (n. 3 Tagen) [*Hbg.*]. [RAL 388]

Scharfe Stiche am Kinne (sogleich) [*Ws.*]. [RAL 389]

Eine nistelnde, krampfhafte Empfindung im Kinne. [RAL 390]

Kinnbackenzwang; ein Unvermögen die Kinnbacken zu öffnen, wegen schmerzhafter Steifheit der Kaumuskeln (am Tage). [RAL 391]

Verschließung der Kinnbacken, Mundsperre [*Hasenest – May*, a.a.O.]. [RAL 392]

Sie biß die Zähne zusammen, daß man sie mit großer Gewalt nicht von einander bringen konnte, bei Zuckungen in allen Gliedern und Frost [*Münch* in *Richters* Biblioth. V. S. 566]. [RAL 393]

Sie biß die Zähne so fest zusammen, daß man ihr einen Zahn ausbrechen mußte, um ihr Flüssigkeiten einzuflößen [*Baldinger*, a.a.O.]. [RAL 394]

Stiche und Spannen im Unterkiefer nach dem Ohre hin [*Rt. d. j.*]. [RAL 395]

Es ist ihr, als ob der Unterkiefer mehr zurückgezogen wäre, das Vorziehen verursacht große, das Beißen ungeheure Schmerzen [*Kr.*]. [RAL 396]

Am Winkel des Unterkiefers eine rothe Beule, welche hart und für sich unschmerzhaft, beim Daraufdrücken stichartig schmerzt. [RAL 397]

Am untern Rande des rechten Unterkiefers scharfe Stiche [*Ws.*]. [RAL 398]

Glucksen am untern Rande des Unterkiefers (n. ½ St.) [*Ws.*]. [RAL 399]

Im Unterkiefer (in den Drüsen?) (ein zuckend ziehender?) Schmerz, der schnell hineinfuhr und schnell verging [*Stf.*]. [RAL 400]

Angeschwollene Halsdrüsen, die die Nacht schmerzen; beim Schlingen schmerzen sie nicht [*Baehr.*]. [RAL 401]

In einer Drüse an der Seite des Halses Stiche. [RAL 402]

Auf der linken Seite des Halses, in den Halsmuskeln, eine klammartige, spannende Empfindung, auch ohne Bewegung (n. ¼ St.) [*Htn.*]. [RAL 403]

Es zieht ihr den Kopf rückwärts, er wühlt sich die Nacht tief ins Bett hinein [*Baehr.*]. [RAL 404]

Steifheit des Halses, daß sie den Kopf nicht auf die Seite legen kann [*Kr.*]. [RAL 405]

Steifheit des Nackens [*Baehr.*]. [RAL 406]

Ziehen in den Halsmuskeln [*Hbg.*]. [RAL 407]

In den rechten Halsmuskeln ziehend drückender Schmerz [*Hbg.*]. [RAL 408]

Feine Stiche im Halsgrübchen [*Ws.*]. [RAL 409]

Drückende Empfindung auf der linken Seite des Kehlkopfs, die durch äußern Druck erhöhet wird (n. ½ St.) [*Htn.*]. [RAL 410]

Fühlbares Schlagen der Halsarterien [*Kr.*]. [RAL 411]

Drückender Schmerz im Nacken, dicht am Hinterhaupte, der sich nicht durch Bewegung ändert (n. 3 St.) [*Htn.*]. [RAL 412]

Heftige, sich oft erneuernde Stiche im Nacken, in der Gegend des zweiten und dritten Halswirbels, beim Emporhalten des Kopfs (n. ¾ St.) [*Htn.*]. [RAL 413]

■ Mund und innerer Hals

Heftiges Zähneknirschen [*Münch*, a.a.O.]. [RAL 414]

Zähneknirschen mit vielem Schaume vor dem Munde vom Geruche fauler Eier [*Greding*, a.a.O. S. 692]. [RAL 415]

Zähneknirschen und Krampf des rechten Arms [*Greding*, a.a.O. S. 687]. [RAL 416]

Zähneknirschen mit häufigem, aus dem Munde laufendem Speichel [*Greding*, a.a.O. S. 653]. [RAL 417]

Höchst schmerzhafte Zahnfleisch-Geschwulst rechter Seite, mit Fieber und Frost-Gefühl [*Greding*, a.a.O. S. 686]. [RAL 418]

Bläschen am Zahnfleische unter einem der Vorderzähne, schmerzhaft wie verbrannt. [RAL 419]

Das Zahnfleisch ist bei Berührung wie geschwürig schmerzhaft. [RAL 420]

Hitze im Zahnfleische; es jückte und pochte darin. [RAL 421]

Höchst beschwerliches Jücken am Zahnfleische, bei Schmerzen im Halse [*Baldinger*, a.a.O.]. [RAL 422]

Das Zahnfleisch blutet an einem hohlen Zahne (n. 6 Tagen) [*Ws.*]. [RAL 423]

Beim Ziehen mit der Zunge an den hohlen Zähnen fließt Blut aus ihnen, ohne Schmerz [*Ws.*]. [RAL 424]

Ein Ziehen in den vordern Backzähnen auf der rechten Seite des Oberkiefers, unter allen Umständen sich gleich bleibend [*Gß.*]. [RAL 425]

Reißender Schmerz im untern hohlen Zahne und dem gesunden Backzahne daneben; bei Berührung von Luft oder Speise ist der Schmerz ungeheuer (n. 4 Tagen) [*Hrn.*]. [RAL 426]

Mehr ziehender als stechender Zahnschmerz. [RAL 427]

Zahnweh mit Ziehen im Ohre. [RAL 428]

Mit heftigem Reißen (?) in den Zähnen wacht er nach Mitternacht auf. [RAL 429]

Beim Zugange der freien Luft, ein dem Wundheits-Schmerz ähnelnder, gleicher, einfacher Zahnschmerz (n. ¼ St.). [RAL 430]

Nicht beim Essen, sondern erst mehrere Minuten nach dem Essen entsteht das Zahnweh, erhöhet sich allmälig zu einem hohen Grade und mindert sich eben so allmälig wieder; nach Trinken erfolgt es nicht. [RAL 431]

Zahnweh, Abends nach dem Niederliegen und bei Geistesarbeiten; ein stiller Schmerz im Nerven der Zahnwurzel, fast wie Wundheits-Schmerz und im schlimmern Falle, wie ein anhaltendes Schneiden. [RAL 432]

Zahnweh; ein scharfes Ziehen vom Ohre herab in die hohlen Zähne des Oberkiefers, worin der Schmerz bohrend ward, während des Essens gelinder, nach dem Essen stärker, am Tage nie ganz aufhörend, aber die Nächte am stärksten und gänzlich am Schlafe hindernd (nach Kaffee-Trinken ward's ein dumpfes Rucken und Bohren) [*H. Hempel*, in einem Aufsatze.]. [RAL 433]

Dumpfes Ziehen in der obern, rechten Zahn-Reihe, die ganze Nacht hindurch; der Schmerz ließ nicht schlafen; die schmerzhafte Stelle war etwas geschwollen (mit brennendem Schmerze) und heiß anzufühlen; zuweilen schmerzhafte Rucke in den Zähnen [*Hbg.*]. [RAL 434]

Ein fein stechender Schmerz in einem obern, hohlen Backenzahne den ganzen Tag hindurch, wovor er die Nacht nur wenig schlafen kann, mit darauf folgender Backen-Geschwulst. [RAL 435]

(Ein (kurz dauernder) wühlender Zahnschmerz). [RAL 436]

(Die Vorderzähne sind wie zu lang). [RAL 437]

Zähne beim Beißen schmerzhaft, als wenn die Wurzeln geschwürig wären und gleich abbrechen wollten. [RAL 438]

Einzelnes, sehr schmerzhaftes Zucken oder Glucksen in den Wurzelnerven eines oder mehrerer Zähne. [RAL 439]

Im Munde ein Gefühl von Weite, gleich als ob die Zunge weiter unten wäre, als gewöhnlich [*Kr.*]. [RAL 440]

Gefühl auf der Zunge wie eingeschlafen, todt und pelzig, des Morgens [*Kr.*]. [RAL 441]

Gefühl von Kälte und Trockenheit auf der vordern Hälfte der Zunge [*Kr.*]. [RAL 442]

Die ganze Zunge ist schmerzhaft, vorzüglich beim Berühren [*Stf.*]. [RAL 443]

Rissige, weiß belegte Zunge, mit vielem Speichel-Zufluß [*Hbg.*]. [RAL 444]

Auf der Mitte der weißbelegten Zunge stark beißender Schmerz, wie von einem Bläschen (n. 3 Tagen) [*Stf.*]. [RAL 445]

An der Zungenspitze Gefühl, als wäre ein Bläschen daran, welches bei Berührung brennend schmerzt, zwei Tage lang [*Hbg.*]. [RAL 446]

Die Zungenwarzen sind hochroth, entzündet und stark geschwollen (n. 3 Tagen) [*Stf.*]. [RAL 447]

Zittern der Zunge [*Weinmann*, a.a.O.]. [RAL 448]

Stammeln der Zunge [*Rau*, a.a.O.]. [RAL 449]

Stammelnde Schwäche des Sprech-Organs, bei voller Besinnung und erweiterten Pupillen (n. 2, 3 St.). [RAL 450]

Er stammelt wie ein Trunkener [*Buchave*, a.a.O.]. [RAL 451]

Ueberhingehende Sprachlosigkeit (aphonia) [*Sauvages*, a.a.O.]. [RAL 452]

Lähmungs-Schwäche der Sprach-Werkzeuge. [RAL 453]

Sprachlosigkeit; er giebt keinen Laut von sich (aphonia) [*Wagner*, a.a.O.]. [RAL 454]

Stummheit [*Hasenest*, a.a.O.]. [RAL 455]

Schwere Sprache, schwerer Athem und große Mattigkeit, nach der Beängstigung. [RAL 456]

Das Sprechen wird ihm so schwer; seine Sprache ist so piepig. [RAL 457]

Sehr leise Sprache, mit Kopfweh, als wenn das Gehirn herausgedrückt würde, dicht über den Augenhöhlen, in der Stirne, welches das Aufschlagen der Augen hindert und zum Niederlegen zwingt, mit höchster Verengerung der Pupillen. [RAL 458]

Zunge mit vielem zähem, gelblich weißen Schleime überzogen [*Justi*, a.a.O.]. [RAL 459]

Zäher Schleim im Munde (*Mkl., Greding*, a.a.O. S. 648). [RAL 460]

Zäher Speichel hängt lang aus dem Munde [*Greding*, a.a.O. S. 687]. [RAL 461]

Starker Speichelfluß [*Ollenroth*, a.a.O.]. [RAL 462]

Speichelfluß. [RAL 463]

Wundheit innerhalb der Backe; die Mündung der Speichelgänge ist wie angefressen. [RAL 464]

Er spuckt oft zähen Schleim aus [*Greding*, a.a.O. S. 684]. [RAL 465]

Er hat viel Schleim im Munde, besonders früh nach dem Aufstehen, bisweilen fauligen Geschmacks [*Hrn.*]. [RAL 466]

Der Speichel war im Halse verdickt, zäh, weiß und wie Leim an der Zunge angebacken, so daß sie immer etwas Nasses in den Mund nehmen mußte [*Sicelius*, a.a.O.]. [RAL 467]

Schleimiger Mund, mit dem Gefühl, als röche es ihm übel aus dem Munde, wie bei Magen-Verderbniß. [RAL 468]

Früh, der Mund voll Schleim; er muß ihn von Zeit zu Zeit auswaschen; nach dem Essen vergeht der Schleim. [RAL 469]

Schleimiger Mund, früh beim Erwachen, mit drückendem Kopfweh (beides von kurzer Dauer). [RAL 470]

Es riecht ihm früh beim Erwachen sehr übel aus dem Munde. [RAL 471]

Große Trockenheits-Empfindung im Munde, mit sehr reizbarem Gemüthe; dennoch ist der Mund und die Zunge feucht anzusehen. [RAL 472]

Große Trockenheits-Empfindung im Munde; es war sehr wenig zäher Schleim auf der Zunge und die Lippen waren heiß und schälten sich ab. [RAL 473]

Zäher Schleim im Munde mit Trockenheits-Empfindung. [Hrn]. [RAL 474]

Trockenheit im Munde [*Ziegler,* a.a.O.]. [RAL 475]

Großes Trockenheits-Gefühl im feuchten Munde, mit Klebrigkeit und großem Durste [*Stf.*]. [RAL 476]

Starke Trockenheit im Halse [*Cullen,* Arzneimittellehre II. S. 307]. [RAL 477]

Trockenheit im Munde mit Durst [*Ln.*]. [RAL 478]

Dürre des Mundes, als wenn die innere Haut von etwas Beißendem oder Scharfem abgegangen wäre [*Lottinger,* a.a.O.]. [RAL 479]

Kaum zu tilgende Trockenheit im Munde [*de Meza,* in Samml. br. Abh. f. A. XIV. 3]. [RAL 480]

Trockenheit im Halse [*Wienholt,* Heilkr. d. thier. Magnetismns, I. S. 310]. [RAL 481]

Ungeheure Trockenheits-Empfindung im Munde und doch war die Zunge stets feucht [*Stf.*]. [RAL 482]

Ungeheure Trockenheit im Munde, die ihm die Kehle zuschnürte [*Stf.*]. [RAL 483]

Es schnürte ihm die Kehle und den Rachen zu, wegen zu großer Trockenheit im Munde; es war kein Bischen Schleim da, und nur mäßiger Durst; doch konnte er, da er Milch trank, sie schlucken [*Stf.*]. [RAL 484]

Trockenheit im Munde, dem Rachen und der Nase [*Buchave – Lambergen,* a.a.O.]. [RAL 485]

Er kann wegen Trockenheit im Munde, dem Rachen und der Nase nicht schlucken [*Buchave,* a.a.O.]. [RAL 486]

Blutfluß aus dem Munde[9] [*Cullen,* a.a.O.]. [RAL 487]

Blutfluß aus dem Munde und der Nase [*Wagner,* a.a.O.]. [RAL 488]

Scharrendes Kratzen am Gaumen, so für sich [*Ws.*]. [RAL 489]

An dem Gaumen alles wie roh und wund, vorzüglich bei Berührung mit der Zunge und beim Kauen schmerzhaft, als wäre da die Haut abgelöst (nach 6 Tagen mehrere Tage lang dauernd.) [*Stf.*]. [RAL 490]

Schmerzen im Halse [*Baldinger,* a.a.O.]. [RAL 491]

Feines Reißen an der innern Fläche des Winkels des linken Unterkiefers, in der linken Mandel und hinter derselben, unverändert durch Berühren, beim Schlingen heftiges Reißen (n. 2 Tagen) [*Hrn*]. [RAL 492]

Trockenheit im Rachen und Brennen auf der Zunge [*Ollenroth,* a.a.O.]. [RAL 493]

Brennende Empfindung im Rachen [*Henning,* a.a.O.]. [RAL 494]

Bei gehörig feuchtem Munde, heftiges Brennen im Halse, welches durch Trinken gar nicht, durch etwas Zucker aber, doch nur auf Augenblicke, gelindert wird [*Baehr.*]. [RAL 495]

Lang dauernder brennender Schmerz im Rachen; Speisen und Getränke brennen im Munde, wie Weingeist [*Remer* in *Hufel.* Journ. XVII. 2]. [RAL 496]

Entzündung des Halses und im Rachen [Acta Nat. Cur. Vol. X. S. 90. – *Rau* und *Göckel* in Fränkische Samml. III. S. 44]. [RAL 497]

Beständiger Drang und Bedürfniß zu schlingen; es war als wenn er ersticken sollte, wenn er nicht schlang. [RAL 498]

Halsweh; Stiche im Schlunde und Schmerz wie von innerer Geschwulst, bloß beim Schlingen und beim Drehen des Halses so wie beim Anfühlen desselben an der Seite, fühlbar, nicht aber in der Ruhe oder beim Reden. [RAL 499]

Der Hals ist inwendig geschwollen [*Rau,* a.a.O.]. [RAL 500]

Der Hals thut beim Schlingen und Ausspucken weh, eine Empfindung wie von Geschwulst, mehr auf der linken Seite [*Kr.*]. [RAL 501]

Schmerz im Halse und Leibweh [*Greding,* a.a.O. S. 652]. [RAL 502]

Halsweh mit jeder Stunde verschlimmert. Hitze, Kratzen, Verengerung und Wundheits-Gefühl [*Kr.*]. [RAL 503]

Schweres und schmerzhaftes Schlucken [*Vicat,* a.a.O.]. [RAL 504]

Ein heftiger stechender Schmerz im Halse beim Schlucken und Athmen [*Stf.*]. [RAL 505]

Stiche im Halse auf der linken Seite, außer dem Schlingen und während desselben gleichförmig [*Htn.*]. [RAL 506]

---

[9] Es endigte sich mit dem Tode. Auch nach dem Tode lassen die Leichen der an Belladonne Verstorbenen Blut aus Nase, Mund und Ohren fließen; sie werden entweder bloß im Gesichte, oder auf der einen Körperseite, oder über und über schwärzlich violet, oder mit Brandflecken bedeckt; die Oberhaut löset sich bald ab, der Unterleib läuft auf und sie gehen zuweilen schon binnen 12 Stunden in Fäulniß über, wie *Eb. Gmelin* und *Faber* berichten.

Entzündung der Mandeln im Halse, die nach vier Tagen in Eiterung übergingen, während welcher er keinen Tropfen hinunterschlingen konnte [*Greding,* a.a.O. S. 321]. [RAL 507]

Beschwerliches Schlucken [*May* – *Greding,* a.a.O. S. 694]. [RAL 508]

Verhindertes Schlingen. [RAL 509]

Schmerzloses Unvermögen zu schlingen. [RAL 510]

Verhindertes Schlucken [*Remer,* a.a.O. – *Greding,* a.a.O. S. 648]. [RAL 511]

Starke Zusammenschnürung des Schlundes [*Cullen,* a.a.O.]. [RAL 512]

Kurz dauerndes, aber oft wiederkehrendes Zusammenziehen der Speiseröhre, mehr beim Schlingen, als außerdem, und jedesmal darauf ein kratzender Schmerz in der Gegend des Kehldeckels wie in etwas Rohem und Wundem [*Ln.*]. [RAL 513]

Halsweh; beim Schlingen, kratzig in der Gaumendecke und wie wund gerieben daselbst. [RAL 514]

Halsübel; Verengerung (Zusammenziehung) des Schlundes, wodurch das Schlingen verhindert wird (n. 3 St.). [RAL 515]

Schmerzhafte Verengerung und Zusammenziehung des Schlundes; bei der Bewegung zum Schlingen spannt und dehnt es, wenn auch nichts verschluckt wird; beim Schlingen selbst ist's nicht stärker schmerzhaft; für sich ist schon das Gefühl von Verengerung im Schlunde schmerzhaft (n. 60 St.) [*Ws.*]. [RAL 516]

Beim Schlingen, im Halse Gefühl, als wäre da alles zu enge, wie zusammengezogen, als wollte nichts recht hinter (n. 2 St.) [*Stf.*]. [RAL 517]

Sie konnten feste Speisen nicht niederschlingen [*Sicelius,* a.a.O.]. [RAL 518]

Er kaut die Speisen, ohne sie niederschlingen zu können, weil ihm der Hals zusammengezogen zu seyn schien [*Baldinger,* a.a.O.]. [RAL 519]

Sie steckt oft in ihrer Unbesinnlichkeit den Finger tief in den Hals, kratzt sich am Zahnfleische und drückt mit beiden Händen den Hals [*Baldinger,* a.a.O.]. [RAL 520]

Er schluckt mit der größten Beschwerlichkeit Wasser und kann nur höchst wenig davon hinunterbringen [*El. Camerarius.* a.a.O.]. [RAL 521]

Abscheu vor allem Flüssigen, so daß sie sich fürchterlich dabei geberdet [*Baldinger,* a.a.O.]. [RAL 522]

Eingeschüttetes Getränk macht sie wüthend [*Baldinger,* a.a.O.]. [RAL 523]

Unmöglichkeit zu schlingen [*de Launay d'Hermone – Manetti* Viridarium florentinum. Florent. 1751]. [RAL 524]

Lähmungsartige Schwäche der innern Theile des Mundes [*Lottinger,* a.a.O.]. [RAL 525]

Es stieg ihr aus dem Unterleibe heran und drückte im Halse mit Würgen, ohne Uebelkeits-Gefühl und ohne Erbrechen [*Stf.*]. [RAL 526]

Verlorner Geschmack [*Lottinger,* a.a.O.]. [RAL 527]

Fader Geschmack im Munde [*Hbg.*]. [RAL 528]

Verdorbner Geschmack im Munde [*Greding,* a.a.O. S. 657]. [RAL 529]

Ekelhafter Geschmack im Munde, bei reiner Zunge. [RAL 530]

Verdorbener Geschmack des Speichels [*Vicat,* a.a.O.]. [RAL 531]

Fauliger Geschmack im Munde, wenn sie gegessen hat. [RAL 532]

Fauliger Geschmack im Munde, wie von faulem Fleische, zwei Stunden nach dem Essen (n. 8 St.) [*Mkl.*]. [RAL 533]

Fauliger Geschmack kömmt aus dem Rachen herauf, auch beim Essen und Trinken, obgleich Speisen und Getränke ihren richtigen Geschmack haben [*Ws.*]. [RAL 534]

Ein weichlich süßer Geschmack im Munde [*Hbg.*]. [RAL 535]

Klebriger Geschmack im Munde. [RAL 536]

Salzig säuerlicher Geschmack im Munde [*Stf.*]. [RAL 537]

Salziger Geschmack der Speisen, als wäre alles versalzen (n. 25 St.) [*Stf.*]. [RAL 538]

Im Anfange der Mahlzeit richtiger Geschmack der Speisen, auf einmal aber schmeckte ihr alles theils zu salzig, theils wie nichts und lätschig, mit Gefühl im Halse (dem Halsgrübchen), als sollte sie das Genossene wieder von sich geben [*Stf.*]. [RAL 539]

Brod riecht ihm sauer und schmeckt ihm sauer. [RAL 540]

Brod schmeckt ihm sauer. [RAL 541]

Das Brod schmeckt ihr sauer [*Hbg.*]. [RAL 542]

→ Geschmack: *Magen*

■ Magen

Abscheu vor Milch, die sie sonst gewöhnlich und sehr gern trank; sie hat ihr einen ekeln, sehr widrigen Geruch und (bitterlich säuerlichen) Geschmack, der sich doch bei fortgesetztem Trinken verliert [*Stf.*]. [RAL 543]

Abends schmeckt ihm das Butterbrod, wenigstens das letzte davon, sehr sauer, worauf gewöhnlich einiges Soodbrennen erfolgte, was 2 Stunden anhielt (acht Abende hinter einander) (n. 4 Tagen). [RAL 544]

(Bitterer Geschmack des Brodes und der Aepfel, Abends). [RAL 545]

Kaffee ist ihr zuwider [*Baehr.*]. [RAL 546]

Ekel vor Kampher [*Baehr.*]. [RAL 547]

Wohl Hunger, aber keine Neigung zu irgend einer Speise [*Hbg.*]. [RAL 548]

Abneigung vor Speisen [*Grimm – Lottinger,* a.a.O.]. [RAL 549]

Gänzliche Abneigung gegen alle Speisen und Getränke, mit häufigem, schwachem Pulse [*Greding,* a.a.O. S. 677]. [RAL 550]

Gänzliche Appetitlosigkeit [*Lambergen,* a.a.O.]. [RAL 551]

Appetit-Mangel mit Kopfweh [*Greding,* a.a.O. S. 659]. [RAL 552]

Verringerter Appetit; vorzüglich sind Fleisch-Speisen ihm zuwider [*Ws.*]. [RAL 553]

Widerwille gegen Bier. [RAL 554]

Widerwille gegen Saures. [RAL 555]

Langdauernde **Abneigung gegen Speisen.** [RAL 556]

Kein Appetit; es ekelt ihm alles an. [RAL 557]

(Er bekömmt Verlangen nach diesem und jenem; wenn er es aber genießt so schmeckts ihm nicht). [RAL 558]

Nach Tabackrauchen fällt aller Appetit weg. [RAL 559]

Appetitlosigkeit mit Leerheits-Gefühl und Hunger; fängt er an zu essen, so schmeckt's ihm und er ißt wie gewöhnlich [*Hrn.*]. [RAL 560]

Vermehrter Appetit (Heilwirkung). [RAL 561]

Appetit auf Wassersuppe und Butterbrod, sonst zu nichts [*Kr.*]. [RAL 562]

Nach wenigem Essen ein eignes, zusammenziehendes Gefühl im Magen [*Mkl.*]. [RAL 563]

Nach dem Essen Husten und großer Durst [*Greding,* a.a.O. S. 665]. [RAL 564]

Gleich nach der Mahlzeit, wie Trunkenheit (n. 6½ St.) [*Lr.*]. [RAL 565]

Nach dem Essen heftiges Kneipen unter dem Nabel, dicht unter den Bauchbedeckungen (n. 2½ St.) [*Htn.*]. [RAL 566]

Nach dem Genusse von Biere, innere Hitze [*Ws*] [RAL 567]

Kein Verlangen nach Getränke, Durstlosigkeit. [RAL 568]

Durstlosigkeit [*Hrn.*]. [RAL 569]

Begierde nach Getränke, ohne Appetit zu trinken; er brachte das Trink-Geschirr kaum an den Mund, als er es schon wieder hinsetzte (n. 8 St.) [*Lr.*]. [RAL 570]

Erstaunlicher Durst des Abends mit wässerigem Geschmack, aber alles Getränke ekelt sie an [*Kr.*]. [RAL 571]

Starker Durst nach kaltem Getränke, ohne Hitze (n. 7 St.) [*Lr.*]. [RAL 572]

Mittags heftiger Durst (mehrere Tage zu derselben Zeit wiederkehrend) [*Kr.*]. [RAL 573]

Aufstoßen mit Geschmack des Genossenen. [RAL 574]

Bitteres Aufstoßen nach dem Essen. [RAL 575]

Oefteres Aufstoßen aus dem Magen [*Ln.*]. [RAL 576]

Aufstoßen mit Appetit-Mangel [*Greding,* a.a.O. S. 679]. [RAL 577]

Aufstoßen und Schwindel (*Greding,* a.a.O. S. 673). [RAL 578]

Vergebliche Neigung zum Aufstoßen. [RAL 579]

Halb unterdrücktes, unvollständiges Aufstoßen. [RAL 580]

Faules Aufstoßen (*Greding,* a.a.O. S. 657). [RAL 581]

Brennend saures Aufstoßen, wobei auch eine ätzend saure Feuchtigkeit in den Mund kam, mit einer Art Würgen [*Stf.*]. [RAL 582]

Soodbrennen (beim Tabakrauchen); es bleibt lange eine kratzige, brennend beißige Empfindung am Eingange des Schlundes und am meisten am obern Rande des Kehlkopfes zurück (n. 2 St.). [RAL 583]

Zusammenlaufen des Wassers im Munde, Abends, ½ Stunde lang [*Kr.*]. [RAL 584]

Uebelkeit und Brecherlichkeit **im Halse** (nicht in der Herzgrube) mit bisweilen bitterm Aufstoßen, Abends [*Stf.*]. [RAL 585]

Nach dem Frühstücke Wabblichkeit. [RAL 586]

Vormittags, öftere Anfälle von Uebelkeit (n. 72 St.). [RAL 587]

Brecherlichkeit beim Gehen in freier Luft. [RAL 588]

Uebelkeit im Magen [*Hrn.*]. [RAL 589]

Ekel mit Neigung zum Erbrechen, besonders wenn er essen will [*Sicelius,* a.a.O.]. [RAL 590]

Oefters Ekel und Würgen [*Greding,* a.a.O. S. 645]. [RAL 591]

Uebelkeit, Brecherlichkeit und so heftiger Durst, daß sie ungeheuer viel Wasser trinken mußten [*Baldinger,* a.a.O.]. [RAL 592]

Erbrechen, Abends [*Greding,* a.a.O.]. [RAL 593]

Erbrechen, Schwindel und fliegende Hitze (Greding, a.a.O. S. 643). [RAL 594]

Erbrechen und starker Schweiß [*Greding*, a.a.O. S. 675]. [RAL 595]

Ungeheures Erbrechen [*Göckel*, a.a.O.]. [RAL 596]

Schleim-Erbrechen gegen Mittag [*Greding*, a.a.O. S. 672]. [RAL 597]

Gallicht schleimiges Erbrechen [*de Meza*, a.a.O.]. [RAL 598]

Erbrechen zwölf Stunden vorher genossener, unverdauter Speisen [*Grimm*, a.a.O.]. [RAL 599]

Erbrechen (n. 6 St.) und dann gleich Schlaf von mehreren Stunden [*El. Camerarius*, a.a.O.]. [RAL 600]

Neigung zum Erbrechen, vergebliches Würgen [*May*, a.a.O.]. [RAL 601]

Bis das Gesicht blau wird, gähnt er und würgt sich, indeß er die eine Hand über den Kopf streckt, mit der andern aber unbändig auf den Unterleib schlägt [*Greding*, a.a.O. S. 668]. [RAL 602]

Vergebliche Brecherlichkeit [*Hbg.*]. [RAL 603]

Er erwacht dreimal um Mitternacht; es hebt ihn dreimal zum Erbrechen mit Angst-Schweiß, aber vergeblich. [RAL 604]

Vergebliche Brecherlichkeit, leeres Würgen. [RAL 605]

Er kann sich nicht erbrechen, Unreizbarkeit des Magens [*May*, a.a.O.]. [RAL 606]

Er erbricht sich auf 14 Gran Brechweinstein nicht und hat nicht einmal Uebelkeit davon [*Baldinger*, a.a.O.]. [RAL 607]

Mehrmals heftiger Schlucksen [*Ln.*]. [RAL 608]

Heftiger Schlucksen, der sie in die Höhe warf, worauf sie bis zum nächsten Anfalle taub ward [*Kr.*]. [RAL 609]

Heftiger Schlucksen um Mitternacht [*Greding*, a.a.O. S. 653]. [RAL 610]

Ein Mittelding zwischen Aufstoßen und Schlucksen. [RAL 611]

Schlucksendes Aufstoßen; ein aus Aufstoßen und Schlucksen zusammengesetzter Krampf. [RAL 612]

Nachts Schlucksen mit heftigem Schweiße [*Greding*, a.a.O. S. 669]. [RAL 613]

Nach Schlucksen, Konvulsionen des Kopfs und der Gliedmasen, dann Uebelkeit und Müdigkeit [*Greding*, a.a.O. S. 672]. [RAL 614]

Schlucksen mit abwechselnder Konvulsion des rechten Arms und linken Beines, darauf starker Durst mit Röthe und Hitze des Kopfs [*Greding*, a.a.O. S. 670]. [RAL 615]

Unschmerzhaftes Klopfen und Pochen in der Herzgrube. [RAL 616]

Heftige Schmerzen in der Gegend der Herzgrube [*Wagner*, a.a.O.]. [RAL 617]

Harter Druck im Magen, besonders nach dem Essen (n. 24 St.) [*Hrn.*]. [RAL 618]

(Nachts, periodenweise Schmerz in der Herzgrube mit Zittern). [RAL 619]

Wenn er gegessen hat, drückt's ihn im Magen. [RAL 620]

Ein Drücken in der Herzgrube, zum Theil nagend. [RAL 621]

(Drückend stechender Schmerz in der linken Seite unter den Ribben). [RAL 622]

Vollheit unter den kurzen Ribben; beim Bücken ist die Herzgrube wie voll und es wird ihm schwarz vor den Augen (n. 4 Tagen). [RAL 623]

Heftiges Magendrücken nach Tische und später auch nach dieser Zeit (n. 5 St.) [*Hrn.*]. [RAL 624]

Schmerzhaftes Drücken in der Herzgrube bloß beim Gehen; es zwingt ihn, langsam zu gehen (n. 48 St.) [*Ws.*]. [RAL 625]

Unter dem Brustbeine schien sich Luft angesammelt zu haben, die durch Poltern im Bauche verging, worauf die Uebelkeit immer stärker ward [*Kr.*]. [RAL 626]

Magenkrampf [*Manetti*, a.a.O.]. [RAL 627]

Magenkrampf wie Klamm [*El. Camerarius*, a.a.O.]. [RAL 628]

Langwieriger Magenkrampf jedesmal während der Mittagsmahlzeit. [RAL 629]

Nach etwas wenigem Essen ein eignes, zusammenziehendes Gefühl im Magen [*Möckel.*]. [RAL 630]

Nach dem Niederlegen, Abends im Bette, aufgetriebener Oberbauch, mit spannendem Schmerze im Magen. [RAL 631]

Zusammenziehender Schmerz in der Herzgrube [*Mkl.*]. [RAL 632]

Brennen im Magen [*Henning*, a.a.O.]. [RAL 633]

Stiche in der Herzgrube [*Hbg.*]. [RAL 634]

Stiche in der Herzgrube. [RAL 635]

Ungeheurer, stechend schneidender Schmerz in der Herzgrube, welcher den Körper rückwärts zu biegen und den Athem an sich zu halten zwingt. [RAL 636]

Entzündung des Magens [*Göckel*, a.a.O.]. [RAL 637]

→ Durst: *Fieber, Frost, Schweiß und Puls*

■ Abdomen

Entzündung des obern Theils des Zwölffinger-
darms [*Göckel,* a.a.O.]. [RAL 638]

Brennen im Unterleibe [*Albrecht,* a.a.O.]. [RAL 639]

Immerwährendes Bauchweh [*Greding,* a.a.O.
S.644]. [RAL 640]

Bauchweh, Verstopfung, Harnfluß mit Aufstoßen
und Brecherlichkeit [*Greding,* a.a.O. S.666]. [RAL
641]

(Nach Milch-Genusse, Bauchweh, einige Stiche).
[RAL 642]

(Bauchschneiden, Abends, einige Stunden vor
Schlafengehen). [RAL 643]

Leibweh, krampfhafte Spannung von der Brust an,
bis tief in den Unterbauch, welche den Körper
auch nicht im mindesten zu bewegen verstattet
(n. ½ St.). [RAL 644]

Bauchweh und weißer Fluß [*Greding,* a.a.O.
S.672]. [RAL 645]

Abends Drücken im Unterleibe wie von einem
Steine, mit Lendenschmerzen [*Greding,* a.a.O.
S.681]. [RAL 646]

Leibweh, wie von einer harten Last, bloß beim
Gehen und Stehen, welches im Sitzen jedesmal
vergeht. [RAL 647]

Ganz unten im Unterbauche Drücken, wie von
einer schweren Last [*Greding,* a.a.O. Vol. II. P. II.
S.323]. [RAL 648]

Im rechten Schooße, im Bauchringe, beim vorgebogenen Sitzen, ein Gefühl, als drückte ein harter Körper heraus, ohne daß die Stelle hart
anzufühlen war (n. 6 Tagen) [*Ws.*]. [RAL 649]

Bei vorgebogenem Sitzen ein Gefühl im rechten
Schooße, als drückte da ein harter Körper
heraus [*Stf.*]. [RAL 650]

Im Unterbauche, gleich unter dem Nabel, Gefühl,
als ob die Eingeweide nach außen drängten, am
meisten im Stehen (n. 6 Tagen) [*Ws.*]. [RAL 651]

Bei einem Drucke auf die Herzgrube, thut's in der
Bauch-Seite herauspressend weh. [RAL 652]

Auftreibung des Unterleibes [*Göckel,* a.a.O.]. [RAL
653]

Aufgetriebener, doch weder harter, noch schmerzhafter Unterleib [*Boucher,* a.a.O.]. [RAL 654]

Aufgetriebener, harter Unterleib [*Justi,* a.a.O.].
[RAL 655]

Unter Empfindung von Auftreibung des Unterleibes, ein zusammenschnürendes Bauchweh
unter dem Nabel, welches ruckweise kommt
und nöthigt, sich vorwärts zusammen zu krümmen (n. 4 St.). [RAL 656]

Unterleib um die Ribben herum gespannt [*El.
Camerarius,* a.a.O.]. [RAL 657]

Ein Auftreiben des Unterleibes, nebst Kollern und
Knurren in den Gedärmen linker Seite [*Ln.*].
[RAL 658]

Ein Einziehen des Unterleibes mit Druck-Schmerz
(im Liegen) [*Hbg.*]. [RAL 659]

Klemmender, zusammenschnürender Schmerz in
den ganz tief im Unterbauche liegenden Gedärmen, abwechselnd mit stumpfen Stichen oder
Rucken nach dem Mittelfleische zu (n. 36 St.).
[RAL 660]

Ein Zusammenschnüren des Bauches um die
Nabel-Gegend, als wollte sich ein Knaul oder
Klumpen bilden [*Ln.*]. [RAL 661]

Früh, gleich nach dem Aufstehen aus dem Bette,
ein heftig spannend drückender Schmerz im
ganzen Unterbauche, doch besonders in der
Schambein-Gegend; es ist als wäre der Unterbauch (selten der Oberbauch) krampfhaft
zusammengeschnürt, bisweilen als wäre er aufgetrieben (obgleich nicht wirklich angespannt);
Schmerzen, die allmälig erhöht, allmälig
abnehmen (n. 24 St.) [*Gß.*]. [RAL 662]

Ein Zusammenziehen des Unterleibes in der
Nabel-Gegend [*Ln.*]. [RAL 663]

Zwängen und Greifen um den Nabel herum, so daß
er sich vorbücken mußte [*Hbg.*]. [RAL 664]

Zusammenziehender Unterleibs-Schmerz; sie
muß sich zusammenkrümmen für Schmerz.
[RAL 665]

Leibweh, als wenn eine Stelle im Unterleibe mit
den Nägeln gepackt würde, ein Grapsen, Krallen,
Greifen. [RAL 666]

Ein Zusammenzwängen in der Nabel-Gegend,
mehr Mittags und Nachmittags. [RAL 667]

Beim Gehen starkes Zusammenraffen in der rechten Bauch-Seite, nebst scharfem Stechen von da
durch die rechte Brust-Seite herauf und bis zur
Achselhöhle heraus [*Ws.*]. [RAL 668]

Ein äußerst schmerzhaftes Zusammenraffen in der
Nabel-Gegend, was von den Seiten herkom-
mend, im Nabel zusammenkömmt [*Stf.*]. [RAL
669]

Kneipendes Bauchweh, wobei er mit zusammen
gekrümmtem Leibe zu sitzen genöthigt ist, mit
vergeblichen Durchfalls-Regungen und nachfolgendem Erbrechen. [RAL 670]

Kneipen in den Gedärmen [*Hbg.*]. [RAL 671]

Kneipen in der Bauch-Seite, der Leber-Gegend, so
daß, als er vom Sitze aufstehen wollte, er vor
Schmerz nicht konnte [*Hbg.*]. [RAL 672]

Kneipen querüber im Oberbauche und abwärts wie im Grimmdarme [*Mkl.*]. [RAL 673]

Heftiges Kneipen tief im Unterleibe, was durch Einziehen desselben und durch Biegung des Oberkörpers auf die linke Seite weit heftiger wird (n. 6 St.) [*Htn.*]. [RAL 674]

Große Stiche in den Schooßdrüsen. [RAL 675]

Feine Stiche im linken Schooße [*Mkl.*]. [RAL 676]

Stumpfe Stiche in der rechten Seite des Unterleibes an den letzten Ribben [*Ws.*]. [RAL 677]

Heftiges Stechen wie mit einem stumpfen Messer zwischen der rechten Hüfte und dem Nabel (n. 12 St.) [*Gß.*]. [RAL 678]

Von der Nabel-Gegend an, über die linke Hüfte herum bis an die Lendenwirbel ein stechender Schnitt, wie in einem einzigen Zuge, in welcher letztern Gegend er sich am schmerzhaftesten endigte (n. ¾ St.) [*Gß.*]. [RAL 679]

Stumpfe Messer-Stiche links unter dem Nabel [*Gß.*]. [RAL 680]

Ein drückend stechender Schmerz in der Nabel-Gegend (n. 24 St.) [*Ln.*]. [RAL 681]

Früh im Bette, in der linken Bauch-Seite auf der er ruhig liegt, ein drückendes Schneiden, welches verschwindet, sobald er sich auf die andre Seite legt (n. 11 Tagen) [*Ws.*]. [RAL 682]

Heftig schneidender Druck im Unterbauche, bald hie, bald da (n. 1 St.) [*Hrn.*]. [RAL 683]

Schneiden im ganzen Unterbauche, heftiger jedoch in der linken Seite [*Gß.*]. [RAL 684]

Jückende Stiche am Nabel, die durch Reiben vergehen (n. 1 St.) [*Ws.*]. [RAL 685]

Bängliche Hitze im Bauche, in der Brust und im Gesichte, bei verstopfter Nase [*Ws.*]. [RAL 686]

Hitze von unten herauf, daß ihr der Angst-Schweiß ausbrach, darauf Uebelkeit mit entsetzlicher Angst verbunden, bis sich dann die Uebelkeit immer weiter nach unten zog [*Kr.*]. [RAL 687]

Schmerzhaftigkeit des ganzen Unterleibes, als wäre alles wund und roh, langdauernd (n. 1 St.) [*Stf.*]. [RAL 688]

Heftiges wiederholtes Kollern im Unterleibe [*Groß, a.a.O.*]. [RAL 689]

Lautes Kollern im Unterleibe, mit dem Gefühle, als ginge da alles unter einander (n. ¼ St.) [*Stf.*]. [RAL 690]

Ein Kollern und Kneipen im Bauche [*Ln.*]. [RAL 691]

■ **Rektum**

Sehr oft abgehende Blähungen fast ohne Geruch [*Ln.*]. [RAL 692]

Häufiger Abgang geruchloser Blähungen. [RAL 693]

Beim Stuhlgange, Schauder. [RAL 694]

Beim Stuhlgange überlief das Kind ein Schauder. [RAL 695]

Beim Nöthigen zum Stuhle, Gefühl im Unterleibe, als wollte Durchfall entstehen, nebst innerer Hitze im Unterleibe (n. 1 St.) [*Ws.*]. [RAL 696]

Breiartiger Stuhlgang mit Schleim gemischt [*Hbg.*]. [RAL 697]

Mit Durchfall abwechselnde Kopf-Hitze [*Greding, a.a.O. S. 672*]. [RAL 698]

Durchfall, Brecherlichkeit und Magen-Drücken [*Greding, a.a.O. S. 672*]. [RAL 699]

Körniger, gelber, etwas schleimiger Stuhl. [RAL 700]

(Stuhlgänge sehr sauern Geruchs). [RAL 701]

Stühle so weiß wie Kalk [*Weinmann, a.a.O. S. 138*]. [RAL 702]

Grüne Stühle [*Greding, a.a.O. S. 320*]. [RAL 703]

Grüne Stühle mit Harnflusse und doch dabei Schweiß [*Greding, a.a.O. S. 319*]. [RAL 704]

Mehrere wässerige Stühle gleich nach starkem Schweiße [*Justi, a.a.O.*]. [RAL 705]

Anfangs weicher, durchfälliger Stuhl, **späterhin aber öfteres Nöthigen zum Stuhle, wobei sehr wenig oder gar nichts abgeht** [*Ws.*]. [RAL 706]

Ungewöhnlich verminderter Stuhl, nur kleine Ausleerungen erfolgten mehrere Tage [*Hornburg, a.a.O.*]. [RAL 707]

Drängen zum Stuhle, welcher dünner als gewöhnlich, doch in gehöriger Menge abgeht [*Hrn.*]. [RAL 708]

Oeftere dünne Stühle mit Stuhlzwang; es that ihm oft Noth, er mußte alle viertel Stunden zu Stuhle gehen (n. 48 St.). [RAL 709]

Es nöthigt ihn beständig zu Stuhle. [RAL 710]

Zwängen zum Stuhle; es geht zwar Durchfälliges, doch nur wenig ab, und gleich darauf folgt sehr vermehrtes Zwängen (n. 3 St.) [*Stf.*]. [RAL 711]

Oefterer Drang zum Stuhle, ohne Stuhlgang, oder mit sehr wenigem und hartem [*Hrn.*]. [RAL 712]

Stuhlzwang und Bauchweh [*Fabri, Strychonomania, S. 13. Obs. 5*]. [RAL 713]

Vergebliches Drängen zum Stuhle. [RAL 714]

Nach vergeblichem Drange zum Stuhle, Erbrechen. [RAL 715]

Eine Art Stuhlzwang, ein beständiges Drücken und Drängen nach dem After und den Geschlechtstheilen zu, abwechselnd mit schmerzhafter Zusammenziehung des Afters (n. 12 St.). [RAL 716]

Drücken im Mastdarme nach dem After zu [*Mkl.*]. [RAL 717]

Verstopfter Leib [*Fr. Hoffmann,* Medicina ration. S. 273]. [RAL 718]

Verstopfter Leib, Auftreibung des Unterleibes und Kopf-Hitze [*Greding,* a.a.O. S. 673]. [RAL 719]

Er kann nicht drücken beim Stuhlgange [*F. H-n.*]. [RAL 720]

Zusammenziehender Schmerz im Mastdarme, dann Wundheits-Schmerz im Oberbauche, darauf schneller Abgang schleimigen Durchfalls, zuletzt leeres Zwängen. [RAL 721]

Stark jückende und zugleich zusammenschnürende Empfindung im After [*Gß.*]. [RAL 722]

Jücken unten im Mastdarme. [RAL 723]

Heftiges, jählinges, schmerzhaftes Jücken im Mastdarme und After. [RAL 724]

Jücken, äußerlich, am After (beim Gehen im Freien). [RAL 725]

Ein wohlthätiges Kitzeln im untern Theile des Mastdarmes. [RAL 726]

Einzelne, schnelle, große Stiche im Mastdarme (bei Bewegung) (n. 3 St.). [RAL 727]

Mehrtägiger Goldader-Blutfluß. [RAL 728]

Unwillkürlicher Abgang des Stuhls, Lähmung des Afterschließmuskels [*Dumoulin,* a.a.O.]. [RAL 729]

Unwillkürlicher Abgang der Exkremente [*Greding,* a.a.O. S. 690]. [RAL 730]

Kleine, schnelle unwillkürliche Stuhlgänge. [RAL 731]

Unterdrückter Stuhl- und Harn-Abgang, zehn Stunden lang. [RAL 732]

Unterdrückte Stuhl- und Harn-Ausleerung bei außerordentlichem Schweiße [*Baldinger,* a.a.O.]. [RAL 733]

■ Harnwege

Beschwerliches Harnen. [RAL 734]

Unterdrückter Harn [*de Launay d'Hermont,* a.a.O. – *Sicelius,* a.a.O.]. [RAL 735]

Zurückhaltung des Harns, der nur tropfenweise abgeht [*Lottinger,* a.a.O.]. [RAL 736]

Oefterer Harndrang [*Greding,* a.a.O. S. 658]. [RAL 737]

Oefterer Trieb zum Harnen, der Harn ging aber in auffallend geringer Menge ab, obwohl von natürlicher Farbe [*Gß.*]. [RAL 738]

Oefteres Drängen zum Harnen mit wenigem Urin-Abgange (n. 1 St.) [*Lr.*]. [RAL 739]

Unaufhörlicher Harndrang [*Buchave,* a.a.O.]. [RAL 740]

Gelber, trüber Harn [*Ackermann,* a.a.O.]. [RAL 741]

Klarer, citronfarbiger Harn [*Justi,* a.a.O.]. [RAL 742]

Goldgelber Urin [*Hbg.*]. [RAL 743]

Hellgelber, klarer Urin (n. 4 St.). [RAL 744]

(Weißlicher Harn). [RAL 745]

Harn mit weißem, dickem Bodensatze (n. 12 St.). [RAL 746]

Der Harn wird trübe, wie Hefen, mit röthlichem Satze. [RAL 747]

Häufiges Urinieren [*Hbg.*]. [RAL 748]

Oefteres Harnen häufigen Urins [*Sauter,* a.a.O.]. [RAL 749]

Harnfluß (enuresis) [*Sauter,* a.a.O. – *Greding,* a.a.O. S. 644. 648. 650. 652. 657. 686]. [RAL 750]

Oefteres Harnen eines häufigen, blassen, dünnen, wässerigen Urins [*Grimm,* a.a.O.]. [RAL 751]

Abgang einer Menge wässerigen Harns mit Schweiße (*Baylie,* pract. essays on med. subjects. S. 37). [RAL 752]

Bei Abgang einer großen Menge Harns und bei vermehrtem Appetite ist er ganz kalt anzufühlen [*Greding,* a.a.O. S. 694]. [RAL 753]

Nachts Harnfluß mit starkem Schweiße [*Greding,* a.a.O. S. 689]. [RAL 754]

Bei stetem Harnflusse starker Nacht-Schweiß [*Greding,* a.a.O. S. 688]. [RAL 755]

Vorzüglich früh Harnfluß, Durst und Gesichts-Verdunkelung [*Greding,* a.a.O. S. 670]. [RAL 756]

Harnfluß bei Schweiße, guter Eßlust und Durchfälligkeit [*Greding,* a.a.O. S. 667]. [RAL 757]

Harnfluß bei starkem Schweiße [*Greding,* a.a.O. S. 684]. [RAL 758]

Harnfluß, Durchfall und Eßlust [*Greding,* a.a.O. S. 661]. [RAL 759]

Allzu starker Harnfluß [*Horst,* a.a.O.]. [RAL 760]

Harnfluß unter Erscheinung der Monatsreinigung [*Evers* in *Schmuckers* vermischten Schr. I. S. 185]. [RAL 761]

Unwillkürliches Harnen [*Boucher,* a.a.O.]. [RAL 762]

Unwillkürlicher Abgang des Harns, Lähmung des Blasenhalses [*Dumoulin,* a.a.O.]. [RAL 763]

In tiefem Schlafe (am Tage) entging ihm der Urin. [RAL 764]

Er kann den Urin nicht halten. [RAL 765]

Empfindung von Winden und Drehen in der Blase, wie von einem großen Wurme, ohne Drang zum Harnen. [RAL 766]

In der Nacht, stumpfes Drücken in der Blasen-Gegend. [RAL 767]

■ **Geschlechtsorgane**

Gleich nach dem Harnen, ein beißender Schmerz am äußern Rande der Vorhaut. [RAL 768]

Vorne in der Eichel ein jückender Kitzel auf Art eines Floh-Stichs [*Hbg.*]. [RAL 769]

Vor dem Einschlafen Abends im Bette einige Mal wiederholtes Reißen aufwärts im linken Samen-strange [*Mkl.*]. [RAL 770]

Die Vorhaut wird hinter die Eichel zurückgezogen und davon unangenehme Empfindung an der entblößten Eichel (n. 4 St.) [*Mkl.*]. [RAL 771]

Langer Stich längs der Harnröhre hin, der am Harnröhrenknollen anfing und sich bis zur Mündung derselben erstreckte, während des Gehens (n. 3 St.) [*Htn.*]. [RAL 772]

Ein heftiges Zwängen und Drängen nach den Geschlechts-Theilen, als sollte da alles heraus-fallen; beim krumm Sitzen und Gehen schlimmer, bei Stehen und gerade Sitzen besser (n. 10 St.) [*Stf.*]. [RAL 773]

Außer dem Harnen, stumpfe Stiche in der Harn-röhre, hinter der Eichel, vorzüglich bei Bewe-gung. [RAL 774]

Während des Harnens, Ziehen im Samenstrange, Ausfluß des Vorsteherdrüsen-Saftes aus schlaf-fer Ruthe. [RAL 775]

An der Eichel ein weicher unschmerzhafter Kno-ten. [RAL 776]

Schweiß der Zeugungs-Theile, die Nacht. [RAL 777]

In aufwärts gezogenen Hoden, große Stiche (n. 12, 18, 30 St.). [RAL 778]

Nächtlicher Samenerguß bei schlaffer Ruthe. [RAL 780]

Zweimaliges Entgehen des Samens in einer Nacht. [RAL 781]

Bei jedem Tritte heftige Stiche in der Scham-Gegend, wie in den innern Geschlechts-Theilen (n. 10 St.) [*Stf.*]. [RAL 782]

Nächtliche Samenergießung ohne geile Träume (die erste Nacht) [*Lr.*]. [RAL 783]

Gleichgültig beim Gedanken an den Unterschied beider Geschlechter; es können ihm keine gei-len, lüsternen Gedanken einfallen; der Geschlechts-Trieb in der Phantasie ist wie erlo-schen. [RAL 784]

Die wollüstigsten Bilder und Erzählungen reitzen weder seine Phantasie, noch seine Geschlechts-Organe; er bleibt gleichgültig dabei (n. 20 St.). [RAL 785]

Vor der Monatsreinigung Müdigkeit, Bauchweh, Appetit Mangel und Trübsichtigkeit [*Greding,* a.a.O. S. 679]. [RAL 786]

Während der Monatsreinigung nächtlicher Brust-Schweiß, nächtliches Gähnen und über den Rücken laufender Frost [*Greding,* a.a.O. S. 671]. [RAL 787]

Während der Monatsreinigung Herzens-Angst [*Greding,* a.a.O.]. [RAL 788]

Während der Monatsreinigung großer Durst [*Gre-ding,* a.a.O. S. 672]. [RAL 789]

Während der Monatsreinigung ein klammartiges Reißen bald hie und da im Rücken, bald in den Armen. [RAL 790]

Erscheinung der Monatsreinigung. [RAL 791]

Monatsreinigung vier Tage zu früh. [RAL 792]

Vermehrte Monatsreinigung [*Lambergen,* a.a.O.]. [RAL 793]

Verstärkung und Verspätigung der Monatsreini-gung bis zum 32sten, 36sten und 48sten Tage [*Greding,* an verschiedenen Stellen.]. [RAL 794]

(Früh, ein Pressen, als wollte alles zu den Geburts-Theilen herausdrängen, (bei Auftreibung des Unterleibes); nach dem Pressen zog sich der Unterleib zusammen und es ging ein weißer Schleim aus der Mutterscheide ab). [RAL 795]

Uebelriechender Mutterblutfluß [*Evers,* in den Berliner Samml. IV.]. [RAL 796]

Weißfluß und Leibweh [*Greding,* a.a.O. S. 672]. [RAL 797]

■ **Atemwege und Brust**

Mehrmaliges Nießen [*Ln.*]. [RAL 798]

Bald ist die Nase verstopft, bald fließt Wasser heraus [*Baehr.*]. [RAL 799]

Katarrh, oder Husten mit Schnupfen. [RAL 800]

Fließ-Schnupfen bloß in der einen Nasen-Seite und aus dem einen Nasenloche. [RAL 801]

Schnupfen mit stinkendem Geruche in der Nase wie von Heringslake, vorzüglich beim Aus-schnauben [*Kr.*]. [RAL 802]

Heiserkeit [*Vicat,* a.a.O.]. [RAL 803]

Rauhe, heisere Stimme. [RAL 804]

Geräusch und Röcheln in den Luftröhrästen [*Rau,* a.a.O.]. [RAL 805]

Jedes Einathmen erregt Reiz zum (trocknen) Hüs-teln. [RAL 806]

Mehrere Tage nach einander, um Mittag, heftiger Husten, mit Ausfluß vielen zähen Speichels [*Greding,* a.a.O. S. 691]. [RAL 807]

Husten-Anfall mit darauf folgender Hitze [*Kr.*]. [RAL 808]

Nacht-Husten, der sie oft aus dem Schlafe weckt, worauf sie aber gleich wieder einschläft [*Kr.*]. [RAL 809]

Husten-Anfall, wie wenn man Staub eingeathmet hätte, Nachts davon aufgeweckt, mit Schleim-Auswurfe [*Hbg.*]. [RAL 810]

(Vormittags) arger, trockner Husten, als wenn ihm etwas Fremdes in die Luftröhre gefallen wäre, mit Schnupfen (n. 3 St.) [*Lr.*]. [RAL 811]

Abends, nach dem Niederlegen im Bette, ein jückender Kitzel im hintern Theile des Luftröhr-kopfes zum unvermeidlichen, trocknen, kurzen Husten. [RAL 812]

Es ist, als ob etwas in der Herzgrube läge, was immer zum Husten reizt. [RAL 813]

Es liegt ihm fest auf der Brust, wie trockner Katarrh und reizt ihn zu trocknem Husten. [RAL 814]

Es liegt ihm auf der Brust (im obern Theile der Luftröhre); er hustet eine Materie aus, wie alter Katarrh-Schleim, von eiterigem Ansehen (früh, im Bette und nach dem Aufstehen) (n. 16 St.). [RAL 815]

Husten fängt Abends (um 10 Uhr) an und kömmt alle Viertelstunden und öfter, von 3, 4 Stößen. [RAL 816]

Husten mit Blut-Geschmack im Munde. [RAL 817]

Früh, beim Husten, blutiger Schleim-Auswurf. [RAL 818]

(Husten, hohl und kratzig). [RAL 819]

Heftiger Husten während des Schlafs, mit Zähne-knirschen (n. 10 St.). [RAL 820]

Husten mit Nadel-Stichen in der Seite unter den linken Ribben (n. 6 St.) [*Lr.*]. [RAL 821]

Beim Husten ein heftig drückender Schmerz im Nacken, als ob er zerbrechen sollte (n. 3½ St.) [*Htn.*]. [RAL 822]

Trocknes Hüsteln, wobei es im Halse kratzt [*Stf.*]. [RAL 823]

Brust-Beklemmung [*Schmucker,* a.a.O.]. [RAL 824]

Schweres Athmen [*Rau,* a.a.O.]. [RAL 825]

(Beim Husten preßt das Kind sehr und ist ver-drießlich). [RAL 826]

(Vor jedem Husten-Anfalle ward das Kind still und gleich ehe der Husten eintrat, weinte es). [RAL 827]

(Husten-Anfälle endeten mit Nießen). [RAL 828]

(Beim Husten wendet sich der Magen um, zum Erbrechen, wenn er auch nüchtern ist). [RAL 829]

Sehr schweres Athmen [*de Launay d'Hermont,* a.a.O.]. [RAL 830]

Heftige, kleine, öftere, ängstliche Odemzüge (n. 18 St.) [*Grimm,* a.a.O.]. [RAL 831]

Ein Drücken in der Herz-Gegend, was den Athem versetzt und ängstlich macht. [RAL 832]

Drücken auf der Brust (es kam ihm ans Herz). [RAL 833]

Es kam ihr ans Herz (die Herzgrube), wie Herz-Drücken; sie konnte nicht recht athmen; dabei Uebelkeit, die nach dem Halse steigt, als sollte sie sich übergeben, und so Herz-Drücken und Uebelkeit absatzweise etwa aller 7 Minuten (n. ¼ St.) [*Stf.*]. [RAL 834]

Auf (Kaffee-) Trinken kurzer Athem (Nachmittags) (n. 3 Tagen) [*Hbg.*]. [RAL 835]

Während des Gehens öfters eine Beklemmung in der Herzgrube, eine Art krampfhafter Empfin-dung, die ihn nöthigt, tiefer Odem zu holen (n. 1 St.) [*Htn.*]. [RAL 836]

Ueber die Brust heftige Beklemmung, als ob sie von beiden Seiten nach innen zu gedrückt würde (n. 5 St.) [*Htn.*]. [RAL 837]

Engbrüstigkeit [*Vicat,* a.a.O.]. [RAL 838]

Abends im Bette ein so beklommenes Wesen auf der Brust, was auch durch willkührlichen Hus-ten nicht vergeht; er konnte nur schwer den Odem einziehen, gleich als wenn ihn der Schleim in der Luftröhre hinderte; dabei zugleich ein Brennen in der Brust (n. 60 St.). [RAL 839]

Bald athmete er, bald schien er den letzten Hauch von sich gegeben zu haben, in während einer Viertelstunde viermal zurückkehrenden Anfäl-len [*El. Camerarius,* a.a.O.]. [RAL 840]

Brennen in der rechten Brust [*Hartung.*]. [RAL 841]

Aus dem Unterleibe steigt plötzlich Hitze herauf in die Brust und vergeht sehr schnell (n. ½ St.) [*Ws.*]. [RAL 842]

Stiche im Brustbeine beim Husten und während des Gähnens. [RAL 843]

Während des Gehens, feine Stiche unter dem Schlüsselbeine von vorne nach hinten (n. 4 Tagen) [*Ws.*]. [RAL 844]

Feine Stiche in der linken Brust-Seite vom Brust-beine nach der Achselhöhle zu, bei Bewegung heftiger, ohne Bezug auf Athmen [*Ws.*]. [RAL 845]

Fein stechender Schmerz in der Brust [*Greding*, a.a.O. S. 661. 681]. [RAL 846]

Auf der rechten Brust-Seite ein tief eingreifender und anhaltender Stich, ohne Bezug auf Athmen (n. 72 St.) [*Ws.*]. [RAL 847]

Stiche in der Brust-Seite, unter dem rechten Arme, welche den Athem hemmen, gegen Abend. [RAL 848]

In der rechten Seite, Stiche hie und da unter der Haut, einigermaßen äußerlich. [RAL 849]

Stiche in einer von den Brüsten (n. 3 St.). [RAL 850]

Schmerzhafte Stiche auf der linken Brust-Seite, ohne Bezug auf Athmen [*Ws.*]. [RAL 851]

Schnell vorüber gehendes Stechen, wie mit einem stumpfen Messer unter den beiden letzten Ribben, neben dem Schwerdtknorpel und über den falschen Ribben (n. 8 Min.) [*Gß.*]. [RAL 852]

Stechend kneipender Schmerz in der Brust zu beiden Seiten des obern Theils des Brustbeins [*Ws.*]. [RAL 853]

Absetzendes, drückendes Schneiden auf der rechten Brust-Seite, ohne Bezug auf Ein- oder Ausathmen (n. ½ St.) [*Ws.*]. [RAL 854]

Anhaltend drückendes Stechen in den linken Ribbenknorpeln, heftiger noch und fast in eine brennende Empfindung übergehend beim Ausathmen (n. 3 St.) [*Htn.*]. [RAL 855]

Scharfes Drücken in der Gegend der sechsten wahren Ribbe von innen heraus (n. ¼ St.) [*Ws.*]. [RAL 856]

Ein scharf drückender Schmerz im Brustbeine, gleich über dem Schwerdtknorpel [*Gß.*]. [RAL 857]

Ein drückender Schmerz unter der rechten Brustwarze [*Gß.*]. [RAL 858]

Drückender Schmerz in der Brust und zwischen den Schultern. [RAL 859]

Drückender Schmerz in der Brust mit kurzem Athem, zugleich zwischen den Schultern, im Gehen und Sitzen [*Hbg.*]. [RAL 860]

Drückend klemmender Schmerz in der linken und rechten Brust [*Hbg.*]. [RAL 861]

Ein klopfender Schmerz unter dem Brustbeine über der Herzgrube [*Gß.*]. [RAL 862]

Drücken in der rechten Brust, was Aengstlichkeit verursacht. [RAL 863]

Starke Unruhe und Klopfen in der Brust. [RAL 864]

(In der Ruhe, Herzklopfen, als wenn die Erschütterung bis an den Hals ginge, bei Bewegung stärker, mit schwierig langsamem Odem). [RAL 865]

Wenn sie die Treppe steigt, glukst das Herz, eine Art Herzklopfen [*Stf.*]. [RAL 866]

Ein ätzend fressender Schmerz unter den letzten rechten Ribbenknorpeln (n. 2 St.) [*Gß.*]. [RAL 867]

Wasser enthaltende, schmerzhafte Blasen am Brustbeine [*Lambergen*, a.a.O.]. [RAL 868]

Die Brust und die Oberschenkel mit dunkelrothen, ungleichförmigen, sehr kleinen Flecken übersäet [*Greding*, a.a.O. S. 685]. [RAL 869]

Es tritt Milch in die Brüste (bei einer Nichtschwangern) und läuft aus; auf der linken Brust entstanden kleine, zerstreute Blüthchen, welche kriebelnd jückten und an welchen das Reiben wohl that. [RAL 870]

■ **Rücken und äußerer Hals**

Die Sitzknochen thun weh; es ist ihr, als ob sie kein Fleisch daran hätte, doch ist es ihr besser, wenn sie ganz hart sitzt, als weich [*Kr.*]. [RAL 871]

Ein düstres (nebelartiges), empfindliches Ziehen im ganzen Umfange des Beckens; doch wandelt dieser Schmerz dann auch abwechselnd vom Kreutzbeine zum Schambeine [*Gß.*]. [RAL 872]

Krampfhafte Empfindung in der linken Lenden-Gegend [*Hbg.*]. [RAL 873]

Aeußerst schmerzhafter Klamm-Schmerz im Kreutze und Steißbeine; er kann nur kurze Zeit sitzen, wird durch Sitzen ganz steif und kann dann für Schmerz nicht wieder aufstehen; selbst liegen kann er nicht gut, er wacht die Nächte öfters davon auf, und muß sich unter heftigen Schmerzen auf eine andre Seite wenden; auf dem Rücken kann er gar nicht liegen; am meisten wird er erleichtert durch Stehen und langsames Herumgehen, aber schnell zu gehen ist ihm auch nicht möglich (8 Tage lang.) [*Ws.*]. [RAL 874]

Wenn er nach dem Sitzen aufsteht, so bekömmt er am Rande des Darmbeins über den Hüften einen Schmerz, als ob ein scharfer Körper da heraus schnitte [*Ws.*]. [RAL 875]

Rheumatischer Schmerz im Rücken [*Greding*, a.a.O. S. 674]. [RAL 876]

Links am Rückgrate, unter den falschen Ribben, drückender Schmerz [*Hbg.*]. [RAL 877]

Nagen im Rückgrate und Husten. [RAL 878]

Stechender und nagender Schmerz im Rückgrate. [RAL 879]

In den Rückgratknochen, Stechen von außen nach innen wie mit einem Messer [*Kr.*]. [RAL 880]

In der rechten Rücken-Seite und dem Rückgrate, Schmerz wie verrenkt. [RAL 881]

Klammartige, drückende Empfindung in der Mitte des Rückgrats, die spannend wird, wenn er den Rücken gerade machen will (n. 1/2 St.) [*Htn.*]. [RAL 882]

Der Rücken, vorzüglich die Schulterblätter sind mit großen, rothen Blüthen bedeckt; die ganze Haut sieht roth und schmerzt bei Berührung wie wund, die Spitzen der Blüthen aber fein stechend (n. 10 Tagen) [*Ws.*]. [RAL 883]

In die Schulterblätter übergehender Schmerz des Kopfs [*Greding*, a.a.O. S. 656]. [RAL 884]

Blutschwär auf der Schulter. [RAL 885]

Drückender Schmerz unter dem linken Schulterblatte, mehr nach der äußern Seite zu [*Gß.*]. [RAL 886]

Ziehender Druck zwischen dem rechten Schulterblatte und dem Rückgrate [*Hn.*]. [RAL 887]

Schmerz zwischen den Schulterblättern, wie vom Verheben. [RAL 888]

Heftiges Ziehen zwischen den Schulterblättern, am Rückgrate herab, Abends. [RAL 889]

Klamm-Schmerz, fast wie Kneipen, zwischen dem rechten Schulterblatte und dem Rückgrate [*Ws.*]. [RAL 890]

(Ein kitzelndes Jücken auf dem linken Schulterblatte.) [*Ln.*]. [RAL 891]

Jückendes Stechen am rechten Schulterblatte, das zum Kratzen reitzt [*Ws.*]. [RAL 892]

Stechendes Jücken an den Schulterblättern, das durch Kratzen vergeht [*Ws.*]. [RAL 893]

Feine Stiche am rechten Schulterblatte [*Ws.*]. [RAL 894]

Wiederholte Stiche, wie von Elektrisität, von dem linken Schulterblatte nach dem rechten hin (n. 1 St.) [*Mkl.*]. [RAL 895]

Stechendes Drücken auf der linken Schulterhöhe (n. 3 St.) [*Htn.*]. [RAL 896]

Schmerzhafte Steifigkeit zwischen den Schulterblättern und im Nacken beim Hin- und Herdrehen des Halses und Kopfes, früh (n. 16 St.). [RAL 897]

Aeußerlich am Halse, drückender Schmerz, beim Zurückbiegen des Kopfes und beim Betasten. [RAL 898]

Drüsen-Geschwülste am Nacken mit Kopfbenebelung (n. 6 St.). [RAL 899]

Blüthchen brechen am Nacken und am Arme aus, füllen sich schnell mit Eiter, und bedecken sich mit einer Kruste. [RAL 900]

→ Äußerer Hals: *Gesicht und Sinnesorgane*

■ **Extremitäten**

Schmerzhafte Geschwulst der linken Achseldrüse (n. 5 St.). [RAL 901]

Geschwulst des leidenden Arms und Fußes [*Münch*, a.a.O.]. [RAL 902]

Ein Ausdehnen und Renken der obern Gliedmasen [*Ln.*]. [RAL 903]

Rheumatische Schmerzen des Arms mit Kriebeln verbunden, darauf Konvulsionen dieses Arms [*Greding*, a.a.O. S. 671]. [RAL 904]

Arm wie betäubt und schmerzhaft [*Sauter*, a.a.O.]. [RAL 905]

Geschwulst des Arms [*Münch*, a.a.O.]. [RAL 906]

Großes Mattigkeits-Gefühl in den Armen, mehr noch in den Händen, als müßte sie sie hängen lassen [*Stf.*]. [RAL 907]

Schwere in beiden Armen. [RAL 908]

Schwere des linken Arms [*Greding*, a. a O. S. 694]. [RAL 909]

Lähmung des rechten Arms (*Greding*, a.a.O. S. 662). [RAL 910]

Eine Schwere und Lähmung der obern Gliedmasen, doch mehr des linken Arms [*Ln.*]. [RAL 911]

Schwäche wie Lähmung erst im rechten Oberarme, später auch im Vorderarme (n. 5 St.) [*Mkl.*]. [RAL 912]

Lähmiger Druck am linken Oberarme mit lähmiger Empfindung und Schwäche im ganzen linken Arme [*Hrn.*]. [RAL 913]

Lähmig ziehender Druck, mit Schwäche im rechten Ober- und Vorderarme (n. 4 Tagen) [*Hrn.*]. [RAL 914]

Lähmig reißender Druck an der vordern Fläche des linken Oberarms (n. 5 Tagen) [*Hrn.*]. [RAL 915]

Krampf des rechten Arms mit Zähneknirschen [*Greding*, a.a.O. S. 687]. [RAL 916]

(Schmerzhaftes) Zucken in den Armen, mehr im rechten als im linken [*Stf.*]. [RAL 917]

Er hebt den rechten Arm unwillkürlich und ohne sein Wissen über den Kopf [*Greding*, a.a.O. S. 692]. [RAL 918]

Ein Herunterziehen in den Muskeln des rechten Oberarms und wenn es herab war, so zuckte es etliche Mal zurück in der Gegend des rechten Ellbogen-Gelenks, heraufwärts nach den Achseln zu und dann war's auf ein Weilchen weg. [RAL 919]

Konvulsive Erschütterung der Arme, wie vom höchsten Schauder. [RAL 920]

Erschütternde Krämpfe der Arme [*Greding,* a. a. O. S. 644]. [RAL 921]

Beständiges Einwärtsdrehen (intorsio) der Arme und Hände [*Boucher,* a. a. O.]. [RAL 922]

Arme und Hände streckt er zuweilen vor, als wollte er etwas haschen [*Boucher,* a. a. O.]. [RAL 923]

Ein heftig stechender Schmerz wie mit einem stumpfen Messer unter dem Kopfe des Oberarmknochens nach außen zu [*Gß.*]. [RAL 924]

Im rechten Arme, worauf sie nicht gelegen, (früh um 3 Uhr) eine Steifigkeit (sie konnte ihn nicht krumm machen), mit dem Gefühle, als sei er kürzer als der andre und einem reißenden Schmerze darin [*Stf.*]. [RAL 925]

Ziehender Schmerz in der Inseite des linken Oberarms [*Hbg.*]. [RAL 926]

Reißender Schmerz im Oberarmknochen [*Hbg.*]. [RAL 927]

Zerschlagenheits-Schmerz in den Oberarmen (n. 6 St.) [*Ws.*]. [RAL 928]

Reißender Schmerz im Oberarmknochen. [RAL 929]

Ein langsames Laufen heraufwärts am linken Arme, als wenn eine Fliege auf der Haut kriecht, wogegen öfteres Reiben nichts hilft. [RAL 930]

Eine Blüthe am linken Arme unter dem Ellbogen-Gelenke, dunkelroth, ohne Empfindung oder Eiterung, beim Befühlen wundartig schmerzend (n. 9 Tagen) [*Hrn.*]. [RAL 931]

Unter dem rechten Ellbogen eine Blüthe, die bei Berührung stechend schmerzt [*Ws.*]. [RAL 932]

(Der Ellbogen schmerzt bei Bewegung und Berührung, als ob er verbrannt wäre). [RAL 933]

Ein Kollern im linken Arme in der Ellbogen-Beuge, als wenn Wasser oder eine schwere Flüssigkeit durch die Adern liefe [*Hbg.*]. [RAL 934]

Schneidender Schmerz im linken Ellbogen-Gelenke, innerlich, im Gehen [*Ws.*]. [RAL 935]

Scharfe Stiche außen am linken Ellbogen-Gelenke (n. 72 St.) [*Ws.*]. [RAL 936]

Lähmig ziehender Schmerz im Ellbogen. [RAL 937]

Lähmig ziehender Schmerz in dem Ellbogen und den Fingern der linken Hand [*Hbg.*]. [RAL 938]

Feine Stiche auf dem linken Vorderarme (n. 24 St.) [*Ws.*]. [RAL 939]

Stumpfes Stechen in der Mitte des innern Vorderarms, welches allmälig schlimmer und endlich sehr heftig wird [*Gß.*]. [RAL 940]

Schneidendes Reißen in den untern Muskeln des rechten Vorderarms (in der Ruhe) (n. 5½ St.) [*Htn.*]. [RAL 941]

Schneidendes Reißen in den untern Muskeln des linken Vorderarms (n. ¾ St.) [*Htn.*]. [RAL 942]

Lähmiges Reißen in den Handwurzelknochen [*Hrn.*]. [RAL 943]

Stechendes Reißen in den Mittelhandknochen der linken Hand [*Htn.*]. [RAL 944]

Reißender Druck in den Mittelhandknochen und dem vordersten Gelenke des linken Zeigefingers [*Hrn.*]. [RAL 945]

Häufiger, kalter Schweiß der Hände. [RAL 946]

Beide Handrücken sind mit kleinen, rothen Flecken besetzt, die schnell wieder verschwinden [*Ws.*]. [RAL 947]

Geschwulst der Hände [*Wienholt,* Heilkr. d. thier. Magnet. I. S. 310]. [RAL 948]

Starke Geschwulst der Hand [*Münch,* a. a. O. S. 390]. [RAL 949]

Steifigkeits-Gefühl in der rechten Hand und den Fingern; sie konnte sie nicht biegen [*Stf.*]. [RAL 950]

Er kann die Hand nicht in ungehindertem, freiem Zuge um ihre Achse drehen (z. B. beim Tröpfeln aus einem Glase), bloß ruckweise kann er es, gleich als wenn's an Gelenk-Feuchtigkeit des Handgelenkes fehlte; doch ist diese gehinderte Bewegung unschmerzhaft (n. 4 St.). [RAL 951]

Schmerzhaftes Ziehen in den hintersten Gliedern der linken, mittlern Finger, wie in der Beinhaut [*Hrn.*]. [RAL 952]

Lähmiges Reißen im mittelsten Gelenke des rechten Zeigefingers [*Hrn.*]. [RAL 953]

Das vorderste Gelenk des Mittelfingers ist wie steif und schmerzt beim Einbiegen, einfach (wund?). [RAL 954]

Reißendes Schneiden in den Muskeln des rechten kleinen Fingers [*Htn.*]. [RAL 955]

Am Mittelhandknochen des Daumens scharfe Stiche (n. 1 St.) [*Ws.*]. [RAL 956]

Die Fingerspitzen der linken Hand schmerzen wie eingeklemmt [*Hbg.*]. [RAL 957]

Bei Körper-Frost, Stiche zu den Fingerspitzen heraus, am meisten beim Anfassen. [RAL 958]

In der Spitze des Mittelfingers Schmerz, als wäre etwas hineingestochen und geschworen, bei Berührung am schlimmsten [*Ws.*]. [RAL 959]

Am Finger eine Blase mit schmerzhafter Entzündung [*Lambergen,* a. a. O.]. [RAL 960]

Eine dicht am Nagel des rechten Zeigefingers ausbrechende Pustel gab viel Feuchtigkeit von sich [*Greding,* a. a. O. S. 703]. [RAL 961]

Er kann sich leicht den Finger verknicken. [RAL 962]

An der innern Seite des Oberschenkels, Wundheits-Schmerz. [RAL 963]

Schmerz der Ober- und Unterschenkel wie zerschlagen überhaupt und wie morsch, nach den Knochenröhren zu fein stechend und nagend, nebst starkem Reißen in den Gelenken; der Schmerz steigt allmälig von den Fuß-Gelenken bis zu den Hüften herauf, nöthigt, im Sitzen, die Füße immer zu bewegen und herumzusetzen und wird durch Gehen gemildert (n. 4 St.) [*Ws.*]. [RAL 964]

In den Füßen zuweilen Mattigkeit, mit ziehendem Schmerze darin. [RAL 965]

Eine Art Dehnen, er ist genöthigt, die Schenkel auszustrecken (n. 11 T.). [RAL 966]

Beim Gehen, Schwere in den Ober- und Unterschenkeln, nebst Steifigkeit der Knie-Gelenke (n. 12 St.) [*Ws.*]. [RAL 967]

Vermehrte Schwere der Ober- und Unterschenkel (und Ausfluß gelben Nasenschleims bei erhöhetem Durste) [*Greding*, a.a.O. S. 321]. [RAL 968]

Lähmiges Ziehen im rechten Ober- und Unterschenkel [*Hrn.*]. [RAL 969]

Lähmung der Füße (Untergliedmasen), sie mußte liegen, bei Uebelkeit, Zittern, Aengstlichkeit und Schwindel [*Baldinger*, a.a.O.]. [RAL 970]

Lähmung der untern Gliedmasen [*Dumoulin*, a.a.O.]. [RAL 971]

Klamm-Schmerz in den Gesäßmuskeln, nebst Spannen, beim Bücken des Körpers [*Ws.*]. [RAL 972]

Auf der rechten Hüfte drei, vier heftige Stiche in Ruhe und Bewegung [*Stf.*]. [RAL 973]

Am rechten Hüft-Gelenke (schnell vergehendes) Kälte-Gefühl (n. 1 St.) [*Ws.*]. [RAL 974]

Schmerz der linken Hüfte mit Hinken [*Greding*, a.a.O. S. 687]. [RAL 975]

Wenn sie auf der rechten Hüfte liegt, thuts in der linken weh, legt sie sich aber auf die linke, so wird alles ruhig (n. 8, 9 Tagen). [RAL 976]

Beim Gehen, in lähmiges Spannen in den Hüft-Gelenken, als wären sie verrenkt [*Ws.*]. [RAL 977]

Schneidend zuckendes Reißen in den hintern Muskeln des linken Oberschenkels im Sitzen (n. ³/₄ St.) [*Htn.*]. [RAL 978]

Schneidendes Stechen in den äußern Muskeln des rechten Oberschenkels, dicht über dem Knie, blos im Sitzen (n. 2¹/₄ St.) [*Htn.*]. [RAL 979]

In den Oberschenkeln ungeheure Schwere und Steifheit, beim Gehen [*Kr.*]. [RAL 980]

Schwere in den Oberschenkeln auch im Sitzen [*Hbg.*]. [RAL 981]

Ein auswärts nach der Haut hin ziehender Schmerz an einer kleinen Stelle am linken Oberschenkel innerer Seite (n. 1 St.) [*Gß.*]. [RAL 982]

Harter Druck in der Mitte der vordern Fläche des rechten Oberschenkels [*Hrn.*]. [RAL 983]

Ein Messer-Stechen in der Mitte des Oberschenkels mehr nach der hintern Seite zu (gleich nach Tische) [*Gß.*]. [RAL 984]

Ein schwankend klopfender Schmerz oben am innern linken Oberschenkel (n. 29 St.) [*Gß.*]. [RAL 985]

Dröhnend sumsende Empfindung über dem rechten Knie im Sitzen (n. ¹/₄ St.) [*Htn.*]. [RAL 986]

Klammartiger Schmerz im rechten Knie, neben der Kniescheibe, nach außen, im Sitzen [*Htn.*]. [RAL 987]

Heftige Schmerzen im Knie [*Stf.*]. [RAL 988]

Bei der Bewegung Straffheit und wie zu kurz in der äußern Flechse der linken Kniekehle, abwechselnd auch in der innern, doch immer stärker in den äußern [*Mkl.*]. [RAL 989]

In der rechten Kniekehle klemmender und drückender Schmerz [*Hbg.*]. [RAL 990]

Stumpfe Stiche in der linken Kniekehle (n. ¹/₄ St.) [*Gß.*]. [RAL 991]

Ein Zucken in der rechten Kniekehle (n. 4 St.) [*Ln.*]. [RAL 992]

Zittern der Knie [*Müller*, a.a.O.]. [RAL 993]

Eine unangenehme Empfindung in den Gelenken der Untergliedmaßen, vorzüglich der Kniee, als wenn sie knicken wollten, besonders beim Gehen und am meisten beim Herabsteigen. [RAL 994]

Ein Zucken in der Kniekehle, heraufwärts in die Oberschenkel-Muskeln. [RAL 995]

Ein Glucksen im Fuße, als wenn Tropfen darin tröpfelten (n. 54 St.). [RAL 996]

Sehr schnelles Glucksen vorne am linken Knie, im Sitzen (sogleich) [*Ws.*]. [RAL 997]

Nadel-Stiche unter der linken Kniescheibe, im Sitzen [*Gß.*]. [RAL 998]

Drückendes Stechen in der rechten Kniescheibe (während des Sitzens) (n. 3¹/₂ St.) [*Htn.*]. [RAL 999]

Beim Auftreten mit dem linken Fuße fahren schmerzhafte Stiche bis zum Knie herauf (n. 38 St.) [*Ws.*]. [RAL 1000]

Schneidendes Ziehen auf einer kleinen Stelle an den Füßen, das sich von unten nach oben, erst durch die Unter- und Oberschenkel, dann durchs Kreutz bis in die Schultern verbreitete [*Kr.*]. [RAL 1001]

Lähmige Müdigkeit in beiden Unterschenkeln [*Mkl.*]. [RAL 1002]

Beim Treppen-Steigen Müdigkeit der Füße, vorzüglich der Waden [*Stf.*]. [RAL 1003]

In den Unterschenkeln eine heraufziehende Empfindung, äußerlich blos Krabbeln, innerlich unzählbare Stiche [*Ws.*]. [RAL 1004]

Im Unterschenkel, Schmerz, als wenn er eingeklemmt wäre und ein Toben (dumpfes Reißen) und Handthieren darin, vorzüglich die Nacht, durch freies Hängen des Unterschenkels gemildert (n. 10 St.). [RAL 1005]

Ein brennendes Reißen den Unterschenkel herauf durch die innere Fläche der Kniekehle. [RAL 1006]

Zitterige Schwerheit der Unterschenkel. [RAL 1007]

Dumpfes Reißen in den Unterschenkeln [*Hbg.*]. [RAL 1008]

Ungeheurer Schmerz der Unterschenkel, der den Fuß auszustrecken nöthigt [*Lambergen*, a.a.O.]. [RAL 1009]

Empfindliche Schwerheits-Empfindung des rechten Unterschenkels beim über einander Schlagen desselben über den linken (4 Stunden) [*Htn.*]. [RAL 1010]

Eine ziehende Schwerheit der Unterschenkel. [RAL 1011]

Reißender Schmerz im Schienbeine. [RAL 1012]

Empfindung im rechten Unterschenkel wie beim Wachsen, eine mit Schwere verbundene Steifheits-Empfindung [*Htn.*]. [RAL 1013]

Ziehend reißender Schmerz im rechten Schienbeine mit einer auseinander pressenden Empfindung darin (n. 4 St.) [*Htn.*]. [RAL 1014]

Scharfe Stiche in der linken Wade, die von unten heraufkommen. [*Ws.*]. [RAL 1015]

Klamm in der Wade beim Biegen des Schenkels, Abends im Bette, welcher durch Ausstrecken des Schenkels vergeht (n. 72 St.). [RAL 1016]

Reißender Druck in der Mitte der Inseite des Unterschenkels, ohne Bezug auf Bewegung und Berührung [*Hrn.*]. [RAL 1017]

Vorne am linken Schienbeine ein Drücken im Stehen [*Hbg.*]. [RAL 1018]

Schweiß der Unterfüße ohne Wärme, im Sitzen [*Hbg.*]. [RAL 1019]

Fressendes Jücken an den Unterfüßen und Fußrücken [*Hrn.*]. [RAL 1020]

Stumpfe Stiche auf dem linken Fußrücken im Sitzen, durch äußern Druck nicht geändert [*Ws.*]. [RAL 1021]

Beim Gehen im Freien, Spannen im rechten Fuß-Gelenke. [RAL 1022]

Beim Gehen und Einbiegen des Unterfußes Schmerz in den Mittelfuß-Knochen wie verrenkt. [RAL 1023]

Reißender Schmerz in dem Mittelfuß-Knochen der großen Zehe. [RAL 1024]

Klamm in der Fußsohle, Abends im Bette, beim Heranziehen der Kniee. [RAL 1025]

Brennen und Wühlen in den Fußsohlen [*Kr.*]. [RAL 1026]

Heftiges Jücken der Füße. [RAL 1027]

Kriebeln in den Füßen aufwärts (n. 20 St.). [RAL 1028]

Geschwulst der Füße. [RAL 1029]

Hitze besonders in den Füßen. [RAL 1030]

In den Fußsohlen bohrender, wühlender Schmerz (n. mehr. St.). [RAL 1031]

Stechender Schmerz in den Fußsohlen (n. $1/2$ St.). [RAL 1032]

Zerschlagenheits-Schmerz im Ballen der Ferse, beim Auftreten. [RAL 1033]

Eine Art unschmerzhaftes Ziehen oder Laufen von der Ferse bis zu den Zehen um die Knöchel herum (n. 30 St.). [RAL 1034]

Bohrende oder reißende Stiche in der Achillsehne. [RAL 1035]

(Beim Gehen) Reißen in der linken Fußsohle, mit untermischten Stichen, eine Viertelstunde lang [*Mkl.*]. [RAL 1036]

Spannung auf der rechten Fußsohle in der Ferse-Gegend, die dann in spannenden Druck überging; beim darauf Drücken verliert sich dieser Schmerz auf einige Zeit (n. $1/4$ St.) [*Hrn.*]. [RAL 1037]

■ Allgemeines und Haut

Klage über sehr schmerzhaften Krampf im linken Arme und im Rücken, der sich Abends bis in die Schenkel erstreckt [*Greding*, a.a.O. S. 652]. [RAL 1038]

Abends wollte sie sich dehnen, konnte aber vor Schmerzen nicht [*Kr.*]. [RAL 1039]

Gewöhnlich, wenn ein Schmerz auf den höchsten Grad gestiegen war, verschwand er plötzlich und augenblicklich entstand dafür ein Schmerz an einer andern Stelle [*Gß.*]. [RAL 1040]

Schmerzhafte Empfindlichkeit der Haut bei jeder Berührung [*Kr.*]. [RAL 1041]

Krabbelndes Jücken über den ganzen Körper, flüchtig, bald hier, bald da [*Ws.*]. [RAL 1042]

Rothschuppiger Ausschlag an den untern Theilen des Körpers bis an den Unterleib [*Ziegler,* a.a.O.]. [RAL 1043]

In der Handfläche und am Schienbeine (leicht zerplatzende) Wasserblasen [*Lambergen,* a.a.O.]. [RAL 1044]

Im Gehen, bei jedem zweiten, dritten Schritte, ein Stich in dem leidenden Theile bis in den Kopf, gleich als wenn man sich unvermuthet sticht; nicht im Sitzen. [RAL 1045]

(Die Stellen, wo der stechende Schmerz gewesen war, sind bei äußerer Berührung äußerst schmerzhaft). [RAL 1046]

Bohrender Schmerz in den Drüsen. [RAL 1047]

Nagender Schmerz in der leidenden Stelle (n. 1 St.). [RAL 1048]

Die äußere Anwendung der Belladonne macht den Theil empfindlich gegen die freie Luft. [RAL 1049]

Kalte, schmerzhafte, langdauernde Knoten und Geschwülste (scheint Nachwirkung). [RAL 1050]

Reißendes Jücken hie und da, vorzüglich nach dem Niederlegen Abends im Bette; nach dem Reiben bleibt bloß der reißende Schmerz übrig, aber verstärkt. [RAL 1051]

Geschwür schmerzt fast bloß die Nacht (von 6 Uhr Abend bis 6 Uhr früh) brennend, als wenn etwas herausdrücken wollte und der Theil wie gelähmt und steif wäre (n. 48 St.). [RAL 1052]

(Geschwür wird mit einer schwarzen, wie aus Blut zusammengebackenen Kruste bedeckt). [RAL 1053]

Geschwür giebt fast bloß blutige Jauche von sich. [RAL 1054]

Geschwür wird bei Berührung schmerzhaft, fast brennenden Schmerzes (n. 4 St.). [RAL 1055]

Im Geschwüre heftiges Jücken (n. 1 St.). [RAL 1056]

Im Geschwüre schneidender Schmerz in der Ruhe, und reißender Schmerz bei Bewegung des Theiles (n. 20 St.). [RAL 1057]

Im Umkreise des Geschwüres, Wundheits-Schmerz (n. 4 St.). [RAL 1058]

(Wundheit in den Gelenk-Biegungen). [RAL 1059]

Plötzlich befallender, ungeheurer, klammartiger Schmerz in einer der Brust-Seiten, in einer Bauch-Seite, in einer Lende, oder dem einen Ellbogen, vorzüglich im Schlafe, wobei man den schmerzhaften Theil einwärts zu biegen und zu krümmen genöthigt ist (n. 8, 16, 30 St.). [RAL 1060]

(Ein ziehender Schmerz in den Füßen auswärts bis in die Schulterblätter und von da in die Finger, endlich in die Zähne, welche davon stumpf und wackelig werden). [RAL 1061]

(Ziehender Schmerz in allen Gliedern). [RAL 1062]

Abends im Bette jückende Stiche hie und da in der Haut, wie von Flöhen. [RAL 1063]

Vorzüglich Nachmittags (um 3, 4 Uhr) sind alle Beschwerden schlimmer, Vormittags leidlicher. [RAL 1064]

Arger Lachkrampf. [RAL 1065]

Gelinde, konvulsive Bewegungen der Gliedmasen [*Dumoulin,* a.a.O.]. [RAL 1066]

Krampfhafte Bewegung der Glieder [*Rau,* a.a.O. – *Greding,* a.a.O. S. 671]. [RAL 1067]

Sennenhüpfen [*Elfes,* a.a.O.]. [RAL 1068]

Zucken in den Gliedmassen [*Ziegler,* a.a.O.]. [RAL 1069]

Nach einer kleinen Aergerniß, die heftigsten Krämpfe, die ihn antrieben, die Wände hinanzulaufen [*Stf.*]. [RAL 1070]

Krämpfe der Gliedmasen mit Schlucksen [*Greding,* a.a.O. S. 671]. [RAL 1071]

Bei Krämpfen der Gliedmasen, Müdigkeit und Aengstlichkeit. [*Greding,* a.a.O. S. 672]. [RAL 1072]

Konvulsionen [*Eb. Gmelin,* a.a.O.]. [RAL 1073]

Konvulsivische, augenblickliche Ausstreckung der Gliedmasen beim Erwachen aus dem Schlafe. [RAL 1074]

Wiederholte Konvulsionen und grausame Krämpfe vorzüglich der Beugemuskeln [*Grimm,* a.a.O.]. [RAL 1075]

Starke Zuckungen und sehr lautes Irrereden [*Baldinger,* a.a.O.]. [RAL 1076]

Epileptische Konvulsionen [*Wagner,* a.a.O.]. [RAL 1077]

Ungeheure, der Fallsucht ähnliche Krämpfe [*Grimm,* a.a.O.]. [RAL 1078]

Konvulsionen, Verdrehungen aller Muskeln [*de St. Martin,* a.a.O.]. [RAL 1079]

Krämpfe aller Glieder [*Münch,* a.a.O.]. [RAL 1080]

In den von Krämpfen freien Zwischenzeiten stößt er das heftigste Geschrei aus, als wenn er große Schmerzen litte [*Grimm,* a.a.O.]. [RAL 1081]

Kopf und übriger Körper ganz nach der linken Seite hinterwärts gezogen, daß er nicht gehen konnte [*Greding,* a.a.O. S. 662]. [RAL 1082]

Gefühllos, röchelnd, mit Zuckungen an Händen und Füßen [*Baldinger,* a.a.O.]. [RAL 1083]

Bald wunderbare Verdrehung der Glieder, bald gänzliche Unbeweglichkeit [*El. Camerarius*, a.a.O.]. [RAL 1084]

Verlust aller Empfindung, Steifheit der untern Gliedmasen, äußerste Aufgetriebenheit aller Blutgefäße der Haut, bei ungemein rothem, aufgeschwollenem Gesichte, höchst vollem und geschwindem Pulse und übermäßigem Schweiße [*Baldinger*, a.a.O.]. [RAL 1085]

Oeftere Steifheit und Unbeweglichkeit der Glieder; er konnte z.B. den linken Fuß nicht rühren [*Stf.*]. [RAL 1086]

Steifigkeit aller Glieder unter dem Scheine einer Müdigkeits-Empfindung. [RAL 1087]

Steifigkeit des ganzen Körpers [*Ehrhardt*, Pflanzenhistorie, X. S. 126]. [RAL 1088]

Krampfhafte Ausdehnung der Gliedmasen mit Verdrehung der Augen (*Greding*, a.a.O. S.664). [RAL 1089]

Früh Morgens müde und unruhig in den Gliedern vor Schmerzen, sie hätte jedes Glied immer wo anders mögen hinlegen [*Kr.*]. [RAL 1090]

Arge Unruhe in allen Gliedern, so daß er nicht zu bleiben wußte. [RAL 1091]

Unstätigkeit des Kopfs und der Hände. [RAL 1092]

Körperliche Unruhe; er war genöthigt, den ganzen Körper stets hin und her zu bewegen, besonders die Hände und Füße; er kann in keiner Lage lange ausdauern, bald liegt, bald sitzt, bald steht er, wo er immer noch seine Lage auf diese oder jene Art verändert [*Hrn.*]. [RAL 1093]

Zittern mit konvulsivischer Erschütterung. [RAL 1094]

Zittern in allen Gliedern, Unvermögen zu gehen, aufgetriebene Adern am ganzen Körper und unangenehm reizende Empfindung im Halse, mehrere Tage lang [*Baldinger*, a.a.O.]. [RAL 1095]

Zittern am Herzen, Vormittags. [RAL 1096]

Zittern und Müdigkeit der Gliedmasen [*Greding*, a.a.O. S.644]. [RAL 1097]

Müdigkeit der Gliedmasen [*Sicelius*, a.a.O.]. [RAL 1098]

Abends so müde, daß er kaum gehen kann (n. 50 St.). [RAL 1099]

Trägheit in allen Gliedern und Unlust zur Arbeit [*Gß.*]. [RAL 1100]

Abneigung und Abscheu vor Arbeit, vor Bewegung (n. 1, 5 St.). [RAL 1101]

Schwere in den Händen und Füßen [*Baehr*, a.a.O.]. [RAL 1102]

Schwäche des Körpers [*Wierus*, a.a.O.]. [RAL 1103]

Sinken der Kräfte [*Wagner*, a.a.O.]. [RAL 1104]

Große Schwäche [*Carl*, a.a.O.]. [RAL 1105]

Müdigkeit alle Tage hindurch und Nachmittags-Schlaf [*Hbg.*]. [RAL 1106]

Vorzüglich Abends sehr hinfällig und kurzäthmig dabei. [RAL 1107]

Allgemeine Schwäche. [RAL 1108]

Schwäche, unfester Tritt, die Knie wollen zusammenbrechen; er kann nicht gehen. [RAL 1109]

Häufig wiederkehrende, kurze Anwandlungen von großer Schwäche; alles ist ihr zu schwer und zieht sie nach unten, als sollte sie zusammensinken [*Baehr.*]. [RAL 1110]

Lähmungähnliche Schwäche aller Muskeln der obern und untern Gliedmasen (n. 6 Tagen) [*Hbg.*]. [RAL 1111]

Lähmungähnliche Schwäche aller Muskeln, vorzüglich der Füße. [RAL 1112]

Lähmung bald an diesem, bald an jenem Theile [*Greding*, a.a.O. S.703]. [RAL 1113]

Lähmung des rechten Arms und rechten Unterschenkels [*Greding*, a.a.O. S.661, 663]. [RAL 1114]

Die linke Seite, besonders Arm und Schenkel sind ganz gelähmt [*Greding*, a.a.O. S.662]. [RAL 1115]

Anfälle von Ohnmacht [*Greding*, a.a.O.]. [RAL 1116]

Apoplektischer Zustand [*Wagner*, a.a.O.]. [RAL 1117]

Er lag vier Tage, ohne etwas zu genießen und bewegungslos, wie ein Todter [*J. B. Porta*, Magia natur. VIII.]. [RAL 1118]

Lethargischer, schlagflußartiger Zustand; Tag und Nacht über lag er ohne Bewegung irgend eines Gliedes; nach Kneipen öffnete er wohl die Augen, gab aber keinen Laut von sich [*Wagner*, a.a.O.]. [RAL 1119]

→ Haut: *Gesicht und Sinnesorgane; Fieber, Frost, Schweiß und Puls*

■ **Schlaf, Träume und nächtliche Beschwerden**

Schlafsüchtiger Zustand [*Hasenest*, a.a.O.]. [RAL 1120]

Sehr tiefer Schlummer. [RAL 1121]

Tiefer Schlaf [*Dillenius*, a.a.O.]. [RAL 1122]

Tiefer, vier und zwanzigstündiger Schlaf [*Wierus*, a.a.O.]. [RAL 1123]

Ganz tiefe Schlafsucht, mit Sennenhüpfen, blassem, kaltem Gesichte und kalten Händen und hartem, kleinem, geschwindem Pulse [*May*, a.a.O.]. [RAL 1124]

Betäubung, die ihn zum Schlafe nöthigt, Vormittags; er schlief ganz tief anderthalb Stunden; nach dem Erwachen starker Hunger, mit heftig brennender Hitze und Trockenheit im Munde, ohne Durst; darauf beim Hüsteln stinkender Odem, wie von Menschenkoth [*Hartung.*]. [RAL 1125]

Vor Mitternacht unruhiger Schlaf; das Kind wirft sich herum, strampelt und redet zänkisch im Schlafe. [RAL 1126]

Gleich beim Einschlafen träumt er. [RAL 1127]

Nach langem Schlafe heftiger Durst [*Greding,* a.a.O. S. 684]. [RAL 1128]

Traumvoller Schlaf; sie hat es mit vielen Menschen zu thun; sie will weggehen, kömmt aber nicht dazu [*Kr.*]. [RAL 1129]

Sie träumt ungewöhnlich viel, doch nur ruhig von Haus-Geschäften [*Stf.*]. [RAL 1130]

Sehr fester Schlaf, ohne viele Träume, bis gegen Morgen (n. 5 Tagen) [*Hbg.*]. [RAL 1131]

Nacht-Schlaf mit nicht erinnerlichen Träumen; er schlief zeitiger als gewöhnlich ein, und wachte zeitiger auf und nicht ohne Stärkung, welche jedoch immer nach einigen Stunden der außer dieser Zeit beständigen Trägheit in den Gliedern Platz machte [*Gß.*]. [RAL 1132]

Er träumt von Feuersgefahr und wacht darüber auf (n. 54 St.). [RAL 1133]

Schreckliche, lebhaft erinnerliche Träume. [RAL 1134]

Nachts, sehr betäubter Schlaf, ängstliche Träume von Mördern und Straßenräubern; er hörte sich selbst einmal laut aufschreien, ohne deßhalb zur Besinnung gekommen zu seyn [*Mkl.*]. [RAL 1135]

Abends öfters Aufschrecken aus dem Schlafe beim Einschlafen; die Füße wurden aufwärts gezuckt und der Kopf vorwärts [*Ws.*]. [RAL 1136]

Unerträglicher Schlaf wegen ungeheuer erhöhter Schmerzen und fürchterlicher Träume. [RAL 1137]

Er schreckt auf und erwacht, wenn er eben einschlafen will. [RAL 1138]

Voll Erschrecken und Furcht erwacht sie die Nacht; es war ihr, als gäbe etwas unter ihrem Bette einen Laut von sich; sie hatte trockne Hitze beim Erwachen. [RAL 1139]

Sie erschrak in übrigens ruhigem Schlafe, als wenn sie tief fiele, wobei sie heftig zusammenfuhr [*Stf.*]. [RAL 1140]

Im Schlafe fährt er erschrocken auf und erwacht [*Hbg.*]. [RAL 1141]

Angst verhindert den Schlaf. [RAL 1142]

Nächtliche Schlaflosigkeit wegen Angst, mit ziehendem Schmerze in allen Gliedmasen. [RAL 1143]

Schreck im Traume, worüber er aufwacht und auf der Stirne und in der Herzgrube schweißig ist. [RAL 1144]

Er wird beständig aus dem Schlafe aufgeweckt durch fürchterliche Träume und Zuckungen [*Ziegler,* a.a.O.]. [RAL 1145]

Er schlägt in der Schlaf-Betäubung die Augen auf, sieht sich wild um und fällt wieder in röchelnden Schlummer [*Baldinger,* a.a.O.]. [RAL 1146]

Er hatte die Nächte den Geist sehr anstrengende Träume, und war früh ganz matt, wenn er aufstehen sollte [*Rt. d. j.*]. [RAL 1147]

Zur Zeit des Einschlafens wußte er nicht, ob er träumte oder wachte [*Hbg.*]. [RAL 1148]

Lebhafte, aber unerinnerliche Träume [*Lr.*]. [RAL 1149]

Abends im Bette liegend, kömmt's ihm vor, als ob er mit seinem Lager fortschwämme; zehn Abende nach einander glaubte er, gleich nach dem Niederlegen, in seinem Bette zu schwimmen [*F. H-n.*]. [RAL 1150]

Früh kann er sich nicht aus dem Schlafe ermuntern; beim Erwachen ist er sehr verdrießlich [*Ws.*]. [RAL 1151]

Singen im Schlafe und lautes Reden. [RAL 1152]

Sie schläft viel, und wenn auch der Husten sie weckt, so schläft sie doch gleich wieder und dennoch ist sie am Morgen taumlicht und müde [*Kr.*]. [RAL 1153]

Oefteres Aufwachen aus dem Schlafe, und ob er sich gleich bald auf diese, bald auf jene Seite wendet, so findet er doch keine Ruhe und kann nicht wieder einschlafen [*Lr.*]. [RAL 1154]

Die Nacht, im Schlafen und Wachen, absetzender Athem; das Einziehen und Ausstoßen des Athems dauert nur halb so lange, als das Pausiren bis zum künftigen Einathmen; das Ausathmen erfolgte stoßweise und war lauter als das Einziehen; das Einziehen dauerte nur wenig länger, als das Ausathmen. [RAL 1155]

(Im Schlafe erstickendes Schnarchen beim Einathmen). [RAL 1156]

Oefteres Aufwachen die Nacht aus dem Schlafe, gleich als hätte er ausgeschlafen (die erste Nacht) [*Lr.*]. [RAL 1157]

Vergebliches Haschen nach Schlaf [*Grimm,* a.a.O.]. [RAL 1158]

Er kann die Nacht nicht schlafen; die Phantasie, als ob er etwas nöthiges zu besorgen hätte, hält ihn vom Schlafe ab. [RAL 1159]

Sehr geringer Schlaf [*Ln.*]. [RAL 1160]

Schlaflosigkeit einige Tage über [*Hoyer,* a.a.O.]. [RAL 1161]

Immerwährende Schläfrigkeit mit Drang zum Ausstrecken der Glieder, Abends von 5 bis 9 Uhr (n. 11 St.) [*Mkl.*]. [RAL 1162]

(Schlaflosigkeit mit Nachlaß der Schmerzen, Nachts). [RAL 1163]

Schlaflosigkeit. [RAL 1164]

Anhaltende Benebelung und Schläfrigkeit (n. 4 St.) [*Gß.*]. [RAL 1165]

Schläfrigkeit (n. $\frac{1}{2}$ St.). [RAL 1166]

Gegen Abend, schon bei der Dämmerung, Schläfrigkeit mit Gähnen, früh aber gar nicht ausgeschlafen. [RAL 1167]

Beim Erwachen aus dem Schlafe, Kopfweh und große Mattigkeit. [RAL 1168]

Früh, beim Erwachen, Kopfweh bloß über den Augen, wie eine Schwere im Kopfe, und wenn er dann das Auge berührt, so thut es weh. [RAL 1169]

Früh, sehr müde und taumelig [*Kr.*]. [RAL 1170]

Schläfrigkeit gleich nach dem Erwachen bemerkbar [*Gß.*]. [RAL 1171]

Schlummer [*Sauvages,* a.a.O. – *Valentini,* Misc. Nat. Cur. Dec. II. ann. 10. Obs. 118]. [RAL 1172]

Schlummer, mit kleinem, schwachem, ungleichem Pulse [*Boucher,* a.a.O.]. [RAL 1173]

Schläfrigkeit voll Unruhe [*Mardorf,* a.a.O.]. [RAL 1174]

Starke Schläfrigkeit [*Sicelius,* a.a.O.]. [RAL 1175]

Nachmittägiger Anfall, von öfterm Dehnen und Gähnen, wobei die Augen mit Wasser übergehen (n. 48 St.). [RAL 1176]

Oefteres Gähnen [*Eb. Gmelin,* a.a.O.]. [RAL 1177]

Gähnen, wie Trunkene zu thun pflegen [*Mardorf,* a.a.O.]. [RAL 1178]

Oefteres Gähnen, als wenn er nicht ausgeschlafen hätte (n. 2 $\frac{1}{4}$ St.) [*Lr.*]. [RAL 1179]

■ Fieber, Frost, Schweiß und Puls

Fieberhafte Bewegungen [*Ziegler,* a.a.O. – *Sauvages,* a.a.O.]. [RAL 1180]

Fieberhafte Bewegungen einen Tag um den andern [*Sauter,* a.a.O.]. [RAL 1181]

Fieber nach jeder eingenommenen Gabe [*Lentin,* Beobacht. S. 81]. [RAL 1182]

Abendfieber [*G-ch,* a.a.O.]. [RAL 1183]

Heftiger Durst (n. 30 St.). [RAL 1184]

Heftiger Durst nach Mitternacht und früh. [RAL 1185]

Aengstlicher Durst [*Grimm,* a.a.O.]. [RAL 1186]

Höchst beschwerlicher Durst [*May,* a.a.O]. [RAL 1187]

Ungeheurer Durst auf kaltes Wasser (n. 4 St.) [*El. Camerarius,* a.a.O.]. [RAL 1188]

Von brennendem Durste und von Hitze gequält verlangt er von Zeit zu Zeit zu trinken, stößt es aber wieder von sich, wenn man es ihm darreicht [*Grimm,* a.a.O.]. [RAL 1189]

Nach dem Schweiße wächst der Durst und die Eßlust nimmt ab [*Greding,* a.a.O. S. 659]. [RAL 1190]

Die Nacht viel Durst und Trockenheit im Munde. [RAL 1191]

Vorzüglich früh Durst, öfteres Harnen und Gesichts-Verdunkelung [*Greding,* a.a.O. S. 670]. [RAL 1192]

Früh, großer Durst [*Hbg.*]. [RAL 1193]

Großer Durst, öfteres Harnen, reichlicher Schweiß [*Greding,* a.a.O. S. 690]. [RAL 1194]

Sie ist todtenbleich, ganz abgestorben, und kalt wie Schnee [*Kr.*]. [RAL 1195]

Früh, eiskalte Hände, mit Eingenommenheit des Kopfes und Weinerlichkeit. [RAL 1196]

Kälte des ganzen Körpers, mit blassem Gesichte. [RAL 1197]

Kalte Füße, mit Hitze im innern Ohre, Abends. [RAL 1198]

Kalte Füße, mit aufgeschwollenem, rothem Gesichte, mit Blutdrange nach dem Kopfe. [RAL 1199]

Kälte am ganzen Körper, vorzüglich der Füße [*Hbg.*]. [RAL 1200]

Kalte Hände und Füße, mit ziemlich starkem, kaltem Schweiße der Füße (n. 10 St.) [*Mkl.*]. [RAL 1201]

Kalte Hände und Füße [*Ln.*]. [RAL 1202]

Eine ungewöhnliche Kälte-Empfindung in den Unterschenkeln, am meisten in den Füßen (n. 5 St.) [*Ln.*]. [RAL 1203]

Frost [*Münch,* a.a.O.]. [RAL 1204]

Ein heftiger Frost packt sie im Rücken oder in der Herzgrube, oder an beiden Armen zugleich und verbreitet sich von da über den ganzen Körper [*Baehr.*]. [RAL 1205]

(Nach dem Essen Frost). [RAL 1206]

Im Schlafe friert sie und fühlt die Kälte im Schlafe, ist auch kalt beim Erwachen. [RAL 1207]

Frost, besonders an den Armen, mit Gänsehaut, beim Ausziehen der Kleider, zugleich Röthe und Hitze der Ohren und Nase. [RAL 1208]

Frost und Schauder mit Gänsehaut, selbst in der Nähe des warmen Ofens (n. 1 St.) [*Mkl.*]. [RAL 1209]

Fieberfrost mit feinstechendem Schmerze in der Brust [*Greding*, a.a.O. S. 661]. [RAL 1210]

Sobald ein kaltes Lüftchen sie anweht, gleich Schauder; übrigens ist es ihr in der freien Luft besser [*Kr.*]. [RAL 1211]

Ueberempfindlichkeit gegen kalte Luft [*Sauter*, a.a.O.]. [RAL 1212]

Häufiges Gähnen und dann Frösteln über den Körper, doch nur äußerlich die Haut überlaufend, Abends [*Baehr*]. [RAL 1213]

Schauder über Arme und Unterleib, nicht am Kopfe (n. 2 St.). [RAL 1214]

Gleich nach Mittage leichter Schauder mit Gesichts-Verdunkelung [*Greding*, a.a.O. S. 685]. [RAL 1215]

Schauder über den einen Arm [*Hbg.*]. [RAL 1216]

Schauder über den Unterleib [*Hbg.*]. [RAL 1217]

Fieberschauder und kalte Hände [*Rt. d. j.*]. [RAL 1218]

Gegen Abend, Fieber; erschütternder Schauder wirft ihn im Bette in die Höhe, nach 2 Stunden Hitze und allgemeiner Schweiß, ohne Durst weder während des Schauders, noch während der Hitze. [RAL 1219]

In kurzen Absätzen laufen Schauder den Rücken herab, ohne darauf folgende Hitze [*Ws.*]. [RAL 1220]

Sehr kleiner, langsamer Puls [*Hbg.*]. [RAL 1221]

Fieber: früh Fieber-Frost, mit geringer Hitze darauf [*Greding*, a.a.O. S. 644]. [RAL 1222]

Fieber; **Ueberlaufendes Frösteln am ganzen Körper (n. 1 St.) – vier Stunden darauf Hitz-Gefühl und Hitze, besonders des Gesichts** [*Hrn.*]. [RAL 1223]

Fieber; Nachts Fieber-Frost, wozu schnell Hitze des Körpers kam, und öfteres Harnen und Ermattung der Glieder; – in der folgenden Nacht ein doppelter dergleichen Fieber-Anfall, mit Schwindel und Durst [*Greding*, a.a.O. S. 643]. [RAL 1224]

Fieber: Frost-Schauder durch den Körper, Nachmittags Hitz-Ueberlaufen [*Hbg.*]. [RAL 1225]

Fieber; Abends da sie sich auszog, etwas Frost über den Körper, dann auf der ganzen linken Seite des Körpers Hitze. [RAL 1226]

(Fieber: nach dem Froste Wohlbefinden von einigen Stunden, dann Schweiß bloß des Gesichts, der Hände (?) und Füße (?) ehe die Hitze kommt; in der Hitze kein Schlaf, fast kein Durst im Froste, und gar keiner im Schweiße und in der Hitze; bloß beim Gesichts-Schweiße etwas Kopfweh, aber keines im Froste oder in der Hitze). [RAL 1227]

(Fieber: erst fauler Geschmack im Munde, dann Hitze des Gesichts und der Hände; nach Verschwindung der Hitze vermehrte sich der Schmerz. [RAL 1228]

Oefters des Tags wiederholte Fieber-Anfälle; auf Erschütterungs-Frost erfolgt allgemeine Hitze und Schweiß über den ganzen Körper, ohne Durst weder im Froste, noch in der Hitze. [RAL 1229]

Fieber: bei äußerer Kälte, innere brennende Hitze. [RAL 1230]

Fieber: Wechsel von Frost und Hitze [*Baehr.*]. [RAL 1231]

Fieber: plötzlicher Wechsel von Hitze und Frost, beides ohne Durst, bei Tages-Schläfrigkeit (n. 12 Tag.) [*Ws.*]. [RAL 1232]

Mehrere Fieber-Anfälle in einem Tage, wo die Hitze dem Froste schon nach einigen Minuten bis nach einer halben Stunde nachfolgte, stets ohne Durst in Frost und Hitze und meist mit Eingenommenheit des Kopfs [*Hrn.*]. [RAL 1233]

Fieber: Abends im Bette Frost, dann Hitze; der Frost ging vom Kreutzbeine aus, lief über den Rücken herauf und an den Schenkeln wieder herab [*Kr.*]. [RAL 1234]

Starker, schneller Puls [*Ln.*]. [RAL 1235]

Großer, voller, langsamer Puls. [RAL 1236]

Sehr kleiner, geschwinder Puls. [RAL 1237]

Großer, häufiger um zehn Schläge vermehrter Puls [*Gß.*]. [RAL 1238]

Heftige Hitze [*Rau*, a.a.O.]. [RAL 1239]

Brennende Haut [*El. Camerarius*, a.a.O.]. [RAL 1240]

Sehr große Hitze über und über mit Delirien (Commerc. lit. Nor. 1731). [RAL 1241]

Brennende Hitze äußerlich oder innerlich [*Vicat*, a.a.O.]. [RAL 1242]

Inneres Brennen [*Carl*, a.a.O.]. [RAL 1243]

Allgemeine trockne Hitze an den äußersten Füßen und Händen, mit Durstlosigkeit und Gesichts-Blässe, zwölf Stunden lang. [RAL 1244]

Innere Hitze, Brennen in der Magen-Gegend [*Hasenest*, a.a.O.]. [RAL 1245]

Innere Hitze; alles, was sie zu sich nimmt, ist ihr zu kalt [*Kr.*]. [RAL 1246]

Hitziges Fieber, Brennfieber [*de Launay d'Hermont, a.a.O.*]. [RAL 1247]

Brennfieber (causus) (n. 12 St.) [*de St. Martin, a.a.O.*]. [RAL 1248]

Brennende Hitze des Körpers mit hochaufgetriebenen Adern der Haut mit Wuth [*Baldinger, a.a.O.*]. [RAL 1249]

Bei starker Hitze, Aufgetriebenheit der Adern äußerlich am Körper, mit unersättlichem Durste [*Baldinger, a.a.O.*]. [RAL 1250]

Aufgeschwollene Hautvenen [*Hbg.*]. [RAL 1251]

Die Adern der Gliedmasen sind aufgelaufen, besonders schlagen die Halsarterien, so daß der Unterkiefer, wenn er wenig geöffnet ist, bei jedem Schlage an den Oberkiefer anschlägt und so ein leises Zähneklappen entsteht; dabei Wärme und Wärme-Gefühl am ganzen Körper, doch besonders am Kopfe [*F. H-n.*]. [RAL 1252]

Früh beim Erwachen, ein Schlagen der Adern im Kopfe und allen Theilen des Körpers [*Kr.*]. [RAL 1253]

Es ist ihm die Nacht, vorzüglich gegen Morgen, allzu heiß im Bette und doch darf er sich nicht entblößen; die entblößten Theile schmerzen, wie von Froste. [RAL 1254]

Starke Hitze des Körpers, vorzüglich heftigere und häufigere Schläge an der Schläfe-Arterie, mit Dummlichkeit des Kopfs und nachgehends starker Schweiß [*Greding, a.a.O. II. 2. S. 319*]. [RAL 1255]

Täglich nach dem Mittagessen, große Hitze des Körpers, besonders des Kopfs, so daß das Gesicht von Zeit zu Zeit sehr roth wird [*Greding, a.a.O. I. S. 665*]. [RAL 1256]

Täglich gegen Mittag, jählinge Hitze und Röthe des Gesichts und des ganzen Körpers, mit starker Gesichts-Verdunkelung und großem Durste, eine Stunde lang [*Greding, a.a.O. S. 670*]. [RAL 1257]

Hitz-Empfindung mit Hitze am ganzen Körper, besonders aber im Gesichte, welches roth und schweißig war, mit Eingenommenheit des Kopfs (n. 4 St.) [*Hrn.*]. [RAL 1258]

(Abends Hitze an Händen und Füßen, nicht aber an den Armen und Schenkeln). [RAL 1259]

Geringe Bewegung (Gehen) erregt Hitze des Körpers. [RAL 1260]

Röthe und Hitze des Gesichts, mit großem Durste [*Greding, a.a.O. S. 672*]. [RAL 1261]

Entzündung der Oberfläche des ganzen Körpers [*Sauvages, a.a.O.*]. [RAL 1262]

Röthe des ganzen Körpers [*Münch, a.a.O.*]. [RAL 1263]

Röthe des ganzen Körpers mit geschwindem Pulse [*Buchave, a.a.O.*]. [RAL 1264]

Hitze des ganzen Körpers mit violetter Röthe der ganzen Haut [*Wiedemann, a.a.O.*]. [RAL 1265]

Rothe Geschwulst des ganzen Körpers [*Buchave, a.a.O.*]. [RAL 1266]

Der ganze Körper ist geschwollen, brennend heiß und roth [*Sauter, a.a.O.*]. [RAL 1267]

Allgemeiner heißer und kalter Brand (und schnelle Fäulniß des Körpers nach dem Tode) [*Mappi, Plant. alsat. S. 36*]. [RAL 1268]

Plötzliche Entzündungen [*Mardorf, a.a.O.*]. [RAL 1269]

Schnell vorübergehende Entzündungen (phlogoses) und Engbrüstigkeit [*Greding, a.a.O. S. 648*]. [RAL 1270]

Röthe und Geschwulst des leidenden Theils [*Sauter, a.a.O.*]. [RAL 1271]

Brickelnd beißende Empfindung in der ganzen Haut, besonders an den Fußsohlen [*Sauter, a.a.O.*]. [RAL 1272]

Kriebelnde Empfindungen [*Greding, a.a.O. S. 672*]. [RAL 1273]

Jücken des ganzen Körpers und Ausbruch rother Flohstich-Flecken (n. 4 St.) [*Sauter, a.a.O.*]. [RAL 1274]

Brust und Bauch sind mit kleinen rothen, etwas erhabnen, unschmerzhaften Flecken besäet, die öfters verschwinden und sich dann plötzlich wieder zeigen, bei allgemeiner Röthe der Haut [*Ws.*]. [RAL 1275]

Hitziges, rothlaufartiges Fieber, von entzündeten, selbst in Brand übergehenden Geschwülsten begleitet. [RAL 1276]

Entzündete, rothe Hautstellen und vielgestaltige, scharlachrothe Flecken über dem Körper (welche Jücken?) (n. 16 St.). [RAL 1277]

Blutrothe Flecken am ganzen Körper, besonders im Gesichte, am Halse und an der Brust [*Sauter, a.a.O.*]. [RAL 1278]

Maserähnlicher Hautausschlag [*Buchave, a.a.O.*]. [RAL 1279]

Dunkelrothe, scharlachartige Flecken am ganzen Körper, mit kleinem, geschwindem Pulse, Engbrüstigkeit, heftigem Husten, Irrereden, verstärktem Gedächtnisse, Reiben der Nase und erweiterten Pupillen [*Wiedemann, a.a.O.*]. [RAL 1280]

Scharlachausschlag (die ersten Tage) [*Struve*, Triumph d. Heilk. I. S. 64]. [RAL 1281]

Haut-Ausschlag von Blasen, welche häufiges Wasser von sich geben und wegen der sehr großen Schmerzhaftigkeit derselben zu wimmern und zu heulen nöthigen [*Lambergen*, a. a. O.]. [RAL 1282]

Starke Hitze (sogleich) und dann sehr häufiger Schweiß [*Greding*, a. a. O. II. 2 S. 320]. [RAL 1283]

Hitze des Körpers mit Schweiß (n. 2 St.) [*Ln.*]. [RAL 1284]

Schweiß (nach einigen Stunden) [*Ackermann*, a. a. O.]. [RAL 1285]

Er schwitzt bei geringer Bewegung über und über, am meisten im Gesichte, die Nase herab. [RAL 1286]

Es ist ihm sehr heiß, er schwitzt über und über, doch ohne Durst. [RAL 1287]

Er schwitzt beim Gehen im Freien (im Winde) stark über und über und bekömmt dabei Leibweh, gleich als hatte er sich verkältet. [RAL 1288]

Nächtlicher Schweiß, welcher brandig (bränzlicht) riecht. [RAL 1289]

Starke Nacht-Schweiße, die nicht schwächen [*Ackermann*, a. a. O.]. [RAL 1290]

Nacht-Schweiß [*Hbg.*]. [RAL 1291]

Früh-Schweiß [*Ziegler*, a. a. O.]. [RAL 1292]

Starker Schweiß [*Evers* in *Schmuckers* verm. Schriften, I. S. 185. – *Greding*, a. a. O. S. 652]. [RAL 1293]

Kalter Stirn-Schweiß (n. 1 St.) [*Rt.* d. j.]. [RAL 1294]

Jede Nacht heftiger Schweiß [*Greding*, an vielen Stellen.]. [RAL 1295]

Nacht-Schweiß im Schlafe, nach Mitternacht. [RAL 1296]

Erwachen gleich nach Mitternacht im Schweiße (er konnte nicht wieder einschlafen); der Schweiß dauert während des Wachens fort (n. 54 St.). [RAL 1297]

(Im Nacht-Schlafe kein Schweiß, wohl aber beim Tages-Schlafe). [RAL 1298]

Schweiß während des Schlafs [*Buchave*, a. a. O.]. [RAL 1299]

Schweiß am ganzen Körper während des Schlafs [*Sauter*, a. a. O.]. [RAL 1300]

Schweiß über und über von 4 Uhr Nachmittags bis Mitternachts, dann Schlaf während des Schweißes [*Sauter*, a. a. O.]. [RAL 1301]

Starker Schweiß mit Harnfluß [*Ziegler*, a. a. O. – *Greding*, a. a. O. S. 688, 689]. [RAL 1302]

Sehr großer, lang anhaltender Schweiß, der die Wäsche dunkel färbt [*Greding*, a. a. O. S. 667]. [RAL 1303]

Plötzlich überlaufender, allgemeiner und eben so schnell verschwindender Schweiß [*Rt.* d. j.]. [RAL 1304]

Schweiß, sobald er sich mit dem Bette bedeckt, besonders an den obern Theilen [*Hbg.*]. [RAL 1305]

Nur die mit dem Bette bedeckten Theile schwitzen, Abends. [RAL 1306]

Ganz in der Frühe (um 2, 3 Uhr) nach dem Erwachen Schweiß, wenn man die Arme bedeckt, welcher nachläßt, wenn man sie entblößt. [RAL 1307]

Früh, abwechselnd Schweiß, der aus den Füßen herauf bis ins Gesicht stieg, welches vorzüglich schwitzte; gleich darauf ward es ihr wieder kühl [*Kr.*]. [RAL 1308]

Während der Fieber-Hitze entsteht, wenn die Hände mit dem Bette bedeckt werden, allgemeiner Schweiß, wenn sie aber hervorgezogen werden, allgemeiner Frost. [RAL 1309]

Zittern [*Horst* – *de Launay d'Hermont* – *Eb. Gmelin*, a. a. O.]. [RAL 1310]

Bismuthum subnitricum

***Wismuth* (Bismuthum, Wismuthum) [RAL VI (1827), S. 250–260]**

(Dieß spröde, leicht flüssige, röthlich weiße Metall wird in einer hinreichenden Menge Salpetersäure bis zur Sättigung aufgelöst, die wasserhelle Auflösung in eine ansehnliche – etwa funzig- bis hundertfache – Menge reinen Wassers eingetröpfelt und wohl umgerührt, der niedergefallene, weiße Satz (Wismuth-Oxyd) nach einem Paar Stunden von der darüber stehenden Flüssigkeit durch behutsames Abgießen befreit, dann wird nochmals eben so viel reines, doch mit einigen Tropfen Kali gemischtes Wasser dazu gegossen und der Satz damit wohl umgerührt. Was sich dann nach einigen Stunden wieder niedergesetzt hat, wird nun von der Flüssigkeit befreit durch Abgießen des darüber stehenden Wassers und durch völlige Trocknung des Satzes auf Fließpapier, auch mit übergelegtem Fließpapiere, was mit Gewichten beschwert wird, bis zur vollkommnen Entfernung aller Feuchtigkeit. Völlig getrocknet ist dieß das Wismuth-Oxyd, wovon ein Gran mit hundert Granen Milchzucker eine Stunde lang in einer porcelänenen Reibeschale gerieben wird, unter öftern Aufscharren des am Boden Sitzenden mit einem knöchernen Spatel. Von dieser hundertfachen Pulver-Verdünnung wird abermals ein Gran mit hundert Granen Milchzucker auf gleiche Art eine Stunde lang gerieben, so daß $\frac{1}{10000}$ Gran Wismuth-Oxyd in jedem Grane dieses Pulvers enthalten ist, wovon ein sehr kleiner Theil eines Grans die Gabe zum homöopathischen Gebrauche bildet.)

Schon die wenigen, folgenden Symptome reiner Wirkung des Wismuths auf gesunde Menschen, welche ich vermehrt zu sehen wünschte, werden nützliche homöopathische Anwendung desselben in bedeutenden Krankheits-Zuständen lehren. Unter andern werden sie – z. B. das Symptom (26.) und (43.) – zeigen, wie Lobpreisungen des Wismuth-Kalkes in einer Art Magenschmerz und Magendrücken von *Odier, Carminati, Bonnat* und Andern sich einzig, ihnen unbewußt, auf Homöopathie gründeten und auch die von *Odier* gerühmte Kraft des Wismuth-Oxyds im Herzklopfen bloß auf der eignen Kraft dieser Arznei, starkes Herzklopfen bei Gesunden selbst und eigenthümlich zu erregen, beruhete [m. s. Symptom (46.)]; andrer Hinweisungen zu geschweigen.

Da nun aber diese Tugenden unsers Wismuth-Kalkes rein homöopathisch sind, so sieht man zugleich, wie unrecht die gedachten und andre Aerzte thaten, daß sie in diesen Fällen so große Gaben davon reichten – 1, 2, 6, ja 12 Gran auf die Gabe, zwei, drei, vier und fünfmal täglich – und so aus Unwissenheit das Wohl ihrer Kranken auf's Spiel setzten.

Wie gesagt, und ich nehme die bedächtlichste Beobachtung zum Zeugen: wo Wismuth in dergleichen und andern Fällen angezeigt ist, da vollführt eine einzige Gabe von einem möglichst kleinen Theile einer auf obige Art bereiteten, zehntausendfachen Verdünnung vollkommen die Absicht.

Wismuth

■ Gemüt

◇ Unruhige Verdrießlichkeit: es ist ihm alles zuwider – bald setzt, bald legt er sich, bald geht er herum, bleibt aber nur sehr kurze Zeit in der Lage, weil sie ihm sogleich lästig wird (*C. Th. Herrmann,* in einem Aufsatze). [RAL (93)]

Ueble Laune den ganzen Tag; er war sehr still und wollte nicht reden; Abends heitrer (*Chr. Fr. Langhammer,* in einem Aufsatze). [RAL (94)]

Er ist mürrisch und unzufrieden mit seinem Zustande und beklagt sich darüber. (n. 24 St.) (*Herrmann,* a.a.O.). [RAL (95)]

Er fängt bald dieß, bald jenes an, hält aber bei jeder Sache nur kurze Zeit aus (*Ders.* a.a.O.). [RAL (96)]

Die Einsamkeit ist ihm unerträglich (*Ders.* a.a.O.). [RAL (97)]

■ Schwindel, Verstand und Gedächtnis

Früh, lang anhaltende Düseligkeit. [RAL 1]

◇ Schwindel, Gefühl, als drehte sich das Gehirn im Kreise herum (n. 1 St.) (*Herrmann,* a.a.O.). [RAL (1)]

Schwindel: Empfindung, als drehe sich die vordere Hälfte des Gehirns im Kreise herum, des Tags mehrmals, einige Minuten lang (*Ders.* a.a.O.). [RAL (2)]

Eingenommenheit des Kopfs (*Ders.* a.a.O.). [RAL (3)]

Der Kopf ist zentnerschwer (n. 1 St.) (*Ders.* a.a.O.). [RAL (4)]

■ Kopf

Ein brennend zusammenziehender Schmerz im Kopfe, besonders in der Stirne und in den Augen. [RAL 2]

Ein stetes Wühlen und Bohren in der Stirne, den Augen und der Nase bis zur Nasenspitze herab, wie mit einem stumpfen Instrumente – ein abwechselndes Zusammenziehn und Ausdehnen. [RAL 3]

◇ Heftig drückender Schwerheits-Schmerz in der Stirne, besonders über der Nasenwurzel und in beiden Schläfen, im Sitzen (n. 3½ St.) (*Franz Hartmann,* in einem Aufsatze). [RAL (5)]

Druck und Gefühl von Schwere in der Stirne, bei Bewegung heftiger (*Herrmann,* a.a.O.). [RAL (6)]

Druck und Gefühl von Schwere im Hinterhaupte, bei Bewegung heftiger (*Ders.* a.a.O.). [RAL (7)]

Harter Druck in beiden Schläfen von innen, ungeändert durch Bewegung oder Berührung (n. 2½ St.) (*Ders.* a.a.O.). [RAL (8)]

Dumpf drückendes Ziehen im Kopfe bald hie, bald da, bei Bewegung heftiger (*Ders.* a.a.O.). [RAL (9)]

Dumpfes, drückendes Ziehen im Kopfe bald hie, bald da (*Ders.* a.a.O.). [RAL (10)]

Stumpf schneidender Schmerz im Gehirne, welcher sich über der rechten Augenhöhle anfängt und sich bis zum Hinterhaupte fortzieht (n. 3 Tagen) (*Ders.* a.a.O.). [RAL (11)]

Bohrender Schmerz nach außen, bald im rechten, bald im linken Stirnhügel, bald in beiden zugleich (n. 9 St.) (*Hartmann,* a.a.O.). [RAL (12)]

Reißender Druck in der rechten Schläfe innerlich, doch mehr äußerlich, beim Aufdrücken vermehrt (*Herrmann,* a.a.O.). [RAL (13)]

Zuckend reißender Schmerz im ganzen linken Hinterhaupt-Knochen, heftiger dicht neben dem Scheitelbeine (n. 2½ St.) (*Hartmann,* a.a.O.). [RAL (14)]

Reißender Schmerz in der Stirne über dem rechten innern Augenwinkel und hinten in der Augenhöhle (n. 24 St.) (*Herrmann,* a.a.O.). [RAL (15)]

■ Gesicht und Sinnesorgane

◇ **Druck auf dem rechten Augapfel von vorne nach hinten und von unten nach oben** (n. 10 St.) (*Ders.* a.a.O.). [RAL (16)]

Augenbutter in beiden Augenwinkeln (n. 8½, 10 St.) (*Langhammer,* a.a.O.). [RAL (17)]

Erdfahle Gesichts-Farbe, blaue Ränder um die Augen; die Gesichtszüge sind ganz entstellt, wie wenn er krank gewesen wäre (*Herrmann,* a.a.O.). [RAL (18)]

Ziehender Druck im äußern Gehör Gange des linken Ohres (n. 24 St.) (*Ders.* a.a.O.). [RAL (19)]

Reißender Druck am äußern Ohrknorpel, der sich beim Draufdrücken verlor (n. 4 Tagen) (*Ders.* a.a.O.). [RAL (20)]

Regelmäßig in kleinen Zwischenräumen wiederkehrender Druck am rechten Jochbeine, ungeändert durch Berühren (*Ders.* a.a.O.). [RAL (21)]

■ Mund und innerer Hals

Geschwollenes, wundartig schmerzendes Zahnfleisch – der ganze innere Mund ist so wund empfindlich. [RAL 4]

Ein ziehendes Drücken in den Backzähnen, von den hintern Zähnen nach den vordern zu, mit Zieh-Schmerz in den Backen. [RAL 5]

Früh, Blutgeschmack; der ausgerahkste Schleim ist mit Blut gefärbt. [RAL 6]

◇ **Abends, weißbelegte Zunge, ohne Hitze oder Durst** (n. 7, 12 St.) (*Langhammer,* a. a. O.). [RAL (22)]

Metallartig süßlicht saurer Geschmack auf dem hintern Theile der Zunge (*Herrmann,* a. a. O.). [RAL (23)]

■ **Magen**

◇ **Abends, großer Durst nach kaltem Getränke, ohne Hitze** (n. 6, 12 St.) (*Langhammer,* a. a. O.). [RAL (24)]

Uebelkeit im Magen; es ist, als sollte er sich erbrechen – besonders heftig nach dem Essen (*Herrmann,* a. a. O.). [RAL (25)]

Druck im Magen, besonders nach dem Essen (*Ders.* a. a. O.). [RAL (26)]

■ **Abdomen**

◇ Lautes Knurren in der rechten Bauchseite, im Stehen (n. 2 St.) (*Langhammer,* a. a. O.). [RAL (27)]

Knurren im Unterbauche, ohne Empfindung (*Herrmann,* a. a. O.). [RAL (28)]

Unschmerzhaftes Poltern im Unterbauche (*Ders.* a. a. O.). [RAL (29)]

Häufiger Blähungs-Abgang (*Ders.* a. a. O.). [RAL (30)]

Unbehaglichkeit im Unterbauche, mit Druck bald hie, bald da (n. 8 St.) (*Ders.* a. a. O.). [RAL (31)]

Kneipender Schmerz im Unterbauche, bald hie, bald da (n. 7 St.) (*Ders.* a. a. O.). [RAL (32)]

Kneipender Druck bald hie bald da im Unterbauche, mit Knurren und Poltern (*Ders.* a. a. O.). [RAL (33)]

Kneipender Druck im Unterbauche und Knurren mit Noththun – Empfindung, als müsse er zu Stuhle gehn (*Ders.* a. a. O.). [RAL (34)]

■ **Rektum**

◇ Abends, Stuhlzwang, ohne etwas verrichten zu können (n. 13 St.) (*Langhammer,* a. a. O.). [RAL (35)]

■ **Harnwege**

◇ **Er muß oft, und jedesmal viel uriniren; der Harn ist wässerig** (n. 12 St.) (*Herrmann,* a. a. O.). [RAL (36)]

■ **Geschlechtsorgane**

◇ Drückender Schmerz am rechten Hoden, bei Berührung heftiger (n. 2 St.) (*Ders.* a. a. O.). [RAL (37)]

Nachts, Samenergießung, ohne wohllüstige Träume (*Langhammer,* a. a. O.). [RAL (38)]

■ **Atemwege und Brust**

Beklemmung auf der Brust. [RAL 7]

Ein heißes, brennendes Zusammenziehn der Brust, so daß er schwer athmen und sprechen konnte. [RAL 8]

Husten, welcher ihn Nachts im Schlafe stört, mit vielem Auswurfe – auch eben so viel Husten am Tage. [RAL 9]

Brust- und Rücken-Weh, ein Bohren und Brennen. [RAL 10]

◇ **Feines Stechen im Brustbeine, in der Mitte, vom Ein- oder Ausathmen nicht zu verändern** (n. 8 St.) (*Hartmann,* a. a. O.). [RAL (39)]

Reißen um und neben der linken Brustwarze (n. 2 Tagen) (*Herrmann,* a. a. O.). [RAL (40)]

Bald mehr, bald weniger starker Druckschmerz in der rechten Brust, neben dem Brustbeine, auf einer kleinen Stelle, unverändert beim Ein- und Ausathmen (n. 4 St.) (*Hartmann,* a. a. O.). [RAL (41)]

Harter Druck neben der linken Brustwarze, einwärts nach dem Brustbeine zu (*Herrmann,* a. a. O.). [RAL (42)]

Klemmender Druckschmerz in der Gegend des Zwergfells, quer durch die Brust, ihm Gehen (n. 2 St.) (*Hartmann,* a. a. O.). [RAL (43)]

Fein reißende Stiche in der Gegend beider Brustwarzen (wie oberflächlich in den Lungen und zugleich in den Brustmuskeln), bisweilen beim Ein- und Ausathmen heftiger (*Herrmann,* a. a. O.). [RAL (44)]

(Kneipende Stiche in der Gegend der beiden Brustwarzen, ungeändert durch Ein- und Ausathmen) (*Ders.* a. a. O.). [RAL (45)]

Starker Herzschlag (*Ders.* a. a. O.). [RAL (46)]

Stumpf stechendes Reißen in der Gegend der letzten Ribben (*Ders.* a. a. O.). [RAL (47)]

■ **Rücken und äußerer Hals**

◇ Absetzende Stiche an den letzten falschen Ribben, linker Seite, wo sie sich mit den Rückenwirbeln verbinden (*Ders.* a. a. O.). [RAL (48)]

Im Sitzen, auf der linken Seite des Rückens, Schmerz, wie von vielem Bücken (n. 8 St.) (*Langhammer*, a.a.O.). [RAL (49)]

Scharfer Druck auf dem obern Rande des rechten Schulterblattes und dem Schlüsselbeine (*Herrmann*, a.a.O.). [RAL (50)]

Spannender Druck auf der rechten Seite des Halses, bei den Halswirbeln, in Bewegung und Ruhe (n. 3 St.) (*Ders.* a.a.O.). [RAL (51)]

Empfindung von Muskelzucken in der rechten Seite des Halses (*Ders.* a.a.O.). [RAL (52)]

■ **Extremitäten**

Zittern der Hände, beim Essen bemerkbar. [RAL 11]

◇ Drückendes Reißen im rechten Achselgelenke (*Ders.* a.a.O.). [RAL (53)]

In den vordern Muskeln des linken Oberarms, ein zusammenziehend krampfhafter Schmerz, bei völliger Ruhe des Körpers (n. 24 St.) (*Langhammer,* a.a.O.). [RAL (54)]

Ein (krampfartig) zusammenziehendes Reißen in den Muskeln des rechten Arms (n. 14 St.) (*Ders.* a.a.O.). [RAL (55)]

Lähmiger Druck am rechten Oberarme nach vorne (*Herrmann*, a.a.O.). [RAL (56)]

Harter Druck am linken Vorderarme, mehr nach unten und außen (*Herrmann*, a.a.O.). [RAL (57)]

Lähmig reißender Druck am rechten Vorderarme, nach außen, bald mehr oben, bald mehr unten, welcher bei Bewegung und Berührung sich verlor (*Ders.* a.a.O.). [RAL (58)]

Lähmige Mattigkeit und Schwäche im rechten Arme (*Ders.* a.a.O.). [RAL (59)]

Schneidendes Reißen in den untern, rechten Vorderarm-Muskeln (n. 12 St.) (*Hartmann*, a.a.O.). [RAL (60)]

Ein dröhnender Schmerz in den beiden Knochen des linken Vorderarms, wie zerschlagen (n. 13 St.) (*Ders.* a.a.O.). [RAL (61)]

Lähmig reißender Druck am rechten Vorderarme, besonders heftig in den Handwurzel-Knochen (n. 1 St.) (*Herrmann,* a.a.O.). [RAL (62)]

Reißen in den rechten Handwurzel-Knochen, was sich bei Bewegung verlor (*Ders.* a.a.O.). [RAL (63)]

Empfindung von Schwäche in der Hand, als ob er die Feder nicht halten könnte und zitterte (n. 8 St.) (*Hartmann*, a.a.O.). [RAL (64)]

Empfindlich reißender Schmerz um den rechten äußern Handknöchel herum bis in die Handmuskeln, am heftigsten im Knöchel selbst (n. 11 St.) (*Ders.* a.a.O.). [RAL (65)]

Heftig reißender Schmerz in den linken Handwurzel-Knochen (n. 1½ St.) (*Ders.* a.a.O.). [RAL (66)]

Reißen an den Mittelhand-Knochen des rechten Zeige- und Mittelfingers (n. 11 St.) (*Herrmann,* a.a.O.). [RAL (67)]

Jückend reißender Druck an den innern Knöcheln beider Hände, welcher zum Kratzen reizt (*Ders.* a.a.O.). [RAL (68)]

Feines Reißen in den hintersten Gelenken der linken Finger (*Ders.* a.a.O.). [RAL (69)]

Drückendes Reißen in den Spitzen des vierten und fünften Fingers der rechten Hand (*Herrmann,* a.a.O.). [RAL (70)]

Feines Reißen in den Fingerspitzen der rechten Hand, besonders unter den Nägeln (n. 3 Tagen) (*Ders.* a.a.O.). [RAL (71)]

Absetzendes, feines Reißen im linken Daumen-Ballen (n. 2 St.) (*Ders.* a.a.O.). [RAL (72)]

Absetzender, harter Druck über dem linken Knie-Gelenke, unten am Oberschenkel, nach außen, ungeändert durch Berührung oder Bewegung (*Ders.* a.a.O.). [RAL (73)]

Ziehen von der Mitte der Wade und der vordern Seite des linken Unterschenkels bis in den Fuß herab (*Ders.* a.a.O.). [RAL (74)]

Jückendes Fressen neben den Schienbeinen und an beiden Fußrücken, beim Gelenke, welches durch Kratzen noch heftiger wird; er muß sich blutig kratzen (*Ders.* a.a.O.). [RAL (75)]

Ziehen am rechten äußern Fußknöchel, was durch Bewegung verging (*Ders.* a.a.O.). [RAL (76)]

Reißender Schmerz unterm rechten äußern Fußknöchel, welcher sich jedesmal hinten an der Achill-Senne endigt (n. 9 St.) (*Ders.* a.a.O.). [RAL (77)]

Drückendes Reißen zwischen den zwei letzten, linken Mittelfuß-Knochen, dicht an den Zehen, während des Sitzens (n. 10 St.) (*Hartmann,* a.a.O.). [RAL (78)]

Feines Reißen in der linken Ferse (*Herrmann,* a.a.O.). [RAL (79)]

Reißender Schmerz an der rechten Ferse, neben und an der Achill-Senne (n. 5 St.) (*Ders.* a.a.O.). [RAL (80)]

Drückendes Reißen in der Spitze der rechten, großen Zehe (*Ders.* a.a.O.). [RAL (81)]

Feines Reißen in den hintern Gliedern der linken Zehen (*Ders.* a.a.O.). [RAL (82)]

■ Allgemeines und Haut

◇ Mattigkeit und Abspannung (*Herrmann,* a.a.O.). [RAL (83)]

■ Schlaf, Träume und nächtliche Beschwerden

◇ Beim Arbeiten überfällt ihn eine ungeheure Neigung zum Schlafe – er liest, weiß aber nicht, was; er mußte liegen, wo er sogleich einschlief und lebhaft und verworren träumte, Vormittags (*Ders.* a.a.O.). [RAL (84)]

Früh, einige Stunden nach dem Aufstehen, eine ungeheure Schläfrigkeit; nach Tische aber, wo er in gesunden Tagen bisweilen schlief, war es ihm nicht möglich zu schlafen, mehre Tage über (*Ders.* a.a.O.). [RAL (85)]

Abends, beim Schlummer, heftiges Zusammenfahren, als wenn er fiele (n. 14½ St.) (*Langhammer,* a.a.O.). [RAL (86)]

Nachts, öfteres Erwachen aus dem Schlafe, wie von Schreck (*Ders.* a.a.O.). [RAL (87)]

Nachts, lebhafte, ängstliche Träume (*Ders.* a.a.O.). [RAL (88)]

Nachts, durch wohllüstige Träume verunruhigter Schlaf, ohne, öfterer aber mit Samenerguß (*Ders.* a.a.O.). [RAL (89)]

Er liegt die Nacht auf dem Rücken (*Ders.* a.a.O.). [RAL (90)]

Nachts, öfteres Erwachen mit Müdigkeit (*Ders.* a.a.O.). [RAL (91)]

■ Fieber, Frost, Schweiß und Puls

◇ Fliegende Hitze am ganzen Körper, besonders am Kopfe und auf der Brust, ohne Frost vor oder nachher – früh, bald nach dem Aufstehn (n. 24 St.) (*Herrmann,* a.a.O.). [RAL (92)]

Borax veneta

Borax, Natron (sub) boracicum, Boras natricus,
Borax [CK II (1835), S. 281–307]

Dieses zum Löthen und bei Schmelzungen in technischen Arbeiten gebräuchliche, krystallinische Salz ward aus Ostindien, besonders aus Seen in Thibet in unreiner Gestalt von den Venetianern (daher noch immer der Name *borax veneta*) seit mehren Jahrhunderten, nachgehends von den Holländern auf eine geheim gehaltene Art raffinirt, in den Handel gebracht, in den neuern Zeiten aber mehr von den Franzosen durch einen Zusatz von Natron bereitet, aus einer Art roher Borax-Säure aus warmen Quellen und Seen Toskana's in der Gegend von Sasso gezogen. Der Borax enthält im Hundert 22 Theile Borax-Säure, 32 Theile Natron und 46 Theile Wasser, und ist folglich nicht völlig mit seiner Säure (*acidum boracicum, sal sedativum Hombergii*) gesättigt, die in glänzenden Schuppen erscheint, von wenig sauerm, bitterlichen Geschmacke, und die Prüfung auf ihre reinen, gewiß wichtigen Symptome noch erwartet.

In der Hausmittel-Praxis ward der Borax schon seit langer Zeit in Auflösung gegen Mund-Schwämmchen der Kinder und zur Beförderung der Wehen bei Kreisenden empirisch angewendet.

Antidote sind: **Coffea cruda** gegen die Schlaflosigkeit und Kopfbeschwerden; **Chamille** gegen die Schmerzen der Backen-Geschwulst. Wein verschlimmert die Beschwerden, besonders die der Brust, und **Essig** bringt Beschwerden, die schon beseitigt waren, neuerdings wieder hervor, besonders das Stechen in der Brust.

Die mit *Sr.* bezeichneten Symptome sind vom Herrn *Dr. Schréter* in Ungarn an mehren Personen beobachtet.

Borax veneta

■ Gemüt

Große Aengstlichkeit mit großer Schläfrigkeit; die Aengstlichkeit nahm zu bis 11 Uhr Abends, wo die Person taumlich und schläfrig ward und einschlief. [CK 1]

Aengstlichkeit mit Schwäche, Zittern in den Füßen und Herzklopfen (beim Mesmeriren) (d. 3. T.) (*Sr.*). [CK 2]

Aengstlichkeit mit Kollern im Leibe (n. 10 St.) (*Sr.*). [CK 3]

Sehr ängstlich beim schnellen Herabfahren von einem Berge, ganz wider seine Gewohnheit; es ist, als sollte es ihm den Athem benehmen (d. ersten 5 Wochen.) (*Sr.*). [CK 4]

Dem Kinde wird es beim Tänzeln ängstlich; wenn man es in den Armen wiegt, macht es beim Herabbewegen ein sehr ängstliches Gesicht (d. ersten 3 Wochen.) (*Sr.*). [CK 5]

Scheu und Furcht vor Ansteckung. [CK 6]

Schreckhaft, über einen weit entfernten Schuß fährt er und sie zusammen (*Sr.*). [CK 7]

Schreckhaft, ein ängstliches Schreien macht, daß ihm der Schreck in alle Glieder fährt (n. 4 W.) (*Sr.*). [CK 8]

Der Säugling erschrickt stark über Räuspern und Niesen (*Sr.*). [CK 9]

Reizbarkeit bei einem wichtigen Geschäfte (d. 8. T.) (*Sr.*). [CK 10]

Sehr ernst (d. 1. T.) (*Sr.*). [CK 11]

Mißmuthig und ärgerlich (d. 2. T.) (*Sr.*). [CK 12]

Das Kind ist verdrießlich, weint und schreit wider Gewohnheit (d. ersten Tage.) (*Sr.*). [CK 13]

Sehr verdrießlich, Nachmittags 4 Uhr, und ärgerlich, wenn er auch vorher gut aufgelegt war, und er macht den Leuten dann wegen Kleinigkeiten Vorwürfe, viele Tage lang (n. 8 T.) (*Sr.*). [CK 14]

Heftig, ärgerlich, übelnehmend (d. ersten T.) (*Sr.*). [CK 15]

Heftig, er schimpft und flucht über Kleinigkeiten (d. ersten Tage.) (*Sr.*). [CK 16]

Er ärgert sich nicht und ist gleichgültig gegen Sachen, die ihn sonst stark verdrossen (Heilwirkung.) (n. 15 T.) (*Sr.*). [CK 17]

Das Kind weint periodenweise sehr heftig, hört nach einigen Minuten auf und ist dann sehr freundlich und lacht (*Sr.*). [CK 18]

Sehr heiter, lustig, zärtlich, mit Lust und Liebe zu allen Geschäften, Vormittags (d. 6. T.) (*Sr.*). [CK 19]

Unlust zur Arbeit, er macht nur, was er gerade machen muß, wie gezwungen (d. ersten 5 Wochen.) (*Sr.*). [CK 20]

Er trödelt Nachmittags nur herum, ohne daß er wirklich zu einer Arbeit kommt, geht von einem Geschäfte zum andern, aus einem Zimmer in das andere, ohne bei **einem** Gegenstande zu bleiben (*Sr.*). [CK 21]

Freude und Lust zu seinen Geschäften (Heilwirkung.) (n. 5 Wochen.) (*Sr.*). [CK 22]

■ Schwindel, Verstand und Gedächtnis

Die Gedanken verloren sich einige Mal (d. 4. T.) (*Sr.*). [CK 23]

Er muß lange nachdenken, bis er alles weiß, was er den Tag über gethan hat, und es wird ihm lange nicht deutlich, ob er gestern oder heute an einem Orte gewesen sey (n. 6 T.) (*Sr.*). [CK 24]

Schwindel-Anfälle mit Verlust der Geistes-Gegenwart (d. 3. T.) (*Sr.*). [CK 25]

Schwindel, früh, im Bette (n. 5 T.) (*Sr.*). [CK 26]

Schwindel, Abends, beim Spazieren, als wenn ihn Jemand von der rechten Seite auf die linke stieße (d. 5. T.) (*Sr.*). [CK 27]

Schwindelicht und voll in der Stirne, früh, daß er gleich seine Laune verliert (d. 4. T.) (*Sr.*). [CK 28]

Schwindel und Vollheit im Kopfe, beim Ersteigen eines Berges oder der Treppe (d. 5. T.) (*Sr.*). [CK 29]

Vollheit im Kopfe und Druck um die Augen, als wenn man sie festhielte, daß sie sich kaum bewegen können (*Sr.*). [CK 30]

Vollheit im Kopfe und Druck im Kreuze, beim Sitzen; zugleich Schläfrigkeits-Empfindung in den Augen (n. 17 T.) (*Sr.*). [CK 31]

Vollheit im Kopfe, früh, mit Mangel an klaren Ideen und Gegenwart des Geistes, so daß er nichts Geistiges arbeiten konnte und auch keine Lust dazu hatte; nach Gehen im Freien wurde es besser, doch spürte er nachher eine große Schwäche in den Füßen und Gelenken (d. 2. T.) (*Sr.*). [CK 32]

Schwere des Kopfes (d. ersten Tage.) (*Sr.*). [CK 33]

Leichter, heiterer Kopf (d. 6. T.) (*Sr.*). [CK 34]

■ Kopf

Kopfweh im Scheitel und in der Stirne, Abends (d. 2. T.) (*Sr.*). [CK 35]

Kopfschmerz mit Eingenommenheit des ganzen Kopfes, und Stechen im linken Ohre, Abends (d. 1. T.) (*Sr.*). [CK 36]

Kopfweh in der Stirne, mit Stechen im linken Ohre und in einem hohlen Stockzahne linker Seite, unten, Abends (d. 14. T.) (*Sr.*). [CK 37]

Weh im ganzen Kopfe, mit Uebelkeit, Brecherlichkeit und Zittern am ganzen Körper, früh, 10 Uhr, bei zwei weiblichen Versuchs-Personen zugleich (d. 2. T.) (*Sr.*). [CK 38]

Drückender Kopfschmerz über den Augen, beim Gehen im Freien bald vergehend (d. 4. T.) (*Sr.*). [CK 39]

Drücken über den Augen von Zeit zu Zeit (n. 10 T.) (*Sr.*). [CK 40]

Dumpf drückender Kopfschmerz, früh, besonders in der Stirne (d. ersten Tage.) (*Sr.*). [CK 41]

Dumpfes Drücken in der Stirne (n. 6 T.) (*Sr.*). [CK 42]

Drückend ziehender Kopfschmerz in der Stirne, über den Augen und gegen die Nasenwurzel zu, zuweilen bis in den Nacken ziehend; beim Bücken drückt es stark an's Stirnbein, und beim Schreiben und Lesen wird der Schmerz viel heftiger, mit Drücken in der Milzgegend (d. 6. T.) (*Sr.*). [CK 43]

Ziehender Schmerz in der Stirne gegen die Augen zu (d. 4. T.) (*Sr.*). [CK 44]

Zuckender Schmerz in der Stirne, mit Uebelkeit und Reißen in beiden Augäpfeln, Nachmittags (d. 1. T.) (*Sr.*). [CK 45]

Reißen auf dem Scheitel, Vormittags, mit starkem Ohrensausen (n. 8 T.) (*Sr.*). [CK 46]

Reißen in der linken Hälfte des Kopfes, von einem hohlen Zahne aus (d. 4 T.) (*Sr.*). [CK 47]

Stechen von der rechten Schläfe in die linke Stirnhälfte (*Sr.*). [CK 48]

Stiche, flüchtige in der linken Kopfseite im Scheitel, denen später flüchtige Stiche in den Geschlechtstheilen und die Nacht darauf geile, ekelhafte Träume folgten, bei einer verheiratheten Frau (d. 1. T) (*Sr.*). [CK 49]

Stechendes Kopfweh über den Augen und in den Schläfen, unter abwechselnder Hitze und Kälte, so daß sie bald ganz heiße, bald ganz blaue Hände hatte, und mit Stechen in den geschwollenen Halsdrüsen, die darauf weicher und kleiner wurden (d. 14. T.) (*Sr.*). [CK 50]

Stechen tief im rechten Theile des Kopfes, mit Eiter-Ausfluß aus dem rechten Ohre und so heftigem Stechen, daß er den Kopf unwillkürlich zurückzog; dabei im linken Ohre ein Kitzel, wie vor Ausfluß, und nachgehends sehr scharfes Gehör darauf (n. 32 T.) (*Sr.*). [CK 51]

Drückendes Stechen in der rechten Schläfe (n. 11 T.) (*Sr.*). [CK 52]

Taktmäßig drückendes, stumpfes Stechen in die rechte Schläfe hinein (n. 40 T.) (*Sr.*). [CK 53]

Bohren auf einer kleinen Stelle neben dem Scheitel (n. 20 T.) (*Sr.*). [CK 54]

Klopfen in beiden Schläfen (n. 4 T.) (*Sr.*). [CK 55]

Klopfen in der Stirn (*Sr.*). [CK 56]

Klopfender Kopfschmerz in beiden Schläfen, besonders in der rechten (n. 16 T.) (*Sr.*). [CK 57]

Klopfendes Kopfweh im Hinterhaupte, als ob etwas dort eitern wollte, mit Schauder über den ganzen Körper; die ganze Nacht und den folgenden Tag hindurch (n. 2 T.) (*Sr.*). [CK 58]

Pulsirendes Heraufdrängen des Blutes im Hinterhaupte (n. 16 T.) (*Sr.*). [CK 59]

Heißer Kopf des Säuglings, mit heißem Munde und heißen Handflächen (d. 4. 5. 6. 7. T.) (*Sr.*). [CK 60]

Wie bei einem Weichselzopfe verwickeln sich die Haare des Kindes an den Spitzen und kleben da zusammen, daß man sie nicht auseinander bringen kann, und schneidet man diese Büschel ab, so verwickeln sie sich doch wieder auf's neue, 10 Wochen lang (*Sr.*). [CK 61]

Empfindlichkeit des äußeren Kopfes gegen die Kälte und Witterung. [CK 62]

■ **Augen**

In den Augen, Empfindung, als wenn etwas hineindringen wollte, durch Reiben vergehend (d. 7. T.) (*Sr.*). [CK 63]

Gefühl im rechten Augenlide, während des Sitzens, als wenn etwas von innen herausdringen wollte, zwischen der Haut von der Schläfe her; darauf gleich Druck um die Augen herum (d. 4. T.) (*Sr.*). [CK 64]

Druckschmerz im obern Augenlide, beim Oeffnen des Auges (*Sr.*). [CK 65]

Drücken im rechten Auge, sehr schmerzhaft, als wenn es in die Augenhöhle hineingedrückt würde, früh (n. 5 Wochen.) (*Sr.*). [CK 66]

Schneiden im linken Auge, der Länge nach, plötzlich kommend und vergehend (n. 37 T.) (*Sr.*). [CK 67]

Reißen in beiden Augäpfeln, mit Zucken in der Stirne und Uebelkeit, Nachmittags (*Sr.*). [CK 68]

Stiche im linken Auge, Abends (d. 3. T.) (*Sr.*). [CK 69]

Stechen im Augapfel, mit Zusammenziehen des oberen Lides (n. 8 T.) (*Sr.*). [CK 70]

Jücken im innern Augenwinkel, daß sie oft reiben muß (d. ersten Tage.) (*Sr.*). [CK 71]

Jücken in den Augen, mit Gefühl zuweilen, als wenn Sand darin wäre (n. 4 T.) (*Sr.*). [CK 72]

Wundheit in den äußern Augenwinkeln (n. 5 W.) (*Sr.*). [CK 73]

Brennen in den Augen und augenblickliches Zusammenziehen derselben, sobald er nur die Brille aufsetzt (n. 6 T.) (*Sr.*). [CK 74]

Drückendes Brennen im rechten Auge, Nachmittags (n. 3 T.) (*Sr.*). [CK 75]

Der Säugling wird beim Weinen ganz roth um die Augen herum (n. 4 T.) (*Sr.*). [CK 76]

Die Wimpern kehren sich in das Auge hinein und entzünden es, besonders im äußern Winkel, wo die Lid-Ränder ganz **wund sind** (n. 6 W.) (*Sr.*). [CK 77]

Entzündung des rechten Auges im äußeren Winkel, mit Unordnung der Wimpern und Zukleben des Auges bei Nacht (n. 35 T.) (*Sr.*). [CK 78]

Entzündung des linken Auges im innern Winkel, mit nächtlichem Zukleben (d. ersten Tage.) (*Sr.*). [CK 79]

Entzündung der Augenlid-Ränder, beim Säuglinge; er reibt sich die Augen und über Nacht kleben sie zu (d. ersten Tage.) (*Sr.*). [CK 80]

Nachts sind die Augen mit ganz harter, trockner Augenbutter verklebt, welche die Augen, wie Sand, reizt (n. 5 W.) (*Sr.*). [CK 81]

Früh sind die Augen verklebt und thränen (n. 5 T.) (*Sr.*). [CK 82]

Thränen der Augen (n. 8 T.) (*Sr.*). [CK 83]

Abends kann sie die Augenlider schwer schließen, und früh nur mit Mühe öffnen (n. 5 W.) (*Sr.*). [CK 84]

Flimmern vor den Augen, früh, beim Schreiben, daß er nichts deutlich sieht; es sind wie helle, sich bewegende Wellen, bald von der rechten zur linken Seite, bald von oben herab; mehre Morgen nach einander (n. 24 T.) (*Sr.*). [CK 85]

Verdunkelung vor dem linken Auge, Abends; sie mußte sich sehr anstrengen und sah doch nichts (d. 9. T.) (*Sr.*). [CK 86]

Empfindlichkeit der Augen gegen das Kerzenlicht, Abends (n. 3 T.) (*Sr.*). [CK 87]

■ Ohren

Ohrschmerz, ein empfindlicher Druck hinter dem rechten Ohre (n. 6 T.) (*Sr.*). [CK 88]

Stechen in den Ohren (n. 6 W.) (*Sr.*). [CK 89]

Stechen in den Ohren, beim kalt Waschen, früh (n. 3 T.) (*Sr.*). [CK 90]

Stechen im linken Ohre, bei ungewöhnlich frühem Erwachen (d. 4. T.) (*Sr.*). [CK 91]

Stechen im linken Ohre, bei zwei Versuchs-Personen (n. 14 T.) (*Sr.*). [CK 92]

Jücken im linken Ohre, und nach Entfernen des Ohrschmalzes, Wundheits-Schmerz darin; Abends beim Spazieren; zugleich eine Art Stechen in der linken Halsseite (d. 19. T.) (*Sr.*). [CK 93]

Wundheits-Schmerz im Ohre, beim Hineinbohren mit dem Finger (n. 32 T.) (*Sr.*). [CK 94]

Entzündliche, heiße Geschwulst beider Ohren, mit Ausfluß von Eiter aus denselben (d. 27. T.) (*Sr.*). [CK 95]

Eiter-Ausfluß aus den Ohren, unter stechenden Kopfschmerzen (n. 32 T.) (*Sr.*). [CK 96]

Eiter-Ausfluß aus beiden Ohren, nach vorgängigem Jücken am Hinterhaupte (d. 19. T.) (*Sr.*). [CK 97]

Ein vorhandener Ausfluß aus den Ohren hört auf (Heilwirkung.) (*Sr.*). [CK 98]

Schmatzen im linken Ohre, als wäre eine dicke Schmiere darin, die das Ohr verstopfe, das sich dann wieder öffnet, Abends (d. 10. T.) (*Sr.*). [CK 99]

Plötzlich wie verhüllt oder verstopft im Ohre. [CK 100]

Taubhörigkeit auf dem linken Ohre, bei einem fünfjährigen Kinde (d. 9. T.) (*Sr.*). [CK 101]

Klingeln und Pfeifen im rechten Ohre, das nachher in Sausen übergeht (n. 20 T.) (*Sr.*). [CK 102]

Läuten und Sausen im rechten Ohre (d. 8. T.) (*Sr.*). [CK 103]

Brausen in den Ohren und viel schwereres Gehör (d. 18. u. 19. T.) (*Sr.*). [CK 104]

Rauschen im linken Ohre, wie vom Sturme (d. 3. 4. T.) (*Sr.*). [CK 105]

Dumpfes Trommeln im linken Ohre, wie über einer unterirdischen Wölbung (n. 14 T.) (*Sr.*). [CK 106]

■ Nase

In der Nase Jücken und Kriebeln; er muß mit dem Finger hineinfahren (n. 12 T.) (*Sr.*). [CK 107]

Der Säugling reibt sich mit den Händen stark die Nase, und darauf die Augen (n. 15 T.) (*Sr.*). [CK 108]

Geschwür im linken Nasenloche, vorn oben gegen die Spitze zu, mit Wundheits-Schmerz und Geschwulst der Nasenspitze (d. 10. T.) (*Sr.*). [CK 109]

(Rothe und glänzende Geschwulst der Nase, mit klopfender und spannender Empfindung.) [CK 110]

Viel trockne Krusten in der Nase, die nach Entfernung mit dem Finger sich immer wieder erzeugen (n. 16 T.) (*Sr.*). [CK 111]

Beim Schnauben geht gewöhnlich etwas Blut mit ab, nach vorgängigem Jücken in der Nase (n. 18 T.) (*Sr.*). [CK 112]

Bluten der Nase (n. 25 T.) (*Sr.*). [CK 113]

Nasenbluten, früh, und Abends pulsirender Kopfschmerz (n. 6 T.) (*Sr.*). [CK 114]

■ **Gesicht**

Gesichts-Farbe des Säuglings elend, blaß, erdfahl (d. ersten Tage.) (*Sr.*). [CK 115]

Dumpfes Reißen in der linken Wange, von einem hohlen Zahne aus, mit Drücken in der Stirn und in beiden Augäpfeln (n. 4 T.) (*Sr.*). [CK 116]

Gefühl auf der rechten Seite des Gesichtes, am Munde, als ob sich Spinnweben angelegt hätten (*Sr.*). [CK 117]

Zucken der Muskeln in der Nähe des rechten Mundwinkels, einige Mal (*Sr.*). [CK 118]

Brennende Hitze und Röthe der linken Backe (n. 4 T.) (*Sr.*). [CK 119]

Rothlauf im Gesichte (n. 34 T.) (*Sr.*). [CK 120]

Geschwulst, Hitze und Röthe der Wange mit reißenden Schmerzen im Jochbeine und großen Schmerzen in der Geschwulst beim Lachen (n. 31, 33 T.) (*Sr.*). [CK 121]

Geschwulst des Gesichtes, mit Ausschlags-Blüthen auf der Nase und den Lippen (d. ersten Tage.) (*Sr.*). [CK 122]

Ausschlags-Blüthen im Gesichte (n. 4 T.) (*Sr.*). [CK 123]

Rothe Ausschlags-Blüthen auf den Wangen und um das Kinn, beim Säuglinge (n. 5 W.) (*Sr.*). [CK 124]

Der Mund des Säuglings ist ganz heiß (*Sr.*). [CK 125]

In den Mundwinkeln Schmerz, als wollten sie geschwürig werden (n. 20 T.) (*Sr.*). [CK 126]

Auf den Lippen, Kriechen, wie von Käfern (d. 2. T.) (*Sr.*). [CK 127]

Brennen an der Oberlippe, unter dem linken Nasenloche, früh im Bette (d. 7. T.) (*Sr.*). [CK 128]

Brennender Schmerz in der Unterlippe, bald vorübergehend, Abends (d. 3. T) (*Sr.*). [CK 129]

Erbsengroße, rothe, entzündete Geschwulst an der Unterlippe, die bei Berührung wund brennend schmerzt (n. 41 T.) (*Sr.*). [CK 130]

Große Schwindenflecke um den Mund herum, und die Oberlippe ward, nach brennender Hitze, sehr grindig. [CK 131]

■ **Mund und innerer Hals**

Zahnweh in einem obern hohlen Zahne, mit Geschwulst der Wange, die bei Berührung spannend schmerzt (n. 7 T.) (*Sr.*). [CK 132]

Zahnweh in hohlen Zähnen, dumpf greifend, bei nasser, regnichter Witterung, bei fünf Versuchs-Personen (*Sr.*). [CK 133]

Zusammenziehendes Greifen in einem hohlen Zahne (n. 4 T.) (*Sr.*). [CK 134]

Reißen und Greifen in einem oberen hohlen Zahne, welcher länger zu seyn scheint, daß sie nicht darauf beißen oder die Zähne zusammenbringen kann; dabei das Zahnfleisch entzündet und geschwollen, als wenn ein Zahngeschwür entstehen wollte; Abends verbreitete sich der Schmerz auch in die unteren Zähne und verging erst beim Einschlafen (n. 4. T.) (*Sr.*). [CK 135]

Reißen aus den hohlen Zähnen bis in den halben Kopf, wenn sie dieselben mit der Zunge anrührt, oder kaltes Wasser in den Mund nimmt (*Sr.*). [CK 136]

Drücken in den hohlen Zähnen, bei schlechter Witterung (n. 40 T.). [CK 137]

Dumpf drückendes Bohren in einem hohlen Zahne, Abends in kühler Luft (d. ersten Tage.) (*Sr.*). [CK 138]

Drückend wühlender Zahnschmerz, nach jedem Abendessen und Frühstück sich einstellend, und durch Tabakrauchen gebessert; mehre Tage lang (n. 40 T.) (*Sr.*). [CK 139]

Ziehschmerz in den Zähnen. [CK 140]

Stechendes Zahnweh in einem untern linken hohlen Backenzahne, mit Stechen im linken Ohre und Kopfweh in der Stirne, Abends (n. 14 T.) (*Sr.*). [CK 141]

Feines, aussetzendes Stechen in allen Zähnen, am meisten in einem hohlen Backenzahne, links unten (d. 2. T.) (*Sr.*). [CK 142]

Krabbeln und Kitzeln in den obern und untern Schneide-Zähnen und darauf Speichel-Zusammenlaufen im Munde (n. 7 T.) (*Sr.*). [CK 143]

Ein Stückchen eines hohlen Zahnes brach ihr von selbst ab (n. 6 T.) (*Sr.*). [CK 144]

Die Zähne sind wie zu lang (d. ersten Tage.) (*Sr.*). [CK 145]

Das Zahnfleisch der oberen Zähne blutet, ohne sonstige Schmerzen (n. 6 T.) (*Sr.*). [CK 146]

Geschwulst des Zahnfleisches, drei Tage hindurch, mit Drücken in den hohlen Zähnen, bei schlechter Witterung (n. 40 T.) (*Sr.*). [CK 147]

Entzündete, hohe Geschwulst an der äußern Seite des Zahnfleisches, die stark schmerzt (Zahnfleisch-Geschwür), unter dumpfen Schmerzen in einem hohlen Zahne, mit Geschwulst der Wange und ganzen linken Gesichtsseite, bis unter das Auge, wo dieselbe zu einer wässerichten Blase erhoben ist (Riechen an Chamille beseitigte die Schmerzen) (n. 36 T.) (*Sr.*). [CK 148]

Im Munde schleimig (d. ersten Tage.) (*Sr.*). [CK 149]

Schwämmchen im Munde (n. 4 W.) (*Sr.*). [CK 150]

Ein Schwämmchen im Innern der Backe, welches beim Essen blutet (n. 30 T.) (*Sr.*). [CK 151]

Schwämmchen auf der Zunge (n. 33 T.) (*Sr.*). [CK 152]

Auf der Zunge rothe Bläschen, als wenn die Haut abgezogen wäre; sie schmerzen bei jeder Bewegung der Zunge, und wenn etwas Gesalzenes oder Scharfes darauf kommt (n. 5 W.) (*Sr.*). [CK 153]

Trockenheit der Zunge, Nachmittags (d. 3. T.) (*Sr.*). [CK 154]

Krampf in der Zunge, wie Steifigkeit und Eingeschlafenheit, daß der Athem dadurch gehemmt wurde (*Sr.*). [CK 155]

Der Gaumen des Säuglings ist wie in Runzeln zusammengezogen, und er schreit öfters beim Saugen (n. 4 W.) (*Sr.*). [CK 156]

Die Schleimhaut des Gaumens ist vorn wie verbrannt zusammengeschrumpft, und schmerzt vorzüglich beim Kauen, einige Tage lang (n. 6 T.) (*Sr.*). [CK 157]

Im Halse Trockenheit (d. 5. T.) (*Sr.*). [CK 158]

Rauh im Halse, als wäre ein Reibeisen darin (*Sr.*). [CK 159]

Brennen im Halse, das ihn zum Speichel-Schlucken nöthigt, wobei es schmerzt (d. 9. T.) (*Sr.*). [CK 160]

Viel Schleim sammelt sich im Halse, den er ausrachsen muß (*Sr.*). [CK 161]

Zäher Schleim im Halse, der sich schwer löst (n. 18 T.) (*Sr.*). [CK 162]

Zäher, weißlicher Schleim im Rachen, der sich erst nach vieler Anstrengung ablöst, viele Tage lang (n. 5 T.) (*Sr.*). [CK 163]

Viel zäher Schleim im Halse, den er mit solcher Anstrengung ausrachsen muß, daß es zum Erbrechen kommt (n. 6 T.) (*Sr.*). [CK 164]

Schleim-Rachsen, früh; der Schleim geht leicht weg, in Klümpchen (*Sr.*). [CK 165]

Grünen, lockeren Schleim rachst er aus dem Halse aus (n. 12 T.) (*Sr.*). [CK 166]

Ein mit Blutstreifen überzogenes Stückchen Schleim wird ausgerachst (n. 9 T.) (*Sr.*). [CK 167]

Der Geschmack im Munde ist fade und lätschig (n. 5 T.) (*Sr.*). [CK 168]

Bitter im Munde; wenn sie etwas ißt oder Speichel schluckt, ist ihr alles bitter (d. 2. T.) (*Sr.*). [CK 169]

Sie hat keinen Geschmack, wenn sie etwas ißt, einige Wochen lang (n. 8 T.) (*Sr.*). [CK 170]

■ **Magen**

Durst, früh; er muß viel trinken (n. 14 T.) (*Sr.*). [CK 171]

Appetit zum Essen viel geringer, als sonst (n. 5 T.) (*Sr.*). [CK 172]

Wenig Hunger und geringer Appetit (d. ersten 5 Wochen.) (*Sr.*). [CK 173]

Verminderung des Hungers und Appetits, oft jedoch Hunger, ohne wirklichen Appetit (n. 5 T.) (*Sr.*). [CK 174]

Er hat wenig Appetit, besonders zum Nachtessen (n. 8 T.) (*Sr.*). [CK 175]

Abends hat sie wenig Appetit, einige Wochen hindurch (n. 8 T.) (*Sr.*). [CK 176]

Kein Appetit zu Mittag (d. 12. T.) (*Sr.*). [CK 177]

Er ißt sehr wenig (*Sr.*). [CK 178]

Die Suppe schmeckt zu Mittag nicht und erregte Schweiß (d. 8. T.) (*Sr.*). [CK 179]

Ekel gegen das Essen, zu Mittag, mit Kälte, ziehendem Kopfweh und Leibschmerzen, was sich nach dreimaligem Durchfalle gab (n. 20 T.) (*Sr.*). [CK 180]

Zum Tabakrauchen keine Lust mehr (d. 2. T.) (*Sr.*). [CK 181]

Nach dem Tabakrauchen Gefühl, wie zum Durchfalle (d. 6. T.) (*Sr.*). [CK 182]

Vermehrter Appetit zum Frühstücke (n. 4 T.) (*Sr.*). [CK 183]

Viel Appetit, Abends. [CK 184]

Verlangen auf saure Getränke (d. 14. u. 15. T.) (*Sr.*). [CK 185]

Während der Mahlzeit eine Unruhe des ganzen Körpers, mit Uebelkeit, so daß er nur mit Zwang essen konnte; Ausstrecken nach rückwärts verschaffte ihm Erleichterung (n. 20 T.) (*Sr.*). [CK 186]

Während des Essens, Uebelkeit (d. 19. T.) (*Sr.*). [CK 187]

Nach jedem Essen, Blähungs-Auftreibung (n. 5 T.) (*Sr.*). [CK 188]

Nach dem Essen, das ihm sehr gut schmeckte, stark aufgebläht, unbehaglich, unwohl und verdrießlich; Abends, beim Gehen im Freien etwas erleichtert (n. 41 T.) (*Sr.*). [CK 189]

Nach dem Abendessen, aufgetriebner Unterleib (d. 5. T.) (*Sr.*). [CK 190]

Nach Genuß von Aepfeln mit Schöpsenfleisch, Vollheit im Magen, mit Verdrießlichkeit und übler Laune, und einer Vollheit im Kopfe, als wenn sich das Blut mit Gewalt hineinpreßte (d. 19. T.) (*Sr.*). [CK 191]

Nach Genuß von Birnen, besonders, früh, oder Vormittags, Druck in der Herzgrube, mit Unbehagen (*Sr.*). [CK 192]

Gleich nach dem Essen, Schmerz im Leibe, wie zum Durchfalle, der nach dem Mittagsschlafe vergeht (d. 2. T.) (*Sr.*). [CK 193]

Nach dem Mittagessen, Kollern im Leibe und Durchfall (d. 3. T.) (*Sr.*). [CK 194]

Gleich nach Tische, Durchfall, mit Schwäche in den Gelenken und Beinen, was nach dem Gehen sich bessert (d. 1. T.) (*Sr.*). [CK 195]

Bald nach dem Frühstücke, Schneiden im rechten Hypochonder, quer durch den Bauch nach abwärts, darauf Durchfall, und zwar plötzliches Entleeren auf einmal (d. 3. T.) (*Sr.*). [CK 196]

Nach dem Frühstücke, Durchfall, 4 Mal nach einander (d. 4. T.) (*Sr.*). [CK 197]

Schlucksen, nach dem Essen (n. 8 T.) (*Sr.*). [CK 198]

Arges Schlucksen, daß der Hals davon rauh wird. [CK 199]

Der Säugling schluckst sehr oft (*Sr.*). [CK 200]

Uebelkeit und wenig Appetit (d. 4. T.) (*Sr.*). [CK 201]

Uebelkeit und Unwohlseyn, wie zum Ohnmächtigwerden, früh (d. 6. T.) (*Sr.*). [CK 202]

Oft so übel und flau, Nachmittags (n. 12 T.) (*Sr.*). [CK 203]

Uebelkeit im Magen, mit Schmerz im Brustbeine, von 3 Uhr Nachmittags bis Abends, mehre Tage hinter einander (n. 5 T.) (*Sr.*). [CK 204]

Uebelkeit mit zeitweisem Drange zum Erbrechen (d. 5. T.) (*Sr.*). [CK 205]

Uebelkeit früh, mit Brechreiz; nach dem Mittagessen vergehend (d. 6. T.) (*Sr.*). [CK 206]

Uebelkeit zum Erbrechen, im Fahren (d. 1. T.) (*Sr.*). [CK 207]

Uebelkeit, gleich nach dem Erwachen, mit großem Reize zum Erbrechen, was aber nicht erfolgen will, bis er etwas Wasser trinkt, worauf er mit vieler Anstrengung eine große Menge Schleim und zuweilen etwas Bitteres erbricht (n. 17 T.) (*Sr.*). [CK 208]

Uebelkeit mit nachfolgendem Schleim-Erbrechen, unter Hitze und schnellem, fieberhaften Pulse (n. 23 T.) (*Sr.*). [CK 209]

Erbrechen sauren Schleimes, nach dem Frühstücke (von Cacao) (d. 2. T.) (*Sr.*). [CK 210]

Im Magen, Schmerz, wie bei schlechter Verdauung, bei äußerem Drucke auf die Herzgrube (d. 2. T.) (*Sr.*). [CK 211]

Schmerz in der Magen-Gegend, nach Heben von etwas Schwerem; der Schmerz ging bis in das Kreuz, wo er stechend wurde, und so, daß sie sich die ganze Nacht nur unter Schmerzen wenden konnte; früh war es besser (2 Tage vor der Regel) (d. 13. T.) (*Sr.*). [CK 212]

Drücken im Magen, nach jedem Essen (d. ersten Tage.) (*Sr.*). [CK 213]

Druck in der Herzgrube, der sich beim Gehen verlor (*Sr.*). [CK 214]

Drückendes Stechen in der Herzgrube, mit Brustbeklemmung, die ihn zum tief Athmen nöthigt, was er aber nicht kann, wegen scharf zusammenkneipenden Schmerzes in der rechten Brustseite (*Sr.*). [CK 215]

Zusammenziehender Schmerz in der Magengegend, alle Tage, von 4 Uhr früh, bis 12 Uhr Mittags, ein Zusammenwickeln, das dann in den Rückgrat übergeht und da Stechen macht; mehre Tage hindurch (*Sr.*). [CK 216]

Zusammenziehen in der Herzgrube (d. 6. T.) (*Sr.*). [CK 217]

■ **Abdomen**

Im Hypochonder der linken Seite, wie ein starker Druck mit der Hand, beim Fahren auf einem Wagen ohne Federn (*Sr.*). [CK 218]

Im linken Hypochonder, nach dem Mittagsschlafe, ein Druck von der letzten Ribbe bis zum Hüftbeine, der sich bei äußerem Drucke vermehrt, bis Abends (d. 2. T.) (*Sr.*). [CK 219]

Druckschmerz im linken Hypochonder, als läge ein Stein daselbst, während des Tanzens; bei fortgesetztem Tanzen verging es (n. 15 T.) (*Sr.*). [CK 220]

Empfindlicher Druck in der Milzgegend (d. 1. T.) (*Sr.*). [CK 221]

Druck und zuweilen Brennen, mit Gefühl im linken Hypochonder, beim Tiefathmen, als zöge etwas aus der Milz-Gegend in die Brust herauf, was sich beim Ausathmen wieder herunter senkte (n. 6 T.) (*Sr.*). [CK 222]

Schneiden im linken Hypochonder, im Schnellgehen, als wenn ein hartes, scharfes, bewegliches Stück da wäre, mit Gefühl im Unterleibe, als wenn da lauter harte Stücke wären, die unter einander gingen (d. 6. T.) (*Sr.*). [CK 223]

In der Nieren-Gegend, Drücken und Stechen, beim Umwenden vermehrt (n. 3 T.) (*Sr.*). [CK 224]

Stiche in der rechten Lenden-Gegend, beim Bücken vermehrt, früh, beim Spazieren; beim Niedersetzen ließ es nach (d. 1. T.) (*Sr.*). [CK 225]

Bauchweh, einige Mal den Tag über, als sollte Durchfall erfolgen (*Sr.*). [CK 226]

Schwäche im Unterleibe (d. 4. T.) (*Sr.*). [CK 227]

Grimmendes Bauchweh, mit Schauder und Gänsehaut (n. 6 T.) (*Sr.*). [CK 228]

Kneipen im Leibe zu verschiedenen Zeiten (*Sr.*). [CK 229]

Kneipendes, zusammenziehendes Leibweh über dem Nabel, daß sie sich zusammenkrümmen mußte, wovon es aufhörte; täglich, früh, 5 Minuten lang (n. 8 T.) (*Sr.*). [CK 230]

Kneipen im Leibe, mit Durchfall (n. 20 T.) (*Sr.*). [CK 231]

Blähungs-Erzeugung und öfterer Abgang derselben (*Sr.*). [CK 232]

■ Rektum

Viel Blähungen (*Sr.*). [CK 233]

Starkes Kollern im Leibe, Nachts, durch Blähungs-Abgang von oben nach unten erleichtert (*Sr.*). [CK 234]

Zum Stuhl öfteres Nöthigen, mit Kollern im Leibe und durchfälliger Ausleerung (d. ersten Tage.) (*Sr.*). [CK 235]

Oefterer Drang zum Stuhle, mit Kneipen im Bauche und leichter breiichter Ausleerung (*Sr.*). [CK 236]

Drang zum Stuhle, früh, mit zuerst hartem, dann durchfälligem Abgange, unter Brennen im After (d. 1. T.) (*Sr.*). [CK 237]

Oefterer, sehr leichter Stuhl, alle Tage (d. ersten Tage.) (*Sr.*). [CK 238]

Alle Stunden ging er ein Mal zu Stuhl, der weich, schleimig und ohne alle Beschwerden war (d. 3. T.) (*Sr.*). [CK 239]

Weiche Stühle (d. ersten 3 Tage.) (*Sr.*). [CK 240]

Sehr weicher Stuhl, früh, Abends ordentliche Ausleerung (n. 7 T.) (*Sr.*). [CK 241]

Weicher, lichtgelber, schleimiger Stuhl, täglich 3 Mal, mit Mattigkeit und Schwäche (d. ersten Tage.) (*Sr.*). [CK 242]

Durchfall, 2, 3 Mal, ohne Schmerz (1 St. n. d. Einnehm.) (*Sr.*). [CK 243]

Durchfall, 6 Mal von früh bis Nachmittags 2 Uhr, ohne Schmerz (d. 5. T.) (*Sr.*). [CK 244]

Durchfall, ohne Schmerz, 2 Mal den Tag, mit nachfolgender Schleim- und Blut-Entleerung (d. 16. T.) (*Sr.*). [CK 245]

Durchfall mit Kollern im Leibe (d. ersten Tage.) (*Sr.*). [CK 246]

Durchfall gegen Mittag, mit Kollern und Knurren im Leibe (d. 4. T.) (*Sr.*). [CK 247]

Durchfall-Stuhl, Nachmittag, mit vielen Winden, nachdem früh harter da gewesen (d. 5. T.) (*Sr.*). [CK 248]

Das Kind führt 3 Mal täglich ab, zuletzt wie gelbes Wasser (*Sr.*). [CK 249]

Die Erstwirkung des Borax ist Weichleibigkeit, darauf ein paar Tage kein Stuhl, später hart und ein Mal täglich (*Sr.*). [CK 250]

Harter Stuhl, mit Anstrengung (n. 16 T.) (*Sr.*). [CK 251]

Hartleibigkeit und Ausleerung, wie Schafslorbeeren, 10 Tage lang (n. mehren Tagen.) (*Sr.*). [CK 252]

Grüner Stuhl bei einem Säuglinge, mit vorgängigem Schreien (n. 6 T.) (*Sr.*). [CK 253]

Abgang von Spulwürmern. [CK 254]

Vor dem Stuhle, der Nachmittags sehr leicht erfolgte, verdrießlich, mißmuthig, träge, unzufrieden; nach demselben heiter, zufrieden mit sich und der Welt, und froh in die Zukunft blickend (n. 20 T.) (*Sr.*). [CK 255]

Mit dem Stuhle ging 4 Mal früh blasser Schleim ab, ein Mal auch unwillkürlich (d. 14. T.) (*Sr.*). [CK 256]

Beim Stuhle, zäher, klebriger, gelblicher Schleim (d. 18. 19. T.) (*Sr.*). [CK 257]

Brauner Schleim im After, nach dem Stuhle (d. 9. T.) (*Sr.*). [CK 258]

Röthlicher, flüssiger Schleim, beim Stuhle, als wenn er mit Blut gefärbt wäre (n. 21 T.) (*Sr.*). [CK 259]

Blut- und Schleim-Abgang vom After (d. 9. T.) (*Sr.*). [CK 260]

Im After eine geschwollene Ader, wie eine Federspule, weich anzufühlen und ohne Schmerz (n. 23 T.) (*Sr.*). [CK 261]

Jücken im After, Abends (d. 7. T.) (*Sr.*). [CK 262]

Jücken im After, wie von Hämorrhoidal-Schleim (n. 16 T.) (*Sr.*). [CK 263]

Zusammenziehen im Mastdarme, mit Jücken (n. 40 T.) (*Sr.*). [CK 264]

Bohrend stechende Schmerzen im After und im Kreuze (n. 15 T.) (*Sr.*). [CK 265]

Stiche im Mastdarme, Abends (d. 2. T.) (*Sr.*). [CK 266]

■ Harnwege

Harndrang, ohne daß sie einen Tropfen lassen konnte, unter Schneiden in den Geschlechts-theilen und Aufgetriebenheit in beiden Hüften, zwei Stunden lang, Abends (d. 1. T.) (*Sr.*). [CK 267]

Heftiger Drang zum Uriniren, Nachts, mehre Male (n. 25 T.) (*Sr.*). [CK 268]

Sehr heftiger, eiliger Harndrang, daß er den Urin fast nicht aufhalten konnte (d. ersten Tage.) (*Sr.*). [CK 269]

Oefteres Harnen (d. ersten Tage.) (*Sr.*). [CK 270]

Der Säugling harnt beinahe alle 10, 12 Minuten, und oft weint und schreit er, ehe der Harn kömmt; längere Zeit hindurch (n. 6 T.) (*Sr.*). [CK 271]

Heißer Harn, beim Säuglinge (n. 4 T.) (*Sr.*). [CK 272]

Scharfer Geruch des Harns (d. ersten Tage.) (*Sr.*). [CK 273]

Scharfer, auffallender Gestank des Harns (d. ersten 2 W.) (*Sr.*). [CK 274]

Nach dem Harnen, brennendes Spannen in der Harnröhre (*Sr.*). [CK 275]

Nach dem Harnen, Schründen in der Harnröhre (d. 15. 20. 30. T.) (*Sr.*). [CK 276]

Nach dem Harnen schmerzt die Spitze der Harn-röhre, wie wund (*Sr.*). [CK 277]

Längs der Harnröhre, schründender Schmerz, besonders beim Befühlen (n. 26 T.) (*Sr.*). [CK 278]

Dunkelblaues Fleckchen an der Mündung der Harnröhre, als wenn die Haut weg wäre, mit beißendem Schmerze beim Harnen (n. 24 T.) (*Sr.*). [CK 279]

Die Oeffnung der Harnröhre ist wie mit Gummi verklebt (*Sr.*). [CK 280]

■ Geschlechtsorgane

Gegen Beischlaf ganz gleichgültig (d. ersten 10 T.) (*Sr.*). [CK 281]

Ganz gleichgültig gegen Beischlaf (d. ersten 5 W.) (*Sr.*). [CK 282]

Während gutmüthigen Haltens seiner Hände auf einer kranken Person ward es ihm wohllüstig zu Muthe, ohne Verlangen zum Beischlafe (d. 3. T.) (*Sr.*). [CK 283]

Oefterer Reiz in den Geschlechtstheilen, ohne Ver-langen nach Beischlaf (d. ersten Tage.). [CK 284]

Wohllüstige Stimmung (n. 5 W.) (*Sr.*). [CK 285]

Spannende Ruthe-Steifigkeit, früh beim Erwachen (d. 4. T.) (*Sr.*). [CK 286]

Pollution mit Traum, als übe er den Beischlaf aus, wobei der Same sehr schnell kommt, worüber er erwacht (*Sr.*). [CK 287]

Bei der Samen-Ergießung während einer Pollu-tion, schneidende Schmerzen in der Harnröhre, und der Same so dünn, daß er glaubt, er harne (*Sr.*). [CK 288]

Nach einer Pollution, Drängen zum Harnen, und beim Uriniren, Schneiden in der Harnröhre (*Sr.*). [CK 289]

Beim Beischlafe entgeht ihm der Same sehr schnell, und in den Geschlechtstheilen bleibt ein fortwährender Reiz (n. 5 W.) (*Sr.*). [CK 290]

Er muß beim Beischlafe lange warten, ehe der Same kommt (n. 5 W.) (*Sr.*). [CK 291]

An der Ruthe, am Rande der Stelle, wo früher ein Schanker war, stechender Wundheits-Schmerz, vorzüglich beim Berühren (n. 24 T.) (*Sr.*). [CK 292]

Das Monatliche erschien einen Tag früher, ohne alle Beschwerde (n. 4 T.) (*Sr.*). [CK 293]

Monatliches 4 Tage zu früh, ohne alle Beschwerde; nur den Abend vorher und des Morgens vor dem Eintritte Schwere auf der Brust mit Athem-versetzung und stärkeres Ohrensausen (n. 26 T.) (*Sr.*). [CK 294]

Monatliches 3 Tage zu früh, ohne alle Schmerzen (n. 7 Wochen.) (*Sr.*). [CK 295]

Das 6 Wochen ausgebliebene Monatliche kam sogleich auf Borax, dauerte einen Tag und ver-schwand wieder; jedoch war der Eintritt so stark, daß er mehr einem Blutfluß ähnelte (*Sr.*). [CK 296]

Regel 4 Tage zu früh und sehr stark, mit Grimmen im Leibe, Brechübelkeit und Schmerz vom Magen bis in's Kreuz, der bis Mitternacht anhielt, wo ein starker Schweiß erfolgte, auf den sie einschlief (d. 8. T.) (*Sr.*). [CK 297]

Regel 2 Tage sehr gering, den 3ten aber sehr stark, mit blaßrothem Blute, bis zum 6ten Tage, unter Mattigkeit, daß sie kaum stehen konnte (*Sr.*). [CK 298]

Ausbleiben der Regel, 54 Tage lang, ohne Beschwerden, sie kömmt dann ohne Schmerzen, nur Anfangs etwas blaß, Nachmittags aber röther und häufiger, hörte den 3ten Tag bei Nacht auf, und kam den 4ten wieder zurück. (Drei Wochen nach dem Einnehmen hätte sie kommen sollen.) (*Sr.*). [CK 299]

Die Regel bleibt im zweiten Monate nach dem Einnehmen aus, kam aber, nachdem sie in der 6ten Woche abermals eine Gabe Borax erhalten, den andern Tag zum Vorschein, unter Kneipen im Leibe (*Sr.*). [CK 300]

Bei der Regel, Klopfen im Kopfe und Sausen in den Ohren (*Sr.*). [CK 301]

Bei der Regel, krampfhaft drängender und stechender Schmerz im Schooße. [CK 302]

Nach der Regel, am 2ten Tage, Drücken, wie von einem Steine in der rechten Ribbengegend, bis zum Schulterblatte, von wo der Schmerz krampfhaft bis in den Magen und das Kreuz ging, mit nachfolgendem Erbrechen (*Sr.*). [CK 303]

Weißfluß, weiß, wie Schleim, ohne sonstige Beschwerden, 14 Tage nach der Regel (n. 5 W.) (*Sr.*). [CK 304]

Weißfluß, wie Eiweiß, mit Empfindung, als flösse warmes Wasser herab, mehre Tage lang (n. 12 T.) (*Sr.*). [CK 305]

Weißfluß, dick wie Kleister und weiß von Farbe, 5 Tage lang (n. 4 T.) (*Sr.*). [CK 306]

Eine Frau, die 14 Jahre unfruchtbar blieb, und wegen eines langwierigen, wund fressenden Weißflusses, außer mehren Mitteln, endlich Borax erhalten hatte, wurde schwanger und der Weißfluß besserte sich (*Sr.*). [CK 307]

Leichte Empfängniß, während des Borax-Gebrauches, bei 5 Weibern beobachtet (*Sr.*). [CK 308]

In der Gebärmutter-Gegend, Stechen (d. 2. T.) (*Sr.*). [CK 309]

An der Klitoris ein Auseinanderspannen und Stechen, Nachts (d. 6. T.) (*Sr.*). [CK 310]

■ Atemwege und Brust

Niesen, mit großer Schmerzhaftigkeit, er muß suchen, es zu unterdrücken, da es ihn dabei heftig in die rechte Brustseite stach, 3 Wochen lang (n. 6 T.) (*Sr.*). [CK 311]

Niesen und Fließschnupfen (d. ersten Tage.) (*Sr.*). [CK 312]

Fließschnupfen mit argem Kriebeln in der Nase (n. 16 T). [CK 313]

Abgang vielen grünlichen, dicken Schleimes aus der Nase (*Sr.*). [CK 314]

Im Kehlkopfe, Reißen, 2 Stunden lang, Abends (d. 3. T.) (*Sr.*). [CK 315]

Rauher Hals, früh. [CK 316]

Rauhheit im Halsgrübchen, mit ziehendem Stechen daselbst, beim Husten und Niesen, und mit Erleichterung nach Schleim-Rachsen (d. 11. T.) (*Sr.*). [CK 317]

Reißen von der Kehle bis in die Brust, zum Husten reizend (n. 5 W.) (*Sr.*). [CK 318]

Kitzel im Halse, zum trocknen Husten reizend (n. 4 W.) (*Sr.*). [CK 319]

Kratzen im Halse, und daher trockner Husten (n. 9 T.) (*Sr.*). [CK 320]

Trocknes Hüsteln, bei einem Kinde (*Sr.*). [CK 321]

Trockner, cachektischer Husten, wie bei alten Leuten, besonders früh, beim Aufstehen, und Abends, beim Niederlegen, mit Stechen in die rechte Brustseite und rechte Weiche; Waschen der Brust mit kaltem Wasser verschaffte die meiste Erleichterung, aber nach Weintrinken mehrten sich die Schmerzen; 12 Tage lang (n. 3 W.) (*Sr.*). [CK 322]

Husten mit Kratzen im Halse und Brust-Drücken (d. 1. T.) (*Sr.*). [CK 323]

Hüsteln und heftiger Husten, mit geringem Auswurfe von schimmlichtem Geschmacke und eben solchem Geruche aus der Brust, bei jedem Hustenstoße; Abends (d. 3. T.) (*Sr.*). [CK 324]

Nacht-Husten. [CK 325]

Husten mit Schleim-Auswurf, am meisten früh, mit Schmerz in der Leber-Gegend, der auch außer dem Husten noch bis Mittag fortwährte (d. 4. T.) (*Sr.*). [CK 326]

Blutstreifen im Schleime, beim Aushusten eines weißen Schleimes, der sich schwer löste (n. 18 T.) (*Sr.*). [CK 327]

Beim Husten muß er die rechte Brustseite und Weiche mit der Hand drücken, wodurch die Schmerzen erträglicher werden (d. ersten 3 Wochen.) (*Sr.*). [CK 328]

Bei jedem Hustenstoße, Stechen in der rechten Brust, in der Gegend der Brustwarze; Abends (d. 3. T.) (*Sr.*). [CK 329]

Bei jedem Husten und Tiefathmen, Stechen in der Brust (n. 7 T.) (*Sr.*). [CK 330]

Athmen erschwert (n. 18 T.) (*Sr.*). [CK 331]

Der Athem ist erschwert; es nöthigt ihn zum Tiefathmen, was er aber nicht kann, wegen Stichen in der Brust (d. ersten Tage.) (*Sr.*). [CK 332]

Alle drei bis fünf Minuten muß er einen schnellern, tiefern Athemzug thun, dem jedes Mal ein Stich in die rechte Brustseite mit einem stillen Schmerz-Seufzer und langsamen Ausathmen folgt (n. 7 T.) (*Sr.*). [CK 333]

Beengung der Brust, mit zusammenschnürender Beklemmung des Athems beim Treppensteigen; er muß darauf tief athmen, und dabei giebt es ihm jedes Mal einen empfindlichen, ziehenden Stich in die rechte Brustseite (d. 6. T.) (*Sr.*). [CK 334]

Kurzäthmigkeit, nach Treppensteigen, daß er kein Wort sprechen kann, und, wie er spricht, giebt es ihm jedes Mal einen Stich in die rechte Brustseite, eben so beim Laufen und jeder erhitzenden Körper-Anstrengung (n. 8 T.) (*Sr.*). [CK 335]

Athem-Versetzung, beim Liegen im Bette; er muß aufspringen und nach Luft schnappen, wobei es ihn jedes Mal in die rechte Brustseite sticht (n. 7 T.) (*Sr.*). [CK 336]

Bei jedem Athemzuge, Stechen in die linke Brustseite, wie mit einem Messer (d. 2. T.) (*Sr.*). [CK 337]

Bei jedem Versuche zu athmen zieht es ihr die Brust zusammen (d. 14. 15. 17. T.) (*Sr.*). [CK 338]

Beim Tiefathmen, Gefühl, als zöge etwas mit brennendem Drucke vom linken Hypochonder in die Brust, und senkte sich beim Ausathmen wieder herab (*Sr.*). [CK 339]

Auf der Brust, eine Schwere, daß sie zeitweise keinen Athem hat (n. 6 W.) (*Sr.*). [CK 340]

Beängstigung auf der Brust, Abends im Bette (d. 1. T.) (*Sr.*). [CK 341]

Drücken in der Brust (*Sr.*). [CK 342]

Drückendes Klemmen kommt beim Gebücktsitzen aus der Herzgrube in die Brust; es benimmt ihm den Athem und sticht in der Lunge (n. 7 T.) (*Sr.*). [CK 343]

Stechender Druck auf dem Brustblatte, nach dem Mittag-Essen, durch tief Athmen sehr vermehrt (n. 40 T.) (*Sr.*). [CK 344]

Stiche in der Brust, beim Gähnen, Husten und tief Athmen (n. 7 T.) (*Sr.*). [CK 345]

Stechen in der Brust, wie von versetzten Blähungen (d. ersten Tage.) (*Sr.*). [CK 346]

Stiche, wie mit feinen Nadeln, aus dem Rücken in die Brust, Abends (n. 8 T.) (*Sr.*). [CK 347]

Stechen in der linken Ribbengegend, mit Wehthun im Innern der Brust (*Sr.*). [CK 348]

Stechen zwischen den Ribben der rechten Seite, daß er vor Schmerzen nicht auf dieser Seite liegen kann, mit empfindlichem Ziehen und

Athem-Versetzung, daß er nach Luft schnappen muß; legt er sich auf die schmerzhafte Seite, so wecken ihn die Schmerzen gleich aus dem Schlafe (d. ersten 4 Wochen.) (*Sr.*). [CK 349]

Es zieht sogleich stechend in die rechte Brustseite, wenn er den Arm nach aufwärts hebt (n. 7 T.) (*Sr.*). [CK 350]

Der ziehend stechende Schmerz in der rechten Brustseite geht in die rechte Weiche herunter, wo es dann beim Schlucksen, Niesen, Husten und Gähnen heftig schmerzt (n. 3 W.) (*Sr.*). [CK 351]

Ziehschmerz auf einem kleinen Flecke in den Zwischen-Ribben-Muskeln, der sich beim Beugen auf die linke Seite in einen Schmerz, wie von einem heftigen Schlage verwandelt (*Sr.*). [CK 352]

Ziehschmerzen in den rechten Zwischenribben-Muskeln, wenn er sich nach vorn und rechts beugt (n. 6 T.) (*Sr.*). [CK 353]

Wenn er sich beim Brustschmerz die schmerzhafte Seite mit der Hand hält, wird derselbe etwas erträglicher (*Sr.*). [CK 354]

Bei ausgestrecktem, ruhigen Liegen auf dem Rücken ist es ihm in der Brust etwas besser (*Sr.*). [CK 355]

Am meisten lassen die Brustschmerzen beim langsamen Herumgehen im Zimmer nach, und es ist ihm da am leichtesten (*Sr.*). [CK 356]

Schwäche in der Brust, mit Trockenheit im Halse (d. 9. T.) (*Sr.*). [CK 357]

Gefühl, als wenn das Herz auf der rechten Seite wäre und abgequetscht werden sollte (d. 7. T.) (*Sr.*). [CK 358]

Im großen Brustmuskel, Schmerz, wie von hartem Lager, mit Wehthun beim Befühlen, Nachts (d. 3. T.) (*Sr.*). [CK 359]

In der linken weiblichen Brust ein Greifen und zuweilen Stechen, und wenn das Kind ausgetrunken hat, muß sie die Brust mit der Hand zusammendrücken, weil ihr dieselbe von der Leerheit wehthut (*Sr.*). [CK 360]

Zusammenziehende Schmerzen in der linken Brust, wenn das Kind in der rechten trinkt (d. ersten Tage.) (*Sr.*). [CK 361]

Die Milch in den Brüsten vermehrt sich (n. 4 T.) (*Sr.*). [CK 362]

Es fließt sehr viel Milch aus der Brust, so daß das Bett naß wurde (n. 32 T.). [CK 363]

Die Milch, die aus den Brüsten fließt, wird käsicht und gerinnt (d. ersten Tage.) (*Sr.*). [CK 364]

■ **Rücken und äußerer Hals**

Am Steißbeine heftiges Jücken und Kriebeln, daß er es ohne Kratzen nicht aushalten kann; nachher Schleim-Abgang vom After (n. 32 T.) (*Sr.*). [CK 365]

Kreuzschmerz, beim Sitzen und Bücken, wie von Druck (d. 3. T.) (*Sr.*). [CK 366]

Kreuzschmerzen beim Spazieren (d. 1. T.) (*Sr.*). [CK 367]

Kreuzschmerzen, mit vielem Schleim-Abgange beim Stuhle (d. 19. T.) (*Sr.*). [CK 368]

Dumpfer Kreuzschmerz beim Bücken (n. 6 T.) (*Sr.*). [CK 369]

Dumpfes Drücken im Kreuze (d. 7. T.) (*Sr.*). [CK 370]

Brennen im Kreuze, während des Sitzens (d. 5. T.) (*Sr.*). [CK 371]

Im Rücken, Druckschmerz, auf beiden Schultern (*Sr.*). [CK 372]

Im Nacken, rheumatisch ziehender Schmerz, der von da in die linke Achsel und dann in das Schulterblatt geht, Abends, beim Gehen im Freien (n. 41 T.) (*Sr.*). [CK 373]

■ **Extremitäten**

In der Achselgrube der linken Seite, ein Schwär. [CK 374]

An der Achsel und zwischen den Schultern, ziehend reißender Schmerz, daß sie sich nicht bücken kann, acht Tage lang (n. 5 Wochen.) (*Sr.*). [CK 375]

Stiche, wie mit Nadeln in der rechten Achsel, augenblicklich (*Sr.*). [CK 376]

Am Oberarme brennender Schmerz, eine Hand breit um das ganze Glied herum (d. 2. T.) (*Sr.*). [CK 377]

In der Handfläche, Stechen, mit Gefühl in der ganzen Hand, bis über das Hand-Gelenk, als wäre der Arm eingeschlafen; Abends (d. 2. T.) (*Sr.*). [CK 378]

Reißen und Brechen in der rechten Vorderhand, wie rheumatisch (n. 15 T.) (*Sr.*). [CK 379]

Gefühl auf der Haut der Hände, als hätten sich Spinnweben angelegt (*Sr.*). [CK 380]

Zwei harte, Warzen ähnliche Verhärtungen an der innern Handfläche, nachdem sie mit einem Stocke etwas stark ausgeklopft (n. 30 T.) (*Sr.*). [CK 381]

Jücken hie und da auf den Handrücken, mit Reiz zum Kratzen, als wenn Flöhe gebissen hätten (*Sr.*). [CK 382]

In der Daumenspitze, klopfender Schmerz, Tag und Nacht; Nachts oft aus dem Schlafe weckend (d. 2. u. 3. T.) (*Sr.*). [CK 383]

Lange Eiterung einer Stelle unter dem Daumen-Nagel, wohin sie sich mit der Nadel gestochen hatte, mit Schmerzhaftigkeit bei Berührung (*Sr.*). [CK 384]

Starkes Jücken auf den Gelenken der Fingerrücken, daß er heftig kratzen muß (*Sr.*). [CK 385]

Brennen, Hitze und Röthe der Finger, bei geringer Kälte, wie von Erfrierung (n. 24 T.) (*Sr.*). [CK 386]

Eiterbläschen mit rothem Hofe auf dem mittelsten Finger der rechten Hand, mit Geschwulst und Steifheit des Fingers, der auch nach dem Aufgehen des Bläschens noch lange fort eiterte und schmerzte (n. 30 T.) (*Sr.*). [CK 387]

Auf dem Hinterbacken bildet sich ein Ais (Freßblase?) (n. 15 T.) (*Sr.*). [CK 388]

Flechten-Ausschlag auf dem Hinterbacken des Kindes (n. 4 W.) (*Sr.*). [CK 389]

Im Oberschenkel des rechten Beines, nahe bei der Scham, ein Brennen, das sich beim Husten und Auflegen der Hand vermehrt (d. 3. T.) (*Sr.*). [CK 390]

Brennender Schmerz am linken Oberschenkel, eine Hand breit um das ganze Glied herum (n. 8 T.) (*Sr.*). [CK 391]

Flüchtiges Reißen im Knochen des rechten Oberschenkels, von der Mitte desselben bis hinunter und dann wieder herauf, von früh bis Mittag, und Abends wieder (d. 7. T.) (*Sr.*). [CK 392]

Im Unterschenkel des linken Beines, Taubheits-Gefühl mit Hitz-Empfindung. [CK 393]

Rothlauf-Entzündung und Geschwulst am linken Unterschenkel und Fuße, nach starkem Tanzen, mit Reißen, Spannen und Brennen darin, und erhöhtem Brennschmerze bei Berührung; beim Drucke mit dem Finger verschwindet die Röthe auf Augenblicke (d. 17. T.) (*Sr.*). [CK 394]

In dem Fuße, wo der Rothlauf war, spannt es auf dem Fußrücken, so daß ihr das Stehen beschwerlich fällt; im Gehen ist sie nicht gehindert (n. 22 T.) (*Sr.*). [CK 395]

Schmerz im Gelenke des linken Fußes und der Zehen desselben, beim Auftreten, als wenn sie etwas drückte (n. 20 T.) (*Sr.*). [CK 396]

Stechen in der Fußsohle, bei zwei Personen auf gleiche Weise (d. 2. T.) (*Sr.*). [CK 397]

Gefühl von Schwere in den Füßen, beim Treppensteigen, Abends (d. 1. T.) (*Sr.*). [CK 398]

Jücken an den Knöcheln der Füße (d. 2. 9. 10. T.) (*Sr.*). [CK 399]

In der Ferse Schmerz, wie wund getreten (*Sr.*). [CK 400]

Eiterung einer Stelle an der Ferse, die sich mit dem Schuhe aufgerieben (*Sr.*). [CK 401]

An den großen Zehen, besonders am Ballen, empfindlich drückender Schmerz, besonders beim Auftreten (n. 41 T.) (*Sr.*). [CK 402]

Brennen, Hitze und Röthe der Zehen, bei geringer Kälte, wie nach Erfrierung (n. 24 T.) (*Sr.*). [CK 403]

Entzündung und Jücken am Ballen der kleinen Zehe, wie von Erfrierung (n. 15 T.) (*Sr.*). [CK 404]

Entzündetes Blüthchen auf dem Rücken der kleinen Zehe, das wie ein Hühnerauge schmerzt (n. 15 T.) (*Sr.*). [CK 405]

In den Hühneraugen häufiges Stechen, besonders bei Regenwetter (d. ersten Tage.) (*Sr.*). [CK 406]

Bohrendes Stechen in den Hühneraugen, durch Daraufdrücken erleichtert (d. ersten 5 Wochen.) (*Sr.*). [CK 407]

■ **Allgemeines und Haut**

Unheilsamkeit der Haut; kleine Verletzungen schwären und eitern (*Sr.*). [CK 408]

Neigung alter Wunden und Geschwüre zur Eiterung (*Sr.*). [CK 409]

Weißliche Ausschlags-Blüthen von der Größe des Hanfsamens, mit rothem Hofe, auf der Brust, dem Halse, bis gegen den Nacken (n. 6 W.) (*Sr.*). [CK 410]

Bei der Rothlauf-Entzündung am Unterschenkel, erst Kälte, Frost-Schauder und Durst, mit Speise- und Gall-Erbrechen, dann Schwere im Kopfe und Klopfen in den Schläfen, mit unruhigem Schlafe Nachts, nur wie Schlummer, und später (am 6ten Tage) Nasenbluten (*Sr.*). [CK 411]

Alle Abende Appetitlosigkeit, Uebelkeit, Ziehen im Kopfe vom Scheitel bis in die Schläfe, und Ziehen im Unterleibe gegen den Schooß zu; mehre Tage lang (n. 5 Wochen.) (*Sr.*). [CK 412]

Unruhe im Körper, die ihn nicht lange auf einer Stelle sitzen oder liegen läßt (d. 1. T.) (*Sr.*). [CK 413]

Der Säugling wird blaß, beinahe erdfahl, das vorher kernichte Fleisch schlaff und welk; er weint viel, verschmäht die Brust, und schreit aus dem Schlafe oft ängstlich auf (d. ersten 2 Wochen.) (*Sr.*). [CK 414]

Kraftlosigkeit in den Gelenken (d. 5. T.) (*Sr.*). [CK 415]

Sie fühlt sich ganz schwach und kraftlos (n. 5 W.). [CK 416]

Schwäche, besonders im Unterleibe und den Schenkeln (d. 4. T.) (*Sr.*). [CK 417]

Abgeschlagen, **matt** und träge, mit Schwere in den Füßen (d. ersten Tage.) (*Sr.*). [CK 418]

Ameisenlaufen und Zittern der Füße, mit Uebelkeit und Neigung zur Ohnmacht; im Freien vergehend (d. 14. T.) (*Sr.*). [CK 419]

Nach einem starken Gespräche, Unruhe im Körper, Uebelkeit und Betäubung mit Schwindel (d. 3. T.) (*Sr.*). [CK 420]

Während des Nachdenkens bei der Arbeit, Zittern am ganzen Körper, besonders in den Händen, mit Uebelkeit und Schwäche in den Knieen (d. 8. T.) (*Sr.*). [CK 421]

Matt, faul, verdrießlich, durstig, nach dem Mittagsschlafe, mit Hitze beim Gehen im Freien und Schweiß am Kopfe und im Gesichte, bei Eingenommenheit des Kopfes, Drücken in der Stirn und den Augen, die bei Berührung wie wund schmerzen; dabei Neigung zum tief Athmen, und bei demselben Stechen in den Zwischenribben-Muskeln, unter hartem, flüchtigen Pulse (*Sr.*). [CK 422]

■ **Schlaf, Träume und nächtliche Beschwerden**

Schläfrigkeit zu Mittage, und tiefer, 2stündiger Schlaf (d. 8. T.) (*Sr.*). [CK 423]

Das Kind an der Brust schläft mehr, als sonst, wacht aber öfter auf (d. ersten Tage.) (*Sr.*). [CK 424]

Abends sehr schläfrig und müde. [CK 425]

Abends zeitig schläfrig, und früh langer Schlaf, 4 Wochen lang (n. 8 T.) (*Sr.*). [CK 426]

Früh, Unausgeschlafenheit. [CK 427]

In der Abend-Dämmerung schläfrig, wie er sich aber zu Bette legte, verging ihm der Schlaf ganz, obwohl er den Tag über starke Bewegung gehabt und die Nacht vorher nur wenig geschlafen hatte (n. 7 T.) (*Sr.*). [CK 428]

Sehr munter, Abends. [CK 429]

Spätes Einschlafen und zeitiges Erwachen, früh (n. 6 T.) (*Sr.*). [CK 430]

Unruhiger Schlaf, sie konnte nicht einschlafen und warf sich im Bette herum (n. 21 T.) (*Sr.*). [CK 431]

Unruhiger Schlaf mit Durst und Kälte (d. 1. T.) (*Sr.*). [CK 432]

Unruhige Nächte, er konnte nicht gut schlafen wegen Wallungen nach dem Kopfe, Unruhe im

Körper, Kollern im Leibe und Durchfall (d. ersten Tage.) (*Sr.*). [CK 433]

Nachts muß er einige Male zum Harnen aufstehen (n. 34 T.) (*Sr.*). [CK 434]

Er kann nur auf der linken Seite schlafen, denn, so wie er sich auf die rechte kehrt, wecken ihn ziehend stechende Schmerzen in den Zwischenrippen-Muskeln der rechten Seite auf (n. 7 T.) (*Sr.*). [CK 435]

Er wacht vor Mitternacht auf und kann dann vor 2 Uhr früh nicht mehr einschlafen (*Sr.*). [CK 436]

Nachts 1 Uhr wachte er auf und konnte dann vor Gedanken-Fülle nicht mehr einschlafen, bis 4 Uhr früh (d. 9. T.) (*Sr.*). [CK 437]

Ungewöhnlich zeitiges Erwachen, früh um 3 Uhr; sie konnte dann wegen Hitze im ganzen Körper, besonders im Kopfe, und Schweiß an den Schenkeln unter 2 Stunden nicht wieder einschlafen (d. 11. u. 12. T.) (*Sr.*). [CK 438]

Er erwacht früh 4 Uhr und ist ganz munter, so daß er mit Heiterkeit zur Arbeit geht (n. 5 W.) (*Sr.*). [CK 439]

Das Kind schreit aus dem Schlafe oft ängstlich auf und greift mit den Händen um sich (*Sr.*). [CK 440]

Das fünfjährige Kind wirft sich umher, schreit die ganze Nacht, bis 4 Uhr früh, oft aus dem Schlafe auf, und ist dann am Morgen in einer weinerlichen Stimmung (d. 4. T.) (*Sr.*). [CK 441]

Der Säugling schreit oft aus dem Schlafe auf und umklammert die Mutter mit Aengstlichkeit, als habe er schreckhaft geträumt. [CK 442]

Aergerliche Träume (*Sr.*). [CK 443]

Traum von Halsweh und andern Krankheiten. [CK 444]

Wohllüstige Träume (n. 30 T.) (*Sr.*). [CK 445]

Sie träumt, sie übe den Beischlaf aus, es erfolgt aber kein Wohllust-Gefühl (n. 4 T.) (*Sr.*). [CK 446]

■ **Fieber, Frost, Schweiß und Puls**

Schauder über den ganzen Körper, die Nacht und den folgenden Tag, mit klopfendem Kopfschmerz im Hinterhaupte, wie von einem Geschwüre (d. 2. T.) (*Sr.*). [CK 447]

Frösteln im ganzen Körper, besonders im Rücken, ohne Durst, mit lätschigem Geschmacke, Rauheit der Kehle, Stiche in der Brust beim Athmen, Mattigkeit, Abgeschlagenheit, Dehnen und Strecken der Glieder, unter zusammengezogenem schnellen Pulse; dabei Hitze, Schwere und

Betäubung im Kopfe, und Brennen der Augen, mit Empfindlichkeit derselben gegen das Licht (d. 23. T.) (*Sr.*). [CK 448]

Frost-Schauder, Nachts, von 2 bis 4 Uhr, mit Zittern, Speise-Erbrechen, Reißen im Oberschenkel mit Schmerz in den Knochen desselben, als ob sie zerbrochen wären; dann, nach Schlaf, Hitze und Durst; darauf, früh 1/2 9 Uhr, bitteres Erbrechen, und darnach Schweiß mit Verminderung des Durstes (d. 2. T.) (*Sr.*). [CK 449]

Kälte mit Kopfweh und nachfolgender Hitze ohne Durst; beim Gehen im Freien hörte der Kopfschmerz auf, und sie befand sich dann ganz wohl (d. 14. T.) (*Sr.*). [CK 450]

Kälte, jeden zweiten Tag, Nachmittags, mit Durst und Schlaf; darauf, beim Erwachen, Hitze, mit drückendem Schmerze in der Leisten-Gegend, ohne nachfolgenden Schweiß (n. 38 T.). [CK 451]

Kälte, Nachmittags, von 2 bis 6 Uhr (nach Durst, Vormittags); dann, bis zum Einschlafen, Hitze mit drückendem Schmerze im linken Hypochonder (n. 5 W.) (*Sr.*). [CK 452]

Kälte, gleich nach Tische, mit mehr Durst, als Appetit zu Mittage und zurückziehendem Spannen rings um die Hypochondern und schnell in den Kopf steigende Hitze beim tief Athmen; dann Abends 6 Uhr Hitze, bei der er sich legen mußte, 10 Uhr, dann Schweiß und nach dem Schweiße Durst; 4 Tage lang (n. 15 T.) (*Sr.*). [CK 453]

Bald Kälte, bald Hitze, oft mit Schweiß im Gesichte, während es ihm kalt den Rücken herunter läuft, unter Dehnen und Strecken in den Gliedern, mit Mattigkeit und Schläfrigkeit, daß er sich Nachmittags legen muß, jedoch ohne schlafen zu können; beim Spazieren schleppt er die Füße nur so nach und ist verdrießlich und wortkarg (*Sr.*). [CK 454]

Fliegende Hitze, öfters früh, mit Uebelkeit und Brechreiz (d. 2. T.) (*Sr.*). [CK 455]

Hitze im Kopfe, Abends, beim Schreiben, mit Durst und Gefühl, als sollte Schweiß kommen (n. 7 T.) (*Sr.*). [CK 456]

Hitze, wenn sie die Hände unter der Bettdecke einhüllt, sobald sie sie aber herausstreckt, wird ihr kalt (n. 5 T.) (*Sr.*). [CK 457]

Hitze, Abends im Bette, und Schweiß, sobald er aber aufsteht, friert es ihn (n. 17 T.) (*Sr.*). [CK 458]

Schweiß im Morgenschlafe, beim Anziehen wird es ihm aber kalt und er bekommt trocknen Husten mit Rauheit auf der Brust, wie nach Verkältung (n. 15 T.) (*Sr.*). [CK 459]

Nacht-Duften. [CK 460]

Bryonia alba

Zaunrebe. (Bryonia alba) [RAL II (1833), S. 417–461]

(Der aus der frischen, vor der Blüthe gegrabenen Wurzel ausgepreßte und mit gleichen Theilen Weingeist gemischte Saft wird auf gleiche Weise, wie im Vorworte zu Pulsatille gelehrt, bis zur dreißigsten Kraft-Entwickelung verdünnt und potenzirt, zur homöopathischen Heilung angewendet.)

Man kann die Wirkungsdauer einer etwas großen Gabe dieses Gewächs-Saftes auf ein Paar Wochen merken.

Die Aehnlichkeit seiner Wirkungen mit vielen Symptomen von **Wurzelsumach** läßt sich nicht verkennen; ich habe ihrer im Vorworte zu letztgenannter Arznei gebührend erwähnt. Zaunrebe verändert zudem das Gemüth ganz anders, ihr Fieber besteht meist aus Kälte, und ihre Symptome werden hauptsächlich in der Körper-Bewegung erregt oder erhöhet, obgleich ihre Wechselwirkungen, die Beschwerden durch Bewegung zu erleichtern, auch nicht ganz selten sind.

Daher treten beim Gebrauche der Zaunrebe in Krankheiten Fälle ein, wo das Mittel, obgleich nach Möglichkeit homöopathisch gewählt und in gehörig kleiner Gabe gereicht, dennoch in den ersten 24 Stunden nicht die gehörigen Dienste leistet, aus der Ursache, weil nur die eine, unrechte Reihe seiner Wechselwirkung ansprach, wo dann nach 24 Stunden eine erneuerte Gabe (so wie bei jeder Arznei eine zweite, unmittelbar und schnell nach der erstern gereichte Gabe die Wirkung dieser erstern zum Theil aufhebt) durch Aeußerung der gegentheiligen Wechselwirkungen die Besserung erst zu Stande bringt. Dieser Fall tritt nur noch bei sehr wenigen andern Arzneien mit Wechselwirkungen ein (m. s. das Vorwort zu Ignazsamen), bei Zaunrebe tritt dieser Fall jedoch nicht selten ein.

Wo sie wirklich unrecht und nicht treffend homöopathisch gewählt war, hebt Wurzelsumach den Nachtheil gewöhnlich auf, oder eine auf die erregten Uebel nach Umständen noch genauer passende Arznei andrer Art, wenigstens Kampher.

Aus dem reichen Schatze ihrer Symptome, die sie im gesunden menschlichen Körper erzeugt, lassen sich mehre künstliche Krankheitszustände zusammensetzen, welche eine Menge Beschwerden im täglichen Leben, besonders einigen Fiebern, und einigen Arten sogenannter Unterleibskrämpfe beim weiblichen Geschlechte so treffend, als hülfreich homöopathisch entgegen gesetzt werden können. Ihre Heilkräfte sind daher von großem Umfange.

Bei heftigen, acuten Krankheiten mit hoher Erregung kann nur eine sehr hohe Verdünnung, eine höhere, als ich ehedem wußte, nämlich ein feinstes Streukügelchen der decillionfachen Kraft-Entwicklung als die dienlichste sich erweisen, und ruhiger und sicherer, sowie eben so hülfreich wirkt das mehr oder minder starke Riechen an ein damit befeuchtetes Senfsamen großes Streukügelchen auf die in genau homöopathischer Wahl so leicht zu empörende Lebenkraft, welche die Heilung zu vollbringen vom weisen Schöpfer bestimmt ist.

Mchlr. – Michler; *Hrr.* – Herrmann; *Fr. H-n.* – Fr. Hahnemann; *Hbg.* – Hornburg; *Rckt.* – Rückert; *Stf.* – Stapf.

Zaunrebe

■ Gemüt

Irrereden von Geschäften, eine Stunde lang (n. ½ St.). [RAL 766]

Er wollte mehrmals aus dem Bette entfliehen [*Fr. H-n.*]. [RAL 767]

Bedenklichkeiten, Befürchtungen (n. 18 St.). [RAL 768]

Beängstigung im ganzen Körper, die ihn immer zu etwas hintrieb, und wo er hinkam, fand er keine Ruhe. [RAL 769]

Aengstlichkeit; es ist ihm bange vor der Zukunft (*Hrr.*). [RAL 770]

Sehr reizbares, zu Schreck, Furcht und Aergerniß sehr aufgelegtes Gemüth. [RAL 771]

Sehr ärgerlich und zum Zorne geneigt. [RAL 772]

Erst Niedergeschlagenheit, zuletzt (n. 5 Tagen) Heiterkeit (*Mchlr.*). [RAL 773]

Niedergeschlagenheit [*Hbg.*]. [RAL 774]

Viel Weinen, anderthalb Tage lang [*Fr. H-n.*]. [RAL 775]

Gemüth zugleich zornig, ärgerlich und weinerlich. [RAL 776]

Aergerlich, glaubte mit ihrer Arbeit nicht fertig zu werden, ergriff immer das unrechte Stück und wollte stets etwas Andres nehmen; dann ein pressend drückender Kopfschmerz in der Stirne. [RAL 777]

Mißmüthig und aufgelegt zum Zanken [*Hbg.*]. [RAL 778]

Mürrisch, alles mit Verdruß ansehend [*Hbg.*]. [RAL 779]

Uebergeschäftigkeit: sie will gar zu viel vornehmen und arbeiten (n. 20 St.). [RAL 780]

(Heftiger Mißmuth, Unaufgelegtheit zum Denken, Abspannung der Geisteskräfte.) [RAL 781]

■ Schwindel, Verstand und Gedächtnis

Schwindel. [RAL 1]

Schwindel, als wenn man herumgedreht würde, oder als wenn sich alles um ihn herumdrehete, beim Stehen. [RAL 2]

Im Kopf eine dumpfe schwindliche Eingenommenheit (*Mchlr.*). [RAL 3]

Eine Art Schwindel, als sey er betrunken, und als steige das Blut heftig nach dem Kopfe (*Hrr.*). [RAL 4]

Es ist ihm wie betrunken, er will sich legen [*Fr. H-n.*]. [RAL 5]

Schwindel, sobald er vom Stuhle aufstand; es drehete sich alles um ihn herum; nach einigem Gehen verlor er sich. [RAL 6]

Schwindel, wie von Betrunkenheit, den ganzen Tag (n. 8 Tagen). [RAL 7]

Taumel, früh [*Fr. H-n.*]. [RAL 8]

Schwindel mit Gefühl von Schwere, es ist, als drehete sich alles im Kreise herum (*Hrr.*). [RAL 9]

Schwindel und Vollheit im Kopfe [*Hbg.*]. [RAL 10]

Schwindlich, wie drehend, wenn sie sich im Bette aufsetzt und übelig in der Mitte der Brust, als wenn eine Ohnmacht kommen sollte. [RAL 11]

Abends (8 Uhr), so ein Schwindel beim Stehen, daß er zurücktaumelte und rückwärts fallen wollte. [RAL 12]

Wenn er gehen will, schwankt er, als wollte er rücklings fallen. [RAL 13]

Beim Gehen Taumel von beiden Seiten, als wenn er nicht recht fest stehen könnte (n. 48 St.). [RAL 14]

Nach dem Bewegen, beim Stehen, schwankt sie von der einen Seite. [RAL 15]

Früh, beim Aufstehen aus dem Bette, so taumelig und drehend, als wenns im Kopfe in einem Kreise herumginge. [RAL 16]

Den ganzen Tag schwindlich im Kopfe und schwach in den Gliedern. [RAL 17]

Er kann den Kopf kaum drehen, wegen eines Gefühls von Vollheit darin [*Hbg.*]. [RAL 18]

In der Gegend des Wirbels und der Stirne dumpfe Bewegungen im Kopfe, welche Schwindel und Gedankenstille verursachen (*Mchlr.*). [RAL 19]

Mehr düselig als schwindlich im Kopfe. [RAL 20]

So schwach am Geiste, daß ihm die Gedanken vergehen, wie wenn man in Ohnmacht fallen will, wobei ihm Hitze ins Gesicht tritt, beim Stehen am meisten. [RAL 21]

Geistestäuschung: ihr eigener Kopf kommt ihr viel zu schwer vor [*Fr. H-n.*]. [RAL 22]

Dumm im Kopfe mit auffallender Vergeßlichkeit [*Fr. H-n.*]. [RAL 23]

Sie wußte nicht recht, was sie that (in der Stube), beim Liegen schlimmer, 24 Stunden lang, (sogleich) [*Fr. H-n.*]. [RAL 24]

Sie wußte nicht, was sie that, und ließ alles aus den Händen fallen (in der Stube) [*Fr. H-n.*]. [RAL 25]

Der Kopf ist dumm, das Nachdenken erschwert (*Hrr.*). [RAL 26]

Er verlangt Dinge, die nicht vorhanden sind. [RAL 27]

Er verlangt Dinge sogleich, die er dann nicht will. [RAL 28]

Mangel an Gedächtniß, Unbesinnlichkeit (n. 4 St.). [RAL 29]

Der Kopf deuchtete ihm zentnerschwer. [RAL 30]

Ungeheure Schwere des Kopfs (oft u. auch n. 4 Tagen.) (*Hrr.*). [RAL 31]

Große Schwere im Kopfe und Drücken des ganzen Gehirns nach vorne zu. [RAL 32]

Kopfbetäubung. [RAL 33]

Kopf ist wüste (n. 1 St.) (*Hrr.*). [RAL 34]

Düsterheit im Kopfe bis zum Schlafengehen. [RAL 35]

■ Kopf

Früh fängt das Kopfweh nicht beim Erwachen, sondern beim ersten Oeffnen und Bewegen der Augen an. [RAL 36]

Früh beim Erwachen ist ihm der Kopf so düster und thut weh, als wenn man den Abend vorher gezecht und geschwelgt hätte; er will auch nicht aus dem Bette. [RAL 37]

(Beim Auftreten ein Druck im Kopfe.) [RAL 38]

Im Hinterhaupte stumpfer Schmerz [*Hbg.*]. [RAL 39]

Dumpfes Drücken im Hinterhaupte (*Rckt.*). [RAL 40]

Pochendes Kopfweh in der Stirne, daß er sich legen mußte [*Fr. H-n.*]. [RAL 41]

Wühlender Druck im vordern Theile des Gehirns mit Pressen nach der Stirne, besonders heftig beim Bücken und Schnellgehen; ein Spaziergang ermüdete ihn sehr (n. 24 St.) (*Hrr.*). [RAL 42]

Ein in der Stirne dergestalt drückender Schmerz, daß er sich kaum bücken kann [*Hbg.*]. [RAL 43]

Druck von innen nach außen über der linken Augenhöhle im Gehirne, welches in ein Drücken auf den Augapfel von oben hinein übergeht (n. 3 Tagen) (*Hrr.*). [RAL 44]

Drückender Kopfschmerz, mehr auf der einen Seite, nebst lästig drückendem Gefühle in dem Auge derselben Seite (Nachmittags) (*Rckt.*). [RAL 45]

Ein dunkles Zusammendrücken im Kopfe, in der Stirne über den Augen. [RAL 46]

Erst stieg das Blut nach dem Kopfe, dann erfolgte ein Zusammenpressen von beiden Schläfen her. [RAL 47]

Empfindung, als wenn der Kopf von beiden Ohren her zusammengepreßt würde. [RAL 48]

Zusammenpressender Schmerz zu beiden Seiten des Kopfs [*Hbg.*]. [RAL 49]

Kopfweh: ein Zusammenpressen mit Rucken im Gehirne, wie Pulsschlag. [RAL 50]

Früh, vor Tage, Schmerz, als wenn der Kopf eingespannt wäre, und Schwere darin, mit Stichen untermischt; sie konnte vor Schmerz die Augen nicht aufhaben, und wenn sie sich bückte, konnte sie nicht wieder in die Höhe (n. 60 St.). [RAL 51]

Heftiger Kopfschmerz, wie große Schwere darin, als sollte er ihn nach allen Seiten hin neigen, mit Drucke im Gehirn nach außen und großem Drange, sich zu legen (sogleich). [RAL 52]

Kopfweh, nach Tische und beim Spazierengehen ein Herausdrücken in der Stirne. [RAL 53]

Kopfweh, als wollte alles zur Stirne heraus.[1] [RAL 54]

Kopfweh beim Bücken, als wenn alles zur Stirne herausfallen wollte.[2] [RAL 55]

Beim Sitzen, (Bücken) und Lesen, schwindliche Schwere im Kopfe, die sich durch Aufrichten des Kopfes legte. [RAL 56]

Blos beim Bücken Kopfweh, ein Pressen zur Stirne heraus, mit Stichen untermischt. [RAL 57]

Im Kopfe ein Drücken, als wäre das Gehirne zu voll und preßte auseinander, im Sitzen am meisten [RAL 58]

Ein herauspressender Schmerz in beiden Schläfen. [RAL 59]

Kopfweh, als wenn etwas den Schädel auseinanderpreßte. [RAL 60]

Früh, nach dem Erwachen im Bette, beim Liegen auf dem Rücken, Kopfschmerz im Hinterhaupte, der sich bis an die Schultern erstreckt, wie eine Schwere, welche auf eine wunde Stelle drückt. [RAL 61]

Halbseitiges Kopfweh: ein (wühlender) Druck auf einer kleinen Stelle der rechten Gehirnhälfte, wie durch eine Art Wühlen oder Reißen längs der Knochen des Ober- und Unterkiefers herab, mit einer schmerzhaften Unterkieferdrüse in Verbindung steht (n. 30 St.). [RAL 62]

---

[1] Vergl. 395.

[2] Die Empfindung des Voneinanderpressens kommt mit der des Zusammendrückens 46, 47, 48, 50, 51, fast gänzlich überein, da sie in dem, von dem unnachgiebigen Schädel eingeschlossenen Gehirne gefühlt wird; das organische Gefühl kann dann nicht unterscheiden, ob die Schmerzhaftigkeit von seiner größeren Ausdehnung oder von dem Widerstande der Hirnschale herrühre, und doch ist beides Schuld.

Kopfweh: früh nach dem Aufstehen ein zuckendes Ziehen in die Backen und Kinnbackenknochen vor. [RAL 63]

Zuckendes Reißen vom rechten Wangenbeine bis zur rechten Schläfe herauf, äußerlich, bei Berührung heftiger (*Hrr.*). [RAL 64]

Reißender Schmerz in der linken Kopfseite (n. 24 St.). [*Fr. H-n.*]. [RAL 65]

(Kopfreißen über die Stirne herüber, dann Reißen in den Halsmuskeln, dann Reißen im rechten Arme.) [RAL 66]

Beim Gehen im Freien ein Stich im Kopfe durch die Schläfe. [RAL 67]

Vorn in der Stirne einzelne Stiche, mit Düsterheit des Kopfs [*Hbg.*]. [RAL 68]

Stechen im Kopfe von der Stirne bis zum Hinterhaupte. [RAL 69]

Eine drehende Empfindung in der rechten Stirnseite, und in der linken Stirnseite ein Stich. [RAL 70]

Mehr zuckender als pochender Schmerz im Kopfe, bei heißem Gesichte. [RAL 71]

In der rechten Seite des Kopfs ein Pochen, was man auch außen mit der Hand fühlt. [RAL 72]

Früh, beim Erwachen, Kopfweh oben auf dem Scheitel, ein schmerzhaftes Pochen. [RAL 73]

In der Stirne und im Hinterkopfe Schmerz, ein hohles Klopfen (n. 2 St.). [RAL 74]

Ein pochendes Kopfweh, welches die Augen einnimmt, daß sie nicht gut sehen kann; bei Bewegung pocht es im Kopfe schneller, sie glaubt, es zu hören. [RAL 75]

Im Kopfe so ein Zwitschern wie von Heuschrecken. [RAL 76]

Ein Glucksen in beiden Schläfen. [RAL 77]

Schmerz an der Schläfe, als wenn da Jemand bei den Haaren zöge. [RAL 78]

Oben auf dem Kopfe ein Fleck, eines Thalers groß, von brennendem Schmerze, welcher bei Berührung nicht weh thut. [RAL 79]

Der Kopf schmerzt vorzüglich beim Berühren, am meisten am Vorderhaupte, 24 Stunden lang [*Fr. H-n.*]. [RAL 80]

Wundheitsgefühl an der einen Seite des Hinterhauptes beim Befühlen [*Hbg.*]. [RAL 81]

Ein beißendes Fressen auf dem Haarkopfe (die Nacht). [RAL 82]

Früh große Fettigkeit der Kopfhaare, bei kühlem Kopfe; die Hände wurden beim Kämmen ganz fettig (n. 10 St.). [RAL 83]

Beim Auskämmen ein starkes Jücken auf dem Kopfe. [RAL 84]

■ Gesicht und Sinnesorgane

(Ein schmerzhaftes Klopfen in allen Theilen des Gesichts, was man auch bei äußerer Berührung unter dem Finger fühlte.) [RAL 85]

Jückende Nadelstiche im rechten Stirnmuskel (*Hrr.*). [RAL 86]

Ein Spannen in den Stirnmuskeln unter der Haut, bei Bewegung der Augen. [RAL 87]

Hitze im Kopfe und im Gesichte, mit Röthe [*Hbg.*]. [RAL 88]

Starke Hitze im Kopfe und im Gesichte [*Hbg.*]. [RAL 89]

Fliegende Hitze über das Gesicht [*Hbg.*]. [RAL 90]

Ein Spannen in der Haut des Gesichts, bei Bewegung der Gesichtsmuskeln. [RAL 91]

Rothe Flecke im Gesicht und am Halse (zwei Tage lang). [RAL 92]

Gesichtsblässe, 24 Stunden lang [*Fr. H-n.*]. [RAL 93]

Rothe, heiße, weiche Ausgedunsenheit des Gesichts [*Fr. H-n.*]. [RAL 94]

Geschwulst der linken Seite des Gesichts, mehr längs der Nase herab, mit etwas Schmerz darin (beim Durchfalle) [*Fr. H-n.*]. [RAL 95]

Starke Geschwulst der obern Hälfte des Gesichts, besonders eine starke Geschwulst unter den Augen und über der Nasenwurzel, mit Augenlidergeschwulst; das linke Auge konnte er nicht öffnen, vier Tage lang (n. 3 T.) [*Fr. H-n.*]. [RAL 96]

Zusammenziehender Schmerz im rechten Augenbraumuskel (*Hrr.*). [RAL 97]

Röthe und Geschwulst der Augenlider, mit Drücken darin, drei Tage lang (n. 3 T.) [*Fr. H-n.*]. [RAL 98]

Im untern Lide des linken Auges, ein Knötchen, eine Erbse groß, beim Drauffassen schmerzhaft, sechszehn Tage lang (n. 24 St.) [*Fr. H-n.*]. [RAL 99]

Weiche Beule am innern Winkel des linken Auges; es dringt von Zeit zu Zeit viel Eiter heraus, zehn Tage lang (n. 6 St.) [*Fr. H-n.*]. [RAL 100]

Früh beim Erwachen kann er die Augen kaum öffnen, sie sind mit einer eiterigen Masse zugeklebt (*Hrr.*). [RAL 101]

Schmerz, wie vom Verbrennen, über dem linken Auge und auf der linken Seite der Nase, der durch Drauffassen etwas gemindert wird [*Fr. H-n.*]. [RAL 102]

Schmerz, als wenns zum linken Auge heraus brennte (n. 24 St.) [*Fr. H-n.*]. [RAL 103]

Drücken in den Augen, mit brennend jückender Empfindung in den Augenlidern [*Hbg.*]. [RAL 104]

Drücken in den Augen, sechszehn Tage hinter einander [*Fr. H-n.*]. [RAL 105]

Drücken auf der rechten Augapfel, mehr von oben nach unten (n. 3 T.) (*Hrr.*). [RAL 106]

Ein Pucken im rechten Augapfel [*Fr. H-n.*]. [RAL 107]

Oefteres Thränen der Augen (*Hrr.*). [RAL 108]

Eine Trübsichtigkeit des linken Auges, als wenn es voll Wasser wäre. [RAL 109]

Früh Gesichtsschwäche: da sie lesen wollte, liefen alle Buchstaben unter einander. [RAL 110]

(*Presbyopie*): wohl in der Entfernung konnte sie sehen, aber nicht in der Nähe (n. 24 St.). [RAL 111]

Das untere Augenlid zuweilen roth und entzündet, das obere fippert. [RAL 112]

Im linken innern Augenwinkel Wundheitsschmerz und Schründen. [RAL 113]

Früh sind die Augenlider wie zusammengeklebt, etwas roth und geschwollen, und thun wie gerieben und erhitzt weh. [RAL 114]

Früh, beim Erwachen, ein Drücken im Auge, wie wenn man mit einer Hand drauf drückt, oder wie in einer Stube voll Rauch. [RAL 115]

Früh sind die Augenbedeckungen geschwollen **und wie mit Eiter zugeklebt.** [RAL 116]

Geschwulst des untern Augenlides, inwendig drückender Schmerz; Auge früh zugeschworen. [RAL 117]

Beißen in den Augen, als wenn Sand (?) darin wäre, welches zum Reiben zwingt. [RAL 118]

Nachmittags Empfindung im rechten Auge, als wenn ein Sandkorn darin wäre. [RAL 119]

Vormittags jählinge Geschwulst des einen Auges mit Schmerz, ohne Röthe; es dringt Eiter hervor, und die Bindehaut ist dunkelroth und aufgeschwollen. [RAL 120]

Die Augen wässern in der Luft. [RAL 121]

Am Rande des linken obern Augenlides ein Jücken, mit Brennen und Reißen gemischt. [RAL 122]

Jücken im linken äußern Augenwinkel, mit etwas Beißendem gemischt, durch Reiben nicht zu tilgen (n. 6 St.). [RAL 123]

Die Augen unterlaufen mit Thränen und die Augenlider jücken, als wenn etwas heilen will; er mußte reiben. [RAL 124]

Eine kleine Flechte auf dem rechten Backen (n. 4 T.) (*Fr. H-n.*). [RAL 125]

Geschwulst des rechten Backens, dicht am Ohre, mit brennendem Schmerze (n. 4 T.) (*Fr. H-n.*). [RAL 126]

Schmerzhafter Druck unter dem rechten Wangenbeine, durch äußern Druck vergehend (n. 1 St.) (*Hrr.*). [RAL 127]

Kneipender Druck in der Gelenkhöhle des rechten Kinnbackens, bei Bewegung heftiger (*Hrr.*). [RAL 128]

Klingen vor dem linken Ohre, wie mit kleinen Glocken (n. 1 St.) [*Fr. H-n.*]. [RAL 129]

Im Gehörgange ein zusammenziehender Schmerz, der nach Wegräumung des Ohrschmalzes mit dem Finger erst verging, dann aber immer wieder kam, mit Schwerhörigkeit (*Mchlr.*). [RAL 130]

Gefühl im äußern Gehörgange, als würde ein Finger darauf gedrückt, welches unter dem Bücken beim Lesen zunimmt (*Rckt.*). [RAL 131]

Stumpfer Schmerz um das linke Ohr herum [*Hbg.*]. [RAL 132]

Schmerz, als wenns zum linken Ohre heraus brennte (n. 6 St.) [*Fr. H-n.*]. [RAL 133]

Brennen im Ohrläppchen [*Hbg.*]. [RAL 134]

Harte Beule hinter dem Ohre, die ihre Größe oft verändert (n. 24 St.) [*Fr. H-n.*]. [RAL 135]

Beulenartige Geschwulst vor dem Ohre, welche nach 12 Stunden aufsprang, näßte, und einen gelben Grind ansetzte [*Fr. H-n.*]. [RAL 136]

Brummen vor dem rechten Ohre. [RAL 137]

Empfindung, als wenn die Ohren zugestopft wären und keine Luft hinein dringen könnte. [RAL 138]

Wenn er im Freien geht und vom Spazieren nach Hause kommt, fühlt er Stiche bald in dem einen, bald in dem andern Ohre. [RAL 139]

Es kommt Blut aus den Ohren. [RAL 140]

Heftiges Drücken an der rechten Ohrmuschel. [RAL 141]

(Geschwürige Ohrmuschel.) [RAL 142]

Ein öfteres Kriebeln und Kitzeln in der Scheidewand der Nase, vorzüglich beim Schnauben. [RAL 143]

An der linken Nasenspitze eine Geschwulst, mit zuckendem Schmerze darin, und beim Befühlen, als wenns zum Schwären kommen wollte. [RAL 144]

Ein Geschwür innerhalb des linken Nasenlochs beißenden Schmerzes. [RAL 145]

Geschwollene Nase, mit mehrtägigem Nasenbluten (n. 5 Tagen.) [*Fr. H-n.*]. [RAL 146]

Nasenbluten, drei Tage hinter einander (den 10, 11, 12 Tag) [*Fr. H-n.*]. [RAL 147]

Nasenbluten, mehrmals täglich, vierzehn Tage lang [*Fr. H-n.*]. [RAL 148]

Nasenbluten (n. 10, 16 Tagen) [*Fr. H-n.*]. [RAL 149]

Nasenbluten aus dem rechten Nasenloche (n. 9 T.) [*Fr. H-n.*]. [RAL 150]

Tägliches, starkes Nasenbluten (n. 14 Tagen.) [*Fr. H-n.*]. [RAL 151]

Erst Nasenbluten und dann geschwürige Nasenlöcher (böse Nase). [RAL 152]

Nasenbluten (n. 48, 72 St.). [RAL 153]

Früh, nach dem Aufstehen, ein viertelstündiges Nasenbluten. [RAL 154]

Nasenbluten im Schlafe, früh um 3 Uhr, so daß er darüber erwacht (n. 4 Tagen). [RAL 155]

Nasenbluten, ohne sich vorher gebückt zu haben. [RAL 156]

(Ein Knötchen am Kinn, welches beim Befühlen stechend schmerzt.) [RAL 157]

Ziehen mit Druck im Halse zum Ohre hinauf [*Hbg.*]. [RAL 158]

Schmerz am hintern Theile des Halses, bei Bewegung fühlbar [*Hbg.*]. [RAL 159]

Spannende Steifigkeit der linken Halsseite [*Hbg.*]. [RAL 160]

Rheumatische Steifigkeit in der Halsseite nach dem Nacken zu [*Hbg.*]. [RAL 161]

Spannung im Genicke bei Bewegung des Kopfs [*Hbg.*]. [RAL 162]

An der linken Seite des Nackens und Halses, den Gesichts- und Kaumuskeln, bei Bewegung Wundheitsschmerz, der das Drehen des Kopfes und das Kauen erschwerte und fast unmöglich machte (n. 24 St.) [*Hbg.*]. [RAL 163]

Jückende Nadelstiche am Halse (besonders wenn er schnell gegangen ist), welche zum Kratzen reizen; sie vergehen nach dem Kratzen (n. 24 St.) [*Hbg.*]. [RAL 164]

Spalte in der Unterlippe [*Fr. H-n.*]. [RAL 165]

Brennen in der Unterlippe [*Hbg.*]. [RAL 166]

Auf der Unterlippe kleine schwärende Laschen, die beim Berühren brennend schmerzen [*Fr. H-n.*]. [RAL 167]

Am rechten Mundwinkel und mehr auf der Unterlippe eine kleine Erhöhung, die von Zeit zu Zeit stark blutet, sechs Tage lang [*Fr. H-n.*]. [RAL 168]

Ein Bläschen am Rothen der Unterlippe brennenden Schmerzes. [RAL 169]

Ausschlag unter dem linken Lippenwinkel, schründenden Schmerzes. [RAL 170]

Ausschlag an der Unterlippe außer dem Rothen, jückenden beißenden Schmerzes, wie von Salz. [RAL 171]

Zwischen der Unterlippe und dem Zahnfleische ein stechendes, sehr empfindliches Zucken (früh im Bette), wie etwa beim Lippenkrebse. [RAL 172]

■ **Mund und innerer Hals**

Zahnweh, Zucken und Stechen in den Zähnen nach dem Ohre zu, welches sie nöthigte, sich niederzulegen.[3] [RAL 173]

Abends, im Bette, zuckendes Zahnweh bald in den obern, bald in den untern Backenzähnen (eine Stunde lang); schmerzte es oben, und man brachte die Spitze des Fingers daran, so hörte da der Schmerz plötzlich auf und fuhr in den gegenüberstehenden untern Zahn (n. 5 Tagen). [RAL 174]

Zuckendes Zahnweh beim (gewohnten) Tabakrauchen (n. 1 St.). [RAL 175]

Ziehendes, zuweilen zuckendes Zahnweh in den Backenzähnen des linken Oberkiefers, nur bei und nach dem Essen, wobei die Zähne zu lang schienen und als wackelten sie hin und her (n. 6 St.) (*Hrr.*). [RAL 176]

Ziehender Schmerz in den Backenzähnen des Ober- und Unterkiefers (n. 24 St.) (*Hrr.*). [RAL 177]

Wackeln aller Zähne, beim Befühlen und beim Zusammenbeißen bemerkbar. [RAL 178]

Schmerz eines Backenzahns blos beim Kauen. [RAL 179]

In der Ruhe und vorzüglich im Bette, ein ungeheurer Zahnschmerz, welcher durch Kauen sich minderte [*Hbg.*]. [RAL 180]

Zahnweh, wenn man etwas Warmes in den Mund nimmt. [RAL 181]

Beim Essen entsteht ein (bis in die Halsmuskeln herabfahrendes) reißend stechendes Zahnweh, was sich vorzüglich vom Warmen verschlimmert. [RAL 182]

Schmerz, als wenn der Zahn eingeschraubt, und dann herausgehoben würde (welcher durch kaltes Wasser nur auf Augenblicke gelindert, beim Gehen im Freien aber besser wird); dabei Reißen im Backen und Kneipen in den Ohren, die Nacht bis 6 Uhr früh. [RAL 183]

Zahnweh; bei Oeffnung des Mundes fährt die Luft schmerzhaft hinein. [RAL 184]

---

[3] Es giebt mehrere Beschwerden von Zaunrebe, welche niederzuliegen nöthigen; vergl. 285, 479, 631, (359), oder doch zum Sitzen, 296, und mehrere, die durch Gehen und Stehen vermehrt werden, z. B. 308; aber dagegen ist die Wechselwirkung, wo die Beschwerden durch Bewegung erleichtert werden, und ruhiges Liegen und Sitzen nicht vertragen, weit häufiger bei der Zaunrebe.

Zahnweh nach Mitternacht (um 3 Uhr), als wenn ein blosliegender Nerve in einem hohlen Zahne von eindringender kalter Luft schmerzt, welches vom Liegen auf der unschmerzhaften Seite sich unerträglich verschlimmert und blos dann vergeht, wenn man sich auf den schmerzhaften Backen legt. [RAL 185]

Es zieht nicht beim Trinken kühlen Getränks ein Wundheitsschmerz in den Zahn. [RAL 186]

Zahnfleisch schmerzt wie wund und roh, bei schmerzhaft wackelnden Zähnen. [RAL 187]

Früh, nach dem Erwachen, Gefühl, als wären die Backenzähne alle zu lang; sie ließen sich mit den Fingern hin- und herbiegen, so locker waren sie; sie konnte nichts damit beißen, und wenn sie damit biß, schmerzte es, als fielen die Zähne aus, 15 Stunden lang (n. 48 St.) [*Stf.*]. [RAL 188]

Die Zähne deuchten ihm zu lang [*Fr. H-n.*]. [RAL 189]

Schwammiges Zahnfleisch. [RAL 190]

Einfacher Schmerz der einen Unterkieferdrüse, oder wie von Kneipen (n. 12 St.). [RAL 191]

Schmerzhafte Steifigkeit aller Halsmuskeln bei Bewegung und Rauhigkeit im innern Halse beim Schlingen. [RAL 192]

Gefühl an der untern Kinnlade, als wäre da am Knochen ein Knäutelchen, welches bei Berührung und beim Drehen des Kopfes spannend schmerzte (n. 61 St.) [*Stf.*]. [RAL 193]

Rother Frieselausschlag am Halse [*Fr. H-n.*]. [RAL 194]

Scharrig rauhe Empfindung im Halse (n. 5 St.) [*Hbg.*]. [RAL 195]

Es ist ihm wie geschwollen hinten im Halse, und als wenn er starken Schnupfen hätte, welches ihn am Reden hindert [*Hbg.*]. [RAL 196]

Um den Hals, ein beißend jückender Ausschlag, vorzüglich nach dem Schweiße. [RAL 197]

Im Halse stichts innerlich beim äußerlichen Dranfühlen und beim Wenden des Kopfs. [RAL 198]

Im Halse stichts beim Schlingen. [RAL 199]

Drücken im Schlunde, als wenn er einen harten eckigen Körper verschluckt hätte. [RAL 200]

Sie kann das Essen und Trinken nicht hinunter bringen; es wurgt im Schlunde. [RAL 201]

(Empfindung beim Schlingen, als wenn der Hals inwendig geschwollen oder voll Schleim wäre, den man durch Raksen nicht heraus bringen könnte.) [RAL 202]

Halsweh: trocken und roh im Halse beim leeren Schlingen; beim Trinken vergeht diese Empfindung auf eine kurze Zeit, kommt aber bald wieder; am schlimmsten ists in der warmen Stube. [RAL 203]

Abends Trockenheitsgefühl hinten und oben im Halse (n. 48 St.). [RAL 204]

Trockenheitsgefühl, nicht auf der Zunge, sondern oben am Gaumen. [RAL 205]

Blasen am vordern Rand der Zunge, welche brennend beißen [*Fr. H-n.*]. [RAL 206]

Trockenheit im Munde, daß die Zunge am Gaumen klebt [*Fr. H-n.*]. [RAL 207]

Trockenheit im Munde ohne Durst [*Hbg.*]. [RAL 208]

Früh Trockenheitsgefühl im Munde (n. 48 St.) (*Mchlr.*). [RAL 209]

Der innere Mund deuchtet ihm trocken, ohne Durst. [RAL 210]

Trockenheitsgefühl blos innerhalb der Oberlippe und dem obern Zahne. [RAL 211]

Viel Durst am Tage, ohne Hitze. [RAL 212]

Heftiger Durst, 22 Tage lang [*Fr. H-n.*]. [RAL 213]

Durst, vorzüglich früh [*Fr. H-n.*]. [RAL 214]

Heftiger Durst, Tag und Nacht [*Fr. H-n.*]. [RAL 215]

Nach dem Essen, großer Durst, sechszehn Tage lang [*Fr. H-n.*]. [RAL 216]

Der Speichel läuft ihm zu den Mundwinkeln heraus, unwillkührlich. [RAL 217]

Viel Speichelspucken [*Fr. H-n.*]. [RAL 218]

Zusammenfluß vielen seifenartig schäumigen Speichels im Munde [*Hbg.*]. [RAL 219]

Sehr weiß belegte Zunge. [RAL 220]

Fader, ekeliger Geschmack im Munde (n. 5 Tagen.) (*Mchlr.*). [RAL 221]

Süßlich ekeliger Geschmack im Munde [*Fr. H-n.*]. [RAL 222]

Fader, lätschiger Geschmack im Munde; er hat fast gar keinen Geschmack. [RAL 223]

Fader Geschmack und Lätschigkeit im Munde. [RAL 224]

Süßlicher, weichlicher Geschmack im Munde. [RAL 225]

Sie hat gar keinen Geschmack von Speisen; außer dem Essen aber ist's bitter im Munde. [RAL 226]

Es schmeckt ihm alles bitter, er bringt nichts von Speisen hinunter. [RAL 227]

Nach dem Mittagessen blieb bitterer Geschmack anhaltend hinten am Gaumen. [RAL 228]

Früh übler, bitterer Geschmack im Munde. [RAL 229]

Früh nüchtern Geschmack im Munde, wie von faulen Zähnen oder von faulem Fleische (n. 12 St.). [RAL 230]

Bei ziemlich reiner Zunge ein garstiger Geschmack im Halse, wie wenn's Jemand aus dem Munde riecht; wie stinkendes Fleisch riecht, so schmeckt es ihr im Munde; während des Essens spürt sie nichts davon. [RAL 231]

Es riecht ihm faulig aus dem Munde. [RAL 232]

Abends spät kommt ein galstriger, ranzig räucheriger Geschmack in den Hals. [RAL 233]

■ **Magen**

Appetitlosigkeit ohne übeln Geschmack (n. 3 St.). [RAL 234]

Verdorbener Appetit [*Hbg.*]. [RAL 235]

Mangel an Eßlust (10 Tage lang) [*Fr. H-n.*]. [RAL 236]

Der Magen ist leer; er hat Hunger ohne Appetit (*Hrr.*). [RAL 237]

Früh nüchtern Heißhunger mit Appetitlosigkeit [*Hbg.*]. [RAL 238]

Hunger mit Appetitlosigkeit (*Mchlr.*). [RAL 239]

Anhaltende Uebelkeit und gleich darauf Heißhunger (n. einigen St.) [*Fr. H-n.*]. [RAL 240]

Früh Heißhunger mit Durst und fliegender Hitze (n. 30, 72 St.) [*Fr. H-n.*]. [RAL 241]

Heftiger Hunger, 14 Tage lang [*Fr. H-n.*]. [RAL 242]

Allzu starke Eßlust 6 Tage lang [*Fr. H-n.*]. [RAL 243]

Heißhunger ohne Appetit. [RAL 244]

Heißhunger bis in die Nacht. [RAL 245]

Er hat Hunger und ißt, es schmeckt ihm aber nicht. [RAL 246]

Er hat keinen Appetit zu Milch; wenn er sie aber genießt, so kommt der Appetit dazu und sie fängt an zu schmecken. [RAL 247]

Er verlangt mancherlei, was er nicht genießen kann. [RAL 248]

Die Speisen riechen ihr gut an, aber wenn sie zu essen anfängt, ist der Appetit weg. [RAL 249]

Weinappetit. [RAL 250]

Appetit auf Kaffee. [RAL 251]

Starkes Verlangen auf Kaffee (n. 5 St.) [*Fr. H-n.*] (*Mchlr.*). [RAL 252]

Oefteres Aufstoßen nach bloßer Luft. [RAL 253]

Nach dem Aufstoßen Schlucksen, ohne vorher etwas genossen zu haben. [RAL 254]

Nach dem Aufstoßen Schlucksen eine Viertelstunde lang (n. 48 St.). [RAL 255]

Heftiger Schlucksen. [RAL 256]

Heftiges Aufstoßen nach dem Essen, von früh bis Abends. [RAL 257]

Aufstoßen nach dem Geschmacke des Essens. [RAL 258]

Die Getränke machen kein Aufstoßen, wohl aber die geringste Speise, doch nur nach bloßer Luft, ohne übeln Geschmack. [RAL 259]

(Aufstoßen mit brandigem Geschmack im Munde und Schleim im Halse.) [RAL 260]

Bei jedem Aufstoßen ein stechender Schmerz. [RAL 261]

(Ein brennendes, fast ununterbrochenes Aufstoßen, was ihm den Mund rauh macht und den Geschmack an Speisen verhindert.) [RAL 262]

Nach dem Essen ein herber, trockener Geschmack, welcher so trocken im vordern Theile des Mundes bleibt, ohne Durst: die Lippen sind trocken und aufgesprungen. [RAL 263]

Abends, nach dem Niederlegen, bitterer Geschmack im Munde. [RAL 264]

Aufstoßen nach dem Essen, zuletzt bitteres Aufstoßen. [RAL 265]

Nach dem Essen bitteres Aufstoßen. [RAL 266]

Es kommt ihm, ohne Aufstoßen, bitter herauf in den Mund, mit Brecherlichkeit. [RAL 267]

Es stößt ihm säuerlich auf, und es läuft ihm säuerliches Wasser im Munde zusammen. [RAL 268]

Früh, nach einem ängstlichen Traume, Brecherlichkeit, ohne sich erbrechen zu können, und öfteres leeres Aufstoßen. [RAL 269]

Abends, vor Schlafengehen, Uebelkeit. [RAL 270]

Oefteres, zuweilen säuerliches Aufstoßen nach dem Essen (*Hrr.*). [RAL 271]

Uebelkeit, 24 Stunden anhaltend, mit vielem Wasserauslaufen aus dem Munde (n. 5 Min.) [*Fr. H-n.*]. [RAL 272]

Uebelkeit, besonders beim Tabakrauchen (eines daran Gewöhnten [*Hbg.*]. [RAL 273]

Brecherlichkeit (sogleich) (*Mchlr.*). [RAL 274]

Mehrmaliges Erbrechen gelben und grünen Schleims [*Fr. H-n.*]. [RAL 275]

Gleich nach Mitternacht wacht er auf mit Uebelkeit; er muß sich erbrechen, Speise und Galle. [RAL 276]

Es kulkst ihr auf; die Speisen kommen ihr durch eine Art Aufrülpsen in den Mund. [RAL 277]

Aufstoßen des Inhalts aus dem Magen, fast ohne Brechanstrengung. [RAL 278]

Nach dem Essen einer Speise, die ihm auch gut geschmeckt hat, Brecherlichkeit und Ekel. [RAL 279]

Sie bricht feste Speisen weg, aber nicht die Getränke. [RAL 280]

Früh, jeden Morgen, zwei Stunden nach dem Aufstehen, halbstündige Uebelkeit, mit Zusammenlaufen des Wassers im Munde. [RAL 281]

Abends Uebelkeit, und dann Auslaufen einer Menge Wassers aus dem Munde (Würmerbeseigen).[4] [RAL 282]

Uebelkeit, Brecherlichkeit, ohne etwas genossen zu haben (n. 1 St.). [RAL 283]

Früh, beim Erwachen, Uebelkeit, Brecherlichkeit. [RAL 284]

(Bluterbrechen und Niederlegen.) [RAL 285]

Früh (um 6 Uhr) Erbrechen einer bittern, dumpfigen und fauligen Feuchtigkeit, wovon derselbe Geschmack ihr im Munde bleibt. [RAL 286]

Nach dem Trinken (Nachmittags) weichlich und übelig. [RAL 287]

Abends Schleim-Erbrechen (n. 5 St.). [RAL 288]

Abends (6 Uhr) Wasser- und Schleimwürgen, wie Würmerbeseigen; es trat ihm herauf in die Brust, und am ganzen Leibe war er dabei kalt. [RAL 289]

Schmerzhafte Empfindung in der Speiseröhre, mehr unterwärts, als wenn sie da verengert wäre. [RAL 290]

Sie bringt früh Schleim aus dem Magen durch eine Art Aufrülpsen hervor. [RAL 291]

(Vorzüglich nach dem Essen, Husten.) [RAL 292]

(Eine Viertelstunde nach jedem Essen Kopfweh, was dann allmählig vergeht, sich aber nach der folgenden Mahlzeit erneuert.) [RAL 293]

Nach jeder Mahlzeit Aufgetriebenheit des Unterleibes. [RAL 294]

Schneiden, wie mit Messern, in der Gegend der Herzgrube (n. 1 St.). [RAL 295]

Gleich nach der (Abend-)Mahlzeit heftiges Drücken in der Herzgrube beim Gehen, zuletzt Drücken auf die Blase und das Mittelfleisch, bis zum Unerträglichen; beim Sitzen verschwand es (n. 12 St.). [RAL 296]

Magendrücken sobald er etwas gegessen hat, und schon während Essens. [RAL 297]

Nach dem Essen Drücken im Magen; es lag wie ein Stein darin und machte ihn verdrießlich. [RAL 298]

Nach dem Essen Druck im Magen [*Hbg.*]. [RAL 299]

Druck im Magen beim Gehen [*Hbg.*]. [RAL 300]

Kneipen in der Herzgrube (n. 12 St.) (*Mchlr.*). [RAL 301]

Gefühl in der Herzgrube, als wäre sie angeschwollen [*Hbg.*]. [RAL 302]

Unter der Herzgrube ein höchst unangenehmes Gefühl, wie Geschwulst [*Hbg.*]. [RAL 303]

Hitze im Unterleibe (und dem ganzen innern Körper) [*Hbg.*]. [RAL 304]

Drücken und Kneipen im Unterbauche (*Hrr.*). [RAL 305]

Lautes Knurren im Bauche, vierzehn Tage lang [*Fr. H-n.*]. [RAL 306]

Lautes Poltern im Bauche, besonders Abends im Bette, achtzehn Tage lang [*Fr. H-n.*]. [RAL 307]

Ein Klemmen und Drücken im Unterleibe in der Gegend des Nabels, beim Gehen und Stehen. [RAL 308]

Zusammenziehender Magenschmerz, einige Stunden nach dem Essen. [RAL 309]

Nach dem Essen zusammenziehender Magenschmerz, dann Schneiden in und über der Herzgrube, Aufstoßen, aufsteigende Hitze, Uebelkeit und Erbrechen blos der genossenen Speisen (n. 48 St.). [RAL 310]

→ Durst: *Fieber, Frost, Schweiß und Puls*

■ Abdomen

Harte Geschwulst um den Nabel und unter den Hypochondern. [RAL 311]

Jählinge Bauchwassersucht; er kann keinen Athem bekommen und muß sitzen (n. 18 St.). [RAL 312]

Wundheit in den überhängenden Bauchfalten im Schooße. [RAL 313]

Spannender Schmerz in der Lebergegend. [RAL 314]

Brennender Schmerz im Unterleibe, in der Lebergegend (n. 8 St.). [RAL 315]

Schmerz im Unterleibe als wenn man sich erbrechen will (n. 5 Tagen). [RAL 316]

Es schmerzt in beiden Seiten des Unterleibes, wie Milzstechen. [RAL 317]

Erst Reißen und Ziehen im Unterleibe, vorzüglich bei Bewegung, dann Stechen, vorzüglich beim Stuhlgange, und am meisten Abends. [RAL 318]

Heftig schneidende Stiche im Unterleibe von unten herauf bis in den Magen (nach dem Trinken einer Tasse warmer Milch, Nachmittags;) der Schmerz zwang ihn, sich krumm zu biegen, und verlor sich nach erfolgtem Stuhlgange. [RAL 319]

Um den Nabel ein schmerzhaftes Winden mit Stichen. [RAL 320]

Leibweh, mit Aengstlichkeit verbunden, was ihm das Athmen erschwert; durch Gehen ward es erleichtert. [RAL 321]

---

[4] Vergl. 402.

Die Blähungen gehen in der Nacht nicht ohne vorgängiges, lautes Knurren und Heulen ab. [RAL 322]

Nach dem (Abend-) Essen Blähungskolik mit einem Drucke in der Gegend des Blinddarms. [RAL 323]

Schmerzen im Unterleibe, als wenn er purgirt hätte, oder Hämorrhoiden eintreten wollten. [RAL 324]

Nach dem Mittagsessen krampfhafte Unterleibschmerzen. [RAL 325]

Knurren im Leibe und Empfindung, als wenn Laxiren kommen wollte. [RAL 326]

Leibweh, als wenn er Durchfall bekommen sollte, anderthalb Stunden lang (n. 5 Min.) [*Fr. H-n.*]. [RAL 327]

Entsetzliches Leibschneiden (Vormittags) als wenn sie Ruhr bekommen sollte, ohne Stuhlgang. [RAL 328]

Beim Gehen im Freien ein Drücken auf den Nabel, wie von einem Knopfe. [RAL 329]

(Tief im Unterleibe liegts ihm wie ein Klump.) [RAL 330]

Im Unterleibe und in der Gegend des Nabels ein Grimmen und Kneipen, wie nach einer Erkältung, mehrere Tage und (n. 3 Tagen) nach dem Bauchweh eine starke, dünne Ausleerung durch den Stuhl. [RAL 331]

- ■ Rektum

Sehr übelriechender, häufiger Stuhlgang, und Schneiden vorher im Bauche. [RAL 332]

Aufgetriebener Unterleib, es geht ihm immer ihm Leibe herum, und Leibweh (Leibschneiden), und doch fortwährende Leibverstopfung; es ist, als wenn ihm etwas im Leibe säße. [RAL 333]

Bauchweh beim Stuhlgange, wie Zusammenschnüren und Zusammenkneipen mit der Hand. [RAL 334]

Erregt Leibesöffnung. [RAL 335]

Stuhl zweimal täglich; nach einigen Tagen Leibverstopfung.[5] [RAL 336]

Brauner, öfterer, dünner Stuhlgang bei einem Säuglinge. [RAL 337]

Mehrmaliger Stuhlgang (n. 48 St.). [RAL 338]

Schwierig abgehender, sehr dick geformter Koth. [RAL 339]

Durchfall (n. 3 Tagen). [RAL 340]

Durchfälliger Stuhl (n. 28 St.) [*Hbg.*]. [RAL 341]

Laxiren, ohne Beschwerde (n. 24, 30 St.) (*Mchlr.*). [RAL 342]

Durchfall, vier Tage nach einander, alle drei Stunden einmal, so schnell, daß ers nicht halten konnte; die darauf folgenden 12 Tage ging der ordentliche Stuhl fast eben so unversehens schnell ab [*Fr. H-n.*]. [RAL 343]

Zweitägiger Durchfall, der sie so matt machte, daß sie das Bett hüten mußte (n. 3 Tagen.) [*Fr. H-n.*]. [RAL 344]

Durchfall, früh am meisten [*Fr. H-n.*]. [RAL 345]

Durchfall, vorzüglich die Nacht, und bei jedem Abgange Brennen im After (n. 7 Tagen) [*Fr. H-n.*]. [RAL 346]

Durchfall, welcher heftig wie fauler Käse roch [*Fr. H-n.*]. [RAL 347]

Dünner, blutiger Stuhl (n. 24 St.) [*Fr. H-n.*]. [RAL 348]

Durchfall und Leibschneiden vorher (n. 44, 72 St.). [RAL 349]

Nach hartem Stuhle langdauerndes Brennen im Mastdarme. [RAL 350]

Sehr fester Stuhl, mit Herauspressen des Mastdarms, welcher aber bald wieder von selbst hineinging; drauf durchfälliger Stuhl mit Gähren im Unterleibe [*Fr. H-n.*]. [RAL 351]

Sehr harter Stuhl. [RAL 352]

Weicher Stuhl, mit brennend scharfem Schmerz im After. [RAL 353]

Jückende, ruckähnliche, grobe Stiche vom After in den Mastdarm herauf. [RAL 354]

(Nachtdurchfall.) [RAL 355]

- ■ Harnwege

Brennen und Schneiden, ehe der Harn kommt (n. 3 Tagen) [*Fr. H-n.*]. [RAL 356]

Der Harn geht heiß ab [*Fr. H-n.*]. [RAL 357]

Schmerz im Unterleibe beim Urinlassen. [RAL 358]

Empfindung beim Harnen, als wenn die Harnwege zu enge wären. [RAL 359]

Er muß zum Harnen mehrmals die Nacht aufstehen. [RAL 360]

Es treibt ihn stark auf den Urin, er muß die Nacht zum Harnen aufstehen. [RAL 361]

Es treibt ihn, auch ohne daß die Blase voll ist, mit einer solchen Eile auf den Urin, daß er ihn kaum

---

[5] Oefterer scheint die Zaunrebe in der ersten Wirkung den Stuhlgang zurückzuhalten, und seltener ist ihre Wechselwirkung, wo sie das Gegentheil thut; sie kann daher, wo sie auch nach ihren übrigen Symptomen angezeigt ist, die Hartleibigkeit dauerhaft heilen, was außer Krähenaugen und Mohnsaft wenig Arzneien vermögen.

einen Augenblick zu halten im Stande ist (n. 12 St.). [RAL 362]

Wenn er den Urin gelassen hat, so zieht sich der Blasenhals zusammen, und doch ist es, als wenn noch einiger Urin kommen sollte. [RAL 363]

Er kann den Harn nicht lange in sich halten, wenn es ihn dazu treibt, und wenn er ihn nicht gleich läßt, so ists ihm, als ginge er von selbst fort (und doch ist beim Zusehen nichts abgegangen). [RAL 364]

Beim Bewegen entgehen ihm unbewußt öfters etliche Tropfen heißen Harns. [RAL 365]

Nach dem Uriniren ists in der Blase, als hätte er den Harn nicht ganz gelassen, und es kommen noch einige Tropfen unwillkürlich nach. [RAL 366]

Harndrang und häufiger Harnabgang bei Gehen im Freien (n. 5 St.). [RAL 367]

Ein aus Jücken, Brennen und Stechen zusammengesetzter Schmerz im vordern Theile der Harnröhre, außer dem Uriniren. [RAL 368]

Brennen in der Harnröhre. [RAL 369]

(Ein drückender Schmerz in der Harnröhre.) [RAL 370]

(Ein Ziehen und Reißen vorne in der Harnröhre, außer dem Harnen.) [RAL 371]

■ Geschlechtsorgane

Einige Stiche in den Hoden (sogleich) im Sitzen. [RAL 372]

Am Rande der Vorhaut ein stechend brennendes Jücken. [RAL 373]

Die Eichel ist voll rother Frieselkörnchen, welche jücken. [RAL 374]

Geschwulst der linken großen Schaamlippe, worauf eine schwarze, harte Pustel entsteht, einem Knöpfchen ähnlich, ohne Schmerz und ohne Entzündung. [RAL 375]

Sehr aufgetriebener Unterleib, es ist ungemein unruhig darin, und kneipt so, als wenn das Monatliche kommen wollte. [RAL 376]

Das Monatliche kommt 8 Tage zu früh [*Fr. H-n.*]. [RAL 377]

Das Monatliche kommt 14 Tage zu früh [*Fr. H-n.*]. [RAL 378]

Das Monatliche zeigte sich etwas, 3 Wochen zu früh [*Fr. H-n.*]. [RAL 379]

Die Monatzeit erfolgt binnen wenigen Stunden, zuweilen 8 Tage zu früh.[6] [RAL 380]

(Vermehrung des weißen Flusses) [*Fr. H-n.*]. [RAL 381]

■ Atemwege und Brust

Früh heftiges Nießen (n. 18 St.). [RAL 382]

Früh heftiges Nießen und Gähnen (n. 48 St.). [RAL 383]

Oefteres Nießen, vorzüglich wenn er mit der Hand über die Stirne streicht. [RAL 384]

Einige Heiserkeit und nur einen Ton der Stimme beim Gehen im Freien. [RAL 385]

Eine Art Heiserkeit und zugleich Neigung zu Schweiße. [RAL 386]

Stimme rauh und heisch (n. 4 St.) (*Hrr.*). [RAL 387]

Heiserkeit, 21 Tage lang [*Fr. H-n.*]. [RAL 388]

Fließschnupfen, acht Tage lang [*Fr. H-n.*]. [RAL 389]

Starker Fließschnupfen, so daß er durch die Nase redete, dabei immer Frost, acht Tage lang [*Fr. H-n.*]. [RAL 390]

Starker Fließschnupfen mit viel Nießen, acht Tage lang (n. 48 St.) [*Fr. H-n.*]. [RAL 391]

Starker Schnupfen, mit Schmerz in der Stirne [*Fr. H-n.*]. [RAL 392]

Starker Schnupfen ohne Husten (n. 36 St.). [RAL 393]

Heftiger, mehr stockiger Schnupfen (n. 48 St.). [RAL 394]

Starker Schnupfen, mit stechendem Kopfweh; es wollte alles zur Stirne heraus, vorzüglich beim Bücken[7] (n. 70 St.). [RAL 395]

Zäher Schleim im Rachen, der sich durch Kotzen lösete [*Hbg.*]. [RAL 396]

Trockner Husten. [RAL 397]

Trockner, gleichsam aus dem Magen kommender Husten; vorher ein Krabbeln und Kitzeln in der Herzgrube. [RAL 398]

Husten von einem immerwährenden Krabbeln im Halse herauf; wirft dann Schleim aus. [RAL 399]

Husten mit Auswurf (sogleich) [*Fr. H-n.*]. [RAL 400]

Husten mit Auswurf, Vormittags, 4 Tage nach einander (n. 34 St.) [*Fr. H-n.*]. [RAL 401]

Anhaltender, trockner Husten, vorzüglich früh, wobei ihm Wasser aus dem Munde läuft, wie Würmerbeseigen.[8] [RAL 402]

(Uebelkeit reizt ihn zum Husten.) [RAL 403]

Beim Husten Erbrechen der Speisen. [RAL 404]

Beim Husten ein lang anhaltender Stich tief im Gehirne, linker Seite. [RAL 405]

---

[6] Dieß ist erste Wirkung; die Zaunrebe wird daher oft eine wirksame Tilgerin des Mutterblutflusses.

[7] Vergl. 54, 55.

[8] Vergl. 282.

Ein trockner Kotzhusten: einzelne, krampfhafte gewaltsame Stöße gegen den obern Theil der Luftröhre, welche mit trocknem, festen Schleime bezogen zu seyn scheint; schon Tabakrauch erregt ihn. [RAL 406]

Reiz zum Kotzen, es ist, als ob etwas Schleimiges in der Luftröhre wäre; hat er einige Zeit gekotzt, so empfindet er da einen Schmerz, aus Wundseyn und Druck gemischt; beim Reden und Tabakrauchen wird der Schmerz heftiger (n. 4 St.) (*Hrr.*). [RAL 407]

Wenn er aus der freien Luft in die warme Stube kommt, Empfindung, als sey Dampf in der Luftröhre, der ihn zum Husten nöthigt; es ist ihm, als könne er nicht Luft genug einathmen (n. 2 St.) (*Hrr.*). [RAL 408]

Zäher Schleim in der Luftröhre, der sich nur nach öfterm Kotzen löset (*Hrr.*). [RAL 409]

Früh, im Bette, ein starker Husten, der 1/4 Stunde anhielt und viel Schleimauswurf hervorbrachte. [RAL 410]

Früh liegt es ihm auf der Brust; es ist ihm wie verschleimt auf der Brust und löset sich nicht gut. [RAL 411]

Im Halse kratzend schmerzender Kotzhusten, wie von Rauheit und Trockenheit des Luftröhrkopfs, Abends nach dem Niederlegen im Bette. [RAL 412]

Ein kotzender, oben an der Luftröhre ausstoßender, trockner Husten. [RAL 413]

Er hustet geronnene Stückchen Blut aus (n. 3 St.). [RAL 414]

Er kotzt und rakst gelben Schleim aus dem Rachen. [RAL 415]

Beim Husten Stechen inwendig im Halse. [RAL 416]

Beim Husten Stiche in der letzten Ribbe, [RAL 417]

Es sticht beim Husten im Brustbeine; er muß die Brust mit der Hand halten; auch beim Darauffühlen stichts.[9] [RAL 418]

Beim Husten zweimaliges Nießen. [RAL 419]

Beim Husten hebts zum Erbrechen, ohne Uebelkeit. [RAL 420]

Beim Husten Wehthun in der Herzgrube. [RAL 421]

Beim Husten fährts ihm durch den ganzen Kopf. [RAL 422]

Beim Husten fährts allemal in den Kopf, wie ein Druck. [RAL 423]

Gleich vor dem Hustenanfalle ein öfteres Schnappen nach Luft, schnelle, krampfhafte Athemzüge, als wenn das Kind nicht zu Athem kommen und deshalb nicht Husten könnte: eine Art Erstickungsanfall, worauf dann Husten erfolgt; vorzüglich nach Mitternacht. [RAL 424]

Drücken in der Herzgrube, welches ihr die Brust beklemmt. [RAL 425]

Eine außerordentliche Wärme in der Gegend der Herzgrube verkürzt ihr den Athem, mit einer Art drückenden Schmerzes. [RAL 426]

Brennender Schmerz in der rechten Brust (n. 8 St.). [RAL 427]

Verhindertes Athemholen. [RAL 428]

Der Athem ist verkürzt, er muß schneller ausathmen. [RAL 429]

Engbrüstigkeit (n. 1 St.). [RAL 430]

Ein zwölfstündiger Anfall von Seitenstechen und Brustbeklemmung. [RAL 431]

Brustbeengung: sie fühlte Bedürfniß, tief zu athmen (als wenns in der Brust verstopft wäre und sie keine Luft bekommen könnte) und wenn sie tief zu athmen versuchte, so schmerzte es in der Brust, als wenn sich etwas ausdehnte, was sich nicht ausdehnen lassen wollte. [RAL 432]

Aengstlichkeit früh, wie aus dem Unterleibe, wie von einer genommenen Purganz, und als wenn der Athem zu kurz wäre. [RAL 433]

Schnelles, ängstliches, fast unmögliches Athmen, wegen Stichen in der Brust, erst unter den Schulterblättern, dann unter den Brustmuskeln, welche das Athmen verhindern und aufzusitzen nöthigen; dann Stiche in dem Wirbel des Hauptes. [RAL 434]

Drücken über die ganze Brust (n. 24 St.). [RAL 435]

Oben auf dem Brustbeine Druck, wie mit der Hand; sie glaubt, ohne Schmerz daselbst im Freien nicht gehen zu können. [RAL 436]

Mitten auf dem Brustbeine drückender Schmerz, auch beim Athemholen, bei eiskalten Füßen. [RAL 437]

Auf der Brust ein Drücken, als wenn sie von Schleim beengt würde, und beim Einathmen einiges Stechen im Brustbeine, welches sich durch Essen zu mindern schien. [RAL 438]

Schwere in der Brust und Schwere im Körper, die sich aufs Essen verlor. [RAL 439]

Beim Tiefathmen Stiche in der Seite an den Ribben, ruckweise, die sich an der freien Luft verlieren. [RAL 440]

Beim Einathmen ein Stich von dem obern Theile der Brust durch bis zum Schulterblatte. [RAL 441]

---

[9] Vergl. 512, 535, 601.

Beim Einathmen schmerzen die Biegungen der Ribben nach dem Rücken zu mit spannendem Schmerze, welcher bei noch tieferem Einziehen des Athems in einen stumpfen Stich sich erhöhet, vorzüglich unter den Schulterblättern, und am meisten beim Vorbücken. [RAL 442]

Abends (6 Uhr) Stechen in der Brust, mit Beklommenheit. [RAL 443]

Ein augenblicklicher Stich im linken Schlüsselbeine, worauf ein einfacher Schmerz folgte (hinterdrein thats einfach weh). [RAL 444]

Beim Umwenden im Bette, Stich in der Brust auf der Seite, auf welcher er nicht lag. [RAL 445]

Im untern Theile der rechten Brust Stechen und Pochen, wie Puls. [RAL 446]

Ein von innen heraus stechendes Pressen in der Brust. [RAL 447]

Bei dem geringsten Athemzuge ein Stich, wie in einem Geschwüre, der so lange dauert als der Athemzug, auf einem kleinen Flecke unter dem Brustbeine, welcher wie ein Geschwür schmerzt, selbst beim Berühren,[10] noch mehr aber beim Aufheben des rechten Armes, früh (n. 24 St.). [RAL 448]

Schmerz am Schwertknorpel beim Anfühlen wie mit Blut unterlaufen, Abends. [RAL 449]

Schmerz über die ganze Brust, mit Beklemmung, die beim Abgange der Blähungen vergeht, Abends (9 Uhr). [RAL 450]

Ein Anfall, als wenn das Uebel in die Höhe stiege und Athem und Sprache benähme. [RAL 451]

Ein Zusammengreifen der Brust neben dem Brustbeine. [RAL 452]

Brustschmerz dicht über der Herzgrube, klemmend, am schlimmsten, wenn sie auf dem Stuhle sitzt und sich bückt, und wenn sie im Bette auf der Seite liegt. [RAL 453]

Herzklopfen, mehrere Tage hinter einander (n. 12 St.) [Fr. H-n.]. [RAL 454]

Innere Hitze in der Brust [Hbg.]. [RAL 455]

Hitze in der Brust und im Gesichte [Hbg.]. [RAL 456]

Empfindung, als wäre in der Brust alles los und fiele herab in den Unterleib [Hbg.]. [RAL 457]

Klemmender Druck hinter dem Brustbeine, heftiger beim Aus- und Einathmen (n. 5 Tagen.) (Hrr.). [RAL 458]

Starke Geschwulst der vordern, äußern Brust [Hbg.]. [RAL 459]

In einer verhärteten Brustwarze einzelne, leise, den elektrischen ähnliche Schläge, drittehalb Stunden lang, worauf alle Spur von Verhärtung verschwunden war (n. 5 St.) [Stf.]. [RAL 460]

Spitzig stechender Schmerz unter der rechten Brustwarze nach außen, in der Brusthöhle nur beim Ausathmen (Hrr.). [RAL 461]

(Ein Dehnen von den kurzen Ribben herüber.) [RAL 462]

Spannen in der Brust beim Gehen. [RAL 463]

■ **Rücken und äußerer Hals**

Auf der rechten Seite des Genickes, nach der Achsel zu, schmerzhafte Steifigkeit der Muskeln beim Bewegen des Kopfes. [RAL 464]

Ein Schmerz im Genicke, wo es an's Hinterhaupt gränzt, wie Schmerz und Schwäche zugleich, als wenn der Kopf schwach wäre. [RAL 465]

Schmerz im Genicke, wie nach Verkältung [RAL 466]

Drücken zwischen beiden Schulterblättern und gegenüber, vorne auf der Brust, im Sitzen, was sich durch Gehen verlor. [RAL 467]

Brennen unter und zwischen den Schulterblättern (Mchlr.). [RAL 468]

Schmerzhafter Druck auf der rechten Schulterhöhe, bei Berührung heftiger; beim Tiefathmen daselbst ein stumpfes Stechen, welches sich nach hinten und außen bis in das Schultergelenk erstreckt (n. 10 St.) (Hrr.). [RAL 469]

Ein krampfhafter Schmerz zwischen den Schulterblättern, fast wie Schauder. [RAL 470]

Stechen in den Lendenwirbelbeinen [Hbg.]. [RAL 471]

Stechender Schmerz im Kreuze und im Rücken, die Nacht, sechs Stunden lang (n. 70 St.) [Fr. H-n.]. [RAL 472]

Kreuzschmerzen, die das Gehen sehr beschwerlich machen [Fr. H-n.]. [RAL 473]

Brennen im Rücken (Mchlr.). [RAL 474]

Ein über den ganzen Rücken querüber zusammenziehender Schmerz, als wenn er mit Bändern fest zusammengebunden wäre, fast wie Klamm (Nachmittags von 4 bis 8 Uhr Abends) (n. 48 St.). [RAL 475]

Ein Ziehen den Rücken herab beim Sitzen, welches durch Bewegung vergeht. [RAL 476]

Schmerzhaft stechendes Zucken neben dem Rückgrate zu beiden Seiten, beim Sitzen, vorzüglich früh und Abends. [RAL 477]

---

[10] Vergl. 418. 512. 535. 602.

Zerschlagenheitsschmerz im Kreuze beim Sitzen, am schlimmsten im Liegen, wenig beim Bewegen. [RAL 478]

Er kann sich weder biegen, noch bücken vor Schmerz im Rücken und in den Lendenwirbeln, einem Reißen, mehr im Stehen als im Sitzen, aber nicht im Liegen. [RAL 479]

Ein Paar große Stiche, wie Messerstiche, in der Hüfte. [RAL 480]

→ äußerer Hals: *Gesicht und Sinnesorgane*

■ Extremitäten

Ein krabbelndes Laufen, wie von einer Maus, von der Achselgrube bis an die Hüfte. [RAL 481]

Stumpfer Stich über die Achsel herüber, nach dem Arme zu [*Hbg.*]. [RAL 482]

In dem Oberarme, besonders beim Heben desselben, eine Art Stiche (*Rckt.*). [RAL 483]

(Ein Fippern und Zucken im Deltamuskel.) [RAL 484]

Ein Ziehen durch die Armröhren, wie ein Faden, bis in die Fingerspitzen. [RAL 485]

Ein Drücken auf beiden Oberarmknochen, welches ihn Abends am Einschlafen hindert. [RAL 486]

Ein nervöses Reißen im Innern der Arme herab. [RAL 487]

Schweiß in der Achselgrube. [RAL 488]

Schmerz, beim Aufheben des Arms, in der Gegend des *Akromiums*, wie von Verrenkung (n. 3 St.). [RAL 489]

Geschwulst des rechten Oberarms bis zum Ellbogen. [RAL 490]

Rechtes Ellbogengelenk, mit Stichen [*Hbg.*]. [RAL 491]

Geschwulst am Ellbogengelenke und etwas darüber und darunter bis zur Mitte des Ober- und Unterarms, und an den Unterfüßen, drei Stunden lang [*Hbg.*]. [RAL 492]

Reißender Schmerz an der innern Fläche des Vorderarms, vom Ellbogen an in einer Linie zum Handgelenke (n. 5 Tagen.) (*Hrr.*). [RAL 493]

Rother Frieselausschlag auf der Oberseite des Vorderarms [*Fr. H-n.*]. [RAL 494]

(Heftiges Stechen und Kriebeln im linken Arme.) [RAL 495]

Stechen in der Ellbogenspitze, mit Ziehen in den Flechsen bis in die Hand; beim Biegen des Ellbogens verschlimmert sich das Stechen. [RAL 496]

(In der Hand Kriebeln, wie eingeschlafen.) [RAL 497]

Stechende Schmerzen in den Gelenken der Hände, und Schwere derselben [*Hbg.*]. [RAL 498]

Er kann nicht fest zugreifen mit den Händen [*Hbg.*]. [RAL 499]

Zittern der Hände und aufgelaufene Adern an denselben [*Hbg.*]. [RAL 500]

Im Handgelenke Schmerz wie verstaucht, oder verrenkt, bei jeder Bewegung (n. 24 St.). [RAL 501]

Feines Stechen in der Handwurzel, wenn die Hand warm wird und in der Ruhe; vergeht auch durch Bewegung nicht. [RAL 502]

Um Mitternacht eine Entzündung des Handrückens, mit brennendem Schmerze. [RAL 503]

Hitzempfindung in den Handflächen und den Vorderarmen; sie muß sie früh aus dem Bette legen; nach einigen Stunden Kälteempfindung daran. [RAL 504]

Bollheit und Taubheitsempfindung in der Handfläche.[11] [RAL 505]

Ruckweises Reißen im Gelenke zwischen der Mittelhand und den Fingern, oder in den untersten Fingergelenken, kurz dauernd (*Rckt.*). [RAL 506]

Unwillkührliches Zucken der Finger beider Hände, beim Bewegen [*Hbg.*]. [RAL 507]

In den Fingern stechende Schmerzen beim Schreiben [*Hbg.*]. [RAL 508]

(Eingeschlafenheit der Finger beider Hände bis an die Handwurzel.) [RAL 509]

Gefühl von Lähmigkeit in den Fingern. [RAL 510]

(Im Ballen des Daumens Schmerz, wie Stechen und Klamm.) [RAL 511]

Etwas heiße, blasse Geschwulst des untersten Kleinfingergelenks; es sticht darin beim Bewegen des Fingers und beim Daraufdrücken.[12] [RAL 512]

Blüthchen zwischen dem rechten Daumen und Zeigefinger, was bei jeder Berührung einen fein stechenden Schmerz verursacht. [RAL 513]

In der Wurzel des kleinen Fingers Schmerz, als wenn Eiter darin wäre. [RAL 514]

Zerschlagenheitsschmerz des Kreuzes und der Oberschenkel. [RAL 515]

Es kommt ruckweise ein Schmerz, wie Klamm ins Kreuz, beim Sitzen und Liegen. [RAL 516]

Das Kreuz schmerzt beim Drauflegen wie zerschlagen. [RAL 517]

Schmerz in dem Hüftgelenke, wie Rucke oder Stöße, wenn sie liegt oder sitzt; beim Gehen wird's besser. [RAL 518]

---

[11] Vergl. 576.
[12] Vergl 448, 535, 602.

Beim vorgebückten Gehen stechender Schmerz vom Hüftgelenke bis ins Knie. [RAL 519]

Schmerz im Trochanter, erschreckendes Stechen bei einem Fehltritte; in der Ruhe Pochen darin; die Stelle thut bei Berührung sehr weh.[13] [RAL 520]

Unfestigkeit in den Ober- und Unterschenkeln und Schwanken beim Gehen die Treppe herab (n. 20 St.). [RAL 521]

In den Hüften stumpf stechender Schmerz [*Hbg.*]. [RAL 522]

Jücken an den Hüften und Oberschenkeln (n. 48 St.) [*Fr. H-n.*]. [RAL 523]

Reißender Schmerz im rechten Oberschenkel beim Bewegen [*Fr. H-n.*]. [RAL 524]

Große Mattigkeit in den Oberschenkeln; er kann kaum die Treppe hinaufsteigen; weniger beim Niedersteigen (*Rckt.*). [RAL 525]

Schwanken der Oberschenkel, besonders beim Auf- und Absteigen der Treppe (n. 2 T.) [*Fr. H-n.*]. [RAL 526]

Große Mattigkeit in den Oberschenkeln, selbst im Sitzen merkbar (n. 8 St.) (*Rckt.*). [RAL 527]

Ziehen in den Dickbeinen, als wenn das Monatliche kommen wollte. [RAL 528]

Früh, im Bette, starrt der Oberschenkel, wie Klamm. [RAL 529]

Ein Stich in den obern und vordern Theile des Oberschenkels. [RAL 529a]

Zerschlagenheitsschmerz in der Mitte der Oberschenkel, und an derselben Stelle pocht es wie ein Hammer, wenn er sitzt. [RAL 530]

Im Sitzen und die Nacht im Liegen Klamm im Knie und in der Fußsohle. [RAL 531]

Beim Absteigen der Treppen Schmerz, als wenn die Kniescheiben zerbrechen sollten. [RAL 532]

Beim Treppensteigen Füße matt. [RAL 533]

Spannende, schmerzhafte Steifigkeit der Kniee. [RAL 534]

Unter dem Knie ein Eiterblüthchen, was blos bei Berührung weh thut und sticht. [RAL 535]

Ein (Reißen und) Brennen im rechten Knie. [RAL 536]

Die Kniescheiben thun weh, als wenn sie losgeschlagen wären. [RAL 537]

Ein Jücken, wie wenn etwas heilen will, in der Kniekehle und Schweiß an dieser Stelle, die Nacht. [RAL 538]

Stiche in den Knieen beim Gehen [*Hbg.*]. [RAL 539]

Feine, flüchtige Stiche in den Kniegelenken, blos bei Bewegung (*Rckt.*). [RAL 540]

Trockner Ausschlag an und in den Kniekehlen, welcher Abends jückt, roth aussieht und nach dem Kratzen beißenden Schmerz macht [*Fr. H-n.*]. [RAL 541]

Mattigkeit, besonders in den Gelenken der Kniee [*Hbg.*]. [RAL 542]

Mattigkeit, besonders im Kniegelenke (sogleich) (*Mchlr.*). [RAL 543]

Die Kniee wanken und knicken zusammen im Gehen [*Hbg.*]. [RAL 544]

Die Unterschenkel sind so matt, daß sie ihn kaum zu halten vermögen, beim Anfange des Gehens und schon beim Stehen [*Hbg.*]. [RAL 545]

Geschwulst beider Unterschenkel (n. 40 St.) [*Fr. H-n.*]. [RAL 546]

An der äußern Seite der linken Wade Zerschlagenheitsschmerz beim Bewegen und Wenden des Fußes, so wie beim Befühlen; in völliger Ruhe Taubheitsempfindung an der Stelle, viele Tage lang (n. 12 St.) [*Hbg.*]. [RAL 547]

Geschwulst ohne Röthe der untern Hälfte der Unterschenkel, mit Ausnahme der Unterfüße, die nicht geschwollen sind [*Hbg.*]. [RAL 548]

Heftig ziehender Schmerz im Unterschenkel, besonders der Wade, eine Stunde lang, mit darauffolgendem Schweiße (n. 4 Tagen). [RAL 549]

Ziehender Schmerz in den Beinröhren der Unterschenkel. [RAL 550]

(Feuchtigkeit schwitzender Ausschlag an den Schenkeln.) [RAL 551]

Ein reißend zuckender Schmerz in der obern Hälfte des Schienbeins. [RAL 552]

Ein Zucken im Unterschenkel die Nacht; am Tage ein Zucken, wie ein elektrischer Schlag. [RAL 553]

Jählinge Geschwulst der Unterschenkel. [RAL 554]

Früh Klamm in der linken Wade (n. 12 St.). [RAL 555]

Nachts, beim Liegen im Bette, Klamm in den Füßen, im Fußrücken und in der Ferse (n. 6 St.). [RAL 556]

Nachts Klamm in der Wade (ein zusammenziehendes Spannen), welcher durch Bewegung verging. [RAL 557]

Stichartiges Reißen von den Füßen bis in die Kniekehlen, in der Ruhe gelinder als in der Bewegung [*Hbg.*]. [RAL 558]

Druck am innern Rande des linken Unterfußes (n. 1 St.) (*Hrr.*). [RAL 559]

---

[13] Vergl. 601, 602.

Reißen im rechten Fußrücken, die erste Nacht [*Fr. H-n.*]. [RAL 560]

Heiße Geschwulst des Fußes (n. 8 St.). [RAL 561]

Heiße Geschwulst des Fußspannes, mit Zerschlagenheitsschmerz, wenn der Fuß ausgestreckt wird; der Fuß spannt, wenn man auftritt, und beim Befühlen thuts wie unterköthig weh und wie Eitergeschwür. [RAL 562]

(Weiße Eiterblüthchen am Unterfuße; sie schmerzten wie schlimmes Geschwür, der Fuß ward roth, und er konnte vor Schmerz nicht gehen.) [RAL 563]

Bei der Fußgeschwulst Reißen in den Schienbeinen mit Schwere in den Armen. [RAL 564]

Die Füße sind Abends wie gespannt und geschwollen. [RAL 565]

Im Fußgelenke Spannung beim Bewegen. [RAL 566]

Im Fußrücken spannender Schmerz, auch im Sitzen. [RAL 567]

Zwei Nächte, gleich nach dem Niederlegen, fuhrs ihr in die Ferse wie ein Haken; schnell auf einander folgende stumpfe Stiche, eine Viertelstunde lang. [RAL 568]

Früh, im Bette, Nadelstiche in beiden Fersen, die nach dem Aufstehen wieder weg waren. [RAL 569]

Schmerz in den Füßen, wie vertreten. [RAL 570]

Stechen in den Füßen [*Hbg.*]. [RAL 571]

In beiden Fußsohlen stachs so heftig, daß sie nicht auftreten konnte, mit Spannen in den Fußgelenken; auch liegen konnte sie nicht vor Spannen und Stechen [*Fr. H-n.*]. [RAL 572]

Einzelne Stiche in den Fußzehen hin [*Hbg.*]. [RAL 573]

In dem hohlen Theile der Fußsohle Stiche beim Auftreten. [RAL 574]

Messerstiche in der linken Fußsohle. [RAL 575]

In der Vertiefung der Fußsohlen, beim Auftreten, Schmerz, wie erböllt[14] und wie Spannen. [RAL 576]

Empfindung von Schwerheit in den Unterfüßen und Taubheitsempfindung daran, als wenn sie geschwollen wären. [RAL 577]

Stechen und Drücken im Ballen der großen Zehe, auch Schmerz daran, wie erfroren. [RAL 578]

Das bisher unschmerzhafte Hühnerauge drückt und schmerzt, am schlimmsten beim Auftreten, doch auch in der Ruhe. [RAL 579]

Hühneraugen schmerzen wie wund bei der leisesten Berührung, selbst des Bettes. [RAL 580]

Im rechten Zehballen ein stechender Schmerz, beim Sitzen mehr, beim Gehen weniger. [RAL 581]

Im Zehballen beider Füße ein Stechen, mit arger Hitzempfindung gegen Abend; er mußte die Schuhe ausziehen. [RAL 582]

Das (bisher unschmerzhafte) Hühnerauge schmerzte brennend stechend, nur bei ganz leiser Berührung; aber von starkem Drucke hörte dieser Schmerz gleich auf. [RAL 583]

Schmerz am linken Zehballen, wie zerschlagen. [RAL 584]

■ **Allgemeines und Haut**

Zerschlagenheitsschmerz der Arme und Beine selbst im Liegen, und beim Sitzen stärker als beim Gehen; im Liegen mußte er die Glieder immer anders wohin legen dieses Schmerzes wegen; er mochte sie aber hinlegen, wohin er wollte, so deuchtete es ihm besser, sie wieder anderswo hinzulegen. [RAL 585]

Jede Stelle am Körper thut ihm beim Angreifen wie zerschlagen, oder wie unterschworen weh, vorzüglich in der Herzgrube, und besonders früh. [RAL 586]

Es schmerzt ihn überall am Körper, als wenn das Fleisch los wäre, sechszehn Tage lang [*Fr. H-n.*]. [RAL 587]

Alle Glieder sind wie zerschlagen und gelähmt (Abends), als wenn er auf einem harten Lager gelegen hätte (n. 4 St.). [RAL 588]

Ein unschmerzhaftes Hin- und Herziehen in dem leidenden Theile. [RAL 589]

Bänglicher, drückend ziehender Schmerz in der Beinhaut aller Knochen, wie beim Antritt eines Wechselfiebers, Vormittags (n. 24 St.). [RAL 590]

Ein Pressen im ganzen Körper, vorzüglich auf der Brust. [RAL 591]

Gewaltiges Ziehen durch alle Glieder. [RAL 592]

Es ist ihm unerträglich, den leidenden Theil still zu halten, er bewegt ihn auf und nieder. [RAL 593]

Ein sichtbares Zucken in den Armen und Füßen beim Sitzen, am Tage. [RAL 594]

Wenn der Schmerz nachläßt, so zittert der Theil und das Gesicht wird kalt. [RAL 595]

Stiche in dem leidenden Theile. [RAL 596]

Stiche über den ganzen Körper, wie mit Stecknadeln. [RAL 597]

---

[14] Vergl. 505.

Auf eine kleine Gemüthserregung (auf Lachen) entsteht jähling ein stechendes (jückendes) Brennen über den ganzen Körper, als wenn er mit Nesseln gepeitscht worden wäre, oder einen Nesselausschlag hätte, wiewohl nichts auf der Haut zu sehen war; dieß Brennen kam hiernach schon auf den bloßen Gedanken davon, oder wenn er sich erhitzte. [RAL 598]

Brennend jückende und anhaltende Stiche an verschiedenen Theilen, Abends nach dem Niederlegen, im Bette (n. 2 St.). [RAL 599]

Stiche in den Gelenken, beim Bewegen und beim Betasten. [RAL 600]

Stiche, worüber sie erschrickt, in dem leidenden Theile.[15] [RAL 601]

Stechen in dem leidenden Theile, wenn man darauf drückt.[16] [RAL 602]

(Ein schmerzhaftes Pochen in den Adern am ganzen Körper.) [RAL 603]

(Krätzartiger Ausschlag blos an den Gelenken, am Innern der Handwurzel, in der Ellbogenbeuge und äußerlich am Ellbogenhöcker, auch äußerlich im Knie mehr, als in der Kniekehle.) [RAL 604]

Frieselausschlag an den Armen, am vordern Theile der Brust und über den Knieen, welcher Abends roth wird, jückt und brennt, ehe sie sich ins Bette legt; im Bette aber, wenn sie warm wird, geht Friesel und Jücken weg. [RAL 605]

Es kommen Blüthchen am Unterleibe und an den Hüften hervor, welche brennend jücken, und wenn sie kratzt, so erfolgt Schründen. [RAL 606]

Gilbe der Haut des ganzen Körpers, auch des Gesichts (n. 12 Tagen.) [*Fr. H-n.*]. [RAL 607]

Rother, erhabener, frieselartiger Ausschlag am ganzen Körper, bei der Mutter und ihrem Säuglinge; bei diesem erschien er nach 2 Tagen; bei der Mutter nach 3 Tagen [*Fr. H-n.*]. [RAL 608]

Ausschlag am Unterleibe und auf dem Rücken bis an den Nacken und an den Vorderarmen, welcher Vormitternachts und früh brennend und beißend schmerzt [*Fr. H-n.*]. [RAL 609]

Ausschlag am ganzen Körper, vorzüglich auf dem Rücken bis über den Hals, so heftig jückend, daß er alles zerkratzen möchte. [RAL 610]

Abends Grimmen und Jücken an den Unterschenkeln, um die Kniee und an den Dickbeinen; nach dem Kratzen oder Reiben entstehen kleine, rothe, hohe Blüthchen, welche einen brennen-

den Schmerz verursachen; wenn die Blüthchen hervorgekommen sind, hört alles Jücken auf. [RAL 611]

Gleich vor dem Einschlafen, am Tage oder Abends, an verschiedenen Orten der weichen Theile des Körpers, ein reißendes Jücken, oder vielmehr wühlende, jückendbrennende Stiche. [RAL 612]

Ein kitzelndes Jücken (am Tage) an den Armen, Händen und Füßen, mit frieselartigen Blüthchen. [RAL 613]

Rothe, runde Flecke, wie Linsen, und größere in der Haut der Arme, ohne Empfindung, die durch Daraufdrücken nicht verschwinden. [RAL 614]

Rothe, kleine Flecke in der Haut der Arme und Füße, welche wie von Brennesseln schmerzen; vom Daraufdrücken verschwinden sie auf Augenblicke. [RAL 615]

Eine wunde, unschmerzhafte Stelle fängt an heftig zu brennen. [RAL 616]

Reißender Schmerz im Geschwüre. [RAL 617]

(Die Jauche des Geschwürs färbt die Leinwand schwärzlich). [RAL 618]

Es friert ihn an dem Geschwüre, und das Geschwür schmerzt, als wenn es von allzu großer Kälte getroffen würde. [RAL 619]

Früh, nach dem Aufstehen, ein beißender Schmerz in der Gegend des Schorfs (des Geschwürs), welcher zunimmt, wenn er steht, beim Sitzen nachläßt, und bei mäßiger Bewegung verschwindet. [RAL 620]

In der Gegend des Schorfs ein Pochen, welches dem Stechen sich nähert (nach dem Mittagsessen). [RAL 621]

Er wollte nicht in die freie Luft, so lieb sie ihm ehedem war [*Fr. H-n.*]. [RAL 622]

In der Stube war es ihr zu ängstlich, im Freien besser [*Fr. H-n.*]. [RAL 623]

Allgemeine Mattigkeit [*Hbg.*]. [RAL 624]

Mattigkeit in den Untergliedmaßen, die ihn zum Sitzen nöthigt (*Hrr.*). [RAL 625]

Matt, träge, laß und schläfrig [*Fr. H-n.*]. [RAL 626]

Sie ist matt, Arme und Füße thun ihr weh; wenn sie etwas arbeitet, so wollen die Arme sinken, und wenn sie die Treppe steigt, kann sie kaum fort. [RAL 627]

Beim Gehen, vorzüglich nach dem Aufstehen vom Sitze und beim Anfange des Gehens, Unfestigkeit in allen Theilen des Körpers, als wenn alle Muskeln ihre Kraft verloren hätten; beim Weitergehen ward es besser (n. 48 St.). [RAL 628]

Beim Gehen in freier Luft fühlt sie sich am schwächsten. [RAL 629]

---

[15] Vergl. 520.
[16] Vergl. 418, 448, 512, 535.

Beim Gehen im Freien ists ihm weichlich und übelig, die Beine sind ihm so matt, und es ist ihm so schwach im Kopfe, daß er glaubte, zu fallen; er keucht und es kommt eine Wärme in die Brust, welche nach dem Kopfe ging; in der Stube verlor es sich, erneuerte sich aber wieder in der freien Luft. [RAL 630]

Bei einem Spaziergange in freier Luft war sie nicht müde, aber wie sie in die Stube trat, ward sie gleich so müde, daß sie sitzen oder liegen mußte. [RAL 631]

Bei der mindesten Anstrengung sind die Kräfte gleich weg. [RAL 632]

Schwere und Müdigkeit in allen Gliedern; die Füße kann sie im Gehen vor Schwere kaum fortbringen. [RAL 633]

Müdigkeit der Füße, als wenn sie weit gelaufen wäre. [RAL 634]

Wenn er gegessen hat und aufsteht, sind ihm die Füße centnerschwer. [RAL 635]

Mattigkeit. [RAL 636]

Sehr matt im Sitzen, weniger, wenn er geht. [RAL 637]

Er glaubt, wenn er liegt, sey ihm besser. [RAL 638]

Früh kann er nicht aus dem Bette kommen, und möchte (ohne matt zu seyn) noch lange liegen bleiben. [RAL 639]

Große Mattigkeit, wenn er aus dem Schlafe erwacht. [RAL 640]

Bald nach dem Erwachen aus dem (Mittags-) Schlafe ist er kränker, alle Krankheitsbeschwerden sind in erhöhetem Grade, und sein Gemüth ist verstimmt. [RAL 641]

Die eine Nacht schläft er fest bis früh, und bleibt den ganzen Tag schläfrig, und die andre schläft er unruhig, und ist den Tag darauf munter. [RAL 642]

Beim Aufstehen, aus dem Bette, wandelt ihn eine Ohnmacht an, mit kaltem Schweiße und Poltern im Leibe. [RAL 643]

■ Schlaf, Träume und nächtliche Beschwerden

Sehr aufgelegt zum Gähnen (gähnerlich); **öfteres Gähnen den ganzen Tag**. [RAL 644]

Oefteres Gähnen [*Hbg.*]. [RAL 645]

Beständiges Gähnen, vor dem Mittagsessen, mit vielem Durste (*Rckt.*). [RAL 646]

Dehnen und Recken der Glieder (Nachmittags) (*Rckt.*). [RAL 647]

Schläfrigkeit gleich nach dem Essen [*Hbg.*]. [RAL 648]

Große Schläfrigkeit, auch am Tage, mehrere Tage nach einander [*Fr. H-n.*]. [RAL 649]

Immerwährende Neigung zu schlafen, drei Tage lang [*Fr. H-n.*]. [RAL 650]

So schläfrig, daß er den ganzen Tag schlafen möchte, dreizehn Tage hinter einander [*Fr. H-n.*]. [RAL 651]

Große Schläfrigkeit am Tage und große Neigung zum Mittagsschlafe; und da sie davon erwachte, waren ihr alle Glieder eingeschlafen. [RAL 652]

Am Tage, wenn er allein ist, viel Schläfrigkeit. [RAL 653]

(Müde und kann doch nicht schlafen; wenn er einschlafen will, versetzt's ihm den Athem.) [RAL 654]

Sie wirft sich die Nacht herum mit Händen und Füßen bis um 1 Uhr, wie in einer Aengstlichkeit; sie liegt wie ohne Verstand, mit kaltem Stirnschweiße, und ächzet; darauf trat eine Mattigkeit ein. [RAL 655]

Er kann des Morgens nicht im Bette liegen, es thut ihm alles weh, worauf er liegt. [RAL 656]

Die Nacht Unruhe im Blute; er schläft spät ein und nicht fest. [RAL 657]

Sie wirft sich die Nacht bis um 1 Uhr im Bette herum, sie kann nicht einschlafen vor ängstlicher Hitzempfindung, und hat doch keine von außen fühlbare Hitze. [RAL 658]

Schlaflosigkeit wegen Unruhe im Blute und Beängstigung (er mußte aus dem Bette aufstehen); die Gedanken drängten einer den andern, ohne Hitze, Schweiß oder Durst. [RAL 659]

Sogleich nach dem Niederlegen, Abends im Bette, Hitzempfindung und äußere Hitze über und über, ohne Durst, die ganze Nacht hindurch; er legt sich von einer Seite zur andern, darf sich aber an keinem Theile entblößen, weil sonst sogleich heftiges Bauchweh, ein kneipendes Stechen, oder ein stechendes Kneipen, wie von hier und dorthin krampfhaft tretenden Blähungen entsteht, bei Schlaflosigkeit von einer Menge herzuströmender Gedanken; am Morgen legt sich dieser Zustand, ohne daß er Blähungen merkt. [RAL 660]

Schlaflosigkeit die Nacht, wegen Unruhe im Blute; er wirft sich im Bette umher. [RAL 661]

Er kann mehrere Nächte nicht schlafen vor Hitze; die Bettdecke ist ihm zu heiß, und beim Aufdecken ist's ihm zu kühl, doch ohne Durst und fast ohne Schweiß. [RAL 662]

Er konnte nicht gut einschlafen, eine Wärme und Unruhe im Bluthe hielt ihn davon ab bis 12 Uhr die Nacht. [RAL 663]

Er kann die Nacht nicht einschlafen vor 2 Uhr, und muß sich im Bette hie und dahin wenden, wie ein Kind, das aus der Ruhe gekommen ist; früh nach dem Aufwachen ist er noch sehr schläfrig. [RAL 664]

Sie schläft erst früh um 4 Uhr ein, und träumt dann von Todten. [RAL 665]

Das Kind kann Abends nicht einschlafen, kann gar nicht in die Ruhe kommen; es geht wieder aus dem Bette. [RAL 666]

Schlaflosigkeit vor Mitternacht. [RAL 667]

Er kann vor Mitternacht nicht einschlafen wegen öfterer schauderiger Empfindung, die über einen Fuß oder über einen Arm läuft; hierauf etwas Schweiß. [RAL 668]

Abends, im Bette, nach kurzem Schlafe wacht sie auf, es wickelt sich in der Herzgrube zusammen, es wird ihr übel, sie will ersticken, sie muß sich aufsetzen. [RAL 669]

Wimmern im Schlafe nach Mitternacht um 3 Uhr. [RAL 670]

Abends, ehe sie einschläft, schreckt sie auf und fährt zusammen. [RAL 671]

Zusammenschrecken beim Einschlafen jeden Abend, im Bette. [RAL 672]

Aufschrecken im Schlafe bis zum Erwachen. [RAL 673]

Er schreckt aus einem ängstlichen Traume auf und heulet laut auf. [RAL 674]

Beim Erwachen kann er sich nicht von seinem Traume losmachen; er träumt noch wachend fort. [RAL 675]

Sie erwacht die Nacht alle Stunden, und erinnert sich des gehabten Traumes, und wenn sie wieder einschläft, so träumt sie einen andern Traum eben so lebhaft und eben so erinnerlich nach dem Aufwachen. [RAL 676]

Die Nacht sehr unruhig; um 3 Uhr ängstliche Träume, sie schreit laut im Schlafe auf. [RAL 677]

Aengstigende Träume. [RAL 678]

Er träumt wachend, er wollte Jemand die Fenster einwerfen. [RAL 679]

Unruhiger Schlaf mit verwirrten Träumen; er wirft sich von einer Seite zur andern [*Hbg.*]. [RAL 680]

Unruhiger, gedankenvoller Schlaf (*Mchlr.*). [RAL 681]

Nachtwandler-Zustand, Mondsüchtigkeit (*Nicolai* ......). [RAL 682]

Unwillkührlich abgehender Stuhl die Nacht im Schlafe [*Fr. H–n.*]. [RAL 683]

Träume voll Zänkerei und ärgerlicher Dinge. [RAL 684]

Träumt die ganze Nacht sehr lebhaft von ängstlicher und genauer Besorgung der Tagesgeschäfte. [RAL 685]

Er beschäftigt sich im Traume mit der Hauswirthschaft. [RAL 686]

Sie steht im Traume die Nacht aus dem Bette auf und geht zur Thüre, als wenn sie hinausgehen wollte. [RAL 687]

(Er macht eine Bewegung des Mundes im Schlafe, als wenn er kauete.) [RAL 688]

Aus dem Schlafe geweckt, redet er irre. [RAL 689]

Nächtliches Irrereden. [RAL 690]

Früh, bei Tagesanbruch, delirirendes Schwatzen von zu verrichtenden Geschäften, welches nachläßt, wenn der Schmerz anfängt. [RAL 691]

Vor Mitternacht (um 10 Uhr), unter starker Hitze des Körpers und Schweiß (ohne Durst), eine delirirende, schreckhafte Phantasie, als hieben Soldaten auf ihn ein, so daß er im Begriffe war, zu entfliehen (durch Aufdecken und Abkühlen legte sich das *Delirium.*). [RAL 692]

Gegen Abend zog sie im Schlafe den Mund herüber und hinüber, schlug die Augen auf, verdrehte sie, und redete irre, gleich als wäre sie munter; sie sprach deutlich, aber hastig, so, als wenn sie sich einbildete, ganz andre Menschen um sich zu haben, sah sich frei um, redete wie mit fremden Kindern, und wollte nach Hause. [RAL 693]

Frühes Aufwachen die Nacht. [RAL 694]

Er schläft nur vor Mitternacht, dann nicht weiter, bleibt ganz munter, fühlt aber große Müdigkeit im Liegen, die sich zwar beim Aufstehen in dem Unterschenkel erhöhet, dann aber bald wieder vergeht. [RAL 695]

Der Schlaf erquickt ihn nicht; er ist früh beim Aufwachen noch ganz müde; beim Aufstehen und Anziehen vergeht die Müdigkeit. [RAL 696]

Sie schläft den ganzen Tag, unter trockner, großer Hitze, ohne zu essen oder zu trinken, mit Zucken im Gesichte; sie läßt sechsmal den Stuhl unwillkührlich unter sich gehen, welcher braun und sehr stinkend ist. [RAL 697]

■ Fieber, Frost, Schweiß und Puls

Nachmittags Schauder, dann Hitze, zugleich mit Frost; der Frost war an der Brust und an den Armen (doch waren Arme und Hände wärmer als gewöhnlich), die Hitze war im Kopfe, mit pulsartig klopfendem Schmerze in den Schläfen, welcher sich Abends verschlimmerte; Schauder, Hitze und Frost waren ohne Durst. [RAL 698]

Nach dem Mittagsschlafe ist er frostig und wüste im Kopfe. [RAL 699]

Er mußte die Nacht mehrmals trinken (n. 30 St.). [RAL 700]

Früh, beim Erwachen, Kopfweh. [RAL 701]

Beim Erwachen, Frostigkeit. [RAL 702]

(Die Nacht Hände und Füße wie abgestorben, (gefühllos), eingeschlafen, eiskalt und nicht zu erwärmen.) [RAL 703]

Er fühlt Kälte die ganze rechte Seite hinunter. [RAL 704]

Frostigkeit an den Armen. [RAL 705]

Frostigkeit, den ganzen ersten Tag, über und über. [RAL 706]

Frost in freier Luft [*Fr. H-n.*]. [RAL 707]

Heftiger Schüttelfrost durch den ganzen Körper, wie in einem Wechselfieber, der sie zum Niederliegen nöthigte, mit stechendem Schmerze in der linken Seite über der Hüfte, als wolle sich da ein Eitergeschwür zusammenziehen, doch ohne Durst und ohne nachfolgende Hitze (n. 48 St.) [*Stf.*]. [RAL 708]

Frösteln über die ganze Haut. [RAL 709]

Frösteln gegen Abend. [RAL 710]

Abends nach dem Niederlegen, **Frost im Bette.** [RAL 711]

Frost Abends vor dem Niederlegen. [RAL 712]

Viel Schauder. [RAL 713]

Frostigkeit in freier Luft und Scheu vor ihr. [RAL 714]

Nach einem Gange in freier Luft bekommt sie Frost in der Stube; im Freien fror sie nicht. [RAL 715]

Unter einer plötzlichen allgemeinen Hitze Frostempfindung (n. ½ St.). [RAL 716]

Starker Durst (er mußte viel Kaltes trinken) mit innerer Hitze, ohne daß er äußerlich heiß anzufühlen war [*Hbg.*]. [RAL 717]

Großer Durst [*Hbg.*]. [RAL 718]

Durst ohne äußere Hitze [*Hbg.*]. [RAL 719]

Gefühl von Hitze im Gesichte, mit Röthe und Durst (n. 3 St.) (*Hrr.*). [RAL 720]

Fliegende Hitze [*Hbg.*]. [RAL 721]

Hitze im Innern des Körpers (besonders im Unterleibe) [*Hbg.*]. [RAL 722]

Abends Hitze im äußern Ohre, darauf Schauder und Schüttelfrost in den Schenkeln (n. 4 St.). [RAL 723]

Fieber: Niederlegen, Frost, Gähnen, Uebelkeit; dann Schweiß ohne Durst, von Abends 10 Uhr an bis früh 10 Uhr. [RAL 724]

Fieber: Vormittags, Hitze (mit Durst); nach einigen Stunden (Nachmittags), Frost ohne Durst mit Gesichtsröthe und entferntem Kopfweh. [RAL 725]

Bei jeder Bewegung und jedem Geräusch befällt sie ein jählinge, trockne Hitze. [RAL 726]

Hitze bloß an den Untergliedmaßen, in öftern Anfällen; es war, als wenn sie in heißes Wasser träte. [RAL 727]

Abends heiße, rothe Backen und Schüttelfrost über und über mit Gänsehaut und Durst. [RAL 728]

Erst Durst (n. 1 St.) dann Durstlosigkeit, bei kalten Händen und Füßen (n. 4 St.). [RAL 729]

Abends wirds ihr schleimig im Halse, und sie bekommt Durst. [RAL 730]

Heftiger Durst. [RAL 731]

Großer Durst. [RAL 732]

Starker Durst, sie kann und muß viel auf einmal trinken, und das Getränk beschwert sie nicht. [RAL 733]

Früh, beim Aufstehen, großer Durst. [RAL 734]

Vom Biertrinken vermehrt sich der Durst. [RAL 735]

Blos innerliche Hitze mit unauslöschlichem Durste. [RAL 736]

Eine außerordentliche Wärme in der Gegend der Herzgrube macht ihr heftigen Durst (nicht aber die Trockenheit im Halse). [RAL 737]

Hitze ohne Durst. [RAL 738]

Hitze am Körper ohne Durst. [RAL 739]

Früh etliche mal über und über trockne Hitze. [RAL 740]

Nachts eine trockne Hitze. [RAL 741]

Früh hat er Hitze im Kopfe; es ist ihm warm vor dem Kopfe. [RAL 742]

Vormittags Hitze im Kopfe; es wollte zur Stirne heraus. [RAL 743]

Gegen Abend Gesichtshitze. [RAL 744]

Ein rother, runder, heißer Fleck an der Backe auf dem Jochbeine. [RAL 745]

Innerlich starke Wärme; das Blut scheint in den Adern zu brennen. [RAL 746]

Rother Urin. [RAL 747]

Er geräth leicht in Schweiß bei geringer Anstrengung, auch die Nacht. [RAL 748]

Er schwitzt beim Gehen in kalter Luft über und über. [RAL 749]

Warmer Schweiß in den Handtellern. [RAL 750]

Gegen Morgen Schweiß, vorzüglich an den Füßen. [RAL 751]

Frühschweiß. [RAL 752]

Ein ängstlicher, den Schlaf hindernder Schweiß [*Fr. H-n.*]. [RAL 753]

Er schwitzt beim Essen [*Fr. H-n.*]. [RAL 754]

Er schwitzt bei der mindesten Anstrengung [*Fr. H-n.*]. [RAL 755]

Heftiger Schweiß des ganzen Körpers, auch des Kopfs, beim Liegen im Bette [*Fr. H-n.*]. [RAL 756]

Schweiß, der beim Abwischen wie Oel war, bei Tag und Nacht [*Fr. H-n.*]. [RAL 757]

Sehr heftiger, warmer Schweiß über den ganzen Körper, selbst die Haare trieften [*Fr. H-n.*]. [RAL 758]

Heftiger Nachtschweiß von Nachmitternachts 3 Uhr an, zwanzig Nächte nach einander [*Fr. H-n.*]. [RAL 759]

Heftiger Schweiß, sechs Nächte hinter einander [*Fr. H-n.*]. [RAL 760]

Etwas Schweiß gegen Morgen, nach dem Erwachen. [RAL 761]

Sauer riechender, starker Schweiß während eines guten Nachtschlafes. [RAL 762]

In der Nacht um 3 Uhr bekommt er vor dem Schweiße Durst; dann vierstündiger, süßlicher sauerriechender Schweiß, vor dessen Beendigung Kopfweh entstand, aus Drücken und Ziehen zusammengesetzt, welches nach dem Aufstehen in Wüstheit des Kopfs sich verwandelte. [RAL 763]

Er erwacht plötzlich die Nacht um 3 Uhr und geräth in eine gelinde Ausduftung, die bis an den Morgen dauert, wobei er am bequemsten ruhig auf dem Rücken liegt, und nur wenig schlummert, bei Trockenheit des vordern Mundes und der Lippen, ohne Durst (n. 8 St.). [RAL 764]

Im Bette gelinde Ausdünstung vom Abend an bis früh, wobei er nur von 12 bis 3 Uhr schläft. [RAL 765]

Calcarea carbonica Hahnemanni

***Calcarea carbonica,* Kalkerde [CK II (1835), S. 308–380]**

Man zerbricht eine reine, etwas dicke Auster-schale, nimmt von der, zwischen der äußern und innern, harten Schale derselben befindlichen, mürbem, schneeweißen Kalk-Substanz einen Gran, den man auf die Art, wie zu Ende des ersten Theils von der Bereitung trockner Arzneistoffe zu homöopathischem Gebrauche gelehrt worden, in allen Potenz-Graden bis zu $\overline{X}$ verfertigt, und vor Sonnenlicht und großer Wärme verwahrt, zum Gebrauche aufhebt, je nach den verschiednen Zwecken.

Zur Vergleichung habe ich auch die Symptome, von der essigsauren Kalkerde beobachtet, beige-setzt, im Drucke mit einem Strich bezeichnet.

Die so potenzirte Kalkerde gehört mit zu den heil-bringendsten antipsorischen Arzneien, vorzüglich in Fällen, wo folgende Zustände hervorragen:

Niedergeschlagenheit; Weinerlichkeit; Unheiter-keit mit Schwere der Beine; Aengstlichkeit, beim Schwitzen; Rastlose Aengstlichkeit; **Aengstlichkeit, Schauder und Grausen, wenn der Abend naht;** Angst, durch Gedanken erregbar; Angst nach Anhörung von Grausamkeiten; Nervöse Angegriffenheit; **Schreckhaftigkeit;** Anfälle von Verzweiflung über zerrüttete Gesundheit; Empfindliche Aergerlichkeit; Eigensinn; Gleichgültigkeit; Schweres Denken; Langwierige Kopf-Befangenheit, wie ein Bret vor dem Kopfe; Düseligkeit und Zittern vor dem Frühstücke; Schwindel beim Treppensteigen; Schwindel beim hoch Steigen, z.B. auf's Dach; Schwere und Drücken in der Stirn, wovon er die Augen zumachen muß; Kopfschmerz vom Lesen und Schreiben; Kopfschmerz vom Verheben; Bohren in der Stirn, als wollte der Kopf platzen; **Klopfender** Kopfschmerz im Hinterkopfe; Pochen in der Mitte des Gehirns; Hämmernder Kopfschmerz nach Gehen im Freien, zum Liegen zwingend; Kopfschmerz und Sumsen im Kopfe, mit Backenhitze; Eiskälte in der rechten Kopfseite; **Abendlicher Schweiß am Kopfe; Haar-Ausfallen; Drücken in den Augen;** Brennen und Schründen der Augenlider; Brennen und Schneiden in den Augen unter dem Lesen bei Lichte; Schneiden in den Augenlidern; Stechen in den Augen; Jücken

der Augen; **Zuschwären der Augen;** Eiterung einer Thränenfistel; **Thränen der Augen,** im Freien oder früh; Fippern im obern und untern Augenlide; Morgentliche Verschließung der Augenlider; Dunkelwerden vor den Augen beim Lesen; Dunkelwerden der Augen nach dem Essen; Trübsichtigkeit und federig vor den Augen; Trübsichtigkeit, wie durch Flor; Nebel vor den Augen beim scharf Sehen und Lesen; Langsichtigkeit, kann ohne convexe Brille nicht lesen; Blenden der Augen von hellem Lichte; Stechen in den Ohren; Eiter-Ausfluß aus den Ohren; Knickern im Ohre beim Schlucken; **Pochen in den Ohren;** Lauten in den Ohren; Sumsen vor den Ohren; Ohr-Brausen; Ohr-Sausen mit Schwerhörigkeit; Donnern im Ohre; Es fällt ihr oft vor's Gehör; **Schwerhörigkeit; Böse Nase;** Verstopfung der Nase durch gelben, stinkigen Eiter; **Bluten der Nase;** Uebelriechen und Gestank aus der Nase; Mistgeruch vor der Nase; Gesichts-Schmerz; **Jücken und Ausschlag im Gesichte;** Sommersprossen auf den Wangen; Jücken und jückende Ausschlags-Blüthen am Backenbarte; Ausschläge am Munde; Schmerz der Unterkiefer-Drüsen; Zahnschmerz auf jedes kalt Trinken; Ziehender Zahnschmerz, mit Stichen, Tag und Nacht, durch Kaltes und Warmes erneuert; Zahnweh, wie Wühlen und Wundheits-Schmerz; Schwieriges Zahnen der Kinder; Schmerzhafte Empfindlichkeit des Zahnfleisches; Stechen im Zahnfleische; Zahnfleisch-Geschwulst; Bluten des Zahnfleisches; **Trockenheit der Zunge,** Nachts, oder früh beim Erwachen; Fröschlein-Geschwulst unter der Zunge; Schleim-Anhäufung im Munde; Schleim-Rachsen; Schnüren im Halse; Bitter-Geschmack im Munde, früh; Appetitlosigkeit; **Appetitlosigkeit mit stetem Durste;** Widerwille gegen gewohntes Tabakrauchen; Abneigung von warmen Speisen; Langwieriger Abscheu vor Fleischspeisen; Hunger, gleich oder bald nach dem Essen; Heißhunger, früh; Sie kann nicht genug essen, es will nicht hinunter; Nach Essen, Hitze; Aufstoßen nach dem Essen; Bitteres Aufstoßen; Würmerbeseigen; Verdauungs-Schwäche des Magens; **Magen-Drücken, nüchtern und nach dem Essen;** Nächtliches Drücken in der Herzgrube; Stechendes Magen-Drücken nach dem Essen; Magen-Krampf; Kneipen und Schneiden in der Herzgrube; Beim Magen-Drücken, Herauspressen unter der letzten Ribbe;

Unerträglichkeit fester Bekleidung um die Herz-grube; Herzgruben-Geschwulst mit Druck-schmerz; Herzgrube, schmerzhaft beim Berühren; Spannen durch beide Hypochondern; Drückend stechendes Leibweh, ohne Durchfall; Drückend kneipendes Leibweh, ohne Durchfall; Leibschnei-den im Oberbauche; Nachmittägliches Schneiden und Greifen im Unterleibe, mit Erbrechen der Mit-tagsspeisen; Kälte im Unterleibe; **Dicke und Härte des Unterleibes; Blähungs-Versetzung;** Drang von Blähungen nach dem Bauchringe, als wolle ein Bruch entstehen; Leib-Verstopfung; Hartleibigkeit; Stuhl wenig und hart; Stuhl zweimal täglich; Oef-tere, stete Weichleibigkeit; Unwillkürlicher Abgang gäschichten Stuhles; Beim Stuhlgange, Austritt der Mastdarm-Aderknoten, mit brennendem Schmerze; Nach dem Stuhlgange, Abspannung und Zerschlagenheit; After-Jücken; **Mastdarm-Maden;** Brennen in der Harnröhre; Allzu oftes Harnen; Blutfluß aus der Harnröhre; Blut-Harnen; Ueppige, geile Gedanken; Mangel an Geschlechtstrieb; Geringes Geschlechts-Vermögen; Mangel an Pollu-tionen; Allzu kurze Erektionen beim Beischlafe; Stechen und Brennen in den männlichen Geschlechtstheilen, beim Abgange des Samens im Beischlafe; Druckschmerz in der Mutterscheide; Pressen auf den Mutter-Vorfall; Stechen im Mutter-munde; Jücken an der Scham und am After; Weh-adern an den Schamlefzen; Nachwehen oder Milchfleber nach der Niederkunft; **Blutfluß aus der Bährmutter;** (Unterdrückte Regel); **Zu frühe und allzu starke Regel;** Bei der Regel, Schneiden im Unterleibe und Greifen im Kreuze; **Weißfluß vor der Regel; Weißfluß,** wie Milch, schurlweise; Bren-nend jückender Weißfluß; Bei Abgang des Weiß-flusses, Jücken an der Scham.

Oefteres Niesen; **Lästige Trockenheit der Nase;** Steter Schnupfen; **Zögernder Schnupfen-Fluß; Stock-Schnupfen;** Morgentlicher Stockschnupfen; Nasen-Verstopfung; Geschwürigkeit des Kehlkop-fes; Heiserkeit; Brust-Verschleimung; Abendhus-ten im Bette; **Nachthusten,** im Schlafe; Frühhus-ten; **Trockner Husten;** Gelber, stinkiger Auswurf; Beim Husten, Magendrücken; Athem-Versetzung beim Bücken; Drücken auf der Brust; **Stechen in der Brustseite bei Bewegung;** Stiche in der linken Seite beim Biegen auf dieselbe; Brennen auf der Brust; Brickelndes Stechen in den Brustmuskeln; **Herzklopfen,** auch Nachts; Kreuzschmerz; Verren-kungs-Schmerz im Rücken; **Steifheit und Storren im Nacken;** Halsdrüsen-Geschwülste; Dicker

Halskropf; Pressender Schmerz im rechten Ober-arme; Nächtliches Ziehen und Reißen in den Armen; **Jählinge Mattigkeit der Arme, wie Läh-mung;** Absterben der Hand beim Zugreifen; Hände-Geschwulst; **Hände-Schweiß;** Gichtknoten der Hand- und Fingergelenke; Eingeschlafenheits-Kriebeln in den Fingern; Taubheit der Finger und Abgestorbenheit, auch in der Wärme; Unbehülf-lichkeit der Finger; Oeftere Finger-Lähmung; Schwere der Beine; Steifigkeit der Beine; Klamm in den Beinen; Einschlafen der Beine beim Sitzen; Schenkel-Geschwüre; Stechen im Oberschenkel beim Auftreten; Wehadern an den Oberschenkeln; Stechen im Knie beim Stehen und Sitzen; Stechen und Reißen im Knie; Zieh-Schmerz im Knie beim Sitzen und Gehen; Knie-Geschwulst; Rothe Flecke an den Unterschenkeln; Sohlen-Brennen; Geschwulst der Fußsohlen; Fußkälte, Abends; **Fuß-Schweiß;** Abgestorbenheit der Füße, Abends; Empfindlichkeit der großen Zehen; Hühneraugen; Hühneraugen-Schmerz; Eingeschlafenheit der Glieder; Klamm in den Armen und Beinen; Zer-schlagenheits-Schmerz in den Oberarmen und der Mitte der Oberschenkel beim Treppensteigen; Rei-ßen in den Gliedern, in Armen und Beinen; **Leich-tes Verheben,** wovon das Genick dick und starr wird, mit Kopfschmerz; Leichtes Verheben und davon Halsweh; Große Fettigkeit und Dickwerden bei Jünglingen; Angegriffenheit von Sprechen; **Kräfte-Mangel, Mattigkeit;** Früh-Mattigkeit; Nach jedem kleinen Gange große Ermattung; Nächtliche Fallsucht-Anfälle, zum Vollmonde, mit Schreien (*Sr.*); Große Ermüdung von mäßigem Gehen in freier Luft; Großer Schweiß bei mäßiger Körper-Bewegung; Große Empfindlichkeit gegen Kälte; **Leichtes Verkälten;** Sichtbares Gluckern in der Haut, von den Füßen bis zum Kopfe hinauf, worin es ihm dann düselig wird; Dürre der Haut am Kör-per; Rauhe, frieselartige Haut des Körpers; Kleien-artiger Ueberzug der Haut; Blutschwäre; **Warzen;** Tages-Schläfrigkeit; **Zeitige Abend-Schläfrigkeit;** Oefteres Erwachen die Nacht; Schlaflosigkeit; Nachts, Herumwerfen im Bette; Nacht-Durst; Nachts, Drücken in der Herzgrube und ein Aufstei-gen von da nach der Kehle und dem Kopfe; Nächt-liche Schmerzen im Rücken und in den Armen; Nächtliche Engbrüstigkeit; Nächtliches Herzklop-fen; Hitze und Bangigkeit, die Nacht; Grausige Phantasiebilder vor dem Einschlafen, Abends im Bette; Aengstliche Träume; Schwärmen und Phan-tasiren die Nacht; Nacht-Schweiß; Früh-Frost, nach dem Aufstehen; Oeftere fliegende Hitze; Fliegende Hitze mit Herzklopfen und Herzensangst; Dreitägiges Abendfieber, erst Gesichtshitze, dann Frost.

Die potenzirte Kalkerde ist von langer Wirkungs-Dauer. Wenn vorher gereichte Salpetersäure, obgleich anscheinend passend gewählt, doch einigermaßen ungünstig wirkte, dann ist gewöhnlich die Kalkerde mit Vortheil anzuwenden, so wie auch ungünstige Wirkung der obschon anscheinend homöopathisch gewählten Kalkerde durch nachgängig gereichte Salpetersäure wieder aufgehoben und in eine wohlthätigere verwandelt wird. Vorzüglich wird durch Kalkerde erregte Uebelkeit von Riechen an hoch potenzirte Salpetersäure, so wie auch andre Beschwerden von Gebrauch der Kalkerde durch Riechen an versüßte Salpetersäure fast specifisch und weit erfolgreicher aufgehoben werden, als durch Riechen an Kampher. Es giebt jedoch Beschwerden, die die homöopathische Anwendung des Riechens an Krähenaugen zu ihrer Tilgung verlangen. Oefterer ist der Gebrauch der Kalkerde nach Anwendung des Schwefels dienlich, und wenn die Pupillen sehr zur Erweiterung geneigt sind.

Kommt die weibliche Regel gewöhnlich mehre Tage vor dem vierwöchentlichen Termine und im Uebermaße, so ist die Kalkerde oft unentbehrlich hülfreich, und um so mehr, je mehr Blut abfließt. Kommt die Regel aber stets zum richtigen Termine oder später, so ist, wenn dieselbe dann auch nicht schwach geht, *Calcarea* doch fast nie wohlthätig.

Selten nur läßt sich bei älteren Personen, selbst nach Zwischenmitteln, die Kalkerde mit Vortheil wiederholen, und höchst selten und fast nie ohne Nachtheil in Gaben unmittelbar nach einander; bei Kindern jedoch kann man sie, wenn sie den Symptomen zu Folge angezeigt ist, mehrmals, und, je jünger die Kinder sind, desto öfter wiederholen.

Die mit einem Strich bezeichneten Symptome sind von essigsaurer Kalkerde beobachtet. [Anmerkung der Herausgeber: Nicht alle Symptome der essigsauren Kalkerde, die in der RAL V noch mit einem Strich gekennzeichnet waren, wurden von Hahnemann in den CK mit Strichen versehen. Die in eckigen Klammern gesetzten Striche [–] wurden daher ergänzt. Demgegenüber gibt es auch Symptome in den CK, die mit einem Strich gekennzeichnet sind, obwohl sich kein entsprechendes Symptom in der RAL V findet. Diese Striche wurden belassen.]

Die Namen meiner Mit-Beobachter sind durch folgende Zeichen bemerkt: *Fr. = Dr. Franz; Gr. = Dr. Groß; Htn. = Dr. Hartmann; Lgh. = Dr. Langhammer; Rl. = Dr. Rummel; Stf. = Medicinalrath Dr. Stapf; Wl. = Dr. Wislicenus; Sr. = Dr. Schréter.*

Kalkerde, essigsaure (Terra calcarea acetica) [RAL V (1826), S. 74–97]

Bloß die Erfahrung, und einzig die Erfahrung, aber keine gründelose Vermuthung kann und darf über die Kraft der Arzneien, menschliches Befinden umzuändern, den Ausspruch thun.

Von jeher ist in der gewöhnlichen Arzneikunst als Satzung fest angenommen worden, daß kalkerdige Substanzen, in den menschlichen Körper gebracht und eingenommen, nutz- und kraftlos seyen. Allenfalls gab man zu, daß sie die im Magen etwa krankhaft vorhandene Säure aufnähmen und neutralisierten; aber auch in diesem Falle hielt man dieß so entstandne kalkerdige Mittelsalz für unarzneikräftig.

Im gewöhnlichen Zustande des Magens ist keine freie Säure im Magensafte und so auch in vielen Krankheitszuständen nicht, und da mag sich wohl die reine Kalkerde, so wie sie an sich ist, nicht leicht als ein das Befinden des Menschen ändernder Arzneikörper betragen; aber der Schluss hievon auf ihre Unarzneilichkeit in aufgelösetem Zustande ist, ohne die Erfahrung hierüber zu befragen, wie alle Schlüsse a priori in der Heilkunst, welche nicht auf Thatsachen beruhen, wenigstens höchst voreilig und absprechend, wie das meiste Uebrige in der gewöhnlichen Arzneikunst.

Einige Fälle von starken Befindensveränderungen von eingenommener reiner Kalkerde bei Personen, welche offenbar eine krankhafte Säure im Magen beherbergten, veranlaßten mich, sie in aufgelösetem Zustande versuchen zu lassen und ich fand sie dann, wie folgende Symptomen zeigen, sehr arzneikräftig.

Um reine Kalkerde in reinem Essig aufgelöset zu haben, kochte ich rohe, gereinigte Austerschalen eine Stunde lang in reinem Fließwasser, zerbrach sie dann, ohne ein metallenes Werkzeug, in Stücken und lösete diese Stücken in destillirtem Essige auf, den ich bis zur völligen Sättigung allmählig mehr und mehr, zuletzt bis zum Sieden, in einem porcellanenen Gefässe erhitzte. Die durchgeseihete Auflösung ward bis zum Fünftel abgedampft in einem gleichen Geschirre, und mit diesem flüssigen Mittelsalze, ohne Zusatz von Weingeiste, sind folgende Versuche angestellt worden.

Sie hat eine dunkelgelbe Farbe und scheidet mit der Zeit eine dunkelfarbige, leimige Substanz ab, wodurch die Auflösung hellfarbiger wird. Einiger zugesetzte Weingeist, etwa halb so viel an Gemäße, als die Auflösung hielt, bewahrt das Präparat vor Schimmel und macht es so zum arzneilichen Gebrauche geschickt.

Ein Tropfen davon ist eine nicht selten noch allzu große homöopathische Gabe. Es reichten 10 bis 12 damit befeuchtete Mohnsamen große Streukügelchen gewöhnlich zur vollen Gabe zu.

Oeftere, kleinste Gaben Kampfer mäßigen auch diese Arznei, wenn sie bei reizbaren Personen allzu heftige Wirkung äussert.

Calcarea carbonica [CK], Kalkerde, essigsaure [RAL]

- Gemüt

Niedergeschlagen und melancholisch im höchsten Grade, mit einer Art Beängstigung. [CK 1]

Wehmüthiges, nicht eigentlich trauriges Gefühl um's Herz, ohne Ursache, mit einer Art wohllüstigen Zitterns am Körper. [CK 2]

- Traurig, fast bis zu Thränen, bei sorgevoller Beschäftigung mit Gegenwart und Zukunft (*Lgh.*). [CK 3] Sehr ernsthaft und sorgenvoll, beschäftigt mit Gegenwart und Zukunft, wird er traurig, fast bis zu Thränen. [RAL (228)]

Trübe, gedrückte Stimmung, mit unwiderstehlichem Hange zum Weinen. [CK 4]

Weinerlich, Abends (n. 5 T.). [CK 5]

Viel Weinen (bei einem Säugling, dessen Mutter *Calcar.* genommen) (*Sr.*). [CK 6]

Weinen, bei Ermahnungen. [CK 7]

Weinen über Kleinigkeiten, bei empfindlich gereizter Stimmung. [CK 8]

Gram und Klage über längst vergangene Beleidigungen. [CK 9]

Aengstlich über jede Kleinigkeit und weinerlich. [CK 10]

Aengstlichkeit, Nachmittags, nach vormittägiger Uebelkeit mit Kopfschmerz. [CK 11]

- Aengstlich über Gegenwart und Zukunft, mit tiefem Nachdenken, dabei gleichgültig gegen Dinge außer ihm, doch nicht ohne Neigung zu arbeiten (*Lgh.*). [CK 12] Nicht ohne Neigung zu arbeiten, doch gleichgültig gegen Dinge außer ihm, in tiefem Nachdenken über Gegenwart und Zukunft. [RAL (227)]

- Aengstliches Gemüth, als ob er Böses begangen oder Vorwürfe zu befürchten hätte, bei beharrlicher Neigung zur Arbeit (*Lgh.*). [CK 13] Aengstliches Gemüth, als wenn er etwas Böses begangen oder Vorwürfe zu befürchten hätte; dabei jedoch beharrliche Neigung zur Arbeit. [RAL (229)]

Große Angst und Herzklopfen. [CK 14]

Eine Art Angstschweiß, mit etwas Uebelkeit. [CK 15]

Bei der Angst, öftere Rucke in der Herzgrube. [CK 16]

Aengstliche Unruhe und Vielthätigkeit; sie will immer mancherlei verrichten, kommt aber zu nichts; nach diesem Eifer ist sie sehr abgespannt. [CK 17]

Unruhe im Gemüthe mit Düsterheit und Aengstlichkeit. [CK 18]

Unruhe und Wallung im Blute. [CK 19]

Aeußerst unruhig, Abends, nach nachmittägiger Brechübelkeit, wobei sie sehr gedankenlos gewesen. [CK 20]

Die Einsamkeit ist ihm lästig, bei Kälte des Gesichtes, der Hände und Füße. [CK 21]

Furchtsam und unruhig, als wenn sie Böses erfahren würde (n. 4 T.). [CK 22]

Befürchtende, bange Ahnung, als ob ihm oder einem Andern ein Unglück begegnen würde, die er auf keine Weise verscheuchen konnte (n. 23 T.). [CK 23]

[–] Bange, traurige Stimmung, als ob er eine betrübende Nachricht zu erwarten hätte (*Lgh.*). [CK 24] Höchst traurige Stimmung, als wenn er eine betrübte Nachricht zu erwarten hätte (n. 14 St.). [RAL (230)]

Von Furcht und Angst vor der Zukunft bewegtes Gemüth, mit Furcht vor Abzehrung. [CK 25]

Sie befürchtet, den Verstand zu verlieren. [CK 26]

Sie fürchtet, die Leute sehen ihr ihre Verwirrtheit im Kopfe an. [CK 27]

Sie hält, hypochondrisch, sich für sterbenskrank, und konnte doch über nichts klagen (die ersten Tage.). [CK 28]

Verzweifelnde Stimmung mit Furcht vor Krankheit und Elend, mit Ahnung betrübender Vorfälle. [CK 29]

Sie verzweifelt an ihrem Leben und glaubt, sie müsse sterben; dabei das traurigste Gemüth mit Weinen, und öftere Anfälle jählinger, allgemeiner Hitze, als würde sie mit heißem Wasser übergossen. [CK 30]

Gereiztheit und Aengstlichkeit in öfteren Anfällen. [CK 31]

Reizbar, matt und niedergeschlagen, früh, nach wenig Arbeit. [CK 32]

Sehr angegriffen von Geräusch. [CK 33]

Jedes nahe Geräusch schreckt ihn auf, besonders früh. [CK 34]

Ungeduldig, desperat. [CK 35]

Unnatürlich gleichgültig, untheilnehmend, wortkarg (n. 8 T.). [CK 36]

- Unaufgelegt zu sprechen, ohne mißlaunig zu seyn (n. 6½ St.) (*Htn.*). [CK 37] Er ist nicht aufgelegt, zu sprechen, doch nicht mißlaunig (n. 6½ St.). [RAL (234)]

Verdrießlichkeit und unausgesetzter Eigensinn, drei Tage lang (n. 28 T.). [CK 38]

– Sehr verdrießlich und unaufgelegt zum Sprechen, sobald er aus dem Freien, wo es ihm wohl ist, in die Stube kommt, unter verstärktem Kopfschmerze (*Fr.*). [CK 39] Im Freien ist's ihm recht wohl: aber sobald er darauf ins Zimmer kömmt, kehrt der Kopfschmerz verstärkt zurück, und er ist sehr verdrießlich und spricht ungern. [RAL (36)]

– Sobald er müßig und ruhig sitzt, wird er verdrießlich und schläfrig, und es ist ihm Alles zuwider (*Fr.*). [CK 40] Sobald er müßig und ruhig sitzt, wird er schläfrig und verdrießlich und es ist ihm alles zuwider. [RAL (232)]

– Verdrießlich, mürrisch, sehr ärgerlich und höchst gleichgültig gegen die wichtigsten Dinge; dabei verrichtete er Alles mit Widerwillen und wie durch Zwang (*Lgh.*). [CK 41] Mürrisch, verdrießlich, sehr ärgerlich, auch höchst gleichgültig für die wichtigsten Gegenstände; dabei verrichtete er alles mit Widerwillen und wie durch Zwang. [RAL (231)]

Unausstehlicher Unmuth und verkehrte Laune. [CK 42]

Widerwärtige Gemüths-Stimmung. [CK 43]

Widerwärtiges, niedergeschlagenes Gemüth. [CK 44]

Alles ist ihr zuwider, bei großer Aergerlichkeit. [CK 45]

Betrübt und ärgerlich dachte sie sich Alles von der schlimmsten Seite und suchte alles Böse auf. [CK 46]

Aergerlich, ohne Ursache, zwei Abende nach einander. [CK 47]

Aergerliche Stimmung, ohne Ursache, vorzüglich früh. [CK 48]

Aergerlich und unruhig. [CK 49]

Sehr ärgerlich (n. einigen *St.*). [CK 50]

Oft ärgerlich, und dann wirft sie Speichel aus. [CK 51]

So ärgerlich über Kleinigkeiten, daß sie den ganzen Abend schwindlicht war und sich zeitig zu Bette legte, aber nicht schlafen konnte (n. 20 T.). [CK 52]

Sehr ärgerlich und reizbar (nach Verkältung). [CK 53]

Aergerlich über Kleinigkeiten und sehr reizbar, früh, vor dem Stuhlgange, dreht er Alles zum Zorne. [CK 54]

Gedanken an ehemalige Verdrießlichkeiten reizen ihn zum Zorne auf. [CK 55]

Abneigung, Widerwillen, Ekel vor den meisten Menschen. [CK 56]

Zu aller Arbeit unaufgelegt. [CK 57]

Scheu und Ekel vor der Arbeit, bei großer Reizbarkeit und Schwere der Füße. [CK 58]

– Willenlosigkeit, und dabei doch Gefühl von Kraft (n. 7 T.). [CK 59]

– Den Tag über ärgerlich und verdrießlich, Abends launig und gesprächig (*Lgh.*). [CK 60] Den Tag über, ärgerlich und verdrießlich, zuletzt aber launig und gesprächig (n. 39 St.). [RAL (233)]

– Den ersten Theil des Tages ängstlich, den letzten, heiter und zufrieden mit sich selbst (*Lgh.*). [CK 61] Den ersten Theil des Tages ängstlich, dann heiter und zuletzt zufrieden mit sich selbst (n. 62 St.). [RAL (236)]

– Er ist heiter und möchte gern unter Menschen seyn, um mit ihnen zu reden (n. 10 St.) (*Htn.*). [CK 62] Er ist heiterer und möchte gern unter Menschen seyn und mit ihnen sprechen (n. 10 St.). [RAL (235)]

■ **Schwindel, Verstand und Gedächtnis**

Die Gedanken vergehen ihm; sein Gedächtniß ist kurz. [CK 63]

Sehr vergeßlich (n. 48 St.). [CK 64]

Große Schwäche des Vorstellungs-Vermögens; bei ganz geringer Anstrengung im Sprechen war es ihm, als würde das Gehirn gelähmt, meist im Hinterkopfe; er konnte gar nichts denken und sich nicht besinnen, wovon die Rede sey, bei Eingenommenheit des Kopfes. [CK 65]

Sie verwechselt die Worte und verspricht sich leicht. [CK 66]

Unbesinnlich und schwindelicht, wie nach Herumdrehen im Kreise. [CK 67]

– Dumm im Kopfe, wie von langem Herumdrehen im Kreise, von früh 3 bis Nachmittags 4 Uhr (n. 25 T.). [CK 68] Kopfschmerz, wie von vielem, schnellem Herumdrehen – wie dumm im Kopfe, von früh 3 Uhr bis Nachmittag 4 Uhr (n. 25 Tagen). [RAL 1]

Bewußtlosigkeit, mit Täuschung über den Aufenthaltsort, als wäre das Zimmer ein Gartensaal. [CK 69]

Abends, zwei Anfälle von Besinnungslosigkeit im Gehen; sie wäre zur Erde gefallen, wenn man sie nicht ergriffen hätte (d. 5. T.). [CK 70]

Bewußtlosigkeit, bei ängstlichem Magendrücken, aus der sie, wie durch heftigen Schreck, plötzlich wieder erwacht. [CK 71]

Beim Bücken und Bewegen des Kopfes war es, als wüßte sie nicht, wo sie wäre. [CK 72]

Wirres, zittriges Wesen im Kopfe (d. 1. T.) (*Rl.*). [CK 73]

Wie verwirrt im Kopfe. [CK 74]

So dämisch im Kopfe, jeden Morgen, beim Aufstehen aus dem Bette. [CK 75]

Große Eingenommenheit des Kopfes, nach dem Mittagsschlafe. [CK 76]

Dumpfe, anhaltende Eingenommenheit des Kopfes. [CK 77]

Schmerzhafte Eingenommenheit des Kopfes, daß sie das Gelesene nicht verstehen, das Gesprochene nicht fassen kann. [CK 78]

Stete Kopf-Eingenommenheit, wie zu voll. [CK 79]

Fühllosigkeit und Stumpfheit der Sinne im ganzen Kopfe, wie bei heftigem Schnupfen. [CK 80]

Düseligkeit im Kopfe, früh nach dem Aufstehen, mit Uebelkeit und Brausen vor dem Ohre, und Gefühl, als sollte er bewußtlos hinfallen (n. 22 T.). [CK 81]

Solche Düseligkeit, Vormittags, daß ihm Alles wie im halben Traume erschien. [CK 82]

Betäubung, wie Unbewußtheit der äußern Gegenstände, mit wogendem Sumsen oben im Kopfe. [CK 83]

Betäubung des Kopfes, wie Schwindel, den ganzen Nachmittag (n. 24 T.). [CK 84]

Schwindlichtes Schwanken, Abends, beim Gehen im Freien, daß er hin und her taumelt. [CK 85]

Schwindel-Gefühl, als sollte er in die Höhe gehoben und vorwärts gestoßen werden. [CK 86]

Schwindel zum Hinfallen, mit Mattigkeit (*Gr.*). [CK 87]

– Schwindel, als stehe der Körper nicht fest (n. 6 St.) (*Wl.*). [CK 88; RAL (1)]

– Leise überhingehender Schwindel (n. ¹/₄ St.) (*Htn.*). [CK 89] Leise überhin gehender Schwindel im Kopfe (n. ¹/₄ St.). [RAL (3)]

– Anfall betäubenden Schwindels; der Kopf neigte sich vorwärts, auf die linke Seite hin, in Ruhe und Bewegung (n.³/₄ St.) (*Lgh.*). [CK 90; RAL (2)]

Schwindel von Aergerniß. [CK 91]

Schwindel beim schnell Drehen des Kopfes, und auch in der Ruhe. [CK 92]

Schnell vorübergehender Schwindel, am meisten beim Sitzen, weniger beim Stehen und noch minder im Gehen. [CK 93]

Heftiger Schwindel beim Bücken, dann Uebelkeit und Kopfschmerz. [CK 94]

Schwindel zum Umfallen, nach Bücken, beim Gehen und Stehen; sie mußte sich anhalten. [CK 95]

Schwindel, nach Gehen, beim Stehen und Umsehen, als wenn sich Alles mit ihr herumdrehe. [CK 96]

Schwindel, beim Gehen im Freien, als sollte er taumeln, **besonders bei schnellem Wenden des Kopfes.** [CK 97]

– **Schwindel beim Gehen im Freien** (auch n. 26 T.). [CK 98]

– Schwindel beim Gehen im Freien, als sollte er auf die rechte Seite fallen (n. 2 St.) (*Lgh.*). [CK 99] Beim Gehen im Freien, Schwindel; er wollte auf die rechte Seite hinfallen (n. 2 St.). [RAL (4)]

Schwindel und schmerzhaftes Drehen im Kopfe, wie in einem Kreise herum, früh, beim Aufstehen; besonders beim Gehen und Stehen sehr schwindelicht, mit Frost und Nadelstichen in der linken Kopfseite. [CK 100]

■ Kopf

Kopfschmerz, auch wohl mit Schwindel, alle Morgen beim Erwachen. [CK 101]

Kopfschmerz in der Nase, über der Stirn. [CK 102]

Kopfschmerz im Hinterkopfe, wenn sie nur irgend etwas fest um den Kopf bindet. [CK 103]

Oft halbseitige Kopfschmerzen, stets mit viel leerem Aufstoßen. [CK 104]

Kopfweh mit Brech-Uebelkeit (n. 12 T.). [CK 105]

Kopfschmerz nur in der Seite, auf welcher er eben liegt (ein Brennen?). [CK 106]

– Gefühl beim jedesmaligen Bücken, als fingen in der rechten Kopfseite sich Kopfschmerzen an (*Htn.*). [CK 107] Bei jedesmaligem Bücken, Empfindung auf der rechten Seite des Kopfes, als fingen sich Kopfschmerzen an (n. 6¹/₂ St.). [RAL (5)]

Dumpfer Schmerz in der Stirne, mit Wüstheit im Kopfe, früh, beim Erwachen, mit trockner, schleimiger Zunge (d. 5. T.) (*Rl.*). [CK 108]

Erst dumpfer, dann drückender Kopfschmerz in den Schläfen, früh, beim Erwachen, mit vielem leeren Aufstoßen (*Rl.*). [CK 109]

Heftige dumpfe Kopfschmerzen, erst am Vorderhaupte, dann auch am Hinterkopfe, einige Tage lang (n. 8 T.). [CK 110]

Betäubender Druck im Oberkopfe, wie nach schnellem Umdrehen im Kreise (n. 24 T.). [CK 111]

[–] **Betäubendes, drückendes Weh in der Stirne,** wie beim Schwindel, **in Ruhe und Bewegung** (n. 1 ¹/₂ St.). [CK 112] **Drückend betäubendes Weh in der Stirne,** wie beim Schwindel, in Ruhe und

Bewegung (n. 1¼ St.). [RAL (6)] **Drückend betäubendes Kopfweh, welches vorzüglich die ganze Stirne einnimmt, in Ruhe und Bewegung.** [RAL (23)]

– **Betäubender, drückender Schmerz in der Stirne,** mit Unbesinnlichkeit und Benebelung des ganzen Kopfes, **während des Lesens;** er mußte im Lesen still halten, und wußte nicht, wo er war (*Lgh.*). [CK 113] Beim Lesen Benebelung des ganzen Kopfes, mit drückend betäubendem Schmerze in der Stirne, nach Art des Schwindels, welche ihm die Besinnung benahm; er mußte im Lesen still halten, und wußte nicht, wo er war (im Sitzen) (n. 4½ St.). [RAL (17)]

– Während des Lesens, im Sitzen, drückend betäubender Schmerz in der Stirne, wie man in heftigem Winde bekömmt (n. 29 St.) (*Lgh.*). [RAL (21)]

– Betäubender, drückender Schmerz im ganzen Kopfe, früh, nach dem Aufstehen aus dem Bette, als ob er nicht ausgeschlafen oder die Nacht durch geschwärmt hätte (n. 24 St.) (*Lgh.*). [CK 114] Früh, nach dem Aufstehen aus dem Bette, drückend betäubende Schmerzen im ganzen Kopfe, als ob er noch nicht ausgeschlafen, oder die ganze Nacht geschwärmt hätte (n. 14 St.). [RAL (19)]

– Das betäubende, drückende Weh in der (rechten) Stirn (-Seite) erhöht sich vorzüglich beim Bücken (n. 50 St.) (*Lgh.*). [CK 115] Drückend betäubender Schmerz an der rechten Stirnseite, über den Augenbrauen, welcher sich vorzüglich beim Bücken erhöhet (n. 50 St.). [RAL (37)]

Vollheits-Gefühl im Kopfe, immerwährend. [CK 116]

Schmerzhaftes Vollheits-Gefühl in der Stirn, mit Klopfen in den Schläfen. [CK 117]

Schwere in der Stirn, durch Lesen und Schreiben erhöht. [CK 118]

Schwere und Hitze des Kopfes, fast bloß in der Stirn. [CK 119]

Schwere des Kopfes, früh beim Erwachen, mehre Morgen (n. 20 St.). [CK 120]

Große Schwere des Kopfes, früh, beim Erwachen, mit Hitze darin; beides sehr erhöht bei Bewegung des Kopfes und beim Aufrichten (n. 27 St.). [CK 121]

– Große Schwere des Kopfes, mit starken Rucken in beiden Schläfen, und Schmerzhaftigkeit des ganzen Kopfes beim Bücken, die beim Aufrichten wieder vergeht (n. 9 ½ St.) (*Htn.*). [CK 122] Der Kopf ist sehr schwer, er bekömmt in beiden

Schläfen starke Rucke und beim Bücken schmerzt der ganze Kopf, was sich aber beim Aufrichten wieder verliert (n. 9½ St.). [RAL (27)]

Schwere und Drücken im Hinterhaupte (n. 13 T.). [CK 123]

[–] Schwerheits-Kopfschmerz, nach einigem Bücken, im Stehen, mit Drücken in der ganzen Stirn nach außen, besonders über dem linken Auge (n. 5 ½ St.) (*Htn.*). [CK 124] Nach einigem Bücken, im Stehen, Schwerheits-Kopfschmerz, mit Drücken in der ganzen Stirne nach außen, besonders über dem linken Auge (n. 5½ St.). [RAL (12)]

Drücken im Kopfe, bald oben, bald in der Schläfe (n. 12 T.). [CK 125]

– Drückender, pressender Schmerz im ganzen Kopfe, besonders in beiden Schläfen (n. 9 St.) (*Htn.*). [CK 126; RAL (13)]

Drücken in der Schläfe, acht Tage lang, alle Tage. [CK 127]

– Drücken im linken Schläfebeine, als würde es eingedrückt, innerlich und äußerlich zugleich (n. 7 ½ St.) (*Htn.*). [CK 128] **Drückende Empfindung im linken Schläfebeine, als ob es eingedrückt würde, zugleich innerlich und äußerlich** (n. 7½ St.). [RAL (50)]

– Drücken in der rechten Schläfe, dicht neben den Augen, als wenn etwas derb darauf drückte (n. 5½ St.) (*Htn.*). [CK 129] **Drückender Schmerz in der rechten Schläfe, dicht neben dem Auge,** als ob etwas derb darauf drückte (n. 5½ St.). [RAL (11)]

Starker Druckschmerz im Scheitel weckt ihn alle Morgen um 5 Uhr und vergeht dann nach einer Stunde. [CK 130]

– Druck im Wirbel des Hauptes, welcher bis in das Auge ging. [CK 131]

Drücken in der Stirne. [CK 132]

Drückender Kopfschmerz meist in der Stirne, in der freien Luft vermehrt. [CK 133]

Drückender Kopfschmerz in der Stirne, als wenn es da ganz dick wäre. [CK 134]

– Drückender Kopfschmerz in der Stirne, besonders über der linken Augenbraue, beim Gehen im Freien (*Lgh.*). [CK 135] Drückender Schmerz in der Stirne, besonders über der linken Augenbraue, beim Gehen im Freien (n. 3 St.). [RAL (8)]

– Drückender Kopfschmerz im rechten Stirnhügel, der sich bis zum rechten Auge erstreckt und dieß unwillkürlich zu schließen zwingt (n. 1½ St.) (*Htn.*). [CK 136; RAL (18)]

– Schnell durch das Hinterhaupt fahrender Druckschmerz, welcher nur allmählig verschwindet (*Htn.*). [CK 137] **Schnell durch das Hinterhaupt fahrender, drückender Schmerz, der nur allmälig verschwindet** (n. 3½ St.). [RAL (10)]

Pressen im Vorderkopfe (d. 4. T.). [CK 138]

Herauspressen in der Stirn, sehr arg und schwindelartig, durch Aufdrücken mit der kalten Hand erleichtert und beim Gehen im Freien verschwindend (n. 9 T.). [CK 139]

– Herauspressender Schmerz in der linken Schläfe-Gegend und ganzen linken Kopfseite, wie auch in der rechten Seite des Hinterhauptes (*Htn.*). [CK 140] Heftig nach außen pressender, drückender Schmerz in der linken Schläfegegend (n. 13½ St.). [RAL (20)] Heftiges Pressen in der ganzen linken Gehirnhälfte nach außen (n. 12 St.). [RAL (9)] In der rechten Seite des Hinterhauptes ein pressender Schmerz nach außen (n. ½ St.). [RAL (16)]

– Ruckweises Pressen nach außen im linken Hinterhaupte, das sich bis in den Nacken erstreckt (n. 14 St.) (*Htn.*). [CK 141] Im linken Hinterhaupte, ruckweises Pressen nach außen, was sich bis in den Nacken erstreckt (n. 14 St.). [RAL (7)]

– Gefühl im Hinterhaupte, als würde es auseinander gepreßt (*Htn.*). [CK 142] Gefühl im Hinterhaupte, als würde es aus einander gepreßt, von Zeit zu Zeit (n. 9½ St.). [RAL (22)]

Herausdrängender, heftiger, fast stechender Schmerz in der Gegend des Scheitels, beim Bücken (n. 14 T.). [CK 143]

Schmerzhaftes Drängen nach außen im ganzen Kopfe, mit Gefühl, als würde das Gehirn zusammengepreßt (n. 15 T.). [CK 144]

Zusammendrückender, kneipender Kopfschmerz auf der linken Seite. [CK 145]

Spannender, scharfer Schmerz in der Stirne. [CK 146]

Spannen über den Oberkopf. [CK 147]

Der Kopf thut weh, wie gespannt. [CK 148]

Spannen und Drücken in der rechten Kopfseite, wie von einem stumpfen Werkzeuge, das ruckweise von oben herab hindurch gedrückt wurde. [CK 149]

Krampfhafter Schmerz, von der Stirn nach dem Scheitel ziehend (nach Verkältung) (n. 6 T.). [CK 150]

Krampfhaftes Ziehen unter dem Scheitel im Oberkopfe, mit Stichen in den Schläfen und Hitze in den Ohren (n. 48 St.). [CK 151]

– Klammartiger Schmerz an der rechten Schläfe (n. 6 St.). (*Wl.*). [CK 152; RAL (47)]

– Klammartiger Schmerz in der linken Schläfe (n. 8, 14 St.) (*Lgh.*). [CK 153] **Klammartiger Schmerz in der linken Schläfegegend** (n. 8, 14 St.). [RAL (48)]

Kneipender Schmerz an der Stirne (*Rl.*). [CK 154]

Kneipend ziehender Schmerz in der linken Schläfe, nach dem Seitenbeine zu, mit Gesichtshitze (*Rl.*). [CK 155]

Ziehschmerz in der ganzen rechten Kopfseite, im Jochbeine und im Kiefer (d. 4. T.). [CK 156]

– Ziehschmerz in der rechten Stirnseite, über dem Auge und im Hinterhaupte, bei Anstrengung der Gedanken (n. 2 T.) (*Fr.*). [CK 157] Ziehender Kopfschmerz in der rechten Stirnseite über dem Auge und im Hinterhaupte, bei Anstrengung der Gedanken (n. 2 St.). [RAL (24)]

Ziehender Schmerz am Oberkopfe. [CK 158]

Fast steter Ziehschmerz unter dem Scheitel des Kopfes. [CK 159]

Ziehschmerz unter dem Scheitel und in den Schläfen, welcher vom Rücken herauf zu kommen scheint. [CK 160]

Vom Nacken herauf ziehender Kopfschmerz. [CK 161]

Ziehschmerz im Hinterhaupte, immer nach der Seite hin, wohin er den Kopf bewegte; auf Niesen vergehend (n. 12 T.). [CK 162]

– Ziehender und drückender Kopfschmerz in der linken Augenbrau-Gegend oder im Schläfebeine (*Fr.*). [CK 163] Ziehend drückender Kopfschmerz in der linken Augenbraugegend. [RAL (15)] Ziehen und Drücken in dem Schläfebeine. [RAL (44)]

– **Ziehend drückender Kopfschmerz** im rechten **Schläfemuskel,** auch Abends; zuweilen mit Drücken auf die obere Zahnreihe; durch Druck auf die Schläfe verwandelt sich der Schmerz in drückendes Kopfweh in der Stirne (*Fr.*). [CK 164] Drückend ziehender Kopfschmerz im rechten Schläfemuskel und Drücken auf die obern Zahnreihen; beide vergehen, so lange er auf die Schläfe drückt, und es entsteht dafür drückender Kopfschmerz in der Stirne (n. zwei Tagen). [RAL (45)] Abends, ziehend drückender Kopfschmerz im Schläfemuskel. [RAL (46)]

– Ziehender, drückender Kopfschmerz im linken Hinterhaupte, mit Steifheits-Gefühl im Nacken (*Fr.*). [CK 165] Ziehend drückender Kopfschmerz in der linken Seite des Hinterhauptes, mit Steifigkeits-Empfindung im Nacken. [RAL (14)]

– Ziehender, drückender, zuweilen auch reißender Kopfschmerz bald in der Stirne, bald im Hinterhaupte, bald in den Schläfen, welcher beim Daraufdrücken vergeht und bei Anstrengung der Gedanken verschwindet (n. 3 T.) (*Fr.*). [CK 166] Drückend ziehender, zuweilen reißender Kopfschmerz bald in der Stirne, bald im Hinterhaupte, bald in den Schläfen, welcher beim Aufdrücken vergeht und bei Anstrengung der Gedanken verschwindet (n. 3 Tagen.). [RAL (29)]

Reißender Schmerz, den ganzen Tag in den Schläfen, den Augenknochen und dem Backen, welcher sehr anschwillt. [CK 167]

Wühlen und Drücken im Kopfe, was sich nach den Augen, der Nase, den Zähnen und den Backen verbreitete, mit großer Empfindlichkeit gegen Geräusch, unter Anwandlungen von Ohnmacht. [CK 168]

Nagende Empfindung im Hinterkopfe. [CK 169]

Schneidender Schmerz am Hinterhaupte und in der Stirne, als wenn etwas Scharfes da eingedrückt würde, verschlimmert durch Gehen und Aufdrücken der Hand (n. 3 T.). [CK 170]

Stiche im Kopfe. [CK 171]

Flüchtige Stiche im Kopfe, hie und da. [CK 172]

Stechen in Kopfe, Abends, mit Stechen in den Beinen. [CK 173]

Stechende Schmerzen im Gehirn, mit Leerheits-Gefühl im Kopfe, drei Tage lang (n. 28 T.). [CK 174]

Einzelne Stiche durch den Kopf, mit großer Frostigkeit. [CK 175]

Stechender Kopfschmerz, zu den Augen heraus (d. ersten T.). [CK 176]

Stechender Kopfschmerz, rechtes, bis in's Auge. [CK 177]

Stichartiger Kopfschmerz in der einen Stirnhälfte, der im Liegen sich bessert. [CK 178]

Stiche im ganzen Kopfe eine halbe Stunde lang, wenn sie nach platt auf dem Rücken Liegen sich aufrichtet, und so auch nach dem Bücken. [CK 179]

Stechender Kopfschmerz auf der linken **Seite,** über der Schläfe (n. 2 T.). [CK 180]

Oeftere Stiche in den Schläfen (n. 7 T.). [CK 181]

Stiche durch die linke Schläfe herein und zur rechten wieder hinaus (n. 5 St.). [CK 182]

Stiche oben auf der rechten Seite des Kopfes, bis in's rechte Auge (n. 29 T.). [CK 183]

– Feine Stiche auf dem Wirbel, äußerlich (n. 7 St.) (*Wl.*). [CK 184; RAL 38]

Stiche in der rechten Seite des Hinterkopfes (n. 11 T.). [CK 185]

– Absetzende Nadelstiche in der linken Stirnseite, in Ruhe und Bewegung (*Lgh.*). [CK 186] Absetzende Nadelstiche in der linken Stirnseite, in allen Lagen (n. 7, 27 St.). [RAL (35)]

– Heftige ruckweise Stiche durch die ganze rechte Gehirn-Hälfte, welche sich oft erneuern und dann eine spannende, auseinanderpressende Empfindung zurücklassen (*Htn.*). [CK 187] Ruckweise, heftige Stiche durch die ganze rechte Gehirnhälfte, die sich öfters erneuern und dann eine spannende, aus einander pressende Empfindung daselbst zurücklassen (n. 3 St.). [RAL (31)]

– Stumpfe, drückende Stiche zu beiden Schläfen hinein (n. 24 St.) (*Wl.*). [CK 188; RAL 25]

– Stumpfe, drückende Stiche, beim Gehen, welche vorzüglich die linke Stirnseite einnehmen und bei fortgesetztem Gehen sich wieder verlieren (*Lgh.*). [CK 189] Beim Gehen, stumpfe, drückende Stiche, vorzüglich in der linken Seite der Stirne, beim Gehen sich wieder verlierend (n. 27 St.). [RAL (26)]

– Wühlende Stiche in der linken Schläfe, nahe bei der Augenbraue, bei Bewegung des Unterkiefers (n. 5 St.). [CK 190] Bei Bewegung des Unterkiefers, wühlende Stiche in der linken Schläfe, nahe beim Augenbraubogen (n. 5 St.). [RAL (51)]

– Bohrender Stichschmerz in der linken Stirne, beim Sitzen, welcher beim Gehen, Stehen und durch Berührung sogleich vergeht (n. 12 St.) (*Lgh.*). [CK 191] Beim Sitzen, bohrend sticharti-ger Schmerz in der linken Stirne, welcher beim Berühren, Gehen und Stehen sogleich vergeht (n. 12½ St.). [RAL (34)]

– Bohrender Stich mitten auf der Stirne bis in das Gehirn hinein (n. 3 St.) (*Wl.*). [CK 192] Bohren-der Stich mitten auf der Stirne, gleichsam als ob er auch ins Gehirn dränge (n. 3 St.). [RAL (41)]

– Taktmäßig absetzende, herausbohrende Messerstiche in der linken Schläfegegend, welche bei Berührung und im Sitzen vergehen (*Lgh.*). [CK 193] Beim Stehen, taktmäßig herausboh-rende Messerstiche in der linken Schläfegegend, welche bei Berührung sich bloß minderten, beim Sitzen aber gleich verschwanden (n. ¾ St.). [RAL (30)] Absetzende, bohrende Messersti-che in der linken Schläfe, bei Berührung vergehend (im Sitzen) (n. 8 St.). [RAL (32)]

– Pulsirende Stiche im linken Seitenbeine (sogleich.) (*Wl.*). [CK 194] Pulsirende Stiche im linken Scheitel (n. einigen Min.). [RAL (33)]

Einzelne Zucke oder Stöße durch das Gehirn. [CK 195]

Krampfig zuckender Schmerz in der rechten Schläfe. [CK 196]

Rucke im Kopfe, auf Augenblicke. [CK 197]

Pochender Kopfschmerz in der Mitte des Gehirns, alle Morgen, und den ganzen Tag anhaltend. [CK 198]

Klopfender Schmerz in der Stirne. [CK 199]

Stichartiges Klopfen im Kopfe, beim Schnellgehen. [CK 200]

– Starkes Klopfen im Oberkopfe, in der Gegend des Wirbels, wie von einer Schlagader, mit schneidenden Stößen nach außen (*Wl.*). [CK 201] Im Oberhaupte, in der Gegend des Wirbels, starkes Klopfen, wie das einer Schlagader, nebst schneidenden Stößen nach außen (n. 10 St.). [RAL (28)]

Blutandrang nach dem Kopfe, mit Gesichtshitze, sieben Stunden nach der Mahlzeit. [CK 202]

Hitze im Kopfe und starke Blutwallung. [CK 203]

Hitze im linken Kopfe. [CK 204]

Hitze um den Kopf, Abends. [CK 205]

Eiskälte in und **an dem Kopfe** (n. 4 St.). [CK 206]

Knistern, mehre Minuten ihm hörbar, im Hinterhaupte, gegen Mittag und darauf eine Wärme im Nacken heran. [CK 207]

Erschütterung im Gehirn, bei starker Bewegung, mit dumpf-reißendem Schmerze (d. 12. T.). [CK 208]

Schmerzhafte Erschütterung im Gehirne, besonders im rechten Hinterkopfe, bei geringem Schütteln des Kopfes und bei jedem Tritte. [CK 209]

– Erschütterung im Gehirne, beim Auftreten, wie ein Wiederhall im Kopfe. [CK 210]

Im linken Seitenbeine plötzlicher Schmerz, als sey der Knochen zerhauen, mit Schauder über den ganzen Körper (*Rl.*). [CK 211]

Aeußerlich an der rechten Kopfseite, eine taube Stelle. [CK 212]

Mehre Stellen des Kopfes schmerzen beim Befühlen (n. 14 T.). [CK 213]

– Die ganze Kopfhaut ist schmerzhaft empfindlich beim Hin- und Herbewegen der Stirn-Muskeln (n. 1½ St.) (*Wl.*). [CK 214] Die ganze Kopfhaut ist schmerzhaft empfindlich, vorzüglich beim Hin- und Herbewegen der Stirnmuskeln (n. 1½ St.). [RAL (43)]

– Wundheits-Schmerz am Hinterhaupte, bei Berührung, als wenn die Stelle unterköthig wäre (*Lgh.*). [CK 215] Bei Berührung des Hinterhaupts,

Wundheitsschmerz an der linken Seite, als wenn die Stelle unterköthig wäre (n. 32 St.). [RAL (42)]

Schmerz am Kopfe, als ob die Haut abgelöst würde, bis hinten auf den Nacken. [CK 216]

Reißen am Kopfe und in den Augen, mit Röthe des ganzen Gesichtes, jeden Nachmittag von 3, 4 Uhr bis 9, 10 Uhr. [CK 217]

Große Verkältlichkeit des Kopfes, und davon Kopfschmerz, als wenn ein Bret auf dem Kopfe läge, mit drängendem Schmerze darin unter Frösteln des Körpers (n. 6 T.). [CK 218]

Jücken auf dem Haarkopfe. [CK 219]

Jücken am Hinterkopfe. [CK 220]

Jücken hinter dem Ohre, mit Düseligkeit im Kopfe nach Kratzen. [CK 221]

Jücken auf dem Haarkopfe, beim Gehen im Freien. [CK 222]

– Kitzelndes Jücken auf dem Haarkopfe, das zum Kratzen nöthigt, mit Schmerzhaftigkeit der Haarwurzeln bei Berührung (*Lgh.*). [CK 223] Kitzelndes Jücken auf dem Haarkopfe, was zum Kratzen nöthigt, wobei die Haarwurzeln bei Berührung schmerzen, wohl einen halben Tag hindurch (n. 4¼ St.). [RAL (40)]

– Kriebeln und Jücken auf dem Haarkopfe, durch Reiben nicht zu tilgen (n. 10 St.) (*Wl.*). [CK 224] Jückendes Kriebeln auf dem Haarkopfe, durch Reiben nicht zu tilgen (n. 10 St.). [RAL (39)]

Brennendes Jücken auf dem Haarkopfe (n. 13 T.). [CK 225]

Brennendes Jücken, wie von Nesseln, mit argem Krabbeln auf dem Haarkopfe und am Untertheile des Gesichtes, Abends vor Schlafengehen. [CK 226]

Schuppigwerden der Kopfhaut auf dem Scheitel. [CK 227]

Ausschlag auf dem Haarkopfe, mit Drüsen-Geschwülsten am Halse. [CK 228]

Arger Kopf-Ausschlag (*Rl.*). [CK 229]

Ausschlags-Blüthen an der Stirne. [CK 230]

Beule auf der rechten Seite des Kopfes, ohne Schmerzen (n. 15 T.). [CK 231]

Beule unter der linken Schläfe (n. 15 T.). [CK 232]

Beule in der rechten Schläfe, früh, welche Abends wieder vergangen war (n. 15 T.). [CK 233]

Dünner, feuchter Grind auf dem Haarkopfe (n. 12 T.). [CK 234]

Ein Blutschwär auf der Haargränze der Stirn (d. ersten Tage.). [CK 235]

Die Kopfhaare gehen ihr beim Kämmen aus. [CK 236]

– Ueber der linken Augenbraue ein Eiterbläschen (*Lgh.*). [CK 237] Eiterndes Blüthchen über der linken Augenbraue (n. 5 St.). [RAL (52)]

■ **Augen**

Die Augen schmerzen, daß sie sie schließen muß, mit Gefühl, als sollte sie sie hineindrücken (n. 8 T.). [CK 238]

Schmerzhafte Empfindung, als wäre ein fremdes Körperchen in die Augen gerathen (n. 17 T.). [CK 239]

Schmerz in den Augen, als würden sie eingedrückt. [CK 240]

Drücken in den Augen, Abends. [CK 241]

Arges Drücken, Tag und Nacht, als wenn ein Sandkorn unter dem obern Augenlide wäre (n. 19 T.). [CK 242]

Drücken im Auge, Abends, nach dem Niederlegen, und in der Nacht, als wenn ein Sandkorn darin wäre. [CK 243]

Drücken und Brennen in den Augen und Thränen derselben. [CK 244]

Spannung in den Augenmuskeln, beim Wenden der Augen und Anstrengung derselben im Lesen. [CK 245]

Zucken und Pucken im Auge, ruckweise (n. 20 T.). [CK 246]

Stiche im Auge und im Kopfe (beim Monatlichen) (n. 8 T.). [CK 247]

Arger Stich im Auge, welches die Thränen-Fistel hat. [CK 248]

Stechen und Beißen im Auge. [CK 249]

Stechen im innern Augenwinkel, dann abwechselnd Stechen und Klopfen in den Augen, und nach Vergehen des Schmerzes, öfteres Ausschnauben. [CK 250]

– Stechen im äußern und innern Augenwinkel (*Fr.*). [CK 251; RAL (56)]

– Jückende Stiche in den innern Augenwinkeln, welche durch Reiben vergehen (sogleich.) (*Wl.*). [CK 252; RAL (58)]

– Heftig reißende Stiche im rechten Auge, als ob es entzündet wäre (*Fr.*). [CK 253; RAL (57)]

– Bohrender Stich am obern Rande der Augenhöhle (n. 5 St.) (*Wl.*). [CK 254] Bohrender Stich am obern Rande der Augenhöhle, von innen heraus (n. 5 St.). [RAL (53)]

Jücken in den Rändern der Augenlider. [CK 255]

Jücken in den Augen, Abends, früh aber Drücken. [CK 256]

– Arges Jücken der Augen. [CK 257]

Jücken in den Augenwinkeln. [CK 258]

Jücken im rechten innern Augenwinkel. [CK 259]

– Jücken der Augen in beiden Winkeln. [CK 260]

– Kitzelndes Jücken am rechten äußern Augenwinkel, das zum Reiben nöthigt (n. 25 St.) (*Lgh.*). [CK 261; RAL (63)]

Schründender Schmerz im untern Augenlide. [CK 262]

Beißen in den Augen (n. 7 T.). [CK 263]

Kälte-Gefühl in den Augen (sogleich.). [CK 264]

Hitz-Empfindung in den Augen, mit Schwere in den obern Lidern. [CK 265]

Brennen in den Augen, wenn er die Lider schließt. [CK 266]

– Brennen im linken obern Augenlide, nach dem innern Winkel zu (n. 6 St.) (*Htn.*). [CK 267] **Brennende Empfindung im linken obern Augenlide, nach dem innern Winkel zu** (n. 6½ St.). [RAL (59)]

Brennen der innern Augenwinkel, mit Stichen darin. [CK 268]

Brennen und Jücken in den Augen (n. 8 T.). [CK 269]

Jückendes Brennen in den Augen, auf dem Kopfe und am Halse (n. 7 T.). [CK 270]

Röthe der Augenlid-Ränder. [CK 271]

Röthe des Weißen im Auge. [CK 272]

Röthliches Augenweiß, mit Drücken in den Augen (n. 20 T.). [CK 273]

Entzündung und Geschwulst des linken Augenwinkels und unteren Lides, mit stechenden und klopfenden Schmerzen und Jücken drum herum (n. 10 T.). [CK 274]

– Heftige Augen-Entzündung, das Augenweiß ist ganz roth, und in den Augen, besonders den äußern Winkeln, den ganzen Tag viel Augenbutter; die äußern Winkel sind wie wund und geschwürig, 14 Tage lang (d. 2. T.). [CK 275]

Geschwulst und Röthe der Augenlider mit nächtlichem Zuschwären; am Tage sind sie voll Augenbutter mit Hitz-Gefühl und schründendem Schmerze, und die Augen thränen (n. 11 T.). [CK 276]

Geschwulst der untern Augenlider, früh, nach dem Aufstehen. [CK 277]

Thränen der Augen, beim Schreiben. [CK 278]

Thränen und Angegriffenheit des Auges (n. 7 T.). [CK 279]

Früh-Thränen der Augen. [CK 280]

Beißendes Wasser läuft aus dem linken, gerötheten Auge. [CK 281]

Empfindung, wie Fett in den Augen. [CK 282]

Eitriger Schleim (Augenbutter) ist beständig in den Augen; sie muß sie oft auswischen. [CK 283]

Trockner Eiter an den Augenlid-Rändern und in den Augenwinkeln. [CK 284]

– Augenbutter in den Augenwinkeln, zwei Tage lang (n. 10 St.) (*Lgh.*). [CK 285; RAL (60)]

– Klebrigkeit der Augenlider, beim Bewegen derselben, mit Drücken in den Winkeln, besonders den äußern (n. 55 St.) (*Lgh.*). [CK 286] Beim Bewegen der Augenlider bemerkt er Klebrigkeit derselben, mit Drücken in den äußern Augenwinkeln (n. 55 St.). [RAL (61)]

Zuschwären der Augen. [CK 287]

Die Lider der wässerig aussehenden Augen sind früh mit Augenbutter zugeklebt, und die Augen schmerzen, wenn er in's Licht sieht (n. 24 St.) (*Lgh.*). [CK 288]

– Zugeschworenheit der Augen, früh beim Erwachen aus dem Schlafe (n. 24 St.) (*Lgh.*). [CK 289] Beim Erwachen aus dem Schlafe waren ihm die Augen zugeschworen (n. 24 St.). [RAL (62)]

Etwas Blut schwitzt aus dem im Weißen sehr gerötheten, doch schmerzlosen Auge. [CK 290]

Fippern in den obern Augenlidern, mit Empfindung, als bewege sich das Auge von selbst (n. 18 T.). [CK 291]

Steifigkeit im linken Augapfel, früh, nach dem Aufstehen; er läßt sich ohne ein widriges Gefühl nicht bewegen. [CK 292]

Sie muß beim Lesen mit den Augen blinzeln; die Augen wollten immer zugehen (waren roth und thränten). [CK 293]

Erweiterung der Pupillen. [CK 294]

– Erst erweiterte, dann verengerte Pupillen (*Lgh.*). [CK 295] Erweiterte Pupillen (n. 1¼ St.). [RAL (54)] **Verengerte Pupillen** (n. 25, 26 St.). [RAL (55)]

Eine Dunkelheit oder Schwärze fahrt ihr zuweilen über die Augen. [CK 296]

Trübheit der Augen (nach Verkältung des Kopfes) (n. 6 T.). [CK 297]

Trübheit des Gesichts, wobei sie ein Bedürfnis fühlt, die Augen zu schließen, ohne schläfrig zu seyn (d. 6. T.). [CK 298]

Wie Federn vor den Augen. [CK 299]

Wie Flor vor dem Gesichte, in beiden innern Augenwinkeln, was durch Thränen der Augen vergeht. [CK 300]

Wie ein Schatten kommt es ihr vor die Augen, bei sehr erweiterten Pupillen, so daß ihr die Gegenstände von der einen Seite wie dunkel und

unsichtbar vorkommen; so sah sie z.B. am Menschen nur ein Auge. [CK 301]

Jählinge Blindheit, gleich nach dem Mittagessen; er konnte selbst den Tisch nicht mehr sehen, an welchem er saß; dabei Angstschweiß und Uebelkeit, und zugleich wie ein heller Schein vor den Augen; nach einer Stunde Schlaf war es vergangen. [CK 302]

Im Finstern sieht er wie elektrische Funken vor den Augen. [CK 303]

Weitsichtigkeit, sie muß eine convexe Brille zum Lesen haben. [CK 304]

Langsichtigkeit; sie, die sonst nah und fern gut sehen konnte, kann nichts Feines mehr in der Nähe erkennen, keine Nähnadel einfädeln (d. ersten 9 Tage.). [CK 305]

– Weitsichtigkeit bei einem Kurzsichtigen; er konnte in ziemlicher Entfernung alle Gegenstände deutlich wahrnehmen, den ganzen Tag (*Lgh.*). [CK 306] Weitsichtigkeit[1] er konnte in ziemlicher Entfernung alle Gegenstände deutlich wahrnehmen, den ganzen Tag hindurch (n. 28½ St.). [RAL (66)]

Kleine Gegenstände sah sie deutlicher, als größere. [CK 307]

Ein schwarzer Punkt begleitet die Buchstaben beim Lesen. [CK 308]

Zuweilen sieht er einen schwarzen Fleck vor dem linken Auge, der nach einigen Minuten wieder vergeht. [CK 309]

Bei angestrengter Körper-Bewegung sieht sie oft schwarze Flecke vor den Augen (n. 11 T.). [CK 310]

Er sieht einen Schein um das Licht und den Mond. [CK 311]

Die Buchstaben tanzen vor den Augen. [CK 312]

Flimmern vor den Augen und Blödigkeit derselben. [CK 313]

Flimmern und wie Feuerfunken vor den Augen, früh, beim Erwachen. [CK 314]

Licht blendet sie. [CK 315]

Das Schauen in's Kerzenlicht ist empfindlich dem Auge und dem Kopfe. [CK 316]

■ **Ohren**

Ohrenschmerz, als wolle sich Etwas durchdrängen. [CK 317]

Drücken in den Ohren. [CK 318]

---

[1] Bei einem sehr Kurzsichtigen; heilende Nachwirkung des Organismus.

Klammartiger Schmerz in den Ohren (d. 7. T.) (*Rl.*). [CK 319]

– Klammgefühl auf der hintern Seite der Ohrmuschel (n. 9 St.) (*Htn.*). [CK 320] Klammgefühl auf der Hinterseite der linken Ohrmuschel (n. 9 St.). [RAL (68)]

Zucken im rechten Ohre, unter zischendem Rauschen, alle Minuten und so stark, daß es zuweilen den Körper mit aufzuckt. [CK 321]

[–] Zucken im Ohrknorpel (n. 48 St.) (*Wl.*). [CK 322; RAL (69)]

Ziehender, dumpfer Schmerz in den Ohren. [CK 323]

Stiche im linken Ohre und in der Schläfe, was in der Ruhe, bei geschlossenen Augen verging. [CK 324]

Stechen und Schmerz im rechten Ohre. [CK 325]

– Stiche in den Ohren. [CK 326; RAL 3]

Reißende Stiche im rechten Ohre (n. 3 T.). [CK 327]

Pulsiren in den Ohren (d. ersten Tage.). [CK 328]

Kriebeln im rechten Ohre (n. 7 T.). [CK 329]

Jücken an der Ohrmuschel. [CK 330]

Brennendes Jücken in beiden Ohren. [CK 331]

Oefteres Frösteln äußerlich an den Ohren. [CK 332]

Hitze im Innern der Ohren, wie heißes Blut (n. 29 T.). [CK 333]

Eine Hitze strömt gleichsam aus dem linken Ohre aus (n. 5 T.). [CK 334]

Brennschmerz um das Ohr. [CK 335]

Geschwulst im linken Ohre, mit Jücken. [CK 336]

Starke Geschwulst des rechten Ohres. [CK 337]

Geschwulst des innern Ohres und der rechten Gesichtsseite, mit häufiger Absonderung des Ohrschmalzes. [CK 338]

Der Knochen hinter dem linken Ohre ist wie geschwollen und jückt; beim Befühlen aber schmerzt die Stelle, wie geschwürig. [CK 339]

Ausschlag hinter dem rechten Ohre, welcher näßt. [CK 340]

Beule vor dem linken Ohre, welche beim Befühlen wie Blutschwär schmerzt. [CK 341]

– Eine Beule unter dem Ohrläppchen, wovon beim Kauen das Kiefergelenk spannend schmerzt. [CK 342; RAL 2]

Ein wenig Wasser träufelt ihr aus dem (gut hörenden) Ohre, während das andere (mit gutem Ohrschmalze versehene) sehr schwerhörig ist. [CK 343]

Es fährt in's Ohr beim Schneuzen. [CK 344]

Es tritt ihr beim stark Schnauben vor das Ohr, daß sie nicht darauf hören kann (beim Schlucken geht es wieder weg). [CK 345]

– Gefühl im rechten Ohre, als wenn sich Etwas vor das Trommelfell geschoben hätte, ohne Minderung des Gehöres (n. 15 St.) (*Lgh.*). [CK 346; RAL (70)]

Schlechteres Gehör (d. ersten 3 Tage.). [CK 347]

Taubhörigkeit, lange Zeit hindurch (*Sr.*). [CK 348]

Empfindlichkeit im Gehirne, bei starkem Schalle. [CK 349]

– Empfindlich gegen Geräusch, Abends beim Einschlafen. [CK 350]

Klingeln vor den Ohren. [CK 351]

Singen in den Ohren und hinterdrein Knistern darin. [CK 352]

Bald Singen, bald Knickern im linken Ohre. [CK 353]

Singen und Brausen im Ohre. [CK 354]

Lauten im linken Ohre und im Kopfe. [CK 355]

Sumsen im linken Ohre. [CK 356]

Starkes Sausen in den Ohren, mit Schwerhörigkeit, früh (n. 2 T.). [CK 357]

Fauchen vor dem linken Ohre. [CK 358]

– Leises Schwirren in beiden Ohren, bei Eingenommenheit des ganzen Kopfes (n. ½ St.) (*Wl.*). [CK 359; RAL (67)]

Quatschen in den Ohren, beim Schlingen (d. ersten Tage.) [CK 360]

Es schlappert im Ohre, als wenn eine Haut darin los wäre. [CK 361]

Knurksen im Ohre, beim Schlingen. [CK 362]

Knacken im Ohre, beim Kauen. [CK 363]

■ Nase

An der Nase, ein Zucken der äußern Muskeln (n. 14 T.). [CK 364]

– Nagender Schmerz an der Nasenwurzel (n. 1 St.) (*Wl.*). [CK 365; RAL (75)]

Jücken der Nase, äußerlich und innerlich (n. 2 T.). [CK 366]

Wundheits-Schmerz am Rande der Nasenlöcher, und vorzüglich an der Nasen-Scheidewand. [CK 367]

Das fast wunde Nasenloch schmerzt beim Berühren stechend. [CK 368]

Wundheit des rechten Nasenloches. [CK 369]

Rother Fleck an der Nasenspitze. [CK 370]

Entzündung, Röthe und Geschwulst am vordern Theile der Nase. [CK 371]

Geschwulst der Nase, besonders an ihrer Wurzel, öfters vergehend und wiederkehrend (n. 6 T.). [CK 372]

Geschwulst des rechten Nasenflügels, mit Schmerzhaftigkeit bei Bewegung. [CK 373]

Ausschlag an der Nase. [CK 374]

Schmerzhafte Blüthe im linken Nasenloche, mit jückend stechendem Schmerze. [CK 375]

Blüthe im rechten Nasenloche, nur schmerzhaft bei Bewegung der Gesichts- und Nasen-Muskeln; der Nasenflügel ist roth und jückt äußerlich und innerlich. [CK 376]

– Blüthen in beiden Nasenlöchern, mit Schorf. [CK 377]

Böse, geschwürige Nasenlöcher; vorher zuweilen öfteres Niesen. [CK 378]

Die Nasenhaut ist wie mit Oel überzogen (n. 25 T.). [CK 379]

Ausschnauben schwärzlichen Blutes. [CK 380]

Starkes Bluten der Nase (n. 10 T.). [CK 381]

Etwas Nasenbluten, Nachts (n. 18 T.). [CK 382]

Nasenbluten, früh (n. 7 T.). [CK 383]

Heftiges Nasenbluten, wie bei starkem Aderlasse, fast bis zur Ohnmacht (*Sr.*). [CK 384]

Der Geruch ist abgestumpft. [CK 385]

Sehr empfindlicher Geruchs-Sinn (n. 22 T.). [CK 386]

Sehr übler Geruch in der Nase (n. 25 T.). [CK 387]

[–] Gestank vor der Nase, wie nach faulen Eiern oder nach Schießpulver (n. 1 St.) (*Lgh.*). [CK 388] Geruchstäuschung; es stank ihm wie nach faulen Eiern oder nach Schießpulver vor der Nase (n. 1 St.). [RAL (76)]

■ **Gesicht**

Die Gesichtsfarbe ist blaß, mit blauen Ringen um die Augen (d. ersten Tage.). [CK 389]

Blasses, mageres Gesicht, mit tiefliegenden, dunkelrandigen Augen (n. 14 T.). [CK 390]

Gelbheit des Gesichtes. [CK 391]

– Gesichts-Gilbe. [CK 392]

Starke Röthe und Hitze im Gesichte öfters. [CK 393]

Anhaltende aufgedunsene Röthe und Hitze des Gesichtes. [CK 394]

Rothlauf an dem (dicken) Backen. [CK 395]

Gesichtsschmerz und darauf Backen-Geschwulst, wovon der Schmerz verging (n. 10 T.). [CK 396]

– Dumpfer Schmerz in den Muskeln des linken Backens (n. 2 St.) (*Lgh.*). [CK 397] Dumpfer Schmerz in den fleischigen Theilen der linken Backe (n. 2¼ St.). [RAL (74)]

– Drückender Schmerz im rechten Oberkiefer, beim Kauen (n. 3 St.) (*Htn.*). [CK 398; RAL (77)]

Unter klammartigem Zusammenzieh-Schmerze zieht es ihr den rechten Backen krampfhaft seitwärts (n. 30 T.). [CK 399]

Zucken in den Gesichts-Muskeln. [CK 400]

– Feines Zucken vom obern Rande der Augenhöhle zur Nase herab. [CK 401] Feines Zucken am obern Rande der Augenhöhle zur Nase herab (n. ¾ St.). [RAL (65)]

Reißen in den Knochen des Gesichtes und Kopfes. [CK 402]

Reißen im linken Backenknochen. [CK 403]

– Heftiges Reißen im rechten Oberkiefer (n. 9 St.) (*Htn.*). [CK 404; RAL (78)]

Stiche in der rechten Backe, sehr heftig, den ganzen Tag (n. 5 T.). [CK 405]

– Pulsirendes Klopfen auf beiden Wangenbeinen (n. 2 St.) (*Wl.*). [CK 406] Klopfen auf beiden Wangenbeinen, wie das einer Schlagader (n. 6 St.). [RAL (71)]

Brickeln im Gesichte und am Halse. [CK 407]

– Feines Kriebeln im Gesichte, unter dem Auge und an der Seite der Nase (*Wl.*). [CK 408] Feines Kriebeln unter dem Auge und an der Seite der Nase unter der Haut. [RAL (64)]

Arges Jücken im ganzen Gesichte, sie mußte stets kratzen (d. ersten 7 Tage.). [CK 409]

Brennen im ganzen Gesichte. [CK 410]

Geschwulst-Gefühl im Gesichte, besonders unter dem Auge und um die Nase, ohne sichtbare Geschwulst. [CK 411]

– Empfindung von Spannen im rechten Backen, als wäre er geschwollen (n. 2 T.) (*Fr.*). [CK 412] Spannende Empfindung in der rechten Backe, als wäre sie geschwollen (n. 2 Tagen.). [RAL (72)]

Geschwulst unter dem linken Auge, ohne Schmerz. [CK 413]

Schmerzlose Backen-Geschwulst, früh, beim Aufstehen (d. 2. T.). [CK 414]

Geschwulst des Gesichtes, ohne Hitze, mit Nadelstichen hie und da. [CK 415]

Weiße Flecken im Gesichte, mit Jücken. [CK 416]

Ausschlag kleiner, schmerzloser Blüthen im ganzen Gesichte (n. 5 T.). [CK 417]

Frieselichter Ausschlag im Gesichte, neben den Augen und an der Nase. [CK 418]

Viele Blüthen im ganzen Gesichte, mit argem Jücken. [CK 419]

Jückende Blüthchen an der Stirn, mit Jücken im ganzen Gesichte. [CK 420]

Jückende Blüthchen an beiden Wangen, am Jochbeine, einige Wochen über. [CK 421]

– Blüthchen in der Mitte der Backe, das nach Kratzen näßte, und eine grünliche Kruste zurückließ (n. 48 St.) (*Lgh.*). [CK 422] In der Mitte der Backe, ein schmerzloses Blüthchen, was nach dem Aufkratzen nässete und eine grünliche Kruste zurück ließ (n. 48 St.). [RAL (73)]

– Ein Schwär auf dem Backen, stechenden Schmerzes. [CK 423]

Die Lippen und der Mund werden krampfhaft zusammengezogen, daß sie ihn nicht öffnen konnte. [CK 424]

Erst leises Ziehen in der Unterlippe, dann ward sie wie abgestorben, weiß und taub, mit Gefühl, als würde sie dick und wollte herabhängen, 5 Minuten lang (*Stf.*). [CK 425]

Stichlichtes Jücken um die Ober-und Unterlippe. [CK 426]

– Jückendes Kriebeln auf der Oberlippe, das nach Reiben sogleich an einer andern nahen Stelle wieder erscheint (n. 1 St.) (*Wl.*). [CK 427] Jückendes Kriebeln auf der Oberlippe, unter der Nasenscheidewand, was beim Reiben zwar vergeht, aber sogleich an einer andern nahen Stelle wieder erscheint (n. 1 St.). [RAL (79)]

– Rauhheit und Dürre der Lippen, vorzüglich der Oberlippe, als wenn sie aufspringen wollten (n. 49 St.) (*Lgh.*). [CK 428; RAL (80)]

Aufgesprungene Lippen, mit rissiger, schründender Zunge (n. 48 St.). [CK 429]

Aufgesprungene Oberlippe. [CK 430]

Geschwulst der Oberlippe, früh. [CK 431]

Ausschlag im Rothen der Unterlippe (n. 32 T.). [CK 432]

Blüthen auf der Oberlippe. [CK 433]

Blüthen-Ausschlag um den Mund und in den Mundwinkeln. [CK 434]

Blüthe unter dem rechten Mundwinkel. [CK 435]

Schorfige Blüthe am Rande des Rothen der Unterlippe. [CK 436]

– Großer, nässender Schorf unter dem rechten Mundwinkel. [CK 437] Unter dem rechten Mundwinkel, ein großer nässender Schorf, viele Tage lang (n. 14 Tagen). [RAL 4]

Geschwürige Mundwinkel, 14 Tage lang. [CK 438]

Der rechte Mundwinkel ist zugeschworen und schmerzt wundartig. [CK 439]

Am Kinne, Jücken. [CK 440]

[–] Kitzelndes Jücken am Rande des rechten Unterkiefers, mit Reiz zum Kratzen (*Lgh.*). [CK 441] **Kitzelndes Jücken am Rande des linken Unterkiefers, welches zu kratzen zwang** (n. 10 St.). [RAL (81)]

Ausschlags-Blüthe in der Mitte des Kinnes. [CK 442]

Feiner Ausschlag um das Kinn und am Halse, mit Jücken. [CK 443]

Am Unterkiefer, linker Seits, starke Geschwulst mit ziehenden Schmerzen (n. 12 T.). [CK 444]

Drüsen-Geschwulst am Unterkiefer. [CK 445]

Harte Geschwulst einer Unterkiefer-Drüse, Hühnerei groß, mit schmerzhaftem Spannen beim Kauen und stechendem Schmerze beim Befühlen (n. 41 T.). [CK 446]

– Geschwulst der Unterkiefer-Drüse, mit drückendem Gefühle darin (*Fr.*). [CK 447; RAL (82)]

■   **Mund und innerer Hals**

Zahnschmerz, nur beim Essen. [CK 448]

Zahnschmerzen, von Heißem und Kaltem, am meisten aber von Zugluft erregt, Tag und Nacht, mit Auslaufen vielen Speichels aus dem Munde und Stechen zu den Ohren und Augen heraus, daß sie Nachts davor nicht schlafen kann (n. 8 T.). [CK 449]

Zahnweh in allen Zähnen (wie von feinen Nadelstichen), das von Eindringen kalter Luft verschlimmert wird, weckt ihn Nachts aus dem Schlafe. [CK 450]

Die Zähne können keine Luft und keine Kälte vertragen. [CK 451]

Zahnschmerz, nur wenn kalte Luft oder Getränk in den Mund kommt. [CK 452]

Der Zahn schmerzt empfindlich bei geringem Anstoße. [CK 453]

Der Zahnschmerz wird durch äußern Lärm vermehrt. [CK 454]

Ziehen in den Zähnen. [CK 455]

Ziehender Schmerz in einem Vorderzahne, einige Minuten anhaltend und in Absätzen wiederkehrend (n. 17 T.). [CK 456]

Ziehendes Schneiden in allen Zähnen (n. 11 T.). [CK 457]

Reißen in den Zähnen, als würden die Wurzeln herausgerissen (n. 20 St.). [CK 458]

Reißen in den Zähnen, den Kopf heran, bis in die Schläfe, meist Nachts. [CK 459]

Einzelne Risse in hohlen Zähnen, in halbstündigen Anfällen, am ärgsten, wenn sie Warmes zu sich nimmt; auch Nachts; es reißt im ganzen Backen. [CK 460]

Nagender Zahnschmerz, am stärksten Abends. [CK 461]

– Nagender Zahnschmerz in den rechten obern Backenzähnen, als ob sie hohl werden wollten, in allen Lagen (n. 6 St.) (*Lgh.*). [CK 462; RAL (83)]

Beißender Schmerz in den Zähnen. [CK 463]

Viel kitzelndes Zahnweh am hohlen Zahne. [CK 464]

Bohrender Zahnschmerz, mit Stichen nach dem Nasenknochen zu, Tag und Nacht, und mit Geschwulst des Zahnfleisches und Backens. [CK 465]

Bohrender und stechender Zahnschmerz bis in's Auge und das Ohr, beim Fahren im Wagen ungeheuer erhöht (d. 22. T.). [CK 466]

Erst Stiche im hintersten Backenzahne, zwei Stunden nach Tische, dann Bohren, durch Essen gelindert. [CK 467]

Starke Stiche in einem Zahne, bis in das rechte Auge und die rechte Schläfe; nur am Tage, dabei Neigung, den Zahn mit der Zunge zu berühren, worauf aber jedes Mal ein starker stichartiger Ruck im Zahne entstand, daß sie zusammenfuhr und es sie schüttelte (d. ersten 5 Tage.). [CK 468]

– Stiche in den Zähnen. [CK 469; RAL 5]

Zuckendes Zahnweh (d. 24. T.). [CK 470]

Zucken in den linken Zähnen und der linken Kopfseite. [CK 471]

Ein Stoß an die Zähne, wie mit einer Faust. [CK 472]

Neigung, mit den Zähnen zu klappen, wie bei Frost. [CK 473]

Klopfender Zahnschmerz in einem Spitzzahne, bloß beim Essen. [CK 474]

– Pochender Zahnschmerz mit Empfindlichkeit des Zahnes bei Berührung und Zahnfleisch-Geschwulst, die bei Berührung schmerzt (n. 7 T.). [CK 475]

Lockerheit eines alten Zahnstiftes unter dem geschwollenen Zahnfleische, mit wundstechenden Schmerzen bei Berührung. [CK 476]

Aufgetretenheit der Zähne; bloß, wenn sie darauf biß, schmerzte es sehr. [CK 477]

Die Zähne sind wie verlängert. [CK 478]

Uebler Geruch aus den Zähnen. [CK 479]

Das Zahnfleisch jückt (*Rl.*). [CK 480]

– Feines Stechen im Zahnfleische des ganzen Oberkiefers (n. 2 St.) (*Lgh.*). [CK 481] Zahnweh: feines Stechen im Zahnfleische des ganzen Oberkiefers (n. 2¼ St.). [RAL (85)]

– Bohren im obern Zahnfleische rechter Seite, mit nachfolgender Geschwulst desselben unter drückendem Ziehen im rechten Schläfe-Muskel (*Fr.*). [CK 482] Bohrende Empfindung im obern Zahn-

fleische, rechter Seite, und drauf folgende Geschwulst desselben, mit drückendem Ziehen im rechten Schläfemuskel (n. 3 Tagen). [RAL (84)]

Starkes Pulsiren im Zahnfleische. [CK 483]

Klopfen im geschwollenen Zahnfleische. [CK 484]

Wundheit des Zahnfleisches, mit Schmerzhaftigkeit der Wurzeln der Zähne. [CK 485]

Geschwulst des Zahnfleisches, am hohlen Zahne. [CK 486]

Schmerzhafte Geschwulst des Zahnfleisches, ohne Zahnschmerz, auch mit Backen-Geschwulst, welche bei Berührung schmerzt (n. 3 T.). [CK 487]

Geschwulst des Zahnfleisches (und des Kiefers); vorzüglich an einem abgebrochenen Zahne schwillt ein Knäutel an, von dem die Schmerzen sich bis zum Ohre erstrecken. [CK 488]

Eiterbläschen im Zahnfleische, über dem einen Backenzahne, wie eine Zahnfistel. (Nach Verkältung?) (n. 24 T.). [CK 489]

Geschwür am Zahnfleische (n. 14 T.). [CK 490]

Bluten des Zahnfleisches, auch Nachts (n. 2, 3 T.). [CK 491]

Im Munde, Geschwulst der rechten Backe zu einem dicken Knoten, mit ziehend reißendem Schmerze darin, jeden Abend. [CK 492]

Blasen im Munde, welche aufgehen und Geschwüre bilden (n. 12 T.) (Nach Aergerniß?). [CK 493]

Blasen im Munde und daraus entstehende Geschwüre am innern Backen (Nach Verkältung?). [CK 494]

Kleine Bläschen am Innern des Backens, wo die Zähne antreffen. [CK 495]

Weißgelbliches Geschwürchen an der rechten Mandel im Munde. [CK 496]

Die Zunge schmerzt an der Seite und auf ihrer untern Fläche, besonders beim Kauen, Schlucken und Ausspucken (d. 7. T.) (*Rl.*). [CK 497]

Schmerz unter der Zunge, beim Schlucken, links hinter dem Zungenbeine (*Rl.*). [CK 498]

Brennschmerz auf der Zungenspitze wie von Wundheit; sie konnte vor Schmerz nichts Warmes in den Mund nehmen (n. 6 St.). [CK 499]

Heftiges Brennen auf der Zunge und im ganzen Munde. [CK 500]

– Gefühl von Rauhheit und Wundheit der Zunge, welche weiß belegt ist (*Lgh.*). [CK 501; RAL (86)]

Dicke, ganz weiße Zunge, mit Gefühl, als wenn sie ganz hautlos wäre und wund. [CK 502]

Geschwulst der einen Seite der Zunge, wodurch das Schlingen erschwert wird. [CK 503]

Blasen auf der Zunge, die ihn sehr am Essen hindern. [CK 504]

– Bläschen auf der Zunge, mit Brennschmerz und Hitze im Munde. [CK 505] Hitze im Munde, auf der Zunge Brennen und schmerzhafte Bläschen darauf. [RAL 6]

Weiß belegte Zunge (d. ersten Tage.). [CK 506]

Schwerbeweglichkeit der Zunge. [CK 507]

Das Sprechen fallt ihr schwer. [CK 508]

Er bewegte den Mund, als wollte er reden oder schreien, konnte aber kein Wort von sich geben. [CK 509]

Am Gaumen, Stechen. [CK 510]

– Rauhheit und Scharren hinten am Gaumen, das zum Husten reizt, davon aber nicht vergeht (n. 12 T.) (*Wl.*). [CK 511] Hinten am Gaumen ist es ihm so rauh und scharrig; es reizt ihn zum Husten, vergeht aber durch Husten nicht (n. 12 St.). [RAL (87)]

Halsweh, mit Drüsen-Geschwulst unter dem Kiefer. [CK 512]

Schmerz im Halse, als hinderte das Zäpfchen das Herabschlingen, selbst beim leer Schlucken; doch beim Sprechen weniger Schmerz, und beim Liegen im Bette gar keiner. [CK 513]

Halsweh, wie innere Geschwulst, bis in die Ohren (n. 14 T.). [CK 514]

Halsweh, wie von einem Knäutel im Halse, beim Schlucken. [CK 515]

Gefühl, als sey ein fremder Körper im Schlundkopfe, welcher immer zum Schlingen nöthigt (n. 15 T.). [CK 516]

Hinderung im Halse, beim Schlingen, wie von einem drückenden Körper. [CK 517]

Krampfhafte Verengerung des Schlundes. [CK 518]

Gefühl im Schlunde, Nachmittags, als wären die Speisen stecken geblieben und nicht in den Magen gekommen, mit einer Art Uebelkeit. [CK 519]

Drücken im Schlünde, nach dem Schlingen. [CK 520]

Stechen und Drücken im Halse, beim Schlingen. [CK 521]

Heftige Stiche im Halse, bis in's Ohr, beim Schlingen und noch mehr beim Sprechen. [CK 522]

Stiche im Halse beim Schlingen, sie kann kein Brod hinunter bringen. [CK 523]

– Heftiger Stich rechts oben an der Speiseröhre, außer dem Schlingen (n. ¾ St.) (*Htn.*). [CK 524] Halsweh: heftiger Stich rechts oben an der Speiseröhre, außer dem Schlingen (n. ¾ St.). [RAL (88)]

Rauhheit und Brennen im Halse, mit Gefühl, als wenn die ganze Speiseröhre, bis an den Magenmund, rauh und wund wäre. [CK 525]

Gefühl, als wenn der Hals und das Zäpfchen wund und ganz hautlos wären. [CK 526]

Rohheit und Wundheit des ganzen Schlundes; er kann fast Nichts schlingen (n. 29 T.). [CK 527]

Geschwulst der Mandeln, mit Verlängerung des Zäpfchens und Gefühl von Engheit des Schlundes beim Schlingen, zugleich wie Wundheit, mit Stichen (n. 5 T.). [CK 528]

Geschwulst und Entzündung des Gaumens; das Zäpfchen dunkelroth und voll Bläschen. [CK 529]

Geschwulst und dunkle Röthe des Zäpfchens. [CK 530]

Große Trockenheit des Mundes und der Zunge, mit rauhem, stichlichten Gefühle (*Rl.*). [CK 531]

– Trockenheit im Munde, wie von Kalkerde (*Fr.*). [CK 532; RAL (90)]

Trockenheit der Zunge, früh, beim Erwachen (n. 13 T.). [CK 533]

– Trockenheits-Gefühl auf der Zunge (n. 5 T.). [CK 534]

Trocken und bitter im Halse, den ganzen Tag, am meisten früh. [CK 535]

Trockenheits-Gefühl am Gaumen, das ihm Schleim-Rachsen verursacht. [CK 536]

Viel Speichel-Zusammenfluß im Munde, doch nicht zum Ausspucken. [CK 537]

Der Speichel läuft ihm, Vormittags, mehrmals im Munde zusammen, mit Uebelkeit (d. 4. T.). [CK 538]

– Viel Zusammenfluß von Speichel im Munde, er konnte dessen nicht genug hinterschlucken (n. 1½ St.) (*Lgh.*). [CK 539] Speichelzusammenfluß im Munde; er konnte nicht Speichel genug hinter schlingen (n. 1½ St.). [RAL (91)]

Viel Schleim im Munde, mit Trockenheits-Gefühl (*Rl.*). [CK 540]

– Gefühl vielen Schleimes im Rachen, beim Schlingen, bei Trockenheit im Munde (n. 1½ St.) (*Lgh.*). [CK 541] Trockenheit im Munde, unter Gefühl einer Uebermenge Schleims hinten im Rachen, beim Schlingen bemerkbar (n. 1¾ St.). [RAL (89)]

Schleimig im Munde, früh, was sich durch Ausspülen des Mundes nicht vertreiben läßt (n. 24 St.). [CK 542]

Schleim im Halse, mit Eisen-Geschmack. [CK 543]

Schleim-Auswurf, Nachts, mit Kratzen im Halse. [CK 544]

[–] Schleim-Rachsen, früh. [CK 545] Früh, viel Schleim-Racksen. [RAL 7]

Der Geschmack ist abgestumpft. [CK 546]

Es schmeckt ihr Alles ungesalzen. [CK 547]

– Das Essen hat ihm zu wenig Geschmack, namentlich das Fleisch (*Fr.*). [CK 548] Das Essen hat ihm zu wenig Geschmack, besonders schmeckt ihm Fleisch nicht. [RAL (95)]

Fader, wässerichter Mund-Geschmack, bei allzu empfindlich erhöhtem Geschmacke der Speisen. [CK 549]

Uebler Mund-Geschmack, früh, wie von verdorbenem Magen. [CK 550]

Mistartiger Geschmack im Munde. [CK 551]

Unreiner, bitterlicher Geschmack im Munde. [CK 552]

Früh, zwei Stunden nach dem Aufstehen, bitterer Mund-Geschmack. [CK 553]

Bitterlicher Geschmack hinten im Halse (d. 5. T.). [CK 554]

Süßer Geschmack im Munde, wie von Zucker, Tag und Nacht (n. 12 T.). [CK 555]

Metall-Geschmack, Blei-Geschmack im Munde, früh (n. 6 T.). [CK 556]

Eisen-Geschmack im Munde. [CK 557]

Dintenartiger Geschmack im Munde, früh, beim Erwachen. [CK 558]

Saurer Geschmack im Munde. [CK 559]

Saurer Geschmack im Munde, mit vielem zähen Speichel. [CK 560]

Saurer Geschmack des Speichels, den sie anhaltend ausspuckt (n. 2 T.). [CK 561]

Saurer Geschmack aller Speisen, ohne sauern Mund-Geschmack (nach Verkältung?). [CK 562]

Salziger Geschmack im Munde und viel Durst (n. einig. St.). [CK 563]

■ Magen

Großer Durst. [CK 564]

Starker Durst, Nachmittags (n. 3 St.). [CK 565]

Viel Durst und brauner Urin. [CK 566]

Starker Durst auf Bier. [CK 567]

– Früh, Durst. [CK 568]

– Ungewöhnlicher Durst und Trockenheit im Halse. [CK 569]

– Arger Durst mit Begierde nach kalten Getränken, besonders nach Wasser; er mußte viel trinken, acht Stunden lang (n. 8 bis 55 St.) (*Lgh.*). [CK 570] **Arger Durst und Begierde nach kalten Getränken, hauptsächlich nach frischem Wasser; er mußte viel kaltes Wasser trinken,** acht Stunden lang (n. 8, 10, 55 St.). [RAL (97)]

Der Appetit ist geringer; sie fühlt eine Schärfe im Magen. [CK 571]

Gänzliche Appetitlosigkeit (n. 24 St.). [CK 572]

Stete Vollheit. [CK 573]

Sie will nichts Gekochtes genießen. [CK 574]

Heftiger Appetit, bei großer Mattigkeit, Abends. [CK 575]

Viel Heißhunger, bei schwachem Magen. [CK 576]

Heißhunger, früh. [CK 577]

Großer Hang zu Salzigem. [CK 578]

Viel Appetit auf Wein, den sie sonst nie liebte. [CK 579]

Naschsucht. [CK 580]

Der gewohnte Tabak schmeckt nicht und macht beim Rauchen Kopfschmerz und Uebelkeit. [CK 581]

Milch bekömmt ihm nicht, macht ihm Uebelkeit und Brecherlichkeit. [CK 582]

– Die Milch schmeckt ihm sauer und ist ihm zuwider (*Htn.*). [CK 583; RAL (93)]

[–] Die Milch schmeckt ihm gut (*Htn.*). [CK 584; RAL (94)]

Die früh genossene Milch schwulkt sauer herauf (n. 3 T.). [CK 585]

Auf Milch läuft Wasser aus dem Magen zum Munde heraus (Würmerbeseigen.). [CK 586]

– Nach Milchtrinken, früh, steigt ihm eine Uebelkeit vom Magen herauf, wie von verdorbenem Magen. [CK 587]

Nach allem Essen bekommt sie einige Stunden darnach ein kaum auszuhaltendes Brennen den Hals heran, mit oder ohne Aufstoßen. [CK 588]

Nachdem er sich Mittags kaum halb satt gegessen, wird es ihm übel; die genossenen Speisen schwulken bis in den Mund herauf, mit ekelm Geschmacke, und es erfolgt ein stetes Aufstoßen, drei Stunden lang (n. 20 T.). [CK 589]

Aufschwulken von Speise. [CK 590]

Wenn er sich fast eben satt gegessen, entstand Uebelkeit, welche aber verging, wenn er nun ganz mit Essen aufhörte (n. 9, 12 T.). [CK 591]

Nach jeder Speise, Aufstoßen mit dem Geschmacke des Genossenen. [CK 592]

Nach Tische, viel Aufstoßen. [CK 593]

Nach dem Mittagessen, alsobald sehr aufgetriebner, harter Unterleib. [CK 594]

Nach wenigem Essen und Trinken Auftreibung des Magens und Unterleibes. [CK 595]

Nach Genuß dünnflüssiger Nahrung, Abends, ist er wie ausgestopft, unter vielem krampfhaften Pressen. [CK 596]

Nach dem Abendessen, Leibschneiden. [CK 597]

Beim Mittagessen, Kneipen im Bauche vom Nabel aus (n. 18 T.). [CK 598]

Beim Essen lautes Kollern, gleich über dem Nabel. [CK 599]

Nach dem Abendessen, krampfhaftes Magendrücken, und wenn es nachläßt, Gefühl in den Gedärmen, als käme Durchfall, der aber nicht erscheint (n. 7, 8 T.). [CK 600]

Nach dem Mittagessen, Stechen in der Herzgruben-Gegend (n. 9 T.). [CK 601]

Nach dem Mittagessen, Druck im Scheitel und in der Stirne. [CK 602]

– Nach dem Essen wird der ziehend drückende Kopfschmerz um die Schläfe stets vermehrt und schon während desselben stellt er sich ein, mit großer Empfindlichkeit der Zähne beim Kauen, als ob sie locker wären und umgebogen würden (*Fr.*). [CK 603] Nach dem Essen, ziehend drückender Kopfschmerz um die Schläfen (n. 2 Tagen). [RAL (49)] Nach dem Essen wird der Kopfschmerz stets vermehrt und schon während des Essens stellt er sich ein, mit großer Empfindlichkeit der Zähne beim Kauen, als ob sie locker wären und umgebogen würden. [RAL (96)]

Zwei Stunden nach dem Mittagessen, Blutdrang nach dem Kopfe, mit Gesichtshitze. [CK 604]

Nach dem Mittagessen, starker Herzschlag. [CK 605]

Nach dem Essen fühlt er die Herzschläge, ohne die Hand auf die Brust zu legen. [CK 606]

Nach dem Mittagessen, Mattigkeit und Schwäche-Gefühl (n. 9 T.). [CK 607]

Nach dem Mittagessen, Schläfrigkeit; er nickte ein. [CK 608]

Nach dem Essen unabwendbarer Schlaf; darauf Schüttelfrost und Kitzelhusten. [CK 609]

Nach dem Abendessen, heftige Neigung zu schlafen. [CK 610]

Nach Tische, kalte Füße. [CK 611]

Beim Abendessen, Schweiß im ganzen Gesichte. [CK 612]

Viel Aufstoßen, selbst früh, beim Erwachen, und nüchtern. [CK 613]

– Oefteres leeres Aufstoßen (*Lgh.*). [CK 614; RAL (98): mit Hervorhebung]

Oefteres Aufstoßen nach dem Geschmacke des Genossenen. [CK 615]

Noch nach 6 Stunden stößt es ihm nach dem Geschmacke der Mittags genossenen Speisen auf. [CK 616]

Aufschwulken des Genossenen. [CK 617]

Bitteres Aufstoßen. [CK 618]

Aufstoßen mit Galle-Geschmack, Nachmittags. [CK 619]

Saures Aufstoßen, früh. [CK 620]

– **Säuerliches**, widriges **Aufstoßen** (*Lgh.*). [CK 621] Säuerliches Aufstoßen (n. ½ St.). [RAL (99)] Widrig säuerliches Aufstoßen (n. 1 St.). [RAL (101)]

– Stetes säuerliches Aufstoßen (*Htn.*). [CK 622] Immerwährendes, säuerliches Aufstoßen. [RAL (100)]

Magensäure kommt ihm herauf, bis zur Kehle; eine Art Sood, den ganzen Tag. [CK 623]

Aufschwulken von Säure, Abends spät. [CK 624]

Aufschwulken bräunlich saurer Feuchtigkeit, mit Brennen von der Herzgrube herauf (Sood) (n. 8, 9 T.). [CK 625]

Ranziges Aufstoßen, kratziger Sood. [CK 626]

Soodbrennen (n. 1 St.). [CK 627]

Brennen zum Halse heran nach allem **Essen**, besonders nach Genuß harter, trockner Speisen. [CK 628]

Schlucksendes Aufstoßen. [CK 629]

Schlucksen, den ganzen Tag, bis Abends (n. 29 T.). [CK 630]

– Oefteres Schlucksen (*Lgh.*). [CK 631; RAL (102): mit Hervorhebung]

– Starkes Schlucksen, eine Viertelstunde lang (n. 5 St.) (*Wl.*). [CK 632; RAL (103)]

Weichlichkeit im Magen, mit Speichel-Zuflusse im Munde (n. 3 St.) (*Lgh.*). [CK 633] Weichlichkeit und Speichelfluß im Munde (n. 3 St.). [RAL (92)]

Uebelkeit, früh (n. 2 St. u. n. 5 T.). [CK 634]

Uebelkeit alle Morgen, bei verminderter Eßlust. [CK 635]

Uebelkeit, früh, nüchtern, mit Ekel, Grauen und Schauder. [CK 636]

Uebelkeit in der Herzgrube, früh, nüchtern, mit Schwarzwerden vor den Augen, daß er sich hinsetzen mußte. [CK 637]

Uebelkeits-Gefühl, Vormittags. [CK 638]

Starke Uebelkeit in der Herzgrube, Nachmittags, wie von großer Leerheit im Magen. [CK 639]

Uebelkeit, Abends, und Hitze, mit sehr unruhigem Schlafe. [CK 640]

– Uebelkeit, mit Husten und einer Art Soodbrennen, weckt ihn um Mitternacht auf. [CK 641]

Uebelkeit mit Aengstlichkeit (n. 8 T.). [CK 642]

Ohnmachtartige Uebelkeit, öfters. [CK 643]

Brech-Uebelkeit mit Auslaufen säuerlichen Wassers aus dem Munde. [CK 644]

– Uebelkeit und Brecherlichkeit; er glaubte, sich übergeben zu müssen (n. 1¼ St.). [RAL (104)]

Vormittags, 11 Uhr, Uebelkeit und Brecherlichkeit. [CK 645]

Neigung zum Würgen im Schlunde, ohne Uebelkeit, mit Zusammenlaufen von Wasser im Munde, wie Würmerbeseigen. [CK 646]

Würmerbeseigen mit Leibweh (n. 24 St.). [CK 647]

– Brecherlichkeit mit Aufstoßen und Wasser-Zusammenlaufen im Munde, unter einer Art Schwindel im Kopfe (sogleich.) (*Htn.*). [CK 648] Es ist ihm, als ob er sich übergeben sollte; es stößt ihm auf und das Wasser läuft ihm im Munde zusammen, mit einer Art Schwindel im Kopfe (sogleich). [RAL (105)]

Uebelkeit mit Erbrechen des Genossenen, unter Mattigkeit, Ohnmacht und Bewußtlosigkeit (*Sr.*). [CK 649]

Erbrechen, früh, mit Uebelkeit darauf, den ganzen Tag, bei wühlendem Schmerze im Unterleibe. [CK 650]

Erbrechen sauren Wassers, Nachts. [CK 651]

Schwarzes Erbrechen (n. 9 T.). [CK 652]

Die Magen-Gegend ist schmerzhaft beim Befühlen. [CK 653]

Schneller Schmerz im Magen, als wolle es denselben ausdehnen. [CK 654]

Fülle des Magens, Nachmittags. [CK 655]

Anschwellung der Magen-Gegend, nach der linken Seite hin. [CK 656]

Drücken im Magen, den ganzen Tag (n. 7 T.). [CK 657]

Drücken im Magen, selbst nüchtern. [CK 658]

Drücken quer über den Magen. [CK 659]

Drücken im Magen; es liegt schwer und fest darin. [CK 660]

Drücken im Magen, als wenn ein Klump darin wäre, nach dem mäßigen Abendessen, eine Stunde lang. [CK 661]

Drücken im Magen, mit Zusammenlaufen des Speichels im Munde. [CK 662]

Drücken im Magen, Abends vor dem Niederlegen, wie ein Würgen. [CK 663]

Arges Drücken im Magen, wie Krampf, zwei Stunden lang, sie konnte nicht davor im Bette liegen bleiben, sondern mußte aufstehen. [CK 664]

Magenkrampf, mit Uebelkeit, Aufstoßen und Gähnen (n. ¾ St.). [CK 665]

Arger Magenkrampf, Nachmittags, bis Schweiß über und über ausbrach. [CK 666]

Krampf im Magen und Unterleibe, schneidender und zusammenpressender Art. [CK 667]

Zusammenziehender Magenschmerz, mehre Tage, zuweilen mit Drücken nach der Mahlzeit. [CK 668]

Greifen in der Herzgrube. [CK 669]

Nagen, und wie Rucke im Magen. [CK 670]

Stichschmerz in der Herzgrube, beim Daraufdrücken, besonders arg nach dem Stuhlgange. [CK 671]

Stechen quer durch die Magen-Gegend. [CK 672]

Wundheits-Schmerz im Magen. [CK 673]

Brennen im Magen. [CK 674]

– Beängstigung in der Herzgrube (n. 6 St.) (*Wl.*). [CK 675; RAL (111)]

– Aengstlichkeit wie aus dem Magen, im Sitzen, mit heißem Brennen im Unterleibe; im Gehen oder Stehen bald wieder verschwindend (n. 26 St.) (*Lgh.*). [CK 676] Beim Sitzen, große Aengstlichkeit, welche aus dem Magen zu kommen schien, mit einem heißen Brennen im Unterleibe, welches alles beim Stehen oder Gehen gleich wieder verschwindet (n. 26 St.) [RAL (106)]

■ Abdomen

In den Hypochondern, ein Spannen. [CK 677]

Wie geschnürt unter den Hypochondern, mit Zittern und Klopfen in der Magengegend. [CK 678]

– Spannend klemmender Schmerz in der ganzen Hypochonder-Gegend und in der Herzgrube (n. 10 St.) (*Htn.*). [CK 679] Spannend beklemmender Schmerz in der ganzen Unterribbengegend, und in der Herzgrube (n. 19 St.). [RAL (108)]

– Dumpf kneipendes Wurgen dicht unter der Herzgrube (sogleich.) (*Htn.*). [CK 680] **Dumpf kneipend wurgende Empfindung dicht unter der Herzgrube** (n. ¼ St.). [RAL (110)]

– Kneipend zwickende Empfindung in der ganzen Hypochonder-Gegend, die sich bis unter das Brustbein fortsetzt, hier stechend wird und Aufstoßen erregt (n. ¾ St.) (*Htn.*). [CK 681] Kneipend zwickende Empfindung in der ganzen Unterribbengegend, die sich bis ins Brustbein fortsetzt, hier feinstechend wird und Aufstoßen erregt (n. ¾ St.). [RAL (109)]

– Heftiges Kneipen in der Hypochonder-Gegend und der Brust, das sich hie und da in einen kleinen Stich endigt (n. ½ St.) (*Htn.*). [CK 682] Heftig kneipende Schmerzen im Oberbauche und der Brust, die sich hie und da in einen kleinen Stich endigen (n. ½ St.). [RAL (112)]

– Greifen in der Hypochonder-Gegend, unter der Herzgrube, bei Frost am ganzen Körper. [CK 683]

Die fest anliegende Bekleidung um die Hypochondern ist ihr unerträglich. [CK 684]

In der Lebergegend, Spannschmerz. [CK 685]

Spannen und Drücken in der Lebergegend, als wäre es da sehr dick, zum Aufplatzen. [CK 686]

Dickheit und Erhabenheit der rechten Bauchseite (in der Lebergegend?); sie fühlt da stets einen Druck, besonders beim Sitzen, und eine Schwere; sie darf sich nicht auf diese Seite legen; dabei Blähungs-Versetzung. [CK 687]

Drückender Schmerz in der Leber, besonders Nachts, wo auch Härte derselben am fühlbarsten ist. [CK 688]

Druck in der Lebergegend, bei jedem Tritte im Gehen. [CK 689]

Ziehschmerz in der hinteren Lebergegend, nach dem Rücken zu, wie Risse. [CK 690]

Ziehschmerz aus dem rechten Hypochonder nach dem Schambein-Schlusse zu. [CK 691]

Zuckschmerz in der Lebergegend (d. 7. T.). [CK 692]

Stechen in der Lebergegend, bei oder nach Bücken. [CK 693]

Flüchtiges Stechen in der rechten Hypochonder-Gegend, Vormittags, eine Stunde lang. [CK 694]

Stechen in der rechten Hypochonder-Gegend, was sich von da nach dem Rücken zog, Abends (n. 30 T.). [CK 695]

– Lange Stiche in der rechten Seite unter den Ribben (n. 13 St.) (*Htn.*). [CK 696; RAL (107)]

[–] Erschütternder Stich aus der Lebergegend in die Brust (n. 10 St.) (*Fr.*). [CK 697; RAL (113)]

Schründend stechender Schmerz in der Lebergegend, an der letzten falschen Ribbe. [CK 698]

Rohheits-Schmerz in der Leber. [CK 699]

Im linken Hypochonder, öfters des Tages, viertelstündige Anfälle von drückendem Pochen (Pucken), in Ruhe und Bewegung. [CK 700]

Scharfes Zusammenkneipen in der linken Unterribben-Gegend. [CK 701]

Im Bauche, in der Mitte desselben, ungeheures Wehgefühl von Uebelkeit, ohne Brechreiz, eine Viertelstunde lang (n. 27 T.). [CK 702]

Schmerz im Bauche, über den Hüften, beim Gehen und Athmen (n. 6 T.). [CK 703]

Weh im Unterbauche, schon beim Gehen einiger Schritte, mit Hitz-Gefühl im ganzen Körper (n. 5 T.). [CK 704]

Drücken im Unterleibe, von der Herzgrube an abwärts. [CK 705]

Drückender Bauchschmerz unter dem Nabel, früh nach dem Aufstehen, wie ein Eindrücken auf den Unterleib, mit Leib-Verstopfung (n. 12 T.). [CK 706]

Arges Drücken im Unterbauche und harter Stuhl (d. ersten T.). [CK 707]

Drücken im Unterbauche, bei angestrengter Körper-Bewegung. [CK 708]

Drückendes Leibweh im Unterbauche, mit Uebelkeit (8 Tage lang.). [CK 709]

Drücken im Unterleibe, mit Stechen in der Herzgrube abwärts. [CK 710]

– Druck im Unterbauche, welcher den Kopf befangen macht. [CK 711]

Vollheit im Unterleibe, besonders nach dem Essen. [CK 712]

Auftreibung des Bauches, bloß nach dem Mittagsmahle, nicht nach dem Abendessen, wo sie doch viel ißt. [CK 713]

Stark aufgetriebner Unterleib. [CK 714]

Starke Aufgetriebenheit des Leibes, bei Leibschmerzen, öfters des Tages. [CK 715]

Vollheit im Bauche, Abends, daß er sich kaum bewegen konnte, bei heftigen Leibschmerzen. [CK 716]

Aufgetriebner, harter Unterleib. [CK 717]

Angespannter, voller Unterleib, bei Zusammengezogenheit des Mastdarms, welche die Blähungen zurückhält. [CK 718]

Spannung im Unterleibe, mit Auftreibung, den ganzen Nachmittag, ohne Blähungs-Empfindung; nach Abgang von Winden verging es (n. 20 T.). [CK 719]

Spannung im Leibe (d. ersten Tage.). [CK 720]

Spannen im Unterleibe, beim Sitzen nach starker Bewegung. [CK 721]

Spannen und Schneiden im Unterbauche (n. 15 T.). [CK 722]

Klemmen und Drängen dicht unter dem Nabel, nach dem Abendessen, durch Gehen erhöht und später in Aufgetriebenheit übergehend. [CK 723]

Zusammenziehende Schmerzen im Unterleibe, nach dem Kreuze zu (n. 40 T.). [CK 724]

Zusammenziehender Leibschmerz im Oberbauche, daß sie krumm gehen mußte, vorzüglich durch tief Athmen erregt (n. einigen Tagen.). [CK 725]

Zusammenziehende Empfindung im Unterleibe und in der Herzgrube, mit bald zu starkem, bald zu geringem Appetite. [CK 726]

Zusammenziehen des Unterleibes, nach der Brust herauf, gleich früh, eine Stunde lang (n. 18 T.). [CK 727]

Nagendes Greifen im Unterleibe und Magen, von der Brust aus. [CK 728]

Oft arger Krampf im Darmkanale, jedoch vorzüglich Abends und Nachts, bei Kälte der Oberschenkel (n. 8, 29 T.). [CK 729]

Krampfhaftes Zusammendrehen und Zusammenwickeln um den Nabel (n. 4 T.). [CK 730]

Zusammenraffen im Unterbauche, nach der Bährmutter zu, mehre Tage über, mit Abgang blutigen Schleimes durch den Stuhl (n. 17 T.). [CK 731]

Winden in den Gedärmen. [CK 732]

Windender, schneidender Schmerz im Unterleibe. [CK 733]

Kolik, öfters des Tages, einige Minuten lang, wie Kneipen, mit Uebelkeit darauf. [CK 734]

Kneipen im Bauche (d. ersten Tage.). [CK 735]

Kneipen im Unterbauche (n. 8 T.). [CK 736]

Kneipen, tief im Unterbauche, in der Blasen-Gegend, mit Schmerz bei jedem Tritte, als würden die innern Theile mit einem Gewichte herabgezogen (*Sr.*). [CK 737]

– Kneipen auf einer kleinen Stelle unter dem Nabel, das vom Reiben mit dem Finger in ein Glucksen übergeht (n. 1/2 St.) (*Htn.*). [CK 738] Kneipende Empfindung auf einer kleinen Stelle, etwas unter dem Nabel, die durch Reiben mit dem Finger in ein Glucksen übergeht (n. 2½ St.). [RAL (114)]

– Kneipen tief im Unterbauche, wie in der Blasengegend, öfters wiederholt und stets mit Abgang einiger Blähungen (*Htn.*). [CK 739] Kneipendes Leibweh, tief im Unterbauche, in der Blasengegend, öfters erneuert, wobei immer einige Blähungen abgehen (n. 1/4 St.). [RAL (125)]

Schneiden in der linken Bauchseite, das durch Abgang eines weichen Stuhles verschwand. [CK 740]

Heftiges Schneiden im Leibe, früh, beim Erwachen. [CK 741]

Nach Vergehen eines argen, zweitägigen Schnupfens, **öftere Anfälle von Leibschneiden,** mit großer Mattigkeit und elender Gesichtsfarbe, viele Tage lang, und dann plötzlich durch Eintauchen in kaltes Wasser ganz gehoben (n. 19 T.). [CK 742]

– Schneiden im Leibe, alle Morgen, auch Abends und Nachts; nach dem Essen hört es auf, hinterdrein knuttert's aber im Bauche. [CK 743]

– Schneidender, herausdrückender Schmerz in der rechten Lendengegend, der bei Berührung nur kurz verschwindet (*Fr.*). [CK 744] In der rechten Lendengegend ein schneidend herausdrückender Schmerz, welcher bei Berührung auf kurze Zeit verschwindet, aber sogleich wieder kömmt. [RAL (120)]

Stechen quer durch den Unterleib, beim Athemholen, unterhalb des Nabels. [CK 745]

Stechen im Unterleibe (n. 17 T.). [CK 746]

Stiche im Bauche bis zum Rücken durch, mit Athem-Versetzung. [CK 747]

Flüchtiges Stechen im Unterleibe, besonders beim Athemholen. [CK 748]

Stechen im Unterbauche. [CK 749]

Stechen in der linken Bauchseite nach dem Kreuze zu, häufiger Abends und nach Wendung des Körpers, oder beim Bücken. [CK 750]

Ziehen im Unterleibe, und Unruhe darin, früh, beim Erwachen. [CK 751]

Ruckweises Reißen in der Bauchseite herab (n. 36 T.). [CK 752]

Wundheits-Schmerz im Unterbauche, mit schmerzhaftem Spannen beim Geradehalten und Zurückbiegen des Körpers (n. 16 T.). [CK 753]

Brennen im Unterleibe, öfters. [CK 754]

Brennschmerz unter dem Nabel, einige Stunden lang, Nachmittags. [CK 755]

Bald brennender, bald stechender Schmerz unter dem Nabel, bis in die Weiche, welche aufgetrieben ist, mehr links. [CK 756]

Im Schooße Weh, wie von Erschütterung (n. 24 St.). [CK 757]

– Drückendes Spannen in der linken Schooß-Gegend (n. 8 St.) (*Htn.*). [CK 758] Drückend spannende Empfindung in der linken Schooßgegend (n. 8 St.). [RAL (124)]

Schwere und Ziehschmerz im Schooße. [CK 759]

Zuckender Schmerz im rechten Schooße, beim Sitzen (n. 18 T.). [CK 760]

Schneidender Schmerz im Schooße, um das Schambein (n. 21 T.). [CK 761]

Drängen im Schooße, im Bruche, im Mastdarme und dem Rücken, bei Stichen in der Brust. [CK 762]

Stechen in der Bruchstelle, als wollte der Leistenbruch heraustreten. [CK 763]

Schründender Schmerz in der rechten Leistengegend. [CK 764]

[–] Wundheits-Schmerz in beiden Seiten des Schooßes, als wollte Drüsen-Geschwulst entstehen, besonders fühlbar beim Gehen; beim Befühlen ließ sich auch eine Erhebung der Drüse spüren (n. 10 St.) (*Lgh.*). [CK 765] Wundheitsschmerz in beiden Seiten des Schooßes, als wenn daselbst eine Drüsengeschwulst entstehen wollte, besonders beim Gehen fühlbar; beim Betasten ließ sich eine kleine Erhebung der Drüse spüren (n. 10 St.). [RAL (121)]

[–] In den Drüsen des Schooßes, Strammen, auch beim Sitzen (n. 40 T.). [CK 766] Strammen in den Schooß-Drüsen, auch beim Sitzen (n. 40 Tagen). [RAL 10]

– Reißen in den Schooßdrüsen, im Sitzen und Gehen (n. 9 St.) (*Fr.*). [CK 767] Reißender Schmerz in den Schooßdrüsen, im Sitzen und Gehen (n. 9 St.). [RAL (122)]

Gefühl von Geschwulst in den Leistendrüsen (*Rl.*). [CK 768]

Kleine Drüsen-Geschwülste in beiden Schößen. [CK 769]

Schmerzhafte Drüsen-Geschwulst im Schooße, von der Größe einer Pferdebohne (n. 20 T.). [CK 770]

– Geschwulst der Drüsen im linken Schooße (n. 22 T.). [CK 771; RAL 9]

In den Muskeln des Bauches, Zucken, beim Stuhlgange. [CK 772]

– Reißen in den Bauchmuskeln, durch Einathmen verstärkt (*Wl.*). [CK 773; RAL (115)]

– Kneipender, fast krampfhafter Schmerz in den Bauchbedeckungen des rechten Schooßes, auf einer kleinen Stelle, nur beim Sprechen; auch beim Drucke mit dem Finger schmerzhaft (n. 8 St.) (*Htn.*). [CK 774] Kneipender, fast krampfhafter Schmerz in den Bauchbedeckungen des rechten Schooßes, auf einer kleinen Stelle, bloß beim Sprechen und Fingerdruck schmerzhaft (n. 8 St.). [RAL (123)]

Spannen in den Muskeln des Oberbauches, beim Zurücklehnen, mit Schmerzhaftigkeit beim Streichen des Oberbauches mit der Hand, als wäre die Haut wund (n. 10 T.). [CK 775]

[–] Stechen, wie mit Nadeln, in den Bauchmuskeln unter den Ribben, von innen heraus, vorzüglich beim Einathmen. [CK 776] In den Bauchmuskeln, unter den Ribben, eine Menge Nadelstiche von innen heraus, vorzüglich beim Einathmen (n. 3 St.) (*Wislicenus*). [RAL (116)]

Viel Kollern im Unterleibe. [CK 777]

– Lautes Kollern und Knurren im Bauche, wie von Leerheit (*Lgh.*). [CK 778] **Lautes Kollern und**

Knurren im Unterleibe, wie von Leerheit (n. 1½, 28 St.). [RAL (119)]

Knurren im Unterleibe, beim Ein- und Ausathmen. [CK 779]

Anhaltendes Knurren im linken Oberbauche (n. 4 T.). [CK 780]

Knurren im Bauche und dann Aufstoßen. [CK 781]

Stetes Gurren im Bauche. [CK 782]

Gluckern in der linken Bauchseite, mit Unruhe im Unterleibe, ohne Schmerz. [CK 783]

– Hörbares Butteln in der rechten Seite des Unterleibes, als wenn Durchfall entstehen wollte (*Lgh.*). [CK 784; RAL (118)]

– Oefteres hörbares Kollern und kriebelndes Aufwärtsstämmen in der rechten Bauchseite, wie von Blähungen, die auch abgingen (*Fr.*). [CK 785] Oefteres, kriebelndes aufwärts Stämmen und lautes Kollern in der rechten Seite des Unterleibes, wie von angehäuften Blähungen, welche auch abgingen (n. ¼ St.) (*Langhammer*). [RAL (117)]

Viel Gähren im Unterleibe. [CK 786]

Blähungs-Versetzung sehr häufig, mit Kollern im Unterleibe (n. 19 T.). [CK 787]

Blähungs-Versetzung mit Kreuzschmerz (n. 19 T.). [CK 788]

Versetzte Blähungen mit großem Schwindel (n. 6 T.). [CK 789]

■ Rektum

Die abgehenden Winde sind von argem Gestanke. [CK 790]

– Häufiger, stiller Abgang von Blähungen (n. 1 St.) (*Langhammer*). [RAL (126)]

Stuhl-Verstopfung die ersten Tage; sie bekommt keinen Stuhl ohne Klystier. [CK 791]

Von Tag zu Tage vermehrte Leib-Verstopfung. [CK 792]

Leib-Verstopfung (*Rl.*). [CK 793]

Zweitägige Leib-Verstopfung (n. 7 T.). [CK 794]

– Den zweiten Tag hat er keinen Stuhl (*Fr.*). [CK 795; RAL (129)]

Kein Stuhl, bei stetem Zwängen; dabei Düsterheit im Kopfe. [CK 796]

Vergebliches Nöthigen zum Stuhle (d. 8. T.) (*Rl.*). [CK 797]

Verminderter Stuhl (n. 24 St.). [CK 798]

Hartleibigkeit (n. 7, 18, 24 T.). [CK 799]

Harter, unverdauter Stuhl, und nicht alle Tage. [CK 800]

Harter, schwarzer Stuhl (n. 4 T.). [CK 801]

Harter Stuhl mit Schleim, beim Abgange brennend. [CK 802]

Ungewöhnlich dickgeformter Stuhl. [CK 803]

Oefterer Abgang erst derben, dann breiartigen, dann dünnen Stuhles. [CK 804]

– Oefterer Stuhl, der erst fest, dann breiig, dann dünn ist, ohne Beschwerde; die zwei folgenden Tage Hartleibigkeit (*Lgh.*). [CK 805] **Mehrmaliger Abgang derben, breiartigen und dünnen Stuhls des Tages, ohne Beschwerde; die zwei folgenden Tage aber Hartleibigkeit**[2]. [RAL (128)]

Schmerzhaftes Drängen zum Stuhle, Tag und Nacht. [CK 806]

Immer Bedürfnis zum Stuhle, das sie nur mit großer Anstrengung befriedigen kann, wo alsdann nur sehr wenig abgeht (n. 24 St.). [CK 807]

Drängen wie zu Durchfall und doch guter Stuhl. [CK 808]

[–] Erst dünner, dann bröcklichter Stuhl, ohne Leibweh (*Htn.*). [CK 809] Stuhl erst dünn, drauf bröckelig, ohne Leibweh (n. 5 1/2 St.). [RAL (130)]

Durchfälliger Stuhl (d. 1. 3. 5. T.). [CK 810]

Durchfall, die ersten acht Tage. [CK 811]

– Ein nicht schwächender Durchfall, 2, 3, 4 Mal täglich, viele Tage lang (n. 2 T.). [CK 812] Durchfall, täglich drei, vier Mal, viele Tage lang, nicht schwächend. [RAL 12]

Unverdauter Stuhl, mehr dünn (n. 6 T.). [CK 813]

Unverdauter, harter, aussetzender Stuhl. [CK 814]

Stinkender Stuhl, wie faules Ei. [CK 815]

Wie Heringslake riechende Feuchtigkeit träufelt aus dem After. [CK 816]

Ganz weißer Stuhl. [CK 817]

Weißer, blutstriemiger Stuhlgang, bei argem Mißmuthe und vielem, durch Athmen und Beführen erregten Leberschmerze. [CK 818]

Mit viel Blut vermischter, geringer Stuhl (n. 26 T.). [CK 819]

Viel Blut-Verlust aus dem After, beim Abendstuhle. [CK 820]

Blut-Abgang aus dem Mastdarme (*Rl.*). [CK 821]

Die After-Aderknoten sind geschwollen, schmerzen beim Sitzen, und geben auch Blut von sich. [CK 822]

Die After-Aderknoten schwellen plötzlich an. [CK 823]

Die Mastdarm-Aderknoten schwellen an und treten die ersten Tage täglich heraus, die folgenden nicht wieder. [CK 824]

Hervortreten eines großen Mastdarm-Aderknotens. [CK 825]

Die geschwollenen Mastdarm-Aderknoten treten heraus und machen auch den nicht harten Stuhl schmerzhaft. [CK 826]

Die Mastdarm-Aderknoten treten heraus und schmerzen beim Gehen sehr, weniger beim Stuhle. [CK 827]

Der Mastdarm tritt mit seinen Aderknoten beim Stuhle wie eine Wulst heraus. [CK 828]

Madenwürmer des Mastdarms (*Rl.*). [CK 829]

Plage von Madenwürmern im Mastdarme. [CK 830]

Eine Made kriecht unter Jücken und Kriebeln zum Mastdarme heraus (*Rl.*). [CK 831]

Madenwürmer beim Stuhlgange. [CK 832]

Vor dem Stuhlgange, Uebelkeit. [CK 833]

Beim Stuhle, Brennen im After. [CK 834]

Bei nicht hartem Stuhle, Schmerz im Mastdarme, als würde er aufgerissen. [CK 835]

– Beim Abgange des Stuhles, Zwängen am Ende des Mastdarmes, mit lautem Knurren und Kollern im Bauche (*Wl.*). [CK 836] Beim Abgange des Stuhls, ein Zwängen am Ende des Mastdarms und lautes Knurren und Kollern im Bauche. [RAL (127)]

Nach dem Stuhldrange, immer noch Drücken auf den Mastdarm und Athem-Beklemmung. [CK 837]

Nach dem Stuhlgange, Beängstigung auf der Brust. [CK 838]

Nach dem Vormittags-Stuhle, starke Stiche in der Herzgrube, beim Daraufdrücken. [CK 839]

Nach dem Stuhlgange, Gefühl von Mattigkeit. [CK 840]

Nach dem Stuhlgange, ziehendes Schneiden in und an dem After. [CK 841]

Nach gutem Stuhle, Ziehen und Schneiden unten im Mastdarme, mit Hitz-Gefühl daselbst. [CK 842]

Nach reichlichem Stuhle, Brennen im Mastdarme, früh. [CK 843]

Nach dem Stuhle, brennendes Jücken im After. [CK 844]

Im Mastdarme, unten, Gefühl von Schwere. [CK 845]

Knurren im Mastdarme. [CK 846]

Drücken im Mastdarme, Abends beim Sitzen (n. 22 T.). [CK 847]

---

[2] (128) bis (132). Da die essigsaure Kalkerde mit so bestimmter Gewißheit Stuhl und Harn in der Erstwirkung, und zwar ohne Leibweh (die Empfindung im Mastdarme (127) abgerechnet) erregt und häufig zum Vorscheine bringt, so wird der homöopathische Arzt gute Anwendung davon zu machen wissen.

Heftiges Drücken im Mastdarme (n. einigen St.). [CK 848]

– Drücken am After. [CK 849]

Pressen im Mastdarme, wie zum Durchfalle. [CK 850]

Zwängen im After und schmerzhaftes Drängen im Mastdarme. [CK 851]

Zwängender, fast schneidend herabdrängender Schmerz im Mastdarme, bald nach Tische. [CK 852]

Krampf im Mastdarme, den ganzen Vormittag, ein Zusammenkneipen und Stechen, mit großer Beängstigung, daß sie nicht sitzen konnte, sondern herumgehen mußte (n. 10 T.). [CK 853]

Zucken im Mastdarme. [CK 854]

Spannend zuckender Schmerz im Mastdarme, außer dem Stuhlgange, Abends. [CK 855]

Stiche nach dem Mastdarme zu (n. 13 T.). [CK 856]

Stechender Wundheits-Schmerz außen am After. [CK 857]

Flüchtig schründender Schmerz am After (n. 16 T.). [CK 858]

Brennen im Mastdarme. [CK 859]

Brennen am After, auch im Mittagsschlafe. [CK 860]

Brennen und Trockenheits-Gefühl am After. [CK 861]

Kriebeln im After. [CK 862]

Krabbeln im Mastdarme, wie von Maden. [CK 863]

– Arges Jücken am After. [CK 864]

Entzündeter, brennend schmerzender, traubiger Ausschlag am After (n. 19 T.). [CK 865]

Wundheit am After und zwischen den Beinen. [CK 866]

– Wundheit zwischen den Hinterbacken, beim Gehen. [CK 867]

■ Harnwege

In den Harnwegen, Schmerz, nach geringem Naßwerden der Füße. [CK 868]

Schmerz in der Blase und schneidendes Wasser die Nacht hindurch (n. 11 T.). [CK 869]

Stechen in der weiblichen Harnröhre. [CK 870]

Schneidendes Stechen in der Harnröhre, mit vergeblichem Harndrange. [CK 871]

Drang zum Harnen, besonders beim Gehen. [CK 872]

Es nöthigt den Knaben zum Harnen, ohne daß der Urin sogleich erfolgt; dann kann er ihn wieder nicht aufhalten und läßt einige Tropfen abgehen. [CK 873]

Oefterer Harndrang, bald nach dem Harnen wieder, mit geringem Abgange. [CK 874]

– Häufiger Drang zum Harnen, mit wenigem und sehr wenigem Urin-Abgange (n. 26 St.) (*Lgh.*). [CK 875; RAL (132): mit Hervorhebung]

Drang zum Harnen, und es ist, als könne er den Urin nicht halten. [CK 876]

Bett-Pissen (n. 3 T.). [CK 877]

Oefteres Nachtharnen. [CK 878]

Nächtliches Harnen, mit Brennen in der Harnröhr-Mündung. [CK 879]

– Ein empfindlicher Zug in der Harnröhrmündung.[3] [RAL 13]

Harnen, die ganze Nacht sehr oft (*Sr.*). [CK 880]

Oefteres Harnen (bei einem Säuglinge, dessen Mutter *Calc.* genommen) (*Sr.*). [CK 881]

Sehr oftes Harnen (n. 8 St.). [CK 882]

Oefteres und vieles Harnen, Vormittags und Nachmittags (*Rl.*). [CK 883]

Den ganzen Tag läßt sie ungemein viel wässerigen Urin. [CK 884]

– Häufiges Drängen zum Harnen, mit vielem Urin-Abgange (*Lgh.*). [CK 885; RAL (131): mit Hervorhebung]

Gefühl, als könne er nicht ausharnen, und als bliebe noch Urin in der Blase zurück. [CK 886]

Es bleibt beim Urinlassen immer noch etwas zurück, das dann abtröpfelt, wenn er fertig zu seyn glaubt (*Rl.*). [CK 887]

Nach-Tröpfeln des Harns nach dem Harnen. [CK 888]

Ganz dunkelfarbiger Urin, ohne Satz. [CK 889]

– Der Urin sieht, wenn er gestanden hat, trübe aus, wie Lehmwasser (*Wl.*). [CK 890] (Der Urin sieht, wenn er gestanden hat, trübe wie Lehmwasser aus.). [RAL (133)]

Viel Schleim-Abgang mit dem Urine, wie Weißfluß, der sich aber außerdem nicht zeigt. [CK 891]

Häufiger Satz eines weißen, mehlartigen Pulvers im Urine (n. 11 T.). [CK 892]

Stinkender, dunkelbrauner Urin, mit weißem Satze. [CK 893]

Sehr übelriechender Urin (n. 2 T.). [CK 894]

Stinkender, beißender Geruch des Urines, der doch sehr hell und blaß ist (d. 25. T.). [CK 895]

Scharfer Geruch des Urins. [CK 896]

Viel säuerlich riechender Urin, Nachts. [CK 897]

---

[3] Von einer Gabe Austerschalenpulver bei Säure im Magen.

Beim Harnen, Schneiden in der Harnröhre (d. ersten Tage.). [CK 898]

Beim Harnen, Brennen in der Harnröhre. [CK 899]

Beim Harnen, Brennen und Wundheits-Schmerz in der Harnröhre. [CK 900]

Vor und nach dem Harnen, Brennen in der Harnröhre. [CK 901]

Nach dem Harnen, Brennen in der Harnröhre und steter Drang zum Harnen. [CK 902]

Nach dem Harnen, Wundheits-Schmerz in der Scham. [CK 903]

■ Geschlechtsorgane

Im männlichen Gliede, unangenehmes Zucken, früh und Abends, im Bette. [CK 904]

In der Eichel heftige Stiche (d. 3. T.) (*Rl.*). [CK 905]

Schneidender Schmerz in der Spitze der Eichel (d. 4. T.). [CK 906]

Arges Brennen an der Spitze der Eichel (n. 10 T.). [CK 907]

Jücken vorn in der Eichel, vorzüglich nach dem Harnen (n. 28 T.). [CK 908]

- Kitzelndes Jücken an der Spitze der Eichel, zum Reiben nöthigend (n. 10 St.) (*Lgh.*). [CK 909; RAL (134)]

- Kitzelndes Jücken an der Vorhaut, das zum Reiben nöthigt (n. 9 St.) (*Lgh.*). [CK 910] Jückendes Kitzeln an der Vorhaut, zum Reiben nöthigend (n. 9 St.). [RAL (135)]

Die Vorhaut ist roth und entzündet und schmerzt brennend beim Harnen und bei Berührung (d. 4. T.). [CK 911]

Im rechten Hoden, drückender Schmerz. [CK 912]

Druck- oder Quetschungs-Schmerz im linken Hoden (n. 12 T.). [CK 913]

Quetschungs-Schmerz in den Hoden. [CK 914]

- Der linke Hode zieht sich, unter schmerzlichem Drücken und Schmerz im linken Schooße, krampfhaft an den Bauch herauf, und schmerzt auch beim Befühlen. [CK 915] Unter dem strammenden Schmerze im linken Schooße zieht sich der linke Hode krampfhaft und schmerzlich, wie ein Drücken, aufwärts an den Bauch heran und schmerzt auch beim Befühlen. [RAL 11]

Schneidendes Schründen in den Hoden, vom Schooße aus. [CK 916]

Stechen in dem (ehemals verhärteten) Hoden, in Perioden zu 2 Minuten. [CK 917]

Der Hodensack hängt schlaff herab. [CK 918]

Arges Jücken am Hodensacke. [CK 919]

Ein wunder Fleck am Hodensacke. [CK 920]

Im Samenstrange, Schmerz, wie zusammengezogen. [CK 921]

Geschlechtstrieb sehr erhöht. [CK 922]

Sehr reger Geschlechtstrieb (n. 21 T.). [CK 923]

Starker Reiz zum Beischlafe, besonders beim Gehen, Vormittags (n. 17 T.). [CK 924]

Heftiger, bloß in üppiger Phantasie entstandener Geschlechtstrieb, wobei es dem Gliede an Steifheit fehlte, die er nur durch Anschmiegen erzwang; kaum aber eingedrungen, entging ihm der Samen; darauf erfolgte ungeheure Schwäche, mit großer Erregtheit der Nerven; er war unzufrieden und zornmüthig, und die Kniee schienen ihm vor Schwäche brechen zu wollen (d. 4. T.). [CK 925]

Erektionen, früh, nach dem Aufstehen, mit viel Neigung zum Beischlafe (d. 6. T.). [CK 926]

Pollutionen in den ersten Tagen vielmehr, dann immer weniger. [CK 927]

Pollutionen, öfters, in der ersten 11 Tagen, bei einem 43jährigen Manne, der seit 18 Jahren keine gehabt. [CK 928]

Pollution die nächste Nacht, und darauf besseres Befinden. [CK 929]

- Oeftere Pollutionen. [CK 930]

- Samen-Ergießung (d. erste Nacht.) (*Fr.*). [CK 931; RAL (138)]

- Zwei Samen-Ergießungen, die nächste Nacht, mit wohllüstigen Träumen (*Htn.*). [CK 932] Die erste Nacht zwei Samenergießungen, mit wohllüstigen, doch unerinnerlichen Träumen. [RAL (136)]

- Zwei Samen-Ergießungen in einer Nacht, ohne wohllüstige Träume (*Lgh.*). [CK 933; RAL (137)]

Vorsteherdrüsen-Saft fließt nach dem Harnen aus. [CK 934]

Nach dem Stuhlgange und nach dem Harnen fließt Vorsteherdrüsen-Saft aus. [CK 935]

Beim Beischlafe sehr später Samen-Erguß (n. 7 T.). [CK 936]

Beim Beischlafe spritzt im Wohllust-Momente der Same nicht fort, sondern er läuft gleichsam nur hinterdrein aus. [CK 937]

Beim Beischlafe gehöriger Samenerguß, aber ohne durchströmendes Wohllust-Gefühl (n. 5 T.). [CK 938]

Beim Beischlafe so heftiger Kitzel vorn an der Eichel, daß er das Glied zurückziehen mußte. [CK 939]

Nach dem Beischlafe, Stechen im After. [CK 940]

Nach dem Beischlafe, den folgenden Tag, große Angegriffenheit des Kopfes. [CK 941]

Nach dem Beischlafe, einige Tage lang sehr matt und angegriffen. [CK 942]

Nach dem Beischlafe, Schwäche und Zittern in den Beinen, besonders über und unter den Knieen. [CK 943]

In den weiblichen Geburtstheilen, Jücken und Stechen. [CK 944]

Jücken an den innern und äußern Schamlippen. [CK 945]

– Jücken an der Scham. [CK 946]

Brennen in der Scham, zwei Tage vor der Regel (n. 39 T.). [CK 947]

Brennend wundartiger Schmerz in den Geburtstheilen. [CK 948]

Brennendes Beißen, mit Wundheit, in der weiblichen Scham. [CK 949]

Entzündung, Röthe und Geschwulst der Scham eines kleinen Mädchens, mit eiterartigem Ausflusse, ohne Schmerz beim Harnen. [CK 950]

Stechend brennendes Knötchen am Rande der Schamlippe (n. 8 T.). [CK 951]

Feuchten, wie starker Schweiß, in der Falte zwischen der Scham und dem Oberschenkel, mit Beißen. [CK 952]

Wohllüstige Empfindung in den weiblichen Zeugungstheilen (Nachmittags, ohne Veranlassung), und Erguß der Natur, worauf große Mattigkeit folgte (n. 7 T.). [CK 953]

Blut-Abgang außer der Regel-Zeit (9 Tage vorher), zwei Tage lang (n. 12 T.). [CK 954]

– Blutfluß aus der Bährmutter einer alten, schon seit vielen Jahren nicht mehr menstruirten Frau; im letzten Mondviertel (n. 7 T.). [CK 955] Blutfluß aus der Bährmutter, etliche Tage über, wie das Monatliche, nicht schwächend, bei einer bejahrten Frau, welche schon seit Jahren nicht mehr menstruirt war (n. 7 Tagen). [RAL 15]

Ausfluß blutigen Wassers aus der Scheide, bei einer alten Frau, unter Kreuzschmerz, als wenn die Regeln wieder erscheinen wollten. [CK 956]

Die Regel, die lang unterdrückt war, erscheint (bei einer 32jährigen) zum Neumonde (n. 6 T.). [CK 957]

Die lang ausgebliebene Regel (bei einer 52jährigen) erscheint zum Neumonde wieder (n. 6 T.). [CK 958]

Die Regel kommt erst (n. 14 T.) um 2 Tage zu früh, das nächste Mal aber erfolgt sie erst am 32sten Tage (n. 46 T.). [CK 959]

Regel um 3 Tage zu früh (n. 17 T.). [CK 960]

Regel 4 Tage zu früh und von 8 Tagen Dauer. [CK 961]

Das sonst stets regelmäßige Monatliche bricht gleich nach Einnehmen der *Calcarea* um 7 Tage zu früh hervor. [CK 962]

Zweimal nach einander floß die Regel außerordentlich stark, und brachte mit einer Art von Wehen den Abgang einer kleinen Leibesfrucht zuwege, als Abortus, unter heftigem Stuhldrange und Schneiden und Pressen im Unterbauche. [CK 963]

Die gewöhnlich allzu starke Regel mindert sich (Heilwirkung.). [CK 964]

Vor der Regel, die Nacht, ein sehr wohllüstiger Traum. [CK 965]

Den Tag vor der Regel, Kopfweh. [CK 966]

Den Tag vor der Regel, große Angegriffenheit; eine Kleinigkeit setzt sie in den größten Schreck. [CK 967]

Den Abend vor der Regel (nach dem Abendessen), starker Frost und darauf Leibweh, das die ganze Nacht anhält. [CK 968]

Bei der Regel, Schwindel, beim Bücken und wieder Aufrichten. [CK 969]

Bei der Regel, Blutdrang nach dem Kopfe und Hitze darin. [CK 970]

Bei der Regel, Druckschmerz auf dem Wirbel des Kopfes. [CK 971]

Bei der Regel waren ihr früh die Augen zugeschworen und thränten; der Kopf dabei schwer, und sie konnte ihre Gedanken nicht recht fassen. [CK 972]

Bei der Regel, Halsweh, ein Wundheits-Schmerz, beim Schlucken, im Schlunde, am Zäpfchen und hinter demselben. [CK 973]

Bei der Regel, heftiges Brennen im Halse, mit Heiserkeit. [CK 974]

Bei der Regel, ein Anfall von Zahnschmerz. [CK 975]

Bei der Regel, Bohren im hohlen Zahne, was beim Bücken zum Pulsiren wird (d. 16. T.). [CK 976]

Bei der Regel, Brech-Uebelkeit und vergeblicher Stuhldrang. [CK 977]

Bei der Regel, ziehend drückende Schmerzen, mit Stichen, im Unterleibe und an andern Theilen des Körpers, bald hier, bald dort, mit einer Unruhe bis zum Ohnmächtigwerden (n. 10 T.). [CK 978]

Bei der Regel, als der Blut-Abgang einige Stunden still stand, zusammenziehend kneipender Leibschmerz. [CK 979]

Bei der Regel geht der Harn während jeder Bewegung unwillkürlich ab. [CK 980]

Gleich nach der Regel, Zahnweh, Ziehen und Stechen Tag und Nacht, am schlimmsten, wenn sie den Kopf rechts, links oder zurück neigt; es hindert am Schlafe und sie wacht darüber auf (n. 50 T.). [CK 981]

Weißfluß, wie Schleim (n. 5, 16 T.). [CK 982]

Weißfluß, wie Milch (d. ersten 3 Tage.). [CK 983]

Milchartiger Weißfluß, der meist zur Zeit des Harnens abgeht. [CK 984]

– Schon gegenwärtiger Weißfluß vermehrt sich. [CK 985] (Vermehrt anfangs den Weißfluß.) [RAL 14]

■ **Atemwege und Brust**

Oefteres Niesen, ohne Schnupfen. [CK 986]

Mehrmaliges Niesen, täglich. [CK 987]

Viel Niesen, früh. [CK 988]

– Ohne Schnupfen, öfteres Niesen (*Lgh.*). [CK 989] **Oefteres Nießen, ohne Schnupfen.** [RAL (139)]

Trockenheit der Nase (n. 22 T.). [CK 990]

Trockene Nase, Nachts; am Tage, feuchte. [CK 991]

Verstopfte Nase (n. 18 T.). [CK 992]

Gänzliche Verstopfung der Nase, früh, beim Aufstehen. [CK 993]

Nasen-Verstopfung und Schnupfen. [CK 994]

Stock-Schnupfen (d. 1. u. n. 12 T.). [CK 995]

Stock-Schnupfen mit vielem Niesen (d. ersten 7 Tage.). [CK 996]

Anwandlungen von Stock-Schnupfen mit Niesen, einige Wochen lang. [CK 997]

– Stock-Schnupfen mit häufigem Niesen (n. 72 St.) (*Lgh.*). [CK 998; RAL (142)]

[–] Arger Stock-Schnupfen mit Kopfschmerz (n. 32 T.). [CK 999; RAL 17]

Schnupfen; es liegt ihm in allen Gliedern. [CK 1000]

Heftiger Schnupfen, acht Tage lang (n. 36 T.). [CK 1001]

Heftiger Schnupfen, bei Schmerzen im Unterbauche (*Sr.*). [CK 1002]

Starker Fließ-Schnupfen (fast sogleich u. n. 4 T.). [CK 1003]

Der Fließ-Schnupfen kommt stark in Gang. [CK 1004]

Ungeheurer Fließ-Schnupfen, nach vorgängigem, oft versagendem Niesen (*Rl.*). [CK 1005]

– Fließ-Schnupfen mit vielem Niesen (n. 27 St.). [CK 1006; RAL (141)]

Dreitägiger Fließ-Schnupfen, mit Geschwürigkeit des linken Nasenloches (n. 9 T.). [CK 1007]

– Schnupfen mit schmerzhafter Empfindlichkeit der Nase und innerer Hitze im Kopfe (n. 72 St.) (*Wl.*). [CK 1008; RAL (140)]

Starker Schnupfen, mit Hitze im Kopfe und mit Husten (n. 13 T.). [CK 1009]

Heftiger Schnupfen mit Kopfschmerz und Beklemmung der Brust (n. 10, 16 T.). [CK 1010]

– Fließ-Schnupfen mit Kopfschmerz (sogleich von Kampher aufgehoben) (n. 5 T.). [CK 1011] **Fließschnupfen mit Kopfschmerz**[4] (n. 5 Tagen). [RAL 16]

Arger Schnupfen, der nach 2 Tagen verging und sich in heftiges, mehrtägiges Leibschneiden verwandelte (n. 17 T.). [CK 1012]

Fließ-Schnupfen mit großer Mattigkeit. [CK 1013]

Bei starkem Schnupfen, zugleich Blutfluß aus dem After. [CK 1014]

Starker Schleim-Ausfluß aus der Nase, bei Verstopfung derselben (n. 14 T.). [CK 1015]

Die Kehle ist rauh, besonders früh. [CK 1016]

Rauhheit des Kehlkopfes, mit Schmerz beim Schlucken. [CK 1017]

Schmerzlose Heiserkeit, daß sie vorzüglich früh gar nicht sprechen kann (n. 11 T.). [CK 1018]

– Heiserer, rauher Hals, drei Tage lang (n. 24 St.). [CK 1019]

– Kitzelnder Reiz in der Luftröhre, der zum Hüsteln reizt (*Lgh.*). [CK 1020] **Kitzelnder Reiz in der Luftröhre zum Hüsteln** (n. 2½ St.). [RAL (143)]

Keichender, heiser Husten, der dem Gehöre nach an keinen Schleim anstößt. [CK 1021]

Schleim am Kehlkopfe, der durch Räuspern sich ablöst. [CK 1022]

Schleim auf der Brust, ohne Husten (n. einigen St.). [CK 1023]

Piepen in der Luftröhre, Abends, nach dem Niederlegen. [CK 1024]

– Lautes Röcheln in der Luftröhre, beim Ausathmen, wie von vielem Schleime auf der Brust (n. 37 St.) (*Lgh.*). [CK 1025] Beim Ausathmen, lautes Röcheln in der Luftröhre, wie bei Kindern, deren Brust mit Schleim angefüllt ist, eine Viertelstunde lang (n. 37 St.). [RAL (144)]

Husten mit Schnupfen. [CK 1026]

Kitzelhusten, wie von Federstaub im Halse. [CK 1027]

Husten, von einem Gefühle erregt, als stecke ein Stöpsel im Halse, der sich auf und nieder bewege. [CK 1028]

---

[4] Beides hob Riechen an Kampferauflösung sogleich.

Hustenreiz beim Einathmen. [CK 1029]

Husten wird von Essen erregt. [CK 1030]

Husten wird stets von Klavierspielen erregt. [CK 1031]

Abends, vorzüglich im Bette, trocknes Hüsteln (n. 2 T.). [CK 1032]

Nacht-Husten (n. 6 T.). [CK 1033]

Steter Nachthusten, mit Heiserkeit (n. 39 T.). [CK 1034]

Nachts, beim Erwachen, arger Husten, zwei Minuten lang. [CK 1035]

Nachts im Bette, nach dem ersten Erwachen (um 10 Uhr), anhaltender, gewaltiger, scharriger Husten (d. 7. T.). [CK 1036]

Nachts, nach Mitternacht, **trockner Husten,** daß ihm Herz und Adern pochten. [CK 1037]

Nachthusten im Schlafe, ohne zu erwachen. [CK 1038]

Husten, meist im Schlafe; dabei erst Stock-, dann Fließ-Schnupfen. [CK 1039]

Steter kurzer Kotzhusten, in einzelnen Stößen. [CK 1040]

Krampf-Husten, Abends. [CK 1041]

Trockner Husten, vorzüglich Nachts. [CK 1042]

Husten mit Auswurf am Tage, aber die Nacht keinen. [CK 1043]

Husten und Auswurf, den ganzen Tag. [CK 1044]

Husten, mit vielem zähen, geschmack- und geruchlosen Auswurfe, früh und Abends, im Bette. [CK 1045]

Viel Husten mit Schleim-Auswurf, Abends, nach dem Niederlegen, und Nachts; am Tage nur wenig und trockner Husten. [CK 1046]

Schleim-Husten, von Zeit zu Zeit. [CK 1047]

Schleim-Auswurf, früh, mit Hüsteln. [CK 1048]

Husten mit vielem Auswurfe dicken Schleimes, Nachts. [CK 1049]

Schleim-Auswurf süßlichen Geschmackes durch Husten. [CK 1050]

Husten, früh, mit gelbem Auswurfe (n. 5 T.). [CK 1051]

– Der Husten wird lösend und es werden ganze Stücke, wie purer Eiter ausgeworfen (*Gr.*). [CK 1052]

Blut-Auswurf durch Husten und Rachsen, mit Rauhheits- und Wundheits-Gefühl in der Brust. [CK 1053]

Blut-Auswurf durch Kotzhusten (kurzes Hüsteln), unter Schwindel und Unsicherheit in den Oberschenkeln bei schnellem Bewegen. [CK 1054]

Nachdem er, früh, sich verschlückert hatte, mußte er heftig husten, wobei er mehrmals Blut aus-

warf, mit nachfolgenden Stichen im Gaumen. [CK 1055]

Beim Husten fährt es ihm schmerzhaft in den Kopf, wie ein Riß. [CK 1056]

Beim Husten entstehen Stiche im Kopfe. [CK 1057]

Bei jedem Hustenstoße wird der Kopf schmerzhaft erschüttert, als wolle er zerspringen. [CK 1058]

Beim heftigen Husten, Abends, hebt es, und er bricht Süßes weg. [CK 1059]

Sehr starker Husten, Anfangs trocken, nachgehends mit häufigem, salzigen Auswurfe unter Schmerz, als werde in der Kehle etwas losgerissen. [CK 1060]

Beim Husten, Schmerz in der Brust, wie roh, Abends und Nachts. [CK 1061]

Athem-Versetzung, beim Gehen im Winde; dann auch im Zimmer noch Brustbeklemmung, welche zunimmt, sobald sie nur einige Schritte geht. [CK 1062]

Athem-Mangel, beim Niederlegen, und dann pfeifendes Athmen. [CK 1063]

Zum tief Athmen öfteres Bedürfniß. [CK 1064]

Er muß tief athmen, und dabei sticht's bald in der rechten, bald in der linken Brust- oder Unterrippen-Seite. [CK 1065]

Heftiger Drang zum tief Athmen mit starker Ausdehnung und Zusammenziehung des Unterleibes und Schmerz in Bauch und Brust (n. 3 T.). [CK 1066]

Drang, den Athem anzuhalten. [CK 1067]

Mühsames, lautes Athmen durch die Nase, beim Gehen. [CK 1068]

Schweres Athemholen (n. 7 T.). [CK 1069]

– Beschwerliches Athmen, das durch Zurückbiegen der Schultern erleichtert wird. [CK 1070]

Kurzäthmigkeit, schlimmer im Sitzen, als bei Bewegung. [CK 1071]

Verkürzung des Athems beim geringsten Steigen (*Rl.*). [CK 1072]

Kurzer, fast schlucksender Athem, im Schlafe, nach vorgängigem Weinen. [CK 1073]

Beengung der Brust; es fehlt ihr an Athem. [CK 1074]

Beengung der Brust, als wäre sie zu voll und mit Blut angefüllt. [CK 1075]

Beengendes Gefühl von Vollheit auf der Brust, früh beim Aufstehen, als könne sich die Lunge nicht genug ausdehnen zum Athmen; nach einigem Auswurfe vergehend. [CK 1076]

– Beengende, ängstliche Empfindung den ganzen Tag, als sey in der Brust nicht Platz genug zum

Athmen, mit Nasen-Verstopfung (n. 13 T.). [CK 1077]

Beengung des Athems in der Brust, mit Stichen darin. [CK 1078]

Beengung der Brust, bald nach dem Aufstehen, früh; er konnte nicht zwei Schritte gehen, ohne sich setzen zu müssen (n. 24 T.). [CK 1079]

Engbrüstigkeit, Vormittags, beim Gehen im Freien (n. 48 St.). [CK 1080]

– Große, ängstliche Engbrüstigkeit und schweres Einathmen, wie Spannung am untern Theile der Brust; es benahm ihm, bei Bewegung und im Sitzen, eine Stunde lang den Athem, fast bis zum Ersticken (n. 30 St.) (*Lgh.*). [CK 1081] Schweres Einathmen und ängstliche, große Engbrüstigkeit, wie Spannung am untern Theile der Brust, so daß es ihm den Athem benahm, bis zum Ersticken, eine Stunde lang; bei Bewegung und im Sitzen (n. 30 St.). [RAL (146)]

Beklemmung und **Spannen auf der Brust.** [CK 1082]

Heißer Athem, mit Hitze im Munde, doch ohne Durst. [CK 1083]

[–] **Die ganze Brust ist bei Berührung und beim Einathmen schmerzhaft empfindlich** (*Wl.*). [CK 1084; RAL (151): ohne Hervorhebung]

Drücken in der Brust, besonders auf der rechten Warze. [CK 1085]

Drücken vorn auf der Brust, auch außer dem Athmen. [CK 1086]

Stoßweises Drücken in der rechten Brust, nach Bewegung, eine Stunde lang. [CK 1087]

Schmerz, wie gedrückt, im Brustbeine. [CK 1088]

Klamm in den linken Zwischenribben-Muskeln; er muß sich eilig auf die Seite biegen, um sich zu erleichtern. [CK 1089]

Schneiden in der Brust, beim Athemholen (n. einig. St.). [CK 1090]

– Von innen heraus schneidender Schmerz an den letzten Ribben, durch Einathmen verstärkt (*Wl.*). [CK 1091] In den letzten falschen Ribben, ein von innen heraus schneidender Schmerz, durch das Athemholen verstärkt (n. 3 St.). [RAL (153)]

Stiche in der Brust, nach dem Halse zu, einige Stunden lang. [CK 1092]

Stechen in der linken Brustseite, vorzüglich Abends (n. 11 T.). [CK 1093]

Stiche durch die Brust von der linken zur rechten Seite, mit Gefühl von Zusammenziehung der Brust, er athmete schwer und beim Athmen waren die Stiche heftiger (n. 4 T.). [CK 1094]

Stiche in der linken Brust, fast bei jedem Athemholen, und meist durch Reiben vergehend (n. einig. St.). [CK 1095]

Stiche in der linken Brust, beim Einathmen und bei Körper-Bewegung. [CK 1096]

Stechen, tief in der rechten Brust, Abends, besonders beim Athemholen. [CK 1097]

Stechen und Ziehen in der linken Brust, bis in die linke Unterkiefer-Drüse. [CK 1098]

Zuckendes Stechen in der Brust, am meisten auf der linken Seite. [CK 1099]

– Jückende Stiche auf der Brust, am stärksten beim Ausathmen, durch Reiben vergehend (n. 48 St.) (*Wl.*). [CK 1100] Jückende Stiche auf der Brust, am ärgsten beim Ausathmen, durch Reiben vergehend (n. 46 St.). [RAL (148)]

– Scharfe Stiche in der rechten Brustseite, von innen heraus, ohne Bezug auf Einathmen (n. 7 St.) (*Wl.*). [CK 1101; RAL (155)]

– Scharfe Stiche in der linken Seite, unter der Achselgrube, aus der Brust heraus, am stärksten beim Einathmen (n. 2 St.) (*Wl.*). [CK 1102; RAL (154)]

– Breiter Stich in den Brustmuskeln herauf, bei jedem Herzschlage (*Wl.*). [CK 1103] Bei jedem Herzschlage ein breiter Stich in den Brustmuskeln herauf (n. 10 St.). [RAL (149)]

– Stumpfe Stiche von der hintern Wand der Brusthöhle bis zwischen die Schulterblätter herauf, im Takte des Herzschlages, mit großer Beängstigung (n. 8 St.) (*Wl.*). [CK 1104] **Stumpfe Stöße von der hintern Wand der Rücken-Brusthöhle bis zwischen die Schultern herauf, im Takte des Herzschlags, mit großer Beängstigung** (n. 8 St.). [RAL (145)]

[–] Nagender Schmerz auf der linken Brustseite, wie äußerlich auf den Ribben und dem Brustbeine, durch Einathmen nur wenig verstärkt (n. 1 St.) (*Wl.*). [CK 1105; RAL (152)]

Wundheits-Schmerz in der Brust, beim Einathmen besonders. [CK 1106]

Rohheits-Schmerz in der Brust, nach vielem Sprechen und Fußbewegung, wie auch beim Husten. [CK 1107]

Schwäche in der Brust, nach einigem laut Sprechen. [CK 1108]

Beängstigung in der Brust (d. ersten Tage.). [CK 1109]

– Beängstigung in der Brust, als wäre sie zu enge, mit kurzem Athem, vorzüglich im Sitzen, und Drücken auf der Brust, besonders beim Einathmen; das Herz schlägt ängstlich und zitternd

(*Wl.*). [CK 1110] **Beängstigung in der Brust, als wäre sie zu enge; er athmet kurz, vorzüglich im Sitzen, und fühlt einen drückenden Schmerz auf der ganzen Brust, vorzüglich beim Einathmen; das Herz schlägt ängstlich und zitternd.** [RAL (147)]

Am Herzen Aengstlichkeit (n. 2 T.). [CK 1111]

Herzklopfen. [CK 1112]

Starkes Herzklopfen. [CK 1113]

Ungeheures Herzklopfen mit ungleichem Pulse. [CK 1114]

Arges Herzklopfen, mit ängstlicher Befürchtung, daß er einen organischen Herzfehler habe. [CK 1115]

Arges Herzklopfen mit ungeheurer Angst und Unruhe, Beklemmung der Brust und Schmerz im Rücken; sie giebt bei jedem Athemzuge einen starken Laut von sich, als wollte die Luft ausgehen, unter Kälte des Körpers und kaltem Schweiße (*Gr.*). [CK 1116]

Schmerzhaftes Drücken in der Herzgegend. [CK 1117]

Krampfhafte, Athem hemmende Zusammenziehung in der Gegend des Herzens, mit darauf folgenden heftigen Stößen (n. 16 T.). [CK 1118]

Stiche im Herzen, die den Athem versetzen, und einen drückenden Schmerz im Herzen zurücklassen. [CK 1119]

– Stechend ziehender Schmerz in der Herzgegend (n. 9 ½ St.) (*Fr.*). [CK 1120; RAL (150)]

Aeußerliches Jücken auf der Brust (n. 10 T.). [CK 1121]

Blüthen auf der Brust, mit Schründen beim Reiben. [CK 1122]

Die weiblichen Brüste schmerzen, wie unterköthig, besonders beim Befühlen. [CK 1123]

Wundheits-Schmerz an der rechten Brustwarze, bei der leisesten Berührung. [CK 1124]

Geschwulst und Entzündung der linken Brustwarze, mit feinen Stichen darin (d. 4. T.). [CK 1125]

Geschwulst und äußere Hitze der rechten Brust. [CK 1126]

Drüsen-Geschwulst in der rechten Brust, mit Schmerz bei Berührung. [CK 1127]

Die Milch vergeht einer Säugenden aus ihren Brüsten (n. 48 St.). [CK 1128]

■ **Rücken und äußerer Hals**

Kreuzschmerz (n. 6, 8 Tagen.). [CK 1129]

Unerträgliche Kreuzschmerzen. [CK 1130]

Arge Kreuzschmerzen, wovor sie nicht sitzen, nicht liegen kann. [CK 1131]

Schmerz im Kreuze, daß er kaum wieder aufstehen konnte, wenn er gesessen hatte. [CK 1132]

Schmerz im Kreuze, gleich früh, nach dem Aufstehen. [CK 1133]

Schmerz im Kreuze, wie von Verheben. [CK 1134]

Schmerz im Kreuze von schwerem Heben. [CK 1135]

Stetes Drängen im Kreuze nach dem Mastdarme zu. [CK 1136]

Ziehen im Kreuze (n. 4 St.). [CK 1137]

Ziehschmerz im Kreuze, im Sitzen. [CK 1138]

Krampfhaft zuckender Schmerz vom Kreuze nach dem After zu. [CK 1139]

– Zuckendes Stechen am Kreuzbeine und zugleich am Unterschenkel über dem Fußgelenke (n. 2 St.) (*Wl.*). [CK 1140; RAL (157): mit Hervorhebung]

– An einer Stelle über dem Kreuze, Stechen, bei Berührung. [CK 1141]

Ausschlags-Blüthen auf dem Kreuze und den Hinterbacken. [CK 1142]

In der Nieren- und Lendengegend, Weh, beim Fahren. [CK 1143]

Druckschmerz in der Nierengegend. [CK 1144]

Der Rückgrat schmerzt beim Zurückbiegen. [CK 1145]

Zerschlagenheits-Schmerz des Rückens und der Brust. [CK 1146]

Verrenkungs-Schmerz in beiden Seiten des Rückens. [CK 1147]

Wie nach Verhebung, schmerzt der Rückgrat in der Nieren-Gegend, beim Ausstrecken (*Rl.*). [CK 1148]

Schmerzhafte Steifheit im Rückgrate, mit Trägheit und Schwere der Beine, früh, beim Erwachen, und nach dem Aufstehen (n. 17 T.). [CK 1149]

Drückender Schmerz in der Mitte des Rückens und unter den Schulterblättern (n. 27 T.). [CK 1150]

Druckschmerz im Rückgrate, zwischen den Schulterblättern, bei kurzem Athem und durch Athmen verstärkt, mit Schmerz der Rückgrats-Knochen bei Berührung. [CK 1151]

Druck zwischen den Schulterblättern, bei Bewegung, **den Athem versetzend.** [CK 1152]

Drücken unter dem rechten Schulterblatte aufwärts. [CK 1153]

Stiche im Rücken. [CK 1154]

Einzelne, heftige Stiche im obern Theile des Rückens, beim Athemholen. [CK 1155]

– Heftige Nadelstiche in der Mitte des Rückgrats, fast bis zum Schreien, beim Gehen im Freien, etwas verringert beim Stehen (*Lgh.*). [CK 1156]

Beim Gehen im Freien, heftige Nadelstiche in der Mitte des Rückgrats, fast bis zum Schreien; beim Stehen etwas verringert (n. 30 St.). [RAL (158)]

– Starke Stiche aus der Brusthöhle durch den Rückgrat, zwischen den Schulterblättern heraus (*Wl.*). [CK 1157; RAL (156): mit Hervorhebung]

Stiche im linken Schulterblatte, in der Herzgegend (d. 2. T.). [CK 1158]

Jückende Stiche im rechten Schulterblatte. [CK 1159]

– Scharfe Stiche innerhalb des Schulterblattes (*Wl.*). [CK 1160; RAL (159)]

Kneipendes Zusammenziehen zwischen den Schulterblättern (n. 30 T.). [CK 1161]

Ziehender Schmerz zwischen den Schulterblättern. [CK 1162]

Zucken in beiden Schulterblättern und auf der Brust. [CK 1163]

Reißen zwischen den Schulterblättern (n. 3 St.). [CK 1164]

Schneidender Schmerz zwischen den Schulterblättern, in der Ruhe (n. 6 T.). [CK 1165]

Schmerzhafte Rucke in der rechten Rückenseite, beim Athmen, mit Frost und kaltem Ueberlaufen (n. 7 T.). [CK 1166]

Kälte und Taubheits-Gefühl auf der Seite des Rückens, auf der er beim Mittagsschlafe gelegen. [CK 1167]

Jücken und jückende Blüthen im Rücken. [CK 1168]

Eiter-Blüthen auf dem Rücken. [CK 1169]

Der Nacken ist wie steif. [CK 1170]

Steifheit des Genickes und Halses. [CK 1171]

Steifheits-Gefühl in der Seite des Nackens (*Rl.*). [CK 1172]

Beim Bücken ist das Genick wie starr. [CK 1173]

Spannen im Nacken, daß sie den Kopf nicht drehen kann. [CK 1174]

Stechen im Genicke und den Schulterblättern, bei Düsterheit des Kopfes. [CK 1175]

Jückend stechendes Brennen im Nacken und zwischen den Schulterblättern, mit Soodbrennen (n. 5 T.). [CK 1176]

Geschwulst und Schmerzhaftigkeit des untersten Halswirbel-Knochens im Nacken. [CK 1177]

Schmerzlose Drüsen-Geschwulst, von der Größe einer Haselnuß, im Nacken, an der Haargränze (n. 5 T.). [CK 1178]

Am Halse, beim Drehen und Wenden des Kopfes, Schmerz, als wolle da ein Bruch oder eine Beule heraustreten. [CK 1179]

Plötzlicher Schmerz am Halse, wie von Verrenkung, beim Drehen und Wenden des Kopfes. [CK 1180]

[–] Geschwulst einer linken Halsdrüse, Taubenei groß, mit stechendem Halsweh beim Schlingen. [CK 1181] Geschwulst der linken Halsdrüse unter dem Kieferwinkel, ein Taubenei groß, mit stechendem Halsweh auf der linken Seite, beim Schlingen. [RAL 8]

Geschwulst des Halses auf der linken Seite, mit Schmerzhaftigkeit beim Berühren und Drehen des Kopfes, und mit innerem Halsweh. [CK 1182]

Die Drüsen am Halse schmerzen. [CK 1183]

Harte Geschwulst der Halsdrüsen (n. 13 T.). [CK 1184]

■ **Extremitäten**

Das Achselgelenk schmerzt, Abends und Nachts. [CK 1185]

– Schmerz in beiden Achseln. [CK 1186]

Schmerz in beiden Achseln und dem Ellenbogen-Gelenke, wie nach großer Strapaze. [CK 1187]

Drücken auf der Achsel (n. 24 St.). [CK 1188]

[–] Druckschmerz im rechten Achselgelenke, bloß in der Ruhe, nicht beim Heben und Bewegen des Armes. [CK 1189] Im rechten Schultergelenke, ein Druckschmerz, bloß in der Ruhe, nicht beim Bewegen oder beim Heben des Arms. [RAL 19]

Reißen im linken Achsel- und Ellenbogen-Gelenke (n. 14 T.). [CK 1190]

Stiche im linken **Achselgelenke,** den ganzen Tag (n. 4 T.). [CK 1191]

– Starke Stiche in beiden Achselgruben (n. 4 T.) (*Wl.*). [CK 1192] Starke Stiche in beiden Achselhöhlen (n. 7 St.). [RAL (160)]

– Zucken in der Schulter und im Arme. [RAL 18]

Die Arme schmerzen, wie zerschlagen, beim Bewegen und beim Anfassen. [CK 1193]

Klamm in dem einen oder dem andern ganzen Arme, eine Viertelstunde lang (n. 5 T.). [CK 1194]

Zuckschmerz im rechten Arme, Abends (d. 13. T.). [CK 1195]

Ziehendes Reißen im rechten Arme, von der Achsel bis in Hand (n. 3 St.). [CK 1196]

Reißen im rechten Arme, von oben bis unten. [CK 1197]

Brennend lähmiger Schmerz im ganzen rechten Arme, von den Fingergelenken bis zur Schulter (n. 6 T.). [CK 1198]

Unruhe und Angst in den Arm- und Handgelenken. [CK 1199]

Eingeschlafenheit des Armes, auf dem er liegt, mit Schmerzen. [CK 1200]

Schwäche und eine Art Lähmung des linken Armes; es fällt ihm schwer, ihn zu bewegen oder zu heben; er will von selbst wieder niederfallen. [CK 1201]

Brennendes Jücken am linken Arme, von früh bis Abend. [CK 1202]

Der Oberarm schmerzt, gleich unter dem Achselgelenke, so, daß er ihn nicht hoch heben und nicht auf den Rücken bringen kann. [CK 1203]

Schmerz in der Mitte des Oberarmes, als wäre das Fleisch an die Knochen fest angezogen. [CK 1204]

– Klammschmerzen (mit Reißen) in den Muskeln der Oberarme (beim Gehen im Freien) (*Lgh.*). [CK 1205] Klammartige Schmerzen, ganz oben in den Muskeln des Oberarms (beim Gehen im Freien) (n. 29 St.). [RAL (162)]

– Klammartiges Reißen in den Muskeln des rechten Oberarms (beim Sitzen) (n. 2 St.). [RAL (165)]

Ziehschmerz im linken Oberarme, beim Sitzen (und Nähen). [CK 1206]

– Feines Zucken im linken Oberarme (*Wl.*). [CK 1207; RAL (161)]

Reißender Schmerz in der Mitte des Oberarmes, auf einem kleinen Punkte. [CK 1208]

[–] Reißendes Zucken im Oberarme (n. 7 St.) (*Wl.*). [CK 1209; RAL (164)]

[–] Reißender Stich in den Muskeln des linken Oberarmes, im Sitzen (*Lgh.*). [CK 1210] Reißender Stich in den Muskeln des Oberarms (im Sitzen) (n. 36 St.). [RAL (163)]

[–] Im Unterarme, schmerzhafter Druck in den Muskeln, beim Gehen, der beim Befühlen, Stehen und Sitzen sogleich verging (n. ¼ St.) (*Lgh.*). [CK 1211] **Beim Gehen, schmerzhafter Druck in den Muskeln des linken Unterarms, welcher beim Berühren, Stehen und Sitzen sogleich vergeht** (n. ¼ St.). [RAL (174)]

– Reißender Druck in den Muskeln des linken Unterarmes, in Ruhe und Bewegung (n. 3 St.) (*Lgh.*). [CK 1212; RAL (173): mit Hervorhebung]

Ziehschmerz im linken Unterarme. [CK 1213]

Ziehschmerz im Unterarme, von der Ellenbogenbeuge bis in das Handgelenke, meist in der Ruhe. [CK 1214]

Krampfhaft reißender Schmerz außen **am Unterarme,** vom Ellenbogen bis in die Handwurzel, sobald er Etwas mit der Hand anfaßt. [CK 1215]

– Klammartiges Reißen in den Muskeln des linken Unterarms (n. 40 St.) (*Lgh.*). [CK 1216] Zweimaliges, klammartiges Reißen in den Muskeln des linken Unterarmes (n. 40 St.). [RAL (167)]

– **Klammschmerz am Unterarme,** vor dem Ellenbogen-Gelenke (n. 1 St.) (*Wl.*). [CK 1217; RAL (169)]

– Klammschmerz an der Außenseite der Unterarme, nahe am Handgelenke (n. 1, 13, 29 St.) (*Lgh.*). [CK 1218] **Klammartiger Schmerz an der äußern Seite des linken und rechten Unterarms, nahe am Handgelenke** (n. 1¼, 13, 29 St.). [RAL (168)]

– Feine, reißende und bohrende Stiche in den Muskeln des linken Unterarms (*Lgh.*). [CK 1219] Feine Nadelstiche in den Muskeln des linken Unterarms, beim Handgelenke (n. 3 St.). [RAL (166)] Bohrende Nadelstiche in den Muskeln des linken Unterarms, nahe am Handgelenke (n. 1 St.). [RAL (170)] Reißende Stiche in den Muskeln des linken Unterarms (n. 37 St.). [RAL (171)]

– Reißend stichartiger Schmerz in den Muskeln des rechten Unterarms (n. 1½ St.). [RAL (172)]

Geschwulst des Vorderarmes und des Handrückens, mit Spannen bei Bewegung. [CK 1220]

Die Hände schmerzen früh und sind ganz schlaff. [CK 1221]

Arger Schmerz in den Handknöcheln, wie aufgebeizt. [CK 1222]

Wie Verstauchung im rechten Handgelenke. [CK 1223]

Schmerz, wie von Verrenkung im rechten Handgelenke, oder als wäre Etwas vergriffen oder verstaucht. [CK 1224]

Schmerz, wie vergriffen, im rechten Handgelenke, mit Stechen und Reißen darin bei Bewegung (*Rl.*). [CK 1225]

– Verrenkungs-Schmerz dicht über dem Handgelenke, stärker in Ruhe, als bei Bewegung (*Lgh.*). [CK 1226] Verrenkungsschmerz am äußern Rande des linken Unterarms, nahe am Handgelenke, in Ruhe stärker, als bei Bewegung (n. 4 St.). [RAL (175)]

Klamm in den Händen, Nachts, bis früh zum Aufstehen. [CK 1227]

Klamm in der linken Hand. [CK 1228]

Zuckende Stöße im Handgelenke. [CK 1229]

Ziehschmerz im Handgelenke und der Mittelhand. [CK 1230]

Ziehschmerz in der Hand. [CK 1231]

Stoßweises Ziehen in den Handgelenken und von da in die Arme hinauf, selbst früh im Bette. [CK 1232]

Reißender Schmerz in der flachen Hand. [CK 1233]

Stechen in der innern Handfläche, früh im Bette, zwei Minuten lang. [CK 1234]

– Scharfe Stiche im äußern Handknöchel (*Wl.*). [CK 1235; RAL (176)]

Zittern in den Händen, mehre Stunden lang, Nachmittags (d. 2. T.). [CK 1236]

Schweiß der Handflächen, bei geringer Körper-Bewegung. [CK 1237]

Die Adern an den Händen laufen auf, mit Brenn-Empfindung auf dem Handrücken. [CK 1238]

– Kriebeln und Stechen am Handgelenke (*Wl.*). [CK 1239] Stechendes Kriebeln am Handgelenke (n. 10 St.). [RAL (177)]

– Jückendes, stichlichtes Kitzeln im rechten Handteller, zum Kratzen reizend (*Lgh.*). [CK 1240] Nadelstichartiges Kitzeln im rechten Handteller, zum Kratzen reitzend (n. 12 St.). [RAL (178)] Kitzelndes Jücken im rechten Handteller, zum Kratzen nöthigend (n. 30 St.). [RAL (179)]

– Jückendes Kitzeln an der Kante der linken Hand, mit Reiz zum Kratzen (*Lgh.*). [CK 1241] Jückendes Kitzeln am äußern Rande des linken Handtellers, nahe beim kleinen Finger, zum Kratzen nöthigend (n. 5½ St.). [RAL (180)]

Ein Blutschwär auf dem linken Handrücken, mit stechendem Schmerze bei Berührung. [CK 1242]

Die Finger deuchten, ausgestreckt, wie strammend und eingebogen, als wären sie zusammenge-klebt. [CK 1243]

Klammartiges Zusammenziehen der Finger. [CK 1244]

Klamm in den Fingern, ohne daß sie eingezogen werden. [CK 1245]

[–] Klammschmerz am hintersten Gelenke des Zeigefingers (*Lgh.*). [CK 1246] Klammartiger Schmerz nahe am hintersten Gelenke des rechten Zeigefingers (n. 2¾ St.) (*Ders.*a.a.). [RAL (181)]

[–] Klammschmerz zwischen dem vierten und dritten Finger der rechten Hand (*Htn.*). [CK 1247] Klammartiger Schmerz zwischen den hintersten Gelenken des dritten und vierten rechten Fingers (n. 7 St.). [RAL (182)]

Zuckschmerz in den Fingern. [CK 1248]

Unwillkürliches Zucken des linken Daumens. [CK 1249]

[–] Reißen in den Fingergelenken (n. 28 T.). [CK 1250] Reißen in den Fingerknöcheln (n. 28 Tagen). [RAL 20]

Flüchtige Risse in den Fingerspitzen. [CK 1251]

Absterben der Finger. [CK 1252]

Absterben der drei Mittelfinger; sie wurden weiß, kalt und gefühllos; vorher ein gelindes Ziehen darin (n. 3 St.) (*Stf.*). [CK 1253]

Schmerz der Fingergelenke, als wären sie geschwollen, beim Erwachen aus dem (Abend-) Schlafe, ohne sichtbare Geschwulst. [CK 1254]

Brennendes Jücken an den Fingern der linken Hand (n. 13 T.). [CK 1255]

– Kitzelndes Jücken am Zeigefinger, mit Reiz zum Kratzen (*Lgh.*). [CK 1256] Kitzelndes Jücken am äußern Rande des hintersten Gliedes des Zeigefingers, zum Kratzen reizend (n. 4 St.). [RAL (183)]

Großer, schmerzhafter Blutschwär am hintersten Gliede des vierten Fingers (zweimal, auf verschiedene Gaben) (*Sr.*). [CK 1257]

Um den Nagel des Mittelfingers herum eitert es. [CK 1258]

Beginnendes Nagel-Geschwür am rechten Zeigefinger (n. 6 T.). [CK 1259]

Mehre Neid-Nägel. [CK 1260]

– Am Rande des Darmbeines, Kneipen (*Wl.*). [CK 1261] Kneipen am obern und vordern Rande des Darmbeins. [RAL (184)]

In den Hinterbacken, Schmerz, wie unterköthig, beim Befühlen, weniger im Sitzen, als beim Gehen (n. 48 St.). [CK 1262]

Ziehend krampfartiger Schmerz an der rechten Hinterbacke, nach dem After zu. [CK 1263]

Schmerzhaftes Muskelzucken in beiden Hinterbacken, im Sitzen und Stehen. [CK 1264]

Brennendes Jücken auf der Hinterbacke. [CK 1265]

Im Hüftgelenke, Spannen, mit Ziehschmerz im Hüftknochen, beim Abend-Spaziergange. [CK 1266]

– Ziehender Verrenkungs-Schmerz im Hüftgelenke, im Gehen (*Fr.*). [CK 1267] Beim Gehen ziehender Verrenkungsschmerz im Hüftgelenke (n. 4 St.). [RAL (187)]

– Kneipendes Zucken an der hintern Seite des Hüftgelenkes, stärker in der Ruhe, als bei Bewegung (*Wl.*). [CK 1268; RAL (186)]

Stiche über der Hüfte rechter Seite. [CK 1269]

Stiche im Hüftgelenke beim Bücken. [CK 1270]

Stiche im Hüftgelenke, von der Kniescheibe herauf, beim Auftreten, zu Anfang des Spazierens. [CK 1271]

– Schneiden in der Pfanne des Hüftgelenkes, beim Sitzen (n. 3 St.) (*Wl.*). [CK 1272] Schneidender Schmerz in der Pfanne des Hüftgelenkes (im Sitzen) (n. 3 St.). [RAL (185)]

– Reißen im Hüftgelenke und um den vordern Darmbein-Kamm, bis in den Schooß, bei Bewegung (*Fr.*). [CK 1273; RAL (188)]

Unterköthigkeits-Schmerz in beiden Hüftgelenken, beim Gehen im Zimmer. [CK 1274]

Taubfühligkeit auf der rechten Hüfte und dem Oberschenkel, mit Empfindung, als wären diese Theile mürbe und wie kurz und klein. [CK 1275]

In den Beinen und um das Becken, Muskelzucken. [CK 1276]

Ziehschmerz in den Muskeln der Beine, hinten am Oberschenkel und in den Waden, Abends (n. 36 St.). [CK 1277]

– Ziehen in den Beinen, bis in die Fußspitzen. [CK 1278]

Reißen in beiden Beinen, von der Hüfte bis in das Fuß-Gelenk (n. 14 T.). [CK 1279]

Ein stechender Ruck in das rechte Bein, daß es plötzlich in die Höhe schnellte (n. 30 T.). [CK 1280]

Unruhe in den Beinen, mit vielem Aufstoßen. [CK 1281]

Schwere der Beine (n. 8 T.). [CK 1282]

Schmerzhafte Müdigkeit der Beine, besonders der Oberschenkel, wie nach angestrengtem Gehen (n. 17, 19 T.). [CK 1283]

Mattigkeit und Zerschlagenheit in den Beinen, besonders in den Gelenken (n. 20 T.). [CK 1284]

Zerschlagenheits-Schmerz in den Beinröhren. [CK 1285]

– Zerschlagenheits-Schmerz der Beine, besonders der Unterschenkel, im Liegen (*Fr.*). [CK 1286] Im Liegen thun die Untergliedmaßen, besonders die Unterschenkel, weh, wie zerschlagen. [RAL (198)]

Einschlafen der Beine, Abends, im Sitzen. [CK 1287]

Taubheits-Gefühl im linken Beine (n. 7 T.). [CK 1288]

Am Oberschenkel des rechten Beines, auf einer kleinen Stelle, schmerzhaftes Zucken. [CK 1289]

Schneidender Schmerz oben im linken Oberschenkel, wie von Ueberdehnung eines Muskels; besonders bei Bewegung. [CK 1290]

– Reißender Schmerz auf der Inseite des Oberschenkels, bei Bewegung (*Fr.*). [CK 1291; RAL (190)]

Stechen im Oberschenkel, im Knie und in der Ferse, bloß Nachts. [CK 1292]

– Drückendes Stechen auf der Inseite des linken Oberschenkels, im Sitzen (n. 3 St.) (*Htn.*). [CK 1293] Stechendes Drücken auf der innern Seite des linken Oberschenkels (im Sitzen) (n. 3 St.). [RAL (191)]

– Klammartiges Stechen in den Muskeln des rechten Oberschenkels, im Stehen und Gehen, vergeht im Sitzen (*Lgh.*). [CK 1294] Beim Stehen und Gehen, ein klammartiger Nadelstich in den Muskeln des rechten Oberschenkels, welcher beim Sitzen verging (n. $^3/_4$ St.). [RAL (189)]

– Scharfer Stich an der Außenseite des Oberschenkels, über dem linken Knie (n. 3 St.) (*Wl.*). [CK 1295] Scharfer Stich über dem linken Knie, an der Aussenseite (n. 5 St.). [RAL (192)]

– Reißende Stiche an der Inseite des Oberschenkels, über dem Knie, beim Sitzen (n. 12 St.) (*Fr.*). [CK 1296] Reißende Stiche über dem Knie, innen am Oberschenkel, im Sitzen (n. 12 St.). [RAL (193)]

Müdigkeit, und wie Straffheit in den vordern Muskeln der Oberschenkel, früh, beim Anfange des Gehens. [CK 1297]

Zerschlagenheits-Schmerz in den Muskeln des rechten Oberschenkels, in der Ruhe, nach Gehen. [CK 1298]

– Zerschlagenheits-Schmerz in den Oberschenkel-Muskeln, beim Gehen. [CK 1299]

Jücken an den Oberschenkeln (n. 12 T.). [CK 1300]

Heftiges Jücken am Untertheil des Oberschenkels, Nachts. [CK 1301]

Stechendes Jücken an einer kleinen Stelle des linken Oberschenkels (n. 20 T.). [CK 1302]

Fein stechendes Jücken an den Oberschenkeln. [CK 1303]

Brennendes Jücken am linken Oberschenkel, von früh bis Abend. [CK 1304]

Ausschlags-Blüthen an den Oberschenkeln (n. 11 T.). [CK 1305]

Im Knie ein Gefühl, als könne sie das Bein nicht genug ausstrecken (n. 16 T.). [CK 1306]

Schmerz in der Kniescheibe, beim Aufstehen vom Sitze (d. 4. T.) (*Rl.*). [CK 1307]

– Schmerz der Kniee beim Drehen, Wenden und Befühlen. [CK 1308]

– Schmerz im linken Kniegelenke, selbst in der Ruhe. [CK 1309]

Verrenkungs-Schmerz im rechten Knie (n. 14 T.). [CK 1310]

– Verrenkungs-Schmerz an der linken Kniescheibe, im Sitzen, der sich im Gehen und Stehen verlor (n. 12 St.) (*Lgh.*). [CK 1311] Beim Sitzen, Verrenkungsschmerz an der linken Kniescheibe, welcher bei Berührung, beim Gehen und Stehen sich verlor (n. 12 St.). [RAL (196)]

Spannen unterhalb der Kniee, beim Kauern (Niederducken). [CK 1312]

Drückender Schmerz in den Knieen. [CK 1313]

Dumpfer Druckschmerz in der Kniescheibe. [CK 1314]

Ziehschmerz um's Knie, gleich über der Kniekehle. [CK 1315]

– Ziehender klammartiger Schmerz auf der Kniescheibe (n. 2 T.) (*Fr.*). [CK 1316; RAL (197)]

Reißen und Spannen an der Inseite des Kniees, beim Aufstehen vom Sitze. [CK 1317]

Flüchtige Risse in den Knieen. [CK 1318]

Stechender und pochender Schmerz im linken Knie, früh, mehr im Sitzen, als beim Gehen; er mußte hinken. [CK 1319]

– Scharfe Stiche im rechten Knie-Gelenke (n. 4 St.) (*Wl.*). [CK 1320; RAL (194)]

Stiche im linken Knie, ½ Stunde lang (d. 5. T.). [CK 1321]

Zerschlagenheits-Schmerz im Knie (d. 10. T.). [CK 1322]

– Zerschlagenheits-Schmerz dicht unter der Kniescheibe, beim Gehen im Freien (n. 13 St.) (*Lgh.*). [CK 1323] Beim Gehen im Freien, Zerschlagenheitsschmerz nahe unter der Kniescheibe (n. 13 St.). [RAL (195)]

Taubheits-Gefühl in den Knieen, im Nachmittags-Schlummer, das beim Erwachen wieder verging. [CK 1324]

Schweiß der Kniee. [CK 1325]

[–] Geschwulst der Kniee. [CK 1326; RAL 22]

– Unterhalb der Kniescheibe eine entzündete Geschwulst. [CK 1327] Unterhalb beider Kniescheiben, eine entzündete Geschwulst. [RAL 21]

Der Unterschenkel schmerzt in der Wade beim Gehen und Auftreten, beim Berühren und beim Biegen des Fußes. [CK 1328]

Schmerz, wie von Verstauchung in den vordern Schienbein-Muskeln, beim Gehen (n. 21 T.). [CK 1329]

Spannen in der Wade. [CK 1330]

Strammen im Unterschenkel, vom Fuße bis zum Knie, als ob das Bein eingeschlafen wäre (während eines drückenden Magenkrampfes). [CK 1331]

Klamm im rechten Unterschenkel, eine Stunde lang, mit Einwärtsdrehung und Krümmung des Fußes (n. 4 T.). [CK 1332]

Klamm in den Muskeln neben dem Schienbeine, Nachts. [CK 1333]

– Klammschmerz dicht neben der Schienbeinröhre, im Sitzen (*Lgh.*). [CK 1334] Klammartiger Schmerz dicht neben der Schienbeinröhre (beim Sitzen) (n. 36 St.). [RAL (199)]

Heftiger Klamm in der Wade, Nachts. [CK 1335]

Klamm in den Waden und Kniekehlen, beim Ausstrecken des Beines (im Stiefel-Anziehen), der beim Krümmen des Beines nachläßt, beim Ausstrecken aber wiederkommt. [CK 1336]

Klamm in der Wade und dem Fuße, wenn er sich stark bewegt, mit Stichschmerz. [CK 1337]

Stumpfer Druckschmerz in den Muskeln neben dem Schienbeine, beim Gehen. [CK 1338]

– Drückender Schmerz am linken Schienbeine, nahe beim Fußgelenke, beim Gehen im Freien (n. 52 St.) (*Lgh.*). [CK 1339; RAL (202)]

– Absetzender Druckschmerz auf der Wade (*Fr.*). [CK 1340] Absetzend drückender Schmerz auf der Wade. [RAL (201)]

Ziehender und zermalmender Schmerz im Schienbeine. [CK 1341]

Reißendes Ziehen in der Wade. [CK 1342]

[–] Reißendes Zucken vorn am Unterschenkel, unter dem Knie, in der Ruhe (*Wl.*). [CK 1343; RAL (200)]

Aufzucken des Unterschenkels. [CK 1344]

Schneiden über das Schienbein. [CK 1345]

Stechen und Schwäche in der Wade. [CK 1346]

– Zerschlagenheits-Schmerz der Unterschenkel, wie übermüdet; er muß sich oft von einer Stelle zu andern setzen (*Wl.*). [CK 1347] Zerschlagenheitsschmerz der Unterschenkel, wie ermüdet; er muß sich oft von einer Stelle zu der andern setzen. [RAL (203)]

Ein stichlichtes Kriebeln an den Unterschenkeln. [CK 1348]

Viel Jücken an den Unterschenkeln und Füßen. [CK 1349]

– Jücken unter beiden Waden. [CK 1350]

Ein brennendes Jücken am rechten Schienbeine (*Rl.*). [CK 1351]

Rothlauf-Entzündung und Geschwulst des Unterschenkels, mit Frost des Körpers. [CK 1352]

Große, dunkelrothe, jückende Flecke an den Unterschenkeln, mit etwas Geschwulst daran. [CK 1353]

Rothe Striefe auf dem Schienbeine, die aus Frieselkörnern besteht, mit argem Jücken, und Brennen nach Reiben (n. 7 T.). [CK 1354]

Mehr Geschwüre an den Unterschenkeln (n. 7 T.). [CK 1355]

Im Fußgelenke, Schmerz, als wäre es zerbrochen, beim Gehen, vorzüglich Nachmittags. [CK 1356]

Schmerz im rechten Fußknöchel, beim Auftreten, als wolle sich der Fuß ausrenken. [CK 1357]

Verrenkungs-Schmerz im linken Fuße (n. 13 T.). [CK 1358]

Schmerz, wie zu fest gebunden, über dem linken Fußgelenke. [CK 1359]

Spannung in beiden innern Fußknöcheln. [CK 1360]

Klamm in der linken **Fußsohle.** [CK 1361]

– Klamm in den Sohlen, nach einigem Gehen, was beim längeren Gehen sich bessert und im Sitzen vergeht. [CK 1362] Klamm in den Fußsohlen, nach einigem Gehen, was nach längerem Gehen sich bessert, beim Sitzen aber vergeht. [RAL 27]

– Klamm in den Sohlen und Zehen, Nachts, und am Tage beim Stiefel-Anziehen (n. 11 T.). [CK 1363] Schmerzhafter Klamm in den Fußsohlen und den Zehen, bloß Nachts (n. 11 Tagen). [RAL 25] Schmerzhafter Klamm in den Fußsohlen beim Vorbiegen des Unterfußes, wie beim Stiefel-Anziehen. [RAL 26]

– Klammschmerz in der linken Fußsohle (n. 5 St.) (*Htn.*). [CK 1364] Klammartiger Schmerz in der Mitte der linken Fußsohle, mehr nach dem äußern Rande zu (n. 5¼ St.). [RAL (206)]

[–] Arges Reißen in den Fußsohlen. [CK 1365] In den Fußsohlen arges Reißen. [RAL 28]

Arges Schneiden an der äußern Seite der rechten Fußsohle, Abends und die ganze Nacht hindurch (n. 10 St.). [CK 1366]

Schmerzhafte Empfindlichkeit der Fußsohlen, selbst im Zimmer, wie erweicht von heißem Wasser, mit großer Schmerzhaftigkeit beim Gehen. [CK 1367]

Unterköthigkeits-Schmerz in den Fußsohlen. [CK 1368]

Brennen in den Fußsohlen. [CK 1369]

Brennen der Füße, Abends. [CK 1370; RAL 24: in Klammern]

Plötzlich ganz heißes Gefühl auf dem linken Fußrücken und am Beine, als wenn sie da ganz heiß angehaucht würde. [CK 1371]

Schwitzen der Füße. [CK 1372]

Schweiß der Füße, gegen Abend. [CK 1373]

Entzündungs-Geschwulst auf dem linken Fußrücken, mit brennendem Schmerze und starkem Jücken umher. [CK 1374]

[–] Geschwulst der Füße, 11 Tage lang. [CK 1375] Geschwulst der Unterfüße (11 Tage lang). [RAL 23]

– Geschwulst des äußern Knöchels am linken Fuße. [CK 1376]

Jücken um die Fußgelenke und unter den Waden (n. 13 T.). [CK 1377]

Jücken im Knöchel des kranken Fußes. [CK 1378]

Heftiges brennendes Jücken an den Knöcheln des rechten Fußes, von früh bei Abend (n. 15 T.). [CK 1379]

Blasen entstehen an der linken Ferse, im Gehen, die zu einer Art großen Blutschwäres werden, stechenden und jückenden Schmerzes (n. 8 St.). [CK 1380]

Die Zehen schmerzen, wie von Stiefel-Druck (*Rl.*). [CK 1381]

Heftiger Schmerz an der Spitze des rechten großen Zehes (n. 21 T.). [CK 1382]

Klamm in den Zehen. [CK 1383]

Sichtbares Zucken im linken großen Zeh, Abends im Bette. [CK 1384]

Reißen in den Zehen. [CK 1385]

Reißen im großen Zeh (*Rl.*). [CK 1386]

Flüchtige Risse in den Zehen. [CK 1387]

Stiche im großen Zeh. [CK 1388]

– Heftiger Stich im linken kleinen Zeh, wie außerhalb desselben (n. 14 St.) (*Htn.*). [CK 1389] Heftiger Stich in der rechten kleinen Zehe, der aber außerhalb der Zehe zu seyn scheint (n. 14 St.). [RAL (205)]

– Scharfe Stiche im hintern Gelenke des großen Zehes, in der Ruhe (n. 24 St.) (*Wl.*). [CK 1390; RAL (207)]

– Absetzende, klammartige Nadelstiche in den Zehen des rechten Fußes, im Sitzen und Stehen, beim Gehen aber verschwindend (n. ½ St.) (*Lgh.*). [CK 1391] **Beim Sitzen und Stehen absetzende, klammartige Nadelstiche in den Zehen des rechten Fußes, welche beim Gehen verschwinden** (n. ½ St.). [RAL (204)]

Heftiges Brennen in der Spitze des großen Zehes (n. 21 T.). [CK 1392]

Unter den Nägeln der großen Zehen, brennender Druck. [CK 1393]

In den Hühneraugen, wundartiger, brennender Schmerz. [CK 1394]

■ **Allgemeines und Haut**

Ueber den ganzen Körper, Gefühl schmerzhafter Spannung. [CK 1395]

Fippern der Muskeln. [CK 1396]

Schmerzloses Zucken einzelner Glieder, am Tage. [CK 1397]

Einzelne, unwillkürliche Bewegungen und Zucke im rechten Oberschenkel, in der linken Schulter und dem linken Arme. [CK 1398]

Ziehender Druck in den Gelenken (*Rl.*). [CK 1399]

Schmerzloses Ziehen in den Gliedern, Nachmittags. [CK 1400]

Reißen in den Gliedern. [CK 1401]

Reißen in Armen und Beinen, doch stets nur auf einer kleinen Stelle. [CK 1402]

Brennen in den Handflächen und Fußsohlen. [CK 1403]

Stiche in den Oberarmen, unter den Armen, im Rücken und in den Beinen. [CK 1404]

Eingeschlafenheit der Hände und Füße. [CK 1405]

Eingeschlafenheit der Theile, auf denen er im Nachmittags-Schlafe gesessen hatte. [CK 1406]

Lähmiger Zerschlagenheits-Schmerz der Röhrknochen und der Gelenke der Beine, so wie des Kreuzes, bei Bewegung; auch im Sitzen und Stehen schmerzt das Kreuz wie zerschlagen, und die Muskeln der Beine thun beim Befühlen weh. [CK 1407]

Leichtes Verheben; von schwerem Heben gleich Schmerz im Kreuze. [CK 1408]

Die Schmerzen sind sehr lebhaft, aber bald vorübergehend. [CK 1409]

Das chronische Leiden wird einen Tag um den andern schlimmer und besser. [CK 1410]

[–] Nach Arbeit und Waschen im Wasser verschlimmern und erneuern sich die Beschwerden. [CK 1411] Nach Arbeit in Wasser und Waschen, Verschlimmerung der Zufälle. [RAL 29]

Blut-Wallungen. [CK 1412]

Zweimal warmes Ueberströmen des Blutes von der Herzgrube aus, bis zum Kopfe. [CK 1413]

Sehr erhitzt, früh, nach dem Aufstehen. [CK 1414]

Wallung des Blutes nach Kopf und Brust, nach schmerzhafter Steifheit im Rückgrate. [CK 1415]

Andrang des Blutes nach dem Kopfe, mit Blut-Abgang aus dem After, mehre Tage nach einander. [CK 1416]

Er fühlt Bedürfniß, viel zu gehen. [CK 1417]

Unruhe, daß sie Hände und Füße bewegen mußte. [CK 1418]

Große Unruhe, Abends, besonders in den Beinen; er kann sie nicht still liegen lassen. [CK 1419]

Unruhige Bewegungen im ganzen Körper, von unbefriedigtem Aufstoßen. [CK 1420]

Zittern, früh. [CK 1421]

Aengstliches Zittern, mit Mattigkeit. [CK 1422]

Fortdauerndes Zittern am ganzen Körper, welches schlimmer ward, wenn er an die freie Luft kam. [CK 1423]

Große Schwerfälligkeit des Körpers. [CK 1424]

Krankheits-Gefühl im ganzen Körper; sie muß viel spucken und scheut die freie Luft (n. 22 T.). [CK 1425]

Großes Verlangen, sich mesmeriren zu lassen. [CK 1426]

Unbehaglichkeit, Abends, wie vor einem Wechselfieber-Anfalle. [CK 1427]

Große Angegriffenheit; Hände und Füße oft kalt, Blässe des Gesichtes und öfteres Herzklopfen; was Alles sich von Körper-Bewegung legte. [CK 1428]

Anfall von allgemeiner Abgeschlagenheit, mit Eingenommenheit des Kopfes, Schwindel, Kreuzschmerz und Frost am ganzen Körper, 6 Stunden lang (n. 22 St.). [CK 1429]

Ueber einen kleinen Nadelstich in den Finger erschrickt sie so sehr, daß es ihr übel ward, Zunge, Lippen und Hände ganz weiß und kalt, mit Kälte der Stirn und des Gesichtes, unter Verdunkelung des Gesichtes, Unruhe, überlaufender Hitze und Zittern; sie mußte sich legen (Mesmeriren half schnell.) (n. 18 T.). [CK 1430]

Unter Schwarzwerden vor den Augen überfiel es ihn, Abends (von 7 bis 9 Uhr), viermal plötzlich wie ein süßer Schlaf mit Uebelkeit, die auch im Liegen noch anhielt, doch ohne Erbrechen. [CK 1431]

Ohnmachts-Anfall, Abends, mit Schwarzwerden vor den Augen, im Sitzen. [CK 1432]

Ohnmachts-Anfall, mit Kälte und undeutlichem Sehen (n. 3 T.). [CK 1433]

Ohnmachts-Anfall mit großen Schweißtropfen im Gesichte. [CK 1434]

Hinfälligkeit und Mattigkeit in den Gliedern, besonders in den Knieen. [CK 1435]

Sehr kraftlos. [CK 1436]

Schwäche in den Oberschenkeln und Schößen, beim Gehen. [CK 1437]

Er wird bei körperlicher Anstrengung sehr bald müde. [CK 1438]

Nach Fußbewegung wird er bis zum Fieber ermüdet, und bekommt Frösteln und Durst darauf. [CK 1439]

Beim Spazieren, große Kraftlosigkeit, besonders in den Beinen, mit mattem Schweiße. [CK 1440]

Sie konnte die Treppe nicht steigen und ward davon ganz erschöpft (n. 14 T.). [CK 1441]

Von Sprechen wird sie schwach; sie muß aufhören. [CK 1442]

Schwäche, am Tage, in so hohem Grade, daß sie kaum wußte, wie sie den drückenden, mit Aengstlichkeit verbundenen Zustand ertragen sollte; nur Einathmen frischer, freier Luft that wohl und stärkte (n. 12 T.). [CK 1443]

Sie lag 10 Tage in der größten Abspannung, daß sie sich weder bewegen, noch beschäftigen konnte; unter den heftigsten Lach-Krämpfen. [CK 1444]

Fallsucht-Anfall; bei Hände-Arbeit im Stehen fiel er plötzlich seitwärts, ohne Bewußtseyn, zu Boden, und fand sich dann, nach wiedergekehrtem Besinnen, liegend mit ausgestreckten Armen; darauf erfolgte Hitze und etwas Schweiß (n. 9 T.). [CK 1445]

Große Empfindlichkeit gegen kalte Luft; die Füße sind Abends wie abgestorben. [CK 1446]

Bei geringem Gefühle kalter Luft, Gänsehaut an den Ober- und Unterschenkeln so stark, daß es schmerzhaft war. [CK 1447]

Die feuchte, freie Luft bekommt ihr nicht; es fällt ihr gleich auf die Haut. [CK 1448]

Große Verkältlichkeit. [CK 1449]

Verkältungs-Zustand: Steifheit des Genickes und der Halsmuskeln, Stechen im Halse und im Kopfe, über den Augen, und Husten (bald.). [CK 1450]

Von jedem Gehen im Freien wird sie traurig und muß weinen. [CK 1451]

Beim Gehen im Freien, drückender Kopfschmerz im Scheitel, der bis zum Schlafengehen anhielt. [CK 1452]

Beim Gehen im Freien, sichtbare Aufblähung des Unterleibes. [CK 1453]

Beim Spazieren, Herzklopfen und Brustschmerz (n. 19 T.). [CK 1454]

Beim Spazieren, ziehende Empfindung durch den ganzen Körper, bis in den Kopf, die zum Sitzen nöthigt (n. 30 T.). [CK 1455]

Nach Gehen im Freien, bohrender Schmerz, äußerlich in der linken Stirnseite. [CK 1456]

Nach einem Spaziergange, unwohl, heiser, mit Brust-Beengung. [CK 1457]

Die ganze Haut des Körpers ist bei Berührung sehr empfindlich, am meisten in den Füßen. [CK 1458]

[–] Jücken am ganzen Körper (n. 23 T.). [CK 1459] **Jücken am ganzen Körper,** auch am Tage (n. 5, 23 Tagen). [RAL 30]

Starkes Jücken der schwitzenden Theile, besonders zwischen den Schulterblättern. [CK 1460]

Heftiges Jücken, Abends im Bette, auf dem Rücken, in der Herzgrube, am Halse, am Kinne, im linken Auge, auf dem Haarkopfe, am Schamberge und am Hodensacke. [CK 1461]

Jücken am Munde, an der Nase und am Hintern. [CK 1462]

Jücken auf trockner, heißer Haut, als wäre sie mit Salz und Asche bestreut. [CK 1463]

Brennen in der Haut, mit Jücken, den halben Rücken heran, an den Hinterbacken und der hintern Fläche der Oberschenkel (n. 10 T.). [CK 1464]

Stechen in der Haut, wie von Nadeln. [CK 1465]

Nessel-Ausschlag, welcher immer an kühler Luft vergeht. [CK 1466]

Jückender Blasen-Ausschlag am ganzen Körper, besonders über den Hüften. [CK 1467]

Ausschlag rother, erhabener Flecke, von der Größe einer Linse und größer, meist an den Wangen und Ellenbogen, mit großer Hitze, vielem Durst und wenig Appetit; den dritten Tag schwanden sie und hinterließen dunkle, wie mit Blut unterlaufene Flecke (bei einem Säuglinge, dessen Mutter *Calcar.* genommen) (*Sr.*). [CK 1468]

Schorfige Stellen am Unterschenkel, mit Brennen am Tage (n. 24 St.). [CK 1469]

Die Flechten kommen schnell wieder zum Vorschein. [CK 1470]

Die ehemaligen Flechten unter beiden Achselgruben, in der linken Ellenbogen-Beuge und der Kniekehle kommen nach 20 Tagen wieder hervor. [CK 1471]

– An der Stelle der Jahre lang vergangenen Flechte entsteht wieder Jücken (n. 5 T.). [CK 1472] Bringt Jücken an der Jahre lang vergangenen Flechten-Stelle wieder hervor, schon nach 5 Tagen. [RAL 31]

Ein altes Geschwür am Schenkel schmerzt nur klopfend, mit Reißen drum herum, und fängt an, wie faule Eier zu stinken (n. 7 T.). [CK 1473]

Unheilsame, süchtige Haut; selbst kleine Verletzungen gehen in Eiterung über und wollen nicht wieder heilen. [CK 1474]

Viele ganz kleine **Warzen entstehen hier und da.** [CK 1475]

Warzenähnliche Auswüchse (hinter den Ohren) entzünden sich und werden zu Geschwüren. [CK 1476]

Eine Warze in der Ellenbogen-Beuge entzündete sich, schmerzte wie Blutschwär, vertrocknete dann und schwand. [CK 1477]

Ungewöhliche Mattigkeit, die beim Gehen besser ward. [CK 1478]

Große, allgemeine Mattigkeit, Abends, eine halbe Stunde lang. [CK 1479]

■ Schlaf, Träume und nächtliche Beschwerden

Müdigkeit mit Gähnen (n. 4 T.). [CK 1480]

Oefteres Gähnen. [CK 1481]

Lang anhaltendes, fast unerschöpfliches Gähnen, und darauf erschütterndes Klopfen im Kopfe, Unterleibe und in der Brust, mit starker Hitze im Gesichte. [CK 1482]

Anhaltendes Gähnen, mit Schläfrigkeit (n. 4 T.). [CK 1483]

– Häufiges Gähnen, als wenn er nicht ausgeschlafen hätte (n. 56 St.) (*Lgh.*). [CK 1484; RAL (208)]

Neigung zum Dehnen, früh. [CK 1485]

Schläfrigkeit, früh. [CK 1486]

Noch schläfrig und müde, früh, wenn er aufstehen soll, er kann sich fast nicht ermuntern. [CK 1487]

Nicht gut zu ermuntern, früh, beim Erwachen. [CK 1488]

– Große Schläfrigkeit, früh, mit Verdrießlichkeit und drückendem Kopfschmerze um die ganze Stirne (n. 2 T.) (*Fr.*). [CK 1489] Früh, große Schläfrigkeit und Verdrießlichkeit, mit drückendem Kopfschmerz um die ganze Stirne (n. 2 Tagen). [RAL (210)]

Tages-Schläfrigkeit und Müdigkeit; er schlief Vormittags mehrmals ein (n. 9 T.). [CK 1490]

Mittags sehr langer Schlaf. [CK 1491]

Den ganzen Tag sehr müde und schläfrig (n. 11 T.). [CK 1492]

Den Tag über schläfrig und matt, mit Frost und Kopfschmerz. [CK 1493]

– Sehr schlafmüde am Tage; er kann aber nicht zum Schlafen kommen. [CK 1494]

Abends sehr zeitig schläfrig (n. 3 St.). [CK 1495]

Abends Schlafmüdigkeit in allen Gliedern, mit Frost; er konnte sich des Schlafes nicht erwehren, schlief aber doch nicht fest, sondern erwachte immer wieder, 16 Stunden lang; früh, viel Schweiß, und Trockenheit im Halse, ohne Durst (n. 4 T.). [CK 1496]

– Abends große Schläfrigkeit und Verdrießlichkeit (*Fr.*). [CK 1497] Gegen Abend, große Schläfrigkeit und Verdrießlichkeit. [RAL (209)]

Oft sehr spätes Einschlafen, Abends. [CK 1498]

Er kann Nachts vor 2, 3 Uhr nicht einschlafen. [CK 1499]

Kann Nachts nicht einschlafen, und, eingeschlafen, wacht sie doch bald wieder auf. [CK 1500]

Sie kann, wenn sie spät zu Bette geht, nicht einschlafen, sie ist wie aus der Ruhe gekommen. [CK 1501]

Er kann Abends lange nicht einschlafen; es ist ihm zu heiß, ob er gleich nur leicht bedeckt ist, im kalten Zimmer (n. 11 T.). [CK 1502]

– Er konnte fast die ganze Nacht nicht einschlafen, warf sich viel herum und schwitzte über den ganzen Körper (n. 10 St.) (*Lgh.*). [CK 1503] Unruhiger Schlaf; er konnte fast die ganze Nacht hindurch nicht einschlafen und bei vielem Herumwerfen schwitzte er allmählig über den ganzen Körper (n. 10 St.). [RAL (214)]

Er wirft sich die ganze Nacht im Bette herum. [CK 1504]

Wegen Lebhaftigkeit des Geistes kann er vor Mitternacht nicht einschlafen. [CK 1505]

Schweres Einschlafen wegen unwillkürlich vieler Gedanken. [CK 1506]

Er kann Abends lange nicht einschlafen und sich von theils üppigen, theils ärgerlichen Gedanken nicht losmachen; auch früh nach dem Erwachen noch verfolgen sie ihn. [CK 1507]

Unruhiges Wachen, Abends im Bette, voll grausiger Phantasiebilder (d. 6. N.) [CK 1508]

– Vor dem Einschlafen, Abends, ängstliche Gedanken, welche vergingen und wieder kamen; dabei hielt er die Gegenstände umher für andere, fürchtete das Dunkel und bestrebte sich, in das Helle zu sehen; was Alles sich nach Blähungs-Abgange legte. [CK 1509]

Beim Einschlafen Phantasie-Täuschung, als höre sie ein Poltern und Klappern über ihrem Bette, wovon sie ein Schauder überlief. [CK 1510]

Sobald sie die Augen, Abends, im Bette, schließt, kommen ihr schwärmerische Vorstellungen vor die Phantasie. [CK 1511]

Beim Schließen der Augen erscheinen fatale Gesichter. [CK 1512]

Beim Niederlegen, Abends (sobald sie den Kopf niedergelegt hat), dumpfer Zahnschmerz, eine Stunde lang, dann Schlaf. [CK 1513]

Vor dem Einschlafen, Abends im Bette, Herzklopfen und Beängstigung. [CK 1514]

Beim Einschlafen, Abends, Aufzucken des Oberkörpers, mit Rucken bis in den Kopf; darauf Sumsen und Zischen im Ohre. [CK 1515]

Nachts sehr ängstlich und schwärmerisch, sie erschrickt im Traume und ängstigt sich darauf, beim Erwachen, noch darüber, mit Zittern (n. 20 T.). [CK 1516]

Nachts, Angst, als sey oder werde sie närrisch; dann, einige Minuten, Schüttelfrost, und darauf Gefühl im Körper von Vernichtung, wie zerschlagen. [CK 1517]

Nachts kommen ihr schauderige Dinge vor, die sie nicht abwehren kann. [CK 1518]

Nachts, bald nach dem Einschlafen, richtet er sich im Bette auf und beschäftigt sich, bei offnen Augen, mit den Händen, ohne Bewußtseyn. [CK 1519]

Nachts viel Wallung im Blute und viele Träume. [CK 1520]

Nachts Wallung im Blute mit unruhigem Schlafe, besonders während der Regel. [CK 1521]

Nachts, bei unruhigem Schlafe, Herzklopfen. [CK 1522]

Nachts, innere Hitze, besonders in den Füßen und Händen, **und früh, trockne Zunge,** ohne Durst, mit äußerer Hitze des Kopfes (d. 6. 7. T.). [CK 1523]

Nachts, heftiger Schwindel mit Flirren vor den Augen, was bis Mitternacht anhielt. [CK 1524]

Nachts, Betäubung im Kopfe, worüber er erwacht, und die immer stärker wird, fast bis zur Ohnmacht, darauf Zittern in den Gliedern und anhaltende Mattigkeit, daß er nicht wieder einschlafen kann. [CK 1525]

Alle Nächte, beim Erwachen, Jücken auf dem Kopfe. [CK 1526]

Nachts, reißender Schmerz im Zahnfleische, und beim Zusammenbeißen Gefühl wie von Lockerheit der Zähne. [CK 1527]

Nachts bohrend ziehender Schmerz in den meisten Backenzähnen. [CK 1528]

Nächtlicher Zahnschmerz, mehr wie Druck oder Andrang des Blutes nach den Zähnen, gleich nach dem Niederlegen beginnend (d. ersten 3 Nächte). [CK 1529]

Nachts, beim Liegen, arges Aufstoßen; sie mußte aufstehen, um sich zu erleichtern. [CK 1530]

Die Nächte, beim Erwachen, Aufstoßen. [CK 1531]

Nachts, Magenkrampf, worüber er erwacht. [CK 1532]

Nachts, viel Leibschmerzen, ohne Durchfall (n. 12 T.). [CK 1533]

Mehre Nächte, viel Blähungs-Anhäufung im Unterleibe (n. 5 T.). [CK 1534]

Nachts, beim Anfange des Schlafes, verstorren ihm die Achselgelenke; er mußte die Arme über den Kopf legen. [CK 1535]

Nachts, zuckender oder stechender Schmerz im Arme und Handgelenke, der am Schlafe hindert. [CK 1536]

Nachts, Mattigkeit in den Knieen. [CK 1537]

Nachts, Brennen in den Fußsohlen. [CK 1538]

Nachts, Ziehschmerz in den Füßen, worüber sie erwacht. [CK 1539]

Im Schlafe hat sie die Arme über den Kopf gelegt. [CK 1540]

Schnarchendes Stöhnen die ganze Nacht in unbesinnlichem, unerwecklichen Schlummer, mit stetem Herumwerfen; vor dem Einschlafen starker Schweiß im Gesichte. [CK 1541]

Im Schlafe kauet er oft und schluckt dann. [CK 1542]

Im Mittagsschlafe, im Sitzen, Herzklopfen, worüber er erwacht. [CK 1543]

Sprechen im traumvollen Schlafe (n. 10 T.). [CK 1544]

Sprechen im Schlafe, im Taumel, bei Unruhe von Träumen und Hitze. [CK 1545]

Schreien die Nacht, im unruhigen Schlafe. [CK 1546]

Unruhiger Schlaf mit Schweiß. [CK 1547]

Unruhiger Schlaf gegen Morgen (n. 15 T.). [CK 1548]

Unruhe im Körper läßt sie nicht lange auf einer Stelle liegen. [CK 1549]

Unruhiger Halbschlaf, Nachts, mit trockner Hitze, Verwirrung im Kopfe, wie im Fieber und stetem Erwachen. [CK 1550]

– Unruhiger Schlaf, mit Sprechen darin und öfterem Erwachen (*Htn.*). [CK 1551] Nachts ist er sehr unruhig, wacht öfters auf, spricht laut im Schlafe, weiß aber am Morgen nichts davon. [RAL (213)]

Oefteres Erwachen aus dem Schlafe. [CK 1552]

– Unter Hin- und Herwerfen erwacht er öfters aus dem Schlafe; er glaubt verkehrt im Bette zu liegen (*Lgh.*). [CK 1553] Oefteres Aufwachen aus dem Schlafe, mit Hin- und Herwerfen; er glaubte, verkehrt im Bette zu liegen (n. 23 St.). [RAL (211)]

– Oefteres Erwachen aus dem Schlafe, wie von Störung (*Lgh.*). [CK 1554] Oefteres Aufwachen aus dem Schlafe, wie von Störung (n. 20 St.). [RAL (212)]

– Oefteres Erwachen aus dem Schlafe, als ob er schon ausgeschlafen hätte (*Lgh.*). [CK 1555; RAL (215)]

Kurzer Schlaf, sie kann von 12 Uhr an nicht mehr schlafen, sondern wirft sich unruhig herum. [CK 1556]

Schlaf nur von 11 bis 2, 3 Uhr; dann kann sie nicht mehr schlafen und ist bloß munter. [CK 1557]

Aengstliches Erwachen, nach Mitternacht, mit schwerem Athem (n. 12 T.). [CK 1558]

Aengstliches Erwachen die Nacht, öfters aus ängstlichen Träumen (n. 36 St.). [CK 1559]

Aufschreien und Auffahren aus ängstlichen Träumen. [CK 1560]

Aufschrecken, Abends, bald nach dem Einschlafen, bis zum Munterwerden. [CK 1561]

Das Kind richtet sich nach Mitternacht im Bette auf und ruft: Vater! fängt an zu schreien und will aufspringen; je mehr man ihm zuredet, desto ärger wird Geschrei und Gegenwehr; es wälzt sich auf der Erde und will sich nicht anfassen lassen. [CK 1562]

Beim Erwachen, früh, wüste im Kopfe. [CK 1563]

Beim Erwachen, früh, Eingenommenheit des Kopfes, mit Beben durch den ganzen Körper und Blutdrang nach dem Kopfe. [CK 1564]

Beim Erwachen, früh, nach unruhigem Schlafe, Wallung im Blute; mehre Morgen (d. ersten Tage.). [CK 1565]

Beim Erwachen, früh, aus unruhigem Schlafe, Rollen des Blutes in allen Adern, die auch angelaufen sind, mit Zerschlagenheits-Gefühl im ganzen Körper. [CK 1566]

Nach dem Erwachen, früh, unerquickt. [CK 1567]

Beim Erwachen aus tiefem Schlafe, früh, sehr erschöpft, so daß der Schlummer-Zustand selbst nach dem Aufstehen aus dem Bette noch fortdauerte. [CK 1568]

Traumvoller Nachtschlaf. [CK 1569]

Lebhafte Träume, alle Nächte. [CK 1570]

– Lebhafte, verworrene, unerinnerliche Träume (*Lgh.*). [CK 1571; RAL (219)]

– Lebhafte Träume voll Streit und Zank (*Lgh.*). [CK 1572; RAL (217)]

– Viele lebhafte Träume ehemaliger Begebenheiten, mit langem, tiefen Morgenschlafe (*Wl.*). [CK 1573] Langer, fester Morgenschlaf, unter vielen, lebhaften Träumen von unschuldigen, ehemaligen Begebenheiten. [RAL (216)]

Verwirrte, ängstigende Träume. [CK 1574]

Halb wachende Träume, Abends, bald nach dem Einschlafen, mit großer Beängstigung. [CK 1575]

Aengstliche und schreckhafte Träume, von denen er beim Erwachen nicht loskommen kann. [CK 1576]

Aengstlicher Traum, daß er von einem Hunde gebissen werde, worüber er erwacht, darauf schläft er wieder ein und erwacht über einen gleich ängstlichen Traum wieder, und so mehrmals die Nacht. [CK 1577]

Mehre ängstliche Träume in einer Nacht, sieben Nächte nach einander. [CK 1578]

Aengstlicher Traum gegen Morgen, von Feuer und Mord. [CK 1579]

Schreckhafte Träume die ganze Nacht, und zuletzt ein wohllüstiger Traum, mit einer (höchst seltenen) Pollution (n. 10 T.). [CK 1580]

Schreckhafter Traum, als falle er oder werde herabgeworfen. [CK 1581]

– Schauderige, fürchterliche Träume (*Lgh.*). [CK 1582] Träume schauderlich fürchterlichen Inhalts. [RAL (218)]

Träume von Todten und Leichengeruch. [CK 1583]

– Träume von Kranken und Leichen, mit heftigem Weinen im Schlafe (bei einer sonst nie Träumenden) (*Stf.*). [CK 1584]

■ **Fieber, Frost, Schweiß und Puls**

Schneller Puls, ohne Fiebergefühl. [CK 1585]

Große innere Frostigkeit; sie muß die kalten Hände einwickeln, die Füße aber sind warm. [CK 1586]

Große stete Frostigkeit, mit vielem Durste. [CK 1587]

Sie friert, wenn sie aus dem Bette kommt. [CK 1588]

Sehr frostig, Abends. [CK 1589]

Innerer Frost, mit Unruhe und zitteriger Angst. [CK 1590]

– Oefteres Frösteln bei gelber Hautfarbe. [CK 1591]

Frost, Abends, mehre Stunden lang (n. 10 St. u. 13 T.). [CK 1592]

Zwei Abende, viertelstündiger Frost, ohne Hitze darauf und ohne Schweiß. [CK 1593]

Frost, Abends im Bette. [CK 1594]

Frost, Abends im Bette, daß er, mit Federbetten zugedeckt, sich doch nicht erwärmen konnte, gleich wie von Mangel an Lebenswärme (n. 30 T.). [CK 1595]

Frostschauder, Nachts. [CK 1596]

Schauder, erst über das Gesicht, mit Sträuben der Kopfhaare, dann über den ganzen Körper, mit Frostgefühl (*Rl.*). [CK 1597]

– Schauder über den ganzen Rücken (n. 24 St.) (*Lgh.*). [CK 1598] Fieberschauder über den ganzen Rücken (n. 25 St.). [RAL (222)]

– Schauder über den ganzen Körper, als wenn er sich verkältet hätte, mit öfterem Gähnen (*Lgh.*).

[CK 1599] Fieberschauder über den ganzen Körper, mit öfterm Gähnen, ohne Durst und ohne Hitze drauf (n. 2½ St.). [RAL (220)] Frostschauder über den ganzen Körper, als wenn er sich erkältet hätte (n. ³/₄ St.). [RAL (221)]

– Schauder über den ganzen Körper, mit Wärme oder Hitze der Stirn und des Gesichtes, und kalten Händen (n. 3 u. 48 St.) (*Lgh.*). [CK 1600] Fieberschauder über den ganzen Körper, mit kalten Händen, bei warmem Gesichte (n. 48 St.). [RAL (223)] **Fieberschauder über den ganzen Körper, bei warmer Stirne, heißen Wangen und eiskalten Händen, ohne Durst** (n. 2 St.). [RAL (224)]

Hitzegefühl im Innern des Körpers. [CK 1601]

Oft fliegende Hitze. [CK 1602]

Fliegende Hitze, wohl 2, 3 Mal täglich, überall, doch am meisten im Gesichte und den Händen; sie überfällt sie im Sitzen, wie von Angst, mit Schwitzen des Gesichtes und der Hände 10 bis 15 Minuten lang. [CK 1603]

Hitze, mehre Abende, von 6 bis 7 Uhr. [CK 1604]

– Abends, beim Niederlegen, äußere Hitze, bei innerm Froste (n. 72 St.). [CK 1605; RAL (225)]

Nachts, trockene Hitze (n. 12 St.). [CK 1606]

– Nachts, viel Hitze und kurzer Athem. [RAL 33]

Gegen Morgen, trockene Hitze (n. 6 T.). [CK 1607]

Hitze in der Brust und dem Kopfe, bei Frost am übrigen Körper, den ganzen Tag (n. 24 T.). [CK 1608]

– Glühende Hitze und Röthe des Gesichtes, mit heißer Stirn, kalten Händen und starkem Durste, mehre Stunden (*Lgh.*). [CK 1609] Glühende Hitze und Röthe des ganzen Gesichts, mit heißer Stirne und kalten Händen, bei starkem Durste, mehre Stunden lang (n. 12 St.). [RAL (226)]

Fast stete Hitze, die erst matt und ängstlich macht, bis Schweiß ausbricht. [CK 1610]

Schweiß bricht oft am Tage aus. [CK 1611]

Fast steter Schweiß. [CK 1612]

Viel Schweiß, sowohl am Tage, beim Gehen, als auch die Nacht, im Bette. [CK 1613]

– Ermattender Schweiß, Tag und Nacht, drei Tage lang. [CK 1614]

Starker Schweiß am Tage, bei kalter Luft. [CK 1615]

Schweiß am Tage, bei der geringsten Bewegung. [CK 1616]

Abends im Bette wird es ihm gleich warm und er schwitzt die ganze Nacht. [CK 1617]

Nacht-Schweiß, meist vor Mitternacht, bei kalten Beinen. [CK 1618]

Nacht-Schweiß im Rücken. [CK 1619]

Nacht-Schweiß bloß an den Beinen, klebrig anzufühlen (n. etlichen T.). [CK 1620]

Heftiger Früh-Schweiß, viele Morgen nach einander. [CK 1621]

Früh-Schweiß (d. nächst. Morg.). [CK 1622]

Früh-Schweiß, drei Morgen nach einander. [CK 1623]

– **Früh-Schweiß alle Morgen** (n. 7 T.). [CK 1624] **Frühschweiß alle Tage** (n. 7 Tagen). [RAL 34]

Fieber: bald Frost, bald Hitze; sie muß sich legen. [CK 1625]

Fieber, Vormittags; **Frost und Hitze abwechselnd.** [CK 1626]

Fieberhitze und brennender Durst, mit Frost abwechselnd. [CK 1627]

[–] Abendfieber: äußerlicher Frost, bei innerer Hitze und starkem Durste; auch im Bette fror ihn und er schwitzte dabei, konnte sich aber doch erwärmen; zuletzt starker Schweiß (n. 10 St.). [CK 1628] Abendfieber: äußerlich fror ihn, bei innerlicher Hitze und starkem Durste; auch im Bette fror ihn und er schwitzte dabei, konnte sich aber nicht erwärmen; zuletzt starker Schweiß bis früh (n. 10 St.). [RAL 32]

Vormittags, erst Kopfschmerz, welcher immer stieg, mit jählingem Sinken der Kräfte, daß er kaum nach Hause gehen konnte, bei großer Hitze in der Stirn und den Händen, mit vielem Durste auf säuerliches Wasser; dann, nach dem Niederlegen, eiskalte Hände, bei schnellem Pulse (n. 21 T.). [CK 1629]

Alle Vormittage, 11 Uhr, Fieberhitze, ohne Durst und ohne Frost vorher, eine Stunde lang; sie fühlte sich heiß und war heiß anzufühlen, mit etwas rothem Gesichte; darauf Aengstlichkeit und gelinder Schweiß, besonders in Händen und Füßen und im Gesichte; vier Tage nach einander (vor Eintritt der Regel). [CK 1630]

Fieber von früh bis Mittag oder Nachmittag; erst Reißen in den Gelenken und Kopfschwere, dann Mattigkeit, die kaum das Aufrichten im Bette erlaubt, mit Schwere der Glieder, Renken, Dehnen, Hitze und Gefühl, als wenn sie immer schwitzen wollte, mit Zittern und Unruhe in allen Gliedern. [CK 1631]

Camphora officinarum

Kampher [RAL IV (1825), S. 149–175]

(Die geistige Auflösung der wie ein verhärtetes ätherisches Oel geartetes, fast krystallinischen Substanz von dem Kampherbaume, Laurus Camphora L.)

Ich stelle hier die bisher vom Kampher beobachteten Symptome nicht als die geschlossene Summe aller von ihm zu erwartenden Wirkungen auf, sondern nur als einen Anfang dazu, um künftig die noch übrigen daran zu reihen.

Diese Arznei ist von jeher nur blindhin gebraucht und in großen Gaben und Gewichten gemißbraucht worden, so daß man nie ihre wahre Wirkung erfuhr, noch erfahren konnte, da sie fast immer nur mit Zumischung und unter Nebengebrauche mehrer andrer Arzneien, und, was das Schlimmste ist, noch dazu nur im Tumulte der Krankheitssymptome angewendet ward. Denn was *Alexander*[1] davon rein beobachtete, ist, wie man sieht, nur sehr dürftig, und bleibt bei allgemeinen Ausdrücken stehen.

Diese Substanz ist in ihrer Wirkung äußerst räthselhaft und schwierig, selbst am gesunden Körper, zu versuchen, weil seine Erstwirkung oft so schleunig mit den Rückwirkungen des Lebens (Nachwirkung) abwechselt und untermischt wird, wie bei keiner andern Arznei, so daß es oft schwer zu unterscheiden bleibt, welches Gegenwirkung des Körpers, oder welches Wechselwirkung des Kamphers in seiner Erstwirkung sey.

Doch mußte endlich wenigstens ein Anfang zu seiner reinen Prüfung gemacht werden, und als solchen gebe ich diese Symptome.

In seinem Erfolge ist der Kampher eben so räthselhaft und bewunderungswürdig, indem er die heftigen Wirkungen sehr vieler, **höchst verschiedner** Gewächsarzneien (selbst der thierischen Kanthariden und vieler mineralischen und metallischen Arzneien) aufhebt und daher eine Art allgemein pathologischer Wirkung haben muß, die wir aber nie mit einem allgemeinen Ausdrucke werden bezeichnen können, und es selbst nicht einmal versuchen dürfen, um nicht in das Reich der Schatten zu gerathen, wo Erkenntniß und Wahrnehmung nicht weiter statt findet, die Phantasie hingegen uns Träume als Wahrheit vorgaukelt, wo wir, mit einem Worte, von der Handleitung der deutlichen Erfahrung verlassen, im Finstern tappen, und bei allem Eindringen-Wollen in das innere Wesen der Dinge, womit sich die Anmaßung kleiner Geister so gern brüstet, bei allen solchen hyperphysischen Speculationen nichts, als schädlichen Irrthum und Selbsttäuschung einernten.

Der Kampher nimmt, wie ich aus Erfahrung sage, die allzu heftigen Wirkungen sehr vieler, theils unpassend angewendeter, theils in zu großer Gabe gereichter Arzneien hinweg, doch nur meistens in der Erstwirkung, als eine Art Gegensatz, als Palliativ. Man muß ihn daher zu diesem Behufe sehr oft, aber in kleinen Gaben geben, – wo Noth ist, alle fünf bis fünfzehn, oder wo dringende Noth vorhanden ist, alle zwei, drei Minuten etwa einen Tropfen gesättigter geistiger Auflösung (einen Achtelgran) in einem halben Lothe Wasser bis zur Auflösung geschüttelt, oder mittels Riechens in eine gesättigte geistige Kampherauflösung alle drei, vier, sechs, zehn, fünfzehn Minuten.

Ein Gran Kampher (in 8 Tropfen Weingeist aufgelöst) vereinigt sich schon mit 400 Gran lauem Wasser, und wird, geschüttelt, zur vollkommnen Auflösung, wider die Versicherung von seiner gänzlichen Unauflösbarkeit fast in jeder Materia medica.

Gegen heftige Ignazwirkungen habe ich unter andern den Kampher nicht passend gefunden.

Seine schnell entweichende Wirkung und der schnelle Wechsel seiner Symptome macht ihn zur Heilung der meisten langwierigen Krankheiten unfähig.

Da die strahlenförmig sich verbreitende, hellrothe, beim Fingerdruck auf einen Augenblick verschwindende Hautentzündung, der sogenannte **Rothlauf** (Rose), wenn er von innern Ursachen entsteht, immer nur ein einzelnes Symptom der Krankheit ist, so kann der Kampher, da er, örtlich aufgelegt, selbst eine Art Rothlauf erzeugt, bei schnell entstandnen Uebeln mit Rose begleitet, als Auflegung hülfreich seyn, wenn die übrigen

---

[1] *Will. Alexander,* medicinische Versuche und Erfahrungen, a. d. Engl. Leipz. 1773.

Zufälle des innern Uebelbefindens in Aehnlichkeit zugleich auch in den Kamphersymptomen vorhanden sind.

Wenn die in Sibirien einheimische Influenza zuweilen bis zu uns gelangt, da dient, wenn schon die Hitze eingetreten ist, der Kampher nur als Palliativ, aber als ein schätzbares Palliativ, da die Krankheit nur einen kurzen Verlauf hat, in öftern, aber immer erhöheten Gaben, auf obige Art in Wasser aufgelöst. Er verkürzt zwar dann die Dauer der Krankheit nicht, mildert sie aber ungemein und geleitet sie so gefahrlos bis zu ihrem Abschiede. (Von Krähenaugen hingegen wird sie schon mit einer einzigen Gabe, die aber von möglichster Kleinheit seyn muß, oft binnen wenigen Stunden homöopathisch aufgehoben.)

Wer durch eine große Gabe Kampher in Gefahr geräth, dem dient Mohnsaft als Gegenmittel; so wie im Gegentheile bei Mohnsaftvergiftungen Kampher ein großes Rettungsmittel ist; so sehr hebt die eine dieser Substanzen die Wirkungen der andern auf. Es ist daher zu verwundern, wie man bisher in Recepten Mohnsaft zugleich mit Kampher mischen lassen konnte!

Kampher

■ Gemüt

Angst. [RAL 101]

Alle äußern Gegenstände sind ihm zuwider und erregen in ihm eine zurückstoßende Verdrießlichkeit. [RAL 102]

Der Knabe verkriecht sich in einen Winkel und heult und weint; alles, was man ihm sagt, nimmt er, gleich als wolle man ihm befehlen, übel und glaubt beleidigt und geschimpft worden zu seyn. [RAL 103]

Streitsucht, Rechthaberei. [RAL 104]

Er ist vorschnell und begeht Uebereilungen. [RAL 105]

◇ Sehr große Angst (*Fr. Hoffmann,* Diss. de usu int. Camph. 1714. S. 20.). [RAL (234)]

Sie wirft sich ängstlich im Bette herum, unter stetem Weinen (*Hufeland,* Journ. für pract. A. I. S. 428.). [RAL (235)]

Die Ideen verwirren sich; Delirium (*De Meza,* Compend. med. pract. S. 3.). [RAL (236)]

Irrereden (*Hufeland,* a. a. O.). [RAL (237)]

Er redet irre und nimmt ungereimte Dinge vor (*Unzer,* med. Handbuch II. 25.). [RAL (238)]

Wuth, mit Schaum vor dem Munde (*Alexander.* Experim. Essays, S. 227.). [RAL (239)]

Den ersten Tag war das Gemüth träge und unlustig während der Kälte und des Frostes; nach 24 Stunden aber ward die Gemüthsstimmung immer besser und besser, selbst bei den Schmerzen (*Carl Franz,* in einem Aufsatze). [RAL (240)]

■ Schwindel, Verstand und Gedächtnis

Die Sinne verschwinden (n. wenigen Minuten). [RAL 1]

Besinnungslosigkeit. [RAL 2]

◇ Er taumelt beim Gehen hin und her, und muß sich anhalten, um fest zu stehen (*W. F. Wislicenus,* in einem Aufsatze). [RAL (1)]

Er reibt sich Stirne, Kopf, Brust und andre Theile, weiß nicht, wie ihm ist; er lehnt sich an, die Sinne schwinden ihm, er rutscht und fällt zur Erde, ganz steif ausgestreckt, die Schultern zurückgebogen, die Arme Anfangs etwas gekrümmt, mit auswärts gebogenen Händen und etwas gekrümmten, ausgespreizten Fingern, nachgehends alle Theile gerade ausgestreckt und steif, mit seitwärts gebognem Kopfe, mit starrem, eröffnetem Unterkiefer, mit einge-

krümmten Lippen und blökenden Zähnen, verschlossenen Augen und unaufhörlichen Verzuckungen der Gesichtsmuskeln, kalt über und über und ohne Athem, eine Viertelstunde lang (n. 2 St.) (*Wislicenus,* a. a. O.). [RAL (2)]

Schwindel (*Unzer,* a. a. O. – *Alexander,* a. a. O. – *Collin,* Observat. circa morbos, P. III. S. 148.). [RAL (3)]

Schwindel: er mußte sich anhalten, es war, als wenn er nicht fest stände (*Chr. Th. Herrmann,* in zwei Aufsätzen.). [RAL (4)]

Trunkenheit (*Collin,* a. a. O. – *Griffin,* Diss. de camphorae viribus, Edinb. – *De Meza,* a. a. O.). [RAL (5)]

Schwere des Kopfs mit Schwindel; der Kopf sinkt rückwärts (n. 10 Minuten) (*Herrmann,* a. a. O.). [RAL (6)]

Schwindelartige Schwere des Kopfs (n. ½ St.) (*Herrmann,* a. a. O.). [RAL (7)]

Beim Gehen taumelt er wie betrunken (*Herrmann,* a. a. O.). [RAL (8)]

Zu verschiednen Zeiten wiederkehrender Schwindel (*Griffin,* a. a. O.). [RAL (9)]

Oeftere, kurze Schwindelanfälle (*Hufeland,* a. a. O.). [RAL (10)]

Eingenommenheit des Kopfs bei ganz klarer Besinnung (*Ernst Stapf,* in einem Briefe). [RAL (11)]

Mangel des Gedächtnisses (*Alexander,* – *Unzer,* a. a. O.). [RAL (12)]

Nach dem Anfalle von Starrkrampfe mit Bewußtlosigkeit und erfolgtem Erbrechen, gänzlicher Mangel der Erinnerung, wie Gedächtnißverlust (n. 3 St.) (*Wislicenus,* a. a. O.). [RAL (13)]

Die Sinne vergehen ihm (*Alexander,* a. a. O.). [RAL (14)]

Schwere des Kopfs (*Geoffroy,* matiere med. IV. S. 30.). [RAL (15)]

■ Kopf

Klopfendes Kopfweh. [RAL 3]

Klopfend stechender Kopfschmerz in der Stirne, welcher die Nacht über anhält, mit allgemeiner, trockner Hitze, ohne Durst. [RAL 4]

Heftige einzelne Stiche in der rechten Gehirnhälfte (n. 4 St.). [RAL 5]

Drückend reißender Kopfschmerz. [RAL 6]

Kopfweh, wie Zerschlagenheit oder Wundheit des Gehirns. [RAL 7]

Ein zusammenschnürender Schmerz im Grunde des Gehirns, besonders im Hinterhaupte und über der Nasenwurzel, welcher ohne abzusetzen anhält, wobei der Kopf auf die eine oder die andre Seite gelehnt wird; ein Schmerz, der durch tiefes Bücken, Niederlegen oder äußerliches Aufdrücken sich sehr vermehrt – bei Kälte der Hände und Füße, heißer Stirne und wachendem Schlummer. [RAL 8]

Kopfweh, wie von Zusammenschnürung des Gehirns. [RAL 9]

Stumpfes Kopfweh über dem Stirnbeine, mit Brecherlichkeit. [RAL 10]

Andrang des Blutes nach dem Kopfe (n. 6 St.). [RAL 11]

Der Kopf wird seitwärts nach der Achsel zu krampfhaft gezogen[2] (n. einigen Minuten). [RAL 12]

◇ Kopfweh (*Hufeland*, a.a.O.). [RAL (16)]

Arges Kopfweh (*Unzer*, a.a.O.). [RAL (17)]

Drückendes Gefühl im Kopfe (*Stapf*, a.a.O.). [RAL (18)]

Drücken im Hinterkopfe (*Stapf*, a.a.O.). [RAL (19)]

Abends, drückender Kopfschmerz über dem linken Auge (n. 9 St.) (*Franz*, a.a.O.). [RAL (20)]

In den Schläfen, klopfendes Drücken (*Stapf*, a.a.O.). [RAL (21)]

Flüchtig vorübergehender Kopfschmerz, als würde das Gehirn von allen Seiten zusammengedrückt, aber nur bei halbem Bewußtseyn fühlbar, wenn er nicht auf seinen Körper merkt; wird er sich aber seines Schmerzes bewußt und denkt daran, so verschwindet er augenblicklich (n. 4½ St.) (*Franz*, a.a.O.). [RAL (22)]

Druck in der Mitte der Stirne (n. 3½ St.) (*Herrmann*, a.a.O.). [RAL (23)]

Von innen herausdrückender Kopfschmerz (sogleich) (*Wislicenus*, a.a.O.). [RAL (24)]

Reißender Druck in der rechten Schläfe (n. 1 St.) (*Herrmann*, a.a.O.). [RAL (25)]

Reißendes Drücken und Pressen nach außen in der linken Stirnseite (n. 7½ St.) (*Herrmann*, a.a.O.). [RAL (26)]

Kopfweh: schneidende Stöße fahren in der Stirne und den Schläfen bis mitten ins Gehirn, nach kurzen Pausen wiederkehrend, gleich nach dem Niederlegen (n. ½ St.) (*Wislicenus*, a.a.O.). [RAL (27)]

Schneidender Druck vom linken Hinterhaupte nach der Stirne zu (n. ½ St.) (*Herrmann*, a.a.O.). [RAL (28)]

Reißend stechender Kopfschmerz in der Stirne, und drückender oben auf dem Stirnebeine (n. 4 St.). [RAL (29)]

Feines Reißen im Kopfe, besonders in der Stirne (n. 7 St.) (*Hartmann*, a.a.O.). [RAL (30)]

Feines Reißen in der rechten Schläfe und Stirne (n. 1¾ St.) (*Herrmann*, a.a.O.). [RAL (31)]

Fein reißender Schmerz in der linken Stirne und dem linken Hinterhaupte (n. ½ St.) (*Herrmann*, a.a.O.). [RAL (32)]

Hitze im Kopfe und reißender Kopfschmerz, flüchtig vorübergehend und beim Draufdrücken verschwindend (n. 11 St.) (*Franz*, a.a.O.). [RAL (33)]

Ausnehmender Drang des Blutes nach dem Kopfe[3] (*Whytt*, Works, S. 646. – *Murray*, Appar. Med. IV. S. 584.). [RAL (34)]

(Tödtliche) Hirnentzündung (*Quarin*, Method. med. febr. S. 57.). [RAL (35)]

■ **Gesicht und Sinnesorgane**

Blässe des Gesichts. [RAL 13]

Zusammengezogene Pupillen. [RAL 14]

Empfindung, als wenn alle Gegenstände zu hell und glänzend wären (n. 5 St.). [RAL 15]

Er kann das Licht nicht vertragen (n. ½ St.). [RAL 16]

Im äußern Augenwinkel, ein Beißen (n. ½ St.). [RAL 17]

Erweiterte Pupillen (n. 5 St.). [RAL 18]

Augenentzündung (n. 10 St.). [RAL 19]

Die Augäpfel sind aufwärts verdreht. [RAL 20]

Stiere, verstörte Augen. [RAL 21]

Eine Art Reißen im linken Ohre (n. 1 St.). [RAL 22]

Im vordern Winkel der Nasenlöcher, ein stechender Schmerz, als wenn die Stelle geschwürig und wund wäre (n. 2 St.). [RAL 23]

---

[2] Von einer großen, einem Kinde eingegebnen Gabe, wobei die Sinne verschwanden und alle Theile des Körpers todtenkalt wurden u.s.w.

[3] Der anfängliche Schwindel und die Unbesinnlichkeit von einer starken Gabe scheint, nebst der übrigen Erkaltung des Körpers [M. s. 89. Anm. zu 12 (2.) (218. bis 220.)] die Erstwirkung des Kamphers zu seyn und deutet auf einen verminderten Zufluß des Blutes nach vom Herzen entfernten Theilen; dahingegen der Drang des Blutes nach dem Kopfe, die Hitze im Kopfe u.s.w. bloß eine Nachwirkung oder Gegenwirkung des Lebens in eben der Stärke ist, als das vorgängige Gegentheil, die gedachte Erstwirkung, war. So eben erst schnell entstandene, geringe Entzündungen lassen sich daher wohl durch die palliative Kühlung der Erstwirkung innerlich eingenommenen Kamphers zuweilen vertreiben, aber langwierige nicht. Der anhaltende, oder doch oft wiederholte Gebrauch des Kamphers hat nicht selten hartnäckige Augenentzündungen zur Folge, welche dauernd, wie alle Nachwirkung oder Gegenwirkung des Organismus, sind. Vergl (198.) bis (205.) und (211.) Ob die äußere Auflegung des Kamphers in Augenentzündungen homöopathisch wirke bei acuten Fällen, will ich nicht verneinen, getraue mich aber nicht, es nach Erfahrung zu behaupten, da ich dergleichen nie äußerlich behandle.

◇ Sehr blasses Gesicht, mit erst geschlossenen, nachgehends offnen, starren Augen, mit aufwärts gerichteten Augäpfeln (n. 2 St.) (*Wislicenus,* a.a.O.). [RAL (36)]

Sehr rothes Gesicht (*Quarin,* a.a.O.). [RAL (37)]

Krampfhafte Verzerrung der Gesichtsmuskeln mit Schaum vor dem Munde[4] (*Ortel,* Med. pract. Beob. I. 1. Lpz. 1804.). [RAL (38)]

Druck auf den rechten Augenbraumuskel (n. $^3/_4$ St.) (*Herrmann,* a.a.O.). [RAL (39)]

Stiere, entzündete Augen (*Quarin,* a.a.O.). [RAL (40)]

Er sieht jeden stier und verwunderungsvoll an, ohne Bewußtseyn (n. 2 St.) (*Wislicenus,* a.a.O.). [RAL (41)]

Empfindung von Spannen in den Augen (n. $^3/_4$ St.) (*Herrmann,* a.a.O.). [RAL (42)]

Oefteres Zucken im äußern Augenwinkel (n. 28 St.) (*Franz,* a.a.O.). [RAL (43)]

Sichtbares Zucken und Fippern des obern Augenlides (n. 36 St.) (*Franz,* a.a.O.). [RAL (44)]

Beißendes Jücken in den Augenlidern (*Stapf,* a.a.O.). [RAL (45)]

Beißen und Stechen in den Augenlidern (n. 5 St.) (*Franz,* a.a.O.). [RAL (46)]

Die Augenlider sind mit vielen rothen Flecken besetzt (n. 24 St.) (*Wislicenus,* a.a.O.). [RAL (47)]

Die Augen wässern in der freien Luft (*Stapf,* a.a.O.). [RAL (48)]

Im rechten Augenweiße, ein Paar rothe Stellen, ohne Schmerz (n. 24 St.) (*Wislicenus,* a.a.O.). [RAL (49)]

Herauspressender Schmerz im rechten Augapfel bei Bewegung desselben (n. 2 St.) (*Franz,* a.a.O.). [RAL (50)]

Empfindung im linken Augapfel, wie Druck und Stöße von hintenher auf denselben (n. 2½ St.) (*Franz,* a.a.O.). [RAL (51)]

Verdrehte Augen (*Ortel,* a.a.O.). [RAL (52)]

Ungeheuer verengerte Pupillen (n. 35 Minuten) (*Herrmann,* a.a.O.). [RAL (53)]

Gesichtsverdunkelung (*Whytt, – Unzer,* a.a.O.). [RAL (54)]

Wunderbare Gestalten schweben ihm vor den Augen (*Unzer,* a.a.O.). [RAL (55)]

Gefühl von Hitze in den Ohrläppchen (*Stapf,* a.a.O.). [RAL (56)]

Heiße, rothe Ohrläppchen (*Stapf,* a.a.O.). [RAL (57)]

Ohrenklingen (*Alexander,* a.a.O.). [RAL (58)]

Im linken, äußern Gehörgange, ein dunkelrothes Geschwür, größer als eine Erbse, bei Berührung fühlte er einen stechenden Druck (n. 12 St.); es eiterte nach 36 Stunden (*Herrmann,* a.a.O.). [RAL (59)]

Mehrmaliges, unschmerzhaftes Ziehen in den Halswirbeln bei Bewegung (*Stapf,* a.a.O.). [RAL (60)]

■ Mund und innerer Hals

Es tritt Schaum vor den Mund (n. einigen Minuten). [RAL 24]

Früh, übler Geruch aus dem Munde, den er auch selbst an sich spürt (n. 20 St.). [RAL 25]

Schmerzhaftes Zähnewackeln (n. 10 St.). [RAL 26]

Die Zähne sind wie zu lang, mit einem von Geschwulst der Unterkieferdrüsen herzurühren scheinenden Zahnweh. [RAL 27]

Kinnbackenverschließung (Trismus). [RAL 28]

Einzelne, große Stiche in der Gaumendecke (n. 4 St.). [RAL 29]

(Nächtliches) Halsweh für sich und noch mehr beim Schlingen, als wäre der Schlund wund und wie aufgeritzt, mit der Empfindung, als wie vom Genusse ranziger Dinge im Halse (galstrig). [RAL 30]

◇ Zahnweh: flüchtige, schneidende Stöße fahren durch das Zahnfleisch an den Wurzeln der Schneide- und Hundszähne[5] (n. ¼ St.) (*Wislicenus,* a.a.O.). [RAL (61)]

Trockenheitsgefühl auf dem hintern Theile der Zunge, wie kratzig, mit vielem Speichel (*Stapf,* a.a.O.). [RAL (62)]

Immerwährendes Zusammenlaufen des Speichels im Munde (n. ½ St.) (*Herrmann,* a.a.O.). [RAL (63)]

Zusammenlaufen des Speichels im Munde, welcher zuweilen schleimig und zähe ist (n. 1½ St.) (*Herrmann,* a.a.O.). [RAL (64)]

Eine trockne, kratzige Empfindung am Gaumen (*Stapf,* a.a.O.). [RAL (65)]

Eine kältende Empfindung steigt bis in den Mund und zum Gaumen heran (n. 4 bis 6 St.) (*Franz,* a.a.O.). [RAL (66)]

Unangenehme Wärme im Munde (*Alexander,* a.a.O.). [RAL (67)]

Heftiges Brennen am Gaumen bis zum Schlunde hinab, das zum Trinken reizt, aber durch alles

---

[4] Von mehren Granen in die Median-Ader gespritzten Kamphers.

[5] Vom Geruche.

Trinken nicht vergeht[6] (sogleich) (*Wislicenus,* a.a.O.). [RAL (68)]

Empfindung von Hitze im Munde und im Magen (*Murray,* a.a.O.). [RAL (69)]

■ **Magen**

Wohlgefallen an Trinken, ohne Durst. [RAL 31]

Verstärkter Geschmack aller Genüsse; die Rindfleischbrühe schmeckt allzu stark (n. 2 St.). [RAL 32]

Abneigung gegen das (gewohnte) Tabakrauchen; ohne daß er ihm übel schmeckt, widersteht ihm der Tabak bald, bis zum Erbrechen. [RAL 33]

Aufstoßen und Herausrülpsen des Mageninhalts. [RAL 34]

Magenschmerz. [RAL 35]

Drückender Schmerz in der Herzgrube oder in dem vordern Theile der Leber. [RAL 36]

◇ **Nach Tische öfteres und fast beständiges, leeres Aufstoßen** (n. 3 St. und später.) (*Herrmann,* a.a.O.). [RAL (70)]

Die ersten 24 Stunden Durstlosigkeit (*Wislicenus,* a.a.O.). [RAL (71)]

Die ersten 36 Stunden Durstlosigkeit (*Herrmann,* a.a.O.). [RAL (72)]

Für sich im Munde ist der Geschmack richtig, aber alles, was er genießt, und selbst das (gewohnte) Tabakrauchen schmeckt bitter (n. 13 St.) (*Franz,* a.a.O.). [RAL (73)]

Der Tabak hat ihm einen widerlich bittern Geschmack (n. 2 3/4 St.) (*Franz,* a.a.O.). [RAL (74)]

Das Essen schmeckt bitter, Fleisch noch mehr, als Brod (mit Aufstoßen während und nach dem Essen), nach dem Geschmacke des Kamphers (n. 4 St.) (*Franz,* a.a.O.). [RAL (75)]

Häufiger Ausfluß wässerigen Speichels (*Stapf,* a.a.O.). [RAL (76)]

Uebelkeit (*Griffin, – Alexander,* a.a.O.). [RAL (77)]

Uebelkeit mit Speichelfluß (*Stapf,* a.a.O.). [RAL (78)]

Uebelkeit und Brecherlichkeit, die jedesmal nach einem Aufstoßen vergehen (n. 1/4 St.) (*Franz,* a.a.O.). [RAL (79)]

Nach mehrmaliger Brecherlichkeit, kurze Schwindelanfälle (*Hufeland,* a.a.O.). [RAL (80)]

Zu Anfange des Erbrechens, kalter Schweiß, besonders im Gesichte (*Wislicenus,* a.a.O.). [RAL (81)]

---

[6] vom Geruche.

Galliges Erbrechen, mit Blut gefärbt (*Griffin,* a.a.O.). [RAL (82)]

In der Herzgrube, Empfindung, als wäre sie zerdehnt und zerschlagen, bei Vollheit im Unterleibe (n. 25 St.) (*Franz,* a.a.O.). [RAL (83)]

Schmerz in der Magengegend (*Hufeland,* a.a.O.). [RAL (84)]

Offenbare Kühlung, vorzüglich in der Herzgrube (*Hoffmann,* a.a.O.). [RAL (85)]

■ **Abdomen**

Zusammenziehender Schmerz unter den kurzen Ribben bis zu den Lendenwirbeln. [RAL 37]

Drückender Schmerz in den Hypochondern (n. 1 St.). [RAL 38]

Erst Abgang häufiger Blähungen, und nach mehren Stunden, Drücken im Unterleibe, früh, wie von Anfüllung mit Blähungen. [RAL 39]

Blähungsbeschwerden im Unterleibe. [RAL 40]

Schneidender Kolikschmerz, die Nacht (n. 5 St.). [RAL 41]

◇ Kälteempfindung im Ober- und Unterbauche (n. 1/4 St.) (*Herrmann,* a.a.O.). [RAL (86)]

Heftig brennende Hitze im Ober- und Unterbauche (n. 4 St.) (*Herrmann,* a.a.O.). [RAL (87)]

Brennende Hitze im Unterbauche (n. 1 1/4 St.) (*Herrmann,* a.a.O.). [RAL (88)]

Brennen im Magen (*Whytt, – Unzer, – Griffin,* a.a.O.). [RAL (89)]

Die Verdauung wird gehindert (*W. Cullen,* Arzneimittell. II. S. 331.). [RAL (90)]

Gefühl von Härte und Schwere im Unterleibe über dem Nabel (*Stapf,* a.a.O.). [RAL (91)]

In der ganzen rechten Seite des Unterleibes, bis zur Lebergegend und Brust, ziehender Zerschlagenheitsschmerz, mehr innerlich, als äußerlich, besonders beim Einathmen (n. 3 1/2 St.) (*Franz,* a.a.O.). [RAL (92)]

Kneipender Schmerz im Unterbauche, besonders der Nabelgegend (n. 7 1/2 St.) (*Herrmann,* a.a.O.). [RAL (93)]

In der rechten Seite des Unterbauchs, eine stechend ziehende Schwere, welche noch deutlicher fühlbar beim Draufdrücken wird (*Franz,* a.a.O.). [RAL (94)]

Harter Druck in der linken Seite des Unterbauchs (n. 1 St.) (*Herrmann,* a.a.O.). [RAL (95)]

Ziehen in der linken Unterbauchseite mit einer spannenden Zerschlagenheitsempfindung (n. 12 St.) (*Franz,* a.a.O.). [RAL (96)]

Brennendes Stechen auf einer handgroßen Fläche unter dem vordern Darmbeinkamme nach dem Schooße zu (*Franz*, a.a.O.). [RAL (97)]

Drücken an der linken Seite des Schamhügels, an der Wurzel der Ruthe, im Schooße, beim Stehen (n. 10 St.) (*Franz*, a.a.O.). [RAL (98)]

Jückendes Kriebeln im rechten Schooße, welches durch Reiben vergeht (n. $1/4$ St.) (*Wislicenus*, a.a.O.). [RAL (99)]

Herauspressen am Schamhügel im Schooße, an der Wurzel der Ruthe, als wolle da ein Bruch heraustreten (n. 12 St.) (*Franz*, a.a.O.). [RAL (100)]

Kurzdauernde Bauchwassersucht (*Hergt*, in *Hufel*. Journ. XXVII. I. S. 151.). [RAL (101)]

■ **Rektum**

Leibverstopfung. [RAL 42]

Die Excremente gehen schwierig ab, nicht ohne Anstrengung der Bauchmuskeln, gleich als wenn die peristaltische Bewegung der Därme vermindert und zugleich auch der Mastdarm verengert wäre (n. 24 St.). [RAL 43]

Der Mastdarm ist wie verengert, geschwollen und schmerzhaft beim Abgang der Blähungen. [RAL 44]

◇ Drängen zum Stuhle: der Stuhl ist von gewöhnlicher Art, es geht aber wenig ab, worauf wieder sehr heftiges Drängen und noch geringerer Abgang erfolgt (n. 1 St.) (*Herrmann*, a.a.O.). [RAL (102)]

Drängen zum Stuhle (n. 4 St.) (*Herrmann*, a.a.O.). [RAL (103)]

Den ersten Tag zweimaliger Stuhlgang nach einigem Kneipen im Unterleibe, den zweiten Tag gar kein Stuhlgang, den dritten Tag ziemlich harter und schwieriger Stuhlgang (*Franz*, a.a.O.). [RAL (104)]

Hartnäckige Verstopfung des Leibes (*Alexander*, a.a.O.). [RAL (105)]

Schründen im Mastdarme (*Stapf*, a.a.O.). [RAL (106)]

■ **Harnwege**

Verminderte Kraft der Harnblase; ohne ein mechanisches Hinderniß ging der Urin sehr langsam aus der Blase beim Harnen ab (n. 20 St.). [RAL 45]

Dünner Strahl des abgehenden Urins. [RAL 46]

Harnverhaltung bei Harndrängen, und Tenesmus des Blasenhalses. [RAL 47]

Unwillkührliches Harnen nach heftigem Drängen zum Uriniren. [RAL 48]

Fast unwillkürliches Harnen, und Schmerz nach Abgang des Urins in der Harnröhre, wie ein Zusammenziehen von vorne nach hinten. [RAL 49]

Schmerzhaftes Harnen. [RAL 50]

Harnbrennen. [RAL 51]

Rother Urin. [RAL 52]

◇ Gelbgrüner, trüber Harn von dumpfigem Geruche (n. 10 St.) (*Wislicenus*, a.a.O.). [RAL (107)]

Er läßt trüben Harn, der beim Stehen durchaus trübe und dick wird, von weißgrünlicher Farbe, ohne einen Bodensatz abzusetzen (*Herrmann*, a.a.O.). [RAL (108)]

Rother Urin (*Fr. Hoffmann*, Consult. a.a.O.). [RAL (109)]

In den ersten Stunden, weniger Urin und ohne Beschwerde, nach mehren Stunden aber (Nachmittags) beim Harnen ein beißender Schmerz, mehre Tage lang, im hintern Theile der Harnröhre, und nach demselben Drücken in der Blasengegend, wie neuer Harnreiz (*Franz*, a.a.O.). [RAL (110)]

Der Harn geht in sehr dünnem Strahle ab, wie bei Harnröhrverengerung (n. 2 $1/2$ St.) (*Herrmann*, a.a.O.). [RAL (111)]

Verhaltung des Harns die ersten 12 Stunden, unter stetem Drucke in der Blase und Nöthigen zum Harnen, wobei aber nichts abging; aber nach 24 Stunden öfteres Harnen in gewöhnlicher Menge, also im Ganzen mehr Harnabgang, nach 48 Stunden aber noch öfteres und reichlicheres Harnen (*Herrmann*, a.a.O.). [RAL (112)]

Es geht in den ersten 10 Stunden kein Harn ab (*Wislicenus*, a.a.O.). [RAL (113)]

Harnstrenge, fast sogleich (*Heberden*, Medic. transact. I. S. 471.). [RAL (114)]

■ **Geschlechtsorgane**

Neigung zu nächtlichen Samenergießungen. [RAL 53]

◇ Stechendes Jücken an der innern Fläche der Vorhaut (*Herrmann*, a.a.O.). [RAL (115)]

(Ein zusammenziehendes Gefühl in den Hoden.) [RAL (116)]

Die ersten zwei Tage, Schwäche der Zeugungstheile und Mangel an Geschlechtstrieb (*Wislicenus*, a.a.O.). [RAL (117)]

Die ersten zwei Tage, Schlaffheit des Hodensacks, Mangel an Ruthesteifigkeit, Mangel an Geschlechtstrieb, aber nach 48 Stunden weit heftigere Erectionen, als in gewöhnlichen Tagen[7] (*Herrmann,* a. a. O.). [RAL (118)]

Erhöheter Geschlechtstrieb (*Breynius* und *Paulinus,* bei *Murray,* Appar. Med. IV. S. 518.). [RAL (119)]

Begattungs-Entzückung (*Koolhaas,* in Med. Not. Zeit. 1799.). [RAL (120)]

Männliches Unvermögen (*Loß,* Obs. med. S. 314.). [RAL (121)]

Art heftiger Wehen, wie zur Geburt[8] (*Heberden,* a. a. O.). [RAL (122)]

■ Atemwege und Brust

Früh beim Aufstehen (und Abends beim Schlafengehen?) Ausfluß dünnen Nasenschleims, ohne Niesen und ohne wahren Schnupfen (n. 18 St.). [RAL 54]

Schnupfen (n. 10 St.). [RAL 55]

Stockschnupfen. [RAL 56]

Schleim in der Luftröhre, welcher die Sprache unrein macht und durch Kotzen und Räuspern nicht weg geht. [RAL 57]

Schmerz in der Luftröhre und den Luftröhrästen, am meisten beim Husten, auch selbst beim Kotzen und Räuspern. [RAL 58]

Tiefes und langsames Athemholen. [RAL 59]

Fast gänzlich ausbleibender Athem. [RAL 60]

Stichflußartige Brustbeengung, gleich als wenn sie von einem Drucke in der Herzgrube entspränge (n. 1 St.). [RAL 61]

Feines Stechen in den Brustwarzen (n. 2 St.). [RAL 62]

◇ Oben auf dem Brustbeine, Drücken, wie von einer Last (*Franz,* a. a. O.). [RAL (123)]

Beklemmter, ängstlicher, keuchender Athem (*Ortel,* a. a. O.). [RAL (124)]

Schweres, langsam schwieriges Athmen (n. 1¼ St.) (*Herrmann,* a. a. O.). [RAL (125)]

Drücken auf dem Brustbeine im Stehen (n. 27 St.) (*Franz,* a. a. O.). [RAL (126)]

Weicher Druck innerlich auf die Brust, unter dem Brustbeine, mit erschwertem Einathmen und

einer kältenden Empfindung, welche aus der Brust in den Mund heraufsteigt (n. 29 St.) (*Franz,* a. a. O.). [RAL (127)]

Der Athem vergeht im fast gänzlich (*Cullen,* a. a. O.). [RAL (128)]

Klage über eine, die Kehle zuschnürende Empfindung, wie von Schwefeldampfe (*Ortel,* a. a. O.). [RAL (129)]

Es will ihn ersticken und die Kehle zuschnüren (*Sommer,* in *Hufel.* Journ. VII. S. 87.). [RAL (130)]

Stiche in der linken Brust im Gehen (n. ½ St.) (*Franz,* a. a. O.). [RAL (131)]

Schmerzhafte Empfindung in der Brust, wie Stiche (*Stapf,* a. a. O.). [RAL (132)]

Stechen auf der Brust und Hüsteln, wie von einer schneidend kältenden Empfindung tief in der Luftröhre verursacht (n. 2 St.) (*Franz,* a. a. O.). [RAL (133)]

Die Stiche in und auf der Brust wurden alle Tage stärker (*Franz,* a. a. O.). [RAL (134)]

Nach dem Essen fühlt und hört er das Pochen seines Herzens an die Ribben (n. 4¾ St.) (*Franz,* a. a. O.). [RAL (135)]

Fein reißender Schmerz rechts neben der Brustwarze nach dem Becken zu (n. 4½ St.) (*Herrmann,* a. a. O.). [RAL (136)]

■ Rücken und äußerer Hals

Reißender Schmerz im Genicke beim Bücken des Kopfs (n. 2 St.). [RAL 63]

◇ Reißendes Drücken am vordern Rande des Schulterblattes, welches die Bewegung des Arms erschwert (n. 32 St.) (*Franz,* a. a. O.). [RAL (137)]

Ziehend schmerzende Stiche durch die Schulterblätter und zwischen denselben, bis in die Brust, bei Bewegung der Arme, zwei Tage lang (n. 24 St.) (*Franz,* a. a. O.). [RAL (138)]

Beim Gehen im Freien, schmerzhaftes Ziehen und Steifigkeits-Empfindung an der Seite des Halses und im Nacken herab (n. 5 St.) (*Franz,* a. a. O.). [RAL (139)]

Spannender Schmerz in den Nacken- und hintern Halsmuskeln, bei jeder Bewegung und Drehung des Halses heftiger (n. 15 St.) (*Herrmann,* a. a. O.). [RAL (140)]

Stiche im Nacken, nahe an der rechten Schulter, beim Bewegen (n. 1½ St.) (*Franz,* a. a. O.). [RAL (141)]

---

[7] Der Mangel an Geschlechtstrieb, Ruthesteifheit und Samenergießungen ist, wie man aus diesen Beobachtungen sieht, bloß Erstwirkung vom Kampher und daher nur palliativ wirkend, wenn man übermäßigen Geschlechtstrieb, Ruthesteifigkeiten und die öftern nächtlichen Samenergießungen, welche schon lange gedauert haben, damit bekämpfen will; es erfolgt dann eine Vermehrung des Uebels durch die gegentheilige (Nachwirkung) Rückwirkung des Organismus. Vergl. (192.).

[8] Bei einer Witwe.

■ Extremitäten

Convulsivische Kreisbewegung (Rotation) der Arme. [RAL 64]

Im untersten Daumengelenke, bei Bewegung desselben, ein Schmerz, wie verstaucht (n. 20 St.). [RAL 65]

Schwerbeweglichkeit und Müdigkeit der Schenkel. [RAL 66]

Beim Sitzen und Biegen des Knies schläft der Schenkel ein, mit Kälteempfindung (n. 21 St.). [RAL 67]

Früh, beim Auftreten und Gehen, Schmerz im Fußgelenke, wie vom Vertreten oder Verstauchen dieses Theils (n. 18 St.). [RAL 68]

Knacken und Knarren in den Gelenken der Lenden, der Kniee und Füße. [RAL 69]

Zittern der Füße. [RAL 70]

Zitteriges Wanken und Unfestigkeit der Füße. [RAL 71]

◇ Druck auf der Achselhöhe (n. 2 St.) (*Franz*, a.a.O.). [RAL (142)]

Reißender Druck in der Mitte hinten am rechten Oberarme (*Herrmann*, a.a.O.). [RAL (143)]

Zuckendes, feines Reißen von der Mitte der innern Fläche des linken Oberarms an, bis zur Mitte des Vorderarms (n. $^3/_4$ St.) (*Herrmann*, a.a.O.). [RAL (144)]

Schmerzhafter Druck im rechten Ellbogengelenke, beim Aufstützen desselben heftiger, wovon sich der Schmerz bis in die Hand zieht (n. 1$^1/_2$ St.) (*Herrmann*, a.a.O.). [RAL (145)]

Stiche im Vorderarme (n. 1$^3/_4$ St.) (*Herrmann*, a.a.O.). [RAL (146)]

Reißender Druck an der linken Speiche, etwas über dem Handgelenke (n. 7 St.) (*Herrmann*, a.a.O.). [RAL (147)]

Schmerzhafter Druck an der innern Fläche des linken Vorderarms (n. 1$^3/_4$ St.) (*Herrmann*, a.a.O.). [RAL (148)]

Reißender Druck an der innern Fläche des linken Vorderarms (*Herrmann*, a.a.O.). [RAL (149)]

Mit Stichschmerz verbundenes, anhaltend steigendes Jücken auf dem Handrücken und den Knebeln der Finger, durch Kratzen vergehend (n. 4$^1/_2$ St.) (*Franz*, a.a.O.). [RAL (150)]

Jücken auf den Knebeln der Finger und zwischen denselben (n. 25 St.) (*Franz*, a.a.O.). [RAL (151)]

Jücken in der hohlen Hand (n. 5 St.) (*Franz*, a.a.O.). [RAL (152)]

Ziehen im großen Hinterbackenmuskel, in der Anfügung oben am Darmbeinkamme, als wollte

es den Schenkel lähmen (*Franz*, a.a.O.). [RAL (153)]

Ziehender Zerschlagenheitsschmerz in den Oberschenkeln, nach dem Gehen (n. 5 St.) (*Franz*, a.a.O.). [RAL (154)]

Im rechten Oberschenkel und an der innern Seite neben und unterhalb der Kniescheibe, ziehender Zerschlagenheitsschmerz; er fürchtet, der Schenkel knicke vorwärts zusammen (n. 4$^1/_4$ St.) (*Franz*, a.a.O.). [RAL (155)]

Reißen in den Oberschenkeln (n. 28 St.) (*Franz*, a.a.O.). [RAL (156)]

Die Oberschenkel schmerzen hinten über den Kniekehlen, wie nach einer großen Fußreise (*Franz*, a.a.O.). [RAL (157)]

Stechen auf der rechten Kniescheibe, im Sitzen (n. 1 St.) (*Franz*, a.a.O.). [RAL (158)]

Reißen auf den Knieen unter der Kniescheibe, im Gehen am meisten (n. 6 St.) (*Franz*, a.a.O.). [RAL (159)]

Wanken, Müdigkeit und Schwere der Untergliedmaßen (n. 1 St.) (*Herrmann*, a.a.O.). [RAL (160)]

Die Kniee deuchten ihm vorwärts zusammen zu knicken, und wie zerschlagen (n. 26 St.) (*Franz*, a.a.O.). [RAL (161)]

Drückendes Ziehen unter der Kniescheibe, an der innern Seite des Knies (n. 30 St.) (*Franz*, a.a.O.). [RAL (162)]

Große Mattigkeitsempfindung der Füße beim Gehen; die Schenkel sind wie zerschlagen und wie gespannt (*Stapf*, a.a.O.). [RAL (163)]

Schwere der Unterschenkel, wie von einem im Kniegelenke hängenden und sie herabziehenden Gewichte (*Herrmann*, a.a.O.). [RAL (164)]

Druck in der Mitte der innern Fläche des linken Unterschenkels (*Herrmann*, a.a.O.). [RAL (165)]

Druck am linken Unterschenkel über dem Knöchel und mehr nach hinten (*Herrmann*, a.a.O.). [RAL (166)]

Unter dem rechten Fußknöchel, im Stehen, ein drückend ziehender Schmerz zwischen dem Knöchel und der Achillsenne, der bei Bewegung des Fußes reißend wird (n. 4$^1/_2$ St.) (*Franz*, a.a.O.). [RAL (167)]

Ziehender Klammschmerz auf dem Fußrücken, vorzüglich bei Bewegung (*Franz*, a.a.O.). [RAL (168)]

Reißender Druck auf dem Rücken des rechten Unterfußes (*Herrmann*, a.a.O.). [RAL (169)]

Reißender Klammschmerz auf dem Fußrücken, längs der äußern Wade herauf bis in die Oberschenkel (n. 13 St.) (*Franz*, a.a.O.). [RAL (170)]

Reißen vorne in den Spitzen der Zehen und unter den Nägeln derselben am linken Fuße, im Gehen (n. 10 St.) (*Franz,* a.a.O.). [RAL (171)]

Wundheitsschmerz auf den Knebeln der Fußzehen und in den Hühneraugen (n. 26 St.) (*Franz,* a.a.O.). [RAL (172)]

■ **Allgemeines und Haut**

Gefühl von Trockenheit in und an dem Körper, vorzüglich am Kopfe und in den Luftröhrästen (n. 2 St.). [RAL 72]

Rheumatisch stechender Schmerz in allen Muskeln, vorzüglich zwischen den Schulterblättern. [RAL 73]

Schmerz der Beinhaut aller Knochen. [RAL 74]

Rothlauf-Entzündung[9]. [RAL 75]

Schwerbeweglichkeit der Glieder. [RAL 76]

Lähmige Erschlaffung der Muskeln. [RAL 77]

Abends nach dem Niederlegen, im Bette, ein Jücken bald hie, bald da im Körper (n. 6 St.). [RAL 78]

◇ Die meisten Schmerzen von Kampher sind bei Bewegung (*Franz,* a.a.O.). [RAL (173)]

Unnennbare Unbehaglichkeit im ganzen Körper (n. ½ St.) (*Herrmann,* a.a.O.). [RAL (174)]

Die meisten Schmerzen von Kampher waren am ersten Tage nur in einem Zustande der halben Aufmerksamkeit auf sich vorhanden, – daher auch beim Einschlafen Reißen in verschiednen Theilen des Körpers – und verschwanden, besonders der Kopfschmerz, sobald er sich bewußt ward, daß er Schmerzen habe und darauf genau Acht gab; im Gegentheile konnte er am andern Tage durch die Einbildung Schmerzen hervorrufen, oder er empfand sie vielmehr nur bei einer angestrengten Aufmerksamkeit auf sich selbst, befand sich daher am wohlsten, wenn er nicht an sich dachte (*Franz,* a.a.O.). [RAL (175)]

Heftiges Jücken[10] (*Sponitzer,* in *Hufel.* Journal V. S. 518. 545.). [RAL (176)]

Rothlauf[10] (*Sponitzer,* a.a.O.). [RAL (177)]

Ohnmachtartige Sinnenbetäubung (*Unzer,* a.a.O.). [RAL (178)]

Unempfindlichkeit (*Cullen,* a.a.O.). [RAL (179)]

Er schlägt sich auf die Brust und fällt in Ohnmacht (n. ½ St.) (*Cullen,* a.a.O.). [RAL (180)]

Unter Bewußtlosigkeit, ausgestreckter Starrkrampf, eine Viertelstunde lang, dann schlaffes Zusammensinken des ganzen Körpers, daß er kaum aufrecht erhalten werden kann, eine Viertelstunde lang, wonach auf Erbrechen die Besinnung wiederkehrt (n. 2½ St.) (*Wislicenus,* a.a.O.). [RAL (181)]

Höchste Schwäche (*De Meza,* a.a.O.). [RAL (182)]

Unbehaglichkeit im ganzen Körper (n. 3 St.) (*Herrmann,* a.a.O.). [RAL (183)]

Ungemeines Sinken der Kräfte mit Gähnen und Dehnen (*Alexander,* a.a.O.). [RAL (184)]

Erschlaffung und Schwere des ganzen Körpers (n. 25 Minuten.) (*Herrmann,* a.a.O.). [RAL (185)]

→ Krämpfe, Krampfanfälle: *Fieber, Frost, Schweiß und Puls*

■ **Schlaf, Träume und nächtliche Beschwerden**

Schläfrigkeit. [RAL 79]

(Kürzeres Einathmen, als Ausathmen, im Schlafe.) [RAL 80]

Während des Schlafs murmelt er und seufzt. [RAL 81]

Reden im Schlafe, die ganze Nacht, mit leiser Stimme. [RAL 82]

Schnarchen im Schlafe während des Ein- und Ausathmens. [RAL 83]

Während des Schlummers, bei Verschließung der Augen, kommen der Phantasie Gegenstände vor, welche ihm bald zu dick, bald zu dünn erscheinen, so schnell abwechselnd, als der Puls geht (n. 2 St.) [RAL 84]

◇ Häufiges Gähnen (*Stapf,* a.a.O.). [RAL (186)]

Gähnen und Schlaf (*Griffin,* a.a.O.). [RAL (187)]

Schlafmüdigkeit: es war, als sollte er einschlafen (n. 1 St.) (*Herrmann,* a.a.O.). [RAL (188)]

Schlummersucht (*Alexander,* a.a.O.). [RAL (189)]

Schlummerbetäubung und Irrereden (*Fr. Hoffmann,* a.a.O.). [RAL (190)]

Schlaflosigkeiten (*Geoffroy,* a.a.O.). [RAL (191)]

Mehre Nächte Samenergießungen (n. 60 St.) (*Franz,* a.a.O.). [RAL (192)]

Träume von auszuführenden Vorhaben (*Franz,* a.a.O.). [RAL (193)]

Früh nach dem Aufstehen, mehre Tage nach einander, Kopfschmerz (*Franz,* a.a.O.). [RAL (194)]

■ **Fieber, Frost, Schweiß und Puls**

Kleiner, harter und immer langsamerer und langsamerer Puls. [RAL 85]

Er ist allzu empfindlich gegen kalte Luft. [RAL 86]

---

[9] Von äußerlich aufgelegtem Kampher.
[10] Vom äußern Gebrauche.

Er kann sich sehr leicht verkälten, und dann erfolgt entweder Frostschauder, oder Schneiden im Leibe, mit durchfälligem Abgange schwarzbraunen oder schwarzen Kothes, wie Kaffeesatz. [RAL 87]

Frostigkeit (n. 10 St.). [RAL 88]

Schauderhaftigkeit, Schauder mit Gänsehaut; **die Haut des ganzen Körpers ist schmerzhaft empfindlich und thut schon bei leiser Berührung weh.** [RAL 89]

Der Körper ist über und über ganz kalt. [RAL 90]

Kalter Schweiß. [RAL 91]

(Fieber: starker Frost mit Zähneklappern und vielem Durste, und nach dem Froste schläft er gleich, aber mit öftern Unterbrechungen, fast ohne die mindeste nachfolgende Hitze.) [RAL 92]

Hitze im Kopfe und Empfindung darin, als wolle Schweiß ausbrechen, während Schauder über die Gliedmaßen und den Unterleib geht (n. 8 St.). [RAL 93]

Röthe der Wangen und Ohrläppchen. [RAL 94]

Hitze an dem Kopfe, den Händen und Füßen, ohne Durst. [RAL 95]

Voller, geschwinder Puls. [RAL 96]

Schlummerbetäubung und klemmender (zusammenziehender) Kopfschmerz, große Hitze des ganzen Körpers mit aufgetriebenen Adern, sehr schnelles Athmen und Zerschlagenheitsschmerz des Rückens, doch ohne Durst und bei reinem Geschmacke. [RAL 97]

Warmer Schweiß an der Stirne und den innern Handflächen. [RAL 98]

Warmer Schweiß am ganzen Körper. [RAL 99]

Herzklopfen. [RAL 100]

◇ Krämpfe (*Collin*, a.a.O.). [RAL (195)]

Convulsionen (*Quarin*, – *Alexander*, a.a.O.). [RAL (196)]

Heftige Convulsionen (*Tode*, in Acta Haffn. IV. 4.). [RAL (197)]

Zittern (*Alexander*, – *Unzer*, a.a.O.). [RAL (198)]

Kleiner, langsamer Puls von 60 Schlägen in einer Minute (n. ½ St.) (*Herrmann*, a.a.O.). [RAL (199)]

Um 3 Schläge langsamerer Puls (*Alexander*, – *Griffin*, a.a.O.). [RAL (200)]

Um 10 Schläge langsamerer Puls (*Hufeland*, – *Alexander*, – *Cullen*, a.a.O.). [RAL (201)]

Schwacher, kleiner Puls (*Hoffmann*, a.a.O.). [RAL (202)]

Sehr schwacher, kaum bemerkbarer Puls (*Cullen*, a.a.O.). [RAL (203)]

Nach und nach geschwinder Puls (*Griffin*, a.a.O.). [RAL (204)]

Bei fortgesetztem Gebrauche stärkerer Gaben ward der Puls um 10 bis 15 Schläge geschwinderer und gespannt (*Hufeland*, a.a.O.). [RAL (205)]

Nach Beiseitesetzung der allmälig verstärkten Kamphergaben erfolgte geschwinder Puls, mehre (fast zehn) Tage lang, ohne Vermehrung der Körperwärme (*Hufeland*, a.a.O.). [RAL (206)]

Um 23 Schläge beschleunigter Puls (n. 3 St.) (*Alexander*, a.a.O.). [RAL (207)]

Geschwinderer Puls (*Murray*, – *Hoffmann*, a.a.O.). [RAL (208)]

Voller, gereizter Puls (*Hufeland*, a.a.O.). [RAL (209)]

Sehr geschwinder Puls (*Quarin*, a.a.O.). [RAL (210)]

Es entsteht Anlage zu Entzündungen (*Geoffroy*, a.a.O.). [RAL (211)]

Schauder, Frösteln und Auflauf von Gänsehaut über den ganzen Körper, eine Stunde lang (sogleich) (*Franz*, a.a.O.). [RAL (212)]

Oefteres Frösteln im Rücken (*Stapf*, a.a.O.). [RAL (213)]

Leichter Schauder mit Gesichtsblässe (*Griffin*, a.a.O.). [RAL (214)]

Frostigkeit an den Wangen und im Rücken (*Stapf*, a.a.O.). [RAL (215)]

Frösteln am ganzen Körper (n. ¼ St.) (*Herrmann*, a.a.O.). [RAL (216)]

Schüttelfrost und Zähneklappern (*Ortel*, a.a.O.). [RAL (217)]

Kälte des Körpers mit Bleichheit (*Cullen*, a.a.O.). [RAL (218)]

Nach dem Essen, Kälte und Ziehen durch den ganzen Körper, mit kalten Armen, Händen und Füßen (n. 4¾ St.) (*Franz*, a.a.O.). [RAL (219)]

Kälte, eine Stunde lang, mit Todtenblässe des Gesichts[11] (*Pouteau*, Melanges de Chirurgie, S. 184.). [RAL (220)]

Häufiger, kalter Schweiß (*Ortel*, a.a.O.). [RAL (221)]

Abends, große Kälteempfindung über den ganzen Körper und Kopfschmerz, wie von Zusammengezogenheit des Gehirns, mit Drücken über der Nasenwurzel (n. 12 St.) (*Franz*, a.a.O.). [RAL (222)]

Frösteln am ganzen Körper (n. 2½ St.); dann (n. 1½ St.) vermehrte Wärme am ganzen Körper (*Herrmann*, a.a.O.). [RAL (223)]

Frösteln im Rücken mit untermischter Wärme, als wenn Schweiß ausbrechen wollte (*Stapf*, a.a.O.). [RAL (224)]

---

[11] Von 60 Granen.

Bei kalten Händen, Hitzeempfindung im Gesichte (n. 1½ St.) (*Franz*, a.a.O.). [RAL (225)]

Vermehrte Wärme des ganzen Körpers, mit Röthe im Gesichte (n. ¾ St.) (*Herrmann*, a.a.O.). [RAL (226)]

Angenehme Wärme durch den ganzen Körper (n. 3 St.) (*Franz*, a.a.O.). [RAL (227)]

Hitze am ganzen Körper, welche beim Gehen auf's Höchste stieg (n. 5 St.) (*Herrmann*, a.a.O.). [RAL (228)]

Hitze mit Zittern (*Alexander*, – *Unzer*, a.a.O.). [RAL (229)]

Große Hitze (n. einiger Zeit) (*Hoffmann*, a.a.O.). [RAL (230)]

Schweiß (mit Kamphergeruch) (*Murray*, a.a.O.). [RAL (231)]

Sehr trockne Haut, selbst im Bette, bei gutem Appetite (*Hufeland*, a.a.O.). [RAL (232)]

Zitternde Bewegung des Herzens (*Ortel*, a.a.O.). [RAL (233)]

Cannabis sativa

Hanf. Cannabis sativa L. [RAL I (1830), S. 139–159]

(Der frisch ausgepreßte Saft aus Krautspitzen der blühenden Hanfpflanze, der männlichen oder der weiblichen, mit gleichen Theilen Weingeist gemischt und nach etlichen Tagen das Helle oben abgegossen.)

Man hatte sich bisher blos der Samen, gewöhnlich (mit Wasser zerrieben) als Samenmilch (Emulsion) oder als Absud im entzündlichen Zustande der Tripper und in ältern Zeiten (von *Dodonaeus, Sylvius, Herliz*) bei einigen Arten von Gelbsucht mit Nutzen bedient. Im erstern Falle liegt der homöopathische Grund der Hülfe offen da in den eigenthümlich von Hanf in den Harnwerkzeugen gesunder Körper wahrzunehmenden, ähnlichen Krankheitszuständen, ohne daß dieß je ein Arzt erkannte. Des Krautes selbst bedient man sich nur als eines Hausmittels, doch sehr hülfreich in den persischen Wirthshäusern auf dem Lande, um die Ermüdung der zu Fuße Reisenden zu heben (*Chardin,* voyage en Perse), ebenfalls rein homöopathisch, wie folgende Hanf-Symptome (269. bis 275) zeigen.

Aber zu weit wichtigern Heilabsichten in verschiedenen Krankheiten der Zeugungstheile, der Brust, der Sinnorgane u.s.w. kann man sich des Hanfsaftes mit großem Erfolge bedienen, wozu schon diese Beobachtungen den homöopathischen Fingerzeig geben.

Lange Zeit hatte ich mich des weingeistigen Hanfsaftes noch unverdünnt, in der Gabe des kleinsten Theiles eines Tropfens, bedient; aber die höhere und bis jetzt höchste Verdünnung und Potenzirung (x) desselben entwickeln die Arzneikräfte dieser Pflanze in noch weit höherm Grade.

Die Namens-Verkürzungen meiner Mit-Beobachter sind folgende: *Franz* [*Fz.*], *Groß* [*Gß.*], *Friedr. Hahnemann* [*F. H-n.*], *Hempel* [*Hl.*], *Hugo* [*Ho.*], *Stapf* [*Stf.*], *Trinks* und *Hartlaub* [*Ts. Hb.*], *Wahle* [*We.*].

Alle Hanfsymptome älterer Schriftsteller müssen weggelassen werden, da sie nicht sprechend sind. (Roth Revue critique etc. Hyg. XVII. p. 187.) [Anmerkung der Herausgeber: ursprünglich handschriftliche Einfügung Hahnemanns.]

Hanf

■ Gemüt

Es freut ihn nichts; er ist bei Allem gleichgültig [*Fz.*]. [RAL 320]

Gemüth, Vormittags niedergeschlagen, Nachmittags heiter. [RAL 321]

Traurigkeit. [RAL 322]

Heiterkeit, wie von einem Rausche (n. 1 St.) [*Ho.*]. [RAL 323]

Schwanken und Unsicherheit des Gemüthes [*Hl.*]. [RAL 324]

Gemüth ängstlich. [RAL 325]

Schreckhaft schon bei kleinem Geräusche (n. 1¼ St.) [*Ho.*]. [RAL 326]

Verdrießlich, vorzüglich Nachmittags [*F. H-n.*]. [RAL 327]

Theils fröhlicher, theils ernsthafter Wahnsinn [*Morgagni*, Epist. VII. art. 13]. [RAL 328]

Ueber Kleinigkeiten heftig gekränkt und erzürnt [*Stf.*]. [RAL 329]

Zuweilen wüthender Wahnsinn, so daß er den Anwesenden ins Gesicht spie[1] [*Morgagni*, a.a.O.]. [RAL 330]

■ Schwindel, Verstand und Gedächtnis

Schwindel im Stehen und Düseligkeit [*Gß.*]. [RAL 1]

Schwindel im Gehen, wie zum seitwärts Fallen (n. 1 St.) [*Ho.*]. [RAL 2]

Es ist ihr drehend und dumm im Kopfe (sogleich) [*Gß.*]. [RAL 3]

Taumlich und düster im Kopfe [*We.*]. [RAL 4]

Schwindel-Anfälle [*Neuhold,* in Act. Nat. Cur. III. S. 150 u. f.]. [RAL 5]

Eingenommenheit, Düsterheit des Kopfs [*Stf.*]. [RAL 6]

Schwanken und Unsicherheit des Geiste; übermannende Lebhaftigkeit der entstehenden Gedanken [*Hl.*]. [RAL 7]

Unbesinnlichkeit, ohne Phantasie, geistlos [*Stf.*]. [RAL 8]

Die Gedanken scheinen ihm still zu stehen; er stiert vor sich hin; es ist ihm, als wär er in höhern Gedanken versunken, ist sich ihrer aber nicht bewußt, – bei leiser Empfindung von drückendem Kopfschmerze am Scheitelbeine [*Fz.*]. [RAL 9]

---

[1] Nach einem Umschlage auf den Kopf, Konvulsionen, Flechsenzucken, Tod. In der Leiche, Eiterknoten und Eiter in der Lunge, Ribbenfell- und Zwergfell-Entzündung, feste Polypen in den Herzkammern.

Er kann sich zwar auf diese und jene Dinge besinnen; aber die Ideen bleiben gleich fest, wie stillstehend, unter langem Hinsehen auf den zu bearbeitenden Gegenstand [*Fz.*]. [RAL 10]

Er verschreibt sich oft [*Stf.*]. [RAL 11]

■ Kopf

Angenehme Wärme im Gehirne [*Fz.*]. [RAL 12]

Fippern wie im Blute des Kopfs, der Brust und des Magens. [RAL 13]

Starker Drang des Blutes nach dem Kopfe. [RAL 14]

Andrang des Blutes nach dem Kopfe, welcher eine angenehme Wärme darin bewirkt, doch mit drückendem Kopfschmerze in den Schläfen [*Fz.*]. [RAL 15]

Klopfender Schmerz, der sich bis vor in die rechte Schläfe zieht; zugleich eine Wärme um den Kopf; die Backen sind roth und heiß; in der Wärme vermehrt sich die Uebelkeit [*Ts. Hb.*]. [RAL 16]

Heftige Kopfschmerzen [*Neuhold,* a.a.O.]. [RAL 17]

Sehr durchdringender Kopfschmerz [*Neuhold,* a.a.O.]. [RAL 18]

Ununterbrochner Kopfschmerz den ganzen Tag [*Fz.*]. [RAL 19]

Kopfschmerz immerwährend oben auf dem Kopfe, gleich als läge ein Stein darauf [*Fz.*]. [RAL 20]

Eingenommenheit des Kopfs; er ist ihr schwer und sie fühlt einen schmerzlichen Druck auf Stirn und Augenlider, daß sie zufallen wollen [*Gß.*]. [RAL 21]

Drücken unterm Stirnhügel bis tief durch das Hirn in den Hinterkopf hinein [*Gß.*]. [RAL 22]

Beim Anlehnen des Kopfs an die Wand, ein Drücken in der andern Seite inwendig im Kopfe [*Gß.*]. [RAL 23]

Druck in den Schläfen [*Ho.*]. [RAL 24]

Drückender Schmerz im rechten Hinterhauptbeine [*We.*]. [RAL 25]

Spannen erst im Hinter- dann auch im Vorderkopfe, endlich **in den Schläfen** (n. ½ St.) [*Ho.*]. [RAL 26]

Beim Bewegen des Kopfs ein schmerzhaftes Gefühl im Kopfe und im Nacken [*Stf.*]. [RAL 27]

Ziehender Schmerz im Hinterkopfe nach den Ohren zu [*Stf.*]. [RAL 28]

Schmerzliches Zusammenschnüren des Vorderkopfs [*Gß.*]. [RAL 29]

Der Vorderkopf wird von den Augenhöhlrändern bis zu den Schläfen zusammengepreßt; Vorbücken erleichtert nicht [*Gß.*]. [RAL 30]

Unterhalb des linken Stirnhügels ein heraus Pochen; gleich darauf betäubender Druck auf dieser Stelle [*Gß.*]. [RAL 31]

Auf einer kleinen Stelle des Seitenbeins (später auch auf andern Stellen des Kopfs) ein kältendes Gefühl, als wäre ein Tropfen kalten Wassers darauf getropft [*Gß.*]. [RAL 32]

Ein Kriechen in der Haut des Haarkopfs. [RAL 33]

Eine Art kitzelnden Krampfs in den Schläfen (n. ³/₄ St.) [*Ho.*]. [RAL 34]

■ Gesicht und Sinnesorgane

Gefühl, als würde die Augenbraue herabgedrückt [*Gß.*]. [RAL 35]

Reißendes Drücken auf dem obern Augenlide [*Gß.*]. [RAL 36]

Wechselweise Erweiterung und Zusammenziehung der Pupillen in einem und demselben Lichte (n. 1 St.) [*Ho.*]. [RAL 37]

Gefühl von Augen-Schwäche und Schwäche im Sehen; die entfernten und die nahen Gegenstände sind undeutlich (n. 1½ St.) [*Ho.*]. [RAL 38]

Die Hornhaut des Auges wird undurchsichtig; Augenfell. [RAL 39]

Ein Kreis weißflammender Zacken rechts neben dem Gesichtskreise, so daß er die Gegenstände nur zum Theil und undeutlich sieht [*Gß.*]. [RAL 40]

Grauer Staar [*Neuhold,* a.a.O.]. [RAL 41]

Drücken hinten an den Augen herauswärts (n. ³/₄ St.) [*Ho.*]. [RAL 42]

Empfindung von krampfhaftem Ziehen in den Augen (n. ³/₄ St.) [*Ho.*]. [RAL 43]

Leichtes Palpitiren an vielen Gesichts-Stellen, besonders im linken Backenmuskel [*Gß.*]. [RAL 44]

Gesichts-Blässe [*Morgagni,* de sed. et causis morb. Epist. X. art. 13]. [RAL 45]

Ziehender Druck auf dem linken Jochbeine [*Gß.*]. [RAL 46]

Jücken hie und da im Gesichte. [RAL 47]

Kriebeln, Jücken und Beißen wie von Salz, im Gesichte. [RAL 48]

Großer Knoten an der Nase mit rother Geschwulst umher, wie Gesichtskupfer. [RAL 49]

Jückende Geschwulst am Nasenflügel (n. einigen St). [RAL 50]

Trockenheit in der Nase. [RAL 51]

Betäubender Druck wie mit einer stumpfen Spitze auf die Nasenwurzel [*Gß.*]. [RAL 52]

Wärme-Empfindung in der Nase, als wenn sie bluten wollte [*Fz.*]. [RAL 53]

Blutsturz aus der Nase bis zur Ohnmacht [*Neuhold,* a.a.O.]. [RAL 54]

Nasenbluten. [RAL 55]

Brausen vor den Ohren. [RAL 56]

Wie ein Fell vor die Ohren gezogen [*We.*]. [RAL 57]

Augenblicklicher Schmerz, als würde das äußere Ohr aus dem Kopfe gezogen [*Gß.*]. [RAL 58]

Empfindlich zuckender Schmerz im rechten Trommelfelle bis in die Schulter [*We.*]. [RAL 59]

Schründender Schmerz im äußern Ohrknorpel, den er beim Liegen die Nacht im Bette etwas gedrückt haben mochte [*Gß.*]. [RAL 60]

Ohrenklingen [*Neuhold,* a.a.O.]. [RAL 61]

Ein Klopfen im Ohre [*Stf.*]. [RAL 62]

Im Ohre, ein klopfender, drängender Schmerz, der fast bis in die Backen geht, beim Vorbücken gleich verschwindet und beim wieder Aufrichten schnell wieder kömmt (n. 3 St.) [*Stf.*]. [RAL 63]

Stiche im äußern Gehörgange beim Kauen [*Gß.*]. [RAL 64]

Feine Stiche im linken Ohre von innen nach außen [*We.*]. [RAL 65]

Schmerz hinter dem rechten Ohre, als stieße man da eine stumpfe Spitze gewaltsam ein [*Gß.*]. [RAL 66]

Große scharfe Stiche am Warzenfortsatze [*Gß.*]. [RAL 67]

Betäubend zusammendrückender Schmerz an der linken Seite des Kinnes, woran die dießseitigen Zähne Theil nehmen [*Gß.*]. [RAL 68]

Klammartiger Schmerz in den Zähnen des linken Unterkiefers [*Fz.*]. [RAL 69]

Mucken im linken Aste des Unterkiefers, dem bei seinem Aufhören stets ein Ziehen folgt [*Gß.*]. [RAL 70]

Es fährt in mehrere Zähne zugleich und muckt darin [*We.*]. [RAL 71]

Ausschlag im Rothen der Lippen und im Mundwinkel. [RAL 72]

Kneipendes Drücken in den Halsmuskeln über der Gurgel [*Gß.*]. [RAL 73]

■ Mund und innerer Hals

Die Sprache fiel ihm schwer [*Morgagni,* a.a.O. Epist. XV. art. 6]. [RAL 74]

Verdorbene Sprache, mehr ein Getön (clangor) als eine Menschenstimme [*Morgagni,* a.a.O. Epist. VII. art. 13]. [RAL 75]

Er konnte gar nicht ordentlich sprechen; bald gebrach es ihm an Worten, bald an der Stimme selbst (4 Stunden lang); gegen Abend wiederholten sich die Anfälle, es war bald ein Strom von Beredtsamkeit, als jagte man ihn, bald ein Stocken in der Rede, daß er zuweilen dasselbe Wort zehn Mal nach einander in einem Odem aussprach, zuweilen den ganzen Gedanken ängstlich wiederholend sich ärgerte, wenn er ihn nicht mit denselben Worten wiederholen konnte [*Fz.*]. [RAL 76]

Die Sprache hebt sich mit außerordentlicher Angst und Qual vor Schmerz im Rücken [*Fz.*]. [RAL 77]

Früh, brennende Trockenheit im Gaumen. [RAL 78]

Ein Brennen im Halse [*Morgagni,* a.a.O. Epist. XV. art. 6]. [RAL 79]

Trockenheit im Munde; der Speichel ist klebrig; dabei Durstlosigkeit vorzüglich Abends und heiße Hände [*Stf.*]. [RAL 80]

Beim Genusse einer Speise, die ihm recht gut schmeckt, kömmt ihm, wenn er bald satt ist, eine vorübergehende Brecherlichkeit im Halse herauf [*Gß.*]. [RAL 81]

- Magen

Aufschwulken einer bittersauern, krazzigen Flüssigkeit [*Gß.*]. [RAL 82]

Es kömmt ihm, ohne Uebelkeit oder Würgen, geschmackloses Wasser herauf in den Hals und in die Luftröhre, so daß er sich immer verschluckt [*Gß.*]. [RAL 83]

Durch Aufstoßen kommt eine bittersaure Feuchtigkeit herauf in den Mund [*Gß.*]. [RAL 84]

Aufstoßen nach bloßer Luft [*Gß.*]. [RAL 85]

Eine wurgende Empfindung steigt immerwährend herauf in den Hals, wie von Magensäure [*Gß.*]. [RAL 86]

Ein Wurgen in der Herzgrube steigt von da in den Hals herauf [*Gß.*]. [RAL 87]

Uebelkeit: es hebt sie zum Erbrechen [*Ts. Hb.*]. [RAL 88]

Erbrechen eines schleimigen, bitterlich schmeckenden Wassers; dabei ein Kratzen im Halse, nachher Dummheit und Eingenommenheit des Kopfs, im Hinterkopfe [*Ts. Hb.*]. [RAL 89]

Grünes, gallichtes Erbrechen [*Morgagni,* a.a.O. Epist. VII. art. 13]. [RAL 90]

Es wird ihr so ängstlich und bänglich in der Herzgrube mit Athem-Beklemmung und Herzklopfen; es steigt ihr warm herauf bis in den Hals und verschließt den Odem, als wenn etwas in der Luftröhre säße, mit fliegender Hitze [*Gß.*]. [RAL 91]

Vollheit im Bauche, die zum tief Athmen nöthigt. [RAL 92]

Herzdrücken [*Neuhold,* a.a.O.]. [RAL 93]

Kneipen in der Herzgrube [*Gß.*]. [RAL 94]

Schneiden in der Herzgrube [*Gß.*]. [RAL 95]

Nach dem Bücken, ein Schneiden oben über den Magen herüber [*Fz.*]. [RAL 96]

Unabgesetztes stumpf Stechen vorne, gleich unterhalb der Ribben, neben der Herzgrube, welches nur im Grade abwechselt; durch Bewegung des Rumpfes nach vorne oder hinten wirds auf Augenblicke gemindert, kehrt aber bald wieder [*Gß.*]. [RAL 97]

Links neben dem Schwerdknorpel, brennender Stichschmerz [*We.*]. [RAL 98]

In der linken Seite gleich unter den Ribben ein stumpfes Stechen bei und außer dem Athmen [*Gß.*]. [RAL 99]

Zu verschiedenen Zeiten mehrere Anfälle vom heftigsten Magenschmerze, mit Blässe des Gesichts und Gesichts-Schweiße, fast erloschenem Pulse und röchelndem Athem wie dem eines Sterbenden [*Morgagni,* Epist. XXIV. art. 13]. [RAL 100]

Der Magen ist äußerst schmerzhaft bei Berührung, wie schwürig, es vergeht aber aufs Essen [*Fz.*]. [RAL 101]

Es ist ihm, als hätte er sich den Magen verkältet; vorzüglich Vormittags gehts ihm im Bauche herum und kneipt, doch ohne Durchfall. [RAL 102]

- Abdomen

Mehrere Morgen, früh von 8 bis 10 Uhr, Empfindung unter dem Nabel, als wenn er sich verkältet hätte; es ging ihm im Leibe herum, doch ohne Durchfall. [RAL 103]

Gleich über dem Nabel Kneipen (nach dem Essen) [*Gß.*]. [RAL 104]

Kneipen im Unterbauche und Schneiden in den Lenden [*Gß.*]. [RAL 105]

Kneipen im ganzen Bauche [*Gß.*]. [RAL 106]

Im Oberbauche bängliches Pochen, wie starker Pulsschlag [*Gß.*]. [RAL 107]

Rechts neben dem Nabel, Schmerz, als pochte es da von innen heraus [*Gß.*]. [RAL 108]

In der linken Seite unter den letzten Ribben, nach dem Rücken zu, pocht es heraus wie mit einem Hämmerchen [*Gß.*]. [RAL 109]

Links neben dem Nabel und zugleich hinten neben dem Rückgrat Schmerz, als würden da die Theile mit einer Zange gepackt und zusammengedrückt [*Gß.*]. [RAL 110]

Alle Eingeweide schmerzen wie zerschlagen [*Fz.*]. [RAL 111]

Im Unterleibe, Schüttern der Eingeweide bei heftiger Bewegung der Arme, als wären die Eingeweide ganz los [*Fz.*]. [RAL 112]

Ein fast wundschmerzendes Jücken mehrere Stunden lang am Nabel, der nach Reiben empfindlicher wundhaft schmerzt. [RAL 113]

Kitzelnde Empfindung an den Bedeckungen des Unterbauchs (n. 1/2 St.) [*Ho.*]. [RAL 114]

Schauder im Unterleibe, wie von Bewegung kalten Wassers darin (n. 8 Min.) [*Ho.*]. [RAL 115]

In der Bauch-Seite ein heraus Dehnen [*Fz.*]. [RAL 116]

Im rechten Hypochonder, eine schmerzhafte, harte Geschwulst [*Morgagni*, Epist. XXIV. art. 13]. [RAL 117]

Bauch-Sackgeschwulst, ohne Schenkel- oder Fußgeschwulst [*Morgagni*, Epist. X. art. 13]. [RAL 118]

Bauch und Brust sind äußerlich schmerzhaft [*Morgagni*, Epist. XV. art. 6]. [RAL 119]

Ziehender Schmerz von der Nieren-Gegend an, bis in die Schooßdrüsen, mit ängstlich übeliger Empfindung in der Herzgrube. [RAL 120]

In der Nieren-Gegend, Schmerz wie geschwürig vor sich und beim Befühlen [*Fz.*]. [RAL 121]

In der Bauch-Seite, gleich unter den Ribben, scharfe Stöße [*Gß.*]. [RAL 122]

Flüchtige, kneipende Stiche im Unterleibe [*Gß.*]. [RAL 123]

Es geht ihm im Bauche herum und dann gibt's ihm in der linken Seite stumpfe Stiche bis in's Ohr hinauf [*Gß.*]. [RAL 124]

Blähungen stauchen sich im Ober- und Unterbauche bis gegen Abend mit kolikartigen Schmerzen [*We.*]. [RAL 125]

Es fährt ihr mit schmerzlichen Rucken im Bauche herum von einer Stelle zur andern, als wäre etwas Lebendiges darin; dabei zieht es vom linken Hüftknochen herüber zum rechten und von da bis ins Knie; doch bleibt der Schmerz zugleich in der Hüfte, und ist wie reißende Stöße geartet [*Gß.*]. [RAL 126]

Abends im Bette giebt's ihr in beiden Bauch-Seiten einige stumpfe Stiche, fährt dann den Rücken herauf und sticht eben so zwischen den Schulterblättern und geht dann wieder nach den Bauch-Seiten zurück [*Gß.*]. [RAL 127]

Empfindliche Stöße über der linken Schooßbeuge [*Gß.*]. [RAL 128]

Nadelstich an der rechten Seite des Schaamberges [*We.*]. [RAL 129]

In der Beuge des Schooß-Gelenkes erst einige zuckende Stöße, dann fühlt er die Gegend des Bauchringes wie zerdehnt und den Bauchring selbst, als würde er herausgepreßt [*Fz.*]. [RAL 130]

Im Bauchringe, ein Herauspressen und Schmerz, als würde da alles geschwürig [*Fz.*]. [RAL 131]

■ Rektum

Alle Morgen Abgang vieler, fast geruchloser Blähungen [*Gß.*]. [RAL 132]

Kolikartige Schmerzen im Oberbauche mit einem durchfälligen Stuhle darauf und schründendem Schmerze im After [*We.*]. [RAL 133]

Die ersten 5 Tage ordentlicher Stuhl, die folgenden 2 Tage gänzlich verstopft [*Gß.*]. [RAL 134]

Im Mastdarme und Kreutze, ein Pressen, als wenn die ganzen Eingeweide sich herabsenkten und herausgepreßt würden, im Sitzen [*Fz.*]. [RAL 135]

Am After Gefühl, als träufelte etwas heraus an der Haut hin, was kalt wäre [*Fz.*]. [RAL 136]

Zusammenziehender Schmerz am After; dabei ist's, als zöge es ihr die Oberschenkel zusammen, so daß sie dieselben schließen muß [*Gß.*]. [RAL 137]

Jücken im Mittelfleische. [RAL 138]

■ Harnwege

Harndrang mit drückendem Schmerze. [RAL 139]

Weißtrüber Urin. [RAL 140]

Urin röthlich und trübe. [RAL 141]

Schwierigkeit zu harnen; Blasenlähmung[2] [*Morgagni*, a.a.O. Epist. X. art. 13]. [RAL 142]

Urin voll Fasern, wie von beigemischtem Eiter [*F. H-n.*]. [RAL 143]

Harnfluß; er muß öfters, kurze Zeit hintereinander harnen, wobei eine reichliche Menge wasserähnlichen Urins abgeht (sogleich) [*Gß.*]. [RAL 144]

Ein Reißen wie in den Fasern der Harnröhre, gleichsam wie in der Form eines Zickzacks. [*Hl.*]. [RAL 145]

---

[2] Der Urin konnte erst nur durch den Katheter, dann aber auch nicht einmal mit diesem abgelassen werden, weil er durch Schleim und Eiter verstopft ward.

Jückende, kitzelnde Stiche vorne in der Harnröhre [*We.*]. [RAL 146]

Brennendes Stechen hinten in der Harnröhre, während des Harn-Abgangs (n. 10 St.) [*Ho.*]. [RAL 147]

Während des Harnens, Schmerz von der Mündung der Harnröhre an, bis hinter, brennend beißend, hinten mehr stechend. [RAL 148]

Bloß reines, aber heftiges Brennen vorne in der Harnröhre, während des Laufs des Urines. [RAL 149]

Brennen in der Harnröhr-Mündung während des Urinirens. [RAL 150]

Brennen beim Harnen, vorzüglich gleich nach demselben. [RAL 151]

Brennen beim, vorzüglich aber nach dem Harnen und Abends am schlimmsten. [RAL 152]

Während des Harnens, von der Eichel bis hinter, ein Anfangs brennender, und nach dem Urinlassen, beißender Schmerz. [RAL 153]

Auch außer dem Harnen einiger brennender Schmerz vorne in der Harnröhre, welcher zum fast beständigen Harnen nöthigt, wenn auch kein Urin mehr vorhanden ist. [RAL 154]

Stechend beißender Schmerz beim Wasserlassen, außer dem Uriniren ein beißender. [RAL 155]

Außer dem Harnen, Drücken wie auf das Wasser, vorzüglich vorne in der Harnröhre. [RAL 156]

Stiche längs der Harnröhre außer dem Harnen. [RAL 157]

Beim Stehen zuckende Stiche im Hintertheile der Harnröhre. [RAL 158]

Brennen in der ganzen Harnröhre, doch nur zu Anfange und zu Ende des Harnens [*F. H-n.*]. [RAL 159]

Vorne in der Harnröhrmündung, ganz fein stechendes Pickeln, außer dem Harnen [*Fz.*]. [RAL 160]

Schneidender Schmerz vorne in der Harnröhre [*F. H-n.*]. [RAL 161]

Wässerig schleimiger Ausfluß aus der Harnröhre [*F. H-n.*]. [RAL 162]

Unschmerzhafter Ausfluß eines hellen durchsichtigen Schleimes aus der Harnröhre (Vorsteherdrüsen-Saft?) ohne Erektion (*Fz.*). [RAL 163]

Die Harnröhrmündung klebt zusammen von einer Feuchtigkeit, die beim darauf Drücken sichtbar wird [*Hl.*]. [RAL 164]

→ Harnröhre: *Geschlechtsorgane*

■ Geschlechtsorgane

Das ganze Glied ist etwas geschwollen, ohne eigentliche Erektion [*F. H-n.*]. [RAL 165]

Die Harnröhre ist wie entzündet und beim Befühlen in ihrer ganzen Länge schmerzhaft; bei Erektionen entsteht spannender Schmerz. [RAL 166]

Strahl des Urins auseinander gespreizt. [RAL 167]

Oeftere Steifigkeiten der Ruthe; nachgehends Stiche in der Harnröhre. [RAL 168]

Oeftere Erektionen am Tage bloß beim Sitzen; beim Gehen nicht. [RAL 169]

Während des Hustens Steifigkeiten der Ruthe, dann Schmerz in der Harnröhre. [RAL 170]

Unschmerzhafter Schleimfluß aus der Harnröhre (eine Art Tripper?). [RAL 171]

Anschwellen der Eichel und Ruthe; eine Art empfindungsloser Erektion [*Fz.*]. [RAL 172]

Kälte der Geschlechtstheile bei Wärme des übrigen Körpers (denselben Tag und hielt drei Tage an) [*Hl.*]. [RAL 173]

Abneigung vor Beischlaf [*F. H-n.*]. [RAL 174]

Geschwulst der rechten und untern Seite der Vorhaut [*F. H-n.*]. [RAL 175]

Anschwellen des Bändchens und der Vorhaut besonders da, wo sie sich in das Bändchen endigt [*Hl.*]. [RAL 176]

Angenehmes Jücken am Rande der Vorhaut und an der Mündung der Harnröhre. [*We.*] [RAL 177]

Unangenehmes Jücken an der rechten Seite der Vorhaut am vordern Rande, mehr inwendig, angenehm aber während und nach dem Kratzen [*F. H-n.*]. [RAL 178]

Ein Jücken unter der Vorhaut und am Bändchen, mit einiger Röthe und Feuchtigkeit hinter der Eichelkrone [*Hl.*]. [RAL 179]

Fressendes Brennen und Stechen in den äußern Theilen der Vorhaut und in der Harnröhre an der Krone der Eichel [*Fz.*]. [RAL 180]

Die ganze Vorhaut ist dunkelroth, heiß und entzündet [*F. H-n.*]. [RAL 181]

Schründen am Rande und an der innern Seite der Vorhaut [*F. H-n.*]. [RAL 182]

Immerwährendes Brennen an der ganzen Vorhaut und Eichel, vier Tage lang; nach Auflegen kalten Wassers entstand Schründen [*F. H-n.*]. [RAL 183]

Der Rand der Vorhaut ist wund [*F. H-n.*]. [RAL 184]

Die Eichel selbst ist dunkelroth, so dunkelroth als die Vorhaut selbst [*F. H-n.*]. [RAL 185]

Die Haut der Eichel ist mit linsengroßen, hellrothen Flecken besetzt, heller als die Eichel selbst [*F. H-n.*]. [RAL 186]

Das ganze Glied schmerzt beim Gehen wundartig und wie verbrannt (es mußte in die Höhe gebunden werden) [*F. H-n.*]. [RAL 187]

Rings hinter der Eichelkrone, ein Feuchten und Nässen wie Eicheltripper [*F. H-n.*]. [RAL 188]

Rechts, neben der Ruthe Schmerz, wie durchdringende Stöße, in Ruhe und Bewegung [*Gß.*]. [RAL 189]

Beim Stehen, ein spannender Schmerz im Samenstrange und Zusammenziehen des Hodensacks, mit einer zusammenziehenden Empfindung darin. [RAL 190]

Beim Stehen eine drückende Empfindung in den Hoden, ein Zerren darin. [RAL 191]

Geschwulst der Vorsteherdrüse (prostata). [RAL 192]

Der Geschlechtstrieb wird sehr erregt, aber Unfruchtbarkeit erzeugt (*Olearius,* oriental. Reisebeschreib. S. 529) [RAL 193]

Erregt Geschlechtstrieb bei Menschen und Thieren [*Haller* bei *Vicat,* mat. med.]. [RAL 194]

Starkes Treiben der Monatsreinigung (vom Auflegen) [*Neuhold,* a. a. O.]. [RAL 195]

Frühgeburt (im achten Monate) und schreckliche Konvulsionen dabei [*Neuhold,* a. a. O.]. [RAL 196]

■ Atemwege und Brust

Trockenheit und Trockenheits-Empfindung in der Nase (n. 5 Tagen). [RAL 197]

Trockenheits-Empfindung und Hitze in der Nase. [RAL 198]

Niesen und Gefühl von Stockschnupfen und dennoch Luft durch die Nase [*We.*]. [RAL 199]

Früh sitzt ihm zäher Schleim ganz unten in der Luftröhre; Husten und Kotzen kann ihn nicht erreichen, und er strengt sich sehr an, um nur etwas Weniges loszubringen, das doch nicht bis in den Mund kömmt, und das er verschlucken muß; nach dem Husten und Kotzen bleibt eine kratzige Empfindung längs der Luftröhre herab, als wenn's da roh und wund wäre; endlich löst sich der Schleim von selbst und er muß ihn wiederholt ausräuspern [*Gß.*]. [RAL 200]

Früh ist's ihr wie von Salz so kratzig auf der Brust; sie muß kotzen und das Losgekotzte, weil es nicht in den Mund kömmt, verschlucken [*Gß.*]. [RAL 201]

Gegen den siebenten Tag löst sich früh der vorher zähe Schleim leicht ab und die bis dahin (gleich als läge eine Last auf der Brust) Statt gefundene

Schweräthmigkeit ließ sogleich nach [*Gß.*]. [RAL 202]

Athem-Beklemmung von spannend drückendem Schmerze in der Mitte des Brustbeins, was da zugleich auch beim Befühlen weh thut; dabei ist Schläfrigkeit zugegen. [RAL 203]

Das Einathmen fällt ihr schwer; es ist als läge ihr eine Last auf der Brust [*Gß.*]. [RAL 204]

Es ist ihr beklommen auf der Brust und bänglich im Halse; sie muß tief Athem holen. [*Gß.*]. [RAL 205]

Heftiges Zusammenkneipen unter dem Brustbeine, im untern Theile der Brust, wodurch das Athmen nicht gehindert wird; beim Zurückbiegen verliert sich's und ist am heftigsten beim Vorbücken und dann schlimmer beim Einathmen. [*Gß.*]. [RAL 206]

In der linken Brust-Seite, Odem-Beklemmung, ein Stemmen mit absetzenden, stumpfen Stichen – eine Art von Hineindrücken [*Gß.*]. [RAL 207]

In beiden Seiten der Brust Stöße oder Schläge, welche öfters wiederkommen und zugleich des Athemholen hemmen, am allerschmerzhaftesten aber in der Gegend des Herzens sind. [RAL 208]

Bei Körper-Bewegung und Bücken, ein Paar heftige Schläge ans Herz, als wenn's herausfallen wollte; dabei ward es ihm warm um's Herz (n. 48 St.). [RAL 209]

Es pocht ihr in der linken Seite an den Ribben. [*Gß.*]. [RAL 210]

Ein Heraushämmern unter einem Ribbenknorpel, neben dem Brustbeine [*Gß.*]. [RAL 211]

Wühlen oben unter dem Brustbeine, ohne Odem-Beklemmung [*Gß.*]. [RAL 212]

Ziehender Schmerz an der linken, letzten Ribbe [*Fz.*]. [RAL 213]

Stechen in den äußern Brustbedeckungen. [*Fz.*]. [RAL 214]

Schneiden über die äußern Brustbedeckungen herüber [*Fz.*]. [RAL 215]

Spannende Eingenommenheit der linken Brust-Hälfte, mit leisen Rucken, Herzklopfen und Aengstlichkeit [*Gß.*]. [RAL 216]

Am schwerdförmigen Knorpel eine Erhöhung und ein Knoten, welcher unschmerzhaft zwei Jahre lang wuchs und dann Schwerathmen verursachte [*Morgagni,* Epist. X. art. 13]. [RAL 217]

Schlagen des Herzens an einer niedern Stelle (*Morgagni,* Epist. XXIV. art. 13) [RAL 218]

Schmerz in der Herz-Gegend [*Morgagni,* a. a. O.]. [RAL 219]

Engbrüstigkeit (*Ramazzini*, Diatribe de morb. Artif. Cap. 26) [RAL 220]

Schweres Odemholen, ohne Auswurf [*Morgagni*, Epist. VII. art. 13]. [RAL 221]

Sehr behindertes Athemholen (*Morgagni*, Epist. XV. art. 6) [RAL 222]

Orthopnöe; nur mit aufwärts gestrecktem halse, unter Pfeifen in der Luftröhre und mit großer Ausdehnung des Unterleibes konnte er athmen (*Morgagni*, a. a. O.) [RAL 223]

Beim Niederliegen, schwieriges Athemholen [*Morgagni*, Epist. X. art. 13]. [RAL 224]

Sechs- bis siebenmalige Brust- und Lungen-Entzündung [*Morgagni*, a. a. O.]. [RAL 225]

Lungen-Entzündung mit Erbrechen einer grünen, galligen Materie (*Morgagni*, a. a. O.) [RAL 226]

Lungen-Entzündung mit Irrereden [*Morgagni*, a. a. O.]. [RAL 227]

Schmerz wie Nadelstich an der linken Brustwarze (*Morgagni*, Epist. VII. art. 13) [RAL 228]

Das Ausathmen erregte ihm Husten [*Morgagni*, Epist. XV. art. 6]. [RAL 229]

Bisweilen Hüsteln vom Halsgrübchen aus, wobei eine kühle, salzige Feuchtigkeit tief hinten im Halse gepürt wird [*Stf.*]. [RAL 230]

Beständiger Husten [*Ramazzini*, a. a. O.]. [RAL 231]

Trockner, sehr heftiger Husten [*Neuhold*, a. a. O.]. [RAL 232]

■ **Rücken und äußerer Hals**

Auf dem Steißknochen, Druck, wie mit einer stumpfen Spitze [*Gß.*]. [RAL 233]

Links neben dem Steißbeine im Knochen, ein Schmerz, als stemmte man diesen Theil gewaltsam gegen einen harten Körper [*Gß.*]. [RAL 234]

An den untern Rückgratwirbeln der Brust ein schwer drückender und fein stechender Schmerz (50 Tage lang), welcher zuweilen hin nach den Lenden oder nach den Schulterblättern fuhr (*Morgagni*, Epist. X. art. 13) [RAL 235]

Langsam absetzende, stumpfe Stiche auf der linken Seite des Rückens, unter der letzten Ribbe [*Gß.*]. [RAL 236]

Schmerz in der Mitte des Rückens, als kneipte jemand mit einer Zange, welches vorgriff nach dem Bauche [*Fz.*]. [RAL 237]

Es versetzt ihm oft der Rückenschmerz den Athem [*Fz.*]. [RAL 238]

Rechts neben dem Schulterblatte jückende, feine Stiche, die nach Kratzen vergehen. [*Gß.*]. [RAL 239]

Brennen unter dem rechten Schulterblatte [*Fz.*]. [RAL 240]

Am untersten Theile des Nackens Stechen, wie mit einem Messer [*Fz.*]. [RAL 241]

Ziehen im Nacken an den Halswirbeln herauf [*Fz.*]. [RAL 242]

Ziehen vom Nacken bis zum Ohre, mehr klammartig und äußerlich. [*Gß.*]. [RAL 243]

■ **Extremitäten**

Reißender Druck auf der Schulterhöhe, in Absätzen [*Gß.*]. [RAL 244]

Beim Drücken zwischen dem Kopfe des Schlüsselbeins und dem Kopfe des Oberarmknochens, ein großer Schmerz, der bis in die Finger vorstrahlt [*Gß.*]. [RAL 245]

Beim Ausstrecken des Arms, Empfindung an der Schulter, als wäre sie zerschlagen. [*Fz.*]. [RAL 246]

Klammartiges, absetzendes Zusammenziehen der rechten Hand [*Gß.*]. [RAL 247]

(Gelenk der Hand wie abgestorben; er konnte sie nicht rühren). [RAL 248]

Klammartiges Zusammenziehen der Mittelhandknochen. [*Gß.*]. [RAL 249]

Stumpfer Stich unten in der hohlen Hand über den Handwurzelknochen [*Gß.*]. [RAL 250]

Kälte und Kälte-Gefühl der Hände [*Ho.*]. [RAL 251]

Klamm im Daumen-Gelenk während des Schreibens. [*Fz.*]. [RAL 252]

Eingeschlafenheits-Kriebeln in den Fingerspitzen und als wären sie boll (gleich nach dem Einnehmen) [*Hl.*]. [RAL 253]

Eine plötzliche Lähmigkeit der Hand; er konnte beim Essen die Gabel nicht mit den Fingern halten; die ganze Hand zitterte beim Anfassen; es war wie eine Unbehülflichkeit und schmerzhafte Lähmung darin [*Stf.*]. [RAL 254]

Blüthen-Ausschlag am Hinterbacken und Oberschenkel; kleine weiße Bläschen mit großem, rothem, glatten Rande, welche wie Feuer brennen, besonders beim darauf Liegen und Betasten; sie lassen braunrothe Flecken zurück nach zwei Tagen, die bei Berührung sehr schmerzhaft sind [*Fz.*]. [RAL 255]

An der rechten Hüfte, ein klammartig zuckend wurgender Schmerz, fast bis zum Schreien. [RAL 256]

Oben im Fleische des Oberschenkels, nahe am Schooße, empfindliche scharfe Nadelstiche. [*Gß.*]. [RAL 257]

Die Oberschenkel überlaufender Schauder (sogleich) [*Gß.*]. [RAL 258]

Schauder am rechten Oberschenkel, als liefe Gänsehaut auf [*Fz.*]. [RAL 259]

Unschmerzhafte Klamm-Empfindung hinten am rechten Oberschenkel, als wollte ein Muskel zu zucken anfangen. [*Fz.*]. [RAL 260]

Anhaltendes Drücken vorne auf der Mitte der Oberschenkel, im Sitzen [*Gß.*]. [RAL 261]

Schauder rinselt öfters die Füße von unten heran [*Gß.*]. [RAL 262]

Brickelndes Brennen am linken Kniee, in Absätzen. [*Gß.*]. [RAL 263]

Klamm in der Wade beim Spazierengehen. [RAL 264]

Beim Gehen, ein Ziehen wie Klamm in der Kniekehle, welches längs der inne gelegenen Muskeln des Oberschenkels heraufgeht [*Fz.*]. [RAL 265]

Ueberschnappen der Kniescheibe beim Treppen-Steigen. [*Fz.*]. [RAL 266]

Der rechte Unterschenkel ist erst schwerbeweglich, dann gelähmt, so daß das Vermögen der Bewegung mehr, als das zu fühlen, fehlt (*Morgagni,* Epist. X. art. 13) [RAL 267]

Brennen im rechten Schienbeine beim Stehen [*Fz.*]. [RAL 268]

Schmerzhaftes Pucken auf dem Rücken des Unterfußes [*Gß.*]. [RAL 269]

Schmerzliches, dehnendes Spannen auf der Unterfuß-Beuge [*Gß.*]. [RAL 270]

Hin- und Herziehen im linken Unterfuße von den Zehen bis zum Knöchel. [*Gß.*]. [RAL 271]

Ziehen und Drücken in der Ferse, beim Sitzen [*Fz.*]. [RAL 272]

Ziehen im Ballen der großen, rechten Zehe [*Fz.*]. [RAL 273]

Stechendes Jücken im Ballen der linken, großen Zehe. [*Fz.*]. [RAL 274]

■ Allgemeines und Haut

Bei Bewegung rheumatisches Ziehen in der Beinhaut der Röhren aller Glieder, wie wenn sie zerschlagen wären [*Fz.*]. [RAL 275]

Hie und da im Fleische, ein oberflächliches Kneipen, als würde die Stelle mit den Fingern gefaßt. [*Gß.*]. [RAL 276]

Reißender, zusammenziehender Druck am linken Knie, in der Stirne und an mehrern andern Stellen des Körpers [*Gß.*]. [RAL 277]

Ein sehr lästiges Feinstechen, wie mit tausend Nadelspitzen, am ganzen Körper, daß er es nicht ausstehen kann, Nachts im Bette, wenn er in Schweiß geräth bei warmem Zudecken; erst fängt es an wenigen Stellen an und wenn er dann kratzt und es auf Augenblicke gewichen ist, so verbreitet es sich dagegen über viele andere Stellen; dabei hat er große Herzens-Angst und das Gefühl, als würde er wiederholt mit heißem Wasser begossen; es läßt nach, wenn er sich entblößt [*Gß.*]. [RAL 278]

Reißende Stöße und reißende tief eindringende Stiche an verschiedenen Stellen, besonders an den Gliedmaßen [*Gß.*]. [RAL 279]

Hysterische Zufälle [*Neuhold*, a.a.O.]. [RAL 280]

Starrkrämpfe der obern Gliedmaßen und des Rumpfes von Zeit zu Zeit, welche eine Viertelstunde anhielten und während welchen Erbrechen gelber Flüssigkeit oder einige Verstandes-Verwirrung erfolgte[3] [*Morgagni,* Epist. XV. art. 6]. [RAL 281]

Nach Tische ist er matt und träge; alles, selbst Reden und Schreiben geift ihn an [*Gß.*]. [RAL 282]

Nach Tische sind ihr die Füße so schwer. [*Gß.*]. [RAL 283]

Gleich nach Tische ist er laß in allen Gliedern und empfindet in der linken Seite unter den kurzen Ribben ein reißendes Pressen; beim darauf Drücken thut die Stelle weh. [*Gß.*]. [RAL 284]

Faul und träge im ganzen Körper [*F. H-n.*]. [RAL 285]

Er ist träge und matt, gähnt viel und dehnt sich, als wollte er schlafen. [*Gß.*]. [RAL 286]

Große Mattigkeit nach kleiner Bewegung; nach Treppen-Steigen lag er lange ganz erschöpft auf dem Sopha, ehe er wieder frei sich bewegen und reden konnte. [*Stf.*]. [RAL 287]

Sie fühlt sich krank im ganzen Körper, kann nicht aufdauern, muß sich niederlegen vor Mattigkeit und Schwere der Glieder [*Ts. Hb.*]. [RAL 288]

Er befürchtet zusammen zu sinken, so jähling entsteht Schwäche vorzüglich der Unter-Gliedmaßen; er taumelt bei der geringsten Bewegung des Körpers, doch scheint er im Gehen mehr Festigkeit zu haben (n. 3 St.) [*Fz.*]. [RAL 289]

Mattigkeit, Wanken der Kniee, und wie dumpfer Schmerz darin (n. 1 St.) [*Ho.*]. [RAL 290]

Kraftlosigkeit des Körpers [*Morgagni*, Epist. X. art. 13]. [RAL 291]

---

[3] Es folgte darauf Lähmung und Tod. In der Leiche: Eiter in der Niere, verdickte Harnblasenhäute – Anfüllung der Blutgefäße des Zwergfells, Wasser in den Hirnwindungen, keins in den Höhlen.

■ Schlaf, Träume und nächtliche Beschwerden

Fortwährend häufiges Gähnen eine Viertelstunde lang (n. 1½ St.) [Ho.]. [RAL 292]

Schläfrigkeit am Tage. [Stf.]. [RAL 293]

Unüberwindliche Schläfrigkeit, Vormittags. [RAL 294]

Schläfrigkeit den ganzen Tag [Fz.]. [RAL 295]

Schlaflosigkeit (Morgagni, Epist. XV. art. 6) [RAL 296]

Schlaflosigkeit nach Mitternacht. [RAL 297]

Unruhiger Schlaf. [RAL 298]

Er erwacht die Nacht aus Schlummer mit schreckhaften Träumen, ohne Besinnung wo er sich befinde. [RAL 299]

(Außerordentliche Furcht vor dem Bette, in welches er sich jedoch nachgehends dennoch legt.) [Fz.]. [RAL 300]

Nachts unruhiger Schlaf, öfteres Erwachen, verwirrte, zuweilen ängstliche Träume, Samenergießungen und nach denselben matter Schlaf [Fz.]. [RAL 301]

Träume von Unglücksfällen, die Andern begegnen. [RAL 302]

Träume unangenehmen und schreckhaften Inhalts, wobei ihm alles mißlingt und ihn in große Angst versetzt [Gß.]. [RAL 303]

Er hat alle Nächte verworrene Träume, die ihm nach dem Erwachen doch noch erinnerlich bleiben [Gß.]. [RAL 304]

Sehr lebhafte Träume grausigen Inhalts, wobei er sich jedoch nicht ängstigt, sondern immer eine Art von Geistesgegenwart behält [Gß.]. [RAL 305]

Früh, nach dem Erwachen aus einem fast ununterbrochenen Schlafe ist er müder, als den Abend vorher beim Niederlegen (Gß.). [RAL 306]

■ Fieber, Frost, Schweiß und Puls

Sehr kleiner Puls (Morgagni, Epist. XV. art. 13). [RAL 307]

Langsamer, kaum merklicher Puls. [Ho.]. [RAL 308]

Frostschauder [Morgagni, Epist. VII. art. 13). [RAL 309]

Fieber, Schüttelfrost mit heftigstem Durste, und nach dem Trinken Schütteln, zugleich kalte Hände, Kniee und Füße; dabei Hastigkeit, Zittern, Verzerren des Gesichts; bald weinerliche, bald fröhliche, bald wüthende Laune; alles ärgerte ihn, daß er dagegen wüthete; während des Frostes einmal Wärme im Rücken und in den Füßen, welche dufteten, aber nicht warm anzufühlen waren. [Fz.]. [RAL 310]

Frost mit Durst, ohne Hitze darauf und ohne Schweiß, Nachmittags (n. 52 St.). [RAL 311]

Der ganze Körper ist kalt, das Gesicht aber wird immer wärmer und wärmer. [Ho.]. [RAL 312]

Wärme und Wärme-Gefühl des Gesichts [Ho.]. [RAL 313]

Schweiß an der Stirne und am Halse, die Nacht. [RAL 314]

Den Rumpf überlaufender Schauder, mit dem Gefühle einer gewissen Unbehaglichkeit, in kurzen Absätzen. [Gß.]. [RAL 315]

Schauder überläuft den ganzen Körper, kömmt auch auf den Kopf und zieht die Haare gleichsam zusammen [Gß.]. [RAL 316]

Mehrere Stunden lang frostig (sogleich) [We.]. [RAL 317]

Er ist kalt anzufühlen an den Gliedmaßen und hat Frost-Zittern [Gß.]. [RAL 318]

Blutwallungen [Neuhold, a.a.O.]. [RAL 319]

Cantharis vesicatoria

Kanthariden [ACS 13 (1833), Heft 1, S. 157–164]

Nachstehende Symptome sind vom Herrn Hofrath Hahnemann beobachtet und von demselben mir für das Archiv gütigst mitgetheilt worden. **Ernst Stapf**.

■ **Gemüt**

Mürrische Laune. [ACS 112]

Gegen Beleidigungen leicht reizbar. [ACS 113]

Früh Ängstlichkeit, als wenn man etwas Wichtiges erwartet (n. 20 St.). [ACS 114]

Blos früh, beim Aufstehen, verdrießlich. [ACS 115]

Innere Ängstlichkeit, mangelndes Vertrauen zu sich selbst, wie Hypochondrie (Nachmittags). [ACS 116]

Er hat keine Ruhe, sucht immer einen andern Ort, zugleich eine innerliche Hitze im Kopfe. [ACS 117]

Laune von Trotz und Widerspenstigkeit (Nachmittag). [ACS 118]

■ **Schwindel, Verstand und Gedächtnis**

Früh, einige Stunden nach dem Aufstehen, sehr abgespannt am Geiste und es treten zu viele Nebengedanken in den Kopf, deren er sich nicht erwehren konnte. [ACS 1]

Früh, Eingenommenheit des Kopfs mit Pulsiren in der Stirne, mehrere Stunden lang. [ACS 2]

Schwindlicht und schwach im Kopfe. [ACS 3]

■ **Kopf**

Beim Bücken wird er gleich sehr roth im Gesichte, das Blut schießt ihm gewaltig in den Kopf; schon beim Sitzen wird das Gesicht so heiß, beim Gehen nicht. [ACS 4]

Kopfweh; Zerren und Reißen blos bei Bewegung; beim Bücken und Drehen des Kopfs gleich als wenns aus dem Genicke herauf käme und drückte den Kopf vor, und als wenn dann alles zur Stirn heraus wollte. [ACS 5]

Schneidendes Stechen im Kopfe, was sie aus dem Schlafe weckte. [ACS 6]

Er wacht die Nacht über Kopfweh auf; ein Herausdrücken in der Stirne, welches vom Aufsitzen im Bette verging. [ACS 7]

Jücken in der Stirne, was zum Reiben nöthigt. [ACS 8]

■ **Gesicht und Sinnesorgane**

Ein Blüthchen auf der Backe nach dem Mundwinkel zu, welches vor sich nur spannend, beim Befühlen aber brennend schmerzt. [ACS 9]

Beißende Empfindung in den Augen, als wenn Salz hinein gekommen wäre. [ACS 10]

In der freien Luft läuft ihm Wasser aus den Augen; er muß sie zu machen; wenn er sie aufmacht, schmerzen die Ränder der Augenlider wie wund, wie rohes Fleisch. [ACS 11]

(Trübheit des Gesichts, er konnte beim Schreiben die Stelle nicht sehen, worauf er seine Augen richtete – dann Kopfweh.) [ACS 12]

Trübheit des Gesichts; er muß die Augen sehr anspannen, wenn er recht sehen will; in Nähe und Ferne. [ACS 13]

Ein tief im Backen sitzender Ausschlagsknoten, welcher bei Berührung jückt. [ACS 14]

Eiterblüthen am Kinne, welche bei Berührung brennen. [ACS 15]

An der Seite des Halses eine Ausschlagsblüthe, brennenden Schmerzes vor sich. [ACS 16]

■ **Mund und innerer Hals**

Beißender Schmerz in der Gaumdecke (vorzüglich nach dem Essen), (n. d. 6. St.) [ACS 17]

Zusammenziehende Empfindung im Schlundkopfe. [ACS 18]

Widerwillen gegen Taback. [ACS 19]

(Bitterer Geschmack.) [ACS 20]

Früh beim Aufstehen, übler Geschmack im Munde. [ACS 21]

■ **Magen**

Übelkeit und Ekel beim Essen. [ACS 22]

Mangelnder Appetit an Speisen. [ACS 23]

Abends und früh appetitlos; es schmeckt nicht. [ACS 24]

■ **Abdomen**

Leibweh. Auf der rechten Bauchseite, mehr äußerlich, einzelnes schnelles Kneipen, im Stehen. [ACS 25]

Einklemmung der Blähungen unter den kurzen Ribben (n. 2 St.) (sehr stinkende Blähungen.) [ACS 26]

■ **Rektum**

Diarrhöe, ohne Leibweh. [ACS 27]

Brennen (und Wirbeln) im Unterleibe, bis er ein paar Mal zu Stuhle gewesen, vorzüglich früh. [ACS 28]

Brennender Schmerz über dem Nabel beim Husten, Nießen und Ausschnauben, wobei es ihm recht heiß im Unterleibe ist; in der Gegend dieses Schmerzes sind äußerlich etliche gelbe Flecken, welche, befühlt, mehr stechend als brennend schmerzen. [ACS 29]

Öfteres Drängen auf den Stuhl mit geringem Kothabgange. [ACS 30]

Viermal des Tags gewöhnlicher Stuhlgang. [ACS 31]

Zweimal täglich flüssiger, gelber Stuhlgang und Schneiden im Unterleibe nach jedem Stuhlgange, dabei im After beißiger Schmerz ohne Stuhlzwang. [ACS 32]

Öfterer Drang auf den Stuhl. [ACS 33]

Dünner Stuhl mit viel Reiz im Mastdarme. [ACS 34]

Schleimiger und blutiger Stuhlgang (n. 6 Tagen). [ACS 35]

In einer Nacht siebenmaliger Abgang durch den Stuhl von weißem festem Schleime, wie Abschabsel von Gedärmen mit Blutstreifen. [ACS 36]

Ein Jücken über dem After, am Schwanzbeine. [ACS 37]

■ **Harnwege**

Öfteres Harndrängen. [ACS 38]

Viel Reiz zum Harnen. [ACS 39]

Der Harn geht nur tropfenweise ab. [ACS 40]

Er mußte die Nacht zweimal zum Harnen aufstehen. [ACS 41]

Die Nächte starke Erektion, während es in der ganzen Harnröhre wie zusammenziehend und wund schmerzte. [ACS 42]

Die Harnröhre ist schmerzhaft empfindlich. n. 12 St. [ACS 43]

Die Mündung der Harnröhre ist entzündet. [ACS 44]

Die Harnröhre ist innerlich verschwollen. [ACS 45]

Die männliche Ruthe ist geschwollen. [ACS 46]

Geschwulst des Bändchens an der Vorhaut. [ACS 47]

Die Harnröhre ist inwendig verengt und zusammengezogen, und daher geht der Harn nur in einem dünnen Strahle ab. (n. 24 St.) [ACS 48]

Der Urin läuft in dünnerm, und in getheiltem Strahle, und er geht schwer ab – vorzüglich früh um 9 Uhr. [ACS 49]

Bei jedem Uriniren ist vorn in der Harnröhre in der Spitze der Eichel die Empfindung, als wenn da der Harn stockte und anhalten wollte und nicht raus könnte, ein drückender Schmerz an dieser Stelle; der Harn geht aber demungeachtet ungehindert heraus. [ACS 50]

Nach Ablauf des Urins kommen einige wässerige Blutstropfen nach. [ACS 51]

Zuweilen ein unverhofftes Stechen in der Harnröhre, und beim Abgange des Urins ein Brennen in der Harnröhre. [ACS 52]

Große Stiche von der Harnröhrmündung bis zum After, Abends und Nachts (n. 10 St.). [ACS 53]

Wenn es ihn zum Uriniren treibt, so geht ein drückend stechender Schmerz im Blasenhalse voran, und so gehn beim beständigen Drängen dennoch nur einige Tropfen Urin ab. [ACS 54]

Der Urin deuchtet ihm Schärfe zu haben. [ACS 55]

(Ein Brennen vor dem Uriniren und zu Anfange desselben.) [ACS 56]

Ein Kriebeln und Jücken in der Harnröhre nach dem Uriniren. [ACS 57]

Beißender Schmerz in der Harnröhre während dem Harnen. [ACS 58]

■ **Geschlechtsorgane**

Ein Brennen am Ausführungsgange der Samenbläschen in der Harnröhre, während und nach dem Beischlafe (n. 24 St.). [ACS 59]

Ein ziehender Schmerz im Samenstrange, während dem Harnen (nach 3, 6 St.). [ACS 60]

Schneidender Schmerz, welcher vom Rücken und dem Unterleibe aus durch die Harnröhre fährt. [ACS 61]

Vermehrte Absonderung aus einem Fußgeschwüre, aus der Nase, bei altem Schnupfen und des Schleims bei einem alten Tripper. [ACS 62]

Gelbfarbiger Tripper, welcher auch die Wäsche gelb färbt. [ACS 63]

Wenn etwas vom Tripper fortgeht, jedesmal ein Drücken in der Harnröhre. [ACS 65]

Blutiger Tripper. (n. 4 Tagen.) [ACS 66]

Nächtliche Samenergießung. [ACS 67]

Nächtliche Ruthensteifigkeit. [ACS 68]

Gefühl von Schwäche in den Zeugungstheilen. (die ersten Stunden.) [ACS 69]

Schweiß der Zeugungstheile. [ACS 70]

Wenn er das Wasser läßt, nöthiget es ihn zugleich auf den Stuhl zu gehen und es gehet doch nichts; dieser Drang zum Stuhle hört aber auf, wenn der Urin aus der Blase abgelaufen ist. [ACS 71]

Vor dem Monatlichen, Brennen beim Uriniren, und weißer Satz im Urine. [ACS 72]

Nach dem Monatlichen geht noch drei Tage Blutschleim aus der Scheide ab. [ACS 73]

■ Atemwege und Brust

Beim alten Schnupfen wird der Nasenschleim blutig. [ACS 74]

Heiserkeit auf der Brust. [ACS 75]

Empfindung von Trockenheit auf der Brust, mehrere Tage lang. [ACS 76]

Auf dem Brustbeine eine Blüthe, welche beim Berühren wie Geschwür schmerzt. [ACS 77]

Husten früh, wenn er aufsteht, doch mit schwierigem Auswurfe. [ACS 78]

Husten mit Schmerz im Unterleibe. [ACS 79]

(Es zieht ihn zuweilen ganz zusammen über den Hüften, als wenn die Lungenflügel zusammengezogen wären.) [ACS 80]

(Stechen in der Seite, bei Bewegung und Ruhe.) [ACS 81]

Beim Bergsteigen wollte ihm der Athem wegbleiben; es kochte ihm auf der Brust; es ward ihm übel. (n. 3 Tag.) [ACS 82]

■ Rücken und äußerer Hals

Steifer Nacken, beim Vorbücken schmerzhaft spannend. [ACS 83]

Zwischen den Schultern herunter, bei jeder Bewegung, ein etwas anhaltender Stich, wie wenn man sich etwas verrenkt hat. [ACS 84]

Reißender Schmerz im Rücken, vorzüglich früh. [ACS 85]

Stechender Kitzel in der Achselgrube. [ACS 86]

Quer über dem Kreutze bei der Bewegung Schmerz, als wenn er sich weh gethan hätte, (die ersten Tage über.) [ACS 87]

■ Extremitäten

In beiden Ellbogenbeugen ein kriebelndes Jücken. [ACS 88]

An der Hinterbacke eine große Blüthe, bei Berührung (brennend) schmerzend. [ACS 89]

Ziehender Schmerz in dem männlichen Gliede, im Rücken und in den Oberschenkeln, welcher auf den Abgang der Winde von oben oder unten nachläßt. (n. 72 St.) [ACS 90]

Am hintersten Fingergliede eine jückende Geschwulst. [ACS 91]

Nachts ein unschmerzhaftes Zucken, bald in der Hand, bald im Fuße. (n. 4 St.) [ACS 92]

(Schneiden in den Knieen, im Gehen.) [ACS 93]

Ziehender Schmerz in den Kniekehlen. [ACS 94]

Ziehender Schmerz in den Knochen der Hand und der Vorderarme. (n. 18 St.) [ACS 95]

Beim Absteigen der Treppe wackeln ihm die Kniee. [ACS 96]

Gleich über dem Fußgelenke am Schienbeine, als wenn Fleisch und Haut von den Knochen los wäre; beim Anfühlen unbemerkbar, vierzehn Tage lang. [ACS 97]

■ Allgemeines und Haut

Ziehender, fast lähmiger Schmerz in den Gliedmaßen. [ACS 98]

Gefühl von Trockenheit in den Gelenken der Arme und Untergliedmaßen, zwölf Tage lang. [ACS 99]

Im leidenden Theile (z.B. einem Geschwüre) reißender Schmerz. [ACS 100]

Jücken in der Haut. [ACS 101]

Ein brennendes und einigermaßen jückendes Reißen hie und da in der Haut. [ACS 102]

Im Geschwüre ein Jücken und Reißen. [ACS 103]

■ Schlaf, Träume und nächtliche Beschwerden

Früh sehr schläfrig und hinfällig. [ACS 104]

Nachts Hitze des ganzen Körpers, vorzüglich im After und den Zeugungstheilen. (n. einigen St.) [ACS 105]

■ Fieber, Frost, Schweiß und Puls

Bei Gehen viel Schweiß (n. 3 Tagen). [ACS 106]

Gelinder nächtlicher Schweiß. [ACS 107]

(Fieber: Ein Gemisch von Hitze und Frost, Schwere der Füße, eine lähmige Unbeweglichkeit der Gliedmaßen, Appetitlosigkeit, Schmerz in den Augen und Zubettliegen (n. 5 Tagen). [ACS 108]

Hitze mit Durst und Röthe über und über; er schwatzte viel im Liegen, Sitzen und Gehen, ohne Zusammenhang, von seinen Geschäften und von Leuten, die längst schon todt waren. [ACS 109]

Schwäche und Sinken der Kräfte. [ACS 110]

Schlaflosigkeit. [ACS 111]

Capsicum annuum

Kapsikum (Capsicum annuum) [RAL VI (1827), S. 83–104]

(Die reifen Samenkapseln nebst dem Samen gepülvert und mit Weingeiste, im Verhältnisse von 20 Gran des Pulvers zu 400 Tropfen Weingeiste, ohne Wärme, binnen einer Woche, unter täglich zweimaligem Umschütteln zur Tinktur ausgezogen, wovon dann zwanzig Tropfen einen Gran Kapsikum-Kraft enthalten.)

In den beiden Indien, wo der **spanische Pfeffer** (*Piper indicum, s. hispanicum*), wie man ihn nennt, einheimisch ist, ward er größtentheils bloß als Gewürz angewendet, welches man in England, Frankreich und Italien nachahmte, bis er zuletzt auch in Deutschland als Gewürz zu Tütsch-Brühen (Saucen) für den Hochgeschmack leckerer Tafeln eingeführt ward (wofür man auch oft den gepülverten Samen des noch schärfern Capsicum baccatum, **Cayennepepper** nahm), um den Gaumen zu widernatürlich starker Eßlust zu reizen und so – die Gesundheit zu untergraben.

Vom arzneilichen Gebrauche dieser heftigen Substanz hörte man indeß wenig. Bloß *Bergius* (Mat. med. S. 147.) versichert, mehre alte Wechselfieber mit drei zweigranigen Gaben Kapsikum geheilt zu haben, doch auch nicht mit ihm allein; denn die alte Erbsünde des bisherigen Arztthums, **die Mischgierde** verleitete auch ihn, Lorbeeren dazu zu setzen im Verhältnisse der letztern zu erstern, wie 20 zu 3. Auch beschreibt er die damit geheilten Wechselfieber nach der Gesamtheit ihrer Symptome nicht, sondern läßt es bei dem Namen „alte Wechselfieber" bewenden, wie die übrige Zunft seiner Kollegen, so daß die virtus ab usu des Gemisches zu dieser Absicht im Dunkeln bleibt.

Unendlich zweifelloser und sicher schreitet dagegen der homöopathische Arzt zu Heilungen mit Kapsikum, indem er nach dem Vorgange der eigenthümlichen, reinen Krankheits-Zustände, welche von dieser kräftigen Arzneisubstanz in gesunden Körpern erregt wird (deren mehre ich hier vorlege), nur solche natürliche Krankheiten damit zu heben unternimmt, deren Symptomen-Inbegriff in den Symptomen des Kapsikums in möglichster Aehnlichkeit enthalten ist.

Man findet solche durch Kapsikum heilbare Krankheiten bei Personen von straffer Faser seltener.

Einen sehr kleinen Theil eines Tropfens der trillionfach verdünnten Tinktur – jedes Verdünnungsglas nur zweimal geschüttelt – habe ich als Gabe zu jedem homöopathischen Heilgebrauche völlig hinreichend gefunden, so wie zur Minderung allzu starker Wirkung einer Kapsikum-Gabe bei einigen sehr reizbaren Personen das Riechen an eine gesättigte Kampher-Auflösung als Antidot.

Kapsikum

▪ Gemüt

Er ist still in sich gekehrt. [RAL 261]

Er ist gegen alles gleichgültig. [RAL 262]

Er ist still, mürrisch und hartnäckig. [RAL 263]

Widerwillen und Verdrießlichkeit. [RAL 264]

Widerstreben, mit Heulen (n. 3 St.). [RAL 265]

Er macht Vorwürfe und nimmt die Fehler Andrer hoch auf; er nimmt Kleinigkeiten übel und tadelt sie. [RAL 266]

Mitten im Spaßen nimmt er die geringste Kleinigkeit übel. [RAL 267]

Er kann sich sehr leicht erzürnen. [RAL 268]

Eine unruhige Uebergeschäftigkeit. [RAL 269]

Schreckhaftigkeit (n. 2 St.). [RAL 270]

Launen; bald immerwährendes Lachen, bald wieder Weinen. [RAL 271]

Späße, Witzeleien. [RAL 272]

Er ist zufriedenen Gemüths, ist spaßhaft und trällert und ist dennoch, bei der mindesten Veranlassung, geneigt, böse zu werden (n. 4 St.). [RAL 273]

Zufriedenheit.[1] [RAL 274]

Standhafter, kummerloser Sinn.[1] [RAL 275]

◇ Angst und Bangigkeit bis zum Sterben (*Pelargus,* Obs. Tom. II. S. 206.). [RAL (67)]

Unlust zu arbeiten und zu denken (*J. Ch. Hartung,* in einem Aufsatze). [RAL (68)]

Ruhige Stimmung des Gemüths[1] (*Ders.* a.a.O.). [RAL (69)]

▪ Schwindel, Verstand und Gedächtnis

Berauschung. [RAL 1]

Wenn er aus dem Schlafe erwacht, ist ihm der Kopf so dumm, als wenn er sich selbst nicht kennte. [RAL 2]

Früh, beim Erwachen, düselig im Kopfe. [RAL 3]

Bei Fieberfrost und Kälte zugleich Angstlichkeit, Taumlichkeit und Dummheit im Kopfe, wie eine Unbesonnenheit und Ungeschicklichkeit, so daß sie überall anstieß. [RAL 4]

Schwindel, Schwanken von einer Seite zur andern. [RAL 5]

Alle Sinne sind schärfer.[2] [RAL 6]

◇ Benebelung des Kopfs (*Hartung,* a.a.O.). [RAL (1)]

Leerheit und Dummheit im Kopfe (n. 12 St.) (*Gust. Ahner,* in einem Aufsatze). [RAL (2)]

---

[1] Heilwirkung, Gegenwirkung des Organism's.
[2] Gegenwirkung der Lebenskraft des Organism's, Nachwirkung, Heilwirkung.

Düsterheit und **Eingenommenheit des Kopfs** (*Ders.* a.a.O.). [RAL (3)]

▪ Kopf

Bei Bewegung des Kopfs und beim Gehen, Kopfweh, als wenn die Hirnschale zerspringen sollte. [RAL 7]

Klopfendes, pochendes Kopfweh in einer der beiden Schläfen. [RAL 8]

Pochendes Kopfweh in der Stirne. [RAL 9]

Ein klopfend pochender Kopfschmerz. [RAL 10]

Drückendes Kopfweh in den Schläfen. [RAL 11]

Drückender Kopfschmerz in der Stirne, als wenn es vom Hinterhaupte vor zur Stirne heraus drückte, mit einem Schneiden vom Hinterkopfe her (sogleich). [RAL 12]

Ein immerwährend drückendes Kopfweh in der Stirne, über der Nasenwurzel und mitunter einige Stiche durch das Ohr und über das Auge. [RAL 13]

Ein halbseitiger, drückend stechender Kopfschmerz, wie eine hysterische Migräne, welcher bei Aufhebung der Augen und des Kopfs, oder durch Vorbücken des Kopfs sich erhöhet und mit Vergeßlichkeit und Uebelkeit begleitet ist. [RAL 14]

Ein stechender Kopfschmerz. [RAL 15]

Ein mehr stechender, als reißender Kopfschmerz, welcher in der Ruhe schlimmer, bei Bewegung aber gemäßigter ist. [RAL 16]

Ein ausdehnender Kopfschmerz, oder als wenn das Gehirn zu voll wäre. [RAL 17]

Ein von einander treibender Kopfschmerz in der Stirne. [RAL 18]

Ein ziehender Kopfschmerz in der Stirne. [RAL 19]

(Reißendes Kopfweh.) [RAL 20]

Auf dem Haarkopfe, ein fressendes Jücken, wie von Ungeziefer, welches zum Kratzen nöthigte; nach dem Kratzen thaten die Haarwurzeln und die Kopfhaut so weh, als wenn die Haare ausgerauft würden. [RAL 21]

◇ Drückender Schmerz in der Schläfegegend (*Hartung,* a.a.O.). [RAL (4)]

Ziehend reißende Schmerzen im Stirnbeine, mehr rechter Seite (n. 6, 7 St. und n. 3 Tagen) (*Ahner,* a.a.O.). [RAL (5)]

Ziehend reißender Schmerz in der linken Kopfseite (n. 17, 48 St.) (*Ders.* a.a.O.). [RAL (6)]

Heftiges, tief eindringendes Stechen im Scheitel (*Ders.* a.a.O.). [RAL (7)]

Leiser Schauder über den behaarten Theil des Kopfs, worauf ein brennendes Jücken der Kopfbedeckungen folgt, welches nach dem Kratzen sich zwar mindert, dann aber mit verstärkter Kraft zurückkehrt (n. 2 St.) (*Hartung,* a.a.O.). [RAL (8)]

■   **Gesicht und Sinnesorgane**

Gesichtsschmerz theils als Knochenschmerz, durch äußere Berührung erregbar, theils als feine, die Nerven durchdringende Schmerzen, welche beim Einschlafen peinigen. [RAL 22]

(An der linken Gesichtsseite, Blüthen mit salzbeißiger Empfindung.) [RAL 23]

Im Gesichte, rothe Punkte und an der Stirne, eine Flechte mit fressendem Jücken (n. 2 und 24 St.). [RAL 24]

Sehr erweiterte Pupillen. [RAL 25]

Zum Kopfe herausgetretene Augen mit Gesichtsblässe (n. 16 St.). [RAL 26]

Ein drückender Schmerz in den Augen, wie von einem fremden Körper. [RAL 27]

Früh, ein Brennen in den Augen, welche roth sind und thränen. [RAL 28]

Fein stechender Schmerz in den Augen.[3] [RAL 29]

Augen-Entzündung. [RAL 30]

Früh, eine Trübsichtigkeit, als wenn eine fremde Substanz auf der Hornhaut schwämme und sie verdunkelte, so daß man durch Reiben des Auges die Helligkeit auf einige Augenblicke wieder herstellen kann. [RAL 31]

Alle Gegenstände erscheinen schwarz vor den Augen. [RAL 32]

Sehkraft fast gänzlich erloschen, wie Blindheit. [RAL 33]

Reißen in der Ohrmuschel. [RAL 34]

Ein jückender Schmerz ganz tief im Ohre (n. 16 St.). [RAL 35]

Ein drückender Schmerz ganz tief im Ohre (n. 1 und 8 St.). [RAL 36]

Am Felsenbeine hinter dem Ohre, eine bei Berührung schmerzhafte Geschwulst. [RAL 37]

Ein Schmerz unter dem Ohre. [RAL 38]

(Ein Jücken mit Stichen untermischt in der Nase.) [RAL 39]

Nasenbluten früh im Bette und dann mehres Blutschneuzen. [RAL 40]

Blutiger Nasenschleim. [RAL 41]

Schmerzhafte Blüthchen unter den Nasenlöchern. [RAL 42]

Geschwüriger Ausschlag an den Lippen – nicht in den Winkeln –, der nur bei Bewegung dieses Theils schmerzt. [RAL 43]

Geschwollene Lippen. [RAL 44]

Schülfrige Lippen. [RAL 45]

Schrunden in der Lippe, aufgesprungene Lippen. [RAL 46]

◇ Ungewöhnliche Röthe des Gesichts, ohne Hitze, nach einer halben Stunde aber, ein elendes, blasses Ansehn (n. 3 St.) (*Ders.* a.a.O.). [RAL (9)]

Auf der Stirne, Schweiß (*Ahner,* a.a.O.). [RAL (10)]

Große Erweiterung der Pupillen (*Ders.* a.a.O.). [RAL (11)]

Es drückt ihn auf die Augen, so daß er sie nicht weit genug öffnen kann (*Ders.* a.a.O.). [RAL (12)]

Reißender Schmerz hinter dem linken Ohre (n. 6 St.) (*Ders.* a.a.O.). [RAL (13)]

Zusammenziehend zuckende Schmerzen in der linken Nasenseite, über das linke Auge hin (n. 5 St.) (*Ders.* a.a.O.). [RAL (14)]

Brennend spannende Empfindung am linken Nasenloche, als wollte da ein Blüthchen entstehn (*Th. Moßdorf,* in einem Aufsatze). [RAL (15)]

Brennen in den Lippen (*Ders.* a.a.O.). [RAL (16)]

Schmerzen auf der linken Seite des Unterkiefers, wie von einer Beule oder einem Geschwüre, 3/4 Stunden lang (*Ahner,* a.a.O.). [RAL (17)]

Zuckend reißender Schmerz in den rechten Halsdrüsen (*Ahner,* a.a.O.). [RAL (18)]

■   **Mund und innerer Hals**

Zahnfleisch-Geschwulst. [RAL 47]

Ziehender Schmerz im Zahnfleische. [RAL 48]

Ein ziehender Schmerz im Zahne, welcher sich jedoch weder beim Befühlen des Zahns, noch beim Essen vermehrt. [RAL 49]

Die Zähne deuchten ihm wie verlängert und erhöhet, und wie stumpf. [RAL 50]

Blüthen-Ausschlag am Innern der Backen. [RAL 51]

Auf der Zungenspitze, Blüthchen, welche, wenn sie berührt werden, stechend schmerzen. [RAL 52]

Speichelfluß. [RAL 53]

Schmerz im Schlucken, wie bei Hals-Entzündung, aber außer dem Schlingen, ein ziehender Schmerz im Schlunde. [RAL 54]

Schmerz im obern Theile des Schlundes, außer dem Schlucken, als wenn die Theile wund wären und krampfhaft zusammen gezogen würden, wie beim Würmerbeseigen. [RAL 55]

---

[3] Vom Dunste.

Bloß beim Husten, ein einfacher Schmerz im Rachen. [RAL 56]

In der Gaumdecke, ein Schmerz, als wenn sie von etwas Hartem gedrückt oder geknippen würde, anfangs mehr außer dem Schlingen, nachgehends mehr während des Schlingens (n. 1 1/2 St.). [RAL 57]

Krampfhafte Zusammenziehung des Schlundes. [RAL 58]

Trockenheit im Munde. [RAL 59]

Vorne auf der Zunge, ein Trockenheits-Gefühl, ohne Durst, früh (n. 8 St.). [RAL 60]

Durstlosigkeit. [RAL 61]

Zäher Schleim im Munde (n. 2 St.). [RAL 62]

Geschmack im Munde, wie von verdorbnem (faulen) Wasser. [RAL 63]

Fader, lätschiger, erdhafter Geschmack (z.B. der Butter). [RAL 64]

Wässeriger, fader Geschmack im Munde, dann Soodbrennen. [RAL 65]

■ Magen

Soodbrennen. [RAL 66]

Aufstoßen aus dem Magen bloß beim Gehen, und bei jedem Aufstoßen, ein Stich in der Seite; beim Sitzen kein Aufstoßen, daher auch kein Stich. [RAL 67]

Ein herber, säuerlicher Geschmack im Munde. [RAL 68]

Saurer Geschmack im Munde. [RAL 69]

Saurer Geschmack der Fleischbrühe (n. 2 St.). [RAL 70]

Lätschigkeit im Magen (n. 1 St.). [RAL 71]

Eine Kälte im Magen: ein Gefühl, als wenn kaltes Wasser darin wäre – hierauf Empfindung, als wenn er zitterte. [RAL 72]

Mangel an Hunger, Appetitlosigkeit. [RAL 73]

Wenn er essen will, muß er sich dazu zwingen; er hat gar keinen Appetit, ob ihm gleich die Speisen richtig schmecken. [RAL 74]

Nach dem Essen, häufiges Gähnen. [RAL 75]

Verlangen nach Kaffee (n. 8 St.). [RAL 76]

Brecherliche Uebelkeit und Speichelspucken nach Kaffeetrinken. [RAL 77]

Brecherlichkeit. [RAL 78]

Wabblichkeit und Brecherlichkeit in der Herzgrube, früh und nach Mittage (n. 24 St.). [RAL 79]

Drücken in der Herzgrube, mit Brecherlichkeit. [RAL 80]

Nach dem Essen, Vollheit und Aengstlichkeit in der Brust; hierauf saures Aufstoßen, oder Soodbrennen – endlich dünner Stuhlgang. [RAL 81]

Nach dem Essen (Mittags), sogleich Stuhlgang, mit Röthe der Wangen (n. 6 St.). [RAL 82]

Gleich nach dem Essen, Mittags und Abends, ein Brennen über der Herzgrube. [RAL 83]

Ein Brennen im Magen bis in den Mund, nach dem Frühstücke. [RAL 84]

◇ Feine, schnelle Stiche in der Herzgrube (n. etlichen Minuten) (*W. E. Wislicenus,* in einem Aufsatze). [RAL (19)]

Drückender Schmerz auf die Herzgrube (*Ahner,* a.a.O.). [RAL (20)]

In der Herzgrube, ein kneipender, nach außen bohrender Schmerz, vorzüglich beim Krummsitzen, 8 Minuten stark anhaltend (n. 1 1/2 St.) (*Ders.* a.a.O.). [RAL (21)]

■ Abdomen

Tief im Unterleibe, ein mehr brennender als stechender Leibschmerz – zugleich mit Schneiden in der Nabelgegend – beim Bewegen, vorzüglich beim Bücken und Gehen, mit Unmuth über den Schmerz und Unzufriedenheit und Weinerlichkeit über leblose Sachen (nicht über Menschen oder moralische Gegenstände) und bei der Aergerlichkeit, eine Art Bänglichkeit mit Schweiß im Gesichte. [RAL 85]

Eine drückende Spannung im Unterleibe, besonders der epigastrischen Gegend, zwischen der Herzgrube und dem Nabel, welche vorzüglich durch Bewegung sich vermehrt, zugleich mit einer drückenden Spannung im Untertheile des Rückens. [RAL 86]

Aufgetriebenheit des Unterleibes, zwei Stunden nach dem Essen; hernach ein nach dem Hinterhaupte zu schießendes Kopfweh und häufiger Schweiß. [RAL 87]

Ein spannender Schmerz von dem Unterleibe nach der Brust zu, wie von Auftreibung des Unterleibes. [RAL 88]

Aufgetriebenheit und Härte des Unterleibes; sie konnte keine fest anliegenden Kleider vertragen. [RAL 89]

Gefühl, als wenn der Unterleib bis zum Zerplatzen aufgetrieben wäre, wodurch der Athem bis zum Ersticken gehemmt wird. [RAL 90]

Ein auf- und niederwärts gehendes Kollern im Unterleibe. [RAL 91]

Knurren im Leibe von Blähungen (n. 1 St.). [RAL 92]

Kneipen im Oberbauche. [RAL 93]

Ein Drücken unter den kurzen Ribben und in der Herzgrube. [RAL 94]

Ein fest drückender, fast stechender Schmerz auf einer kleinen Stelle im linken Unterbauche (n. 1 St.). [RAL 95]

Ein Drücken hie und da im Unterleibe. [RAL 96]

Drückend kneipendes Bauchweh gleich nach dem Essen, und eingesperrte Blähungen. [RAL 97]

Leibweh, wie von Blähungen im Unterbauche. [RAL 98]

Die Blähungen gehen schmerzhaft im Bauche herum. [RAL 99]

◊ Ungewöhnlich starkes Pulsiren der Blutgefäße des Unterleibes (*Hartung*, a.a.O.). [RAL (22)]

Erhöhete innere Wärme des Darmkanals (*Ders.* a.a.O.). [RAL (23)]

Unschmerzhaftes Kollern im Unterleibe (*Ders.* a.a.O.). [RAL (24)]

Viel Blähungen (*Ahner*, a.a.O.). [RAL (25)]

Bei drückendem Schmerze auf die Eingeweide, treibt es ihn zum Stuhle; aber er ist hartleibig (*Ders.* a.a.O.). [RAL (26)]

■ **Rektum**

Unter schneidendem, sich um den Nabel windendem Bauchweh, durchfälliger Abgang zähen, zuweilen mit schwarzem Blute untermischten Schleimes; nach jedem Stuhlgange, Durst und nach jedem Trunke, Schauder. [RAL 100]

Ein Ziehen und Umwenden im Unterleibe, ohne und mit Durchfall. [RAL 101]

Es tritt ein Windbruch mit Gewalt aus dem Bauchringe schmerzhaft hervor. [RAL 102]

Nach einiger Blähungskolik im Unterbauche, kleine, öftere Stuhlgänge, welche aus Schleime, zuweilen mit Blut untermischt bestehen und Stuhlzwang erregen. [RAL 103]

Schleimige Diarrhöe mit Tenesmus. [RAL 104]

Sogleich, Durchlauf und gleich drauf, leerer Stuhlzwang. [RAL 105]

Kleine Stuhlgänge, die aus lauterm Schleime bestehen. [RAL 106]

Kleine Stühle blutigen Schleims. [RAL 107]

Stuhlzwang. [RAL 108]

Leibverstopfung, als wenn zu viel Hitze im Unterleibe wäre. [RAL 109]

Brennender Schmerz im After (n. 3, 4, 8 St.). [RAL 110]

Jücken im After (n. 3, 4, 8 St.). [RAL 111]

Beißend stechender Schmerz im After, beim durchfälligen Stuhle. [RAL 112]

Blinde Hämorrhoiden, Aderknoten am After, welche beim Stuhlgange heftig schmerzen. [RAL 113]

Blutader-Knoten am After, welche zuweilen jücken. [RAL 114]

Blut-Abfluß aus dem After, vier Tage lang. [RAL 115]

◊ Stuhlzwang (*Browne* bei *Murray*, Appar. Medic. I., Edit. sec. S. 703.). [RAL (27)]

Nach Trinken muß er, bei aller Hartleibigkeit, zu Stuhle; es geht aber nur Schleimiges fort (*Ahner*, a.a.O.). [RAL (28)]

Sobald er etwas getrunken hat, ist es ihm, als sollte Durchfall kommen; es geht aber jedesmal nur wenig fort (*Ders.* a.a.O.). [RAL (29)]

Brennen am After (*Browne*, a.a.O.). [RAL (30)]

■ **Harnwege**

Harnzwang, Tenesmus des Blasenhalses; es treibet ihn zu öfterm, fast vergeblichem Harnen (n. 4, 8 St.). [RAL 116]

Harn geht nur mit großer Mühe tröpfelnd und schubweise ab (sogleich und lange Zeit hindurch). [RAL 117]

Oefterer Drang zum Harnlassen, am meisten im Sitzen, nicht im Gehen (n. 42 St.). [RAL 118]

Harnbrennen. [RAL 119]

Nach dem Harnen, ein brennend beißender Schmerz in der Harnröhre (n. 7 Tagen). [RAL 120]

Ein Brennen in der Mündung der Harnröhre gleich vor, während und eine Minute nach dem Uriniren. [RAL 121]

Schmerz in der Harnröhre, vorzüglich Vormittags. [RAL 122]

Gleich nach dem Uriniren, ein Feinstechen in der Harnröhrmündung. [RAL 123]

Außer dem Uriniren, Stechen wie mit Nadeln im vordern Theile der Harnröhre (n. 8 St.). [RAL 124]

Außer dem Uriniren, starke Stiche in der Harnröhrmündung. [RAL 125]

Außer dem Uriniren, ein schneidender Schmerz in der Harnröhre, rückwärts (n. 6 St.) [RAL 126]

Die Harnröhre ist beim Befühlen schmerzhaft (n. 7 Tagen). [RAL 127]

Der Urin setzt einen weißen Bodensatz ab. [RAL 128]

◊ Krampfhaftes Zusammenziehn, mit schneidendem Schmerze, am Blasenhalse – nicht eben als Drang zum Harnen – zuweilen aussetzend, zuweilen wiederkehrend, früh im Bette; durch Lassen des Urins scheint es etwas beschwichtiget zu werden (n. 24 St.) (*Wislicenus*, a.a.O.). [RAL (31)]

■ **Geschlechtsorgane**

Ein immerwährendes Drücken und Brickeln[4] in der Eichel, vorzüglich früh und Abends. [RAL 129]

Früh, beim Erwachen, Kälte des Hodensacks. [RAL 130]

Kälte des Hodensacks und männliches Unvermögen. [RAL 131]

Samen-Ergießung, die Nacht. [RAL 132]

Ein ziehender Schmerz im Samenstrange und ein klemmender Schmerz im Hoden während des Harnens und einige Zeit hernach (n. 48 St.). [RAL 133]

Erektion, Vormittags, Nachmittags, Abends. [RAL 134]

Steifheit des männlichen Gliedes, früh im Bette, ohne verliebte Gedanken. [RAL 135]

Heftige Erektion, früh beim Aufstehn, bloß durch kaltes Wasser zu dämpfen. [RAL 136]

Bei verliebten Tändeleien, ein unbändiges Zittern des ganzen Körpers (n. 24 St.). [RAL 137]

Eiteriger Harnröhrfluß, eine Art Tripper. [RAL 138]

(Der Tripper wird gelb und dick) (n. 7 Tagen). [RAL 139]

Während des monatlichen Blutflusses, Drücken in der Herzgrube mit Brecherlichkeit. [RAL 140]

◇ Ein feines, jückendes Stechen an der Eichel, wie Mückenstich (*Ahner*, a.a.O.). [RAL (32)]

Harnröhr-Tripper[5] (*Fordyce*, bei *Murray*, App. Med. I., Edit. sec. S. 704.). [RAL (33)]

■ **Atemwege und Brust**

Kriebeln und Kitzeln in der Nase, wie bei Stockschnupfen. [RAL 141]

Stockschnupfen. [RAL 142]

Heiserkeit. [RAL 143]

Schleim im obern Theile der Luftröhre, welcher von Zeit zu Zeit durch Kotzen und freiwilliges Hüsteln ausgeworfen seyn will (n. 3 St.). [RAL 144]

Sehr häufiges Hüsteln. [RAL 145]

Trocknes, öfteres Hüsteln. [RAL 146]

Husten, vorzüglich gegen Abend (von 5 bis 9 Uhr). [RAL 147]

Abends, nach dem Niederlegen, ein Kriebeln und Kitzeln im Luftröhrkopfe und trocknes Hüsteln. [RAL 148]

Husten, vorzüglich nach Kaffeetrinken. [RAL 149]

Schmerzhafter Husten. [RAL 150]

Bloß beim Husten, ein Schmerz im Halse, wie von einer einfach schmerzenden Geschwulst. [RAL 151]

Bloß beim Husten-Anfalle, ein drückender Schmerz im Halse, als wenn da ein Geschwür aufgehn wollte. [RAL 152]

Beim Husten, Kopfweh, als wenn die Hirnschale zerspringen sollte. [RAL 153]

Der Husten erregt Brecherlichkeit. [RAL 154]

Nachmittägige Hustenanfälle (um die fünfte Stunde), welche Brecherlichkeit und Erbrechen erregen. [RAL 155]

Bei jedem Mal Husten, ein drückender Schmerz im Ohre, als wenn da ein Geschwür aufgehn wollte. [RAL 156]

Beim Husten, ein ziehender Schmerz in der Seite der Brust bis nach dem Halse. [RAL 157]

Beim Husten, ein tief eindrückender Schmerz an der Seite des Oberschenkels bis in's Knie. [RAL 158]

Vom Husten und Nießen fährt ein Schmerz in dieses oder jenes Glied. [RAL 159]

Der Hauch aus der Lunge, beim Husten, erregt einen fremden, widrigen Geschmack im Munde. [RAL 160]

Der Husten stößt einen übelriechenden Athem aus der Lunge. [RAL 161]

Schmerz der Ribben und des Brustbeins beim Athemholen. [RAL 162]

Schmerz an der Brust, unter dem rechten Arme, wenn er die Stelle anfühlt, oder den Arm aufhebt. [RAL 163]

(Einfacher Schmerz an einer Ribbe, auf einer kleinen Stelle, welcher am ärgsten beim Befühlen ist, aber weder durch Athem noch durch Husten erregt wird.) [RAL 164]

Beim Husten, Schmerz wie Stechen in der Seite der Brust und im Rücken. [RAL 165]

Beim Athmen, ein stechender Schmerz zwischen den Schulterblättern und in der Gegend des Magens, und einzelne Stiche in der Seite des Unterleibes, am schwerdförmigen Knorpel und im Brustbeine – Schmerzen, welche jedoch nicht einzudringen, sondern nur oberflächlich zu seyn scheinen. [RAL 166]

Beim Athmen, während des Gehens, ein Stich in der Seite der Brust; beim Sitzen nicht. [RAL 167]

In der Gegend des Herzens, mehre starke Stiche, daß er hätte schreien mögen. [RAL 168]

---

[4] Als Diminutiv von **Brechen** wohl eher so, und nicht Prickeln, zu schreiben.

[5] Vom Tragen eines mit dem Pulver der Samen des capsicum baccatum angefüllten, leinenen Beutels auf dem bloßen Unterleibe.

Aengstlichkeit, die ihn tief zu athmen nöthigt. [RAL 169]

Ein unwillkürliches, starkes Athem-Ausstoßen. [RAL 170]

Er muß oft einen einzigen, recht tiefen Athemzug holen, wodurch er sich in Allem, was ihn beschwert, Erleichterung zu verschaffen wähnt. [RAL 171]

Tiefes Athmen, fast wie ein Seufzer. [RAL 172]

Ein Schmerz in der Brust beim Sitzen, als wenn die Brust zu voll und nicht Raum genug darin wäre. [RAL 173]

Engbrüstigkeit selbst in der Ruhe, mit Steifigkeit des Rückens, welcher beim Vorbücken weh thut, wobei von Zeit zu Zeit ein seufzerartiges tief Athmen und trockner Husten statt findet. [RAL 174]

Asthma, Gefühl von Vollheit der Brust. [RAL 175]

Engbrüstigkeit, welche aus dem Magen zu kommen scheint. [RAL 176]

Von Tage zu Tage leichteres Athmen.[6] [RAL 177]

Engbrüstigkeit, mit Gesichtsröthe, Aufstoßen, und Empfindung, als wenn die Brust aufgetrieben wäre. [RAL 178]

Engbrüstigkeit bei Ruhe und Bewegung. [RAL 179]

Er kann nur mit aufgerichtetem Körper Odem holen – Orthopnöe. [RAL 180]

Schmerz, als wenn die Brust zusammengeschnürt wäre, welcher den Odem beengt und sich, selbst bei geringer Bewegung, vermehrt. [RAL 181]

Ein Schmerz, wie Drücken auf der Brust, beim tief Athmen und Wenden des Körpers. [RAL 182]

Engbrüstigkeit beim Gehen. [RAL 183]

Ein klopfender Schmerz in der Brust. [RAL 184]

Ein drückender Schmerz in der Seite der Brust, auf welcher sie liegt. [RAL 185]

◇ Brennendes Kriebeln in der Nase, mit starkem Nießen und Schleim-Ausflusse[7] (sogleich) (*Wislicenus*, a.a.O.). [RAL (34)]

Heftiges, erschütterndes Nießen mit Ausfluß dünnen Schleims aus der Nase (sogleich) (*Moßdorf*, a.a.O.). [RAL (35)]

Gefühl von Rauheit im Halse, fast zwei Tage lang (*Ders.* a.a.O.). [RAL (36)]

Kitzelnde Empfindung in der Luftröhre, so daß er einige Male heftig nießen muß (*Ahner*, a.a.O.). [RAL (37)]

Anhaltende Stiche im Halse, in der Gegend des Kehldeckels, welche trocknen Husten erregen, ohne daß sie dadurch vergehen (*Moßdorf*, a.a.O.). [RAL (38)]

Während des Hustens und einige Zeit nachher, ein Pressen nach der Blase zu und einige von innen nach außen zu gehende Stiche in der Gegend des Blasenhalses (*Ders.* a.a.O.). [RAL (39)]

Ein einzelner Stich in der linken Brustseite, zwischen der dritten und vierten Ribbe, wie mit einer stumpfen Nadel (*Ahner*, a.a.O.). [RAL (40)]

Stiche in der linken Seite, bei der fünften und sechsten Ribbe (n. 1 St.) (*Ders.* a.a.O.). [RAL (41)]

Einzelne Stiche in der linken Brustseite, zwischen der zweiten und dritten Ribbe (n. 5 St.) (*Ders.* a.a.O.). [RAL (42)]

Stechen in der linken Seite, was ihm den Athem versetzt (n. 10 St.) (*Ders.* a.a.O.). [RAL (43)]

Stechen in der linken Brustseite, beim Athemholen, zwischen der dritten und vierten Ribbe (*Ahner*, a.a.O.). [RAL (44)]

■ **Rücken und äußerer Hals**

Im Kreuze, ein herabziehender Schmerz im Stehen und Bewegen, mit Zerschlagenheits-Schmerz. [RAL 186]

Rücken-Schmerz beim Bücken. [RAL 187]

Ziehender Schmerz im Rücken. [RAL 188]

Ziehend drückender Schmerz im Rücken. [RAL 189]

Steifigkeit im Nacken, welche durch Bewegung sich mindert. [RAL 190]

Schmerzhafte Steifigkeit im Nacken, die man nur bei Bewegung desselben spürt. [RAL 191]

Ein zuckender Schmerz im Nacken. [RAL 192]

Ein Schmerz äußerlich am Halse. [RAL 193]

◇ **Ziehend reißender Schmerz in und neben dem Rückgrate** (*Ders.* a.a.O.). [RAL (45)]

Plötzlich, ziehend stechender Schmerz in der Mitte des Rückgrates (*Ders.* a.a.O.). [RAL (46)]

Gefühl von Schwäche über den ganzen Nacken, als sey er belastet (n. 4 St.) (*Hartung*, a.a.O.). [RAL (47)]

■ **Extremitäten**

Schweiß unter der Achsel (n. 8 St.). [RAL 194]

Das Achselgelenk schmerzt, wie ausgerenkt. [RAL 195]

(Ziehend lähmiger Schmerz über und unter dem Ellbogengelenke.) [RAL 196]

---

[6] Rückwirkung der Lebenskraft des Organism's, Nachwirkung, Heilwirkung.

[7] Vom Dunste.

Fein stechender Schmerz in der Haut der Handwurzel.[8] [RAL 197]

Kühler Schweiß in den Händen (n. 3 St.). [RAL 198]

Ein ziehender Schmerz im Hüftgelenke (ein Schmerz wie beim steifen Genicke), welcher sich durch Berührung und beim Zurückbiegen des Rumpfes vermehrt. [RAL 199]

Vom Hüftgelenke bis zu den Füßen, ein stechend reißender Schmerz, vorzüglich beim Husten. [RAL 200]

In den Oberschenkel-Muskeln, Schmerz, wie Drücken und verrenkt. [RAL 201]

Spannender Schmerz im Knie. [RAL 202]

Strammen in den Waden beim Gehen. [RAL 203]

Zerschlagenheitsschmerz des Ferseknochens, als wenn die Ferse durch einen großen Sprung erböllt und zerstoßen wäre, zuweilen in ein Reißen übergehend, anfallsweise (n. 2 St.). [RAL 204]

Stechen zu den Spitzen der Zehen heraus. [RAL 205]

◇ Ziehend reißender Schmerz, der sich vom rechten Schlüsselbeine über den ganzen rechten Arm bis in die Fingerspitzen erstreckt, 3 Minuten lang (*Ahner,* a.a.O.). [RAL (48)]

Stechen im linken Ellbogengelenke, welches bis in die Hand mit fliegender Hitze fuhr, wovon dann der Arm wie eingeschlafen war (*Ders.* a.a.O.). [RAL (49)]

Dröhnender Schmerz im linken Unterarme (*Ders.* a.a.O.). [RAL (50)]

Zuckend fipprende, schmerzhafte Empfindung in der linken hohlen Hand (n. 8 St.) (*Ders.* a.a.O.). [RAL (51)]

Zusammenziehender Schmerz im linken Zeigefinger (*Ders.* a.a.O.). [RAL (52)]

Heftige, tiefe Stiche im Ballen des linken kleinen Fingers (*Hartung,* a.a.O.). [RAL (53)]

Zerschlagenheitsschmerz im rechten Oberschenkel, beim Gehen verschwindend, in der Ruhe aber zurückkehrend (*Ahner,* a.a.O.). [RAL (54)]

Verrenkungsschmerz im rechten Oberschenkel; wenn er den Schenkel mehr nach außen streckt, so ist der Schmerz heftig da, sonst aber nicht (*Ders.* a.a.O.). [RAL (55)]

Konvulsives Rucken und Zucken bald des Oberschenkels, bald des Unterarms (*Hartung,* a.a.O.). [RAL (56)]

Reißender Schmerz an der innern Seite des linken Oberschenkels (*Ahner,* a.a.O.). [RAL (57)]

Ziehend stechend wühlender Schmerz in der Mitte der hintern Fläche des linken Oberschenkels, durch Bewegung vergehend (*Ders.* a.a.O.). [RAL (58)]

Ein innerlicher, aus Ziehen und Stechen zusammengesetzter Schmerz im linken Unterschenkel (*Hartung,* a.a.O.). [RAL (59)]

Einzelne Stiche in der rechten großen Zehe, durch Stampfen des Fußes aufhörend (*Ahner,* a.a.O.). [RAL (60)]

■ **Allgemeines und Haut**

Vielstündige, überhin gehende, ziehende Schmerzen hie und da in den Gliedern, im Rücken, im Genicke, in den Schulterblättern und in den Händen, welche durch Bewegung erregt werden. [RAL 206]

Knacken und Knarren der Gelenke der Kniee und Finger. [RAL 207]

In allen Gelenken, Empfindung von Steifheit und einfacher Schmerz, im Anfange der Bewegung am schlimmsten, durch fortgesetzte Bewegung aber gemildert – bei einem Katarrhe zähen Schleims in der Luftröhre. [RAL 208]

Früh, beim Aufstehn, ist er in allen Gelenken wie gerädert, ein lähmiger Steifigkeits-Schmerz beim Anfange der Bewegung, besonders in den Knieen und Fußgelenken, bei fortgesetzter Bewegung gemindert (n. 10 St.). [RAL 209]

Wenn er gelegen hat, sind alle Gelenke wie steif, und früh beim Aufstehn aus dem Bette ist er in allen Gelenken, wie gerädert, vorzüglich ist die Lähmung in den Knieen und Fußgelenken nach der Ruhe weit stärker, als wenn er in Bewegung ist. [RAL 210]

Alle Gelenke schmerzen wie ausgerenkt, mit der Empfindung, als wenn sie geschwollen wären. [RAL 211]

Klamm zuerst im linken Arme und dann im ganzen Körper; die Arme waren steif, sie konnte sie nicht gerade machen, auch waren die Füße, nach dem Sitzen, beim Aufstehn, steif, wie eingeschlafen und kriebelnd. [RAL 212]

Bald in diesem, bald in jenem Theile, überhin gehend drückende Schmerzen. [RAL 213]

Ein Krabbeln hie und da in der Haut des Körpers, wie von einer Fliege. [RAL 214]

Empfindung über den ganzen Körper, als wenn alle Theile einschlafen wollten.[9] [RAL 215]

---

[8] Von Dunste.

[9] Eingeathmeter Schwefeldampf half schnell davor.

Kriebelnde Empfindung in den Armen und Beinen vom Fuße an bis in den Schlund. [RAL 216]

Ein Jücken hie und da in der Haut, am meisten aber im Gesichte und an der Nase. [RAL 217]

(Jücken bloß nach dem Anrühren der Stelle.) [RAL 218]

Jücken in den Haaren auf dem Kopfe und auf kleinen Punkten am übrigen Körper, welches durch gelindes Kratzen vergeht. [RAL 219]

(Rothe, runde Flecke am Unterleibe und an den Dickbeinen.) [RAL 220]

Eine im Körper auf- und niederwärts fahrende, schmerzlose Empfindung, bei Röthe auf den Backen. [RAL 221]

Lässigkeit in den Gliedern, doch mehr in der Ruhe und beim Sitzen. [RAL 222]

Große, doch nicht zum Schlafe einladende Müdigkeit (n. 2 St.). [RAL 223]

Früh, größere Müdigkeit, als Abends. [RAL 224]

Zitternde Schwäche in den Füßen. [RAL 225]

Gänzliche Abspannung der Kräfte. [RAL 226]

Er scheut alle Bewegung. [RAL 227]

◇ Aetzendes Brennen an mehren, zarten Theilen (Lippen, Mund, Nase, Nasenspitze, Nasenflügeln, Augenlidern, u.s.w.)[10] (*Wislicenus,* a.a.O.). [RAL (61)]

Stechend brennendes Jücken über den ganzen Körper, am meisten aber auf der Brust und im Gesichte (*Hartung,* a.a.O.). [RAL (62)]

Mattigkeit und Schwere der Gliedmaßen, worauf Zittern der Obergliedmaßen und Kniee erfolgte; die Hände versagten ihm zum Schreiben ihre Dienste (n. 7 St.) (*Ders.* a.a.O.). [RAL (63)]

(Glucksendes Schnell-Klopfen in einigen großen Adern.) (n. 24 St.) (*Ders.* a.a.O.). [RAL (64)]

■ Schlaf, Träume und nächtliche Beschwerden

Traumvoller Schlaf. [RAL 228]

Träume trauriger Art aus der Vergangenheit; er wußte beim Erwachen nicht, ob es Wirlichkeit gewesen sey, oder nicht. [RAL 229]

Träume voll Hindernisse. [RAL 230]

Schlaf, von Schreien und Aufschrecken unterbrochen, als wenn er von der Höhe herab fiele. [RAL 231]

Im Schlafe schnarcht er beim Einathmen durch die Nase, als wenn er durch dieselbe keine Luft kriegen könnte und es ihm den Athem versetzte (n. 1 St.). [RAL 232]

Er wacht nach Mitternacht mehrmal auf. [RAL 233]

Volles Erwachen nach Mitternacht, und später. [RAL 234]

Er ist in der Nacht munter und kann nicht schlafen (n. 5, 9 St.). [RAL 235]

Der Widerwillen gegen Alles und die Verdrießlichkeit vergehen durch den Schlaf.[11] [RAL 236]

Gähnen, fast ununterbrochen (n. $\frac{1}{2}$ St.). [RAL 237]

■ Fieber, Frost, Schweiß und Puls

Kühle Luft, und vorzüglich Zugluft, ist ihm zuwider, er kann sie nicht vertragen (n. 12 St.). [RAL 238]

Allmälig verminderte Wärme des Körpers. [RAL 239]

Kälte am ganzen Körper; die Gliedmaßen sind kalt, ohne Schauder. [RAL 240]

So wie die Kälte des Körpers zunimmt,[12] nimmt auch die Mißmüthigkeit und die Verengerung der Pupillen zu. [RAL 241]

Nach jedesmaligem Trinken, Schauder und Frostschütteln. [RAL 242]

Abends, nach dem Niederlegen, ungemeiner Frost, worauf Schnupfen folgte (n. 72 St.). [RAL 243]

Abendfrost. [RAL 244]

Er friert bei geringem Lüften des Bettes. [RAL 245]

Beim Gehen in freier Luft, Gefühl an den Oberschenkeln, als ob sie mit kaltem Schweiße überzogen wären (wie wenn kalte Luft einen schweißigen Theil berührt) und doch schwitzten die Oberschenkel nicht. [RAL 246]

Er zittert vor Schauder. [RAL 247]

Abends, Schauder und Frost im Rücken, worauf keine Hitze, kein Durst, wohl aber gelinder Schweiß folgte. [RAL 248]

(Fieberschauder, Abends, mit Durst (ohne Hitze und ohne Gähnen oder Dehnen), mit großer Mattigkeit, kurzem Athem, Schläfrigkeit und Verdrießlichkeit; bei der kleinsten Bewegung, Schauder, ohne Kälteempfindung und ohne kalt zu seyn – doch war es ihm auch in einer heißen Stube nicht zu warm.) [RAL 249]

Die erste Nacht, Frost und Kälte; die folgende Nacht, Schweiß über und über. [RAL 250]

Früh, Schweiß über und über. [RAL 251]

---

[10] Vom Dunste.

[11] Gegenwirkung der Lebenskraft des Organism's, Heilwirkung.

[12] Ich habe sie von Kapsikum 11 Stunden lang steigen sehn, wo sie dann wieder 12 Stunden brauchte zum Abnehmen und völligen Verschwinden.

Nach allgemeiner Hitze und Schweiß, ohne Durst, welches etliche Stunden dauerte, Schauder des Abends 6 Uhr, mit Schütteln und Zähneklappen – dabei war er durstig und kalt über und über, unter Aengstlichkeit, Unruhe und Unbesinnlichkeit und Unleidlichkeit des Geräusches – gleicher Schauder, Frostschütteln und Kälte, mit Durste, den folgenden Abend, um 7 Uhr. [RAL 252]

Hitze, und zugleich Schauder, mit Wasserdurst. [RAL 253]

Hitze im Gesichte und Röthe, mit Zitterigkeit der Glieder (sogleich). [RAL 254]

Mittags, nach dem Essen, glühende Wangen, bei kalten Händen und Füßen, ohne Schauder – zwei Tage um dieselbe Zeit wiederkehrend. [RAL 255]

Rothe Backen. [RAL 256]

Abwechselnd ist das Gesicht bald blaß, bald, nebst den Ohrläppchen, roth, mit einer Empfindung von Brennen, ohne daß man jedoch mit der Hand besondre Hitze fühlt. [RAL 257]

(Brennen an den Händen, Füßen und Backen, welche letztere geschwollen sind.) [RAL 258]

Heiße Ohren und heiße, rothe Nasenspitze, gegen Abend. [RAL 259]

(Innere Hitze, mit kaltem Stirnschweiße.) [RAL 260]

◇ Hitze in den Händen, aber nicht an den übrigen Theilen des Körpers (*Ahner,* a.a.O.). [RAL (65)]

Die Füße sind, bis über die Knöchel herauf, kalt und lassen sich gar nicht erwärmen, bei übrigens gewöhnlicher Körperwärme, des Morgens (n. 12 St.) (*Wislicenus,* a.a.O.). [RAL (66)]

Carbo animalis

Carbo animalis. Thierkohle [CK III (1837), S. 1–32]

(Um die Thierkohle zu bereiten, legt man ein Stück dickes Rindsleder zwischen glühende Kohlen, lässt es so weit verbrennen, bis das letzte Flämmchen eben vollends verschwunden ist, und bringt dann das glühende Stück schnell zwischen zwei steinerne Platten, damit es sogleich verlösche, sonst glimmt es an freier Luft fort und zerstört seine Kohle grösstentheils.)

So viele Aehnlichkeit auch die Thierkohle mit der Holzkohle in ihrer Wirkung auf das menschliche Befinden zeigen mag, so finden sich doch auch so viele Abweichungen von den Aeusserungen der letztern bei ihr, und so viele besondre Symptome, dass ich, was ich davon beobachten konnte, hier beizufügen, für nützlich hielt.

Die Thierkohle wird, wie die übrigen antipsorischen Arzneien bis zu decillionfacher, potenzirter Verdünnung bereitet und 1, 2 feine, damit befeuchtete Streukügelchen werden zur Gabe gereicht, in verschiednen Potenz-Graden. **Kampher** erwies sich als Antidot und Minderungs-Mittel ihrer allzuheftigen Wirkung bei allzu empfindlichen Personen.

Bei Heilung dieser Arznei angemessener Krankheiten wurden folgende Symptome am ehesten gemindert oder geheilt:

Schreckhaftigkeit; Früh-Schwindel; Drücken im ganzen Gehirne; Drücken auf dem Kopfe, nach Tische; Kopf-Ausschläge; Ohren-Sumsen; Auslaufen der Ohren; Gesichts-Rose; Stechen in den Backen-Knochen, dem Unterkiefer und den Zähnen; Zieh-Schmerz im Zahnfleische; Bluten des Zahnfleisches; **Eiter-Blasen** am Zahnfleische; Trockenheit des Gaumens und der Zunge; **Bitter-Geschmack im Munde;** Versagendes Aufstossen mit Schmerz; Saures Aufstossen; Schlucksen nach Tische; Ohnmachtartige Wabblichkeit; Nacht-Uebelkeit; Verdauungs-Schwäche des Magens, wo fast alle Genüsse Beschwerden verursachen; Drücken im Magen, wie von einer Last; Raffen und **Greifen im Magen;** Drücken und Schneiden in der Leber-Gegend; Kollern im Unterleibe; Blähungs-Versetzung; Oefterer Stuhl, täglich; Stechen am

After; Gestank des Urins; **Weissfluss;** Brennend beissender Weissfluss; Nasen-Verstopfung; Stock-schnupfen; Schmerzhafte Verhärtung einer Brust-Drüse; Brennen im Rücken; Verhärtete Halsdrüsen mit Stich-Schmerz; Flechte unter der Achselgrube; Gichtische Steifheit der Finger-Gelenke; Hüft-Schmerz, der Hinken verursacht; Ziehen und Stechen in den Unterschenkeln; Empfindlichkeit gegen freie Luft; Leicht Verheben; Frostbeulen; Schweiss beim Gehen im Freien; Ermattende Schweisse, besonders an den Oberschenkeln; Früh-Schweiss.

Die mit *Ad.* bezeichneten Symptome sind von dem Herrn *Dr. Adams* in Russland, die mit *Whl.* von dem Herrn Med. pract. *Wahle,* die mit *Htb.* und *Tr.* von den *DD. Hartlaub* und *Trinks* (in deren reiner Arzneimittel-Lehre) beobachtet.

Kohle, Thierkohle (Carbo animalis) [RAL VI (1827), S. 161–172]

(Um die Thierkohle zu bereiten, legt man ein Stück dickes Rindsleder zwischen glühende Kohlen, läßt es so weit verbrennen, bis das letzte Flämmchen eben vollends verschwunden ist und bringt dann das glühende Stück schnell zwischen zwei steinerne Platten, damit es sogleich verlösche, sonst glimmt es an freier Luft fort und zerstört seine Kohle größtentheils. Ein Gran davon wird mit 100 Gran Milchzucker in der porcellänenen Reibeschale eine Stunde lang (jede 10 Minuten auf 6 Minuten Reiben und 4 Minuten Aufscharren eingetheilt) gerieben, von dem Produkte ein Gran wieder mit 100 Granen frischem Milchzucker auf gleiche Art gerieben und von dem so entstandenen Pulver endlich nochmals ein Gran mit 100 Granen frischem Milchzucker auf gleiche Weise eine Stunde lang gerieben, damit eine millionfache potenzirte Verdünnung (I/1) der Thierkohle entstehe.)

So viele Aehnlichkeit auch die Thierkohle mit der Holzkohle in ihrer Wirkung auf das menschliche Befinden zeigen mag, so finden sich doch auch so viel Abweichungen von den Aeußerungen der letztern bei ihr, und so viele besondre Symptome, daß ich, was ich davon beobachten konnte, hier beizufügen, für nützlich hielt.

Einige Symptome wurden von einem russischen Arzte, Herrn D. *Adam* betrachtet, welche mit der Chiffre (*Ad.*) bezeichnet sind.

Ein sehr kleiner Theil eines Grans der millionfachen ($\frac{1}{I}$) Pulverdünnung ist zur Gabe gewöhnlich völlig hinreichend und wirkt wenigstens drei Wochen in chronischen Uebeln. Kampher erwieß sich als Antidot und Minderungsmittel ihrer allzu heftigen Wirkung bei allzu empfindlichen Personen.

Carbo animalis [CK], *Kohle, Thierkohle* [RAL]

■ **Gemüt**

Höchst melancholische Stimmung mit Gefühl von Verlassenheit. [CK 1]

Er fühlt sich, früh, wie verlassen, und voll Heimweh. [CK 2]

Heimweh. [CK 3]

Große Aufgelegtheit zu Traurigkeit. [CK 4]

Kleinmüthig und traurig; es kommt ihr Alles so einsam und traurig vor, dass sie weinen möchte (d. 3. T.) (*Htb.* u. *Tr.*). [CK 5]

Hang zur Einsamkeit; traurig und in sich gekehrt, wünscht sie nur immer allein zu sein, und vermeidet jedes Gespräch (d. erst. 4 u. n. 8 T.) (*Htb.* u. *Tr.*). [CK 6]

Nicht zu vertreibende grämliche Gedanken und Unmuth über Gegenwärtiges und Vergangenes, bis zum Weinen. [CK 7]

Weinerlichkeit. [CK 8]

Er kann sich nicht ausweinen. [CK 9]

Melancholisch und ängstlich, früh, beim Erwachen. [CK 10]

Sehr ängstlich und niedergeschlagen, besonders Abends, und Nachts; sie kann nicht ruhig schlafen vor innerer Angst; früh ist ihr am besten. [CK 11]

Vor Angst muss er sich auf dem Stuhle unaufhörlich hin und her wiegen. [CK 12]

Unruhe und Hastigkeit. [CK 13]

Schüchtern und furchtsam. [CK 14]

Furchtsam und schreckhaft, den ganzen Tag. [CK 15]

Es ist ihm grausig, Abends, bis zum Schaudern und Weinen. [CK 16]

Todes-Gedanken. [CK 17]

Hoffnungslosigkeit. [CK 18]

Verzweifeltes Gemüth, Tag und Nacht. [CK 19]

Verdriesslich: sie redet nur mit Widerwillen (d. 1. T.) (*Htb.* und *Tr.*). [CK 20]

Aergerlich, gleich früh, beim Erwachen (d. erst. Tage). [CK 21]

Grosse Aufgelegtheit zu Aerger. [CK 22]

Uebelnehmig (*Ad.*). [CK 23; RAL 190]

Zornig und bosshaft (*Whl.*). [CK 24]

Eigensinnig; Niemand kann ihm etwas zu Danke machen (*Whl.*). [CK 25]

Untheilnehmend, Anfangs; später erhöhte Reizbarkeit für leidenschaftliche Eindrücke. [CK 26] Anfangs, untheilnehmend – später, erhöhte Gemüths-Reizbarkeit für leidenschaftliche Eindrücke (*Ad.*). [RAL 189]

Bald weinerlich, bald albern lustig. [CK 27]

Ausnehmend lustig (*Ad.*). [CK 28; RAL 191]

Unwillkührliches, lustiges Pfeifen. [CK 29]

■ **Schwindel, Verstand und Gedächtnis**

Gedächtniss-Schwäche; er vergisst das Wort im Munde (*Htb.* u. *Tr.*). [CK 30]

Er kann keinen Brief schreiben und seine Gedanken nicht ausdrücken. [CK 31]

Die Gegenstände auf der Strasse scheinen ihm verändert, z.B. weiter auseinander und heller, als gewöhnlich, wie in einer leeren, verlassenen Stadt. [CK 32]

Düsterheit im Kopfe, früh, und es verdriesst sie alles, was sie ansieht (*Htb.* u. *Tr.*). [CK 33]

Duselig im Kopfe, und wie nicht ausgeschlafen, früh (*Htb.* u. *Tr.*). [CK 34]

Früh ist er ganz verwirrt im Kopfe, weiss nicht, ob er geschlafen oder gewacht habe. [CK 35]

Betäubt, früh, und wie in verwirrtem Traume. [CK 36]

Grosse Betäubung, im Sitzen am Tische, und Ueberleichtigkeit im Kopfe, mit ängstlicher Befürchtung, er möchte jeden Augenblick bewusstlos hinstürzen. [CK 37]

Plötzliche Betäubung, mehrmals; er hörte nicht, sah nicht und hatte keine Gedanken. [CK 38]

Plötzliche Betäubung beim Bewegen des Kopfes und im Gehen. [CK 39]

Schwindelicht, wie vom hin und her Schlagen des Kopfes. [CK 40]

Schwindel im Sitzen, als wenn sie rückwärts über den Stuhl fallen sollte, mit Dummlichkeit (*Htb.* u. *Tr.*). [CK 41]

Schwindel im Gehen, mit Nebel vor den Augen; es drängte sie, schnell und rechts zu gehen (*Htb.* u. *Tr.*). [CK 42]

Schwindel, mit Schwarzwerden vor den Augen. [CK 43] Schwindel: es wird ihr schwarz vor den Augen. [RAL 1]

Mit Schwindel-Gefühl im Kopfe, als wandle ihn etwas Uebles an, kömmt es ihm plötzlich wie wässrichter Flor vor die Augen, zweimal wiederholt. [CK 44]

Schwindel mit Uebelkeit, beim Wiederaufrichten nach Bücken. [CK 45] Beim Wiederaufrichten nach Bücken, Schwindel mit Uebelkeit. [RAL 2]

Schwindel, gegen 7 Uhr Abends; wenn sie den Kopf aufrichtete, ging Alles mit ihr herum; sie musste immer gebückt sitzen, und beim Aufstehen taumelte sie hin und her; es war ihr dabei wie düster im Kopfe, und als wenn sich alle Gegenstände bewegten; im Liegen spürte sie auch die ganze Nacht hindurch nichts; bloss früh wieder, beim Aufstehen. [CK 46] Schwindel: gegen Abend (7 Uhr), wenn sie den Kopf aufrichtete, so ging Alles mit ihr im Kreise herum; sie mußte immer gebückt sitzen und wenn sie aufstand, taumelte sie hin und her; es war ihr wie düster im Kopfe und als wenn sich alle Gegenstände bewegten; im Liegen spürte sie auch die ganze Nacht hindurch nichts – bloß früh wieder, beim Aufstehn. [RAL 3]

Im Kopfe, Gefühl, wie von etwas Beschwerendem in der Stirn, oder wie ein Bret davor; eine Empfindung, wie wenn man aus grosser Kälte gleich im Zimmer vor den heissen Ofen tritt. [CK 47] Empfindung im Kopfe, wie wenn man aus großer Kälte in das Zimmer kömmt und gleich vor den heißen Ofen tritt – ein Gefühl, als hätte man etwas Beschwerendes in der Stirne, oder, wie man sagt, ein Bret vor dem Kopfe. [RAL 4]

Kopf-Schmerz, früh, beim Erwachen, wie nach einem Weinrausche. [CK 48] Früh, beim Erwachen, Kopfschmerz, wie nach einem Weinrausche. [RAL 5]

Schwere des Kopfes (*Ad.*). [CK 49; RAL 6]

Schwere des Kopfes, früh, mit Trübsichtigkeit und wässrichten Augen (*Htb.* u. *Tr.*). [CK 50]

Schwere im Kopfe, Nachts, mit Müdigkeit der Füsse, die sie kaum heben konnte (n. 2 T.) (*Htb.* u. *Tr.*). [CK 51]

Schwere in der Stirn beim Bücken, mit Gefühl, als wollte das Gehirn vorfallen; beim Aufrichten, Schwindel, dass sie bald fiel (*Htb.* u. *Tr.*). [CK 52]

Schmerzliches Schwere-Gefühl im ganzen Hinterhaupte (*Htb.* u. *Tr.*). [CK 53]

Schwere des Kopfes, besonders des **Hinterhauptes** und der linken Schläfe, mit Eingenommenheit. [CK 54] Der Kopf, besonders **das Hinterhaupt** (und die linke Schläfe) **ist schwer** und eingenommen (*Ad.*). [RAL 7]

■ Kopf

Schmerz im Oberkopfe, wo auch die Stelle äusserlich empfindlich ist, beim Bücken geht er in die Stirne über (*Htb.* u. *Tr.*). [CK 55]

Kopfschmerz, welcher die Augenbrauen niederdrückt. [CK 56]

Betäubender Kopfschmerz in der Stirn, beim Spinnen, der nach dem Mittag-Essen vergeht (*Htb.* u. *Tr.*). [CK 57]

Drücken und Eingenommenheit im ganzen Kopfe, nach dem Mittag-Essen bis Abend (*Htb.* u. *Tr.*). [CK 58]

Drücken und Schwere-Gefühl im Hinterhaupte, von wo es nach vorn in den Scheitel zieht, im Freien besser (während der Regel.) (*Htb.* u. *Tr.*). [CK 59]

Drücken in der linken Hinterhaupt-Seite, bei Ruhe und Bewegung, öfters aussetzend (*Htb.* u. *Tr.*). [CK 60]

Drückendes Kopfweh im Hinterhaupte (*Ad.*). [CK 61; RAL 9]

Drückender Schmerz auf einer kleinen Stelle am Hinterkopfe. [CK 62] Drückender Schmerz auf einer Stelle am Hinterkopfe. [RAL 10]

Drückender Kopfschmerz im Nacken, beim Schreiben. [CK 63]

Stumpfes Drücken in beiden Seitenbeinen, nahe am Scheitel, auf einer kleinen Stelle, täglich, unausgesetzt, mehrere Stunden lang, am meisten Vormittags, vorzüglich vom Dunste unreiner Kleider erregt und im Freien sehr erleichtert. [CK 64]

Drückender Kopfschmerz in beiden Schläfen. [CK 65] Kopfschmerz: Drücken in beiden Schläfen. [RAL 11]

Spannen im Kopfe, fast täglich. [CK 66]

Kneipender Schmerz am untern Theile der Schläfe (*Ad.*). [CK 67] An dem untern Theile der Schläfe, ein kneipender Schmerz. [RAL 12]

Schmerz im Scheitel, als wäre die Hirnschale dort zersprengt oder auseinander, dass sie den Kopf mit der Hand halten musste, aus Furcht, er möchte auseinander fallen; **auch Nachts,** und vorzüglich bei nasser Witterung (*Htb.* u. *Tr.*). [CK 68]

Zuckendes Reissen, das hin und her fährt, in der linken Hinterhaupt-Seite, Abends (*Htb.* u. *Tr.*). [CK 69]

Reissen auf der rechten Kopfseite. [CK 70; RAL 17: ohne Hervorhebung]

Oefteres Reissen in der rechten Kopf-Seite, am Tage. [CK 71]

Arges Reissen in den äusseren Kopftheilen. [CK 72; RAL 16]

Reissen und Klopfen im ganzen Kopfe, in den Augenhöhlen, dem Ohre, der linken Gesichts-Seite, den Backen-Knochen, und im Unterkiefer, gleich nach dem Mittag-Essen entstehend, durch Aufdrücken mit der Hand gemildert, und schnell aufhörend, als der Backen etwas anschwoll (n. 28 St.). [CK 73]

Schmerzhaftes Reissen und Stechen rechts im Hinterhaupte, in Ruhe und Bewegung, Abends (*Htb.* u. *Tr.*). [CK 74]

Zerschlagenheits-Schmerz über und in der Nasenwurzel, für sich und beim Befühlen (*Htb.* u. *Tr.*). [CK 75]

Bohrender Schmerz im Schläfebeine. bis ins Jochbein (*Ad.*). [CK 76; RAL 13]

Bohrend ziehende Schmerzen am Kopfe, und Risse dabei; wenn es kühl wird am Kopfe, wird es schlimmer, besonders nach dem Ohre zu (n. 7 T.). [CK 77] Bohrend ziehende Schmerzen im Kopfe und Risse dabei; wenn's kühl am Kopfe wird, wird es schlimmer, besonders nach dem Ohre zu (n. 7 Tagen). [RAL 14]

Stechen im Kopfe, besonders in den Schläfen. [CK 78] Stechen im Kopfe, besonders in der Schläfe. [RAL 15]

Spitziges Stechen im Scheitel, Abends (d. 2. T.) (*Htb.* u. *Tr.*). [CK 79]

Stechen in der Schläfe, mit Zusammenzieh-Schmerz oder Zwängen (*Htb.* u. *Tr.*). [CK 80]

Pickender Kopfschmerz in der linken Stirn-Seite, früh nach dem Aufstehen, im Freien besser (*Htb.* u. *Tr.*). [CK 81]

Stechen und **Klopfen im Hinterhaupte** (*Htb.* u. *Tr.*). [CK 82]

Unerträglich pochender und stechender Schmerz im Scheitel, als müsse der Kopf platzen, im Gehen. [CK 83]

Andrang des Blutes nach dem Kopfe, mit Eingenommenheit desselben. [CK 84] Andrang des Blutes nach dem Kopfe, bei Kopf-Eingenommenheit. [RAL 8]

Hitz- und Schwere-Gefühl in der Stirn, die doch äusserlich kalt anzufühlen war, Vormittags (*Htb.* u. *Tr.*). [CK 85]

Hitze im Kopfe, mit Aengstlichkeit, Abends im Bette; sie musste aufstehen und es ward besser (*Htb.* u. *Tr.*). [CK 86]

Gefühl schmerzhafter Lockerheit des Gehirns, bei Bewegung (*Htb.* u. *Tr.*). [CK 87]

Plätschern in der linken Gehirnhälfte, beim schnell Gehen. [CK 88]

Der äussere Kopf schmerzt auf der linken Seite, wie unterschworen. [CK 89] Die linke Seite des Kopfs ist schmerzhaft, wie unterschworen. [RAL 18]

Schmerz am Kopfe und am Halse, Nachts, als wenn beide eingeschlafen und verrenkt wären. [CK 90] Nachts, Schmerz am Kopfe und Halse, als wenn beide eingeschlafen und verrenkt wären. [RAL 20]

Alles, was er auf dem Kopfe hatte, drückte, und selbst das Halstuch beschwerte ihn (n. 18 T.). [CK 91] Alles, was er auf dem Kopfe hatte, drückte ihn; auch das Halstuch beschwerte ihn (n. 18 Tagen). [RAL 19]

Unwillkührliches, ängstliches aufwärts Ziehen und Spannen der Haut auf der Stirn und dem Scheitel. [CK 92]

Ziehen in der Stirn, über den Augenbrauen. [CK 93]

Gefühl in der Stirn, als wenn etwas über den Augen läge, dass sie nicht aufsehen könne. [CK 94] Gefühl, als wenn etwas in der Stirne, über den Augen, läge, daß sie nicht aufwärts sehen könne (n. 6 St.). [RAL 22]

Heftiges Jücken auf dem Haarkopfe, dass sie sich blutig kratzen möchte, wovon es aber nicht vergeht (*Htb.* u. *Tr.*). [CK 95]

Harte Beule auf der Stirne. [CK 96]

Ausfallen der Haare (n. 18 T.). [CK 97; RAL 21]

■ **Augen**

Die Augen schmerzen drückend, Abends, bei Licht. [CK 98] Drücken in den Augen, Abends, bei Lichte. [RAL 25]

Drücken im innern Augenwinkel (n. 72 St.). [CK 99; RAL 26]

Von oben nach unten drückender, stechender Schmerz über dem linken Auge, im Augenlide und der obern Hälfte des Augapfels (*Ad.*). [CK 100] Von oben nach unten drückend stechender Schmerz über dem linken Auge, dem Augenlide und der obern Hälfte des Augapfels. [RAL 23]

Stechen in den Augen. [CK 101; RAL 24: in Klammern]

Stechen, Brennen und Nässen der Augen, nach Jücken und Reiben derselben (*Htb.* u. *Tr.*). [CK 102]

Stechen und Beissen im linken innern Augenwinkel, früh nach dem Aufstehen, durch Reiben gebessert (*Htb.* u. *Tr.*). [CK 103]

Jücken im obern Augenlide, das durch Kratzen vergeht (*Htb.* u. *Tr.*). [CK 104]

Beissendes Jücken in den Augen, mit Brennen, nach Reiben (*Htb.* u. *Tr.*). [CK 105]

Jücken und Drücken in den Augen, am Tage. [CK 106]

Schründendes Brennen im äussern Augenwinkel. [CK 107] Im äußern Augenwinkel, schründend brennender Schmerz. [RAL 29]

Schwäche in den Augen. [CK 108; RAL 28]

Abends, grosse Schwäche in den Augen; sie konnte sich mit nichts beschäftigen, wozu Sehen nöthig ist. [CK 109]

Fippern des obern Augenlides. [CK 110]

Fippern im rechten Auge, mit Gefühl, als wenn ein darin sich bewegender Körper sie blendete, mit Herunterziehen des obern Augenlides; nach Reiben vergeht es, kehrt aber noch einmal zurück, Empfindlichkeit des obern Augen-Randes beim Berühren hinterlassend (*Htb.* u. *Tr.*). [CK 111]

Unangenehmes Gefühl im linken Auge, als wäre etwas hineingeflogen, das ihn am Sehen hinderte; er muss immer wischen; dabei äusserst erweiterte Pupille mit grosser Langsichtigkeit, dass er nichts Nahegehaltenes deutlich erkennen konnte. [CK 112] Unangenehme Empfindung im linken Auge, als wäre etwas hinein geflogen, was ihn am Sehen hindert; er mußte immer wischen; dabei ist die Pupille äußerst erweitert mit großer Langsichtigkeit – er konnte nichts nahe Gehaltenes deutlich erkennen. [RAL 30]

Das linke Auge ist den ganzen Vormittag verklebt (*Htb.* u. *Tr.*). [CK 113]

Wässern der Augen, früh beim Aufstehen (*Htb.* u. *Tr.*). [CK 114]

Trübheit vor den Augen, als wenn sie durch einen Nebel sähe (*Htb.* u. *Tr.*). [CK 115]

Die Augen scheinen ganz lose in ihren Höhlen zu liegen, und er nicht die Kraft zu haben, bei aller Anstrengung, scharf zu sehen; was ihn ängstigt. [CK 116]

Anhaltend benebeltes Gesicht den ganzen Tag. [CK 117]

Vor den Augen scheinen Netze zu schwimmen. [CK 118]

Viele kleine, schwarze und gelbe Punkte sieht er bei Kerzen-Licht in regelmässigen Reihen vor den Augen. [CK 119]

Licht beleidigt Abends Augen. [CK 120] Abends werden die Augen vom Lichte beleidigt. [RAL 27]

■ **Ohren**

Ohren-Klamm, bis hinunter nach dem Schlunde, links, wovon das Schlingen erschwert ward (*Ad.*). [CK 121; [RAL 38]

Klamm-Schmerz im Innern des linken Ohres (*Ad.*). [CK 122; RAL 37]

Ziehen im Ohre. [CK 123; RAL 39]

Ziehen am äussern Ohre und im linken Backen-Knochen. [CK 124]

Reissen im rechten Ohrläppchen und Bohren im Ohre (*Htb.* u. *Tr.*). [CK 125]

Flüchtige Risse im linken Ohre (*Htb.* u. *Tr.*). [CK 126]

Stiche in den Ohren (*Htb.* u. *Tr.*). [CK 127]

Brennen im rechten Ohrläppchen, wie Feuer (*Htb.* u. *Tr.*). [CK 128]

Eine Art Beinhaut-Geschwulst hinter dem rechten Ohre, worin es alle Abende von 7 Uhr an sticht. [CK 129] Hinter dem rechten Ohre, eine Art Beinhautgeschwulst, worin es alle Abende, von 5 Uhr an, sticht. [RAL 41]

Die Drüse am rechten Ohre ist geschwollen (d. 2. T.). [CK 130]

Geschwulst der Ohr-Drüsen (*Rust's Magaz. f. d. Heilk. Bd. XXII. H.* 1. S. 198.). [CK 131] Anschwellungen in den Ohren-Drüsen. [RAL 42]

Das Gehör ist schwach und dumpf [CK 132]

Schwaches verwirrtes Gehör; die Töne kommen unter einander, er wusste nicht von welcher Seite sie kamen, und es war ihm, als kämen sie aus einer andern Welt. [CK 133]

Klingen in den Ohren, die ganze Nacht. [CK 134] Nachts, beständiges Ohrklingen. [RAL 40]

Klingen im rechten Ohre, beim Gehen im Freien (*Htb.* u. *Tr.*). [CK 135]

Pfeifen in den Ohren beim Schnauben. [CK 136]

■ **Nase**

In der Nasen-Seite, feines Reissen (*Htb.* u. *Tr.*). [CK 137]

Jücken der Nasenspitze, durch Kratzen nicht zu tilgen (*Htb.* u. *Tr.*). [CK 138]

Die Nasenspitze wird roth und schmerzhaft beim Befühlen. [CK 139]

Rothe, aufgesprungene, brennend und spannend schmerzende Nasenspitze (während der Regel.) (*Htb.* u. *Tr.*). [CK 140]

Röthe und Geschwulst der Nase, sie ist inwendig wie wund. [CK 141]

Geschwulst der Nase und des Mundes. [CK 142] Nase und Mund, geschwollen. [RAL 44]

Geschwulst der Nase, mit Blüthen innerlich und äusserlich, die sich zu Schorfen bildeten von langer Dauer. [CK 143]

Trockenheit und Abschälen der Haut an der Nasenspitze (*Htb.* u. *Tr.*). [CK 144]

Bläschen am rechten Nasenloche (*Htb.* u. *Tr.*). [CK 145]

Spannender Blutschwär im Nasenloche (*Htb.* u. *Tr.*). [CK 146]

Blut-Schnauben, öfters. [CK 147]

Nasenbluten, früh im Sitzen und Nachmittags. [CK 148] Nasenbluten (früh, im Sitzen). [RAL 43]

Früh-Nasenbluten, mehrere Morgen, mit Schwindel voraus. [CK 149]

Nasenbluten ganze Tassen voll hellrothen Blutes (*Whl.*). [CK 150]

Nasenbluten, nach Drücken und Dummheit im Kopfe (*Whl.*). [CK 151]

■ Gesicht

Die Gesichts-Haut schmerzt, besonders an den Backen, um den Mund und das Kinn (nach Rasiren.) (*Ad.*). [CK 152] Schmerzhaftigkeit der Haut an den Backen, um den Mund und am Kinne (nach Rasiren). [RAL 36]

Reissen, öfters wiederholt, bald im Ober- bald im Unterkiefer der rechten Gesichts-Seite (*Htb.* u. *Tr.*). [CK 153]

Flüchtige Risse im linken Jochbeine, gegen die Schläfe zu (*Htb.* u. *Tr.*). [CK 154]

Hitze im Gesichte und Kopfe, Nachmittags. [CK 155] Nachmittags, Gesicht- und Kopf-Hitze. [RAL 35]

Oft fliegende Hitze in den Backen, mit Röthe. [CK 156; RAL 34]

Oeftere aufsteigende Hitze, mit Röthe und Brennen der Wangen, Abends (*Htb.* u. *Tr.*). [CK 157]

Ausschlag kleiner Pusteln an der linken Wange und Stirn (*Htb.* u. *Tr.*). [CK 158]

Ausschlag auf den Backen, wie rothe Flecke. [CK 159; RAL 33]

Gelbheit des Gesichts. [CK 160]

Kupfer-Ausschlag im Gesichte (*Rust's Magazin a. a. O.*). [CK 161] Kupfer-Ausschlag im Gesichte (s. *Rust's* Magaz. f. d. gesammte Heilk. B. XXII. H. I. S. 198.)[1] [RAL 31]

Gesichtsblüthen in Menge, ohne Empfindung. [CK 162] **Gesichtsblüthen** in Menge, ohne Empfindung. [RAL 32]

Der Mund ist geschwollen. [CK 163]

Geschwürigkeit des einen Mundwinkels (Käke) brennenden Schmerzes. [CK 164]

Geschwulst beider Lippen, mit Brennen derselben (*Htb.* u. *Tr.*). [CK 165]

Trockenheit der Lippen, wie von zu grosser Hitze, früh (*Htb.* u. *Tr.*). [CK 166]

Die Lippen sind aufgesprungen. [CK 167] Aufgesprungene Lippen. [RAL 46]

Bluten der Lippen. [CK 168]

Blasen an den Lippen. [CK 169] Blasen an der Unterlippe. [RAL 45]

Am Kinn kleines rothes Knötchen mit gelber Spitze (*Htb.* u. *Tr.*). [CK 170]

■ Mund und innerer Hals

Die Zahn-Nerven sind empfindlich bei Berührung der Krone der Zähne. [CK 171]

Ziehen in den Zähnen, mit fliegender Hitze im Gesichte. [CK 172; RAL 56]

Stetes Ziehen in den linken Backzähnen, vorzüglich Nachmittags. [CK 173]

Ziehen in einem linken untern Backzahne, Nachts, so oft sie erwacht (*Htb.* u. *Tr.*). [CK 174]

Es zieht hin und her in den Zähnen, auch in den vordern. [CK 175] In den Zähnen zieht's hin und her, auch in den vordern. [RAL 55]

Plötzlich, beim Brod-Essen, ziehende und stechende Schmerzen in den Nerven der Backzähne. [CK 176]

Reissendes Zahnweh, besonders in hohlen Zähnen, auch Nachts, den Schlaf störend (*Htb.* u. *Tr.*). [CK 177]

Schmerzhaftes Greifen in den Zähnen der linken Seite, im Freien vermehrt (*Htb.* u. *Tr.*). [CK 178]

Mucken in den Zähnen, beim Darauffühlen und Abends schlimmer (*Htb.* u. *Tr.*). [CK 179]

Puckender Zahnschmerz auf kalt Trinken, und dann Wackeln der Zähne. [CK 180]

Der hohle Zahn ist empfindlich, und als wäre er hervorragend; er schmerzt beim Beissen, und mehr noch Abends im Bette, mit vielem Speichel im Munde. [CK 181] Der hohle Zahn ist dumpf empfindlich, und als wäre er hervorragend; er schmerzt beim Beißen und stärker noch Abends im Bette, mit vielem Speichel im Munde. [RAL 54]

Die obern und untern Zähne sind zu lang und wackeln. [CK 182] Die obern und untern Zähne wackeln und sind zu lang. [RAL 53]

Die Zähne der rechten obern Reihe sind wie zu lang und locker, ohne Schmerz, mehrere Tage (*Htb.* u. *Tr.*). [CK 183]

Grosse Lockerheit der Zähne, dass sie die weichsten Speisen ohne Schmerz nicht kauen kann. [CK 184; RAL 52]

Lockerheit der Zähne und Reissen darin, am heftigsten Abends im Bette. [CK 185; RAL 51]

---

[1] Der Verf. bereitete seine Thierkohle etwas anders. Er nahm irgend eine, von Fette gereinigte Fleischsorte, setzte ein Drittel an Gewichte Knochen dazu und röstete die Mischung in einer gewöhnlichen Kaffeetrommel.

Lockerheit der untern Zähne, mit Schmerz im Zahnfleische derselben. [CK 186] Schmerz im untern Zahnfleische und Lockerheit der untern Zähne. [RAL 50]

Das Zahnfleisch ist blass und schmerzt wie geschwürig (*Htb.* u. *Tr.*). [CK 187]

Das Zahnfleisch ist roth und geschwollen und sehr schmerzhaft. [CK 188; RAL 49]

Blasen im Munde, welche Brennen verursachen. [CK 189; RAL 58: ohne Hervorhebung]

Sie beisst sich im Munde öfters die Wange auf (*Htb.* u. *Tr.*). [CK 190]

Brennen an der Zungen-Seite, als wäre sie wund (*Htb.* u. *Tr.*). [CK 191]

Brennen der Zungenspitze und Rauhheit im Munde (*Htb.* u. *Tr.*). [CK 192]

Kleine Blasen auf den Zungen-Rändern (*Htb.* u. *Tr.*). [CK 193]

Bläschen auf der Zunge, welche wie verbrannt schmerzen. [CK 194; RAL 57]

Mund und Zunge, wie unbeweglich, mit mühsamer, schleppender und sehr leiser Sprache (n. etl. St.). [CK 195]

Halsweh, wie Geschwür-Schmerz, beim Schlingen. [CK 196]

Schmerz im Halse, beim Schlingen, als wäre dort eine Blase (*Htb.* u. *Tr.*). [CK 197]

Kratzen im Halse, mit Speichelfluss. [CK 198]

Kratziges Stechen im Schlunde. [CK 199]

Rohheits-Empfindung im ganzen Schlunde und der Speiseröhre, bis in die Herzgrube, durch Schlingen nicht vermehrt. [CK 200]

Wundheits-Schmerz und Brennen, wie Sod im Halse, bis in den Magen, ärger gegen Abend, Nachts und früh; besser nach dem Aufstehen und nach Essen und Trinken (*Htb.* u. *Tr.*). [CK 201]

Rauhheit im Halse, fast alle Morgen, die nach dem Frühstück vergeht (*Htb.* u. *Tr.*). [CK 202]

Brenn-Empfindung im Halse. [CK 203; RAL 59: in Klammern]

Drücken im Halse, bloss beim Schlingen. [CK 204; RAL 61]

Drücken im Schlunde, bis in den Magen. [CK 205] Inneres Drücken im Schlunde bis in den Magen. [RAL 62]

Drücken im Halse und Trockenheit auf der Zunge. [CK 206; RAL 60]

Ein Hinaufsteigen in der Speiseröhre bis in den Hals, wo es würgte und drückte, mit Rauhheits-Gefühl (*Htb.* u. *Tr.*). [CK 207]

Trockenheit im Halse und Munde, ohne Durst, fast den ganzen Tag (d. 2. u. 3. T.) (*Htb.* u. *Tr.*). [CK 208]

Schleimig im Munde, früh; nach dem Aufstehen vergehend (*Htb.* u. *Tr.*). [CK 209]

Gefühl von Schleim im Halse, früh beim Erwachen, nöthigt sie zu langem Räuspern; zu Mittag vergeht es (*Htb.* u. *Tr.*). [CK 210]

Viel Schleim im Halse, und oft Schneuzen und Rachsen (n. 24 St.). [CK 211]

Schaumiger Speichel. [CK 212]

Uebler Mund-Geruch. [CK 213; RAL 63]

Uebelriechender Athem, ohne dass er es selbst merkt. [CK 214]

Mist-Geschmack im Munde, früh. [CK 215]

Bitter-Geschmack alle Morgen. [CK 216; RAL 64: ohne Hervorhebung]

Bitterkeit im Munde zuweilen, auch früh. [CK 217] Zuweilen Bitterkeit im Munde. [RAL 65]

Bitterer Geschmack, früh, im Munde, nach Aufstehen vergehend (*Htb.* u. *Tr.*). [CK 218]

Bitterlich fauler Geschmack im Munde. [CK 219; RAL 66]

Bitter saurer Geschmack im Munde. [CK 220; RAL 67]

Saurer Geschmack im Munde. [CK 221; RAL 68]

Schleimig saurer Mund-Geschmack, früh, nach dem Erwachen (*Htb.* u. *Tr.*). [CK 222]

Widerlicher Mund-Geschmack, früh (*Htb.* u. *Tr.*). [CK 223]

■ **Magen**

Durst, schon früh, ganz ungewöhnlich (d. 6. T.) (*Htb.* u. *Tr.*). [CK 224]

Grosser Durst, besonders auf kaltes Wasser, bei Trockenheit und Hitze im Halse. [CK 225]

Wenig Esslust, aber während des Essens kömmt der Appetit. [CK 226]

Der Appetit vergeht schnell beim Essen. [CK 227; RAL 69: in Klammern]

Kein Appetit, es schmeckt ihr alles gerade weg (*Whl.*). [CK 228]

Wohl Hunger, aber das Essen schmeckt nicht. [CK 229]

Widerwille gegen kaltes Getränk. [CK 230]

Widerwille gegen Fett. [CK 231]

Fettes Fleisch verdirbt ihm den Appetit gar sehr. [CK 232]

Appetit auf rohes Sauerkraut, bei übrigens Appetitlosigkeit. [CK 233]

Verlangen auf Säuerliches und Erfrischendes. [CK 234]

Vermehrter Appetit (d. 1. 2. 9. T.) (*Htb.* u. *Tr.*). [CK 235]

Sehr starker Hunger, früh. [CK 236]

Heisshunger. [CK 237]

Nach reichlicher Mittags-Mahlzeit, in zwei Stunden doch wieder grosser Appetit, und gegen Abend wieder Hunger und späterhin Durst. [CK 238]

Von Tabakrauchen Uebelkeit und Widerwille dagegen. [CK 239]

Nach Fleisch-Essen, lange Uebelkeit mit Brecherlichkeit und vielem leeren Aufstossen. [CK 240]

Beim Anfange des Essens, innerlicher Frost. [CK 241; RAL 70]

Beim Essen schnelle Ermüdung der Brust und Kau-Werkzeuge. [CK 242]

Beim Mittag-Essen viel Hitze und Schweiss im Gesichte. [CK 243]

Beim Essen, Schweiss. [CK 244]

Vom Essen wird er müde. [CK 245]

Nach dem Essen, Aengstlichkeit in der Brust. [CK 246]

Nach wenigem Essen, bei gutem Appetite, bald Vollheit des Magens. [CK 247] Nach wenigem Essen, bei gutem Appetite, bald Vollheit des Magens (*Ad.*). [RAL 71]

Nach dem Essen, Drücken im Magen. [CK 248; RAL 72]

Nach mässigem Mittag-Essen, starke Leib-Aufgetriebenheit (*Htb.* u. *Tr.*). [CK 249]

Gleich nach dem Essen Bohren in der rechten Bauch-Seite. [CK 250]

Nach dem Essen, Engbrüstigkeit. [CK 251; RAL 73]

Bald nach dem Essen, Angst und Unruhe im Rücken, ohne Schmerz. [CK 252; RAL 74]

Nach dem Frühstück, Herzklopfen, und auch sonst nach dem Essen. [CK 253] Nach dem Essen, Herzklopfen. [RAL 75]

Durch das Mittag-Essen vergehen alle Vormittags-Beschwerden (d. 2. T.) (*Htb.* u. *Tr.*). [CK 254]

Oefteres Aufstossen (*Ad.*). [CK 255] Mehrmaliges Aufstoßen (*Ad.*). [RAL 77]

Viel Aufstossen aus dem Magen. [CK 256]

Häufiges, leeres Aufstossen, das in Aufschwulken übergeht. [CK 257]

Leeres Aufstossen nach dem Essen, jedes Mal (*Htb.* u. *Tr.*). [CK 258]

Aufstossen nach dem Geschmacke der lange vorher genossenen Speisen. [CK 259] Aufstoßen nach dem Geschmacke der lange vorher genossenen Speise. [RAL 76]

Faulig fischartiges Aufstossen. [CK 260]

Fast stetes fauliges Aufstossen (*Htb.* u. *Tr.*). [CK 261]

Schlucksendes Aufstossen, beim Mittag-Essen (*Htb.* u. *Tr.*). [CK 262]

Säuerlich im Schlunde, nicht im Munde. [CK 263]

Aufsteigendes (Sod-) Brennen aus dem Magen. [CK 264]

Kratziger Sod. [CK 265]

Wabblichkeit (im Unterleibe), gegen Abend, mit aufsteigender Hitze (n. 10 T.). [CK 266] Gegen Abend wird es ihm wabblicht im Unterleibe, mit aufsteigender Hitze (n. 10 Tagen). [RAL 78]

Uebelkeit, nach vielem Gehen, wenn er zum Sitzen kömmt. [CK 267] Nach vielem Gehen entsteht, wenn er zum Sitzen kömmt, Uebelkeit. [RAL 79]

Uebel und brecherlich im Magen, früh, nach dem Aufstehen, mit Hitze, Aengstlichkeit und Aufsteigen säuerlichen Wassers im Munde, bei allgemeiner Mattigkeit (*Htb.* u. *Tr.*). [CK 268]

Neigung zum Würmerbeseigen, mit Uebelkeit im Magen, Nachts (*Htb.* u. *Tr.*). [CK 269]

Anfall von Würmerbeseigen, mit Auslaufen salzigen Wassers aus dem Magen durch den Mund, unter Würgen und krampfhaftem Gefühle in den Kinnladen, drauf heftiges leeres Aufstossen bei kalten Füssen, zuletzt Schlucksen eine halbe Stunde lang. [CK 270]

Magen-Drücken, auch nüchtern. [CK 271] Drücken im Magen, auch nüchtern. [RAL 80]

Arges Drücken im Magen, Abends, nach dem Niederlegen, im Bette; sie musste, um sich zu erleichtern, mit der Hand auf die Magen-Gegend drücken (n. 16 St.). [CK 272; RAL 81]

Drücken im Magen, mit Schwere und Vollheit, bei Neigung zum Würmerbeseigen (*Htb.* u. *Tr.*). [CK 273]

Schneller, kurzer Druck-Schmerz in der Herzgrube, beim tief Athmen. [CK 274] Beim Tiefathmen, ein schneller, kurzer Druckschmerz in der Herzgrube (*Ad.*). [RAL 82]

Zusammenziehender Magen-Krampf. [CK 275]

Ein Zerschlagenheits-Gefühl in der Herzgrube, wie nach heftigem Husten (n. 6 T.). [CK 276] In der Herzgrube, Schmerz, wie nach heftigem Husten (wie zerschlagen) (n. 6 Tagen). [RAL 83]

Oefteres Stechen im Magen (*Htb.* u. *Tr.*). [CK 277]

Spitziges Stechen rechts neben der Herzgrube, auch beim Einathmen, und im Gehen besser (*Htb.* u. *Tr.*). [CK 278]

Reissender Stich von der Herzgrube bis in die Brust, beim Aufrichten nach Bücken (*Htb.* u. *Tr.*). [CK 279]

Bohrender Schmerz im Magen, fast wie von Nüchternheit, der nach dem Bauche zugeht (*Htb.* u. *Tr.*). [CK 280]

Gluckern im Magen (*Ad.*). [CK 281; RAL 84]

Hörbares Kollern im Magen, früh, beim Erwachen (*Ad.*). [CK 282] **Hörbares Kollern im Magen, früh beim Erwachen.** [RAL 85]

■ Abdomen

In der Leber, Drücken, selbst beim Liegen. [CK 283] Druck in der Leber, selbst im Liegen. [RAL 86]

Arg drückender Leber-Schmerz, fast wie Schneiden; die Gegend thut auch äusserlich, beim Betasten, weh, wie wund. [CK 284; RAL 87]

Unter den linken Ribben, drückendes Stechen. [CK 285]

Druck-Schmerz in der linken Bauch-Seite. [CK 286]

Schmerz in der Nieren-Gegend, im Gehen (*Htb.* u. *Tr.*). [CK 287]

Wiederholtes stechendes Picken in der Nieren-Gegend (*Htb.* u. *Tr.*). [CK 288]

Im Bauche liegt es ihm schwer, wie ein Klump, auch nüchtern mehrere Tage. [CK 289] Es liegt ihm schwer im Unterleibe, wie ein Klump, auch nüchtern – mehre Tage. [RAL 88]

Starke Auftreibung des Unterleibes. [CK 290] Starkes Leibauftreiben. [RAL 90]

Der Bauch ist immer sehr aufgetrieben. [CK 291] Der Unterleib ist immer sehr aufgebläht. [RAL 91]

Auftreibungen hie und da am Bauche, wie Brüche (*Fr.* u. *Hbg.*). [CK 292]

Schmerzhaftes Spannen im Unterleibe, mit Schmerz unter den Ribben beim Befühlen, als wenn darin etwas Böses und die Stellen wie unterköthig wären. [CK 293; RAL 89]

Schmerz, wie unterschworen, im Unterleibe. [CK 294]

Wie zusammengeschnürt im Bauche, bei Nüchternheit, mit grossem Leerheits-Gefühle, doch ohne Hunger und ohne Appetit. [CK 295]

Ein kneipendes Zusammenschnüren, tief im Unterbauche. [CK 296]

Greifen und Unruhe im Unterleibe. [CK 297]

Greifen in der Gegend des Nabels. [CK 298]

Kneipen im Bauche, um den Nabel, mit Gefühl, als wenn Stuhl erfolgen sollte (*Htb.* u. *Tr.*). [CK 299]

Kneipen in der rechten Oberbauch-Seite, mit Stechen; im Sitzen (*Htb.* u. *Tr.*). [CK 300]

Ein stechendes Kneipen im Oberbauche, jeden Morgen, am meisten früh im Bette. [CK 301]

Ein stichartiges Kneipen über dem Nabel und in der Herzgrube, jeden Morgen, im Bette, als hätten sich Blähungen angehäuft; Wind-Abgang, Stuhlgang und Harnen erleichtert es, doch vergeht es auch von selbst, und ist schon beim Gehen wenig bemerkbar mehr. [CK 302]

Theils Schneiden, theils Stechen im Unterleibe, sehr empfindlich, alle Tage, und den Tag hindurch sehr oft wiederkehrend. [CK 303]

Leib-Schneiden, Vormittags. [CK 304; RAL 94]

Kurzes Schneiden, tief im Unterbauche (*Htb.* u. *Tr.*). [CK 305]

Starkes Schneiden im Bauche, mit öfterm Drang zum Stuhle und selbst Zwang, ohne dass mehr abgeht, als Winde; von früh bis Mittag (*Htb.* u. *Tr.*). [CK 306]

Wühlen und Winden im Oberbauche. [CK 307]

Hitze am Unterleibe. [CK 308]

Brennen im Unterleibe, beim Gehen. [CK 309] Beim Gehen, Brennen im Unterleibe. [RAL 93]

Leibweh, als wenn Durchfall entstehen sollte. [CK 310] Leibweh, als wenn Durchfall ausbrechen wollte (*Ad.*). [RAL 95]

Am Unterbauche, auf der rechten Seite, schmerzhafte Empfindung, als wolle sich da etwas durchquetschen. [CK 311]

In den Schössen, Drängen, zuweilen wie Brennen bei Harnwinde (*Htb.* u. *Tr.*). [CK 312]

Gefühl in der linken Weiche, beim Niedersetzen, als läge ein grosser, schwerer Körper dort; nach Daraufdrücken durch Wind-Abgang erleichtert (*Htb.* u. *Tr.*). [CK 313]

Schneiden in der rechten Weiche, im Sitzen; besser beim Gehen und tief Athmen (*Htb.* u. *Tr.*). [CK 314]

Stechen in den Schössen, auch Nachts, den Schlaf störend und sie aufweckend (*Htb.* u. *Tr.*). [CK 315]

Der Bauch tritt heraus und ist schmerzhaft beim Gehen, Bewegen und Anfühlen. [CK 316] Der Bruch tritt heraus und ist schmerzhaft beim Gehen, Bewegen und Anfühlen. [RAL 100]

Blähungs-Bewegung, mit Gefühl, als rege sich etwas im Leibe, wie zerstossen und zerrissen. [CK 317]

Viel Qual von Blähungen. [CK 318] Er ist sehr mit Blähungen geplagt. [RAL 92]

Umgehen im aufgetriebenen Bauche, mit Abgang stinkender Winde (*Htb.* u. *Tr.*). [CK 319]

Hörbares Knurren, wie von angehäuften Blähungen, die keinen Ausgang finden (*Htb.* u. *Tr.*). [CK 320]

Hörbares Kollern im Bauche (*Ad.*). [CK 321] **Hörbares Kollern im Bauche und dem Magen** (sogleich). [RAL 96]

Hörbares Kollern und Knurren in den dicken Gedärmen, welches bis unter den Magen hinauf und von da wieder hinab ging (*Ad.*). [CK 322] Hörbares Knurren und Kollern in den dicken Gedärmen, welches dann bis unter den Magen stieg und wieder herabging. [RAL 97]

Kollern und Knurren im rechten Unterbauche, nach Trinken warmer Milch, bald oben, bald unten, mit vergeblicher Neigung zu Blähungs-Abgang (*Ad.*). [CK 323] Nach Trinken (warmer Milch), Kollern und Knurren im rechten Unterbauche, bald oben, bald unten, mit vergeblicher Neigung zu Blähung-Abgang. [RAL 98]

Knurren im Mastdarme (*Ad.*). [CK 324; RAL 101]

Gähren in den Gedärmen. [CK 325; RAL 99: in Klammern]

Gluckern und Gähren im Bauche. [CK 326]

■ Rektum

Häufiger Abgang stinkender Winde, beim Spazieren, nach dem Abendessen (*Ad.*). [CK 327] Häufiger Abgang stinkender Blähungen (beim Spazieren, nach dem Abendessen). [RAL 102]

Häufiger Abgang stinkender Winde, Vormittags (*Htb.* u. *Tr.*). [CK 328]

Umgehen im Bauche mit vergeblichem Stuhldrange (*Htb.* u. *Tr.*). [CK 329]

Oft Pressen auf den Mastdarm, wie zum Stuhle, es kommen aber nur Blähungen und dann kehrt das Pressen gleich wieder zurück. [CK 330] Oft Pressen auf den Mastdarm; es kommen aber nur Blähungen und dann kehrt das Pressen gleich wieder zurück. [RAL 103]

Zum Stuhle öfterer, aber vergeblicher Drang im untern Theile des Mastdarms (*Ad.*). [CK 331] Oefterer, aber vergeblicher Drang im untern Theile des Mastdarms zum Stuhlgange. [RAL 104]

Zu viel Stuhldrang; doch kommt jedes Mal etwas Stuhl, obgleich sehr schwierig. [CK 332]

Heftiges Drängen zum Stuhle, der sehr schwer abgeht, hart und mit Blutstriemen vermischt ist (*Htb.* u. *Tr.*). [CK 333]

Wenig und heller Stuhl (d. erste Zeit.) (*Htb.* u. *Tr.*). [CK 334]

Zögernder, sparsamer Stuhl, mehrere Tage. [CK 335]

Wenig Stuhl, nach 24 Stunden, hart und stückig. [CK 336] Nach 24 Stunden, nur wenig Stuhl, hart und stückig. [RAL 105]

Harter, bröcklichter Stuhl, den sie nur mit grosser Anstrengung los werden konnte, wie von Un-

thätigkeit der Bauchmuskeln, mit Versetzung des Athems, Abends (*Htb.* u. *Tr.*). [CK 337]

Sehr harter Stuhl, nach vorgängigem Schauder am Kopfe, wie von Uebergiessung mit kaltem Wasser (*Htb.* u. *Tr.*). [CK 338]

Erster Theil des Stuhles zu hart und schwierig abgehend, mit dem Gefühl, als wäre es zu wenig, und als wollte noch etwas fort, wozu aber der Mastdarm nicht Kraft genug hätte, es von sich zu geben. [CK 339]

Vier Stühle den dritten Tag, mit Leibweh jedesmal vorher. [CK 340]

Erst fester, dann weicher Stuhl, auf Brennen im After (*Htb.* u. *Tr.*). [CK 341]

Nachts, Stuhl, nach Mitternacht (*Htb.* u. *Tr.*). [CK 342]

Weicher Stuhl, mit Schleim, der wie geronnenes Eiweiss aussieht. [CK 343]

Weicher Stuhl, nach vorgängigem Drängen an den Schambeinen (n. 27 T.) (*Htb.* u. *Tr.*). [CK 344]

Weicher, grüner Stuhl, mit Bauchschmerzen zuvor und dabei (*Htb.* u. *Tr.*). [CK 345]

Flüssiger Stuhl, mit Zwang darauf (d. 7. T.) (*Htb.* u. *Tr.*). [CK 346]

Durchfall nach Kneipen im Bauche, mit Brennen im After (*Htb.* u. *Tr.*). [CK 347]

Vor dem Stuhlgange, ein Ziehen im After durch die Scham. [CK 348] Vor dem Stuhlgange, ein Ziehn vom After durch die Scham (n. 22 Tagen). [RAL 106]

Beim Stuhlgange, Reissen von der Scham im Leibe herauf (n. 22 T.). [CK 349] Beim Stuhlgange, Reißen von der Scham innerlich im Leibe herauf (n. 22 Tagen). [RAL 107]

Beim Abgange des Stuhls, Stechen im After, wie mit Nadeln (*Ad.*). [CK 350] (Beim Abgange des Stuhls, nadelstichige Schmerzen im After). [RAL 108]

Beim Stuhlgange, heftiges Schneiden in den After-Blutknoten. [CK 351]

Beim Stuhle, Blut-Abgang. [CK 352]

Bei hartem Stuhle, Stich-Schmerz in den Schössen, wie von Blähungen (*Htb.* u. *Tr.*). [CK 353]

Beim Stuhle, Kreuzschmerzen, mit Aufblähung des Bauches bis in die Brust (*Htb.* u. *Tr.*). [CK 354]

Mit dem harten Stuhle geht ein Stück Bandwurm ab (*Htb.* u. *Tr.*). [CK 355]

Nach dem Stuhlgange arges Kratzen im Mastdarme. [CK 356]

Nach dem (zweiten) Stuhle (an demselben Tage), grosse Schwäche und Schmerz in den Därmen,

als würden sie zusammengeschraubt. [CK 357]
Nach dem zweiten Stuhlgange an demselben
Tage, eine große Schwäche und Schmerz in den
Gedärmen, als würden sie zusammen
geschraubt. [RAL 109]

Nach dem Stuhle, Schauder (Abends.) (*Htb.* u. *Tr.*).
[CK 358]

Nach dem Stuhle, Drängen auf den Harn (welcher
sehr roch), drauf Mattigkeit und zeitige Schläfrigkeit, ohne (nach dem Niederlegen) schlafen
zu können; sie zuckte gleich wieder auf, hatte
darauf Klingen in den Ohren, als sollte sie ohnmächtig werden, und bekam darauf Schüttelfrost. [CK 359] Nach erfolgtem Stuhlgange,
drängte es sie auf den Urin (welcher sehr stark
roch), drauf ward sie ganz matt und zeitig
schläfrig, nach dem Niederlegen aber konnte sie
nicht schlafen; sie zuckte gleich wieder auf und
nach dem Aufwachen hatte sie Klingen in den
Ohren, als sollte sie ohnmächtig werden; drauf
Schüttelfrost. [RAL 111]

**Die After-Blutknoten schwellen stark an und
schmerzen brennend beim Gehen.** [CK 360]
Starke Anschwellung der After-Blutknoten, welche beim Gehen brennend schmerzen. [RAL 116]

Es entstehen grosse After-Aderknoten, die brennend schmerzen. [CK 361]

Im Mastdarme, arges Brennen, Abends. [CK 362]

Brennen im After. [CK 363]

Schmerzliches Zusammenziehen des Afters. [CK
364; RAL 110]

Stiche am (wunden) After. [CK 365]

Wundheit des Afters, mit Feuchten, den ganzen
Abend. [CK 366]

Ein Blutschwär am After (n. 16 T.). [CK 367] Am
After entsteht ein Blutschwär (n. 16 Tagen). [RAL
115]

Klebrige, geruchlose Feuchtigkeit dringt aus dem
Mastdarme. [CK 368] Aus dem Mastdarme
dringt eine klebrige, geruchlose Feuchtigkeit.
[RAL 112]

Aus dem Mittelfleische, hinter dem Hodensacke,
schwitzt viel klebrige, geruchlose Feuchtigkeit
aus. [CK 369] Eine klebrige, geruchlose Feuchtigkeit schwitzt hinter dem Hodensacke, vom
Mittelfleische in Menge aus. [RAL 113]

Er reitet sich leicht am Gesässe durch, wonach
grosse Blassen entstehen. [CK 370] (Er reitet sich
leicht am Gesäße durch; es entstehen große Blasen.) [RAL 114]

Klemmend wühlender Schmerz im Mittelfleische.
[CK 371]

Schneidendes Ziehen vom After durch das Steissbein hindurch, ausser dem Stuhlgange. [CK
372]

Reissen quer über das Schambein und dann durch
die Scham, bis zum After (n. 14 T.). [CK 373; RAL
117]

■ Harnwege

Einzelne Rucke aus dem Steissbeine nach der Blase
zu, die sie zum Harnen zwingen. [CK 374]

Auf die Blase drückt es stark, Nachts. [CK 375] Drücken auf die Blase, Nachts. [RAL 118]

Plötzlicher Andrang zur Harn-Entleerung (*Ad.*).
[CK 376; RAL 119]

Ungeheurer Drang zum Harnen, sie musste sehr
oft dringend eilen, das Wasser zu lassen, und
fühlte nach dem Harnen einen wohllüstigen Kitzel in den Harnwegen. [CK 377]

Bei leichtem Drucke geht der Harn fast wider seinen Willen ab (n. 16 T.). [CK 378] Bei leichtem
Druck geht der Urin fast wider seinen Willen ab
(n. 16 Tagen). [RAL 122]

Der Abgang des Urins wird weit stärker. [CK 379;
RAL 120]

Sie lässt häufig Urin, ohne viel getrunken zu haben
(d. 1. T.) (*Htb.* u. *Tr.*). [CK 380]

Sehr starker Harn-Abgang, früh, nach dem Erwachen. [CK 381] Früh, nach dem Erwachen, sehr
starker Harnabgang (n. 13 Tagen). [RAL 121]

Sehr viel Harn-Abgang; er musste Nachts dreimal
zum Harnen aufstehen. [CK 382]

Vermehrter Harn-Abgang, **mit öfterem Nachtharnen;** dabei lässt sie viel mehr, als sie getrunken
(*Htb.* u. *Tr.*). [CK 383]

Starker Harn-Abgang, nach der Nacht-Hitze. [CK
384]

Trüber, pomeranzenfarbiger Harn. [CK 385]

Der Harn, schon beim Lassen trübe, lässt bald
einen trüben Satz fallen (d. 4. T.) (*Htb.* u. *Tr.*). [CK
386]

Gelber Harn, mit baldigem lockeren Satze (d. ersten T.) (*Htb.* u. *Tr.*). [CK 387]

Verminderter Harn (n. 4 T.) (*Htb.* u. *Tr.*). [CK 388]

Harn-Strahl unterbrochen (*Htb.* u. *Tr.*). [CK 389]

Spärlicher Harn. [CK 390]

Wenig und heisser Harn, Nachts, der beim Lassen
brannte. [CK 391]

Der Harn brennt in der Harnröhre beim Uriniren.
[CK 392]

Während des Urin-Abgangs, brennender Wundheits-Schmerz in der Harnröhre. [CK 393]

Nach dem Urin-Lassen, Brennen in der Harnröhre. [CK 394]

■ **Geschlechtsorgane**

Ueber den Schamtheilen Jücken. [CK 395]

Am Hodensacke, Stechen, auf beiden Seiten. [CK 396]

Der Geschlechtstrieb fehlt lange Zeit, selbst bei Anreizungen. [CK 397]

Gänzliche Schlaffheit der Zeugungstheile und Schwäche-Gefühl darin. [CK 398]

Die gewöhnliche Früh-Erektion bleibt aus (d. 2. T.) (*Htb.* u. *Tr.*). [CK 399]

Pollution, Nachmittags 4 Uhr (d. 5. T.) (*Htb.* u. *Tr.*). [CK 400]

Pollution, nach sehr langer Zeit zum ersten Male, mit wohllüstigen Träumen, ohne Ruthesteifheit (*Ad.*). [CK 401]

Oeftere Pollutionen (d. ersten Tage). [CK 402]

Drei Nächte hintereinander starke Pollutionen, dergleichen sich seit Jahren nicht ereignet hatten. [CK 403]

Nach einer Pollution, früh, beim Erwachen, ein krampfhafter Schmerz längs der Harnröhre, vorzüglich an ihrem hintern Theile (*Ad.*). [CK 404] Nächtlicher Samen-Erguß – nach sehr langer Zeit zum ersten Male – mit wohllüstigen Träumen, ohne Ruthensteifigkeit und nach dem Erwachen, ein krampfhafter Schmerz längs der Harnröhre, vorzüglich an ihrem hintern Theile. [RAL 123]

Nach Pollution sehr erschöpft an Geist und Körper, und sehr bänglich, als ob ihm Uebels bevorstünde. [CK 405]

Regel 4 Tage zu früh, mit Kopfschmerz vor dem Ausbruche. [CK 406]

Regel den ersten Tag wenig, den zweiten reichlicher als sonst und das Blut dunkelfarbiger (d. 8. T.). [CK 407]

Regel 4 Tage zu früh, mit Schmerz im Kreuze und den Schössen (*Htb.* u. *Tr.*). [CK 408]

Monatliches stärker, als gewöhnlich (*Htb.* u. *Tr.*). [CK 409]

Regel nicht stark, doch länger, als sonst und bloss früh gehend. [CK 410]

Monatliches kürzer, als sonst, und um 5 Tage zu spät. [CK 411]

Vor Ausbruch der Regel, ängstliche Hitze. [CK 412]

Vor und bei der Regel, grosse Abgeschlagenheit der Oberschenkel (*Htb.* u. *Tr.*). [CK 413]

Bei der Regel, heftiges Pressen in den Schössen, im Kreuze und den Schenkeln, mit vergeblicher

Neigung zum Aufstossen, Frostigkeit und Gähnen (*Htb.* u. *Tr.*). [CK 414]

Bei der Regel, sehr aufgetriebener Unterleib. [CK 415]

Nach dem Eintritte der Regel, so grosse Mattigkeit, dass sie kaum sprechen konnte, mit Gähnen und Dehnen. [CK 416]

Weissfluss (n. 14 T.). [CK 417; RAL 124: ohne Hervorhebung]

Scheidefluss, welcher die Wäsche gelb färbt (n. 21 T.). [CK 418; RAL 125]

Wässriger **Weissfluss** im Gehen und Stehen (*Htb.* u. *Tr.*). [CK 419]

■ **Atemwege und Brust**

Gefühl in der Nase, wie beim Anfange eines Schnupfens, nach dem Essen; Abends zunehmend (*Ad.*). [CK 420] Ueber der Nase, Gefühl, wie beim Anfange eines Schnupfens – nach dem Essen; Abends nahm diese Empfindung zu. [RAL 128]

Stock-Schnupfen; er kann keine Luft durch die Nase holen. [CK 421; RAL 127]

Stockschnupfen, Vormittags bis Abends (d. 1. T.) (*Htb.* u. *Tr.*). [CK 422]

Stockschnupfen, früh, beim Erwachen, der nach dem Aufstehen vergeht (*Htb.* u. *Tr.*). [CK 423]

Verstopfung des linken Nasenloches, Vormittags (d. 2. u. 3. T.) (*Htb.* u. *Tr.*). [CK 424]

Fliess-Schnupfen, mit Geruchs-Verlust, Gähnen und vielem Niesen (*Htb.* u. *Tr.*). [CK 425]

Fliess-Schnupfen (n. 10 T.). [CK 426; RAL 126]

Fliess-Schnupfen vielen wässerigen Schleims (*Htb.* u. *Tr.*). [CK 427]

Ungeheurer Fliess-Schnupfen, einige Stunden am Abend. [CK 428]

Oefterer Schleim-Abgang aus der Nase, bei Stock-Schnupfen. [CK 429]

Schnupfen, Katarrh und Scharren im Halse, besonders Abends und Nachts, vorzüglich beim Schlingen. [CK 430]

Schnupfig, mit rauhem Halse. [CK 431]

In der Luftröhre, Schmerz, wie nach vielem Husten. [CK 432; RAL 129]

Heiserkeit, Abends schlimmer. [CK 433]

Rauhheit und Heiserkeit **im Halse, früh, nach dem Aufstehen,** mit trocknem Husten (*Htb.* u. *Tr.*). [CK 434]

Nach Heiserkeit am Tage, wird sie Nachts stimmlos, wacht auf mit Kälte, geschwollner Herzgrube, starkem Husten, schwierigem Auswurfe, und Athem-Versetzung mit Angst-Schweiss; sie konnte gar nicht zu Athem kommen. [CK 435]

Kitzel in der Luftröhre, mit Husten, was sich nach dem Essen mindert (*Htb.* u. *Tr.*). [CK 436]

Husten-Reiz mit Zuschnüren der Kehle und Brustkrampf. [CK 437]

Kitzel-Husten. [CK 438]

Husten, ohne Auswurf, von Kitzel im Kehlkopfe, Abends, 3 Tage lang (*Htb.* u. *Tr.*). [CK 439]

Rauher Husten, mit Schmerz im Halse, wie wund. [CK 440]

Husten, von Trockenheit des Halses, früh; sobald Schleim ausgeworfen wird, vergeht er. [CK 441] Früh, Trockenheit des Halses und davon Husten; sobald Schleim ausgeworfen ist, ist der Husten weg. [RAL 130]

Kurzes Hüsteln, öfters, von Kitzel im Kehlkopfe (d. 1. T.) (*Htb.* u. *Tr.*). [CK 442]

Abends, Kotz-Husten, besonders im Bette. [CK 443] Abends, Kotzhusten, besonders Abends im Bette. [RAL 133]

Husten, welcher den Athem versetzt. [CK 444] (Husten, welcher den Athem versetzt, als wenn der Athem ausbleiben wollte.) [RAL 132]

Erstickungs-Husten, Abends, eine Stunde nach dem Einschlafen. [CK 445]

Nur **Nachts**, beim Liegen auf der rechten Seite, **trockner Husten**; mehrere Nächte (*Htb.* u. *Tr.*). [CK 446]

Trockner Husten, Tag und Nacht. [CK 447]

Arger, trockner Husten, früh, beim Aufstehen, und fast den ganzen Tag, welcher den Unterbauch erschüttert, als wolle da Alles heraus; sie muss den Bauch mit den Händen halten und sitzen; es schnärgelt auf der Brust, ehe sie Etwas los hustet. [CK 448]

Der früher trockne Husten wird locker (d. 2. T.) (*Htb.* u. *Tr.*). [CK 449]

Husten mit Auswurf. [CK 450; RAL 131]

Weissgelblicher Schleim-Auswurf (*Whl.*). [CK 451]

Husten mit dickem Eiter-Auswurfe (n. 14 T.) (*Whl.*). [CK 452]

Husten mit grünlichem Eiter-Auswurfe, bloss auf einer kleinen, Zoll grossen Stelle in der rechten Brust erregt (*Whl.*). [CK 453]

Grüner Eiter-Auswurf, nach trocknem Husten (*Whl.*). [CK 454]

Dicker, grüner Eiter-Auswurf aus einer Vomica, welche in der rechten Brusthöhle entsteht (*Whl.*). [CK 455]

Vom Husten, Seiten-Stechen (*Whl.*). [CK 456]

Nach trocknem Husten hört der Seiten-Schmerz auf, und sie kann dann noch öfter Husten, ohne ihn wieder zu spüren (*Whl.*). [CK 457]

Von Husten, Schmerz im Unterbauche, wie wund. [CK 458]

Röcheln und Piepen auf der Brust, stundenweise, Abends im Bette. [CK 459] Abends, im Bette, stundenweise ein Röcheln und Piepen auf der Brust. [RAL 137]

Keuchen beim Athemholen, mit Brust-Beklemmung. [CK 460]

Engbrüstigkeit, nach dem Essen. [CK 461] Nach dem Essen, Engbrüstigkeit. [RAL 135]

Plötzliche Brust-Beengung, als sie tief athmen wollte (*Htb.* u. *Tr.*). [CK 462]

Es ist, als bliebe der Athem in der Brust stecken (*Whl.*). [CK 463]

Beengung der Brust; die ganze Brust ist wie gedrückt, oder zu sehr angestrengt. [CK 464]

Es zog ihr die Brust zusammen. [CK 465]

Zusammenschnürung der Brust, zum Ersticken früh, im Bette; sie glaubt zu sterben, bekommt vom Sprechen Stiche im Herzen, und bei Bewegung der Arme ein Gefühl, als ob das Herz und die Brust zerreissen wollte. [CK 466]

Brust-Beängstigung, früh. [CK 467] Früh, Beängstigung auf der Brust. [RAL 134]

Schmerz, wie eingeklemmt, in der Mitte der Brust, für sich und beim Befühlen, mit Athem-Beengung; eine Viertelstunde lang (*Htb.* u. *Tr.*). [CK 468]

Heftiges Zusammenpressen auf der Brust, mit Athemversetzung im Sitzen, früh (*Htb.* u. *Tr.*). [CK 469]

Drücken in der Mitte der Brust (*Htb.* u. *Tr.*). [CK 470]

Heftiger Schmerz in der ganzen Brust, als wollte es dieselbe zersprengen, mit Wundheits-Schmerz darin (*Htb.* u. *Tr.*). [CK 471]

Stechen unter der rechten Brust, dass sie nicht still sitzen kann, beim Sitzen und Schreiben; nach dem Aufstehen vergeht es. [CK 472] Beim Sitzen und Schreiben bekömmt sie Stechen unter der rechten Brust, daß sie dabei nicht still sitzen kann; nach dem Aufstehn vergeht's. [RAL 136]

Stechen in der rechte Brusthöhle (*Whl.*). [CK 473]

Stechen in der rechten Brust, bei jedem Athemzuge, als wenn da etwas Böses wäre (*Whl.*). [CK 474]

Stiche in der linken oberen Brust-Seite und zuweilen auch in der rechten (*Whl.*). [CK 475]

Stechen im Brustbeine, wie mit Messern, meist bei Bewegung. [CK 476]

Stechen im hintern Theile der rechten Brust, bis in die Achselhöhle (*Htb.* u. *Tr.*). [CK 477]

Spitziges, (brennendes) Stechen in der linken Brust (-Seite); auch im Sitzen (*Htb.* u. *Tr.*). [CK 478]

Stechen mit Athem-Versetzung, bald unterhalb der linken Brust, bald im rechten Achsel-Ge-lenke, bald in der rechten Weiche; mit einigem trocknen Husten, der den Schmerz vermehrt, früh (*Htb.* u. *Tr.*). [CK 479]

Wühlen, Kneipen und Spannen, oben in der Brust. [CK 480]

Schmerzhaftes Winden in und unter der Brust. [CK 481]

Zittern in der Brust, wie Wimmern. [CK 482]

Kälte-Gefühl in der Brust (n. 7 T.). [CK 483] Emp-findung von Kälte in der Brust (n. 7 Tagen). [RAL 139]

Brennen in der Brust, mehr in der rechten. [CK 484]

Brennen in der Brust, mit Druck-Schmerz. [CK 485]

Am Herzen ein Druck, fast wie Kneipen. [CK 486]

Herzklopfen, Abends, ohne Aengstlichkeit (n. 24 T.). [CK 487] Abends, Herzklopfen ohne Aengst-lichkeit (n. 24 Tagen). [RAL 140]

Starkes Herzklopfen, und jeder Schlag war im Kopfe fühlbar. [CK 488]

Starkes Herzklopfen beim Kirchen-Gesang. [CK 489]

Starkes Herzklopfen, früh, beim Erwachen; sie muss ganz still liegen, ohne die Augen zu öffnen, und ohne zu sprechen. [CK 490]

In der weiblichen Brust, im untern Theile, stechen-der Schmerz, der beim darauf Drücken sich ver-stärkt und den Athem versetzt (*Htb.* u. *Tr.*). [CK 491]

Schmerzhafte Knoten in den Brüsten (*Rust's Magaz. a. a. O.*). [CK 492; RAL 138]

■ Rücken und äußerer Hals

Am Steissbeine, Schmerz, der bei Berührung der Stelle zu einem Brennen wird. [CK 493] Am Steißbein, Schmerz und bei Berührung der Stelle entsteht ein brennender Schmerz. [RAL 141]

Drängender Zerschlagenheits-Schmerz am Steiss-beine. [CK 494]

Zerschlagenheits-Schmerz und Drücken im linken Darmbein-Rande, Abends vermehrt, dass sie sich zusammen krümmen musste. Bei äusserem Drucke schmerzte die Stelle wie geschwürig (*Htb.* u. *Tr.*). [CK 495]

Schmerz, wie von einem Geschwüre unter der Haut, am untersten Ende des Rückgrats, meist nur im Sitzen und Liegen. [CK 496]

Kreuzschmerz im Sitzen, als sollte das Monatliche eintreten (*Htb.* u. *Tr.*). [CK 497]

Starke Kreuzschmerzen. [CK 498]

Press-Schmerz im Kreuze. [CK 499]

Steifheit im Kreuze. [CK 500]

Ziehender Kreuzschmerz, und wie zerbrochen, im Gehen, Stehen und Liegen. [CK 501]

Scharfes Ziehen quer über das Kreuz, sehr emp-findlich bei jedem Tritte. [CK 502]

Stechen dicht über dem Kreuze, beim tief Athmen. [CK 503] Beim Tiefathmen, Stechen über dem Kreuze. [RAL 143]

Ein Stich im Kreuze, die Oberschenkel herab, bei jedem Athmen. [CK 504]

Ein starker Stich im Kreuzbeine. [CK 505] Im Kreuzbeine, ein starker Stich. [RAL 142]

Der Rücken ist auf der linken Seite schmerzhaft, dass sie nicht darauf liegen kann, drei Nächte hindurch (*Htb.* u. *Tr.*). [CK 506]

Schmerz unten im Rücken. [CK 507] Unten im Rücken, Schmerz. [RAL 144]

Heftiger Schmerz in den Lenden, wenn sie, nach einigem Sitzen, aufsteht. [CK 508]

Pressender Schmerz im Rücken, zwischen den Schulterblättern, als hätte er sich Schaden gethan, oder verhoben, mit gleichem Schmerze vorn auf der Brust, bei Bewegung des Armes. [CK 509]

Schmerzhaftes Spannen zwischen den Schulter-blättern, durch Reiben erleichtert (*Htb.* u. *Tr.*). [CK 510]

Stechendes Spannen im rechten Schulterblatte (*Htb.* u. *Tr.*). [CK 511]

Abwechselnde Stiche im Rücken, über der rechten Hüfte. [CK 512]

Stechen zwischen den Schulterblättern (*Htb.* u. *Tr.*). [CK 513]

Im Nacken, Gefühl, als zöge es ihr auf einer kleinen Stelle die Haut in die Höhe (*Htb.* u. *Tr.*). [CK 514]

Spannung im Nacken. [CK 515; RAL 145]

Steifheit im Genicke. [CK 516; RAL 146]

Steifheit in der linken Hals-Seite. [CK 517; RAL 47]

Drüsen-Anschwellungen am Halse. [CK 518] Die Drüsen im Halse sind angeschwollen. [RAL 48]

■ Extremitäten

Die Achselgruben geben sehr viel Feuchtigkeit von sich. [CK 519] Beide Achselhöhlen geben sehr viel Feuchtigkeit von sich. (n. 22 Tagen). [RAL 147]

Starkes Jücken in der rechten Achselgrube. [CK 520; RAL 148]

Die Achseln sind wie beschwert und ermüdet. [CK 521]

Beim Gehen sind Achseln und Brust wie beladen und gedrückt. [CK 522]

Reissen in den Achseln, (das durch Bewegung und Reiben vergeht.) (*Htb.* u. *Tr.*). [CK 523]

In den Armen und Händen, Zieh-Schmerz. [CK 524] Ziehender Schmerz in den Armen und Händen. [RAL 150]

Ein Wühlen, den Arm herab, als wenn es in den Knochen arbeitete; weniger fühlbar, wenn sie sich auf diesen Arm legt. [CK 525] (Ein Wühlen in dem Arme herab, als wenn's in den Knochen arbeitete; wenn sie sich auf diesen Arm legt, empfindet sie weniger.) [RAL 149]

In dem rechten Oberarme starkes Reissen, beim Aufheben des Armes. [CK 526]

Reissen in der Mitte des rechten Oberarmes, nach Mitternacht, beim Liegen auf dieser Seite; sie konnte vor Schmerz nicht einschlafen (*Htb.* u. *Tr.*). [CK 527]

Schmerzliches Reissen im rechten Oberarm-Knochen, gegen den Ellbogen zu (*Htb.* u. *Tr.*). [CK 528]

An der Ellbogen-Spitze, ziehendes Stechen; die Haut schmerzt da wie wund, bei leiser Berührung; derb angefasst aber, gar nicht. [CK 529]

Stich-Schmerz unter der linken Ellbogen-Beuge, und zur Handfläche heraus (*Htb.* u. *Tr.*). [CK 530]

Brennen und Zwängen an der rechten Ellbogen-Beuge, Abends (*Htb.* u. *Tr.*). [CK 531]

Im linken Vorderarme, Brennen und Stechen, oft wiederholt und zuweilen bis in das Achsel-Gelenk gehend; durch Reiben nur kurz gebessert (*Htb.* u. *Tr.*). [CK 532]

Jücken auf der innern Fläche des rechten Unterarmes, wo nach drei Tagen ein jückender Ausschlag entsteht, der eine grosse Fläche einnimmt (*Htb.* u. *Tr.*). [CK 533]

Harte, erhabene, jückende Stelle, quer um den Unterarm, nahe am Hand-Gelenke (*Htb.* u. *Tr.*). [CK 534]

Das Hand-Gelenk schmerzt wie verrenkt. [CK 535] Das Handgelenk ist wie verrenkt. [RAL 151]

Strammender Schmerz in den Hand-Gelenken, bei Bewegung derselben. [CK 536] Schmerz in den Handgelenken, wie Strammen, bei Bewegung derselben. [RAL 152]

Reissen in den Händen. [CK 537; RAL 156]

Stechen wie mit Nadeln in der linken Handfläche, wie auch im rechten Handballen (*Htb.* u. *Tr.*). [CK 538]

Ziehendes Stechen an der äussern Kante der Hand, wo die Haut bei leiser Berührung wie wund schmerzt, beim derb Anfassen aber gar nicht weh thut. [CK 539]

Oft sehr schmerzhaftes Bohren in den Handknöcheln. [CK 540]

Eingeschlafenheit der Hände, täglich. [CK 541] Täglich, **Eingeschlafenheit der Hand**. [RAL 153]

Einschlafen der Hand in Ruhe. [CK 542]

Taubheit der linken Hand, früh im Bette, was nach dem Aufstehen vergeht. [CK 543] Die linke Hand ist früh, im Bette, taub, was nach dem Aufstehn vergeht. [RAL 154]

Brennende Hitze in der linken Hand, als er Abends aus dem Zimmer ins Freie kam und sich niedersetzte (*Htb.* u. *Tr.*). [CK 544]

Lästige Hitze in den innern Handflächen, früh. [CK 545]

Jücken auf den Handrücken und Fingern, viele Tage. [CK 546]

Weisse, jückende Knötchen auf den Handrücken, die nach Kratzen brennen und roth werden (*Htb.* u. *Tr.*). [CK 547]

Die mittlern Finger-Gelenke schmerzen bei Bewegung. [CK 548] Die mittlern Fingergelenke schmerzen beim Biegen. [RAL 157]

Strammen im hintern Gelenke des Mittelfingers, bei Bewegung. [CK 549] Im hintern Gelenke des Mittelfingers, ein Strammen, bei Bewegung. [RAL 158]

Reissen auf dem Rücken (und in den Knochen) der Finger, das durch Reiben vergeht (*Htb.* u. *Tr.*). [CK 550]

Stiche in den Fingerspitzen. [CK 551]

Ein ungeheurer Stich in der Spitze des Zeigefingers, wie Wespen-Stich. [CK 552]

Stechen in der Fingern (*Htb.* u. *Tr.*). [CK 553]

Eingeschlafenheit der Finger, die später die ganze Hand einnimmt. [CK 554] Eingeschlafenheit erst der Finger, dann auch der ganzen Hand. [RAL 155]

Jücken an der Finger-Warze. [CK 555; RAL 159]

Frostbeule am kleinen Finger. [CK 556]

In der rechten Hüfte, Klamm, beim Gehen. [CK 557]

Stiche in der linken Hüfte, beim Sitzen. [CK 558]

Die Beine lassen sich nicht ausstrecken, wegen Strammen und Kürze in den Schössen. [CK 559]

Widriges Spannen der Haut an den Beinen, mit Gefühl von Brennen oder Eiskälte. [CK 560]

Kalte Beine am Tage. [CK 561]

Kneipende Schmerzen, hie und da an den Beinen. [CK 562]

In den Oberschenkeln, zuckender Schmerz. [CK 563]

Ziehen und Reissen in den Oberschenkel-Muskeln. [CK 564] (In den Muskeln des Oberschenkels, Ziehen und Reißen.) [RAL 160]

Reissen im Oberschenkel, unter beiden Hüften, von früh bis Abends, doch Vormittags und im Sitzen ärger (*Htb.* u. *Tr.*). [CK 565]

Schmerzhaftes Reissen, während des Stehens, wie im Marke des linken Oberschenkels; im Sitzen vergehend (während der Regel.) (*Htb.* u. *Tr.*). [CK 566]

Ein heftig reissender Stich in der Mitte des rechten Oberschenkels, an der Inseite, im Stehen; Abends (*Htb.* u. *Tr.*). [CK 567]

Feine, brennende, flüchtige Stiche hie und da im Oberschenkel und Kreuze den ganzen Tag (*Htb.* u. *Tr.*). [CK 568]

Bohren und Ziehen, oben, im rechten Oberschenkel-Knochen, nach unruhiger Nacht. [CK 569]

In der Knie-Beuge des rechten Beines, Gefühl beim Gehen, als wären die Flechsen zu kurz; im Sitzen vergehend (*Htb.* u. *Tr.*). [CK 570]

Schmerzloses krumm Ziehen der rechten Knie-Beuge, die beim Ausstrecken schmerzt; vergeht nach langem Bewegen (*Htb.* u. *Tr.*). [CK 571]

Klamm im rechten Knie, beim Gehen. [CK 572]

Zusammenschraubender Schmerz im rechten Knie, im Stehen, mit Gefühl, als wolle es ihr das Bein zusammen oder krumm ziehen, Abends (*Htb.* u. *Tr.*). [CK 573]

Reissen über dem rechten Knie; auch über dem linken, wie im Knochen, wo es durch Reiben nur kurz vergeht (*Htb.* u. *Tr.*). [CK 574]

Reissen und kriebelndes Stechen im rechten Knie, das nach Reiben in das Schienbein hinunter geht, wo es durch Reiben nur kurz gemildert wird (*Htb.* u. *Tr.*). [CK 575]

Empfindliche Stiche in der linken Kniekehle, beim Spazierengehen (*Ad.*). [CK 576] Beim Spazierengehn, einige empfindliche Stiche in der linken Kniekehle. [RAL 161]

Wundheits-Schmerz im Knie beim Biegen, Tag und Nacht. [CK 577]

Wundheits-Schmerz im rechten Knie, schlimmer beim Gehen. [CK 578]

Im Unterschenkel, vorn, neben dem Schienbeine, Klamm, beim Gehen. [CK 579]

Klamm in den Waden, früh, mehrere Tage. [CK 580] Mehre Tage, früh, Wadenklamm. [RAL 165]

Schmerzhafter Klamm in den Waden, nach Spazieren. [CK 581]

Schmerzhaftes Spannen in den Waden, beim Gehen. [CK 582; RAL 164: ohne Hervorhebung]

Schmerzhaftes Zusammenziehen der Achill-Sehne, öfters wiederholt, Abends (d. 3. T.) (*Htb.* u. *Tr.*). [CK 583]

Drücken im Schienbeine, beim Gehen. [CK 584]

Zerschlagenheits-Schmerz im Schienbeine, beim Gehen im Freien, absatzweise, mit Spannen in der Wade. [CK 585]

Ziehen am Schienbeine, ruckweise (*Ad.*). [CK 586] Ruckweises Ziehn am Schienbeine. [RAL 163]

Nachts zog es ihr schmerzlos im linken Unterschenkel herauf. [CK 587] Nachts zog es ihr unschmerzhaft in dem Unterschenkel herauf. [RAL 162]

Reissen im rechten Unterschenkel, besonders im Knie- und Fuss-Gelenke. [CK 588]

Reissen im linken Schienbeine hinunter; wie auch an der äussern Fläche des rechten Unterschenkels und darnach in der grossen Zehe (*Htb.* u. *Tr.*). [CK 589]

Schmerzhafter Stich im rechten Unterschenkel, beim Aufstehen nach Knien, der den ganzen Körper durchdringt, und sie erschreckt (*Htb.* u. *Tr.*). [CK 590]

Einschlafen der Unterschenkel, bis zur Wade, am Tage. [CK 591]

Der Fuss knickt beim Gehen um, wie von Gelenk-Schwäche. [CK 592] Umknicken des einen Fußes beim Gehen, wie von Gelenkschwäche. [RAL 166]

Kraftlosigkeit der Fuss-Gelenke, beim Gehen, wie zum Umknicken. [CK 593]

Steifheits-Gefühl im Fuss-Gelenke früh, beim Aufstehen. [CK 594]

Spannen auf dem Fussrücken, als wäre eine Flechse zu kurz; den Tag drauf ist die Stelle geschwollen und empfindlich bei Berührung (*Htb.* u. *Tr.*). [CK 595]

Ziehen und Reissen in den Flechsen der rechten Ferse (*Htb.* u. *Tr.*). [CK 596]

Spitziges hinein Stechen in die linke Fusssohle (*Htb.* u. *Tr.*). [CK 597]

Schmerz, wie unterköthig, in den Fersen. [CK 598]

Ein stichlichtes Kriebeln in den Füssen, wie von Eingeschlafenheit, früh. [CK 599] Früh, stichlichtes Kriebeln, wie von Eingeschlafenheit, in den Füßen. [RAL 167]

Kalte Füsse, im Gehen, Vormittags. [CK 600]

Aeusserst kalte Füsse, auch Abends, noch lang im Bette. [CK 601]

Sehr heisse Füsse. [CK 602]

Im Gehen brennen ihr die Füsse, im Sitzen schwellen sie. [CK 603]

Entzündung-Geschwulst am Fusse, der an einer Zehe aufbricht. [CK 604] Entzündungs-Geschwulst an dem Fuße, welche an der einen Zehe aufbricht. [RAL 168]

Geschwulst und Spannen der Füsse (*Htb.* u. *Tr.*). [CK 605]

Starker Schweiss der Füsse. [CK 606]

In den Zehen, öfters am Tage, Klamm; beim Gehen auf unebenem Wege ist es, als wenn sie umknickten. [CK 607] Klamm sehr oft in den Zehen, am Tage; beim Gehen auf unebnem Wege ist's, als wenn sie umknickten. [RAL 171]

Verrenkungs-Schmerz im hintern Zeh-Gelenke, beim Gehen und jeder Bewegung. [CK 608]

Reissen in der rechten grossen Zehe (*Htb.* u. *Tr.*). [CK 609]

Heftig schneidendes Brennen in den Zehen, vorzüglich in den kleinen. [CK 610]

Starkes Jücken der ehemals erfrornen Zehen (n. 24 T.). [CK 611; RAL 170]

Geschwulst des Ballens der grossen Zehe, früh; es ist viel Hitze darin, und er schmerzt, wie ehedem erfroren und geschwürig. [CK 612] Früh ist der Ballen der großen Zehe geschwollen; es ist viel Hitze darin und er schmerzt, als wäre er erfroren gewesen, und wie geschwürig. [RAL 169]

Sie geht sich leicht wund zwischen den Zehen. [CK 613]

Es entstehen Hühneraugen, die bei Berührung schmerzen. [CK 614]

Stechen im Hühnerauge, viele Tage lang. [CK 615]

■ Allgemeines und Haut

Drückende Schmerzen in den Gelenken und Muskeln. [CK 616; RAL 173]

Drücken im Magen, in der Brust, und zuweilen im Unterleibe. [CK 617]

Schmerz, wie von Finger-Druck, an den Armen und Beinen. [CK 618]

Reissend ziehender Schmerz in den Fingern und Zehen. [CK 619]

Steifigkeit der Glieder, nach Sitzen. [CK 620]

Oefters Gefühl, als wollten Hände und Füsse einschlafen (*Htb.* u. *Tr.*). [CK 621]

Einschlafen bald des rechten Armes, bald des rechten Fusses, Abends im Bette (*Htb.* u. *Tr.*). [CK 622]

Einschlafen der Arme beim Aufstützen und der Beine beim über einander Legen. [CK 623]

Taubheits-Gefühl in allen Gliedern, besonders auch im Kopfe. [CK 624] Alle Glieder sind ihr wie taub, besonders auch der Kopf. [RAL 172]

Zerschlagenheit in allen Gliedern, besonders bei Bewegung. [CK 625]

Die Gelenkbänder der Ellbogen und Knie schmerzen beim Liegen. [CK 626]

Die Gelenke des Körpers sind wie zerschlagen und auseinander gegangen, kraftlos. [CK 627]

Zerbrochenheits-Empfindung in den Gelenken. [CK 628]

Knacken in den Gelenken. [CK 629]

Leichtes Verrenken der Gelenke. [CK 630]

Gang schwankend, wie durch eine äussere Kraft bewirkt. [CK 631]

Anfall: von 10 Uhr Vormittags bis Nachmittags 4 Uhr ist's ihr sehr unbehaglich; sie ist wie dämisch im Kopfe, und unsicher auf den Füssen, bei Blässe des Gesichts, Uebelkeit und blauen Ringen um die Augen. [CK 632]

Schwere und Zittern der Arme und Beine. [CK 633]

Oft Schwere in allen Gliedern. [CK 634]

Pochen und Klopfen im ganzen Körper, Abends schlimmer. [CK 635]

Blut-Wallung, ohne Hitze. [CK 636]

Leicht erhitzbar, den ganzen Tag über. [CK 637]

Schwäche und Mangel an Energie des Körpers, mit Kopf-Benommenheit. [CK 638]

Er isst und trinkt, und doch werden seine Kräfte alle Tage schwächer (*Whl.*). [CK 639]

Leichte Erschöpfung durch Gehen. [CK 640]

Das Gehen griff sie sehr an, sie ward gleich matt, besonders in den Hypochondrien. [CK 641]

Nachmittags so starke Bangigkeit und Schwere im Körper, dass ihm das Gehen sehr sauer ward. [CK 642]

Beim Gehen im Freien, viel Schweiss. [CK 643]

Nach Spazieren, müde und schläfrig. [CK 644]

Wenig empfindlich für die scharfe Winterluft (in der Nachwirkung). [CK 645]

Jücken verbreitet sich über den ganzen Körper, besonders Abends im Bette. [CK 646; RAL 174]

Beissen, wie Flohstiche am ganzen Körper, das durch Kratzen immer auf eine andere Stelle geht (*Htb.* u. *Tr.*). [CK 647]

Stiche in einer Brand-Narbe. [CK 648]

Mehrere (kleine) Knoten an der Handwurzel, im Genicke und auf dem Fussrücken, die heftig jücken, nach Kratzen brennend jücken, und nach 3 Tagen vergehen (*Htb.* u. *Tr.*). [CK 649]

Anfall: Schwindel, sie schreit, sperrt den Mund auf, und biegt sich nach rechts und hinten, mit aufgehobenen Händen (*Whl.*). [CK 650]

Sie will umfallen, sperrt den Mund auf, und sieht nach oben; darauf heiss am ganzen Körper, mit Gesichts-Schweiss und weinerlicher Stimmung (*Whl.*). [CK 651]

Trägheit und Unlust zu geistiger und körperlicher Arbeit, den ganzen Tag. [CK 652]

Abgespannt, bang und schwermüthig, besonders Nachmittags (*Htb.* u. *Tr.*). [CK 653]

Wie im Schlummer, den ganzen Tag, und davon träge, taubhörig, trübsichtig, verdriesslich und dumpfbrütend. [CK 654]

Vormittags dummlich und schläfrig, was sich nach dem Mittag-Essen verschlimmert (*Htb.* u. *Tr.*). [CK 655]

Vormittags allgemeine Mattigkeit, zum Hinsinken. [CK 656]

Früh, besonders in den Untergliedern, wie ermüdet und abgeschlagen (*Htb.* u. *Tr.*). [CK 657]

Früh, nach gutem Schlafe, doch sehr ermüdet, beim Erwachen. [CK 658]

Früh, Trägheit in allen Gliedern. [CK 659]

Früh, beim Aufstehen, sehr müde, mit solcher Traurigkeit, dass sie hätte weinen mögen. [CK 660]

■ **Schlaf, Träume und nächtliche Beschwerden**

Schläfrigkeit mit öfterem Gähnen, den ganzen Vormittag (*Htb.* u. *Tr.*). [CK 661]

Abend-Schläfrigkeit, mit Lichtscheu (d. ersten Tage). [CK 662]

Sie konnte Abends nicht einschlafen, und hatte überhaupt nur einen sehr leisen Schlaf (*Htb.* u. *Tr.*). [CK 663]

Er konnte Nachts bis 5 Uhr früh nicht einschlafen, und war doch, auf zwei Stunden Schlaf, nach dem Erwachen, erquickt. [CK 664]

Er kann die Nacht nicht schlafen vor Hitze und Unruhe. [CK 665]

Unruhig und ängstlich wirft sie sich die Nacht herum, ohne Ruhe zu finden, mit öftem Erwachen (*Htb.* u. *Tr.*). [CK 666]

Sehr unruhige Nacht, er kann im Bette keine ruhige Lage bekommen. [CK 667]

Unruhige Nacht; schon um 2½ Uhr war der Schlaf vorüber, wegen innerer Unruhe. [CK 668] Sehr unruhige Nacht; schon um 2½ Uhr war der Schlaf vorüber, wegen innerer Unruhe. [RAL 180]

Sehr unruhiger Schlaf; er war sehr aufgeregt und konnte vor 2 Uhr nicht einschlafen. [CK 669] Schlaf sehr unruhig; er war sehr aufgeregt und konnte vor 2 Uhr nicht einschlafen. [RAL 181]

Sehr unruhiger Schlaf mit öfterem Erwachen. [CK 670] Schlaf sehr unruhig unter öfterm Aufwachen. [RAL 179]

Vor Schlafengehen, Abends, sieht er grässliche Gesichter vor seiner Phantasie. [CK 671]

Beim Einschlafen, Aufschrecken, als wenn sie fallen sollte. [CK 672]

Vor dem Einschlafen, Abends im Bette, Furcht vor dem Ersticken, liegend, beim Schliessen der Augen, die nur beim Aufsitzen und Oeffnen der Augen verging und so die ganze Nacht den Schlaf hinderte; dabei war der Hals verschleimt. [CK 673]

Nachts so arge Angst und Blutwallung, dass sie sich aufsetzen muss. [CK 674]

Nachts viel Schmerzen in den Gelenken. [CK 675; RAL 175: in Klammern]

Nachts Reissen an der Aussenseite des Oberschenkels, das beim Aufstehen vergeht. [CK 676]

Nachts, Klamm in den Ober- und Unterschenkeln. [CK 677]

Nachts stört Wadenklamm den ruhigen Schlaf. [CK 678]

Nachts, Reissen im Knie, das durch Aufstehen vergeht. [CK 679]

Nachts, beim Erwachen und Wenden des Beines im Bette, jählinger Schmerz, als wäre der Unterschenkel zerbrochen, darauf ward das Bein schwer, wie Blei. [CK 680]

Nachts, nach dem Niederlegen, Einschlafen des rechten Beines bis in die Zehen, beim Liegen auf dieser Seite, mit Gefühl, als wenn das Bein länger wäre (*Htb.* u. *Tr.*). [CK 681]

Nachts Schmerz im Schienbeine, der früh, beim Erwachen, vergangen war. [CK 682]

Nachts, Nasen-Bluten, ¼ Stunde lang. [CK 683]

Nachts viel Urin-Abgang. [CK 684]

Nachts grosse Abgeschlagenheit des ganzen Körpers, wie zerprügelt (*Htb.* u. *Tr.*). [CK 685]

Nach Mitternacht, beim Erwachen, Schweiss in den Kniekehlen und geschwollene Finger. [CK 686]

Beim Einschlafen, Abends, ein innerliches Zittern in den Gliedern und unwillkührliches Zucken in den Knien, Unterschenkeln und Füssen; sie bewegten sich sichtbar, und er musste sie heraufziehen. [CK 687]

Beim Einschlafen, Abends, öfteres Aufschrecken (*Htb.* u. *Tr.*). [CK 688]

Im Schlafe, Speichel-Ausfluss. [CK 689]

Stöhnen im Schlafe (*Htb.* u. *Tr.*). [CK 690]

Lautes Aufreden im Schlafe (*Htb.* u. *Tr.*). [CK 691]

Weinen, Nachts im Schlafe, und beim Erwachen Schluchzen. [CK 692]

Träume, Nachts, sehr lebhafte (*Ad*). [CK 693]
Nachts, sehr lebhafte Träume (*Ad.*). [RAL 176]

Lebhafte Träume über wissenschaftliche Gegenstände; er machte literarische Ausarbeitungen in Gedanken und sprach laut (*Ad.*). [CK 694] Lebhafte Träume über wissenschaftliche Gegenstände; Anstrengung des Denkvermögens im Traume; er machte literarische Ausarbeitungen in Gedanken und sprach laut (*Ad.*). [RAL 177]

Schlaf voll lebhafter Schwärmerei. [CK 695; RAL 178]

Viel schwärmerische und verwirrte Träume die Nacht, so dass er fast gar nicht schlief. [CK 696]

Lebhafte, fürchterliche Träume, sieben Nächte über. [CK 697]

Träume von Mordthaten (*Htb.* u. *Tr.*). [CK 698]

Aengstliche Träume Nachts, mit Schreien und Weinen, drauf traurige, dann wohllüstige, mit Pollution. [CK 699]

■ Fieber, Frost, Schweiß und Puls

Grosse Frostigkeit, am Tage. [CK 700]

Frostig, lange Zeit hindurch, nach dem Mittag-Essen (*Htb.* u. *Tr.*). [CK 701]

Er kann sich früh kaum erwärmen. [CK 702; RAL 182]

Es ist ihr gleich frostig, wenn ein Bischen Luft in das Zimmer kommt (*Htb.* u. *Tr.*). [CK 703]

Immer frostig, mit eiskalten Füssen (*Htb.* u. *Tr.*). [CK 704]

Sehr kalte Füsse, von früh 9, bis Nachmittags 3 Uhr. [CK 705] Von früh 9 Uhr bis Nachmittags 3 Uhr, sehr kalte Füße. [RAL 183]

Abends sehr kalte Füsse, als sie ins Bett kam (n. 10 St.). [CK 706] Abends, **sehr kalte Füße,** als sie in's Bett kam (n. 10 St.). [RAL 185]

Abends, kalte Hände und Füsse. [CK 707; RAL 184]

Nachts, im Bette, Fieberfrost, der sie aufweckt. [CK 708]

Frost und kaltes Ueberlaufen, Nachmittags, und Zittern, wie von Innen heraus, ohne Durst, drei Stunden lang; drauf, mit etwas Durst, Brennen in der Haut des Körpers, und in den Augen. [CK 709]

Schauder, den Rücken heran, der seinen Anfang aus der Brust zu nehmen scheint, alle Nachmittage (n. 4 W.) (*Whl.*). [CK 710]

Einen Tag um den andern, gegen Abend etwas Schauder mit Durst, dann sehr heftige trockne Hitze, dass sie glaubt, es sprühen Feuerfunken zu den Augen heraus; die nacht darauf wenig Schweiss (*Whl.*). [CK 711]

Abends, Frost, ohne Durst, dann Hitze; was nach dem Niederlegen vergeht (*Htb.* u. *Tr.*). [CK 712]

Abends, 9 Uhr, Frost am ganzen Körper; dann, nach dem Niederlegen, Hitze, in der sie einschläft, öfters jedoch mit Durst erwacht; gegen Morgen Schweiss (*Htb.* u. *Tr.*). [CK 713]

Abends, im Bette, Frost; dann Schweiss im Schlafe. [CK 714] Abends, im Bette, frostig; dann Schweiß im Schlafe. [RAL 186]

Abends, von 5 bis 8 Uhr, Frost mit Gänsehaut; dann, Nachts, 11 Uhr, Erwachen mit grossem Schweisse, der das Aufdecken leidet, und bis 2 Uhr dauert (*Htb.* u. *Tr.*). [CK 715]

Nachts im Bette, war ihm Kopf und Oberkörper heiss, die Beine aber kalt und nur allmählig warm werdend; gegen Morgen, Frost, im Bette (d. 1. T.). [CK 716]

Nachts, Hitze und Durst, ohne Frost vorher und ohne Schweiss darauf (*Htb.* u. *Tr.*). [CK 717]

Sie kann während der Fieber-Hitze kein Aufdecken vertragen, weil sie sogleich friert (*Htb.* u. *Tr.*). [CK 718]

Hitze, Nachts, mit Feuchtigkeit der Haut. [CK 719]
Nachts, Hitze und Feuchtigkeit der Haut (n. 18 Tagen). [RAL 187]

Schweiss, beim Essen und beim Spazieren. [CK 720]

Starker Schweiss beim Gehen und beim Genusse warmer Speisen. [CK 721]

Schweiss, der die Wäsche gelb färbt. [CK 722]

Starker Nacht-Schweiss. [CK 723; RAL 188: ohne Hervorhebung]

Nachts, Schweiss am Kopfe. [CK 724]

Früh-Schweiss, nach dem Erwachen (d. 2. T.) (*Htb.* u. *Tr.*). [CK 725]

Ermattende Nacht-Schweisse (*Whl.*). [CK 726]

Stinkende Nacht-Schweisse (*Whl.*). [CK 727]

So wie er die Augen zuthut, verfällt er in einen ungeheuren Schweiss (*Whl.*). [CK 728]

Carbo vegetabilis

Carbo vegetabilis. **Holzkohle [CK III (1837), S. 33–83]**

Die wohl ausgeglühete Kohle jeder Art Holzes scheint sich gleichförmig in den Wirkungen auf das menschliche Befinden zu erweisen, wenn sie nach der Weise zubereitet und potenzirt worden, deren sich die Homöopathik bedient. Ich gebrauchte die Kohle von Birkenholz; zu einigen Versuchen Andrer diente Kohle von Rothbuche.

Ehedem ward die Holzkohle von den Aerzten für unarzneilich und kraftlos gehalten. Bloss die Empirie setzte zuweilen zu ihren höchst komponirten Pulvern, z.B. gegen Fallsucht, Lindenkohle, ohne Beweis für die Wirksamkeit dieser einzelnen Substanz anführen zu können. Erst in den neuern Zeiten, als **Lowitz** zu Petersburg die chemischen Eigenschaften der Holzkohle, besonders ihre Kraft, den fauligen und moderigen Substanzen den übeln Geruch zu benehmen und Flüssigkeiten davor zu bewahren, gefunden hatte, fingen die Aerzte an, sie (iatrochemisch) äusserlich anzuwenden. Sie liessen den übelriechenden Mund mit Kohlenpulver ausspülen und die alten, faulen Geschwüre damit belegen und der Gestank liess in beiden Fällen fast augenblicklich nach. Auch innerlich zu einigen Quentchen auf die Gabe eingenommen, nahm es den Gestank der Stühle in der Herbst-Ruhr weg.

Aber diese medicinische Anwendung war, wie gesagt, bloss eine chemische, doch keine dynamische, in die innere Lebens-Sphäre eindringende. Der damit ausgespülte Mund blieb nur einige Stunden geruchlos; der Mund-Gestank kam täglich wieder. Das alte Geschwür ward von ihrer Auflegung nicht besser, und der vor der Hand ihm chemisch benommene Gestank erneuerte sich immer wieder; es war keine Heilung. Das in der Ruhr eingenommene Kohlen-Pulver nahm nur auf kurze Zeit den Gestank der Stühle chemisch hinweg; die Krankheit aber blieb und der ekelhafte Geruch der Ausleerungen kam schnell wieder.

In Gestalt solch gröblichen Pulvers kann auch die Kohle keine andere, als eine chemische Wirkung äussern. Man kann eine ziemliche Menge Holzkohle in gewöhnlicher, roher Gestalt verschlucken, ohne die mindeste Aenderung im Befinden zu erfahren.

Einzig durch anhaltendes Reiben der Kohle (so wie der andern, in rohem Zustande todt und kraftlos scheinenden Arznei-Substanzen) mit einer unarzneilichen Substanz, wie der Milchzucker ist, und durch Auflösung dieses Präparats und Potenzirung (Schütteln) dieser Auflösungen wird ihre, innen verborgene und im rohen Zustande gebundne und, so zu sagen, schlummernde und schlafende (latente), dynamische Arzneikraft gleichsam zum Erwachen und zum Leben gebracht, unter Verschwindung ihres materiellen Aeussern.

Man bedient sich der verschiednen Potenz-Grade, je nach der verschiednen Absicht im Heilen von der Decillion-Potenz an bis zur Million-Pulver-Verreibung zu 1, 2, 3 damit befeuchteter, feiner Streukügelchen zur Gabe.

Man hat Arsenik, Campher und rohen Kaffee als Antidote der Holzkohle befunden; ätherische Salpetersäure aber scheint hülfreicher.

Bei Heilung der dieser Arznei homöopathisch angemessenen Krankheiten wurden folgende Symptome am ehesten gemindert oder gehoben:

Beängstigung; Reizbarkeit; Schreckhaftigkeit; Nächtliche **Gespenster-Furcht**; Aergerlichkeit; Kopfweh von Erhitzung; Schwere des Kopfes; Blutdrang nach dem Kopfe; Uebelkeits-Kopfschmerz; Verkältlichkeit des Kopfes; Augenschmerz von angestrengtem Schauen; Brennen in den Augen; Hitze und **Drücken in den Augen**; Brennen und Drücken in den Augenwinkeln; Zuschwären der Augen, Nachts; Ohren-Sausen; Eiterung des innern Ohres und Auslaufen desselben; Jücken an der Nase; Anhaltendes Nasen-Bluten; Flechten im Gesicht; Aufspringen der Lippen; Bluten des Zahnfleisches; Zahnschmerz von Kaltem und Warmem in den Mund genommen; Zusammenziehender Zahnschmerz; Nagender Zahnschmerz; Glucksender Zahnschmerz; Langwierige Lockerheit der Zähne; Trockenheit oder Wasser-Zusammenlaufen im Munde; Mundfäule; Scharren im Halse; Ausrachsen vielen Schleimes aus dem Halse; Bitter-Geschmack im Munde; Salziger Mund-Geschmack; Langwieriger Ekel vor Fleisch; Appetitlosigkeit; **Uebermässiger Hunger** oder Durst; Leeres Aufstossen; Bitteres Aufstossen; Aufstossen des genossenen Fettes; Aufschwulken der genossenen Speisen;

Schweiss beim Essen; Säure im Munde nach dem Essen; Wüstheit und Drücken im Magen, nach dem Essen; Früh-Uebelkeit; Stete Uebelkeit; Würmerbeseigen, Nachts; **Stiche unter den Ribben;** Stichschmerz in der Leber; **Milz-Stechen;** Zerschlagenheits-Schmerz in den Hypochondrien; Gespanntheit des Bauches; Auftreibung des Unterleibes; Schmerz über dem Nabel, beim Befühlen; Kolik vom Fahren; Uebertriebener Winde-Abgang; Dünner, blasser Stuhl; Hellfarbige **Schleim-Stühle;** Ungenüglicher Stuhl; Leib-Verstopfung; **Afterjücken; Aderknoten** am After; Schmerz der After-Aderknoten; Bluten aus dem After bei jedem Stuhle; Verminderte Harn-Absonderung; Oefteres ängstliches Harndrängen, bei Tag und Nacht; Bettpissen; Allzudunkler Harn; Schrunde-Schmerz beim Harnen; Pressen in den Hoden; **Allzuhäufige Pollutionen;** Widernatürlich wohllüstige Gedanken-Fülle; Allzuschnelle Entladung des Samens im Beischlafe; Wundheit und Jücken an den Schamtheilen; Jücken und Brennen an den Geburtstheilen; Geschwulst der Schamtheile; **Allzuzeitige Regel; Allzustarke Regel;** Schwache Regeln; Blassheit des Blutes bei der Regel; Erbrechen bei der Regel; **Scheidefluss;** Weissfluss vor der Regel; **Nasen-Verstopfung;** Wasser-Auslaufen aus der Nase; Arger Schnupfen; Anhaltende Heiserkeit; Früh-Heiserkeit; Katarrh und Halsweh bei Masern; **Engbrüstigkeit, Brustbeklemmung;** Kurzathmigkeit beim Gehen; Brust-Wassersucht; Stiche in der Brust; Schrunden und Wundheits-Schmerz in der Brust; Bräunliche Flecke auf der Brust; Zieh-Schmerz im Rücken; Jückende Blüthen auf dem Rücken; **Nacken-Steifheit;** Schmerz im Ellbogen beim Anfassen; Hitze in den Händen; Unruhe in den Beinen; Eingeschlafenheit der Knie; Flechten am Knie; Wadenklamm, Nachts; Anhaltende Gefühllosigkeit der Füsse; **Schweiss der Füsse;** Röthe und Geschwulst der Zehen, mit Stich-Schmerz, wie nach Erfrierung; Schmerz in den Gliedern, wie von Verrenken und Verheben; Von Verheben Schmerz im linken Unterbauche; Eingeschlafenheit der Glieder; **Zerschlagenheit der Glieder, früh, nach dem Aufstehen aus dem Bette;** Klopfen hie und da am Körper; Zittrigkeit; Zucken einzelner Glieder, am Tage; Nachwehen vom gestrigen Weinrausche; Langwierige Beschwerden vom Missbrauche der China-Rinde; Leicht Verkältlichkeit; Nesselfriesel; Flechten; Leicht blutende, stinkende (Schenkel-) Geschwüre; **Grosse Tages-Schläfrigkeit;** Vormittags-Schlaf; Schlaflosigkeit wegen Unruhe im Körper; Nacht-Schwärmerei und Aufschrecken über ängstliche Träume; **Oeftere fliegende Hitze;** Kälte und Frostigkeit des Körpers; Nacht-Schweiss; Früh-Schweiss.

Eine allzustarke Wirkung wird durch **wiederholtes Riechen an Kampher,** und noch gewisser, **an versüssten Salpeter-Geist,** bald hinweg genommen.

Die mit *Ad.* bezeichneten Symptome sind von dem Petersburger Arzte, *Dr. Adams*, die mit *Gff.* von dem Herrn Regierungsrathe, *Dr.* Freiherrn *von Gersdorff*, und die mit *C.* von dem verstorbenen *Dr. Caspari* in Leipzig.

Kohle, Holzkohle (Carbo ligni) [RAL VI (1827), S. 120–160]

(Die wohl ausgeglühete Kohle jeder Art Holzes zeigt sich in den Wirkungen auf das menschliche Befinden gleichförmig nach gehöriger Aufschließung, und Entwickelung (Potenzirung) ihres inwohnenden, arzneilichen Geistes durch Reiben mit einer unarzneilichen Substanz (z.B. Milchzucker) auf die Weise, wie ich weiter unten bei Thierkohle angegeben habe. Ich bediente mich der Kohle von Birkenholz. Zu einigen Versuchen Andrer diente Kohle von Rothbuche.)

Von jeher hielten die Aerzte die Kohle für unarzneilich und kraftlos. Bloß die Empirie setzte zu ihren höchst komponirten Pulvern gegen Fallsucht, Lindenkohle, ohne Beweise für die Wirksamkeit dieser einzelnen Stubstanz anführen zu können. Erst in den neuern Zeiten, als *Lowitz* in Petersburg die chemischen Eigenschaften der Holzkohle, besonders ihre Kraft, den fauligen und moderigen Substanzen den übeln Geruch zu benehmen und die Flüssigkeiten davor zu bewahren, gefunden hatte, fingen die Aerzte an, sie äußerlich anzuwenden. Sie ließen den übelriechenden Mund mit Kohlepulver auspühlen und die alten faulen Geschwüre damit belegen und der Gestank ließ in beiden Fällen fast augenblicklich nach. Auch innerlich zu einigen Quentchen auf die Gabe eingenommen nahm es den Gestank der Stühle in der Herbstruhr weg.

Doch dieß war nur ein chemischer Gebrauch der Holzkohle, welche dem faulen Wasser schon ungepülvert und in ganzen Stücken beigemischt, ihm den stinkenden Geruch benimmt und zwar in groben Stücken am besten.

Diese medicinische Anwendung war, wie gesagt, bloß eine chemische, keine dynamische, in die innere Lebens-Sphäre eindringende. Der damit ausgespühlte Mund blieb nur einige Stunden geruchlos – der Mundgestank kam täglich wieder. Das alte Geschwür ward davon nicht besser und der chemisch vor der Hand ihm benommene Gestank erneuerte sich immer wieder. Das in Herbstruhr eingenommene Pulver nahm nur auf kurze Zeit den Gestank der Stühle chemisch hinweg; die Krankheit blieb und der ekelhafte Geruch der Stühle kam schnell wieder.

In solcher gröblichen Pulvergestalt kann auch die Kohle fast keine andre, als eine chemische Wirkung äußern. Man kann eine ziemliche Menge Holzkohle in gewöhnlicher, rohen Gestalt verschlucken, ohne die mindeste Aenderung im Befinden.

Einzig durch anhaltendes Reiben der Kohle (so wie vieler andern, todt und kraftlos scheinenden Substanzen) mit einer unarzneilichen Substanz, wie der Milchzucker ist, wird seine, innen verborgne und im rohen Zustande gebundene (latente) und gleichsam schlummernde und schlafende, dynamische Arzneikraft zum Erwachen und zum Leben gebracht, und schon durch ein einstündiges Reiben eines Grans (Holzkohle) mit 100 Granen Milchzucker, aber noch lebendiger und kräftiger entwickelt, wenn von diesem Pulver wieder ein Gran eben so lange mit 100 Granen Milchzucker gerieben wird und noch weit wirksamer gemacht

(potenzirt), wenn von letzterm Pulver ein Gran abermals mit 100 Granen frischem Milchzucker eine Stunde lang gerieben wird und so eine millionfache Pulververdünnung entsteht, wovon ein sehr kleiner Theil eines Grans, mit einem Tropfen Wasser angefeuchtet, eingenommen, große arzneiliche Wirkungen und Umstimmung des menschlichen Befindens hervorbringt.

Beifolgende, eigenthümliche, reine Wirkungen der Holzkohle auf das menschliche Befinden erfolgten auf die Einnahme einiger wenigen Grane dieser millionfachen Pulververdünnung der Holzkohle. Ihre Arzneikräfte lassen sich in noch weit höherm Grade entwickeln durch weiter fortgesetzte Reibung mit hundert Theilen frischem Milchzucker; doch bedarf man zum homöopathisch arzneilichen Gebrauche einer stärkern Potenzirung der Holzkohle, als die millionfache Verdünnung ist, auf keine Weise.

Die bei empfindlichen Kranken schon auf eine kleine Gabe dieses Präparats zuweilen erfolgende allzu starke Wirkung wird durch einige Mal wiederholtes Riechen in eine gesättigte Kampher-Auflösung in Weingeist bald gemindert oder, öfterer wiederholt, wie es scheint, ganz hinweg genommen.

Die mit (*Ad.*) bezeichneten Symptome sind von dem russischen Arzte, Herrn D. *Adam*; die mit (*Gff.*) bezeichneten vom Herrn Regierungsrathe, Freiherrn. *von Gersdorff* in Eisenach und die wenigen mit (*C.*), vom Herrn D. *Caspari* in Leipzig.

Carbo vegetabilis [CK], *Kohle, Holzkohle* [RAL]

■ **Gemüt**

Aengstlich, wie beklommen, mehrere Tage. [CK 1; RAL 706]

Sehr beklommen und voll. [CK 2; RAL 707]

Unaussprechlich beängstigt, alle Nachmittage von 4 bis 6 Uhr. [CK 3]

Abends mehrere Stunden lang steigende Angst, mit Hitze im Gesichte. [CK 4] Abends, mehre Stunden lang steigende Angst, mit vieler Hitze im Gesichte. [RAL 709]

Abends, Unruhe. [CK 5; RAL 708]

Unruhig, den ganzen Tag. [CK 6]

Er zitterte vor Unruhe und Aengstlichkeit, und konnte nirgend bleiben. [CK 7]

Vor Unruhe und Angst, alle Nachmittage, zitterte er am ganzen Leibe, es war ihm, als hätte er ein grosses Verbrechen begangen, was sich in arges Weinen auflöste, selbst vor fremden Menschen auf der Strasse. [CK 8]

Es ward ihm weinerlich, war ihm Alles fürchterlich, und er war, wie verzweifelt. [CK 9]

Grosse Weinerlichkeit, in welcher er sich erschiessen will. [CK 10]

Sie wünscht sich den Tod, so unglücklich fühlt sie sich. [CK 11]

Kleinmüthig und schreckhaft. [CK 12]

Wenn sie unter Menschen sprechen will, klopfen ihr alle Pulse, und das sonst blasse Gesicht wird aufgetrieben und bläulicht roth. [CK 13]

Ungeduldig. [CK 14]

Grosse Reizbarkeit. [CK 15; RAL 710]

Ueberreiztheit, als wäre sie übereilt oder in Geschäften übertrieben worden. [CK 16; RAL 711]

Reizbarkeit und Verstimmtheit, bei Abspannung des Geistes (n. 10 St.) (*C.*). [CK 17]

Reizbarkeit und Empfindlichkeit (*Ad.*). [CK 18] Reizbarkeit, Empfindlichkeit. [RAL 712]

Sehr reizbar, den Tag über, und zum Aerger geneigt. [CK 19]

Leicht empfindlich und misslaunig (n. 4 St.) (*Gff.*). [CK 20] Mißlaunig, leicht empfindlich (n. 4¼ St.). [RAL 713]

Aergerlich, ungeduldig, desperat, dass er sich erschiessen möchte. [CK 21; RAL 714]

Aergerliche Reizbarkeit, mit Eingenommenheit des Kopfes (*Gff.*). [CK 22] Aergerlich reizbare Stimmung, mit Eingenommenheit des Kopfs. [RAL 715]

Aergerlich, reizbar, den ganzen Tag (d. 2. T.). [CK 23]

Heftiges, reizbares Gemüth. [CK 24] Reizbares, heftiges Gemüth. [RAL 716]

Heftig und ärgerlich, Vormittag. [CK 25]

Sehr ärgerlich, reizbar und zum Zorne geneigt. [CK 26]

Unwillkührliche zornige Aufwallungen (n. 36 St.). [CK 27; RAL 717]

Empfindliche, weinerliche Stimmung. [CK 28; RAL 718]

Sehr reizbar und verstimmbar, kann er leicht über traurige Begebenheiten weinen, und eben so leicht über die geringste Kleinigkeit lachen, dass ihm die Augen übergehen. [CK 29]

Empfindliche, leicht gereizte Stimmung, die, bei Veranlassung, leicht in läppische Lustigkeit auszuarten pflegt, wo dann beim Lachen, Abspannung der Muskeln des Armes und der Hände eintritt (*Gff.*). [CK 30] Empfindliche, leicht gereizte Stimmung, welche aber auch, bei Veranlassung, in läppische Lustigkeit auszuarten pflegt, welche, beim Lachen, Abspannung, besonders der Muskeln des Arms und der Hände mit sich führt. [RAL 719]

Uebermässig heiter, doch leicht verstimmbar (*Ad.*). [CK 31; RAL 720]

Verstimmt, (nach Tische) (*Ad.*). [CK 32; RAL 703]

Gleichgültig, untheilnehmend (*Ad.*). [CK 33; RAL 704]

Gleichgültig hört er Alles, ohne Wohl- oder Missbehagen mit an, und ohne dabei Etwas zu denken. [CK 34]

Geist träge, und unaufgelegt zum Denken (n. 10 St.) (*C.*). [CK 35]

Musik, die er liebt, spricht ihn den ganzen Tag nicht an (*Ad.*). [CK 36; RAL 705]

■ **Schwindel, Verstand und Gedächtnis**

Freiheit des Geistes, Leichtigkeit und allgemeines Wohlbefinden (Heilwirkung nach grosser Wüstheit des ganzen Kopfes, wie beim Schnupfen, und allgemeiner Schwere der Glieder und des Körpers) (n. 4 St.) (*C.*). [CK 37]

Gedächtniss-Mangel, periodisch eintretend. [CK 38]

Plötzlicher Mangel des Gedächtnisses; er konnte sich nicht besinnen, was er so eben mit Jemand gesprochen, und dieser ihm erzählt hatte (*Ad.*). [CK 39; RAL 11]

Langsamer Gang der Ideen, welche sich immer um einen Gegenstand herum drehen, mit Gefühl, als sei der Kopf zu fest gebunden (*Ad.*). [CK 40]

Langsamer Gang der Ideen, welche sich immer um einen Gegenstand herumdrehen; dabei Gefühl, als wenn der Kopf zu fest gebunden wäre (n. 2 St.). [RAL 12]

Eingenommenheit des Kopfes, die das Denken erschwert. [CK 41] Kopf-Eingenommenheit; das Denken fällt ihm schwer. [RAL 13]

Starke Eingenommenheit des Kopfes, früh, gleich nach dem Aufstehen; er kann nicht gut denken, und muss sich mit Mühe wie aus einem Traume herausreissen; nach dem wieder Niederlegen verging es (Gff.). [CK 42] Früh, gleich beim Aufstehn, starke Eingenommenheit des Kopfs; er kann nicht gut denken und muß sich mit Mühe, wie aus einem Traume herausreißen; nach dem wieder Niederlegen verging es. [RAL 14]

Eingenommenheit des Kopfes, mehrere Tage ohne Schmerz. [CK 43]

Eingenommenheit des Hinterhauptes, wie nach Rausch (Ad.). [CK 44; RAL 15]

Eingenommenheit des Kopfes, nach dem Mittag-Essen (C.). [CK 45]

Eingenommenheit des Kopfes, Abends, nach Spazierengehen (n. 19 St.) (C.). [CK 46]

Eingenommenheit des Hinterhauptes, wie eine Spannung nach aussen (n. 1/2 St.) (Ad.). [CK 47] Eingenommenheit des Hinterhaupts, mehr wie eine Spannung nach außen (n. 1/2 St.). [RAL 17]

Dummlichkeit im Kopfe, nach Erwachen aus dem Mittag-Schlafe (Ad.). [CK 48; RAL 18]

Dämisch im Kopfe, mit Druck in der Stirn. [CK 49]

Duselig im Kopfe, wie nach Rausch, vom Hinterhaupte nach vorn zu sich verbreitend, Abends ärger und den ganzen Kopf einnehmend, mit Verschlimmerung durch Gehen (Ad.). [CK 50] Kopfweh, düselig wie nach einem Rausche, was sich vom Hinterhaupte herüber bis nach vorne zu verbreitet, gegen Abend sich mehrt und den ganzen Kopf einnimmt, auch durch Gehen sich verschlimmert. [RAL 16]

Duselig, benebelt, schwindelicht (d. 3. T.). [CK 51]

Drehend im Kopfe, den ganzen Tag. [CK 52] Drehend im Kopfe (n. 24 St.). [RAL 1] Es ist ihr den ganzen Tag drehend. [RAL 3]

Schwindel, bei der geringsten Bewegung. [CK 53]

Schwindel, bei schneller Bewegung des Kopfes. [CK 54; RAL 2]

Schwindel, dass er sich anhalten musste (n. 15 T.). [CK 55; RAL 4]

Schwindel und Schwanken, beim Gehen. [CK 56] Beim Gehen, Schwindel und Schwanken. [RAL 5]

Schwindelicht beim Gehen und Sitzen (d. 4. T.). [CK 57]

Schwindel, beim Bücken, als ob der Kopf hin und her wackelte. [CK 58; RAL 6]

Schwindel, beim Bücken, beim Umwenden im Bette und beim Gurgeln. [CK 59]

Schwindel, im Bette, nach Erwachen aus dem Schlafe. [CK 60; RAL 7]

Schwindelicht, Abends, nach Schlafen, im Sitzen, mit Zittern und Girren im ganzen Körper, und, beim Aufstehen vom Sitzen, wie ohnmächtig, was dann selbst im Liegen noch eine Viertelstunde anhielt. [CK 61] Abends, nach Schlafen im Sitzen, war es ihm schwindlicht, mit Zittern und Girren im ganzen Körper und, beim Aufstehn vom Sitze, wie ohnmächtig, was selbst dann im Liegen noch eine Viertelstunde anhielt. [RAL 8]

Schwindel, bloss im Sitzen, als ob der Kopf hin und her wankte. [CK 62; RAL 10]

■ Kopf

Kopfschmerz, wie bei Entstehung eines Schnupfens. [CK 63] Empfindung im Kopfe, wie bei Entstehung eines Schnupfens. [RAL 19]

Kopfschmerz, der die ganze rechte Seite des Kopfes und Gesichtes einnahm, mit Frost, Kälte und Zittern des Körpers und der Kinnladen. [CK 64] Kopfschmerz nahm die ganze rechte Seite des Kopfs und Gesichtes ein (bei Frost, Kälte und Zittern des Körpers und der Kinnladen). [RAL 20]

Kopfschmerz bei schneller Abwechselung von Wärme und Kälte. [CK 65]

Dumpfer Kopfschmerz, mit Schwere, vor der Stirne (Gff.). [CK 66] Es liegt wie dumpf und schwer vor der Stirne. [RAL 21]

Dumpfer Kopfschmerz am Hinterhaupte (Gff.). [CK 67; RAL 22]

Kopfschmerz, der aus dem Magen in den Kopf aufsteigt, und ihr die Besinnung auf kurze Zeit raubte. [CK 68] (Schmerz aus dem Magen in den Kopf aufsteigend, was ihr die Besinnung, auf kurze Zeit, raubte.) [RAL 9]

Schwere im Kopfe. [CK 69; RAL 23]

Der Kopf ist ihm so schwer, wie Blei. [CK 70]

Schmerz im Kopfe, wie zu voll. [CK 71; RAL 24]

Spannung im Gehirne, mehr, wie Eingenommenheit, als schmerzhaft. [CK 72]

Krampfhafte Spannung im Gehirne. [CK 73; RAL 44]

Drückender Kopfschmerz, erst im Nacken, dann in der Stirn, drauf Thränen der Augen, mit Verschliessung der Lider. [CK 74]

Druck im Hinterhaupte, vorzüglich nach dem Abend-Essen (*Ad.*). [CK 75; RAL 25]

Heftig drückender Schmerz an und in dem Hinterhaupte, ganz unten (*Gff.*). [CK 76] Am und im Hinterkopfe, ganz unten, heftig drückender Schmerz. [RAL 26]

Druck-Schmerz im Hinterkopfe, von Zeit zu Zeit. [CK 77]

Anhaltender Druck-**Schmerz oben auf dem Scheitel, mit Wehthun der Haare bei Berührung** (*Gff.*). [CK 78] Anhaltendes, drückendes Kopfweh oben auf dem Scheitel, wobei die Haare bei Berührung weh thun. [RAL 27] Schmerz im Wirbel des Kopfs, mit Schmerzhaftigkeit der Haare beim Berühren. [RAL 28]

Drückender Kopfschmerz im obern Theile des rechten Hinterhauptes, bei Drücken in den Augen (*Gff.*). [CK 79; RAL 29]

Drückender Schmerz an einzelnen Stellen des Kopfes, in gelinden Anfällen, die bald vorübergingen und mit Blähungen in Verbindung zu stehen schienen (n. 48 St.) (*C.*). [CK 80]

Drückender Kopfschmerz in der Stirn, besonders dicht über den Augen, die beim Bewegen weh thun, den ganzen Nachmittag (*Gff.*). [CK 81; RAL 30]

Drückendes Kopfweh in der Stirn, das vergeht und wiederkehrt (*C.*). [CK 82]

Drücken oben auf dem Kopfe, alle Nachmittage. [CK 83; RAL 31]

Drückendes Kopfweh über den Augen, bis in diese hinein (*Gff.*). [CK 84; RAL 32]

Drücken in beiden Schläfen, und oben auf dem Kopfe. [CK 85; RAL 33]

Drücken in der linken Schläfe, von innen nach aussen, mehrere Stunden lang (*Ad.*). [CK 86] Drücken von innen nach außen in der linken Schläfe, mehre Stunden anhaltend. [RAL 34]

Druck oben auf dem Kopfe, dann Ziehen im ganzen Kopfe herum, doch mehr auf der linken Seite. [CK 87; RAL 35]

Druck und Ziehen im Kopfe, absatzweise. [CK 88; RAL 36]

Zusammendrückender Kopfschmerz. [CK 89; RAL 38]

Druck, als läge Etwas auf dem Scheitel, oder, als würden die Kopf-Bedeckungen zusammengeschnürt, was sich dann auch in die Stirn verbreitet (*Ad.*). [CK 90] Ein Druck, als läge etwas auf dem Scheitel, oder als wenn die Kopfbedeckungen zusammengeschnürt würden, was sich hierauf bis über die Stirne verbreitet. [RAL 39]

Kopfweh, wie von Zusammenziehen der Kopf-Bedeckungen. [CK 91; RAL 41]

Kopfweh, wie von Zusammenziehung der Kopfbedeckungen, vorzüglich nach dem Abend-Essen (*Ad.*). [CK 92] Kopfweh, wie ein Zusammenziehn der Kopfbedeckungen, vorzüglich nach dem Abendessen. [RAL 40]

Zusammenziehender Schmerz im Kopfe, besonders bei Bewegung. [CK 93; RAL 42]

Der Hut drückt auf dem Kopfe, wie eine schwere Last, und wenn er ihn abnimmt, behält er doch das Gefühl, als sei der Kopf mit einem Tuche zusammen gebunden (*Ad.*). [CK 94; RAL 43]

Spannung im Gehirne, mehr, wie Eingenommenheit, als schmerzhaft. [CK 95]

Krampfhafte Spannung im Gehirne. [CK 96; RAL 44]

Arge Kopfschmerzen fünf Tage lang; beim Bücken wollte es heraus, im Hinter- und Vorderkopfe. [CK 97] Fünftägige arge Kopfschmerzen; beim Bücken wollte es heraus im Hinter- und Vorderkopfe. [RAL 47]

(Schmerz in der rechten Kopf-Seite beim Schütteln.) [CK 97a]

Klemmender und schneidender Kopfschmerz über und hinter dem linken Ohre (*Gff.*). [CK 98] Schneidender und klemmender Kopfschmerz über und hinter dem linken Ohre. [RAL 57]

Kneipender Kopfschmerz im Hinterhaupte. [CK 99; RAL 58]

Ziehendes Kopfweh hie und da, besonders in der Stirn, bis über die Nasenwurzel (*Gff.*). [CK 100] Ziehende Schmerzen hie und da im Kopfe (n. 2 St.). [RAL 64] Ziehendes Kopfweh hie und da, besonders in der Stirne bis über die Nasenwurzel. [RAL 65]

Einnehmendes Ziehen im ganzen Kopfe, vom Hinterhaupte aus (n. $\frac{1}{2}$ St.) (*C.*). [CK 101]

Ziehen und Reissen im linken Hinterkopfe (*Gff.*). [CK 102; RAL 69]

Reissendes Ziehen oben, auf dem vordern Theile des Kopfes (*Gff.*). [CK 103; RAL 67]

Reissen durch den Kopf, von einer kleinen Stelle am Hinterhaupte aus (*Gff.*). [CK 104] Am linken Hinterkopfe, auf einer kleinen Stelle, ein Reißen durch den Kopf. [RAL 68]

Reissende Schmerzen in öftern Anfällen, im Innern des Kopfes, nach der rechten Schläfe zu (*Gff.*). [CK 105] Oeftere Anfälle reißenden Schmerzes im Innern des Kopfs, nach der rechten Schläfe zu. [RAL 71]

Reissen in der linken Kopf-Hälfte, von der linken Hälfte der Nase aus (*Gff.*). [CK 106; RAL 72]

Kurze starke Risse durch die ganze linke Kopf-Seite (*C.*). [CK 107]

Dumpf reissendes Kopfweh auf dem Scheitel und in den Schläfen, in Anfällen (*Gff.*). [CK 108] Anfälle von dumpf reißendem Kopfweh auf dem Scheitel und in den Schläfen. [RAL 73]

Kurze reissende Schmerzen in der rechten Hinterhaupt-Seite (*C.*). [CK 109]

Reissen in der linken Kopfhälfte, mit Ziehen im linken Arme (*Gff.*). [CK 110] Reißen in der linken Kopfhälfte, zugleich mit einem rheumatischen Ziehn im linken Arme. [RAL 76]

Reissen in den Schläfen, bis in die Backzähne (*Gff.*). [CK 111] Reißen in den Schläfen, was in die Backzähne zieht. [RAL 77]

Heftiges Reissen in der Stirn, auf einer kleinen Stelle, neben den Schläfen (*Gff.*). [CK 112] **Heftiges Reißen auf einer kleinen Stelle in der Stirne, neben der Schläfe.** [RAL 78]

Die reissenden Schmerzen am Kopfe gehen bisweilen von den Gliedmassen aus, und scheinen sich im Kopfe zu endigen (*C.*). [CK 113]

Beissend drückender Kopfschmerz, wie das Gefühl in der Nase, bei versagendem Niesen, früh, beim Erwachen, in der rechten Kopfhälfte, auf der er lag, und am Hinterkopfe; beim Aufrichten des Kopfes liess der Schmerz nur nach, beim Aufstehen aus dem Bette aber verschwand er ganz (*Gff.*). [CK 114] Früh, beim Erwachen, im Bette, in der rechten Kopfhälfte, worauf er lag, und am Hinterkopfe, ein heftiger Kopfschmerz beißend drückender Art, wie der Schmerz in der Nase, bei versagendem Nießen, – ein Schmerz, welcher bloß beim Aufrichten des Kopfes nachließ, durch Aufstehn aus dem Bette aber ganz verschwand. [RAL 56]

Stiche hie und da in den Kopf hinein, bei allgemeiner Schmerzhaftigkeit der Hirn-Oberfläche. [CK 115] Allgemeine Schmerzhaftigkeit der Hirnoberfläche, mit Stichen hie und da, einwärts. [RAL 59]

Stiche im Oberkopfe, vom Lesen. [CK 116]

Heftige Stiche im Oberkopfe. [CK 117]

Stechen im Kopfe, nach den Schläfen zu, in die Höhe. [CK 118; RAL 60]

Stiche in der Stirn, über dem rechten äussern Augenwinkel (n. 2 St.) (*Ad.*). [CK 119] Einige Stiche in der Stirne, über dem rechten äußern Augenwinkel (n. 2 St.). [RAL 61]

Stechender Kopfschmerz über dem rechten Auge. [CK 120]

Ein stumpfer, reissender Stich von Zeit zu Zeit tief ins Gehirn, auf der einen Kopf-Seite, wie von einem eingeschlagenen Nagel. [CK 121]

Ein brennendes Stechen auf einer kleinen Stelle am Hinterhaupte (*Gff.*). [CK 122; RAL 62]

Bohrender Kopfschmerz unter der linken Schläfe. [CK 123] Schmerzhaftes Bohren unter der linken Schläfe. [RAL 63]

Bohrender und drückender Kopfschmerz im Vorderhaupte. [CK 124]

Zuckender Kopfschmerz. [CK 125; RAL 52]

Puckender Kopfschmerz, sehr heftig, im Hinterhaupte, wie unterköthig, von früh bis Abend (n. 9 T.). [CK 126] Sehr heftiger Kopfschmerz, wie unterköthig puckend im Hinterkopfe, von früh bis Abend (n. 9 Tagen). [RAL 53]

Klopfender Kopfschmerz, Abends im Bette, mit schwerem Athem. [CK 127; RAL 49]

Klopfen in den Schläfen und Vollheit des Gehirns, nach Erwachen aus tiefem, langem Mittags-Schlafe (*Ad.*). [CK 128] Nach Erwachen aus dem tiefen, langen Mittagsschlafe, ein Klopfen in den Schläfen und Vollheit des Gehirns. [RAL 50]

Klopfender Kopfschmerz, Nachmittags. [CK 129] Nachmittags, klopfender Kopfschmerz. [RAL 51]

Pulsirender Kopfschmerz in der Stirne, nach Tische, mit Druck im Hinterhaupte, Hitze im Kopfe und Aufstossen. [CK 130] Nach Tische, pulsirender Kopfschmerz in der Stirne und Druck im Hinterkopfe, bei Hitze im Kopfe und Aufstoßen. [RAL 48]

Blutdrang nach dem Kopfe. [CK 131] Andrang des Blutes nach dem Kopfe. [RAL 45]

Drang des Blutes nach dem Kopfe mit heisser Stirn und Wüstheit des Kopfes. [CK 132] Drang des Blutes nach dem Kopfe, heiße Stirne und Wüstheit im Kopfe. [RAL 46]

Starker Andrang des Blutes nach dem Kopfe, mit Wüstheit darin und heisser Stirne (n. 6 St.) (*C.*). [CK 133]

Hitze und Brennen in der Stirn. [CK 134]

Brennen in der Stirn und Hitze im Munde, mit Schmerzen in den Augen. [CK 135]

Ganz heiss anzufühlende Stelle auf dem Kopfe, wie eine Hand gross, bei anhaltendem Kopfschmerze. [CK 136] Bei einem anhaltenden Kopfschmerze, eine handgroße Stelle auf dem Kopfe, welche ganz heiß anzufühlen war (n. 4 Tagen). [RAL 54]

Brennendes und heftig pressendes Kopfweh, Abends im Bette, besonders auf dem Wirbel, und nach vorn zu, bis auf die Stirne (*Gff.*). [CK 137] Abends, im Bette, heftiges pressendes und brennendes Kopfweh, besonders auf dem Wirbel und nach vorne zu bis an die Stirne. [RAL 55]

Sumsen im Kopfe, wie von Bienen. [CK 138]

Knicksen im Hinterkopfe, beim Sitzen. [CK 139]

Arges Getöse im Kopfe, von Lesen. [CK 140]

Aeusserlich am Kopfe, hie und da ziehende Schmerzen (*Gff.*). [CK 141]

Oft wiederholter kurzer Zieh-Schmerz am rechten Hinterhaupte (n. 2½ St.) (*Gff.*). [CK 142] Am rechten Hinterkopfe, ein oft wiederholter, kurzer Ziehschmerz (n. 2½ St.). [RAL 66]

Reissender Schmerz an der linken Kopf-Seite, über der Schläfe (*Gff.*). [CK 143; RAL 70]

Reissen am rechten Hinterhaupte (n. 4 St.) (*Gff.*). [CK 144; RAL 75]

Reissen an der alten Narbe einer Hieb-Wunde, am Oberkopfe (*Gff.*). [CK 145] Reißen an der alten Narbe einer Hiebwunde am linken Oberkopfe. [RAL 74]

Drückender Schmerz auf einer kleinen, ehemals verwundeten Stelle an der rechten Stirne (n. 4 St.) (*Gff.*). [CK 146] Drückender Kopfschmerz auf einer kleinen, ehemals verwundeten Stelle, an der rechten Stirne (n. 4 St.). [RAL 37]

Reissen in den Knochen des Kopfes (n. 24 St.) [CK 147] Reißen in den Knochen des Kopfs, vier Tage lang (n. 24 St.). [RAL 79]

Kopfschmerz über den ganzen Scheitel, früh im Bette, mit Schmerzhaftigkeit der Haare bei Berührung; nach dem Aufstehen vergehend. [CK 148]

Kriebeln auf den Hinterhaupt-Bedeckungen, als wenn sich die Haare bewegten (*Ad.*). [CK 149; RAL 80]

Die Haare auf dem Kopfe fallen sehr aus. [CK 150] **Die Kopfhaare fallen sehr aus.** [RAL 81]

Ausschlags-Blüthen an den Schläfen. [CK 151]

Rothe, glatte, unschmerzhafte Ausschlags-Blüthen hie und da auf der Stirn (*Gff.*). [CK 152] Auf der Stirne, hie und da, Ausschlagsblüthen, welche roth, glatt und unschmerzhaft sind. [RAL 83]

Schmerzlose Ausschlags-Blüthen an der Stirn (d. 5. T.). [CK 153]

Rothes Bückelchen auf der Stirn, bei den Kopfhaaren, das bloss bei Berührung schmerzt (*Gff.*). [CK 154] Auf der Stirne bei den Kopfhaaren, ein rothes Bückelchen, welches bloß beim Aufdrücken wundartig schmerzt. [RAL 82]

Weisse, kleine Knötchen in der Stirnhaut, wie Drüschen (n. 3 T.) (*C.*). [CK 155]

Spannen und Druck in beiden Schläfen und an der Stirne; er kann dann die Augenlieder nicht offen erhalten. [CK 156]

■ **Augen**

Die Augen-Muskeln schmerzen beim in die Höhe Sehen (*Gff.*). [CK 157; RAL 103]

Stumpfer Schmerz im linken Auge (*Gff.*). [CK 158; RAL 97]

Drücken in den Augen, bei Eingenommenheit des Kopfes (n. 6 ½ St.). [CK 159; RAL 93]

Druck in den obern Augenliedern und in der obern Hälfte beider Augäpfel, bei Bewegung im Freien (*Ad.*). [CK 160] Bei Bewegung in freier Luft, ein Druck in den obern Augenlidern und in der obern Hälfte beider Augäpfel. [RAL 96]

Empfindlicher Druck auf dem rechten Augapfel von oben her (n. ½ St.) (*Gff.*). [CK 161; RAL 95]

Drücken, wie von Sand, im rechten Auge, mit Wundheits-Gefühl in den Winkeln (n. 36 St.) (*C.*). [CK 162]

Drücken in den Augen, wie von einem Sandkorne, mit Wundheits-Gefühl, besonders in den Winkeln, und mit Beissen im rechten Auge (*Gff.*). [CK 163] Beißen im rechten Auge, mit Wundheitsgefühl, besonders in den Winkeln und Drücken im Auge, wie von einem Sandkorne. [RAL 91]

Ein beissendes Drücken im äussern Winkel des rechten Auges (*Gff.*). [CK 164] Drückend beißende Empfindung im äußern Winkel des rechten Auges. [RAL 92]

Ein reissendes Drücken auf dem linken Auge (*Gff.*). [CK 165] Auf dem linken Auge, ein reißendes Drücken. [RAL 94]

Ziehen im rechten Augenlide (n. 13 T.). [CK 166; RAL 104]

Ziehen über dem rechten Auge durch den Kopf. [CK 167; RAL 105]

Schmerz im Auge, als sollte es herausgerissen werden, bei Kopfschmerz. [CK 168] (Bei Kopfschmerz, Schmerz im Auge, als sollte es herausgerissen werden.) [RAL 106]

Heftiges Stechen in beiden Augen. [CK 169]

Jücken um die Augen. [CK 170] Jücken im Gesichte, besonders um die Augen herum. [RAL 84]

Jücken an den Augenlid-Rändern. [CK 171]

Jücken im innern Winkel des linken Auges (*Gff.*). [CK 172; RAL 85]

Jücken im rechten Auge (n. 36 St.) (*C.*). [CK 173]

Jücken im rechten Auge, mit grosser Trockenheit des Lides (n. 14 T.). [CK 174] Jücken des rechten Auges, mit großer Trockenheit des Lides (n. 14 Tagen). [RAL 89]

Jücken im linken Auge, mit Beissen darin, nach Reiben, besonders im innern Winkel (*Gff.*). [CK

175] Jücken im linken Auge und nach dem Reiben, Beißen darin, besonders im innern Winkel.
[RAL 87]

Beissendes Jücken, besonders im äussern Winkel
des rechten Auges (*Gff.*). [CK 176] Beißend
jückende Empfindung besonders im äußern
Winkel des rechten Auges. [RAL 86]

Beissen im linken Augenwinkel (*Gff.*). [CK 177] Beißen im innern linken Augenwinkel. [RAL 88]

Beissen in den Augenliedern, mit einiger Röthe am
Rande derselben (n. 24 St.) (*C.*). [CK 178]

Brennen in den Augen. [CK 179]

Entzündung des rechten Auges. [CK 180; RAL 101]

Geschwulst des linken Auges. [CK 181; RAL 98]

Starkes Thränen und Beissen im rechten Auge (n.
24 St.) (*Gff.*). [CK 182] Im rechten Auge, starkes
Thränen und Beißen (n. 24 St.). [RAL 90]

Die Augen schwären früh zu. [CK 183; RAL 102]

Fippern des linken Augenlides (n. 9 T.). [CK 184;
RAL 107]

Zittern des obern Augenlides. [CK 185]

Nachts konnte sie die Augen nicht öffnen, als sie
nicht einschlafen konnte. [CK 186] Nachts
konnte sie die Augenlider nicht öffnen, als sie
nicht einschlafen konnte. [RAL 100]

Das linke Augenlid deuchtet ihm zugeklebt, was es
doch nicht ist. [CK 187; RAL 99]

Es liegt ihm schwer auf den Augen, so dass er beim
Lesen und Schreiben sich sehr anstrengen muss,
es zu erkennen. [CK 188; RAL 111]

Nach Anstrengung der Augen wird er auf einige
Zeit kurzsichtig. [CK 189]

Grosse Kurzsichtigkeit; erst auf ein Paar Schritte
kann er einen Bekannten erkennen (n. 3 T.). [CK
190; RAL 108]

Flimmern vor den Augen, gleich früh, beim Aufstehen (*Gff.*). [CK 191; RAL 110]

Schwarze, fliegende Flecke vor den Augen. [CK
192] Schwarze Flecke vor den Augen. [RAL 109]

Ringe vor den Augen, mit einem inwendig helleren
Grunde. [CK 193]

■ **Ohren**

Ohrenzwang im linken Ohre (*Gff.*). [CK 194; RAL
128]

Zwängen im rechten Ohre Abends (*Gff.*). [CK 195]
Eine Art Ohrenzwang im rechten Ohre, Abends.
[RAL 129]

Zwängen zu beiden Ohren heraus (n. 17 T.). [CK
196] Eine Art Zwängen zu beiden Ohren heraus
(n. 17 Tagen). [RAL 130]

Feines Kneipen im linken Ohre (*C.*). [CK 197; RAL
132]

Reissen im Innern des rechten Ohres (*Gff.*). [CK
198; RAL 127]

Reissender Schmerz im Grübchen hinter dem
rechten Ohre (*Gff.*). [CK 199] **Reißender
Schmerz in dem Grübchen hinter dem rechten
Ohre.** [RAL 124]

Reissend brennender Schmerz am linken Ohrläppchen (*Gff.*). [CK 200; RAL 141]

Reissende Rucke oder einzelne Stiche im rechten
innern Gehörgange (*Gff.*). [CK 201] Einzelne Stiche, oder reißende Rucke im rechten innern
Gehörgange. [RAL 126]

Einwärts gehende Stiche im linken Gehörgange (n.
48 St.) (*C.*). [CK 202]

Jücken oben am äussern Ohre, was dann heiss
wird. [CK 203]

Jücken in den Ohren, mit Neigung, es durch Schlingen zu mindern. [CK 204]

Heftiges kriebelndes Jücken im innern rechten
Ohre, nach Einbohren mit dem Finger doch stets
wiederkehrend (*Gff.*). [CK 205] Heftiges, kriebelndes Jücken im innern, rechten Ohre, was
nach Einbohren mit dem Finger dennoch wieder
kam. [RAL 131]

Jücken hinter dem Ohre. [CK 206; RAL 142]

Pulsiren in den Ohren. [CK 207]

Hitze und Röthe des linken Ohres, alle Abende. [CK
208] Alle Abende wird ihm das linke Ohr heiß
und roth. [RAL 140]

Grosse Geschwulst der Ohr-Drüse, bis zum Winkel
des Unterkiefers. [CK 209] Große Geschwulst
der Ohrdrüse zwischen dem Backen und dem
Ohre, bis zum Winkel des Unterkiefers. [RAL
143]

Es kommt eine dicke, braune Substanz aus dem
rechten Ohre. [CK 210]

Ausfluss dicklichter, fleischfarbener, übelriechender Feuchtigkeit aus dem Ohre. [CK 211]

Es liegt ihm schwer vor den Ohren, wie zwei vor
dem Gehörgange liegende Sand-Säckchen (*Ad.*).
[CK 212; RAL 138]

Es liegt ihm schwer in und vor den Ohren; sie
deuchten ihm, wie verstopft, doch ohne Gehör-
Verminderung (n. ½ St.) (*Ad.*). [CK 213; RAL 139]

Das laute Sprechen ist dem Gehöre empfindlich
und unangenehm (*Ad.*). [CK 214; RAL 137]

Klingen in den Ohren. [CK 215] **Ohrklingen.** [RAL
133]

Klingen im linken Ohre, mit drehendem Schwindel. [CK 216; RAL 134]

Feines Klingen im linken Ohre, Nachmittags (n. 40 St.) (C.). [CK 217]

Brausen in den Ohren. [CK 218] Ohrbrausen. [RAL 135]

Arges Sausen vor beiden Ohren. [CK 219; RAL 136]

Zirpen in den Ohren, wie von Heuschrecken (d. 7. T.). [CK 220]

Rascheln im Ohre wie von Stroh, bei jeder Bewegung des Kiefers, (beim Frühstücken). [CK 221]

■ **Nase**

In der Nasenwurzel, Ziehen. [CK 222]

Gefühl von Schwerheit der Nase. [CK 223; RAL 144]

Zittern der Haut und der Muskeln, rechts an der Nasenwurzel. [CK 224]

Ameisenlaufen in der Nase, zwei Tage lang. [CK 225]

Anhaltendes Kriebeln in der linken Nasen-Seite, Abends. [CK 226]

Ausschläge am Winkel des Nasenflügels. [CK 227; RAL 148: in Klammern]

Weisse, jückende Blüthen um die Nase. [CK 228]

Jücken um die Nasenlöcher. [CK 229]

Grindige Nasenspitze. [CK 230; RAL 149]

Es kömmt stets viel Schleim aus den hintern Nasenöffnungen. [CK 231]

Nasenbluten, Nachts, mit Wallung im Blute (n. 52 St.). [CK 232; RAL 145]

Nasenbluten, alle Vormittage, 10 bis 12 Tropfen. [CK 233]

Starkes Nasenbluten, früh, im Bette und gleich darauf Brustschmerz. [CK 234] Früh, im Bette, sehr starkes Nasenbluten, und gleich darauf Brustschmerz. [RAL 146]

Arges, kaum zu stillendes Nasenbluten (n. 48 St.). [CK 235] Arges Nasenbluten, was kaum zu stillen war (n. 48 St.). [RAL 147]

Starkes Nasenbluten, zwei Wochen hindurch, täglich etliche Mal, mit grosser Gesichts-Blässe jedes Mal vorher und nachher. [CK 236]

■ **Gesicht**

Die Gesichts-Farbe wird graugelb. [CK 237]

Starke Blässe des Gesichtes. [CK 238] Nachmittags, starke Gesichtsblässe (n. 9 Tagen). [RAL 112]

Weh der Gesichts-Knochen, der Ober- und Unterkiefer. [CK 239; RAL 119]

Schmerz in der linken Backen-Seite, als bohrte und brennte es darin herum, in Absätzen (n. 6 T.). [CK 240] Schmerz in der linken Backenseite, als

brennte und bohrte es drin herum, ruckweise, in Absätzen (n. 6 Tagen). [RAL 117]

Ziehender Schmerz im Backen, zwei Tage lang. [CK 241; RAL 116]

Ziehschmerz im Ober- und Unterkiefer, auf beiden Seiten, bei Ziehen im Kopfe und Eingenommenheit desselben (n. 2 St.) (Gff.). [CK 242] **Ziehschmerz** im rechten und linken **Ober- und Unterkiefer,** bei Ziehen im Kopfe und Eingenommenheit desselben (n. 2½ St.). [RAL 123]

Zuckender Schmerz in mehreren Theilen des Gesichtes. [CK 243]

Zuckend ziehender Schmerz in der Wange und dem Kiefer (d. 1. T.). [CK 244]

Reissen im Gesichte. [CK 245; RAL 120]

Reissender Gesichts-Schmerz in der linken Wange. [CK 246]

Reissender Schmerz am linken Mundwinkel und von da im Backen (Gff.). [CK 247; RAL 121]

Ruckweises Reissen im linken Jochbeine, vor dem Ohre, Abends im Bette (Gff.). [CK 248] Heftiges, ruckweises Reißen im linken Jochbeine, vor dem linken Ohre, Abends im Bette. [RAL 125]

Ruckweises Reissen im Oberkiefer-Knochen der rechten Seite (Gff.). [CK 249] **Ruckweises Reißen** im rechten **Oberkiefer.** [RAL 122]

Feiner, reissender Stich an der rechten Backe (n. 3 St.) (Gff.). [CK 250; RAL 118]

Glühende Hitze im Gesichte, nach kurzem Sitzen. [CK 251]

Geschwulst der Backen. [CK 252] Backengeschwulst. [RAL 115]

Geschwulst des Gesichtes am Kinne, 2 Stunden lang. [CK 253]

Viele Ausschlags-Blüthen im Gesichte und an der Stirn (C.). [CK 254; RAL 113]

Einzelne weisse Knötchen an beiden Schläfen (n. 4 T.) (C.). [CK 255]

Ein weisses Blüthchen unten am Backen. [CK 256; RAL 114]

Lippen-Geschwulst. [CK 257]

Geschwulst der Oberlippe und Backe, mit zuckendem Schmerze. [CK 258; RAL 150]

Zucken in der Oberlippe. [CK 259; RAL 151]

Schmerzhafter Ausschlag an der Oberlippe; das Rothe ist voll Blüthen. [CK 260] Schmerzhafter Ausschlag an der Oberlippe; das Rothe der Oberlippe ist voll Blüthen. [RAL 152]

Eiter-Bläschen brennender Empfindung unter dem Rothen der Oberlippe. [CK 261]

Ausschlag am linken Mundwinkel, wie eine jückende Flechte. [CK 262]

Geschwürigkeit des rechten Mundwinkels. [CK 263]

Am Kinn, Ausschläge; Schwäre unter dem Kiefer und vor dem Ohre. [CK 264]

Ziehen nach dem Kinne zu, vom rechten Mundwinkel aus. [CK 265] Ziehen vom rechten Mundwinkel nach dem Kinne zu. [RAL 153]

Am Unterkiefer, krampfiger Schmerz (n. 13 T.). [CK 266] Krampfiger Schmerz am Unterkiefer (n. 13 Tage.). [RAL 154]

Reissende Rucke im linken Unterkiefer (n. 4 T.) (C.). [CK 267]

■ Mund und innerer Hals

Zahnweh, bei trocknen Lippen. [CK 268]

Wehthun der Wurzeln der Zähne, oben und unten. [CK 269; RAL 155]

Zahnweh in den vordern, gesunden Schneidezähnen (*Ad.*). [CK 270; RAL 165]

Zahnschmerzen, wie von Saurem, besonders am Zahnfleische, so oft sie Salziges geniesst (C.). [CK 271]

Zahnschmerz; die Zähne sind wie aufgetreten, und der Schmerz ist, wenn die Zähne mit der Zunge berührt werden, wie von einem Geschwüre; beim Essen erneuert sich der Schmerz. [CK 272]

Klemmender Schmerz in den rechten untern Backzähnen (*Gff.*). [CK 273; RAL 162]

Drückendes Zahnweh, links, in den obern Backzähnen. [CK 274; RAL 163]

Ziehender Schmerz in einem hohlen Zahne. [CK 275; RAL 156]

Zieh-Schmerz in einem obern Schneidezahne (*Gff.*). [CK 276] Ziehender Schmerz in dem einen, obern Schneidezahne. [RAL 158]

Oefters wiederkehrende Zieh-Schmerzen in den sonst gesunden Zähnen (C.). [CK 277]

Häufiges Ziehen in den hohlen Backzähnen (n. 3 T.) (C.). [CK 278]

Ein beissender Zieh-Schmerz in den obern und untern Schneidezähnen, mehr im Zahnfleische (*Gff.*). [CK 279; RAL 164]

Leises Ziehen in den rechten Backzähnen, mit heftigen Rucken (*Gff.*). [CK 280] Leises Ziehen in den rechten Backzähnen, mit heftigen Rucken untermischt. [RAL 159]

Heftig ziehender Ruck in einem hohlen Backzahne (*Gff.*). [CK 281] Heftig ziehender Ruck in dem einen hohlen Backzahne. [RAL 160]

Ziehender und reissender Zahnschmerz in allen Backzähnen (*Gff.*). [CK 282] **Ziehender und rei-**

ßender Zahnschmerz in den obern und untern Backzähnen (n. 4¹/₂, 5, 16, 26 St.). [RAL 157]

Nagender und ziehender Schmerz im hohlen Zahne, mit Geschwulst des Zahnfleisches. [CK 283; RAL 166]

Wundheits-Schmerz, mit Ziehen im ersten Backzahn der obern linken Reihe (*Gff.*). [CK 284] Der obere, erste, linke Backzahn thut öfters wie wund weh, mit Ziehschmerz darin. [RAL 168]

Ein kitzelndes Stechen und Ziehen im ersten, obern, linken Backzahne (*Gff.*). [CK 285] Kitzelnd stechendes Ziehen in dem ersten, linken obern Backzahne (n. 26 St.). [RAL 161]

Stechender Schmerz, alle Augenblicke, in ganz guten Zähnen, der bald verschwand und einem kurzen Stich-Schmerze im Unterleibe Platz machte (d. 3. T.). [CK 286]

Bluten der Zähne, beim Reinigen derselben. [CK 287]

Bluten der Zähne und des Zahnfleisches, beim Saugen mit der Zunge (*Gff.*). [CK 288] Beim Ziehn mit der Zunge bluten die Zähne und das Zahnfleisch stark. [RAL 175]

Mehrere Tage, öfteres Bluten der Zähne und des Zahnfleisches (*Gff.*). [CK 289; RAL 176]

Das Zahnfleisch ist schmerzlich empfindlich beim Kauen. [CK 290; RAL 167]

Zieh-Schmerz im Zahnfleische. [CK 291]

Hitze im Zahnfleische. [CK 292]

Wundheits-Schmerz des Zahnfleisches, am Tage. [CK 293] **Das Zahnfleisch thut** (am Tage) **wund weh.** [RAL 169]

Geschwulst des Zahnfleisches am hohlen Zahne. [CK 294] Das Zahnfleisch ist am hohlen Zahne geschwollen (n. 21 Tagen). [RAL 170]

Eine Eiter-Blase am Zahnfleische. [CK 295] **Am Zahnfleische, eine Eiterblase.** [RAL 173]

Abtreten des Zahnfleisches von den untern Schneidezähnen. [CK 296] Abtreten des Zahnfleisches von einigen untern Schneidezähnen. [RAL 172]

Zurückziehen des Zahnfleisches von den Schneidezähnen, und Entblössung der Wurzeln derselben (durch Quecksilber gehoben) (n. 6 T.) (C.). [CK 297]

Ablösen des Zahnfleisches von den obern und untern Schneidezähnen; (bei einem jungen Mädchen, durch Quecksilber gehoben) (C.). [CK 298]

Das Zahnfleisch ist los von den Zähnen und empfindlich. [CK 299; RAL 171]

Bluten des Zahnfleisches, sehr stark. [CK 300]

Bluten des Zahnfleisches, nach Saugen (n. 2 T.) (C.). [CK 301] Nach Saugen am Zahnfleische, blutiger Speichel (n. 2 Tagen). [RAL 174]

Beim Saugen mit der Zunge am Zahnfleische, entsteht Blut-Geschmack im Munde und der Speichel wird blutig (n. 51 u. 85 St.) (C.). [CK 302]

Beim Saugen am Zahnfleische tritt reines Blut in den Mund, Vormittags, mehrere Tage zu derselben Zeit wiederkehrend (n. 5 T.) (C.). [CK 303]

Die Zunge ist weiss belegt. [CK 304; RAL 177]

Mit gelbbraunem Schleime belegte Zunge. [CK 305] Die Zunge ist mit gelbbraunem Schleime belegt. [RAL 178]

Klamm-Schmerz links an der Zungenwurzel. [CK 306] Links, an der Zungenwurzel, Klammschmerz (n. 3 St.). [RAL 180]

Feiner, reissender Schmerz auf der rechten Seite der Zunge. [CK 307; RAL 182]

Empfindlichkeit der Zunge, und Rohheits-Gefühl daran. [CK 308]

Stechen auf der Zunge. [CK 309]

Wundheit an der (rechten) Seite der Zunge, mit Stich-Schmerz. [CK 310]

Schwerbeweglichkeit der Zunge, mit erschwertem Sprechen (Ad.). [CK 311] Es fiel ihm schwer, zu sprechen, gleich als wenn die Zunge schwer beweglich wäre. [RAL 181]

Schwere der Zunge und Unbiegsamkeit, so, dass ihr die Sprache sehr sauer wird. [CK 312]

Hitze und Trockenheit der Zungenspitze (C.). [CK 313] Die Zungenspitze ist heiß und trocken. [RAL 179]

Hitze im Munde, mit Rauhheit und Trockenheit der Zungenspitze (n. 1, 2 T.) (C.). [CK 314]

Gefühl im Munde und auf der Zunge, wie nach reichlichem abendlichen Weintrinken (n. 10 St.) (C.). [CK 315]

Hitze im Munde, besonders an der Oberlippe. [CK 316]

Trockenheit im Munde ohne Durst. [CK 317; RAL 183]

Trockenheit des Mundes, früh. [CK 318]

Grosse Trockenheit des Mundes, früh beim Erwachen. [CK 319] Früh, beim Erwachen, sehr trockner Mund. [RAL 184]

Vermehrter Speichel-Zusammenfluss im Munde (n. ¼ St.) (C.). [CK 320]

Bitterer Schleim im Munde, früh. [CK 321]

Am Gaumen hinten, ein drückender Schmerz (Gff.). [CK 322] Hinten am Gaumen, ein drückender Schmerz. [RAL 185]

Drückender Schmerz, dicht hinter dem Gaumen, im Rachen. [CK 323] Drückender Schmerz hinter dem Gaumen, im Schlunde. [RAL 188]

Ein reissender Druck hinten im Rachen und an der linken Seite der Zungenwurzel (Gff.). [CK 324; RAL 190]

Beissen hinten im Rachen, wie beim Anfange eines Schnupfens, doch noch schärfer beissend (Gff.). [CK 325] Beißendes Gefühl hinten im Rachen, wie beim Anfange eines Schnupfens, doch beißender. [RAL 189]

Oefteres Beissen und Brennen im Rachen und Gaumen (Gff.). [CK 326] Oefteres Brennen und Beißen im Rachen und Gaumen. [RAL 187]

Brennen oben im Rachen (Gff.). [CK 327; RAL 186]

Brennen im Rachen und hinten im Schlunde, wie beim Schnupfen (n. 10 St.) (C.). [CK 328]

Bitterkeit am Gaumen, mit Trockenheit der Zunge. [CK 329]

Eine Blase oben am Gaumen. [CK 330]

Viel zäher Schleim im Rachen, den er ausrachsen muss. [CK 331]

Viel Schleim-Rachsen. [CK 332]

Schleim im Rachen von unangenehmem Geschmack und Geruch. [CK 333]

Im Halse und Rachen, heftiges Kratzen und Kriebeln, durch Räuspern nur kurz zu erleichtern (Gff.). [CK 334] Im Halse und Rachen, ein sehr heftiges Kratzen und Kriebeln, durch Räuspern nur auf kurze Zeit zu erleichtern. [RAL 191]

Kratzen im Halse. [CK 335]

Scharren im Halse. [CK 336] Scharrig im Halse. [RAL 192]

Kratzen und Rohheit im Halse, mehrere Tage. [CK 337]

Trockenheits-Gefühl im Halse, beim Schlingen. [CK 338]

Eine Art Vollheit und Drücken im Schlunde, bis in den Magen, fast wie Sod. [CK 339] Eine Art von Vollheit und Drücken im Schlunde herab, bis in den Magen – fast wie Sod. [RAL 201]

Drücken im Schlunde, auch ausser dem Schlingen, als sei derselbe verengert oder zugezogen (Gff.). [CK 340] Auch außer dem Schlucken, ein drückendes Gefühl oben im Schlunde, als sey er daselbst verengert oder zusammengezogen. [RAL 197]

Wie verengert, oder zusammengezogen im Schlunde. [CK 341]

Zusammenziehende Empfindung tief im Schlunde. [CK 342]

Wie Zugezogenheit und innere Geschwulst des Halses. [CK 343] Der Hals ist inwendig wie angeschwollen und wie zugezogen. [RAL 196]

Halsweh, wie von Geschwulst am Gaumen, mit schmerzhaftem Schlingen, vier Tage lang. [CK

344] Halsweh, wie von Geschwulst am Gaumen – schmerzhaftes Schlingen, vier Tage lang. [RAL 198]

Unschmerzhafte Verhinderung im Schlingen; der herabgeschluckte Speichel geht nur nach und nach hinab (*Gff.*). [CK 345] Unschmerzhafte Verhinderung im Schlingen; der herabgeschluckte Speichel geht nicht gut auf einmal hinunter, sondern nur nach und nach. [RAL 194]

Die Speisen lassen sich nicht gut hinunterschlingen; der Hals ist wie durch einen Krampf zugeschnürt, doch ohne Schmerz. [CK 346] Die Speisen lassen sich nicht hinunter schlingen; der Hals ist wie durch einen Krampf zugeschnürt, doch ohne Schmerzen. [RAL 195]

Beim Schlingen, Husten und Schnauben thuts im Rachen und den hintern Nasen-Oeffnungen, wie wund, weh. [CK 347]

Wundheits-Schmerz im Halse, beim Essen. [CK 348] Halsweh: beim Essen thut's im Halse wund weh. [RAL 199]

Kälte-Gefühl im Halse hinunter. [CK 349] (Empfindung von Kälte im Halse hinunter.) [RAL 193]

Entzündung des Halses, mit Gefühl, als stecke Etwas darin, mit Stichen. [CK 350]

Entzündung und Geschwulst des Zäpfchens, mit Stechen im Halse. [CK 351] (Halsweh, entzündeter und geschwollener Zapfen und Stechen im Halse.) [RAL 200]

Geschmack im Munde, fade, wässrig, lätschig (d. 2. T.). [CK 352]

Salziger Geschmack im Munde, den ganzen Tag. [CK 353; RAL 209]

Bitterkeit im Munde und Aufstossen. [CK 354; RAL 213]

Bitterlicher Geschmack im Munde, vor und nach dem Essen. [CK 355; RAL 214]

Saurer Geschmack im Munde, nach dem Essen. [CK 356] Nach dem Essen, saurer Geschmack im Munde. [RAL 237]

■ Magen

Appetit gering, und kein Geschmack, wie beim Schnupfen. [CK 357] Geringer Appetit und kein Geschmack, wie beim Schnupfen. [RAL 215]

Geringe Esslust, bei Hitze im Munde und Rauhheit und Trockenheit an der Zungenspitze (n. 42 St.) (*C.*). [CK 358; RAL 216]

Früh kann sie gar nichts essen, bis Mittag, dann schmeckt es wohl; sie kann dann aber Abends Nichts essen. [CK 359]

Der Mangel an Appetit ist mit einem Gefühl von Erschlaffung und Schwäche der Muskeln in den Gliedmassen verbunden (*C.*). [CK 360]

Mangel an Hunger; er hätte ohne Essen bleiben können (*Gff.*). [CK 361; RAL 218]

Geringer Appetit; sie ist gleich satt; es wird ihr weh in der Herzgrube und wie zu leer im Magen, eine halbe Stunde lang. [CK 362; RAL 219]

Gänzlicher Mangel an Appetit, mit belegter Zunge und grosser Mattigkeit (*C.*). [CK 363]

Appetitlosigkeit und öfteres Aufstossen, bei Eingenommenheit des Kopfes. [CK 364; RAL 220]

Gegen Mittag, Appetit-Verminderung, mit Uebelkeit (n. 3 T.). [CK 365] Gegen Mittag, Appetit-Verminderung und Uebelkeit (n. 3 Tagen). [RAL 221]

Mittags, wenig Appetit und gelindes Leibschneiden (n. 4 T.) (*C.*). [CK 366]

Hunger, und dennoch Widerwille gegen sonst ihm angenehme Speisen. [CK 367]

Appetit auf Kaffee verliert sich. [CK 368]

Widerwille gegen fettes Fleisch. [CK 369]

Widerwille gegen Butter. [CK 370; RAL 226]

Milch ist ihr zuwider und bläht sie. [CK 371]

Verlangen nach Süssem und Salzigem. [CK 372]

Wenig Wein erhitzt sehr (*Gff.*). [CK 373; RAL 235]

Beim Essen, Stirnschweiss. [CK 374]

Während des Essens, plötzliches Pochen in einem Zahne. [CK 375]

Bei jedem Essen, Uebelkeit. [CK 376]

Nach dem Essen, Uebelkeit mit Magendrücken und darauf arger herabziehender Schmerz um den Nabel herum. [CK 377]

Nach dem Essen, schmerzhaftes Schlucksen im Schlunde (*Ad.*). [CK 378] Nach dem Essen, ein im Schlunde schmerzhaftes Schlucksen. [RAL 227]

Nach mässigem Mittagsmahle, Schlucksen, und beim krumm Sitzen, feines Leibkneipen links an den Rückenwirbeln (*C.*). [CK 379] Nach mässigem Mittagsessen, mehrmaliges Schlucksen. [RAL 228]

Nach dem Essen, starkes Herzklopfen. [CK 380; RAL 229: in Klammern]

Nach Tische, Müdigkeit (d. 4. T.). [CK 381]

Nach dem Mittag-Essen, unüberwindliche Schläfrigkeit, mit Brennen der Augenlieder beim Schliessen der Augen (d. 7. T.). [CK 382]

Nach dem Essen, Schlaftrunkenheit. [CK 383]

Nach dem Abend-Essen, Schläfrigkeit, mit rothem, heissem Gesichte. [CK 384]

Nach dem Mittag-Essen, sehr aufgetriebener Unterleib (d. 9. T.). [CK 385]

Wenn er isst oder trinkt ist's, **als sollte der Bauch platzen.** [CK 386]

Nach wenig Essen, Aufgetriebenheit des Bauches und Kollern darin (*Gff.*). [CK 387] Nach wenigem Essen, Aufgetriebenheit und Vollheit des Unterleibes und Kollern darin. [RAL 232]

Nach mässigem Frühstücke, gleich voll und satt (*C.*). [CK 388; RAL 233]

Nach mässigem Frühstücke, Vollheit, Aufstossen, allgemeine Schwere; das Schreiben geht langsam und beschwerlich (*C.*). [CK 389]

Bei und nach dem Essen, Kneipen im Bauche (*Gff.*). [CK 390] Bei dem Essen und nach demselben, Kneipen im Unterleibe. [RAL 230]

Nach Genuss des Frühstücks, Schwäche. [CK 391]

Nach jedem Mittag-Essen, grosse Schwere in den Füssen, acht Tage lang. [CK 392] Alle Nachmittage, nach dem Essen, große Schwere in den Unterfüßen, acht Tage lang. [RAL 231]

Nach mässigem Frühstücke, allgemeiner Schweiss. [CK 393; RAL 236]

Nach und bei Tische, Aengstlichkeit. [CK 394]

Nach dem Essen, Kopfschmerz. [CK 395; RAL 234]

Aufstossen (n. 1 $\frac{1}{2}$ St.) (*C.*). [CK 396; RAL 202]

Arges, fast stetes Aufstossen. [CK 397; RAL 203]

Sehr häufiges Aufstossen, sowohl vor, als nach dem Essen, meist Nachmittags, acht Tage lang (n. 4 T.) (*C.*). [CK 398]

Oefteres leeres Aufstossen, den ganzen Tag, am meisten Nachmittags (*Gff.*). [CK 399] **Oefteres, leeres Aufstoßen,** den ganzen Tag, wenigstens den ganzen Nachmittag über. [RAL 204]

Oefteres leeres Aufstossen, und vorher kurzes Kneipen im Bauche (*Gff.*). [CK 400] **Oefteres, leeres Aufstoßen, nach kurzem Kneipen im Unterleibe** (n. 3 $\frac{1}{2}$, 4 $\frac{1}{4}$ St.). [RAL 205]

Leeres Aufstossen nach Suppe und jedem Trinken. [CK 401]

Aufstossen nach Essen und Trinken. [CK 402]

Das Aufstossen ist stets leer und besonders Nachmittags mit viel Blähungs-Anhäufung im Bauche verbunden (*C.*). [CK 403]

Durch Aufstossen kömmt ein Mundvoll Schleim herauf, immer nur ein Paar Stunden nach dem Mittag-Essen. [CK 404]

Süsses Aufstossen. [CK 405] Es stößt ihr süß auf. [RAL 206]

Bitteres, kratziges Aufstossen. [CK 406] Bittres und kratziges Aufstoßen. [RAL 207]

Saures Aufstossen, gegen Abend, im Freien. [CK 407]

Saures Aufstossen nach Milch-Genuss. [CK 408; RAL 210: in Klammern]

Saures Aufstossen mit Brennen im Magen. [CK 409]

Wie stetes Sodbrennen; es kam immer Säure in den Mund herauf. [CK 410; RAL 211: in Klammern]

Oeftere Empfindung, Vormittags, als steige etwas Heisses und Scharfes den Schlund herauf. [CK 411] Vormittags, öftere Empfindung, als steige etwas Heißes und Scharfes in dem Schlunde herauf. [RAL 212]

Schlucksen, besonders nach jeder Bewegung. [CK 412]

Grosse Neigung zum Schlucksen, bei geringen Veranlassungen. [CK 413]

Uebelkeit und Appetitlosigkeit, auch nüchtern, noch mehr nach dem Essen, mit Aengstlichkeit, Duseligkeit, Dunkelwerden vor den Augen, und weisser Zunge; gegen Abend musste er sich legen, ohne Schläfrigkeit (n. 6, 7 T.). [CK 414] (Appetitlosigkeit und Uebelkeit, auch nüchtern; nach dem Essen noch übler, bei Aengstlichkeit, Düseligkeit, Finsterwerden vor den Augen und weißer Zunge; gegen Abend mußte er sich legen, ohne Schläfrigkeit.) (n. 6, 7 Tagen). [RAL 217]

Augenblickliche Anwandlung von Uebelkeit. [CK 415]

Uebelkeit, früh, eine Stunde nach dem Erwachen, mit Weichlichkeit im Magen. [CK 416] **Früh, eine Stunde nach dem Erwachen, Uebelkeit, und wie weichlich im Magen.** [RAL 222]

Uebelkeit alle Vormittage, um 10, 11 Uhr. [CK 417]

Uebelkeit, vor dem Mittag-Essen, bis zum Würgen. [CK 418]

Uebelkeit von allem Essen. [CK 419]

Uebelkeit, Nachts. [CK 420] Die Nächte, Uebelkeit. [RAL 223]

Beständige Uebelkeit, ohne Appetit und ohne Stuhlgang. [CK 421; RAL 225]

Brecherliche Uebelkeit (d. 4. T.). [CK 422]

Oft Brecherlichkeit, doch erbrach er sich nicht. [CK 423; RAL 224]

Würmerbeseigen. [CK 424; RAL 208]

Die Magen-Gegend ist sehr empfindlich. [CK 425; RAL 246]

Schwere des Magens, und wie Zittern darin. [CK 426] (Der Magen ist schwer und wie Zittern darin.) [RAL 247]

Schmerzhaftigkeit des Magens, beim Gehen und Stehen, wie schwer und hängend. [CK 427] (Der

Magen ist beim Gehen und Stehen wie schwer und hängend schmerzend.) [RAL 248]

Weh in der Herzgrube, Abends, mit Empfindlichkeit derselben bei Berührung, dabei Uebelkeit und Ekel, wenn sie nur ans Essen dachte. [CK 428] Abends, Weh in der Herzgrube, die selbst beim Berühren schmerzhaft war; dabei ward es ihr übel und fing ihr an zu ekeln, wenn sie nur an Essen dachte. [RAL 245]

Der Magen ist wie gespannt und voll. [CK 429]

Spannen und Drücken über den Magen herüber, von den Ribben her. [CK 430]

Drückende Empfindung in der Gegend des Magens, durch Winde-Abgang mit Poltern, vergehend (C.). [CK 431]

Drücken im Magen, auf Poltern im Unterleibe. [CK 432]

Drücken am Magen, wie auf etwas Böses, schlimmer beim Betasten. [CK 433] Ein Drücken, wie auf etwas Böses am Magen; beim Betasten, schlimmer. [RAL 244]

Drückendes Gefühl unter der Herzgrube (n. 24 St.) (C.). [CK 434]

Ein anhaltender schmerzhafter Druck in der Herzgrube und im Oberbauche, wie im Magen, Abends nach 7 Uhr (Gff.). [CK 435; RAL 243]

Ein ängstlicher Druck in der Herzgrube (n. 4 T.). [CK 436; RAL 242]

Kneipen in der Herzgrube, wie von Blähungen. [CK 437]

Krampf im Magen, mit unaufhörlichem sauren Aufstossen. [CK 438] Magenkrampf und unaufhörliches Aufstoßen, welches ganz sauer im Munde war. [RAL 238]

Magen-Krämpfe und Herz-Abdrücken, bei Säugenden. [CK 439]

Zusammenziehender Magenkrampf, selbst die Nacht, bis zur Brust heraufsteigend, bei Leib-Auftreibung; sie musste sich zusammenkrümmen und durfte sich nicht legen, weil dies verschlimmerte; der Schmerz kam anfallsweise und benahm ihr den Athem. [CK 440]

Zusammenziehende Empfindung unter dem Magen. [CK 441; RAL 249: mit Hervorhebung]

Zusammenziehender Schmerz neben der Herzgrube, rechts, früh und Nachmittags. [CK 442; RAL 250]

Ein schnürender Schmerz unter der Herzgrube, der vom Drucke des Fingers sich erhöht (Ad.). [CK 443] Unter der Herzgrube, ein schnürender Schmerz, welcher vom Drucke des Fingers sich erhöhet. [RAL 251]

Beim Liegen auf dem Rücken und beim Spazierengehen spürt er die Schärfe im Magen. [CK 444]

Nagen im Magen, früh, nüchtern. [CK 445]

Krallen im Magen, bis zum Halse herauf, wie Sodbrennen. [CK 446] **Ein krallendes Gefühl im Magen bis zum Halse herauf, wie Soodbrennen.** [RAL 240]

Brennendes Gefühl im Magen. [CK 447] Im Magen, ein fast brennendes Gefühl. [RAL 239]

Anhaltendes Brennen im Magen. [CK 448]

Klopfen in der Herzgrube. [CK 449; RAL 241]

■ Abdomen

In den Hypochondrien der rechten Seite, kurzer, aber heftiger Schmerz (Gff.). [CK 450] Kurzer, aber heftiger Schmerz in der rechten Seite unter den kurzen Ribben. [RAL 252]

Die Leber-Gegend ist sehr empfindlich, und beim Befühlen schmerzhaft. [CK 451]

Zerschlagenheits-Schmerz der Leber. [CK 452]

Spannen in der Leber-Gegend, als wäre es da zu kurz, bei Erwachen aus dem Mittags-Schlafe. [CK 453] Nach Tische, Schlaf, und beim Erwachen, Spannen in der Lebergegend, als wäre es da zu kurz. [RAL 263]

Pressender Schmerz in der Leber, beim Gehen im Freien. [CK 454]

Heftiger Riss in der Leber, zum Schreien. [CK 455]

Heftiges Stechen in der Leber-Gegend (n. 48 St.). [CK 456; RAL 254]

Im linken Hypochondrium, drückender Schmerz. [CK 457]

Drückend stechender Schmerz unter der linken Brust. [CK 458]

Ziehender Schmerz unter den linken Ribben. [CK 459]

In beiden Hypochondrien schmerzhaftes, stechendes Reissen, von einem Punkte dicht unter der Herzgrube nach beiden Seiten hinstrahlend (Gff.). [CK 460] Dicht unter der Herzgrube und von da nach beiden Seiten, ein hinter den Ribben hinstrahlendes, sehr schmerzhaftes, stechendes Reißen. [RAL 253]

Beide Hypochondrien sind beim Befühlen schmerzhaft. [CK 461]

Wenn er sich bückt, deuchtet es ihm, als lägen Würste rechts und links neben dem Magen. [CK 462]

Drücken unter den kurzen Ribben, nach dem Frühstücke (Gff.). [CK 463] Drückender Schmerz unter den kurzen Ribben, nach dem Frühstück. [RAL 273]

Jedes anliegende Kleidungs-Stück um die Hypochondrien drückt und ist ihm unerträglich. [CK 464]

Bauchweh, wie nach Verkältung; es erhöht sich vor Abgang einer Blähung und hält noch nachher an. [CK 465] Leibweh, wie nach Verkältung; es erhöhet sich vor Abgang einer Blähung und hält noch nachgehends an. [RAL 257]

Schwere im Unterleibe. [CK 466]

Der Bauch deuchtet ihm sehr schwer. [CK 467]

Gefühl, als hinge ihr der Leib schwer herab; sie muss ganz krumm gehen. [CK 468; RAL 271]

Schmerz über den ganzen Bauch, bis zum Schambeine, als ob alle Fleischfasern gespannt oder verhärtet wären, was ihn sehr ängstlich macht. [CK 469]

Gespanntheit des Bauches, immerwährend (*Gff.*). [CK 470] **Stets gespannter Unterleib.** [RAL 264]

Gespanntheit des Bauches von angehäuften Blähungen, die aber ziemlich reichlich und leicht abgehen, Nachmittags (*C.*). [CK 471]

Voll und gepresst im Bauche, und wie überfüllt von Speisen, Tag und Nacht, mit Aufstossen. [CK 472] Tag und Nacht, wie überfüllt von Speisen und wie voll und gepreßt im Unterleibe, mit Aufstoßen. [RAL 265]

Spann- und Druck-Schmerz in der rechten Oberbauch-Seite, bis über den ganzen Magen. [CK 473]

Spann- und Druck-Schmerz fast über den ganzen Bauch, mit steter Unruhe und Weinen, wie von Verzweiflung. [CK 474]

Drückendes Leibweh im Unterbauche. [CK 475] **Drückendes Leibweh** im Unterbauche (sogleich). [RAL 272]

Druck-Schmerz in der Nabel-Gegend. [CK 476]

Dumpf drückender Schmerz auf einer kleinen Stelle im Bauche (*Gff.*). [CK 477] Dumpf drückender Schmerz im Unterleibe, rechter Seite, auf einer kleinen Stelle. [RAL 274]

Ein widriges Drücken im Bauche, dass sie ihn immer mit den Händen halten möchte. [CK 478]

Drückendes Leibweh mit Stuhldrang und Abgang heisser Winde, der es mildert (*Gff.*). [CK 479] Drückendes Leibweh, mit etwas Stuhldrang und Abgang heißer Blähungen, die es mindern (n. 26 St.). [RAL 276]

Drückendes Leibweh mit Kollern und Abgang feuchtwarmer, geruchloser Winde, wovon es aufhört (*Gff.*). [CK 480] **Drückendes Leibweh** mit Kollern und Abgang geruchloser, feuchtwarmer Blähungen, worauf das Leibweh aufhört (n. ³/₄ St.). [RAL 279]

Drückender Schmerz im linken Unterleibe, es geht im Bauche herum mit Kneipen. [CK 481] Drückender Schmerz im linken Unterleibe; es geht ihm im Leibe herum, mit Kneipen. [RAL 280]

Ein kneipender Druck, tief im rechten Unterbauche, gegen die Hüfte zu (*Gff.*). [CK 482; RAL 281]

Ein klemmender Druck, tief im Unterbauche (*Gff.*). [CK 483; RAL 269]

Klemmender Leibschmerz, im Unterbauche (*Gff.*). [CK 484; RAL 270]

Oefteres klemmendes Leibweh, besonders in der rechten Bauch-Seite (*Gff.*). [CK 485] Oefteres klemmendes Leibweh, besonders in der rechten Seite des Unterleibes. [RAL 268]

Kneipende Schmerzen an verschiedenen Stellen des Bauches, die oft schnell vorübergehen (*C.*). [CK 486]

Feines Bauch-Kneipen, beim krumm Sitzen (*C.*). [CK 487] Beim krumm Sitzen, feines Leibkneipen. [RAL 282]

Heftiges Kneipen um die Nabel-Gegend, nach Genuss weniger, unschädlicher Speise; durch Aufstossen und Winde-Abgang vergeht es schnell (*Gff.*). [CK 488] Nach Genuß weniger, unschädlicher Speise, heftiges Kneipen um die Nabelgegend, was durch Aufstoßen und einigen Abgang von Blähungen schnell vergeht. [RAL 283]

Kneipen um den Nabel, bis in den Magen, vier Tage und Nächte (zuerst früh, beim Aufstehen); sie musste sich legen, konnte vor Schmerz nicht gerade stehen und die Nacht davor nicht schlafen, unter stetem Froste; erst die zweite Nacht kam Durchfall, der Nachts am schlimmsten war (n. 6 T.). [CK 489]

Kneipen im Bauche bei gutem Stuhlgange. [CK 490] Leibkneipen bei gutem Stuhlgange. [RAL 285]

Kneipende und stechende Schmerzen im linken Unterbauche (*Gff.*). [CK 491] Stechende und kneipende Schmerzen im linken Unterbauche. [RAL 287]

Anhaltendes, drückendes Kneipen im Oberbauche (*Gff.*). [CK 492] Anhaltend drückend kneipende Empfindung im Oberbauche. [RAL 255]

Das Kneipen im Bauche entsteht fast bloss Nachmittags und Abends, und scheint von Blähungen verursacht, nach deren Abgang es verschwindet (*C.*). [CK 493]

Zusammenziehende Empfindung im Unterleibe. [CK 494]

Schneiden im Bauche, wie Kolik, Abends. [CK 495] Abends, Schneiden im Bauche, wie Kolik. [RAL 260]

Leib-Schneiden. [CK 496; RAL 256]

Schneiden im Leibe, nur auf Augenblicke, aber sehr oft. [CK 497; RAL 258]

Schneiden im Leibe, das wie ein Blitz durch den Bauch fährt. [CK 498] Leibschneiden, was wie ein Blitz durch den Leib fährt. [RAL 259]

Reissendes Weh im Unterbauche, nach dem Nabel herauf (n. 48 St.) (*Gff.*). [CK 499; RAL 291]

Reissender Stich im Unterbauche, bis an den Nabel herauf (*Gff.*). [CK 500] Reißender Stich im Unterbauche bis an den Nabel. [RAL 290]

Stechender, beim Athmen verstärkter Schmerz in der linken Bauch- (und Brust-) Seite (*Gff.*). [CK 501] Stechender, beim Athemholen verstärkter Schmerz in der linken Seite des Unterleibes (und der Brust). [RAL 289]

Ein kriebelnd laufendes Stechen tief im Unterbauche (n. 28 St.) (*Gff.*). [CK 502] Stechend kriebelnd laufender Schmerz tief im Unterbauche (n. 28 St.). [RAL 288]

Stumpfe, kneipende Stiche, wie von unten heraus, im Unterleibe (*Gff.*). [CK 503] Kneipende, stumpfe Stiche, wie von unten heraus im Unterleibe (n. 3½ St.). [RAL 286]

Brennen im Unterleibe. [CK 504; RAL 292]

Brennen um die Nabel-Gegend (*Gff.*). [CK 505; RAL 293]

Grosse Angst im Unterleibe. [CK 506; RAL 266]

Schmerz im Unterleibe, wie von Verheben, selbst wenn sie nur Etwas mit der Hand verrichtet, wobei der Arm ein wenig in die Höhe gereckt wird; auch beim Berühren entsteht derselbe Schmerz. [CK 507] Schmerz, wie vom Verheben, im Unterleibe, selbst wenn sie nur etwas mit der Hand verrichtet, wobei der Arm etwas in die Höhe gereckt wird; auch beim Berühren des Unterleibes entsteht derselbe Schmerz. [RAL 261]

Schmerz im Bauche, wie von Verheben oder Verrenken, sobald sie auf der Seite liegt, am meisten in der linken Bauch-Seite. [CK 508] Auf der Seite darf sie nicht liegen, sonst bekömmt sie denselben Schmerz, wie durch's Verrenken oder Verheben, am meisten in der linken Seite des Unterleibes. [RAL 262]

Aeusserlich, am Unterbauche, Wundheits-Schmerz, auch beim Befühlen (n. 4 St.) (*Gff.*). [CK

509] Wundheitsschmerz am Unterbauche, auch beim Befühlen bemerkbar (n. 4¾ St.). [RAL 296]

Wundheits-Schmerz auf einer Stelle unter dem Nabel (*Gff.*). [CK 510] Unter dem Nabel, eine wund schmerzende Stelle. [RAL 295]

Brennender Schmerz in der Haut neben dem Nabel, oft erneuert (n. 4 St.) (*Gff.*). [CK 511; RAL 294]

Zerschlagenheits-Schmerz der Bauch-Muskeln. [CK 512]

In der Schooss-Gegend, rechter Seits, Druckschmerz (*Gff.*). [CK 513] Druck in der rechten Schooßgegend. [RAL 275]

Kneipender Schmerz in der rechten Schooss-Gegend (*Gff.*). [CK 514; RAL 284]

Blähungs-Aufstauung im linken Oberbauche mehr nach dem Rücken zu, mit klemmendem Schmerze. [CK 515] Im linken Oberbauche, unter den kurzen Ribben, nach dem Rücken zu, ein klemmender Schmerz von aufgestaueten Blähungen. [RAL 267] Blähungs-Aufstauung im linken Oberbauche, mehr nach dem Rücken zu. [RAL 297]

Die Blähungen stemmen sich hie und da im Bauche, unter den kurzen Ribben, in der Blasen-Gegend, erregen Klemmen und Drücken, und gehen allmählig mit Hitz-Empfindung im Mastdarme ab (C.). [CK 516]

Die Blähungen treiben Nachmittags den Leib auf (C.). [CK 517]

Die Blähungen erzeugen absatzweise ein Gefühl von Lähmigkeit im linken Schenkel (n. 5 T.) (C.). [CK 518]

Blähungs-Bauchweh, mit Abgang geruchloser Winde (*Gff.*). [CK 519] Blähungs-Bauchweh, mit Abgang geruchloser Blähungen. [RAL 298]

Die Blähungen gehen im Bauche herum und es giebt bald hier, bald da, einzelne Stiche, besonders in der linken Seite, nach den Ribben hin (*Gff.*). [CK 520] Blähungs-Bauchweh; die Blähungen gehen im Bauche herum und es giebt bald hie, bald da, besonders in der linken Seite nach dem Rücken hin, einzelne Stiche. [RAL 299]

Viel Blähungen, mit Kollern und lautem Umgehen im Bauche, Nachmittags (C.). [CK 521]

Es geht ihm im Leibe herum (sogleich.) (*Gff.*). [CK 522; RAL 300]

Es geht ihm tief im Unterbauche herum (*Gff.*). [CK 523] Es geht ihm im Unterleibe herum, tief im Unterbauche. [RAL 301]

Es geht ihm im Bauche herum und viele, theils laute, theils sachte und etwas feuchte Winde gehen ab (*Gff.*). [CK 524] **Es gehet ihm im Bauche herum** und mehre, theils laute, theils sachte, und etwas feuchte Blähungen gehen ab. [RAL 302]

Gluckern in der linken Unterbauch-Seite (*Gff.*). [CK 525; RAL 303]

Hörbares Kollern geht langsam im Leibe herum (n. 3 St.) (*Gff.*). [CK 526; RAL 304]

Starkes Kollern und Poltern im Bauche, acht Tage lang (*C.*). [CK 527]

Hörbares Kollern in der Nabel-Gegend (*Ad.*). [CK 528; RAL 305]

Hörbares Kollern im Bauche, mit etwas Kneipen (*Ad.*). [CK 529; RAL 306: ohne Hervorhebung]

Nach dem Kollern, Abgang vieler Winde (*Ad.*). [CK 530] Nach dem Kollern, Abgang vieler Blähungen. [RAL 307]

Hörbares Kollern im Unterbauche, mit Abgang sachter, fast geruchloser (feuchtwarmer – auch wohl, heißer) Blähungen. [RAL 308]

Unaufhörliches Poltern im Bauche, ohne Stuhldrang. [CK 531]

■ Rektum

Gähren im Bauche, drauf durchfälliger Stuhl mit Abgang faulicht stinkender Winde. [CK 532]

Abgang vieler lauter, geruchloser Winde, bei häufigem Aufstossen (n. 4 T.) (*C.*). [CK 533]

Abgang einiger geruchloser Winde, bei starkem Umgehen der Blähungen im Bauche (n. $\frac{1}{2}$ St.) (*C.*). [CK 534] Winde gehen im Bauche herum und einige gehen geruchlos ab (n. $\frac{1}{2}$ St.). [RAL 309]

Nachmittags plötzlich eine grosse Menge Blähungen, die ohne Beschwerde abgehen (n. 36 St.) (*C.*). [CK 535]

Ungeheurer Abgang geruchloser Winde, früh, beim Erwachen. [CK 536] Früh, beim Erwachen, ungeheurer Abgang von Blähungen, ohne Geruch. [RAL 310]

Selbst das sonst leicht Verdauliche erzeugt viel Blähungen und Auftreibung des Unterleibes. [CK 537; RAL 311]

Blähungen faulen Geruches (n. 1½ St.) (*Gff.*). [CK 538; RAL 312]

Viele sehr übelriechende Blähungen (n. 1 T.) (*C.*). [CK 539]

Abgang faulicht riechender, endlich feuchter Winde unter schmerzhaftem Drängen nach dem Kreuze und von da nach dem Unterleibe (n. 2 St.) (*Gff.*). [CK 540] Unter leibwehartigem Drängen nach dem Kreuze zu und von da nach dem Unterleibe, Abgang sehr fauliger, endlich feuchter Blähungen (n. 2 St.). [RAL 313]

Der Stuhldrang vergeht durch lauten Winde-Abgang (*Gff.*). [CK 541] Der Stuhldrang vergeht durch lauten Blähungsabgang. [RAL 314] Der Stuhldrang vergeht durch lauten Blähungs-Abgang. [RAL 328]

Gefühl, als sollte Stuhl kommen, mit Brennen im After und Blähungs-Abgang (*Gff.*). [CK 542] Blähungsabgang mit Brennen im After und Gefühl, als sollte Stuhlgang kommen. [RAL 315]

Stuhlgang, den einen Tag keinen, den Tag darauf, zweimal Stuhl. [CK 543]

Gänzlich verstopft (n. 67 St.) (*C.*). [CK 544]

Vergebliches Nöthigen zum Stuhle (n. 80 St.) (*Gff.*). [CK 545; RAL 335]

Vergebliches Nöthigen zum Stuhle; es gingen nur Winde ab, mit schmerzhaftem Druck im Mastdarme. [CK 546]

Vergeblicher Stuhldrang, Abends (n. 36 St.). [CK 547]

Plötzliches Nöthigen zum Stuhle, wie Vollheit im Mastdarme, das aber bald verging (*Ad.*). [CK 548] Plötzliches Gefühl von Vollheit im Mastdarme, wie zum Stuhlgange – welches bald verging. [RAL 327]

Wie Noththun zum Stuhle, ein Gefühl im Leibe und Kreuze, ohne Erfolg (*Gff.*). [CK 549] Leib- und Kreuzschmerz, wie Noththun zum Stuhle. [RAL 329]

Heftiger Stuhldrang mit Kriebeln im After und Druck auf die Blase, nach dem Kreuze zu, wie eine Hämorrhoidal-Kolik, in Absätzen; statt des Stuhles darauf heftige, wehenartige Schmerzen im Unterbauche, nach vorn und hinten, mit Brennen im After und Gefühl, wie zum Durchfalle; nach den Wehen, bei grosser Anstrengung sodann ein wenig, aus weichen Stücken bestehender Koth-Abgang, unter Aufhören der Schmerzen (*Gff.*). [CK 550] Eine Art Hämorrhoidal-Kolik: heftiger Stuhldrang, Kriebeln im After und heftiger Druck auf die Blase und nach dem Kreuze zu, in Absätzen krampfhaft wiederkehrend; es scheint ungeachtet des starken Dranges doch kein Stuhlgang kommen zu wollen, dagegen entstehen heftige, wehenartige Schmerzen im Unterbauche nach vorne und hinten zu, mit Brennen im After und einem Gefühle, als sollte Durchfall kommen; beim Versuche zum Stuhle kömmt nach einer solchen Wehe und nach vieler Anstrengung etwas, aus weichen Stücken bestehender Koth hervor, womit sogleich Stuhl-drang und Leibweh vorüber sind. [RAL 330]

Noththun zum Stuhle, nach dem Frühstücke, der, obgleich nicht hart, doch nur mit vielem Pressen abgeht (*Gff.*). [CK 551] Nach dem Frühstücke, Noththun zum Stuhle, welcher, obgleich nicht hart, doch nur mit vielem Pressen abgeht. [RAL 331]

Starkes Nöthigen zum Stuhle, der nur gering und hart abgeht (*Gff.*). [CK 552] Starkes Nöthigen zum Stuhle, wovon doch nur wenig und hart abgeht (n. 50 St.). [RAL 332]

Zwängen auf den Stuhl, im Mastdarme. [CK 553]

Erst ungewöhnlich spät, Abends 10 Uhr, Stuhl, mit Kollern im Leibe (n. 44 St.) (*C.*). [CK 554]

Die erste Woche seltener, harter Stuhl, nur alle 2, 3 Tage. [CK 555]

Alle 2, 3 Tage harter Stuhl. [CK 556]

Harter Stuhl (*Gff.*). [CK 557] Harter Stuhlgang (n. 62 St.). [RAL 333]

Harter, verspäteter Stuhl, mit viel Anstrengung (n. 30 St.) (*Gff.*). [CK 558] Harter Stuhlgang und weit später abgehend, als gewöhnlich, mit viel Anstrengung (n. 36 St.). [RAL 334]

Zäher, geringer, nicht gehörig zusammenhängen-der Stuhl mit Unthätigkeit des Mastdarms (n. 6 T.) (*C.*). [CK 559]

Zum zweiten Male Stuhl (n. 14 St.) (*C.*). [CK 560]

Breiiger Stuhl mit Brennen im Mastdarme. [CK 561] Breiiger Stuhl, welcher Brennen im Mast-darme verursacht. [RAL 317]

Dünnerer Stuhl, als gewöhnlich, mit Drängen dazu (n. 20 St.) (*C.*). [CK 562]

Durchfall (n. 48 St.). [CK 563]

Scharfer Stuhlgang, bei belegter Zunge. [CK 564; RAL 345]

Schleim-Abgang, bei Drang auf den After. [CK 565]

Schleim geht dem Stuhle voraus, dann harter, dann weicher Koth, darauf schneidender Bauch-schmerz; die erste Woche hindurch. [CK 566] Die erste Woche geht beim Stuhlgange voraus Schleim, dann folgte harter, dann weicher Koth und hinterdrein schneidender Bauchschmerz. [RAL 336]

Viel Schleim-Abgang mit dem Stuhle. [CK 567] Stuhl, mit viel Schleimabgang. [RAL 337]

Viel Schleim-Abgang aus dem Mastdarme, meh-rere Tage hindurch. [CK 568] Abgang vielen Schleims aus dem Mastdarme, mehre Tage hin-durch. [RAL 338]

Gelblicher, fadenartiger Schleim umwindet den Stuhl, **welcher am letzten Theile des Kothes** **völlig blutig ist** (Ad.). [CK 569] Der Stuhlgang ist mit gelblichem, fadenartigem Schleime um-wunden, welcher am letzten Theile des Kothes völlig blutig ist. [RAL 339] Der letzte Theil des Stuhlgangs ist mit Blut gefärbt. [RAL 343]

Alle 6, 7 Minuten schreit das Kind überlaut, wäh-rend ihm jedes Mal, statt des Stuhles, Schleim mit Blut abgeht. [CK 570]

Vor dem Stuhle, Leibschneiden. [CK 571]

Vor dem Stuhle, quer durch den Bauch ziehender Schmerz (*C.*). [CK 572] Quer durch den Unterleib ziehender Schmerz vor dem Stuhlgange. [RAL 319]

Bei jedem Stuhlgange, Blut-Abfluss. [CK 573; RAL 341]

Blutfluss aus dem After, beim Stuhlgange. [CK 574]

Beim Stuhlgange (wenigen, harten, stückigen Kothes), Brennen im After (*C.*). [CK 575] Beim Stuhlgange wenigen, harten, nicht zusammen-hängenden Kothes, Brennen im After. [RAL 318]

Beim Stuhlgange, Schneiden im After (*C.*). [CK 576; RAL 321]

Beim Stuhlgange, Stechen im Mastdarme, wie mit Nadeln. [CK 577] Beim Stuhlgange sticht's im Mastdarme, wie mit Nadeln. [RAL 323]

Beim harten Stuhl, schneidender Schmerz im After (*Gff.*). [CK 578] Der harte Stuhlgang geht mit einem schneidenden Schmerze im After ab. [RAL 322]

Nach dem Stuhle, mehrmaliges Leibweh nach dem Kreuze und der Blase hin, fast wie nach Rhabar-ber (*Gff.*). [CK 579] Nach dem Stuhlgange, mehr-maliges Leibweh nach dem Kreuze zu und nach der Blase hin, fast wie nach Rhabarber. [RAL 351]

Nach dem Stuhlgange, drängendes oder klem-mendes **Leibweh** (*Gff.*). [CK 580] Nach dem Stuhlgange, drängendes Leibweh. [RAL 352] Nach dem Stuhlgange, klemmendes Leibweh. [RAL 353]

Nach hartem, geringem Früh-Stuhle, kneipendes Stechen in der linken Unterbauch-Seite und unvollkommne Stuhl-Anregung, wie ein Druck auf den Mastdarm, den ganzen Tag über (n. 4 T.) (*Gff.*). [CK 581] Früh, nach hartem, wenigem Stuhlgange, ein kneipendes Stechen in der lin-ken Unterbauchseite und unvollkommne Anre-gungen zum Stuhle, wie ein Druck auf den Mastdarm, den ganzen Tag über (n. 4 Tagen). [RAL 354]

Nach dem Stuhle, gänzliche Leerheit im Bauche, vorzüglich beim Gehen bemerkbar (*C.*). [CK 582]

Nach dem Stuhlgange, gänzliche Leerheit im Unterleibe, vorzüglich beim Gehen bemerkbar. [RAL 355]

Nach dem Stuhle, angeschwollen im Leibe, wie Verhärtung (d. 2. T.). [CK 583]

Nach dem Stuhle, Brennen im After. [CK 584]

Nach dem Stuhle, Abspannung. [CK 585]

Nach dem Stuhle, Aengstlichkeit mit Zitter-Empfindung und unwillkührlichen Bewegungen. [CK 586]

Nach dem Stuhle, zittrige Schwäche. [CK 587]

Am After, Beissen (*Gff.*). [CK 588] Beißen am After. [RAL 326]

Drückender Schmerz im After (*Gff.*). [CK 589; RAL 277]

Nagen im Mastdarme, ausser dem Stuhle. [CK 590]

Kneipen im Mastdarme ausser dem Stuhle. [CK 591]

Stiche nach dem After zu. [CK 592]

Ein Paar heftige Stiche im After, Abends (*C.*). [CK 593] Abends, ein paar heftige Stiche im After. [RAL 320]

Ein sehr schmerzhafter Stich durch den Mastdarm und After vom Steissbeine aus, wie mit einer heissen Nadel (n. 6 T.) (*C.*). [CK 594]

Kriebeln im Mastdarme und Plage von Maden-Würmern. [CK 595]

Abgang von Madenwürmern. [CK 596]

Jücken am After, früh im Bette, durch Kratzen vermehrt und dann Brennen (*C.*). [CK 597; RAL 325]

Jücken am After, und nach Reiben, Brennen darin (*Gff.*). [CK 598; RAL 324]

Brennen, rechts am After (n. 6 St.) (*Gff.*). [CK 599; RAL 316]

Brennen am After, mit widrigem Trockenheits-Gefühle darin (n. 7 T.) (*C.*). [CK 600]

Brennen und Stechen am After. [CK 601]

Blutdrang nach dem After. [CK 602; RAL 340]

Geschwollne, schmerzhafte After-Blutknoten. [CK 603] Geschwollene After-Blutknoten (blinde Hämorrhoiden,) welche schmerzen (n. 2 Tagen). [RAL 342]

An den After-Blutknoten, kitzelndes Jücken. [CK 604]

Ausfluss reinen Blutes aus dem Mastdarme, unter reissenden Schmerzen mehrere Tage lang; (bei einer jungen Frau, die nie dergleichen gehabt) (n. 7 T.) (*C.*). [CK 605]

Ausfluss einer scharfen, beizenden Feuchtigkeit aus dem Mastdarme (n. 24 St.). [CK 606] Aus dem Mastdarme geht eine scharfe, beizende Feuchtigkeit (n. 24 St.). [RAL 344]

Eine klebrige, dumpfriechende Feuchtigkeit dringt Nachts in Menge aus dem After. [CK 607] Nachts dringt eine klebrige, dumpf riechende Feuchtigkeit in Menge aus dem After. [RAL 346]

Nässen des Afters, mit Drang darauf, beim Harnen. [CK 608]

Wundheit am After. [CK 609; RAL 349]

Wundheit am Mittelfleische, mit schmerzhaftem Jücken bei Berührung. [CK 610] Wundheit am Mittelfleische; bei Berührung jückt die Stelle schmerzhaft. [RAL 348]

Wundheit mit Jücken und Feuchten des Mittelfleisches, Nachts. [CK 611] Nachts, Feuchten des Mittelfleisches, vom After bis zum Hodensacke, mit Jücken und Wundheit. [RAL 347]

Stich-Schmerz im Mittelfleische, nahe am After (*Gff.*). [CK 612; RAL 350]

Drückender Wundheits-Schmerz unter dem Steissbeine (*Gff.*). [CK 613] Unter dem Steißbeine, drückender Wundheitsschmerz. [RAL 278]

Ein grosser, rother Knoten, dicht am After, mit einem schwarzen Blüthchen darauf, wenig jückend. [CK 614]

■ **Harnwege**

Der Harn geht viel sparsamer ab (n. 48 St.) (*Gff.*). [CK 615; RAL 364]

Viel Neigung, Urin zu lassen, der jedoch langsam abging. [CK 616]

Drängen auf den Harn, wohl alle Stunden. [CK 617]

Pressen auf die Blase, oft am Tage, doch konnte sie den Harn aufhalten. [CK 618] Oft am Tage, Pressen auf die Blase; doch konnte sie den Harn aufhalten. [RAL 366]

Er muss Nachts mehrmals zum Harnen aufstehen, und es geht mehr Urin ab, unter Drücken auf die Blase. [CK 619] Er muß Nachts mehrmals zum Harnen aufstehn und es geht mehr Urin ab; es drückt dabei auf die Blase. [RAL 365]

Viel Urin-Abgang, nach wenigem Trinken (n. 6 St.) (*Gff.*). [CK 620] Nach wenigem Trinken, viel Urinabgang (n. 6 St.). [RAL 363]

Reichlicher, hellgelber Harn (n. 24 St.) (*C.*). [CK 621]

Etwas dicker, milchichter Urin zu Ende des Harnens. [CK 622]

Dunkelfarbiger Harn. [CK 623] Der Harn ist dunkelfarbig. [RAL 357]

Dunkler, rother Harn, bei Rauhheit der Kehle (*Gff.*). [CK 624] Rother, dunkler Urin, bei Rauheit der Kehle. [RAL 358]

Dunkelrother Harn, als wäre er mit Blut gemischt (n. 2 T.). [CK 625; RAL 359: ohne Hervorhebung]

Röthlicher, trüber Urin. [CK 626] Der Urin ist röthlich und trübe. [RAL 356] Röthlicher, trüber Urin. [RAL 360]

Der Urin bleibt hell, setzt aber doch etwas Gries ab. [CK 627]

Rother Satz des Urins. [CK 628] Rother Harnsatz. [RAL 361]

Sehr strenger Geruch des Urins. [CK 629] Urin sehr strengen Geruchs. [RAL 362]

Beim Harnen, Jücken an der weiblichen Scham. [CK 630]

Beim Harnen, Stechen in der weiblichen Scham. [CK 631]

Brennen in der Harnröhre beim Uriniren. [CK 632]

Beim Harnen, äusserst schmerzhaftes Brennen und Zwicken in der Harnröhre. [CK 633]

Beim Harnen, oft ein Reissen in der Harnröhre; die letzten Tropfen bestehen aus Schleim und gehen schmerzhaft ab. [CK 634] Beim Harnen, oft ein Reißen in der Harnröhre; die letzten Tropfen bestehn aus Schleim und ziehen schmerzhaft ab. [RAL 367]

Nach dem Harnen, früh, Reissen und Ziehen in der Harnröhre (*Gff.*). [CK 635] Früh, nach dem Uriniren, Reißen und Ziehen in der Harnröhre. [RAL 368]

Verengerung der Harnröhre, jeden Morgen. [CK 636]

Kneipende Schmerzen in der Harnröhre (fast sogleich). [CK 637]

- ■ **Geschlechtsorgane**

An der Vorhaut, Jücken und Wundsein. [CK 638; RAL 369]

Starkes Jücken, Wundheit und ein Bläschen, innerhalb an der Vorhaut. [CK 639] An der Vorhaut, ein starkes Jücken und innerhalb, ein Bläschen und eine wunde Stelle. [RAL 370]

In den Hoden und im Hodensacke, Kriebeln. [CK 640] Kriebeln in den Hoden und im Hodensacke. [RAL 371]

Jücken, neben dem Hodensacke, am Oberschenkel, mit Feuchten der Stelle (n. 24 St.). [CK 641] **Jücken neben dem Hodensacke, oben am Oberschenkel; die Stelle feuchtet (n. 24 St.)** [RAL 372]

Geschwulst des Hodensackes, hart anzufühlen. [CK 642] Geschwulst des Hodensacks, welche hart anzufühlen ist. [RAL 373]

Starkes Jücken am Schamberge. [CK 643]

Gänzlich mangelnder Geschlechtstrieb, früh, selbst durch sinnliche Vorstellungen nicht erregbar (n. 24 St.) (*Gff.*). [CK 644; RAL 376]

Regerer Geschlechtstrieb (n. 49 T.). [CK 645]

Häufige Erektionen (n. 24 St.) (*C.*). [CK 646]

Oefters anhaltende Erektionen, drei Tage nach einander. [CK 647]

Stete Erektionen, die Nacht, ohne wohllüstige Empfindung oder Phantasie (*Gff.*). [CK 648] Beständige Ruthe-Steifigkeit, die Nacht, ohne wohllüstige Empfindung oder Phantasie. [RAL 375]

Pollution, ohne Träume. [CK 649]

Oeftere Pollution, ohne viel Empfindung. [CK 650]

Heftige, die Nerven schmerzhaft erschütternde Pollution, und darauf heftiges Brennen vorn in der Harnröhre, mit argem Schneiden und Brennen beim Harnen, das lange anhielt und sich bei leisem äussern Drucke erneuerte (*Gff.*). [CK 651] Eine, die Nerven heftig und schmerzhaft erschütternde Pollution, worauf ein äußerst heftiges Brennen vorne in der Harnröhre erfolgte und beim Harnen, ein arges Schneiden und Brennen, was lange anhielt und bei leisem, äußerm Drucke sich erneuete. [RAL 374]

Im Beischlafe schneller Abgang des Samens, und darauf Brausen des Blutes im Kopfe. [CK 652]

Abgang von Vorsteherdrüsen-Saft, beim Drücken zum Stuhlgange. [CK 653]

An der weiblichen Scham und am After, Jücken. [CK 654]

Hitze und Röthe in der Scham. [CK 655]

Brennen an der weiblichen Scham. [CK 656; RAL 378]

Starke Wundheit an der weiblichen Scham, nach vorne zu, Abends. [CK 657; RAL 377]

Schwämmchen (Aphthen) an der Scham. [CK 658]

Rothe, wunde, wie Geschwürchen aussehende Stellen an der Scham, die bloss jücken, nicht schmerzen; unter Abgang von Weissfluss. [CK 659]

Schrundender Schmerz an der weiblichen Scham, unter Weissfluss-Abgang, zwei Tage lang; drauf Ausbruch des Monatlichen, das viele Monate gefehlt, drei Tage fliessend, doch ganz schwarz; darnach nur sehr wenig Weissfluss, ohne Schrunden. [CK 660] Ein schründender Schmerz an der weiblichen Scham, unter vielem Abgange von Weißfluß, zwei Tage lang, drauf Ausbruch des Monatlichen, was viele Monate vorher ausgeblieben war, drei Tage lang fließend, doch ganz schwarz; hinterdrein nur sehr wenig Weißfluß, ohne Schründen. [RAL 379]

Regel 5 Tage zu früh (n. 21 T.). [CK 661; RAL 380]

Regel 6 Tage zu früh (d. 2. T.). [CK 662]

Die Regel tritt 5 Tage zu spät ein, (Nachwirkung) (d. 55. T.). [CK 663]

Das sechs Tage später kommende Monatliche war wie beizend und machte die Theile wund. [CK 664]

Das abgehende Monats-Blut ist dick und von starkem Geruche. [CK 665]

Vor Eintritt der Regel, arges Jücken einer Flechte. [CK 666] Arges Jücken einer Flechte, vor Eintritt des Monatlichen. [RAL 384]

Gleich vor der Regel, jückender Ausschlag im Nacken und zwischen den Schultern. [CK 667]

Gleich vor der Regel, Zieh-Schmerz vom Unterbauche bis ins Kreuz. [CK 668]

Vor Ausbruch der Regel, Leibweh, wie Krämpfe, von früh bis Abend. [CK 669] Gleich vor Ausbruch der Regel, Leibweh, wie Krämpfe, von früh bis Abend. [RAL 381]

Beim Monatlichen, Schneiden im Unterbauche. [CK 670] Schneiden im Unterbauche, beim Monatlichen. [RAL 383]

Beim minder fliessenden Monatlichen, viel Leibschneiden, Rückenweh, und Schmerz in allen Knochen, wie zerschlagen. [CK 671]

Bei der Regel, heftiger Kopfschmerz, der ihr die Augen zusammenzog. [CK 672] Bei der Regel, sehr heftiger Kopfschmerz, was ihr die Augen ganz zusammenzog. [RAL 382]

Bei der Regel, Brennen in den Händen und Fusssohlen. [CK 673]

Weissfluss, nach dem Harnen abgehend (d. 12. T.). [CK 674]

Abgang weissen Schleimes aus der Scheide (n. 4 T.). [CK 675; RAL 386]

Viel ganz dünner Weissfluss, früh, beim Aufstehen, und dann den ganzen Tag nicht wieder. [CK 676] Früh, beim Aufstehn, viel, ganz dünner Weißfluß und dann den ganzen Tag nicht wieder. [RAL 385]

Milchfarbiger Weissfluss, der sie wund macht (n. 12 T.). [CK 677]

Dicklicher, gelblich weisser Scheide-Fluss. [CK 678]

Grünlicher Scheide-Fluss (d. 6. T.). [CK 679]

Blutiger Schleim aus der Scheide (d. 6. T.). [CK 680]

Beim Scheide-Fluss, Wundheit und Rohheit in den Schamtheilen. [CK 681]

▪ Atemwege und Brust

Uebel riechender Athem. [CK 682]

Oefteres Niesen mit stetem und heftigem Kriebeln und Kitzeln in der Nase und katarrhalischer Rauhheit in derselben und oben in der Brust, Nachts im Bette (*Gff.*). [CK 683] **Oefteres Nießen mit stetem und heftigem Kitzeln und Kriebeln in der Nase** und katarrhalischer Rauheit in der Nase und oben in der Brust, Nachts im Bette. [RAL 391]

Wiederholtes starkes Niesen (n. 5 St.) (*C.*). [CK 684]

Sehr häufiges Niesen, ohne Schnupfen (*Gff.*). [CK 685; RAL 392]

Niesen, mit Thränen des linken Auges, wovon Beissen im innern Winkel entsteht (*Gff.*). [CK 686] Nießen, mit Thränen des linken Auges, welche im innern Winkel Beißen verursachen. [RAL 393]

Heftiges Niesen, und darauf stark beissender Schmerz über und in der Nase, mit Thränen der Augen, wie beim Ausbruche argen Schnupfens; auch beim Schnauben derselbe Schmerz (*Gff.*). [CK 687] Heftiges Nießen mit nachherigem, stark beißendem Schmerze über und in der Nase und Thränen der Augen, wie wenn arger Schnupfen ausbrechen will; auch beim Schnauben entstand dieser Schmerz in der Nase. [RAL 394]

Unvollkommner, versagender Reiz zum Niesen, bald stärker, bald schwächer (*Gff.*). [CK 688] Unvollkommner, versagender Reiz zum Nießen, bald stärker, bald schwächer wiederkehrend. [RAL 396]

Niesen, mit Stichen im Unterleibe (*Gff.*). [CK 689] Nießen, welches Stiche im Unterleibe hervorbringt. [RAL 397]

Niesen, mit Brennen auf einem grossen Theile des rechten Bauches (*Gff.*). [CK 690] Nießen, was ein Brennen auf einem großen Theile des rechten Unterleibes zur Folge hat. [RAL 398]

Vergeblicher Niese-Reiz unter Kriebeln in der linken Nasenhöhle, die darauf feucht, nach dem Ausschnauben im rechten Loche verstopft ward, mit schnupfigem Kriebeln und Beissen in der linken Gaumen-Seite (n. 5 St.) (*Gff.*). [CK 691] **Vergeblicher Reiz zum Nießen, unter Kriebeln in der linken Nasenhälfte;** dann ward sie feucht und nach dem Ausschnauben blieb das rechte Nasenloch verstopft; dabei etwas Schnupfengefühl – ein Kriebeln und Beißen an der linken Gaumseite (n. 5 St.). [RAL 401]

Verstopfung des linken Nasenloches, eine Stunde lang (*Gff.*). [CK 692; RAL 387]

Verstopfung des linken Nasenloches (n. 1½ St.) (*C.*). [CK 693] Das linke Nasenloch ist verstopft (n. 1½ St.). [RAL 388]

Verstopfung des linken Nasenloches, nach Niesen (*Gff.*). [CK 694] Nießen, mit drauf folgender Verstopfung des linken Nasenlochs. [RAL 389]

Stock-Schnupfen. [CK 695; RAL 390]

Stockschnupfen mit Kratzen im Halse. [CK 696]

Stockschnupfen, mehrere Tage. [CK 697]

Gefühl eines beginnenden Schnupfens in der Nasenwurzel (*Ad.*). [CK 698] In der Nasenwurzel, das Gefühl eines anfangenden Schnupfens. [RAL 399]

Pressen in der Wurzel und den Knochen der Nase, wie bei einem starken Schnupfen; doch hat er Luft durch dieselbe (*Ad.*). [CK 699] Pressender Schmerz in der Nasenwurzel und in den Nasenknochen, wie bei einem starken Schnupfen; doch hatte er Luft durch die Nase. [RAL 400]

Schnupfen-Reiz, mehrere Tage, Nachts und früh, beim Erwachen, der sich (zuweiliges Niesen ausgenommen) am Tage verlor (*Gff.*). [CK 700] Mehre Tage, Nachts und früh beim Erwachen, Schnupfenreiz, der sich (zuweiliges Nießen ausgenommen) am Tage verlor. [RAL 403]

Jückender Reiz in der Nase, mit vermehrter Feuchtigkeit (n. 7 St.) (*C.*). [CK 701]

Vermehrte Feuchtigkeit in der Nase, (nach vorheriger Verstopfung) (n. 3 St.) (*C.*). [CK 702]

Auslaufen des Nasen-Schleims, unter Kriebeln im rechten Nasenloche, dann heftiges Niesen, Thränen des rechten Auges und Schnupfen (*Gff.*). [CK 703] Kriebeln im rechten Nasenloche, Auslaufen des Nasenschleims, dann heftiges Nießen, Thränen des rechten Auges, Schnupfen. [RAL 395]

Abgang grünen Schleimes aus der Nase. [CK 704]

Fliess-Schnupfen mit Niesen (fast sogleich.) (*Gff.*). [CK 705; RAL 402]

Fliess-Schnupfen, alle Abende. [CK 706]

Starker Fliess-Schnupfen. [CK 707; RAL 404]

Schnupfen mit Katarrh (n. 7 T.). [CK 708] Schnupfen und Katarrh (n. 7 Tagen). [RAL 405]

Arger Schnupfen mit Heiserkeit und Rohheit auf der Brust (d. 2. T.). [CK 709]

Trockenheits-Gefühl im Halse und an den Choanen. [CK 710]

Ungewöhnliches Trockenheits-Gefühl in der Luftröhre, wogegen Räuspern nichts hilft, mehrere Tage lang (n. 3 T.) (*C.*). [CK 711]

Heiserkeit, Abends (n. 12 T.). [CK 712; RAL 406]

Früh, fast stimmlos. [CK 713]

Katarrh, dass er kaum laut sprechen konnte (n. 8 T.). [CK 714; RAL 407]

Plötzlich grosse Heiserkeit, Abends, dass er fast keinen Laut von sich geben konnte, mit starker Engbrüstigkeit, die ihm beim Gehen im Freien fast allen Athem benahm (n. 6 T.). [CK 715] Abends, plötzlich große Heiserkeit, so daß er fast keinen Laut von sich geben konnte, mit starker Engbrüstigkeit, so daß er beim Gehen im Freien fast keinen Athem hatte (n. 6 Tagen). [RAL 408]

Heiserkeit und Rauhheit der Kehle, dass sie ohne grosse Anstrengung nicht laut sprechen konnte. [CK 716] Rauheit und Heiserkeit der Kehle; ohne große Anstrengung konnte sie nicht laut sprechen. [RAL 409]

Geringe Rauhigkeit der Sprache, wie beengt oder von Sprechen angegriffen (n. 3 T.) (*C.*). [CK 717]

Starke Rauhheit der Kehle mit tiefer Rauhheit der Stimme, die ihm versagt, wenn er sie anstrengt; doch ohne Schmerz im Halse (*Gff.*). [CK 718] Starke Rauhheit der Kehle; die Stimme ist tief und rauh und wenn er dieselbe anstrengt, versagt sie – doch ohne Schmerz im Halse beim Schlingen. [RAL 410]

Rauhheit auf der Brust und öfterer Husten-Reiz (*Gff.*). [CK 719; RAL 411]

Rauhheits-Gefühl hinten im Halse (n. 3 T.) (*C.*). [CK 720]

Kratzen im Halse (n. 3 T.) (*C.*). [CK 721]

Kratzen im Halse, Abends und Morgens, was sie zum trocknen Husten reizt. [CK 722] Abends und Morgens, Kratzen im Halse, was sie zum trocknen Husten reizt. [RAL 412]

Kratzig im Halse, mit etwas Husten, wobei besonders das linke Auge thränt (*Gff.*). [CK 723; RAL 413]

Starkes Kriebeln im Halse, durch Räuspern nur kurz zu tilgen, mit viel Speichel-Zufluss (*Gff.*). [CK 724] Starkes Kriebeln im Halse, durch Räuspern auf kurze Zeit zu tilgen, mit viel Speichelzufluß. [RAL 419]

Kriebeln im oberen Theile der Luftröhre, als sässe da Etwas fest, zum Husten reizend (n. 3 St.) (*Gff.*). [CK 725; RAL 414]

Es kriebelt und jückt in der Kehle, mit Pfeifen beim Athmen; es sitzt ihm fest auf der Brust, und er muss Abends, nach dem Niederlegen, trocken husten. [CK 726]

Nach Vergehen des Schnupfens liegt es ihm sehr auf der Brust, auf der es kocht und röchelt; er kann Nachts vor Luft-Mangel nicht im Bette bleiben, und der Husten, der ihn bis zum Erbrechen angreift, löst sich schwer. [CK 727]

Früh nach dem Aufstehen liegt es ihm fest auf der Brust, wie Katarrh, und er muss einige starke Husten-Stösse thun, die ihm aber schmerzhaft durch den Kopf fahren. [CK 728]

Leichte Husten-Anfälle von wenigen Stössen (n. 5 Min.), wiederholten sich am 3ten Tage um dieselbe Zeit (C.). [CK 729]

Husten, von Jücken in der Kehle, (mit zähem salzigen Auswurfe), Abends, bei Schlafengehen und früh, eine Stunde nach dem Aufstehen (C.). [CK 730] Jücken in der Kehle, zum Husten reizend (mit zähem, salzigem Auswurfe), Abends bei Schlafengehn und früh, eine Stunde nach dem Aufstehn. [RAL 415]

Husten-Reiz, öfters wiederkehrend, hinten im Halse, mit kurzem Husten (*Gff.*). [CK 731] **Hustenreiz** hinten im Halse, mit kurzem Husten, **öfters wiederkehrend**. [RAL 418]

Heftiger Kitzel-Husten, mit weisslichem Auswurfe, früh, nach dem Erwachen. [CK 732]

Halbwillkührlicher, rauher Husten, von stetem Rauhheits-Gefühle und Kriebeln im Halse (*Gff.*). [CK 733] Stetes Rauhheitsgefühl im Halse, mit Kriebeln und öfterm, halbwillkürlichem, rauhem Husten, welches Schmerz im obern Theile der Brust verursacht. [RAL 420]

Husten, von Reiz und Kriebeln im Halse, in einigen tiefen Stössen, von denen die Brust, wie eingedrückt, schmerzt (*Gff.*). [CK 734] Nach Kriebeln und Reiz im Halse, einige tiefe Hustenstöße, wovon die Brust wie eingedrückt schmerzt. [RAL 421]

Husten-Reiz, wie von Schwefeldampfe, mit Würgen. [CK 735; RAL 416]

Oefterer Husten von Reiz oben auf der Brust und Rauhigkeit und Kratzen im Halse (n. 3 T.) (C.). [CK 736]

Nach jedem Ausathmen muss er trocken husten, wobei ihn Wärme und Schweiss überläuft. [CK 737]

Husten, nach der geringsten Verkältung, früh, beim Aufstehen aus dem Bette, oder wenn sie aus dem warmen Zimmer in ein kaltes kommt. [CK 738]

Husten, jedes Mal, sobald er sich satt gegessen hat. [CK 739]

Abend-Husten, im Bette, und vor dem Schlafengehen. [CK 740] Husten, Abends im Bette. [RAL 424]

Nacht-Husten in wiederholten Stössen, mit immer wiederkehrendem Reize dazu. [CK 741]

Kurzer (Kotz-) Husten, Abends. [CK 742]

Er muss Abends so oft räuspern, dass ihm der Kehlkopf wie roh und wund wird. [CK 743]

Oeftere Anstösse kurzen Hustens (*Gff.*). [CK 744; RAL 417]

Krampf-Husten, täglich in 3, 4 Anfällen. [CK 745; RAL 425]

Krampf-Husten, Abends, fünf Stunden lang, (von zu raschem Gehen?) (d. 16. T.). [CK 746]

Angreifender Husten, bei Engbrüstigkeit und Brennen auf der Brust. [CK 747] Bei Engbrüstigkeit und Brennen auf der Brust, ein angreifender Husten. [RAL 427]

Husten, welcher Erbrechen und Würgen hervorbringt, Abends. [CK 748] (Abends, Husten, welcher Erbrechen und Würgen hervorbringt.) [RAL 426]

Rauher Husten, ohne allen Auswurf. [CK 749]

Schleim-Auswurf aus dem Kehlkopfe, durch kurzen (Kotz-) Husten. [CK 750] Schleimauswurf aus dem Kehlkopfe durch Kotzen oder kurzen Husten. [RAL 428]

Auswurf ganzer Stücke grünen Schleimes. [CK 751; RAL 429]

Arger Husten, mit vielem gelblichen Eiter-Auswurfe, und Stich-Schmerz beim Athmen im linken Hypochondrium, dem starkes Stechen oben, in der linken Brust, nachfolgt. [CK 752]

Beim rauhen Husten, Schmerz im obern Theile der Brust (*Gff.*). [CK 753]

Beim Husten, Schmerz auf der Brust, wie rohes Fleisch. [CK 754; RAL 422: in Klammern]

Beim Husten, arger Schmerz im Kehlkopfe und in der Gegend des Schildknorpels, wie geschwürig. [CK 755]

Beim Husten, schmerzhafte Stiche durch den Kopf. [CK 756]

Beim Husten-Reize, Abends, ein Frösteln und Ziehen in den Backen. [CK 757; RAL 423]

Der Athem blieb gleich weg, wenn sie anfing einzuschlummern, bei vermehrtem Schwindel. [CK 758]

Beim Umwenden im Bette ist sie ausser Athem. [CK 759]

Drang zum tief Athmen, mit Stöhnen. [CK 760]

Er muss tief Athem holen, mit Anstrengung der Brust, des Unterleibes, Rückens, Nackens und Kopfes, unter Aufhebung der Füsse. [CK 761]

Schwieriges Athmen, mehr beim Sitzen. [CK 762; RAL 464]

Schwerer Athem, Abends, beim Liegen, mit Klopfen im Kopfe. [CK 763] Abends, beim Liegen im Bette, schwerer Athem und Klopfen im Kopfe. [RAL 462]

Schwerathmigkeit von belegter Brust. [CK 764]

Schweres Athmen, Vollheit der Brust und Herzklopfen, selbst bei kleiner Bewegung, am meisten gegen Abend. [CK 765]

Kurzathmigkeit und Beängstigung auf der Brust; er konnte nicht sitzen und musste beständig herumgehen, 10 Tage lang. [CK 766]

Grosser Engbrüstigkeit wegen, muss sie langsamer gehen, als sonst. [CK 767]

Sehr beengt und ermattet auf der Brust, beim Erwachen. [CK 768]

Beengung auf der Brust und kurzer Athem, wie von heraufdrückenden Blähungen (n. 41 St.) (*Gff*.). [CK 769; RAL 458]

Beengendes, drückendes Gefühl auf der Brust, wie aus dem Unterleibe und von Blähungen erzeugt (*C*.). [CK 770]

Beklemmungs-Gefühl auf der Brust, das nach Aufstossen sogleich vergeht. [CK 771; RAL 459]

Krampfhafte Beklemmung und Zusammenziehung der Brust, 3, 4 Minuten lang. [CK 772; RAL 456]

Wie zusammengepresst in der Brust und den Schultern, früh, nach dem Aufstehen aus dem Bette. [CK 773] Früh, nach Aufstehn aus dem Bette, Brust und Schultern wie zusammen gepreßt. [RAL 460]

Zusammenschnürung der Brust, in öftern Anfällen mit Verhinderung des Athmens. [CK 774] Oeftere Anfälle von Zusammenschnürung der Brust, die den Athem auf Augenblicke hindert. [RAL 465]

Ganz kalter Athem; auch Kälte im Halse, dem Munde und den Zähnen. [CK 775] (Der Athem ist ganz kalt; auch Kälte im Halse, dem Munde und den Zähnen.) [RAL 463]

Beim Einathmen, ein Drücken in der Luftröhre. [CK 776]

Beim Athemholen, schmerzhaftes Klopfen im Kopfe und den Zähnen. [CK 777]

In der Brust, Schmerz, wie von versetzten Blähungen. [CK 778] Schmerz in der Brust, wie von versetzten Blähungen. [RAL 457]

Schmerz bei Ausdehnung der Brust. [CK 779; RAL 461: in Klammern]

Dumpfer Schmerz auf dem Brustbeine, auf einer kleinen Stelle gleich über der Herzgrube, wie beim Vorbücken und auch beim Betasten erregbar (*Gff*.). [CK 780] Auf dem Brustbeine, gleich

über der Herzgrube, ein beim Vorbücken und auch beim Betasten erregbarer, dumpfer Schmerz auf einer kleinen Stelle. [RAL 469]

Stumpfer Schmerz, erst in der linken, dann in der rechten Brust, mehr beim Aus- als beim Einathmen fühlbar (*Gff*.). [CK 781] Stumpfer Schmerz erst in der linken, dann in der rechten Brust, beim Ausathmen fühlbarer, als beim Einathmen. [RAL 437]

Stumpfer Schmerz auf der rechten Brust (n. 6 St.) (*Gff*.). [CK 782; RAL 438]

Rheumatischer Schmerz von den linken Ribben, bis zur Hüfte (*Gff*.). [CK 783] Rheumatischer Schmerz von den linken kurzen Ribben bis zur Hüfte. [RAL 434]

Drückend rheumatischer Schmerz in der rechten Seite auf den kurzen Ribben, eine Viertelstunde lang (*Gff*.). [CK 784; RAL 435]

Druck-Schmerz, oben in der rechten Brust, bis durch in das rechte Schulterblatt (*Gff*.). [CK 785; RAL 468]

Drücken auf der linken Brust (*Gff*.). [CK 786; RAL 467]

Oefters ein beklemmendes Drücken auf der Brust (*Gff*.). [CK 787] Oefters, beklemmend drückendes Gefühl auf der Brust. [RAL 466]

Kneipen auf kleinen Stellen in der Brust, von Blähungen abhängend (*C*.). [CK 788]

Ein drückendes Reissen auf (in) der linken Brust (n. 26 St.) (*Gff*.). [CK 789] **Reißend drückender Schmerz auf (in) der linken Brust** (n. 26 St.). [RAL 430]

Reissen von der Brust nach dem Rücken zu, früh, im Bette, bis in die Arme und das linke Ohr, mit innerer Hitze, besonders im Kopfe. [CK 790] Früh im Bette, Reißen von der Brust nach dem Rücken zu (in die Arme und das linke Ohr), mit innerer Hitze, besonders im Kopfe. [RAL 431]

Reissen in der rechten Brust (*Gff*.). [CK 791; RAL 433]

Ziehender, rheumatischer Schmerz auf den rechten kurzen Ribben (*Gff*.). [CK 792; RAL 432]

Schmerzliches Ziehen in der Brust, (den Schultern und den Armen), mehr auf der linken Seite, mit Hitz-Gefühl und Blutdrang nach dem Kopfe, wobei sie sich kalt anfühlt. [CK 793] Schmerzliches Ziehn in der Brust, den Schultern und den Armen, mehr auf der linken Seite, mit Hitzgefühl und Blutdrang nach dem Kopfe, wobei sie sich kalt anfühlt. [RAL 436]

Stich-Schmerz in der Herz-Gegend (d. 7. T.). [CK 794]

Stechender, beim Athemholen verstärkter Schmerz in der rechten Brust- und Bauch-Seite (*Gff.*). [CK 795] Stechender, beim Athemholen verstärkter Schmerz in der rechten Seite der Brust (und des Unterleibes). [RAL 441]

Tiefer Stich in die rechte Brust, beim tief Athmen (*Gff.*). [CK 796] Beim tief Athemholen, ein tiefer Stich in die rechte Brust. [RAL 443]

Sehr empfindliche Stiche durch die Brust, die den Athem hemmen, bei Schlafengehen (*Gff.*). [CK 797] Bei Schlafengehn, einige sehr empfindliche Stiche durch die Brust, die den Athem hemmten. [RAL 442]

Stumpfer Stich in der linken Brust, gegen die kurzen Ribben hin (*Gff.*). [CK 798; RAL 439]

Heftige stumpfe Stiche, wie herausstossend, tief unten in der rechten Brust (*Gff.*). [CK 799; RAL 444]

Starke Stiche unter der linken Brust; sie konnte davor nicht schlafen und nicht gehen; auch im Sitzen hielten sie an, (ohne Frost und Hitze). [CK 800] Starke Stiche unter der linken Brust (ohne Frost, oder Hitze); sie konnte davor nicht schlafen und nicht gehen; auch im Sitzen hielten sie an. [RAL 445]

Zusammenziehende Stiche unten in der linken Brust, die ihm den Athem versetzen (d. 3. T.). [CK 801]

Stumpf stechender, beklemmender Schmerz in der Herzgegend, der durch hörbares Kollern in der linken Seite, wie von einer versetzten, nun aufgelösten Blähung vergeht (n. 3 St.) (*Gff.*). [CK 802] Stumpf stechender, beklemmender Schmerz in der Herzgegend, welcher durch hörbares Kollern in der linken Seite, wie von einer eingesperrten, nun aufgelösten Blähung, vergeht (n. 3¼ St.). [RAL 440]

Gefühl von Schwäche und Angegriffenheit der Brust. [CK 803; RAL 470]

Beim Erwachen fühlt er die Brust wie ermüdet. [CK 804; RAL 471]

Jücken inwendig in der Brust. [CK 805; RAL 472]

Blutdrang nach der Brust, früh, beim Erwachen, und belegte Zunge. [CK 806; RAL 451]

Wallung im Blute und Andrang desselben nach der Brust, mit Heiserkeit und Räuspern. [CK 807]

Es war ihr immer, als stiege das Blut nach der Brust, wobei es ihr im Körper kalt war. [CK 808; RAL 450]

Warme Aufwallung in der Brust, mit Beängstigung, von angehäuften Blähungen im Unterleibe erregt (n. 9 T.) (*C.*). [CK 809]

Andrang des Blutes nach der Brust, und Brennen darin. [CK 810] Brennen und Andrang des Blutes in der Brust. [RAL 449]

Arges Brennen in der Brust, wie von glühenden Kohlen, fast ununterbrochen. [CK 811] Arges **Brennen in der Brust,** wie von glühenden Kohlen (fast ununterbrochen). [RAL 447]

Brennen auf der linken Brust und rechts neben der Herzgrube. [CK 812] Brennender Schmerz neben der Herzgrube und auf der linken Brust. [RAL 448]

Mehr Brennen, als stechende Schmerzen in der Herzgegend. [CK 813] Mehr brennende, als stechende Schmerzen in der Herzgegend. [RAL 446]

Herzklopfen, am meisten im Sitzen. [CK 814; RAL 452]

Oefteres Herzklopfen, einige rasche Schläge. [CK 815; RAL 453]

Ungeheures Herzklopfen, mehrere Tage. [CK 816; RAL 455]

Herzklopfen und aussetzender Puls, Abends, bei Schlafengehen, mehrere Tage. [CK 817] Abends, beim Schlafengehn, Herzklopfen und aussetzender Puls (n. 16 Tagen). [RAL 454]

Pulsiren in der Brust, mit Unruhe und Aengstlichkeit; sie fühlte das Herz mit der Hand deutlich schlagen. [CK 818]

Aeusserlich, an der linken Brust, beim Befühlen, ein Schmerz, wie Spannen und Drücken. [CK 819]

■ **Rücken und äußerer Hals**

In der Steissbein-Gegend, stechendes Jücken, Abends im Bette. [CK 820] Stechendes Jücken in der Gegend des Steißbeins, Abends im Bette. [RAL 473]

Im Kreuze, Gefühl von Kälte, Taubheit und Spannung. [CK 821; RAL 474]

Spann-Schmerz und Steifheit im Kreuze. [CK 822; RAL 475]

Arger Kreuzschmerz; sie kann nicht sitzen, es ist dann wie ein Pflock im Rücken; sie muss ein Kissen unterlegen. [CK 823; RAL 476: in Klammern]

Ein reissender Druck im Kreuze (*Gff.*). [CK 824; RAL 477]

Reissend drückender Schmerz links neben der Hüfte, bis in den Rücken (*Gff.*). [CK 825] Drückend reißender Schmerz in der linken Seite bis in den Rücken, neben der linken Hüfte. [RAL 478]

Reissender Schmerz im Kreuze, der sich bisweilen nach den Hüften heraufzieht (n. 3 T.) (C.). [CK 826]

Reissen in den Hüften, in Absätzen (n. 3 T.) (C.). [CK 827]

Ziehend drückender Kreuzschmerz bis in das Steissbein herab (n. 24 St.) (C.). [CK 828]

Ueber der rechten Lende, Schmerz, der den Athem hemmt. [CK 829]

Heftiges Brennen, äusserlich auf der rechten Hüfte (*Gff.*). [CK 830] Heftiges, äußerliches Brennen auf der rechten Hüfte. [RAL 479]

Der Rücken schmerzt in der Seite, wie zerschlagen. [CK 831] Schmerz in der Seite des Rückens, wie zerschlagen. [RAL 485]

Schwäche im Rücken. [CK 832]

Schwere im Rücken und Beklommenheit auf der Brust. [CK 833; RAL 481]

Muskel-Hüpfen im linken Rücken (*Gff.*). [CK 834; RAL 486]

Schmerzhafte Steifheit des Rückens, früh, beim Aufstehen. [CK 835]

Druck-Schmerz neben dem untersten Theile des Rückens. [CK 836; RAL 483]

Ein klemmender Druck-Schmerz neben dem untersten Theile des Rückgrats. [CK 837; RAL 484]

Empfindliches Kneipen neben dem Rückgrate. [CK 838]

Zieh-Schmerz im Rücken, am meisten beim Sitzen. [CK 839] Ziehen im Rücken, am meisten beim Sitzen. [RAL 482]

Zieh-Schmerz im Rücken, Abends. [CK 840]

Rheumatisches Ziehen im Rücken, besonders beim Bücken, mehrere Tage lang (C.). [CK 841]

Rheumatischer Schmerz oben am linken Schulterblatte, nach (gewohntem) Waschen mit (nicht kaltem) Wasser (C.). [CK 842] Nach (gewohntem) Waschen mit nicht kaltem Wasser, rheumatischer Schmerz oben am linken Schulterblatte (n. 26 St.). [RAL 489]

Rheumatisches Gefühl im ganzen linken Schulterblatte, beim Schreiben (n. 6 St.) (C.). [CK 843; RAL 490]

Heftiges Reissen im linken Schulterblatte, beim Zurückbiegen des Armes (*Gff.*). [CK 844] Beim Zurückbiegen des linken Arms, heftiges Reißen im linken Schulterblatte. [RAL 491]

Reissen unten im Rücken, neben dem Kreuze (*Gff.*). [CK 845; RAL 480]

Stechen zwischen den Schulterblättern, zum Athemversetzen, Nachts. [CK 846; RAL 488: in Klammern]

Eine Wärme im Rückgrate, bis zum Halse herauf. [CK 847]

Brennen auf dem obern Rücken linker Seite. [CK 848; RAL 487]

Brennen auf dem rechten Schulterblatte (*Gff.*). [CK 849] Brennende Empfindung auf dem rechten Schulterblatte. [RAL 492]

In den Nacken-Muskeln, dumpfer Brenn-Schmerz (C.). [CK 850]

Der Nacken und Kopf schüttelt und zittert, in Anfällen. [CK 851]

Empfindlicher Druck-Schmerz in den Nacken-Muskeln (n. 4 T.) (C.). [CK 852]

Druck- und Spann-Schmerz im Nacken, wie in den Halswirbeln. [CK 853]

Zieh-Schmerz im Genick, der nach dem Kopfe heraufsteigt, worin es dann auch zieht, wobei es ihm übel wird, unter Auslaufen von Wasser aus dem Munde. [CK 854]

Reissen in den Nacken-Muskeln (*Gff.*). [CK 855] **Reißen in den hintern Halsmuskeln.** [RAL 502]

Reissende Schmerzen in den Nacken-Muskeln linker Seite, besonders bei Bewegung (n. 3 T.) (C.). [CK 856]

Ein drückendes Reissen in den Nacken-Muskeln linker Seite, zwei Tage lang (n. 3 T.) (C.). [CK 857]

Am Halse, Druck-Schmerz (n. 6 T.). [CK 858] Druckschmerz am Halse (n. 6 Tagen). [RAL 505]

Heftig drückender Schmerz in den Hals-Muskeln (der rechten Seite) (*Gff.*). [CK 859] In den Muskeln am Halse (rechts) heftig drückender Schmerz. [RAL 504]

Drückendes Reissen in den Hals-Muskeln (*Gff.*). **[CK 860] Drückend reißender Schmerz in den Halsmuskeln.** [RAL 503]

Die Drüsen am Halse schwellen und schmerzen, besonders die hintern nach dem Nacken zu. [CK 861]

Stechendes Jücken am Halse und Nacken, und rothe Flecke daselbst (n. 38 St.) (C.). [CK 862; RAL 506]

Einzelne, zerstreute, rothe ungleiche Fleckchen am Halse, mit empfindlichem Jücken, Abends (n. 48 St.) (C.). [CK 863]

Blüthen-Ausschlag im Nacken. [CK 864]

■ **Extremitäten**

Unter der Achselhöhle rechter Seite, drückend ziehender Schmerz, besonders fühlbar beim Bewegen (*Gff.*). [CK 865] Ein drückend ziehender Schmerz unter der rechten Achselhöhle, besonders beim Bewegen fühlbar. [RAL 507]

Brennender Schmerz in der rechten Achselhöhle (*Gff.*). [CK 866; RAL 508]

Jücken, Feuchten und Wundsein in den Achselhöhlen (*Gff.*). [CK 867] Jücken, Feuchten und Wundseyn in den Achselgruben. [RAL 509]

In der Achsel und Schulter, Zieh-Schmerz. [CK 868] Zieh-Schmerz in der Achsel und Schulter. [RAL 496]

Ziehender Schmerz im linken Schulter-Gelenke (*Gff.*). [CK 869; RAL 495]

Empfindliches Ziehen in beiden Schulter-Gelenken, sowohl beim Bewegen, als in der Ruhe (n. 16 St.) (*C.*). [CK 870]

Rheumatisches Ziehen in der rechten Achsel (*Gff.*). [CK 871; RAL 497]

Heftig reissender Schmerz im rechten Achsel-Gelenke, besonders bei Bewegung, mit Ziehen in den Armröhren (*Gff.*). [CK 872; RAL 498]

Reissender Schmerz im Schulter-Gelenke (n. 10 St.) (*C.*). [CK 873]

Ein lähmiges Reissen im rechten Achsel-Gelenke, oft wiederkehrend. [CK 874; RAL 499]

Stechen in der rechten Achsel, bei Tag und Nacht. [CK 875; RAL 501]

Brennen auf der rechten Achsel (*Gff.*). [CK 876; RAL 493]

Brennen auf dem Schulter-Gelenke (n. 3 St.) (*Gff.*). [CK 877; RAL 494]

Lähmige Schwäche auf der rechten Schulter und des rechten Armes (n. ¼ St.) (*C.*). [CK 878] Lähmige Schwäche der rechten Schulter und des rechten Arms (n. ¼ St.) [RAL 500]

Die Arme sind schwer und lässig beim Bewegen (n. 4 St.) (*C.*). [CK 879]

Schwere in den Armen, bei Ziehen im Rücken. [CK 880]

Zerschlagenheits-Schmerz des rechten Armes. [CK 881; RAL 510]

Klamm in den Armen. [CK 882; RAL 512]

Ziehen im rechten Arme. [CK 883; RAL 511]

Arme und Hände schlafen ihr öfters am Tage ein, vorzüglich aber Nachts, so dass sie im Bette nicht weiss, wo sie dieselben hinlegen soll. [CK 884] Arme und Hände schlafen ihr ein, vorzüglich Nachts, so daß sie im Bette nicht weiß, wo sie sie hinlegen soll; auch am Tage schlafen sie ihr ein. [RAL 525]

Der Oberarm ist ihm vorzüglich schwer (*C.*). [CK 885; RAL 514]

Zieh-Schmerz am Oberarme, mit Brennen (*Gff.*). [CK 886] Ziehschmerz mit Brennen am Oberarme (n. 48 St.). [RAL 515]

Dumpfes Ziehen an der Inseite des linken Oberarmes (n. 4 St.) (*C.*). [CK 887] An der innern Seite des linken Oberarms, dumpfes Ziehen (n. 4 St.). [RAL 513]

Ziehende Schmerzen, von oben nach unten, im rechten Oberarme (n. 4 St.) (*C.*). [CK 888]

Reissen im linken Oberarme (n. 5 St.) (*Gff.*). [CK 889; RAL 517]

Reissen im linken Oberarme, in einzelnen Anfällen (n. 4 T.) (*C.*). [CK 890]

Heftiges Reissen im rechten Oberarme, besonders beim Bewegen (n. 5 T.) (*C.*). [CK 891]

Brennen oben an den Oberarmen (n. 5 St.) (*Gff.*). [CK 892] Brennen oben am Oberarme, erst dem linken, dann dem rechten (n. 5 St.). [RAL 516]

Beissendes Jücken, immer wiederholt, am untern Theile der Inseite des linken Oberarmes, durch Kratzen nur kurz zu tilgen (n. 54 St.) (*C.*). [CK 893]

Ein grosser Blutschwär auf dem Oberarme und viel jückende Blüthen umher (n. 7 T.). [CK 894; RAL 518]

In den Ellbogen-Gelenken beider Arme, Schmerz, wie zerstossen, schon früh im Bette. [CK 895]

Brennen am rechten Ellbogen (*Gff.*). [CK 896; RAL 519]

Im Unterarme, Zieh-Schmerz, die Ellbogenröhre hinab, nach der Handwurzel zu (sogleich.) (*C.*). [CK 897] Ziehschmerz in der Ellbogenröhre nach der Handwurzel zu (n. 20 Min.). [RAL 520]

Reissen im ganzen rechten Vorderarme (*C.*). [CK 898]

Ein ziehendes Reissen im linken Vorderarme, vom Ellbogen bis zur Hand (n. 48 St.) (*Gff.*). [CK 899] **Reißendes Ziehn vom linken Ellbogen bis (zur) in die Hand** (n. 48 St.). [RAL 523]

Ziehendes Reissen in der linken Speiche (n. 14 St.) (*C.*). [CK 900]

Ziehendes Reissen an der obern Seite des linken Unterarmes, nah am Ellbogen, wo die Stelle auch beim Drücken auf die Knochenröhre schmerzt (n. 3 St.) (*Gff.*). [CK 901] Ziehend reißender Schmerz an der obern Seite des linken Unterarms, nahe am Ellbogen, wo auch die Stelle beim Drücken auf die Knochenröhre ebenfalls schmerzt (n. 3½ St.). [RAL 521]

Das Ziehen und Reissen im Vorderarme erstreckt sich, besonders beim Bewegen, bis in die Hand und die Finger (*C.*). [CK 902]

Ein brennendes Jücken am Unterarme, beim Ellbogen (*Gff.*). [CK 903; RAL 522]

Auf dem Handrücken, drückender Schmerz (n. 4 T.) (C.). [CK 904]

Gefühl im linken Hand-Gelenke, als wären die Sennen zu kurz, bei gewissen Bewegungen. [CK 905] Bei gewissen Bewegungen, Empfindung im linken Handgelenke, als wären die Sennen zu kurz. [RAL 529]

Krampfhafte Zusammenziehung der Hand. [CK 906]

Zieh-Schmerz in der Handwurzel. [CK 907]

Ziehen im rechten Mittelhand-Knochen (n. $^3/_4$ St.) (C.). [CK 908] Ziehen in den rechten Mittelhandknochen (n. $^3/_4$ St.) [RAL 535]

Reissen im Innern der linken Hand, von der Wurzel des kleinen Fingers herein (Gff.). [CK 909; RAL 537]

Reissen in der rechten oder linken Handwurzel (Gff.). [CK 910; RAL 532]

Klopfender Schmerz in der Hand, im Mittelhand-Knochen des Mittelfingers (Ad.). [CK 911] Klopfender Schmerz im Mittelhandknochen des Mittelfingers. [RAL 552]

Eiskalte Hände (n. 48 St.) (Gff.). [CK 912; RAL 528]

Schweissige Handballen. [CK 913]

Einschlafen der Hände. [CK 914]

Gefühl, früh beim Waschen, als ob die Hände einschlafen wollten. [CK 915] Früh, beim Waschen der Hände ist es, als ob sie einschlafen wollten. [RAL 527]

Neigung der Hände zum Taubwerden. [CK 916; RAL 526]

Zerschlagenheits-Schmerz auf dem linken Handrücken (Gff.). [CK 917; RAL 534]

Lähmigkeits-Schmerz in der Handwurzel, beim Bewegen. [CK 918] Lähmigkeitsschmerz beim Bewegen in der Handwurzel. [RAL 524]

Eine Art Verstauchungs-Schmerz in der rechten Hand und dem Hand-Gelenke, als hätte man sich durch starkes Zugreifen zu sehr angestrengt (n. 3 T.) (C.). [CK 919]

Gefühl in den Händen, als ob die Muskelkraft geschwächt wäre, besonders beim Schreiben fühlbar (n. 6 St.) (Gff.). [CK 920; RAL 530]

Schreiben geht langsam und beschwerlich von Statten (n. $1^1/_2$ St.) (C.). [CK 921; RAL 531]

Eine kleine Geschwulst in der Beuge-Seite des Hand-Gelenkes. [CK 922]

Starkes Jücken in den Handtellern, Nachts. [CK 923] Starkes Jücken in den Handtellern, Nachts. [RAL 536]

Feiner, jückender Ausschlag an den Händen. [CK 924] **An den Händen, ein jückender, feiner Ausschlag.** [RAL 533]

Nach einem argen Stiche in die Hand (Abends), zog es ihr krampfhaft den zweiten und dritten Finger übereinander und machte die andern weit abstehen. [CK 925]

In den Fingern der linken Hand, **Reissen.** [CK 926]

Reissende Schmerzen in mehreren Fingern, Abends (C.). [CK 927]

Reissen in den Fingern der rechten Hand (n. 6 St.) (Gff.). [CK 928] Reißender Schmerz in den Fingern der rechten Hand (n. 6 St.). [RAL 539]

Feines Reissen in den zwei mittlern Fingern der rechten Hand (Gff.). [CK 929]

Feines **Reißen im vierten** und fünften **Finger der rechten Hand.** [RAL 540]

Reissen in den Gelenken der zwei letzten Finger (Gff.). [CK 930] Reißen in den Gelenken des vierten und fünften Fingers. [RAL 544]

Reissen im rechten kleinen Finger, durch Bewegung vermehrt (Gff.). [CK 931; RAL 546]

Heftiges Reissen im hintersten Gelenke des Zeigefingers der linken Hand (Gff.). [CK 932; RAL 538]

Feines Reissen im Mittel-Gelenke des rechten Zeigefingers (Gff.). [CK 933; RAL 541]

Reissen in der Spitze und unter dem Nagel des linken vierten Fingers (n. 48 St.) (Gff.). [CK 934; RAL 543]

Reissen unter dem Daumen-Nagel (Gff.). [CK 935; RAL 545]

Feines Reissen im rechten Daumen, wie im Knochen (C.). [CK 936]

Feines, brennendes Reissen in der Spitze des rechten Daumens (Gff.). [CK 937; RAL 542]

Gichtischer Schmerz im vordern Gelenke des Daumens. [CK 938]

Ein Ziehen im rechten Zeigefinger, nach der Spitze zu. [CK 939] Ein Ziehn im rechten Zeigefinger vor, nach der Spitze. [RAL 547]

Stechen in einem Finger, beim Aufstehen vom Sitze. [CK 940; RAL 556]

Stich im hintersten Gelenke des linken Mittelfingers (n. $^3/_4$ St.) (C.). [CK 941; RAL 554]

Plötzlicher, tiefer Stich im vordersten Gelenke des rechten Mittelfingers (n. 41 St.) (C.). [CK 942]

Stechen, wie von einem Splitter, im vordern Gliede des vierten Fingers (C.). [CK 943; RAL 555]

Stechen im Daumenballen, vom Hand-Gelenke aus. [CK 944; RAL 557]

Feine Stiche in der Haut des rechten Zeigefingers durch Beugung des Armes erneuert (n. 2 St.) (C.). [CK 945; RAL 558]

Ein reissendes Stechen in den Mittel-Gelenken der Finger. [CK 946; RAL 553]

Bohrender Schmerz im hintersten Gelenke des Mittelfingers und Daumens (*Ad.*). [CK 947] Bohrender Schmerz im hintersten Gelenke des Mittelfingers und im hintersten Daumengelenke, in der Ruhe. [RAL 549]

Bohrender Schmerz im Mittel-Gelenke des linken Zeigefingers, in der Ruhe; bei Bewegung aber oder beim Biegen, ein fein stichlichter, wie von einem Splitter, 6 Stunden lang (*Ad.*). [CK 948] In der innern Seite des Mittelgelenks des linken Zeigefingers, in der Ruhe, ein bohrender Schmerz, beim Biegen aber, ein feinstichlicher, wie von einem Splitter, 6 Stunden lang. [RAL 548]

Pulsiren auf dem Rücken der Daumen, wiederholt (*C.*). [CK 949] Pulsiren auf dem Rücken des Daumens, einige Minuten und wiederholt. [RAL 551]

Ein langsam klopfender Schmerz im vordern Daumengliede (*Ad.*). [CK 950; RAL 550]

Kältendes Brennen im hintersten Gliede des rechten Mittel- und Ring-Fingers (*Gff.*). [CK 951] Kältendes Brennen im hintersten Gelenke des rechten Mittel- und Ringfingers. [RAL 559]

Kaltschweissige Fingerspitzen. [CK 952]

Geschwulst des vordern Gelenkes des linken Mittelfingers, mit Zieh-Schmerz darin. [CK 953]

Lähmigkeit und Schwäche der rechten Finger, beim Zugreifen (*C.*). [CK 954]

Heftiges Jücken an der äussern Seite des linken Daumens. [CK 955; RAL 560]

In der Hüfte der rechten Seite, Reissen (*Gff.*). [CK 956] Reißen in der rechten Hüfte. [RAL 561]

Reissend drückender Schmerz unter und neben der linken Hüfte, nach dem Rücken und Kreuze zu, oft wiederholt (*Gff.*). [CK 957; RAL 562]

Zieh-Schmerz im Hüft-Gelenke, den Oberschenkel herab, beim Gehen vermehrt. [CK 958]

Die Beine schmerzen beide, besonders in den Unterschenkeln, beim Sitzen und Liegen, dass er nicht weiss, wo er sie hinlegen soll. [CK 959] Schmerz in beiden Beinen, besonders den Unterschenkeln, beim Sitzen und Liegen; er weiß nicht, wo er sie hinlegen soll. [RAL 575]

Reissen in den Ober- und Unterschenkeln (*Gff.*). [CK 960] Reißen im rechten Ober- und Unterschenkel. [RAL 576] Reißen im linken Ober- und Unterschenkel (n. 29 St.). [RAL 577]

Reissen im rechten Beine, vom Oberschenkel bis durch den Unterschenkel (*C.*). [CK 961]

Reissen in den Beinen, das durch starke Blähungs-Anhäufung gesteigert zu werden scheint (*C.*). [CK 962]

Ziehendes Gefühl in den Beinen, besonders in den Unterschenkeln (*Gff.*). [CK 963]

Starker lähmiger Zieh-Schmerz vom Bauche aus in das linke Bein herab (*Gff.*). [CK 964] Starker, lähmig ziehender Schmerz vom Unterleibe ausgehend, in's linke Bein herab. [RAL 563]

Unruh-Gefühl im rechten Ober- und Unterschenkel, das ihn immer anders zu sitzen nöthigte (*C.*). [CK 965; RAL 574]

Eingeschlafenheit der Beine (d. 3. T.). [CK 966]

Taubheit und Gefühllosigkeit in den Beinen. [CK 967] In den Beinen, Taubheit und Gefühllosigkeit. [RAL 579]

Mattigkeit und Lähmigkeits-Gefühl in beiden untern Gliedmassen (n. 40 St.) (*C.*). [CK 968]

Erstarrungs-Gefühl in den Beinen, nach dem Abend-Schlafe, so dass er unsicher im Gehen war, bis er wieder in Gang kam. [CK 969]

Erschlaffung in den Beinen, dass er sich nicht heben konnte, von Mittag bis Abend. [CK 970]

Schwere in den Beinen (n. 5 T.). [CK 971; RAL 578: ohne Hervorhebung]

In den Oberschenkeln, Strammen, über dem Knie, früh beim Aufstehen. [CK 972] Strammen in den Oberschenkeln über dem Knie, früh beim Aufstehn. [RAL 572]

Strammen im Oberschenkel, und Ziehen wie Lähmung und Verrenkung (d. ersten 4 Tage). [CK 973] Strammen und Ziehen im linken Oberschenkel, wie gelähmt und verrenkt (die ersten vier Tage). [RAL 573]

Klamm-Schmerz an der Aussenseite des linken Oberschenkels, unten, beim Gehen, und besonders beim Heben des Oberschenkels und Treppensteigen, mit Schmerzhaftigkeit der Stelle bei Berührung (n. 35 St.) (*C.*). [CK 974] Unten, auswärts am linken Oberschenkel, Klammschmerz beim Gehen, besonders beim Heben des Oberschenkels und Treppensteigen; die Stelle ist auch beim Befühlen schmerzhaft (n. 35 St.). [RAL 570]

Zusammenziehender Schmerz im Oberschenkel, bis zum Knie, dass sie beim Gehen einknicken muss. [CK 975]

Muskelhüpfen im hintern Theile des linken Oberschenkels, früh im Bette (*Gff.*). [CK 976] Muskel-Hüpfen am obern hintern Theile des linken Oberschenkels, früh im Bette. [RAL 564]

Reissender Schmerz in der Mitte des Oberschenkels, öfters wiederkehrend (*Gff.*). [CK 977; RAL 569]

Rheumatisches Ziehen im linken Oberschenkel, Abends im Bette, durch Liegen darauf gemildert

(*Gff.*). [CK 978] Im linken Oberschenkel, rheumatisches Ziehn, Abends im Bette, durch Liegen auf diesem Schenkel gemildert. [RAL 568]

Stiche fahren beim Gehen im Oberschenkel herab (d. 12. T.). [CK 979]

Stumpfer Stich oben am Oberschenkel (*Gff.*). [CK 980; RAL 565]

Brennen am Oberschenkel, Nachts, im Bette. [CK 981; RAL 566]

Brennende Empfindung oben an der Aussenseite des Oberschenkels. [CK 982] Brennende Empfindung an der äußern Seite oben am Oberschenkel. [RAL 567]

Taubheit der Oberschenkel, beim Gehen. [CK 983] Beim Gehen, Taubheit der Oberschenkel. [RAL 571]

Im Knie thut bei mässigem Anstossen daran der Knochen sehr weh. [CK 984] Bei mäßigem Anstoßen an's Knie, thut's sehr weh im Knochen. [RAL 583]

Schmerz in den Knien beim Treppensteigen. [CK 985] Beim Ersteigen einer Treppe, Schmerz in den Knieen. [RAL 584]

Spannung in den Knien und Fuss-Gelenken (n. 5 T.). [CK 986] In den Knieen und den Fußgelenken, Spannung (n. 5 Tagen). [RAL 581]

Spannen in den Kniekehlen, wie von Müdigkeit, ohne vorgängige Bewegung. [CK 987]

Steifheit und Schwäche im Knie. [CK 988] Schwäche und Steifheit im Kniee. [RAL 586]

Zieh-Schmerz in den Knien, beim Stehen. [CK 989; RAL 580]

Drückendes Reissen in beiden Knien und Unterschenkeln. [CK 990] In beiden Knieen, drückendes Reißen und eben so in den Unterschenkeln. [RAL 589]

Stechen in der Kniescheibe, nach Aufstehen vom Sitze, mit Gefühl, als wäre das Knie geschwollen. [CK 991] Nach Aufstehn vom Sitze, Stechen in der Kniescheibe und Empfindung, als wäre das Knie geschwollen. [RAL 588]

Brennender Schmerz an der Inseite des linken Knies (*C.*). [CK 992]

Starkes Brennen auf dem rechten Knie (*Gff.*). [CK 993; RAL 587]

Lähmiger Schmerz in den Knien, beim Sitzen und Aufstehen vom Sitze und in der Nacht, beim Liegen, wenn sie sich umwendet oder das Knie ausstreckt. [CK 994] Lähmiger Schmerz im Knie beim Sitzen und Aufstehn vom Sitze und in der Nacht, beim Liegen, wenn sie sich umwendet, oder das Knie austreckt. [RAL 582]

Mattigkeit und Unfestigkeits-Gefühl in den Knien, beim Gehen und Stehen (*Gff.*). [CK 995; RAL 585]

Lähmigkeit in den Knie-Gelenken, nach Gehen. [CK 996]

Jückende Ausschlags-Bläschen am Knie. [CK 997]

Im Unterschenkel, arger Klamm, besonders in der Fussohle, beim Gehen im Freien. [CK 998] Arger Klamm im Unterschenkel, besonders in der Fußsohle, beim Gehen im Freien. [RAL 597]

Arger Klamm im ganzen Unterschenkel, Nachts, im Bette, besonders in der Fussohle. [CK 999] Arger Klamm, Nachts im Bette, im ganzen Unterschenkel, besonders in der Fußsohle. [RAL 598]

Ziehendes Gefühl den Unterschenkel herab, vom Knie an (*Gff.*). [CK 1000] Ziehendes Gefühl in den Beinen, besonders vom Knie an, den Unterschenkel herab. [RAL 590]

Rheumatisches Ziehen in beiden Unterschenkeln, bis nach den Mittelfuss-Knochen (n. 45 St.) (*C.*). [CK 1001]

Ziehen und Knibbern an beiden Unterschenkeln, er kann sie nicht ruhig liegen lassen, und muss sie bald ausstrecken, bald an sich ziehen, eine halbe Stunde lang. [CK 1002] Ziehen und Knibbern in beiden Unterschenkeln; er kann sie nicht ruhig liegen lassen und muß sie bald ausstrecken, bald an sich ziehen, eine halbe Stunde lang, Nachmittags. [RAL 593]

Ziehen im linken Unterschenkel, mit Unruhe darin (*C.*). [CK 1003]

Kitzelnde Unruhe in den Unterschenkeln, Abends. [CK 1004]

Reissen im rechten Unterschenkel (*Gff.*). [CK 1005; RAL 591]

Reissen im Unterschenkel, von der Wade herab, bis zum innern Fussknöchel (*Gff.*). [CK 1006; RAL 592]

Stiche in (einem Knoten) der Wade. [CK 1007]

Geschwollene, bei Berührung schmerzende Stelle an der Wade. [CK 1008] Unten an der Wade, eine geschwollene und bei Berührung schmerzende Stelle. [RAL 595]

Lähmiges Gefühl im linken Unterschenkel. [CK 1009; RAL 594]

Jückende Quaddeln an den Waden. [CK 1010] An den Waden, jückende Queddeln. [RAL 596]

In den Fussohlen, Klamm, Abends, nach dem Niederlegen; es zog ihm die Zehen krumm. [CK 1011] Klamm in der rechten Fußsohle, Abends, nach dem Niederlegen; es zog ihm die Zehen krumm. [RAL 599]

Schmerz in den Mittelfuss-Knochen, als würden sie zerrissen, beim Auftreten. [CK 1012] Beim Auftreten, Schmerz in den Mittelfußknochen, als würden sie zerrissen. [RAL 606]

Reissen im Knochen über dem linken Fussknöchel (*Gff.*). [CK 1013] Reißen im Knochen über dem innern Knöchel des linken Unterfußes (n. 4 St.). [RAL 600]

Ziehen in den Füssen, am meisten beim Sitzen. [CK 1014] Ziehen in den Unterfüßen, am meisten beim Sitzen. [RAL 601]

Ein Stich zuweilen im linken Fuss-Gelenke, wie vertreten. [CK 1015]

Brennen in den Fusssohlen, nach Stehen. [CK 1016; RAL 608]

Brennen in den Fusssohlen, im Sitzen und Gehen. [CK 1017]

Starker Fuss-Schweiss (n. 9 T.). [CK 1018; RAL 609]

Schweissige Füsse, beim Gehen. [CK 1019]

Geschwulst des kranken Fusses. [CK 1020]

Unruhe im linken Fusse; er musste ihn hin und her bewegen. [CK 1021] Unruhe im linken Unterfuße; er mußte ihn hin und her bewegen. [RAL 607]

Beim Gehen schmerzen die Fusssohlen, wie zu weich. [CK 1022]

In den Zehen des rechten Fusses, reissender Schmerz, vermehrt beim Gehen (*Gff.*). [CK 1023] Reißender Schmerz unter den ersten Zehen des rechten Fußes, vermehrt beim Gehen. [RAL 602]

Reissen in den mittlern Zehen des rechten Fusses (*Gff.*). [CK 1024; RAL 603]

Arges Reissen unter den Zeh-Nägeln, von Abends bis Nachts; es ging bis in die Sohlen (d. ersten 4 Tage). [CK 1025] Arges Reißen unter Zehnägeln, von Abend bis in die Nacht; es erstreckte sich in die Fußsohlen (die ersten 4 Tage). [RAL 604]

Schmerz unter dem Nagel der rechten grossen Zehe (*Gff.*). [CK 1026] Schmerz in der rechten großen Zehe, unter dem Nagel. [RAL 605]

Schmerz im Gelenke der grossen Zehe. [CK 1027]

Es fuhr ein Stich in die rechte grosse Zehe. [CK 1028]

Stich-Schmerz im Hühnerauge der kleinen Zehe. [CK 1029]

■ **Allgemeines und Haut**

Strammen in den Knie- und Hüft-Gelenken, früh, beim Erwachen. [CK 1030] Strammen in den Knien und Hüftgelenken, früh, beim Erwachen. [RAL 626]

Spannen in den Knien und der linken Hand, als wären sie durch zu starke Bewegung angestrengt. [CK 1031] Spannen in den Knieen und der linken Hand, als wären sie angestrengt worden durch zu starke Bewegung. [RAL 627]

Zieh-Schmerz in den Gliedern. [CK 1032; RAL 628]

Ziehende Schmerzen fast in allen Theilen des Körpers, besonders unter der Brust, im Nacken und in den Armen. [CK 1033]

Ziehen im Rücken und den Füssen, bloss beim Sitzen. [CK 1034] Ziehen im Rücken und den Unterfüßen, bloß beim Sitzen. [RAL 630]

Zieh-Schmerz im Kreuze, dem Unterleibe und der linken Rücken-Seite, bis in die Arme; es zog ihm die linke Seite des Körpers ganz krumm. [CK 1035]

Ziehen in den Gelenken der Hand, des Ellbogens und der Schulter, vorzüglich beim Morgen-Winde, und durch Bewegung vergehend. [CK 1036] Ziehen in den Gelenken der Hand, des Ellbogens und der Schulter, was durch Bewegung vergeht.[1] [RAL 631]

Rheumatisches Ziehen im ganzen Körper, mit Kälte der Hände und Füsse (*Gff.*). [CK 1037] **Rheumatisches Gefühl im ganzen Körper**, mit Kälte der Hände und Füße. [RAL 633]

Zieh-Schmerz in den Händen und Füssen. [CK 1038]

Reissen in verschiedenen Theilen des Körpers, Nachts im Bette. [CK 1039; RAL 632: ohne Hervorhebung]

Reissen, früh, beim Erwachen, in der linken Schulter, dann in der rechten Hand, dann im rechten Oberkiefer, in den Schneidezähnen (*Gff.*). [CK 1040] Früh, beim Erwachen, reißende Empfindung in der linken Schulter, dann in der rechten Hand, dann im rechten Oberkiefer, in den Schneidezähnen. [RAL 634]

Oefters reissende Schmerzen hie und da, z.B. im linken Hinterhaupte, in der linken Gesichts-Hälfte, in der linken Schulter, dem linken Oberschenkel u.s.w., mit starkem Drucke in Armen und Beinen (*Gff.*). [CK 1041] Oefters, reißende Schmerzen hie und da, z.B. in der linken Gesichtshälfte, dann wie im linken Hinterkopfe, im linken Oberschenkel, der linken Schulter, zugleich mit starkem Drucke in den Armen und Beinen. [RAL 635]

---

[1] Vorzüglich beim Morgenwinde.

Reissende und ziehende Schmerzen an verschiedenen Stellen des Körpers (*Gff.*). [CK 1042] Ziehende und reißende Schmerzen an verschiednen Stellen des Körpers. [RAL 629]

Zu den ziehenden und reissenden Schmerzen in den Gliedern gesellen sich allmählig gelind brennende (*C.*). [CK 1043]

Wenn die reissenden, ziehenden, brennenden Schmerzen auch nur für kurze Zeit die äussere Brust befielen, so brachten sie stets ein Gefühl von Athem-Beengung mit sich (*C.*). [CK 1044]

Die meisten Schmerzen erscheinen beim Gehen im Freien. [CK 1045]

Bei den Schmerzen grosse Angst und Hitze. [CK 1046; RAL 610: in Klammern]

Bei jedem kleinen Schmerze fühlt sie sich unglücklich. [CK 1047]

Nach den Schmerzen, grosse Mattigkeit. [CK 1048; RAL 611: in Klammern]

Nach zweitägiger Dauer der (rheumatischen) Schmerzen, ungeheures Gefühl von Mattigkeit in den befallenen Theilen (*C.*). [CK 1049]

Das Blut ist sehr in Wallung. [CK 1050]

Kriebeln im ganzen Körper. [CK 1051; RAL 617]

Eingeschlafenheit der Glieder. [CK 1052; RAL 615]

Die Glieder, auf denen er liegt, schlafen leicht ein. [CK 1053; RAL 616]

Zerschlagenheit aller Glieder. [CK 1054; RAL 612]

Grosses Zerschlagenheits-Gefühl, in den Gelenken, wobei das Strecken der Glieder wohl thut, früh, nach dem Erwachen, im Bette; allmählig vergehend nach dem Aufstehen (*Gff.*). [CK 1055] Früh, nach dem Aufwachen, im Bette, grosses Zerschlagenheits-Gefühl in den Gelenken, wobei das Strecken der Glieder wohl thut, nach dem Aufstehn allmälig vergehend. [RAL 613]

Grosse Schwere im linken Arme und Beine, wie Lähmung. [CK 1056]

Nach langem Sitzen, fühlt er sich beim Aufstehen schwer und steif in den Gliedern, was sich nach einigem Gehen legt. [CK 1057] Nach langem Sitzen fühlt er sich, beim Aufstehn vom Sitze, in den Gliedern schwer und steif, was sich nach einigem Gehen legt. [RAL 639]

Mangel an Energie der Muskel-Bewegungen (n. 1 St.) (*C.*). [CK 1058; RAL 641]

Die Beuge-Gelenke scheinen unfähig, den Körper zu erhalten (n. 5 T.) (*C.*). [CK 1059]

Jedes Glied am Leibe thut weh, so auch der Rücken, mit vielem Kopfweh und grosser Schwäche. [CK 1060; RAL 614]

Zittrigkeit im Körper, mit Hinfälligkeit. [CK 1061; RAL 646]

Unaufgelegt zu körperlichen Anstrengungen (*C.*). [CK 1062; RAL 640]

Mattigkeit, vorzüglich in den Beinen (*Ad. u. Gff.*). [CK 1063] **Mattigkeit**. [RAL 642] Mattigkeit, besonders in den Beinen. [RAL 652]

Allgemeine Abgespanntheit gegen Mittag, Neigung, sich mit dem Kopfe anzulegen und zu ruhen; Leerheit des Kopfes, mit Hunger-Gefühl (n. 12 St.) (*C.*). [CK 1064]

Gefühl grosser Mattigkeit, früh, mit Zittern in den Gliedern, und um den Magen, wie nach vielem Weintrinken (n. 24 St.) (*Gff.*). [CK 1065] Früh, Gefühl von großer Mattigkeit, mit Zittern in den Gliedmaßen und um den Magen herum, wie nach vielem Weintrinken (n. 24 St.). [RAL 647]

Empfindliche Schwäche im Körper, Abends, wie von einem starken Blut-Verluste. [CK 1066]

Angegriffen und ermattet, als wenn er von einer schweren Krankheit erstanden wäre. [CK 1067]

Schwäche, wie von Betäubung, Vormittags. [CK 1068] Vormittags, Schwäche, wie von Betäubung. [RAL 653]

Die Mattigkeit ist vorzüglich beim Gehen bemerkbar, weniger beim Sitzen und dann meistens nur in den Armen, beim Schreiben (*C.*). [CK 1069]

Nach kurzem, langsamem Gehen im Freien, Mattigkeit (*Gff.*). [CK 1070] Mattigkeit nach kurzem, langsamen Spaziergange in freier Luft. [RAL 650]

Jählinge Mattigkeit, während des Gehens im Freien, die sich aber bald verlor (n. 3 T.). [CK 1071] Während Spazieren im Freien entstand jählinge Müdigkeit, die sich aber bald verlor (n. 3 Tagen). [RAL 651]

Anfälle von jählinger Ohnmachts-Schwäche. [CK 1072; RAL 648]

Sehr oft nur augenblickliche Anfälle von Ohnmacht, zum Hinsinken, auch wohl mit Schwindel; drauf Leibschneiden, und Greifen im Bauche, wie zu Durchfall, doch kam nur gewöhnlicher Stuhl (n. 24 St.). [CK 1073] Sehr ofte, nur momentane Anfälle von Ohnmacht, zum Hinsinken, auch wohl mit Schwindel – drauf Leibschneiden und Greifen im Bauche, wie zu Durchfall – doch kam nur gewöhnlicher Stuhl (n. 24 St.). [RAL 649]

Anfall von Schwindel, Vormittags, mit Uebelkeit und Dunkelwerden vor den Augen, Klingen vor den Ohren, Zittern, warmem Schweiss über den ganzen Körper, der auf der Stirn in Tropfen stand; kurz vor dem Anfalle, Nasenbluten in einigen Tropfen. [CK 1074]

Anfall: beim Schauen zum Fenster hinaus befällt ihn schnell ein Uebelkeits-Schwindel; er fällt bewusstlos hin und liegt mehrere Minuten, und, als er wieder zu sich kommt, war es ihm, als hätte er in einem schweren Schlafe gelegen, aus dem er sich kaum herauswinden konnte: nach dem Erwachen, Brecherlichkeit, die ihn zwei Stunden lang zum Liegen zwang und beim Aufstehen sich wieder erneuerte; er ward darauf höchst weinerlich und verzweifelt (n. 6 T.). [CK 1075]

Anfall: der Knabe wird heiser, verzieht die Augen (als stäche es darin), wenn er sprechen will, und sie thränen dann; darauf bekommt er rothe Backen, zeigt beim Schlingen Schmerz, hat lauten Athem im Schlafe, hustet, bricht die Milch weg, wird eigensinnig und schreit oft (n. etl. St.). [CK 1076]

Im warmen Zimmer schwitzt er leicht am Oberkörper und erkältet sich dann eben so leicht. [CK 1077]

Jücken am ganzen Körper, Tag und Nacht. [CK 1078]

Arges Jücken an den Armen, den Händen und zwischen den Fingern, dass er Nachts nicht einschlafen konnte, doch ohne Ausschlag. [CK 1079]

Jückende Stiche auf der Seite, auf der er liegt, Abends im Bette. [CK 1080; RAL 619]

Flohstichartiges Jücken an mehreren Stellen des Körpers (C.). [CK 1081; RAL 620]

Feines, leises Stechen über den ganzen Körper, wenn sie im Bette warm wird. [CK 1082]

Jücken und Stechen an mehreren Theilen des Körpers (C.). [CK 1083; RAL 621]

Jücken und Brennen an verschiedenen Stellen der Haut, am Rücken, auf der Brust, am Nabel, an den Oberschenkeln u.s.w (Gff.). [CK 1084] Jücken und **Brennen an verschiednen Stellen des Körpers,** am Rücken, auf der Brust, am Nabel, an den Oberschenkeln, u.s.w. [RAL 623]

Brennen an verschiedenen Stellen der Haut, Nachts im Bette. [CK 1085] Brennen an verschiednen Stellen des Körpers, die Nacht im Bette. [RAL 624]

Gelind brennende Schmerzen an verschiedenen Stellen der Haut (C.). [CK 1086]

Brennen auf der Haut, wie von Senfpflaster, hie und da, auf dem Rücken, in den Seiten, in der rechten Bauch-Seite u.s.w. (n. 12 St.) (Gff.). [CK 1087] Hie und da, auf dem Rücken und in den Seiten, so wie in der rechten Unterleibsseite, eine brennende Empfindung auf der Haut, wie von Senfpflaster (n. 12 St.). [RAL 625]

Nessel-Ausschlag, einige Wochen lang (n. 4 T.). [CK 1088; RAL 622]

Eine Stich-Wunde fängt wieder an zu bluten, zu verschiedenen Zeiten. [CK 1089]

Eine wund geriebene Stelle, welche mit Oberhaut schon fast wieder bedeckt war, fängt aufs Neue an, hautlos zu werden und zu feuchten. [CK 1090]

Um das Geschwür (am Unterschenkel), Drücken und Spannen. [CK 1091]

Ein schon geheiltes Geschwür bricht wieder auf und giebt, statt Eiter, Lymphe von sich, mit Blut gemischt; die Stelle ist hart und schmerzt beim Anfassen. [CK 1092; RAL 636: in Klammern]

Das Geschwür der Fontanelle giebt eine fressende Feuchtigkeit von sich. [CK 1093; RAL 638]

Der Eiter des Geschwüres wird stinkend, wie Aas. [CK 1094; RAL 637]

Mattigkeit, früh im Bette (Gff.). [CK 1095; RAL 643]

Früh grosse Mattigkeit und Dehnen der Glieder. [CK 1096]

Matt und unerquickt steht sie früh vom Schlafe auf, aber nach einigen Stunden ist sie kräftiger. [CK 1097]

Grosses Müdigkeits-Gefühl, früh im Bette, besonders in den Gelenken, nach dem Aufstehen vergehend (Gff.). [CK 1098] Großes Müdigkeits-Gefühl, früh im Bette, besonders in den Gelenken, was durch Aufstehn aus dem Bette vergeht. [RAL 644]

Träge, früh, matt, zittrig in den Gliedern, und leicht schwitzend (n. 2 T.) (C.). [CK 1099] Früh, matt, träge, zitterig in den Gliedern und leicht schwitzend (n. 2 Tagen). [RAL 645]

Abends, Mattigkeit. [CK 1100] Mattigkeit, Abends. [RAL 654]

Trägheit, Abends, Schläfrigkeit und Unaufgelegtheit. [CK 1101] Abends, Trägheit, Schläfrigkeit, Unaufgelegtheit. [RAL 655]

■ **Schlaf, Träume und nächtliche Beschwerden**

Gähnen (Ad.). [CK 1102; RAL 656]

Viel Gähnen und Dehnen (Gff. u. C.). [CK 1103] **Viel Dehnen und Gähnen** (n. 2 St.). [RAL 657]

Häufiges Dehnen und Renken, welches wohl thut (n. 5 T.) (C.). [CK 1104]

Schläfrigkeit mit häufigem Gähnen (*Gff.*). [CK 1105] Schläfrigkeit und häufiges Gähnen. [RAL 658]

Schläfrigkeit, die durch Bewegung vergeht, Vormittags im Sitzen und beim Lesen (*Ad.*). [CK 1106] **Schläfrigkeit Vormittags, im Sitzen** (und beim Lesen), **die durch Bewegung vergeht.** [RAL 659]

Schlaf-Neigung, nach dem Mittag-Essen, ohne schlafen zu können. [CK 1107] Nach dem Mittagsessen, Schlafneigung, ohne schlafen zu können. [RAL 660]

Grosse Tages-Schläfrigkeit; er musste vor und nach Mittage schlafen; Nachts war sein Schlaf schwärmerisch (n. 8 T.). [CK 1108]

Nach Tische, stundenlanger, ununterbrochener, aber von ängstlichen Träumen beunruhigter Schlaf (*Ad.*). [CK 1109; RAL 661]

Nach dem Essen, Schlaftrunkenheit. [CK 1110; RAL 662]

Abends, sehr zeitig, Neigung zum Schlafe. [CK 1111] Sehr zeitig, Abends, Neigung zu Schlafe. [RAL 663]

Abendliche Schlaf-Trunkenheit. [CK 1112; RAL 664]

Spätes Einschlafen, erst um 1 Uhr. [CK 1113; RAL 666]

Er kann Nachts doch nicht einschlafen, obgleich die Augen voll Schlafs sind. [CK 1114] Nachts, obgleich die Augen voll Schlaf sind, kann er doch nicht einschlafen. [RAL 667]

Sie kann Nachts nicht einschlafen, aber auch die Augen nicht öffnen. [CK 1115; RAL 668]

Schlaflosigkeit, wegen Unruhe im Körper. [CK 1116]

Unruhiger Schlaf, ohne Erquickung; früh Ausdünstung. [CK 1117] Unruhiger Schlaf, ohne Erquickung; früh war er in Ausdünstung. [RAL 690]

Unruhiger Schlaf und öfteres Erwachen (d. 1. N.). [CK 1118]

Erwachen schon früh um 4 Uhr. [CK 1119]

Unruhiger Schlaf mit öfterem Erwachen, und früh, im Bette, Kopfweh, mit Brennen, hie und da am Körper (*Gff.*). [CK 1120; RAL 687]

Abends, nach dem Niederlegen, überfällt ihn eine Angst, dass er kaum liegen bleiben kann (n. 19 T.). [CK 1121] Wenn er, Abends, in's Bett kömmt, überfällt ihn eine Angst, daß er kaum liegen bleiben kann (n. 19 Tagen). [RAL 665]

Abends, nach dem Niederlegen, Angst, wie von Bedrückung der Brust, mit Hitze im Kopfe, Hitze in den Händen, und Schweiss vor der Stirne; sie konnte nicht im Bette bleiben vor dem Gefühle, als wolle es ihr das Herz abdrücken; die Gegenstände um sie her wurden immer enger und kleiner, und wenn's finster in der Stube war, kamen ihr äusserst schreckliche Figuren vor das Gesicht. [CK 1122]

Abends, vor dem Einschlafen, ein arger, innerlicher Schüttel-Schauder, ohne Frost und zu gleicher Zeit viel Aufstoßen. [RAL 670]

Abends im Bette, stechender Kopfschmerz bis zum Hinterhaupte durch (n. 16 St.). [CK 1123]

Abends, nach dem Niederlegen, thaten ihm die Augen weh. [CK 1124] Abends, nach dem Niederlegen, im Bette, thaten ihm die Augen weh. [RAL 672]

Abends im Bette, ziehende Empfindung in beiden Beinen. [CK 1125] Abends, vor dem Einschlafen, eine ziehende Empfindung in beiden Beinen. [RAL 674]

Abends im Bette, Unruhe in den Beinen, sie musste sie oft ausstrecken. [CK 1126]

Mehrere Abende im Bette, starkes Zucken in Armen und Beinen, was sie lange vom Einschlafen abhielt. [CK 1127]

Beim Einschlummern fährt er auf und schrickt zusammen. [CK 1128]

Abends sehr kalte Füsse und Hände. [CK 1129; RAL 669]

Abends im Bette, die Füsse vor 1 Uhr nicht zu erwärmen. [CK 1130]

Nachts, im Schlafe, Gehör-Täuschung; er wähnte Jemand gehen zu hören, der an sein Bett träte; dies erweckte ihn mit Aengstlichkeit. [CK 1131] Abends, im Schlafe, Gehörtäuschung; er wähnte jemand gehen zu hören, der an sein Bett träte; dieß erweckte ihn mit Aengstlichkeit. [RAL 679]

Nachts fuhr er vor Geräusch zusammen, mit Schauder im Rücken. [CK 1132; RAL 680]

Nachts erwacht er mehrmal wegen Pulsiren im Kopfe, als würde ihn der Schlag rühren, mit Aengstlichkeit; gleich nach dem Erwachen war er bei sich und fühlte, dass es eine Täuschung sei, denn das Schlagen im Kopfe war nicht mehr da; als er aber versuchte, im Schlummer das Weitere selbst abzuwarten, zogen sich die Beine und Knie Unwillkührlich herauf und der Rücken krümmte sich; und er fühlte, dass, wenn er länger mit dem Erwachen gewartet hätte, er in Ohnmacht gefallen sein würde. [CK 1133] Die Nacht erwacht er mehrmal, wegen Pulsiren im Kopfe und Aengstlichkeit, als würde ihn der Schlag rühren; einige Augenblicke nach dem

Erwachen war er bei sich, und fühlte, daß es eine Täuschung sey, denn das Schlagen im Kopfe war nicht mehr da; als er's aber versuchte, im Schlummer selbst abzuwarten, was ihm geschehen werde, zogen sich seine Beine und Kniee herauf nach dem Oberkörper und der Rücken krümmte sich – beides unwillkürlich –, und er fühlte, daß wenn er länger mit dem Erwachen gewartet hätte, er in Ohnmacht gefallen seyn würde. [RAL 677]

Nachts, nach dem Einschlafen, erwacht er in mehreren Anfällen mit einer Empfindung, wie Blutdrang nach dem Kopfe, mit Sträuben der Haare, einer von Schauder begleiteten Aengstlichkeit und Gefühl, als wenn ihr mit der Hand über den Körper striche, und wie Ameisenlaufen in der Haut, bei jeder Bewegung im Bette; dabei das Gehör so empfindlich und überscharf, dass das geringste Getön im Ohre wiederhallte. [CK 1134] Abends, nach dem Einschlafen, im Bette, erwacht er, in mehren Anfällen, mit einer Empfindung wie Blutdrang nach dem Kopfe, mit Sträuben der Haare, einer von Schauder begleiteten Aengstlichkeit und einem Gefühle über den Körper, als ob man ihn mit einer Hand striche und wie Ameisen-Laufen in der Haut, bei jeder Bewegung im Bette – dabei das Gehör so empfindlich und übermäßig scharf, daß das geringste Getön im Ohre wiederhallte. [RAL 678]

Nachts, Kopfweh. [CK 1135]

Nachts, arger Schmerz im Hinterhaupte und Bohren im Vorderkopfe, bei Schweiss, ganz blassem Gesichte, kalten, zitternden Händen, und Uebelkeit im Magen. [CK 1136]

Nachts, ein Druck unter dem Magen, bei unruhigem Schlafe mit ängstlichen Träumen. [CK 1137] Unruhiger Schlaf, ängstliche Träume und Nachts, ein Druck unter dem Magen. [RAL 686]

Nachts erwacht er alle Stunden mit Erektionen. [CK 1138]

Sie wird sehr früh von Drang zum Harnen aufgeweckt. [CK 1139]

Nachts, anhaltendes Niesen. [CK 1140]

Nachts, Schwere im Rücken und in den Beinen, wie Müdigkeit. [CK 1141] Die Nacht, Schwere in den Beinen und im Rücken, wie Müdigkeit. [RAL 673]

Nachts, Zieh-Schmerz in dem Arme, auf dem er liegt. [CK 1142]

Nachts unruhig, mit Zieh-Schmerz in den Gliedern. [CK 1143]

Sie kann Nachts nicht anders ruhig bleiben, als mit herangezogenen Beinen an den Unterleib. [CK 1144] Er kann, die Nacht, nicht anders ruhig bleiben, als beide Beine an den Unterleib herangezogen. [RAL 676]

Nachts im Bette schmerzen die Hühneraugen drückend. [CK 1145] Die Nacht, im Bette, schmerzen die Hüneraugen drückend. [RAL 675]

Nachts erwacht sie oft mit Kälte in den Beinen und Knien. [CK 1146] Sie erwacht die Nacht öfters, mit Kälte in den Beinen und Knieen. [RAL 671]

Nachts erwacht er oft mit Hitze und Durst. [CK 1147]

Vormitternacht, starker Schweiss des Körpers und selbst am Kopfe. [CK 1148]

Früh, beim Erwachen, zitterige Aengstlichkeit. [CK 1149]

Früh, 3 Uhr, beim Erwachen aus unruhigem Schlafe mit vielen ängstlichen Träumen, ein heftig klemmendes, wehenartiges Leibweh, das besonders auf das Kreuz (und die Blase) drückte, unter Kollern im Bauche (*Gff.*). [CK 1150] Unruhiger Schlaf unter vielen Träumen, bis nach 3 Uhr, wo er mit heftig klemmendem und wehenartigem Leibweh erwachte, welches besonders auf das Kreuz und auch etwas auf die Blase drückte, unter Kollern im Bauche. [RAL 688]

Früh, im Bette, ein Stechen unter den linken Ribben und von da bis in den Bauch, die Herzgrube und die Brust strahlend, am Kehlkopfe drückend, beim Athmen verstärkt, und beim Vergehen, durch Druck auf den Bauch erneuert (*Gff.*). [CK 1151] Früh, im Bette, ein Stechen unter den linken Ribben, welches strahlend in den Unterleib, in die Herzgrube, und in die linke und rechte Brust herauf fuhr, am Kehlkopfe in Drücken ausartete, beim Ausathmen sich verstärkte, und als es verging, durch Drücken auf den Unterleib erneuert wurde. [RAL 618]

Beim Erwachen aus längerem Schlafe, Jücken am After, durch Kratzen vermehrt und in Brennen verwandelt (n. 32 St.) (C.). [CK 1152]

Sehr traumvolle Nächte (n. 16 St.) (*Gff.*). [CK 1153; RAL 682]

Sehr viele Träume (d. 1. N.) (C.). [CK 1154]

Viele lebhafte, beunruhigende Träume (d. 2. N.) (C.). [CK 1155]

Lebhafte, aber unerinnerliche Träume (*Gff.*). [CK 1156] Nachts, **lebhafte**, aber unerinnerliche Träume. [RAL 683]

Ein sehr lebhafter, geiler Traum (d. 2. N.). [CK 1157]

Schreckhafte Träume. [CK 1158; RAL 684]

Beängstigende Träume in unruhigem Schlafe (*Gff.*). [CK 1159] Sehr unruhiger, mit beängstigenden Träumen erfüllter Schlaf, bis 1 Uhr. [RAL 689]

Aeusserst ängstliche Träume (*Gff.*). [CK 1160; RAL 685]

Aengstliche, fürchterliche Träume. [CK 1161]

Peinigende Träume stören den Schlaf. [CK 1162]

Viel zusammenhängendes Sprechen im Schlafe, worüber er aufwacht, sich des Geträumten erinnernd. [CK 1163] Viel zusammenhängendes Sprechen im Traume, worüber er aufwacht, sich des Geträumten erinnernd. [RAL 681]

■ **Fieber, Frost, Schweiß und Puls**

Fieberhafte Kälte, Abends; er spürt keine Ofenwärme. [CK 1164; RAL 691]

Kälte im linken Arme und linken Beine. [CK 1165]

Aengstlichkeit, wie ein Fieber; die Hände werden kalt und sie zittert dabei. [CK 1166] Aengstlichkeit, in Gestalt eines Fiebers, die Hände werden kalt und sie zittert dabei. [RAL 692]

Oefteres Frösteln; vorzüglich Nachts, Frösteln und Kälte. [CK 1167; RAL 695]

Abendliches Frösteln. [CK 1168]

Einstündiger Frost-Schauder, öfters. [CK 1169]

Frost und Durst. [CK 1170]

Innerer Frost mit starkem Durste. [CK 1171]

Abends, Fieberschauder und Müdigkeit und noch vor Schlafengehen, fliegende Hitze (n. 10 T.). [CK 1172] Abends, Müdigkeit und Fieberschauder und, noch vor Schlafengehn, fliegende Hitze (n. 10 Tagen). [RAL 696]

Frösteln und Hitze, gegen Abend (n. 12 T.). [CK 1173; RAL 697]

Fieber-Frost, früh, mit Durst, Schütteln und blauen Finger-Nägeln, bis Nachmittags; dann Abends. Hitze und Schweiss, ohne Durst. [CK 1174]

Mehrere Tage: Vormittags 11 Uhr, Frost; Abends, 6 Uhr, Hitze. [CK 1175]

Abends, Hitz-Empfindung mit grosser Angst, obgleich sie über und über kalt anzufühlen war. [CK 1176] Abends, große Angst und Hitzempfindung, ob sie gleich über und über kalt anzufühlen war. [RAL 693]

Abends, allgemeine brennende Hitze unter grosser Müdigkeit und Phantasiren, Nachts. [CK 1177]

Viel Hitze, den ganzen Tag, doch stets mit kalten Füssen. [CK 1178] Den ganzen Tag, viel Hitze, aber dabei stets kalte Füße. [RAL 698]

Abends sehr aufgeregt, bei aufgelaufenen Adern. [CK 1179]

Nachts, im Bette, Hitze. [CK 1180] Nachts, Hitze im Bette. [RAL 699]

Nachts konnte sie wegen Hitze im Blute nicht schlafen. [CK 1181] Sie konnte die Nacht nicht schlafen, wegen Hitze im Blute. [RAL 700]

Sehr zum Schweisse geneigt (*C.*). [CK 1182]

Häufiger starker Schweiss im Gesicht (bei einem zweijährigen Knaben.) (*C.*). [CK 1183]

Früh, beim Erwachen, vermehrter Schweiss (d. 3. T.) (*C.*). [CK 1184]

Warmer Früh-Schweiss (n. 29 St.) (*C.*). [CK 1185; RAL 701]

Nacht-Schweiss faulichten Geruches. [CK 1186]

Sauer riechender Schweiss (n. 8 T.). [CK 1187; RAL 702]

Puls, häufiger (n. 2 St.) (*C.*). [CK 1188]

Schwacher, matter Puls. [CK 1189; RAL 694: in Klammern]

Causticum Hahnemanni

Causticum, **Aetzstoff [CK III (1837), S. 84–149]**

Die Kalkerde, im Zustande des Marmors, verdankt ihre Unlöslichkeit im Wasser und ihre milde Beschaffenheit einer mit ihr verbundenen Säure von der niedrigsten Ordnung, die der Marmor im Glühe-Feuer als Gas entweichen lässt und indess, als gebrannter Kalk, (ausser gebundenem Hitzstoffe) eine andere **Substanz** in seine Zusammensetzung aufgenommen hat, welche, ungekannt von der Chemie, ihm seine ätzende Beschaffenheit ertheilt, so wie seine Auflösbarkeit in Wasser zu Kalkwasser. Diese **Substanz**, obgleich selbst nicht Säure, verleiht ihm die kaustische Kraft, und lässt sich durch Zusatz einer flüssigen (feuerbeständigen) Säure, die sich mit der Erde durch nähere Verwandtschaft verbindet, in der Destillation abscheiden, als **wässeriges Causticum** (Hydras Caustici?).

Man nimmt ein Stück frisch gebrannten Kalk von etwa zwei Pfunden, taucht dieses Stück in ein Gefäss voll destillirten Wassers, eine Minute lang, legt es dann in einen trocknen Napf, wo es bald, unter Entwickelung vieler Hitze und dem eignen Geruche, Kalk-Dunst genannt, in Pulver zerfällt. Von diesem feinen Pulver nimmt man zwei Unzen, mischt damit in der (erwärmten) porcellänenen Reibeschale eine Auflösung von zwei Unzen bis zum Glühen erhitztem und geschmolzenem, dann, wieder erkühlt, gepülvertem, doppelsaurem schwefelsaurem Kali (*bisulphas kalicus*) in zwei Unzen siedend heissem Wasser, trägt diess dickliche Magma in einen kleinen gläsernen Kolben, klebt mit nasser Blase den Helm auf, und an die Röhre des letztern die halb in Wasser liegende Vorlage, und destillirt unter allmäliger Annäherung eines Kohlenfeuers von unten, das ist, bei gehörig starker Hitze, alle Flüssigkeit bis zur Trockenheit ab. Dieses etwas über anderthalb Unzen betragende Destillat, von Wasser-Helle, enthält in konzentrirter Gestalt jene erwähnte Substanz, das Causticum, riecht wie Aetz-Kali-Lauge und schmeckt hinten auf der Zunge schrumpfend und ungemein brennend im Halse, gefriert nur bei tiefern Kälte-Graden als das Wasser und befördert sehr die Fäulniss hinein gelegter thierischer Substanzen; auf Zusatz von salzsaurem Baryt lässt er keine Spur Schwefelsäure, und auf Zusatz von Oxal-Ammonium, keine Spur von Kalkerde wahrnehmen.

Von diesem Destillate thut man einen Tropfen in ein, mit 99 oder 100 Tropfen Weingeist bis zu zwei Dritteln angefülltes Gläschen, potenzirt die Mischung durch zehn Schüttel-Schläge, und fährt so fort, durch noch 29 ähnliche, andre Gläschen mit Weingeist, die Verdünnung und jedesmalige Potenzirung mit zehn Schüttel-Schlägen bis zur decillionfachen Kraft-Entwickelung (*causticum* $\overline{\text{X}}$) zu bringen.

Ein, höchstens zwei feinste Streukügelchen mit letzterer Flüssigkeit befeuchtet, ist die Gabe dieses mächtigen Antipsorikums, deren Wirkungs-Dauer oft weit über 50 Tage reicht.

Im zweiten Bande der reinen Arzneimittellehre findet sich ein (unreineres) Präparat von Causticum, unter dem Namen Aetzstoff-Tinktur, aber die Prüfung desselben auf seine eigenthümlichen Veränderungen des menschlichen Befindens war noch sehr unvollkommen. Nachdem ich aber dessen antipsorische Tugenden erkannt hatte, ward dessen Prüfung vervollständigt in folgendem Verzeichnisse, und so die homöopathische Wahl dieses grossen Antipsorikums für den angemessenen Fall möglich gemacht, welche bei geringerer Zahl seiner Symptome, ohne nachtheilige Fehlgriffe, oft unmöglich war.

Als Antidot seiner allzu stürmischen Wirkung bei sehr erregbaren Kranken dient das ein- bis zweimalige Riechen an versüsstem Salpetergeist, vermuthlich auch, an Tinktur des rohen Kaffees.

Das Causticum lässt sich nach Zwischengebrauche andrer, antipsorischer Arzneien, mit Vortheil wiederholen, wo es wieder homöopathisch angezeigt war, doch immer in einem andern Potenz-Grade.

Bei Heilung der dieser Arznei homöopathisch angemessenen Krankheiten wurden folgende Symptome am ehesten gemindert oder gehoben:

Hypochondrische Niedergeschlagenheit; Melancholie; Kummervolle Gedanken die Nacht, und am Tage Weinen; Bangigkeit; Misstrauen für die Zukunft; Hoffnungslosigkeit; Schreckhaftigkeit; Zornigkeit; Aergerlichkeit; Schwindelichte Duseligkeit; Dumpfes, düsteres, Kopf einnehmendes Drücken im Gehirne; Stechen am Kopfe; Stiche in den Schläfen; Strammendes Stechen im Oberkopfe; Augen-Thränen; Augen-Entzündung; **Augen-Verschwären**; Anfangender schwarzer Staar; Vor den Augen schwebende dunkle Gewebe; Flimmern vor den Augen; Brummen und Summen vor den Ohren und im Kopfe; Ohren-Brausen; Ausschlag auf der Nasen-Spitze; Alte Warzen an der Nase, oder in den Augenbrauen; Schmerzhafte, aus ihren Höhlen getriebene Zähne; Langwierige Eiterung einer Stelle des Zahnfleisches; **Zahn-Fistel**; Schleim-Beschwerden im Schlunde und hinter dem Gaumen; Schleim-Auswurf durch Rachsen und Kotzen; Widerwille gegen Süsses; Ohnmachtartige Wabblichkeit; Erbrechen säuerlichen Wassers; Drücken im Magen, nach Brod-Essen; Drücken und Greifen im Magen; **Krampfartige Magenschmerzen**; Stiche in der Herzgrube; Drücken im Oberbauche; Drücken im ganzen Unterleibe, nach dem Essen; Dickheit des Bauches bei Kindern; Aufgetriebenheit des Unterleibes; Blähungs-Versetzung mit hartem Stuhle; Langwierige Leib-Verstopfung; Zäher und fettig glänzender Stuhl; Hellfarbiger und weisser Stuhl; Beim Stuhlgange, Schneiden im Mastdarme; Beim Stuhlgange, Blutfluss; Jücken am After; Herauspressen der Mastdarm-Aderknoten; Mastdarm-Fistel im Hinterbacken; Urin-Drang mit Durst; **Unwillkürliches Harnen bei Tag und Nacht; Unwillkürlicher Harn-Abgang beim Husten, Niesen und Gehen**; Viele Pollutionen; Mangel an Erektionen; **Weibliche Abneigung gegen Bei**schlaf; **Zögernde Regel**; Allzu schwache Regel; Wundheit zwischen den Beinen an der Scham; **Scheidefluss; – Verstopfung beider Nasenlöcher**; Unablässiger Stockschnupfen; Langwierige **Heiserkeit**; Kurzer **Husten**; Unfähigkeit den losgehusteten Schleim auszuwerfen; Kurzathmigkeit; **Stiche am Herzen**; Schmerzhafte Rücken-Steifheit, besonders beim Aufstehen vom Sitzen; Steifheit im Genick und Kreuze; Ziehen und Reissen in den Schulterblättern; Strammen im Genicke; Kropfähnliche Halsdrüsen-Geschwulst; Ziehen in den Armen; Ausschläge an den Armen; Pressender Schmerz über dem Ellbogen; Vollheits-Empfindung in der Hand, beim Zugreifen; Stechen im Finger bis zum Ellbogen; Schmerzen in der Sohle, dem Rücken, Knöcheln und Zehen der Füsse, beim Gehen; **Kalte Füsse; Geschwulst der Füsse**; Schmerz in den Wehadern und Aderkröpfen; Unsicherheit des Gehens eines Kindes und leichtes Fallen desselben; Unruhe im Körper; Herzklopfen; **Zitterige Schwäche**; Aengstliche Träume; Frostigkeit; Empfindlichkeit gegen Kälte; Nacht-Schweiss.

Die Namen derer, welche Beiträge zu nachstehenden Symptomen lieferten, sind durch folgende Chiffren angedeutet: *Br. – Becher; Fr. – Franz; Htm. – Hartmann; Hrn. – Herrmann; Hbg. – Hornburg; Lgh. – Langhammer; Ng. – ein Ungenannter; Rl. – Rummel; Stf. – Stapf.*

Causticum

■ Gemüt

Traurige, weinerliche, kummervolle Stimmung, wie ausser sich. [CK 1]

Schwermüthige Stimmung. [CK 2]

Das Kind ist weinerlich über jede Kleinigkeit. [CK 3]

Uebertrieben mitleidig; bei Erzählungen Anderer und ihnen angethaner Grausamkeiten ist sie ausser sich vor Weinen und Schluchzen und kann sich nicht zufrieden geben. [CK 4]

Gemüth betrübt und etwas ängstlich. [CK 5]

Aengstlichkeit, den ganzen Tag, als wenn er Böses begangen oder zu befürchten hätte, oder ein Unglück vorgefallen wäre (*Lgh.*). [CK 6]

Aengstliches, unruhiges Gemüth, als stünde ihm Unangenehmes bevor, was ihn von aller Arbeit abhält (*Br.*). [CK 7]

Grosse Aengstlichkeit den Tag über (n. 13 T.). [CK 8]

Aengstlichkeit bei den Körper-Beschwerden. [CK 9]

Immer ängstlich und schweissig (*Ng.*). [CK 10]

Aengstlich und wie betäubt im Kopfe (*Ng.*). [CK 11]

Die grösste Angst, 12 Stunden lang. [CK 12]

Aengstlich sorgsam bei allen Vorfällen. [CK 13]

Grosse Befürchtungen bei allen Vorfällen. [CK 14]

Verzagtheit, Unlust, höchste Abmattung und Hinfälligkeit (*Rl.*). [CK 15]

Muthlosigkeit. [CK 16]

Voll furchtsamer Ideen, Abends. [CK 17]

Furchtsamkeit, Nachts. [CK 18]

Wenn sie die Augen zumacht, hat sie nichts, als fürchterliche Fratzen und verzerrte Menschen-Gesichter vor sich. [CK 19]

Aeusserste ängstliche Furchtsamkeit; sie hatte so grosse Angst vor einem nahen Hunde, der ihr Nichts that, dass sie am ganzen Leibe zitterte; jedes Geräusch auf der Strasse setzte sie in Bangigkeit, und wenn sie Knaben klettern sah, gerieth sie in grosse Unruhe, dass sie Schaden nehmen möchten. [CK 20]

Furcht und Aengstlichkeit macht, dass sie wünscht, nicht mehr zu leben. [CK 21]

Er beschäftigt sich mit Todes-Gedanken, unter Unruhe und grosser Sorge. [CK 22]

Höchste Reizbarkeit des Gemüthes; der geringste Aerger fährt ihr durch den Körper, dass ihr die Knie einsinken. [CK 23]

Unzufriedenheit mit sich selbst, bei finsterer Miene (*Rl.*). [CK 24]

Langes, verdrussvolles Schweigen (n. 6 St.) (*Hbg.*). [CK 25]

Verdriesslich, still und in sich gekehrt, da er doch vorher sehr lustig war (sogleich.) (*Ng.*). [CK 26]

Mürrisch und unaufgelegt, Vormittags (*Ng.*). [CK 27]

Verdriesslichkeit (*Hbg.*). [CK 28]

Sehr verdriesslich und träge. [CK 29]

Verdriesslich den ganzen Tag, mit sich selbst uneinig, missvergnügt, besorgt, und dennoch nicht unaufgelegt zu Geistes-Arbeiten (*Lgh.*). [CK 30]

Verdriesslich den ganzen Tag; Alles, was ihn umgab, machte einen widrigen Eindruck auf ihn (*Lgh.*). [CK 31]

Verdriesslich und niedergeschlagen, ohne ärgerlich zu sein (d. 1. T.). [CK 32]

Sehr ärgerlich (n. 48 St.). [CK 33]

Aergerliche, gereizte **Stimmung** (*Rl.*). [CK 34]

Aergerlich, reizbar, keine Freude an Musik. [CK 35]

Aergerlich weinerlich. [CK 36]

Ueble, reizbare Laune (n. 4 T.). [CK 37]

Sehr empfindlich, hitzig und auffahrend. [CK 38]

Unbändige Uebelnehmigkeit. [CK 39]

Empfindlich und zum Zorne geneigt, mit grosser Angegriffenheit der Nerven; dabei leichter frostig und von Bewegung leicht erhitzt. [CK 40]

Leicht sehr heftig nach dem Mittags-Schlafe, bei grossem Missmuthe. [CK 41]

Aufgebracht über Kleinigkeiten. [CK 42]

Aufgelegt zum Zanken und Poltern, bei mürrischer Laune (*Hbg.*). [CK 43]

Aufgelegt zum Zanken und Lärmen, ohne ärgerlich zu sein (*Fr.*). [CK 44]

Zänkerei (n. 1/4 St.). [CK 45]

Widerspänstigkeit. [CK 46]

Wüthige Rechthaberei und Zanksucht. [CK 47]

Unaufgelegt zur Arbeit (n. 10, 20 St.). [CK 48]

Zuweilen fröhliches und bald darauf ärgerliches Gemüth. [CK 49]

Bald ausgelassen lustig, bald niedergeschlagen. [CK 50]

Die ersten 12 Stunden, Heiterkeit, leichte Stimmung, leichter Gedanken-Zufluss;[1] nach 21 Stunden aber (früh nach dem Erwachen und den ganzen Vormittag) ängstlich, zittrig, schläfrig, eingenommen im Kopfe, drückend schwer im Hinterhaupte und in der Stirne, und schwer in den Gliedern, unter fast beständigen Schmerzen

---

[1] So weit scheint es Heilwirkung auf einen vorher gegentheiligen Zustand des Gemüthes und Geistes gewesen zu sein.

in den Gelenken und Muskeln der Finger, Arme, Schultern, Knie und Füsse (*Stf.*). [CK 51]

Obgleich (z.B. politische) Zänkereien an ihn gebracht wurden, blieb er doch ziemlich ruhig, fühlte sich zwar empfindlich, vermied aber doch, davon zu sprechen, und in Leidenschaft zu gerathen (Heilwirkung) (d. ersten Stdn.) (*Stf.*). [CK 52]

Den ganzen Tag heitre Laune, Zufriedenheit mit sich selbst und sehr gesprächig; er wünschte sich immer mit Jemand zu unterhalten (Heilwirkung) (*Lgh.*). [CK 53]

Aufgelegt und redselig, Vormittags (*Ng.*). [CK 54]

■ **Schwindel, Verstand und Gedächtnis**

Gedächtniss-Schwäche. [CK 55]

Zerstreutheit und Gedankenlosigkeit (*Fr.*). [CK 56]

Unaufmerksamkeit und Zerstreutheit. [CK 57]

Er ist unaufmerksam und zerstreut. [CK 58]

Unaufgelegt zum Aufmerken (*Fr.*). [CK 59]

Eine augenblickliche Abwesenheit der Gedanken, bei der es schien, als denke er über Etwas nach, ohne jedoch zu denken (n. ½ St.) (*Fr.*). [CK 60]

Eine Art Gedankenlosigkeit; wenn er etwas verrichtete, war es ihm immer, als hätte er noch Wichtigeres zu thun, und wusste doch nicht was?, er dachte darüber nach, und dachte doch Nichts (*Fr.*). [CK 61]

Gedanken-Schwäche, langsame Ideen-Folge (*Fr.*). [CK 62]

Er spricht oft Worte verkehrt aus und verwechselt die Silben und Buchstaben, (wie z.B. Schnaufender Lupfen, statt: laufender Schnupfen), mehrere Tage lang (*Rl.*). [CK 63]

Dummheit im Kopfe, wie (eingeschraubt oder) trunken, mit Röthe des Gesichtes (*Ng.*). [CK 64]

Umnebelter Geist. [CK 65]

Eingenommenheit des Kopfes von früh an, den ganzen Tag, wie in einer dumpfigen Stube, worin Wäsche gewaschen und getrocknet wird; beim Bücken verschlimmert; beim Gehen im Freien nicht vergehend, wohl aber bei der Rückkehr in das Zimmer. [CK 66]

Eingenommenheit und Hitze des Kopfes (n. 7 T.). [CK 67]

Eine augenblickliche (schmerzhaft spannende) Eingenommenheit des Kopfes; fast wie leises, klopfendes Kopfweh; nach dem Essen vergehend (*Stf.*). [CK 68]

Duselig, früh, beim Erwachen, mit schmerzhafter Eingenommenheit des Kopfes (*Stf.*). [CK 69]

Duselig im Kopfe (*Stf.*). [CK 70]

Dämisch im Kopfe, früh, und schnupfig. [CK 71]

Wie betäubt und trunken im Kopfe (n. 24 St.). [CK 72]

Wie trunken und schwindelicht, mit Zerstreutheit der Gedanken. [CK 73]

Es ist ihm immer, als könnte er fallen, ohne Schwindel. [CK 74]

Schwindel, wie von geistigen Getränken (*Hbg.*). [CK 75]

Schwindel, fast wie Bewusstlosigkeit; nach Gehen, im Sitzen, er wäre fast umgefallen. [CK 76]

Schwindel, herumdrehender, mit Schwere des Kopfes, im Stehen und Sitzen. [CK 77]

Schwindlicht im Kopfe, mit Aengstlichkeit im ganzen Körper (*Ng.*). [CK 78]

Schwindel mit Schwäche im Kopfe. [CK 79]

Schwindel, vorwärts und seitwärts. [CK 80]

Schwindel, früh, beim Aufstehen aus dem Bette. [CK 81]

Schwindel und Hinfallen, ohne Veranlassung (*Rl.*). [CK 82]

Schwindel bei angestrengtem Sehen auf einen Punkt. [CK 83]

Schwindel, beim Sehen in die Höhe (nach einem hohen Thurme), so heftig, dass er umfällt (*Rl.*). [CK 84]

Ein augenblicklicher Schwindel im Sitzen, als wollte er wanken (n. 3½ St.) (*Stf.*). [CK 85]

Schwindel beim Bücken, der beim Aufrichten vergeht, früh (*Ng.*). [CK 86]

Schwindel im Stehen. [CK 87]

Schwindel in freier Luft; es läuft Alles mit ihr herum und die Personen kommen ihr grösser vor, als sonst; im Zimmer vergeht er (*Ng.*). [CK 88]

Schwindel, der in freier Luft sich mindert (*Stf.*). [CK 89]

■ **Kopf**

Kopfschmerz mit Uebelkeit. [CK 90]

Ein betäubender Schmerz an der Stirn, beim Sitzen und Lesen, der sich beim Gehen und Stehen nicht verlor (*Lgh.*). [CK 91]

Schmerz im Oberkopfe, als wäre das Gehirn zerrissen oder zertrümmert, vorzüglich früh beim Erwachen (n. 3 St.). [CK 92]

Das ganze Gehirn schmerzt beim Schütteln des Kopfes. [CK 93]

Gefühl, als wäre das Hirn los, und würde erschüttert durch Gehen im Freien. [CK 94]

Kopfweh, Nachts, als wäre ein Geschwür darin. [CK 95]

Ein Früh-Kopfschmerz, der seit langer Zeit bestanden, verschwindet (Heilwirkung) (*Ng.*). [CK 96]

Kopfweh, als stämme sich Etwas zwischen dem Stirnbeine und dem vordern Gehirne, oder als wenn die Stelle hinter dem Stirnbeine hohl wäre (*Fr.*). [CK 97]

Ein Drücken zuweilen, tief im Kopfe, mit Kopf-Schwere. [CK 98]

Drückender Schmerz im rechten **Stirnhügel.** [CK 99]

Drückender Kopfschmerz von allen Seiten mit Kneipen im Ohre und bohrendem Zahnschmerze. [CK 100]

Drückender Schmerz im rechten Seitenbeine und in beiden Schläfen. [CK 101]

Drückender Schmerz in der rechten Kopf-Seite, bis ins Auge. [CK 102]

Drückender Kopfschmerz in der rechten Schläfe. [CK 103]

Drückendes Kopfweh am obern Rande des Schläfebeins (*Fr.*). [CK 104]

Ein langsamer Druck über der rechten Augenhöhle (*Hbg.*). [CK 105]

Ein scharfes Drücken in der linken Seite der Stirne (*Fr.*). [CK 106]

Ein schneller Druck, wie von einem darauf fallenden scharfen Steine, im Wirbel, in der Gegend der Kranznaht (*Hbg.*). [CK 107]

Ein schmerzlich ziehendes Drücken vorn in der Stirn (*Htm.*). [CK 108]

Ein ziehendes Drücken in der rechten Hinterhaupt-Seite und den Nacken-Muskeln, was sich bei starkem Gehen vermehrt; im Freien entstanden (*Fr.*). [CK 109]

Ein zusammenziehendes Drücken in der Stirn, in freier Luft, das immer heftiger wird, je stärker er geht, und plötzlich verschwindet, als er sich tief bückt (*Fr.*). [CK 110]

Zusammendrückender Kopfschmerz (*Hbg.*). [CK 111]

Wie von Zusammendrückung des Kopfes, duselig, die ganze Woche. [CK 112]

Herauspressender Kopfschmerz in den Schläfen, Tag und Nacht, mit Uebelkeit zum Erbrechen (n. 9 T.). [CK 113]

Eingeschraubtheit und Schwere des Kopfes, was in der Luft vergeht (*Ng.*). [CK 114]

Gefühl im Kopfe, als wollte Alles vorn heraus, beim Bücken (*Stf.*). [CK 115]

Strammender Kopfschmerz aus dem Genicke heran (n. 24 St.). [CK 116]

Spannender und ziehender Kopfschmerz zwischen den Augen. [CK 117]

Spannen in der rechten Schläfe und dem Auge, das wie gelähmt war. [CK 118]

Spannen auf der linken Kopfseite. [CK 119]

Ziehender Schmerz im Hinterhaupte (*Rl.*). [CK 120]

Oefters ein Ziehen auf der linken Seite des Oberkopfes. [CK 121]

Ziehen in der linken Stirne. [CK 122]

Heftiger Zieh-Schmerz in der Schläfe, allmählig bis auf das Höchste steigend und dann plötzlich verschwindend (n. 24 St.) (*Rl.*). [CK 123]

Reissen im Kopfe, durch Bewegung oder Ruhe weder vermehrt noch vermindert, mehrere Tage lang, schwächer oder stärker. [CK 124]

Reissender Schmerz in der Mitte der Stirn und den Hals-Wirbelbeinen, am Tage im geheizten Zimmer, und beim Tabakrauchen; doch vorzüglich Nachts, wo er davor nicht schlafen konnte. [CK 125]

Reissen in der linken Kopf-Seite, besonders in der Stirn und Schläfe, das Abends anfing und immer mehr zunahm, mit Geschwulst der schmerzhaften Seite (d. 16. T.). [CK 126]

Heftiges Reissen in der linken Kopfseite, besonders (Nachmittags 4 Uhr) in der Schläfe (*Ng.*). [CK 127]

Schmerzhafte Risse in der rechten Schläfe (*Ng.*). [CK 128]

Ein stechendes Reissen nach der linken Seite des Scheitels hin (d. 6. T.) (*Ng.*). [CK 129]

Ein stechendes Reissen im Kopfe, das in der Stirn anfing und sich nach der rechten Seite durch den ganzen Kopf zog (*Htm.*). [CK 130]

Stechen im Kopfe und Wärme darin (*Ng.*). [CK 131]

Stechen in den Schläfen. [CK 132]

Stiche in der linken Seite des Kopfes, mehrere Abende. [CK 133]

Stiche auf der rechten Seite des Kopfes heran, eine halbe Stunde lang. [CK 134]

Heftige Stiche im Hinterkopfe, eine halbe Stunde lang. [CK 135]

Stumpfe Stiche im linken Schläfebeine die sich jedes Mal in einen Kreis verbreiten, wo sich der Schmerz mindert oder verliert (n. 9 T.). [CK 136]

Stichartiger Kopfschmerz, früh, beim Erwachen, und fast den ganzen Tag. [CK 137]

Umherziehende langsame Stiche in der linken Seite des Vorderhauptes über dem Auge. [CK 138]

Ein strammendes Stechen von dem untern Theile der Stirn bis an den Oberkopf (n. 10 T.). [CK 139]

Ein schmerzhaft drückendes Schneiden entsteht sogleich oben auf dem Stirnbeine, wenn er die Arme, beim Bücken, stark bewegt (*Fr.*). [CK 140]

Ein unschmerzhaftes **Wühlen im ganzen Kopfe**. [CK 141]

Zuckender Kopfschmerz in der rechten Stirn- und Kopf-Seite (*Rl.*). [CK 142]

Ein zuckend kneipender Schmerz durch den Kopf (*Rl.*). [CK 143]

Rucke und arge Schläge im Kopfe, alle Minuten, in allen Lagen, bei Ruhe und Bewegung. [CK 144]

Schlagen und Klopfen im ganzen Scheitel, als wolle dort Alles heraus, früh, nach dem Aufstehen (*Ng.*). [CK 145]

Klopfender Schmerz, ein sehr schmerzhaftes Pochen in den Hirn-Arterien. [CK 146]

Klopfen im Scheitel, mit Stichen untermischt, in Anfällen. [CK 147]

Klopfender Schmerz in der rechten Hinterhaupt-Seite, der durch Reiben gegen den Scheitel vergeht, wo es dann wie zerschlagen schmerzt (*Ng.*). [CK 148]

Arges Pochen in der Stirn, drei Tage lang, mehr Nachmittags, mit Strammen im Genicke (n. 12 T.). [CK 149]

Pochender Kopfschmerz in der rechten Schläfe bei Bewegung; für sich sonst nur drückend. [CK 150]

Ein schmerzhaft drückendes Pochen in der Stirn, wie mit einer stumpfen Spitze (*Hbg.*). [CK 151]

Dumpfes, schmerzhaftes Schlagen der Arterien im Kopfe, über den Augenhöhlen (*Fr.*). [CK 152]

Wallung im Kopfe, und wie berauscht, was im Freien vergeht (*Ng.*). [CK 153]

Brausen des Blutes im Kopfe, Abends. [CK 154]

Blutdrang nach dem Kopfe, mit Hitze desselben. [CK 155]

Innere Wärme und Hitze im Kopfe, ohne äussere, besonders, nach dem Mittag-Essen, in der Stirn (*Ng.*). [CK 156]

Innere Wärme in der Stirn und im Rücken, als wenn Schweiss ausbrechen wollte (*Ng.*). [CK 157]

Brennen in der rechten Schläfe und Stirn-Seite, oder in der Scheitel-Gegend (*Ng.*). [CK 158]

Oefters ein kältendes Brennen vor dem Scheitel (*Ng.*). [CK 159]

Brennender Kopfschmerz in der Stirn, als wenn das Gehirn vorn entzündet wäre, nach der Rückkehr aus dem Freien in die Stube (*Fr.*). [CK 160]

Am Hinterhaupt-Beine, jählinger Schmerz im Sitzen, als wäre da in den Muskeln Etwas verrückt worden (*Fr.*). [CK 161]

Gefühl am Hinterhaupt-Beine, als wären diese Theile taub, boll oder abgestorben (n. 1/4 St.) (*Fr.*). [CK 162]

Schmerz auf einer kleinen Stelle des Scheitels, wie gestossen, oder geschlagen, bloss beim Befühlen. [CK 163]

Schmerz am Oberkopfe, beim Aufdrücken oder Berühren. [CK 164]

Schmerzhaftigkeit des Haarkopfes, beim Reiben. [CK 165]

Zwischen den Augen oft Ziehen und Drücken. [CK 166]

Spannung und Wärme an der Stirne und Nase, mit leisem Ziehen in den Augen von Zeit zu Zeit. [CK 167]

Die Haut am Kopfe sparrt und spannt. [CK 168]

Auf dem Haarkopfe, vor dem Scheitel, ein reissendes Brennen (*Ng.*). [CK 169]

Gefühl wie Schütteln oder Zittern in der Haut der rechten Schläfe, das bis zum Niederlegen anhält (*Ng.*). [CK 170]

Bewegung der Kopfhaut nach der Stirne hin (n.13 T.). [CK 171]

Kriechende Empfindung auf dem Scheitel. [CK 172]

Jücken auf dem Haarkopfe. [CK 173]

Jücken an der Stirne. [CK 174]

Stechendes Jücken an verschiedenen Theilen des Kopfes, am rechten und linken Seitenbeine, an der Stirne, am rechten Backen, hinter dem linken Jochbogen nach dem Ohre zu und oben am Schläfebeine (*Fr.*). [CK 175]

Unwillkührliches Nicken mit dem Kopfe, gleich, als drückte ihn Jemand nieder (während des Schreibens) (*Fr.*). [CK 176]

Ausfallen der Kopfhaare. [CK 177]

■ Augen

Im Auge, drückender Schmerz, der sich bei Berührung vermehrt. [CK 178]

Ein Druck-Schmerz in die Augen aus der Stirne. [CK 179]

Drücken in den Augenhöhlen und hinter den Augen (*Fr.*). [CK 180]

Ein sehr schmerzhaftes Drücken in den Augen, früh, ehe er die Augen offen erhalten kann; wenn er sie wieder zumacht, lässt der Schmerz nach. [CK 181]

Drücken in den Augen, als wenn Sand darin wäre. [CK 182]

Drücken im obern Augenlide, als wolle ein Gerstenkorn entstehen. [CK 183]

Drücken im obern Augenlide, wie von Geschwulst, als bekäme er ein Gerstenkorn (*Fr.*). [CK 184]

Drücken im rechten Auge, wie von Geschwulst der Augenlieder, welche auch wirklich roth sind, bei wässrigen Augen (*Fr.*). [CK 185]

Druck-Schmerz über dem rechten Auge, als solle das obere Augenlid herunter gedrückt werden (n. ¾ St.) (*Htm.*). [CK 186]

Drücken in den Augen, als würden sie eingedrückt und wollten heraus. [CK 187]

Drücken im linken Auge, als würde es herausgedrückt (*Fr.*). [CK 188]

Ein inneres Drücken im Auge, wie eine Ausdehnung desselben (*Fr.*). [CK 189]

Ausdehnender Schmerz im rechten Augapfel (*Fr.*). [CK 190]

Ziehen im Bogen der rechten Augenbraue. [CK 191]

Reissen und Drücken in den Augen. [CK 192]

Jücken über den Augen. [CK 193]

Jücken in den Augen und in den Winkeln, das durch Reiben vergeht, (mit nachfolgendem Wässern derselben) (*Ng.*). [CK 194]

Jücken im rechten Augapfel früh (*Ng.*). [CK 195]

Jücken der Augen, vorzüglich an den Lidern (*Fr.*). [CK 196]

Jücken am untern Augenlide und an der innern Fläche desselben; mit Brennen, sobald er das Auge berührt oder bewegt. [CK 197]

Jücken, wie Flohstich, im innern linken Augenwinkel, mit Reiz zum Reiben (*Fr.*). [CK 198]

Wohllüstiges Jücken am rechten Augenwinkel, das zum Reiben nöthigt, eine Stunde lang (n. 8 St.) (*Lgh.*). [CK 199]

Beissen im Augenlide (*Rl.*). [CK 200]

Beissen in den Augen, wie Salz (*Stf.*). [CK 201]

Beissen und Drücken in den Augen, welche schwer deuchten, mit Röthe der Augenlieder. [CK 202]

Ein jückender Wundheits-Schmerz im innern Winkel des rechten Auges, früh, nach dem Erwachen, wie von hinein gerathenem Salze, heftig zum Reiben nöthigend, und dadurch doch sehr vermehrt, so dass Wasser hervorquillt, ohne Röthe des Auges (*Stf.*). [CK 203]

Schrundender Schmerz am linken Augenlide (n. 4 T.) (*Rl.*). [CK 204]

Hitze in den Augen. [CK 205]

Brennen in den Augen, ohne Röthe. [CK 206]

Brennen in den Augen und Trockenheit derselben, Nachmittags; oder auch Abends, mit Stechen darin, wie von Nadeln, nebst Lichtscheu (*Ng.*). [CK 207]

Brennen in beiden innern Augenwinkeln (d. 3. 4. T.). [CK 208]

Brennen des linken Augenlides (*Rl.*). [CK 209]

Brennender Schmerz am Rande der Augenlider, wie von Verbrennen mit Schiesspulver (*Hbg.*). [CK 210]

Entzündung der Augen, mit brennenden und drückenden Schmerzen (n. 4 T.). [CK 211]

Entzündete Augenlieder von Zeit zu Zeit, mit Ansetzen verhärteter Augenbutter zwischen den Wimpern. [CK 212]

Entzündung der Augen, mit Drücken darin am Tage und morgentlicher Zugeschworenheit. [CK 213]

Zugeschworne Augen, früh (*Ng.*). [CK 214]

Trockenheits-Gefühl der Augen, mit Druck darin (*Stf.*). [CK 215]

Ein Reiben wie Sand in den Augen. [CK 216]

Erst Trockenheit der Augen, früh, und Steifheit, dann Wässern derselben (*Stf.*). [CK 217]

Wässern der Augen, besonders in der Luft (d. 2. u. 3. T.) (*Ng.*). [CK 218]

Thränen der Augen, selbst im Zimmer, am meisten aber im Freien. [CK 219]

Ungewöhnliches Thränen der Augen, in der Stube, ohne Röthe derselben (*Br.*). [CK 220]

Die vorher fliessenden Augen wurden besser (Heilwirkung) (*Ng.*). [CK 221]

Augenbutter in und an den Augenwinkeln (*Lgh.*). [CK 222]

Fippern der linken Augenbraue (n. 2 T.). [CK 223]

Sichtbares Zucken der Augenlider und der linken Augenbraue. [CK 224]

Gefühl, als wären die Augenlieder geschwollen, früh am meisten (*Hrn.*). [CK 225]

Schwere-Gefühl im untern Augenlide, als wenn er es nicht gut aufheben könnte, oder es angeklebt wäre an das untere Lid und nicht gut los zu machen. [CK 226]

Hang zum Schliessen der Augen; sie fielen ihm unwillkührlich zu. [CK 227]

Das Oeffnen der Augen ist erschwert, mit Gefühl, als wären die Lider geschwollen, am meisten früh. [CK 228]

Matt in den Augen. [CK 229]

Gefühl, als wollten die Augen aus Mattigkeit zufallen. [CK 230]

Die Pupillen scheinen anfangs verengert, nach 10, 12 Stunden aber erweitert zu werden (*Stf.*). [CK 231]

Erweiterte Pupillen (*Fr.*). [CK 232]

Schwarzwerden vor den Augen, eine halbe Stunde
lang (n. 5 T.). [CK 233]

Verdunkelung des Auges auf einen Augenblick;
beim Schnauben. [CK 234]

Verdunkelung der Augen, öfters, vorzüglich, wenn
er ins Helle sieht, als würde er von einem zu
starken Lichte geblendet, und könnte dann gar
Nichts sehen (*Fr.*). [CK 235]

Verdunkelung der Augen; es kam ihm vom Kopfe
herab in das linke Auge, und das Licht sah aus,
wie viele Lichtpunkte in einem schwarzen
Kreise. [CK 236]

Beim Lesen werden einige Buchstaben unsichtbar
(*Rl.*). [CK 237]

Verdunkelung der Augen, öfters, als wären sie mit
einer feinen Haut überzogen. [CK 238]

Verdunkelung der Augen, früh, beim Schnauben,
als zöge sich eine Haut vor die innern Winkel bis
zur Hälfte der Pupille. [CK 239]

**Verdunkelung der Augen, als wenn ein Flor davor
gezogen wäre**, im Stehen (*Fr.*). [CK 240]

Verdüsterung der Augen zuweilen, wie von Flor.
[CK 241]

Trübsichtigkeit, als wäre ein dünnes Häutchen über
die Augen gezogen, oder Nebel davor, durch
Wischen und Reiben vermehrt (*Htm.*). [CK 242]

Trübheit der Augen (*Rl.*). [CK 243]

**Trübsichtigkeit, wie von einem dicken Nebel vor
den Augen**, auch früh, nach dem Erwachen bis
nach dem Waschen (*Ng.*). [CK 244]

Langsichtigkeit, den ersten Tag; er kann nicht
mehr ohne Brille lesen. [CK 245]

Kleine, runde Gestalten steigen, während des Liegens, selbst bei offnen Augen, vor seinem
Gesichte empor (*Fr.*). [CK 246]

Wenn er zu lange auf Etwas schaut, so flittern die
Gegenstände vor seinen Augen, und Alles geht
durcheinander, wovon ein Druck-Schmerz in
den Augen entsteht. [CK 247]

Flirren vor den Augen, wie Insekten-Schwarm. [CK
248]

Flimmern vor den Augen. [CK 249]

Flimmern vor den Augen, wie Flor davor. [CK 250]

Feuerfunken vor den Augen, auch am hellen Tage.
[CK 251]

Wenn er mit den Augen blinkt, sieht er auch am
hellen Tage Feuerfunken. [CK 252]

Lichtscheu; die Augen schmerzen bei Bewegung,
wenn er ins helle Tages-Licht schaut. [CK 253]

Lichtscheu den ganzen Tag, er muss beständig mit
den Augen blinken. [CK 254]

■ Ohren

Ohrenschmerz, Abends, im rechten Ohrgange (n.
48 St.). [CK 255]

Beim Reinigen des Ohres schmerzt der Ohrgang
wie wund und geschwürig (*Rl.*). [CK 256]

Druck-Schmerz vor dem Ohre, am Warzenfortsatze. [CK 257]

Spannen hinter dem Ohre (*Hbg.*). [CK 258]

Gefühl von Herausdrängen im Ohre (*Rl.*). [CK 259]

Schmerz in den Ohren, als drängte sich da Alles
heraus, und als sollten sie aufplatzen, wie ein
Reissen, mit Jücken gemischt. [CK 260]

Wie beengt im linken Ohre, und in der ganzen
Kopfseite, Abends, beim Niederlegen; er kann
auf dieser Seite nicht einschlafen; beim Angreifen war es, als ob das Fleisch abgeprellt wäre,
durch stärkeres Drücken aber ward es erleichtert. [CK 261]

Ohren-Zwang. [CK 262]

Reissen im linken Ohre (d. 12. T.) (*Ng.*). [CK 263]

Reissen im Trommelfelle, bei spannender Düsterheit im Kopfe. [CK 264]

Bohrender Schmerz im rechten Ohre (*Ng.*). [CK 265]

Bald Bohren, bald pulsartiges Pochen hinter dem
linken Ohre (d. 4. T.). [CK 266]

Stechen, wie bohrende Messerstiche, äusserlich
hinter dem linken Ohre, oft mit jählingem allgemeinen Schweisse, zu 8 Minuten lang, täglich
mehrere Mal (n. 7 T.). [CK 267]

Stiche im rechten Ohre, ruckweise und schnell
hintereinander (*Stf.*). [CK 268]

Spitzige, absetzende Stiche vor dem rechten Ohre,
am Warzenfortsatze. [CK 269]

Ein reissender Stich-Schmerz im Ohre, mit Sausen,
wie Sturmwind. [CK 270]

Stechen am äussern Ohr-Rande, mit Brenn-
Schmerz, vorzüglich Abends im Bette. [CK 271]

Kriebeln im linken Ohre, wie von einem Insekte,
mit Jücken (*Ng.*). [CK 272]

Jücken im linken Ohre (*Rl.*). [CK 273]

Jücken im Ohre, vom Halse aus, in der Eustachischen Röhre. [CK 274]

Ein stechendes Jücken, vorn im rechten Ohrgange
(*Fr.*). [CK 275]

Jücken am Ohrläppchen, wie von einer kleinen
Flechte (*Rl.*). [CK 276]

Wie Anblasen eines kalten Windes an der Mündung des rechten Ohres (*Ng.*). [CK 277]

Eine Beule hinter den Ohren. [CK 278]

Geschwulst des äusseren Ohres, mit zusammenziehendem Schmerze. [CK 279]

Geschwulst des Ohrganges, mit Ohrenzwang und Auslaufen blutiger Feuchtigkeit. [CK 280]

Auslaufen und Eitern des innern Ohres, mit üblem Geruche. [CK 281]

Beim Aufstossen fährt Luft ins Ohr (*Rl.*). [CK 282]

Verstopftheits-Gefühl im rechten Ohre. [CK 283]

Verstopftheits-Gefühl in den Ohren, früh. [CK 284]

Wiederhall in den Ohren, alle Morgen. [CK 285]

Wiederhall in den Ohren von ihren Worten und Tritten. [CK 286]

Die Töne schallen im Ohre und er hört schwerer. [CK 287]

Klingen im linken Ohre (*Ng.*). [CK 288]

Klingen vor dem rechten Ohre, Abends. [CK 289]

Pfeifen im linken Ohre (*Ng.*). [CK 290]

Helles Singen in den Ohren, wie Heimchen in der Ferne; dann Klopfen, dann wieder Singen (n. 8 St.) (*Stf.*). [CK 291]

Sausen vor den Ohren (n. 5 T.). [CK 292]

Sausen im rechten Ohre (*Ng.*). [CK 293]

Brausen vor den Ohren, öfters, am Tage. [CK 294]

Brausen, Abends, kurz vor Schlafengehen, erst vor dem einen, dann vor dem andern Ohre, eine Minute lang. [CK 295]

Rauschen vor den Ohren, wie von einem Wasser-Wehre, mit Schwerhörigkeit. [CK 296]

Donnernde Töne im rechten Ohre. [CK 297]

■ Nase

Im Nasenflügel, Ziehen, vom äussern rechten Augenwinkel her. [CK 298]

Ein schneidender Riss durch den rechten Nasenflügel (*Ng.*). [CK 299]

Kitzeln in der linken Nasenhöhle, das durch äussern Druck vergeht (*Ng.*). [CK 300]

Jücken in der Nase. [CK 301]

Jücken an den Nasenlöchern. [CK 302]

Starkes Jücken an der Nase. [CK 303]

Jücken an der Nasenspitze und den Nasenflügeln (*Fr.*). [CK 304]

Die Nasen-Scheidewand schmerzt bei Berührung. [CK 305]

Wundheits-Schmerz am untern Theile der Nase, wie bei heftigem Schnupfen [CK 306]

Wundheit im Innern der Nase. [CK 307]

Geschwulst der Nase, öfters des Morgens, die Abends wieder vergeht. [CK 308]

Ausschlags-Blüthen auf der Nasenspitze. [CK 309]

Ausschlags-Blüthe auf der Nasenwurzel (*Rl.*). [CK 310]

Ausfallen der Haare aus den Nasenlöchern, deren er sonst viele darin hatte. [CK 311]

Er schnaubt früh Blutiges aus der Nase, mehrere Morgen nach einander (n. 24 St.). [CK 312]

Starkes Nasenbluten (n. 7, 9 T.). [CK 313]

Heftiges Bluten aus dem linken Nasenloche (n. 8 St.) (*Lgh.*). [CK 314]

Geruch fehlt, bei ganz verstopfter Nase. [CK 315]

■ Gesicht

Das Gesicht hat ein sehr krankes Ansehen (n. 7 T.). [CK 316]

Sehr gelbe Gesichtsfarbe (n. 21 T.). [CK 317]

Missfarbiges Gesicht, gelblich um die Schläfe, blassbläuliche Lippen. [CK 318]

Kurzer, heftiger Zieh-Schmerz im rechten Backen und dann im Ohre (n. 2 T.) (*Rl.*). [CK 319]

Reissen im linken Backen-Knochen. [CK 320]

Reissen im linken Backen, unter dem Ohre (*Ng.*). [CK 321]

Reissen und Stechen im Backen. [CK 322]

Stechen am Unterkiefer-Backen. [CK 323]

Pochen und Zucken in den Backen-Muskeln, doch wenig sichtbar (n. 3 T.). [CK 324]

Empfindlicher Brenn-Schmerz oben an den Backen, vor den Ohren, als wenn ein Ausschlag da entstehen wollte (*Fr.*). [CK 325]

Brennen und kältendes Brennen an den Jochbeinen (*Ng.*). [CK 326]

Geschwulst der Backen mit klopfendem Schmerze. [CK 327]

Jücken im Gesichte. [CK 328]

Jücken am Kopfe, an der Nase und am Kinne. [CK 329]

Viel Jücken an der Nase, am Kinn und am Halse, unter den Ohren. [CK 330]

Jücken an beiden Augenbrauen, am linken Jochbeine, an den Schläfen und den Ohren, durch Kratzen vergehend (*Ng.*). [CK 331]

Brennendes Jücken neben der Nase (*Ng.*). [CK 332]

Fressendes Jücken im Gesichte unter Blutandrang zu demselben, mit Hitze und Röthe, und darauf Entstehung vieler kleiner, rother Blüthchen (*Stf.*). [CK 333]

Ausschlag im Gesichte. [CK 334]

Feiner Ausschlag im Gesichte, mehr zu fühlen, als zu sehen (*Rl.*). [CK 335]

Eine Ausschlags-Blüthe zwischen den Augenbrauen, über der Nase. [CK 336]

Ausschlags-Blüthen am Backen der linken Seite, mit argem Jücken. [CK 337]

Rothe Blüthen an der linken Stirn-Seite, der linken Schläfe, auf der Nase, und auf der Mitte des Kinnes, mit Eiter gefüllt, beim Berühren stechend, und beim Abheilen sich mit Schorfe bedeckend. [CK 338]

Brennende Bläschen im Gesichte, die beim Berühren ein fressendes Wasser von sich geben, das zu Grindchen trocknet (*Stf.*). [CK 339]

In den Lippen, krampfhafte Empfindung. [CK 340]

Feines Reissen in den Lippen (*Ng.*). [CK 341]

Schmerz an der Lippe, als wäre sie wund (*Stf.*). [CK 342]

Rother Fleck über der Oberlippe, der wie aufgesprungen aussieht und Brenn-Schmerz verursacht (n. 5 T.). [CK 343]

Wundheit im linken Mundwinkel (n. 7 T.) (*Rl.*). [CK 344]

Jücken um den Mund herum. [CK 345]

Geschwulst der Unterlippe, mit einer Ausschlags-Blüthe, in der es sticht und kriebelt. [CK 346]

Ausschlags-Blüthe im linken Mundwinkel, mit kriebelndem Stechen. [CK 347]

Kleine Blüthen unter dem linken Mundwinkel, 24 Stunden lang (*Ng.*). [CK 348]

Ausschlags-Blüthen neben der Oberlippe. [CK 349]

Bläschen-Ausschlag im rechten Mundwinkel, der ihn beim Essen sehr schmerzte. [CK 350]

Ein Geschwür brennenden Schmerzes am Innern der Oberlippe. [CK 351]

Flechte an der Unterlippe. [CK 352]

Am Kinne, unweit der Unterlippe, ein Eiter-Blüthchen mit rothem Hofe (n. 27 St.) (*Lgh.*). [CK 353]

Spannend ziehender Schmerz unten am Kinne (*Fr.*). [CK 354]

Reissen unten am Kinne. [CK 355]

Reissen in der Mitte des Kinnes, im Knochen. [CK 356]

Brennend schneidender Schmerz im Kinne, rechter Seite, als wenn ein Stück Glas heraus schnitte (n. 3 St.) (*Fr.*). [CK 357]

Entzündungs-Geschwulst unter dem Kinne, als wolle ein Abscess entstehen, mit brennendem Schmerze. [CK 358]

Im Unterkiefer-Gelenke, rechter Seite, Schmerzhaftigkeit (n. ½ St.) (*Stf.*). [CK 359]

Gefühl von Spannung und Schmerz in den Kinnbacken, dass sie den Mund nur schwierig aufthun konnte und nicht gut essen, weil ein Zahn zugleich so hoch stand. [CK 360]

Er kann die Kinnlade nicht ohne grosse Mühe von einander bringen, noch den Mund gehörig aufsperren; es ist, als wäre es unter dem Unterkie-fer, am Halse geschwollen oder gespannt. [CK 361]

Ziehen, erst vom rechten, dann vom linken Aste des Unterkiefers nach seinem Gelenke, und von da zurück in der Richtung nach dem Mundwinkel der jedesmaligen Seite zu. [CK 362]

Reissen im rechten Unterkiefer (*Ng.*). [CK 363]

Gichtische Schmerzen in der Unterkinnlade (n. ¼ St.). [CK 364]

Prickelndes Wühlen in der Unterkinnlade (*Hbg.*). [CK 365]

Brenn-Schmerz im Unterkiefer. [CK 366]

■ **Mund und innerer Hals**

Zahnschmerz der rechten obern und untern Backzähne (*Fr.*). [CK 367]

Zahnschmerz mit vielem Speichel-Spucken (n. 24 St.). [CK 368]

Schmerzhafte Empfindlichkeit der Zähne, bei Berührung. [CK 369]

Früh sind Zähne und Zahnfleisch sehr empfindlich. [CK 370]

Beim Oeffnen des Mundes fährt es schmerzhaft in die Zähne. [CK 371]

Schmerz in einem gesunden Zahne, beim Eindringen kalter Luft. [CK 372]

In den Zahn-Wurzeln ein eignes Gefühl, das ihn zum Zähneknirschen nöthigt (*Ng.*). [CK 373]

Schmerz in den Zähnen, wie geschwürig, Nachts, und auch am Tage, wenn sie den Mund bewegt. [CK 374]

Arger Schmerz in den Zähnen, wie Wundheit, früh; dann Klopfen darin; auf Bluten des Zahnfleisches verschwand der Schmerz. [CK 375]

Drückender Zahnschmerz. [CK 376]

Ein dumpfes Drücken, wie von aussen, an den Wurzeln der beiden vordern obern Backzähne (n. ½ St.) (*Fr.*). [CK 377]

Ziehen in den Zähnen (n. 26 St.). [CK 378]

Ziehender Zahnschmerz im zweiten rechten Backzahne, wie mehr an der äussern Fläche desselben und bis in die Schläfe hinaufgehend (*Fr.*). [CK 379]

Heftig ziehender Zahnschmerz, mit Jücken in den Zahnlücken (*Rl.*). [CK 380]

Ziehender Schmerz in den Zähnen der untern linken Reihe (*Ng.*). [CK 381]

Reissen in den Wurzeln der Unterkiefer-Zähne, früh, alle 4 Minuten erneuert (*Br.*). [CK 382]

Reissender Zahnschmerz bis in den Kopf und das linke Auge. [CK 383]

Reissender Zahnschmerz in beiden rechten Zahnreihen, bis in das Jochbein, mit Zerschlagenheits-Schmerz der Kinnladen dieser Seite, beim darauf Drücken und Kauen (*Ng.*). [CK 384]

Reissender Schmerz in allen Zähnen, als wenn sie herausfallen wollten (*Ng.*). [CK 385]

Reissen in einer faulen Zahnwurzel der untern linken Reihe (*Ng.*). [CK 386]

Reissen im hintern Backzahne der linken obern Reihe, in der Luft ärger (*Ng.*). [CK 387]

Stechender Zahnschmerz (n. 16 T.). [CK 388]

Stechen im Zahne, beim Aufbeissen (n. 12 St.). [CK 389]

Stumpfe Stiche in den obern Backzähnen, aufwärts. [CK 390]

Stumpfe Stiche in den untern Backzähnen unterwärts. [CK 391]

Bohrender Schmerz in einem untern Backzahne, bis in die Nase und das Auge. [CK 392]

Ein schmerzhaft prickelndes Wühlen in den untern Backzähnen, bis zum Ohre hin (n. 1 St.) (*Hbg.*). [CK 393]

Ein starker Ruck in den Zähnen, fast sogleich. [CK 394]

Klopfender Zahnschmerz mit schmerzhaftem Zahnfleische, dass er nicht darauf kauen konnte. [CK 395]

Klopfender Zahnschmerz im kranken Backzahne. [CK 396]

Brennender Schmerz in den hohlen Zähnen, beim Essen und Trinken. [CK 397]

Zahnschmerz, aus Pressen, Reissen und Stechen zusammengesetzt, Tag und Nacht, mit rother (rosenartiger) Backen-Geschwulst, und einem geschwollenen Knäutel am Zahnfleische, der in Eiterung übergeht; sieben Tage lang. [CK 398]

Lockerheit einiger Zähne. [CK 399]

Schmerzhafte Lockerheit der Schneidezähne. [CK 400]

Wackelnde Schneidezähne (*Rl.*). [CK 401]

Das Zahnfleisch ist schmerzhaft empfindlich, ohne Zahnschmerz. [CK 402]

Dumpfziehender Schmerz im Zahnfleische des Unterkiefers (*Fr.*). [CK 403]

Geschwulst und Schmerzhaftigkeit des Zahnfleisches, vorn und hinten. [CK 404]

Geschwulst des Zahnfleisches linker Seite, mit grosser Empfindlichkeit beim Essen und abendlichem krampfigen Schmerze darin. [CK 405]

Geschwulst des Zahnfleisches. [CK 406]

Geschwulst des Zahnfleisches, mit Schärfe in der Scham beim Harnen (n. 16 T.). [CK 407]

Starkes Bluten des Zahnfleisches (n. 10 T.). [CK 408]

Im Munde, Geschwulst des innern Backens; beim Kauen beisst er sich hinein (*Rl.*). [CK 409]

An der Zunge, auf der linken Seite, Schmerz, als hätte er sich darauf gebissen (*Rl.*). [CK 410]

Wundheits-Schmerz auf und unter der Zunge und am Gaumen. [CK 411]

Schmerz, wie verbrannt, auf der Zungenspitze und am Zungen-Rande (*Stf.*). [CK 412]

Brennendes, kratziges Gefühl auf der Zungenspitze, wie nach Verbrennung mit glühend Heissem, mit vielem Speichel-Zuflusse, und Lätschigkeit im Munde den ganzen Tag, die von Essen nicht verging (*Stf.*). [CK 413]

Brennen an der Zungenspitze (*Ng.*). [CK 414]

Trockene Zunge und Durst (n. 10 St.). [CK 415]

Bläschen am Zungen-Rande (*Stf.*). [CK 416]

Eine schmerzhafte Blase an der Zunge. [CK 417]

Eine schmerzhafte Blase an der Zungen-Spitze. [CK 418]

Oben am Gaumen eine wundschmerzende Stelle. [CK 419]

Wundheits-Schmerz und Brennen am Gaumen (*Ng.*). [CK 420]

Am vordern Gaumen eine Stelle, die, mit der Zunge berührt, wie geschwürig schmerzt (*Fr.*). [CK 421]

Stiche links im Gaumen (*Ng.*). [CK 422]

Kriebeln und brennendes Prickeln im hinteren Gaumen (*Ng.*). [CK 423]

Rauhheit im Munde, wie mit einer Haut belegt, nach kratzigem Gefühl auf der Zunge (*Stf.*). [CK 424]

Brennendes, kratziges Gefühl im Munde (vom Geruche) (*Stf.*). [CK 425]

Trockenheit im Munde und an den Lippen, doch ohne Durst. [CK 426]

Starke Trockenheit im Munde, ohne Durst, den ganzen Vormittag. [CK 427]

Trockenheit im Munde, mit Durst, den ganzen Tag (*Ng.*). [CK 428]

Brennende Trockenheit im Munde. [CK 429]

Viel Speichel-Zufluss (*Stf.*). [CK 430]

Zusammenfluss wässrigen Speichels im Munde, Vormittags, mit Wabblichkeit (d. 2. T.). [CK 431]

Wasser-Zusammenlaufen im Munde (n. 1 St.) (*Ng.*). [CK 432]

Wasser-Zusammenlaufen im Munde, mit ranzigem Geschmacke (*Ng.*). [CK 433]

Schleim kommt ihr in den Hals, den sie durch Rachsen nicht herausbringen kann, sondern hinunter schlucken muss, ½ Stunde nach dem Mittag-Essen (*Ng.*). [CK 434]

Schleim-Rachsen. [CK 435]

Oefteres Ausräuspern von Schleim, der sich aber gleich wieder ersetzt (*Ng.*). [CK 436]

Rachsen und Auswerfen vielen Schleimes mit Wundheits-Gefühl und Brennen im Schlunde, von Abends 5 Uhr, bis Nachts (*Ng.*). [CK 437]

Ausrachsen zähen Schleimes, der anfangs schwer, später leicht losgeht (*Ng.*). [CK 438]

Trockenheit hinten im Halse, 3 Tage lang (*Ng.*). [CK 439]

Trockenheit im Halse, ohne Durst. [CK 440]

Trockenheit des Halses, früh. [CK 441]

Trockenheit des Halses, mit trocknem Hüsteln (*Ng.*). [CK 442]

Trockenheit bald, bald Feuchtsein im Halse (*Ng.*). [CK 443]

Trockenheit im Halse, beim Schlingen fühlbar, darauf Kratzen im Halse hinunter. [CK 444]

Kratzig im Rachen, besonders Abends und beim Schlingen fühlbar. [CK 445]

Kratzig und krallig im Halse, mit Sodbrennen (*Rl.*). [CK 446]

Rauh im Halse, mit Gefühl, wie Sodbrennen (*Ng.*). [CK 447]

Rauh im Halse, mit Gefühl von Luft-Mangel beim Athmen (*Ng.*). [CK 448]

Kratziger, kralliger Halsschmerz, mit Gefühl beim leer Schlingen, als müsse er über einen Knoll weg schlucken (*Rl.*). [CK 449]

Rauher, heiserer Hals, mit Wundheits-Schmerz, sowohl für sich, als auch beim Sprechen und Schlingen. [CK 450]

Wundheits-Gefühl im Halse, hinter dem Gaumen. [CK 451]

Wund schmerzendes Halsweh. [CK 452]

Ein brennend stechender Wundheits-Schmerz im Schlunde und am Zäpfchen, beim Schlingen vermehrt. [CK 453]

Wie innerlich zerrissen, im Halse, nicht beim Schlingen, sondern beim Anstrengen des Kopfes, so wie beim Heben und Tragen. [CK 454]

Wie geschwollen im Halse, und rauh (n. 2 T.). [CK 455]

Der Schlund ist wie zu enge und verschwollen. [CK 456]

Sie muss immer schlingen; es ist ihr, als wäre der Hals nicht gehörig weit, und beim Schlucken fühlt sie Trockenheit darin. [CK 457]

Immer Neigung zum Niederschlingen. [CK 458]

Halsweh, wie von einem Knäutel darin, mit Stich-Schmerz. [CK 459]

Drücken im Halse, hinter dem Gaumen und am Kehldeckel. [CK 460]

Ein stumpfes Drücken im Schlunde, wie unter dem Brustbeine, als wäre ein allzugrosser Bissen verschluckt (*Fr.*). [CK 461]

Ein würgendes Drücken im Schlunde, früh, beim Erwachen, wie vom Verschlingen nicht klein gekauter Brodrinde. [CK 462]

Heftiges Halsweh, dass er fast nicht schlucken kann, weil es dann wie mit Nadeln sticht; nach dem Mittag-Essen um vieles erleichtert (*Ng.*). [CK 463]

Halsweh, als wären die Zungenbänder angewachsen. [CK 464]

Zusammenziehende Empfindung im Halse, öfters. [CK 465]

Kälte-Gefühl im Halse, das schnell aufsteigt und sich über den Gaumen verbreitet, mit häufigem Speichel-Zuflusse (*Stf.*). [CK 466]

Hörbares Knarren, tief im Halse. [CK 467]

Geschmack im Munde, wie von verdorbenem Magen, Nachmittags; mehrere Tage hindurch (*Ng.*). [CK 468]

Es kömmt ihm eine scharfe Flüssigkeit in den Mund. [CK 469]

Bitter im Munde, doch nur kurze Zeit (*Ng.*). [CK 470]

Schmieriger, schlieriger Mund-Geschmack (n. 4 T.). [CK 471]

Fettiger Mund-Geschmack. [CK 472]

Fauliger Mund-Geschmack. [CK 473]

■ Magen

Heftiger Durst, viele Tage lang (n. 2 T.). [CK 474]

Mehrere Morgen, viel Durst. [CK 475]

Starker Durst auf kaltes Getränk, von früh bis Nachmittags (*Ng.*). [CK 476]

Starker Durst auf Bier. [CK 477]

Er isst allzu hastig. [CK 478]

Ungewöhnlich zeitiger Hunger (*Ng.*). [CK 479]

Eine Art Heisshunger. [CK 480]

Ungeheurer Hunger, der ihm Kopfschmerz macht, wofür Essen hilft. [CK 481]

Wenig Appetit, aber das Essen schmeckt. [CK 482]

Anhaltende Empfindung von Sattheit und Appetitlosigkeit, und eine Stunde darauf, Hunger, mit Wohlgeschmack der Speisen. [CK 483]

Wenig Appetit, aber viel Durst, vorzüglich nach dem Essen. [CK 484]

Verminderter Geschmack an Speisen. [CK 485]

Appetit fehlt; wohl Hunger, aber das Essen schmeckt nicht, 3 Tage lang. [CK 486]

Sie hätte wohl Appetit, aber es ist, als wage sie nicht, zu essen, ohne jedoch Ekel zu haben. [CK 487]

Wenn er auch mit Appetit sich zum Essen anschickte, oder zu essen anfing, war derselbe doch gleich weg. [CK 488]

Er hat Appetit, aber im Essen ward ihm die Speise gleich zum Ekel. [CK 489]

Schon beim Anfange des Essens, Ekel. [CK 490]

Widerwille gegen Süssigkeiten. [CK 491]

Er kann bloss Geräuchertes zu sich nehmen; auf Genuss frischen Fleisches wird es ihm übel, wie zum Erbrechen. [CK 492]

Wenn sie, bei mangelndem Hunger, Etwas zu sich nimmt, ist es ihr schon, wie satt und voll, mit der Empfindung, als wenn der Magen Nichts haben wolle, und sie sich wohler befinden würde, wenn sie nicht gegessen hätte. [CK 493]

Nach dem Essen, beim Gehen, wässert der Mund und es kommt mehr Feuchtigkeit in die Nase. [CK 494]

Nach dem Essen ist's ihr, als wäre die Speise im Halse stehen geblieben. [CK 495]

Nach dem Essen bleibt der Geschmack der Speisen lange im Munde. [CK 496]

Nach Tische, verschleimt im Halse. [CK 497]

Nach dem Abendessen, Sodbrennen. [CK 498]

Nach dem mit Appetit genossenen Abend-Essen, Uebelkeit. [CK 499]

Schon während des Essens, Uebelkeit. [CK 500]

Nach dem Frühstücke, Magen-Drücken (n. 5 T.). [CK 501]

Bald nach dem Essen, Schneiden von der Herzgrube nach dem Unterleibe zu, mit Geschmack des Essens im Munde, und Aufstossen nach dem Geschmacke des Genossenen, bei Kopf-Eingenommenheit, Durchfall und Frösteln; er musste sich legen. [CK 502]

Schon während des Essens, ein schneidendes Kneipen im Unterleibe, das nach Abgang einer Blähung gleich wieder verschwand (n. 6 St.) (*Lgh.*). [CK 503]

Nach dem Essen, starke Auftreibung des Unterleibes. [CK 504]

Nach Essen und Trinken wird der Bauch gleich voll, mit Unruhe und Ziehen darin. [CK 505]

Nach dem Essen, bei übersättigtem Magen, Knurren im Bauche. [CK 506]

Nach dem Mittag-Essen, gleich Noththun zum Stuhle, der unter Pressen abgeht und hart ist. [CK 507]

Nach dem Mittag-Essen, Jücken am After. [CK 508]

Nach Trinken wässert die Nase und sondert mehr Feuchtigkeit ab. [CK 509]

Nach dem Mittag-Essen, öfters ein scharfes Drücken auf der Brust, ohne Bezug auf Athmen, vorzüglich beim Gehen (d. ersten 3 W.). [CK 510]

Nach dem Essen, Stechen in der linken Brust-Seite. [CK 511]

Nach dem Abend-Essen, Zittern und Bänglichkeit. [CK 512]

Nach Tische, Frostigkeit. [CK 513]

Nach Tische, Frösteln (*Rl.*). [CK 514]

Nach Tische, Frostig, mit Gesichts-Hitze. [CK 515]

Nach dem Essen, Wärme und Röthe im Gesichte (*Hbg.*). [CK 516]

Nach Tische, viel Hitze im Gesichte und in den Augen (n. 8 T.). [CK 517]

Empfindung, wie von verdorbenem Magen, bei Auftreibung des Unterleibes (n. 15 T.). [CK 518]

Aufstossen von Luft (n. ½ St.) (*Ng.*). [CK 519]

Leeres, geschmackloses Aufstossen blosser Luft (*Stf. u. Hbg.*). [CK 520]

Sehr häufiges, meist leeres Aufstossen (n. 9 T.). [CK 521]

Häufiges lautes Aufstossen, das lange anhält (*Ng.*). [CK 522]

Aufstossen nach dem Geruche der Speissen. [CK 523]

Aufstossen nach dem Genossenen, 5 Stunden nach dem Essen. [CK 524]

Aufstossen, wie nach unverdaut gebliebener Speise. [CK 525]

Aufstossen mit Geschmack der genossenen Früh-Suppe (*Ng.*). [CK 526]

Aufstossen mit angenehmen, mandelartigen Geschmacke (*Ng.*). [CK 527]

Aufstossen mit Moschus-Geruch (*Ng.*). [CK 528]

Heftiges Aufstossen, mit herbem Geschmacke (n. 14 T.). [CK 529]

Versagendes Aufstossen, es kommt ihr bloss bis in die Mitte des Halses, wo es stehen bleibt. [CK 530]

Es ist ihr immer, wie zum Aufstossen, was aber doch nicht geht, sondern allerlei Beschwerde macht. [CK 531]

Aufstossen mit Würgen in der Speiseröhre, so dass es den Athem beengt, was durch nochmaliges Aufstossen vergeht (*Ng.*). [CK 532]

Brennend heisses Aufstossen, Nachmittags und Abends, ohne übeln Geschmack. [CK 533]

Sodbrennen (*Ng.*). [CK 534]

Es brennt öfters aus dem Magen herauf, als hätte er Pfeffer gegessen. [CK 535]

Schlucksen (n. ¼ St.) (*Ng.*). [CK 536]

Gefühl beständigen Aufwallens, als wenn Kalk in seinem Magen gelöscht würde, mit rollendem Luft-Aufstossen (*Ng.*). [CK 537]

Oefteres Aufschwulken unschmackhaften Wassers, oder Aufsteigen desselben in den Mund, mit Uebelkeit, die durch Aufstossen vergeht (*Ng.*). [CK 538]

Aufrülpsen von Wasser, einigemal, mit Wehthun im After (*Ng.*). [CK 539]

Würmerbeseigen, mehrmals, Vormittags, mit salzigem Geschmacke des aufsteigenden Wassers (n. 17 T.). [CK 540]

Eine Art Würmerbeseigen; es kommt ihr, Abends, beim Liegen, kühles Wasser aus dem Magen herauf, das sie immer ausspucken muss. [CK 541]

Wabblicht und schwach im Magen, mit Wechsel von Frost und Hitze (*Ng.*). [CK 542]

Nüchternheits-Gefühl im Magen (*Ng.*). [CK 543]

Weichlichkeit um den Magen (n. etl. St.). [CK 544]

Ein Ekel-Gefühl im Halse. [CK 545]

Uebel im Magen, wie weichlich, ohne Brecherlichkeit (*Ng.*). [CK 546]

Uebelkeit (sogleich). [CK 547]

Uebelkeit mit Aengstlichkeit. [CK 548]

Uebelkeits-Gefühl, vor dem Essen, mit Hunger. [CK 549]

Uebelkeit, und eine halbe Stunde darauf, Hunger, Nachmittags. [CK 550]

Uebelkeit alle Morgen. [CK 551]

Uebelkeit und Brecherlichkeit, den ganzen Nachmittag bis Abend. [CK 552]

Uebel im Magen, wie zum Erbrechen, mit häufigem Aufschwulken von Wasser in den Mund, das zu stetem Ausspucken nöthigt (*Ng.*). [CK 553]

Brecherlichkeit mit Leerheits-Gefühl im Magen und säuerlich bitterlichem Mund-Geschmacke. [CK 554]

Saures Erbrechen und darauf oft noch saures Aufstossen. [CK 555]

Erbrechen geronnenen Blutes, Nachts. [CK 556]

Magenweh, mit Aufschwulken, was nach dem Mittag-Essen vergeht (*Ng.*). [CK 557]

Leerheits-Gefühl im Magen, ob sie gleich genug gegessen hatte, Nachmittags (*Ng.*). [CK 558]

Heftige Magen-Schmerzen, früh, bald nach dem Aufstehen, durch jede rasche Bewegung vermehrt; mit Hitze in der rechten Kopf-Seite; sie muss sich legen, und der Schmerz scheint ihr bald wie im Magen, bald wie in der Brust (n. 27 T.). [CK 559]

Magen-Schmerzen, die sich durch Niederlegen beruhigen. [CK 560]

Zerschlagenheits-Schmerz im Magen, auch beim darauf Drücken fühlbar (*Ng.*). [CK 561]

Drücken im Magen, früh, nach dem Aufstehen aus dem Bette, und bloss im Sitzen. [CK 562]

Druck auf den Magen, früh, nüchtern, und bald darauf ein zusammenziehendes Gefühl im Unterleibe (n. 2 T.). [CK 563]

Drücken am Magenmunde, vermehrt durch Andrücken an eine Tischkante, wie auch durch laut Lesen, viel Sprechen, Liegen auf dem Rücken, und wenn die Luft den Unterleib berührt. [CK 564]

Drücken in der Herzgrube (*Fr.*). [CK 565]

Arger Druck in der Herzgrube. [CK 566]

Ein tacktmässiges kältendes Drücken in der Herzgrube, wie von einem Eiszapfen (*Hbg.*). [CK 567]

Ein anhaltendes stichartiges Drücken in der Herzgrube (*Htm.*). [CK 568]

Spann-Schmerz in der Herzgrube. [CK 569]

Magen-Krampf. [CK 570]

Magenkrampf, wie Drücken und Zusammenziehn, früh, beim Erwachen aus schreckhaftem Traume, mit Uebelkeit und Wasser-Zusammenlaufen im Munde (n. 21 T.). [CK 571]

Zusammenziehendes, nicht sehr schmerzhaftes Gefühl in der Magen-Gegend (*Ng.*). [CK 572]

Raffen in der Herzgrube. [CK 573]

Ein kneipendes Raffen in der Herzgrube, bei tief Athmen. [CK 574]

Stiche im Magen, zehn Minuten lang. [CK 575]

Stiche in der Herzgrube, die das Herz zusammenzuziehen scheinen. [CK 576]

Kriebeln in der Magen-Gegend. [CK 577]

Anhaltendes Gefühl angenehmer Wärme im Magen und im Bauche (*Ng.*). [CK 578]

Bei gesteigertem Magenschmerze schauderts ihr. [CK 579]

■ Abdomen

Im Hypochondrium der linken Seite, spitzes Stechen (*Ng.*). [CK 580]

Heftiges Stechen auf den ersten falschen, linken Ribben (*Ng.*). [CK 581]

Kurzer Brenn-Schmerz im linken Hypochondrium. [CK 582]

In der Leber, ein spannender Druck-Schmerz, beim Liegen auf dem Rücken. [CK 583]

Stechen in der Leber-Gegend, Nachmittags, 4 Stunden lang (n. 12 T.). [CK 584]

Stiche in der Leber-Gegend, beim Fahren, auf einem Hühner-Ei grossen Flecke, der auch beim Befühlen Stich-Schmerz machte, unter grosser Schlaf-Neigung und allgemeiner Mattigkeit. [CK 585]

Stich-Schmerz unter den rechten Ribben, Abends. [CK 586]

Heftige Stiche unter der letzten wahren Ribbe der rechten Seite (*Htm.*). [CK 587]

Schmerzhafter Riss in der Leber, Abends (d. 17. T.). [CK 588]

Leibweh, früh. [CK 589]

Im Bauche, Drücken, bis in den Schlund hinauf, Abends (n. 10 T.). [CK 590]

Ein Druck im Magen und Bauche, unter und über dem Nabel, mit nächtlichem, dreimaligem Durchfalle und periodischem Athem hemmenden Stechen vom Rücken bis vorn in die rechte Bauch-Seite hindurch (n. 2 T.). [CK 591]

Drücken im Unterleibe, viele Nachmittage nach einander, so stark, dass sie ihre Haus-Arbeit nicht verrichten konnte. [CK 592]

Drücken im Unterbauche, wie von einer Last. [CK 593]

Ein dumpfer Druck-Schmerz, tief im Unterbauche, zuletzt mit Fieber, Hitze, Angst und Unruhe, so dass er Nachts weder schlafen, noch liegen konnte; der Unterbauch war bei Berührung schmerzhaft, wie in einer Unterleibs-Entzündung. [CK 594]

Drückender Schmerz im Unterbauche und kurzer Athem, früh, nach dem Aufstehen. [CK 595]

Aufgetriebenheit der linken Unterribben-Gegend. [CK 596]

Aufgetriebenheit links im Unterleibe, bis in den Schooss (n. 6 St.). [CK 597]

Ausdehnung und Angespanntheit des Bauches, so dass sie nur mit Mühe Athem holen kann, zugleich häufiger Winde-Abgang (*Ng.*). [CK 598]

Grosse Auftreibung des Bauches, dass sie die Kleider lösen muss, mit häufigem Abgang lauter Winde, die aber nur auf kurze Zeit erleichtern (*Ng.*). [CK 599]

Starke Auftreibung des Bauches, besonders Abends (*Ng.*). [CK 600]

Aufgetriebner Bauch, mit innerem Drücken, besonders beim tief Athmen. [CK 601]

Voller, harter Unterleib, Abends. [CK 602]

Angespannter Unterleib, Abends (n. 10 St.). [CK 603]

Schmerzhafte Anspannung des Unterleibes, dass sie die Kleider lösen muss; dabei Bauchschmerzen, wie Krämpfe. [CK 604]

Spannen in der rechten Seite des Unterleibes. [CK 605]

Spannen und Pressen im Oberbauche. [CK 606]

Ein zusammenziehendes Spannen im Magen und Unterleibe. [CK 607]

Zusammenziehendes Gefühl um die Oberbauch-Gegend (*Ng.*). [CK 608]

Schmerz im Unterleibe, als wenn er mit einem Stricke zusammen gezogen würde, beim Athmen. [CK 609]

Ein zuckendes Zusammenziehen im Bauche, Mittags (n. 9 T.). [CK 610]

Schmerz, wie umklammert, in beiden Lenden. [CK 611]

Kneipendes Bauchweh, mit Gesichts-Blässe. [CK 612]

Kneipen um den Nabel, früh im Bette, nach dem Aufstehen vergehend (*Ng.*). [CK 613]

Kneipen um den Oberbauch, öfters wiederkehrend (*Ng.*). [CK 614]

Kneipen auf einer kleinen Stelle der rechten Bauch-Seite, unter dem Nabel, nach dem Essen (*Ng.*). [CK 615]

Kneipen und Schneiden in der rechten Bauch-Seite, wie zum Durchfalle (*Ng.*). [CK 616]

Heftiges Kneipen und Schneiden im ganzen Bauche, mit Gähnen (*Ng.*). [CK 617]

Schneiden im Bauche und Blähungs-Abgang, beim Einathmen (*Fr.*). [CK 618]

Schneiden im Oberbauche, auf einem schmalen Streifen, mit weichem Stuhle; nach dem Mittag-Essen vergehend (*Ng.*). [CK 619]

Schneidender Leibschmerz, früh, und darauf drei weiche Stühle, und den ganzen Tag Gefühl im Bauche, wie zum Durchfalle (n. 8 T.). [CK 620]

Schneidender Schmerz in der Schambuge, bei Bewegung, vorzüglich beim Gehen (*Fr.*). [CK 621]

Stiche im Unterleibe, lange hintereinander fort, so dass er nicht sitzen bleiben konnte. [CK 622]

Stechen in der rechten Bauch-Seite, Abends. [CK 623]

Ein Stich in die rechte Bauch-Seite, durch den Bauch durch und am Kreuze heraus (*Ng.*). [CK 624]

Ein heftiger Stich in der linken Seite des Unterleibes (*Stf.*). [CK 625]

Ein flüchtiger Stich im linken Unterleibe. [CK 626]

Scharfe Stiche in der linken Lende, an der letzten falschen Ribbe. [CK 627]

Scharfe Stiche über der linken Hüfte, an der letzten falschen Ribbe. [CK 628]

Scharfe Stiche in der rechten Lende über dem Schaufelbeine, die sich aufwärts nach den Ribben zu schlängeln, doch schnell vorübergehen, wie ein elektrischer Funke. [CK 629]

Stumpfe Stiche über dem Schaufelbeine unter der letzten falschen Ribbe. [CK 630]

Stumpfstechender Schmerz in der rechten Bauch-Seite, beim Liegen (*Rl.*). [CK 631]

Ein stumpfer Stich in der rechten Bauch-Seite, und darauf Zerschlagenheits-Schmerz in den linken untern Ribben, der auch beim darauf Drücken fühlbar ist (*Ng.*). [CK 632]

Stechen am ganzen Bauche, wie mit Nadeln (*Ng.*). [CK 633]

Zerschlagenheits-Schmerz und Kneipen **in der rechten Brust-Seite**, dann Stechen zur Scham heraus, öfters (*Ng.*). [CK 634]

Leerheits-Gefühl im Unterleibe, durch darauf Drücken erleichtert. [CK 635]

Kriebeln im Nabel, mit Gefühl, als wenn Durchfall kommen sollte (*Ng.*). [CK 636]

Kriebeln und Umgehen im Bauche, wie nach einer Purganz (*Ng.*). [CK 637]

Pulsiren im Unterleibe. [CK 638]

Kälte-Empfindung im Unterleibe, mit Knacken und Knistern darin (*Hbg.*). [CK 639]

Brennender Schmerz im Unterleibe, um die Magen-Gegend, der ihn aus dem Schlafe weckt; doch überhingehend (*Stf.*). [CK 640]

Geschwulst des Nabels, mit Schmerzhaftigkeit rund herum, beim Betasten. [CK 641]

Leichtes Verkälten des Bauches; wenn die Luft denselben berührt, bekommt er Magen-Drücken und Durchfall. [CK 642]

Fippern oder Muskel-Zucken, unten an der linken Bauch-Seite, beim krumm Sitzen (n. 4 St.). [CK 643]

Stechendes Brennen an der rechten Bauch-Seite, mit Gefühl, als wolle sich da Etwas ablösen (*Ng.*). [CK 644]

In den Weichen, Zerschlagenheits-Schmerz, zuweilen mit Stechen (*Ng.*). [CK 645]

Stechen die rechte Weiche herunter, als wenn ein Bruch entstehen sollte, nach dem Frühstücke (*Ng.*). [CK 646]

Drängen von beiden Leisten-Gegenden nach vorn, mit vergeblichem Harndrange; im Sitzen (*Ng.*). [CK 647]

Viel Blähungs-Versetzung mit hartem Stuhle (d. erste W.). [CK 648]

Blähungs-Anhäufung im Unterleibe, nach geringer Mahlzeit, wovon die Mastdarm-Aderknoten hervorgetrieben werden, die sehr schmerzen und feuchten (n. 5 T.). [CK 649]

Umgehen im Bauche, mit Schneiden; nach weichem Stuhle vergehend (*Ng.*). [CK 650]

Rollen im Bauche, mit öfterem Abgange von Winden (*Ng.*). [CK 651]

Lautes Kollern im Unterleibe, beim Sitzen, wie von Leerheit (n. 1 St.) (*Lgh.*). [CK 652]

Hörbares Knurren und Quarren im Bauche, wie von Fröschen. [CK 653]

■ **Rektum**

Es brechen Blähungen ober- und unterwärts hervor. [CK 654]

Allzu häufiger Blähungs-Abgang (n. 4 T.). [CK 655]

Oefter Abgang lauter Winde, den ganzen Nachmittag (*Ng.*). [CK 656]

Häufiger Blähungs-Abgang, ohne Beschwerde im Unterleibe (*Ng.*). [CK 657]

Häufiger Blähungs-Abgang, nach dem Frühstücke (*Br.*). [CK 658]

Häufiger Abgang stinkender Blähungen, ohne Beschwerde (*Stf.*). [CK 659]

Kein Stuhl (d. 2. u. 3. T.) (*Ng.*). [CK 660]

Stuhl-Verstopfung (n. 24 St.). [CK 661]

Vergeblicher Stuhldrang, öfters, mit vielen Schmerzen, Aengstlichkeit und Röthe im Gesichte (n. 4, 10, 30 T.) [CK 662]

Oefteres Nöthigen zum Stuhle, ohne dass mehr abgeht, als Blähungen (n. 3 T.) (*Rl.*). [CK 663]

Drang zum Stuhle, doch ist der After schmerzlich krampfhaft zusammengezogen, dass gar kein Stuhl erfolgte; das Pressen dauerte aber immer noch fort (d. 2. T.). [CK 664]

Stuhldrang, mit Knurren im Bauche (*Ng.*). [CK 665]

Beim Nöthigen zum Stuhle, ängstliche Besorgniss, dass ihm Uebles begegnen könne. [CK 666]

Der Stuhl geht besser im Stehen ab. [CK 667]

Harter, fester Stuhl (d. 3. 4. T.) (*Ng.*). [CK 668]

Unter der Empfindung, als wolle bloss eine Blähung abgehen, geht Koth ab. [CK 669]

Er muss Nachts zum Stuhle aufstehen, der sehr weich ist (*Ng.*). [CK 670]

Der Stuhl kam brockenweise; dann zogs den Mastdarm zusammen und der Stuhl kam nun weich, aber ganz dünn geformt, wie eine Federspule (n. 16 St.). [CK 671]

Weicher Stuhl mit Blähungs-Abgang (*Ng.*). [CK 672]

Halbdünner Stuhl (*Hbg.*). [CK 673]

Halbflüssige (Durchfall-) Stühle (*Ng.*). [CK 674]

Flüssiger Stuhlgang. [CK 675]

Flüssiger Stuhl, früh (*Ng.*). [CK 676]

Durchfall, mit Zwängen und Brennen im After (*Ng.*). [CK 677]

Leicht Durchfall von Verkältung des Unterleibes. [CK 678]

Abendlicher Durchfall (*Ng.*). [CK 679]

Nächtlicher Durchfall. [CK 680]

Stuhlgang mit einem Spulwurme (*Ng.*). [CK 681]

Stuhlgang mit weissem Schleime (n. 6 T.). [CK 682]

Schleim und helles Blut kommt mit knotigem, schwierigem Stuhle, ohne Spur von Aderknoten. [CK 683]

Schmerzloser Abgang von Blut, bei weichem Stuhle. [CK 684]

Blutiger Stuhl, mit Brennen und Wundheits-Gefühl im Mastdarme. [CK 685]

Vor dem Stuhle, windender Schmerz im Unterleibe (*Rl.*). [CK 686]

Beim Stuhlgange, Stechen im Mastdarme. [CK 687]

Nach dem Stuhlgange, Brennen im After, beklommener Puls und Herzklopfen. [CK 688]

Nach dem Stuhle, Brennen im After, was ihn kraftlos macht. [CK 689]

Nach dem Stuhle, zittrige Mattigkeit und Herzklopfen. [CK 690]

Nach dem Stuhlgange, Beängstigung, Hitze im Gesichte und Neigung zum Schwitzen. [CK 691]

Nach dem Stuhle, Abends, **Beängstigung** auf der Brust und sehr aufgetriebner Unterleib. [CK 692]

Nach dem Stuhle, Aengstlichkeit. [CK 693]

Nach dem (erst harten, dann weichen) Stuhle, erst Engbrüstigkeit, dann Auftreibung und Kneipen in beiden Hypchondrien, besonders im rechten, bei jedem Tritte. [CK 694]

Nach dem Stuhle, oft Uebelkeit. [CK 695]

Nach dem (an diesem Tage dritten) Stuhle floss ihm salziges und schleimiges Wasser aus dem Munde (Würmerbeseigen). [CK 696]

Nach dem Stuhle, Abgang von Vorsteherdrüsen-Saft. [CK 697]

Im Mastdarme, Druck, den ganzen Tag. [CK 698]

Anhaltender Druck im Mastdarme und After, schlimmer nach dem Stuhle. [CK 699]

Oft plötzlich durchdringender, pressender Schmerz im Mastdarme. [CK 700]

Gefühl, als sässe Etwas hartes im Mastdarme, wie ein Obstkern (*Rl.*). [CK 701]

Drängen im Mastdarme, als sässe Koth da, welcher fort wollte (*Rl.*). [CK 702]

Krampf im Mastdarme, wobei es unmöglich war, zu gehen, sie musste sogleich still sitzen (n. einigen St.). [CK 703]

Ein Stich im After, (vor der Mahlzeit). [CK 704]

Jücken im After (*Ng.*). [CK 705]

Ungeheures Jücken am After, Tag und Nacht (n. 2 T.). [CK 706]

Arges Jücken im Mastdarme und in den Schamtheilen. [CK 707]

Jücken und Stechen im Mastdarme. [CK 708]

Kriebelndes Jücken am After. [CK 709]

Kriebeln im Mastdarme (n. etl. St.). [CK 710]

Beissender Schmerz im After, nach dem Stuhle. [CK 711]

Heftiges Brennen im After, beim Stuhle. [CK 712]

Wundheits-Schmerz am After und Nässen desselben (*Rl.*). [CK 713]

Aderknoten am After, die den Stuhlgang hindern (n. 13 T.). [CK 714]

Grosse, schmerzhafte Blut-Aderknoten (*Rl.*). [CK 715]

Wundschmerzhaftigkeit der After-Aderknoten, durch Gehen und Nachdenken unerträglich erhöht. [CK 716]

Harte After-Aderknoten, äusserst schmerzhaft stechend, brennend, bei Berührung, Gehen, Stehen und Sitzen gleich stark; durch Stuhlgang erleichtert; 14 Tage lang (n. 19 T.). [CK 717]

Geschwolne After-Aderknoten, mit jückendem Stechen und vielem Feuchten. [CK 718]

Grosse, schmerzhafte Eiter-Beule, nahe am After, viel Eiter und Blut entleerend, bei hoher Angegriffenheit (*Rl.*). [CK 719]

Schmerz im Mittelfleische. [CK 720]

Im Mittelfleische starkes Pulsiren. [CK 721]

■ Harnwege

In der Harn-Blase, Schmerzen; er kann keinen Harn lassen, und kommen ja ein paar Tropfen, so hat er heftige Schmerzen in den Harnwegen, bei Leib-Verstopfung und Krämpfen im Mastdarme. [CK 722]

Vergebliches Drängen zum Harnen, und kommen ja einige Tropfen so bekommt er heftigen Schmerz in der Blase, und (nach vielem Gehen, um es zu bessern) auch Krämpfe im Mastdarme (d. 21. T.). [CK 723]

Drang zum Harnen, ohne dass Etwas abgeht, nach langem Warten kommt nur sehr wenig, und das Drängen erneuert sich bald wieder, ohne allen Schmerz, Abends (*Ng.*). [CK 724]

Oefteres Drängen zum Harnen. [CK 725]

Drängen auf den Urin, nach Gehen. [CK 726]

Oefterer Harndrang und nach demselben, Frostschütteln im Freien, das im Zimmer vergeht (*Ng.*). [CK 727]

Sehr oft Harndrang mit unwillkührlichem Harn-Tröpfeln. [CK 728]

Oefterer Harndrang, ohne Abgang; dann, beim Sitzen, unwillkührlicher Abfluss (d. 1. T.). [CK 729]

Es treibt ihn Nachts oft zum Harnen (n. 15 T.). [CK 730]

Nachts muss er zweimal zum Harnen aufstehn, der reichlich abgeht; dabei auch Durchfall, der sich früh wiederholt (*Ng.*). [CK 731]

Bett-Pissen, mit starker Erektion, ohne Wohllust-Gefühl (*Ng.*). [CK 732]

Nachts, im Schlafe, entgeht ihr der Urin (n. 7 T.). [CK 733]

Unwillkührlicher Abgang des Harns beim Husten und Schnauben. [CK 734]

Der Urin setzt in Pausen ab (*Ng.*). [CK 735]

Zögernder Abfluss der letzten Tropfen Harnes. [CK 736]

Weniger Harn, bei grossem Durste (*Ng.*). [CK 737]

So leichtes Harnen, dass er den Strahl fast gar nicht empfindet und im Finstern nicht weiss, dass er harnt (*Ng.*). [CK 738]

Oefteres Harnen. [CK 739]

Ungewöhnlich reichlicher Harnabgang (d. 5. T.). [CK 740]

Oefteres, sehr vermehrtes Harnen; der Harn macht bald einen heftigen Satz (*Ng.*). [CK 741]

Oefteres Lassen vielen Urines (*Rl.*). [CK 742]

Der Harn geht oft sehr drängend und in weit grösserer Menge ab, als er trinkt. [CK 743]

Sehr häufiges Harnen wenigen Urins, ohne Schmerz oder Drängen (*Stf.*). [CK 744]

Weisser Harn, wie Wasser. [CK 745]

Bleicher Urin, wie Wasser (*Ng.*). [CK 746]

Oft dunkelbrauner Harn. [CK 747]

Röthlicher Harn, doch ohne Satz (*Ng.*). [CK 748]

Der Harn wird beim Stehen trübe und wolkig. [CK 749]

Viel dehnbarer Schleim im Harne. [CK 750]

Beim Harnen, Brennen in der Harnröhre. [CK 751]

Brennen des Urins (*Ng.*). [CK 752]

Harn-Brennen, in der Harnröhre in der Gegend des Fleisch-Bändchens. [CK 753]

Harn-Brennen nach einer Pollution. [CK 754]

Beim Harn-Abgange, Brennen in der Harnröhre, oder in der Wurzel derselben (*Ng.*). [CK 755]

Bei und nach dem Harnen, eine Schärfe; es frisst, wie Salz in der Scham (n. 11, 17 T.). [CK 756]

Nach dem Harnen, Abends, Schmerz in der Harnröhre, mit dumpfem Weh auf dem Oberkopfe. [CK 757]

Jücken an der Mündung der Harnröhre (d. 8. T.) (*Ng.*). [CK 758]

Schneiden in der Harnröhre. [CK 759]

Brennendes Gefühl in der Harnröhre (*Rl.*). [CK 760]

Brennen, plötzlich, in der Harnröhre, Nachts. [CK 761]

■ **Geschlechtsorgane**

In der Ruthe, Brenn-Schmerz. [CK 762]

Grosse, rothe Flecke an der Ruthe. [CK 763]

Vermehrte Eichel-Schmiere; es sondert sich ungemein viel hinter der Eichelkrone ab. [CK 764]

Jücken am Bändchen der Eichel (*Rl.*). [CK 765]

Jücken an der innern Fläche der Vorhaut, bald kitzelnd, bald beissend. [CK 766]

Blasen unter der Vorhaut, die zu eiternden Geschwüren wurden. [CK 767]

Jückende Schorfe am Innern der Vorhaut (*Rl.*). [CK 768]

In den Hoden, drückender Schmerz, Mittags. [CK 769]

Drückender Schmerz, wie gequetscht, im rechten Hoden. [CK 770]

Risse in den Hoden. [CK 771]

Stiche in dem rechten Hoden (n. 6 T.). [CK 772]

Der Hodensack jückt und schwitzt. [CK 773]

Jücken am Hodensacke und der Haut der Ruthe (*Fr.*). [CK 774]

Jückend schneidender Schmerz an der Scheidewand des Hodensackes (*Fr.*). [CK 775]

Erregung des Geschlechtstriebes (n. etl. St.). [CK 776]

Erhöhter Geschlechtstrieb (d. ersten Tage.) (*Ng.*). [CK 777]

Erhöhter, sehr reger Geschlechtstrieb, bei Unlust zu aller Arbeit (*Rl.*). [CK 778]

Geschlechtstrieb wenig rege (n. 32 T.). [CK 779]

Es kommt zu keiner Ruthe-Steifheit beim Beischlafe; er war impotent (n. 27 T.). [CK 780]

Wohllüstige Zuckungen des Gliedes, bei halber Steifigkeit. [CK 781]

Oeftere kleine Erektionen, früh, nach dem Beischlafe (*Rl.*). [CK 782]

Erektion mit Trieb zum Beischlafe, früh (d. 2. T.) (*Ng.*). [CK 783]

Steifigkeit der Ruthe, den ganzen Vormittag (d. 2. T.) (*Ng.*). [CK 784]

Reiz zur Samen-Entleerung. [CK 785]

Heftige Pollutionen und stete unbändige Erektionen, Nachts und den ganzen Vormittag (n. 50 St.) (*Ng.*). [CK 786]

Pollutionen, mehrere Nächte nacheinander, auch im Nachmittags-Schlafe (bei einem Impotenten) (n. 3 T.). [CK 787]

Oeftere Pollutionen bei einem alten Manne (n. 7 T.). [CK 788]

Pollution, und darauf, Harnbrennen. [CK 789]

Nach Pollution, den Tag über dämisch im Kopfe. [CK 790]

Bei Ausspritzung des Samens im Beischlafe, ging Blut mit aus der Harnröhre (n. 21 T.). [CK 791]

Nach dem Beischlafe, krampfhafter Zieh-Schmerz im Mastdarme (After). [CK 792]

In den weiblichen Geschlechtstheilen, Brennen (*Stf.*). [CK 793]

Verzögert die Regel um 10 Tage, dann fließt sie aber vollständiger. [CK 794]

Verspätet die sonst stets richtige Regel um 2, 3 Tage (n. 11 T.). [CK 795]

Verzögert die eben zu erwartende Regel (sogleich). [CK 796]

Beschleunigt den Eintritt der Regel um 11 Tage, die sonst immer 2, 3 Tage zu spät kam (n. 24 T.). [CK 797]

Nachts geht bei der Regel kein Blut ab. [CK 798]

Stärkerer Blut-Abgang bei der Regel. [CK 799]

Wenn die Regel schon beendigt ist, lässt sich doch noch hinterdrein viele Tage lang von Zeit zu Zeit etwas Blut-Abgang spüren. [CK 800]

Das Monats-Blut ist von üblem Geruche und erregt Jücken an der Schaam. [CK 801]

Vor der Regel, wie melancholisch; es kam ihr Alles in schwarzen Farben vor. [CK 802]

Vor der Regel, die beiden letzten Tage, viel Kreuzschmerz und ängstliche Träume. [CK 803]

Gleich vor der Regel, und am ersten Tage derselben, ein hin und her ziehender Schmerz im Unterleibe. [CK 804]

Bei Eintritt der Regel, Leibschneiden, ohne Durchfall, mit Reissen im Rücken und Kreuze, vorzüglich bei Bewegung. [CK 805]

Bei der Regel, Leibschneiden und Durchfall. [CK 806]

Bei der Regel, Schmerz im Unterleibe, als wäre Alles entzwei, mit Kreuzschmerz, wie zerschlagen und Blut-Abgang in grossen Stücken. [CK 807]

Bei der Regel, Rückenschmerz. [CK 808]

Bei der Regel, eine Art Stich-Schmerz unter der linken Brust. [CK 809]

Bei der Regel ist sie ganz gelb im Gesichte. [CK 810]

Bei der Regel, missmüthig und sehr müde. [CK 811]

Bei der Regel, Schwindel und Drehen im Kopfe, beim Vorbücken am schlimmsten; Nachmittags gemindert (*Stf.*). [CK 812]

Scheide-Fluss, Nachts abgehend (n. 3 T.). [CK 813]

Sehr starker Scheide-Fluss; er schiesst von ihr, wie das Monatliche und riecht auch so (n. 14 T.). [CK 814]

■ Atemwege und Brust

Oefteres Niesen, früh. [CK 815]

Oefteres Niesen, früh nach dem Aufstehen (*Ng.*). [CK 816]

Häufiges Niesen (sogleich). [CK 817]

Versagendes Niesen (*Fr.*). [CK 818]

Jücken in der Nase, als käme ein Schnupfen (*Fr.*). [CK 819]

Brennen in den Nasenlöchern, wie zum Schnupfen. [CK 820]

Verstopfung der Nase. [CK 821]

Stock-Schnupfen, mit starker Verstopfung der Nase; das Einathmen wird durch die Nase und den Mund gehemmt. [CK 822]

Schnupfen mit Verstopfung der Nase und Niesen (d. 2. T.) (*Ng.*). [CK 823]

Kurzer Schnupfen, mit Niesen (fast sogleich.) (*Rl.*). [CK 824]

Abgang stinkenden Schleimes aus der Nase und Niesen (*Ng.*). [CK 825]

Starker Fliess-Schnupfen und früh zugeklebte Augen (n. 13 T.). [CK 826]

Arger Fliessschnupfen, zwei Wochen lang, mit schmerzhaftem Nacht-Husten und siebentägigem Kopfschmerze. [CK 827]

Schnupfen und Heiserkeit, dass sie nicht laut sprechen konnte (n. 14 T.). [CK 828]

Starker Stock- und Fliess-Schnupfen, mit Rauhheit im Halse und Schrunden auf der Brust von argem Husten (n. 32 T.). [CK 829]

Arger Schnupfen und Husten, mit Schmerzen in der Brust, Ziehen in den Gliedern, öfterem Erwachen Nachts und Froste. [CK 830]

Reiz in der Kehle, wie beim Anfange eines Schnupfens mit allgemeinen Fieberbewegungen. [CK 831]

Im Kehlkopfe, empfindlicher Druck-Schmerz beim Schneuzen. [CK 832]

Empfindliches Ziehen im Kehlkopfe, ohne Veranlassung. [CK 833]

Trockenheit im Kehlkopfe. [CK 834]

Trockenheits-Gefühl in der Luftröhre. [CK 835]

Brennen und Rauhheit im Halse, mit heiserer Stimme (*Ng.*). [CK 836]

Rauher Hals, belegte Brust und fieberhafte Kälte. [CK 837]

Belegtheit der Brust (Luftröhre) nach dem Essen. [CK 838]

Rohheit der Brust, früh. [CK 839]

Kratzen auf der Brust. [CK 840]

Heiser und rauh im Halse, früh (*Ng.*). [CK 841]

Heiserkeit. [CK 842]

Starke Heiserkeit, besonders früh und Abends, mit Kratzen im Halse. [CK 843]

Heiserkeit viele Tage; sie konnte kein Wort laut sprechen. [CK 844]

Die Stimme verstopft sich mehrere Morgen, als sei ein Keil im Kehlkopfe, den er herauswerfen sollte. [CK 845]

Die Kehl-Muskeln versagen ihre Dienste; er kann trotz aller Anstrengung die Worte nicht laut hervorbringen. [CK 846]

Katarrh, mit nächtlicher Trockenheit des Halses und Verstopfung der Nase, im Liegen (n. 16 T.). [CK 847]

Katarrh mit Husten und Scharren in der Kehle. [CK 848]

Oefteres Bedürfniss in der Kehle, Etwas weg zu räuspern. [CK 849]

Schleim-Räuspern, mit Schmerz im Halsgrübchen. [CK 850]

Schleim-Räuspern, früh. [CK 851]

Reiz zum Husten, schon früh im Bette. [CK 852]

Kitzel-Husten, öfters (n. 4 T.). [CK 853]

Husten von unaufhörlichem Kriebeln erregt. [CK 854]

Husten von Kriebeln erregt, oder wenn er sich bückt, um Etwas aufzuheben. [CK 855]

Husten, in kurzen Stössen, von Schleim im Halse, welcher dort kitzelt (*Ng.*). [CK 856]

Husten von Kitzel im Halse und Rauhheit, ohne Auswurf oder mit erst spät erfolgendem (*Ng.*). [CK 857]

Hüsteln von stetem Kitzel im Halse (*Ng.*). [CK 858]

Husten, mit Scharren im Halse, ohne Auswurf. [CK 859]

Husten-Reiz, bei jedem Ausathmen. [CK 860]

Husten, von jedem Sprechen erregt. [CK 861]

Husten, nach Kälte, wenn sie wieder warm wird. [CK 862]

Husten-Reiz, schon früh im Bette. [CK 863]

Früh, beim Erwachen, anhaltender, angreifender, trockner Husten, wie nach Erkältung, der ihn nicht wieder einschlafen liess (*Lgh.*). [CK 864]

Husten, nur Nachts, beim Erwachen. [CK 865]

Alle Nächte, nach Mitternacht, 2 Uhr, ein zweistündiger Husten mit vielem Auswurfe; am Tage selten und wenig Husten. [CK 866]

Auch Nachts, starker Husten. [CK 867]

Husten weckt sie aus dem Schlafe, Abends und früh; am Tage wenig oder kein Husten. [CK 868]

Kurzer Husten, mit etwas Schleim-Auswurf, besonders nach dem Essen. [CK 869]

Kotz-Husten, mit Schwerathmigkeit. [CK 870]

Heiserer Husten, am meisten früh und Abends, die Nacht nicht. [CK 871]

Trockner Husten, der Brennen auf der Brust verursacht. [CK 872]

Oefteres trocknes Hüsteln, nur selten mit Schleim-Auswurf (*Ng.*). [CK 873]

Trockner, hohler Husten, von 5 bis 6 Stössen, mit Wundheits-Gefühl auf einem Streifen im Innern der Luftröhre heran, wo es bei jedem Husten-Stosse schmerzt und fast den Athem hemmt. [CK 874]

Hohler Husten, vorzüglich Nachts und früh, mit festsitzendem Schleime auf der Brust, welche bei und ausser dem Husten stichlig wund und wie unterköthig schmerzt; bei Stock-Schnupfen und Nasen-Verstopfung (n. 24 T.). [CK 875]

Heftiger Husten, zuweilen ganz trocken, mit Schmerz in der rechten Bauch-Seite. [CK 876]

Vor Antritt eines Husten-Anfalles, Kurzathmigkeit. [CK 877]

Beim Husten schmerzt die Brust, wie wund. [CK 878]

Beim Husten, Stiche in der linken Brust. [CK 879]

Beim Husten, starkes Röcheln auf der Brust (n. 24 St.). [CK 880]

Husten, mit Röcheln bei jedem Athemzuge, als wäre viel Schleim in der rechten Brust-Seite; Vormittags. [CK 881]

Beim Husten, Schmerz über der linken Hüfte, als wollte es da aufplatzen. [CK 882]

Athem-Versetzung beim Sprechen und schnell Gehen; **sie muss jähling nach Luft schnappen.** [CK 883]

Plötzliche Athem-Versetzung im Freien (auf der Jagd) unter sehr schnellem Herzklopfen; er konnte sich nicht aufrecht erhalten, musste niederknien, schwitzend über und über; der Athem war sehr kurz, das Blut drängte nach dem Kopfe, das Gesicht ward blauroth, als sollte ihn der Schlag rühren; was eine Stunde lang anhielt (d. 4. T.). [CK 884]

Kurzathmigkeit, beim Gehen im Freien. [CK 885]

Kurzer Athem, früh, mit drückendem Schmerze im Unterleibe, was am Tage vergeht (n. 6 T.). [CK 886]

Kurzer Athem und Brustbeklemmung. [CK 887]

Mangel an Athem, bei Schwäche der Oberschenkel (n. 9 T.). [CK 888]

Schweres und tiefes Einathmen (*Hbg.*). [CK 889]

Engheits-Gefühl und Luft-Mangel im Halse, mit Auftreibung in der linken Seite desselben; er muss die Halsbinde lösen (*Ng.*). [CK 890]

Empfindung auf der Brust, als wären die Kleider zu enge. [CK 891]

Gefühl, als wäre die Brust zu enge. [CK 892]

Engbrüstig, mehr beim Sitzen. [CK 893]

Engbrüstigkeit, nach Niederlegen. [CK 894]

Beengung der Brust, mit Heiserkeit und Rauhheit im Halse (*Ng.*). [CK 895]

Beengung der Brust; er muss öfter tief athmen (d. 1. T.) (*Rl.*). [CK 896]

Krampfhafte Engbrüstigkeit. [CK 897]

Schmerzhafte Beklemmung der Brust, Nachmittags, welche durch Tanzen verging (n. 16 T.). [CK 898]

Beklemmung auf beiden Seiten der Brust, als würde sie zusammen gedrückt (*Fr.*). [CK 899]

Schmerzhaftes Zusammendrücken der Brust von beiden Seiten, nach dem Brustbeine zu, mit Beengung des Athems und Schwäche der Stimme. [CK 900]

Oeftere Anfälle von Erstickung beim Einathmen, als wenn Jemand die Luftröhre zuschnürte, dass es den Athem augenblicklich versetzte, im Sitzen (*Htm.*). [CK 901]

Grosse Herz-Beklemmung, mit Schwermuth. [CK 902]

In der Brust, an der untersten Ribbe der linken Seite ein Druck-Schmerz. [CK 903]

Druck-Schmerz in der rechten Brust, Abends. [CK 904]

Drücken in den Ribben-Muskeln, quer über die Brust, beim Vorbücken. [CK 905]

Druck über Brust und Magen. [CK 906]

Druck auf der Brust, gleich über der Herzgrube. [CK 907]

Drücken auf der rechten Brust-Seite (n. 24 St.). [CK 908]

Drücken auf der Brust mit kurzem oder schwierigem Athmen (*Ng.*). [CK 909]

Drückender Schmerz oberhalb des Schwertknorpels, gerade herauf. [CK 910]

Ein reissendes Drücken vorn auf der Brust, fast bloss, oder doch am schlimmsten in der freien Luft. [CK 911]

Spannen um die Brust, das lange anhält (d. 2. T.) (*Ng.*). [CK 912]

Schmerzhaftigkeit, wie ein Ziehen nach allzustarkem Laufen oder Singen, inwendig im obern Theile der Brust, mit Schwere-Gefühl darauf (n. 3 St.) (*Stf.*). [CK 913]

Rheumatischer Schmerz in der Brust und dem Unterleibe (*Ng.*). [CK 914]

Ein stechendes Reissen in der linken Brust-Seite (*Ng.*). [CK 915]

Stiche in der rechten Brust, beim Einathmen (n. $\frac{1}{2}$ St.) (*Htm.*). [CK 916]

Stumpfer Stich in der rechten Brust, in der Gegend des Schlüsselbeines. [CK 917]

Stechen in der linken Brust, unter der Warze. [CK 918]

Ein heftiger Stich in der linken Brust-Seite, beim Einathmen (*Ng.*). [CK 919]

Stechen unterhalb der linken weiblichen Brust, durch Reiben vergehend (*Ng.*). [CK 920]

Stumpfe Stiche in der linken Brust-Seite, dem Schwertknorpel gegenüber (*Htm.*). [CK 921]

Stumpfer Stich in der linken Brust-Seite, über dem Herzen, bei Bewegung. [CK 922]

Scharfe, langsame Stiche auf der linken Brust, der Herzgrube wagerecht (*Htm.*). [CK 923]

Stiche, Nachts, ohne Athem-Versetzung, wie mit einem Messer, vorn in die linke Brust und hinten im Rücken eingestossen, mit grosser Angst und Unruhe, dass er sich fortwährend herumwälzen muss, ohne schlafen zu können. [CK 924]

Stechen im Brustbeine, beim tief Athmen und Heben. [CK 925]

Ein Stich im Brustbeine beim tief Athmen und bei Körper-Arbeit (n. 16 T.). [CK 926]

Ein Stich erst, 8 Minuten lang anhaltend, unten am Brustbeine, beim Ein- und Ausathmen, dann ein mit abwechselnder Stärke den ganzen Vormittag anhaltender, beim Ausathmen am stärksten fühlbarer, Stich im Brustbeine, der mit einem anhaltenden stumpfen Stiche im linken Achsel-Gelenke gleichsam zusammenhing, der ebenfalls beim Ausathmen am fühlbarsten war. [CK 927]

Stiche in der Brust, wie mit einem Nagel (*Hbg.*). [CK 928]

Stechen tief in der Brust, beim tief Athmen, eine Stunde lang, Vormittags (n. 14 T.). [CK 929]

Stechen von der Tiefe der Brust zum Rücken heraus. [CK 930]

Stiche, wie mit Nadeln, auf der Brust, beim Gehen im Freien (*Lgh.*). [CK 931]

Wie zerschnitten in der Brust, mit Brennen, früh (*Ng.*). [CK 932]

Schmerz in der rechten Brust-Seite, als würde die Lunge vom Ribbenfell losgerissen, fast stets, selbst im Liegen. [CK 933]

Zerschlagenheits-Schmerz unter der rechten weiblichen Brust, beim Athmen unverändert (*Ng.*). [CK 934]

Verrenkungs-Schmerz in den untern linken Brust-Muskeln, bei Bewegung des linken Armes (n. ½ St.) (*Fr.*). [CK 935]

Brausen in der linken Brust, in der Herzgegend, mehrere Morgen, im Bette, bis zum Aufstehen; bei jeder Bewegung lässt's zwar nach, kommt aber im Liegen wieder. [CK 936]

Hitze innerlich in der Brust. [CK 937]

Hitze in der Brust, zuweilen bis in den Hals herauf (*Ng.*). [CK 938]

Brenn-Schmerz auf der Brust und zuweilen Stechen. [CK 939]

Unter der Haut der Brust, kleine spitzige Stiche. [CK 940]

Scharfe Stiche auf der Brust, neben der Warze, die sich jedes Mal schnell nach dem Nabel zu ziehen, vorzüglich beim Einathmen. [CK 941]

Stiche an der Brust, unter dem Arme, bis zur Herzgrube, mit Bangigkeit, (und darauf Kollern im Bauche und Kneipen nach der Brust zu, was sich nach Winde-Abgang wieder ganz verlor) (n. 29 T.). [CK 942]

Stumpfe Stiche neben der Achselhöhle, nach der Brust zu. [CK 943]

Starkes Jücken um die Brüste. [CK 944]

Herzklopfen mit Mattigkeit (n. etl. St.). [CK 945]

Starkes Herzklopfen, früh, mit unordentlichem Pulse und Rücken-Weh. [CK 946]

Arges Herzklopfen, Abends, mit grosser Aengstlichkeit, die den Athem sehr verkürzte, ohne besondere Gedanken (d. 6. T.). [CK 947]

Aengstliches Herzklopfen mit taktmässigen Zusammenziehungen des Unterleibes. [CK 948]

■ **Rücken und äußerer Hals**

In der Steissbein-Gegend, dumpfziehender Schmerz (*Fr.*). [CK 949]

Zuckender Schmerz im Steissbeine (n. 7 T.) (*Rl.*). [CK 950]

Zerschlagenheits-Schmerz im Steissbeine (*Fr.*). [CK 951]

Kreuzschmerz; sie fühlt jede Bewegung des Körpers schmerzlich im Kreuze. [CK 952]

Drückender Kreuz-Schmerz beim Sitzen. [CK 953]

Druck-Schmerz im Kreuze, dass er krumm gebückt bleiben musste; (bei Druck-Schmerz im Unterbauche). [CK 954]

Heftig spannender Schmerz im Kreuze. [CK 955]

Ein kneipender Klamm-Schmerz im Kreuze und den Hinterbacken (*Rl.*). [CK 956]

Ein drückender Klamm-Schmerz im Kreuze und der Nieren-Gegend, beim Sitzen (d. 4. T.). [CK 957]

Heftige Risse im Kreuze (*Ng.*). [CK 958]

Zerschlagenheits-Gefühl im Kreuze, beim Gehen; im Sitzen vergehend (*Ng.*). [CK 959]

Zerschlagenheits-Schmerz im Kreuze, gegen Abend, mehrere Stunden lang, mit Abgang von Weiss-Fluss (n. 31 T.). [CK 960]

Heftiger Verhebungsschmerz im Kreuze, bei Bewegung (n. 2 T.) (*Rl.*). [CK 961]

Steifigkeit im Kreuz-Gelenke (n. ¼ St.) (*Fr.*). [CK 962]

Einzelne jückende Stiche im Kreuze (*Fr.*). [CK 963]

Wundheits-Schmerz im Kreuze, mit nachfolgendem Pressen im Unterbauche, als wollte Alles zum Mastdarme und zur Scham heraus; wie eine Blähungs-Kolik (vom Verheben). [CK 964]

Oefteres Pulsiren im Kreuze. [CK 965]

Rücken-Schmerz, ein Drücken in der Mitte des Rückens. [CK 966]

Ein drückender Klamm-Schmerz im Rücken, in der Nieren-Gegend. [CK 967]

Heftig drückender, mit Reissen verbundener Schmerz nach dem Rücken zu, am Rande des rechten Schulterblattes, vermehrt durch zurück Biegen des rechten Oberarmes und des Kopfes, endlich bei jeder Bewegung des Körpers, wenn auch der Theil nur wenig erschüttert ward, am stärksten beim Wenden des Kopfes nach der linken Seite. [CK 968]

Ein stechendes Durchzucken im Rücken und Kreuze, was ihm den Athem benahm. [CK 969]

Ziehen im Rücken, und wie zerschlagen; von da ging dieser Schmerz in das Kreuz und den Unterleib, wo sich viele Blähungen unter Bauchschmerz anhäuften, bei deren Abgang Weissfluss zum Vorschein kam. [CK 970]

Reissen im Rücken auf einer kleinen Stelle (*Ng.*). [CK 971]

Reissen in den Rückenwirbeln, zwischen den Schulterblättern, bis in das rechte Schulterblatt und dann auch bis in das linke. [CK 972]

Stiche im Rücken (n. 20, 27 T.). [CK 973]

Stiche im Rücken, wie von Nadeln, im Sitzen. [CK 974]

Ein Stich im Rücken und dann Rückenschmerz. [CK 975]

Kriebeln im Rücken (*Ng.*). [CK 976]

Jücken in der Haut des Rückens (n. 10 St.) (*Stf.*). [CK 977]

Jücken des Rückens und etwas Schweiss. [CK 978]

Viel Jücken auf dem Rücken und den Waden. [CK 979]

Ein Blutschwär auf dem Rücken. [CK 980]

Zwischen den Schulterblättern, Steifigkeits-Schmerz (n. 5 T.) (*Rl.*). [CK 981]

Arger Spann-Schmerz, oben in den Schulterblättern, bei Bewegung. [CK 982]

Reissen im rechten Schulterblatte (*Hrn.*). [CK 983]

Schmerzhaftes Reissen zwischen den Schulterblättern (*Ng.*). [CK 984]

Ziehen im linken Schulterblatte. [CK 985]

Ein drückendes Ziehen in den Schulterblättern. [CK 986]

Heftige Stiche im linken Schulterblatte, wie mit Nadeln. [CK 987]

Ein drückend stechender Schmerz neben dem rechten Schulterblatte, beim Schlingen und Ausrachsen, so wie beim angestrengt Sprechen. [CK 988]

Brennen in der Mitte des rechten Schulterblattes (*Ng.*). [CK 989]

In den Nacken-Muskeln ein Spannen, beim schnell Aufrichten des Körpers und Drehen des Kopfes. [CK 990]

Spannen im Nacken, als wenn sie Jemand an beiden Ohren rückwärts zöge (*Ng.*). [CK 991]

Steifheit des Nackens, dass er den Kopf nicht bewegen konnte. [CK 992]

Steifheit des Nackens und Halses, mit Schmerz am Hinterkopfe; die Muskeln waren wie gebunden, so dass sie den Kopf fast gar nicht bewegen konnte (n. 12 T.). [CK 993]

Zuckende Bewegung im Nacken, gegen den Kopf. [CK 994]

Stechen im Genicke, Nachts, beim Liegen. [CK 995]

Schauder im Nacken, bis ins Gehirn, Abends. [CK 996]

Zerschlagenheits-Schmerz im Nacken (n. 4 T.) (*Rl.*). [CK 997]

Friesel im Nacken, zwischen den Schulterblättern und auf dem Backen, mit Jücken. [CK 998]

Ein spannendes Knötchen im Nacken (*Ng.*). [CK 999]

Sehr jückende und nässende Flechte im Nacken. [CK 1000]

In den Hals-Muskeln, ein Spannen und Zerren, auch in der Ruhe (*Hbg.*). [CK 1001]

Anhaltendes Spannen in der rechten Hals- und Brust-Seite, so dass es den Körper auf die rechte Seite zieht (*Ng.*). [CK 1002]

Ein kneipender Schmerz an der rechten Hals-Seite (*Rl.*). [CK 1003]

Steifheits-Schmerz in der rechten Hals-Seite (*Rl.*). [CK 1004]

Steifigkeit der rechten Hals-Seite, mit Spann-Schmerz (*Fr.*). [CK 1005]

Drücken im Halsgrübchen, beim tief Athmen. [CK 1006]

Brennen auf einer kleinen Stelle der rechten Hals-Seite, mit einem rothen Flecke daselbst (*Ng.*). [CK 1007]

■ Extremitäten

In der Achselgrube, stechendes Brennen (*Ng.*). [CK 1008]

Die Achsel schmerzt den ganzen Tag bei Bewegung des rechten Armes (*Ng.*). [CK 1009]

Drücken auf der Achsel. [CK 1010]

Steifheit in den Achseln. [CK 1011]

Reissen im linken Achsel-Gelenke. [CK 1012]

Reissen in der rechten Achsel, mit Zerschlagenheits-Schmerz am innern Rande des rechten Schulterblattes, beim Bewegen des rechten Armes oder beim rechts Drehen des Kopfes; dreht sie denselben links, so spannt die Stelle (*Ng.*). [CK 1013]

Scharfe Stiche auf der Schulterhöhe, rechts und links. [CK 1014]

Ein stumpfer Stich in die linke Achsel (*Ng.*). [CK 1015]

Die linke Achsel schmerzt, wie ausgerenkt, von früh bis Abend (*Ng.*). [CK 1016]

Lähmigkeits-Schmerz in der linken Achsel (*Ng.*). [CK 1017]

Der linke Arm zuckt mehrmals zusammen (*Rl.*). [CK 1018]

Konvulsionen im (linken, schwachen) Arme auf und nieder nach einiger Anstrengung; drauf grosse Schwere des Armes; dann eine Art Kollern in den Muskeln herab, bis in das Bein, wie das Laufen einer Maus, wodurch die Zuckungen verschwanden. [CK 1019]

Druck-Schmerz im rechten Arme. [CK 1020]

Ziehen im rechten Arme, welcher schwer, wie gelähmt, deuchtet (n. 14 T.). [CK 1021]

Ziehende Schmerzen in den Muskeln der Arme (*Stf.*). [CK 1022]

Dumpfes Reissen in Armen und Händen. [CK 1023]

Arges Reissen in dem Arme und der Hand, bis in den Rücken. [CK 1024]

Gichtisches Ziehen hie und da in den Arm- und Hand-Gelenken und den Schultern, anscheinend durch Bewegung vermehrt (*Stf.*). [CK 1025]

Einzelne Stiche im Arme, bis in die linke Brust. [CK 1026]

Langsam reissender Stich im rechten Arme, von der Achsel bis in die Hand (n. 1¼ St.) (*Htm.*). [CK 1027]

Neigung zum Erstarren des linken Armes, Nachts im Schlafe, worüber er erwachte (*Ng.*). [CK 1028]

Erstarrung des linken Armes bei Heben desselben über den Kopf, und längerem aufrecht Halten; es ist, als flösse das Blut darin zurück, und in der rechten Brust-Seite schmerzt es dabei, wie von Verkürzung der Muskeln. [CK 1029]

Grosse Schwere und Schwäche in den Armen. [CK 1030]

Schwere im rechten Arme, wie Nachgefühl von einem heftigen Schlage auf den dicksten Theil des Vorderarmes. [CK 1031]

Schwäche im rechten Arme, mit lästigem Kriebeln vor beiden Achseln (*Ng.*). [CK 1032]

Zittern des rechten Armes, wenn er mit ausgestrecktem Arme Etwas hält. [CK 1033]

Kraftlosigkeit, fast wie Lähmung, des rechten Armes, mit Steifheits-Gefühl, vorzüglich beim Schreiben (*Fr.*). [CK 1034]

Jücken an den Armen. [CK 1035]

Der Oberarm schmerzt im Fleische, wie verstaucht (n. 7 T.). [CK 1036]

Zieh-Schmerz im Knochen des linken Oberarms. [CK 1037]

Zieh-Schmerz im Delta-Muskel, bis nach dem Schlüsselbeine zu, bald in diesem, bald in jenem Arme (*Stf.*). [CK 1038]

Ziehender Schmerz in den Muskeln, unten am linken Oberarme (*Lgh.*). [CK 1039]

Reissen im linken Oberarme und im Achsel-Gelenke. [CK 1040]

Reissen im linken Oberarme, und im rechten, dicht unter dem Achsel-Gelenke (sogleich). [CK 1041]

Reissen im Knochen des linken Oberarmes bis zum Ellbogen-Gelenke, in welchem es am meisten schmerzt. [CK 1042]

Ein ziehendes Schneiden im Delta-Muskel des rechten Armes (*Fr.*). [CK 1043]

Kneipen im Delta-Muskel des Oberarmes, mit Kältegefühl, das sich in Brennen endigte (*Hbg.*). [CK 1044]

Stechender Schmerz am linken Oberarm-Knochen, oben, nahe am Gelenk-Kopfe, nach aussen zu. [CK 1045]

Stiche im Delta-Muskel des Oberarmes, wenn sie Etwas trägt. [CK 1046]

Stich-Schmerz im rechten Oberarme, beim Heben des Arms. [CK 1047]

Scharfe Stiche im linken Oberarme, nahe an der Achsel. [CK 1048]

Spitziges Stechen am rechten Oberarme, zuweilen durch Reiben vergehend (*Ng.*). [CK 1049]

Brennen an der äussern Fläche des linken Oberarmes (*Ng.*). [CK 1050]

Das Ellbogen-Gelenk schmerzt, als hätte er sich daran gestossen (*Stf.*). [CK 1051]

Schmerz in der linken Ellbogenbeuge, beim Ausstrecken des Armes, als wäre eine Flechse zu kurz (*Rl.*). [CK 1052]

Fippern, äusserlich am Ellbogen-Gelenke, beim Aufstützen des Armes (n. 3 St.). [CK 1053]

Zieh-Schmerz in den Ellbogen-Gelenken und den Unterarmen. [CK 1054]

Bohren in der Ellbogen-Spitze, mit Gefühl, als wollte es ihr den Arm zusammen biegen (*Ng.*). [CK 1055]

Zerschlagenheits-Schmerz in der Ellbogen-Beuge, und den Brust-Muskeln, durch äussern Druck sehr vermehrt (*Rl.*). [CK 1056]

Im Vorderarme, Reissen, in den Knochen. [CK 1057]

Reissen in den Vorderarmen (*Ng.*). [CK 1058]

Reissen in den Flechsen des rechten Vorderarmes (*Ng.*). [CK 1059]

Reissen im linken Vorderarme, vom Ellbogen herab. [CK 1060]

Ein klopfendes Reissen im linken Vorderarme (*Ng.*). [CK 1061]

Zusammenziehender Schmerz in den Muskeln, unten, am linken Vorderarme (*Lgh.*). [CK 1062]

Stechen an den Flechsen der Inseite des rechten Unterarmes hinauf (*Ng.*). [CK 1063]

Schmerzhaft ziehende Stiche in den Muskeln unten am rechten Vorderarme (*Lgh.*). [CK 1064]

Bohren und Reissen auf einer kleinen Stelle des rechten Unterarmes, gleich unter dem Ellbogen, wie im Knochen (*Ng.*). [CK 1065]

Brennen quer über den Vorderarm, dicht am Hand-Gelenke (*Ng.*). [CK 1066]

Kälte- und Erstarrungs-Gefühl im rechten Vorderarme und den Fingern; er konnte die Hand selbst am geheizten Ofen nicht erwärmen. [CK 1067]

Lähmung der Vorderarme; er konnte sie kaum aufheben, vor Schwere und Steifheits-Gefühl (*Fr.*). [CK 1068]

Lähmiger Schmerz in der rechten Ellbogen-Röhre (*Ng.*). [CK 1069]

Kleine zitternde Zuckungen am rechten Vorderarme, während des Schreibens (d. 2. T.). [CK 1070]

Geschwulst am Unterarme, wie auf der Beinhaut, die bloss beim Aufdrücken wehthut (*Rl.*). [CK 1071]

Kleine, jückende Blüthchen an den Vorderarmen. [CK 1072]

Kriechen in der Haut des rechten Vorderarmes, durch Reiben vergehend (*Ng.*). [CK 1073]

Jücken (zuweilen mit Brennen nach Kratzen) und jückende Blüthen und Bläschen an den Vorderarmen (*Ng.*). [CK 1074]

In den Händen, krampfhafte Empfindung. [CK 1075]

Krampfhafte Schwäche in den Händen, früh beim Erwachen. [CK 1076]

Vollheits-Empfindung in der innern linken Hand, beim Zugreifen. [CK 1077]

Geschwulst der Hände, Nachts, mit Kriebeln darin. [CK 1078]

Zieh-Schmerz im Hand-Gelenke. [CK 1079]

Ziehende Schmerzhaftigkeit im linken Hand-Gelenke, nach aussen zu (*Stf.*). [CK 1080]

Zieh-Schmerz vom rechten Hand-Gelenke, bis in die Finger. [CK 1081]

Zieh-Schmerz vom Handwurzel-Knochen durch den Mittelhand-Knochen, bis in den kleinen Finger, wo es in der Spitze am schlimmsten ist; beim Ausstrecken der Hand ist der Schmerz noch grösser und zieht den Finger unwillkührlich zusammen, worauf sich das Ziehen von den Handwurzel-Knochen aus auch der übrigen Finger bemächtigt, und sie nach und nach alle krumm zieht, bald mehr, bald weniger. [CK 1082]

Reissen im rechten Hand-Gelenke (*Ng.*). [CK 1083]

Reissen bald auf dem einen, bald auf dem andern Handrücken. [CK 1084]

Sehr schmerzhaftes Reissen auf dem Handrücken, bis in die Mittelfinger, mit Klamm-Schmerz (*Ng.*). [CK 1085]

Reissen am innern Rande der rechten Hand, nach dem kleinen Finger zu, wie im Knochen (*Ng.*). [CK 1086]

Reissen in den Händen und Fingern (n. 24 St.). [CK 1087]

Reissen in der Hand, in dem Mittelhand-Knochen des rechten und linken Daumens. [CK 1088]

Stechen in der linken Handfläche, mit Kriebeln in den Fingern (*Ng.*). [CK 1089]

Ein kriebelndes Stechen im rechten Hand-Gelenke und dem zweiten und dritten Finger. [CK 1090]

Zuckende Stiche in den Muskeln der linken Hand, quer über den Rücken derselben, bei Bewegung der Arme (n. 9 St.) (*Lgh.*). [CK 1091]

Verstauchungs-Schmerz, oder wie vergriffen, im rechten Hand-Gelenke (n. 18 T.). [CK 1092]

Ein stechender Verrenkungs-Schmerz, im rechten Hand-Gelenke, bei der Arbeit (n. 10 T.). [CK 1093]

Ein spannender Verrenkungs-Schmerz, quer über der linken Hand, bei Bewegung derselben (n. 26 St.) (*Lgh.*). [CK 1094]

Kälte der Hände, die sich im linken Arme bis an den Ellbogen erstreckt. [CK 1095]

Einschlafen der Hand, mit Kriebeln darin (n. 5 T.) (*Rl.*). [CK 1096]

Zittern der Hände (n. 21 T.) (*Hbg.*). [CK 1097]

Grosse Schwere in der rechten Hand. [CK 1098]

Lähmiges Gefühl in der rechten Hand, mehrere Wochen lang (*Rl.*). [CK 1099]

Kraftlosigkeit in den Händen, in einem allzuwarmen Zimmer. [CK 1100]

Jücken an beiden Händen. [CK 1101]

Jücken auf dem linken Handrücken (*Stf.*). [CK 1102]

Viel Jücken in den Handtellern. [CK 1103]

Jücken in der Handfläche, und nach Kratzen jückende Bläschen, die Wasser enthalten (*Ng.*). [CK 1104]

Die Finger-Knebel (hintersten Gelenke) spannen beim Biegen, Vormittags. [CK 1105]

Kleine Zuckungen der Finger, beim Schreiben (d. 4. T.). [CK 1106]

Ein ziehendes Zucken in den linken Fingern (*Stf.*). [CK 1107]

Wie elektrische Zucke fahren aus dem Unterleibe mehrmals in die Finger und ziehen diese krumm (*Stf.*). [CK 1108]

Ziehende Schmerzen in den Finger-Gelenken. [CK 1109]

Zieh-Schmerzen in den Gelenken der linken Finger (*Stf.*). [CK 1110]

Reissen in den Fingern (*Ng.*). [CK 1111]

Reissen im linken Mittelfinger, mit Klamm-schmerz (*Ng.*). [CK 1112]

Reissen in den Gelenken des rechten Zeigefingers, die auch beim Aufdrücken schmerzhaft sind (*Ng.*). [CK 1113]

Flüchtiges Reissen im linken Zeigefinger. [CK 1114]

Reissen in allen Spitzen der Finger der rechten und linken Hand, mit Zittern der Hände. [CK 1115]

Stiche im kleinen Finger, die dann weiter herauf gingen, wie Messer-Stiche, mit Bangigkeit und Weh-Gefühl ums Herz (n. 10 T.). [CK 1116]

Quetschungs-Schmerz in den Fingerspitzen, als wollten sie aufspringen, bald an dieser, bald an jener Hand (n. 3 St.) (*Stf.*). [CK 1117]

Quetschungs-Schmerz in der Spitze des rechten kleinen Fingers (*Ng.*). [CK 1118]

Klopfender Schmerz, wie von einem Geschwüre, im hintern Gelenke des rechten Daumens (*Ng.*). [CK 1119]

Brennen in den Fingerspitzen. [CK 1120]

Ein schiessender Brenn-Schmerz in den Gelenken der Finger (n. 32 St.) (*Hbg.*). [CK 1121]

Kriebeln am linken Ringfinger, mit Zucken an der Inseite des Oberarmes (*Ng.*). [CK 1122]

Taubheit und Gefühllosigkeit der Finger, mit Strammen darin. [CK 1123]

Absterben der Finger; sie werden eiskalt, weiss und gefühllos (*Stf.*). [CK 1124]

Oefteres Absterben der Finger, besonders früh. [CK 1125]

Jücken zwischen den Fingern (*Rl.*). [CK 1126]

Jücken an den hintersten und mittleren Gelenken der Finger der linken Hand (*Fr.*). [CK 1127]

Ein stichlichtes Jücken im Zeigefinger (*Ng.*). [CK 1128]

Jücken am linken Zeigefinger, und nach Kratzen, ein brennend jückendes Knötchen (*Ng.*). [CK 1129]

Ein Knötchen am rechten Daumen, ohne Empfindung (*Ng.*). [CK 1130]

Jückende Flechte auf dem Rücken des Ringfingers. [CK 1131]

Geschwürigkeit der Daumen-Spitze. [CK 1132]

Unter den Nägeln der Finger, Schmerz beim Zufassen. [CK 1133]

Arger, brennender Druck-Schmerz unter den Finger-Nägeln; beim Anfassen aber, Schmerz, wie unterschworen. [CK 1134]

Die Hinterbacken schmerzen, beim Sitzen, wie von einer Prellung, oder wie erböllt. [CK 1135]

Jücken an den Hinterbacken und hinten am Oberschenkel (*Rl.*). [CK 1136]

Ein stechendes Jücken auf dem rechten Hinterbacken (*Ng.*). [CK 1137]

Jückende Flechte an den Hinterbacken (n. 6 T.) (*Rl.*). [CK 1138]

In der Hüft-Gegend, heftiger Klamm-Schmerz. [CK 1139]

Kneipen und Zwicken in der Hüft-Gegend, über der Pfanne, als würden die Muskeln mit einer Zange gepackt, mit einem Kälte-Gefühl, das sich in Brennen endigt, auch in der Ruhe (*Hbg.*). [CK 1140]

Spannen in der Beuge des rechten Oberschenkels, früh, beim Aufstehen und beim Beugen des Knies (*Ng.*). [CK 1141]

Drückender Schmerz über der Pfanne des Hüft-Gelenkes, der sich beim Bewegen nicht vermehrt. [CK 1142]

Ein ziehender Druck-Schmerz in der Hüfte, beim Sitzen und Gehen. [CK 1143]

Reissen in der Pfanne des Hüft-Gelenkes (*Hrn.*). [CK 1144]

Reissen in der linken Hüfte, wie im Knochen, in Ruhe und Bewegung; beim Aufdrücken, Zerschlagenheits-Schmerz (*Ng.*). [CK 1145]

Reissen im Hüft-Gelenke und das ganze Bein herab, im Sitzen und Gehen (n. 10 St.). [CK 1146]

Stiche in der linken Hüfte, wie am Knochen. [CK 1147]

Dumpfe Stiche am Hüft-Gelenke, nach dem Unterleibe zu, alle 2 Minuten einer, 2 Stunden lang (d. 10. T.). [CK 1148]

Oefters ein Stich in der rechten Oberschenkelbeuge (*Ng.*). [CK 1149]

Verrenkungs-Schmerz, oder wie vertreten, oder verstaucht, ruckweise, im linken Hüft-Gelenke, dass er einige Schritte lahm gehen musste; plötzlich kommend und vergehend (*Stf.*). [CK 1150]

Ein prickelnder Brenn-Schmerz in der Hüft-Gegend (*Hbg.*). [CK 1151]

Jücken an beiden Hüften (*Fr.*). [CK 1152]

Wundheit oben, zwischen den Beinen. [CK 1153]

In den Beinen, Zieh-Schmerz, wie in den Knochen. [CK 1154]

Ziehen im rechten Beine, mit Halsweh, Abends. [CK 1155]

Arges Ziehen und Reissen, beim Gewitter, in beiden Beinen, von den Zehen bis in den Oberschenkel heran. [CK 1156]

Muskel-Zucken in beiden Beinen. [CK 1157]

Scharfe, langsame Stiche in den Beinen, erst vom Hüft-Gelenke und dann von der Kniescheibe an abwärts, schmerzhafter in der Ruhe, als beim Gehen (n. 2 St.). [CK 1158]

Ein langsamer reissender Stich im Beine, vom Fussknorren bis ans Knie und von da bis ans Hüft-Gelenk, doch nicht im Knie selbst (n. ¼ St.) (*Htm.*). [CK 1159]

Zerschlagenheits-Schmerz in den Ober- und Unterschenkeln, früh im Bette. [CK 1160]

Schmerz, wie verdreht, oder verlähmt in den Muskeln der Beine (Nachmittags und Abends). [CK 1161]

Lästige Unruhe in beiden Beinen, früh, im Bette, Stunden lang. [CK 1162]

Unruhe im linken Beine, Nachts; sie wusste nicht, wohin sie es legen sollte. [CK 1163]

Unruhe in den Beinen, Abends, so stark, dass sie nicht still sitzen konnte. [CK 1164]

Starkes Kriebeln in den Ober- und Unterschenkeln, wie auch im Fusse. [CK 1165]

Leichtes Einschlafen der Beine. [CK 1166]

Viel schmerzhafte Schwere in den Beinen. [CK 1167]

Mattigkeit in den Beinen, besonders den Unterschenkeln und Knien; er will im Gehen immer ausruhen (*Ng.*). [CK 1168]

Ungeheure Müdigkeit der Beine, früh, beim Erwachen, im Bette, die nach dem Aufstehen verschwindet. [CK 1169]

Schmerzhafte Schwäche der Beine, in den Ober- und Unterschenkeln, im Gehen. [CK 1170]

Zittern der Beine, beim Anfange des Steigens (z.B. auf einer Leiter), welches aufhört, wenn er steht und fortarbeitet. [CK 1171]

Zittern und Schütteln der Beine, wie von Frost, im Freien, beim Gehen und Stehen; im Zimmer vergeht es (*Ng.*). [CK 1172]

Aderkröpfe (Wehadern, *varices*) an den Beinen. [CK 1173]

Jücken an den Beinen (*Stf.*). [CK 1174]

Marmorirte Haut, voll dunkelrother Aederchen, auf den Ober- und Unterschenkeln. [CK 1175]

In den Oberschenkeln, zuckende Schmerzen, von den Hinterbacken herab (n. 5 T.) (*Rl.*). [CK 1176]

Muskel-Zucken im linken Oberschenkel, über dem Knie. [CK 1177]

Risse in der Mitte des linken Oberschenkels, die beim Aufstehen vom Stuhle vergehen (*Fr.*). [CK 1178]

Ein kratzendes Reissen im linken Oberschenkel. [CK 1179]

Ein lähmiges Reissen an der äussern Fläche des rechten Oberschenkels (*Ng.*). [CK 1180]

Stechen im linken Oberschenkel (sogleich). [CK 1181]

Ein Stich im linken Oberschenkel, bis zur Brust herauf, Abends, beim Gehen. [CK 1182]

Ein heftiger Nadel-Stich an der äussern Fläche des rechten Oberschenkels, gleich über dem Knie (*Ng.*). [CK 1183]

Schnelle Hitze, innen, am linken Oberschenkel. [CK 1184]

Schlagen in den Flechsen des linken Oberschenkels, gleich über dem Knie (*Ng.*). [CK 1185]

Gefühl von übermässiger Müdigkeit im obern Theile des Oberschenkels, nach innen zu, am schlimmsten bei Ruhe des Gliedes, wo es ihn den Schenkel stets hin und her zu bewegen nöthigt (*Fr.*). [CK 1186]

Schwäche in den Oberschenkeln, mit Mangel an Athem. [CK 1187]

Wie gelähmt in den Oberschenkeln, beim Sitzen und Gehen (*Fr.*). [CK 1188]

Zitternde oder bebende Empfindung, wie schmerzhaftes Dröhnen, im Fleische des Oberschenkels (*Ng.*). [CK 1189]

Jücken an den Oberschenkeln. [CK 1190]

Ein stechendes Jücken am Oberschenkel, nach aussen zu (*Fr.*). [CK 1191]

Heftig jückender Nesselausschlag besonders an den Oberschenkeln, gleich über dem Knie (d. 12. T.). [CK 1192]

Wundheit, wie aufgerieben am Oberschenkel, oben, innen, am Hodensacke, mit Jücken und beim Reiben mit Schrunden (n. 40 St.). [CK 1193]

Schmerzhafte Wundheit, oben, an der Inseite der weiblichen Oberschenkel, wo sie sich beim Gehen berühren. [CK 1194]

Im Knie des linken Beines, Steifigkeit, beim Gehen. [CK 1195]

Strammen in den Kniekehlen im Sitzen und zu Anfange des Gehens; beim weiter Gehen gebessert. [CK 1196]

Steifheits-Schmerz in der Kniescheibe, beim Aufrichten (*Rl.*). [CK 1197]

Spann-Schmerz und Steifheit in der Kniekehle, beim Gehen (*Rl.*). [CK 1198]

Zieh-Schmerz in den Knien, wie von Ermüdung durch Gehen, mehr beim Ausstrecken, als beim Biegen der Knie. [CK 1199]

Zieh-Schmerz, mehr über den Knien. [CK 1200]

Ziehen in den Knie-Gelenken (*Rl.*). [CK 1201]

Ziehender und zuckender Schmerz in der linken Kniescheibe (*Rl.*). [CK 1202]

Zucken im linken Knie, Nachmittags (*Ng.*). [CK 1203]

Erst ziehender, dann zuckender Schmerz im Knie (*Rl.*). [CK 1204]

Reissen an der Aussenseite des linken Knies (*Ng.*). [CK 1205]

Reissen im rechten Knie (n. 48 St.). [CK 1206]

Reissen im linken Knie und von da abwärts bis durch die Zehen (*Ng.*). [CK 1207]

Ein ziehendes Reissen im Knie und von da bis in die Fussknöchel, Abends. [CK 1208]

Reissen und Stechen im Knie, dass er nicht auftreten und Nachts davor nicht schlafen kann. [CK 1209]

Ein Stich im Knie, bei der Arbeit (n. 10 T.). [CK 1210]

Schmerzhaftes Bohren im rechten Knie, zuweilen mit Zerschlagenheits-Schmerz beim darauf Drücken (*Ng.*). [CK 1211]

Wundheits-Schmerz am Knie. [CK 1212]

Geschwür-Schmerz, äusserlich am Knie, der sich bis zum Oberschenkel verbreitet (n. 14 T.). [CK 1213]

Schmerzhaftes Knacken im Knie, beim Gehen, als würde es zerbrochen oder verrenkt. [CK 1214]

Ausserordentliche Müdigkeit des Knie-Gelenkes und Schwere der Füsse, nach dem Spazieren (*Fr.*). [CK 1215]

Müdigkeit der Knie-Gelenke, mehr beim Treppen-Steigen, als beim Gehen auf dem Ebenen (*Fr.*). [CK 1216]

Schwäche im Knie, zum Einknicken. [CK 1217]

Knicken der Knie, beim Gehen. [CK 1218]

Viel Jücken auf der Kniescheibe. [CK 1219]

Jücken, besonders in der rechten Kniekehle (n. 3 T.) (*Rl.*). [CK 1220]

Im Unterschenkel, ein harter Druck, am Schienbeine herab. [CK 1221]

Spannen in der rechten Wade, als wenn Jemand die Haut mit Gewalt zusammenzöge, in Ruhe und Bewegung, Abends (*Ng.*). [CK 1222]

Klamm in der Wade, früh im Bette (n. 20 St.). [CK 1223]

Zusammenziehen der rechten Wade, in Ruhe und Bewegung (*Ng.*). [CK 1224]

Klammartiges Ziehen die ganze äussere Seite des rechten Unterschenkels herab, im Sitzen und Stehen (*Fr.*). [CK 1225]

Zieh-Schmerz im Unterschenkel. [CK 1226]

Ziehen in der Wade, mit Gefühl, als ob der rechte Schenkel kürzer wäre, beim Aufstehn vom Sitze und beim Gehen (*Ng.*). [CK 1227]

Reissen an der Aussenseite des linken Unterschenkels, vom Knie hinab, im Sitzen, beim Aufstehn vom Sitze bis in das Hüft-Gelenk: beim Gehen und darauf Drücken sodann Zerschlagenheits-Schmerz in der Hüfte, der im Sitzen nicht vergeht (*Ng.*). [CK 1228]

Reissen in der linken Wade hinab (n. 1 St.) (*Ng.*). [CK 1229]

Reissen von der äussern Fläche der rechten Wade bis zum äussern Rande des Fusses, bei Bewegung des Fusses und der Zehen schlimmer (*Ng.*). [CK 1230]

Heftiges Reissen in den Flechsen unter der rechten Wade (*Ng.*). [CK 1231]

Reissen in der Wade und im Fussrücken (*Ng.*). [CK 1232]

Reissen an der linken Achillsehne im Sitzen (*Ng.*). [CK 1233]

Ein brennendes Reissen im Schienbeine (*Ng.*). [CK 1234]

Absetzende Stiche in der linken Wade (*Ng.*). [CK 1235]

Zerschlagenheits-Schmerz an der rechten Wade, der sich bis in und um die Knie erstreckt, den ganzen Vormittag (*Ng.*). [CK 1236]

Schmerz, wie von einem Stosse, am rechten Schienbeine (*Ng.*). [CK 1237]

Kriebeln und Prickeln in der linken Wade, als wollte sie einschlafen, zuweilen bis in die Knie-Beuge (*Ng.*). [CK 1238]

Stumpfes, sumsendes Eingeschlafenheits-Gefühl in beiden Unterschenkeln und Knien, früh (d. 4. T.). [CK 1239]

Ein rother, schmerzhafter Fleck auf dem Schienbeine, der sich in die Länge ausbreitet und beim Abheilen jückt. [CK 1240]

Eine Blase an der Wade, drittehalb Zoll im Durchmesser, fast ohne Schmerz; es geht Wasser heraus 2 Tage lang, und die Stelle heilt ohne Eiterung. [CK 1241]

In den Fuss-Sohlen Weh, wie ein Nervenleiden. [CK 1242]

Drücken auf dem Fussrücken (*Ng.*). [CK 1243]

Spannen in der Ferse und Achill-Senne (n. 20 T.). [CK 1244]

Klamm in der rechten Fusssohle und Achill-Senne, beim Ausdehnen. [CK 1245]

Klamm in den Füssen (n. 4 u. 11 T.). [CK 1246]

Klamm im Fusse, beim Ausstrecken. [CK 1247]

Steifheit im Fuss-Gelenke. [CK 1248]

Ziehen in den Fuss-Gelenken (n. 12 St.) (*Stf.*). [CK 1249]

Zieh-Schmerz im Fuss-Gelenke, beim Sitzen, mit Gefühl beim Auftreten, als wenn der Unterschenkel zusammenknicken wollte (*Fr.*). [CK 1250]

Ziehen im rechten Fusse, Abends. [CK 1251]

Zieh-Schmerz im rechten Fussspanne bis in die grosse Zehe, wo es nur bei Bewegung fühlbar wird (*Ng.*). [CK 1252]

Reissen im innern Rande des Fusses, auch früh, im Bette (*Ng.*). [CK 1253]

Reissen am äussern Fussknöchel, Abends (*Ng.*). [CK 1254]

Reissen auf dem linken Fussrücken. [CK 1255]

Reissen im Fussballen, hinter der grossen Zehe (*Ng.*). [CK 1256]

Ein plötzlicher Riss in der rechten Ferse (*Ng.*). [CK 1257]

Verrenkungs-Schmerz im Fuss-Gelenke, wenn sie einen falschen Tritt thut, oder ihn hin und her auf die Seite biegt, wobei es auch im Gelenke knackert. [CK 1258]

Verrenkungs-Schmerz im Fuss-Gelenke, beim Gehen, oder als würde es zerbrochen. [CK 1259]

Schmerz, wie zermalmt oder ermüdet, im Fussgelenke, beim Sitzen nach Gehen, der sogleich verschwindet, wenn sie wieder geht. [CK 1260]

Brennen in den Fusssohlen. [CK 1261]

Anschwellung vorzüglich des vordern Theiles des Fusses, Abends spät, mit Hitze, Brenn-Gefühl und innerem Jücken, als wäre er erfroren gewesen; er schmerzt auch so, bei äusserem Drucke, wie unterköthig. [CK 1262]

Kalte Füsse (*Fr. – Hbg.*). [CK 1263]

Immer sehr kalte Füsse. [CK 1264]

Kriebeln und Jücken in der Ferse, als wenn sie einschlafen wollte; es nöthigt zum Kratzen und vergeht darnach (*Ng.*). [CK 1265]

Kriebeln in beiden Fusssohlen, als wäre etwas Lebendiges darin. [CK 1266]

Ein sumsend brennendes Kriebeln in den Fusssohlen. [CK 1267]

Einschlafen der Füsse, im Sitzen und Liegen (*Ng.*). [CK 1268]

Bollheit und Taubheit der Ferse, beim Auftreten. [CK 1269]

Mattigkeit der Füsse, früh, dass er kaum stehen kann (*Ng.*). [CK 1270]

Viel Jücken auf dem Fussrücken. [CK 1271]

Starkes Jücken auf dem Fussrücken (n. 16 T.). [CK 1272]

Heftiges Kitzeln auf dem rechten Fussrücken, dass sie nicht genug kratzen kann (*Ng.*). [CK 1273]

Grosse Blasen an den Füssen, von einigem Reiben. [CK 1274]

Fress-Blase an der Ferse, die sich unter vielem Jücken allmählig verliert. [CK 1275]

Geschwürige Ferse. [CK 1276]

In der grossen Zehe, im hintern Gelenke, arger, drückender Schmerz. [CK 1277]

Reissen am Rande und der Aussenseite der kleinen Zehe (*Ng.*). [CK 1278]

Heftiges Reissen in der grossen Zehe. [CK 1279]

Heftiges Reissen in der linken grossen Zehe, nach der Spitze zu (*Ng.*). [CK 1280]

Ein brennendes Reissen in den Zehen und unter den Nägeln derselben (*Ng.*). [CK 1281]

Feine Stiche in der grossen Zehe. [CK 1282]

Ein langer Stich in der grossen Zehe (*Rl.*). [CK 1283]

Heftige Nadel-Stiche im Ballen der grossen Zehe, bei und ausser Bewegung. [CK 1284]

Heftig brennendes Stechen im Ballen der grossen Zehe, und unter dem Nagel derselben (*Ng.*). [CK 1285]

Ein kriebelndes Brennen am Ballen der grossen Zehe (*Ng.*). [CK 1286]

Schmerz, wie verbrannt, in der grossen Zehe. [CK 1287]

Entzündungs-Schmerz hinter dem Nagel der grossen Zehe (*Ng.*). [CK 1288]

Schmerz, wie geschworen, in der grossen Zehe. [CK 1289]

Kriebeln (und Stechen) in den grossen Zehen, als wenn sie einschlafen wollten (*Ng.*). [CK 1290]

Kriebeln am Ballen der grossen Zehe (*Ng.*). [CK 1291]

Kitzel in den Zehen, als wären sie erfroren gewesen. [CK 1292]

Wohllüstiges Jücken im vordern Gelenke der grossen Zehe bei und ausser Bewegung. [CK 1293]

Nagel-Geschwür, wühlend brennenden Schmerzes neben dem Nagel der linken grossen Zehe, mit wildem Fleische (d. 3. T.). [CK 1294]

Im Hühnerauge der kleinen Zehe, heftige Stiche. [CK 1295]

Bohrender Schmerz im Hühnerauge. [CK 1296]

Brennender Schmerz im Hühnerauge. [CK 1297]

■　**Allgemeines und Haut**

Hie und da am Körper, klemmender Schmerz (Rl.). [CK 1298]

Muskel-Zucken an diesem und jenem Körpertheile. [CK 1299]

Ein kleines Zucken hie und da am Körper. [CK 1300]

Anhaltendes Fippern an der rechten Körper-Seite und verschiedenen andern Theilen der Haut. [CK 1301]

Druck-Schmerz in den Armen und Oberschenkeln. [CK 1302]

Ziehen in den Gliedern hie und da (Stf.). [CK 1303]

Ziehen in den Fingern, Sohlen und Zehen. [CK 1304]

Ziehen in mehreren Theilen des Körpers, das sich zu Reissen erhöht. [CK 1305]

Schnell vorübergehender Zieh-Schmerz im rechten Zeigefinger und der linken zweiten Zehe. [CK 1306]

Gichtische Schmerzen in allen Gliedern (n. $1/2$ St.). [CK 1307]

Reissen in allen Gliedern, bald in diesem, bald in jenem, bald heftiger, bald gelinder, doch fortwährend (n. 1 St. u. so mehrere Tage hindurch). [CK 1308]

Reissen, vorzüglich in den Gelenken, und von ihnen aus durch verschiedene Knochen des Körpers, auch in mehreren zugleich; der Schmerz wird durch äusseren Druck nicht vermehrt. [CK 1309]

Reissen in mehreren Gliedern des Körpers, am schlimmsten in den Gelenken und von diesen aus nach den Knochen-Röhren hin (Hrn.). [CK 1310]

Stechende Schmerzen, fast in allen Theilen des Körpers (d. ersten Tage). [CK 1311]

Eine Art Stich-Schmerz in den Gelenken, nach Erkältung. [CK 1312]

Flüchtig stechende oder zusammenziehende Schmerzen, bald hier, bald da am Körper (n. Aufhören der Regel). [CK 1313]

Zerschlagenheits-Schmerz im ganzen Körper, besonders in den Armen, beim Sitzen, was bei der Arbeit und in freier Luft vergeht (n. 12 T.). [CK 1314]

Jeder Körpertheil, den er anfühlt, schmerzt, wie zerprügelt (Rl.). [CK 1315]

Zerschlagenheit der ganzen rechten Körper-Seite. [CK 1316]

Steif in allen Gelenken, wenn sie eine Viertelstunde sich nicht bewegt, im Sitzen oder Liegen, dass sie Mühe hat, wieder in Gang zu kommen. [CK 1317]

Kriebeln in Armen und Beinen, als wollten sie einschlafen (n. 5 T.) (Rl.). [CK 1318]

Eingeschlafenheit und Kälte der ganzen linken Körper-Seite. [CK 1319]

Taubheit und Abgestorbenheit aller weichen Theile auf der ganzen linken Körper-Seite, auch am Fusse und Kopfe, als wenn kein Blut in der Haut wäre. [CK 1320]

Die Erstwirkungen scheinen später einzutreten, als bei andern antipsorischen Mitteln. [CK 1321]

Kaffee scheint die Zufälle zu erhöhen (Ng.). [CK 1322]

Beim Gehen **im Freien** und Abends **scheinen die Beschwerden schlimmer zu werden** (Stf.). [CK 1323]

Nach wenig Gehen im Freien stieg ihm das Blut nach dem Kopfe und dem Gesichte, und es ward ihm trübe, wie Nebel vor den Augen. [CK 1324]

Nach langsamen Spazieren im Freien, sehr erhitzt und lebhaft aufgeregt. [CK 1325]

Nach Spazieren, fliegende Hitze und Unbehaglichkeit (n. 4 St.). [CK 1326]

Beim Gehen im Freien, starker Schweiss. [CK 1327]

Nach Spazieren, Schweiss auf dem Rücken und Unterleibe, lang anhaltend. [CK 1328]

Beim Gehen Schweiss, mit grosser Mattigkeit Nachmittags. [CK 1329]

Nach etwas Gehen im Freien, Mattigkeit mit Unlust zur Arbeit (n. 6 St.). [CK 1330]

Die im Freien entstandenen Beschwerden verschwinden im Zimmer, bis auf etwas drückendes Kopfweh in der Stirne (Fr.). [CK 1331]

Grössere Empfindlichkeit gegen die freie Luft (im Mai), als im Winter. [CK 1332]

Die freie Luft greift sie stark an (Ng.). [CK 1333]

Sehr empfindlich gegen Kälte (n. 10 T.). [CK 1334]

Sehr empfindlich gegen Zugwind; er ist ihm sehr unangenehm und erregt ihm seine drückenden Schmerzen (Rl.). [CK 1335]

Grosse Verkältlichkeit; nach kurzer Zugluft, sogleich Frösteln über den ganzen Körper. [CK 1336]

Jücken am ganzen Körper (*Fr.*). [CK 1337]

Jücken am ganzen Körper, Nachts, mit trockner Hitze. [CK 1338]

Jücken an verschiedenen Theilen des Körpers (*Fr.*). [CK 1339]

Jücken, das durch Kratzen vergeht, an verschiednen Körperstellen (*Ng.*). [CK 1340]

Jücken, bald hier, bald da, besonders am Kopfe und im Gesichte (*Ng.*). [CK 1341]

Ein stichartiges Jücken über die Haut. [CK 1342]

Ein fein stechendes Jücken, wie von Flöhen, das zum Kratzen zwingt, auf dem Rücken, den Achseln, den Armen und Oberschenkeln, besonders aber auf den Fingerrücken. [CK 1343]

Ein Kriechen in der Haut, wie von Ameisen. [CK 1344]

Wo sie hingreift, brennt es. [CK 1345]

Jücken am ganzen Körper, mit Röthe, wie Scharlach und vielen Bläschen; durch Kratzen vergeht das Jücken nicht (*Ng.*). [CK 1346]

Blüthen-Ausschlag an verschiednen Theilen des Körpers, mit nagend fressendem Jücken, das nach Kratzen brennt (*Hrn.*). [CK 1347]

Knoten unter der Haut, bis zur Grösse einer Haselnuss, auf der rechten Körper-Seite an der Brust, dem Arme, dem Rücken und der Ellbogen-Beuge, mit Stich-Schmerz beim Berühren und Wund-Schmerz beim stark Aufdrücken (n. 24 T.); späterhin schmerzen sie auch unberührt stechend, was sich beim Betasten nicht vermehrt. [CK 1348]

Ausschlag, wie Spitzpocken, bei einem Säuglinge. [CK 1349]

Grosse Blasen auf Brust und Rücken, mit Brust-Beängstigung und Fieber, aus Frost, Hitze und Schweiss bestehend. [CK 1350]

Grosse, schmerzhafte Blasen auf der linken Brust- und Rücken-Seite, welche aufplatzen; Alles unter grosser Fieber-Hitze, Schweiss und Beängstigung. [CK 1351]

Ein Ausschlags-Knötchen (am Zeigefinger) wird zur Warze. [CK 1352]

Ausschläge von der Grösse eines Nadelkopfes, mit hohler Spitze, ohne Feuchtigkeit, an Stirn, Nacken, Schulterblättern, Armen, Unterbauch, besonders an den Oberschenkeln und in den Kniekehlen; sie jucken vorzüglich in der Wärme, und besonders in der Bettwärme, mit Brennen nach Kratzen; ausser der Wärme stecken sie, von weisslicher Farbe, kaum sichtbar in der Haut, kommen aber beim Kratzen schnell hervor und hinterlassen nach dem Aufkratzen rothe Flecke von grösserem Umfange; 5 Tage lang (n. 16 St.). [CK 1353]

Alte braune Leberflecke werden erhaben und jucken fressend (*Stf.*). [CK 1354]

Schon fast geheilte Haut-Verletzungen schlagen wieder zu Unheil und fassen Eiter. [CK 1355]

Ein Geschwür (am Unterschenkel) ist mit rothem Hofe umgeben, der hart und entzündet ist, und giebt mehr Blut, als Eiter von sehr stinkendem Geruche von sich; der Schmerz macht die Nächte schlaflos. [CK 1356]

Viel Wallung im Blute (d. 1. T.). [CK 1357]

Jede nur geringe Beengung durch die Kleider um den Magen und die Hüften ist ihm beschwerlich und unerträglich. [CK 1358]

Unruhe im ganzen Körper, vorzüglich im Kopfe, wie ein schmerzloses Wühlen, etliche Tage, zu verschiedenen Zeiten. [CK 1359]

Unruhe, beim Aufstehen vom Sitzen und im Gehen. [CK 1360]

Unerträgliche Unruhe in den Gliedern Abends. [CK 1361]

Unruhe im Körper und Beängstigung am Herzen, im Sitzen; sie muss aufstehen und herumgehen. [CK 1362]

Bei Unruhe im Blute und Aengstlichkeit des Gemüthes wurde sie plötzlich so unwohl und schwach, dass sie weder stehen, noch gehen konnte; sie musste liegen. [CK 1363]

Schwäche und Zittern in allen Gliedern (d. 18. T.). [CK 1364]

Zitterig (*Rl.*). [CK 1365]

Allgemeines Zittern. [CK 1366]

Zittern im ganzen Körper, früh, beim Erwachen. [CK 1367]

Innere Zitter-Empfindung. [CK 1368]

Unfestigkeit der Glieder, wie bei Trunkenheit; er wankt hin und her und es deuchtet ihm, er schwanke noch mehr, als es wirklich der Fall ist, beim Gehen; doch ohne Schwindel (*Fr.*). [CK 1369]

Matt, abgeschlagen und wie gerädert im ganzen Körper, besonders Abends, als stünde ihm eine grosse Krankheit bevor (*Ng.*). [CK 1370]

Gefühl in allen Gliedern, wie nach einer grossen Anstrengung, nach Aufstehen vom Sitze. [CK 1371]

Mattigkeit, mit Schweiss beim Gehen (n. 48 St.). [CK 1372]

Mattigkeit mit Aengstlichkeit. [CK 1373]

Sehr schwächlich, und nach einer kleinen Arbeit gleich abgespannt. [CK 1374]

Nach wenigem Gehen, Müdigkeit, dass er die Beine nicht erschleppen konnte (*Rl.*). [CK 1375]

Schwäche in allen Gliedern, dass er kaum gehen konnte, und die Hände im Sitzen gestreckt liegen lassen musste (*Hbg.*). [CK 1376]

Ohnmachtartiges Sinken der Kräfte. [CK 1377]

Ohnmachts-Anfall nach dem Niederlegen ins Bette (n. 12 St.). [CK 1378]

Lähmige Schwäche der Gliedmassen (n. 3 St.). [CK 1379]

Anfall von Zucken in den Gliedern, Abends. [CK 1380]

Krampf-Anfall: früh im Bette, Hitze; nach dem Aufstehen fuhr es ihm kühl in den Arm; darin bekam er zuerst einen Ruck, mit starken Zuckungen am Oberkörper, im Rumpfe und in den Armen, jedoch mit unverminderter Besinnung, nur mit Bänglichkeit (n. 13 T.). [CK 1381]

Krampf-Anfall: Im Schlummer, Abends im Bette fühlte er, dass er die Zunge nicht recht bewegen konnte, richtete sich, schreiend, auf, fiel aber wieder zurück, streckte Arme und Beine aus, dann bewegte er sie, verdrehte die Augen, knirschte mit den Zähnen; dabei lief ihm Speichel aus dem Munde und er war eiskalt; nach ¼ Stunde kam die Besinnung wieder, aber mit ihr eine grosse Aengstlichkeit, die nach ¾ Stunden zurückkehrte, bei flüchtigen Gedanken und lallender Zunge; was Alles sich auf einen Schluck kaltes Wasser wieder gab. [CK 1382]

Anfall: Es kam ihm, Abends, im Zimmer in den Kopf, der sich unwillkührlich hin und her drehte; dabei ward im duselig und bange, das Gesicht blöde, und er bekam Hitze im ganzen Körper; was Alles verschwand, als er an die freie Luft kam (n. 29 T.). [CK 1383]

Beim Gehen im Freien fiel er plötzlich ohne Bewusstsein hin, stand aber auch gleich wieder auf (n. 1 St.). [CK 1384]

Anfall (von Mutter-Krämpfen): Schmerzen bald im Unterbauche, bald im Magen, bald in der Brust, bald im Kreuze, die sie zwangen, sich krumm vorwärts zu biegen; ohne die heftigsten Schmerzen konnte sie sich nicht gerade richten, keine Kleider auf der Magen-Gegend vertragen, und durfte auch das leicht Verdaulichste nicht essen, ohne die heftigsten Schmerzen im Unterleibe und Magen zu bekommen; bloss aufgelegte Wärme-Steine machten augenblickliche

Erleichterung; es war Alles wie drückend vollgestopft im Unterleibe, als wenn er zerspringen sollte, bei stetem, vergeblichem Drange zum Aufstossen (n. etl. T.). [CK 1385]

Anfall: erst Schmerz im Rücken, wie Ziehen und Zerschlagenheit, was dann ins Kreuz und von da in den Bauch ging, wo sich viele Blähungen mit grossen Schmerzen anhäuften, die später abgingen, zugleich mit Weissfluss-Abgang (n. 25 T.). [CK 1386]

Sehr müde, er möchte kein Glied rühren (*Rl.*). [CK 1387]

Grosse Müdigkeit, Mittags, die sich beim Gehen im Freien verlor. [CK 1388]

Müdigkeit, früh im Bette, wie zum wieder Einschlafen, nach dem Aufstehen vergeht sie. [CK 1389]

- ■ **Schlaf, Träume und nächtliche Beschwerden**

Gähnen, Dehnen und Renken der Glieder, öfters (*Stf.*). [CK 1390]

Dehnen und Renken der Glieder, besonders Nachts. [CK 1391]

Heftiges Gähnen, den ganzen Abend ohne Schläfrigkeit (n. 12 St.) (*Stf.*). [CK 1392]

Häufiges, heftiges Gähnen, dem oft ein abgebrochnes Schlucksen vorausging, von Vormittag 11, bis Nachmittag 3 Uhr (*Br.*). [CK 1393]

Häufiges, öfteres Gähnen, Vormittags und Nachmittags (*Ng.*). [CK 1394]

Schlaffheit und kaum zu überwindende Schläfrigkeit (*Hbg.*). [CK 1395]

Sehr schlafmüde am Tage. [CK 1396]

Schläfrigkeit, besonders im Sitzen, doch auch im Gehen (*Hbg.*). [CK 1397]

Ungewöhnliche Schläfrigkeit, Nachmittags (*Stf.*). [CK 1398]

Ungemeine Neigung zu schlafen; sie könnte alle Stunden schlafen, aber der Schlaf erquickt sie nicht. [CK 1399]

Grosse Schläfrigkeit, dass er (auch in Gesellschaft) **kaum widerstehen kann und sich legen muss** (*Ng.*). [CK 1400]

Schlafsucht (*Hbg.*). [CK 1401]

Sie schläft länger, als gewöhnlich, und ist früh kaum zu ermuntern (n. 3 T.). [CK 1402]

Sehr verschlafen, früh (n. 9 T.). [CK 1403]

Langer Früh-Schlaf (*Rl.*). [CK 1404]

Er schläft nach dem Mittagessen ein und wird Abends zeitig schläfrig (n. 3 T.) (*Rl.*). [CK 1405]

Nach dem Mittag-Essen muss er sich gegen Gewohnheit legen und schläft (*Ng.*). [CK 1406]

Er schläft während der Unterhaltung ein (*Ng.*). [CK 1407]

Abends sehr müde; sie muss sich legen, und kann doch vor 1 Uhr nicht einschlafen, wegen Munterkeit; es thaten ihr die Beine weh, wie zu schwer. [CK 1408]

Spätes Einschlafen, Abends, wegen grosser Hitze im Körper (*Ng.*). [CK 1409]

Schlaflosigkeit, Nachts, wegen trockner Hitze. [CK 1410]

Nachts kann er keine ruhige Lage bekommen und keine Minute still liegen. [CK 1411]

Er kann keine ruhige Lage finden; jeder Theil thut weh, wie gedrückt. [CK 1412]

Oefteres Erwachen aus dem Schlafe, ohne bewusste Ursache (*Ng.*). [CK 1413]

Schlaf bis Mitternacht, dann kann er nicht wieder einschlafen, wegen Zerschlagenheits-Schmerz des ganzen Körpers, drei Nächte. [CK 1414]

Er wacht alle Nächte um 2 Uhr auf und kann dann nicht wieder einschlafen. [CK 1415]

Er wacht jede (Winter-) Nacht um 4 Uhr auf und kann dann fast nie wieder einschlafen. [CK 1416]

Nachts, im Bette, beim Aufrichten und wieder Niederlegen, Schwindel. [CK 1417]

Die ganze Nacht stechende Kopfschmerzen, besonders in den Augenhöhlen, am Tage nicht. [CK 1418]

Nachts, offner Mund und davon Trockenheit desselben. [CK 1419]

Nächtliche Mund-Trockenheit (n. 12 T.). [CK 1420]

Beim Erwachen aus dem Abend-Schlafe, grosse Uebelkeit. [CK 1421]

Nachts, bei Erwachen mit hellem Bewusstsein, Magendrücken, das sie früh, bei vollem Erwachen, nicht mehr fühlte. [CK 1422]

Nachts, Unruhe und Zucken im Unterleibe, was ihn vor 12 Uhr nicht einschlafen liess. [CK 1423]

Nachts, arge Leibschmerzen unweit des Schoosses; die sich durch den Unterschenkel bis in den Schooss erstrecken. [CK 1424]

Nachts, öfterer Drang zum Harnen, der sie aus dem Schlafe weckt (*Ng.*). [CK 1425]

Nachts, trockner Husten, welcher den Schlaf stört. [CK 1426]

Nachts, Zieh-Schmerz in den Arm-Röhren, welcher nicht schlafen lässt. [CK 1427]

Nachts, vor Mitternacht, Erwachen mit Neigung zu Krampf im Arme und Eingeschlafenheits-Kriebeln darin (*Ng.*). [CK 1428]

Nachts, in der Bett-Wärme, unerträgliches Reissen im Oberarme, vorzüglich im Achsel-Gelenke. [CK 1429]

Nachts, kann sie sich im Bette nicht rühren, vor Stich-Schmerz im rechten Oberarme. [CK 1430]

Nachts schmerzen die Arme im Achsel-Gelenke und im Ellbogen, wie eingeschlafen, worüber sie oft erwacht; früh, nach dem Erwachen, war der Schmerz am ärgsten. [CK 1431]

Nachts that die Seite, die Hüfte und der Oberschenkel, worauf er lag, wie zerschlagen weh, oder wie gedrückt, und er musste sich oft umwenden. [CK 1432]

Nachts schmerzhafte Schwere in den Beinen, welche sie nicht schlafen lässt (n. 3 T.). [CK 1433]

Nachts, im Bette, Schwere-Gefühl in den Unterschenkeln und Füssen. [CK 1434]

Nachts, Reissen in der Kniescheibe, wovor er die ganze Nacht nicht schlafen kann. [CK 1435]

Nachts, Waden-Klamm. [CK 1436]

Nachts, mit unruhigem Schlafe, allgemeiner Schweiss (*Hbg.*). [CK 1437]

Nachts, öfters Erwachen, mit gelindem Schweisse über und über, der sich beim Wachen mehrte (*Lgh.*). [CK 1438]

Er erwacht gegen 4 Uhr früh mit starkem Schweisse über den ganzen Körper, ohne Durst, und 24 Stunden darauf ebenso (*Br.*). [CK 1439]

Nachts musste sie sich immer wenden und hatte am Morgen gelinden Schweiss. [CK 1440]

Nachts, beim Erwachen aus dem Schlafe, jedesmal Schauder (*Lgh.*). [CK 1441]

Um Mitternacht starker innerer Frost, besonders in Armen und Beinen, mit zerschneidendem Schmerze im Rücken, dann allgemeiner Schweiss, mit Sumsen und Schwere im Kopfe; musste bis Mittag liegen bleiben (n. 29 T.). [CK 1442]

Gegen Morgen, Frost, im Schlafe. [CK 1443]

Unruhe, Nachts im Bette, mit heftigem sehr ängstlichen Weinen und undeutlichen Worten. [CK 1444]

Abends, vor dem Einschlafen Angst; der Knabe kann nicht einschlafen, weil er immer an ängstliche Dinge denken müsse; mit Mühe kann man ihn bewegen, Abends zu Bette zu gehen. [CK 1445]

Alle Nächte sehr unruhig; wenn sie eine kurze Zeit geschlafen hatte, ward sie von grosser Angst und Unruhe aufgeweckt, die ihr kaum erlaubte, 10 Minuten auf einer Stelle liegen zu bleiben; sie musste sich dann setzen, ihr Kopf warf sich unwillkührlich von einer Seite zur andern, bis sie ermattet wieder einschlief (n. 12 T.). [CK 1446]

Nachts, Angst und Unruhe, die ihn nicht schlafen lässt (n. 20 T.). [CK 1447]

Nachts, im Schlafe, macht er viele Bewegungen mit den Armen und Beinen. [CK 1448]

Sie schläft 16 Nächte hindurch sehr unruhig und weint mitunter im Schlafe. [CK 1449]

Lautes Lachen im Schlafe (*Ng.*). [CK 1450]

Er lacht laut im Traume. [CK 1451]

Er schwatzte nach Mitternacht wimmernd im Schlafe: komm her! komm her! und schlief dann so leise, dass man keinen Athem hörte. [CK 1452]

Anfangs lustige, dann verwirrte geschichtliche Träume (d. 1. T.) (*Ng.*). [CK 1453]

Viele Träume, Nachts. [CK 1454]

Viele verworrene Träume. [CK 1455]

Geile Träume mit Samen-Ergiessungen (*Ng.*). [CK 1456]

Aergerliche Träume. [CK 1457]

Aergerliche, sehr erinnerliche Träume (n. 5 T.) (*Rl.*). [CK 1458]

Träume voll Streitigkeit, bei unruhigem Schlafe (d. erste Nacht.) (*Lgh.*). [CK 1459]

Trauriger Traum, von verstorbenen Bekannten (*Ng.*). [CK 1460]

Aengstliche Träume. [CK 1461]

Schreckhafter Traum, vor dem sie sich nach dem Erwachen aus Angst nicht wieder erholen und nicht wieder einschlafen konnte (d. 21. T.). [CK 1462]

Im Schlafe erschrickt sie oft und schreit. [CK 1463]

Schreckhaftes Zusammenfahren beim Einschlafen. [CK 1464]

Mehrmaliges Aufschrecken (d. 4. u. 5. Nacht.). [CK 1465]

Oefteres Aufschrecken aus dem Schlafe (d. 1. N.) (*Lgh.*). [CK 1466]

Oft Aufschrecken aus dem Schlafe (n. 3, 12 T.). [CK 1467]

Früh, beim Erwachen, Beängstigung. [CK 1468]

Früh, beim Aufstehen ist sie nicht munter und sehr matt; sie muss sich setzen beim Ankleiden; nach einiger Zeit wird sie wieder munter. [CK 1469]

■ **Fieber, Frost, Schweiß und Puls**

Kälte in freier Luft, nach dem Mittag-Essen (*Ng.*). [CK 1470]

Schmerzhafte Kälte der Hand und der Fusssohle. [CK 1471]

Kälte der Hände und Füsse (*Fr.*). [CK 1472]

Kälte der ganzen linken Körper-Seite. [CK 1473]

Oft innere Kälte, mit kalten Händen und Füssen. [CK 1474]

Frost-Schauder in der ganzen rechten Körper-Seite. [CK 1475]

Empfindung, als ob ein kalter Wind zwischen die Schulterblätter, mitten auf das Rückgrat bliesse, welcher Theil selbst am warmen Ofen kalt blieb. [CK 1476]

Gefühl, als wenn kaltes Wasser vom rechten Schlüsselbeine an, über die Brust, bis an die Zehen liefe, auf einem schmalen Striche (*Ng.*). [CK 1477]

Frost über den ganzen Körper, in der freien nicht kalten Luft. [CK 1478]

Viel innerer Frost, alle Tage (d. 1 Woche). [CK 1479]

Frost in verschiedenen Theilen des Körpers (*Fr.*). [CK 1480]

Frost-Schütteln, zuweilen mit Gänsehaut, auch im warmen Zimmer; oder im Freien und dann im Zimmer vergehend (*Ng.*). [CK 1481]

Frostigkeit und Gähnen (*Ng.*). [CK 1482]

Anhaltender Fieber-Schauder auf dem Rücken (*Lgh.*). [CK 1483]

Häufiges Schaudern, bald in diesem Arme, bald in jenem Beine, bald über den ganzen Körper. [CK 1484]

Schneller Schauder vom Gesicht aus über die Brust bis an die Knie (*Fr.*). [CK 1485]

Schauder vom Gesichte an, hinten über den Rücken herab, bis in die Knie (*Fr.*). [CK 1486]

Einzelne Schauder-Anfälle im Rücken, bis fast über den Unterleib hin, ohne Hitze darauf oder dabei. [CK 1487]

Frost-Schauder über den ganzen Körper, ohne Durst und ohne Hitze darauf (*Lgh.*). [CK 1488]

Schauder im ganzen Körper, so oft er die linke Hand nach Bewegung niederlegt (*Ng.*). [CK 1489]

Schauder mit Gänsehaut den ganzen Tag, so oft sie an die freie Luft kommt (*Ng.*). [CK 1490]

Gefühl, als wenn ein Schauder von der rechten Schläfe durch die Stirn ginge, wo es klopft (*Ng.*). [CK 1491]

Schauder mit Gänsehaut und Drängen zu Stuhl, der sehr weich ist und von schmerzhaftem Bauchkneipen begleitet; dann allgemeiner Frost mit äusserer Kälte, die im Zimmer bald vergeht, wo sich dann inneres Wärme-Gefühl im Kopfe einstellt (*Ng.*). [CK 1492]

Nachmittags, 4 Uhr, erst Frost und Griesen in den Beinen bis in den Rücken, mit Mattigkeit, drei

Stunden lang; dann Schweiss, ohne Hitze und ohne Durst. [CK 1493]

Es ist ihm fieberhaft, bald Frösteln, bald Gesichts-Hitze. [CK 1494]

Einstündiger Fieber-Frost, dann Hitze in der Stirne. [CK 1495]

Frost, die erste halbe Nacht, dann Hitze und gegen Morgen feuchte Haut; dann erst etwas Ruhe und Schlaf (n. 3 T.). [CK 1496]

Er ist immer entweder frostig oder im Schweisse. [CK 1497]

Alle Abende eine zweistündige Hitze, von 6 Uhr an (n. 7 W.). [CK 1498]

Hitze über den ganzen Körper, ohne Schweiss und ohne Durst; darauf eine allmählige allgemeine Kühle, mit Gähnen und Renken der Arme (*Htm.*). [CK 1499]

Oeftere Anfälle von Schweiss am ganzen Körper (*Ng.*). [CK 1500]

Früh lag er im Schweisse. [CK 1501]

Nacht-Schweiss, zwei Nächte nacheinander (n. 36 St.). [CK 1502]

Nacht-Schweiss, mehrere Nächte nacheinander (n. 11 T.). [CK 1503]

Sauer riechender Nacht-Schweiss, über und über (n. 26 T.). [CK 1504]

Nacht-Schweiss (*Ng.*). [CK 1505]

Chamomilla

Chamille-Mettram. (Feld-Chamille, Hälmerchen) [RAL III (1825), S. 63–97]

(Der aus der ganzen Pflanze, *Matricaria Chamomilla,* frisch ausgepreßte und mit gleichen Theilen Weingeist gemischte Saft.)

Man wird aus folgenden Chamille-Symptomen, ob sie gleich noch lange nicht vollzählig genug sind, doch ersehen, daß diese Pflanze offenbar zu den vielnützigen (Polychrest-) Arzneien zu zählen ist. Die Hausmittelpraxis des gemeinen Mannes hat sich daher auch ihrer häufig in allerlei, vorzüglich schnell entstandenen Uebeln bedient. Aus lächerlichem Stolze achteten sie deßhalb die Aerzte nicht als Arznei, belegten sie mit dem verächtlichen Namen „Hausmittel", und erlaubten sie Händevoll im Aufgusse als Thee oder Klystir ihren Kranken, nach Belieben, neben ihren Recept-Arzneien,[1] zu gebrauchen, gleich als sey die Chamille als gemeines Hausmittel für nichts zu achten. Eben so ließen sie die Blüthen in gewärmten Säckchen in Menge auf schmerzhafte Stellen von den Kranken nach ihrem Belieben auflegen, während sie selbst dabei ganz andre Arzneien innerlich einnehmen ließen. Hebammenlehrer ließen den Hebammen und Müttern zu, fast in alles Getränke und in die Speise der Säuglinge und Säugenden Chamillenthee zu thun, als eine stets heilsame, blos gesunde, nie schädliche, wenigstens ganz unbedeutende und gleichgültige Sache.

So weit ging die Verblendung der Aerzte in Hinsicht eines Gewächses, welches unter die starken Arzneien gehört, dessen genaue Kraft und Bedeutung zu erforschen ihre Pflicht war, um nicht nur selbst einen blos vernünftigen und heilsamen Gebrauch von ihr machen zu lernen, sondern auch um dem Mißbrauche derselben bei dem Pöbel Einhalt zu thun, und ihn zu lehren, in welchen besondern Fällen die Chamille einzig heilsam anzuwenden, und in welchen sie zu meiden sey.

Aber nichts von aller dieser ihrer Schuldigkeit thaten bisher die Aerzte; vielmehr wetteiferten sie mit dem Pöbel in unbesonner Anrathung oder Zulassung dieser starken Arzneipflanze in allen Krankheitsfällen, **ganz ohne Unterschied**, in jeder dem Kranken beliebigen Menge oder Gabe.

Es gehört aber wenig Menschenverstand dazu, um einzusehen, daß keine Arznei in der Welt in allen Krankheiten heilsam seyn könne, und daß jede nur einen genau bestimmten heilsamen Wirkungskreis habe, über welchen hinaus jede stark arzneiliche Substanz, wie die Chamille[2] durchaus schädlich wirken müsse, und zwar um so schädlicher, je wirksamer ihre Kräfte sind –, daß folglich um nicht ganz als Quacksalber zu handeln, der Arzt nicht nur die Fälle, worin die Chamille heilsam seyn muß, sondern auch jene im voraus einsehen müsse, wo sie nachtheilig angewandt werden würde, und endlich, daß er auch die Gabe genau zu bestimmen wisse, welche weder zu groß, noch zu klein für das Uebel sey, dessen Heilung durch diese Pflanze dann auch mit der größten Gewißheit zu erwarten wäre bei Anwendung der angemessenen Gabe.

Wenn man nicht aus tausend andern Beweisen wüßte, in welchem traurigen Zustande, in welcher unbegreiflichen Blindheit die praktische sogenannte Arzneikunst so viele Jahrhunderte hindurch dahergeschwankt ist, und wie sie so ganz alles gethan, um in Vernunft mit dem Pöbel zu wetteifern, so dürfte man jeden Unbefangenen nur aufmerksam machen auf der Aerzte Verfahren mit der so kräftigen Arzneipflanze, Chamille.

Denn da eine, auch noch so vielnützige, Arznei bei der so unaussprechlichen Zahl verschiedner Krankheitszustände, die es in der Natur giebt, unmöglich in einem Zehntheile derselben dienlich und heilsam seyn kann, so kann es auch die Chamille nicht.

Wir wollen aber den unmöglichen Fall annehmen, die Chamille könne in einem Zehntheile aller vor-

---

[1] Um der Entehrung auszuweichen, eine so gemeine Pöbel-Pflanze, wie die Feld-Chamille ist, in ihren eleganten Recepten verschrieben zu haben, zogen sie, wenn ja dergleichen verlangt wurde, die theurere und vornehmere Chamomilla romana *off.* vor – ohne zu bedenken, daß diese, als eine ganz verschiedne Pflanze, und selbst von einem ganz andern Pflanzengeschlechte (*Anthemis nobilis L.*) auch verschiedne Eigenschaften und Wirkungen haben müsse. Doch was kümmert sich ein Mann um die eigenthümlichen Wirkungen der Arzneien, der zum Receptschreiben **blos ihre Namen** nöthig hat?

[2] Alles, was starke Beschwerden heilen kann, muß, natürlich, eine starke Arznei seyn.

kommenden Krankheiten heilsam seyn, muß sie denn nicht, wenn sie, wie bisher, fast in allen Krankheitsfällen ohne Unterschied gebraucht wird, in den übrigen neun Zehntheilen schaden? Ist es weise, durch neunfachen Schaden einen einfachen Vortheil[3] zu erkaufen? „Was, Schaden?" erwiedert der gemeine Praktiker, „ich sehe keinen Schaden von der Chamille." Ja, so lange Du die Krankheitssymptome und Uebel, die die Chamille als kräftige Arznei im gesunden menschlichen Körper für sich und eigenthümlich erzeugt, nicht kennst, kannst Du freilich auch bei ihrem Gebrauche in Krankheiten die von ihr herrührenden Uebel nicht als Nachtheile von der Chamille erkennen, und giebst sie, unwissend genug, für eine Folge der Krankheit selbst, für Krankheits-Böslichkeit aus, und betrügst so dich selbst und die armen geplagten Kranken.

Siehe in diesen Spiegel, siehe in beifolgende Chamille-Symptome und erkenne, wenn du deine Alltags-Sudelei mit dem unbegränzten Beigebrauche der Chamille fortübst, an den nachtheiligen, sich hervorthuenden Symptomen und Beschwerden, wie viele von ihnen Chamille-Symptome sind, wie viel Beschwerden und Quaal du also dem Kranken verschaffest durch den Mißbrauch dieser kräftigen Pflanze in den unpassenden Fällen und in übermäßigen Gaben.[4]

Sieh aus diesem, obgleich noch unvollzähligen, Verzeichnisse ein, wie oft, wenn die Krankheit auch schon für sich gewichen seyn würde, du die Leiden des kranken durch Erregung gehäufter, eigenthümlicher Chamillen-Beschwerden bei dem sinnlos fortgesetzten Mißbrauche dieser Arznei verlängert, verdoppelt, vervielfältigt hast! So lange du freilich, was die Chamille für sich an eigenthümlichen Leiden erregt, nicht wußtest, nicht ahnetest, sündigtest du nur aus Unwissenheit; nun aber ein reines Verzeichniß der Chamille-Beschwerden hier vor dir liegt, wirst du wohl anfangen, dich der Sünde zu schämen, so viele Leiden durch Alltags-Anwendung der Chamille oder unbegränzte Erlaubung derselben in den unpassenden Fällen und noch dazu in so großen Gaben deinen Kranken anzuthun, welche Verkürzung ihrer Leiden, Heilung und Hülfe von dir erflehten.

Aus den Symptomen und Beschwerden, die die Chamille für sich in gesunden Menschen erregt (und dieß ist der Fall bei allen dynamisch wirkenden Arzneien), ersiehet man, welche natürlichen Krankheits-Zustände sie schnell, mit Gewißheit und dauerhaft heilen kann, heilen wird, heilen muß. Ich brauche keine anzugeben dem, welcher sie homöopathisch zu brauchen weiß.

In den aus dieser Gegeneinander-Haltung der Symptome der Krankheit mit den eigenthümlichen Chamille-Symptomen resultirenden, geeigneten Gebrauchs-Fällen dieser Pflanze wirkt sie, **wenn** (wie in jeder nicht unvernünftigen Kurart geschehen sollte) **alle andre fremdartig arzneilichen Einflüsse vom Kranken entfernt gehalten werden**, in sehr kleinen Gaben volle Heilung. Ich habe den oben angegebenen Saft der Pflanze in einer quadrillionfachen Verdünnung zu einem einzigen Tropfen auf die Gabe nicht nur hinreichend, sondern auch zuweilen (wo der Kranke sehr empfindlich war) noch etwas zu stark befunden. Wer Vergnügen daran findet, diese Gaben mit den gewöhnlichen von ein Paar Loth Chamillenblumen als Theeaufguß, auch wohl zugleich in Klystiren und Umschlägen angebracht, wie die kopflose Schlendrians-Observanz mit sich bringt, in Vergleichung zu stellen, der mag es; auf **meiner** Seite ist die geprüfte Wahrheit.

Die Chamille wirkt nicht lange, doch, in großen Gaben, einige, wohl auch mehre Tage.

Die Nachtheile von ihrer Anwendung in zu großen Gaben und am unrechten Orte werden, je nachdem die Symptome sind, theils von **rohem Kaffee**, theils von Ignatzsaamen, theils von **Pulsatille** –; sind es aber durch Bewegung des leidenden Theils

---

[3] Höchst thöricht wäre es schon, wenn jemand die Loose einer Klassenlotterie zusammenkaufen wollte, um die einzelnen Gewinne darin sich zu verschaffen, ohne zu bedenken, daß er dadurch einen offenbaren Verlust von zehn Procent erleidet. Welche Thorheit wäre aber mit der zu vergleichen, wenn es Lotterien gäbe, welche ihren Theilnehmern offenbar neun Zehntheile Verlust brächten, und jemand diese Loose zusammenkaufen wollte, um 9 muthwillig zu verlieren, während er 1 nur gewinnen kann? Und dennoch ist der Alltags-Anwender der Chamille, in allen und jeden Fällen, noch ungleich thörichter; er bringt ein noch weit größeres Verhältniß von Schaden hervor, nur mit dem Unterschiede, daß der Schaden nicht seine Haut trifft, sondern die des armen Kranken.

[4] Oft wo in der gemeinen Praxis **von Ungefähr** die Chamille auch in einem passenden Falle angewendet wird (denn eine vielnützige Arznei, die überall gebraucht wird, muß doch zuweilen einmal plumper Weise – auch auf den für sie passenden Krankheitsfall hingerathen), schadet sie dennoch durch die Uebermenge in der man sie brauchen läßt; sie hebt da zwar die homöopathischen Beschwerden des Uebels, erregt aber daneben viel unnöthige Leiden, indem sie ihre übrigen starken Symptome hervorbringt, welche bei einer kleinen Gabe nicht laut werden würden, und schadet so auch selbst in den für sie geeigneten Fällen durch die unvernünftig starke Gabe.

sich mindernde, reissende und ziehende Schmerzen, von **Sturmhut** bald gehoben. **Kaffee** nimmt, wenn er nicht tägliches Getränk des Kranken war, ebenfalls viele Chamille-Beschwerden hinweg, so wie er selbst in der Chamille oft (wo nicht vielmehr **Krähenaugen**, den Symptomen nach, angezeigt sind) ein kräftiges Antidot seiner Nachtheile findet. Wenn jedoch die Schädlichkeit des täglich fortgesetzten Kaffeetranks ununterbrochen sich erneuert, da kann freilich die Chamille den Kaffeetrinker so wenig krankheitfrei machen, als das Abtrocknen bei fortdauerndem Regen hilft.

Chamille scheint, in der kleinsten Gabe, vorzüglich das allzu empfindliche Gefühl für Schmerz oder die allzu lebhafte Afficirung der Gemüthsorgane durch den Schmerz ungemein zu mindern, daher

auch viele Beschwerden vom Kaffeetrinken und von Curen mit narkotischen Palliativen zu mäßigen, aus dieser Ursache aber bei im Schmerze gelassenen und gedultigen Personen nicht anwendbar zu seyn – eine Bemerkung, die ich als von größter Wichtigkeit aufstelle.

Selten habe ich die Chamille in neuern Zeiten als Heilmittel anwenden können. Gewöhnlich, wo bei neuen Kranken die Symptome auf Anwendung der Chamille hinwiesen, waren es nicht ursprünglich Krankheits-Symptome von schon mißbräuchlich angewendeter Chamille, so daß ich nur gegen die Uebel von letzterer Gegenmittel anzuwenden hatte, um die dadurch künstlich gemachte Krankheit aufzuheben.

Chamille

■ Gemüt

Wiederholte Anfälle von Angst am Tage. [RAL 424]

Angst, als wenn er zu Stuhle gehen und seine Nothdurft verrichten müßte. [RAL 425]

Zitterige Angst mit Herzklopfen (n.1 St.). [RAL 426]

Drang des Blutes nach dem Herzen (sogleich). [RAL 427]

Ungeheuere Unruhe, ängstliches, agonisirendes Umherwerfen, mit reißenden Schmerzen im Unterleibe (n. 1 St.); hierauf Stumpfsinnigkeit und dann unerträgliches Kopfweh. [RAL 428]

Hypochondrische Aengstlichkeit. [RAL 429]

Es will ihm das Herz abdrücken, er ist außer sich vor Angst, wimmert und schwitzt unmäßig dabei. [RAL 430]

Weinen und Heulen. [RAL 431]

(Etliche Minuten dauernde Anfälle, aller 2, 3 Stunden): das Kind macht sich steif und biegt sich zurück, strampelt mit den Füßen und dem Arme, schreit unbändig und wirft alles von sich. [RAL 432]

Weinerliche Unruhe; das Kind verlangt dieß und jenes, und wenn man's ihm giebt, so will es dasselbe nicht, oder stößt es von sich (n. 4 St.). [RAL 433]

Nur wenn man es auf dem Arme trägt, kann das Kind zur Ruhe kommen. [RAL 434]

Jämmerliches Heulen des Kindes, weil man ihm das Verlangte abschlug (n. 3 St.). [RAL 435]

Sehr ängstlich; alles, was sie machen will, ist ihr selbst nicht recht; sie ist unentschlüssig; dabei fliegende Hitze im Gesichte und kühler Schweiß in den flachen Händen. [RAL 436]

Zitterige Schreckhaftigkeit. [RAL 437]

Er ist geneigt, zu erschrecken (n. 24 St.). [RAL 438]

Sie erschrickt über die geringste Kleinigkeit. [RAL 439]

Heulen wegen geringer, auch wohl eingebildeter Beleidigung, die wohl gar von alten Zeiten her ist. [RAL 440]

Kann nicht aufhören über alte, ärgerliche Sachen zu reden. [RAL 441]

Argwohn, man möchte ihn beleidigt haben. [RAL 442]

Seine hypochondrischen Grillen und seine Aergerlichkeit über die geringsten Kleinigkeiten scheinen ihm von Dummlichkeit und Schwere des Kopfs und von Leibesverstopfung herzurühren. [RAL 443]

Verdrießlichkeit nach dem Essen, dem Mittagsmahle. [RAL 444]

Zweistündige Verdrießlichkeit. [RAL 445]

Mürrische Verdrießlichkeit; alles, was Andre machen ist ihm nicht recht; Niemand macht ihm etwas zu Dank. [RAL 446]

Er ärgert sich innerlich über jede Kleinigkeit. [RAL 447]

Er ist immer verdrießlich und zum Aerger geneigt. [RAL 448]

Aergerlichkeit über alles, mit Engbrüstigkeit. [RAL 449]

Er kann es nicht ausstehen, wenn man ihn anredet, ihn im Reden unterbricht, vorzüglich nach dem Aufstehen vom Schlafe, bei wenig beweglichen, schwer sich erweiternden und zusammenziehenden Pupillen[5] (n. 10 St.). [RAL 450]

Sie kann keine Musik vertragen. [RAL 451]

Aeußerst empfindlich gegen alle Gerüche. [RAL 452]

Gereiztes Gemüth. [RAL 453]

Mürrisch, zum Zank aufgelegt (n. 12 St.). [RAL 454]

Das Gemüth ist zu Zorn, Zank und Streit aufgelegt (n. 2 St.). [RAL 455]

Zank-Aergerlichkeit; sie sucht alles Aergerliche auf (n. 3 St.). [RAL 456]

Aechzen und Stöhnen aus Unmuth (n. 5 St.). [RAL 457]

Er ist still vor sich hin und redet nicht, wenn er nicht auf Fragen antworten muß (n. 6 St.). [RAL 458]

(Sie macht sich Gewissensscrupel über alles.) [RAL 459]

Ernsthaftes Insichgekehrtseyn; gelassene Ergebung in sein tief empfundenes Schicksal (späterhin). [RAL 460]

Fixe Ideen (späterhin). [RAL 461]

◇ Mit Weinerlichkeit und Mißmuth klagt sie über Schlaflosigkeit wegen allgemeiner Zerschlagenheit in allen Gliedern (E. Stapf,[6] nach einem Briefe.). [RAL (29)]

---

[5] (M. s. 69.) Die oft einem acuten Gallenfieber gleichende, zuweilen lebensgefährliche Krankheit, die auf eine heftige, zornmüthige Aergerniß unmittelbar zu folgen pflegt, mit Gesichtshitze, unauslöschlichem Durste, Gallengeschmacke, Brecherlichkeit, Angst, Unruhe u.s.w. hat so viel homöopathische Aehnlichkeit mit den Chamillensymptomen, daß es gar nicht anders seyn kann, die Chamille muß ganz schnell und specifisch das ganze Uebel haben, was auch ein Tropfen von oben erwähntem, verdünntem Safte wie durch Wunder leistet.

[6] Bei einem 19jährigen Mädchen von einigen Tage starkem Chamillenthee.

Sie wackelt mit dem Kopfe vor- und hinterwärts (*Stapf*, a.a.O.). [RAL (30)]

Sie sitzt steif auf einem Stuhle, wie eine Bildsäule, und scheint nichts zu bemerken um sich her (n. 24 St.) (*Stapf*, a.a.O.). [RAL (31)]

In sich gekehrt; man kann kein Wort aus ihr bringen (*Stapf*, a.a.O.). [RAL (32)]

Redet mit Widerwillen, abgebrochen, kurz (*Stapf*, a.a.O.). [RAL (33)]

■ Schwindel, Verstand und Gedächtnis

(Schwindel beim Vorbücken.) [RAL 1]

Schwindel, vorzüglich beim Reden (n. 16 St.). [RAL 2]

Schwindel nach dem Essen. [RAL 3]

Bald nach dem Essen, beim Gehen, Schwindel zum Hinfallen, gleich als wenn der Kopf ein zu starkes Uebergewicht hätte. [RAL 4]

Schwindel nach dem Kaffeetrinken. [RAL 5]

Frühschwindel. [RAL 6]

Trunkener, wankender Frühschwindel beim Aufstehen aus dem Bette. [RAL 7]

Schwindel mit Düseligkeit.[7] [RAL 8]

Abendschwindel, als wenn er sich nicht recht besinnen könnte. [RAL 9]

(Schwindel und Trübsichtigkeit nach dem Niederlegen, mit flüchtiger Gesichtshitze). [RAL 10]

Ohnmachtschwindel. [RAL 11]

Kleine Anfälle von Ohnmachtschwindel (n. $1/4$ St.). [RAL 12]

Stumpfsinnigkeit, verminderte Fassungskraft (n. 4, 5, 6 St.). [RAL 13]

Freudenlose Stumpfsinnigkeit mit Schläfrigkeit, ohne jedoch schlafen zu können. [RAL 14]

Er versteht die Frage unrecht und antwortet verkehrt, mit gedämpfter Stimme, als wenn er delirirte (n. 6 St.). [RAL 15]

Er wird leicht vom Nachdenken angegriffen. [RAL 16]

Er versteht und begreift nichts recht, gleich als wenn ihn eine Art Taubhörigkeit, oder ein wachender Traum daran hinderte (n. $1\frac{1}{2}$ St.). [RAL 17]

Ein zerstreutes Wesen; er sitzt wie in Gedanken. [RAL 18]

Die Gedanken vergehen ihm. [RAL 19]

Beim Schreiben und Reden läßt er ganze Worte aus. [RAL 20]

Er stammelt, er verredet sich und verspricht sich (n. 4 St.). [RAL 21]

[7] M. s. nächst den hier folgenden Symptomen von Duttenheit auch 232.

Unachtsamkeit, Unaufmerksamkeit; äussere Dinge machen keinen Eindruck auf ihn; er ist gegen alles gleichgültig (n. 2 St.). [RAL 22]

◇ Schwindlich beim Geradesitzen, beim Liegen nicht (*Stapf*, a.a.O.) [RAL (1)]

Dummheit im Kopfe (*Stapf*, a.a.O.). [RAL (2)]

■ Kopf

Düsterer, drückender Kopfschmerz beim Sitzen und Nachdenken. [RAL 23]

Schwere im Kopfe. [RAL 24]

Kopfweh, aus Schwere und Zerschlagenheit zusammengesetzt (n. 3 St.). [RAL 25]

Kopfweh, während des Schlafes selbst fühlbar. [RAL 26]

Kopfweh, früh im Bette, bei noch geschlossenen Augen, im halbwachenden Schlafe, welches beim völligen Erwachen und nach dem Aufstehen verschwindet. [RAL 27]

Beim Erwachen aus dem Schlafe, Schmerz im Kopfe, als wenn er zerspringen sollte (n. 13 St.). [RAL 28]

Anfallweise wiederkehrender, reißender Kopfschmerz in der Stirne. [RAL 29]

Ungeheurer reißender Kopfschmerz in der Mitternacht, der jedoch wegen des allzutiefen Schlafs nur auf Augenblicke aus dem Schlafe aufweckt. [RAL 30]

Halbseitiger, ziehender Kopfschmerz (n. 3, 4 St.). [RAL 31]

Auf einer von beiden Seiten in den Schläfen, reißendes Kopfweh. [RAL 32]

Stechend reißender Schmerz in der Stirne, welcher sich in die Brust zieht. [RAL 33]

Knochenschmerz auf beiden Seiten der Stirne (n. 3 St.). [RAL 34]

Es reißt und sticht **zu den Schläfen heraus.** [RAL 35]

Einzelne Stiche in einer der beiden Gehirnhälften, vorzüglich der rechten (n. 11 St.). [RAL 36]

Einzelne starke Stiche im Gehirne. [RAL 37]

Starke Stiche in der einen Hälfte des Kopfs, wie nach Verkältung. [RAL 38]

Feinstechendes Kopfweh. [RAL 39]

Kopfschmerz wie Nadelstiche, als wenn die Augen aus dem Kopfe fallen sollten. [RAL 40]

Ueberhingehende Anfälle von Klopfen in der einen Gehirnhälfte. [RAL 41]

Klopfendes Kopfweh (n. 14 St.). [RAL 42]

Einzelnes Pochen im Kopfe (n. $1/4$ St.). [RAL 43]

Zuckendes Kopfweh in der Stirne, vorzüglich nach dem Essen. [RAL 44]

Ein Knacken und Knarren in der linken Gehirn-hälfte. [RAL 45]

Die linke Schläfe ist geschwollen und schmerzt beim Befühlen (n. 6 St.). [RAL 46]

◇ Schwere im Kopfe (*Stapf,* a.a.O.). [RAL (3)]

(Beim Aufsitzen oder Wenden im Bette, reißende Kopfschmerzen in der Stirne, mit dem Gefühle, als fiele ein Klumpfen vor.) (*Stapf,* a.a.O.). [RAL (4)]

■ Gesicht und Sinnesorgane

Gedunsenheit des Gesichts und der Hände.[8] [RAL 47]

An der Stirnhaut ein fressendes Jücken. [RAL 48]

Wenn das Besinnungsvermögen zurückkehrt und der Schlummer vergangen ist, werden die Pupillen erweiterter (n. 7 St.). [RAL 49]

Sehr verengerte, doch mehr zur Verengerung geneigte Pupillen[9] (n. mehren St.). [RAL 50]

Verengerte Pupillen (d. ersten 4 St.). [RAL 51]

Eine große Trockenheit (der Meibomschen Drü-sen) am Rande der obern und untern Augenlider (n. 1 St.). [RAL 52]

Gefühl von Wundheit in den äussern Augenwin-keln und hautlose, wunde Lippen (n. 36 St.). [RAL 53]

Die Augenwinkel, früh, voll Eiter. [RAL 54]

Das Auge ist früh geschwollen und mit eiterarti-gem Schleime zugeklebt. [RAL 55]

Nach dem Schlafe sind die Augenlider zusammen-geklebt. [RAL 56]

Unschmerzhafte Blutunterlaufung im Weißen des innern Winkels des rechten Auges (n. 14 St.). [RAL 57]

Drücken in den Augen; die Augen sind entzündet und früh voll Augenbutter. [RAL 58]

Ein drückender Schmerz unter dem obern Augen-lide bei Bewegung der Augen und beim Schüt-teln des Kopfs. [RAL 59]

Starke Stiche in den Augen. [RAL 60]

Gefühl, als wenn Feuer und Hitze aus den Augen käme[10] (sogleich). [RAL 61]

Flimmern vor den Augen (sogleich). [RAL 62]

Gesichtsverdunkelung seitwärts, wenn man den Blick auf einen weißen Gegenstand heftet. [RAL 63]

Augen trübe und blöde, des Morgens, seltner des Abends; beim Lichte scheint ein Lichtstrahl aus den Augen bis in die Lichtflamme zu gehen. [RAL 64]

Trübsichtigkeit, bei Frostigkeit. [RAL 65]

Rothes Friesel auf den Backen. [RAL 66]

Reißen in den Ohren, Ohrenzwang. [RAL 67]

(Reißen im rechten Ohrläppchen.) [RAL 68]

Einzelne große Stiche im Ohr, besonders im Bücken, bei Uebelnehmigkeit und Aergerlichkeit über Kleinigkeiten. [RAL 69]

Etliche Stiche neben dem Ohre am Halse. [RAL 70]

Beim Bücken stumpfer Druck im innern Ohre, wie von einem Stoße. [RAL 71]

Empfindung wie von Verstopfung der Ohren, und es war, als wenn ein Vogel darin ruschelte und scharrte. [RAL 72]

Abends ist es ihm dustrig vor den Ohren[11] (n. 24 St.). [RAL 73]

Sausen in den Ohren, wie von Wasserrauschen. [RAL 74]

Ohrenklingen (n. 1, 3, 4, St.). [RAL 75]

Nasenbluten. [RAL 76]

Geschwürige Nasenlöcher; böse Nase. [RAL 77]

Die Lippen bekommen Risse und schälen sich (n. 16 St.). [RAL 78]

Die Unterlippe theilt sich in der Mitte in eine Schrunde (von der dritten bis zehnten Stunde). [RAL 79]

Schorfige Verschwärungen am Lippenrande (von 1 bis 4 St.). [RAL 80]

◇ Ueber der Nase gerunzelte Stirnhaut (*Stapf,* a.a.O.). [RAL (5)]

Flimmern vor den Augen; sie sah nicht, wo sie war (*Stapf,* a.a.O.). [RAL (6)]

Es wird ihm schwarz vor den Augen (*Stapf,* a.a.O.). [RAL (7)]

■ Mund und innerer Hals

Zahnfleischgeschwulst. [RAL 81]

Zahnwackeln. [RAL 82]

Zahnweh mit Backengeschwulst.[12] [RAL 83]

Nach Mitternacht (3 Uhr), über Zahnweh aufge-wacht (ein fressender Schmerz, wie wenn man am Nerven etwas abkratzte), welches früh um 7 Uhr aufhörte, so daß nur einige stichähnliche Rucke zurückblieben. [RAL 84]

---

[8] 46. 47. m. s. 83. 96. 97.

[9] § 392.

[10] s. 393.

[11] s. 391.

[12] M. s. 96. 97, auch 46. 47. Das Zahnweh, welches Chamille erre-gen kann (m. s. 81 bis 100), stimmt mit dem in neuern Zeiten so häufig herrschenden (meist vom Kaffeetrinken herrühren-den) sehr ähnlich zusammen, und wird daher von der Cha-mille homöopathisch und specifisch geheilt mit kleinen Gaben.

In den Zähnen der obern Kinnlade ein Mucken und Kriebeln. [RAL 85]

Muckend ziehender Zahnschmerz in der Kinnlade. [RAL 86]

Ziehender Schmerz in den Zähnen. [RAL 87]

Zahnweh, wie von Verkältung, wenn man voll Schweiß sich der freien Luft aussetzt. [RAL 88]

Zahnweh, wenn man etwas Warmes in den Mund bringt. [RAL 89]

(Zahnweh erneuert sich in der warmen Stube.) [RAL 90]

Zahnweh, nach warmen Getränken vorzüglich arg, besonders nach Kaffeetrinken. [RAL 91]

Nach Essen und Trinken, vorzüglich von etwas Warmem, (doch auch nach kalten Dingen) kommt der Zahnschmerz entweder gleich, oder eine Minute darnach. [RAL 92]

Ziehender Schmerz der Zähne nach Essen und Trinken. [RAL 93]

Zahnweh nach Essen und Trinken, obgleich keins von beiden weder warm, noch kalt war (späterhin). [RAL 94]

Bei Oeffnung der Kinnbacken, Schmerz, als wenn die Kaumuskeln klammartig weh thäten, welcher Schmerz sich zugleich in die Zähne verbreitet. [RAL 95]

In Anfällen abwechselnd wiederkehrender Zahnschmerz, mit Backengeschwulst und Speichelanhäufung, welcher hie und dorthin fährt, auch nach den Augen zu sich erstreckt, und sich vom Trinken kalten Wassers verschlimmert. [RAL 96]

Reißender Zahnschmerz in der Kinnlade, nach dem Ohre zu, mit Backengeschwulst. [RAL 97]

In dem Unterkiefer, nach vorne zu, ziehender Zahnschmerz (n. $\frac{1}{2}$ St.). [RAL 98]

Ziehender Zahnschmerz, man weiß nicht, in welchem Zahne eigentlich, welcher während des Essens vergeht, und vorzüglich die Nacht tobt, wobei die Zähne wie zu lang sind.[13] [RAL 99]

Einzelne Stiche in der Kinnlade bis ins innere Ohr. [RAL 100]

Krampfhaft ziehender Schmerz im Gaumen nach dem Rachen hin. [RAL 101]

Auf und unter der Zunge Bläschen mit stechendem Schmerze. [RAL 102]

Ein starkes Beißen hinten auf der Zunge und an der Gaumendecke (n. 1 St.). [RAL 103]

Einfacher Schmerz hinten im Halse, der bei Bewegung des Halses und beim Schlucken sich vermehrt. [RAL 104]

Halsweh, wie von einem Pflocke im Halse, beim Schlingen (n. 4 St.). [RAL 105]

Halsweh mit Geschwulst der Ohrdrüse (Parotis). [RAL 106]

(Klopfender Schmerz in den Unterkieferdrüsen.) (n. 4 St.). [RAL 107]

Klopfen hinten im Halse (n. $\frac{1}{4}$ St.). [RAL 108]

Speichelfluß. [RAL 109]

Schleimige Zähne. [RAL 110]

Schleimiger Geschmack (n. 2 u. 12 St.). [RAL 111]

Saurer Geschmack (n. 3 und 18 St.). [RAL 112]

Das Brod schmeckt sauer. [RAL 113]

Alles, was er zu sich nimmt, schmeckt wie altes ranziges Fett (n. 2 St.). [RAL 114]

Was er ausrakst, schmeckt faulig. [RAL 115]

(Er hat Nachts einen faulen Geschmack im Munde.) [RAL 116]

Es riecht ihm faul aus dem Munde, nach dem Mittagessen, wie stinkender Athem (n. 3 St.). [RAL 117]

Früh, bitterer Geschmack im Munde (n. 24 St.). [RAL 118]

◇ Rothe Zunge (*Stapf,* a. a. O.). [RAL (8)]

■ Magen

Mangel an Appetit. [RAL 119]

Appetitlosigkeit, aber beim Essen kommt die Eßlust zurück. [RAL 120]

Er hat keinen Appetit, und es schmeckt ihm nichts; die Speisen wollen nicht hinunter. [RAL 121]

Kein Verlangen auf Speisen; nichts schmeckt ihm gut. [RAL 122]

Es schüttelt ihn, wenn er das Essen vor sich hat; es ist ihm zuwider. [RAL 123]

Mangel an Appetit, als wenn ihn die Speisen anekelten, ob sie ihm gleich keinen unrechten Geschmack haben. [RAL 124]

Kein Hunger und kein Appetit. [RAL 125]

(Fleischbrühe ist ihm zuwider.) [RAL 126]

Bier stinkt ihn an. [RAL 127]

Kaffee ist ihm zuwider. [RAL 128]

Nach dem Frühkaffee, brecherliche Uebelkeit, mit Erstickungszufällen. [RAL 129]

Früh, nach dem Kaffeetrinken, Hitze über und über und Schweiß, mit Erbrechen bittern Schleimes;

---

[13] Ueberhaupt haben die Chamille-Schmerzen das Eigne, daß sie in der Nacht am wüthendsten sind, und dann oft bis zu einem Grade von Verzweiflung treiben, nicht selten mit unablässigem Durste, Hitze und Röthe der einen Backe; auch wohl heißem Kopfschweiße selbst in den Haaren. Die Schmerzen von Chamille deuchten gewöhnlich unerträglich und nicht auszuhalten (m. s. 482.). Alles dieß Charakteristische der Chamille deutet auf mit ihr homöopathisch zu hebende, ähnliche Krankheitsfälle hin.

hinten nach bitterer Geschmack im Munde, Schwäche im Kopfe und Brecherlichkeit. [RAL 130]

Heftiger Appetit auf Kaffee[14] (n. 7 St.). [RAL 131]

(Appetit auf rohes Sauerkraut.) [RAL 132]

Widernatürlicher Hunger, Abends (n. 3 St.). [RAL 133]

Beim Abendessen scheinen die Speisen blos in das Halsgrübchen herunterzugehen und daselbst stehen zu bleiben, mit Empfindung von Vollheit, Brecherlichkeit und Aufstoßen. [RAL 134]

Leeres Aufstoßen (n. 1/4 St.). [RAL 135]

Saures Aufstoßen. [RAL 136]

Durch Aufstoßen verstärken sich die vorhandnen Schmerzen. [RAL 137]

Oft ein einzelnes Schlucksen (n. 1 St.). [RAL 138]

Während des Essens, Vollheit, und nach dem Essen, Uebelkeit. [RAL 139]

Nach dem Essen, satte Vollheit im Magen, selbst bis auf den künftigen Tag; Brecherlichkeit. [RAL 140]

Nach dem Frühstück, Brecherlichkeit, den ganzen Morgen über. [RAL 141]

Nach dem Essen treibts ihm den Unterleib auf. [RAL 142]

Uebelkeit nach dem Essen. [RAL 143]

Nach dem Essen, Vollheit, Aengstlichkeit und reißender Schmerz im Rücken, der dann in den Unterleib geht. [RAL 144]

Früh, Trockenheit im Munde, dann Auftreibung des Unterleibes, und der Stuhlgang geht nur unvollständig ab. [RAL 145]

Brecherliche Uebelkeit, wie bei bevorstehender Ohnmacht. [RAL 146]

Wabblichkeit und ohnmachtartige Uebelkeit. [RAL 147]

Die Wabblichkeit (ohnmachtartige Uebelkeit) in der Herzgrube vergeht durchs Essen. [RAL 148]

Brecherliche Uebelkeit mit Zusammenfluß des Speichels im Munde. [RAL 149]

Früh, brecherliche Uebelkeit. [RAL 150]

(Erbrechen, ohne vorgängiges Aufstoßen.) [RAL 151]

(Saures Erbrechen, es riecht ihr auch sauer aus dem Munde.) [RAL 152]

Die Speisen kommen durch Aufstoßen wieder heraus, schwulken heraus (n. 5 St.). [RAL 153]

Erbrechen der Speisen, welches erst von der Vollheit des Unterleibes, dann aber von unerträglicher Uebelkeit erregt wird. [RAL 154]

Nach Essen und Trinken, **Hitze** und Schweiß **des Gesichts** (n. 14 St.). [RAL 155]

Nach dem Essen, Drücken in den Hypochondern und im Magen. [RAL 156]

Er schreit ängstlich über einen Schmerz in der Herzgrube, als wolle es ihm das Herz abdrücken, und schwitzt ungeheuer dabei.[15] [RAL 157]

◇ Erbrechen (*Lind – Monro – Pringle – Rosenstein*). [RAL (9)]

→ Durst: *Fieber, Frost, Schweiß und Puls*

■ **Abdomen**

Schmerzhafte Aufblähung der Oberbauchgegend, früh. [RAL 158]

In den Hypochondern stämmen sich die Blähungen herauf (späterhin). [RAL 159]

Magendrücken, wie wenn ein Stein herabdrückte. [RAL 160]

Drückender Schmerz im Magen und unter den kurzen Ribben, welcher das Athmen beengt, vorzüglich nach dem Kaffeetrinken (n. 1 St.). [RAL 161]

Drückendes Leibweh über dem Nabel. [RAL 162]

Blähungskolik: es drängen sich Blähungen bald dahin, bald dorthin mit großer Gewalt, als wenn sie die Bauchmuskeln durchbohren wollten, mit lautem Knurren und Kollern; vorzüglich drängen sie nach den Bauchringen, wenn sich die Kolik legt, gehen nur wenige Blähungen ab, auch sind dann im Unterleibe fast keine zu spüren (n. 3 St.). [RAL 163]

Blähungskolik (n. 1 u. mehren St.). [RAL 164]

Von Zeit zu Zeit wiederkehrende Kolik; in den Hypochondern häufen sich die Blähungen und es fahren Stiche durch die Brust (n. 8 St.). [RAL 165]

Anhaltend spannender Schmerz in der Unterribbengegend, mit einem Spannen um das Gehirn (und trocknem Katarrh auf der Brust) (n. 1 St.). [RAL 166]

Gluckern in der Seite bis in den Unterleib. [RAL 167]

Zerschlagenheitsschmerz der Unterbauchsmuskeln (n. 9 St.). [RAL 168]

Harter, aufgetriebener Unterleib. [RAL 169]

Zusammenpressender Schmerz im Unterleibe (sogleich). [RAL 170]

Unerträgliches Bauchweh, früh bei Sonnenaufgang. [RAL 171]

---

[14] 131. scheint eine Wechselwirkung mit 123 zu seyn.

[15] M. s. 234. 236. 428.

Außerordentlicher Leibschmerz, wovor er nicht zu bleiben wußte. [RAL 172]

Empfindung, als sey ihr der ganze Leib wie hohl, und dabei eine immerwährende Bewegung in den Gedärmen (bei blauen Ringen um die Augen), und wenn der Anfall des Abends kommt, so ist auf kurze Zeit eine Aengstlichkeit damit verbunden (n. 24 St.). [RAL 173]

Leibweh, mehr Schneiden, als Kneipen. [RAL 174]

Leibweh, mehr Schneiden als Stechen, mit Zusammenfluß des Speichels im Munde. [RAL 175]

Ziehender Schmerz im Unterleibe. [RAL 176]

Einzelne Anfälle heftigen Kneipens im Bauche; jeder dieser Schmerzen hält wohl eine Minute an (n. 12 St.). [RAL 177]

Kneipend reißendes Leibweh in der Nabelgegend und weiter unten auf beiden Seiten mit einem Schmerz im Kreuze, als wenn es zerbrochen wäre. [RAL 178]

Immerwährend reißender Leibschmerz, wie eine Kugel zusammengeballt, in der Seite des Unterleibes. [RAL 179]

Unterleibsschmerz, wie bei Hartleibigkeit der zögernde Abgang des Stuhlganges verursacht.[16] [RAL 180]

Beschwerde im Unterleibe, wie von Leibesverstopfung (n. 4 St.). [RAL 181]

■ Rektum

Leibesverstopfung. [RAL 182]

Leibesverstopfung von Unthätigkeit des Mastdarms, so daß die Excremente blos mittels der Anstrengung der Bauchmuskeln herausgedrückt werden (n. 1, 4 St.). [RAL 183]

Mitten unter scharf kneipendem Bauchschmerze gehen heller gefärbte Excremente ab (n. 12, 24 St.). [RAL 184]

(Unverdaute Excremente.) [RAL 185]

(Heißer, durchfälliger Stuhlgang von Fauleiergestanke.) [RAL 186]

Unschmerzhafte, durchfällige, grüne, wässerige Stühle, aus Koth und Schleim zusammengesetzt. [RAL 187]

Wässerige Diarrhöe mit (und ohne) Leibschneiden. [RAL 188]

Nächtlicher Durchlauf mit Leibschmerzen, daß sie sich ganz zusammen krümmen mußte. [RAL 189]

---

[16] 180. 181. 182. 183. Alle Leibverstopfungsbeschwerden sind Nachwirkung, d.i. Gegenwirkung des Organismus auf das Bestreben der Chamille, in erster Wirkung Durchfall zu erregen.

Excremente mit Schleim überzogen und mit Schleim in den Zwischenräumen der Kothstücke. [RAL 190]

Blos weißschleimiger Durchfall mit Leibweh (n. 1, 3 St.). [RAL 191]

Stechender Mastdarmschmerz nach jedem Stuhlgange. [RAL 192]

Ein Drängen nach dem Bauchringe, als wenn jetzt dieser Theil zu schwach wäre, zu widerstehen, wie wenn ein Darmbruch entstehen will (n. 3 St.). [RAL 193]

Bewegungen zu blinden Hämorrhoiden. [RAL 194]

Fließende Hämorrhoiden. [RAL 195]

Blinde Hämorrhoiden. [RAL 196]

Jückender Schmerz im After (n. $^1/_2$ St.). [RAL 197]

◇ Durchfall (*Cullen,* Arzneimittell. Tom. II. S. 94.). [RAL (10)]

■ Harnwege

(Harnabgang wird durch Bauchschmerzen zurückgehalten.) [RAL 198]

Stechender Schmerz im Blasenhalse, außer dem Harnen. [RAL 199]

Brennen im Blasenhalse während des Urinirens. [RAL 200]

Beißender Schmerz in der Harnröhre unter dem Lassen des Urins. [RAL 201]

Angst während des Harnens, ohne ein mechanisches Hinderniß. [RAL 202]

Geschwächte Kraft der Harnblase; der Urin geht in einem matten Strahle ab (n. 20 St.). [RAL 203]

Angst mit vergeblichem Harndrange, ohne daß viel Urin in der Blase wäre. [RAL 204]

Unwillkürlicher Harnabgang (n. 3, 4 St.). [RAL 205]

■ Geschlechtsorgane

Jücken des Hodensacks (n. 6 St.). [RAL 206]

Geschlechtstrieb (späterhin). [RAL 207]

Nächtlicher Saamenerguß. [RAL 208]

Früh, im Bette, Steifigkeit des Gliedes. [RAL 209]

Wundheit am Rande der Vorhaut. [RAL 210]

Am Rande der Vorhaut jückend stechender Schmerz (n. 3 St.). [RAL 211]

Schründendes Brennen in der Mutterscheide. [RAL 212]

Gelber; beißender Mutterscheidenfluß. [RAL 213]

Scharfer, beißender, wässeriger Abgang aus der Mutterscheide nach dem Mittagsessen. [RAL 214]

Drang nach der Bärmutter, wie Geburtswehen, mit sehr häufigem Drange zum Uriniren. [RAL 215]

Schneidender Leibschmerz und Ziehen in den Dickbeinen vor dem Monatlichen. [RAL 216]

Unter starken Schmerzen wie zum Kinde und wie Geburtswehen in der Bärmutter, häufiger Abgang geronnenen Geblütes, mit reißenden Schmerzen in den Adern der Unterschenkel. [RAL 217]

Es zieht vom Kreuze vor, packt und greift ihr in die Bärmutter ein, und dann gehen allemal große Stücken Blut ab. [RAL 218]

Mutterblutsturz. [RAL 219]

Mutterblutsturz, selbst bei alten Personen. [RAL 220]

(Beim Ausbruch des Monatlichen, verdrießlich, unleidlich und bis zum Zanken eingensinnig.) [RAL 221]

Unterdrückung der Monatzeit, mit Geschwulst der Herzgrube und einem Schmerze, als wenn es ihr das Herz abdrücken wollte, nebst geschwollenem Unterleibe, wehenartigen Schmerzen und Hautwassersucht. [RAL 222]

■ Atemwege und Brust

Verstopfung der Nase, wie von Stockschnupfen (n. 1 St.). [RAL 223]

Stockschnupfige Nasenverstopfung mit Schleimausfluß aus der Nase. [RAL 224]

Fünf- bis achttägiger Schnupfen (n. 2 St.). [RAL 225]

Pfeifen, Giemen, Schnurcheln in der Luftröhre beim Athmen. [RAL 226]

Heiserkeit von zähem, im Kehlkopfe sitzendem Schleime, der nur durch starkes Räuspern wegzubringen ist (n. 8 St.). [RAL 227]

Katarrhalische Heiserkeit der Luftröhre, mit Trockenheit der Augenlider (n. 1 bis 8 St.). [RAL 228]

Heiserkeit und Husten wegen schnurchelndem Schleime im obern Theile der Luftröhre, und wo der Schleim weggehustet worden ist, da thut die Stelle weh (n. 2 St.). [RAL 229]

Ein Brennen in der Kehle. [RAL 230]

Ein brennender Schmerz unter dem Brustbeine bis zum Munde. [RAL 231]

Ein Brennen in der Brust, mit Dummheit des Kopfes,[17] als wenn er nicht wüßte, wo er wäre, mit Aengstlichkeit. [RAL 232]

Die Brust thut innerlich wie zerschlagen weh (n. 24 St.). [RAL 233]

Ein drückender Schmerz unter dem Brustbeine, der den Athem nicht beklemmt, und sich weder beim Athmen, noch beim Befühlen vermehrt (n. 12 St.). [RAL 234]

Ein drückender Schmerz unter dem Brustbeine, der den Athem beengt (n. 10 St.). [RAL 235]

Es steht ihm auf dem Herzen,[18] das Herz thut ihm weh, es will ihm das Herz abdrücken. [RAL 236]

Ein ziehender Schmerz oder Empfindung, als wenn die rechte Brust wiederholt einwärts gezogen würde (n. 12, 16 St.). [RAL 237]

Zusammenziehen der Brust. [RAL 238]

Beklemmung auf der Brust. [RAL 239]

Spannender Schmerz über die Brust beim Einathmen. [RAL 240]

Quer über dem obern Theil der Brust ein klemmender Schmerz (Abends) (n. 5 St.). [RAL 241]

Beklemmung auf der Brust, wie von Blähungen, die im Oberbauche sich stauchen, mit drückendem Schmerze; dabei Magenschmerz, wie beim Anfang des Soodbrennens; nachgehends ein Brennen im Rückgrate. [RAL 242]

Zusammenschnürung des obern Theils der Brust, der dann auch beim Husten weh thut (n. 4 St.). [RAL 243]

Steckflußartige Engbrüstigkeit (es will ihm die Kehle zuschnüren) in der Gegend des Halsgrübchens, mit beständigem Reize zum Husten (n. ¹/₄ St.). [RAL 244]

Um Mitternacht ein Hustenanfall, wobei ihr etwas im Halse herauf zu kommen scheint, als wenn sie ersticken sollte. [RAL 245]

Fast ununterbrochener, kitzelnder Reiz zum Husten unter dem obern Theile des Brustbeins, ohne daß es jedoch allemal zum Husten käme. [RAL 246]

Trockner Husten wegen eines jückenden Reizes und immerwährenden Kitzels in dem Theile der Luftröhre hinter dem Halsgrübchen (n. 4 St.). [RAL 247]

Ein starker, trockner Husten im Schlafe (n. 11 St.). [RAL 248]

Trockner Husten vier bis fünfmal täglich. [RAL 249]

(Das Kind erboßt sich und bekommt dann Husten.) [RAL 250]

Vor Mitternacht, aus dem Unterleibe in die Brust strahlende Stiche, bei immerwährendem Durste, ohne Hitze. [RAL 251]

---

[17] M. s. 8. 9. 13. 14. 15. 16. 17. bis 23. 283.

[18] Gewöhnlich versteht der gemeine Mann die Herzgrubengegend hierunter; m. s. auch 157.

(Etwas stumpfe) **Stiche, welche aus dem Bauche in die Mitte der Brust dringen, wie von Blähungen** (n. 2, 4 St.). [RAL 252]

Nach jedem Erschrecken, wachend und schlummernd, gab es ihm Stiche aus dem Unterleibe nach der Brust herauf. [RAL 253]

Stiche in der Seite der Brust, unter den Rippen und Schulterblättern, beim Athmen (n. 4 St.). [RAL 254]

Stechen in der Brust, wie Nadelstiche. [RAL 255]

Zu Zeiten einzelne, starke Stiche in der Brust (n. 2, 4 St.). [RAL 256]

Stiche gerade durch die Brust, bei jedem Athmen. [RAL 257]

Stiche aus der Brustmitte nach der rechten Seite zu, nach jedem Ausathmen (n. 1½ St.). [RAL 258]

Skirrhöse Härte der Brustdrüsen. [RAL 259]

Ein harter Knoten unter der Brustwarze, beim Befühlen schmerzhaft, auch für sich zuweilen von ziehend reißendem Schmerze. [RAL 260]

In der Gegend des Schlüsselbeins und des Halses reißender Schmerz (n. 2 St.). [RAL 261]

◇ Kurzer, krächzender Athem (*Stapf*, a.a.O.). [RAL (11)]

Holt kurzen, tiefen Athem mit starker Erhebung der Brust (*Stapf*, a.a.O.). [RAL (12)]

Schnelle, den Athem beengende Stiche am Herzen, bei Bewegung (*Stapf*, a.a.O.). [RAL (13)]

■ **Rücken und äußerer Hals**

(Spannende Steifigkeit der Halsmuskeln.) [RAL 262]

Ziehender Schmerz in den Schulterblättern, in der Brust und in den Händen, wie von Verkältung (n. 15, 16 St.). [RAL 263]

Feinstechende Schmerzen im Rücken. [RAL 264]

Reißen im Rücken. [RAL 265]

Ziehender Schmerz im Rücken, eine Stunde lang (n. 1 St.). [RAL 266]

Zusammenziehende Empfindung im Rückgrate. [RAL 267]

Ziehend reißender Schmerz im Rücken. [RAL 268]

Schmerz im Kreuze, vorzüglich in der Nacht. [RAL 269]

Kreuz wie zerschlagen. [RAL 270]

(Eine Art wilder Wehen) aus dem Kreuze in die Oberschenkel, ein ziehend lähmiger Schmerz (n. 1, 2 St.). [RAL 271]

Nach dem Sitzen ein Steifigkeitsschmerz in den Lenden (n. 16 St.). [RAL 272]

Nachts unerträglicher Schmerz in den Lenden und dem Hüftgelenke, wenn er auf der entgegengesetzten Seite liegt. [RAL 273]

■ **Extremitäten**

Von Mitternacht an ein ununterbrochenes, feines, empfindliches Drücken in den Gelenkbändern und der Knochenhaut des Armes, von der Achsel an bis in die Finger, welches einem Ziehen oder Reißen ähnelt (ohne Bewegung fast so schlimm, als bei Bewegung); tief in der Nacht ist's am schlimmsten, vorzüglich wenn man auf dem Rücken liegt, und am besten, wenn man sich auf den schmerzenden Arm legt (n. 8 St.). [RAL 274]

Ein kriebelndes Reißen in den Armröhren bis in die Finger, als wenn der Arm taub oder eingeschlafen wäre, oder kein Gefühl hätte. [RAL 275]

Eine Steifigkeit des Arms, als wenn er einschlafen wollte, wenn man mit der Hand zugreift. [RAL 276]

Die Arme schlafen ihr gleich ein, wenn sie derb zufaßt; sie muß es gleich sinken lassen. [RAL 277]

Ziehend lähmiger Schmerz in den Ellbogen und in den Händen. [RAL 278]

Abends spät ein ziehender Schmerz innerhalb des Arms, vom Ellbogen bis in die Fingerspitzen (n. 1 St.). [RAL 279]

Ziehender Schmerz in dem Handgelenke. [RAL 280]

Schmerz des Daumens und Zeigefingers, wie von Vergreifen, Verstauchen, oder wie von zu großer Anstrengung, oder als wenn er zerbrochen wäre, bei Bewegung derselben fühlbar. [RAL 281]

Brennender Schmerz in der Hand, Nachmittags (n. 72 St.). [RAL 282]

Die Hände sind kalt; sie fühlt eine lähmige Steifigkeit darin, und Düsterheit im Kopfe; die freie Luft ist ihr empfindlich, als wenn sie sich leicht verkälten könnte. [RAL 283]

Kälte der Hände mit kaltem Schweiße in der flachen Hand, bei übrigens gehörig warmem Körper (n. 2 St.). [RAL 284]

Die Finger werden kalt und haben Neigung einzuschlafen, im Sitzen (n. 1 St.). [RAL 285]

Früh, Eingeschlafenheit der Finger (n. 12 St.). [RAL 286]

Reißender Schmerz in den Ober- und Unterschenkeln. [RAL 287]

Im Hüftgelenke Schmerz wie verrenkt, beim Auftreten nach dem Sitzen (Abends) (n. 5 St.). [RAL 288]

Lähmige Steifigkeit mit Mattigkeit in dem Oberschenkel, wie Verschlag. [RAL 289]

Im Oberschenkel ein unsäglicher Schmerz, wenn man nach dem Sitzen aufstehen will, und beim Liegen, wenn man den Unterschenkel ausstreckt. [RAL 290]

Vorübergehender Zerschlagenheitsschmerz in den Oberschenkeln (n. ¼ St.). [RAL 291]

Knarren und Knacken im Knie bei Bewegung (n. 3 St.). [RAL 292]

Abends spät, ziehender Schmerz vom Knie durch den Unterschenkel. [RAL 293]

Im Knie bis in die Fußknöchel ein ziehend reißender Schmerz. [RAL 294]

Empfindung in den Schenkeln, als wenn sie einschlafen wollten. [RAL 295]

Er muß die Schenkel von Zeit zu Zeit ausstrecken, wenn er Ruhe bekommen soll. [RAL 296]

Nachts im Bette, beim Starkausstrecken und Anstemmen der Füße bekommt er Klamm in den Waden, welcher durch Biegung der Kniee nachläßt (n. 8 St.). [RAL 297]

Klamm in den Waden (n. 10 St.). [RAL 298]

Vorzügliche Neigung zu Wadenklamm. [RAL 299]

Spannend klammartiger Schmerz in den Waden bei Bewegung der Füße (n. 8 St.). [RAL 300]

Nächtliche, lähmige Kraftlosigkeit der Füße; sie haben keine Macht, er kann nicht auftreten, und wenn er aufsteht, so sinkt er zu Boden, unter ziehendem Schmerz im Schenkel und Bollheit und Taubheit in der Fußsohle. [RAL 301]

Füße sind wie gelähmt.[19] [RAL 302]

Reißender Schmerz in den Füßen, er darf sie nicht mit dem Bette zudecken. [RAL 303]

In der Nacht brennen die Fußsohlen und er steckt die Füße zum Bette heraus. [RAL 304]

In den Füßen ein Brennen und Jücken, als wenn man sie erfroren gehabt hätte (n. 3 St.). [RAL 305]

Schnelle Geschwulst des einen Fußes und der Fußsohle. [RAL 306]

Innerlich in der Ferse ein jückender Schmerz (n. 3 St.). [RAL 307]

Jücken auf der Fußsohle. [RAL 308]

Krampfhafte Zusammenziehung der Zehen unter reißendem Schmerze in den Gliedmaßen. [RAL 309]

Es ist, als wollten sich die Zehen krümmen und einschlafen, im Sitzen, vorzüglich die großen (n. 1 St.). [RAL 310]

◇ Eingeschlafenheit des linken Armes, ohne darauf gelegen zu haben (*Stapf,* a.a.O.). [RAL (14)]

Spannung im Knie (*Stapf,* a.a.O.). [RAL (15)]

Spannen in den Füßen, die Waden heran (*Stapf,* a.a.O.). [RAL (16)]

Sie muß die Füße an sich ziehen, wegen Schmerz in der Wade und den Knieen; wenn sie sich ausstreckt, schlafen sie ein (*Stapf,* a.a.O.). [RAL (17)]

■ Allgemeines und Haut

Großer Abscheu vor dem Winde. [RAL 311]

Hände und Füße erstarren leicht in der Kälte, als wenn sie erfrieren wollten (n. 5 St.). [RAL 312]

Schmerz, aus Jücken und Stechen zusammengesetzt, bald auf diesem, bald auf jenem Theile, an einer kleinen Stelle; nach dem Kratzen thut es mehr weh (n. 4 St.). [RAL 313]

Ein nur wenig erhabner Hautausschlag im Genicke, welcher eine beißende Empfindung macht, die zum Kratzen nöthigt. [RAL 314]

Pustelartige Knötchen hie und da im Gesichte, welche nicht wehthun und blos bei der Berührung jücken. [RAL 315]

Rothfrieselartiger Ausschlag an den Wangen und der Stirne, ohne Hitze. [RAL 316]

Kleine, rothe Hautflecke, die mit Frieselblüthchen besetzt sind. [RAL 317]

Ausschlag rother, dichter **Blüthchen**, die auf einem rothen Hautflecken zusammengedrängt sind, welcher vorzüglich Nachts jückt und etwas beißt, auf den Lendenwirbeln und der Seite des Unterleibes, von Zeit zu Zeit, vorzüglich Abends, entsteht darum herum ein Schauder. [RAL 318]

Die Haut wird süchtig, unheilsam, und jede Beschädigung schlägt zum Bösen und zu Verschwärungen. [RAL 319]

Ein vorhandenes Geschwür wird schmerzhaft (n. ³⁄₄ St.). [RAL 320]

Im Geschwüre entsteht zuckender und stechender Schmerz. [RAL 321]

Im Geschwüre entsteht nächtlich ein brennender und beißender Schmerz, mit Kriebeln darin und schmerzhafter Ueberempfindlichkeit bei der Berührung. [RAL 322]

---

[19] Die lähmige Empfindung von Chamille in irgend einem Theile ist wohl nie ohne gleichzeitigen ziehenden oder reißenden Schmerz, und der ziehende oder reißende von Chamille ist fast nie ohne eine gleichzeitige lähmige oder taube Empfindung in dem Theile (m. s. 271. 278. (274. 275.) 302. 329. (339. 346.).

(Um das Geschwür am Fuße entsteht Röthe, Geschwulst und Zerschlagenheitsschmerz.) [RAL 323]

Es entstehen um das Geschwür mit Schorf bedeckte und in Verschwärung übergehende Blüthchen mit Jücken (der Rand um den Boden des Geschwüres ist ringsum sehr roth). [RAL 324]

Knacken in den Gelenken, vorzüglich der Untergliedmaßen, und Schmerzen darin, wie zerschlagen, und dennoch keine ordentliche Müdigkeit (n. 8 St.). [RAL 325]

Einfacher Schmerz aller Gelenke bei der Bewegung, als wenn sie steif wären und zerbrechen sollten (n. 6 St.). [RAL 326]

Alle Gelenke thun weh, wie zerschlagen, wie abgeschlagen; es ist keine Kraft in Händen und Füßen, doch ohne ordentliche Müdigkeit. [RAL 327]

Es liegt ihm in allen Gliedern. [RAL 328]

Schmerz in der Beinhaut der Glieder, mit lähmiger Schwäche. [RAL 329]

Reißender Schmerz in den Gliedern, welcher sich blos durch immerwährendes Umherwenden im Bette besänftigen läßt. [RAL 330]

Abendlicher Anfall von reißenden Schmerzen. [RAL 331]

Einzelne, seltne, ziehend reißende Rucke in den Knochenröhren der Gliedmaßen oder den Flechsen. [RAL 332]

Convulsivisches, einzelnes Zucken der Glieder, wenn man eben einschläft. [RAL 333]

Zucken ihn den Gliedmaßen und Augenlidern. [RAL 334]

Einzelnes Zucken der Glieder und des Kopfs im Frühschlummer. [RAL 335]

Kinderconvulsionen; abwechselnd bald dieser, bald jener Unterschenkel wird herauf und hinunter bewegt; das Kind greift und langt mit den Händen nach etwas, und zieht den Mund hin und her, bei starren Augen. [RAL 336]

Das Kind liegt wie unbesinnlich, ganz ohne Verstand, verwandelt sich oft im Gesichte, verdreht die Augen, verzieht die Gesichtsmuskeln; es röchelt ihm auf der Brust, mit viel Husten; es gähnt sehr und dehnt sich viel. [RAL 337]

Allgemeine Steifigkeit auf kurze Zeit. [RAL 338]

In den Theilen, worin der Schmerz nachgelassen hat, Empfindung von Lähmung. [RAL 339]

Müdigkeit, vorzüglich der Füße (n. 10 St.). [RAL 340]

Schwäche; sie will immer sitzen (n. 5 St.). [RAL 341]

Scheut alle Arbeit. [RAL 342]

Größere Schwäche beim Ruhen, als bei der Bewegung; beim Bewegen hat er hinreichende Kräfte. [RAL 343]

Die größte Schwäche früh, die ihn nicht aus dem Bette aufstehen läßt. [RAL 344]

Nach dem Frühstück erst Wohlbefinden, nach einigen Minuten aber ohnmachtartiges Sinken der Kräfte (n. 8 St.). [RAL 345]

Wenn der Schmerz anfängt, ist gleich Schwäche zum Niedersinken da; er muß sich legen. [RAL 346]

Das Kind will durchaus liegen, läßt sich nicht tragen (n. 2 St.). [RAL 347]

Das Kind will nicht auftreten, noch gehen; es weint jämmerlich (n. 4 St.). [RAL 348]

Die größte Müdigkeit und Schwäche, welche an Ohnmacht gränzt (n. 4 St.). [RAL 349]

Anfälle von Ohnmacht. [RAL 350]

Weichlichkeit ums Herz. [RAL 351]

Anfälle von Ohnmacht, die früher oder später wiederkehren (n. ½, 3, 4, 5, St.). [RAL 352]

Art von Ohnmacht: es wird ihm übelig und weichlich um's Herz, die Füße werden jähling wie gelähmt, und es liegt ihm in allen Gliedern, als wenn sie abgeschlagen wären. [RAL 353]

Schwere der Glieder, Gähnen und Schläfrigkeit den ganzen Tag. [RAL 354]

■ **Schlaf, Träume und nächtliche Beschwerden**

Oefteres, sehr starkes Gähnen, ohne Schläfrigkeit, bei lustiger Munterkeit (n.1 St.). [RAL 355]

Oefteres, abgebrochenes (versagendes) Gähnen (n. ¼ St.). [RAL 356]

Am Tage Schläfrigkeit und Lässigkeit. [RAL 357]

Schläfrigkeit beim Essen. [RAL 358]

Ungemeine Schläfrigkeit (n. ¾ bis 1½ St.). [RAL 359]

Wenn er am Tage sitzt, wo will er schlafen; legt er sich aber, so kann er nicht schlafen, sondern wacht. [RAL 360]

Nächtliche Schlaflosigkeit, mit Anfällen von Angst begleitet; es schweben ihm sehr lebhafte Visionen und Phantasiebilder vor (n. 1 bis 4 St.). [RAL 361]

In dem schlaftrunkenen Zustande des Erwachens hält er die anwesende Person für eine ganz andere (dickere). [RAL 362]

Nachts kommt es ihm vor, als höre er die Stimme abwesender Personen. [RAL 363]

Er schwatzt unverständlich im Schlafe, daß man ihm dieses oder jenes Hinderniß wegschaffen soll. [RAL 364]

Nachts, beim Wachen und Sitzen im Bette, schwatzt er verkehrt. [RAL 365]

Schlaf voll phantastischer Träume. [RAL 366]

Helle, lebhafte Träume, als wenn eine Geschichte wachend vor ihm ausgeführt würde. [RAL 367]

Er hält im Traume Reden mit lebhaftem Gedächtnisse und Nachdenken. [RAL 368]

Wimmern im Schlafe. [RAL 369]

Weinen und Heulen im Schlafe. [RAL 370]

Zänkische, ärgerliche Träume. [RAL 371]

Der Schlaf scheint ihm mehr beschwerlich und lästig zu seyn; sein Gesicht sieht im Schlafe finster, verdrießlich und traurig aus. [RAL 372]

Er erschrickt die Nacht im Schlafe und fährt zusammen. [RAL 373]

Auffahren, Aufschreien, Umherwerfen und Reden im Schlafe (n. 6 St.). [RAL 374]

Er wirft sich die Nacht ängstlich im Bette herum, voll Phantasieen. [RAL 375]

Er kann nicht im Bette bleiben. [RAL 376]

Die größte Angst hat er im Bette, nicht aber, wenn er heraus ist dabei schnell bewegliche Pupillen. [RAL 377]

Die nächtlichen Schmerzen lassen sich durch warme Umschläge mildern. [RAL 378]

(Die nächtlichen Schmerzen erleichtert das Aufsitzen im Bette.) [RAL 379]

Schnarchendes Einathmen im Schlafe. [RAL 380]

Im Schlafe schnarchendes Einathmen, welches kürzer, als das Ausathmen, ist, mit etwas geöffnetem Munde und heißem, klebrigem Stirnschweiße (n. 3 St.). [RAL 381]

Stöhnen im Schlafe, mit heißem, klebrigem Stirnschweiße. [RAL 382]

Wachende Schlummerbetäubung, oder vielmehr Unvermögen, die Augen aufzuthun; Schlummer ohne Schlaf, schnelles Ausathmen und reißender Kopfschmerz in der Stirne, mit Brecherlichkeit (n. 1½ St.). [RAL 383]

◇ Früh, im Bette, halboffne, niederwärts gerichtete Augen, etwas erweiterte Pupillen, Schlafbetäubung (*Stapf*, a. a. O.). [RAL (18)]

■ Fieber, Frost, Schweiß und Puls

Schauder an einzelnen Theilen, die nicht kalt sind, mit Schläfrigkeit (n. 2½ St.). [RAL 384]

Er hat Schauder an einzelnen Theilen, im Gesichte (n. ½ St.), **an den Armen** (n. 2 St.), **mit und ohne äussere Kälte.** [RAL 385]

Er ist kalt, wobei ihm gemeiniglich der Schauder vom Rücken nach dem Unterleibe zu grieselt (n. 1 und 4 St.). [RAL 386]

Wenn er sich aufdeckt, so schaudert's ihn. [RAL 387]

Frostigkeit (sogleich); keins seiner Kleidungsstücke ist ihm mehr warm genug. [RAL 388]

Er schaudert an kalter Luft (n. 2 St.). [RAL 389]

Abends, beim Niederliegen, Kälte, eine Art Taubhörigkeit, wobei der Schall ganz von der Ferne zu kommen scheint, Brecherlichkeit, Unruhe, Umherwerfen im Bette, eine Art Kopfbetäubung und vermindertes Hautgefühl, so daß die Haut beim Kratzen wie boll und taubfühlig ist. [RAL 390]

Eiskälte der Backen, Hände und Füße, mit brennender Hitze der Stirne, des Halses, der Brust; dann wieder Hitze und Röthe am rechten Backen, wobei Hände und Füße wieder gehörig warm werden, bei verengerten, sich nicht erweiternden Pupillen; hierauf schnarchender Schlaf (n. 1 bis 3 St.). [RAL 391]

Kälte des ganzen Körpers, mit brennender Gesichtshitze, welche zu den Augen herausfeuert. [RAL 392]

Kalte Gliedmaßen, mit brennender Gesichtshitze, brennender Hitze in den Augen und brennendem Athem (n. 5 St.). [RAL 393]

(Heftiger, innerlicher Frost, ohne Kälte der äußern Theile, die kalten Füße ausgenommen, mit Durst; dann große Hitze mit Schweiß; wenn sie dabei einen Arm aus dem Bette hervorstreckt, Frost, und wenn sie ihn wieder mit dem Bette bedeckt, Schweiß; dabei reißt es in der Stirne.) [RAL 395]

(Nach dem Essen Frost über und über, hierauf Hitze in den Backen.) [RAL 396]

Schauder auf der hintern Seite des Körpers, der Arme, der Oberschenkel und des Rückens, welcher anfallsweise wiederkehrt, ohne äußere Kälte, vielmehr mit innerer, trockner Hitze, und äußerer Hitze, vorzüglich der Stirne und des Gesichts. [RAL 397]

Frost bloß über den vordern Theil des Körpers (n. ¼ St.). [RAL 398]

(Fieber: beim Frost ist er genöthigt, sich niederzulegen, während des Frostes, Durst, während der Hitze, keiner; Schweiß nach der Hitze; bloß unter dem Schweiße stechendes Kopfweh in der linken Gehirnhälfte; den Morgen darauf bitterer Geschmack im Munde.) [RAL 399]

Nachmittags (um 4 Uhr) Frost (dabei bringt er Worte heraus, die er nicht reden wollte), mit Uebelkeit im Unterleibe, bis Nachts um 11 Uhr; dann noch dazu klopfend stechender Kopfschmerz in der Stirne, durch Niederliegen verschlimmert. [RAL 400]

(Fieber: nachmittägiger Schüttelfrost, er kann nicht warm werden, bei Speichelausfluß aus dem Munde, Zerschlagenheitsschmerz im Rücken und in der Seite, und drückendem, dummlichem Kopfschmerze in der Stirne; dann Nachts ungeheure Hitze mit heftigem Durste und Schlaflosigkeit.) [RAL 401]

Abends Frösteln; die Nacht viel Schweiß und Durst. [RAL 402]

Abends Brennen in den Backen, mit fliegenden Frostschaudern. [RAL 403]

Anfallsweise wiederkehrende Röthe in dem einen Backen, ohne Schauder und ohne innere Hitze (n. 4 und 12 St.). [RAL 404]

Innere Hitze mit Schauder. [RAL 405]

Aeußere Hitze mit Schauder. [RAL 406]

Vor Mitternacht, da er auf dem Rücken liegend schlafen will, sogleich Hitze und zugleich allgemeiner Schweiß (n. 6 St.). [RAL 407]

Die Nacht waren die Lippen trocken und klebten zusammen, ohne Durst. [RAL 408]

Unter Fieberhitze und Backenröthe, Durst. [RAL 409]

Glühende Hitze in den Backen mit Durst. [RAL 410]

Unter Fieberhitze und Backenröthe wirft er sich im Bette herum und schwatzt verkehrt, bei offenen Augen. [RAL 411]

Gefühl von äusserer Hitze, ohne äussere Hitze (n. 1 und 3 St.). [RAL 412]

Hitzgefühl, ohne äussere Hitze und ohne Durst. [RAL 413]

Die Zunge ist ihm trocken, bei Durst auf Wasser, Appetitlosigkeit, fliegender Hitze, Gesichtsschweiß und Herzklopfen, worauf ein widernatürlicher Hunger folgt. [RAL 414]

Unauslöschlicher Durst und Trockenheit der Zunge (n. 5 St.). [RAL 415]

Abendlicher Durst und Erwachen in der Nacht über einen Schmerz. [RAL 416]

Wegen äussern Hitzgefühls kann er das Deckbett nicht vertragen. [RAL 417]

(Allgemeiner Frühschweiß mit beißender Empfindung in der Haut.) [RAL 418]

Nächtlicher, allgemeiner Schweiß (v. 10 bis 2 Uhr), ohne Schlaf. [RAL 419]

Schweiß im Gesichte, am Halse und an den Händen (n. 6 St.). [RAL 420]

Schweiß, vorzüglich des Kopfs, unter dem Schlafen. [RAL 421]

Häufige, fliegende Schweiße im Gesichte und in den Handtellern. [RAL 422]

Unwillkürliches Stöhnen während der Gesichtshitze. [RAL 423]

◇ Heftiger Wasserdurst (*Stapf*, a.a.O.). [RAL (19)]

Beständiger Wechsel von Hitze und Kälte in verschiednen Theilen; bald sind die Hände kalt, bald warm – bald der Unter-, bald der Oberarm kalt, bald warm – bald die Stirne kalt und die Backen heiß u.s.w. (*Stapf*, a.a.O.). [RAL (20)]

Gleich nach Aufdeckung des Bettes heftiger Frost (*Stapf*, a.a.O.). [RAL (21)]

Auch die leicht bedeckten Theile sind brennend heiß, die nicht bedeckten fast kalt (*Stapf*, a.a.O.). [RAL (22)]

Erregt eine beißende Hitze (*Senac*, de recondita febrium interm. et remit. natura, S. 188.). [RAL (23)]

Die Nacht entsetzliches Hitzgefühl mit brennendem, nicht zu löschendem Durste, trockner Zunge, Betäubung (*Stapf*, a.a.O.). [RAL (24)]

Heißes Gesicht mit Backenröthe (*Stapf*, a.a.O.). [RAL (25)]

Nachts starke Hitze mit Schlaflosigkeit (n. 24 St.) (*Stapf*, a.a.O.). [RAL (26)]

Allgemeine Hitze, Vormittags von 9 bis 12 Uhr; dann heftiger Schweiß (*Stapf*, a.a.O.). [RAL (27)]

Heftiger Schweiß der bedeckten Theile (*Stapf*, a.a.O.). [RAL (28)]

Chelidonium majus

Schöllkraut [RAL IV (1825), S. 261–274]

(Der aus der frischen Wurzel des Chelidonium majus ausgepreßte und mit gleichen Theilen Weingeist gemischte Saft.)

Die Alten wähnten, die Gelbheit des Saftes dieser Pflanze sey ein Zeichen (Signatur) ihrer Dienlichkeit in Gallenkrankheiten. Die Neuern dehnten daher ihren Gebrauch auf Leberkrankheiten aus, und ob es gleich Fälle gab, wo der Nutzen dieses Gewächses bei Beschwerden dieser Gegend des Unterleibes sichtbar ward, so sind doch die Krankheiten dieses Theils, ihr Ursprung und das dabei gegenwärtige Uebelbefinden des übrigen Lebens unter sich so verschieden, die Fälle auch, wo es geholfen haben soll, von den Aerzten so wenig genau beschrieben worden, daß sich Krankheitsfälle, worin diese Arznei fortan mit Gewißheit dienlich seyn müßte, unmöglich aus ihren Angaben im voraus bestimmen lassen – wie doch so unumgänglich bei Behandlung der so wichtigen Menschenkrankheiten geschehen sollte. Eine solche Lobpreisung (ab usu in morbis) bleibt also nur allgemein, unbestimmt und zweideutig, zumal da dieses Kraut von den Aerzten so selten einfach, sondern fast immer in Vermischung mit andersartigen, wirksamen Dingen (Löwenzahn, Erdrauch, Brunnenkresse) und unter Beigebrauche von den sogenannten (höchst abweichend wirkenden) bittern Dingen angewendet worden ist.

Die Wichtigkeit der menschlichen Gesundheit verstattet keine so ungewisse Bestimmung der Arzneien. Nur der leichtsinnige Frevler kann sich mit solcher Vermuthlichkeit am Krankenbette begnügen. Es kann also nur das, was die Arzneien von ihrer eigenthümlichen Wirkungsfähigkeit unzweideutig bei ihrer Einwirkung auf gesunde Körper **selbst** offenbaren, das ist, nur ihre reinen Symptome können uns laut und deutlich lehren, wo sie mit Gewißheit heilbringend seyn müssen, wenn sie in sehr ähnlichen Krankheitszuständen eingegeben werden, als sie selbst eigenthümlich im gesunden Körper erzeugen können.

Man wird aus folgenden Symptomen des Schöllkrauts, deren Vervollständigung noch von andern redlichen, genauen Beobachtern zu erwarten ist, eine viel mehr erweiterte Aussicht auf bestimmte Hülfskräfte dieses Gewächses bekommen, als man bisher geahnet hatte; aber bloß der in die homöopathische Lehre eingeweihete Arzt wird diesen gesegneten Gebrauch von ihm zu machen verstehen. Der Schlendrianist mag sich mit den ungewissen Nutzanwendungen des Schöllkrautes begnügen, wozu ihn seine, im Finstern tappende Materia medica anleitet.

Schöllkraut

- **Gemüt**

◇ Außerordentlich niedergeschlagen, voll trüber Gedanken über Gegenwart und Zukunft, bis zum Weinen; er hatte keine Ruhe an irgend einem Orte (*Fr. Meyer,* in einem Aufsatze). [RAL (126)]

Traurig bis zum Weinen, und niedergeschlagen über Gegenwart und Zukunft (*F. Walther,* in einem Aufsatze). [RAL (127)]

Heitere Gemüthsstimmung[1] (*Chr. Fr. Langhammer,* a.a.O.). [RAL (128)]

- **Schwindel, Verstand und Gedächtnis**

(Die Sinne vergingen ihm.) [RAL 1]

◇ Benebelung (n. 10 Minuten.) (*W. Groß,* in einem Aufsatze). [RAL (1)]

- **Kopf**

Stechend drückender Kopfschmerz im Scheitel, anfallsweise, vorzüglich beim Schnellgehen. [RAL 2]

Zusammenziehendes Kopfweh. [RAL 3]

◇ Dumpfer Kopfschmerz, mit Schlägen im Takte des Pulses, an der rechten Schläfe, als wenn die Gefäße zu sehr mit Blut angefüllt wären (n. 2 St.) (*Chr. Teuthorn,* in einem Aufsatze). [RAL (2)]

Von innen heraus drückend pressender Kopfschmerz, vorzüglich nach der Stirne zu, der durch freie Luft, Husten, Schnauben der Nase und durch Bücken sehr vermehrt wird, während des Essens aber nicht zugegen ist, den ganzen Tag anhaltend (*Fr. Hartmann,* in einem Aufsatze). [RAL (3)]

Ein Drängen im großen Gehirn, als wenn es im Schädel nicht Raum hätte und sich durch's Ohr drängen wollte, worin ein Geräusch, wie von einem entfernten Wasserwehre, gespürt wird (*Walther,* a.a.O.). [RAL (4)]

Widriges Gefühl in der linken Schläfe, als stockte das Blut daselbst auf einmal, worauf ein stumpf stechender Schmerz in dieser Stelle erfolgte (n. ½ St.) (*Walther,* a.a.O.). [RAL (5)]

Drückender Schmerz in der rechten Schläfegegend, wobei das rechte Nasenloch verstopft war (n. 6 St.) (*Meyer,* a.a.O.). [RAL (6)]

Drückend reißender Kopfschmerz zwischen den Augenbrauen, der die Augenlider zudrücken

---
[1] Heil-Nachwirkung.

wollte, sich nach dem Essen verlor und nach dreiviertel Stunden wiederkam (n. ½ St.) (*H. Becher,* in einem Aufsatze). [RAL (7)]

Reißender Schmerz in der rechten Seite des Hinterhauptes, mit langen, starken Stichen nach vorne hin (n. 15½ St.) (*Hartmann,* a.a.O.). [RAL (8)]

Heftig reißende Stiche im linken Stirnhügel (n. 3½ St.) (*Hartmann,* a.a.O.). [RAL (9)]

Quer herüber ziehendes, stumpfes Stechen in der ganzen Stirne (*Langhammer,* a.a.O.). [RAL (10)]

Gefühl von flüchtigem Ziehen unter dem Stirnbeine (n. ¼ St.) (*Groß,* a.a.O.). [RAL (11)]

Kriebeln in den Stirnhügeln, in abgesetzten, kurzen Zwischenzeiten (*Groß,* a.a.O.). [RAL (12)]

Langsam ziehender, druckartiger Stich von der linken Seite des Hinterhauptes nach der Stirne zu (n. ½ St.) (*Hartmann,* a.a.O.). [RAL (13)]

Kneipende Stiche in der rechten Seite des Hinterhauptes (n. 1½ St.) (*Hartmann,* a.a.O.). [RAL (14)]

Kneipende Stiche auf der linken Seite des Hinterhauptes, gleichsam äußerlich, doch durch Draufdrücken weder zu mehren, noch zu mindern (n. 7 St.) (*Hartmann,* a.a.O.). [RAL (15)]

- **Gesicht und Sinnesorgane**

(In den Augäpfeln ein kitzelndes Jücken.) [RAL 4]

Ein blendender Fleck deuchtete ihm vor dem Auge zu seyn, und wenn er hinein sah, so thränte es. [RAL 5]

In der Nasenspitze, ein Zittern und Fippern. [RAL 6]

Ein wühlendes Reißen in der Oberkieferhöhle (n. 3 St.). [RAL 7]

◇ Betäubender Druck auf die rechte Augenhöhle, gleichsam von außen hinein (*Groß,* a.a.O.). [RAL (16)]

Verkleinerung der Pupillen (sogleich) (*Becher,* a.a.O.). [RAL (17)]

Verengerung der Pupillen gleich nach dem Einnehmen, sie erweiterten sich aber nach einer Stunde bis zu ihrer gewöhnlichen Größe (*Teuthorn,* a.a.O.). [RAL (18)]

Drückender Schmerz über dem linken Auge, der das obere Augenlid herabzudrücken schien (n. ¾ St.) (*Hartmann,* a.a.O.). [RAL (19)]

Druck am rechten obern Augenlide (*C. Th. Herrmann,* in einem Aufsatze). [RAL (20)]

Eine Ausschlagsblüthe am linken obern Augenlid-Knorpel mit Eiter, mit drückendem Schmerze darin bei Berührung und Verschließung der Augen (*Herrmann*, a.a.O.). [RAL (21)]

Spannen und Ziehen im linken Jochbeine, bloß beim Liegen (n. 9 St.) (*Groß*, a.a.O.). [RAL (22)]

Blasses Gesicht (*Teuthorn*, a.a.O.). [RAL (23)]

Schmerz, wie von Quetschung, im linken Ohrläppchen, und gleich drauf Brennen im rechten Ohrläppchen, wie von einer glühenden Kohle (n. 13 St.) (*Meyer*, a.a.O.). [RAL (24)]

Ein lang anhaltender Stich im äußern rechten Ohre, der allmälig verschwindet (n. 3 St.) (*Hartmann*, a.a.O.). [RAL (25)]

Beim Gehen, Klingen im linken Ohre (n. 9 St.) (*Langhammer*, a.a.O.). [RAL (26)]

Klingen vor den Ohren, wie Pfeifen (n. 1/2 St.) (*Meyer*, a.a.O.). [RAL (27)]

Sausen vor den Ohren, wie starker Wind (n. 1 1/2 St.) (*Meyer*, a.a.O.). [RAL (28)]

Unleidliches Gefühl in beiden Ohren, als strömte aus ihnen Wind aus, so daß er den Finger oft einbringen mußte, um dieß Gefühl zu tilgen (n. 1/3, 3, 4 St.) (*Walther*, a.a.O.). [RAL (29)]

In beiden Ohren, Getön, wie sehr weit entfernter **Kanonendonner** (*Walther*, a.a.O.). [RAL (30)]

Absetzend reißender Druck im rechten innern Gehörgange (n. 2 St.) (*Herrmann*, a.a.O.). [RAL (31)]

Reißender Schmerz im rechten innern Gehörgange (n. 3/4 St.) (*Herrmann*, a.a.O.). [RAL (32)]

Reißen im innern Ohre: durch Einbohren mit dem Finger, um es zu erleichtern, entstand Klingen dazu (*Meyer*, a.a.O.). [RAL (33)]

■ Mund und innerer Hals

◇ Zahnweh in dem linken Oberkiefer (*Langhammer*, a.a.O.). [RAL (34)]

Die Zähne des linken Unterkiefers schmerzen dumpf beim Berühren und sind lockerer (n. 3 bis 21 St.) (*Becher*, a.a.O.). [RAL (35)]

Starke Spannung an und in dem Halse, über der Kehlkopfgegend, als wenn er zugeschnürt wäre, wodurch jedoch nur der Schlund verengert ward (n. 1/2 St.) (*Groß*, a.a.O.). [RAL (36)]

Empfindung, als würde der Kehlkopf von außen auf die Speiseröhre gedrückt, wodurch nicht das Athmen, sondern das Schlingen erschwert wird (n. 5 Minuten.) (*Groß*, a.a.O.). [RAL (37)]

Ein Wurgen im Halse, als wenn man einen zu großen Bissen allzuschnell hinter schlingt (*Groß*, a.a.O.). [RAL (38)]

Weißbelegte Zunge (*Walther*, a.a.O.). [RAL (39)]

Schleimige Zunge (*Groß*, a.a.O.). [RAL (40)]

Ekelig fader Geschmack im Munde, wie nach Hollunderblüthentee; doch schmecken die Speisen ganz natürlich (*Groß*, a.a.O.). [RAL (41)]

Bittrer Geschmack im Munde, während Essen und Trinken richtig schmeckten (n. 2 St.) (*Meyer*, a.a.O.). [RAL (42)]

■ Magen

Verminderung des Durstes. [RAL 8]

Brecherliche Uebelkeit (vom äußern Gebrauche). [RAL 9]

◇ Verminderung des Appetits (*Becher*, a.a.O.). [RAL (43)]

Viel Durst nach Milch, und darauf Wohlbehagen durch den ganzen Körper; so viel er auch davon zu sich nahm, so fühlte er doch keine Beschwerde, da sie ihm sonst viel Blähungen erzeugte (n. 36 1/2 St.) (*Becher*, a.a.O.). [RAL (44)]

Oefteres Aufstoßen von Luft (*Teuthorn*, a.a.O.). [RAL (45)]

Leeres Aufstoßen (*Groß*, a.a.O.). [RAL (46)]

Brecherlichkeit (*Horns* Archiv, B. XI. II.). [RAL (47)]

Starke Uebelkeit bei erhöheter Wärme des Körpers (n. 1/4 St.) (*Walther*, a.a.O.). [RAL (48)]

Schlucksen (n. 1 1/2 St. und öfter) (*Langhammer*, a.a.O.). [RAL (49)]

Kneipend drückender Schmerz in und unter der Herzgrube, vermehrt durch Berührung (n. 3 St.) (*Becher*, a.a.O.). [RAL (50)]

Klammartiges Klopfen in der Herzgrube, was ein angstvolles Athmen verursachte (n. 5 St.) (*Hartmann*, a.a.O.). [RAL (51)]

Brennen auf der linken Seite unter den Ribben, wagerecht mit der Herzgrube (*Groß*, a.a.O.). [RAL (52)]

Magenschmerz (*Horn's* Archiv, a.a.O.). [RAL (53)]

■ Abdomen

Ein Spannen über der Oberbauchsgegend. [RAL 10]

Leibweh. [RAL 11]

Ein Schmerz über der linken Hüfte, als wenn da etwas dick wäre und sich da etwas sackte. [RAL 12]

◇ Beständiges Gluckern und Gurlen im Unterleibe (*Groß*, a.a.O.). [RAL (54)]

Leibweh (*Horn's* Archiv, a.a.O.). [RAL (55)]

Schmerzhafter Druck gleich über dem Nabel (*Groß*, a.a.O.). [RAL (56)]

Dumpfes Kneipen in der Nabelgegend, worauf einige Blähungen erfolgten (n. 1 St.) (*Hartmann*, a.a.O.). [RAL (57)]

Krampfartiges Einwärtsziehen des Nabels, mit vorübergehender Uebelkeit begleitet (n. 6½ St.) (*Becher*, a.a.O.). [RAL (58)]

Brennender Schmerz im Unterleibe, gleich unter den kurzen Ribben der linken Seite (n. 14 St.) (*Groß*, a.a.O.). [RAL (59)]

Anhaltendes Schneiden in den Gedärmen, unmittelbar nach dem Essen, welches doch gut geschmeckt hatte (*Groß*, a.a.O.). [RAL (60)]

Kneipender Schmerz in der linken Schooßgegend (n. 9 St.) (*Hartmann*, a.a.O.). [RAL (61)]

■　**Rektum**

Blähungen gehen in großer Menge ab. [RAL 13]

Alle Nächte, dreimal Durchfallstuhl. [RAL 14]

Schleimiger Durchfall. [RAL 15]

◇ Hartleibigkeit: der Stuhl geht in kleinen, harten Knoten, wie Schafkoth, ab (zwei Tage nach einander) (*Teuthorn*, a.a.O.). [RAL (62)]

Durchfall (*Horn's* Archiv, a.a.O.). [RAL (63)]

■　**Harnwege**

Röthlicher Harn (vom äußern Gebrauche). [RAL 16]

Er mußte den Tag über 10 bis 12 Mal, und die Nacht zwei, drei Mal harnen, und jedesmal sehr viel (n. 24 St.). [RAL 17]

Brennen in der Harnröhre, gleich vorher, wenn der Urin beim Wasserlassen kommen will. [RAL 18]

Ein Stechen und Schneiden in der Harnröhre beim Uriniren und bei Körperbewegung. [RAL 19]

◇ Harndrang, den ganzen Tag über, mit wenig Urinabgang (n. 2 St.) (*Langhammer*, a.a.O.). [RAL (64)]

Gleich vor Abgang des Harnes, ein Brennen (*Meyer*, a.a.O.). [RAL (65)]

Harnröhrtripper (*Wendt*, in *Hufel*. Journ. XVI. III.). [RAL (66)]

■　**Atemwege und Brust**

Engbrüstigkeit. [RAL 20]

◇ Stockschnupfen (n. 2 St.) (*Langhammer*, a.a.O.). [RAL (67)]

Brustschmerz (*Horn's* Archiv, a.a.O.). [RAL (68)]

Beklemmung der Brust und des Athems (*Groß*, a.a.O.). [RAL (69)]

Beklemmung der Brusthöhle beim Ausathmen (*Groß*, a.a.O.). [RAL (70)]

Reißender Druck in der linken Achselhöhle und weiter vor nach der Brustwarze zu (n. 30 St.) (*Herrmann*, a.a.O.). [RAL (71)]

■　**Rücken und äußerer Hals**

◇ Scharfes Stechen neben den Wirbeln in der Mitte des Rückens (*Groß*, a.a.O.). [RAL (72)]

Stumpfe Stiche, schnell hinter einander, in der linken Lende, mehr nach dem Rücken zu (n. 10 Minuten.) (*Groß*, a.a.O.). [RAL (73)]

Reißender Druck an den untersten Lendenwirbeln bis vor in die Nähe der Schaufelbeine; es ist, als ob die Wirbelbeine von einander gebrochen würden, bloß beim Vorwärtsbiegen und wenn er sich dann wieder zurückbeugt, mehre Tage lang, auch im Gehen fühlbar (n. 86 St.) (*Herrmann*, a.a.O.). [RAL (74)]

Kneipend krampfartiger Schmerz am innern Rande des rechten Schulterblattes, der ihn abhielt, den Arm zu bewegen (n. 1 St.) (*Hartmann*, a.a.O.). [RAL (75)]

■　**Extremitäten**

Ein Ziehen im linken Vorderarme und von da in die flache Hand, in welcher eine fippernde Bewegung war. [RAL 21]

Das linke Handgelenk war wie steif, Abends. [RAL 22]

Im rechten Handgelenke, eine Hemmung und Steifheit, bloß bei Bewegung fühlbar. [RAL 23]

Einige rothe Blüthchen mit weißen Spitzen an beiden Oberschenkeln, mit beißend fressendem Jücken. [RAL 24]

Eingeschlafenheit der vordern Fläche des Oberschenkels, mit feinen Stichen und schründendem Schmerze (vom äußern Gebrauche). [RAL 25]

Eine Steifheit im Unterfußgelenke, wie vertreten. [RAL 26]

◇ (Im Sitzen) Stechen in der linken Achselhöhle (n. 2 St.) (*Langhammer*, a.a.O.). [RAL (76)]

Reißen in den Muskeln des rechten Oberarms (n. 28 St.) (*Herrmann*, a.a.O.). [RAL (77)]

Lähmiger Druck am linken Oberarme (n. 2 Tagen.) (*Herrmann*, a.a.O.). [RAL (78)]

Eine Art Lähmung in den Muskeln des Oberarms bei Bewegung desselben (*Groß*, a.a.O.). [RAL (79)]

Klammartiger Schmerz im linken Ellbogengelenke, den eine gebogene Richtung des Arms noch schmerzhafter machte (n. 4½ St.) (*Hartmann*, a.a.O.). [RAL (80)]

Abgespanntheit der Muskeln des rechten Vorderarmes, so daß sie nur schwierig zur Bewegung gebracht werden konnten und bei jeder Bewegung und beim Zugreifen schmerzten (n. 26 St.) (*Hartmann*, a.a.O.). [RAL (81)]

Klemmend reißender Schmerz im Rücken der rechten Hand (n. 1¼ St.) (*Hartmann*, a.a.O.). [RAL (82)]

Reißend stechender Schmerz in den rechten Mittelhandknochen, der durch Aufdrücken sehr erhöhet wird (n. 26 St.) (*Hartmann*, a.a.O.). [RAL (83)]

Feines Reißen an dem Mittelhandknochen und Handwurzelknochen des rechten Daumens (n. 7 St.) (*Herrmann*, a.a.O.). [RAL (84)]

Lähmiges Reißen in den Mittelhandknochen und dem hintersten Gelenke des Daumens und Zeigefingers der linken Hand (*Herrmann*, a.a.O.). [RAL (85)]

Die vordern Glieder der Finger der rechten Hand wurden gelb, kalt und wie abgestorben, die Nägel blau (n. 1 St.) (*Meyer*, a.a.O.). [RAL (86)]

Feines Reißen in den Fingerspitzen an der rechten Hand (*Herrmann*, a.a.O.). [RAL (87)]

Oefters zurückkehrendes Reißen im vordersten Gliede des kleinen Fingers der rechten Hand, ohne Bezug auf Bewegung oder Betasten (n. 3¼ St.) (*Hartmann*, a.a.O.). [RAL (88)]

Brennendes Jücken im linken Hüftgelenke an der vordern Seite (n. 10 Minuten) (*Groß*, a.a.O.). [RAL (89)]

Von dem Hüftknochen an bis zu den Zehen des rechten Fußes, ein lähmig ziehender Schmerz, der im Gehen, Sitzen und Liegen sich gleich blieb und plötzlich verschwand (n. 39 ¼ St.) (*Becher*, a.a.O.). [RAL (90)]

Eine Art Lähmung und Unvermögen im linken Oberschenkel und Knie beim Auftreten (*Groß*, a.a.O.). [RAL (91)]

Zusammenknicken der Kniee im Stehen und Gehen (n. 12 St.) (*Hartmann*, a.a.O.). [RAL (92)]

Harter Druck, zwei Finger breit, unter der rechten Kniescheibe (*Herrmann*, a.a.O.). [RAL (93)]

Harter Druck, zwei Finger breit, unter der linken Kniescheibe, mehr nach innen (*Herrmann*, a.a.O.). [RAL (94)]

Stechen in der rechten Kniekehle (im Sitzen) (n. 2 St.) (*Langhammer*, a.a.O.). [RAL (95)]

Herabziehender Schmerz in der linken Wade (*Langhammer*, a.a.O.). [RAL (96)]

Einige brennend schmerzende Flecke, mit Stichen in der Mitte, oberhalb der Achillessenne; durch Kratzen wurde der Schmerz vermehrt (*Teuthorn*, a.a.O.). [RAL (97)]

Drückender Schmerz im rechten Fußgelenke, im Sitzen (n. 1½ St.) (*Meyer*, a.a.O.). [RAL (98)]

Glucksender Schmerz im linken Fußrücken (n. 9 St.) (*Meyer*, a.a.O.). [RAL (99)]

Klamm in der Fußsohle des rechten Fußes, welche nebst den Zehen unterwärts gekrümmt ward; die Zehen waren wie abgestorben und ohne Gefühl; durch Zusammendrücken der Waden mit der Hand ließ der Klamm nach, vermehrte sich aber beim Versuche, aufzutreten (n. 12 St.) (*Becher*, a.a.O.). [RAL (100)]

■ Allgemeines und Haut

(Schlagartige Unempfindlichkeit und Taubheits-Empfindung des ganzen Körpers, mit Zittern, bei unverändertem Pulse.) [RAL 27]

◇ Einzelne flüchtige Nadelstiche abwechselnd an verschiednen Stellen, bald an einer Hand oder einem Arme, bald an einem Fuße, am Knie, am Bauche u.s.w. (*Groß*, a.a.O.). [RAL (101)]

Müdigkeit und Trägheit der Glieder; es ist ihm unmöglich, ein Glied schnell zu bewegen, die Bewegung wird ihm sauer und er scheut sie; dabei Gähnen und Schläfrigkeit (n. 15 St.) (*Hartmann*, a.a.O.). [RAL (102)]

Nach Tische sehr große Trägheit und Unlust zur Arbeit, mit Schläfrigkeit (*Hartmann*, a.a.O.). [RAL (103)]

Früh beim Erwachen, so große Müdigkeit, daß er sich schwer zum Aufstehen entschließen konnte (*Walther*, a.a.O.). [RAL (104)]

■ Schlaf, Träume und nächtliche Beschwerden

◇ **Große Trägheit und Schläfrigkeit, ohne Gähnen** (n. 6 St.) (*Groß*, a.a.O.). [RAL (105)]

Große Unbehaglichkeit: es ist ihm gar nicht wohl, ohne daß er weiß, was ihm eigentlich fehlt; er muß sich legen, ohne schlafen zu können, und es war ihm alles unleidlich (*Groß*, a.a.O.). [RAL (106)]

Trieb, sich nieder zu legen, ohne schläfrig zu seyn, und ohne schlafen zu können (*Groß*, a.a.O.). [RAL (107)]

Nach Tische, Trieb, sich niederzulegen, ohne eben wirklich schlafen zu können; er schreckte mehrmals in diesem Schlummer auf, und als er davon aufstand, war der Kopfschmerz noch schlimmer (*Hartmann*, a.a.O.). [RAL (108)]

Schlaf mit Träumen von Gegenständen der täglichen Beschäftigung (*Langhammer*, a.a.O.). [RAL (109)]

Unruhiger Schlaf voll Träume (*Meyer*, a.a.O.). [RAL (110)]

Unruhiger Schlaf, ohne besondre Träume (*Becher*, a.a.O.). [RAL (111)]

Sehr unruhiger Schlaf mit schnellem Aufwachen und mit einem übermäßigen Schweiße, der im Schlafe entstanden war und bis früh, auch im Wachen fortdauerte (*Hartmann*, a.a.O.). [RAL (112)]

■ **Fieber, Frost, Schweiß und Puls**

Wärmeverminderung. [RAL 28]

◇ Frühschweiß (*Meyer*, a.a.O.). [RAL (113)]

Schweiß im Frühschlafe (*Walther*, a.a.O.). [RAL (114)]

Beim in's Bett Legen, Abends, überfällt ihn ein starker Schüttelfrost, der fast eine Stunde anhielt, bei äußerer Wärme am ganzen Körper, und doch mit Gänsehaut, worauf ein Schweiß erfolgte, welcher die ganze Nacht hindurch dauerte (n. 38 St.) (*Hartmann*, a.a.O.). [RAL (115)]

Jedesmal beim Ausgehen in die freie Luft Schüttelfrost, ohne Kälte (im Sommer), welcher nicht eher nachließ, als bis er wieder in die Stube kam (zwei Tage lang) (*Hartmann*, a.a.O.). [RAL (116)]

Bald hatte er ein Gefühl von Wärme zugleich im ganzen Körper, bald ein Gefühl von Kälte; oft wechselte es auf diese Art in einzelnen Gliedern ab (n. 18 St.) (*Becher*, a.a.O.). [RAL (117)]

Schauder durch den ganzen Körper, bei ungeänderter Wärme desselben, ohne Durst (n. 3 St.) (*Langhammer*, a.a.O.). [RAL (118)]

Schauder am ganzen Körper, bei ungeänderter Wärme desselben (*Groß*, a.a.O.). [RAL (119)]

Starker, nicht schneller Pulsschlag (im Sitzen) (n. $3/4$ St.) (*Langhammer*, a.a.O.). [RAL (120)]

Kalte Hände (n. $2^3/4$ St.) (*Langhammer*, a.a.O.). [RAL (121)]

Schüttelfrost (bei kalten Händen) über den ganzen Körper (*Meyer*, a.a.O.). [RAL (122)]

Schüttelfrost mit Uebelkeit, ohne Aufstoßen (n. $1/4$ St.) (*Meyer*, a.a.O.). [RAL (123)]

Schauder an den Händen, welche wärmer, als gewöhnlich sind (n. $1/4$ St.) (*Groß*, a.a.O.). [RAL (124)]

Der rechte Fuß, bis an's Knie, ist eiskalt, mit Kälteempfindung daran, während der andre Fuß und der ganze übrige Körper ihre gehörige Wärme haben und die Adern auf der Hand und den Armen angeschwollen sind (n. $3^1/2$ St.) (*Hartmann*, a.a.O.). [RAL (125)]

China officinalis

Chinarinde [RAL III (1825), S. 98–202]

(Die geistige Tinctur sowohl von der **feinröhrichten**, als von der **Königs-Chinarinde**, *Cinchona officinalis*).

Nächst dem Mohnsafte kenne ich keine Arznei, welche in Krankheiten mehr und häufiger gemißbraucht und zum Schaden der Menschen angewendet worden wäre, als die Chinarinde. Sie ward nicht nur als eine ganz unschädliche, sondern auch fast in allen Krankheitszuständen, vorzüglich wo man Schwäche sah, als eine heilsame und allgemein heilsamste Arznei angesehen, und oft viele Wochen und Monate lang, täglich mehrmals in großen Gaben verordnet.

Durchgängig ging man hier von einem falschen Grundsatze aus, und bestätigte damit die schon oft von mir beim vernünftigern Theile des Publicums angebrachte Rüge, daß die gewöhnlichen Aerzte bisher fast bloß in hergebrachten Meinungen, vom Trugscheine geleiteten Vermuthungen, theoretischen Satzungen und ungefähren Einfällen suchten, was sie in einer reinen Erfahrungswissenschaft, wie die Heilkunst ihrer Natur nach einzig seyn darf, bloß durch unbefangene Beobachtungen, lautere Erfahrungen und reine Versuche hätte finden können und sollen.

Ich schlug, unter Vermeidung aller Vermuthungen und aller traditionellen, ungeprüften Meinungen, den letztern Weg ein und fand, wie bei den übrigen Arzneien, so insbesondre bei der Chinarinde, durch Prüfung ihrer dynamischen Kräfte im gesunden Menschen, daß sie, so gewiß sie in einigen Fällen von Krankheit äußerst heilsam ist, eben so gewiß auch die krankhaftesten Symptome eigner Art im gesunden menschlichen Körper hervorbringe, Symptome oft von großer Heftigkeit und langer Dauer, wie unter folgende treue Erfahrungen und Versuche zeigen.

Dadurch ist zuvörderst der bisherige Wahn von der Unschädlichkeit, kindlichen Milde und Allheilsamkeit der Chinarinde widerlegt.[1]

Aber eben so offenbar wird es aus unten verzeichneten, von gesunden Beobachtern durch Chinarinde erlittenen Krankheitssymptomen, daß die vielen unglücklichen Curen mit dieser Rinde in den Händen der gewöhnlichen Aerzte, und die oft unheilbaren Krankheitsverschlimmerungen, wo die lange und in großen Gaben gebrauchte Rinde in den Recepten das vorwirkende Mittel war, bloß von der großen Schädlichkeit dieser Arznei am **unrechten Orte** und in allzu öftern und großen Gaben herrührten – eine Schädlichkeit, die sich durch die Arzneisymptome unten verzeichneter Art ausspricht, welche die Aerzte bisher nicht kannten, nicht kennen lernen wollten, sondern sie, gutmüthig genug, für unverschuldete, eigne Krankheitsverschlimmerung hielten und ausgaben.

Ohne mit diesen, von den Vorurtheilen ihrer Schule befangenen Aerzten hierüber hadern zu wollen (ihr Gewissen wird ihnen hierüber schon

---

[1] Schon im Jahre 1790 (s. W. **Cullens** *Materia medica*, Leipzig bei Schwickert II. S. 109. Anm.) machte ich mit der Chinarinde den ersten reinen Versuch an mir selbst in Absicht ihrer Wechselfieber erregenden Wirkung, und mit diesem ersten Versuche ging mir zuerst die Morgenröthe zu der bis zum hellsten Tage

sich aufklärenden Heillehre auf: daß Arzneien nur mittels ihrer den gesunden Menschen krankmachenden Kräfte Krankheitszustände und zwar nur solche heilen können, die aus Symptomen zusammengesetzt sind, welche das für sie zu wählende Arzneimittel ähnlich selbst erzeugen kann im gesunden Menschen, – eine so unumstößliche, so über alle Ausnahme erhabene, wohlthätige Wahrheit, daß aller von den mit tausendjährigen Vorurtheilen geblendeten ärztlichen Zunftgenossen darüber ergossene Geifer sie auszulöschen unvermögend ist, eben so unvermögend, als weiland **Riolan's** und seiner Consorten über **Harvey's** unsterbliche Entdeckung des großen Blutumlaufs im menschlichen Körper ergossene Schmähungen über **Harvey's** Wahrheitsfund vernichten konnten. Auch diese Gegner einer unauslöschlichen Wahrheit fochten mit denselben elenden Waffen, wie die heutigen gegen die homöopathische Heillehre. **Sie vermieden ebenfalls wie die heutigen, treue, genaue Nachversuche** (aus Furcht durch sie factisch widerlegt zu werden) und verließen sich bloß auf Schmähworte und auf das hohe Alter ihres Irrthums (denn **Galens Vorfahren**, und **Galen** vorzüglich, hatten nach willkürlicher Meinung festgesetzt, daß nur geistige Luft, $\pi\nu\epsilon\tilde{\nu}\mu\alpha$, in den Arterien wehe, und das Blut seine Quelle nicht im Herzen, sondern in der Leber habe) und schrieen: malo cum Galeno errare, quam cum **Harveyo** esse circulator. Diese Verblendung, dieses hartnäckige Pochen auf das Uralterthum ihres Wahns (**Harvey** erlebte erst nach etlichen und dreißig Jahren die Genugthuung, seine wahre Lehre allgemein anerkannt zu sehen) war damals nicht thörichter, als die jetzige Verblendung und der jetzige, eben so zwecklose Groll gegen die Homöopathie, welche auf den schädlichen Tand alter und neuer willkührlicher Satzungen und unhaltbarer Observanzen aufmerksam macht und lehret, wie man bloß nach deutlichen Antworten der befragten Natur, mit voraus zu bestimmender Gewißheit, Krankheiten schnell, sanft und dauerhaft in Gesundheit umwandeln könne.

selbst Vorwürfe machen), lege ich hier bloß meine Ueberzeugungen in einigen Bemerkungen dar.

1) Die Chinarinde ist eine der stärksten vegetabilischen Arzneien. Ist sie genau als Heilmittel angezeigt, und ist der Kranke von seiner durch China zu hebenden Krankheit stark und innig ergriffen, so finde ich einen Tropfen so verdünnter Chinarinden-Tinctur, der ein Quadrilliontel

$$\left(\frac{1}{1000000,\,000000,\,000000,\,000000} \right)$$

eines Grans Chinakraft enthält, als eine (oft noch allzu-) starke Gabe,[2] welche allein alles ausrichten und heilen kann, was im vorliegenden Falle überhaupt durch China bewirkt werden konnte, gewöhnlich ohne diese Gabe bis zur Genesung wiederholen zu dürfen, so daß selten, sehr selten eine zweite nöthig ist. – Zu dieser Kleinheit von Gabe bestimmte mich weder hier, noch bei andern Arzneien eine vorgefaßte Meinung oder ein wunderlicher Einfall; nein, vielfältige Erfahrungen und treue Beobachtungen stimmten nur allmählig die zu gebrauchende Gabe so weit herunter, Erfahrungen und Beobachtungen, in denen ich deutlich sah, daß die größern Gaben, auch wo sie halfen, doch noch heftiger wirkten, als zur Hülfe nöthig war. Daher die kleinern; und da ich auch von diesen mehrfach dasselbe, obwohl in minderm Grade bemerkte, so entstanden die noch kleinern und kleinsten, die mir nun zur vollen Hülfe genüglich sich beweisen, ohne die, Heilung verzögernde, Heftigkeit größerer Gaben äußern zu können.

2) Eine ganz kleine Chinagabe wirkt nur auf kurze Zeit, kaum ein Paar Tage; eine große, in alltäglicher Praxis gewöhnliche aber oft mehre Wochen lang, wenn sie nicht durch Erbrechen oder Durchlauf ausgespült und so vom Organism ausgespuckt wird. Hieraus kann man beurtheilen, wie gut man in der gewöhnlichen Praxis handle, alltäglich mehre und noch dazu große Gaben Rinde einnehmen zu lassen!

3) Ist das homöopathische Gesetz richtig – wie es denn ohne Ausnahme und unumstößlich richtig und rein aus der Natur geschöpft ist –: daß Arzneien nur nach den von ihnen im gesunden Menschen wahrzunehmenden Arzneisymptomen Krankheitsfälle, aus ähnlichen Symptomen beste-

hend, leicht, schnell, dauerhaft und ohne Nachwehen heilen können, so finden wir bei Ueberdenkung der Chinarinde-Symptome, daß diese Arznei nur in **wenigen** Krankheiten richtig paßt, wo sie aber genau indicirt ist, der ungeheuern Größe ihrer Wirkung wegen, oft durch eine einzige, sehr kleine Gabe Wunder von Heilung verrichtet.

Ich sage **Heilung**, und verstehe darunter eine „nicht von Nachwehen getrübte Genesung". Oder haben die gewöhnlichen Praktiker einen andern, mir unbekannten Begriff von **Heilung**? Will man z. B. die nicht für Chinarinde geeigneten Wechselfieber, mit dieser Arznei unterdrückt, für Heilungen ausgeben? Ich weiß gar wohl, daß fast alle typische Krankheiten und fast alle, auch nicht für China geeigneten, Wechselfieber vor der übermächtigen Rinde in, wie gewöhnlich, so ungeheuern, und so oft wiederholten Gaben gereicht, verstummen und ihren Typus verlieren müssen; aber sind dann die armen Leidenden nun auch wirklich gesund? Ist nicht eine Umwandlung ihrer vorigen Krankheit in eine andre, schlimmere, obgleich nicht mehr in getrennten, gleichzeitigen Anfällen wiederkehrende, aber anhaltende, so zu sagen stummere Krankheit durch diese so ungeheure, hier nicht passende Arznei bewirkt worden? Wahr ist's, sie können nicht mehr klagen, daß der Paroxysm ihrer vorigen Krankheit zu gewissen Tagen und Stunden wieder erscheine; aber seht, wie erdfahl sind ihre gedunsenen Gesichter, wie matt sind ihre Augen! Seht, wie engbrüstig sie athmen, wie hart und aufgetrieben ihr Oberbauch, wie hart geschwollen ihre Lenden, wie verdorben ihr Appetit, wie häßlich ihr Geschmack, wie belastend und hart drückend in ihrem Magen jede Speise, wie unverdaut und unnatürlich ihr Stuhlgang, wie ängstlich, traumvoll und unerquickend ihre Nächte! Seht, wie matt, wie freudenlos, wie niedergeschlagen, wie ärgerlich empfindlich oder stupid sie umherschleichen, von einer weit größern Menge Beschwerden gequält, als bei ihrem Wechselfieber! Und wie lange dauert oft nicht dergleichen China-Siechthum, wogegen nicht selten der Tod ein Labsal wäre!

Ist das Gesundheit? Wechselfieber ist's nicht, das gebe ich gern zu, sage aber – und Niemand kann widersprechen – Gesundheit ist's warlich nicht, vielmehr eine andere, aber schlimmere Krankheit, als Wechselfieber, eine Chinakrankheit ist's, die ärger seyn mußte, als das Wechselfieber, sonst konnte sie dieses nicht überwiegen und unterdrücken (suspendiren).

---

[2] Man vergleiche hiemit die großen Gaben derselben in der gewöhnlichen Praxis!

Erholt sich ein Organism dann auch zuweilen von dieser Chinakrankheit nach mehren Wochen, so kommt das, von der stärkern, unähnlichen Chinakrankheit bis dahin suspendirt gebliebene Wechselfieber leibhaftig wieder – in etwas verschlimmerter Gestalt – da der Organism durch die unrechte Cur so viel gelitten hatte.

Wird dann mit Chinarinde noch stärker wieder hinein gestürmt, und sie noch länger fortgesetzt, um, wie man sagt, die Anfälle zu verhüten, dann entsteht ein chronisches China-Siechthum, welches in unten folgenden Symptomen, obschon nur schwach, abgebildet ist.

Und so sind die meisten Chinacuren unserer Aerzte, weil sie nicht wissen, wo die Rinde genau hinpaßt; es sind Unterdrückungen des ursprünglichen Uebels durch Erregung einer stärkern Chinakrankheit, die man für eine Hartnäckigkeit der ursprünglichen Krankheit und für Entwickelung neuer Symptome aus ihrer eigenthümlichen Bösartigkeit ausgiebt, weil man diese Uebel nicht als der China zugehörig kennt, sie nicht für das, was sie sind, für künstlich gemachte Chinakrankheit ansieht.

Unten folgende, bloß durch die Rinde in gesunden Körpern zu erzeugende Zufälle werden hierüber den Aerzten die Augen öffnen, welche noch nicht zu der Fertigkeit gelangt sind, ihr Gewissen zu betäuben, Aerzten, denen noch ein für Menschenwohl warmes Herz im Busen schlägt.

Am unerträglichsten und unverantwortlichsten ist aber der ungeheure Mißbrauch, den die allherrschende, sich für ausschließlich rationell ausgebende Arzneischule von dieser so stark wirkenden Rinde in allen Arten von **Schwächen** macht.

Da giebt es keine Krankheit, die für sich (wie natürlich fast jede) eine Schwäche mit sich bringt, oder die die Aerzte durch ihre unpassende allopathischen Arzneigemische bis zur Erschöpfung der Kräfte verdorben haben – wo sie diese Rinde nicht zur sogenannten **Stärkung** in großen Gaben anzuwenden bemüht wären, keinen noch so sehr durch unrechte Arzneien in verwickeltes Siechthum gestürzten, verhudelten und abgematteten Kranken, den sie nicht durch die Kraftbrühe eines China-Aufgusses, – Absuds, – Extractes, – Electuariums, oder – Pulvers aufzurichten und in gesunde Verfassung herzustellen sich getrauten; er wird Wochen und Monate lang damit gefüttert und

geplagt, angeblich zu seinem Heile. Vom Erfolge möchte ich lieber kein Wort sagen. Die Todten-Listen würden, wenn sie reden könnten, das Lob des Rinde-Mißbrauchs am reinsten aussprechen, so wie die vielen am Leben gebliebenen Siechen an Asthma-, Geschwulst- und Gelbsucht-Krankheiten und andern, theils mit schmerzhaften, theils mit krampfhaften Uebeln, theils mit Afterorganen, theils mit Unterleibs-Leiden und schleichenden Fiebern behaftet gebliebnen Unglücklichen, wenn sie verständen, was mit ihnen vorgenommen worden wäre.

Ich frage bloß den Menschenverstand dieser Praktiker, wie sie, ohne sich des unverzeihlichsten Schlendrians schuldig zu machen, in allen den unzählig verschiednen Krankheiten, die für sich, so wie besonders nach zunftmäßig ärztlicher Bearbeitung, nothwendig Schwäche zur Begleiterin haben müssen, die Rinde anzuwenden unternehmen können? Wie mögen sie wohl glauben, einen kranken Menschen stärken zu können, während er noch an seiner Krankheit, der Quelle seiner Schwäche leidet? Haben sie je einen Kranken durch **passende** Hülfe von seiner Krankheit schnell heilen sehen, der nicht schon während der Entfernung seiner Krankheit von selbst wieder zu Kräften gekommen wäre? Kann aber, wie natürlich, bloß durch Heilung der Krankheit die Schwäche des Kranken aufhören und der Kräftigkeit und Munterkeit Raum geben, und ist daher, im Gegentheil, an Entfernung der Schwäche nicht zu denken, so lange ihre Quelle nicht versiegt, das ist, so lange die ihr zum Grunde liegende Krankheit nicht geheilt ist, wie verkehrt muß es nicht gehandelt seyn, einen Kranken durch China (und Wein) kräftig und munter machen zu wollen, an welchem noch die Krankheit nagt! Krankheiten **heilen** können diese Praktiker nicht, aber die ungeheilten Kranken mit Chinarinde **stärken** wollen sie. Wie können sie sich so etwas Thörichtes auch nur einfallen lassen? Die Rinde müßte ja, um alle Kranke kräftig, munter und heiter zu machen, auch das Universal-Heilungsmittel seyn, was zugleich alle Kranke frei von allen Beschwerden, frei von allen krankhaften Gefühlen und abnormen Thätigkeiten, das ist, sie in allen Siechthumen von allen Seiten gesund und krankheitfrei machen könnte! Denn so lange die Plage der Krankheit noch den ganzen Menschen verstimmt, seine Kräfte verzehrt und ihm jedes Gefühl von Wohlseyn raubt, ist es ja ein kindisches, thörichtes, sich selbst widersprechendes Unternehmen, einem solchen ungeheilten Menschen Kräfte und Munterkeit geben zu wollen.

Daß die Chinarinde kein Universalmittel aller Krankheiten sey, lehrt schon die traurige Erfahrung der gewöhnlichen Praxis; ihre Symptome aber zeigen, daß sie nur für **wenige** Krankheitsfälle ein passendes, wahres Heilmittel seyn könne.

Es ist zwar wahr; **durch die ersten Gaben** der Rinde wird die Kraft des auch noch so schwer Kranken auf einige Stunden aufgereizt; er richtet sich nun, wie zu Wunder, allein im Bette auf, er will heraus aus dem Bette und angekleidet seyn, er spricht auf einmal kräftiger, entschlossener, getraut sich allein zu gehen und munter seyn zu können, verlangt auch dieß oder jenes begierig zum Essen, – aber wer genauer, ächter Beobachter ist, sieht dieser Aufreizung gar leicht die unnatürliche Spannung an (M. s. unten die Beobachtung [565]). Wenige Stunden, und der Kranke sinkt zurück, und sinkt tiefer in die Krankheit herab, oft unter Beschleunigung des Todes.

Merken die Herren denn nicht, daß man während der Krankheit unmöglich gesund (ächt kräftig und munter) seyn kann?

Nein! die dem Kranken auf einige Stunden durch die Rinde angeheuchelte, stets verdächtige Munterkeit ist immer mit den traurigsten Folgen begleitet gewesen und wird es ferner seyn, den einzigen, aber **seltnen** Fall ausgenommen, wo Chinarinde zugleich das rechte Heilmittel der der Schwäche zum Grunde liegenden Krankheit ist. Dann hört mit der Krankheit auch die Schwäche des Kranken unmittelbar auf. Aber dieser Fall ist, wie gesagt, selten, denn nur für **wenige** Krankheiten ist die Chinarinde als **wahres Heilmittel** (welches schnell, dauerhaft und **ohne Nachübel** hilft) geeignet. In allen den vielen übrigen Fällen muß die Rinde als Arznei- und als sogenanntes Stärkungs-Mittel schaden, und zwar um desto mehr, je stärker ihre (am unrechten Orte schadende) Arzneikraft ist. Denn alle Arzneien, die, als für den gegenwärtigen Fall unpassend, nicht helfen können, müssen um desto mehr Nachtheil bringen, je stärkere Arzneien sie sind (und in je größern Gaben sie gereicht werden) **ohne Ausnahme.**

Daher sollten die Aerzte das eigenthümliche Wirkungsvermögen der Chinarinde und was sie genau im Befinden des Menschen, für sich, eigenthüm-

lich zu ändern vermag, erst kennen lernen, ehe sie sich anmaßen wollten, Krankheiten und so die Krankheitsschwäche mit dieser mächtigen Arznei-Potenz zu heilen. Sie sollten erst die Chinasymptome kennen, ehe sie bestimmen wollten, für welchen Inbegriff von Krankheits-Symptomen, das ist, für welchen Krankheitsfall sie heilsam sey; für keinen kann sie heilsam seyn, als dessen Symptome in Aehnlichkeit unter den Chinasymptomen zu finden sind. Wer diesen Weg verfehlt, wird ewig fehl greifen und seinen Kranken unendlich mehr schaden, als nützen.

Wo dann die Rinde nach gewissenhafter, homöopathischer Ueberzeugung (nicht aber, wie bisher, nach theoretischen Ansichten, nach trüglichen Krankheitsnamen oder nach der verführerischen Autorität gleich blinder Vorgänger) gewählt worden, und also das wahre passende Heilmittel des vorliegenden Krankheitsfalles ist, da ist sie auch, eben dadurch, das wahre Stärkungsmittel; sie stärkt, indem sie die Krankheit vertilgt – denn **bloß der krankheitsfreie Organism ersetzt die fehlenden Kräfte**, sie können ihm nicht materiell durch Chinadecoct (oder Wein) eingegossen werden.

Es giebt allerdings Fälle, wo in der Schwäche die Krankheit selbst liegt, und hier ist die Rinde das passendste Heil- und Stärkungsmittel zugleich. Dieser Fall ist, wo die Leiden des Kranken allein oder hauptsächlich aus **Schwäche von Säfteverlust** entstehen, durch großen Blutverlust (auch vieles Blutlassen aus der Ader), starken Milchverlust der Säugenden, Speichelverlust, häufigen Saamenverlust, große Eiterung (heftige Schweiße) und Schwächung durch öftere Laxanzen, wo dann fast alle übrige Beschwerden des Kranken mit den Chinasymptomen in Aehnlichkeit überein zu stimmen pflegen. M. s. die Anm. zu 299. und 326. Ist dann hier keine andere, den Säfteverlust dynamisch erzeugende oder unterhaltende Krankheit im Hintergrunde, dann sind zur Heilung dieser besondern Schwäche (aus Säfteverlust), die hier zur Krankheit geworden ist, ebenfalls nur eine oder ein Paar eben so kleine Gaben, als die obenerwähnten,[3] bei übrigens zweckmäßigem Verhalten,

---

[3] Ich rede hier, wie anderwärts, von der Genüglichkeit und Hülfreichheit so kleiner Gaben. Und immer versteht mich die Gemeinheit noch nicht, weil sie keine reine Cur mit einem einzigen, einfachen Arzneimittel unter Abscheidung aller andersartigen arzneihaften Nebenreize kennt und ihren alten Schlendrian in Gedanken dreinwirrt. Wenn auch die gewöhnlichen

nahrhafte Diät, freie Luft, Aufheiterung u.s.w. zur Genesung so hinreichend, als größere und öftere Gaben Neben- und Nachtheile erzeugen müssen, wie alles Nimium, aller Ueberfluß, auch des Beßten, in der Welt.

Diese Passendheit der Chinarinde in Schwäche-Krankheit von Säfteverlust verleitete die bisherigen Aerzte gleichsam instinctmäßig zu einer Curmethode der mancherlei Krankheiten, die unter

allen Curmethoden die herrschendste gewesen und geblieben ist – **die Schwächungs-Curen durch Säfte-Vergeudung** (unter dem Vorwande, die Krankheitsmaterie locker machen und aus dem Körper schaffen zu wollen) mittels oft wiederholter, sogenannter gelind auflösender (das ist, durch den Stuhl abführender Laxirmittel mancherlei Art), mittels Erregung eines größern Urinabganges und der Schweiße (durch viel laue und warme Getränke und eine Menge lauer und war-

---

Aerzte sich hie und da einmal **überwinden**, einem (acuten) Kranken ein einzelnes Arzneimittel einzugeben, so können sie's doch nie über ihr Herz bringen, nicht noch mehre andere Dinge von arzneilicher Kraft dabei zu gebrauchen, die sie aber für nichts rechnen und mit dem geringen Namen **Hausmittel** belegen. Da wird immer noch ein Umschlag von sogenannten aromatischen oder zertheilenden Kräuterchen auf die leidendste Stelle, (gleich als wenn diese keinen Effect durch die Geruchsnerven auf den Kranken machten, und nicht durch die Haut als andersartige Arznei einwirkten!) eine eingeriebne arzneiliche Salbe, oder eine arzneikräftige Dampfbähung, oder ein arzneiliches Gurgelwasser, oder ein Blasen- oder Senfpflaster, oder mancherlei halbe, ganze oder Fuß-Bäder, oder Klystire von Baldrian, Chamillen u.s.w. (gleich als wenn das Alles nichts wäre und nicht als andersartige, mächtige Arznei durch Haut, Mund, Mastdarm, Grimmdarm u.s.w. auf das Befinden des Menschen wirkte!), oder Thee von Münze, Chamillen, Hollunderblüthen, sogenannten Brustkräutern u.s.w. (gleich als wäre eine Hand voll solcher Kräuter oder Blüthen mit kochendem Wasser ausgegoßen für nichts zu rechnen!) nebenbei anzuwenden. Bei solcher Bestürmung mit andersartigen Arzneien, die, obschon von der Unwissenheit für unschädliche Hausmittel ausgegeben, doch nichts geringeres als Arzneien, zum Theil **starke** Arzneien sind; bei dieser Neben-Quacksalberei, sage ich, kann doch wahrlich auch eine große Gabe innerlich eingegebener, anderer Arznei nie ihre eigenthümliche Wirkung äussern, und eine so ungemein kleine Gabe, als die Homöopathie verlangt, ist vollends ohne Wirkung, sie wird augenblicklich überstimmt und vernichtet. **Nein! in der Sprache vernünftiger Menschen heißt nur das „ein einziges Arzneimittel in einer Krankheit gebraucht", wenn außer demselben alle andere arzneiliche Einflüsse auf den Kranken vermieden und sorgfältig von ihm entfernt werden.** Wer dieß thun will, muß aber auch verstehen, welche an den menschlichen Körper gebrachten Dinge arzneilich einwirken. So lange er dieß nicht weiß, ist es seiner Unwissenheit zuzutrauen, daß er Kräuterthee und Klystire, und Umschläge und Bäder von Kräutern und Salzen, so wie die übrigen genannten Dinge für nichts, für gar nicht arzneilich hält, und sie ganz unbesonnen unter dem Namen Hausmittel bei der innerlich genommenen Arznei fortbraucht. Noch weit sorgloser aber wird bei chronischen Kranken in diesem Puncte verfahren; da wird außer dem, was der Kranke aus den Schachteln, Flaschen und Büchsen einnimmt, und was sonst an äußerlicher Behandlung und von den sogenannten Hausmitteln bei dem Kranken angewendet zu werden pflegt, noch überdieß eine Menge überflüssiger Schädlichkeiten zugelassen, auch wohl angerathen, und ebenfalls für gleichgültig angesehen, so viel Befinden umändernde Einwirkung sie auch auf den Kranken haben, und so viel Verwirrung sie auch in der Cur anrichten mögen. Da werden außer dem innern und äussern Arzneigebrauche oft daneben erlaubt z.B. (zum Frühstücke) gewürzte Warmbiere, Vanillen-Chokolade, auch wohl (selbst täglich mehrmal) starker Caffee, oder chinesischer

Kugel-Blüthen- und Kaiser-Thee, nicht selten – zur Magenstärkung (?) – Bischoff, aus starken Gewürzen gezogene Liqueure, Gewürze aller Art in den Speisen und vorzüglich in Saucen (aus Soja, Cayennepfeffer, Senf u.s.w.) – diesen Dingen wird bloß Appetit- und Verdauungs-Vermehrung, aber keine arzneiliche Schädlichkeit zugetraut! – und sonst noch gehackte, roh über die Suppen gestreute Kräuter in Menge – die für gewaltig gesund ausgegeben werden, eigentlich aber Arzneien sind –, auch mancherlei Arten Trinkwein – eine der Hauptstützen der gewöhnlichen Praxis – nicht zu vergessen; überdem noch Zahntincturen, Zahnpulver und Zahnlatwergen – ebenfalls aus arzneilichen Ingredienzen zusammengesetzt, und dennoch für unschädlich gehalten, weil man sie nicht verschlucke; gleich als wenn Arzneien bloß in den Mund genommen, oder ihr Duft in die Nase gezogen, nicht eben so gewiß auf den ganzen Organism durch die lebende, empfindliche Faser wirkten, als wären sie nieder geschlungen worden! – und sonst noch mancherlei Parfümerien und duftende Waschgeister (Bisam, Ambra, Pfefferminzkügelchen, Bergamott- und Cedro-Oel, Neroli, Eau de Cologne, de Luce, de Lavande u.s.w., außer den Riechkißchen, Riechfläschchen, den wohlriechenden Seifen, Pudern und Pomaden, Potpourri-Töpfen und was sonst noch dem Kranken an schädlichen Verzärteleien beliebt. In einem solchen Meere von arzneilichen Einflüssen muß ja freilich wohl eine sonst genügliche homöopathische Arzneigabe ersäuft werden und untergehen. Aber ist denn ein solcher Wirrwar von arzneilichem Luxus zum Leben und Wohlbefinden, oder wohl gar zur Genesung von Krankheiten nöthig und nützlich? Schädlich ist er und tausendfach schädlich; und dennoch vielleicht gar von den Aerzten selbst zur Verwöhnung, Ueberreizung und Krank-Erhaltung der feinen Welt erdacht. Veranlassen ihn aber die Aerzte auch nicht selbst, so ist es schon erbärmlich genug, daß sie das arzneilich Schädliche dieses Luxus nicht kennen und bei ihren langwierig Kranken nicht abschaffen. Dieß Gewirr schädlicher Einflüsse theils vom arzneilichen Leben des Kranken selbst, theils von dem verschiednen, vom Arzt befohlenen oder erlaubten Beigebrauche der mancherlei Hausmittel ist so ganz in der Regel, so ganz eingeführt, daß sich die gewöhnlichen Aerzte keine Cur ohne einen solchen Neben-Arzneiwirrwarr denken, und daher unter diesen Umständen vom innern Gebrauche eines einzelnen Arzneistoffs in einer Krankheit, selbst wenn er in größerer Gabe eingegeben würde, keine bestimmte Wirkung bemerken können, geschweige von einer sehr kleinen Gabe Arznei nach homöopathischer Art! Eine andere Curart, als unter solchem Arznei-Wirrwarr, kannte auch **Conradi** nicht da, er (s. **Grundriß der Pathologie und Therapie,** Marburg, 1801. S. 335.) sagt: „die von mir behauptete Wirkung so kleiner Gaben übersteige allen Glauben." Hier die Kleinigkeit abgerechnet, daß die Bestimmung der Arzneigaben wohl schwerlich unter die **Glaubenssachen**, wohl eher unter die **Erfahrungssachen** zu setzen sey, scheint er, so wenig als die übrigen gewöhnlichen Praktiker, von der Wirkung einer kleinen Gabe passender Arznei **bei einem von andersartigen arz-**

mer Bäder), mittels Blutlassen aus der Ader und Blutigel, mittels Speichelfluß, mittels Abzapfung angeblich unreiner Säfte durch offen erhaltene Kantharidengeschwüre, Seidelbast, Fontanelle u.s.w. Hielt nun eine solche Cur, vorzüglich mittels der so sehr und so allgemein beliebten gelinden Abführungsmittel, lange genug an, so ward nicht nur durch die Reizung des Darmkanals eine, die acute Krankheit suspendirende größere Krankheit des Unterleibes so lange unterhalten, bis der natürliche Endigungstermin der acuten Krankheit vorüber war, sondern auch dadurch eine Schwäche-Krankheit von Säfteverlust zuwege gebracht, wofür dann, nach monatlichen Curen, wenn die Kräfte und Säfte sehr erschöpft waren, die China-rinde in dem noch einzig übrigen Uebel (der künstlich bewirkten Schwäche-Krankheit aus Säfteverlust) freilich Gesundheit wiederbringen

---

neilichen Neben-Reizen gänzlich frei gebliebenen Kranken weder den mindesten Begriff, noch die mindeste Erfahrung zu haben, sonst würde er eine andere Sprache führen. Eine reine Cur mit einer einzelnen homöopathischen Arznei, unter Entfernung aller widersprechenden, arzneilichen Nebensudeleien (denn von einer solchen spreche und eine solche lehre ich nur) kann der Schlendrian-Praxis nie vor die Augen, nie in den Sinn kommen. Der Unterschied aber ist ungeheuer und unglaublich. So wie der von einer schwelgerischen Tafel voll vielfältigen Hochgeschmacks aufgestandene Schlemmer auf seiner vielgereizten Zunge von einem einzigen Grane Zucker nichts mehr schmeckt, schmeckt dagegen der mit einfacher Kost Zufriedene früh nüchtern eine gar starke Süßigkeit von noch Weniger desselben Zuckers. Eben so kann man unter dem vielfachen Geräusche in dem bevölkertsten Theile einer großen Stadt oft die auch noch so laut gesprochenen Worte des Nachbars in einer Entfernung von fünf, sechs Schritten nicht verstehen, während das ruhige Ohr in tiefer Nachmitternacht, wo alles Tages-Geräusch verstummt ist, und eine vollkommne Stille herrscht, den leisesten Ton einer Flöte selbst in großer Entfernung deutlich vernimmt, weil dieser sanfte Ton jetzt der einzig noch vorhandene und eben deßhalb von voller Wirkung auf das sich selbst gelassene Gehörorgan ist.
So gewiß ist es, daß bei Entfernung aller arzneilichen Neben-Einflüsse auf den Kranken (wie bei jeder **vernünftigen** Heilung seyn muß) auch die sehr kleinen Gaben vorzüglich eines nach Symptomen-Aehnlichkeit gewählten einfachen Arzneistoffs ihre genügliche und volle Wirkung haben können und müssen, wie auch tausendfache Erfahrung dem lehren wird, welcher rein nachzuprüfen nicht von Vorurtheilen gehindert wird.
Ganz kleine Arzneigaben verfehlen auch um so weniger ihre eigenthümliche Wirkung, da ihre Kleinheit dem Organism nicht zur Ausleerungs-Revolution bringen kann (er muß sich leidend von ihr umändern lassen), während eine große Gabe von der dadurch empörten Natur sehr oft durch Erbrechen, Purgiren, Harnfluß, Schweiß u.s.w. schnell fortgeschafft und rein ausgespuckt und ausgespült wird.
Werden denn nun endlich die gewöhnlichen Herren Aerzte merken, daß die kleinen und kleinsten Gaben homöopathisch gewählter Arznei bloß in einer **reinen,** ächten Cur die großen Dinge thun, in die Schlendrians-Curen aber unmöglich passen können?

mußte; durch welchen schädlichen Umweg aber eine solche Heilung bewirkt ward, das sah Niemand. So wurden unter andern die Frühlings-Tertian-Fieber und so die meisten andern schnell entstandenen, von an sich nur etlicher Wochen Dauer, zu vielmonatlichen (rationellen?) Curen, wo der unwissende Kranke dann noch recht froh war, mit dem Leben davon gekommen zu seyn, **während eine wahre Heilung der ursprünglichen Krankheit nur etliche Tage hätte dauern dürfen.**

Daher die ewig wiederholten Warnungen in den sogenannten praktischen Schriften, die Chinarinde doch ja nicht eher gegen Wechselfieber zu geben, bis alle (angeblichen) Unreinigkeiten und Krankheitsstoffe tüchtig und wiederholt von oben nach unten ausgefegt worden seyen, oder nach dem sanften Ausdrucke der Neuern (obgleich unter demselben Erfolge) bis gehörig und lange genug aufgelöset (d. i. laxirt und durch viele dünne Stuhlgänge abgeführt) worden sey, im Grunde, bis die künstlich erregte Unterleibskrankheit die natürliche Dauer des Wechselfiebers überdauert, und so die Schwäche-Krankheit aus Säfteverlust, einzig übrig geblieben, von der Chinarinde, wie natürlich, in Gesundheit, nach langen Leiden, umgewandelt werden konnte.

Das hieß man und das heißt man methodisch und rationell heilen in vielen, vielen Krankheitsfällen.

So könnte man, gleich gerecht, Wittwen und Waisen bestehlen, um davon ein Armenversorgungs-Stift zu errichten.

Man wird die Chinarinde, als in erster Wirkung ungemein leiberöffnend (m. s. die unter 178. angeführten Symptome), deßhalb auch in einigen Fällen von Durchfall sehr hülfreich finden, wo dem übrigen Befinden die andern Chinasymptome nicht unangemessen sind.

So wird man in den Fällen, wo sogenannter feuchter Brand an den äußern Theilen zu bekämpfen ist, auch den der Chinarinde eignen Symptomen sehr ähnliche Krankheits-Symptome im übrigen Befinden des Kranken gewöhnlich wahrnehmen; deßhalb ist sie in diesen Fällen so heilsam.

Die allzu leichte und öftere, krankhafte Erregung der Geschlechtsorgane zur Saamenausleerung, selbst durch geringe Reize im Unterbauche veranlaßt, wird durch die Rinde (ihren eigenthümlichen Symptomen dieser Art zufolge) in der kleinsten Gabe sehr dauerhaft gehoben.

Ich habe zuweilen Schmerzanfälle, die bloß durch Berührung (oder geringe Bewegung) des Theils erregt werden konnten, und dann ällmählig zu der fürchterlichsten Höhe stiegen, und nach den Ausdrücken des Kranken denen sehr ähnlich waren, die China erzeugen kann, durch eine einzige kleine Gabe dieser verdünnten Tinctur auf immer gehoben, wenn der Anfall auch schon sehr oft wiedergekommen war; das Uebel war homöopathisch (s. Anm. zu [426.]) wie weggezaubert und Gesundheit an seiner Stelle. Kein bekanntes Mittel in der Welt würde dieß vermocht haben, da keins dieses Symptom ähnlich, in erster Wirkung, zu erzeugen fähig ist.

Fast nie wird man die Rinde heilsam finden, wo nicht ähnliche Störungen der Nachtruhe, als diese Arznei bei Gesunden erzeugt (und die man unten findet), mit zugegen sind.

Es giebt einige, wiewohl wenige, Lungeneiterungen (vorzüglich mit Stichen in der Brust; fast bloß durch Druck von außen vermehrt oder erregt), die mit der Rinde geheilt werden können; aber dann müssen auch alle übrigen Zufälle und Beschwerden des Kranken in Aehnlichkeit unter den Chinasymptomen zu finden seyn. Dann sind nur wenige, zuweilen auch schon ein Paar Gaben von obgedachter Kleinheit, in weit von einander entfernten Zeiträumen, zur Heilung hinreichend.

Eben so giebt es Gelbsucht-Krankheiten in kleiner Zahl, die so geartet sind, daß die Chinasymptome in Aehnlichkeit auf sie passen; da ist dann auch die Krankheit mit einer, oder höchstens zwei kleinen Gaben wie durch Wunder gehoben, und volle Gesundheit wieder an ihrer Stelle.

Ein Wechselfieber muß demjenigen sehr ähnlich seyn, was China bei Gesunden erregen kann, wenn diese das geeignete, wahre **Heilmittel** dafür seyn soll, und dann hilft eine einzige Gabe in obgedachter Kleinheit – doch am besten gleich nach Vollendung des Anfalls eingegeben, ehe sich die Veranstaltungen der Natur zum nächsten Paroxysm im Körper anhäufen. Um ein nicht von Chinarinde heilbares Wechselfieber mit großen Gaben dieser mächtigen Substanz nach gemeiner Art zu unterdrücken, pflegt man sie kurz vor dem Anfalle zu geben, wo sie diese – in ihren Folgen so nachtheilige – Gewaltthätigkeit vielleicht gewisser bewirken kann.

Chinarinde kann einen Wechselfieberkranken in Sumpfgegenden nur dann von seiner mit China-symptomen in Aehnlichkeit übereinkommenden Krankheit dauerhaft heilen, wenn der Kranke während seiner Cur und seiner gänzlichen Erholung bis zu vollen Kräften außer der Fieber erzeugenden Atmosphäre sich aufhalten kann. Denn in dieser bleibt er der Wiedererzeugung seiner Krankheit aus derselben Quelle immerdar ausgesetzt, und das Heilmittel kann in der Folge selbst bei Wiederholung der Chinagaben seine Dienste nicht mehr thun, so wie die von Kaffee-Schwelgerei erzeugten Uebel von ihrem angemessnen Heilmittel schnell besiegt werden, aber so lange der schädliche Trank fortgesetzt wird, sich von Zeit zu Zeit wieder erneuern.

Wie konnte man aber so thöricht handeln und dieser in ihrer dynamischen Wirkung auf das menschliche Befinden und in ihrer Kraft, dasselbe eigenartig umzuändern, von jeder Arzneisubstanz in der Welt so unglaublich abweichenden Rinde[4] andere beliebige Dinge **substituiren** wollen? Wie konnte man wähnen, für die China ein **Surrogat**, d. i. eine Arzneisubstanz von identischer und ganz derselben Arzneikraft in andern höchst verschiedenen Stoffen zu finden? Ist denn nicht jede Thierart, jedes Pflanzengeschlecht und jedes Mineral etwas Eigenes, nicht ein mit allen übrigen schon im Aeußern nie zu verwechselndes Wesen? Wird man je so kurzsichtig werden, einen Chinabaum mit einem Weidenbaume, oder einer Esche oder einer Roßkastanie im Aeußern zu verwechseln? Und wenn man nun diese Gewächse schon in ihrem Aeußern so verschieden findet, wo doch die Natur für einen einzigen Sinn, das Auge, nicht so viel Verschiedenheit anbringen konnte, als sie für alle Sinne des geübten Beobachters bei der dynamischen Einwirkung dieser verschiedenen Gewächse auf das Befinden des lebenden, gesunden Menschenorganisms anbringen konnte und wirklich zu Tage legt, will man denn diese letztern, die so mannigfachen, eigenthümlichen Symptome, welche jedes einzelne dieser Gewächse von denen des andern und dritten so abweichend hervorbringt, und worauf einzig nur die specifische Arzneikraft jedes einzelnen Arzneigewächses beruht, um die es uns eigentlich beim Heilen einzig zu thun ist, nicht achten, ihre hohe Bedeutung nicht einsehen, sie nicht für das höchste Kriterium ihrer Verschiedenheit anerkennen? Oder will man nur alles, was bitter und zusammenziehend schmeckt,

---

[4] M. s. die unten angeführten eigenthümlichen Symptome derselben.

für gleichbedeutend in der Arzneiwirkung, für eine Art China[5] ansehen, und so den groben Sinn des menschlichen Geschmacks (welcher kaum für die Aehnlichkeit des Geschmacks, aber nie für die Gleichheit der Arzneikraft zeugen kann) als den obersten und einzigen Richter in Entscheidung über die arzneiliche Bedeutung der verschiedenen Pflanzen aufstellen? Ich dächte, kurzsichtiger und thörichter hätte man in Dingen von so äußerster Wichtigkeit für Menschenwohl nicht verfahren können!

Ich gebe zu, daß alle die Arzneisubstanzen, die man der Chinarinde hat substituiren wollen, von der hohen Esche an, bis zum Chamill-Metram und zur Wandflechte herab, so wie vom Arsenik an, bis zum Jakobspulver und den Salmiak herab, daß, sage ich, von diesen genannten und den hier ungenannten Arzneistoffen jeder einzelne für sich besondere Wechselfieber gehoben habe (ihr guter Ruf, dieß hie und da ausgerichtet zu haben, zeugt dafür); aber schon daraus eben, daß die Beobachter von dem einen oder dem andern versichern, daß es geholfen habe, selbst **wo die Chinarinde nichts ausgerichtet oder geschadet hätte**, zeigen sie ja klärlich an, daß jedes eine andere Species von Wechselfieber war, wofür dieß, und wofür jenes half! Denn wenn es ein für die China geeignetes Wechselfieber gewesen wäre, so würde die China haben helfen **müssen,** und nichts anders haben helfen können. Oder man müßte so thöricht seyn, der Chinarinde in diesem Falle eine besondere Bosheit und Hinterlistigkeit, hier durchaus nicht helfen zu wollen, beizumessen, oder der andern gerühmten Substanz, welche geholfen hat, eine besondere Gütigkeit und Willfährigkeit, den Willen des Arztes zu vollstrecken! Fast scheint es, als ob man so was Thörichtes dächte!

Nein, das Wahre hievon, aber unbeachtete, ist folgendes. Nicht bloß in der Bitterkeit, dem zusammenziehenden Geschmacke und dem sogenannten Arom (Dufte) der Chinarinde, sondern in ihrem ganzen innern Wesen wohnt der unsichtbare, nie materiell (so wenig, als aus den übrigen Arzneistoffen) rein und abgesondert darzustellende, dynamische Wirkungsgeist derselben, wodurch sie sich vor allen andern Arzneien in Umänderung des menschlichen Befindens auszeichnet; m. s. die folgenden Beobachtungen.

Jede von den in Wechselfiebern gerühmten Arzneisubstanzen hat ihre eigne, besondere Wirkung auf das menschliche Befinden, abweichend von der Arzneikraft jedes anderen Arzneistoffs, nach ewigen, unwandelbaren Naturgesetzen. Jeder besondere Arzneistoff sollte nach dem Willen des Schöpfers, so wie im Aeußern (Ansehen, Geschmack und Geruch), so auch und noch weit mehr in seinen innern, dynamischen Eigenschaften verschieden seyn, damit wir durch diese Wirkungsverschiedenheiten alle mögliche Heilzwecke in den unzählbaren, unter sich abweichenden Krankheitsfällen zu erreichen im Stande seyn möchten. Oder hätte der allgütige und mächtige Urheber der unendlich mannichfachen Natur weniger haben zuwege bringen können, wollen oder sollen?

Hat nun jedes der gerühmten Wechselfieber-Mittel, während es andere Wechselfieber ungeheilt lassen mußte, einige Fälle wirklich geheilt – wie ich den Beobachtern, wenn sie das Mittel **allein** gegeben, nicht absprechen will – und hat jedes dieser einzelnen Mittel, nicht aus besonderer Gnade und Gewogenheit für den verordnenden Arzt, seine Heilung verrichtet, sondern, wie wohl vernünftiger anzunehmen ist, aus besonderer, ihm nach ewigen Naturgesetzen eigenthümlich anerschaffenen Kraft; so mußte ja der Fall, wo dieses Mittel half und jenes nicht, nothwendig eine eigenartige, bloß für diese Arznei geeignete Wechselfieber-Krankheit und abweichend von jener gewesen seyn, die nur durch das andere Mittel geheilt werden konnte; und so müssen auch alle die Wechselfieber, deren jedes eine andere Arznei zur Heilung erforderte, durchaus von einander abweichende Wechselfieber gewesen seyn.

Hinwiederum, wenn zwei Wechselfieber ihre Verschiedenheit nicht nur durch merklich von einander abweichende Symptome, sondern auch dadurch, wie gesagt, beurkunden, daß das eine nur durch diese, das andre aber nur durch jene Arznei geheilt werden kann, so folgt deutlich hieraus, daß auch beide Arzneien unter sich selbst in ihrer Natur und Wirkung von einander verschieden seyn müssen,[6] und einander nicht gleich seyn können, folglich auch nicht für gleichgeachtet, und deßhalb, vernünftiger Weise, einander nicht sub-

---

[5] Wie, nächst Andern, W. **Cullen** annimmt, s. **Abh. über die Materia medica,** II. S. 110. Leipz. 1790.

[6] Weil sonst die eine Arznei eben so gut auch jenes Wechselfieber, was der andern Arznei wich, hätte müssen heilen können, wenn sie dieser an Wirkung gleich wäre.

stituirt, d.i. nicht eins für ein Surrogat des andern ausgegeben werden dürfen.

Oder haben diese Herren, die das nicht einsehen, eine, ihnen eigne, mir unbekannte Denkweise, eine besondere, der der gesammten übrigen Menschheit entgegenstehende Logik?

Die unendliche Natur ist weit mannichfacher in dynamisch verschiedener Befähigung der Arznei-substanzen, als die Compilatoren der Arzneistoff-Kräfte, Arzneimittellehrer genannt, ahnen mögen, und unglaublich mannichfacher in Hervorbringung unzähliger Abweichungen im menschlichen Befinden (Krankheiten), als der in seine niedliche Classification verliebte, stümperhafte Pathologe einsieht, welcher durch seine paar Dutzend nicht einmal richtig[7] gezeichneter Krankheitsformen bloß den Wunsch auszudrücken scheint, die liebe Natur möchte doch das Krankheitsheer nur auf ein kleines Depot beschränken, auf daß der Bruder Therapeute und Praktiker – die hergebrachten Recepte im Kopfe – desto leichter mit dem kleinen Häuflein umspringen könne.

Daß die gewöhnlichen Aerzte oft durch einen Zusatz von Eisen in demselben Recepte dem Kranken eine sehr widrig aussehende und schmeckende Dinte auftischen, möchte noch hingehen,

aber daß daraus eine Substanz wird, die weder die Kräfte der Chinarinde, noch die des Eisens besitzt, das muß ihnen gesagt werden.

Diese Behauptung erhellet aus der Thatsache, daß, wo Chinarinde geschadet hat, Eisen oft das Gegenmittel ist und die schädliche Wirkung jener aufhebt, so wie Chinarinde die des Eisens, je nach den durch die unpassende Arznei erzeugten Symptomen.

Indeß kann Eisen nur einige nachtheilige Symptome hinweg nehmen, nämlich die es in Aehnlichkeit selbst erzeugen kann bei gesunden Menschen.

Es bleiben nach langwierigen Curen mit großen Gaben China oft viele Beschwerden übrig, wogegen man andere Arzneien nöthig hat; denn solche Chinasiechthume trifft man häufig in so hohem Grade an, daß man nicht selten nur mit Mühe den Kranken davon befreien und ihn vom Tode erretten kann. Da dient zuweilen **Ipekakuanha** in einigen kleinen Gaben, öfterer **Wohlverleih**, und in einigen wenigen Fällen **Belladonna**, je nach dem aus den Symptomen hervorgehenden Chinaübel. Weißnießwurzel dient dann, wenn durch die Rinde Körperkälte mit kalten Schweißen zuwege gebracht worden ist, und auch die übrigen Symptome jener Wurzel hier homöopathisch statt finden.

---

[7] Welcher Arzt, außer **Hippokrates**, zeichnete wohl den reinen Verlauf irgend einer Krankheit, ohne Arznei dabei gebraucht zu haben, vom Anfange bis zu Ende auf? Enthielten also die Krankheitsbeschreibungen nicht die Symptome der Krankheit mit denen von den dabei angewendeten Hausmitteln und Arzneien gemischt?

Chinarinde

■ **Gemüt**

Unerträgliche Aengstlichkeit (um 8 Uhr Abends und um 2 Uhr nach Mitternacht): er springt aus dem Bette und will sich das Leben nehmen, und fürchtet sich doch, an das geöffnete Fenster zu gehen oder sich dem Messer zu nähern – bei Körperhitze, ohne Durst. [RAL 403]

Ganz außer sich und verzweifelt wirft er sich im Bette herum.[8] [RAL 404]

Untröstlichkeit.[9] [RAL 405]

Jämmerliches, heisches Wimmern und Schreien. [RAL 406]

Sie verfällt von Zeit zu Zeit in eine Laune von Weinen, ohne äußere Veranlassung, durch eine sich selbst gemachte, nichtige Grille, z.B. eines eingebildeten Bedürfnisses, etwa, daß sie sich nicht satt essen könne u.s.w. (n. 20 St.). [RAL 407]

Während heiterer Gemüthsstimmung jählinges, kurzdauerndes Aufschreien und Herumwerfen, ohne sichtliche oder merkbare Veranlassung. [RAL 408]

Klagende Verdrießlichkeit. [RAL 409]

Seufzende Verdrießlichkeit.[10] [RAL 410]

Er ist still und will nicht antworten. [RAL 411]

Hartnäckiges Stillschweigen; er will durchaus nicht antworten. [RAL 412]

Unfolgsamkeit, Ungehorsam. [RAL 413]

Liebkosungen vermehren seine Verdrießlichkeit. [RAL 414]

Verachtung aller Dinge[11] (n. 1 St.). [RAL 415]

Unzufriedenheit; er hält sich für unglücklich und glaubt, von Jedermann gehindert und gequält zu werden (nach 5 St.). [RAL 416]

Er ist ärgerlich, böse und geräth leicht in Zorn[12] (n. 4 St.). [RAL 417]

Unmuth bis zum heftigsten Zorne, so daß er Jemand hätte erstechen mögen. [RAL 418]

Aergerlich bei gegebener Veranlassung, außerdem stupid, betroffen, verlegen. [RAL 419]

Aeußerst geneigt, sich zu ärgern, und jede Veranlassung, sich zu ärgern, herbei zu ziehen; nachgehends zänkisch und aufgelegt, Andre zu ärgern und ihnen Vorwürfe und Verdruß zu machen (n. 2 St.). [RAL 420]

Verdrießliche Unentschlossenheit; sie kann nirgends zum Zweck kommen und ist unwillig dabei (n. einigen St.). [RAL 421]

Allzuängstliche Bedächtlichkeit. [RAL 422]

Eine überängstliche Besorglichkeit um Kleinigkeiten (n. 1½ St.). [RAL 423]

Verdrießlich, doch weder traurig, noch zänkisch, aber zum Geschwind-Denken gar nicht aufgelegt.[13] [RAL 424]

Gemüth düster, keine Lust zu leben. [RAL 425]

Keine Lust zur Arbeit; er ist unthätig. [RAL 426]

Lust zur Arbeit, zu lesen, zu schreiben und nachzudenken; überhaupt besondere Aufgelegtheit und Betriebsamkeit.[14] [RAL 427]

◇ (Irrereden)[15] (*Cleghorn,* Diseases of Minorca, S. 191. 213.). [RAL (691)]

(Delirien)[16] (*J. A. Ph. Gesner,* Sammlung v. Beob. I. S. 244. Nördlingen, 1789.). [RAL (692)]

Aengstlichkeit, Beängstigung (*Cleghorn,* – *Quarin,* Method. med. febr. S. 23. – *Roschin,* in Annalen der Heilkunde, 1811. Ferbr.). [RAL (693)]

Erstaunliche Beängstigung (*Stahl,* Obs. clin. S. 144. 171.). [RAL (694)]

Große Angst – Tod[17] (*Joh. de Koker,* a.a.O.). [RAL (695)]

Niedergeschlagenheit (*Gesner,* a.a.O.). [RAL (696)]

Trübsinn, Hoffnungslosigkeit[18] (*W. Groß,* in einem Aufsatze). [RAL (697)]

Muthlosigkeit (*C. Chr. Anton,* in einem Aufsatze). [RAL (698)]

Mangel der (gewöhnlichen) fröhlichen Laune; er ist lieber für sich allein (*F. Hartmann,* in einem Aufsatze). [RAL (699)]

Was ihm sonst in hellem, freundlichem Lichte erschien, zeigt sich ihm jetzt glanzlos, unwürdig und schaal (*E. Stapf,* in einem Briefe). [RAL (700)]

Mürrisch, zum Zanken aufgelegt[19] (*Chr. Teuthorn,* in einem Aufsatze). [RAL (701)]

Er ist so innerlich ärgerlich (*Anton,* a.a.O.). [RAL (702)]

Unzufrieden und empfindlichen Gemüths, zum Zanken aufgelegt (*Fr. Walther,* in einem Aufsatze). [RAL (703)]

---

[8] Vergl. mit [694.] [695.].
[9] Vergl. mit [697.] [698.].
[10] 410. 411. 412. vergl. mit [709.] [710.].
[11] Vergl. mit [707.].
[12] 417. 418. 420. vergl. mit [701.] [703.].

[13] Vergl. mit 4. 5 [5.] [704.] [705.] [711.].
[14] Heilwirkung.
[15] Beim Gebrauche in Wechselfiebern.
[16] Beim Gebrauche in Wechselfiebern.
[17] Von Chinarinde im Froste eines Wechselfiebers eingenommen.
[18] [697.] [698.] s. 405.
[19] [701.] [703.] s. 417. 418. 420.

Unaufgelegtheit zum Denken; abwechselndes Heiter- und Düsterseyn, drei Stunden lang (n. 2 St.) (*Walther,* a.a.O.). [RAL (704)]

Unlust zu geistigen und ernsthaften Beschäftigungen (*H. Becher,* in einem Aufsatze). [RAL (705)]

Ernsthafte Gemüthsstimmung (*J. Ch. Hartung,* in einem Aufsatze). [RAL (706)]

Gleichgültigkeit gegen alle Eindrücke von außen und Unlust zu sprechen[20] (*Becher,* a.a.O.). [RAL (707)]

Gemüthsruhe[21] (*Chr. Fr. Langhammer,* in einem Aufsatze). [RAL (708)]

Stille Verdrießlichkeit, und nicht aufgelegt zu sprechen[22] (am ersten Tage.) (*Herrmann,* a.a.O.). [RAL (709)]

Verdrießlich, maulfaul, in sich gekehrt (*Stapf,* a.a.O.). [RAL (710)]

Unlust zu geistigen Arbeiten und Schläfrigkeit (*Herrmann,* a.a.O.). [RAL (711)]

Abneigung vor körperlichen und geistigen Anstrengungen (*Anton,* a.a.O.). [RAL (712)]

Er entwirft eine Menge großer Pläne für die Zukunft[23] (*Hartmann,* a.a.O.). [RAL (713)]

Er entwirft viele Pläne, und denkt über ihre Ausführung nach; es drängen sich ihm viele Ideen auf einmal auf (*Herrmann,* a.a.O.). [RAL (714)]

Er hat viele Ideen, nimmt sich allerlei vor, auszuführen, baut Luftschlösser (n. einigen St.) (*Walther,* a.a.O.). [RAL (715)]

Er hat eine Menge Pläne im Kopfe, die er gern ausführen möchte, Abends (*Groß,* a.a.O.). [RAL (716)]

■   **Schwindel, Verstand und Gedächtnis**

Erst Schwindel und Schwindel-Uebelkeit, dann allgemeine Hitzempfindung.[24] [RAL 1]

Eingenommenheit des Kopfs, wie Schwindel vom Tanze und wie beim Schnupfen.[25] [RAL 2]

Er ist von langsamer Besinnung, hat große Abneigung vor Bewegung, und ist mehr zum Sitzen und Liegen geneigt. [RAL 3]

Langsamer Ideengang. [RAL 4]

Er ist in Gedanken (als wenn der Ideengang still stände) (n. 3 St.). [RAL 5]

Er kann die Ideen nicht in Ordnung halten, und begeht Fehler im Schreiben und Reden, indem

er Wörter, die nachfolgen sollten, voraus setzt; das Reden Anderer stört ihn sehr[26] (n. 2 St.). [RAL 6]

Projectirende Ideen in Menge. [RAL 7]

Eingenommenheit und Wüstheit im Kopfe und Trägheit des Körpers, wie von Nachtwachen und Schlaflosigkeit[27] (n. 1 St.). [RAL 8]

Betäubung des Kopfs, mit Drücken in der Stirne (n. ¼ St.). [RAL 9]

◇ Schwindel (*J. F. Cartheuser,* Diss. de febre intermitt. epid. Francof. ad V. 1749.). [RAL (1)]

Schwindel im Hinterhaupte im Sitzen (*C. Franz,* in einem Aufsatze). [RAL (2)]

Schwindel, der Kopf will rückwärts sinken, bei Bewegung und Gehen heftiger, beim liegen vermindert (n. einig. Minuten.) (*Chr. Fr. G. Lehmann,* in einem Aufsatze). [RAL (3)]

Anhaltender Schwindel, der Kopf will rückwärts sinken, in jeder Lage, doch beim Gehen und Bewegen des Kopfs heftiger (n. 6 St.) (*Herrmann,* a.a.O.). [RAL (4)]

Periodischer Stillstand der Gedanken (*Chr. Fr. G. Lehmann,* in einem Aufsatze.). [RAL (5)]

Kopfbenebelung (*Cartheuser,* a.a.O.). [RAL (6)]

Eingenommenheit des Kopfs (*C. E. Fischer,* in *Hufel.* Journal IV, S. 652, 653, 657.). [RAL (7)]

Eingenommenheit des Kopfs, wie ein Schnupfen[28] (n. 9 Tagen) (*W. E. Wislicenus,* in einem Aufsatze). [RAL (8)]

Eingenommenheit des Kopfs in der Stirne (*Chr. G. Hornburg,* in einem Aufsatze). [RAL (9)]

Eingenommenheit des Kopfs, wie nach einem Rausche, mit Drücken in den Schläfen (*Hornburg,* a.a.O.). [RAL (10)]

Eine über den ganzen Kopf verbreitete Düsterheit, eine halbe Stunde lang (n. ¾ St.) (*Hartung,* a.a.O.). [RAL (11)]

Ein dumpfes Gefühl im hintern, untern Theile des Kopfs wie beim Erwachen aus dem Schlafe (*Becher,* a.a.O.). [RAL (12)]

■   **Kopf**

Früh, beim Erwachen aus dem Schlafe, dumpfer, betäubender Kopfschmerz. [RAL 10]

Kopfweh, bald in diesem, bald in jenem Theile des Gehirns. [RAL 11]

---

[20] s. 415.

[21] Heilwirkung, wie es scheint.

[22] [709.] [710.] s. 410–412.

[23] [713.]–[716.] s. 6. 7.

[24] Vergl. mit (1.) bis (4.).

[25] Vergl. mit 12. und (8.)

---

[26] 6. 7. sind nebst (713.) bis (716.) Wechselwirkung mit 3. 4. 5. und (5.).

[27] 8. 9. 10. vergl. mit (6.) bis (12.) und (16.).

[28] s. 2. und 12.

Kopfweh in den Schläfen, wie Stockschnupfen.[29] [RAL 12]

Kopfweh über den Augenhöhlen, welches in den Vormittagsstunden entsteht, durch Gehen sich sehr vermehrt, durch das Mittagsmahl aber vergeht (n. 18 St.). [RAL 13]

Schwere des Kopfs; (Mittags steigt Taumel in den Kopf, ohne Schmerz).[30] [RAL 14]

Kopfweh, wie Schwerheit und Hitze darin, am schlimmsten beim Drehen der Augen, zugleich mit zuckenden Schmerzen in den Schläfen. [RAL 15]

Kopfschmerz von Nachmittags bis Abends, ein Drücken mitten in der Stirne. [RAL 16]

Drückender Kopfschmerz beim Gehen, erst über der Stirne, dann in den Schläfen[31] (n. 6 St.). [RAL 17]

Das Gehirn ist von so vielem Blute gepreßt.[32] [RAL 18]

Kopfweh, als wenn das Gehirn von beiden Seiten zusammen und zur Stirne heraus gepreßt würde, durch Gehen in freier Luft sehr vermehrt. [RAL 19]

Drückend stechender Kopfschmerz in der Stirne und der Schläfe der einen Seite (n. 4 St.). [RAL 20]

Stechen zwischen Stirne und Schläfe linker Seite; beim Anfühlen der Schläfe fühlte er starkes Klopfen der Schlagader, und das Stechen verschwand durch diese Berührung.[33] [RAL 21]

Zuckender Kopfschmerz in der Schläfe bis in die Oberkinnlade.[34] [RAL 22]

Kopfweh erst wie krampfhaft im Wirbel, dann auf der Seite des Kopfs wie Zerschlagenheit, durch die geringste Bewegung vermehrt. [RAL 23]

Kopfweh beim Gehen im Winde, aus Zerschlagenheit und Wundheit zusammengesetzt. [RAL 24]

Kopfweh, als wenn das Gehirn wund wäre, welches sich bei der geringsten Berührung des Kopfs und der Theile des Kopfs vermehrt, vorzüglich aber durch angestrengte Aufmerksamkeit und tiefes Nachdenken, ja selbst durch Sprechen. [RAL 25]

Schweiß in den Kopfhaaren. [RAL 26]

Starker Schweiß in den Kopfhaaren beim Gehen in freier Luft. [RAL 27]

(Ein Kriebeln in der Stirnhaut.) [RAL 28]

◇ Schwere des Kopfs[35] (*J. E. Stahl,* in verschiedenen Schriften, vorzüglich in s. Diss. Problem. de febribus.). [RAL (13)]

Schwere im Kopfe, der rückwärts sinken will, im Sitzen (*Herrmann,* a.a.O.). [RAL (14)]

Beim Erwachen aus dem Schlafe, früh, Schwerheit des Kopfs und Mattigkeit in allen Gliedern (*Chr. Fr. Lehmann,* a.a.O.). [RAL (15)]

Früh ganz wüste im Kopfe, wie nach einem Rausche, mit Trockenheit im Munde (*Franz,* a.a.O.). [RAL (16)]

Kopfschmerz in der Stirngegend (*Franz, a.a.O. – W. Clauß,* in einem Aufsatze.). [RAL (17)]

Kopfschmerz in den Schläfen (*Hornburg,* a.a.O.). [RAL (18)]

Kopfschmerz, Mattigkeit, dann etwas Kälte (*Franz,* a.a.O.). [RAL (19)]

Drückender Schmerz im Hinterhaupte[36] (n. 3 St.) (*Fr. Meyer,* in einem Aufsatze). [RAL (20)]

Druck an der linken Schläfe (*Herrmann,* a.a.O.). [RAL (21)]

Zusammendrücken in den Schläfen (n. 5 St.) (*Franz,* a.a.O.). [RAL (22)]

Abends drückender Kopfschmerz in der Schläfe (*Franz,* a.a.O.). [RAL (23)]

Drückender Schmerz in der rechten Seite der Stirne (*Groß,* a.a.O.). [RAL (24)]

Drückender Kopfschmerz in der Stirne; beim Rückwärtsbiegen trat er verstärkt in beide Schläfen; beim Sitzen blieb er bloß in der Stirne (*Becher,* a.a.O.). [RAL (25)]

Kopfweh, erst ein Drücken in der Stirne, welches sich dann über den ganzen Kopf verbreitet (*Becher,* a.a.O.). [RAL (26)]

Heftig drückende Kopfschmerzen in der Tiefe des Gehirns, und wie Zusammenschnüren, vorzüglich in der rechten Stirnseite und am Hinterhaupte, beim Gehen sehr verstärkt.[37] (*Anton,* a.a.O.). [RAL (27)]

Drückender Kopfschmerz, vorzüglich im Hinterhaupte (*Anton,* a.a.O.). [RAL (28)]

Drückend pressender Kopfschmerz, der durch freie Luft verschlimmert wird (n. 9 St.) (*Hartmann,* a.a.O.). [RAL (29)]

Harter Druck im Hinterhaupte, als wenn das kleine Gehirn herausgedrückt würde (n. 5½ St.) (*Meyer,* a.a.O.). [RAL (30)]

---

[29] Vergl. mit 2. und (8.).
[30] 14. 15. vergl. mit (13.) (14.) (15.).
[31] Vergl. mit (20.) bis (26.) und (28.).
[32] 18. 19. vergl. mit (27.) und (29.) bis (35.) u (53.).
[33] Vergl. vorzüglich mit (62.); sonst auch mit (57.) bis (61.) und (63.).
[34] Vergl. mit (49.) (50.) auch zum Theil (46.) bis (48.).

---

[35] [13.] [14.] [15.] s. 14. 15.
[36] [20.]–[26.] s. 17. und [28.].
[37] s. 18. 19. und [29.]–[53.].

Schmerzhaftes Drücken und Pressen im Kopfe, nach der Stirne zu, als wenn alles darin zu schwer wäre und herausgedrückt werden sollte, durch starkes Aufdrücken mit der Hand erleichtert (n. 8 St.) (*Hartmann,* a.a.O.). [RAL (31)]

Drückend pressender Kopfschmerz in der Seite, nach welcher er sich hinneigt (*Hartmann,* a.a.O.). [RAL (32)]

Eine Art Drücken, wie bedrängt im Kopfe, mit Stirnschweiße (n. $^1/_2$ St.) (*Gustav Wagner,* in einem Aufsatze). [RAL (33)]

Ein Drücken, wie Vollheit, im Kopfe, gleich über den Augen (n. 2 St.) (*Wagner,* a.a.O.). [RAL (34)]

Kopfweh, als wäre das Gehirn wie zusammengeballt, mit allzugroßer Aufgeregtheit des Geistes, Unruhe, übermäßiger und überschneller Aufmerksamkeit und Ueberspanntheit der Phantasie (*Franz,* a.a.O.). [RAL (35)]

Drückendes Reißen in der Schläfegegend, als wollte es den Knochen herauspressen.[38] (*Herrmann,* a.a.O.). [RAL (36)]

Reißender Kopfschmerz in der linken Schläfe (*Langhammer,* a.a.O.). [RAL (37)]

Reißen an mehren Stellen im Kopfe, durch Gehen und bei Bewegung des Kopfes heftiger (*Herrmann,* a.a.O.). [RAL (38)]

Reißender Kopfschmerz vom rechten Hinterhauptbeine bis zum rechten Stirnhügel (*Herrmann,* a.a.O.). [RAL (39)]

Ziehendes Kopfweh vom Hinterhaupte nach der Stirne zu, als wenn die ganze Stirne zusammengezogen würde, welches sich in den Schläfen als ein Pochen endigte; es ließ nach beim Gehen, nahm beim Sitzen und Stehen zu, und hörte beim Daraufdrücken mit der Hand auf (*Teuthorn,* a.a.O.). [RAL (40)]

Ziehender Kopfschmerz im Hinterbauche, im Sitzen (*Franz,* a.a.O.). [RAL (41)]

Ziehender Schmerz im Kopfe hinter den Ohren bis zum zitzförmigen Fortsatze (*Hartung,* a.a.O.). [RAL (42)]

Ziehender Schmerz in der linken Hinterhauptseite, der beim Hinterbiegen des Kopfes vergeht (*Franz,* a.a.O.). [RAL (43)]

Ziehender Schmerz in der Stirne (*Hornburg,* a.a.O.). [RAL (44)]

Bringt er die Hand an die Stirne, so bekommt er darin einen hin- und herziehenden Schmerz (*Franz,* a.a.O.). [RAL (45)]

Heftig zuckendes Reißen an mehren Orten im Kopfe, das sich bei Bewegung und im Gehen vermehrt, im Liegen mindert (n. 1 St.) (*Herrmann,* a.a.O.). [RAL (46)]

Zuckendes Reißen in den Stirnhügeln (*Groß,* a.a.O.). [RAL (47)]

Zuckendes Reißen in der rechten Schläfegegend, drei Tage lang (*Herrmann,* a.a.O.). [RAL (48)]

Zucken von beiden Seitenbeinen des Kopfs längs dem Halse hin[39] (*Hornburg,* a.a.O.). [RAL (49)]

Kopfweh, wie ein Zucken nach der Stirne hin, immer stärker bis zum Abend, wo es verschwand (*J. G. Lehmann,* in einem Aufsatze). [RAL (50)]

Wühlender Kopfschmerz in der linken Stirne, wenn er im Sitzen unbeschäftigt ist, oder sich womit beschäftigt, wozu er keine Neigung hat (*Groß,* a.a.O.). [RAL (51)]

Kopfschmerz, ein Wühlen in der linken Seite des Kopfs, im Sitzen (n. 9$^1/_4$ St.) (*Hartmann,* a.a.O.). [RAL (52)]

Kopfschmerz so empfindlich, als wenn die Hirnschale auseinander springen sollte; das Gehirn schlägt wellenförmig an die Hirnschale an (*Teuthorn,* a.a.O.). [RAL (53)]

Heftiges Hämmern im Kopfe nach den Schläfen hin (*J. G. Lehmann,* a.a.O.). [RAL (54)]

Kopfweh im linken Seitenbeine, wie Pochen (*Hornburg,* a.a.O.). [RAL (55)]

Ein ununterbrochener, dumpfer, schneidender Schmerz von beiden Schläfen und dem Hinterhaupte herauf bis in die Augenhöhle, empfindlicher und schlimmer bei Bewegung und beim Bücken (*Chr. Fr. G. Lehmann,* a.a.O.). [RAL (56)]

Stechender Kopfschmerz, vorzüglich in der linken Stirngegend (n. 1$^1/_2$ St.) (*Hartung,* a.a.O.). [RAL (57)]

Zwischen Stirne und Scheitel brennende, starke Stiche (*Hartung,* a.a.O.). [RAL (58)]

Anhaltend stechende Empfindung in der rechten Schläfe (*Walther,* a.a.O.). [RAL (59)]

Stechender Kopfschmerz in der Stirne (im Sitzen) (*Langhammer,* a.a.O.). [RAL (60)]

Feines Stechen in der linken Schläfe (*Franz,* a.a.O.). [RAL (61)]

---

[38] Reißender (ziehender) Druck und drückendes Reißen (Ziehen) scheint ein Hauptschmerz der Chinarinde zu seyn; s. auch [427.] [428.] [466.] [470.] [492.] [493.].

[39] [48.] [49.] s. 22.

Stechender Kopfschmerz zwischen der rechten Schläfe und Stirne, mit starkem Pulsiren der Schläfe-Arterie[40] (n. ½ St.) (*Anton,* a.a.O.). [RAL (62)]

Einzelne Stiche, die vom innern Ohre durch das Gehirn wie oben hinaus fuhren (*Teuthorn,* a.a.O.). [RAL (63)]

Stechendes Reißen an mehren Orten im Kopfe, durch Bewegung des Kopfs vermehrt (*Herrmann,* a.a.O.). [RAL (64)]

Die Hautdecken des ganzen Kopfs sind bei Berührung so empfindlich, daß ihn alles daran schmerzt und die Wurzeln der Haare besonders zu leiden scheinen (n. 36 St.) (*Groß,* a.a.O.). [RAL (65)]

Schmerzliches Ziehen auf der rechten Seite des Hinterhaupts (*Franz,* a.a.O.). [RAL (66)]

Bei Berührung ziehender Schmerz im Hinterhauptgelenke, so daß er den Kopf hinterbeugen muß (*Franz,* a.a.O.). [RAL (67)]

Schmerzhaftes Ziehen auf dem Hinterhauptknochen (*Franz,* a.a.O.). [RAL (68)]

Zusammenziehender Schmerz links am Hinterhaupte in der Haut (*Groß,* a.a.O.). [RAL (69)]

Zusammenziehender, äußerer Schmerz links am Hinterhaupte; es ist, als würde die Haut auf einen Punct zusammengezogen; durch Berührung nicht zu vermehren (*Herrmann,* a.a.O.). [RAL (70)]

Schmerz, als packte Jemand mit voller Hand die Haut auf dem obern Theile des Kopfs (*Groß,* a.a.O.). [RAL (71)]

Ein im Kreise zusammenziehender Schmerz, oben auf der Mitte des Hauptes (n. ½ St.) (*Herrmann,* a.a.O.). [RAL (72)]

Scharfe Stiche an der linken Seite des Haarkopfs (*Franz,* a.a.O.). [RAL (73)]

Mehre Stiche im Nacken (welche eine Art Steifigkeit in demselben zurückließen)[41] (*Hartung,* a.a.O.). [RAL (74)]

Stechendes Jücken auf dem Haarkopfe (n 1 St.) (*Franz,* a.a.O.). [RAL (75)]

Stechendes Drücken äusserlich am linken Stirnhügel, mit Schwindel und einiger Uebelkeit im Halse verbunden (*Herrmann,* a.a.O.). [RAL (76)]

Stechendes Drücken im rechten Stirnhügel, bei Berührung heftiger (n. 10 Minuten) (*Herrmann,* a.a.O.). [RAL (77)]

■ **Gesicht und Sinnesorgane**

Oeftere Veränderung der Gesichtsfarbe. [RAL 29]

Gesichtsblässe.[42] [RAL 30]

Schlechte, erdfalbe Gesichtsfarbe. [RAL 31]

Eingefallenes, blasses Gesicht. [RAL 32]

Hippokratisches Gesicht (zugespitzte Nase, hohle Augen mit blauen Ringen), Gleichgültigkeit, Unempfindlichkeit; er mag nichts von den Umgebungen, nichts von den ihm sonst liebsten Gegenständen wissen (n. 1 St.). [RAL 33]

Verengerte Pupillen. [RAL 34]

Bewegliche, doch mehr zur Zusammenziehung, als zur Erweiterung geneigte Pupillen (n. 20 St.). [RAL 35]

Es fliegen schwarze Puncte vor dem Gesichte[43] (n. 4 St.). [RAL 36]

Beißen in dem einen, dann in dem andern Auge, welches dabei thränt. [RAL 37]

Drückend beißender Schmerz in den Augen, wie von Salz; sie muß sie immer reiben[44] (n. ½ St.). [RAL 38]

Augenbutter im äußern Augenwinkel (nach dem Schlafe). [RAL 39]

Ein Blutschwär auf dem Backen. [RAL 40]

Röthe der Backen und der Ohrläppchen. [RAL 41]

Reißen in den Ohrläppchen.[45] [RAL 42]

Hitze des äußern Ohres. [RAL 43]

Wasserbläschen hinter den Ohren. [RAL 44]

Ausschlag in der Ohrmuschel. [RAL 45]

(Drückender Schmerz im innern Ohre, wie Ohrzwang.) (n. 3 St.). [RAL 46]

Ein pickendes Getön im Ohr, wie von einer entfernten Uhr. [RAL 47]

Erst eine klopfende Empfindung im Ohre; darauf ein langes Klingen.[46] [RAL 48]

Ohrenklingen. [RAL 49]

Ohrensausen.[47] [RAL 50]

Es legt sich inwendig etwas vor das Gehör (wie von Taubhörigkeit)[48] (n. 1 St.). [RAL 51]

Röthe und Hitze bloß an der Nase (n. 12 St.). [RAL 52]

Drückender Schmerz in der Nasenwurzel (nachdem die Hitze des Backens vergangen war), der sich auf die Seite zieht (n. 5 St.). [RAL 53]

---

[40] s. 21.
[41] s. 69. und [424.] [425.].

[42] 30. bis 33. vergl. mit (78.).
[43] Vergl. mit (112.) bis (114.)
[44] Vom Dunste, vergl. mit (105.).
[45] Vergl. mit (121.).
[46] 48. 49. vergl. mit (115.) (116.) (118.).
[47] Vergl. mit (119.).
[48] Vergl. mit (120.).

Reißender Schmerz auf dem Nasenrücken. [RAL 54]

(Er glaubt einen Leichengeruch zu riechen.) [RAL 55]

(Zusammengeschrumpfte, runzlichte Oberhaut der Lippen) (n. 5 St.). [RAL 56]

Die Unterlippe springt (beim Nießen) in der Mitte auf. [RAL 57]

(Aufgesprungene Lippen.) [RAL 58]

Die innere Fläche der Unterlippe schmerzt wie wund und aufgetrieben.[49] [RAL 59]

◊ Eingefallenes, spitziges Gesicht, bleich, krankhaft, wie nach Ausschweifungen[50] (*Stapf*, a.a.O.). [RAL (78)]

Gedunsenes, rothes Gesicht (*Fischer*, a.a.O.). [RAL (79)]

Gesichthitze (*J. Raulin*, Observat. de Med. Paris, 1754. S. 243., 248.). [RAL (80)]

Beim Eintritt aus der freien Luft in die nicht warme Stube entstand brennende Hitze im Gesichte (*Stapf*, a.a.O.). [RAL (81)]

Abwechselnde Hitze und Röthe im Gesichte (*Stahl*, a.a.O.). [RAL (82)]

Augenblickliches Zusammenziehen der Stirnhaut, als wenn es die Haut der Stirne in der Mitte auf einen Punct zusammenzöge (n. ½ St.) (*Wislicenus*, a.a.O.). [RAL (83)]

Brennender Schmerz auf der Stirne und heißer Stirnschweiß (*Chr. Fr. G. Lehmann*, a.a.O.). [RAL (84)]

Drücken über das Gesicht, vorzüglich neben der Nase und den Backen, nebst einem Zusammenziehen der Augenlider, als wenn die obern und untern Augenlider gegen einander zugezogen würden (n. 3 St.) (*Wislicenus*, a.a.O.). [RAL (85)]

Stechendes Drücken auf der Stirne, über der Nase und am Backen (n. 32 St.) (*Franz*, a.a.O.). [RAL (86)]

Ein pickender Schmerz im Jochbeine und in einem rechten Backzahne (*Hartung*, a.a.O.). [RAL (87)]

Feine Stiche im rechten Wangenbeine, die durch Aufdrücken vergehen (*Hartmann*, a.a.O.). [RAL (88)]

Aufwärts gehendes, weiches Drücken über der Nasenwurzel und am Augenbraubogen, das beim Berühren vergeht, mit Anspannung der Haut des linken Nasenflügels (*Franz*, a.a.O.). [RAL (89)]

Drücken in beiden Augenbraubogen, mehr äußerlich, durch Bewegung der Stirnmuskeln verschlimmert (n. 3 St.) (*Meyer*, a.a.O.). [RAL (90)]

Schmerz über der linken Augenhöhle (*Hornburg*, a.a.O.). [RAL (91)]

Reißen am linken äussern Augenwinkel (*Langhammer*, a.a.O.). [RAL (92)]

Fein jückender Schmerz über den Augenhöhlen (*Hornburg*, a.a.O.). [RAL (93)]

Jücken am linken Augenlide (*Franz*, a.a.O.). [RAL (94)]

Eine kitzelnde Empfindung auf den Augenlidern (n. 5 St.) (*Hartung*, a.a.O.). [RAL (95)]

Heftiger Schmerz der Augenlider (*Clauß*, a.a.O.). [RAL (96)]

Trockenheitsgefühl zwischen den Augenlidern und den Augäpfeln, reibenden Schmerzes bei Bewegung der Augenlider, ohne sichtbare Veränderung am Auge (*Hartung*, a.a.O.). [RAL (97)]

Drückender Schmerz in den äussern Augenwinkeln (*Franz*, a.a.O.). [RAL (98)]

Schmerzloses Drücken in den Augen, wie von Müdigkeit und unterdrücktem Schlafe zu entstehen pflegt (n. 10½, 12 St.) (*Hartmann*, a.a.O.). [RAL (99)]

Beim Erwachen, die Nacht, deuchtet ihm das rechte Auge wie in Wasser schwimmend (n. 19 St.) (*Stapf*, a.a.O.). [RAL (100)]

In den Augen Gefühl, wie bei allgemeiner Schwäche, als wären sie sehr eingefallen, was sie doch nicht sind (n. ¼ St.) (*Franz*, a.a.O.). [RAL (101)]

Ein Fippern, Blinzeln, Zittern in beiden Augen (n. 2¾ St.) (*J. G. Lehmann*, a.a.O.). [RAL (102)]

Hin- und Herzucken des linken untern Augenlides (n. 6 St.) (*Wislicenus*, a.a.O.). [RAL (103)]

Thränen der Augen mit kriebelnden Schmerzen in ihnen an der innern Fläche der Augenlider (*Becher*, a.a.O.). [RAL (104)]

Die Augen sind etwas roth mit drückend brennendem Schmerze darin und vieler Hitze, (Nachmittags) (n. 6 St.) (*Stapf*, a.a.O.). [RAL (105)]

Zusammengezogene Pupillen (sogleich und n. 3½ St.) (*Becher*, a.a.O.). [RAL (106)]

Zusammengezogene Pupillen (n. ¾ St.) (*Hartmann*, a.a.O.). [RAL (107)]

Sehr verengerte Pupillen (n. 1 St.) (*Stapf*, a.a.O.). [RAL (108)]

Erweiterte Pupillen (n. 1½ St.) (*Hartmann*, a.a.O.). [RAL (109)]

Sehr erweiterte Pupillen (n. ¼ St.) (*Hartmann*, a.a.O.). [RAL (110)]

---

[49] Vergl. mit (128.) (129.).

[50] S. 30. bis 33.

Aeußerste Erweiterung und fast Starrheit der Pupillen mit Gesichtschwäche, daß er nichts deutlich in der Ferne erkennt (Myopie), bei übrigens lebhafter Gesichtsfarbe und übriger Lebhaftigkeit (n. 6 St.) (*Franz,* a.a.O.). [RAL (111)]

Dunkelheit vor den Augen[51] (*Chr. Fr. G. Lehmann,* a.a.O.). [RAL (112)]

Trübsichtigkeit (*Cartheuser,* a.a.O.). [RAL (113)]

Schwarzer Staar (**Breslauer Samml.** 1728. S. 1066.). [RAL (114)]

Oefteres Klingen im rechten Ohre, und zugleich ein kitzelndes Krabbeln darin, als wenn ein Insect hineingekrochen wäre[52] (*Becher,* a.a.O.). [RAL (115)]

Ohrenklingen, mit Kopfweh in den Schläfen (*Franz,* a.a.O. – *Langhammer,* a.a.O.). [RAL (116)]

Ein Kitzel im Ohre (*Hornburg,* a.a.O.). [RAL (117)]

Ohrenklingen, mit Kopfweh in den Schläfen (*Franz,* a.a.O.). [RAL (118)]

Ohrensausen[53] (*Clauß,* a.a.O.). [RAL (119)]

Schwerhörigkeit[54] (*Morton,* Opera II. S. 76, 81.). [RAL (120)]

Reißen am Ohrknorpel und im äußeren Gehörgange[55] (*Herrmann,* a.a.O.). [RAL (121)]

Schmerz am linken Ohre, bloß beim Berühren (n. 6 Tagen) (*Wislicenus,* a.a.O.). [RAL (122)]

Beißen tief im linken Nasenloche, bei jedem Einathmen jähling stichartig schmerzend; beim Zusammendrücken der Nase wird das Beißen noch ärger und dann jückt es auch äußerlich auf dem Nasenrücken, Abends (n. ½ St.) (*Franz,* a.a.O.). [RAL (123)]

Feine Nadelstiche am Knorpel der Nasescheidewand (*Herrmann,* a.a.O.). [RAL (124)]

Nasenbluten, früh zwischen 6 und 7 Uhr, nach dem Aufstehen aus dem Bette, mehre Morgen nach einander (*Hartung,* a.a.O.). [RAL (125)]

Oefteres, starkes Nasenbluten (*Raulin,* a.a.O.). [RAL (126)]

Nasenbluten nach starkem Schnauben (*Wislicenus* a.a.O.). [RAL (127)]

An der Oberlippe, rechts, nahe am Mundwinkel, Wundheitsempfindung, wie nach vielem Abwischen beim Schnupfen[56] (*Franz,* a.a.O.). [RAL (128)]

An der Unterlippe, in der Nähe des linken Mundwinkels, Schmerz, als wäre ein fressendes Geschwür daselbst (*Franz,* a.a.O.). [RAL (129)]

Ausschlag an den Lippen und der Zunge, Geschwürchen, welche jücken und sehr brennen (*Schlegel* in *Hufel.* Journ. VII. IV. S. 161.). [RAL (130)]

Trockne Lippen, ohne Durst (n. 7 St.) (*Franz,* a.a.O.). [RAL (131)]

Schwärzlichte Lippen (*Dan. Crüger,* in Misc. Nat. Cur. Dec. III. ann. 3.). [RAL (132)]

Schief auf die Seite gezogener Hals (*Al. Thompson,* in Med. inqu. and observ. IV. No. 24.). [RAL (133)]

Sprachlosigkeit (*Richard,* Recueil dobserv. de med. II. S. 517.). [RAL (134)]

Kleiner Schauder mit darauf folgender Sprachlosigkeit (*Thompson,* a.a.O.). [RAL (135)]

Am Oberkiefer ein schneidend brennender Schmerz (im Stehen) (n. 7 St.) (*Franz,* a.a.O.). [RAL (136)]

Zuckende, stumpfe Stiche im rechten Unterkiefer[57] (*Walther,* a.a.O.). [RAL (137)]

Reißen am linken Unterkiefer (*Herrmann,* a.a.O.). [RAL (138)]

■ **Mund und innerer Hals**

Ziehendes Zahnweh entsteht leicht in freier Luft und in Zugluft. [RAL 60]

Zahnweh, Stockschnupfen und thränende Augen. [RAL 61]

Zahnweh, es sticht in den Vorderzähnen heraus.[58] [RAL 62]

Klopfendes Zahnweh.[59] [RAL 63]

Zahnweh mit Wackeln der Zähne (n. 3 St.). [RAL 64]

Wackelnde, bloß beim Kauen schmerzende Zähne. [RAL 65]

Die Nacht (vor 12 Uhr) reißender Druck in der rechten Ober- und Unterkinnlade.[60] [RAL 66]

Die untern Schneidezähne schmerzen, als wenn daran geschlagen worden wäre. [RAL 67]

(Vorne am Halse rother Frieselausschlag, ohne Jücken). [RAL 68]

Schmerzhaft ist die Bewegung des Nackens.[61] [RAL 69]

---

[51] [112.]–[114.] s. 36.
[52] [115.] [116.] [118.] s. 48. 49.
[53] S. 50.
[54] s. 51.
[55] s. 42.
[56] [128.] [129.] s. 59.

[57] s. 62. und [148.].
[58] Vergl. mit (137.) und (148.).
[59] Vergl. mit (149.).
[60] Vergl. mit (141.) (145.) und (146.), zum Theil auch (138.) (140.) (142.) (144.) (147.).
[61] Vergl. mit (74.) auch (424.) (425.).

Schmerz im Genicke nach dem Halse zu, beim Drehen des Kopfs, als wenn er geschwollene Halsdrüsen hätte (ob er gleich keine hat); beim Befühlen schmerzte es noch stärker, wie zerschlagen (nach einem Spaziergange). [RAL 70]

Hie und da in der Ohrdrüse flüchtig stechende Schmerzen. [RAL 71]

Einfach schmerzende Unterkieferdrüsen (unter dem Winkel und Unterkiefers), vorzüglich beim Berühren und bei Bewegung des Halses. [RAL 72]

Ein wurgendes oder klemmendes Drücken in einer der rechten Unterkieferdrüsen schon für sich, doch mehr beim Bewegen des Halses und beim Betasten. [RAL 73]

Im Halsgrübchen Empfindung, als würde es weh thun, wenn er schluckte, wie ein böser Hals (ob es gleich beim Schlingen selbst nicht weh thut). [RAL 74]

Schmerzhaftes Schlingen, geschwollene Unterkieferdrüsen, worin es besonders beim Hinterschlingen schmerzt. [RAL 75]

Es sticht auf der rechten Seite im Halse bloß wenn er schlingt. [RAL 76]

Hals inwendig wie geschwollen; es sticht bloß beim Schlingen auf der linken Seite der Zunge; beim Reden und Athmen ist an dieser Stelle bloß drückender Schmerz. [RAL 77]

Von geringer Zugluft Stechen im Halse, außer dem Schlingen. [RAL 78]

Abends, nach dem Niederlegen, Stechen im Halse, nicht beim Schlingen, sondern beim Athmen. [RAL 79]

Unschmerzhafte Geschwulst der Gaumendecke und des Zäpfchens[62] (n. 3 St.). [RAL 80]

Schmerzhafte Geschwulst hinten an der Seite der Zunge. [RAL 81]

Es beißt auf der Mitte der Zunge, als wäre die Stelle wund oder verbrannt. [RAL 82]

Ein Bläschen unter der Zunge, was bei Bewegung derselben schmerzt. [RAL 83]

Feine Stiche in der Zungenspitze.[63] [RAL 84]

Empfindung auf der Zunge als wenn sie trocken und mit Schleim belegt wäre[64] (n. 1 St.). [RAL 85]

(Gelbliche, nicht mit Unrath belegte Zunge.) [RAL 86]

Der Mund ist schleimig und der Geschmack wässerig und fade. [RAL 87]

Schleimiger Geschmack im Munde, der ihm die Butter verekelt. [RAL 88]

Nach dem Trinken fader, letschiger Geschmack im Munde. [RAL 89]

Salziger Geschmack im Munde.[65] [RAL 90]

Eine Speichel zusammenziehende Empfindung im Munde, wie wenn man an starken Essig gerochen hat.[66] [RAL 91]

(Ein Wurgen und Zusammenziehen im Schlunde, ohne Hinderung des Athems). [RAL 92]

Oefters ein säuerlicher Geschmack im Munde, als wenn er einen von Obst verdorbenen Magen hätte. [RAL 93]

Das schwarze Brod schmeckt sauer[67] (n. 3 St.). [RAL 94]

Bitterer Geschmack der Speisen, besonders des Waizenkuchens[68] (n. 6 St.). [RAL 95]

Ob er gleich für sich keinen bittern Geschmack im Munde hat, so schmeckt doch alles Essen bitter; nach dem Hinterschlingen der Speisen war es nicht mehr bitter im Munde. [RAL 96]

Beständig bitterlicher Geschmack im Munde.[69] [RAL 97]

Früh bitterer Geschmack im Munde. [RAL 98]

Kaffee schmeckt säuerlich. [RAL 99]

◇ Geschwulst des Zahnfleisches und der Lippen (*Formey*, med. Ephem. I. 2.). [RAL (139)]

Beim Zusammenbeißen der Zähne drückender Schmerz in den Kronen der rechten Backzähne (*Franz*, a.a.O.). [RAL (140)]

Zahnschmerz, wie ein drückendes Ziehen im linken Unterkiefer[70] (*Franz*, a.a.O.). [RAL (141)]

Zuckendes Reißen in den obern hintern Backzähnen linker Seite (n. 5 St.) (*Hartmann*, a.a.O.). [RAL (142)]

Wühlen in den obern Backzähnen, durch Zusammenbeißen und Daraufdrücken auf Augenblicke vermindert (n. 40 St.) (*Hartmann*, a.a.O.). [RAL (143)]

(Beim sehr gewohnten Tabakrauchen) auf- und hinterwärts ziehend reißender Zahnschmerz im Oberkiefer mit einem ohnmachtartigen Zufalle darauf (*Franz*, a.a.O.). [RAL (144)]

---

[62] 80. 81. vergl. mit (152.), zum Theil auch (151.).
[63] Vergl. mit (158.).
[64] Vergl (163.) bis (165.)

[65] Vergl. mit (180.), zum Theil auch (179.) (184.).
[66] 91. 93. vergl. mit (183.) (185.).
[67] 94. 99. vergl. mit (182.), zum Theil auch (181.).
[68] 95. 96. 101. vergl. mit (177.), zum Theil auch (174.) (178.) (180.).
[69] 97. 98. vergl. mit (172.) bis (176.).
[70] s. 66. und [145.] [146.].

Drückend ziehender Zahnschmerz in der linken obern Reihe der Backzähne, mit Empfindung, als wäre das Zahnfleisch oder das Innere des Backens geschwollen (n. 1 St.) (*Franz*, a.a.O.). [RAL (145)]

Früh ziehend drückender Zahnschmerz in einem obern Backzahne, mit Gefühl von Betäubung derselben (n. 24 St.) (*Franz*, a.a.O.). [RAL (146)]

Früh ziehender Schmerz in den vordern Schneidezähnen[71] (*Franz*, a.a.O.). [RAL (147)]

Kleine, feine Stiche mit Reißen in den obern Backzähnen rechter Seite, weder durch Berührung, noch durch Einziehen der freien Luft weder vermindert, noch vermehrt[72] (n. 2½ St.) (*Hartmann*, a.a.O.). [RAL (148)]

Pickender Schmerz in einem der obern Backzähne[73] (*Hartung*, a.a.O.). [RAL (149)]

Böser Hals (*Stahl*, a.a.O.). [RAL (150)]

Zusammenziehende Empfindung im Halse[74] (*Hornburg*, a.a.O.). [RAL (151)]

Wie durch Verengerung des Halses erschwertes Schlingen (*Anton*, a.a.O.). [RAL (152)]

Beim Hinterbeugen des Kopfes, Spannen im Schlunde, welches jedoch das Schlingen nicht verhindert (*Franz*, a.a.O.). [RAL (153)]

Kratzen am Gaumen, auch außer dem Schlingen (n. 8 Tagen.) (*Wislicenus*, a.a.O.). [RAL (154)]

Tabakrauch däuchtet ihm ungewöhnlich scharf und beißend hinten am Gaumen (n. 24 St.) (*Franz*, a.a.O.). [RAL (155)]

Lästiges Rauhheitsgefühl im Halse (*Stapf*, a.a.O.). [RAL (156)]

Beißen vorne auf der Zungenspitze, wie von Pfeffer, dann Zusammenfluß des Speichels auf dieser Stelle (*Franz*, a.a.O.). [RAL (157)]

Brennende Stiche auf der Zunge[75] (*Herrmann*, a.a.O.). [RAL (158)]

Zusammenziehende Empfindung in den Speicheldrüsen; Speichelfluß (*Franz*, a.a.O.). [RAL (159)]

Viel Speichel im Munde mit Uebelkeit (n. 2 St.) (*J. G. Lehmann*, a.a.O.). [RAL (160)]

Zusammenfluß des Speichels, mit Uebelkeit verbunden (*Hornburg*, a.a.O.). [RAL (161)]

Nach einer angenehmen Ueberraschung kam viel helles Blut schnell in den Mund (n. 24 St.) (*Stapf*, a.a.O.). [RAL (162)]

Trockenheit im Munde[76] (*Stahl*, Obs. a.a.O.). [RAL (163)]

Trockenheit im Munde mit Durst (*Hornburg*, a.a.O.). [RAL (164)]

Starke Trockenheitsempfindung im Halse mit kühlem Athem. (n. 1 St.) (*J. G. Lehmann*, a.a.O.). [RAL (165)]

Stark belegte Zunge, vorzüglich Nachmittags (nach 7 St.) (*Hartung*, a.a.O.). [RAL (166)]

Früh sehr weiß belegte Zunge (*Walther*, a.a.O.). [RAL (167)]

Zunge mit einer dicken, schmutzig weißen Kruste belegt (n. ¼ St.) (*Groß*, a.a.O.). [RAL (168)]

Gelb belegte Zunge (*Fischer*, a.a.O. – *Becher*, a.a.O.). [RAL (169)]

Gelblich belegte Zunge (*Becher*, a.a.O.). [RAL (170)]

Reine Zunge mit bitterem Geschmacke (*Schlegel*, a.a.O.). [RAL (171)]

Bitterer Geschmack[77] (*Fischer*, a.a.O.). [RAL (172)]

Bitterkeit des Mundes (*Quarin*, a.a.O.). [RAL (173)]

Bitterer Geschmack im Munde; auch der Tabak schmeckt beim Rauchen bitter (*Franz*, a.a.O.). [RAL (174)]

Bitterer Geschmack im Halse, welcher macht, daß er den Speichel immer hinunterschlucken muß (sogleich) (*Hartmann*, a.a.O.). [RAL (175)]

Ein übler, bisweilen bitterer Geschmack, vorzüglich früh, im Munde; die Speisen hatten keinen angenehmen, doch auch keinen bittern Geschmack (*Herrmann*, a.a.O.). [RAL (176)]

Bitterer Geschmack im Munde beim Kaffeetrinken[78] (*Clauß*, a.a.O.). [RAL (177)]

Brod schmeckt beim Kauen gut, beim Hinterschlingen aber bitter (*Franz*, a.a.O.). [RAL (178)]

Bitterlich salziger Geschmack der Semmel und Butter, mit Trockenheit im Gaumen und Durst; außer dem Essen kein fremder Geschmack im Munde, bloß Trockenheit und Durst (*Becher*, a.a.O.). [RAL (179)]

Alle Speisen schmeckten ungemein salzig, nachgehends bitter (*Meyer*, a.a.O.). [RAL (180)]

Nach Butterbrod bitter säuerliches Aufstoßen[79] (*Ch. Fr. G. Lehmann*, a.a.O.). [RAL (181)]

Nach Milchgenuß unvollkommnes, säuerliches Aufstoßen[80] (n. 1½ St.) (*Franz*, a.a.O.). [RAL (182)]

Säure im Munde[81] (*Franz*, a.a.O.). [RAL (183)]

---

[71] Gegen beide letztere Symptome scheint Rhus toxicodendron Antidot zu seyn.
[72] s. 62 [137.].
[73] s. 63.
[74] [151.] [152.] s. 80. 81.
[75] s. 84.

[76] [163.]–[165.] s. 85.
[77] [172.]–[176.] s. 97. 98.
[78] s. 95. 96. 101.
[79] s. 122.
[80] s. 94. 99.
[81] s. 91. 93. auch [185.].

Ein süßlich salziger Geschmack im Munde (n. 3 St.) (*Stapf*, a.a.O.). [RAL (184)]

Erst süßlicher, dann saurer Geschmack im Munde, häufiger Speichel (*Franz*, a.a.O.). [RAL (185)]

Süßlicher Geschmack im Munde (*Walther*, a.a.O.). [RAL (186)]

Tabak schmeckt beim Rauchen süßlich (*Walther*, a.a.O.). [RAL (187)]

Uebler Geschmack im Munde, wie nach Käse[82] (*Ernst Harnisch,* in einem Aufsatze.). [RAL (188)]

Vom Tabakrauchen hat er keinen Geschmack (*Hornburg,* a.a.O.). [RAL (189)]

Der Tabak schmeckt nicht beim Rauchen[83] (*Anton,* a.a.O.). [RAL (190)]

Abendessen hat wenig Geschmack[84] (*Hornburg,* a.a.O.) [RAL (191)]

■ Magen

Widerwille gegen Kaffee, wiewohl die Speisen richtig schmecken. [RAL 100]

Das Bier schmeckt ihm bitter und steigt in den Kopf. [RAL 101]

Widerwille gegen Bier. [RAL 102]

Widerwille gegen Wasser und Neigung zu Biere. [RAL 103]

Starker Appetit auf Wein. [RAL 104]

Er kann das (ihm gewohnte) Tabakrauchen nicht vertragen, es greift seine Nerven an.[85] [RAL 105]

Es ist immer als wenn er sich satt gegessen, satt getrunken, und bis zur Sättigung Tabak geraucht hätte, und doch hat er von allen diesen Genüssen einen richtigen, guten Geschmack[86] (nach einigen Stunden.). [RAL 106]

Kein Verlangen nach Speisen, bei richtigem Geschmacke. [RAL 107]

Das Abendessen schmeckt ihm, aber er ist gleich satt und kann daher sehr wenig essen. [RAL 108]

Gleichgültigkeit gegen Essen und Trinken; nur erst während des Essens entsteht einiger Appetit und etwas Wohlgeschmack an Speisen (n. 6 St.). [RAL 109]

Das Mittagessen ist ihm ganz ohne Wohlgeschmack.[87] [RAL 110]

Heißhunger mit lätschigem Geschmacke im Munde. [RAL 111]

Lüsterner Appetit; er hat Verlangen, weiß aber nicht worauf.[88] [RAL 112]

Er hat Appetit auf mancherlei, weiß aber nicht genau, auf was? [RAL 113]

Sehnsucht oft nach unbekannten Dingen. [RAL 114]

Hunger wohl, doch schmeckt's ihr nicht. [RAL 115]

Kein Verlangen nach Speise oder Trank.[89] [RAL 116]

Höchster Widerwille und Ekel gegen nicht unangenehme Genüsse, selbst wenn sie nicht zugegen sind, und er nur davon reden hört, bei Arbeitscheue, anhaltender Tagesschläfrigkeit und Gilbe der Augäpfel.[90] (n. 8 St.). [RAL 117]

Empfindung wie von einem fauligen Dunste aus dem Munde. [RAL 118]

Gegen Morgen ein übler, fauler Geruch aus dem Munde, welcher vergeht, sobald sie etwas ißt. [RAL 119]

Schleim im Munde früh nach dem Erwachen und nach etwas angestrengter Bewegung, der ihn deuchtet, den Umstehenden übel zu riechen; er glaubt er stinke aus dem Halse. [RAL 120]

Es kommt ihm oft ein garstiger Schleim herauf. [RAL 121]

Nach dem Essen bitteres Aufstoßen[91] (n. 2 St.). [RAL 122]

Es stößt ihm nach dem Geschmacke der genossenen Speisen auf. [RAL 123]

Leeres Aufstoßen noch bloßer Luft[92] (n. 2 St.). [RAL 124]

Kratzige Empfindung im Rachen, vorzüglich am Rande des Luftröhrkopfs, wie nach ranzigem Aufstoßen oder Soodbrennen. [RAL 125]

Eine seufzerartige Bewegung zum Aufstoßen, ein Mittelding zwischen Seufzen und Aufstoßen (n. $3/4$ St.). [RAL 126]

Appetitlos und übel, er will sich immer erbrechen und kann nicht (Vor- und Nachmittags). [RAL 127]

Eine Art Heißhunger mit Uebelkeit und Brecherlichkeit (n. 2 St.). [RAL 128]

Brecherlichkeit und Erbrechen. [RAL 129]

Während des Essens und Trinkens Stechen in der Seite und dem Rücken, und stete Brecherlichkeit (n. 5 St.). [RAL 130]

---

[82] Vergl. mit 118. bis 121.
[83] s. 105.
[84] s. 110.
[85] Vergl. mit (190.), zum Theil auch (187.) (189.).
[86] 106. 108. vergl. mit (195.).
[87] Vergl. mit (191), zum Theil auch (189.).

[88] 112. 113. 114. vergl. mit (200.).
[89] Vergl. zum Theil mit (196.) (197.).
[90] Vergl. mit (194.).
[91] Vergl. mit (181.).
[92] Vergl. mit (204.) (205.).

Während des Essens ziehend zuckender Schmerz in der Seite des Unterleibes (n. 2 St.). [RAL 131]

Nach dem Essen Vollheit, und doch gehöriger Appetit vor der Mahlzeit.[93] [RAL 132]

Es bleibt ihm nach dem Essen noch lange Zeit eben so voll; das Essen steht ihm bis oben heran. [RAL 133]

Nach dem Essen Auftreibung des Unterleibes, wie Vollheit. [RAL 134]

Nach dem Essen Stuhlgang. [RAL 135]

Nach dem Essen Schläfrigkeit.[94] [RAL 136]

Nach dem Mittagsessen starker Hang, sich zu legen und zu schlafen. [RAL 137]

Nach dem Essen Mattigkeit, daß er sich hätte mögen legen und schlafen. [RAL 138]

Nach dem Essen vergeht der Ekel und die fliegende Hitze und Blutaufwallung. [RAL 139]

Nach dem Drücken im Magen steigts brennend herauf in die halbe Brust. [RAL 140]

Nach jedem Essen hartes Drücken im Magen.[95] [RAL 141]

Magendrücken, Magenraffen.[96] [RAL 142]

Bei gehörigem Appetite, nach dem Essen (der Zugemüse), erst Magendrücken, dann Blähunganhäufung, dann Erbrechen. [RAL 143]

Nach mäßigem (Abend-) Essen mit gutem Appetite sogleich Kolik, das ist: aufgetriebener Unterleib und hie und da scharf drückende Schmerzen mit kneipenden untermischt, in allen Gedärmen.[97] [RAL 144]

Nach mäßigem Essen, Mittags und Abends, ein kneipendes Drücken etwas über dem Nabel im Oberbauche, was durch Bewegung unerträglich wird, und sich bloß in völliger Ruhe wieder besänftigt. [RAL 145]

Mittags vor dem Essen und bald nach dem Essen Leibschneiden, wie bei Blähungsverhaltung. [RAL 146]

Von Obst- (Kirschen-) Essen Gährung im Unterleibe. [RAL 147]

Die Speisen der Abendmahlzeit verweilen unverdaut im Magen.[98] [RAL 148]

Die Milch verderbt leicht den Magen. [RAL 149]

Durch etwas zu viel Genossenes, auch von der unschuldigsten Art, wird gleich der Magen verdorben, und ein fader Geschmack im Munde, eine Vollheit im Unterleibe, Verdrießlichkeit und Kopfweh kommen zum Vorschein. [RAL 150]

Gefühl von Leere und Lätschigkeit im Magen. [RAL 151]

Gefühl von Kälte im Magen. [RAL 152]

Nach jedem Schluck Getränke Gefühl von innerer Kälte im Oberbauche, welche bei jedem Athemzuge sich erneuert (n. 4 St.). [RAL 153]

Nach jedem Trinken ein Stich in der Herzgegend.[99] [RAL 154]

Nach jedem Schluck Getränk Schauder oder Frost mit Gänsehaut (n. 6 St.). [RAL 155]

◇ Appetitlosigkeit (*J. W. Romberg,* Misc. Nat. Cur. Dec. III. ann. 9. 10. obs. 109.). [RAL (192)]

Wenig Appetit (*Herrmann,* a.a.O.). [RAL (193)]

Mangel an Appetit, wie von entfernter Uebelkeit[100] (*Hartung,* a.a.O.). [RAL (194)]

Wenig Appetit, Mittags, aus Sattheitsgefühl[101] (*Becher,* a.a.O.). [RAL (195)]

Geringer Durst[102] (*Anton,* a.a.O.). [RAL (196)]

Kein Durst beim Essen (*Becher,* a.a.O.). [RAL (197)]

Hunger und doch Mangel an Appetit; das richtig schmeckende Essen war ihm doch unangenehm im Munde (*Anton,* a.a.O.). [RAL (198)]

Zu ungewöhnlicher Zeit, Nachmittags, Hunger (*Hartmann,* a.a.O.). [RAL (199)]

Früh (8 Uhr) starker Hunger und Appetit, ohne zu wissen, worauf[103] (*Chr. Fr. G. Lehmann,* a.a.O.). [RAL (200)]

Starker Appetit auf saure Kirschen (*Becher,* a.a.O.). [RAL (201)]

Gefühl von Leerheit im Schlunde und der Speiseröhre (n. 11 Tagen.) (*Wislicenus,* a.a.O.). [RAL (202)]

Eine erst brennende, dann angenehm wärmende Empfindung von dem obern Theile der Brust an bis in den Magen (*Hartung,* a.a.O.). [RAL (203)]

Aufstoßen[104] (sogleich) (*Hartmann,* a.a.O.). [RAL (204)]

Geschmackloses Aufstoßen nach dem Essen (*Stapf,* a.a.O.). [RAL (205)]

Aufstoßen, wie von Ekel erregt, und Leibweh (n. 3/4 St.) (*Wagner,* a.a.O.). [RAL (206)]

Ein Aufstoßen, wie von Brecherlichkeit (n. 1 St.) (*Wagner,* a.a.O.). [RAL (207)]

---

[93] 133. 134. vergl. mit (211.).
[94] 136. 137. 138. vergl. mit (218.) (219.).
[95] 141. 143. vergl. mit (225.), dagegen die Wechselwirkung (224.).
[96] Vergl. mit (221.) bis (224.) und (226.) bis (230.).
[97] Vergl. mit (220.).
[98] 148. 149. 150. zum Theil auch 151. vergl. mit (217.) und (231.).

[99] Vergl. mit 251.
[100] s. 117.
[101] s. 106. 107.
[102] s. 116.
[103] s. 112. 113. 114.
[104] [204.] [205.] s. 124.

Nach dem Essen Uebelkeit in der Gegend des Hals-grübchens (*Herrmann*, a.a.O.). [RAL (208)]

Uebelkeit (*Baker*, med. transact. III. S. 162. – *Quarin*, a.a.O.). [RAL (209)]

Uebelkeit bei gehörigem Appetite (*Schlegel*, in *Hufel*. Journ. VII. IV. S. 161.). [RAL (210)]

Es ist ihm, als stände etwas Essen oben im Halse[105] (n. 3 St.) (*Stapf*, a.a.O.). [RAL (211)]

Brecherlichkeit (*Carl Michler*, in einem Aufsatz.). [RAL (212)]

Uebelkeit ohne Erbrechen (*Chr. Fr. G. Lehmann*, a.a.O.). [RAL (213)]

Erbrechen (*Morton*, a.a.O. – *Baker*, a.a.O. – *Friborg*, Diß de usu cort. peruv. 1773.). [RAL (214)]

Anhaltendes Erbrechen (*J. Fr. Bauer*, Acta Nat. Cur. III. obs. 70.). [RAL (215)]

Eine halbe Stunde nach dem Mittagsessen pressend drückender Kopfschmerz, der bis zum Schlafengehen dauerte (*Wagner*, a.a.O.). [RAL (216)]

Nach einer mäßigen Mahlzeit und darauf Spazieren, im Sitzen, Uebelkeits-Angst im Magen, wie von Ueberladung und Magenverderbniß, und dennoch Hunger zugleich[106] (*Franz*, a.a.O.). [RAL (217)]

Müdigkeit und Trägheit nach dem Mittagsessen[107] (*Hartmann*, a.a.O.). [RAL (218)]

Mattigkeit und Schläfrigkeit nach dem Abendessen (n. 12 St.) (*Hartmann*, a.a.O.). [RAL (219)]

Nach dem Essen ein hartdrückender Schmerz in beiden Seiten unterhalb des Nabels[108] (*Becher*, a.a.O.). [RAL (220)]

Druck im Magen[109] (*Roschin*, a.a.O.). [RAL (221)]

Früh im Bette, bei der Lage auf der Seite, ein Drücken im Magen (als wäre er zugeschnürt), was beim Liegen auf dem Rücken verging (*Stapf*, a.a.O.). [RAL (222)]

Im Magen ein Drücken, wie von Vollheit (*Hornburg*, a.a.O.). [RAL (223)]

Im Magen heftiges Drücken, welches während des Essens verging[110] (*Stapf*, a.a.O.). [RAL (224)]

Nach dem Genuß einer jeden, selbst wenigen Speise, sogleich ein harter, langdauernder Druck im Magen[111] (*Herrmann*, a.a.O.). [RAL (225)]

Schwere und Druck im Magen[112] (*Percival*, Essays, Vol I.). [RAL (226)]

Schwerer Druck im Magen (*Kreysig*, Diss. obs. de febr. quart. Viteb. 1797. S. 17.). [RAL (227)]

Beschwert den Magen (*Baker*, a.a.O.). [RAL (228)]

Gefühl von Vollheit im Magen (*Anton*, a.a.O.). [RAL (229)]

Gefühl von Schwere im Magen (*Quarin*, a.a.O.). [RAL (230)]

Unverdaulichkeit (*Friborg*, a.a.O.). [RAL (231)]

Leibweh in der Magengegend, wie Drücken, welches beim Aufstehen vom Sitze jedes Mal nachläßt, beim Niedersitzen wiederkommt und zwei Stunden anhält (n. ¾ St.) (*Wagner*, a.a.O.). [RAL (232)]

Reißendes Drücken unter der letzten wahren Ribbe, links neben dem Schwerdknorpel (*Groß*, a.a.O.). [RAL (233)]

Wundheitsgefühl mit Druck (oder Schmerz, als wenn man auf eine Wunde drückt) in der Herzgrubengegend (mehre Morgen) (*Groß*, a.a.O.). [RAL (234)]

Ein heftiges Drücken unter der Herzgrube, als wenn alles da wund wäre, in allen Lagen, auch beim Befühlen gleich; bald nachher ein heftiger Durchfall, wodurch der Schmerz in der Herzgrube nicht erleichtert ward (n. 7 St.) (*Meyer*, a.a.O.). [RAL (235)]

Herzdrücken, was den Athem benimmt (*Stahl*, a.a.O.). [RAL (236)]

Ein Zusammenklemmen in der Herzgrube, welches das Einathmen erschwert (n. ½ St.) (*Hartmann*, a.a.O.). [RAL (237)]

→ Durst: *Fieber, Frost, Schweiß und Puls*

■ Abdomen

Nach dem Trinken Bauchweh, wie von einer Purganz. [RAL 156]

Leibschmerzen in der Gegend des Nabels, mit Schauder verbunden. [RAL 157]

Schmerzhafte Auftreibung des Unterleibes und besonders des Unterbauches.[113] [RAL 158]

Früh Auftreibung des Bauches, ohne Blähung. [RAL 159]

Blähungskolik (n. 2 St.). [RAL 160]

Blähungskolik tief im Unterbauche: die untersten Därme sind wie zusammengeschnürt, und die Blähungen bestreben sich vergeblich unter drückenden und spannenden Schmerzen herauszu-

---

[105] [211.] s. 133.)
[106] s. 148. 149. 150 [151.] und 231.
[107] [218.] [210.] s. 136. 137.
[108] s. 144.
[109] [221.]–[224.] s. 142.
[110] Wechselwirkung mit [225.].
[111] s. 141. 143.

[112] [226.]–[230.] s. 142.
[113] 158. 159. vergl. mit (264.) bis (267.) und (269.) bis (274.).

drängen, und erregen selbst unter den kurzen Ribben Spannung und Aengstlichkeit. [RAL 161]

Drücken in beiden Seiten des Unterleibes, als wenn Stuhlgang erfolgen sollte und nicht könnte. [RAL 162]

Krampfhafter Schmerz im Unterleibe, aus Drücken und Zusammenschnüren zusammengesetzt (n. 24 St.). [RAL 163]

Drücken und Schwere im Unterleibe. [RAL 164]

Kneipen im Unterleibe mit vermehrtem Hunger und Mattigkeit (n. 3 St.). [RAL 165]

Wenn eine Blähung abgehen will, kneipt's mit heftigen Schmerzen den Unterleib zusammen.[114] [RAL 166]

Kneipend stechende Leibschmerzen[115] (n. 1½ St.). [RAL 167]

Flüchtige Stiche hie und da im Magen und Unterleibe.[116] [RAL 168]

◇ Beschwerden unter den kurzen Ribben (*Stahl*, a.a.O.). [RAL (238)]

Hypochondrische Beschwerden (*Stahl*, a.a.O.). [RAL (239)]

Beängstigung in der Gegend der Herzgrube, vorzüglich nach der Mahlzeit (*Stahl*, a.a.O.). [RAL (240)]

Aengstlichkeit in der Gegend der Herzgrube (*Cartheuser*, a.a.O.). [RAL (241)]

Leibweh drückend, kneipend (stechend), unter der Herzgrube, wie wenn ein Durchfall entstehen sollte, ohne daß Stuhl erfolgt, Abends[117] (n. 36 St.) (*Franz*, a.a.O.). [RAL (242)]

Zuckendes Stechen im Magen (n. 3 St.) (*Walther*, a.a.O.). [RAL (243)]

Unter der letzten Ribbe reißendes Ziehen, im Stehen (*Franz*, a.a.O.). [RAL (244)]

Unter der letzten Ribbe zusammenziehender Schmerz und wie zerschlagen, nur im Gehen[118] (n. 24 St.) (*Franz*, a.a.O.). [RAL (245)]

Scharfe Stiche in der Herzgrube[119] (*Herrmann*, a.a.O.). [RAL (246)]

Scharfe Stiche vorne unter den letzten Ribben, ohne Bezug auf Aus- oder Einathmen[120] (*Groß*, a.a.O.). [RAL (247)]

Stechender Schmerz in der Herzgrube bis zum Brustbeine (*Chr. Fr. G. Lehmann*, a.a.O.). [RAL (248)]

Stechendes Drücken in mehren Stellen des Oberbauchs, früh im Bette (vier Tage nach einander) (*Herrmann*, a.a.O.). [RAL (249)]

In der Nabelgegend starkes Schneiden, mit kaltem Schweiße auf der Stirne, eine Viertelstunde lang (n. einigen Minuten.) (*Wagner*, a.a.O.). [RAL (250)]

In der Milzgegend schneidendes Drücken, als wäre die Milz verhärtet (*Franz*, a.a.O.). [RAL (251)]

Scharfe Stiche in der linken Seite des Oberbauchs, gleich unter den Ribben, von innen nach außen, beim Einathmen stärker (n. 7 St.) (*Herrmann*, a.a.O.). [RAL (252)]

Bei selbst langsamem Gehen Milzstechen (*Franz*, a.a.O.). [RAL (253)]

Kneipende Stiche in der linken Oberbauchgegend (n. 1½ St.) (*Hartmann*, a.a.O.). [RAL (254)]

Milzverstopfung (*Murray*, Apparat. medicam. edit. sec. I. S.856. 857.). [RAL (255)]

Anhaltende Stiche unter den rechten Ribben in der Gegend der Leber, durch Ein- oder Ausathmen weder verringert, noch verschlimmert (n. 4 St.) (*Hartmann*, a.a.O.). [RAL (256)]

Heftige Stiche von innen nach außen in der Lebergegend, bloß beim Ausathmen (n. 5 St.) (*Hartmann*, a.a.O.). [RAL (257)]

Mehre Anfälle von absetzendem Drücken in der Lebergegend beim Stehen, das sich beim Vorbeugen des Körpers verliert; beim Befühlen schmerzt die Gegend wie unterköthig (n. 5 St.) (*Franz*, a.a.O.). [RAL (258)]

Geschwulst der Leber (*Kreysig*, a.a.O. S.27.). [RAL (259)]

Leberverstopfungen (*Murray*, a.a.O.). [RAL (260)]

Verhärtungen im Unterleibe (*Stahl*, a.a.O.). [RAL (261)]

Verhärtungen der Eingeweide (*Joh. Gottfr. Berger*, Diss. de Chinchina ab iniquis judiciis vindicata, Viteb. 1711.). [RAL (262)]

Es ist, als wäre der Oberbauch eingeengt (*Herrmann*, a.a.O.). [RAL (263)]

Vollheit des Unterleibes[121] (*Kreysig*, a.a.O.). [RAL (264)]

Hartnäckige und beängstigende Anspannung des Unterleibes (*Stahl*, a.a.O.). [RAL (265)]

Aufblähung (*Fischer*, a.a.O.). [RAL (266)]

---

[114] s. 170. 171. und (305.).

[115] Vergl. mit (242.) (254.).

[116] Vergl. mit (247.) (252.) (253.) (256.) (257.) (308.) bis (313.)

[117] [242.] [243.] vorzüglich aber [246.] bis [248.] vergl. mit 167. 168.

[118] s. 161. 163. auch [294.]–[301.]

[119] s. 252.

[120] s. 168 [252.] [253.] [256.] [257.] und [308.]–[313.].

[121] [264.] bis [267.] s. 158. 159.

Blähungsauftreibung des Unterleibes (*Stahl*, a.a.O.). [RAL (267)]

Blähungen und häufiger Abgang derselben[122] (*Hornburg*, a.a.O.). [RAL (268)]

Trommelsucht[123] (*Stahl*, a.a.O. – *Thom. Thomson*, med. Rathpflege, Leipzig 1779. S. 117.). [RAL (269)]

Aufgetriebenheit des Unterleibes, wie von vielem Getränke und blähenden Speisen (*Hornburg*, a.a.O.). [RAL (270)]

Auftreibung des Unterleibes, Bauchweh und Durchfall (*Kreysig*, a.a.O. S. 25.). [RAL (271)]

Anfälle von Härte, Auftreibung und Schmerzen des Unterleibes (*Al. Thompson*, a.a.O.). [RAL (272)]

Lästige, spannende Auftreibung des Unterleibes (*Stapf*, a.a.O.). [RAL (273)]

Bauchgeschwulst (*Cartheuser*, a.a.O.). [RAL (274)]

Bauchwassersucht, Sackwassersucht (*Stahl*, a.a.O.). [RAL (275)]

Kollern im Unterleibe (n. 1 St.) (*Stapf*, a.a.O.). [RAL (276)]

Kollern im Oberbauche (n. 2 St.) (*Walther*, a.a.O.). [RAL (277)]

Knarren in der linken Seite des Unterleibes, hinterwärts und abwärts, wie im absteigenden Grimmdarme (*Franz*, a.a.O.). [RAL (278)]

Knurren im Unterbauche (*Langhammer*, a.a.O.). [RAL (279)]

Grausamer, unerträglicher Kolikschmerz (*J. Fr. Bauer*, Acta Nat. Cur. III. obs. 70.). [RAL (280)]

Koliken (*Stahl*, a.a.O.). [RAL (281)]

Leibweh mit Uebelkeit (*W. May*, in Lond. med. Journ. 1788.). [RAL (282)]

Leibweh und zugleich starker Durst (n. 1 St.) (*Becher*, a.a.O.). [RAL (283)]

Scorbutisches Leibweh (*Crüger*, a.a.O.). [RAL (284)]

Unsägliche Leibschmerzen (*J. A. Limprecht*, Acta Nat. Cur. II. obs. 129.). [RAL (285)]

Geschwüre im Unterleibe (*Stahl*, a.a.O. [RAL (286)]

Entzündungen im Unterleibe (*Stahl*, a.a.O. [RAL (287)]

Hitze in der Nabelgegend (*Hornburg*, a.a.O.). [RAL (288)]

Drücken in der Nabelgegend (*Hornburg*, a.a.O.). [RAL (289)]

Beim Drucke im Unterleibe einiges Frösteln (*Wagner*, a.a.O.). [RAL (290)]

Harter Druck in der linken Seite des Unterbauchs (n. 3 Min.) (*Groß*, a.a.O.). [RAL (291)]

Drückender Schmerz in der Gegend des Blinddarms (im Sitzen) (*Anton*, a.a.O.). [RAL (292)]

Abends gewaltig drückendes Bauchweh, als wollte ein Durchfall entstehen, im Sitzen, welches durch Gehen und Stehen verschwand (*Franz*, a.a.O.). [RAL (293)]

Zusammenziehender Schmerz im Unterleibe, Abends im Sitzen, welcher schon beim Aufrichten, noch mehr aber beim Stehen und Gehen verschwindet[124] (*Franz*, a.a.O.). [RAL (294)]

Rechts unter dem Nabel ein zusammenziehendes Drücken, als wenn eine Verhärtung da wäre, im Sitzen (*Franz*, a.a.O.). [RAL (295)]

Zusammenziehung des Bauchs und der Seiten bei Auf- und Abwärtsziehung der Schulterblätter (*Al. Thompson*, a.a.O.). [RAL (296)]

Schmerz im Unterleibe, wie Zusammenkneipen und Ziehen, meist im Sitzen (*Franz*, a.a.O.). [RAL (297)]

Empfindung von Zusammenziehen des Darmkanals und Knurren im Unterbauche (*Herrmann*, a.a.O.). [RAL (298)]

Stoßweise eintretender Klammschmerz im Schoose beim Stehen (*Franz*, a.a.O.). [RAL (299)]

Kneipen und kolikartiges Zusammenschnüren der Gedärme über dem Nabel, wenn er sich nach dem Bücken aufrichtet (*Franz*, a.a.O.). [RAL (300)]

Gleichsam äußerliches Zusammenkneipen unter der rechten Seite des Nabels, im Sitzen, Abends (n. 13 St.) (*Franz*, a.a.O.). [RAL (301)]

Heftiges Kneipen im Oberbauche (er mußte sich zusammenkrümmen, um sich zu erleichtern) (n. 1 St.), abwechselnd mit Brecherlichkeit und Noththun zum Stuhle, unter Schüttelfrost über und über; nach dem Kneipen Drücken im Oberbauche (*Walther*, a.a.O.). [RAL (302)]

Kneipend drückender Schmerz im Unterleibe beim Gehen, gegen Abend (*Franz*, a.a.O.). [RAL (303)]

Heftiges Kneipen im Unterleibe, was sich beim Aufstehen vom Sitze verlor (*Wagner*, a.a.O.). [RAL (304)]

Im Unterleibe, über dem Schaamhügel, hin- und herziehendes Kneipen, als wollte ein Durchfall entstehen, mit Abgang kurzer Blähungen, im Sitzen (n. 27 St.) (*Franz*, a.a.O.). [RAL (305)]

---

[122] s. 172.
[123] [269.]–[273.] s. 158. 159.

---

[124] [294.]–[301.] s. 161. 163. und [245.].

Pochen im Unterleibe rechter Seite (*Hornburg,* a.a.O.). [RAL (306)]

Ungeheueres drückendes Stechen links unterhalb des Nabels, bei starkem Gehen und nachher (n. 2 St.) (*Groß,* a.a.O.). [RAL (307)]

Stumpfstechender Schmerz in der Gegend der rechten Niere, bei Biegung des Körpers heftiger[125] (n. 24 St.) (*Herrmann,* a.a.O.). [RAL (308)]

Stumpfes Stechen im Unterleibe links, um den Nabel herum und zugleich unter der rechten Brustwarze nach innen (n. 1 St.) (*Herrmann,* a.a.O.). [RAL (309)]

Stumpfes Stechen rechts, oberhalb des Nabels, heftiger bei Berührung (*Herrmann,* a.a.O.). [RAL (310)]

Stumpfes Stechen im Unterbauche, links, in der Gegend der Niere (*Herrmann,* a.a.O.). [RAL (311)]

Stumpfe Stiche in den Lendengegenden (*Herrmann,* a.a.O.). [RAL (312)]

Im Sitzen, beim Einathmen, in den Unterleib herabgehende Stiche (*Franz,* a.a.O.). [RAL (313)]

Leibschneiden in öftern Anfällen, in der Nabelgegend[126] (*Anton,* a.a.O.). [RAL (314)]

Beim Gehen ziehender Schmerz in der rechten Bauchseite (*Franz,* a.a.O.). [RAL (315)]

Viel Blähungsabgang, nebst einem Ziehen im Unterleibe beim harten Stuhlgange, welcher schwierig abgeht[127] (n. 48 St.) (*Wislicenus,* a.a.O.). [RAL (316)]

Abends, zwischen 6 und 10 Uhr, starkes Knurren und Herumgehen vieler Blähungen im Unterleibe, mit drückender Empfindung, worauf sie sehr übelriechend abgehen (*August Baehr,* in einem Aufsatze.). [RAL (317)]

Reißen im Nabel (*Groß,* a.a.O.). [RAL (318)]

Ungeheueres Reißen rechts neben dem Nabel, nach dem Schoose zu, in der ganzen Leistengegend, beim Zurückbiegen vermindert (*Groß,* a.a.O.). [RAL (319)]

Im Unterleibe, unter dem Nabel, Reißen und Knurren (*Hornburg,* a.a.O.). [RAL (320)]

Drückend reißender Schmerz links neben dem Schaamberge (*Herrmann,* a.a.O.). [RAL (321)]

Vermehrte peristaltische Bewegung im Unterbauche, mit Drücken verbunden (*Hornburg,* a.a.O.). [RAL (322)]

■ **Rektum**

(Auf Noththun und Drang zum Stuhle erfolgen bloß Blähungen.) [RAL 169]

Vor Abgang einer Blähung Leibweh. [RAL 170]

Vor Abgang einer Blähung fahren schneidende Schmerzen nach allen Richtungen durch den Unterleib[128] (n. 1 St.). [RAL 171]

Anhäufung und darauf starker Abgang von Blähungen[129] (n. ½ St.). [RAL 172]

Abgang heftig stinkender Blähungen (n. 10 St.). [RAL 173]

Schmerz der Bauchmuskeln wie Zerschlagenheit (n. 1 St.). [RAL 174]

Im Bauchringe Wundheitsschmerz und Empfindung, als wenn ein Bruch durch den wunden Bauchring heraustreten wollte (n. 4 St.). [RAL 175]

Leibweh vor dem Stuhlgange.[130] [RAL 176]

Stuhlgang mit Leibweh. [RAL 177]

Durchfall unverdauten Kothes, auf Art einer Lienterie.[131] [RAL 178]

Dreimaliger weicher Stuhlgang mit beißend brennendem Schmerze im After, und mit Leibweh vor und nach jedem Stuhlgange. [RAL 179]

Dünnleibigkeit, wie Durchfall. [RAL 180]

Weißer Stuhlgang und dunkler Harn[132] (n. 48 St.). [RAL 181]

Empfindung im After beim Stuhlgange, wie von einer scharfen Materie. [RAL 182]

Ein Brennen und brennendes Jücken an der Mündung des Afters (sogleich). [RAL 183]

Durchfall mit brennendem Schmerze im After. [RAL 184]

Stiche im After während eines mit Blut gemischten Stuhlgangs[133] (n. 5 St) [RAL 185]

Hartleibigkeit und Anhäufung des Kothes in den Gedärmen, mit Hitze im Kopfe und Düseligkeit.[134] [RAL 186]

Stuhl kommt nach langem Noththun nur bei starkem Drücken, und dann thut's sehr weh. [RAL 187]

Durchdringende Stiche im After und Mastdarm, außer dem Stuhlgange (n. 5 Tagen.). [RAL 188]

---

[125] [308.]–[313.] s. 168. und [247.].
[126] s. 171. 196.
[127] s. 176. 177. auch [322.] und [339.]

[128] Vergl. mit 196. und (314.).
[129] Vergl. mit (268.).
[130] 176. 177. 179. vergl. mit [316.] [322.].
[131] 178. 179. 180. vergl. mit [325.] [326.] [330.] bis [332.].
[132] Vergl. mit [538.] [539.].
[133] 185. 188. 195. vergl. mit 339.
[134] 186. 187. vergl. mit [333.] [385.] bis [337.]. Die Hartleibigkeit von Chinarinde ist Nachwirkung oder Gegenwirkung des Organismus auf die große Neigung dieser Arznei, Durchfall zu erregen in ihrer Primärwirkung.

Nach dem Stuhlgange ein Kriebeln im Mastdarme, wie von Madenwürmern. [RAL 189]

Kriebeln im Mastdarme, wie von Madenwürmern und Abgang vieler derselben. [RAL 190]

Ein anhaltend brennender Schmerz im Mastdarme nach dem Mittagsschlafe (n. 4 Tagen.). [RAL 191]

Ein Drücken im Mastdarme (n. 2, 6 St.). [RAL 192]

Risse und reißende Rucke im Mastdarme beim Liegen im Bette (n. 10 St.). [RAL 193]

Zusammenziehender Schmerz im Mastdarme, vorzüglich beim Sitzen (n. 72 St.). [RAL 194]

Stechender Schmerz im Mittelfleische, besonders beim Niedersitzen empfindlich. [RAL 195]

Pressen und Schneiden in den Därmen während und nach dem Abgange eines weißlich trüben Harns.[135] [RAL 196]

Krampfhaft zusammenziehender Schmerz vom Mastdarme an durch die Harnröhre bis zur Eichel der Ruthe und durch die Hoden, Abends. [RAL 197]

Ein Kriebeln am After. [RAL 198]

Ein kriebelndes Laufen und Jücken im After und der Harnröhre, mit einem Brennen in der Eichel. [RAL 199]

◇ Reiz zum Stuhlgange (*Herrmann*, a.a.O.). [RAL (323)]

Bei Tage ein weicher Stuhlgang (*Baehr*, a.a.O.). [RAL (324)]

Stuhl dünner, als gewöhnlich[136] (n. 24 St.) (*Becher*, a.a.O.). [RAL (325)]

Bauchflüsse (*Morton*, a.a.O.). [RAL (326)]

Knotiger, gelber, weicher Stuhl, früh (*Franz*, a.a.O.). [RAL (327)]

Gallige Stuhlgänge (*Alpini*, hist. febr. epid. S. 93.). [RAL (328)]

Es gehen viele, ungeheuer stinkende Blähungen ab (*Stapf*, a.a.O.). [RAL (329)]

Oftere, durchfällige, schwärzliche Stühle (*Quarin*, a.a.O.). [RAL (330)]

Starkes Purgiren (*Sydenham*, Opuscula. Lips. 1695. S. 382.). [RAL (331)]

Durchfall: es ist, als ob der Koth unverdaute Speisen enthielte; er geht in einzelnen Stückchen ab (n. 12 St.); und wenn er fertig ist, reizt es ihn noch zum Stuhle, es geht aber nichts ab[137] (*Herrmann*, a.a.O.). [RAL (332)]

Mit äußerster Gewalt muß er den Stuhl herauspressen, ob er gleich nicht hart, sondern breiicht

ist, und hierauf vergebliches Nöthigen zum Stuhle, mit Schmerz,[138] (*Franz*, a.a.O.). [RAL (333)]

Stillung der Ausleerungen (*Murray*, a.a.O.). [RAL (334)]

Den ganzen Tag Verstopfung, und Abends hartleibiger Stuhl[139] (*Teuthorn*, a.a.O.). [RAL (335)]

Leibverstopfung (*Quarin – Bauer – Fischer*, a.a.O.). [RAL (336)]

Leibverstopfung: langdauernde Anhäufung harten Kothes im Mastdarme (*Fothergill*, Schriften Tom. II. S. 29.). [RAL (337)]

Goldaderblutfluß (*Alpin*, a.a.O.). [RAL (338)]

Scharfe Stiche im untern Theile des Mastdarms, vorzüglich im Afterschließmuskel; auch beim Stuhlgange und nach demselben, stechendes Ziehen, drei Tage lang[140] (*Herrmann*, a.a.O.). [RAL (339)]

Feine Stiche in der Schooßbeuge, am Schaamhügel, fast blos im Gehen (*Franz*, a.a.O.). [RAL (340)]

Im Schoosgelenke, vorzüglich auf der Flechse (des Psoasmuskels) ein drückendes Ziehen, im Sitzen (*Franz*, a.a.O.). [RAL (341)]

■ **Harnwege**

Abends, beim Urinlassen, ein brennendes Beißen vorn in der Harnröhre.[141] [RAL 200]

Ein Glucksen in der Gegend des Harnröhrknollens (n. 6 St.). [RAL 201]

Beim Uriniren ein Stechen in der Harnröhre. [RAL 202]

Schmerzhafte Empfindlichkeit in der Harnröhre, besonders bei Steifigkeit der Ruthe, auch beim Sitzen und Aufstehen bemerkbar. [RAL 203]

Nach öfterm und fast vergeblichem Nöthigen zum Harnlassen, ein Pressen in der Blase. [RAL 204]

Die ersten zwölf Stunden geringere Harnabsonderung, dann aber häufigere. [RAL 205]

Der Urin geht in schwachem Strahle und langsam ab, und nöthigt sehr oft zum Harnen. [RAL 206]

Sehr öfteres Harnen (n. 24 St.). [RAL 207]

Häufiges und so dringendes Nöthigen zum Harnen, daß der Urin unwillkührlich herausgepreßt wird. [RAL 208]

---

[135] M. s. 171. und [314.]

[136] [325.] [326.] s. 176–180. und [330.]–[332.].

[137] s. 178.

[138] [333.] [335.] [337.] s. 186. 187.

[139] [335.] [337.] m. s. d. Anm. zu 186. 187.

[140] s. 185. 188. 195.

[141] Vergl. mit [343.] [344.].

Weißlich trüber Harn mit weißem Satze.[142] [RAL 209]

Sparsamer Urin mit ziegelrothem Satze, und rothgefleckter, harter, praller Fußgeschwulst.[143] [RAL 210]

◊ Der Harn kommt nicht öfter, aber blässer, und setzt dennoch eine Wolke ab (n. 3 St.) (*Franz,* a.a.O.). [RAL (342)]

Vermehrter Urinabgang mit Brennen an der Mündung der Harnröhre[144] (n. 2 St.) (*Wislicenus,* a.a.O.). [RAL (343)]

Fortwährendes Brennen an der Mündung der Harnröhre, mit einer Wundheitsempfindung am Saume der Vorhaut, beides vorzüglich schmerzhaft beim Reiben der Kleider[145] (n. 2 St.) (*Wislicenus,* a.a.O.). [RAL (344)]

Treibt den Urin (*Alpin,* a.a.O.). [RAL (345)]

Sparsamer, gelbgrüner Urin (*Fischer,* a.a.O.). [RAL (346)]

Blaßgelber Urin, der den Morgen darauf einen schmuzig gelben, mehr lockern Bodensatz ablegt (*Baehr,* a.a.O.). [RAL (347)]

Dunkelfarbiger Urin mit ziegelrothem Satze[146] (n. 24 St.) (*Teuthorn,* a.a.O.). [RAL (348)]

■ **Geschlechtsorgane**

Beim Anfühlen schmerzhafte Geschwulst des Samenstranges und des Hodens, vorzüglich des Nebenhodens. [RAL 211]

Ziehender Schmerz in den Hoden. [RAL 212]

Eine Art reißenden Schmerzes im linken Hoden und der linken Seite der Vorhaut, Abends im Bette. [RAL 213]

Ein jückendes Krabbeln im Hodensacke, Abends im Bette, welches zum Reiben nöthigt.[147] [RAL 214]

Ein zuckender Schmerz zwischen Eichel und Vorhaut beim Gehen. [RAL 215]

Pressender Schmerz in der Eichel vor dem Harnen. [RAL 216]

Jücken an der Eichel, was zum Reiben nöthigt, Abends im Bette. [RAL 217]

Am Bändchen der Eichel ein feines Nadelstechen, was bei Berührung noch stärker, nämlich stechend und spannend, schmerzte; äußerlich war nichts daran zu sehen. [RAL 218]

Brennender Schmerz in der Mündung der Harnröhre während und nach dem Urinlassen (n. 3 St.). [RAL 219]

Ein fortwährendes Brennen in der Mündung der Harnröhre. [RAL 220]

Herabdrängen des Hodensacks (n. 1 St.). [RAL 221]

Oeftere Steifigkeiten der Ruthe (n. 6 St.). [RAL 222]

Nächtliche Samenergießungen.[148] [RAL 223]

Erhöheter Geschlechtstrieb. [RAL 224]

Vermehrung des gegenwärtigen Monatlichen bis zum Mutterblutsturze; das Geblüt geht in schwarzen Klumpen ab[149] (n. 1 St.). [RAL 225]

◊ Starke Pollutionen, Nachts um 3 Uhr[150] (*Becher,* a.a.O.). [RAL (349)]

Stechendes Jücken am Hodensacke[151] (*Franz,* a.a.O.). [RAL (350)]

Unterdrückung der Monatreinigung[152] (*Raulin,* a.a.O.). [RAL (351)]

■ **Atemwege und Brust**

Nießen (n. ¼, 2, 3 St.). [RAL 226]

Nießen mit Schnupfen (n. 1, 2 St.). [RAL 227]

Es sitzt ihm etwas in der Kehle (dem Luftröhrkopfe), so daß die Töne der Sprache und des Gesangs tiefer und unreiner werden[153] (n. 2 St.). [RAL 228]

Ein Pfeifen und Giemen in der Luftröhre beim Athemholen (n. 2 St.). [RAL 229]

Es liegt ihm (die Nacht) auf der Brust; es pfeift, rochelt, schnärchelt und giemt ihm in der Luftröhre, ohne daß ihn der zähe Schleim zum Husten nöthigte (n. 5 St.). [RAL 230]

Eine Art Erstickungsanfall, als wenn der Luftröhrkopf mit Schleim angefüllt wäre, vorzüglich gegen Abend und (die Nacht) beim Erwachen aus dem Schlafe[154] (n. 8 St.). [RAL 231]

Schweres, schwieriges, schmerzhaftes Athemholen und schnelles Ausathmen. [RAL 232]

Neigung zum Tiefathmen vor dem Mittagsmahle. [RAL 233]

Die Nacht um 2 und um 4 Uhr ein halbviertelstündiger Erstickungshusten (eine Art Keichhusten);

---

[142] Vergl. mit [342.].

[143] Vergl. mit [348.].

[144] [343.] [344.] s. 200.

[145] vergl. mit 310 [477.].

[146] s. 210.

[147] Vergl. mit [350.].

[148] Vergl. mit [349.]

[149] 225. scheint die erste Wirkung der Chinarinde und (351.) die nachfolgende oder Gegenwirkung des Organismus zu seyn; denn Kreislauferregung und Blutflüsse durch die Nase [125.] bis [127.], durch Mund [161.] und aus der Lunge 242. sind ihre nicht gar seltnen Erst-Wirkungen.

[150] s. 223.

[151] s. 214.

[152] s. 225.

[153] 228. 229. 230. vergl. mit [358.] bis [361.].

[154] 231. 232. vergl. mit [363.] bis [372.].

sie schreit dabei, doch nicht eher, als bis sie schon ein Paar Mal gehustet hat.[155] [RAL 234]

Er wacht nach Mitternacht zum Husten auf; bei jedem Hustenstoße fühlte er ein scharfes Stechen in beiden Brustseiten, doch konnte er liegend husten. [RAL 235]

Schmerz in der Luftröhre und dem Brustbeine beim Husten. [RAL 236]

Vom Husten drückender Brustschmerz und Wundheitsgefühl im Luftröhrkopfe.[156] [RAL 237]

Starkes Drücken im Brustbeine nach dem Essen; am schlimmsten wenn er gebückt saß und die Arme in der Höhe hatte. [RAL 238]

Heftiger Husten gleich nach dem Essen (n. 4 St.). [RAL 239]

Abends Kitzel zum Husten, den er unterdrücken konnte. [RAL 240]

Husten vom Lachen erregt. [RAL 241]

(Husten eines blutigen Schleims.)[157] [RAL 242]

(Ein Kriebeln in der einen Brust, als wenn etwas darin herum liefe.) [RAL 243]

(Ein scharfes Drücken mit Kriebeln zusammengesetzt in der einen Brustseite.) [RAL 244]

Drücken auf dem ganze vordern Theile der Brust, die Nacht, wenn er auf dem Rücken lag. [RAL 245]

In der Brustseite ein drückender Schmerz, der den Athem beengt. [RAL 246]

Spannender Schmerz, vorzüglich in den äußern Brustmuskeln (früh). [RAL 247]

In der ganzen Brust ein brennendes Einwärtsdrücken. [RAL 248]

Knochenschmerz in den Gelenken der Ribben, wie Zerschlagenheit, beim Einathmen. [RAL 249]

Schmerz in der Seite wie zerschlagen oder wie von einem Stoße. [RAL 250]

Etliche Stiche vom Brustbeine nach dem Rücken hindurch, bald nach dem Trinken[158] (n. 8 St.). [RAL 251]

Beim Einziehen des Athems starke Stiche in der Herzgrube[159] (n. 3 St.). [RAL 252]

Beim Einathmen starke Stiche unter den letzten Ribben, die den Athem versetzen. [RAL 253]

Unter der rechten letzten Ribbe eine kleine Stelle, welche ihr sowohl beim kleinsten Drucke, als beim Gehen einen stechenden Schmerz verursacht. [RAL 254]

Stechen in der Seite die Nacht, am Tage aber nur bei Bewegung oder beim Anfühlen (nach 13 Tagen). [RAL 255]

Ein Blutschwär an den Brustmuskeln. [RAL 256]

(Klopfen im Brustbeine, Abends und früh.) [RAL 257]

Herzklopfen.[160] [RAL 258]

◇ Einige Mal gewaltsames, trocknes Nießen (n. 7 St.) (*Stapf*, a.a.O.). [RAL (352)]

Wässeriger Ausfluß aus dem Nasenloche, welches gleichwohl verstopft ist (n. 13 St.) (*Franz*, a.a.O.). [RAL (353)]

Schnupfen, mit Empfindlichkeit der Nase und einigen, bei Berührung schmerzhaften, Blüthchen an dem Rande der Nasenlöcher und der Nasenscheidewand (n. 9 Tagen.) (*Wislicenus*, a.a.O.). [RAL (354)]

Schnupfen, so daß es ihm aus der Nase träuft, zwei Stunden lang (*Franz*, a.a.O.). [RAL (355)]

Zufälle eines Stockschnupfens (*Anton*, a.a.O.). [RAL (356)]

Athmen mit Geräusch durch die Nase (*Al. Thompson*, a.a.O.). [RAL (357)]

Im Kehlkopfe Stiche und Rauhigkeitsempfindung[161] (*Anton*, a.a.O.). [RAL (358)]

Gefühl von Ansammlung von Schleim im Kehlkopfe (*Anton*, a.a.O.). [RAL (359)]

Es sitzt im Kehlkopfe Schleim, den er beständig losräuspert und der die Stimme hohl und heiser macht (*Stapf*, a.a.O.). [RAL (360)]

Heisere, rauhe Sprache (*Anton*, a.a.O.). [RAL (361)]

In der Luftröhre, unter dem Kehlkopfe, eine Art Ziehen, worauf Husten mit einem Stoße erfolgt (*Franz*, a.a.O.). [RAL (362)]

Engbrüstigkeit[162] (*Bagliv*. Praxis, lib II. §. 2. 3. – *Al. Thompson*, a.a.O.). [RAL (363)]

Brustbeengung (*Cartheuser*, a.a.O.). [RAL (364)]

Beklommenheit auf der Brust (*Franz*, a.a.O.). [RAL (365)]

Abends ein Gefühl von Beklommenheit und Unruhe in der Brust; er fühlt sich zum Tiefathmen genöthigt und muß dann seufzend ausathmen, wodurch die Beklommenheit auf Augenblicke gemindert wird, bei schwachem, kaum fühlbarem Pulse, und ängstlich ungeduldiger Gemüthsstimmung (*Baehr*, a.a.O.). [RAL (366)]

---

[155] 234. 235. 236. vergl. mit [405.] [406.].
[156] 237. 244. 245. 246. vergl. mit [374.] bis [380.].
[157] Vergl. mit [408.].
[158] Vergl. mit 154.
[159] Vergl. mit [246.] [248.].

[160] Vergl. mit [409.] bis [411.].
[161] [358.]–[361.] s. 228–230.
[162] [273.]–[372.] vergl. mit 231. 232.

Große Beklemmung der Brust in der Herzgrubengegend, als wühlte etwas darin herum (n. 4 St.) (*Groß*, a.a.O.). [RAL (367)]

Engbrüstigkeit mit schwerem, zuweilen röchelndem Ausathmen (am meisten beim Gehen), und Rauheit der Brust (n. 4 St.) (*Hartmann*, a.a.O.). [RAL (368)]

Gehemmter Athem, eine halbe Stunde lang (*Al. Thompson*, a.a.O.). [RAL (369)]

Erstickungsasthma (*Al. Thompson*, a.a.O.). [RAL (370)]

Tödtliche Brustbeklemmung[163] (*de Koker*, a.a.O.). [RAL (371)]

Ein angenehmes Dämmen auf der Brust, wie von Sattheit, mit (süßem) Wohlgeschmacke des Speichels (n. 1 St.) (*Franz*, a.a.O.). [RAL (372)]

Einiges Zucken und Hüpfen hie und da in den Brustmuskeln (*Anton*, a.a.O.). [RAL (373)]

Drücken auf der Brust[164] (*Franz*, a.a.O.). [RAL (374)]

Drückender Brustschmerz (*Clauß*, a.a.O.). [RAL (375)]

Druck auf der linken Seite neben dem Schwerdknorpel (*Herrmann*, a.a.O.). [RAL (376)]

Aeußerliches Drücken mitten auf dem Brustbeine bei gebücktem Oberkörper, auch im Stehen, welches beim Daraufdrücken verschwindet (n. 26 St.) (*Franz*, a.a.O.). [RAL (377)]

Drücken nach außen in der Gegend der untersten Ribben (n. 24 St.) (*Wislicenus*, a.a.O.). [RAL (378)]

Bei gebücktem Sitzen, Drücken äußerlich auf dem Brustbeine, welches Angst verursacht und den Athem nicht genug einzuziehen verstattet, durch Aufrichten vergehend (n. 6 St.) (*Franz*, a.a.O.). [RAL (379)]

Hart drückender Schmerz in der rechten Brustseite, in der Gegend der vierten und fünften Ribbe[165] (*Franz*, a.a.O.). [RAL (380)]

Auf der rechten Brustseite ziehendes Drücken im Sitzen, welches im Stehen und Gehen nachläßt (*Franz*, a.a.O.). [RAL (381)]

Ziehender Schmerz hinter dem Brustbeine (*Herrmann*, a.a.O.). [RAL (382)]

Unten über die Brust drückend ziehender Schmerz im Sitzen, welcher Angst verursacht; er vergeht im Stehen und Gehen (*Franz*, a.a.O.). [RAL (383)]

Auf der rechten Brustseite, in der Mitte auf einer nicht großen Stelle, ein zusammenziehender Schmerz, daß er, fast unwillkürlich, jähling den Athem ausstoßen und aushauchen muß (*Franz*, a.a.O.). [RAL (384)]

Ueber die Brust, bei gebücktem Sitzen, ein absetzend schneidendes Drücken, welches beim Aufrichten, noch mehr aber beim Stehen und Gehen verschwindet (*Franz*, a.a.O.). [RAL (385)]

Drückendes, feines Stechen auf der linken Seite der Brust (n. 8½ St.) (*Hartmann*, a.a.O.). [RAL (386)]

Seitenstich (*Richard*, a.a.O.). [RAL (387)]

Stechen in der Brust, früh (*Harnisch*, a.a.O.). [RAL (388)]

Stechen in der linken Brust (*Chr. Fr. G. Lehmann*, a.a.O.). [RAL (389)]

Stechen auf der Brust beim Schnellgehen, was in der Ruhe verging (*Lehmann*, a.a.O.). [RAL (390)]

Einige heftige Stiche in der Brust, gleich über der Herzgegend, wenn er ohne Bewegung war, vorzüglich beim Lesen (n. 3½, 16, 18 St.) (*J. G. Lehmann*. a.a.O.). [RAL (391)]

Seitenstechen beim Sitzen und Lesen (*Langhammer*, a.a.O.). [RAL (392)]

Scharfe Stiche in der Brusthöhle von innen nach außen, in der Gegend der sechsten und siebenten wahren Ribbe, ohne Bezug auf Aus- oder Einathmen (n. ³⁄₄ St.) (*Herrmann*, a.a.O.). [RAL (393)]

Tactmäßige stumpfe Stiche von innen heraus in der Brusthöhle, in Ruhe und Bewegung und ohne Bezug auf das Athemholen (n. 1 St.) (*Wislicenus*, a.a.O.). [RAL (394)]

In der rechten Seite der Brust, in der Gegend der vierten Ribbe unterm Arme, ein Stechen, als wäre es im Brustfelle, fast wie ein anhaltender Stich, der beim Daraufdrücken und Niederbücken vergeht (n. 6 St.) (*Franz*, a.a.O.). [RAL (395)]

Scharfe Stiche zwischen der siebenten und achten linken Ribbe (*Herrmann*, a.a.O.). [RAL (396)]

Scharfe Stiche neben der rechten Brustwarze, von innen nach außen (n. 10 St.) (*Herrmann*, a.a.O.). [RAL (397)]

Scharfe Stiche am Brustbeine, da, wo sich die Ribben anfügen, auf beiden Seiten, von außen nach innen, ohne Bezug auf Aus- oder Einathmen (n. 2 Tagen) (*Herrmann*, a.a.O.). [RAL (398)]

Scharfstechender Schmerz links neben dem Schwerdknorpel und in der Herzgrube, bloß beim Ausathmen (n. 60 St.) (*Herrmann*, a.a.O.). [RAL (399)]

---

[163] Da die Chinarinde im Froste eines Wechselfiebers eingegeben ward.

[164] s. 237. und 244–246.

[165] s. 237. und 244–246.

Stechen in der linken Seite der Brust (beim Ausathmen) im Sitzen (n. 2 St.) (*Langhammer*, a.a.O.). [RAL (400)]

Ein kitzelndes Stechen in der linken Brust nach der Herzgegend hin (*Hartung*, a.a.O.). [RAL (401)]

Stumpfe Stiche auf der Brust, welche zum Ausathmen nöthigen (*Franz*, a.a.O.). [RAL (402)]

Stumpfes Stechen am Knorpel der dritten und vierten linken, falschen Ribbe, ohne Bezug auf Ein- oder Ausathmen (*Herrmann*, a.a.O.). [RAL (403)]

Seitenstechen mit großer Hitze, starkem, hartem Pulse und starren Augen (*Gesner*, a.a.O.). [RAL (404)]

Fieber, nach Art eines unächten Seitenstichs[166] (*Greding, in Ludw.* Advers. Tom. I. S. 90.). [RAL (405)]

(Während des Frostes eines Wechselfiebers) beschwerlicher Husten mit Stichen in der Seite (*Fischer*, a.a.O.). [RAL (406)]

Fortwährender Reiz zum Kotzen (Hüsteln), früh nach dem Aufstehen, wie von Schwefeldampfe, wobei sich nichts loshustet, mehre Morgen (*Groß*, a.a.O.). [RAL (407)]

Verdächtiger Husten[167] (*Juncker et Fritze*, Diss. de usu cort. peruv. discreto, Halae. 1756. S. 26.). [RAL (408)]

Herzklopfen und Andrang des Blutes nach dem Gesichte, welches heiß und roth ward, und zugleich Kälte der Hände (n. 1 St.) (*Becher*, a.a.O.). [RAL (409)]

Heftige Herzschläge, mit niedrigem Pulse und Kälte der Haut (*Walther*, a.a.O.). [RAL (410)]

Stärkerer Herzschlag, mit einem ängstlichen Gefühle verbunden (*Hartung*, a.a.O.). [RAL (411)]

■ **Rücken und äußerer Hals**

Unerträglicher Schmerz im Kreuze wie von Klamm, oder wie zerschlagen und zerknirscht, welcher bei der mindesten Bewegung plötzliches Schreien auspreßt.[168] [RAL 259]

Ein krabbelndes Jücken auf dem Steißbeine, was durch Reiben nur auf kurze Zeit vergeht (n. 1 St.). [RAL 260]

Bei der geringsten Bewegung Schweiß im Nacken und Rücken. [RAL 261]

Schmerz im Rücken bei der mindesten Bewegung, wie Zerschlagenheit (n. 3 St.). [RAL 262]

Klopfend stechender Schmerz im Rücken.[169] [RAL 263]

Schmerz wie von Verrenkung im Schulterblatte (n. 24 St.). [RAL 264]

◇ Reißen in der Gegend des linken Schulterblattes beim Einathmen (*Groß*, a.a.O.). [RAL (412)]

Ziehend reißender Schmerz im linken Schulterblatte (n. 9 St.) (*Hartmann*, a.a.O.). [RAL (413)]

Zusammenziehender Schmerz zwischen den Schulterblättern im Stehen (n. 3 St.) (*Franz*, a.a.O.). [RAL (414)]

Nadelstiche über dem rechten Schulterblatte und an der linken Seite der Brust (n. 1/4 St.) (*Wislicenus*, a.a.O.). [RAL (415)]

Kleine Stiche mitten auf dem Rückgrate[170] (n. 5 St.) (*Hartmann*, a.a.O.). [RAL (416)]

Stechen in der linken Seite des Rückens (beim Sitzen) (*Langhammer*, a.a.O.). [RAL (417)]

Zuckendes Reißen auf der linken Seite im Kreuze (*Groß*, a.a.O.). [RAL (418)]

Starkstechend ziehende Schmerzen in der Mitte des Kreuzbeins gegen die Lendenwirbel hin (*Hartung*, a.a.O.). [RAL (419)]

Zucken über dem heiligen Beine (n. 1/2 St.) (*Walther*, a.a.O.). [RAL (420)]

Schmerzhafte Rucke an dem Kreuzbeine[171] (n. 21 St.) (*Wislicenus*, a.a.O.). [RAL (421)]

(Dehnender) Schmerz im Kreuze, wie von einer schweren Last oder wie nach langem Bücken (n. 23 St.) (*Hartmann*, a.a.O.). [RAL (422)]

Langsam ziehende Stiche in den vordern Halsmuskeln, in der Ruhe (*Baehr*, a.a.O.). [RAL (423)]

Ziehender Schmerz unten an der rechten Seite des Halses, beim Anfange des Nackens, im Stehen, welches beim Bücken vergeht[172] (*Franz*, a.a.O.). [RAL (424)]

Ziehende Schmerzen im Nacken (*Anton*, a.a.O.). [RAL (425)]

■ **Extremitäten**

Eine Schwäche in den Armen, fühlbar, wenn er die Hände fest zumacht.[173] [RAL 265]

Eine Spannung in den Armen und Händen (n. 2 St.). [RAL 266]

Ein reißendes Durchfahren durch das linke Ellbogengelenk, öfters wiederkehrend. [RAL 267]

---

[166] [405.] [406.] vergl. mit 234.–236.
[167] Vergl. mit 242.
[168] Vergl. mit [421.].

[169] Vergl. mit [416.] [417.].
[170] [416.] [417.] m. s. 263.
[171] s. 259.
[172] [424.] [425.] s. 69. und [74.].
[173] Vergl. zum Theil mit [429.] und [433.] bis [435.].

Reißen und Ziehen im Arme, wenn sie am Fenster steht. [RAL 268]

Vom Ellbogen an bis in die Finger ziehender Knochenschmerz, Abends[174] (n. 24 St.). [RAL 269]

Bei Bewegung der linken Hand ein ziehender Schmerz über den Handrücken, welcher geschwollen ist. [RAL 270]

Eingeschlafenheit des Vorderarms beim Biegen (z. B. beim Schreiben), mit einem feinen Stechen in den Fingerspitzen.[175] [RAL 271]

Die Hände sind bald warm, bald kalt. [RAL 272]

Die eine Hand ist eiskalt, die andere warm. [RAL 273]

Knöchel des Mittelfingers geschwollen; er kann ihn nicht bewegen vor Steifheit und Schmerz. [RAL 274]

Ein Ziehen im linken Daumen, Zeige- und Mittelfinger, aufwärts. [RAL 275]

Zuckender Schmerz am linken kleinen Finger.[176] [RAL 276]

Die Untergliedmaßen schlafen beim Sitzen ein.[177] [RAL 277]

Schmerz der hintern Oberschenkelmuskeln, als wenn sie zerschlagen wären, beim Sitzen. [RAL 278]

In den vordern Muskeln beider Oberschenkel Spannung beim Gehen. [RAL 279]

Ruckweise ein Reißen im Oberschenkel. [RAL 280]

Mattigkeit in den Oberschenkeln.[178] [RAL 281]

(Ein Brennen vorne auf den obern Theilen der Oberschenkel.) [RAL 282]

Harte Geschwulst der Oberschenkel, welche zuweilen über die Knie herab bis an den Anfang der Unterfüße herabgeht, unterwärts dünner abläuft, röthlich ist und beim Befühlen schmerzlich weh thut.[179] [RAL 283]

Kälte und Frost der Knie (n. ½ St.). [RAL 284]

In den Knieen zuckender Schmerz.[180] [RAL 285]

Heiße Geschwulst des rechten Kniees mit ziehend reißenden Schmerzen, worüber er die Nacht (12 Uhr) aufwacht. [RAL 286]

Schmerz im Knie bei der mindesten Bewegung, wie Zerschlagenheit[181] (n. 3 St.). [RAL 287]

(Den Schlaf hindernder Schmerz im Knie beim Biegen, mit Knoten[182] (Knottern in der Haut daran). [RAL 288]

Bei Berührung ein Schmerz an der Seite der Kniescheibe (n. 2 St.). [RAL 289]

Zerschlagenheitsschmerz der Knochen des Unterschenkels beim Auftreten, und noch schlimmer beim Befühlen; wenn sie daran fühlte, schauderte der ganze Fuß und fror, als wenn sie ihn in kaltes Wasser gesteckt hätte. [RAL 290]

Gefühl im Unterschenkel, als wenn Strumpfbänder zu fest darum gebunden wären, und als wenn er einschlafen und erstarren wollte. [RAL 291]

Schmerzhafter Klamm in der linken Wade, die Nacht, beim Ausstrecken und Krümmen des Fußes, welcher am Schlafe hindert (n. 16 St.). [RAL 292]

Schmerz in der untern Hälfte beider Unterschenkel, als wenn die Beinhaut zerschlagen und geschwollen wäre, bloß beim Stehen; beim Befühlen schründender Schmerz, wie auf einer wunden, zerschlagenen Stelle. [RAL 293]

Müdigkeit der Füße, als wenn sie zerschlagen wären (n. 4 St.). [RAL 294]

Kälte der Füße, Abends. [RAL 295]

Bohrende Stiche in den Zehenspitzen.[183] [RAL 296]

Sehr weiche Geschwulst der Fußsohlen. [RAL 297]

◇ **Lähmig zuckendes Reißen auf der Schulterhöhe, die bei Berührung empfindlich schmerzt, und wenn der Schmerz vergangen war, so wird er durch Berührung wieder erregt; schon der Druck des Rockes auf der Achsel erregt ihn[184]** (*Herrmann*, a. a. O.). [RAL (426)]

Reißender Druck in der linken Achselhöhle und am vordern und innern Rande des Schulterblattes (*Herrmann*, a. a. O.). [RAL (427)]

Absetzend drückend ziehender Schmerz am Rande der rechten Achselhöhle, nach vorne (n. 3 Tagen.) (*Herrmann*, a. a. O.). [RAL (428)]

Lähmig zuckendes Reißen, welches vom Kopfe des Schulterknochens ausgeht, und sich (in

---

[174] Vergl. mit [441.] bis [443.].

[175] Vergl. mit 277. 308.

[176] Vergl. mit [448.] [449.] und [454.] [455.].

[177] s. 308.

[178] Vergl. mit [461.].

[179] Vergl. mit [407.] [502.] [503.].

[180] Vergl. mit [482.] und zum Theil [489.].

[181] Vergl. mit [481.].

[182] Vergl. mit [478.].

[183] Vergl. mit [501.].

[184] Der Chinarinde ist es charakteristisch eigenthümlich, daß nicht nur durch Bewegung, und vorzüglich durch Berührung des Theils ihre Schmerzen sich verschlimmern (s. 254. 255. 290 [310.] [429.] [434.] [435.] [438.] [441.] [448.] [483.] [522.], sondern auch, wenn sie eben nicht vorhanden sind, durch blose Berührung der Stelle sich erneuern, wie in diesem Symptome und 289 [472.], und dann oft zu einer fürchterlichen Höhe steigen, daher diese Rinde oft das einzige Hülfsmittel in so geeigneten Fällen ist.

Muskeln und Knochen) bis zu den Gliedern der Finger erstreckt, wo es unschmerzhafter wird: dabei ist der ganze Arm schwächer; durch Berührung vermehrt sich der Schmerz (n. 3 St.) (*Herrmann,* a.a.O.). [RAL (429)]

Stechende Schmerzen im Oberarme, die sich aber bei Bewegung desselben sogleich verloren (n. ³/₄ St.) (*Wagner,* a.a.O.). [RAL (430)]

Zuckendes Reißen im Oberarmknochen, nach oben und innen (n. 2 St.) (*Herrmann,* a.a.O.). [RAL (431)]

Reißen, erst im linken, dann im rechten Oberarme (n. ¹/₂ St.) (*Langhammer,* a.a.O.). [RAL (432)]

Lähmiger Schmerz am rechten Oberarme, der am Kopfe des Schulterknochens anfängt und sich in der Hand in ein feines und schwaches Reißen verliert, wobei der ganze Körper, vorzüglich die Stirne warm ist (n. 3 St.) (*Herrmann,* a.a.O.). [RAL (433)]

Lähmig zuckendes Reißen in den Röhrknochen der Obergliedmaßen, bei Berührung heftiger (n. 1 St.) (*Herrmann,* a.a.O.). [RAL (434)]

Lähmiges Reißen in den Obergliedmaßen, das sich in alle Theile derselben erstreckt, mehr durch Berührung vermehrt, als durch Bewegung (*Herrmann,* a.a.O.). [RAL (435)]

Ausstrecken der Arme, mit gekrümmten Fingern (*Thompson,* a.a.O.). [RAL (436)]

Am Ellbogengelenke Empfindung, als wenn die Haut mit Blut unterlaufen wäre (*Hartung,* a.a.O.). [RAL (437)]

Schmerzhaftes Ziehen am Kronfortsatze des linken Ellbogenknochens (in der Ellbogenbeuge), bei Berührung heftiger (*Herrmann,* a.a.O.). [RAL (438)]

Reißender Schmerz im linken Ellbogengelenke, bei Bewegung heftiger (n. 2 St.) (*Herrmann,* a.a.O.). [RAL (439)]

Stechen im linken Ellbogengelenke (*Franz,* a.a.O.). [RAL (440)]

Reißen an beiden Ellbogenröhren, bei Berührung heftiger[185] (*Herrmann,* a.a.O.). [RAL (441)]

Hin- und herziehendes Reißen, bald auf dem rechten Vorderarme (was durch Reiben verging), bald auf dem linken (n. 4 St.) (*Meyer,* a.a.O.). [RAL (442)]

Ziehender Schmerz auf den Knochen der Vorderarme, wie vom Schaben auf der Beinhaut mit einem stumpfen Messer (*Franz,* a.a.O.). [RAL (443)]

Scharfziehendes Stechen auf der linken Handwurzel querüber (Abends) (n. 13, 14 St.) (*Franz,* a.a.O.). [RAL (444)]

In der hohlen Handfläche, quer über die Fingerwurzeln, ziehender Schmerz (*Franz,* a.a.O.). [RAL (445)]

Die Hand schmerzt (klammartig ziehend) beim Zugreifen (*Franz,* a.a.O.). [RAL (446)]

Zittern der Hände beim Schreiben (n. 1 St.) (*Langhammer,* a.a.O.). [RAL (447)]

Zuckendes Reißen in den Mittelhandknochen und Fingern, durch Befühlen verschlimmert[186] (*Groß,* a.a.O.). [RAL (448)]

Zuckendes Reißen in der Handwurzel und Mittelhandknochen (*Herrmann,* a.a.O.). [RAL (449)]

Reißen da, wo sich die Mittelhandknochen mit den Handwurzelknochen verbinden (n. 5 St.) (*Herrmann,* a.a.O.). [RAL (450)]

Stumpfes Stechen am Mittelhandknochen des rechten Zeigefingers (*Herrmann,* a.a.O.). [RAL (451)]

Reißen in den Knochen der untersten Glieder der Finger rechter Hand, vorzüglich stark in den Gelenken, ohne Beziehung auf Bewegung (n. ¹/₂ St.) (*Herrmann,* a.a.O.). [RAL (452)]

Feinstechendes Reißen im vordern Gelenke des rechten Daumens[187] (*Herrmann,* a.a.O.). [RAL (453)]

Zuckendes Reißen am Mittelhandknochen des rechten kleinen Fingers[188] (*Groß,* a.a.O.). [RAL (454)]

Zuckendes Reißen in den Gliedern der Finger (n. 24 St.) (*Groß,* a.a.O.). [RAL (455)]

Blaue Nägel (*Crüger,* a.a.O.). [RAL (456)]

Oben im Fleische des rechten Hinterbackens, am Schwanzbeine, pulsweise sich verstärkendes Drücken, im Sitzen, welches nach dem Aufstehen vergeht (*Franz,* a.a.O.). [RAL (457)]

Reißendes Ziehen im linken Hinterbacken, im Sitzen[189] (*Franz,* a.a.O.). [RAL (458)]

Ziehen in den Hinterbacken und zugleich in den Knieen, im Stehen, welches im Sitzen aufhört. [RAL (459)]

Schmerz, wie Stechen und Brennen, zugleich an verschiedenen Stellen der Untergliedmaßen (*Groß,* a.a.O.). [RAL (460)]

---

[185] [441.] [442.] [443.] m. s. 269.

[186] [443.] [449.] m.s. 276.

[187] Stechendes Reißen und stechendes Ziehen (welches auch zuweilen in zuckendes Reißen übergeht) scheint auch einer der charakteristischen Schmerzen von Chinarinde zu seyn. S. auch [444.] [465.] [507.]–[509.].

[188] [454.] m. s. 276.

[189] [458.] [459.] m. s. 280.

Mattigkeit und Abspannung, wie von einer weiten Fußreise, in den Ober- und Unterschenkeln (*Hornburg*, a.a.O.). [RAL (461)]

Schwäche und Unfestigkeit in den Hüft- und Kniegelenken, zwei Morgen nach einander, als ob er den Tag vorher eine weite Fußreise gemacht hätte; bei fortgesetzter Bewegung verliert sich dieß Gefühl aus den Gelenken, und geht als Zerschlagenheitsschmerz den ersten Tag in die Oberschenkel, den zweiten Tag aber mehr in die Unterschenkel über (*Baehr*, a.a.O.). [RAL (462)]

Mattigkeit in den Untergliedmaßen im Gehen, den ganzen Tag (n. 2 St.) (*Wagner*, a.a.O.). [RAL (463)]

Schmerzhaftes Ziehen an den Röhrknochen der Untergliedmaßen[190] (n. 2 Tagen.) (*Herrmann*, a.a.O.). [RAL (464)]

Krampfartiges (stichartiges) Ziehen im Ober- und Unterschenkel (n. $\frac{1}{2}$ St.) (*Walther*, a.a.O.). [RAL (465)]

Im Schooß- und Kniegelenke drückendes Ziehen im Sitzen, welches beim Gehen und Stehen verschwindet (*Franz*, a.a.O.). [RAL (466)]

Schmerz im Hüftgelenke, in den Knien und im Fuße, als wenn sie verrenkt oder zerschnitten wären (*Al. Thompson*, a.a.O.). [RAL (467)]

Ziehender Schmerz auf den Knochen der Oberschenkel, als wenn die Beinhaut mit einem stumpfen Messer geschabt würde (*Franz*, a.a.O.). [RAL (468)]

Langsames, schmerzhaftes Ziehen in der innern Seite des linken Oberschenkels, welches nur in der Haut zu seyn deuchtet (*Franz*, a.a.O.). [RAL (469)]

Krampfhaftes Ziehen im rechten Oberschenkel, von der Kniekehle heran, (mit Empfindung von Druck, gleich, als wenn es den Unterschenkel heraufziehen wollte, Abends im Sitzen, welches durch Stehen und Gehen verschwindet (*Franz*, a.a.O.). [RAL (470)]

In der Mitte des linken Oberschenkels ein Zucken (n. 5 St.) (*Walther*, a.a.O.). [RAL (471)]

Zuckendes Reißen am rechten und linken Oberschenkel nach vorne und außen, bloß von Berührung, nicht von Bewegung erregt (*Herrmann*, a.a.O.). [RAL (472)]

Zuckendes Reißen auf der Vorderseite des linken Oberschenkels (n. 2 St.) (*Groß*, a.a.O.). [RAL (473)]

Reißen in den Oberschenkelbeinen, von oben herab, in Ruhe und Bewegung, anfallsweise, mehre Tage (n. 72 St.) (*Wislicenus*, a.a.O.). [RAL (474)]

Reißen, das sich vom Kniegelenke nach dem Oberschenkel erstreckt, verbunden mit einer Schwäche, daß ihm das Gehen und Stehen erschwert wird (*Herrmann*, a.a.O.). [RAL (475)]

In der Oberschenkelröhre ein schmerzhaftes, drückendes Herabziehen, meist im Sitzen, Nachmittags (*Franz*, a.a.O.). [RAL (476)]

Schmerzhafte Empfindlichkeit der Haut an den Oberschenkeln, beim Reiben der Kleider, als ob die Haut rauh und mit Blüthchen besetzt wäre (n. 8 Tagen.) (*Wislicenus*, a.a.O.). [RAL (477)]

Im linken Oberschenkel, beim Stehen, eine Empfindung, als wäre ein verhärteter Knoten im Fleische und ziehender Schmerz darin[191] (n. 2 St.) (*Franz*, a.a.O.). [RAL (478)]

Aufwärts gehender Stich hinten im rechten Oberschenkel, im Stehen (*Franz*, a.a.O.). [RAL (479)]

Wenn er vom Sitze aufsteht, Brennen und Eingeschlafenheitskriebeln im Oberschenkel, auf welchem er saß, besonders in der Kniekehle, im Stehen vorzüglich bemerkbar (*Franz*, a.a.O.). [RAL (480)]

Klammartiger, lähmiger Schmerz im rechten Oberschenkel und dem Kniegelenke beim Aufstehen vom Sitze, wenn er einige Zeit gesessen hat, und im Gehen (n. 5½ St.) (*Hartmann*, a.a.O.). [RAL (481)]

Zuckendes Reißen, innerlich in der Kniescheibe (*Groß*, a.a.O.). [RAL (482)]

Lähmiges Reißen im rechten Kniegelenke, das sich bald gegen den Oberschenkel, bald gegen den Unterschenkel erstreckt, mit Mattigkeit des Theils und mehr durch Berührung, als durch Bewegung verstärkt (*Herrmann*, a.a.O.). [RAL (483)]

Im rechten Knie, beim Aufstehen vom Sitze und im Gehen, ein scharfziehender Schmerz, der sich beim Sitzen wieder verlor (Nachmittags) (*Stapf*, a.a.O.). [RAL (484)]

Stechen im linken Kniegelenke (*Franz*, a.a.O.). [RAL (485)]

Leises Zittern der Knie beim Aufstehen nach dem Sitzen, welches sich während des Gehens verlor (*Becher*, a.a.O.). [RAL (486)]

Zusammenknicken der Knie, besonders beim Treppensteigen (*Anton*, a.a.O.). [RAL (487)]

---

[190] M. s. 280.

[191] s. 288.

Beim Gehen schießen ihm die Kniee vor und knicken (*Franz*, a.a.O.). [RAL (488)]

Auf den Sennen der Beugmuskeln in der Kniekehle ruckweises Ziehen nach dem Tacte des Pulses[192] (*Franz*, a.a.O.). [RAL (489)]

Eine innere Unruhe in den Unterschenkeln nöthigte ihn, sie krumm zu beugen und heranzuziehen.[193] (*Franz*, a.a.O.). [RAL (490)]

Ziehender Schmerz im rechten Schienbeine, unten bei der Ferse, und dann im ganzen Unterfuße (im Sitzen) (*Langhammer*, a.a.O.). [RAL (491)]

Beim Ausstrecken des linken Unterschenkels, im Sitzen, ein drückend ziehender Schmerz oben an der innern Seite der Schienbeinröhre, unterhalb der Kniescheibe, welcher beim Biegen des Unterschenkels vergeht (*Franz*, a.a.O.). [RAL (492)]

Drückendes Ziehen auf dem Schienbeine, Abends, im Sitzen, welches beim Stehen und Gehen verschwindet (*Franz*, a.a.O.). [RAL (493)]

Beim Gehen Stechen in den Schienbeinen, was in der Ruhe verging (n. 5 und mehren Stunden.) (*Langhammer*, a.a.O.). [RAL (494)]

Beim Gehen, im Freien, einzelne, scharfe, schnell wiederkehrende Stiche oben in der Wade (*Franz*, a.a.O.). [RAL (495)]

Reißen in der Wade (*Langhammer*, a.a.O.). [RAL (496)]

Harte, dunkelrothe Geschwulst an der Wade, die in Eiterung überging[194] (*Pelargus*, Obs. II. I. S. 72.). [RAL (497)]

Ueber der Achillessenne eine stark brennende Spannung (*Hartung*, a.a.O.). [RAL (498)]

Lähmung der Füße (*Crüger*, a.a.O.). [RAL (499)]

Heftiges stechendes Brennen oben auf dem Fußrücken, dicht am Schienbeine (im Sitzen) (*Groß*, a.a.O.). [RAL (500)]

Stechen im linken Unterfuße (*Langhammer*, a.a.O.). [RAL (501)]

Fußgeschwulst (*Stahl*, a.a.O.). [RAL (502)]

Schmerzhafte Fußgeschwulst (*Fischer*, a.a.O.). [RAL (503)]

Zusammenziehend kneipender Schmerz auf der äußern Seite des rechten Unterfußes an der Seite der Fußsohle (n. 6 St.) (*Hartmann*, a.a.O.). [RAL (504)]

Heftiges Jücken auf der rechten Fußsohle beim Gehen und Sitzen, durch Kratzen auf einige Zeit erleichtert (*Herrmann*, a.a.O.). [RAL (505)]

Stechendes Kriebeln von der großen Zehe bis auf den Fußrücken, als wenn der Theil erfroren gewesen wäre, Abends im Sitzen, welches beim Gehen und Stehen verschwindet[195] (*Franz*, a.a.O.). [RAL (506)]

Stechendes Ziehen in der Ferse (n. 48 St.) (*Groß*, a.a.O.). [RAL (507)]

Stechendes Reißen auf der Fußsohle, in der Gegend der Ferse, im Sitzen und Gehen (*Herrmann*, a.a.O.). [RAL (508)]

Sehr heftig reißendes Stechen in den Fußsohlen, im Sitzen und Gehen (*Franz*, a.a.O.). [RAL (509)]

Ziehender Schmerz in den Mittelfußknochen des rechten Fußes (*Herrmann*, a.a.O.). [RAL (510)]

Im Stehen, auf dem Fußrücken, Ziehen und Wundheitsschmerz, welches im Sitzen vergeht (*Franz*, a.a.O.). [RAL (511)]

Klammartiges Ziehen in der innern Seite des linken Unterfußes, im Sitzen (*Franz*, a.a.O.). [RAL (512)]

Zuckendes Reißen in die Fuß- und Mittelfußknochen (*Herrmann*, a.a.O.). [RAL (513)]

Zuckendes Reißen in den Mittelfußknochen und Zehen (*Groß*, a.a.O.). [RAL (514)]

Zuckendes Reißen, bloß von Berührung, nicht von Bewegung vermehrt, in den Mittelfußknochen und den Gliedern der Zehen, vorzüglich in den Gelenken (n. 31 St.) (*Herrmann*, a.a.O.). [RAL (515)]

Zuckendes Reißen, wo sich die Mittelfußknochen mit den Fußwurzelknochen verbinden (n. 25 St.) (*Herrmann*, a.a.O.). [RAL (516)]

■ Allgemeines und Haut

Knochenschmerz in den Gelenken der Ribben, der Gliedmaßen, der Achseln und den Schulterblättern, als wenn sie zerschlagen wären, wenn er sich nur im geringsten rührt und bewegt.[196] [RAL 298]

Schmerz der Gelenke im Sitzen und Liegen; die Glieder vertragen nicht, daß man sie auf einer Stelle ruhig liegen läßt, wie nach einer übermäßigen Ermüdung auf einer großen Reise, oder wie nach einer großen Entkräftung durch über-

---

[192] s. 285.
[193] s. 299–302.
[194] M. s. 283 [502.] [503.].

[195] Obgleich die Chinaschmerzen und Beschwerden am öftersten (nächst Berührung, s. [426.] durch Bewegung des Theils erhöhet und vermehrt werden, so giebt es doch auch eine nicht ganz seltne Wechselwirkung, wo sie durch Bewegung gemindert und gestillt werden, wie hier und [424.] [457.] [466.] [470.] [490.] [492.] [493.], und auch wo sie in der Ruhe vorzüglich entstehen 278. 299. 300. 301 [458.] [476.].
[196] 298 ist Wechselwirkung mit 299. und 300. und 302.

mäßiges Blutlassen oder allzuhäufigen Samen-
verlust; man muß die Glieder bald hiehin, bald
dorthin legen, und sie bald biegen, bald aber
wieder ausstrecken.[197] [RAL 299]

Schmerz aller Gelenke wie zerschlagen, im Früh-
schlummer; je länger man sie stille liegen läßt,
desto mehr schmerzen sie; – daher wird öfteres
Wenden der Glieder nöthig, weil sich bei der
Bewegung die Schmerzen mindern; beim vollen
Erwachen vergehen sie. [RAL 300]

Schmerz in allen Gelenken, wie von einer großen
auf sie drückenden Last, früh im Bette, welcher
beim Aufstehen vergeht. [RAL 301]

Im Sitzen Schmerz in allen Gelenken, wie von
einer schweren, auf ihn drückenden Last; je
mehr er sitzt, desto müder wird er. [RAL 302]

Beim Aufstehen aus dem (Mittags-) Schlafe sind
alle Gelenke wie steif. [RAL 303]

Beim Aufstehen vom Schlafe früh und vom Mittags-
schlafe eine lähmende, den Geist niederschla-
gende Steifigkeit in allen Gelenken. [RAL 304]

Knacken in den Gelenken. [RAL 305]

Es thut ihm alles weh, die Gelenke, die Knochen
und die Beinhaut, wie wenn er sich verhoben
hätte und wie ein Ziehen und Reißen, vorzüglich
im Rückgrate, im Kreuze, im Knie und den Oberschenkeln. [RAL 306]

---

[197] 299. bis 302. vergl. mit [490.] Die hier bezeichnete Schwäche,
als wäre in großer Säfteverlust *vorgegangen*, ist in Verbindung mit den Aeußerungen, die unter 326. 328. 329. 331
[558.] und [563.] stehen, nebst den Gemüthssymptomen der
Chinarinde [407. 409. 410. 416. bis 423.], den Symptomen
gekränkter Verdauungswege 85. bis 90. 94. bis 98. 106. bis
124. 128. 132. bis 134., den Beschwerden nach dem Essen 136.
137. 141. bis 146. 148. bis 153. 158. 159., dem gar zu leichten
Schweiße, besonders im Rücken, bei Bewegung und im
Schlafe 261. 365. 367. 268. 399., und der Eingenommenheit
des Kopfs 9. 10. und [6.] bis [16.], gerade diejenige, wo China-
rinde das einzig passende Heilmittel ist, und welche fast ohne
Ausnahme bei Personen eintritt, die durch Blutstürze und
öfteres Aderlassen, durch beständiges Milchauslaufen der
Brüste und übertriebenes Kindersäugen, durch übertriebenen
Beischlaf und Onanie, oder unwillkürlichen öftern Samenab-
gang, durch starke Krankheitsschweiße oder allzuviele
Schwitzmittel, durch Diarrhöen oder häufige, oft wiederholte
Abführungs- und Purgirmittel einen großen, wesentlichen
Verlust an Kräften erlitten haben. In den anders gearteten
Krankheitsschwächen, wo die Krankheit selbst ihr Heilmittel
nicht in dieser Arznei findet, ist die Chinarinde stets von den
nachtheiligsten, oft Leben verkürzenden Folgen, ob sie gleich
auch in diesen ungeeigneten Fällen eine Aufreizung der
Kräfte in den ersten Paar Stunden hervorbringt, welcher man
aber leicht das Unnatürliche, Ueberspannte ansieht, und die
nur gar zu oft den schleunigsten Tod durch Ueberreizung
nach sich zieht, und, wenn hier ihr Gebrauch lange fortgesetzt
ward, in schwer zu heilende Siechthume stürzt, durch böse
Kunst des Arztes erzeugt.

Beklemmung aller Theile des Körpers, als wenn
ihm die Kleider zu eng wären (nach einem Spaziergange in freier Luft). [RAL 307]

**Eingeschlafenheit der Glieder, auf denen man
liegt.**[198] [RAL 308]

Bollheit und Taubheit der Gliedmaßen. [RAL 309]

Uebermäßige, fast schmerzhafte Empfindlichkeit
der Haut des ganzen Körpers, selbst der innern
Handflächen[199] (n. 10 St.). [RAL 310]

In der Wunde ein wühlender Schmerz. [RAL 311]

Im Geschwüre bohrender Schmerz. [RAL 312]

In der Wunde (dem Geschwüre) ein stechend
jückender Schmerz, zwei Stunden lang[200] (nach
einigen St.). [RAL 313]

(Im Geschwüre stechend klopfender Schmerz,
selbst in der Ruhe.) [RAL 314]

Das Geschwür wird schmerzhaft empfindlich, und
es entsteht ein bohrender Schmerz darin. [RAL
315]

Im Geschwüre klopfender Schmerz bei Bewegung
des Theils, bei der Ruhe aber nicht. [RAL 316]

(Im Geschwüre entsteht faul riechende Jauche; es
brennt und drückt darin; er darf den Fuß nicht
hängen lassen; beim Stehen ist der Fuß
schmerzhaft.) [RAL 317]

Jücken, vorzüglich des Abends, an den Armen, den
Lenden und der Brust; nach dem Kratzen fahren
Blüthchen auf. [RAL 318]

Beißendes Jücken fast bloß an den Theilen, worauf
er im Bette liegt; Kratzen besänftigt es nur auf
Augenblicke; legt er sich aber auf die freie Seite,
so daß die jückenden Theile oben zu liegen
kommen, so verliert sich das Jücken bald (n. 8,
9 St.). [RAL 319]

Beißendes Jücken fast bloß an den Theilen, worauf
er (beim Mittagsschlafe) nicht liegt, und welche
nach oben gekehrt sind (n. 26 St.). [RAL 320]

Jücken der Haut; nach dem Kratzen entstehen Blasen, wie von Brennesseln. [RAL 321]

Jücken der Haut; beim Kratzen schwitzt Blut aus.
[RAL 322]

In der Wärme und Nachts im Bette ein brennendes
Jücken in der Kniekehle und am Innern der
Arme, mit einem Ausschlage kleiner Bläschen,
welche Wasser enthalten, an der kalten Luft
aber verschwinden. [RAL 323]

Es fehlt ihm überall; es ist ihm gar nicht wohl.
[RAL 324]

---

[198] s. 271. 277.

[199] Verg. mit [344.] [477.]

[200] 313. 314. vergl. mit [519.]

Sein Gefühl des ganzen Nervensystems ist gleichsam krankhaft erhöhet, gespannt und aufgereizt. [RAL 325]

Allzugroße Empfindlichkeit aller Nerven, mit einem krankhaften Gefühle allgemeiner Schwäche.[201] [RAL 326]

Inneres Gefühl wie von einer bevorstehenden Krankheit. [RAL 327]

Ueberreiztheit mit Kleinmüthigkeit und Unerträglichkeit jeden Geräusches. [RAL 328]

Schmachtender Zustand des Geistes und Körpers mit Ueberempfindlichkeit.[202] [RAL 329]

Von geringer Zugluft Beschwerden. [RAL 330]

Allzugroße Zartheit und Ueberempfindlichkeit des Nervensystems; alle Gegenstände des Gesichts, Geruchs, Gehörs und Geschmacks sind ihm zu stark, beleidigen sein inneres Gefühl und sind seinem Gemüth empfindlich. [RAL 331]

Die vormaligen Schmerzen sind wie verhalten und wie gezwungen unterdrückt, und dabei eine große Schwere im ganzen Körper. [RAL 332]

Müdigkeit. [RAL 333]

Zitternde Kraftlosigkeit der Gliedmaßen, bei erweiterten Pupillen.[203] [RAL 334]

Neigung, sich niederzulegen. [RAL 335]

◇ Stechen, bald in den Schienbeinen, bald im Rücken, bald in der Brust, im Sitzen (n. 14 St.) (*Langhammer*, a.a.O.). [RAL (517)]

Feinstechen an verschiedenen Stellen der Haut (*Franz*, a.a.O.). [RAL (518)]

(Stechen in einer vernarbten Wunde am linken Fuße)[204] (*Anton*, a.a.O.). [RAL (519)]

In der Haut, besonders des Unterleibes, an einigen Stellen, ein Zupfen, als würde ein Haar angezogen (*Franz*, a.a.O.). [RAL (520)]

Krampfhaftes Zucken in verschiedenen Muskeltheilen (*Anton*, a.a.O.). [RAL (521)]

Zuckendes Reißen[205] an verschiedenen Stellen der Gliedmaßen, besonders der Hände und Unterfüße, durch Berührung verschlimmert (*Groß*, a.a.O.). [RAL (522)]

Es liegt ihm auf den Knochen, wie ein Ziehen (*Franz*, a.a.O.). [RAL (523)]

Dehnender, höchst empfindlich ziehender Schmerz fast in allen Knochen, bald in diesem, bald in jenem, welcher im Liegen anfänglich auf einige Augenblicke nachließ, dann aber desto heftiger zurückkehrte (n. 14 St.) (*Becher*, a.a.O.). [RAL (524)]

Gicht (*Murray*, a.a.O.). [RAL (525)]

Rheumatische Schmerzen (*Greding*, – *Raulin*, a.a.O.). [RAL (526)]

Schmerzen in den Gliedern, vorzüglich den Gelenken[206] (*Fischer*, a.a.O.). [RAL (527)]

Spannende Schmerzen (*B. M. Ettmüller*, Diss. de usu et abusu praecipit. Cap. 3. §. 5.). [RAL (528)]

Herumziehender Rheumatism, bald in diesem, bald in jenem Theile, ohne Geschwulst oder Fieber, mit Schmerzen im innern Körper abwechselnd[207] (*Sydenham*, Opusc. S. 351.). [RAL (529)]

Ein Brennen, mit etwas Kriebeln und Jücken vermischt, an verschiedenen Theilen des Körpers, am Tage (*Groß*, a.a.O.). [RAL (530)]

Schwindsucht (*Murray*, – *Bagliv*, a.a.O.). [RAL (531)]

Kachexien (*Murray*, – *Berger*, a.a.O.). [RAL (532)]

Schleichende Fieber (*Bagliv*, a.a.O. – *Stahl*, Obs.). [RAL (533)]

Wassersucht (*Murray*, – *Bagliv*, – *Berger*, – *Richard*, – *Raulin*, – *Romberg*, – *Stahl*, – *Thompson*, a.a.O.). [RAL (534)]

Hautwassersucht (*Stahl*, a.a.O.). [RAL (535)]

Geschwulst der Gliedmaßen[208] (*Cartheuser*, a.a.O.). [RAL (536)]

Rothlaufartige Geschwulst des ganzen Körpers (*Formey*, a.a.O.). [RAL (537)]

Gilbliche Hautfarbe (*Fischer*, a.a.O.). [RAL (538)]

Gelbsucht (*Berger*, – *Stahl*, – *Thompson*, – *Richard*, a.a.O.). [RAL (539)]

Mattigkeit (*J. A. P. Gesner*, a.a.O.). [RAL (540)]

Mattigkeit in den Gliedern (*Stahl*, Obs.). [RAL (541)]

Chronische Schwäche (*Thompson*, a.a.O.). [RAL (542)]

Sinken der Kräfte (*Romberg*, a.a.O.). [RAL (543)]

Gesunkene Kräfte (*Cleghorn*, a.a.O.). [RAL (544)]

Mattigkeitsgefühl, besonders wenn er vom Sitze aufsteht; er möchte sich lieber wieder setzen und sinkt auch wohl, wenn er die Muskeln nicht

---

[201] 326. vergl. mit den in der Anm. zu 299. angeführten Symptomen. Hierin besteht ausgezeichnet die besondere Schwäche, welche Chinarinde eigenthümlich in hohem Grade erregt, und vorzüglich diese ist es, welche von Chinarinde dauerhaft gehoben werden kann, zumal wenn auch die übrigen Krankheitssymptome den von Chinarinde zu erregenden ähnlich sind. Diese besondere Art von Schwäche ist den durch Säfteverlust Erschöpften ganz besonders eigen.

[202] Vergl. mit [558.].

[203] Vergl. mit [560.].

[204] s. 313. 314.

[205] Der Hauptschmerz, den Chinarinde erregt, scheint **zuckendes Reißen zu seyn**. *Herrmann*.

[206] M. s. 298–302.

[207] Bei langwierigem Gebrauche.

[208] [536.] [537.] s. 283. 297 [497.] [502.] [503.]

anspannt, auf den Stuhl zurück, worauf ein wohlthuendes Gefühl von Ruhe folgt (n. 3, 4 St.) (*Baehr*, a.a.O.). [RAL (545)]

Beim Gehen ward es ihm schwer, und er fühlte sich bald ermattet, wie durch Schwerheitsgefühl und Lähmigkeit in den Schenkeln (*Stapf*, a.a.O.). [RAL (546)]

Schwergefühl des Körpers (*Raulin*, a.a.O.). [RAL (547)]

Schwere in allen Gliedern, besonders in den Oberschenkeln, als wenn Blei daran hinge[209] (*Anton*, a.a.O.). [RAL (548)]

Trägheit (*Walther*, a.a.O.). [RAL (549)]

Wenn er sich einige Minuten aufrecht erhalten wollte, erfolgte Steifigkeit, Erblassung und Unbesinnlichkeit (*Gesner*, a.a.O.). [RAL (550)]

Unbesinnlichkeit und Mattigkeit zugleich (*Chr. Fr. G. Lehmann*, a.a.O.). [RAL (551)]

Kleine Anfälle von Schlagfluß und Sinnlosigkeit (*Thompson*, a.a.O.). [RAL (552)]

Mattigkeit und Erschlaffung des ganzen Körpers (*Herrmann*, a.a.O.). [RAL (553)]

Starke Ohnmacht[210] (*Baker*, in Medical transactions, Vol. III. Lond. 1785.). [RAL (554)]

Ohnmachten (*Morton, – Murray, – Crüger, – Gesner*, a.a.O.). [RAL (555)]

Ohnmacht – Tod[211] (*de Koker*, a.a.O.). [RAL (556)]

Asphyxie, Scheintod (*Crüger*, a.a.O.). [RAL (557)]

Mattigkeit und Erschlaffung des Körpers und Geistes (n. 1 St.) (*Herrmann*, a.a.O.). [RAL (558)]

Mattigkeit: er kann kaum den Kopf halten, und schläft ein (*Franz*, a.a.O.). [RAL (559)]

Schlaffheit in allen Gliedern und Zittern in den Händen[212] (*Chr. Fr. G. Lehmann*, a.a.O.). [RAL (560)]

Abgespanntheit des ganzen Körpers, auch im Sitzen fühlbar, doch weit mehr **im Gehen** (*Anton*, a.a.O.). [RAL (561)]

Bald Schwäche, bald äußerstes Kraftgefühl in den Gelenken[213] (*Franz*, a.a.O.). [RAL (562)]

Es ist ihm ganz schwächlich und hinfällig im Freien und wie verschmachtet um den Magen und die Brust, ob er gleich überflüssige Kraft zum Gehen hat (*Franz*, a.a.O.). [RAL (563)]

Außerordentliche Leichtigkeit aller Bewegungen, als wäre er körperlos[214] (n. 2 bis 3 St.) (*Franz*, a.a.O.). [RAL (564)]

Munterkeit, doch mit starren Augen, den ganzen Abend über[215] (*Harnisch*, a.a.O.). [RAL (565)]

Wohlbehagen, Abends (*Chr. Fr. G. Lehmann*, a.a.O.). [RAL (566)]

Mit Kühlungsempfindung verbundenes, fühlbares, doch unsichtbares Zittern in allen Gliedern (*Hornburg*, a.a.O.). [RAL (567)]

Zuckungen (*Gesner*, a.a.O.). [RAL (568)]

■   **Schlaf, Träume und nächtliche Beschwerden**

Schläfrigkeit mit Herzklopfen. [RAL 336]

Unaufhörliches Gähnen, ohne Schläfrigkeit.[216] [RAL 337]

Schläfrigkeit am Tage.[217] [RAL 338]

Die Augenlider wollen sich schließen vor Mattigkeit und Schläfrigkeit (n. 1/2 St.). [RAL 339]

Immerwährende Tagesschläfrigkeit; er schläft unvermuthet ein. [RAL 340]

Beim Sitzen unüberwindliche Schläfrigkeit. [RAL 341]

Sobald sie sich am Tage niedersetzt, nickt sie gleich und schlummert; legt sie sich aber nieder, so wird sie vom geringsten Geräusche munter. [RAL 342]

Sie kann die ganze Nacht nicht schlafen; lauter unangenehme Gedanken, einer nach dem andern, beschäftigen sie. [RAL 343]

Er kann nicht einschlafen vor vielen Ideen und Betrachtungen, deren jede ihn nur kurze Zeit beschäftigt, aber immer von einer andern verdrängt wird; so kommt fast die ganze Nacht kein Schlaf in seine Augen, worüber er gegen Morgen ganz warm wird über und über, doch ohne das Aufdecken und Entblößen zu vertragen, ohne Durst (n. 30 St.). [RAL 344]

Schlaflosigkeit nach Mitternacht; so schläfrig er auch ist, so bleiben doch die Gedanken wach,

---

[209] Vergl. mit 281. und [461.].

[210] Bei einem kräftigen Manne, dem man ein Quentchen bester rother Chinarinde auf einmal eingegeben hatte; der Anfall von Ohnmacht war so stark, daß er sich nicht eher daraus erholte, als bis ihm ein Brechmittel gegeben ward.

[211] Auch *Sydenham* (Opera, Lips. 1695. S. 879.) nennt zwei von Chinarinde, wenige Stunden vor dem Fieberanfalle genommen, verstorbene Männer seiner Zeit.

[212] s. 334.

[213] Wechselwirkung bei einem Gesunden.

[214] Wechselwirkung nach vorängig von Chinarinde erregtem Schwachheitsgefühle.

[215] Eine Art unnatürlicher Aufreizung, wie bei den sogenannten Stärkungscuren gewöhnlicher Aerzte, wenn sie den Kranken nicht von seiner Krankheit befreien können, und ihm doch Stärke, Kräfte und Munterkeit auf einige Stunden erheucheln wollen.

[216] 337. und [596.] [597.] sind Wechselwirkung mit [573.].

[217] 338, bis 342. vergl. mit [572.] [573.]

wobei er die Augen schließt und seine Lage im Bette oft verändert. [RAL 345]

Er schlief spät ein; er konnte vor vielen Gedanken nicht einschlafen, schlief auch nicht fest und war früh beim Aufstehen sehr abgespannt. [RAL 346]

Wenn er einschlafen will, wecken ihn schreckliche Phantasieen auf.[218] [RAL 347]

Nachts ein schreckhafter Traum (n. 8 St.). [RAL 348]

Schwere Träume im Nachtschlafe, die ihn auch nach dem Aufwachen ängstigen. [RAL 349]

Aengstigender Traum: er soll steil herab in einen Abgrund hinunter, worüber er erwacht, aber den gefährlichen Ort so lebhaft vor seiner Phantasie behält (vorzüglich wenn er die Augen zumacht), daß er noch lange Zeit in großer Furcht darüber bleibt und sich nicht beruhigen kann. [RAL 350]

Früh, beim Erwachen, ängstliche Vorstellungen und Gedanken. [RAL 351]

So wie sie die Augen zum Schlafen schließt, träumen ihr garstige Dinge. [RAL 352]

Er schreckt auf, wenn er einschlafen will. [RAL 353]

Unruhiger Schlaf voll Träume und Aufschreien. [RAL 354]

Wenn er die Nacht aufwacht, kann er sich nicht besinnen. [RAL 355]

Beim Aufwachen die Nacht war es ihm wie schwindlich, so daß er sich nicht aufzurichten getraute. [RAL 356]

Er fährt Nachts im Schlafe auf. [RAL 357]

Schnarchen und Wimmern im Schlafe bei Kindern.[219] [RAL 358]

Schnarchendes Ein- und Ausathmen im Schlafe. [RAL 359]

Schnarchendes Einathmen (durch die Nase) im Schlafe (n. 3 St.). [RAL 360]

Im Schlafe erfolgt bald schnarchendes Einathmen, bald **blasendes (bustendes) Ausathmen.** [RAL 361]

Im Schlafe ist das eine Auge offen, das andere halb geschlossen, mit zurückgedrehten Augäpfeln, wie bei Sterbenden (n. 1 St.). [RAL 362]

Im Schlafe liegt er auf dem Rücken, mit zurückgebogenem Kopfe, die Arme über den Kopf ausgestreckt, bei langsamen Ausathmen und starkem und geschwindem Pulse. [RAL 363]

◇ Schlaflosigkeit bis Mitternacht, mit drückendem Schmerze über den ganzen Kopf[220] (*Becher,* a.a.O.). [RAL (569)]

Vormitternachts, bis 2 Uhr, ungewöhnliche Munterkeit (*Chr. Fr. G. Lehmann,* a.a.O.). [RAL (570)]

Schläfrigkeit, und bald darauf wieder Munterkeit (*Hornburg,* a.a.O.). [RAL (571)]

Schläfrige Lässigkeit (*Stahl,* a.a.O.). [RAL (572)]

Schläfrigkeit, den ganzen Tag, mit Dehnen der Glieder und Gähnen (*Anton,* a.a.O.). [RAL (573)]

Er wacht des Morgens zwei Stunden früher auf, als gewöhnlich (*Baehr,* a.a.O.). [RAL (574)]

Schlaf, nur von 3 bis 5 Uhr früh (*Chr. Fr. G. Lehmann,* a.a.O.). [RAL (575)]

Ganz tiefer Schlaf, wie der eines Betrunkenen, ohne ein einziges Mal aufzuwachen; er ist früh ganz wüste im Kopfe, als hätte er gar nicht ausgeschlafen, und bekommt Drücken in den Schläfen beim Kopfschütteln[221] (*Franz,* a.a.O.). [RAL (576)]

Unruhe, Schlaflosigkeit (*Raulin,* a.a.O.). [RAL (577)]

Unruhiger Schlaf, mit Herumwerfen, ohne Erwachen (*Hartung,* a.a.O.). [RAL (578)]

Unruhiger Schlaf (*Cleghorn,* a.a.O.). [RAL (579)]

Unruhiger Schlaf: er konnte nicht einschlafen; eingeschlafen, wachte er bald wieder auf, mit Schweiße in den Kopfhaaren und an der Stirne, bei Frösteln über den Rücken (*Wagner,* a.a.O.). [RAL (580)]

Unruhiger Schlaf, und nach dem Erwachen in der Nacht, gelinder Schweiß über und über (*Hornburg,* a.a.O.). [RAL (581)]

Abends, im Bette, ein zusammenkneipender Druck in der Nabelgegend (*Franz,* a.a.O.). [RAL (582)]

Die Nacht hindurch abwechselnd Kopfweh und aufschreckende Träume[222] (*Chr. Fr. G. Lehmann,* a.a.O.). [RAL (583)]

Nachts unruhiger Schlaf, aus welchem er von Zeit zu Zeit aufschreckte, und dann jedesmal einige Augenblicke unbesinnlich blieb (*Meyer,* a.a.O.). [RAL (584)]

Abends, beim Einschlafen, verworrene Traumbilder, worüber er wieder erwacht (n. 16 St.) (*Wislicenus,* a.a.O.). [RAL (585)]

---

[218] 347. 348. 353. 354. 355. Unruhiger Nachtschlaf mit ängstigenden, aufschreckenden Träumen, nach denen man beim Erwachen nicht zur Besinnung kommen kann, oder über die man sich dann noch fortängstigt [349. 350.], sind der Chinarinde ganz eigen; m. s [583.] bis [592.] [594.].

[219] Vergl. mit 354.

[220] [569.] [570.] [375.] vergl. mit 343. 344 [559.] das drückende Kopfweh die Nacht scheint charakteristisch für die Chinarinde zu seyn, vergl. mit [576.] [583.] [595.]. Auch der Druck in der Nabelgegend, Abends im Bette [582.] ist damit verwandt.

[221] Vergl. mit [595.].

[222] [583.]–[592.] [594.] s. Anm. zu 347.

Nachts, beim Erwachen aus schrecklichen Träumen, Aengstlichkeit (*Herrmann,* a.a.O.). [RAL (586)]

Nachts fürchterliche, schreckhafte Träume von Fallen von oben herab, mit Aufwachen voll Unruhe und Unbesinnlichkeit die ersten Augenblicke (*Walther,* a.a.O.). [RAL (587)]

Fürchterliche Unglücksträume, worüber er aufwacht, ohne jedoch zur Besinnung kommen zu können (*Groß,* a.a.O.). [RAL (588)]

Aengstliche Träume die Nacht, worüber er halb unbesinnlich aufwachte und noch einige Zeit furchtsam blieb (*Walther,* a.a.O.). [RAL (589)]

Ein durch verworrene und abgebrochene Träume gestörter Schlaf, mit mehrmaligem Erwachen; er wachte auf, kam aber nicht zur Besinnung (*Becher,* a.a.O.). [RAL (590)]

Verworrene, unsinnige Träume nach Mitternacht, mit halb unbesinnlichem Aufwachen vermischt (*Herrmann,* a.a.O.). [RAL (591)]

Verworrene, widersinnige Träume, wovon er oft aus dem Schlafe aufgeweckt wird (*Herrmann,* a.a.O.). [RAL (592)]

Wollüstige Träume, mit Pollutionen (*Hornburg,* a.a.O.). [RAL (593)]

Nachts unruhiger Schlaf, mit verdrießlichen Träumen und Herumwerfen, wobei er jedesmal aufwacht (*Franz,* a.a.O.). [RAL (594)]

Nachts, im Schlafe, wirft er sich hin und her, deckt sich auf und hat allerlei verdrießliche Träume von ehedem geschehenen Dingen; früh kann er sich gar nicht ermuntern vor Wüstheit und Eingenommenheit im Kopfe; er ist früh wie gerädert und durch den Schlaf gar nicht erquickt (*Franz,* a.a.O.). [RAL (595)]

Neigung zum Gähnen (*Wislicenus,* a.a.O.). [RAL (596)]

Gähnen und Renken der Glieder (n. ¼ St.) (*Hartmann,* a.a.O.). [RAL (597)]

■ Fieber, Frost, Schweiß und Puls

Gegen Morgen Hitze im Kopfe und Beklemmung auf der Brust. [RAL 364]

Er schwitzt die Nacht, auch bei leichtem Zudecken, unaufhörlich. [RAL 365]

Beim Zudecken schwitzt er sogleich sehr stark über und über; so lästig ihm dieß ist, so schlummerhaft ist's ihm doch dabei, daß er sich nicht besinnen und nicht aufstehen kann. [RAL 366]

Schweiß im Schlafe. [RAL 367]

Früh im Schlafe Schweiß. [RAL 368]

Fettiger Frühschweiß. [RAL 369]

Früh, sobald er aufgestanden war, trat Schweiß ins Gesicht. [RAL 370]

Scheu vor freier Luft. [RAL 371]

Kalte Hände (n. ¼ St.). [RAL 372]

Empfindung von Eiskälte in der linken Hand, die doch äusserlich nicht kälter, als die rechte, anzufühlen ist.[223] [RAL 373]

Kälte der Hände, der Füße und der Nase. [RAL 374]

Er ist über und über kalt.[224] [RAL 375]

Gähnen. [RAL 376]

Dehnen. [RAL 377]

Unter Frost des Körpers Gähnen. [RAL 378]

Mit Nießen fängt sich ein Fieberanfall an. [RAL 379]

(Beim Fieberfroste Durst.)[225] [RAL 380]

Nach dem Schaudern durch die Haut Durst. [RAL 381]

Früh ein halbstündiges Frostschütteln, ohne Durst und ohne darauf folgende Hitze. [RAL 382]

Schauder und Frost, wenn er aus der freien Luft in die warme Stube kommt.[226] (n. 5 St.). [RAL 383]

Frostschauder auf der Brust und an den Armen, beim Gehen im Freien. [RAL 384]

Frost über die Arme, mit Brecherlichkeit um den Magen, dann kalte Gliedmaßen, mit Schaudern und wiederkehrender Uebelkeit. [RAL 385]

Herzklopfen und gleich darauf Frost.[227] (n. 20 Minuten.). [RAL 386]

---

[223] Wechselwirkung mit [610.] [611.].

[224] Wechselwirkung mit [627.] bis [629.].

[225] Dieß scheint, nebst [661.], nicht ganz richtig beobachtet; denn in allen andern Beobachtungen fand ich, daß im China-Fieber beim Schauder oder Froste kein Durst – 382 [618.] [629.] bis [634.] [658.] der Durst vielmehr erst nach dem Schauder oder Froste kam – wie die Beobachtungen 381 [635.] [636.] lehren, oder, welches auf eins hinausläuft, gleich vor der Hitze, wie [663.] So ist auch der Durst beim Chinafieber, selbst in der vollkommnen Fieberhitze, nicht anzutreffen, s. 394. 395. 403 [655.] [656.] [669.] [670.] [671.] – einiges Brennen der Lippen, s. [668.], oder Trockenheit derselben, s. 396. und [670.], ausgenommen (welche Trockenheit die Ausdrücke von „Empfindung **einigen** Durstes bei der Hitze" [645.] erklärt; denn der „Durst bei der fliegenden Hitze" [662.] bezieht sich nicht auf vollständige Fieberhitze. Vielmehr ist der Durst erst **nach** der Hitze beim Chinarindenfieber [643.] [664.] [667.], oder, was dasselbe ist, beim Schweiße 399. Doch scheint die Fieberhitze mit Stichen über den ganzen Körper begleitet, eine Ausnahme zu machen [678.] [679.].

[226] Eine seltnere Wechselwirkung gegen das weit häufigere 384 [598.] bis [602.] und [643.].

[227] Das China-Fieber fängt oft mit einem Nebenzufalle an, mit Herzklopfen 386., oder mit Nießen 379. oder großer Aengstlichkeit 403. und [641.], oder Uebelkeit 385 [642.], oder drückendem Schmerze im Unterbauche [639.], oder Kopfweh [640.].

(Abends, beim Niederlegen, starker Schüttelfrost.) [RAL 387]

Röthe und Hitze im Backen und im Ohrläppchen der einen oder andern Seite, und ehe diese vergeht, Frost über den Körper, zuletzt an den Untergliedmaßen (n. 4 St.). [RAL 388]

Hitze im Gesichte und nach einigen Stunden Schauder und Frost mit Kälte des ganzen Körpers. [RAL 390]

Hitze im Kopfe bei aufgetriebenen Adern auf den Händen[228] (n. 4 St.). [RAL 391]

Das Blut steigt nach dem Kopfe, die Stirne ist heiß und die Gliedmaßen sind kalt.[229] [RAL 392]

Empfindung von Hitze durch den ganzen Körper, bei aufgetriebenen Venen, bei kalten Füßen, auch am übrigen Körper nicht merkbar erhöheter, äußerer Wärme. [RAL 393]

Um etwas erhöhete Wärme des ganzen Körpers und aufgetriebene Adern, doch ohne Durst, bei leicht zu erweiternden Pupillen (n. 8. 12 St.). [RAL 394]

Hitze über den ganzen Körper, ohne Durst (n. 3 St.). [RAL 395]

Bei der Hitze, gleich nach Mitternacht, kein Durst, bloß trockne Lippen. [RAL 396]

In der Hitze kann er kaum die Hand ohne Beschwerde entblößen. [RAL 397]

Früh, nach dem Nachtschweiße, ist die Haut gegen Luft nicht empfindlich und nicht zur Verkältung geneigt; er kann sich ohne Nachtheil entblößen. [RAL 398]

Nach dem Aufwachen (die Nacht um 3 Uhr), Schweiß des Körpers mit Durst, doch kein Schweiß an den Füßen, und am Kopfe bloß da, wo die Backe aufliegt. [RAL 399]

Heftiger Schweiß beim Gehen in freier Luft am ganzen Körper. [RAL 400]

Kalter Gesichtsschweiß mit Durst. [RAL 401]

Kalter Schweiß über den ganzen Körper (n. 1/2 St.). [RAL 402]

◇ Im Freien stärkerer Schauder, nebst Schüttelfrost mit Gänsehaut (*Walther*, a.a.O.). [RAL (598)]

Er bekommt Schauder und Frostüberlaufen in nicht kalter und freier Luft, welches in der Stube sogleich aufhört (*Franz*, a.a.O.). [RAL (599)]

In der freien Luft, bei gelinder Kälte, Zittern der Glieder vor Frost und Schauderüberlaufen über die Oberschenkel (*Franz*, a.a.O.). [RAL (600)]

Ungeachtet der kalten Stube friert er doch nicht (n. 9 St.) (*Franz*, a.a.O.). [RAL (601)]

Kalte Hände und Frost äußerlich über den ganzen Körper, als wenn er mit kaltem Wasser übergossen würde, in der freien Luft, wo er bis zum Zähneklappern stieg; in der Stube verging er, aber die kalten Hände blieben (*Teuthorn*, a.a.O.). [RAL (602)]

Kälte der Hände und Füße, selbst in der warmen Stube (*Franz*, a.a.O.). [RAL (603)]

Kälte der Hände (*Langhammer*, a.a.O.). [RAL (604)]

Kalte Füße, Abends (n. 4 St.) (*Carl Michler*, in einem Aufsatze.). [RAL (605)]

Eine kalte Empfindung des linken Unterschenkels, vom Knie bis zum Unterfuße (*Hornburg*, a.a.O.). [RAL (606)]

Schauder gleich über beiden Ellbogen und über den Knieen (*Franz*, a.a.O.). [RAL (607)]

Eiskalte Füße bei Wärme des übrigen Körpers (n. 1 St.) (*Hornburg*, a.a.O.). [RAL (608)]

Empfindung von Kälte an den Untergliedmaßen, während Gesicht und Brust noch warm sind (n. 1 St.) (*Herrmann*, a.a.O.). [RAL (609)]

Die rechte Hand ist warm (beim Schreiben), die linke kalt[230] (*Hornburg*, a.a.O.). [RAL (610)]

Die rechte Hand ist merklich kälter, als die linke (*Walther*, a.a.O.). [RAL (611)]

Früh kalte Hände und Füße und Frostschauder über die Oberschenkel, der sich beim Gehen vermehrt (n. 28 St.) (*Franz*, a.a.O.). [RAL (612)]

Frösteln (n. 1/4 St.) (*Anton*, a.a.O.). [RAL (613)]

Ein leises Frösteln über den ganzen Körper (*Hartung*, a.a.O.). [RAL (614)]

Fliegender Frost, vorzüglich über den Rücken (sogleich) (*Wagner*, a.a.O.). [RAL (615)]

Ein leises Frösteln im Rücken (n. 3 St.) (*Stapf*, a.a.O.). [RAL (616)]

Frost des ganzen Körpers, mit sehr kalten Füßen (n. 2 St.) (*Franz*, a.a.O.). [RAL (617)]

Frostschauder über den ganzen Körper, ohne Durst (*Langhammer*, a.a.O.). [RAL (618)]

---

[228] Gewöhnlich sind beim China-Fieber die Adern aufgetrieben, schon bei bloßer Hitze im Kopfe, wie hier, oder bei gehörig erhöheter Körperwärme 394. oder bei bloßer Hitzempfindung, ohne äußerlich merkbare Hitze 393. und so auch bei wirklicher äußerer Hitze [671.].

[229] 391. 392. Beim Chinafieber ist am allerhäufigsten der Andrang des Blutes nach dem Kopfe, gewöhnlich mit Röthe und Hitze im Gesichte 390 [670.], oft bei Frost der übrigen Körpertheile 388. 389 [654.], auch bei äußerlicher Kälte [651.] [652.], oder bloß innerlich fühlbare Hitze im Gesichte, bei kalt anzufühlenden Backen und kaltem Stirnschweiße [653.].

---

[230] [610.] [611.] Wechselwirkung mit 378.

Frost über den ganzen Körper, mit kalten Händen (n. ½ St.) (*Meyer*, a.a.O.). [RAL (619)]

Frösteln im ganzen Körper, ohne äußere Kälte (*Chr. Fr. G. Lehmann*, a.a.O.). [RAL (620)]

Frost im ganzen Körper, mehr innerlich (n. 3½ St.) (*Meyer*, a.a.O.). [RAL (621)]

Frösteln am Körper, als wenn ihn ein kühler Wind anwehete, vorzüglich beim Gehen, nur selten mit Schauder, welcher erst im Sitzen erfolgt, über Arme, Lenden und Schenkel (n. 8 St.) (*Franz*, a.a.O.). [RAL (622)]

Schauder über den ganzen Körper, mit Gänsehaut (n. 1 St.) (*Hartmann*, a.a.O.). [RAL (623)]

Schauder und Schüttelfrost über den ganzen Körper (*Walther*, a.a.O.). [RAL (624)]

Frostschauder innerlich und äußerlich im ganzen Körper, bisweilen mehr im Marke der Knochen der Füße, welche kälter als die Hände sind (n. ½ St.) (*Groß*, a.a.O.). [RAL (625)]

Innerliche Kälte, periodisch mit Schauder und Schüttelfrost über den ganzen Körper (sogleich) (*Walther*, a.a.O.). [RAL (626)]

Innerer Frost, ohne äußerlich fühlbare Kälte[231] (n. 4 St.) (*Wislicenus*, a.a.O.). [RAL (627)]

Innerliches Gefühl von Kälte, am meisten in den Armen und Händen (*Becher*, a.a.O.). [RAL (628)]

Frost, ohne daß der Körper kalt war, ohne Durst[232] (Zwischenzeit zwischen Hitze und Frost, 1½ St.) (*Herrmann*, a.a.O.). [RAL (629)]

Mit innerm Froste, äußerer Schüttelfrost und Schauder, wobei anfangs die linke Hand und der linke Fuß kälter sind, nachgehends beide Hände und Füße gleich kalt werden, ohne Durst (n. ½–1 St.) (*Walther*, a.a.O.). [RAL (630)]

Schauder über den ganzen Körper, doch an den Gliedmaßen weniger heftig, ohne Durst; der Körper ist nicht kalt, nur die Hände (n. ½ St.) (*Herrmann*, a.a.O.). [RAL (631)]

Schauder über den ganzen Körper, ohne Durst (n. 2½ St.) (*Herrmann*, a.a.O.). [RAL (632)]

Schüttelfrost über den ganzen Körper, mit eiskalten Händen, ohne Durst (n. 1–3 St.) (*Hartmann*, a.a.O.). [RAL (633)]

Schüttelfrost und innere Kälte, mehre Stunden lang, ohne Durst (n. ½, 1 St.) (*Walther*, a.a.O.). [RAL (634)]

Nach dem Froste Durst, ohne nachfolgende Hitze (*Teuthorn*, a.a.O.). [RAL (635)]

Den ganzen Tag, von Zeit zu Zeit, Fieberfrost am ganzen Körper, vorzüglich an der Stirne, welche kalt schwitzte; eine Viertelstunde nach dem ersten Froste, starker Durst (n. 1 St.) (*Becher*, a.a.O.). [RAL (636)]

Fieberfrost (n. ¾ St.), abwechselnd kommend und vergehend, zugleich Mattigkeit der Kniee und Schienbeine im Gehen und Stehen, beim Sitzen minder (*Becher*, a.a.O.). [RAL (637)]

Früh (um 5 Uhr) starkes, fieberhaftes Frösteln, mit Mattigkeit der Füße (n. 12 St.) (*Clauß*, a.a.O.). [RAL (638)]

Beim Fieberfroste drückender Schmerz im Unterbauche (n. ¼ St.) (*Becher*, a.a.O.). [RAL (639)]

Frösteln im ganzen Körper, ohne äußere Kälte, dann dumpfer, schneidender Kopfschmerz bis in die Augenhöhle (*Chr. Fr. G. Lehmann*, a.a.O.). [RAL (640)]

Schauder und Schüttelfrost durch den ganzen Körper, mit kalten Händen und Beklommenheit des Geistes (n. 1 St.) (*Walther*, a.a.O.). [RAL (641)]

Früh und Vormittags Schauder, mit kalten Händen, Uebelkeitsgefühl und schnellem Pulse (*Franz*, a.a.O.). [RAL (642)]

Abends (um 5 Uhr) Kälte und Schauder beim Gehen im Freien, in der Stube sich verlierend (n. 10 St.); eine Stunde darauf große Hitze, besonders im Gesichte, die sich bei Bewegung und im Gehen vermehrt; eine Stunde nach dem Verschwinden der Hitze erfolgt Durst (*Franz*, a.a.O.). [RAL (643)]

Zwei Frostanfälle zu verschiedenen Zeiten vor der Fieberhitze (*Fischer*, a.a.O.). [RAL (644)]

Hitze, abwechselnd mit Frost; etwa eine halbe bis ganze Stunde nach dem Froste tritt die Hitze ein; einiger Durst nach kaltem Wasser in der Hitze (*Herrmann*, a.a.O.). [RAL (645)]

Beim Gehen im Freien, Frösteln auf dem Rücken, dann Hitze im Rücken, mit ausbrechendem Schweiße, auf den gleich wieder Kälteempfindung und Frösteln folgt (*Wagner*, a.a.O.). [RAL (646)]

Schneller und harter Puls, mit fliegender Hitze und abwechselndem Froste im Rücken, der sich mit kaltem Schweiße bedeckte, so wie auch auf der Stirne (n. einig. Minuten), ohne Durst in Frost und Hitze, fünf Stunden lang (*Wagner*, a.a.O.). [RAL (647)]

Den ganzen Nachmittag Frost, abwechselnd mit Hitze, zugleich Mattigkeit in den Untergliedmaßen; alles weit schlimmer beim Gehen in freier Luft (*Wagner*, a.a.O.). [RAL (648)]

---

[231] [627.] [629.] Wechselwirkung mit 375.

[232] Am zweiten und dritten Tage nach dem Einnehmen wurden bei den Fieberanfällen die Zwischenzeiten zwischen Frost und Hitze immer größer. *Herrmann*.

Während der, den ganzen Tag über dauernden Hitzempfindung und Gesichtsröthe abwechselnd untermischte; fieberhafte Zufälle an Frost und Schweiß, bei wenigem Durste (*Anton,* a.a.O.). [RAL (649)]

Ueber den ganzen Körper bald Wärme, bald Kälte (n. $^1/_2$–1 St.), abwechselnd den ganzen Vormittag (*Walther,* a.a.O.). [RAL (650)]

Abends kalte Hände, bei heißen Backen (*Franz,* a.a.O.). [RAL (651)]

Wärme und Röthe im Gesichte, während der übrige Körper kalt war; dabei zuweilen ein unangenehmes Kältegefühl (Frost) auf der warmen Stirne (*Becher,* a.a.O.). [RAL (652)]

Sehr große innere Hitze im ganzen Gesichte, dem Rumpfe und den Oberschenkeln, mit kaltem Schweiße an der Stirne, kalten Backen und kalten Füßen (n. 10$^1/_2$ St.) (*Hartmann,* a.a.O.). [RAL (653)]

Wärme im Gesichte bei Frostigkeit des übrigen Körpers, und kurz darauf Kälte der Stirne bei Wärmeempfindung des übrigen Körpers (*Hornburg,* a.a.O.). [RAL (654)]

Sehr große Empfindung von Hitze über den ganzen Körper, mit rothen Wangen, Hitze an dem Rumpfe und den Armen, mäßig warmen Ober- und Unterschenkeln und Füßen, bei feuchter Stirne, ohne Durst (*Hartmann,* a.a.O.). [RAL (655)]

Hitzgefühl und Röthe der Backen, ohne äußerlich fühlbare Wärme daran, ohne Durst, bei kalten Füßen (n. 9 St.) (*Franz,* a.a.O.). [RAL (656)]

Nach vorhergegangener, erhöheter Wärme in der nicht warmen Stube, beim Gehen im Freien, Kälteempfindung um die Fußgelenke und Kälte des übrigen Körpers, Vormittags vor Tische (*Franz,* a.a.O.). [RAL (657)]

Er ißt zu Mittage mit Wohlgeschmack und starkem Appetite, und eine Stunde darnach erfolgt Kälte, ohne Durst, dann Hitzempfindung (*Franz,* a.a.O.). [RAL (658)]

Hitze und Hitzempfindung am Körper; anfangs sind dabei die Gliedmaßen noch kalt, und er hat auch Empfindung von Kälte daran (n. $^1/_2$ St.), bei geringem Durste nach kaltem Wasser (*Herrmann,* a.a.O.). [RAL (659)]

Trockne Hitze, den ganzen Tag (*Anton,* a.a.O.). [RAL (660)]

Unauslöschlicher Durst bei Frost und Hitze eines Wechselfiebers (*J. V. von Hildenbrand* in *Hufel.* Journal XIII. I. S. 142.). [RAL (661)]

Gefühl von fliegender Hitze, mit Durst nach kaltem Getränke (*Groß,* a.a.O.). [RAL (662)]

Sehr großer Durst, eine Stunde lang (n. 9$^1/_2$ St.), und darauf eine brennende Hitze über den ganzen Körper, mit Klopfen in allen Adern, ohne Schweiß, und ohne Durst, bei heftig brennenden Ohren und Brennen in der Stirne, doch nur gewöhnlich warmen Wangen, Händen und Füßen, Theile, die ihm gleichwohl alle drei zu heiß deuchten der innern Empfindung nach (n. 10$^1/_2$ St.) (*Hartmann,* a.a.O.). [RAL (663)]

Abends, eine Stunde nach der Hitze, trockner Gaumen und Durst (*Franz,* a.a.O.). [RAL (664)]

Nach der Fieberhitze, während des Schweißes im Rücken und auf der Stirne, Durst (*Wagner,* a.a.O.). [RAL (665)]

Fieber, mit Appetitlosigkeit (*Fischer,* a.a.O.). [RAL (666)]

Abends, eine Stunde nach der Hitze, Durst und Hunger, dann folgte, als er gegessen hatte, Kälte und Knurren im Bauche (*Franz,* a.a.O.). [RAL (667)]

Hitze des Körpers und Röthe und Hitze des Gesichts, drei Stunden lang, mit starkem Hunger; die Lippen brennen, wenn man eine mit der andern berührt; auch in der Haut um die Lippen ist brennend stechender Schmerz (Nachmittags) (*Franz,* a.a.O.). [RAL (668)]

Hitze des ganzen Körpers (Nachmittags von 5 bis 7 Uhr), die sich beim Gehen im Freien noch vermehrt und Schweiß an der Stirne hervorbringt, mit vorhergehendem und Anfangs der Hitze noch fortwährendem, starkem Hunger, welcher nach dem Fieber wiederkehrt; es ist im Gehen am Unterleibe, als liefe heißes Wasser daran herunter (ein Ueberlaufen von Hitze am ganzen Unterleibe und die Oberschenkel herab), bei rothen Backen, ohne Durst (n. 12 St.) (*Franz,* a.a.O.). [RAL (669)]

Wärme im Gesichte und Backenröthe, mit trocknen, klebrigen Lippen, ohne Durst, Nachmittags um 3 Uhr (*Franz,* a.a.O.). [RAL (670)]

Hitze am ganzen Körper, mit aufgeschwollenen Adern an Armen und Händen, ohne Schweiß und ohne Durst (n. 4$^1/_2$ St.) (*Hartmann,* a.a.O.). [RAL (671)]

Regellose, hitzige Fieber, mit unbändigem Schweiße (*Stahl,* a.a.O.). [RAL (672)]

Häufiger Schweiß (*Morton,* a.a.O.). [RAL (673)]

Schwächender Schweiß zu Ende der Fieberhitze (*Schlegel,* a.a.O.). [RAL (674)]

Allgemeiner starker Schweiß (*Alpin,* a.a.O.). [RAL (675)]

Der ganze Körper ist sehr warm, vorzüglich das Gesicht und die Brust (n. $1/2$ St.) (*Herrmann,* a.a.O.). [RAL (676)]

Hitze durch den ganzen Körper, innerlich und äußerlich, wie von Weintrinken, mit Röthe im Gesichte (*Walther,* a.a.O.). [RAL (677)]

Hitze über und über und feine Nadelstiche in der Haut des ganzen Körpers, vorzüglich am Halse, dabei heftiger Durst auf kaltes Wasser (n. 22 St.) (*Herrmann,* a.a.O.). [RAL (678)]

Ueber den ganzen Körper eine bald vorübergehende Hitzempfindung und Hitze, und an einigen Stellen der Haut feine, schwache Nadelstiche, mit Durst auf kaltes Wasser (n. 1 St.) (*Herrmann,* a.a.O.). [RAL (679)]

Heftiger Durst nach kaltem Wasser, jedoch Frost und Hitze, vorzüglich früh, gleich nach dem Erwachen (*Herrmann,* a.a.O.). [RAL (680)]

Alle Morgen mehr Durst, als Nachmittags (*Herrmann,* a.a.O.). [RAL (681)]

Gegen Abend einige Hitze, ganz ohne Frost, mit schnellerem Pulse (n. 12 St.) (*Becher,* a.a.O.). [RAL (682)]

Geschwinde, unregelmäßige Pulsschläge (n. 6 St.) (*Becher,* a.a.O.). [RAL (683)]

Viel langsamerer und schwächerer Puls (in der ersten St.)[233] (*de Koker,* a.a.O.). [RAL (684)]

Langsamer, matter Puls (n. $1^1/2$ St.) (*Hartmann,* a.a.O.). [RAL (685)]

Langsamer, schwächerer Puls, der nach und nach immer rascher und stärker wird (n. $3/4$ St.) (*Hartmann,* a.a.O.). [RAL (686)]

(Zeitiger wiederkehrendes Fieber)[234] (*Schlegel,* a.a.O.). [RAL (687)]

(Verminderung des Fieberfrostes und Verstärkung der Fieberhitze) (*Schlegel,* a.a.O.). [RAL (688)]

(Verstärkte Fieberhitze)[235] (*Fischer,* a.a.O.). [RAL (689)]

(Bei der Fieberhitze Irrereden) (*Schlegel,* a.a.O.). [RAL (690)]

---

[233] Von der Gabe eines Lothes.
[234] Beim Gebrauche in Wechselfiebern.
[235] Beim Gebrauche in Wechselfiebern.

Cicuta virosa

Wütherich (Cicuta virosa L.) [RAL VI (1827), S. 261–279]

(Der frisch ausgepreßte und mit gleichen Theilen Weingeist gemischte Saft aus der Wurzel des zu blühen anfangenden Krautes.)

Die folgenden Symptome können nur als ein Anfang der Ausprüfung der eigenthümlichen Wirkungen dieses mächtigen Gewächses in Umänderung des menschlichen Befindens angesehen werden.

Weitere und vollständigere Prüfungen werden zeigen, daß es in seltnen Fällen hülfreich ist, wo kein andres Mittel homöopathisch paßt und zwar in chronischen Fällen, denn ich sah seine Wirkung selbst in kleinen Gaben drei Wochen lang anhalten.

Die bisherige Arzneikunst hat nie innerlichen Gebrauch von der Cicuta virosa gemacht; denn wenn sie Cicuta verordnete, was vor mehren Jahren sehr häufig geschah, so verstand man nie etwas anderes unter diesem Namen, als Conium maculatum.

Bloß zu äußerlichem Gebrauche ward der Saft von Wütherich auf *Linné's* Empfehlung zur Bereitung des Cicuta-Pflasters, namentlich von der **dänischen Pharmakopöe (Empl. de cicuta, pharm. dan.)** angewendet, um durch seine Auflegung gichtische Schmerzen zu stillen.

Der Saft der frischen Wurzel (denn getrocknet, hat sie wenig Wirkung) ist so kräftig, daß die bisherige Praxis sie in ihren gewohnten, stets sehr gewichtigen Gaben innerlich zu gebrauchen, gar nicht wagen[1] konnte, also sie und ihre Hülfskraft ganz entbehren mußte.

Einzig die Homöopathie weiß sich dieses heilkräftigen Saftes in decillionfacher Verdünnung (Verdünnung 30) mit Nutzen zu bedienen.

---

[1] „Nec ulli auctor essem, ut interno usui dicaret," sagt *Murray* (Apparat. medicam. Tom. I. edit. sec. S. 402.).

Wütherich

■ Gemüt

Er ward gleichgültig gegen Alles, und fing an zu zweifeln, ob dieß auch wirklich der Zustand sey, in welchem er sich befände. [RAL 29]

Er verwechselte Gegenwärtiges mit dem Vergangenen. [RAL 30]

Er dachte mit Aengstlichkeit an die Zukunft und war immer traurig. [RAL 31]

Argwöhnisch. [RAL 32]

Aufgeregtheit, mit Kümmerniß für die Zukunft, alles was ihm begegnen könnte, stellte er sich gefährlich vor. [RAL 33]

Wo Andre lustig waren, war er traurig. [RAL 34]

Er glaubte nicht, in den gewöhnlichen Verhältnissen zu leben; es deuchtete ihm alles fremd und fast furchtbar; es war, als wenn er aus einem hitzigen Fieber erwachte und allerlei Gestalten sähe, doch ohne körperliches Krankheits-Gefühl. [RAL 35]

Er deuchtete sich wie ein Kind von 7, 8 Jahren, als wären ihm die Gegenstände sehr lieb und anziehend, wie einem Kinde das Spielzeug. [RAL 36]

◇ **Aengstlichkeit; er wird von traurigen Erzählungen heftig angegriffen** (*Wepfer,* de cicuta aquat. und *Allen,* Synopsis). [RAL (198)]

Wimmern, Winseln und Heulen (*Wepfer* und *Allen,* a.a.O.). [RAL (199)]

Traurigkeit, mehre Tage lang (*Wepfer,* a.a.O.). [RAL (200)]

Große Schreckhaftigkeit; bei jeder Oeffnung der Thüre und bei jedem, auch nicht gar laut gesprochnen Worte empfindet sie vor Schreck Stiche in der (linken) Seite des Kopfs (*Fr. Hahnemann*). [RAL (201)]

Wahnsinn: nach ungewöhnlichem Schlafe, Hitze des Körpers; sie sprang aus dem Bette, tanzte, lachte und trieb allerlei Narrheiten, trank viel Wein, hüpte immer umher, klatschte in die Hände und sah dabei sehr roth im Gesichte aus – die ganze Nacht hindurch (Bresl. Samml. 1727. S. 58.). [RAL (202)]

Geringschätzung und Verachtung der Menschheit; er floh die Menschen, verabscheute ihre Thorheiten im höchsten Grade und sein Gemüth schien sich in Menschen-Haß zu verwandeln; er zog sich in die Einsamkeit zurück (*Langhammer,* in einem Aufsatze). [RAL (203)]

Mangel an Zutrauen zu den Menschen und Menschen-Scheu; er floh sie, blieb einsam und dachte über die Irrthümer derselben und über sich selbst ernsthaft nach (*Ders.* a.a.O.). [RAL (204)]

Gemüths-Ruhe: er war mit seiner Lage und mit sich selbst höchst zufrieden und sehr heiter[2] (*Ders.* a.a.O.). [RAL (205)]

■ Schwindel, Verstand und Gedächtnis

◇ Dumm und dämisch (n. 10 Min.) (*Fr. Hahnemann*). [RAL (1)]

Dumm im Kopfe, mit Schüttelfrost; dabei war ihr der Hals wie steif und die Muskeln wie zu kurz (*Ders.*). [RAL (2)]

Gedankenlosigkeit, Unbesinnlichkeit, Sinnen-Beraubung (*Wepfer* und *Allen,* a.a.O.). [RAL (3)]

Trunkenheit, Wanken (*Wepfer,* a.a.O.). [RAL (4)]

Beim Gehen, Schwindel, als wollte er links vorwärts fallen (n. 72 St.) (*Langhammer,* a.a.O.). [RAL (5)]

Beim Bücken ist's, als sollte er mit dem Kopfe vorstürzen (n. 80 St.) (*Ders.* a.a.O.). [RAL (6)]

Schwindel, Taumel (*Wepfer,* a.a.O.). [RAL (7)]

Taumel und Schwanken im Gehen (n. 82 St.) (*Langhammer,* a.a.O.). [RAL (8)]

Er ist im Sitzen, Stehen und Gehen wie betrunken (n. 5 Min.) (*Fr. Hahnemann*). [RAL (9)]

Alle Gegenstände scheinen ihm, sich in einem Kreise zu bewegen, vorzüglich beim Sitzen – viele Stunden lang (n. 2 St.) (*Ders.*). [RAL (10)]

Es bewegen sich ihm alle Gegenstände herüber und hinüber, von einer Seite zu der andern, obgleich Alles die gehörige Gestalt hat (n. 10 Min.) (*Ders.*). [RAL (11)]

Sie glaubt sich fester stellen oder setzen zu müssen, weil sie nichts Stetes oder Festes vor sich sieht und sie also wähnt, sie selbst wanke; alles blendet sie (n. 15 Min.) (*Ders.*). [RAL (12)]

Sie glaubt, auf diese und jene Seite zu wanken, oder daß die Gegenstände um sie her herüber und hinüber sich bewegten; es kömmt ihr vor, als stehe nichts still, sondern Alles werde, wie ein Perpendikel, hin und her gewiegt (*Ders.*). [RAL (13)]

Wenn sie stehen soll, wünscht sie sich anhalten zu können, weil ihr die Gegenstände bald nahe zu kommen, bald sich wieder von ihr zu entfernen scheinen (*Ders.*) [RAL (14)]

Taumel, daß sie fallen zu müssen glaubt (n. 6 St.) (*Fr. Hahnemann*). [RAL (15)]

---

[2] Heil-Nachwirkung.

Schwindel; er fiel zur Erde (*Wepfer,* und *Allen,* a.a.O.). [RAL (16)]

Er will immer zur Erde fallen (*Wepfer,* a.a.O.). [RAL (17)]

Er fiel zur Erde, ohne ein Wort zu sagen (*Ders.* a.a.O.). [RAL (18)]

Er fällt zur Erde und wälzt sich umher (*Ders.* a.a.O.). [RAL (19)]

Ein hämmernder Schmerz in der Stirne, von Mittag bis Abend (n. 2 St.) (*Fr. Hahnemann*). [RAL (20)]

Aengstlichkeit im Kopfe (*Ders.*). [RAL (21)]

Betäubt und schwer im Kopfe (n. 74 St.) (*Langhammer,* a.a.O.). [RAL (22)]

Schwere des Kopfs im Sitzen (*Chr. Gb. Hornburg,* in einem Aufsatze). [RAL (23)]

■ Kopf

Früh, beim Erwachen, Kopfweh, gleich als wäre das Gehirn locker und würde erschüttert beim Gehen; wenn er drauf dachte, wie der Schmerz genau beschaffen sey, so war er verschwunden. [RAL 1]

Halbseitiger Kopfschmerz, wie ein Drücken, mehr äußerlich. [RAL 2]

Starkes Kopfweh im Hinterhaupte, wie dumpfer Druck und wie etwas Schnupfen dabei (n. 48 St.). [RAL 3]

(Nach Uebelseyn im Unterleibe, heftiges, zweitägiges Kopfweh: Stechen, welches von der Nase und dem rechten Auge bis zum Hinterhaupte zog) (n. 15 Tagen). [RAL 4]

(Nach dem Kopfweh, zweitägige Verdüsterung.) [RAL 5]

Der Kopfschmerz verging beim aufrecht Sitzen. [RAL 6]

Der Kopfschmerz wird durch Blähungs-Abgang erleichtert. [RAL 7]

◇ Von beiden Seiten zusammendrückender Kopfschmerz (*Ders.* a.a.O.). [RAL (24)]

Drücken im linken Stirnbeine (*Ders.* a.a.O.). [RAL (25)]

Drückend betäubendes Kopfweh äußerlich an der Stirne, mehr in der Ruhe (n. 1, 36 St.) (*Langhammer,* a.a.O.). [RAL (26)]

Kriebeln in der Stirne, wie von Ameisen (n. 2 Min.) (*Fr. Hahnemann*). [RAL (27)]

Stechender Schmerz auf dem Stirnbeine (*Hornburg,* a.a.O.). [RAL (28)]

Längs dem Augenbraubogen hin, ziehende Stiche (n. 12 St.) (*Langhammer,* a.a.O.). [RAL (29)]

Starker Ausschlag auf dem Haarkopfe und im Gesichte (*Fr. Hahnemann*). [RAL (30)]

■ Gesicht und Sinnesorgane

Ein Fippern unter dem untern Augenlide in dem Kreis-Muskel. [RAL 8]

Um die Augen herum, Hitze und Brennen. [RAL 9]

Gelber Ausfluß aus der Nase. [RAL 10]

Eine Art Klamm in den Hals-Muskeln: wenn er sich umsieht, kann er mit dem Kopfe nicht gleich wieder zurück – die Halsmuskeln geben nicht nach und wenn er's erzwingen wollte, würde es sehr weh thun. [RAL 11]

◇ Linsen große Ausschlags-Erhöhungen im ganzen Gesichte (und an beiden Händen), welche bei ihrem Entstehen einen brennenden Schmerz verursachten, dann in Eins zusammenflossen, von dunkelrother Farbe, neun Tage anhaltend, worauf die Abschälung erfolgte, welche bis 3 Wochen dauerte[3] (*Ders.*). [RAL (31)]

Gesichts-Röthe (*Wepfer,* a.a.O.). [RAL (32)]

Gesicht (und Hals) angeschwollen (*Ders.* a.a.O.). [RAL (33)]

Aus dem Kopfe getretene Augen (*Ders.* a.a.O.). [RAL (34)]

Stierer Blick (*Ders.* a.a.O.). [RAL (35)]

Starres Hinblicken nach einer und derselben Stelle, wobei ihm alles wie schwarzes Zeug aussieht (n. 6 Min.) (*Fr. Hahnemann*). [RAL (36)]

Starrsehen (n. ¼ St.): sie sieht unverwandten Blicks auf eine und dieselbe Stelle hin und kann nicht anders, so gern sie auch wollte – sie ist dabei ihrer Sinne nicht ganz mächtig und muß sehr aufgeregt werden, um richtig zu antworten –; zwingt sie sich mit Gewalt, durch Wegdrehen des Kopfs, den Gegenstand mit den Augen zu verlassen, so verliert sie ihre Besinnung, und es wird ihr Alles finster vor den Augen (*Ders.*). [RAL (37)]

Wenn sie auch ihren Blick unverwandt auf ihren Gegenstand heftet, so sieht sie doch nichts genau; es fließt alles in einander, wie in dem Zustande, wenn man allzu lange auf einen und denselben Gegenstand gesehen hat, wo einem, wie man sagt, die Augen vergehen (*Ders.*). [RAL (38)]

---

[3] Ich habe langdauernde, eiterig zusammenfließende Gesichts-Ausschläge, bloß brennenden Schmerzes mit Beihülfe einer bis zwei Gaben von einem kleinen Theile eines Tropfens Saft geheilt, aber unter 3 bis 4 Wochen durfte ich die zweite Gabe nicht reichen, wenn die erstere nicht hinlänglich war.

Sieht sie lange nach derselben Stelle, so wird sie schläfrig und es ist ihr, als würde ihr der Kopf herabgedrückt, ob man gleich nichts davon sieht, da sie dann mit offnen, starren Augen keinen Buchstaben mehr erkennt (*Ders.*). [RAL (39)]

So oft man auch in sie hinein redet und sie dadurch aus ihrem unbesinnlichen Starrsehn heraus reißt und durch Anrufen erweckt, so oft fällt sie doch immer wieder hinein, wobei man nur 50 Pulse in einer Minute fühlt (*Ders.*). [RAL (40)]

Läßt man sie längere Zeit in Ruhe sitzen, so sinkt der Kopf allmälig herab, während die starren Augen auf denselben Punkt gerichtet bleiben, so daß, bei tieferm Sinken des Kopfs, die Pupillen fast hinter das obere Augenlid zu liegen kommen; dann bekömmt sie einen innern Ruck, wodurch sie schnell auf eine kurze Zeit zur Besinnung kömmt; sie verfällt dann wieder in eine ähnliche Unbesinnlichkeit, woraus sie von Zeit zu Zeit durch ein inneres Schütteln, was sie für einen Frostschauder ausgiebt, geweckt wird (*Fr. Hahnemann*). [RAL (41)]

Bald erschien ihr alles doppelt und von schwarzer Farbe, bald verfiel sie in Schwerhörigkeit (*Ders.*). [RAL (42)]

Erst (n. 1½, 2½ St.) **verengerte, dann** (n. 8, 9 St.) **sehr erweiterte Pupillen** (*Langhammer,* a.a.O.). [RAL (43)]

Zuerst, höchst verengerte, bald darauf, höchst erweiterte Pupillen (*Hornburg,* a.a.O.). [RAL (44)]

Drücken im rechten innern Augenwinkel, daß er die Augen verschließen und zudrücken mußte, um sich zu erleichtern (*Ders.* a.a.O.). [RAL (45)]

Wundheitsschmerz hinter dem linken Ohre (*Ders.* a.a.O.). [RAL (46)]

Wundheits-Empfindung hinter dem linken Ohre, wie nach einem Stoße oder Schlage (*Ders.* a.a.O.). [RAL (47)]

Schmerz hinter dem rechten Ohre, wie von einem Stoße oder Schlage zurück bleiben würde (*Ders.* a.a.O.). [RAL (48)]

Starker Ausschlag an den Ohren (*Fr. Hahnemann*). [RAL (49)]

Ausschlags-Knospen unter und vor den Ohren, in der Spitze mit Eiter angefüllt und schmerzhaft wie ein Schwär (*Ders.*). [RAL (50)]

Beim Schlingen platzt es im rechten Ohre (*Ders.*). [RAL (51)]

Brausen vor beiden Ohren, ärger im Zimmer, als in der freien Luft (*Ders.*). [RAL (52)]

Starkes Klingen im linken Ohre (*Hornburg,* a.a.O.). [RAL (53)]

Sie hört nicht wohl, wenn man nicht stark in sie hinein redet und sie drauf aufmerksam macht (*Fr. Hahnemann*). [RAL (54)]

Blutfluß aus den Ohren (*Wepfer,* a.a.O.). [RAL (55)]

Der rechte Nasenflügel schmerzt wie wund, wie nach einem Stoße oder Schlage (*Hornburg,* a.a.O.). [RAL (56)]

Ein brennend jückendes Bläschen auf der linken Seite der Oberlippe, am Rande des Rothen (*Ders.* a.a.O.). [RAL (57)]

Spannen in den Halsmuskeln (*Ders.* a.a.O.). [RAL (58)]

Beim rückwärts Biegen des Kopfs, ein wundartiges Spannen in den linken Halsmuskeln (*Ders.* a.a.O.). [RAL (59)]

Ziehende Schmerzen in der linken Halsseite (n. 6 St.) (*Ders.* a.a.O.). [RAL (60)]

Aufgeschwollener Hals (*Wepfer,* a.a.O.). [RAL (61)]

Zurück-Beugung des Kopfs (eine Art Opisthotonus) (*Ders.* a.a.O.). [RAL (62)]

Zucken und Rucken des Kopfs (*Fr. Hahnemann*). [RAL (63)]

Kinnbacken-Zwang (*Wepfer – Allen,* a.a.O.). [RAL (64)]

Zusammengebissene Zähne, Kinnbackenzwang (*Wepfer,* a.a.O.). [RAL (65)]

■ **Mund und innerer Hals**

◇ Zähne-Knirschen (*Ders.* a.a.O.). [RAL (66)]

Der Mund voll Schaum (*Ders.* a.a.O.). [RAL (67)]

Schaum vor dem Munde (*Ders.* a.a.O.). [RAL (68)]

Zahnweh in den Nerven der untern Reihe Zähne (*Hornburg,* a.a.O.). [RAL (69)]

Eine weißlichte Lasche (wunde Stelle) am Rande der Zunge, bei Berührung sehr schmerzhaft (*Fr. Hahnemann*). [RAL (70)]

Beim Sprechen mehrer Worte kann er wohl die ersten fünf, sechs Worte ohne Anstoß herausbringen, bei den übrigen aber bekömmt er, im Aussprechen des Worts, einen kleinen, selbst von außen bemerkbaren Ruck am Kopfe rückwärts, und zugleich zucken die Arme etwas, so daß er die auszusprechende Sylbe gleichsam rückwärts ziehen und verschlucken muß, fast wie der Schlucksen zu thun pflegt (*Fr. Hahnemann*). [RAL (71)]

Stummheit (*Allen,* a.a.O.). [RAL (72)]

Unvermögen zu schlingen (*Wepfer,* a.a.O.). [RAL (73)]

Der Hals scheint innerlich wie zugewachsen zu seyn und äußerlich wie schmerzhaft zerschlagen beim Bewegen und Angreifen, mehre Stunden sich verschlimmernd, unter Aufstoßen von Mittag bis Abend (*Fr. Hahnemann*). [RAL (74)]

Trockenheits-Gefühl im Munde (*Ders.*). [RAL (75)]

■ Magen

Appetitlosigkeit wegen Trockenheits-Gefühl im Munde; Speisen haben keinen unrechten, aber doch keinen vollen Geschmack. [RAL 12]

Mittags, Appetit zum Essen, aber der Appetit verschwand beim ersten Bissen. [RAL 13]

Morgenbrod schmeckte nicht, es dämmte sich an im Leibe, als wenn er schon zu viel gegessen hätte. [RAL 14]

Gleich nach dem Essen, Schneiden im Unterbauche. [RAL 15]

Gleich nach dem Essen, ein Drücken in der Herzgrube, was sie zum Tiefathmen nöthigt; dabei Neigung zum Aufstoßen. [RAL 16]

Gleich nach dem Essen, Bauchweh und Schläfrigkeit. [RAL 17]

Engheit in der Herzgrube und Aengstlichkeit, acht Tage lang, er möchte immer hinaus, um sich abzukühlen. [RAL 18]

◇ Beständiger Hunger und Eßlust, auch wenn er eben erst gegessen hat (*Ders.* a.a.O.). [RAL 76]

Großer Durst (bei den Krämpfen) (*Wepfer,* a.a.O.). [RAL (77)]

Er hatte großes Verlangen auf Kohlen und verschlang sie (*Ders.* a.a.O.). [RAL (78)]

Schlucksen (*Ders.* a.a.O. und Breslauer Samml. 1727. S. 313. und *Hornburg,* a.a.O.). [RAL (79)]

Weit schallender Schlucksen (*Wepfer,* a.a.O.). [RAL (80)]

Es schwulkt ihr, wie durch Aufstoßen, eine sehr bittre, gelbe Feuchtigkeit, während sie sich (im Freien) bückte, aus dem Magen zum Munde heraus, und es brannte darauf im Schlunde den ganzen Vormittag (*Fr. Hahnemann*). [RAL (81)]

Ein Gefühl aus dem Magen herauf, wie Würmerbeseigen; es ward ihm weichlich und über und über heiß, und es floß ihm eine Menge aus dem Magen herauf gekommenen Speichels zum Munde heraus (n. 9 bis 13 St.) (*Langhammer,* a.a.O.). [RAL (82)]

Uebelkeit (n. $\frac{1}{2}$ St.) (*Hornburg,* a.a.O.). [RAL (83)]

Uebelkeit während des Essens (*Fr. Hahnemann*). [RAL (84)]

Früh, Uebelkeit mit stechend reißendem Kopfschmerz (*Ders.*). [RAL (85)]

Uebelkeit und Stechen in der Stirne, den ganzen Tag (*Ders.*). [RAL (86)]

Erbrechen (*Allen,* a.a.O.). [RAL (87)]

Erbrechen, ohne Lösung des Kinnbacken-Krampfs (*Wepfer,* a.a.O.). [RAL (88)]

Blut-Erbrechen (Breslauer Samml. a.a.O.). [RAL (89)]

Brennend scharrige Empfindung vom innern Halse, bis in die Magengegend (*Hornburg,* a.a.O.). [RAL (90)]

Brennender Druck im Magen (*Ders.* a.a.O.). [RAL (91)]

Scharrige, kratzige Empfindung im Magen (*Ders.* a.a.O.). [RAL (92)]

Ein Stoß in der Gegend der Herzgrube, wie mit einem Finger, wodurch er zusammenfährt und sich dann erst wieder sammelt und besinnt (*Fr. Hahnemann*). [RAL (93)]

Klopfen in der Herzgrube, welche eine Faust hoch aufgelaufen war (*Wepfer,* a.a.O.). [RAL (94)]

Ungemeines Klopfen in der Herzgrube (*Ders.* a.a.O.). [RAL (95)]

Stechender Schmerz in der Herzgrube (*Ders.* a.a.O.). [RAL (96)]

Beängstigung um die Herzgrube (*Ders.* a.a.O.). [RAL (97)]

■ Abdomen

Früh, Uebelseyn im Unterleibe, und da sich dieß verlor, Nachmittags, Kopfweh, ein Stechen auf der rechten Kopfseite, welches sich vom rechten Auge und der Nase – in welchen beiden es am schlimmsten war – bis zum Hinterhaupte zog, drei Tage lang, worauf die Nase flüssig ward und gelben Schleim absonderte (n. 9 Tagen). [RAL 19]

Viel Blähungs-Anhäufung, mit immerwährender Angst und Verdrießlichkeit. [RAL 20]

◇ Hitze im Unterleibe (und der Brust) (*Hornburg,* a.a.O.). [RAL (98)]

Knurren und Kollern im Unterleibe (n. $\frac{1}{4}$ St.) (*Ders.* a.a.O.). [RAL (99)]

■ Rektum

Jücken inwendig im Mastdarme, gleich über dem After; nach dem Reiben schmerzte es brennend, ein Schmerz, welcher ihm jedesmal Schauder erregte – nach Gehen, beim still Stehen und beim Stuhlgange. [RAL 21]

◇ Blähungen gehen stark ab (*Ders.* a.a.O.). [RAL (100)]

Leibverstopfung (*Wepfer,* a.a.O.). [RAL (101)]

Durchlauf (*Allen,* a.a.O.). [RAL (102)]

Im rechten Schooße, Empfindung, als wolle ein Geschwür hervorbrechen (im Sitzen) (*Hornburg,* a.a.O.). [RAL (103)]

■ **Harnwege**

◇ Harn-Zurückhaltung (*Wepfer,* a.a.O.). [RAL (104)]

Nachts, schwieriger Harnabgang (*Ders.* a.a.O.). [RAL (105)]

Unwillkürliches Harnen (*Ders.* a.a.O.). [RAL (106)]

Oefterer Harndrang (*Langhammer,* a.a.O.). [RAL (107)]

Sehr häufiges Harnen (*Fr. Hahnemann*). [RAL (108)]

Heftige Ausspritzung des Harns (*Wepfer,* a.a.O.). [RAL (109)]

■ **Geschlechtsorgane**

◇ Wundartig ziehender Schmerz unter der männlichen Ruthe bis zur Eichel, welcher zum Harnen nöthigt (n. 12 St.) (*Hornburg,* a.a.O.). [RAL (110)]

Drei Samen-Ergießungen, die Nacht (*Ders.* a.a.O.). [RAL (111)]

Samen-Ergießung, ohne wohllüstige Träume (*Langhammer,* a.a.O.). [RAL (112)]

Das Monatliche kömmt später (*Fr. Hahnemann*). [RAL (113)]

■ **Atemwege und Brust**

Verstopfung der Nase und zugleich häufige Schleim-Absonderung daraus. [RAL 22]

◇ Reißendes Zucken im Steißbeine (*Hornburg,* a.a.O.). [RAL (114)]

In der rechten Becken-Gegend, am Rande des Darmbeins, eine Art Wundheits-Schmerz, wie nach einem heftigen Stoße, pulsartig ziehend (*Ders.* a.a.O.). [RAL (115)]

Sehr oftes Nießen, ohne Schnupfen (n. 29 St.) (*Langhammer,* a.a.O.). [RAL (116)]

Drücken unter dem Kehlkopfe – im Sitzen (n. 4 St.) (*Hornburg,* a.a.O.). [RAL (117)]

Empfindung in der Brust und im Halse, als stäke etwas von einander Pressendes darin, wie eine Faust dick, die das Athemholen verhindert und den Hals auseinander treiben will – beim Sitzen schlimmer, als beim Gehen (*Fr. Hahnemann*). [RAL (118)]

Engheit auf der Brust, daß sie kaum Athem bekommen kann, den ganzen Tag über (sogleich) (*Ders.*). [RAL (119)]

Mangel an Odem, den ganzen Tag über (sogleich) (*Ders.*). [RAL (120)]

Beim Ein- und Ausathmen, einige Nadelstiche unter den letzten falschen Ribben linker Seite – welche beim Stehen und Gehen vergingen (n. 3 St.) (*Langhammer,* a.a.O.). [RAL (121)]

Heiserkeit (*Wepfer,* a.a.O.). [RAL (122)]

Husten, mit vielem Auswurfe, besonders am Tage (*Fr. Hahnemann*). [RAL (123)]

Brennen um die Brustwarze herum (n. 3 St.) (*Fr. Hahnemann*). [RAL (124)]

Mit Hitz-Empfindung vereinigtes Jücken in der rechten Brustseite (*Hornburg,* a.a.O.). [RAL (125)]

Hitze in der Brust (und im Unterleibe) (*Ders.* a.a.O.). [RAL (126)]

Am untern Ende des Brustbeins, wie Druck, wie nach einem Stoße und wie wund – im Gehn (*Ders.* a.a.O.). [RAL (127)]

Allgemeine Hitze und vorzüglich **Hitze in der Brust**, ³⁄₄ Stunden lang, durch (gewohntes) Tabakrauchen vermehrt (*Ders.* a.a.O.). [RAL (128)]

Ein Zupfen an der Brust, bei der Herzgrube (n. 1 St.) (*Ders.* a.a.O.). [RAL (129)]

■ **Rücken und äußerer Hals**

◇ Ein Stoß in den Rücken-Wirbelbeinen (*Ders.* a.a.O.). [RAL (130)]

Rückwärts beugende Rückenstarre (Opisthotonus) (*Wepfer,* a.a.O.). [RAL (131)]

Wie ein Bogen gekrümmter Rücken (*Ders.* a.a.O.). [RAL (132)]

Schmerzhaftes Spannen über das rechte Schulterblatt (*Hornburg,* a.a.O.). [RAL (133)]

Schmerzhafte Empfindung auf der innern Fläche der Schulterblätter (*Ders.* a.a.O.). [RAL (134)]

Gefühl, als sey ein Geschwür auf dem rechten Schulterblatte (*Ders.* a.a.O.). [RAL (135)]

Ein rothes Bläschen auf dem rechten Schulterblatte, was beim Anfühlen sehr schmerzt (*Ders.* a.a.O.). [RAL (136)]

→ äußerer Hals: *Gesicht und Sinnesorgane*

■ **Extremitäten**

(An der Inseite des linken Ellbogen-Gelenks, eine Geschwulst, als wollte da ein Schwär entstehen; bei Bewegung des Arms schmerzte es da, wie wenn man an ein Geschwür drückt.) [RAL 23]

◇ Wundheits-Schmerz, wie von einem Stoße, im rechten Achsel-Gelenke (*Ders.* a.a.O.). [RAL (137)]

Schmerzhafte Empfindung unter dem rechten Arme (*Ders.* a.a.O.). [RAL (138)]

Zucken in der linken Achsel (n. 20 Min.) (*Fr. Hahnemann*). [RAL (139)]

Gefühl von Knacken im Achsel-Gelenke, was man nicht hört (*Ders.*). [RAL (140)]

Reißender Schmerz im ganzen linken Arme, bis in die Finger (*Fr. Hahnemann*). [RAL (141)]

Beim Aufheben deuchtet ihr der Arm sehr schwer, und dabei sticht es so heftig in der Achsel, daß sie den Arm nicht, ohne laut zu schreien, auf den Kopf bringen kann; sie darf nicht einmal die Finger bewegen (*Ders.*). [RAL (142)]

Gefühl im linken Arme, als sey keine Kraft darin, mit einem stechend reißenden Schmerze beim Aufheben desselben (*Ders.*). [RAL (143)]

Kraftlosigkeit der ganzen Arme und Finger (*Hornburg,* a.a.O.). [RAL (144)]

Zucken im linken Arme, daß der ganze Körper geruckt wird (n. 4 Min.) (*Fr. Hahnemann*). [RAL (145)]

Oefteres, unwillkürliches Zucken und Rucken in den Armen und Fingern (den Untergliedmaßen und dem Kopfe) (*Ders.*). [RAL (146)]

Stichartiges Reißen in den Muskeln des rechten Vorderarms, beim Schreiben, was sich bei gänzlicher Unthätigkeit des Körpers verlor (n. 1¼ St.) (*Langhammer,* a.a.O.). [RAL (147)]

Wund-Schmerz, wie von einem Stoße oder Schlage, im linken Vorderarme (*Hornburg,* a.a.O.). [RAL (148)]

Aufgelaufene Adern an den Händen (*Ders.* a.a.O.). [RAL (149)]

Gefühl von Knacken im Handgelenke, was man nicht hört (*Fr. Hahnemann*). [RAL (150)]

Linsen große Ausschlags-Erhöhungen an beiden Händen, selbst den Daumen-Ballen, welche bei ihrem Entstehen einen brennenden Schmerz verursachen, dann in Eins zusammenfließen, von dunkelrother Farbe und 9 Tage Dauer (*Ders.*). [RAL (151)]

Zusammenzucken mehrer Finger und des Daumens der rechten Hand (*Ders.*). [RAL (152)]

Absterben (Eingeschlafenheit, Taubheit, Kälte) der Finger (*Ders.*). [RAL (153)]

Oefteres, unwillkürliches Zucken der Untergliedmaßen (*Ders.*). [RAL (154)]

Brennendes Stechen im linken Hüftbeine (*Hornburg,* a.a.O.). [RAL (155)]

Schmerzhaftes Starrheits- und Steifheits-Gefühl in den Muskeln der Untergliedmaßen, daß er gar nicht gehen konnte, drei Stunden lang (n. 1 St.) (*Fr. Hahnemann*). [RAL (156)]

Die Oberschenkel schmerzen im Gehen reißend und sind schwer (*Ders.*). [RAL (157)]

Schmerz, wie Reißen, in den Oberschenkeln, gleich nach dem Aufstehn vom Sitze, und Wehthun, wie Zerschlagenheit in den Knieen; beim Gehen vermehrt sich der Schmerz in den Oberschenkeln, wie eine tief gehende Steifheit (*Ders.*). [RAL (158)]

Brennendes Jücken am rechten Oberschenkel, daß er kratzen mußte, wovon es verging (*Hornburg,* a.a.O.). [RAL (159)]

Kriebeln dicht unter der Haut der Ober- und Unterschenkel, und vorzüglich der Fußsohlen, als wenn die Beine einschlafen wollten, bloß im Sitzen (*Fr. Hahnemann*). [RAL (160)]

Sichtbares Zittern des einen Schenkels (*Ders.*). [RAL (161)]

Sehr heftiges Zittern des linken Unterschenkels (*Ders.*). [RAL (162)]

Sie tritt, beim Gehen, nicht gehörig auf die Fußsohlen; sie kippen viel einwärts (*Ders.*). [RAL (163)]

Reißen um die Fußknöchel des linken Unterfußes (*Hornburg,* a.a.O.). [RAL (164)]

Oeftere Nadelstiche in die Ferse, im Sitzen (*Ders.* a.a.O.). [RAL (165)]

Summen und Wimmern in der linken Fußsohle (*Ders.* a.a.O.). [RAL (166)]

Ziehend zuckende Schmerzen in den Fußzehen (*Ders.* a.a.O.). [RAL (167)]

■ **Allgemeines und Haut**

Brennendes Jücken über und über. [RAL 24]

(Um die Mittags-Stunde, Aengstlichkeit, Schweiß im Gesichte und Zittern der Hände; es kömmt ihm an's Herz (in der Mitte der Brust), als wenn er ohnmächtig werden sollte.) [RAL 25]

◇ Zittern in den Ober- und Untergliedmaßen (*Ders.* a.a.O.). [RAL (168)]

Jücken am ganzen Körper, daß er kratzen muß (*Fr. Hahnemann*). [RAL (169)]

Krampfhafte Steifheit des ganzen Körpers, mit Kälte desselben (Bresl. Samml. a.a.O. S. 314.). [RAL (170)]

Während des Liegens im Bette, ein sonderbares Gefühl, als wenn sein ganzer Körper angeschwollen wäre und zugleich (wachend) ein öfteres Zusammenfahren, als ob er aus dem Bette fiele (n. 15 St.) (*Langhammer,* a.a.O.). [RAL (171)]

Katalepsie: die Glieder hingen schlaff herab, wie bei einem Todten, ohne Athem (*Wepfer,* a.a.O.). [RAL (172)]

Die heftigsten (tonischen) Krämpfe, so daß weder die gekrümmten Finger aufgebogen, noch die Gliedmaßen weder gebogen, noch ausgedehnt werden konnten (*Ders.* a.a.O.). [RAL (173)]

Hin- und Herwerfen der Glieder (*Ders.* a.a.O.). [RAL (174)]

Er warf die Glieder bald auf diese, bald auf jene Seite (*Ders.* a.a.O.). [RAL (175)]

Epileptische Zuckungen bei drei Kindern – wovon eins wieder genas (Breslauer Samml. a.a.O. S. 313.). [RAL (176)]

Krampfhafte Glieder-Verdrehungen, welche ihn zwei Fuß weit warfen (*Wepfer,* a.a.O.). [RAL (177)]

Allgemeine Convulsionen (*Ders.* a.a.O.). [RAL (178)]

Ungeheure Convulsionen (*Ders.* und *Allen,* a.a.O.). [RAL (179)]

Fallsucht (*Wepfer* und *Allen,* a.a.O.). [RAL (180)]

Entsetzliche **Fallsucht,** erst in kürzern, dann in längern Zwischenzeiten wiederkehrend – die Glieder, der Kopf und der Oberkörper werden auf eine wundersame Weise bewegt bei verschlossenen Kinnbacken (*Wepfer,* a.a.O.). [RAL (181)]

Fallsucht-Anfall mit wunderbaren Verdrehungen der Glieder, des Oberkörpers und des Kopfs, mit bläulichtem Gesichte und, auf einige Augenblicke, unterbrochnem Athem, mit Schaum vor dem Munde – und, nach den Convulsionen, als der Athem frei war, hatte er keinen Verstand und lag wie todt, gab kein Zeichen von Empfindung von sich, man mochte ihm zurufen, oder ihn kneipen[4] (*Wepfer,* a.a.O.). [RAL (182)]

Sie liegt wie eine Todte, mit verschlossenen Kinnbacken (*Ders.* a.a.O.). [RAL (183)]

Bewegungslosigkeit (*Ders.* a.a.O.). [RAL (184)]

Sie lagen alle schwach, ohne Verstand und unbeweglich, wie Klötze und wie Todte (*Ders.* a.a.O.). [RAL (185)]

■ **Schlaf, Träume und nächtliche Beschwerden**

Nachts, lebhafte Träume, welche die Begebenheiten des vergangnen Tags enthalten. [RAL 26]

Früh, nach dem Aufstehn aus dem Bette, Eingenommenheit des Kopfs. [RAL 27]

◇ Oefteres Gähnen (*Hornburg,* a.a.O.). [RAL (186)]

Oefteres Gähnen, als hätte er nicht ausgeschlafen (n. 1 3/4 St.) (*Langhammer,* a.a.O.). [RAL (187)]

Schläfrigkeit, daß es ihm immer die Augen zuzog (*Hornburg,* a.a.O.). [RAL (188)]

Lebhafte, aber unerinnerliche Träume (*Langhammer,* a.a.O.). [RAL (189)]

Viele verworrene Träume, voll Unruhe (*Hornburg,* a.a.O.). [RAL (190)]

Schlaflosigkeit, die ganze Nacht (sogleich) (*Fr. Hahnemann*). [RAL (191)]

Schlaflosigkeit: er wachte alle Viertelstunden auf, mit einem schmerzhaften Schwer-Gefühl im Kopfe (*Ders.*). [RAL (192)]

Er hat jeden Morgen nicht ausgeschlafen, ist nicht mit Schlafe gesättigt (*Ders.*). [RAL (193)]

Oefteres Aufwachen aus dem Schlafe, wo er jedesmal über und über schwitzte, wovon er sich aber gestärkt fühlte (*Langhammer,* a.a.O.). [RAL (194)]

■ **Fieber, Frost, Schweiß und Puls**

Schweiß am Unterleibe, Nachts. [RAL 28]

◇ **Sie verlangen alle nach dem warmen Ofen** (*Wepfer,* a.a.O.). [RAL (195)]

Es läuft ihr kalt an den Schenkeln herunter; dann Kälte in den Armen – die Kälte scheint mehr aus der Brust zu kommen – dann kömmt größere Geneigtheit, starr nach einem Punkte hin zu sehn (*Fr. Hahnemann*). [RAL (196)]

Ungemein starke Hitze an allen Theilen des Körpers vom Anfange der Wirkung an, bis zuletzt (*Hornburg,* a.a.O.). [RAL (197)]

---

[4] In dem, nach zwei Stunden erfolgten Tode eines 20jährigen Mannes blieb der Körper noch einen Tag lang warm, ohne Bläue, ohne Geschwulst; die Glieder waren steif, die Lunge voll blauer und gelber Flecke, das Blut roth und flüssig, das Herz blutleer, der Schlund inwendig bläulicht und trocken.

Cina

Cinasamen. Semen Cinae, Semen Santonici, Sem. Contra [RAL I (1830), S. 119–138]

Meistens besteht, auch der beste, nur aus kleinen, länglichten, leichten, gelbgrünlichen Blüthenköpfchen, mit einigen Stielchen vermischt, von einer strauchartigen Pflanze, Artemisia Contra. Der beste kömmt über Aleppo zu uns. Man nennt ihn unrecht, blos weil sein Geruch viel Aehnlichkeit mit der der Zitwerwurzel hat, auch Zitwersamen, Semen zidorariae.

(Die aus einem Theile der ungepülverten Blüthenköpfchen mit zwanzig Theilen Weingeist (20 Tropfen davon auf einen Gran der Drogue) ohne Wärme, binnen einer Woche ausgezogene Tinktur.)

Man hat von dieser so viel bedeutenden Gewächssubstanz seit Jahrhunderten keinen andern Gebrauch gekannt, als zur Austreibung der Spulwürmer bei Kindern, in Gaben von 10, 20, 30, 60 und mehr Granen. Ich übergehe die nicht selten lebensgefährlichen, auch wohl tödtlichen Erfolge solcher Gaben, auch bringe ich nicht in Erwähnung, daß ein Paar Spulwürmer bei muntern Kindern noch nicht als bedeutende Krankheit anzunehmen und dem Kindesalter (bei noch schlummernder Psora) gewöhnlich fast ohne Beschwerde, eigen sind; dagegen ist so viel wahr, daß wo sie in Menge vorhanden waren, der Grund davon stets in einer krankhaften Beschaffenheit des Körpers, nämlich in der sich dann entwickelnden Psora lag, ohne deren Heilung die, auch in Menge mit Cina ausgetriebenen Spulwürmer, sich bald wieder zu erzeugen pflegen, daher auch solche Wurm-Austreibungen nicht nur nichts gewonnen wird, sondern solche fortgesetzte, zweckwidrige Curen sich oft mit dem Tode der gequälten Kinder zu endigen pflegen.

Diese Gewächssubstanz hat noch weit schätzbarere Heilkräfte, welche aus folgenden, eigenthümlichen Krankheitssymptomen, die sich bei Gesunden erzeugt, leicht abgenommen werden können.

Wie viel sie nur, z.B. im Keuchhusten auszurichten vermag, und in gewissen mit Erbrechen und Heißhunger vergesellschafteten Wechselfiebern, wird man mit Verwunderung in der Erfahrung wahrnehmen; die übrigen für sie geeigneten Krankheitszustände übergehe ich, da sie der eingeweihte homöopathische Arzt von selbst zu finden weiß.

Ehedem bediente ich mich einer trillionfachen potenzirten Verdünnung der Tinktur, finde aber daß letztere gleichfalls bis zur decillionfachen Kraft-Entwickelung erhöhet, ihre Arznei-Kräfte desto vollständiger zeigt. Ein, zwei, drei feinste Streukügelchen mit dieser befeuchtet dienen zur Gabe.

Die Namen meiner Mit-Beobachter und ihre Abkürzungs-Zeichen sind: *Ahner* [*Ar.*], *Groß* [*Gß.*], *Langhammer* [*Lr.*], *Rückert* der jüngere [*Rt.* d. j.], *Stapf* [*Stf.*].

Cinasamen

■ **Gemüt**

Herz-Zittern [*Gß.*]. [RAL 290]

Irrereden [*Pelargus,* Observat. T. I.]. [RAL 291]

Beim Gehen im Freien große Angst und Bangigkeit ums Herz, als hätte er etwas Böses begangen (n. 37 St.) [*Lr.*]. [RAL 292]

Höchst weinerlich und klagend ist das Kind [*Stf.*]. [RAL 293]

Weint jämmerlich, wenn man ihn anfassen oder führen will (n. 3 St.). [RAL 294]

Große Ernsthaftigkeit und Empfindlichkeit; er konnte leicht den geringsten Spaß übelnehmen [*Lr.*]. [RAL 295]

Gleichgültigkeit; weder etwas Angenehmes noch etwas Unangenehmes konnte den mindesten Eindruck auf ihn machen [*Lr.*]. [RAL 296]

Unruhe. [RAL 297]

Unaufhörliche Unruhe. [RAL 298]

Begehrt viel und mancherlei. [RAL 299]

Verschmäht alles Angebotene, auch was ihm sonst am liebsten war. [RAL 300]

Läßt sich durch kein Zureden beruhigen, taub gegen Liebkosungen. [RAL 301]

■ **Schwindel, Verstand und Gedächtnis**

Beim Aufstehen aus dem Bette, ists ihm schwarz vor den Augen, düselig im Kopfe und ohnmächtig; er schwankt hin und her; beim Niederlegen wird's gleich besser. [RAL 1]

■ **Kopf**

Heftiges Kopfweh [*Pelargus,* a.a.O. Tom. I. S. 8. 31. 275]. [RAL 2]

Kopfschmerz mit einem Gefühl von allgemeinem Uebelbehagen [*Rt.* d. j.]. [RAL 3]

Mitten auf dem Scheitel, absetzendes Drücken, wie von einer schweren Last, als würde das Gehirn niedergedrückt; darauf Drücken mehrt und erneuert den Schmerz [*Gß.*]. [RAL 4]

Ein von oben nach unten pressender Schmerz äußerlich an der Stirne, als wenn ein Druck sich da allmälig herabsenkte (n. ³/₄ St.) [*Lr.*]. [RAL 5]

Den ganzen Tag einiger Kopfschmerz, ein reißendes Drücken; der auch ins Jochbein übergeht. [RAL 6]

Drückender Schmerz im Kopfe den ganzen Tag, Abends auch in der Stirne [*Rt.* d. j.]. [RAL 7]

Beim Gehen im Freien betäubendes, inneres Kopfweh, besonders des Vorderhaupts, dann auch des Hinterhaupts (n. 3 St.) [*Lr.*]. [RAL 8]

Beim Erwachen aus dem Schlafe, ein herausdrückender Schmerz im rechten Seitenbeine und der rechten Stirn-Seite. [RAL 9]

(Beim Sitzen) Drückend betäubender Schmerz äußerlich an der Stirne und den Schläfen, welcher zuletzt den ganzen Kopf einnahm (n. 36 St.) [*Lr.*]. [RAL 10]

Druck auf das Stirnbein und dabei innerlich ein Wallen, wie Wellen-Anschlagen [*Gß.*]. [RAL 11]

Kopfschmerz, als wäre der ganze Kopf eingeschraubt, mit Benommenheit [*Gß.*]. [RAL 12]

Schmerz, als würde das Stirnbein oben gewaltsam auf beiden Seiten zusammengepreßt [*Gß.*]. [RAL 13]

Gleich nach Tische und später, ein dumpfer, ziehender Schmerz im innern Kopfe, durch Lesen und Geistesarbeit vermehrt [*Rt.* d. j.]. [RAL 14]

Der Kopfschmerz mehrt sich durch Lesen und Nachdenken, mindert sich durch Bücken [*Gß.*]. [RAL 15]

Klammartiges Ziehen in den Schläfen, vermehrt durch darauf Drücken [*Gß.*]. [RAL 16]

Dehnend reißender Schmerz in der rechten Schläfe [*Rt.* d. j.]. [RAL 17]

Auf der linken Seite des Vorderkopfs ziehendes Drücken [*Gß.*]. [RAL 18]

Drückender Schmerz wie feines Reißen in der linken Schläfe-Gegend, der von Bewegung des Kopfs verging (n. 11 St.) [*Lr.*]. [RAL 19]

Verdüsterndes Ziehen vom linken Stirnhügel nach der Nasenwurzel zu [*Gß.*]. [RAL 20]

Im linken Stirnhügel, ein lähmiges Reißen, mit Betäubung des Kopfs; gleich darauf im rechten Stirnhügel [*Gß.*]. [RAL 21]

Ziehend reißender Schmerz auf der ganzen linken Seite des Kopfs [*Ar.*]. [RAL 22]

Eine kleine Stelle auf dem rechten Scheitelbeine deuchtet wie taub und eingeschlafen [*Gß.*]. [RAL 23]

Stumpfe Stiche im Gehirne, vorzüglich im linken Scheitel (n. 1¹/₂ St.) [*Rt.* d. j.]. [RAL 24]

Im Stirnbeine über der rechten Schläfe gewaltige, stumpfe Stiche bis tief in den Kopf hinein, die ihn zu betäuben drohen [*Gß.*]. [RAL 25]

Wenn der Kopfschmerz vergeht, entsteht ein drückender Schmerz im Unterleibe, und wenn dieser vergeht, wieder Kopfschmerz. [RAL 26]

Ueber dem obern Augenhöhlrande ein langsamer, stumpfer Stich bis tief in das Gehirn hinein [*Gß.*]. [RAL 27]

■ **Gesicht und Sinnesorgane**

Palpitiren des Augenbrau-Muskels; eine Art Konvulsionen [*Gß.*]. [RAL 28]

Dumpfer Kopfschmerz mit Angegriffenheit der Augen, früh [*Rt.* d. j.]. [RAL 29]

Stumpfer Schmerz in den Augen bei Lesen und Geistesarbeit [*Rt.* d. j.]. [RAL 30]

Pressender Druck im Innern des Auges, gewöhnlich mit Erweiterung der Pupillen [*Rt.* d. j.]. [RAL 31]

Erweiterte Pupillen (n. ½ St.) [*Lr.*]. [RAL 32]

Verengerte Pupillen (n. 3½ St.) [*Lr.*]. [RAL 33]

Große Verengerung der Pupillen (n. 1 St.) [*Rt.* d. j.]. [RAL 34]

Abends, wenn er bei Lichte scharf sehen (lesen) will, sieht er alles wie durch einen Flor; wischt er in den Augen; so wird's auf kurze Zeit besser [*Ar.*]. [RAL 35]

Beim Lesen eines Buchs ist es ihm trübe vor den Augen, so daß er erst, nachdem er mit den Fingern stark gerieben hatte, wieder lesen konnte [*Ar.*]. [RAL 36]

(Früh) Mattigkeit in den Augen; die obern Augenlider waren so schwach, daß er sie kaum öffnen konnte, den ganzen Vormittag anhaltend [*Ar.*]. [RAL 37]

Brenn-Schmerz im äußern Augenwinkel mit Jücken gemischt, und am Rande des obern Augenlides (n. 2 St.) [RAL 38]

(Brennen in den Augenlidern, besonders dem innern Winkel, Abends bei Lichte.) [*Gß.*]. [RAL 39]

Abends, bei Lichte, Trockenheit der Augenlider und ein drückendes Gefühl darin, als wäre Sand hineingekommen [*Gß.*]. [RAL 40]

Gefühl von Trockenheit im innern Auge und ziehend drückender Schmerz, wenn er die Augen zum Lesen auch nur wenig anstrengt [*Rt.* d. j.]. [RAL 41]

Kriebeln in den Augenlidern, daß er daran reiben muß [*Gß.*]. [RAL 42]

Kitzelndes Jücken im rechten innern Augenwinkel, das zu reiben nöthigt (n. 1 St.) [*Lr.*]. [RAL 43]

Kitzelndes Jücken am linken äußern Augenwinkel, das zu reiben nöthigt (n. 36 St.) [*Lr.*]. [RAL 44]

(Früh, nach dem Aufstehen, sind die innern Augenwinkel wie mit Eiter verklebt.) [*Gß.*]. [RAL 45]

Er sieht krank um die Augen und blaß im Gesichte [*Gß.*]. [RAL 46]

Auf dem untern Rande der Augenhöhle, ein stumpfer Druck; vom darauf Drücken nimmt er zu und läßt sich von Neuem erregen [*Gß.*]. [RAL 47]

Schmerz, als würden die beiden Jochbeine von einer Zange gepackt und zusammengedrückt; durch äußern Druck vermehrt sich der Schmerz [*Gß.*]. [RAL 48]

Klammartiges Zucken im Jochbeine, ein Schmerz, der, wenn er auch vergangen ist, durch starkes darauf Drücken sich wieder erregen läßt, nur daß er dann als anhaltender, klammartiger oder lähmiger Schmerz erscheint [*Gß.*]. [RAL 49]

Periodischer, dehnend reißender Schmerz in den Jochbeinen, von einer Stelle zur andern wandelnd, durch darauf Drücken vermehrt [*Rt.* d. j.]. [RAL 50]

Im äußern Ohre, klammartiges Zucken, wie Ohrenzwang [*Gß.*]. [RAL 51]

Unterm Warzenfortsatze, stumpfes Stechen, wie ein klemmendes Drücken; beim darauf Drücken, wie von einem Schlage oder Stoße [*Gß.*]. [RAL 52]

Weiß und blaulicht um den Mund [*Pelargus,* a. a. O. Tom. II. S. 458]. [RAL 53]

Aufgedunsenes, blaulichtes Gesicht [*Stf.*]. [RAL 54]

Das Kind bohrt oft so lange in der Nase, bis Blut heraus kömmt. [RAL 55]

Am Backen ein Schwär, mit Härte drum herum. [RAL 56]

Drückender Schmerz in den Unterkieferdrüsen. [RAL 57]

Stumpf stechender Schmerz im rechten Aste des Unterkiefers, durch Druck vermehrt [*Rt.* d. j.]. [RAL 58]

Einzelne feine Stiche, wie mit Nadeln, am linken Unterkiefer, durch darauf Drücken mit der Hand vermehrt [*Ar.*]. [RAL 59]

Zuckender Schmerz im linken Unterkiefer [*Ar.*]. [RAL 60]

■ **Mund und innerer Hals**

Zahnschmerz wie von Wundheit. [RAL 61]

Die eingeathmete Luft und kaltes Getränk fahren schmerzhaft in den Zahn. [RAL 62]

Das Kind lehnt den Kopf auf die Seite. [RAL 63]

Lähmungs-Gefühl im Genicke [*Rt.* d. j.]. [RAL 64]

Bohrende Stiche in den rechten Halsmuskeln, nach dem Takte des Pulsschlages, die sich bei Bewegung des Halses verlieren (n. 11 St.) [*Lr.*]. [RAL 65]

Trockenheit und Rauheit des innern Mundes, besonders des Gaumens mit übeliger Weichlichkeit (n. 3¹/₂ St.) [*Lr.*]. [RAL 66]

Kann nicht schlingen. [RAL 67]

Unvermögenheit zu schlingen; die Getränke kollern lange im Munde herum [*Stf.*]. [RAL 68]

■ Magen

Starker Hunger kurz nach der Mahlzeit [*Gß.*]. [RAL 69]

Durst. [RAL 70]

Früh nüchtern, leeres Aufstoßen [*Gß.*]. [RAL 71]

Nach Tische, Aufstoßen mit Geschmack des Genossenen [*Gß.*]. [RAL 72]

Nicht lange nach der Mahlzeit, Aufschwulken einer bittersauern Feuchtigkeit in den Mund [*Gß.*]. [RAL 73]

Wabblichkeit in der Herzgrube mit überlaufendem Schauder (sogleich) [*Gß.*]. [RAL 74]

(Es kommen mehre Spulwürmer durch den Mund des Kindes herauf.) [*Stf.*]. [RAL 75]

Brecherlichkeit mit Leerheit im Kopfe [*Ar.*]. [RAL 76]

Oefteres Schlucksen (n. 1¹/₄ St.) [*Lr.*]. [RAL 77]

(Nachts, ein steter Druck im Magen). [RAL 78]

Quer über den Oberbauch, in der Herzgruben-Gegend, ein Klemmen oder klammartiges Drücken, nach Tische [*Gß.*]. [RAL 79]

In der Herzgrube, ein Athem beengender Schmerz (n. 4 St.) [*Lr.*]. [RAL 80]

Ein wühlender, wimmelnder Schmerz in der Oberbauch-(Herzgruben-)Gegend, wie von Zerschlagenheit [*Gß.*]. [RAL 81]

Stumpfes Stechen, links unterhalb der Herzgrube, welches vom darauf Drücken stärker wird und beim tief Einathmen sich mindert [*Gß.*]. [RAL 82]

■ Abdomen

Bohrender Schmerz über dem Nabel, durch darauf Drücken vergehend [*Ar.*]. [RAL 83]

Anhaltendes Bauchkneipen [*Pelargus*, a.a.O. T. I.]. [RAL 84]

Absetzende Nadelstiche in der linken Seite des Unterleibes, dem Bauchkneipen ähnelnd, während Sitzens (n. 10 St.) [*Lr.*]. [RAL 85]

Plötzliche, tiefe, scharfe, absetzende Stiche innerlich links neben dem Nabel, besonders beim Einathmen und jedesmal zugleich Stiche auf der innern Seite des Schulterblattes; gegen Abend (n. 12 St.) [*Rt.* d. j.]. [RAL 86]

Schneidendes Kneipen im Unterleibe, das nicht eher nachließ, als bis er zu Stuhle gewesen war (n. 48 St.) [*Lr.*]. [RAL 87]

Heftiger Schmerz im Nabel und in der Nabel-Gegend, als wenn man mit Gewalt den Nabel hineindrückte, oder sich daran gestoßen hätte, erst auf kürzere, nachgehends auf längere Zeit, wo er sich durchs Athemholen verstärkte [*Ar.*]. [RAL 88]

Um den Nabel, ein schmerzhaftes Winden, auch beim darauf Drücken auf den Nabel, Schmerz [*Gß.*]. [RAL 89]

Nach Tische ein drückender Schmerz auf dem Nabel, auch beim darauf Drücken [*Gß.*]. [RAL 90]

Leibschneiden in den dünnen Gedärmen, früh [*Gß.*]. [RAL 91]

Widriges Wärme-Gefühl im Unterleibe, das zuletzt in Kneipen überging (n. 4 St.) [*Lr.*]. [RAL 92]

Wehenartige, oft wiederkehrende Schmerzen im Unterleibe, als ob eben das Monatliche kommen wollte (n. 2 St.). [RAL 93]

Im Unterbauche, gleich über dem Schamberge, ein Pulsiren, als fühlte er im Innern den Puls schlagen [*Gß.*]. [RAL 94]

Blähungen schnappen leise und gehen im Leibe still herum [*Gß.*]. [RAL 95]

■ Rektum

Bei Blähungs-Abgang heftige, einzelne Stiche unten im Mastdarme [*Ar.*]. [RAL 96]

Leerheits-Gefühl im Unterleibe mit stillem Blähung-Abgange (n. 1 St.) [*Lr.*]. [RAL 97]

(Ein wollüstiges Jücken vorwärts am After, was zum Kratzen nöthigt.) (n. 4 St.) [*Lr.*]. [RAL 98]

■ Harnwege

Häufiges Drängen zum Harnen, mit vielem Urin-Abgange, den ganzen Tag über (n. 3 St.) [*Lr.*]. [RAL 99]

Trüber Harn (sogleich). [RAL 100]

Harn, der alsbald trübe wird. [RAL 101]

■ Geschlechtsorgane

Bährmutter-Blutfluß so lange sie (das zehnjährige Mädchen) den Cinasamen gebrauchte [*Bergius*, Mater. med. S. 709]. [RAL 102]

■ Atemwege und Brust

Im linken Nasenloche, tief innerlich, eine nicht unangenehme, heiß brennende Empfindung, als wollte Blut kommen, oder als hätte man Branntwein hinaufgezogen [*Gß.*]. [RAL 103]

Im linken Nasenloche an der Nasenscheidewand, ein brennendes Wehthun, wie wenn man einen Schorf abgekratzt hätte; schlimmer beim äußern daran Fühlen [*Gß.*]. [RAL 104]

Heftiges Nießen (n. ½ St.) [*Rt.* d. j. – *Lr.*]. [RAL 105]

Nießen so heftig, daß es ihm in den Kopf fuhr und zu den Schläfen herauspreßte; der durch die Schläfen herauspressende Kopfschmerz blieb noch einige Zeit nachher [*Gß.*]. [RAL 106]

Nießen so heftig, daß es ihm die Brust auf beiden Seiten zersprengen wollte; er fühlt noch nachher einen Schmerz, besonders in der rechten Seite [*Gß.*]. [RAL 107]

Fließ-Schnupfen (n. ¾ St.) [*Lr.*]. [RAL 108]

Eine Art Schnupfen; er muß sich früh oft schneuzen, die Nase ist immer voll beweglichen Schleims (nach einigen Tage) [*Gß.*]. [RAL 109]

Abgang einer eiterigen Materie aus der Nase [*Pelargus*, a.a.O.T.I.]. [RAL 110]

Abends verstopfte Nase, nachdem er Vormittag fließenden Schnupfen gehabt hatte [*Gß.*]. [RAL 111]

Schleim in der Kehle, den er durch willkürliches Hüsteln und Kotzen auswirft (n. 6 St.) [*Lr.*]. [RAL 112]

Beim Gehen im Freien, kurzer, röchelnder Athem, als wenn er viel Schleim auf der Brust hätte, ohne daß er zu kotzen genöthigt war (n. 6 St.) [*Lr.*]. [RAL 113]

Schwerer, lauter Odem (n. ½ St.). [RAL 114]

Sehr kurzer, röchelnder Odem. [RAL 115]

Sehr kurzer Athem, zuweilen mit Unterbrechungen, so daß einzelne Odemzüge fehlten. [RAL 116]

Sehr kurzäthmig ist das Kind, mit lautem Röcheln auf der Brust [*Stf.*]. [RAL 117]

Beim Einathmen ein lautpfeifendes Keichen in der Luftröhre, beim Ausathmen nicht hörbar (n. 12 St.) [*Lr.*]. [RAL 118]

Morgens, nach dem Aufstehen hängt in dem Luftröhrkopfe Schleim, daß er öfters räuspern muß, wonach er sich aber bald wieder erzeugt [*Gß.*]. [RAL 119]

Früh muß er immer kotzen und rachsen und sich räuspern wegen Schleim, der sich fortwährend hinten im Halse und am Kehlkopfe erzeugt [*Gß.*]. [RAL 120]

Früh, große Trockenheit hinten im Halse (Luftröhre); ein katarrhalisches Gefühl [*Gß.*]. [RAL 121]

Vom tief Athmen entstehen Bewegungen zum Husten [*Gß.*]. [RAL 122]

Kitzelnder Reiz etwas tief in der Luftröhre zum Husten, und hustet er dann wirklich, so erfolgt ein weißlicher Schleim-Auswurf (n. 24 St.) [*Lr.*]. [RAL 123]

Kitzelnder Reiz zum Husten in der Luftröhr-Gegend, unter dem Handgriffe des Brustbeins, mit weißem Schleim-Auswurfe (n. 16 St.) [*Lr.*]. [RAL 124]

Vor dem Husten richtet sich das Kind jähling auf, sieht sich starr um; der ganze Körper hat etwas starres; sie ist bewußtlos, gleich als wenn sie die Fallsucht bekommen sollte und so kömmt darauf der Husten. [RAL 125]

Nach dem Husten wimmert das Kind; Au, Au! man hört ein herabglucksendes Geräusch; sie ist ängstlich, schnappt nach Luft und wird dabei ganz blaß im Gesichte – in zweiminutigen Anfällen. [RAL 126]

Anfälle heftigen Hustens von Zeit zu Zeit. [RAL 127]

Heiserer Kotz-Husten von wenigen Stössen, der seinen Erregungs-Reitz nur durch eine längere Pause erhält; Abends [*Gß.*]. [RAL 128]

Früh, nach dem Aufstehen, heiserer Kotz-Husten, der seinen Erregungs-Reitz (wie von Federstaube) nach einer längern Pause durch's Einathmen erhält [*Gß.*]. [RAL 129]

Früh, nach dem Aufstehen, hohler Husten; starke Stöße gegen den obern Theil der Luftröhre, wobei sich Schleim ablöst, obgleich mühsam (nach einigen Tagen) [*Gß.*]. [RAL 130]

Morgens muß er, um den nächtlichen Schleim los zu werden, so gewaltsam husten, daß ihm Thränen in die Augen treten [*Gß.*]. [RAL 131]

Beim Früh-Husten thut der obere Theil der Brust (oben unterm Brustbeine) weh und wenn er dann mit Mühe etwas loshustet, so schmerzt diese Stelle, als wäre da etwas losgerissen, noch lange fort, wund und brennend [*Gß.*]. [RAL 132]

Klemmen auf der Brust beim Einathmen [*Gß.*]. [RAL 133]

Engbrüstigkeit beim Stehen (eine halbe Stunde anhaltend) mit Aengstlichkeit, wobei er sehr auf der Brust schwitzte [*Ar.*]. [RAL 134]

Eine Art von Brust-Beklemmung; das Brustbein scheint zu nahe anzuliegen und der Athem wird etwas beklemmt [*Rt.* d. j.]. [RAL 135]

In der linken Brust-Hälfte, klammartiges Zusammenziehen [*Gß.*]. [RAL 136]

Wehthun vorne unter dem Brustbeine, bloß für sich [*Gß.*]. [RAL 137]

Beim Laufen, ein klemmender Schmerz auf dem Brustbeine [*Gß.*]. [RAL 138]

Plötzlicher Beklemmungs-Schmerz in der linken Seite der Brust [*Ar.*]. [RAL 139]

Unter dem Brustbeine klammartig wühlender Schmerz, als wenn die Brust aus einander gesprengt werden sollte [*Ar.*]. [RAL 140]

Auf dem Schlüsselbeine, ein feines Klemmen, wie ein Druck von einer stumpfen Spitze [*Gß.*]. [RAL 141]

Ein herausdrückender Schmerz bald in der linken Brust-Seite, bald im Kreutze, letzterer wie von vielem Bücken, besonders beim Ausathmen (n. 4 St.) [*Lr.*]. [RAL 142]

Schmerzhaftes Wühlen oben unter dem Brustbeine [*Gß.*]. [RAL 143]

In der linken Brust-Seite, kneipende Schmerzen, die durch jedes Einathmen verstärkt werden (n. 30 St.) [*Ar.*]. [RAL 144]

Kneipender Schmerz in der linken Brust-Seite, zwischen der zweiten und dritten Ribbe [*Ar.*]. [RAL 145]

Kneipend stechender Schmerz in der linken Brust-Seite ($1/4$ St. anhaltend.) [*Ar.*]. [RAL 146]

Von Zeit zu Zeit einzelne Stiche in der Brust [*Rt. d. j.*]. [RAL 147]

Brickelnd brennende, absetzende, feine Stiche in der Seite, an einer der wahren Ribben [*Gß.*]. [RAL 148]

Stumpfe Stiche neben dem Brustbeine auf einem Ribbenknorpel, vermehrt durch darauf Drücken und durch Ausathmen, vermindert durchs Einathmen [*Gß.*]. [RAL 149]

Neben dem Brustbeine unterhalb des linken Schlüsselbeins beim tiefen Einathmen, zwei stumpfe, durchdringende Stiche, schnell hinter einander; beim Ausathmen fühlt er nichts, beim darauf Drücken thuts sehr weh [*Gß.*]. [RAL 150]

In der rechten Brust, zwischen der sechsten und achten Ribbe zuckend stechende Schmerzen, die durch darauf Drücken und Ein- und Ausathmen nicht verändert werden [*Ar.*]. [RAL 151]

Plötzlicher, zuckender Stich in der linken Brust-Seite zwischen der fünften und sechsten Ribbe [*Ar.*]. [RAL 152]

In der Mitte der rechten Seite unter den Ribben, ein bohrend stechender Schmerz, der durch darauf Drücken verschwand [*Ar.*]. [RAL 153]

■ **Rücken und äußerer Hals**

Zerschlagenheits-Schmerz im Kreuze, durch Bewegung nicht vermehrt (n. 35 St.) [*Ar.*]. [RAL 154]

Reißen in der linken Hüfte und Hinterbacken. [RAL 155]

Lähmiges Ziehen in den Lenden [*Gß.*]. [RAL 156]

Nach Tische, Empfindung, als würde die Lenden-Gegend gleich über den Hüften mit einem straffen Bande zusammengeschnürt [*Gß.*]. [RAL 157]

In den Lenden, ein Ermüdungs-Schmerz, als hätte er lange gestanden [*Gß.*]. [RAL 158]

Schmerz in den Lenden und dem Rückgrate, wenn er sich zur Seite oder rückwärts beugt, als hätte er sich sehr ermüdet [*Gß.*]. [RAL 159]

Reißend zuckende Schmerzen in der Mitte des Rückgrates [*Ar.*]. [RAL 160]

Stechender Schmerz in der Mitte des Rückgrates, der durch Bewegungen des Körpers verging, in der Ruhe aber wieder zurückkehrte [*Ar.*]. [RAL 161]

Abends, im Bette, beim Liegen auf der Seite, thut das Rückgrat wie zerbrochen weh [*Gß.*]. [RAL 162]

Bei der Rückenlage im Bette schmerzt das Rückgrat wie zerbrochen [*Gß.*]. [RAL 163]

Ziehend reißender Schmerz im ganzen Rückgrate hinunter (n. 29 St.) [*Ar.*]. [RAL 164]

Reißend stechender Schmerz im obern Theile des Rückgrats nach dem rechten Schulterblatte zu [*Ar.*]. [RAL 165]

■ **Extremitäten**

Stechender Schmerz am äußern Rande des rechten Schulterblattes [*Ar.*]. [RAL 166]

In den Schulterblättern Wehthun, wenn er sie bewegt [*Gß.*]. [RAL 167]

Auf der Schulterhöhe, ein Klemmen [*Gß.*]. [RAL 168]

Nadelstich auf der linken Schulterhöhe [*Ar.*]. [RAL 169]

Stechender Schmerz auf der linken Schulterhöhe, der durch darauf Drücken und durch Bewegung des Armes nicht verging (n. 32 St.) [*Ar.*]. [RAL 170]

Einzelne Stiche in der linken Schulter vorne [*Rt. d. j.*]. [RAL 171]

Lähmiges Ziehen durch den rechten Arm herab, besonders wenn er ihn herabhängen läßt oder wenn er ihn irgendwo auflegt, besonders an der hart aufliegenden Stelle [*Gß.*]. [RAL 172]

Lähmiger Schmerz im Arme, daß er ihn sinken lassen muß [*Gß.*]. [RAL 173]

Lähmungs-Gefühl im ganzen rechten Arme; er war wie erstarrt in den Gelenken, so daß er ihn nicht bewegen konnte (n. 29 St.) [*Ar.*]. [RAL 174]

Dehnend reißender Schmerz in den Armen mit Lähmungs-Schmerze; beim Anfühlen, Zerschlagenheits-Schmerz, wie nach starker Muskel-Anstrengung [*Rt.* d. j.]. [RAL 175]

Lähmiges Ziehen durch den Oberarm von oben bis in seine Mitte herab, daß er sich kaum getraut, ihn zu bewegen; beim darauf Drücken auf die leidende Stelle thut's weh, als hätte er da einen Stoß oder Schlag bekommen [*Gß.*]. [RAL 176]

Bohrend klammartiger Schmerz im linken Oberarme, nicht durch Bewegung vergehend (n. 25 St.) [*Ar.*]. [RAL 177]

Ziehend reißender Schmerz im rechten Oberarme, durch darauf Drücken vergehend, aber sogleich wiederkehrend (n. 27 St.) [*Ar.*]. [RAL 178]

Heftiger klemmender Schmerz im rechten Oberarme, der durch Bewegung verschwand, aber in der Ruhe wieder kam [*Ar.*]. [RAL 179]

Am Oberarme, über dem Ellbogen-Gelenke, Schmerz wie von einem Stoße oder Schlage [*Gß.*]. [RAL 180]

Lähmiger Schmerz in der Ellbogenbeuge nach außen, wie ein Zucken, in Absätzen [*Gß.*]. [RAL 181]

Reißender Schmerz im rechten Ellbogen-Gelenke, in der Ruhe, der durch Bewegung nicht geändert ward (n. 27 St.) [*Ar.*]. [RAL 182]

Im linken Vorderarme, ein von der Handwurzel nach dem Ellbogen-Gelenke ziehend wühlender Schmerz (n. 1¾ St.) [*Ar.*]. [RAL 183]

Im ganzen rechten Vorderarme, ein ziehend reißender Schmerz, der durch Bewegung nicht verging (n. 7 St.) [*Ar.*]. [RAL 184]

Klammartig drückender Schmerz in den Muskeln des Vorderarms, vorzüglich beim Biegen desselben [*Rt.* d. j.]. [RAL 185]

Lähmiges Zucken von oben herunter auf der untern Fläche des Vorderarms, doch besonders heftig an der Stelle, wo er seinen Anfang nimmt [*Gß.*]. [RAL 186]

Früh nach dem Aufstehen, wenn er die Arme stark ausstreckt, klammartiger Schmerz in den Vorderarmen, besonders vom Ellbogen-Gelenke an; biegt er während des Ausstreckens die Hände hin und her, so schmerzt es eben so in den Hand-Gelenken [*Gß.*]. [RAL 187]

Zusammenziehendes Reißen, wie Klamm, in den untern Muskeln des linken Vorderarms, dicht an der Handwurzel, bei Bewegung schnell vergehend (n. 17 St.) [*Lr.*]. [RAL 188]

Ziehender Schmerz in den Gelenken der Hand (n. 12, 24 St.). [RAL 189]

Hand-Gelenk wie verrenkt. [RAL 190]

Kneipend bohrender Schmerz in der rechten Handwurzel (n. 3 St.) [*Ar.*]. [RAL 191]

Absetzendes, klammartiges Zusammenziehen der Hand [*Gß.*]. [RAL 192]

Zuckend reißender Schmerz in der linken hohlen Hand, der sich durch Ausstrecken der Hand vergrößerte [*Ar.*]. [RAL 193]

Einzelne Stiche in der linken Hand nach dem kleinen Finger zu [*Ar.*]. [RAL 194]

Einzelne, kleine, zuckende Stiche bald in der rechten, bald linken Hand (n. 33 St.) [*Ar.*]. [RAL 195]

Auf dem Rücken der linken Hand ein Jücken, das zum Kratzen nöthigt, und dadurch vergeht (n. 6½ St.) [*Ar.*]. [RAL 196]

Jückendes Kitzeln äußerlich am Rande der rechten Hand nahe beim Daumen und Zeigefinger, was zum Kratzen nöthigt (n. 35 St.) [*Lr.*]. [RAL 197]

Feine Stiche am obern Ende des Mittelhandknochens des Ringfingers; beim darauf Drücken schmerzt es wie zerschlagen [*Gß.*]. [RAL 198]

Krampfige Zusammenziehung, mit klammartigem Schmerze, des Mittelfingers der rechten Hand; er ward einwärts gebogen [*Ar.*]. [RAL 199]

Schnelles Einwärtszucken der Finger der rechten Hand [*Ar.*]. [RAL 200]

Klammartiges Zucken in den Fingern [*Gß.*]. [RAL 201]

Ziehen in den Fingern (n. 48 St.). [RAL 202]

Klammartiger Schmerz in den Muskeln der äußern Seite des linken kleinen Fingers, bei Bewegung vergehend (n. 12 St.) [*Lr.*]. [RAL 203]

Am obersten Gelenke des Mittelfingers, Brenn-Schmerz [*Gß.*]. [RAL 204]

Lähmiges Ziehen im Ringfinger bei Ruhe und Bewegung [*Gß.*]. [RAL 205]

Im hintersten Gelenke des Daumens ein Kriebeln, fast wie nach Eingeschlafenheit [*Gß.*]. [RAL 206]

Kriebeln in der Spitze des Daumens wie von Eingeschlafenheit; er ist wie taub [*Gß.*]. [RAL 207]

Im Daumenballen, Schmerzen, wie nach einem derben Schlage, wenn er daran drückt und auch, wenn er den Mittelhandknochen des Daumens nach der hohlen Hand hin bewegt [*Gß.*]. [RAL 208]

Ein nach außen bohrender Schmerz unterhalb der Gesäßmuskeln, während des Sitzens, durch darauf Drücken und Bewegung vergehend, aber in der Ruhe bald wieder zurückkehrend [*Ar.*]. [RAL 209]

Beim Sitzen schmerzt das Gesäß, als wäre es von langem Sitzen ermüdet [*Gß.*]. [RAL 210]

Beim Gehen, im großen Trochanter Schmerz, als wäre er darauf gefallen [*Gß.*]. [RAL 211]

Schauder überläuft die Oberschenkel [*Gß.*]. [RAL 212]

Beim Stehen, klammartiger Schmerz in den vordern Muskeln des linken Oberschenkels (n. ¼ St.) [*Lr.*]. [RAL 213]

Ziehend reißender Schmerz auf der vordern Seite des rechten Oberschenkels, durch starke Bewegung vergehend [*Ar.*]. [RAL 214]

Lähmiger Schmerz im linken Oberschenkel, unweit dem Kniee [*Rt.* d. j.]. [RAL 215]

Das Kind streckt die Füße krampfhaft von sich [*Stf.*]. [RAL 216]

Der linke Fuß des Kindes ist in beständiger krampfhafter Bewegung; endlich bleibt er vom Körper weit abgewendet, unbeweglich liegen [*Stf.*]. [RAL 217]

Dann und wann einzelne, stumpfe Stiche in den Knieen [*Rt.* d. j.]. [RAL 218]

Einzelne Nadelstiche auf der Kniescheibe (n. 10 St.) [*Lr.*]. [RAL 219]

Am Knie, ein heißes Ueberlaufen mit nicht unangenehmer Empfindung, als würde ein heißer Körper, z.B. eine glühende Kohle, in die Nähe des Kniees gebracht [*Gß.*]. [RAL 220]

Lähmiges Zucken vorne am Unterschenkel, zwischen Schienbein und Wadenbein [*Gß.*]. [RAL 221]

Beim Gehen im Freien, klammartiger Schmerz bald in den Muskeln des rechten, bald in denen des linken Unterschenkels, beim Stehen und Sitzen bald verschwindend (n. 30 St.) [*Lr.*]. [RAL 222]

Unter dem linken Kniee auf dem Schienbeine, ein wühlender Schmerz (n. 8½ St.) [*Ar.*]. [RAL 223]

Im linken Schienbeine, dicht unter dem Kniee, absetzende Stiche, wie mit einer Gabel [*Ar.*]. [RAL 224]

Mitten in der linken Wade reißende Schmerzen (im Sitzen) [*Ar.*]. [RAL 225]

Zuckendes Reißen im Innern des Unterfußes [*Rt.* d. j.]. [RAL 226]

Stiche im Ballen des rechten Fußes [*Rt.* d. j.]. [RAL 227]

Schneidender Schmerz in allen Zehen des linken Fußes, als wenn sie abgelöset würden, der durch Bewegung nicht verging (n. 2 St.) [*Ar.*]. [RAL 228]

Reißend stechender Schmerz in der linken Ferse (im Sitzen) [*Ar.*]. [RAL 229]

■ **Allgemeines und Haut**

Hie und da am Rumpfe, vorzüglich aber am Unterleibe sehr schmerzhafte Stiche; im Sitzen (n. 8 St.) [*Ar.*]. [RAL 230]

Stumpfe Stiche hie und da am Körper (nach mehreren Tagen) [*Rt.* d. j.]. [RAL 231]

Hie und da am Körper, bald an den Gliedmaßen, Armen, Füßen, Zehen, bald in der Seite, oder am Rücken, bald am Nasenbeine, besonders aber am hintern Kamme des Beckens (an der Hüfte) stumpfe Stiche, bisweilen wie ein Klemmen, bisweilen wie Drücken, bisweilen wie Stöße oder Rucke, bisweilen wie ein Jücken geartet; beim darauf Drücken schmerzt die Stelle wie wund oder zerschlagen [*Gß.*]. [RAL 232]

Brennende feine Stiche hie und da, die durch Krazzen vergehen [*Gß.*]. [RAL 233]

Brickelnde, jückend kriebelnde Empfindung an mehrern Stellen des Körpers, die nach leichtem Krazzen bald verschwindet [*Gß.*]. [RAL 234]

Arges Jücken die Nacht hie und da in der Haut. [RAL 235]

Abends, Ausschlag rother, jückender Blüthchen, welche schnell verschwinden. [RAL 236]

Durchscheinendes Friesel [*Pelargus*, a.a.O. T. I. und T. II. a.a.O.]. [RAL 237]

(Beim Sitzen) Klammartig zusammenziehende Stiche bald in den Muskeln des rechten, bald in denen des linken Oberschenkels, bald in den Muskeln des linken, bald in denen des rechten Oberarms und bald längs dem Kreutze hinauf, wie Rückenschmerzen, die aber beim Gehen im Freien verschwinden (n. 27 St.) [*Lr.*]. [RAL 238]

Beim Sitzen, klammartiges Reißen bald in den Muskeln des rechten, bald in denen des linken Unterschenkels, bald in den Muskeln des linken, bald in denen des rechten Vorderarms, was beim Gehen im Freien verschwand (n. 52 St.) [*Lr.*]. [RAL 239]

Reißende, zum Theil scharfschneidende Schmerzen in den Gliedmaßen, dem Kopfe und den Kinnbacken, oft nur augenblicklich [*Rt.* d. j.]. [RAL 240]

Nach Tische – wo die ersten Tage die Symptome immer am heftigsten sind – dehnend reißender

Schmerz in den Schulterblättern, in den Oberarmen, am Kopfe und Genicke, durch Betasten vermehrt [*Rt. d. j.*]. [RAL 241]

Zuckungen und Verdrehungen der Glieder [*Pelargus*, a.a.O. T. I.]. [RAL 242]

Lähmiges Zucken an verschiedenen Stellen des Körpers, besonders in den Gliedmaßen [*Gß.*]. [RAL 243]

Fallsuchtartige Konvulsionen, mit Bewußtseyn (Eclampsie). [RAL 244]

Nachmittags (4 Uhr) ein Anfall krampfhafter Ausstreckung des Körpers, dann Zittern am ganzen Körper, mit blauen Lippen und weinerlichen Klagen über Schmerz der Brust, des Halses und aller Glieder. [RAL 245]

Lähmiger Schmerz in den Armen und Beinen (mehrere Tage lang) [*Rt. d. j.*]. [RAL 246]

Das Kind ist sehr matt und krank [*Pelargus*, a.a.O. T. II.]. [RAL 247]

Krunken, Stöhnen und Krächzen (Nachmittags). [RAL 248]

Schmerzhafte Empfindlichkeit in den Gliedern des ganzen Körpers beim Bewegen und Anfassen [*Gß.*]. [RAL 249]

Früh und Abends sind die Zufälle am heftigsten [*Rt. d. j.*]. [RAL 250]

■ **Schlaf, Träume und nächtliche Beschwerden**

Oefteres Gähnen, als wenn er nicht ausgeschlafen hätte (n. 5 St.) [*Lr.*]. [RAL 251]

Beim Sitzen, große Schläfrigkeit; er mußte sich durchaus niederlegen (n. 6½ St.) [*Lr.*]. [RAL 252]

Nachmittags befällt ihn eine ungewöhnliche Schläfrigkeit [*Gß.*]. [RAL 253]

Schläfrigkeit den ganzen Tag hindurch [*Ar.*]. [RAL 254]

Unüberwindliche Schläfrigkeit, Abends (mehrere Tage) [*Rt. d. j.*]. [RAL 255]

Nächtliche Unruhe, häufiges Umwenden von einer Lage in die andre, Unbehaglichkeit halber [*Gß.*]. [RAL 256]

Unruhig wirft sich das Kind auch wachend umher [*Stf.*]. [RAL 257]

Schlaflosigkeit. [RAL 258]

Herumwerfen im Schlafe mit jämmerlichem Heulen und Schreien über Bauchweh (n. 8-12 St.). [RAL 259]

Erwacht unter jämmerlichem Weinen, Stöhnen und Schluchzen, mit unruhigen Bewegungen (n. 2 St.). [RAL 260]

Viele, ungereimte Träume. [RAL 261]

Schlaf im aufrecht Sitzen mit rückwärts oder auf die rechte Seite gelehntem Kopfe (n. 2 St.). [RAL 262]

Oefteres Aufwachen aus unangenehmen oder geschäftigen Träumen [*Gß.*]. [RAL 263]

Beängstigende Träume [*Gß. – Lr.*]. [RAL 264]

Schlaf voll mühseliger Träume [*Gß.*]. [RAL 265]

Nach dem Schlafe übersteigende Hitze und glühende Röthe der Wangen, ohne Durst [*Lr.*]. [RAL 266]

Beim Gähnen, Zittern des Körpers mit Schauder-Empfindung [*Gß.*]. [RAL 267]

■ **Fieber, Frost, Schweiß und Puls**

Schauder über den Oberkörper nach dem Kopfe herauf, als wollten sich die Haare emporsträuben, selbst am warmen Ofen (sogleich) [*Gß.*]. [RAL 268]

Fieber-Schauder über und über (n. ½ St.) [*Lr.*]. [RAL 269]

Den Rumpf überlaufender Schauer, daß er (selbst am warmen Ofen) zittert [*Gß.*]. [RAL 270]

Kälte des Gesichts mit warmen Händen [*Stf.*]. [RAL 271]

Blasses, kaltes Gesicht. [RAL 272]

Kalte Backen. [RAL 273]

Kalter Stirn-Schweiß. [RAL 274]

Kalter Stirn- und Hände-Schweiß. [RAL 275]

Kalter Schweiß an Stirne, Nase, Händen (n. 12, 20 St.). [RAL 276]

Fieber: Erbrechen des Genossenen, dann Frost über und über und dann Hitze mit großem Durste (nach einigen St.). [RAL 277]

Tägiges Fieber zur selben Stunde: Frost, dann Hitze ohne Durst (n. 24 St.). [RAL 278]

Tägiges Fieber zur selbigen Stunde, mit sehr kurzem Odem (n. 48 St.). [RAL 279]

Fieber: täglich Nachmittags (von 1 Uhr an) mehrere Anfälle von Frost mit Durst, bei Kälte an Händen und Füßen; hierauf Hitze des blassen Gesichts, vorzüglich aber Hitze der Hände und Füße, mit schneidendem Bauchweh. [RAL 280]

Früh, selbst am warmen Ofen, kalte Hände und überlaufendes Frösteln ohne Durst [*Gß.*]. [RAL 281]

Starkes Fieber und Hitze [*Andry, de generatione vermium* S. 182]. [RAL 282]

Fieber-Schauder über den ganzen Körper, mit heissen Wangen, ohne Durst (n. 25 St.) [*Lr.*]. [RAL 283]

Starke Fieber mit Erbrechen und Durchfall [*Pelar-gus,* a.a.O. T. I.]. [RAL 284]

Hitze Abends und die Nacht hindurch [*Pelargus,* a.a.O. T. II.]. [RAL 285]

Hitze im Fieber, am meisten im Kopfe, bei gelber Gesichts-Farbe und blauen Rändern um die Augen. [RAL 286]

(Hitze mit Gesichts-Röthe, gleich mit Schweiße vergesellschaftet, ohne Durst (n. 8 St.)). [RAL 287]

Hitz-Gefühl und Hitze mit Röthe im Gesichte (n. 2 St.) [*Rt.* d. j.]. [RAL 288]

Brennende Hitze über's ganze Gesicht mit Backen-Röthe und mit Durst nach kaltem Getränke (n. 35 St.) [*Lr.*]. [RAL 289]

Clematis erecta

Clematis erecta, L. – *Flammula Jovis. Brenn-Waldrebe* [CK III (1837), S. 150–158]

Der aus den Blättern dieses in Zäunen und Hecken auf hügeligten Anhöhen perennirenden Krautes kurz vor seiner Blühe-Zeit gepresste, scharfe Saft wird in seinen verschiednen, potenzirten Verdünnungs-Graden, in kleiner Gabe gegen viele, aus Merkurial-Siechthum entstandene und mit Psora komplicirte Uebel, in schlimmen Kopf- und Haut-Ausschlägen, besondern Harn-Beschwerden, Strikturen der Harnröhre und eignen Arten sehr lästiger Augen-Entzündungen heilsam befunden. Herr Med. R. D. *Stapf* hat diese Arznei in Hoden-Entzündungen und verhärteten Hoden-Geschwülsten nach schlecht behandelten Trippern (Sand-Kloss) hülfreich gesehen. In ältern Zeiten hat A. von Stoerk[1] ihre Tugenden sogar in krebsartigen Geschwüren der Lippen und der Brüste, in schwammigen Auswüchsen, in Tophen, hartnäckigen Haut-Ausschlägen, besondern Arten langwierigen Kopfwehs und in Melancholien aus Erfahrung gerühmt.

Oefteres Riechen an Kampher mässigt seine allzu heftige Wirkung, so wie auch die davon erregten Zahnschmerzen in der Zaunrebe ihre Beruhigung finden sollen.

Die Namens-Verkürzungen meiner Mit-Beobachter sind: *Fr.* – Dr. *Franz; Gtn.* – Zahnarzt *Gutmann; Fr. H.* – Dr. *Friedrich Hahnemann; Lgh.* – Dr. *Langhammer; Stf.* – Dr. *Stapf; Fc.* – Dr. *Foissac* in Paris.

---

[1] Libellus de Flammula Jovis, Viennae, 1769 und deutsch: Leipzig. 1778.

Clematis erecta

■ **Gemüt**

In traurige Gedanken versunken und in Befürchtungen bevorstehenden Unglücks (*Lgh.*). [CK 1]

Mürrisch, ohne Ursache, und missvergnügt (*Gtn.*). [CK 2]

Verdriesslich, maulfaul, wünscht gar nicht ausgehen zu dürfen (*Gtn.*). [CK 3]

Unlust zu sprechen, welche Abends verging (*Lgh.*). [CK 4]

Gleichgültig, still, fast gedankenlos (*Kr.*). [CK 5]

Er sieht starr vor sich hin (*Gtn.*). [CK 6]

■ **Schwindel, Verstand und Gedächtnis**

Eingenommenheit und Düsterheit des Kopfes, in der Stirn-Gegend, mit Neigung zu Schwindel. [CK 7]

Düster und schwer im Kopfe, gleich früh, beim Aufstehen (*Gtn.*). [CK 8]

■ **Kopf**

Drückend spannender Kopfschmerz im vordern Theile des Gehirnes, im Gehen heftiger, als im Sitzen, mit Schwere des Kopfes (n. 7$^{1}/_{2}$ St.) (*Gtn.*). [CK 9]

Drückend spannender Kopfschmerz in der ganzen rechten Seite, mehr in den Knochen, als im Gehirn (*Gtn.*). [CK 10]

Ziehender Kopfschmerz, mit etwas Drücken, in den Seiten des Scheitels (*Fr.*). [CK 11]

Ziehender Schmerz auf der Stirne, links (n. 2 St.) (*Lgh.*). [CK 12]

Bohrender Schmerz in der linken Schläfe (*Lgh.*). [CK 13]

Wühlender, drückender Kopfschmerz in der rechten Hälfte des Gehirns, beim Gehen (*Gtn.*). [CK 14]

Stösse im Gehirn, nach vorn heraus (*Gtn.*). [CK 15]

Hämmern im Kopfe, Abends, beim Liegen (*Fr. H.*). [CK 16]

In der Haut der Stirne, links, brennendschneidender Schmerz, am heftigsten, wenn die Haut glatt gezogen ist (*Gtn.*). [CK 17]

Schmerzhafte Ausschlags-Blüthen auf der Stirne (*Fr.*). [CK 18]

■ **Augen**

Augenschmerz, ein Drücken auf der Mitte des linken Augapfels (*Kr.*). [CK 19]

Stiche im innern Augenwinkel. [CK 20]

Stechender Schmerz im innern Winkel des linken Auges, wie von einem scharfen und spitzen Körper, einige Minuten lang (n. 13 St.) (*Gtn.*). [CK 21]

Beissen in den Augen, am schlimmsten, wenn er sie zuschloss; nach dem Schliessen, wenn er sie wieder öffnete, war ihm das Licht höchst empfindlich (*Fr.*). [CK 22]

Beissender Schmerz in den Augen, besonders in den Lid-Rändern. [CK 23]

Beissen in den Augen, fast wundartig, mit Röthe der Adern darin und Thränen; beim Schliessen der Augen ward das Beissen heftiger und das Auge so empfindlich gegen die Luft, dass er sich nicht getraute, sie wieder zu öffnen; auch ward's ihm ganz schwarz davor (*Stf.*). [CK 24]

Brennender Schmerz im obern Lide des rechten Auges (*Gtn.*). [CK 25]

Brennender Schmerz im innern Winkel des linken Auges (*Gtn.*). [CK 26]

Entzündung des Weissen im Auge und Thränen derselben (*Fr.*). [CK 27]

Entzündung der innern Augenwinkel und matter Blick (*Gtn.*). [CK 28]

■ **Ohren**

Ohrenschmerz, feine pickende Stiche im Innern des rechten Ohres (*Gtn.*). [CK 29]

Brennender Schmerz am linken äussern Ohre (*Gtn.*). [CK 30]

Glocken-Geläut vor den Ohren (*Gtn.*). [CK 31]

■ **Gesicht**

Im Gesichte, brennender Schmerz auf der linken Wangenhaut (*Gtn.*). [CK 32]

Ausschlags-Blüthchen auf der Stirn (n. 5 St.) (*Lgh.*). [CK 33]

Viele Blüthchen, vorzüglich auf der Stirn, welche mit einem feinen Stich entstehen, und bei Berührung etwas schmerzen (*Kr.*). [CK 34]

Blüthchen an sich schmerzlos, über den Augenbrauen, an der Nasen-Wurzel, am Kinn, an der Nasenspitze, welche Eiter fassen und bei Berührung etwas schmerzen (*Kr.*). [CK 35]

Durch die Unterlippe linker Seite ein brennend schneidender Stich, als wenn sie zerschnitten würde (n. 5 St.) (*Gtn.*). [CK 36]

Eine juckende Blase an der Unterlippe, gleich unter dem Rothen, welche Wasser ergoss und dann mit einer zähen Haut überzogen ward (n. 3 T.) (*Fr. H.*). [CK 37]

Im Oberkiefer, linker Seite, ziehende Stiche nach oben im Takte des Pulses (*Kr.*). [CK 38]

Auf der Oberlippe, schmerzhafte Ausschlags-Blüthen (*Fr.*). [CK 39]

Die Unterkiefer-Drüsen sind geschwollen, mit harten Knötchen, welche klopfen und spannen, als wollten sie schwären, und bei Berührung schmerzen und Zahnschmerz aufregen (*Kr.*). [CK 40]

■ Mund und innerer Hals

Zahnschmerz im letzten hohlen Backzahne, der in Verbindung mit den obern Zähnen, auch wenn jene schmerzlos waren, sehr weh that, durch Brod, wenn es hinein kam, sehr verschlimmert (*Kr.*). [CK 41]

Zahnschmerz, erträglich bei Tage, in wagerechter Lage im Bette aber bis zur Verzweiflung steigend und durch keine Lage und Richtung, sondern bloss durch ruhiges Verhalten allmählig zu lindern (*Kr.*). [CK 42]

Zahnschmerz, bis zum Verzweifeln heftig, mit Herumwerfen im Bette, Schwäche der Gliedmassen und Angstschweiss, der das Aufdecken nicht vertragen kann; die ganze Nacht (*Kr.*). [CK 43]

Der Zahn-Schmerz verbreitet sich über die ganze Schläfe-Gegend, bis auf den Scheitel (*Kr.*). [CK 44]

Der Zahnschmerz macht ihn zu aller Arbeit, besonders zum Denken unfähig (*Kr.*). [CK 45]

Dumpfer Schmerz in einem hohlen Zahne, durch kaltes Wasser nur kurz beschwichtigt, auch gemildert durch heraus Ziehen von Luft, wobei es einen Stich gab, als wenn Etwas in dem Zahne sich aufhübe (*Kr.*). [CK 46]

Ein Stich im Zahne, und von diesem aufwärts, in der ganzen linken Gesichtsseite heran, ziehend zuckender Schmerz nach dem Takte des Pulses, mit ruckweisem Zwängen im Ohre und Schmerzhaftigkeit des Auges, bei Bewegung (*Kr.*). [CK 47]

Zuckendes Stechen im Zahne, welches als ziehendes Zucken über das Wangenbein bis zum Ohre geht, worin es zwängt, und bis zum Auge, das sehr angegriffen ist, schmerzt und weder Bewegung noch Licht vertragen kann, mit Schmerzhaftigkeit des Augapfels bei Berührung (*Kr.*). [CK 48]

Zuckender, stechend ziehender Zahnschmerz im linken Oberkiefer, bald in diesem, bald in jenem unbestimmten Zahne, der ganzen Reihe (*Kr.*). [CK 49]

Zuckend ziehender Zahnschmerz, am Tage, durch Tabakrauchen vermehrt und durch fest Andrücken eines Tuches nur auf Minuten gelindert (*Kr.*). [CK 50]

Der hohle Zahn scheint wie länger, und schmerzt bei der mindesten Berührung; dabei läuft viel Wasser aus dem Munde (*Kr.*). [CK 51]

Das Zahnfleisch der linken untern Backzähne schmerzt wie wund, am heftigsten beim Essen (*Gtn.*). [CK 52]

In der Zungen-Wurzel, stumpfe, bohrende Stiche (*Gtn.*). [CK 53]

Trockne Zunge, früh, beim Erwachen (*Kr.*). [CK 54]

Der ausgespuckte Speichel ist mit Blut vermischt (*Gtn.*). [CK 55]

■ Magen

Langdauernde Sattheit; er konnte bei Tische wohl essen, und es schmeckte ihm; er fühlte aber gleich, dass es ihm zu viel sei und er immer noch keine Speise nöthig habe (*Htm.*). [CK 56]

Nach dem Essen, Uebelkeit, während des Tabakrauchens (*Lgh.*). [CK 57]

Nach Tabakrauchen, Uebelkeit, die ein Gefühl von Schwäche in den Untergliedern erzeugte, dass sie zu wanken schienen und er sich legen musste (*Fr.*). [CK 58]

Dreimal Aufstossen (sogleich.) (*Kr.*). [CK 59]

■ Abdomen

Die Leber-Gegend schmerzt beim Befühlen und Bücken, wie zerschlagen, zwei Wochen lang (*Kr.*). [CK 60]

In der rechten Bauch- und Nieren-Gegend, ein zusammenziehend schneidender Schmerz, beim Gehen (*Fr.*). [CK 61]

Knurren im Bauche, wie von Leerheit (n. 1 St.) (*Lgh.*). [CK 62]

Im Bauchringe, rechter Seite, heraus drückender Schmerz, als wolle ein Bruch hervortreten, oder sei schon heraus. [CK 63]

In der Leisten-Drüse, zuckender Schmerz. [CK 64]

Geschwulst der Leisten-Drüse (Bubo) (*Anton v. Störk*, vom Brenn-Kraute, Leipzig 1787.). [CK 65]

■ Rektum

Oefterer Stuhl, der immer dünner und dünner wurde, ohne Leibschneiden (n. 3 T.) (*Gtn.*). [CK 66]

■ **Harnwege**

Harndrang, ohne Schmerz (*Lgh.*). [CK 67]

Langdauernde Zusammenziehung und Verengerung der Harnröhre; der Urin kann nur tropfenweise abgehen, wie bei einer krampfhaften Striktur. [CK 68]

Er kann den Harn nicht auf einmal entleeren; er stockte öfters im Laufen, bis er heraus war; dann tröpfelte das Uebrige wider seinen Willen ab, und während des Harn-Stockens, fühlte er ein stossweises Brennen und Reissen im vordern Theile der Harnröhre (*Htm.*). [CK 69]

Oefteres Harnen, doch wenig auf einmal (*Lgh.*). [CK 70]

Harnfluss (*Störk*, a.a.O.). [CK 71]

Urin röthlich und in Menge abgehend, ohne Schmerz (n. 5, 6 St.) (*Htm.*). [CK 72]

Er harnt eiterige Materie aus (*Störk*, a.a.O.). [CK 73]

Beim Anfange des Wasserlassens brennt (beisst) es am schlimmsten, während des Harn-Abganges sticht es zur Röhre hinaus, und nach dem Lassen brennt und beisst es noch nach; ausser dem Harnen reisst im Gliede vor. [CK 74]

Beim Harnen, schmerzhaftes Ziehen im Samenstrange, bis in den Unterleib (n. 24 St. u. d. 6. T.). [CK 75]

Während des Harnens, Stechen von der Bauchhöhle zur Brust herauf, heftiger beim Einathmen (*Gtn.*). [CK 76]

Die Harnröhre schmerzt beim Befühlen. [CK 77]

■ **Geschlechtsorgane**

Der Hode schmerzt beim Befühlen wie zerschlagen, unter Ziehen und Dehnen in der Leisten-Gegend, dem linken Oberschenkel und Hodensacke, welcher beim Befühlen und im Gehen klemmend schmerzte (*Htm.*). [CK 78]

Aufwärts ziehender Schmerz in den Hoden und dem Samenstrange. [CK 79]

Geschwulst beider Hoden. [CK 80]

Hoden-Geschwulst (*Stf.*). [CK 81]

Schmerzhafte Empfindlichkeit der Hoden (d. 3. T.) (*Fc.*). [CK 82]

Geschwulst der rechten Hälfte des Hodensackes, welche sich verdickte und sammt dem Hoden tief herabsenkte; 24 Stunden lang (*Htm.*). [CK 83]

Aufregung des Geschlechtstriebes (d. 1., 2. T.) (*Fc.*). [CK 84]

Abscheu vor Wollust, den Tag über, selbst während der Erektionen, als wenn er den Ge-

schlechtstrieb im Uebermasse befriedigt hätte (*Htm.*). [CK 85]

Unwillkührliche Erektionen am Tage (*Htm.*). [CK 86]

Gewaltige, mehrstündige Erektion mit Stichen in der Harnröhre (d. 3. T.) (*Fc.*). [CK 87]

Heftiger Zieh-Schmerz im linken Samenstrange (d. 3. T.) (*Fc.*). [CK 88]

Pollution, die Nacht nach dem Einnehmen, und Tages darauf eine im Mittags-Schlafe. [CK 89]

Beim Abgange des Samens im Beischlafe, Brenn-Schmerz am Hahnenkopfe in der Harnröhre. [CK 90]

Regel, 8 Tage zu früh und stärker, als ehedem. [CK 91]

■ **Atemwege und Brust**

Niesen, früh (n. 28 St.) (*Lgh.*). [CK 92]

Arger Fliess-Schnupfen, bei dem ihm zuweilen wässrichte Feuchtigkeit ganz unwillkührlich aus der Nase schoss (*Fr.*). [CK 93]

Hüsteln, beim gewohnten Tabakrauchen (*Lgh.*). [CK 94]

In der ganzen Brusthöhle, anhaltender Druckschmerz, ohne Bezug auf Athem (n. 10 St.) (*Gtn.*). [CK 95]

Stumpfe Stiche in der Brust, etwas heftiger beim Ein- und Ausathmen (*Gtn.*). [CK 96]

Stumpfer Stich in der rechten Brust, fortwährend beim Ein- und Ausathmen (*Gtn.*). [CK 97]

Stumpfstechende Stösse in der ganzen linken Brust- und Bauch-Seite, dass er laut aufschreien musste (n. 15 T.) (*Gtn.*). [CK 98]

Scharfer Stich in der Herz-Gegend, von innen heraus (*Kr.*). [CK 99]

Aeusserlich an der Brust, über dem Herzen, reissender Schmerz (*Gtn.*). [CK 100]

Eine verhärtete Drüse unter der Brust-Warze, welche beim Angreifen schmerzt. [CK 101]

■ **Extremitäten**

Am Oberarme, ein drückender Schmerz (n. 48 St.). [CK 102]

In der Ellbogen-Beuge, drückender Schmerz, beim Ausstrecken des Oberarmes. [CK 103]

Im linken Vorderarme, heftig ziehende Stiche in allen Lagen (n. 1 1/4 St.) (*Lgh.*). [CK 104]

Im Handgelenke, während des Gehens im Freien, scharfes, heftig ziehendes Stechen (n. 11 St.) (*Lgh.*). [CK 105]

Feiner Stich-Schmerz über und über in den (mit dem Safte befeuchteten) Händen, sobald man sie mit Wasser befeuchtet und wäscht. [CK 106]

Im rechten Daumen, ziehendes Reissen, in Ruhe und Bewegung (n. 9 St.) (*Lgh.*). [CK 107]

Hüftweh, 3 Tage lang (d. 3. T.) (*Fr.*). [CK 108]

Um die Lenden, ein Ausschlag grosser Pusteln, welche beim Befühlen sehr schmerzen. [CK 109]

Stumpfe Stiche in der rechten Lende, ausser dem Athmen bloss (*Gtn.*). [CK 110]

Im Oberschenkel des rechten Beines, Ziehen und Dehnen, das zuweilen in schmerzlichen Zügen bis dicht an das männliche Glied kam (n. 8 St.) (*Htm.*). [CK 111]

Reissender Schmerz im rechten Oberschenkel, beim Sitzen und Liegen (*Fr. H.*). [CK 112]

Ein Blutschwär am Oberschenkel. [CK 113]

Im Knie, flüchtiges Reissen. [CK 114]

Es zieht ihm, wenn er gegangen ist, im Knie und Oberschenkel heran, wie Reissen, doch nicht im Gelenke. [CK 115]

Die Unterschenkel sind schwer und müde, zwei Tage lang (*Fr. H.*). [CK 116]

Dumpfe Stiche auf der linken Wade, im Sitzen (*Lgh.*). [CK 117]

Im Fusse, an dem ein Geschwür ist, Ziehen und Spannen im Gehen. [CK 118]

Anhaltendes Weh-Gefühl am Ballen der rechten Ferse, als wenn er sich durch Springen erböllt hätte (n. 6 St.) (*Lgh.*). [CK 119]

Kriebeln, vorn in der rechten Fusssohle, wie von Eingeschlafenheit (*Kr.*). [CK 120]

Auf den Zehen, Abends, nach dem Niederlegen, heftiges, zum Kratzen reizendes Jücken, und zwischen den Zehen, Schweiss (*Lgh.*). [CK 121]

Heftiger Wundheits-Schmerz in der linken grossen Zehe, nach der innern Seite zu, in der Ruhe am heftigsten (n. 8 St.) (*Lgh.*). [CK 122]

■ Allgemeines und Haut

Muskelzucken an fast allen fleischigen Theilen des Körpers (*Kr.*). [CK 123]

Lebhaft fühlbarer Aderschlag durch den ganzen Körper, besonders im Herzen (*Kr.*). [CK 124]

Grosse Neigung zum Genusse der freien Luft (*Htm.*). [CK 125]

Brenn-Schmerz oder Hitz-Gefühl an mehreren Stellen des Körpers, ohne Röthe (*Kr.*). [CK 126]

Krätzartige Pusteln über den ganzen Körper (*Störk*, a.a.O.). [CK 127]

In der Wunde, Abends, nach Schlafengehn, pulsweise stechende Stösse; auch früh um 3 Uhr. [CK 128]

In den Geschwüren, Kriebeln und Klopfen; in den Rändern, bei Berührung, Stechen. [CK 129]

Klopfender Schmerz im Geschwüre, früh. [CK 130]

Brenn-Schmerz in den Geschwüren (*Störk*, a.a.O.). [CK 131]

Früh Gefühl im Körper, wie nach einer Pollution, oder als sei sie unterdrückt worden (*Kr.*). [CK 132]

Dröhnen durch den ganzen Körper, nach dem Niederlegen, besonders auf der (rechten) Seite, auf der er lag (*Kr.*). [CK 133]

Müdigkeit in allen Gliedern, die Knie haben keinen Halt und knicken leicht zusammen; nach einem Spaziergange (n. 3 St.) (*Kr.*). [CK 134]

Müdigkeit und Schläfrigkeit nach dem Essen, dass er sich legen musste, bei starkem Schlagen der Adern; als er geweckt wurde, war er nicht munter und fiel im Schlummer wieder nieder (*Kr.*). [CK 135]

■ Schlaf, Träume und nächtliche Beschwerden

Stete Schläfrigkeit mit Unlust zur Arbeit (n. 4 St.) (*Gtn.*). [CK 136]

Schläfrigkeit und Gähnen im Sitzen (n. 3 St.) (*Lgh.*). [CK 137]

Abends kann er, gegen Gewohnheit, lange Zeit nicht einschlafen (*Kr.*). [CK 138]

Ob ihm gleich die Augen beständig zufielen und er sehr müde war, konnte er doch die ganze Nacht nicht in Schlaf kommen; es war ihm innerlich wie trocken heiss. [CK 139]

Unruhiger Schlaf, Nachts, mit Umherwerfen, Umkehren des Deckbettes und Träumen, deren er sich früh wohl erinnern konnte (*Fr.*). [CK 140]

Früh, beim Erwachen, fühlt er sich nicht gestärkt; er schwitzt etwas und will nun erst schlafen, dabei verträgt er das Aufdecken nicht, wegen unangenehmen Kälte-Gefühls (*Kr.*). [CK 141]

Früh, beim Erwachen, Schlaftrunkenheit und Müdigkeit, er möchte gern aufstehen, fühlt sich aber allzu ermattet (*Fr.*). [CK 142]

Mancherlei Träume beunruhigen und unterbrechen den Schlaf (*Lgh.*). [CK 143]

Unruhige Träume die Nacht. [CK 144]

Lebhafte, mitunter ängstliche Träume (*Kr.*). [CK 145]

Aengstliche Träume Nachts, z.B. von Feuers-Gefahr (*Htm.*). [CK 146]

Traum, dass er wegen eines angeschuldigten Verbrechens unschuldig verhaftet werde (*Stf.*). [CK 147]

Lebhafte, zum Theil wohllüstige Träume (*Lgh.*). [CK 148]

■ **Fieber, Frost, Schweiß und Puls**

Schauder, bei warmer Luft, über und über, nach geringer Entblössung (*Lgh.*). [CK 149]

Starker Nacht-Schweiss (*Störk,* a.a.O.). [CK 150]

Cocculus indicus

Kockelsamen. **Menispermum Cocculus [RAL I (1830), S. 160–191]**

(Die mit zwanzig Theilen Weingeist in lauer Temperatur ausgezogene Tinktur des gepülverten Samens.)

Diese bisher blos zur Vertilgung einiger schädlichen Thiere und zur Betäubung der Fische, um sie mit Händen fangen zu können, gebräuchliche Gewächssubstanz ward (so wie die Stephanskörner) zuerst von mir als Arznei angewendet, nachdem ich vorher ihre dynamischen Wirkungen am gesunden menschlichen Körper ausgeforscht hatte. Es liegen viele Heilkräfte in ihr, wie schon folgende von derselben erfahrne Symptome lehren, und die Tinktur, in hoher Verdünnung und Potenzirung nach der Wirkungs-Aehnlichkeit angewendet, ist in nicht wenigen Fällen gewöhnlicher Menschenkrankheiten zur Hülfe unentbehrlich, besonders in einigen Arten schleichender Nervenfieber, in mehrern sogenannten Krämpfen im Unterleibe und sogenannten krampfhaften Schmerzen andrer Theile, wovon das Gemüth ungemein zur Traurigkeit verstimmt wird, insonderheit beim weiblichen Geschlechte, in nicht wenigen Anfällen von Lähmung der Glieder und in Gemüthsverstimmungen, dergleichen Kockel in Aehnlichkeit selbst erregen kann.

Kampfer ist sein Hauptgegenmittel.

Die Wirkungs-Dauer richtet sich nach der Beschaffenheit der gegenwärtigen Krankheit und verläuft schnell in akuten, so wie sie in chronischen Krankheiten viele Tage anhält.

Die Namens-Verkürzungen meiner Mit-Beobachter sind folgende: *Baehr* [*Br.*], *Fläming* [*Fg.*], *Groß* [*Gß.*], *Haynel* [*Hnl.*], *Hornburg* [*Hbg.*], *Langhammer* [*Lr.*], *Trinks* und *Hartlaub* [*Ts. Hb.*], *Wahle* [*We.*].

Kockel

■ **Gemüt**

Muthlosigkeit. [RAL 519]

Auf einen einzigen unangenehmen Gegenstand gerichtete Gedanken; sie ist in sich vertieft und bemerkt nichts um sich her. [RAL 520]

Er ist in den traurigsten Gedanken versunken und erlittene Beleidigungen sitzen tief in seinem Herzen. [RAL 521]

Sie sitzt in tiefen Gedanken. [RAL 522]

Die Zeit vergeht ihm zu schnell und mehre Stunden däuchten ihm so kurz wie nur eine Stunde [*Gß.*]. [RAL 523]

Immerwährend traurige Gedanken, gleich als wenn er Beleidigungen erlitten hätte [*Fg.*]. [RAL 524]

Er hat zu nichts Lust und findet an keinem Gegenstande Gefallen [*Fg.*]. [RAL 525]

Weinen. [RAL 526]

Er hat zu keiner Arbeit Lust. [RAL 527]

Er hat an nichts Gefallen und zu nichts Lust. [RAL 528]

Große Unzufriedenheit mit sich selbst [*Hbg.*]. [RAL 529]

Er ist höchst ernsthaft, nachher bricht er in Klagen aus. [RAL 530]

Ernsthaft und über seine Gesundheit wenig besorgt ist er sehr ängstlich über Unpäßlichkeiten Andrer. [RAL 531]

Sie ist trödelig, kann in Geschäften nichts zu Stande bringen und mit nichts fertig werden, bei verengten Pupillen (n. 12 St.). [RAL 532]

Unruhige Geschäftigkeit. [RAL 533]

Aengstlichkeit. [RAL 534]

Früh, Aengstlichkeit über Unheilbarkeit eines kleinen Uebels. [RAL 535]

Angst, als wenn sie ein großes Verbrechen begangen hätte. [RAL 536]

Große Aengstlichkeit, als ob er etwas Böses begangen hätte (n. 29 St.) [*Lr.*]. [RAL 537]

Herzensangst, Todesangst (sogleich) [*Amatus Lusitanus, a.a.O.*]. [RAL 538]

Herzklopfen. [RAL 539]

Plötzliche, heftigste Angst. [RAL 540]

Verzweifelnde Gemüthsstimmung. [RAL 541]

Hypochondrisch, vorzüglich Nachmittags. [RAL 542]

Ueberempfindlichkeit (n. 24 St.). [RAL 543]

Ein geringes Geräusch fuhr ihm durch alle Glieder. [RAL 544]

Er fürchtet sich vor allem ihn jähling Ueberraschenden. [RAL 545]

Er erschrickt leicht. [RAL 546]

Große Gemüths-Empfindlichkeit; es beleidigt ihn alles. [RAL 547]

Er kann keine Zwischenrede, kein Geräusch vertragen. [RAL 548]

Allzu große Reizbarkeit des Gemüths; jede Kleinigkeit ärgert ihn [*Hnl.*]. [RAL 549]

Es ärgert ihn alles und verdrießt ihn; nach einigen Stunden wird er munter und aufgelegt zum Spaßmachen [*Hbg.*]. [RAL 550]

Leicht ärgerlich nimmt sie alles übel (n. 24 St.). [RAL 551]

Höchste Neigung sich zu ärgern und auch die geringste Kleinigkeit übel zu nehmen (n. 1 St.). [RAL 552]

Sie ärgert sich über die geringste Kleinigkeit bis zum Weinen, wobei die Pupillen verengert sind; nach dem Weinen Appetitlosigkeit. [RAL 553]

Er nimmt kleine Vergehungen und Unwahrheiten Andrer sehr hoch und ärgert sich sehr darüber. [RAL 554]

Fröhlich, zufrieden, lustig; er wird witzig und macht Spaß[1] (n. 6 St.). [RAL 555]

Froher Sinn und Selbstzufriedenheit[2] [*Lr.*]. [RAL 556]

Unwiderstehliche Neigung zu trällern und zu Singen; wie eine Art Wahnsinn. [RAL 557]

■ **Schwindel, Verstand und Gedächtnis**

Trunkenheits-Schwindel und dumm in der Stirne, als hätte er ein Bret vor dem Kopfe [*Gß.*]. [RAL 1]

Schwindel-Anfall wie von Trunkenheit (im Sitzen) (n. 1¾ St.) [*Lr.*]. [RAL 2]

Neigung zu Schwindel (d. 8. Tag.) [*Hnl.*]. [RAL 3]

Schwindel sechs Stunden lang. [RAL 4]

Wenn er sich im Bette aufrichtet, entsteht drehender Schwindel und Brecherlichkeit, die ihn nöthigt, sich wieder niederzulegen. [RAL 5]

→ Schwindel, Verstand und Gedächtnis: *Kopf*

■ **Kopf**

Ein Brecherlichkeits-Kopfschmerz, gleich als hätte er etwas zum Brechen eingenommen, mit Uebelkeit. [RAL 6]

Dumm im Kopfe. [RAL 7]

Dummheit im Kopfe mit kaltem Schweiße der Stirne und der Hände und Widerwillen gegen Speise und Trank. [RAL 8]

---

[1] Zum Theil Heilwirkung.
[2] Heilwirkung.

Zerstreutheit (Gedächtniß-Mangel); er vergißt leicht etwas, woran er nur eben erst gedacht hat [*Gß.*]. [RAL 9]

Dummheit und Eingenommenheit des Kopfs, die sich durch Lesen vermehrt, so daß er eine Periode mehrmal lesen mußte, um sie zu verstehen [*Hnl.*]. [RAL 10]

Schwere im Kopfe [*Hnl.*]. [RAL 11]

Empfindung, als läge ihm etwas Schweres auf dem Kopfe, doch ohne Schmerz [*We.*]. [RAL 12]

Das Denken greift den Kopf sehr an [*Hnl.*]. [RAL 13]

Früh, Eingenommenheit des Kopfs; es brummt darin, wie nach einem abendlichen Rausche. [RAL 14]

Schwere und Eingenommenheit des Kopfs, wie nach gestrigem Rausche. [RAL 15]

Kopf-Benebelung, am meisten durch Essen und Trinken vermehrt. [RAL 16]

Kopf schmerzt wie zusammen gebunden. [RAL 17]

Kopfweh, als wenn das Gehirn zusammengeschnürt wäre. [RAL 18]

Kopfweh in den Schläfen, als wäre der Kopf eingeschraubt. [RAL 19]

(Schmerzhafte Erschütterung im Gehirne beim Gehen, bei Bewegung des Kopfs und beim Reden). [RAL 20]

Ein aus Zusammenschnüren, Brennen, Reißen, Wühlen und Bohren zusammengesetzter Kopfschmerz. [RAL 21]

Ein heftiges Drücken durch den ganzen Kopf, am meisten in der Stirne (Vormittags), welches beim Lesen und Nachdenken sich bis zur Verstandlosigkeit erhöhet (n. 60 St.). [RAL 22]

Drückender Kopfschmerz im Vorderhaupte [*We.*]. [RAL 23]

Drückendes Kopfweh im Wirbel (n. 10 St.) [*Hbg.*]. [RAL 24]

Dumpfes Zusammendrücken in der rechten Stirn-Hälfte [*Gß.*]. [RAL 25]

Drückendes Kopfweh, als wenn das Gehirn zusammengepreßt würde (n. 5 St.) [*Lr.*]. [RAL 26]

In der rechten Schläfe ein Eindruck, wie von einem langsam eingedrückten, stumpfen Körper tief ins Hirn [*Gß.*]. [RAL 27]

In der linken Schläfe, ein hinein Pressen [*Gß.*]. [RAL 28]

Heftiges Pressen herabwärts im ganzen Kopfe, besonders in der Stirne, was sich beim Gehen vermehrt (n. 6½ St.) [*Lr.*]. [RAL 29]

In der linken Stirn-Hälfte ein dumpfes, wellenartiges Zusammendrücken [*Gß.*]. [RAL 30]

Reißend klopfendes Kopfweh in der Stirne Abends (von sieben bis neun Uhr) (n. 38 St.). [RAL 31]

Oeftere Anfälle von einige Minuten dauerndem Kopfweh auf einer kleinen Stelle im linken Stirnhügel von erst wüthendem, klopfend stechendem Schmerze, welcher sich dann als ein Kriebeln nach dem rechten Stirnhügel zieht und daselbst erlischt. [RAL 32]

Ein feines Stechen in den Schläfen. [RAL 33]

Ein starker Stich im Kopfe über dem rechten Auge (n. 12 St.). [RAL 34]

Mehre Stiche in der rechten Seite des Gehirns (n. 24 St.) [*Hnl..*]. [RAL 35]

Absetzende, bohrende Nadelstiche in der rechten Stirn-Gegend [*Lr.*]. [RAL 36]

Feine Nadelstiche in der linken Schläfe (n. 6 St.) [*Lr.*]. [RAL 37]

Kopfweh, als wenn die Augen herausgerissen würden. [RAL 38]

Klammartiger Schmerz im linken Schläfemuskel (n. 1½ St.) [*Lr.*]. [RAL 39]

Kopfweh, als wenn etwas die Augen mit Gewalt zuschlösse. [RAL 40]

Konvulsives Zittern des Kopfs. [RAL 41]

Grausen auf der linken Seite des Hinterhauptes, als wollten sich die Haare emporsträuben [*Gß.*]. [RAL 42]

Auf den äußern Augenhöhlrand stumpfes Drücken (sogleich) [*Gß.*]. [RAL 43]

■ **Gesicht und Sinnesorgane**

Drücken in beiden Augen, wie von eingefallenem Staube (n. 7 St.) [*Lr.*]. [RAL 44]

Drückender Schmerz in den Augen mit einem Unvermögen, die Augenlider zu öffnen, Nachts. [RAL 45]

Zerschlagenheits-Schmerz in den Augen, mit Unvermögen, die Augenlider zu öffnen, Nachts (n. 5 St.). [RAL 46]

Stiche in den Augen von innen nach aussen (n. 24 St.). [RAL 47]

(Nach starkem, nächtlichem Kopfweh, früh Geschwulst des einen Auges und der Nasen-Hälfte.) [RAL 48]

Trockenheit der Augenlider. [RAL 49]

Trübsichtigkeit. [RAL 50]

Es schweben wie Fliegen und dunkle Flecken vor den Augen, als wenn schwarzer Staar entstehen wollte. [RAL 51]

Sie sieht eine schwarze Gestalt vor den Augen, die vor ihr herging; beim Umdrehen drehte sie sich mit, und doch sah sie alles hell. [RAL 52]

Verengerte Pupillen (n. 5 St.) [*Lr.*]. [RAL 53]

Blaue Ringe um die Augen [*Br.*]. [RAL 54]

Druckartige, mehr betäubende, als schmerzliche Empfindung im linken Jochbeine [*Gß.*]. [RAL 55]

Klamm am Jochbeine, in den Kaumuskeln (n. 2 St.). [RAL 56]

Klammartiger Schmerz in den Kaumuskeln schon vor sich, doch durch Oeffnung der Kinnbacken noch vermehrt (n. 3 St.). [RAL 57]

(Hitze im äußern und innern rechten Ohre, früh im Bette.) [RAL 58]

Es liegt ihm abwechselnd vor den Ohren, als wenn sie verschlossen und taubhörig wären. [RAL 59]

Rauschen im Ohre, wie wenn man in eine Röhre horcht [*Hbg.*]. [RAL 60]

Getöß in den Ohren wie Rauschen des Wassers, mit Schwerhörigkeit (n. 1 St.). [RAL 61]

Es fällt ihm wie vor das rechte Ohr, als wenn er schwer hörte. [RAL 62]

Geschwulst der rechten Nasen-Hälfte. [RAL 63]

Stiche äußerlich in der Haut und in den Muskeln der Backe. [RAL 64]

Fliegende Hitze der Wangen, ohne Durst (n. 27 St.) [*Lr.*]. [RAL 65]

Röthe der Backen und Hitze im Gesichte, ohne Durst, in ganz kalter Stube [*Hbg.*]. [RAL 66]

Eiterndes Blüthchen unterm rechten, äußern Mundwinkel, mit rothem Hofe, was bei Berührung spannend schmerzt (n. 24 St.) [*Lr.*]. [RAL 67]

Geschwulst der Ohrdrüse. [RAL 68]

Feine Stiche in den äußern Theilen des Halses (n. 1 St.). [RAL 69]

Geschwollene, harte Drüsen unter dem Unterkiefer und Knoten (Knottern) am Vorderarme, welche, wenn man auf ihnen streichet, schmerzen. [RAL 70]

Unschmerzhafte Drüsen Geschwulst unter dem Kinne (n. 8 St.) [*Lr.*]. [RAL 71]

Lähmiges Ziehen an der Seite des Halses und an andern Stellen, bisweilen fast wie absetzender lähmiger Druck [*Gß.*]. [RAL 72]

Beim Bewegen des Halses und beim Gähnen, Steifigkeits-Schmerz der Halsmuskeln [*Gß.*]. [RAL 73]

Feiner Stich äußerlich an der rechten Hals-Seite [*Hnl.*]. [RAL 74]

Pulsirende Stiche äußerlich an der linken Hals-Seite [*Hnl.*]. [RAL 75]

Schwäche der Halsmuskeln mit Schwere des Kopfs mehre Tage; die Halsmuskeln schienen den Kopf nicht tragen zu können; er mußte den Kopf bald dahin, bald dorthin anlehnen, sonst schmerzten die Halsmuskeln; am erleichterndsten war das Rückwärts-Anlehnen [*Hnl.*]. [RAL 76]

Reißend wühlender Schmerz im Unterkiefer. [RAL 77]

■ **Mund und innerer Hals**

Beißende Empfindung in den obern und untern Backzähnen, wie nach Genuß von vielem Seesalze, welches ihm beim Zusammenbeißen eine angenehme Empfindung macht [*We.*]. [RAL 78]

Die Vorderzähne sind wie herausgehoben und deuchten ihr so schwer, als müßten sie herausfallen [*Br.*]. [RAL 79]

Der angefressene Zahn ist gleichsam länger geworden; er wackelt; das Zahnfleisch daran ist geschwollen (n. 12 St.). [RAL 80]

Der hohle Zahn schmerzt bloß beim Essen selbst weicher Speisen, als wenn er ganz locker wäre, und dennoch nicht beim leeren Zusammenbeißen außer dem Essen. [RAL 81]

(Das Zahnfleisch ist empfindlich und wie wund). [RAL 82]

(Sie bekömmt beim Reden eine Art Zusammenziehen im Munde und muß langsamer sprechen). [RAL 83]

Früh, rauhe Zunge. [RAL 84]

Trockenheit im Munde, die Nacht, ohne Durst. [RAL 85]

Trockenheit der Zunge, mit weißgelblichem Ueberzuge, ohne Durst (n. $^1/_4$ St.) [*We.*]. [RAL 86]

Trockenheits-Gefühl im Munde bei schaumartigem Speichel und heftigem Durste [*Br.*]. [RAL 87]

Das Wasser läuft ihm im Munde zusammen, ohne Brecherlichkeit (n. 1 $^1/_2$ St.) [*Hnl.*]. [RAL 88]

Gefühl, als wenn ihm das Wasser im Munde zusammen liefe lange Zeit über, ohne Brecherlichkeit [*Hnl.*]. [RAL 89]

Streckt er die Zunge weit heraus, so schmerzt sie ihm hinten wie zerschlagen [*Gß.*]. [RAL 90]

Trockenheit und Rauhigkeit im Rachen und Schlunde, vorzüglich beim Schlingen bemerkbar, ohne Durst (n. 2 St.) [*Lr.*]. [RAL 91]

Im Halse scharrig, kratzig, was beim Schlucken vergeht [*Tr. Hb.*]. [RAL 92]

Große Empfindlichkeit im Innern des Halses; die Speisen sind ihr alle so scharf und beißend, als ob sie zu stark gesalzen oder gepfeffert wären [*Br.*]. [RAL 93]

Trockenheit hinten und oben im Halse und wie wenn es rauh wäre und die Zunge rauh. [RAL 94]

Trockenheit im Schlunde. [RAL 95]

Trockenheit im Halse mit Hitz-Empfindung im Schlunde und Magen (n. 2 St.). [RAL 96]

Brennen in der Gaumdecke. [RAL 97]

Brennen im Schlunde wie Feuer bis in die Gaumendecke, Abends, und zugleich Schauder um den Kopf herum. [RAL 98]

Schmerz oben im Schlunde mit Empfindung von Geschwulst an der Wurzel der Zunge, welche beim Schlingen schmerzt. [RAL 99]

Drückender Schmerz in den Mandeln beim leeren Schlingen des Speichels weit stärker, als beim Schlingen der Speisen. [RAL 100]

Eine Art wurgendes Zusammenschnüren oben im Schlunde, was den Odem beengt und zugleich zum Husten reitzt (n. 1 St.). [RAL 101]

Eine Art Lähmung des Schlundes; die Speiseröhre läßt das Schlingen nicht zu. [RAL 102]

Geschmack im Munde, als wenn er lange gefastet hätte. [RAL 103]

Metallischer Geschmack hinten auf der Wurzel der Zunge. [RAL 104]

Kupferiger Geschmack im Munde. [RAL 105]

Metallischer Geschmack im Munde, mit Appetitlosigkeit [*Gß.*]. [RAL 106]

Nach dem Essen säuerlicher Geschmack im Munde [*Gß.*]. [RAL 107]

Beim Husten bekömmt sie einen sauern Geschmack in den Mund [*Br.*]. [RAL 108]

Tabak schmeckt beim Rauchen bitter [*Hbg.*]. [RAL 109]

Schleimiger Geschmack im Munde; doch schmecken die Speisen richtig [*We.*]. [RAL 110]

Die Speisen haben keine rechten Geschmack, wie ungemacht und ungesalzen [*Br.*]. [RAL 111]

Empfindung im Munde, als wenn er aus dem Munde röche (n. 6 St.). [RAL 112]

Es kömmt ein bittrer Geschmack hinten auf die Wurzel der Zunge. [RAL 113]

■ **Magen**

Häufiges leeres Aufstoßen (n. 3½ St.) [*Lr.*]. [RAL 114]

Bittres Aufstoßen (n. ½ St.) [*Hnl.*]. [RAL 115]

Sehr bittres Aufstoßen (sogleich) [*Hnl.*]. [RAL 116]

Scharfes, kratziges Aufstoßen, vorzüglich Abends [*Ts. Hb.*]. [RAL 117]

Leeres Aufstoßen, welches einen bittern Geschmack im Munde und Halse hinterläßt (n. 24 St.). [RAL 118]

Aufstoßen nach Geschmack der Speisen (n. 18 St.). [RAL 119]

Vormittag stößt es ihm faulig auf. [RAL 120]

Aufstoßen dumpfiger, verdorbener Luft (n. 8 St.). [RAL 121]

Bewegungen zum Aufstoßen, die Magenschmerz verursachen (n. ½ St.). [RAL 122]

Bei jedesmaligem Aufstoßen, ein Schmerz in der Herzgrube, als wenn man dahin einen Schlag oder Stoß bekommen hätte. [RAL 123]

Beim Aufstoßen, ein Schmerz in der Herzgrube, fast wie ein Stich [*Fg.*]. [RAL 124]

Wenn es ihr aufstößt, drückt es ihr an der Brust. [RAL 125]

Erst Bewegungen zum Aufstoßen und unvollkommnes, versagendes Aufstoßen, woraus ein Schlucksen entsteht, welches eine Stunde lang anhält (n. 3 St.). [RAL 126]

Schlucksen (n. 10 Minuten) [*Hbg.*]. [RAL 127]

Schlucksen (sogleich) [*Amatus Lusitanus*, Cent. IV. Curat. 79]. [RAL 128]

Neigung zum Schlucksen. [RAL 129]

Schlucksen (n. ⅛ St.). [RAL 130]

Kein Appetit zum Frühstücke; es steht ihm bis oben heran. [RAL 131]

Höchster Ekel vor dem Essen, schon der Geruch der Speisen erregt ihn, und dennoch Hunger dabei [*Br.*]. [RAL 132]

Hunger-Gefühl in der Herzgrube, durch Essen wenig vermindert, fast den ganzen Tag [*Hnl.*]. [RAL 133]

Großer Durst zu allen Tageszeiten, vorzüglich aber beim Essen [*Br.*]. [RAL 134]

Abscheu vor Essen und Trinken. [RAL 135]

Appetitlosigkeit und die zu genießenden Dinge haben keinen Geschmack. [RAL 136]

Beim Rauchen schmeckt der Tabak bitter (n. 2 St.). [RAL 137]

Saure Dinge sind ihm sehr empfindlich; er hat einen Widerwillen gegen Saures; Brod schmeckt ihm sauer (n. 3 St.). [RAL 138]

Im Magen ein Gefühl, als ob ein Wurm sich darin bewegte [*Br.*]. [RAL 139]

Uebelkeit, wie nach Ueberfüllung [*Hbg.*]. [RAL 140]

Uebelkeit beim (gewohnten) Tabakrauchen bis zum Erbrechen (n. 4 St.) [*Lr.*]. [RAL 141]

Uebelkeit (sogleich) [*Amatus Lus.* a.a.O. – *John Hill*, hist. of the mat. med. S. 504]. [RAL 142]

Reitz zum Erbrechen [*Hbg.*]. [RAL 143]

Wenn sie ißt, wird es ihr brecherlich übel. [RAL 144]

Nach jedem Trinken Nachmittags Uebelkeit, die meist im Munde zu seyn scheint. [RAL 145]

Oeftere Brecherlichkeit (nach mehrern St.). [RAL 146]

Beim Fahren im Wagen ungemeine Uebelkeit und Brecherlichkeit. [RAL 147]

Sie kann sich früh im Bette kaum aufrichten vor Schlimmseyn und Brecherlichkeit (n. 48 St.). [RAL 148]

Wenn er kalt wird, oder sich erkältet, entsteht eine Brecherlichkeit, welche einen häufigen Zufluß des Speichels erregt. [RAL 149]

Brecherlichkeit im Zusammenhange mit Kopfweh und einem Schmerze in den Eingeweiden wie von Zerschlagenheit (n. 1/2 St.). [RAL 150]

(Erbrechen gegen Mitternacht mit Erstickungs-Anfällen, er erbricht Speise und Schleim, wobei es ihm bitter und sauer im Halse schmeckt). [RAL 151]

Empfindung im Magen, als wenn man lange nichts gegessen und den Hunger übergangen hätte. [RAL 152]

Gleich nach dem Essen Schmerz unter dem Magen. [RAL 153]

Gluckern unter (in) der Herzgrube [Gß.]. [RAL 154]

Picken und Nagen unter der Herzgrube [Gß.]. [RAL 155]

Nach dem Essen, Drücken im Magen [Hbg.]. [RAL 156]

Drücken in der Herzgrube [Hbg.]. [RAL 157]

Drückender Schmerz im Magen, in der Herzgrube und den Hypochondern einige Stunden nach der Mahlzeit oder Nachts im Bette. [RAL 158]

Ein Drücken in der Herzgrube, was den Athem benimmt (n. 1 St.). [RAL 159]

Klemmen und Spannen in der Herzgrube beim Gehen. [RAL 160]

Heftiger Magenkrampf, Magenraffen. [RAL 161]

Magenkrampf, Magenklemmen. [RAL 162]

Zusammenschnürender Magenschmerz, der das Einschlafen verhindert. [RAL 163]

■   Abdomen

Ein Zusammenkneipen im Oberbauche (Epigastrium), **was den Odem benimmt.** [RAL 164]

Klemmender, zusammenschnürender Schmerz im Oberbauche nach der Mahlzeit, welcher nach der linken Bauch-Seite und der Brust zu geht (n. 100 St.). [RAL 165]

Drücken im Oberbauche. [RAL 166]

Unter der letzten wahren Ribbe rechter Seite ein ungeheuer drückender Schmerz, welcher beim Vorbiegen des Körpers, durch Husten und im Athemholen sich vermehrt, aber nicht durch äußere Berührung. [RAL 167]

(Schmerz in den Hypochondern, wie von Zerschlagenheit (n. 12 St.)). [RAL 168]

Anhaltender, feiner Stich in der Haut der linken Magen-Gegend, der beim Reiben verging [Hnl.]. [RAL 169]

Links, neben dem Nabel, absetzende stumpfe Stiche [Gß.]. [RAL 170]

Rechts, über dem Nabel, feines Zwicken [Gß.]. [RAL 171]

Kneipender Schmerz in den linken Bauchmuskeln [We.]. [RAL 172]

Es ist ihr im Unterleibe so leer und hohl, als ob sie kein Eingeweide hätte [Br.]. [RAL 173]

Klemmen im Unterleibe (n. 3/4 St.) [Hbg.]. [RAL 174]

Hörbares Knurren im Unterbauche [Hnl.]. [RAL 175]

Ziehender Schmerz in den Gedärmen. [RAL 176]

Ziehender Schmerz im Unterbauche von der rechten zur linken Seite (n. 4 Tagen) [Hnl.]. [RAL 177]

Heftiges Leibschneiden nach dem Mittagessen, im Gehen, mit Gefühl von Frost und Schwindel (d. 8. T.) [Hnl.]. [RAL 178]

Schneiden im Unterbauche nach dem Oberbauche herauf, durch Stechen vermindert [Hnl.]. [RAL 179]

Anhaltender Stich in der rechten Seite des Unterleibes [Hnl.]. [RAL 180]

In der linken Seite des Unterleibes, mehre Nadelstiche [We.]. [RAL 181]

Stiche in mehren Theilen des Unterleibes, bloß beim Bücken (n. 15 St.) [Hnl.]. [RAL 182]

Reißen in den Gedärmen. [RAL 183]

Brennen im Unterleibe. [RAL 184]

Starke Auftreibung des Unterleibes. [RAL 185]

Bald nach dem (Abend-) Essen, Blähungsbeschwerden; die Blähungen treiben bald diesen, bald jenen Theil der Gedärme auf und gehen schwierig ab (n. 5 St.). [RAL 186]

Blähungskolik um Mitternacht; er erwacht und unaufhörlich erzeugen sich Blähungen, die den Leib auftreiben, bald hie, bald da drückenden Schmerz verursachen und ohne sonderliche Erleichterung einzeln abgehen, während sich immer wieder neue erzeugen mehrere Stunden lang; er muß sich im Bette von einer Seite auf die andre legen, um sich zu erleichtern (n. 20 St.). [RAL 187]

In der Lenden- und Nieren-Gegend, früh im Bette, im Liegen, ein scharfer, harter Druck, der nach dem Aufstehen vergeht. [RAL 188]

Die Blähungen stauchen sich aufwärts. [RAL 189]

Ein zusammenschnürender Schmerz im Unterbauche mit Pressen nach den Geburtstheilen und zugleich Wabblichkeit in der Herzgrube mit Neigung zum Würmerbeseigen. [RAL 190]

Aus der rechten Bauch-Seite nach dem Nabel zu, heranziehendes Uebelseyn (ohne Brecherlichkeit) (sogleich) [*Gß.*]. [RAL 191]

■　Rektum

Leibesverstopfung von mehrern Tagen. [RAL 192]

Nur einen Tag um den andern harter Stuhl, welcher nur mit großer Mühe erfolgt. [RAL 193]

Nach erfolgtem Stuhlgange hinterdrein heftiger Zwang im Mastdarme, bis zur Ohnmacht. [RAL 194]

Es zeigen sich Neigung und Vorboten zu einem Leistenbruche (n. 8 St.). [RAL 195]

Erweiterung des linken Bauchringes und Neigung zum Austreten eines Leistenbruchs, mit Wundheits-Schmerze (n. 14 St.). [RAL 196]

Anhaltender Stich in der rechten Schooß-Gegend [*Hnl.*]. [RAL 197]

Schmerzhafte Neigung zu einem Leistenbruche, besonders nach Aufstehen vom Sitze [*Gß.*]. [RAL 198]

Im rechten Bauchringe lähmiger Schmerz, als wollte sich da etwas durchzwängen; ein Bruch-Schmerz bloß beim Sitzen, der durch Aufstehen vergeht [*Gß.*]. [RAL 199]

Drängender Schmerz in den Weichen, wie zum Monatlichen [*Ts. Hb.*]. [RAL 200]

In den Weichen innerlich Alles voll und zu dick, wie ausgestopft; bloß in den beiden Seiten, vorn nicht, wohl aber im Vorwärtsschreiten, wo es war, als wenn sich das Dicke mit fortschöbe, und als gäbe sich alles auseinander (n. etlichen St.) [*Ts. Hb.*]. [RAL 201]

Weiche Stühle, Durchfall (n. 1/2 St.). [RAL 202]

Oeftere kleine Ausleerungen durch den Stuhl (nach mehrern Stunden). [RAL 203]

(Täglich mehrere, hellfarbige, blasse Stühle). [RAL 204]

(Schleimige Stühle). [RAL 205]

Abgang heißer Blähungen vor dem Koth-Durchfalle [*Gß.*]. [RAL 206]

Stuhldrang, dann Koth-Durchfall faulen Gestankes [*Gß.*]. [RAL 207]

Weicher, dünner Stuhlgang (n. 1 St.) [*Hbg.*]. [RAL 208]

Zugleich Stuhl- und Blähungsdrang und dann erfolgt mit letzterm in kurzen Absätzen, schnell, in kleinen Portionen, durchfällige Kothausleerung [*Gß.*]. [RAL 209]

Vergeblicher Drang zum Stuhle mit Leib-Verstopfung, drei Tage lang; den vierten Tag harter Stuhl, der nur mit Mühe abging [*Hnl.*]. [RAL 210]

Anregung im Mastdarme zum Stuhle; es fehlt aber in den obern Gedärmen an wurmförmiger Bewegung; daher 36 Stunden lang verspäteter Stuhlgang (n. 1/2 St.) [*We.*]. [RAL 211]

Kriebeln und Jücken im Mastdarme, wie von Madenwürmern [*Hnl.*]. [RAL 212]

Zusammenziehender Schmerz im After, der am Sitzen hindert, Nachmittags (n. 20 St.). [RAL 213]

Brennendes Jücken im After. [RAL 214]

■　Harnwege

(Harnverhaltung 10 Minuten lang). [RAL 215]

Wässeriger Harn (n. 2 1/2 St.). [RAL 216]

(Er läßt in sehr kurzen Zwischenräumen sehr viel wässerigen Harn, und immer drängt's wieder von Neuem, wegen Vollheit der Blase) [*Gß.*]. [RAL 217]

Oefterer Drang zum Harnen, alle Viertelstunden, mit sehr wenigem Urin-Abgange, 30 Stunden lang (n. 4 St.) [*Lr.*]. [RAL 218]

Bei Drang zum Harnen, Schmerz in der Harnröhre [*Hbg.*]. [RAL 219]

Stechendes Jücken vorne in der Harnröhre (n. 13 St.) [*We.*]. [RAL 220]

Spannend drückender Schmerz in der Harnröhröffnung außer dem Uriniren (n. 1 St.). [RAL 221]

Stechender Schmerz in der Harnröhre (n. 12 St.). [RAL 222]

■　Geschlechtsorgane

Stechender Schmerz am Ende der Vorhaut. [RAL 223]

Jücken am Hodensacke. [RAL 224]

Jücken im Hodensacke. [RAL 225]

Jückendes Brennen im Hodensacke [*Hnl.*]. [RAL 226]

Heftige Schmerzen in beiden Hoden, wie zerschlagen, besonders bei Berührung (d. 3. T.) [*Hnl.*]. [RAL 227]

Stechender Schmerz in einem von beiden Hoden. [RAL 228]

Ziehende Schmerzen in den Hoden. [RAL 229]

Monatzeit sieben Tage zu zeitig mit Auftreibung des Unterleibes und schneidend zusammenziehendem Schmerze im Bauche bei jeder Bewegung und jedem Athemzuge; zugleich ein Zusammenziehen im Mastdarme (n. 48 St.). [RAL 230]

Monatreinigung acht Tage zu zeitig mit Auftreibung des Unterleibes und einem Schmerze in der Oberbauchs-Gegend nicht nur bei jeder Bewegung – jeder Schritt ist schmerzhaft, – sondern auch im Sitzen, als wenn die innern Theile einen scharfen Druck von einem Steine erlitten; bei äußerer Berührung schmerzen die Theile, als wenn innerlich ein Geschwür wäre. [RAL 231]

(Mutterblutfluß). [RAL 232]

Weißer Fluß. [RAL 233]

Das ein Jahr ausgebliebene Monatliche kömmt sogleich in 2 Fällen [*Ts. Hb.*]. [RAL 234]

Aufreitzung der Geschlechtstheile und Trieb zum Beischlafe. [RAL 235]

Erhöhete Empfindlichkeit der Geschlechtstheile [*Hnl.*]. [RAL 236]

Nächtliche Samenergießung (n. 6 St.). [RAL 237]

In der Nacht erschlaffte Zeugungstheile und hinter die Eichel zurückgezogene Vorhaut (n. 12 St.). [RAL 238]

■ **Atemwege und Brust**

Nießen [*Gß. – We.*]. [RAL 239]

Nießen. [RAL 240]

Er kann in freier Luft gehend nicht nießen. [RAL 241]

(Sie schnaubet blutigen Schleim). [RAL 242]

Schmerz des Nasenlochs im vordern Winkel an der Nasenspitze, vorzüglich beim Anfühlen. [RAL 243]

Starker Schnupfen den ganzen Tag hindurch [*Lr.*]. [RAL 244]

Im linken Nasenloche Schmerz wie von einem Geschwüre, ohne Berührung. [RAL 245]

Heftiger Schnupfen vier Tage lang. [RAL 246]

Zäher Schleim hängt im Luftröhrkopfe und nöthigt ihn zum Kotzen und Rachsen. [RAL 247]

Reitz zum Husten ganz oben im Luftröhrkopfe. [RAL 248]

Sehr anstrengender Husten wegen einer Beklemmung der Brust, die jedesmal erst beim Husten entstand (n. 48 St.) [*Fg.*]. [RAL 249]

Abends im Bette, Reitz zum Husten an der hintern Seite des Kehlkopfs; der Husten immer von zwei Stößen. [RAL 250]

Im Quartantypus, jede vierte Nacht, um 12 Uhr, auch wohl um 2 Uhr, weckt ihn Husten auf, mit Trockenheit im Munde; es war beim Husten, als wenn die Kehle nicht weit genug wäre. [RAL 251]

Eine dämpfende, den Athem versetzende und die Luftröhre verengende Empfindung, die fast beständig zum Husten reitzt. [RAL 252]

Im Halsgrübchen Gefühl, als wäre etwas da, was ihr die Luft versetzte: es schnürt ihr die Kehle zu [*Ts. Hb.*]. [RAL 253]

Hörbares Kollern wie in der linken Seite der Brust, als wäre es von einer Leerheit darin, besonders beim Gehen fühlbar (n. 3 St.) [*Lr.*]. [RAL 254]

Sie hat keine Luft, muß immer kurz athmen, gebsen [*Ts. Hb.*]. [RAL 255]

Engbrüstigkeit und schweres Athmen [*Hbg.*]. [RAL 256]

Spannende Zusammenschnürung der rechten Brust-Seite, welche das Athemholen beklemmt (n. ½ St.). [RAL 257]

Beklemmung der Brust, vorzüglich am obern Theile des Brustbeins, welche das Athemholen hemmt (n. 4 St.). [RAL 258]

Ein pfeifendes, schnarchendes, bis zur Erstickung gehemmtes Athmen, vorzüglich Einathmen; es wechselt sehr langsames, zuweilen ganz aufhörendes Athmen mit einander ab und das Gesicht ist wie beim Schlagfluß aufgetrieben. [RAL 259]

(Rohheit und Wundheits-Empfindung in der Brust). [RAL 260]

Drückender Schmerz in der Mitte des Brustbeins mit Aengstlichkeit, nachgehends stechender Schmerz im Brustbeine (n. 3 St.). [RAL 261]

Mitten auf dem Brustbeine, ein Schmerz wie von einem aufgedrückten stumpfen Werkzeuge [*Gß.*]. [RAL 262]

Im Brustbeine, jählinger Druck, als stieße man mit einer Faust daran [*Hbg.*]. [RAL 263]

Beim Seitwärtsbiegen des Körpers nach der rechten Seite, im Sitzen und Stehen, ein dumpf ziehender Schmerz in der rechten Brust, so lange die Biegung dauert [*Hnl.*]. [RAL 264]

Das laut Lesen ermüdete ihm die Brust so, daß er nicht ohne große Anstrengung fortlesen konnte [*Hnl.*]. [RAL 265]

Stiche im Innern der Brust nach dem Takte des Pulses, im Sitzen, wohl eine Viertelstunde unausgesetzt [*Br.*]. [RAL 266]

Beim Gehen, ein außerordentlich heftiger Stich durch die linke Brust bis in den Rücken [*Hnl.*]. [RAL 267]

Vorne an den rechten falschen Ribben absetzende, stumpfe Stiche [*Gß.*]. [RAL 268]

Anfallweise, fein stechende Schmerzen in der linken Brust, beim Einathmen [*Fg.*]. [RAL 269]

Einige Stiche in der rechten Brust-Seite (n. 2 St.) [*Hbg.*]. [RAL 270]

Fein stechender Schmerz im Brustbeine beim Gehen (n. 48 St.). [RAL 271]

Stiche in der rechten Seite (n. 1 St.). [RAL 272]

Stiche in der linken Seite (n. 3 St.). [RAL 273]

Feine Stiche in beiden Brustwarzen (n. $^1/_2$ St.). [RAL 274]

Schauder über die Brüste (n. $^1/_2$ St.). [RAL 275]

Einige Stiche in der linken Brust in der Nähe der Herzgrube, Abends (n. 24 St.). [RAL 276]

In den Gelenken der Brust und aller Rückgratwirbel ein durchdringender Schmerz, als wenn sie verrenkt oder krampfhaft zusammengezogen würden, besonders bei Bewegung (n. 20 St.). [RAL 277]

■ **Rücken und äußerer Hals**

Ein lähmiger Schmerz im Kreutze, wie kreutzlahm. [RAL 278]

Ein lähmiger Schmerz im Kreutze, mit krampfigem Ziehen über die Hüften vor, was sie sehr am Gehen hindert, mit ängstlichem, befürchtendem Gemüthe. [RAL 279]

In der Lenden-Gegend, lähmig drückender Schmerz [*Gß.*]. [RAL 280]

Zerschlagenheit der Knochen im Kreutze, durch Betasten nicht vermehrt. [RAL 281]

Durch den Unterleib, zum Untertheile des Rückens heraus, mehrere Stiche, früh im Bette. [RAL 282]

Zittern im Rücken. [RAL 283]

Ein Jücken im Rücken, Abends nach dem Ausziehen der Kleider, mit einem rothen Blüthen-Ausschlage. [RAL 284]

In der Seite nach dem Rücken zu ein ziehender Schmerz beim Reden, im Gehen und beim Bücken; im Liegen wird das Ziehen auf einige Minuten schlimmer, dann hört es aber ganz auf. [RAL 285]

Drückende Schmerzen im Rücken, besonders auf seiner linken Seite (im Sitzen) (n. 5 St.) [*Lr.*]. [RAL 286]

Ziehende Rückenschmerzen. [RAL 287]

Reißende Rückenschmerzen. [RAL 288]

Bohrende Schmerzen im Rücken. [RAL 289]

Schmerz im Rücken beim Stehen, als wenn man sich zu viel bemühet oder sich verhoben hätte (n. 12 St.). [RAL 290]

Schmerz im Rückgrate, als wenn es zerbräche. [RAL 291]

Reißender Schmerz zwischen der Schulter und dem Rückgrate, Abends vor dem Niederlegen (n. 36 St.). [RAL 292]

Gleich unter dem linken Schulterblatte, ziehende Schmerzen beim Stehen und Liegen, früh am ärgsten (n. 6 St.) [*Fg.*]. [RAL 293]

Unter dem linken Schulterblatte, absetzend drückender, lähmiger Schmerz, in der Ruhe [*Gß.*]. [RAL 294]

Wenn er die Schultern bewegt, so ist hinten alles wie steif und schmerzhaft [*Gß.*]. [RAL 295]

Stechender Schmerz im Nacken beim Biegen des Kopfs nach vorne und hinten [*Hnl.*]. [RAL 296]

Stiche in den Schulterblättern vom rechten nach dem linken zu. [RAL 297]

Druck in den Schulterblättern und im Nacken. [RAL 298]

Schmerzhaftes Knacken der Halswirbel bei Bewegung des Kopfs. [RAL 299]

→ Äußerer Hals: *Gesicht und Sinnesorgane*

■ **Extremitäten**

Bei Aufhebung des Arms, nach der Mahlzeit, ein ungeheurer, ziehender Knochenschmerz im Achsel-Gelenke und den Knochenröhren des Arms; bei Berührung schmerzen die Theile wie zerschlagen und zerknirscht. [RAL 300]

Im Achsel-Gelenke und in den Muskeln des Oberarms einzelne Stiche, in der Ruhe (n. 1 St.). [RAL 301]

Jückender Stich in der linken Achselgrube, wie von einem Floh [*Hnl.*]. [RAL 302]

Unter der Achsel, ein Blüthchen, was unter dem Federbette jückt [*Hbg.*]. [RAL 303]

Unter der rechten Achsel, wie ein lebendiges Krabbeln und Klopfen und ein Brennen, welches bis vor in die Finger geht (n. 1 St.). [RAL 304]

Im Gelenke der Schulter und des Ellbogens, so wie in der Knochenröhre dazwischen, ein aus Zerbrechen, Reißen und Stechen zusammengesetzter Schmerz, welcher in der Ruhe unerträglich ist, mit einer Empfindung von Schwere; er fürchtet sich, den Arm zu bewegen und doch wird durch die Bewegung der Schmerz minder (n. 5 St.). [RAL 305]

Anfallweise ein brennender Schmerz im linken Arme. [RAL 306]

Konvulsionen der Arme, mit Einschlagen des Daumens in die Faust. [RAL 307]

Während und nach der Mahlzeit, Beschwerden im Arme, wie von Eingeschlafenheit und Lähmung (n. 3 St.). [RAL 308]

Eingeschlafenheit des Arms mit kriebelnder Empfindung [Hbg.]. [RAL 309]

Während des Schreibens, eine Art Lähmung des Arms; er konnte kaum die Feder halten (n. 4 St.) [Hbg.]. [RAL 310]

Bei heftiger Bewegung der Arme, ein empfindlicher, lähmiger Schmerz, als wären die Knochen darin entzwei geschlagen [Gß.]. [RAL 311]

Wenn er die Oberarme aufhebt, schmerzt es, als wären sie entzwei gebrochen [Gß.]. [RAL 312]

Die Oberarmröhren, gleich über dem Ellbogen, sind ihm wie zerschlagen und schmerzen lähmig bei Bewegung [Gß.]. [RAL 313]

Der Arm, auf dem er im Bette liegt, schmerzt wie zerschlagen [Gß.]. [RAL 314]

In der linken Oberarmröhre, ein wühlender (wellenförmig ziehender) Zerschlagenheits-Schmerz [Gß.]. [RAL 315]

Ziehen oben im Oberarmknochen, mit Zerschlagenheits-Schmerz [Gß.]. [RAL 316]

Zucken in den Muskeln des linken Oberarms [Hnl.]. [RAL 317]

Pulsartiges, sichtbares Zucken in den Muskeln des linken Oberarms, und gleich darauf über dem Ellbogen des rechten Oberarms [Hbg.]. [RAL 318]

Stiche im rechten Oberarme [Hbg.]. [RAL 319]

An der äußern Seite des linken Oberarms. unterhalb seines Kopfes, absetzende, stumpfe Stiche (wie Stöße) [Gß.]. [RAL 320]

Beim Essen thut ihm der rechte Arm sehr weh; er ist sehr schwer und müde, wenn sie ihn noch heben will. [RAL 321]

Plötzlicher, lähmiger Schmerz in der rechten Ellbogenbeuge [Gß.]. [RAL 322]

Anhaltendes Stechen im linken Ellbogen (d. 4. Tag.) [Hnl.]. [RAL 323]

Stechender Schmerz auf der äußern Seite des linken Vorderarms, bis zum kleinen Finger [We.]. [RAL 324]

Drückender Schmerz auf dem rechten Vorderarme [We.]. [RAL 325]

In den vordern Muskeln des Unterarms, abgesetztes, sehr empfindliches, fast reißendes, lähmiges Drücken, vorzüglich in Ruhe. [RAL 326]

In der Speiche des Vorderarms, ein Schmerz wie von Ausrenkung bei der Bewegung und Berührung. [RAL 327]

Eingeschlafenheit des Vorderarms, mit einem Gefühle in der Hand, als wenn sie geschwollen wäre und einem zusammenschnürenden Schmerze in den Muskeln; die Finger sind kühl, mit einer innern Empfindung von Eiskälte (n. 3 St.). [RAL 328]

Kalter Schweiß bald der einen, bald der andern Hand. [RAL 329]

Schweißige Hände (sogleich). [RAL 330]

Bald die eine, bald die andre Hand ist wie gefühllos und eingeschlafen. [RAL 331]

Bald die eine, bald die andre Hand ist abwechselnd heiß oder kalt (n. ½ St.). [RAL 332]

An der Kante der Hand, wo sich der kleine Finger endet, eine Wasserblase, welche in der Nacht entsteht und den folgenden Tag ausläuft (n. 5 Tagen). [RAL 333]

Die Hand zittert ihr beim Essen, und zwar desto mehr, je höher sie sie hebt [Br.]. [RAL 334]

Krampfhafter Schmerz auf der äußern Seite der rechten Hand und der vier Finger, mit etwas Hitze der Hand [We.]. [RAL 335]

Klammartiges Zusammenziehen des Fingers [Gß.]. [RAL 336]

Klammartiger Schmerz am rechten kleinen Finger, beim Schreiben [Lr.]. [RAL 337]

Krampfartig stechender Schmerz von hinten nach vorne im rechten Zeigefinger [We.]. [RAL 338]

Schmerzlich lähmiges Zucken durch die Finger (d. 6. Tag.) [Gß.]. [RAL 339]

Reißender, bohrender, ziehender Schmerz in den Fingern. [RAL 340]

Ein tief dringendes, kitzelndes Jücken am Ballen des Daumens, welches durch Kratzen und Reiben sich nicht mindert (n. 16 St.). [RAL 341]

Im rechten Hinterbacken ein Zwicken, beim Sitzen; später artet es in stumpfe Stöße aus [Gß.]. [RAL 342]

Stechender Schmerz im linken Hüft-Gelenke, beim Gehen (d. 5. Tag.) [Hnl.]. [RAL 343]

Beim Wenden des Oberschenkels, ein Knacken und schmerzhafte Empfindung im linken Hüft-Gelenke, vorzüglich beim Gehen bemerkbar (n. 24 St.) [Hnl.]. [RAL 344]

Wiederholte Stiche am Aeußern des linken Hüft-Gelenkes [Hnl.]. [RAL 345]

Zucken in den Muskeln um das rechte Hüft-Gelenk herum [Hnl.]. [RAL 346]

Im linken Hüftknochen, absetzend drückender, lähmiger Schmerz [*Gß.*]. [RAL 347]

In der Mitte des linken Oberschenkels, absetzend drückender Zerschlagenheits-Schmerz [*Gß.*]. [RAL 348]

Bloß beim Gehen, stechender Schmerz im Knochen des ganzen, rechten Oberschenkels [*Hnl.*]. [RAL 349]

Im Sitzen, heftige pulsirende Stiche an der äußern Seite des linken Oberschenkels, die unwillkürliche Bewegungen veranlaßten [*Hnl.*]. [RAL 350]

Lähmiges Erstarrungs-Gefühl durchzieht in Absätzen das linke Bein, von der Mitte des Oberschenkels bis unten herab [*Gß.*]. [RAL 351]

Erstarrungs-Gefühl vom Oberschenkel über die Kniee herab [*Gß.*]. [RAL 352]

Lähmiges Ziehen in den Oberschenkeln, mit Schwäche in den Knieen, als sollten sie zusammenknicken [*Gß.*]. [RAL 353]

Lähmigkeit im linken Oberschenkel, am stärksten in der Ruhe [*We.*]. [RAL 354]

Die Oberschenkel sind ihm gelähmt und wie zerschlagen [*Gß.*]. [RAL 355]

Wenn er links in einem Kreise herumgeht, schmerzt die innere Seite des linken Oberschenkels wie zerschlagen [*Gß.*]. [RAL 356]

Wenn er die Oberschenkel aufhebt, schmerzt es, als wären sie durchbrochen [*Gß.*]. [RAL 357]

Beim Anfange des Gehens, nach Sitzen, schmerzen die Oberschenkel wie zerschlagen [*Gß.*]. [RAL 358]

Wenn er beim Sitzen die Beine erhebt, so schmerzen die Oberschenkel sehr empfindlich wie zerschlagen [*Gß.*]. [RAL 359]

Schnürende, nicht schmerzhafte Empfindung den Oberschenkel herab, mit einem bisweilen dazu tretenden Gefühle, als sollte er erstarren; das Zusammenschnüren senkt sich dann in die Muskeln des Unterschenkels unter die Kniekehle herab [*Gß.*]. [RAL 360]

Ziehende Schmerzen in den Füßen. [RAL 361]

Reißende Schmerzen in den Füßen. [RAL 362]

Bohrende Schmerzen in den Füßen. [RAL 363]

Paralytische Unbeweglichkeit der Untergliedmaßen (n. 24 St.). [RAL 364]

Ein Blutschwär an der innern Seite des Dickbeins (n. 12 St.). [RAL 365]

(Beim Niederknieen, ein Zittern in den Oberschenkeln.) [RAL 366]

Knacken des Kniees bei der Bewegung (sogleich). [RAL 367]

Nach dem Sitzen, beim Aufstehen, ein unerträglich ziehender Schmerz im Knie. [RAL 368]

In der Kniescheibe, ein ziehender, reißender Schmerz. [RAL 370]

Starker Stich im linken Knie-Gelenke (n. 27 St.) [*Hnl.*]. [RAL 371]

Im äußern, linken Knie-Gelenke, ein anhaltender Stich beim Gehen (d. 6. Tag.) [*Hnl.*]. [RAL 372]

Nachts, beim Biegen der Kniee, Klamm in den Waden. [RAL 373]

Spannender Schmerz in den Waden bei der Bewegung. [RAL 374]

Beim Sitzen, heftige Stiche in der Haut des linken Kniees, so daß er unwillkürlich bei jedem Stiche das Bein bewegen mußte [*Hnl.*]. [RAL 375]

Jücken in der linken Kniekehle, der Wade und dem Fuß-Gelenke beim Gehen; im Stehen verschwand es, beim Gehen kam es wieder [*Hnl.*]. [RAL 376]

Große Müdigkeit, wie nach einer starken Fußreise, in den Knieen, oft wiederkehrend (sogleich) [*We.*]. [RAL 377]

Unter dem linken Knie, Gefühl, als hätte er mit dem Strumpfbande die Unterschenkel zu fest gebunden [*Gß.*]. [RAL 378]

Schnürende Empfindung an der äußern Seite des linken Unterschenkels, mehr betäubend, als schmerzhaft [*Gß.*]. [RAL 379]

An der äußern Seite des linken Unterschenkels herab, ein dumpfer, wellenartig lähmiger Schmerz [*Gß.*]. [RAL 380]

Im Gehen, nach dem Sitzen, schläft ihm der linke Unterfuß ein und es sticht darin, wie mit vielen Stecknadeln [*Gß.*]. [RAL 381]

Im Sitzen schlafen ihm beide Unterfüße ein [*Gß.*]. [RAL 382]

Abendliche Fuß-Geschwulst. [RAL 383]

Kalter Fuß-Schweiß. [RAL 384]

Hitze und Geschwulst der Füße, mit unablässigem, fressendem Jücken. [RAL 385]

Jücken am Fuß-Gelenke. [RAL 386]

Heftiger Schmerz, wie verrenkt, im Fuß-Gelenke, bei der Bewegung. [RAL 387]

Zerschlagenheits-Schmerz auf dem Fußrücken, bei Aufbiegung des Unterfußes und beim Betasten (n. 3 St.). [RAL 388]

Reißende Rucke und Risse in dem sonst unschmerzhaften Hühnerauge, Abends in der Ruhe. [RAL 389]

Schmerz am hintern Gelenke der großen Zehe, wie von einer entstehenden Frostbeule und wie

Blutschwär; auch beim Befühlen schmerzhaft. [RAL 390]

Reißender Schmerz in der großen Fußzehe, selbst bei der Ruhe. [RAL 391]

Ziehender Schmerz in den rechten Zehen (n. 4 St.) [*Hbg.*]. [RAL 392]

Fressender Schmerz in den Fußzehen (n. 3 St.). [RAL 393]

Schmerz der einen Ferse im Innern, wie im Fersebeine, gleich als wäre es zerschlagen (n. $^1/_2$ St.). [RAL 394]

■ **Allgemeines und Haut**

Die Muskeln der Gliedmaßen sind bei der Berührung schmerzhaft (n. 24 St.). [RAL 395]

Hie und da brennende stumpfe Stiche [*Gß.*]. [RAL 396]

Hie und da in der Haut, brennend jückende Stiche, wie von Flöhen [*Hnl.*]. [RAL 397]

Wenn er den leidenden (vorher geschwollenen und entzündeten) Theil mit den Fingern berührt, so sticht's fein darin, als wenn er mit einer Stecknadelspitze darauf drückte. [RAL 398]

Jücken in der Haut des Körpers, vorzüglich Abends, beim Ausziehen der Kleider. [RAL 399]

Beim Ausziehen der Kleider, heftiges beißendes Jücken, wie nach starkem Schweiße, in der Haut des ganzen Körpers, zum Kratzen nöthigend (n. 16 St.) [*Lr.*]. [RAL 400]

Jücken in der Haut unter den Federbetten; nach dem Kratzen wird es kitzelnder [*Hbg.*]. [RAL 401]

Jücken und Brennen hie und da in der Haut, vorzüglich am Innern der Oberschenkel, wie von Nesseln; auch daselbst Ausschlags-Blüthen, die bei Berührung stechend schmerzen [*Hnl.*]. [RAL 402]

Nachts Jücken an verschiedenen Theilen; nach dem Kratzen schmerzen die Stellen. [RAL 403]

Nachts ein Jücken theils auf der Brust, von der Herzgrube bis zum Halse, theils auf dem Schienbeine und unter den Achseln; nach dem Kratzen schwitzt Blutwasser aus den Stellen (n. 4 St.). [RAL 404]

Einzelne Blüthen, welche sich mit Eiter füllen und nachgehends durch Abtrocknen verschwinden, über der Nase, an den Schläfen, auf der Brust und zwischen den Schulterblättern. [RAL 405]

Ausschlag rother, hirseförmiger Blüthchen im Gesichte, am Rücken und auf der Brust, welche (nicht beim Ausziehen der Kleider, sondern) in der Wärme jücken. [RAL 406]

Knöthchenartige, harte Pusteln, welche keine Feuchtigkeit enthalten, einen rothen Umkreis haben und den ganzen Tag mit brennendem Schmerze jücken, an den Gliedmaßen, an der Handwurzel und auf dem Rücken der Finger. [RAL 407]

Ausschlag rother, ungeformter Flecke der Haut, wie von rothem Weine gefärbt über die ganze Brust und an den Hals-Seiten hinter den Ohren, ohne Hitze und ohne Empfindung. [RAL 408]

– Erregt in harten Drüsen-Geschwülsten reißende Schmerzen. [RAL 409]

– **Erregt in kalten Drüsen-Geschwülsten stechende Schmerzen und Hitze, wenigstens wenn sie berührt werden.** [RAL 410]

Alle Symptome und Beschwerden, vorzüglich im Kopfe, erhöhen sich durch Trinken, Essen, Schlafen und Sprechen. [RAL 411]

Die Symptome werden ausnehmend durch Tabakrauchen erhöhet. [RAL 412]

Die Symptome vermehren sich vom Kaffee. [RAL 413]

Nach dem Trinken, fliegende Hitze im Gesichte. [RAL 414]

Von kalter Luft werden die Symptome, vorzüglich das Kopfweh, äußerst vermehrt. [RAL 415]

Blutflüsse (*Rumpf, Amboin.* V. S. 35). [RAL 416]

Er vermeidet die freie Luft. [RAL 417]

Die freie Luft ist ihm zu kalt. [RAL 418]

Unerträglichkeit der kalten und der warmen Luft. [RAL 419]

Unerträglichkeit der freien Luft, bei Hitze und Röthe der Backen (n. 4 St.). [RAL 420]

Schmerz der Gliedmaßen bei der Bewegung, als wenn sie zerknickt oder zerbrochen wären. [RAL 421]

Aufhüpfen (Palpitiren) einzelner Muskeltheile vorzüglich an den Untergliedmaßen, wie nach einer starken Fußreise [*Gß.*]. [RAL 422]

Hie und da in den Gliedmaßen ein empfindliches lähmiges Ziehen anhaltend und ruckweise, gleichsam wie im Knochen [*Gß.*]. [RAL 423]

Innerlich wühlender Knochenschmerz in den Gliedmaßen [*Gß.*]. [RAL 424]

Innerlicher Schmerz der Gliedmaßen, der sich durch Betasten und äußern Druck vermehrt (n. 24 St.). [RAL 425]

Ziehender Schmerz in den Gliedmaßen der linken Seite. [RAL 426]

Ziehender Schmerz in den Gliedmaßen und den Bauchmuskeln, wie nach einer Verkältung. [RAL 427]

Knacken und Knarren in den Gelenken. [RAL 428]

Die Gelenke knacken beim Gehen [*Hbg.*]. [RAL 429]

Schmerzhafte Steifigkeit aller Gelenke bald in den Handen und Fingern, bald in den Knieen und Fuß-Gelenken, 2 Tage lang (n. 24 St.) [*Fg.*]. [RAL 430]

Schmerzhafte Steifigkeit der Gelenke (n. 8 St.). [RAL 431]

Eingeschlafenheit bald der Füße, bald der Hände, wechselweise, in bald vorübergehenden Anfällen. [RAL 432]

Neigung zum Zittern (n. 1 u. 6 St.). [RAL 433]

Zittern in allen Gliedern. [RAL 434]

Mangel an Lebensgeistern. [RAL 435]

Die Gliedmaßen sind wie gelähmt. [RAL 436]

Paralytische Unbeweglichkeit der Gliedmaßen mit ziehenden Schmerzen, der Empfindung nach in den Knochen. [RAL 437]

Anfälle von lähmiger Schwäche mit Rückenschmerz. [RAL 438]

Halbschlag auf der linken Seite. [RAL 439]

Eine Art Fallsucht: Er tritt mit heiterem Gesichte ins Zimmer und setzt sich hin, wobei ihm wie trunken ist; darauf wird er still und sieht, ohne auf Fragen zu antworten, mit stieren Blicken, eine lange Weile auf einen Fleck; dann fällt er bewußtlos auf die Erde und krümmt sich zusammen mit unverständlichem Gewimmer: Ah! au! au! ah! brr u.s.w., läßt den Harn unwillkürlich laufen; die Gliedmaßen, so wie der ganze Körper werden krampfhaft stoßweise erschüttert und die ausgestreckten Hände konvulsiv einwärts gekrümmt; dabei würgt es ihn ruck- und stoßweise im Halse, bei halb offenem Munde wie zum Erbrechen, mit Schaum vor dem Munde in Blasenform; die Hände sind kalt, das Gesicht mit kaltem Schweiße bedeckt und krampfhaft verzerrt, die Augen gläsern und hervorgetreten; dann steht er auf, antwortet jedoch nicht auf Fragen, sondern fletscht die Zähne und blökt die Fragenden an, will sich nicht anfassen lassen, sondern sucht die Umstehenden zu stoßen und mit ihnen zu ringen; das Gesicht drückt gewaltthätige Wuth aus; zuletzt krunkt und stöhnt er, bis er sich nach ¼ Stunde allmälig erholt und zur Besinnung gelangt, mit darauf folgender Abneigung für allen Genüssen, auch denen, die ihm sonst die liebsten waren (n. ¼ St.) [*Gß.*]. [RAL 440]

Die mindeste Bewegung macht Kräfteverlust; jede Kleinigkeit greift ihn an. [RAL 441]

Sehr matt von einem kleinen Spaziergange. [RAL 442]

Sie ist so schwach, daß sie bei einer leichten Arbeit, die sie stehend zu verrichten pflegte, sich setzen muß [*Br.*]. [RAL 443]

Er möchte für Müdigkeit in den Knieen zusammensinken; beim Gehen wankt er, und will auf die Seite fallen [*We.*]. [RAL 444]

Schmerzhafte Lähmigkeit in den Armen und Beinen; sie kann kaum von dem Sitze aufstehen; dabei Appetitlosigkeit [*Gß.*]. [RAL 445]

Mattigkeit des Körpers, vorzüglich im Sitzen [*Hnl.*]. [RAL 446]

Außerordentliche Schwäche des Körpers beim Gehen [*Hnl.*]. [RAL 447]

Große Mattigkeit des Körpers, so daß es ihm Mühe machte, fest zu stehen [*Hnl.*]. [RAL 448]

Früh um 9 Uhr, eine solche Schwere in den Gliedern und so große Müdigkeit im ganzen Körper, daß sie sich den Schlaf nicht erwehren kann, – mehre Tage zu derselben Zeit [*Br.*]. [RAL 449]

Ohnmacht [*John Hill*, a.a.O.]. [RAL 450]

Bei Bewegung des Körpers, Ohnmacht, mit krampfhafter Verziehung der Gesichtsmuskeln. [RAL 451]

Höchste Schwäche. [RAL 452]

Trägheit mit Stillschweigen. [RAL 453]

■ **Schlaf, Träume und nächtliche Beschwerden**

Die mindeste Abbrechung vom Schlafe erzeugt Kräfteverlust; er vermißt jede Stunde Schlaf. [RAL 454]

Hang, sich nieder zu legen. [RAL 455]

Nach dem Niederlegen, im Bette, beständiges Gähnen und Renken der Glieder [*Hbg.*]. [RAL 456]

Abgebrochnes, kurzes Gähnen, wozu man nicht gehörig ausholen kann. [RAL 457]

Viel Gähnen gegen Abend. [RAL 458]

Heftiges Gähnen. [RAL 459]

Gewaltsames Gähnen mit einem Knacken im innern Ohre. [RAL 460]

Schlummersucht (sopor). [RAL 461]

Unüberwindliche, wachende Schläfrigkeits-Betäubung (comavigil). [RAL 462]

(Er legt sich im Schlafe vorwärts auf den Bauch). [RAL 463]

Er legt im Schlafe den einen Arm unter den Kopf (n. 4 St.). [RAL 464]

Oefteres Erwachen aus dem Schlafe. [RAL 465]

Oefteres Erwachen aus dem Schlafe, wie durch Schreck [Lr.]. [RAL 466]

Er wacht die Nacht öfters auf mit dem Gefühle, als sei es ihm zu warm. [RAL 467]

Nachts schlaflos, Unruhe im ganzen Körper; es sticht und beißt ihn hie und da. [RAL 468]

Viele Ideen von Tags-Geschäften hinderten ihn am Einschlafen, eine Stunde lang und er wachte um 1 Uhr auf, ohne wieder einschlafen zu können [Hnl.]. [RAL 469]

Er wacht die Nacht auf mit Furchtsamkeit, als wenn er sich vor Gespenstern zu fürchten hätte. [RAL 470]

Sehr lebhafte, Furcht erregende Träume (n. 2 St.). [RAL 471]

Träume von Sterben und Tod. [RAL 472]

Traum, daß er etwas Böses begangen habe. [RAL 473]

Lebhafter, unerinnerlicher Traum [Lr.]. [RAL 474]

Er träumt, seine Kniee wären geschwollen und schmerzhaft [We.]. [RAL 475]

Sie schreit im Schlafe ängstlich auf, ruft ihre Mutter und Geschwister mit schnellem, ängstlichem Athem; sie hascht mit den Händen auf dem Bette umher und stößt mit den Händen von sich; dabei öffnet sie die Augen und verdreht sie, ohne aufzuwachen und bewegt den Kopf immerwährend, besonders nach der linken Seite [We.]. [RAL 476]

Der Schlaf wird durch öfteres Aufschrecken und Aufwachen unterbrochen. [RAL 477]

Schreckliche Angst, wie ein Traum, welche jeden Versuch, einzuschlafen, verhindert. [RAL 478]

Er möchte bis früh an den Tag schlafen und ist auch am Tage sehr schläfrig. [RAL 479]

Er schläft früh bis spät in den Tag; die Augen wollen früh sich nicht öffnen; er wachte wohl, konnte aber nicht aufstehen und die Augen nicht aufthun. [RAL 480]

Früh nach dem Erwachen, Trägheit und Unaufgelegtheit zu sprechen [Hbg.]. [RAL 481]

Er ist früh nicht ausgeschlafen und gähnt unaufhörlich [Hbg.]. [RAL 482]

■ Fieber, Frost, Schweiß und Puls

Schauder des Abends im Rücken. [RAL 483]

Frost im Rücken, als wenn man ihn hie und da mit Eis berührte, welcher sich durch Ofenwärme nicht tilgen läßt. [RAL 484]

Schauder an den untern Theilen des Körpers (sehr bald). [RAL 485]

Nachmittags Schauderfrost über den ganzen Körper. [RAL 486]

Früh (um 8 Uhr) halbstündiger Schüttelfrost, ohne Durst und ohne Hitze darauf. [RAL 487]

Allgemeine Kälte, ohne Schauder, mit blaulichen Händen (d. ersten St.). [RAL 488]

Wiederkehrender, obgleich kurzer Schauder, besonders durch die Untergliedmaßen (sogleich) [Gß.]. [RAL 489]

Den ganzen Körper durchrieselnder Schauder [Gß.]. [RAL 490]

Abends, unter Verlangen auf herzstärkende, kräftige Genüsse, bekömmt er plötzlich inneres Frieren, daß er zittert, ohne sich äußerlich kalt anzufühlen [Gß.]. [RAL 491]

Die Hände, an's Gesicht gehalten, deuchten ihm kalt, unter sich befühlt aber, warm zu seyn [Gß.]. [RAL 492]

Zittern in allen Gliedern, immer mit Frost, der auch in der warmen Stube nicht vergeht, vorzüglich Abends [Fg.]. [RAL 493]

Es rieselt ihm kalt über den Rücken, ob er gleich am warmen Ofen sitzt (d. 8. T.) [Hnl.]. [RAL 494]

Frost und Kälte Gefühl auf dem Rücken [Hnl.]. [RAL 495]

Frost, welcher durch Ofenwärme nicht vergeht, mit heftigem Leibschneiden (d. 8. T.) [Hnl.]. [RAL 496]

Starker Frost über den ganzen Körper, Abends (d. 7. T.) [Hnl.]. [RAL 497]

Kälte-Empfindung, ohne äußerlich bemerkbare Kälte, auf der Achsel (n. 4 St.). [RAL 498]

Fieber: öfterer Schauderfrost, darauf fliegende Hitze am Kopfe. [RAL 499]

Fieber: abwechselnd bald Hitze, bald Frost des Körpers (n. einigen St.). [RAL 500]

(Fieber: allmälig höher steigender Frost, mit wenig oder keinem Durste, bei warmer Stirne, kalten Backenknochen, kalter Nase und eiskalten Händen, dann Hitze mit großer Beängstigung, als wenn der Athem nicht zureichen wollte, mit Uebelkeit und starkem Durste, bis Schweiß kam; der Schweiß war wenig, ganz kühl, fast blos am Kopfe und an den Händen, unter fortdauernder Beängstigung). [RAL 501]

Fieber: öfters des Tags fängt's ihn an zu grausen, als wenn man sich in der Kälte am Feuer wärmt, dann wird's ihm wieder heiß, er wird matt, muß sich legen, aber alles ohne Durst und ohne Schweiß. [RAL 502]

Fieber: Abends (6 Uhr) heiße Hände, mit Empfindung von trockner Hitze über den ganzen Körper, bei Schlaflosigkeit bis früh (4 Uhr), dann Schauder und kalte Hände den ganzen Tag. [RAL 503]

(Aeußere Hitze des Körpers, ohne daß er Hitze fühlt und ohne Durst) (n. 5 St.). [RAL 504]

Brennende Hitze in den Backen, bei ganz kalten Füßen. [RAL 505]

Der Puls ist nicht häufiger, aber sehr klein und hart. [RAL 506]

Hitze in der Stirne. [RAL 507]

Vermehrtes Hitz-Gefühl, schneller Puls (n. 24 St.) [*Hnl.*]. [RAL 508]

Röthe der linken Hand, mit Ziehen im Mittelfinger (d. 4. T.) [*Hnl.*]. [RAL 509]

Glühen der Wangen, dabei Frost am ganzen Körper [*Hnl.*]. [RAL 510]

Schneller Wechsel von Hitze und Frost; es überfällt sie plötzlich eine große Hitze von den Füßen aufsteigend über den ganzen Körper verbreitet; dabei ein Gefühl, als ob das Blut ins Gesicht vordränge; sie ist aber eher blaß dabei als roth; nach einigen Minuten überläuft es sie wieder eiskalt vom Kopfe bis zu den Füßen herab und die Hitze ist augenblicklich verdrängt – Anfälle, die mehrmal des Tags erscheinen [*Br.*]. [RAL 511]

Hitze überläuft ihn sehr schnell und stark [*Gß.*]. [RAL 512]

Oeftere, flüchtige Anfälle von einer unangenehmen, brennenden Hitze und Röthe der Backen, wie sie zu entstehen pflegt, wenn man sich ärgert oder eine unangenehme Nachricht bekömmt. [RAL 513]

Hitze und Röthe im Gesichte mit Durst. [RAL 514]

Durst auf Kaltes, **besonders Bier.** [RAL 515]

Schweiß am Körper (sogleich) von Abend bis Morgen, bei kaltem Gesichts-Schweiße. [RAL 516]

Allgemeiner Früh-Schweiß, am meisten auf der Brust und am kranken Theile. [RAL 517]

Ausdünstung und matter Schweiß über den ganzen Körper bei der mindesten Bewegung (n. 1 St.). [RAL 518]

Coffea cruda

Kaffee **(Coffea arabica L.) [ACS 2 (1823), Heft 3, S. 150–172]**

[Vorrede und Zusammenstellung der Symptome von Ernst Stapf.]

Vom diätetischen Gebrauche des Kaffees, der Zweckwidrigkeit und Schädlichkeit desselben, kann hier um so weniger die Rede seyn, da dieser wichtige Gegenstand bereits in mehreren Schriften, am ausführlichsten und gründlichsten von **S. Hahnemann**[1] erörtert worden ist; hier handelt es sich ausschließlich von seiner rein therapeutischen Anwendung.

Erst in neuern Zeiten hat man angefangen, den Kaffee als Heilmittel zu würdigen und gegen mehrere Krankheitsformen, namentlich gegen Wechselfieber[2] zu brauchen, und wenn seine Anwendung, trotz der mehrfachen günstigen Erfahrungen über seine Heilkraft, bisher nicht allgemeiner wurde, so lag es offenbar an dem Mangel der so nothwendigen richtigen und vollständigeren Kenntniß seiner eigenthümlichen Wirkungen auf den menschlichen Organismus, welche allein, unter Anleitung des obersten naturgesetzlichen Heilprinzips, die wahren Grenzen seines zweckmäßigen Gebrauchs bestimmen und die individuellen Krankheitsfälle bezeichnen kann, in welchen er, seiner und ihrer Natur zu Folge, spezifisch heilsam seyn kann und muß.

Der homöopathischen Heilkunst gebührt das Verdienst, durch vielfache sorgfältige Versuche die wahren, eigenthümlichen Wirkungen des Kaffees auf den gesunden menschlichen Körper zu Tage gefördert und so die Kunst in den Stand gesetzt zu haben, diesen wichtigen unersetzlichen Arzneistoff nicht mehr, wie früher, parempirisch, sondern ächt razionell zu Heilzwecken zu benutzen. Man bediente sich zu diesen Versuchen des **rohen, ungebrannten** Kaffees, in so fern in diesem die volle eigenthümliche Kraft der Bohnen unverändert enthalten ist, durch das Brennen hingegen das wirksame Prinzip mehr oder weniger verflüchtigt oder modifizirt wird.

Nachstehend verzeichnete Symptome wurden bei der Einwirkung des rohen, ungebrannten Caffees, von welchem hier vorzugsweise die Rede ist, auf gesunde menschliche Körper beobachtet.

Diesen Erfahrungen zu Folge, ist pathologische Erhöhung der organischen Thätigkeiten in ihren verschiedenen Richtungen die hauptsächlichste Erstwirkung des Kaffees [3].

Bei seiner mäßigen Einwirkung auf den gesunden Organismus wird die Reizbarkeit der Sinnesorgane krankhaft gesteigert; die Sehkraft wird schärfer (s. Sympt. 19.), das Gehör leiser, empfindlicher (Sympt. 21.), der Geschmackssinn feiner (Sympt. 40. 44.), das Allgemeingefühl lebendiger (daher erhöhetes Schmerzgefühl) (Sympt. 110. 123.), der Geschlechtstrieb aufgeregter (Sympt. 84); selbst die Thätigkeit der Verdauungs- und Absonderungsorgane wird größer, daher krankhaftes Gefühl von Hunger (Sympt. 51–54.), vermehrte Schnelligkeit und Leichtigkeit des Stuhls (Sympt. 73. 74.) und des Harns (Sympt. 81.). Wie sehr auch die nervöse und arterielle Thätigkeit dadurch vermehrt werde, zeigt sich unverkennbar in der Schlaflosigkeit (Sympt. 127–130.), der eigenthümlichen pathologischen Aufreg des Geistes (Sympt. 185. 186. 188. 189. 190.), so wie in der bedeutenden fieberhaften Wärmeentwickelung, welche wir nach seinem Gebrauche beobachten (Sympt. 172–176. 178–182.).

Schließen wir nun, wie wir es naturgesetzlich müssen, aus diesen seinen eigenthümlichen pathogenetischen Wirkungen auf seine therapeutischen Eigenschaften, so finden wir uns berechtigt, anzunehmen, daß überall, wo die Lebenskraft sich hie und da im Organism krankhaft übermäßig hervorthut, sey es in übertriebenen Schmerzen, in Konvulsionen oder übermäßiger Gemüthserregung und wo die Kranken mit Heulen und Schreyen über irgend eine Geistes- oder Körperaffekzion fast außer sich sind, der zweckmäßige Gebrauch des Rohkaffees angemessen und heilsam seyn werde. Die ausgezeichnete Heilsamkeit des Caffees in einer gewissen, ihm genau entsprechenden Art von Schlaflosigkeit, wogegen er schon von **Thrin**[4] und

---

[1] S. dessen Abhandlung: Der Kaffee in seinen Wirkungen. Nach eigenen Beobachtungen von Sam. Hahnemann. Leipz. 1803. bei Steinacker.

[2] **S. Paldamus**, in **Horns** Archiv, Bd. VIII. St. II. S. 349 fg.

[3] Das Gegentheil davon, Abspannung, ist Nachwirkung.

[4] S. Erfahrungen und Bemerkungen. Frankfurth; 1799.

von **Zimmermann**[5] mit großem Erfolge (gegen ihr Wissen ächt homöopathisch,) angewendet worden ist, so wie in einigen Arten Unterleibsbeschwerden, in gewissen Kopfschmerzen, selbst in einigen eigengearteten (ihm homöopathischen) Fieberzuständen, wird durch nachstehende Symptome eben so erklärbar, als sie durch die sorgfältigste Erfahrung bestätigt wird.

Bei gewissen übermäßig heftigen Geburts- und Nachwehen leistet er die erwünschtesten Dienste, wenn, wie sich von selbst versteht, alle jene ächt quacksalberischen Theegemische und andere Arzneien streng von den Kranken entfernt werden.

Die zweckmäßigste Form, den Rohkaffee zu therapeutischen Zwecken anzuwenden, ist die Tinktur, welche folgendermaßen bereitet wird. Zwei Drachmen der besten levantischen ungebrannten Kaffeebohnen werden in einem **großen, eisernen** Mörser, (der vorher auf einem Dreifuße etwas über dem Feuer gestanden hat und so ziemlich heiß geworden ist, daß man jedoch die Hand noch darinn leiden kann,) zu feinem Pulver gestoßen, wobei die Masse, damit sie nicht an den Mörser anhänge, mit einem hörnernen Spatel öfters aufgekrazt werden muß. Wenn das Pulver recht fein und recht trocken ist, wird es in einem Glase mit zwölf Drachmen Alkohol übergossen und damit einige Tage in Berührung erhalten. Hierauf wird die erhaltene Tinktur vom Bodensatz abgegossen und letzterer, durch Drücken durch Leinwand, von aller ihm anhängenden Flüssigkeit befreit. Das ausgedrückte Pulver wird sodann mit zehn bis zwölf Unzen destillirten Wassers in einem gläsernen Kolben so lange gekocht, bis die rückständige Flüssigkeit dem Raume nach so viel beträgt, wie die obige weingeistige Tinktur. Nachdem die wäßrige Abkochung von dem Satze rein abgegossen worden ist, werden beide Auszüge, der geistige unter wäßrige, mit einander gemischt und in einem wohlverstopften Glase aufbewahrt.

In dieser Tinktur finden sich sämmtliche auflösbare und wirksame Bestandtheile des Rohkaffees vereiniget.

Vielfachen Erfahrungen zu Folge, ist bei hoher Erregbarkeit des Kranken ein Milliontel eines Grans Kaffeekraft zu homöopathischen Heilzwecken vollkommen hinreichend; niedre Grade der Reizbarkeit dürften vielleicht stärkere Gaben ($\frac{1}{100}$, $\frac{1}{1000}$, $\frac{1}{10000}$) erfordern.

Wo Rohkaffee (und wohl auch gebrannter) in zu großer Menge am unrechten Orte gegeben, bei sehr reizbaren Personen, wie oft geschieht, Ueberempfindlichkeit, Aengstlichkeit, Wallung, erregt, da ist Napellsturmhut das Gegenmittel. Bei chronischen Kaffeewirkungen leisten, nach Beschaffenheit der eben besonders hervortretenden Symptome, bald und vorzüglich Krähenaugsaamen, bald Chamille, bald Ignazbohne treffliche Dienste, so wie wir wiederum im Kaffee ein sehr schätzbares Antidot gegen übermäßige pathogenetische Wirkung mehrerer Gewächssubstanzen, z.B. der Krähenaugsaamen, der Ignazbohne, der Chamille u.a. m., besitzen. Daß bei seinem, wie jedes andern Heilmittels therapeutischem Gebrauche, der diätetische Genuß des Kaffees gänzlich wegfallen muß, versteht sich von selbst, wie dieß auch schon in den Grundlinien der homöopathischen Diätetik sattsam angedeutet worden ist.

Nachstehende Kaffeesymptome verdankt das Archiv größtentheils der Güte des Herrn Hofrath Dr. **Hahnemann**, welcher die meisten derselben selbst beobachtet hat. Mehrere andre sind von Franz (*Fz.*), von Dr. Langhammer (*Lgh.*), von Stapf (*St.*) u. e. a. beobachtet und mitgetheilt worden.

---

[5] S. Erfahrungen u. 2ter Theil, S. 348.

■ **Gemüt**

Aengstlichkeit und Unstätigkeit. (*Hsch.*) [ACS 183]

Sehr mißvergnügt; nicht aufgelegt zum Sprechen, antwortete er nur kurz (sogleich) (*Br.*) [ACS 184]

Lebhafte Phantasie, voll Pläne für die Zukunft, gegen seine Gewohnheit beständig entzückt und empfindelnd über Naturschönheiten, von welchen er Beschreibungen liest (n. 3 St.) (*Fz.*) [ACS 185]

Auf die abends genommene Gabe Kaffee äußerst aufgereizt und schnell; alle Bewegungen verrichtete er mit ungemeiner Leichtigkeit (n. 12 St.) (*Fz.*) [ACS 186]

Die größte Abspannung des Geistes und Körpers (n. 45 St.) (*Fz.*) [ACS 187]

Größte Heiterkeit der Seele. (*A.*) [ACS 188]

Scharfes Denken. (*A.*) [ACS 189]

Lebhafter Ideenwechsel. (*A.*) [ACS 190]

Beim Lesen verliehrt er ganz seinen Gegenstand, weiß nicht was er las oder gelesen hat; ohne sich jedoch andrer andrängender Ideen bewußt zu werden (Gedankenlosigkeit); liest er nicht, so kommen ihm tausenderlei Gedanken in den Kopf und er erinnert sich längst vergangener Dinge. (*Fz.*) [ACS 191]

Mangel an Gedächtniß und Aufmerksamkeit (n. 48 St.) (*Fz.*) [ACS 192]

Etwas verdrießlich. (*S. Hahnemann.*) [ACS 193]

Zu Geschäften unaufgelegt; er verliert gleich die Lust dazu mitten im Geschäft. (*S. Hahnemann.*) [ACS 194]

Sehr ärgerlich. (*S. Hahnemann.*)[6] [ACS 185]

Aergerlich, er hätte gleich alles hinwerfen mögen. (*S. Hahnemann.*) [ACS 196]

Es fallen ihr nichts als ärgerliche, traurige Gedanken ein; sie heult laut und läßt sich durch nichts besänftigen; in der freien Luft scheint sich die üble Laune zu bessern. (*S. Hahnemann.*) [ACS 197]

Große Angst, daß sie sich nicht zu lassen weiß; sie zittert und kann die Schreibfeder nicht still halten (n. 3 St.) (*S. Hahnemann.*) [ACS 198]

Ruhiges, gelassenes, von Leidenschaft freies Gemüth. (Nach- oder Heilwirkung.) (*S. Hahnemann.*) [ACS 199]

■ **Schwindel, Verstand und Gedächtnis**

Eingenommenheit im vordern Theile des Kopfs, welche einigemale in einen stechend-ziehenden Schmerz in der rechten Schläfe ausartete, stärker beim Gehen in der freien Luft. (*S. Hahnemann.*) [ACS 1]

Düsterheit im Kopfe (n. 3 St.) (*S. Hahnemann.*) [ACS 2]

Halbseitiger Kopfschmerz, als wenn ein Nagel in das Seitenbein eingeschlagen wäre. (*S. Hahnemann.*) [ACS 3]

Nachdenken verursacht ihm einen ziehenden, mit Drücken begleiteten Kopfschmerz, oben in der Stirne. (*Fz.*) [ACS 4]

Die Kopfschmerzen erneuern oder verschlimmern sich nach dem Essen; in freier Luft verschwinden sie und erneuern sich auf kurze Zeit in der Stube. (*S. Hahnemann.*)[7] [ACS 5]

Drückender Kopfschmerz in den Schläfen nach dem Hinterhaupte ziehend, beim Spazieren in kalter Luft; vermindert durch Sitzen in der Stube, wiederum erst heftig erneuert in der freien Luft, nachgehends fast ganz darinn vergehend. (n. ³/₄ St.) (*St.*) [ACS 6]

Kopfweh, wie wenn das Gehirn zerrissen oder zertrümmert wäre, welches beim Gehen in freier Luft entsteht und sich in der Stube bald wieder legt (*S. Hahnemann.*) [ACS 7]

Kopfweh (bei einigem Lesen) als wenn das Gehirn am Tuber der Stirn, dann hinter dem Stirnbeine zerschlagen, zerrissen, zerschmettert wäre (n. 2 St.) (*S. Hahnemann.*) [ACS 8]

Knistern im Gehirne, in der Gegend des Ohres, nach dem Takte des Pulses. (*S. Hahnemann.*) [ACS 9]

Im Scheitel fühlt und hört er bisweilen ein Knacken, bei ruhigem Stillsitzen. (*Fz.*) [ACS 10]

Schwere im Kopfe und Hitze im Gesichte (*S. Hahnemann.*) [ACS 11]

Andrang des Blutes nach dem Kopfe, vorzüglich beim Reden (*S. Hahnemann.*) [ACS 12]

Früh beim Erwachen Kopfweh, wie allgemeine Spannung des Gehirns, er vermeidet die Augen zu öffnen; beim Vorbücken ist's, als wenn das Gehirn vorfiele, so drückts und preßts in den Schläfen und der Stirne (*S. Hahnemann.*) [ACS 13]

Kopfweh, als wenn das Gehirn zu voll und zertrümmert wäre, vorzüglich im Hinterhaupte,

---

[6] **Anmerk.** Die Symptome 185, 186, 188, 189, 190, zum Theil auch 191, sind Primär-, die Symptome 187, 192 Sekundärwirkungen des Caffees.

[7] **Anmerk.** Das in den Symptomen 5. 6. 7. ausgedrückte Vermehrt- und Vermindertwerden der Kopfschmerzen in der freien Luft scheint primäre Wechselwirkung zu seyn.

nach dem Erwachen aus dem Mittagsschlafe, welches nicht durch Bewegung, nicht durch Geistesarbeiten, auch nicht in der freien Luft zunimmt, aber auch nicht merklich abnimmt (n. 4 St.) (*S. Hahnemann.*) [ACS 14]

(Sumsen, Hämmern und Schwere im Kopfe erhöhet sich zum Reißen und als ob der Kopf zerspringen sollte, mit einer Bollheit darinn, als habe er kein Gefühl darinn, und auch kein Gehör, ob er gleichwohl alles Reden versteht.) [ACS 15]

■ Gesicht und Sinnesorgane

Hitze im Gesicht und Röthe der Wangen (n. $^1/_2$ St.) (*St.*) [ACS 16]

Trockne Wärme im Gesichte. (*St.*) [ACS 17]

Sie konnte kleine Schrift deutlich lesen, ohne vorher empfundenes Drücken in den Augen [8] (*St.*) [ACS 18]

Er sieht im Freien viel schärfer als ehedem. (*Fz.*) [ACS 19]

In den Winkeln beider Augen den ganzen Vormittag hindurch Augenbutter (n. $2^1/_2$ St.) (*Lgh.*) [ACS 20]

Die Musik klingt ihm allzustark, wie gellend; er darf nur die leisesten Töne auf dem Instrumente anschlagen. (*Fz.*) [ACS 21]

Schmerzhaftigkeit des linken vordern Nasenlochwinkels (n. 1 St.) (*S. Hahnemann.*) [ACS 22]

Nasenbluten (*S. Hahnemann.*) [ACS 23]

Im linken Nasenloche eine schnupfige Wärmeempfindung, durch Räuspern vermehrt. (*St.*) [ACS 24]

Ein jählinger häufiger, wäßriger Ausfluß aus der Nase (n. $^1/_2$ St.) (*S. Hahnemann.*) [ACS 25]

Fast brennender Wundheitsschmerz des linken Nasenlochs (*S. Hahnemann.*) [ACS 26]

Früh beim Aufstehen und abends (6 Uhr) bei Schwere des Kopfs Nasenbluten, mehrere Tage um dieselbe Zeit, unter mürrischer Verdrossenheit. (*S. Hahnemann.*) [ACS 27]

■ Mund und innerer Hals

Zahnweh, stechendes Zucken von oben herein in den Nerven der Zahnwurzel. (*S. Hahnemann.*) [ACS 28]

(Ziehender Schmerz, quer durch die linken obern Backzähne, welcher durch Zusammenbeißen der Kinnladen verging.) (*Fz.*) [ACS 30]

Einfacher Schmerz des einen Backzahns, bloß beim Daraufbeißen. (*S. Hahnemann.*) [ACS 31]

Am rechten Winkel des Unterkiefers ein absetzender Druck, der einem Reißen nahe kömmt; durch Anfühlen unverändert. (*S. Hahnemann.*) [ACS 32]

Am Saume des Gaumenvorhanges ein einfacher Schmerz außer dem Schlingen, der sich jedoch während des Schlingens vermehrt (n. 4 St.) (*S. Hahnemann.*) [ACS 33]

Schweiß am Halse (sogleich). (*S. Hahnemann.*) [ACS 34]

Eine Art böser Hals: Geschwulst des Gaumenvorhanges, welcher wie eine Anhäufung zähen Schleims an diesem Orte deuchtet. (*S. Hahnemann.*) [ACS 35]

Es stieg im Halse eine Hitze heran (sogleich). (*S. Hahnemann.*) [ACS 36]

Trockenheitsgefühl und wie ein leises Brennen vorn auf der Zunge, ohne Durst (n. 1 St.) (*St.*) [ACS 37]

Geschmack im Munde, wie nach Haselnüssen. (*S. Hahnemann.*) [ACS 38]

Geschmack im Munde, wie nach süßen Mandeln. (*Fz.*) [ACS 39]

Das Essen hat ihm einen guten, aber allzustarken Geschmack und er kann deshalb nicht viel essen; der Tabak schmeckte ihm gehörig, aber allzustark, und er kann nicht viel rauchen (n. 3 St.) (*S. Hahnemann.*) [ACS 40]

Der Tabak hat ihm einen vorzüglichen Wohlgeschmack. (*St.*) [ACS 41]

Appetitverminderung; des abends schmecken die Speisen gut, doch ist kein Appetit und kein Hunger da (n. 8 St.) (*S. Hahnemann.*) [ACS 42]

Bitterkeit im Munde den ganzen Tag; doch schmeckten die Speisen nicht bitter. (*S. Hahnemann.*) [ACS 43]

Bittre Dinge schmeckten ungewöhnlich stark bitter. (*S. Hahnemann.*) [ACS 44]

■ Magen

Abneigung gegen Kaffeetrank. (*S. Hahnemann.*) [ACS 45]

Sehr große anhaltende Appetitlosigkeit und Abneigung vor Speise, Getränken, Taback, mit brecherlicher Ueblichkeit und salzigem Geschmack im Munde, doch so, daß die Speisen keinen üblen, fremdartigen Geschmack haben (n. 2 St.) (*S. Hahnemann.*) [ACS 46]

(Früh beim Aufstehen aus dem Bette Aufstoßen wie nach faulen Eiern.) (*S. Hahnemann.*) [ACS 47]

---

[8] Zum Theil Heilwirkung.

Aufstoßen nach dem Geschmacke der Speisen von Mittag bis abends. (*S. Hahnemann.*) [ACS 48]

Kurzes Aufstoßen nach bloßer Luft. (*St.*) [ACS 49]

Schlucksen, abends. (*S. Hahnemann.*) [ACS 50]

Starker Hunger vor Tische. (*S. Hahnemann.*) [ACS 51]

Begieriges, hastiges Essen. (*S. Hahnemann.*) [ACS 52]

Hunger ist ihm weit empfindlicher, als je sonst. (*Fz.*) [ACS 53]

Nachmittags ganz ungewöhnlich starker Appetit. (*Fz.*) [ACS 54]

Stete Neigung zum Erbrechen, welche oben im Halse ihren Sitz hatte. (*S. Hahnemann.*) [ACS 55]

Nachmittags (gegen 5 Uhr) Uebligkeit, er ward matt, mußte sich setzen, dann Brecherlichkeit. (*S. Hahnemann.*) [ACS 56]

Auf eine angenehme Speise ward es ihm weichlich und brecherlich. (*S. Hahnemann.*) [ACS 57]

Mit Drücken verbundene Stiche in der Herzgrube; nach einigen Stunden unschmerzhafte Auftreibung und Geschwulst der Herzgrube (*S. Hahnemann.*) [ACS 58]

→ Durst: *Fieber, Frost, Schweiß und Puls*

■ **Abdomen**

Früh im Bett ein fortwährendes kneipendes Drücken in beiden Seiten des Unterleibes, auch nach dem Bauchringe zu, als wenn ein Bruch hervortreten wollte, ohne Anspannung des Unterleibes; einzelne abgehende Blähungen erleichterten nur auf Augenblicke. (*S. Hahnemann.*) [ACS 59]

(Nach dem Abendessen eine Vollheit im Unterleibe und unabgesetzt kneipende Kolikschmerzen mit großer Ernsthaftigkeit und Freudlosigkeit.) (*S. Hahnemann.*) [ACS 60]

Drücken im Unterleibe, wie bei versetzten Blähungen. (*Hsch.*) [ACS 61]

Als er nach der mäßigen Mahlzeit noch etwas Brod aß, bekam er während des Essens auf der linken Seite der Magengegend ein äußerst schmerzhaftes Pressen, das auch nachher noch fortdauerte (*Fz.*) [ACS 62]

Nach dem Gehen in's Freie, Vollheit im Unterleibe (*S. Hahnemann.*) [ACS 63]

Zu verschiedenen Tageszeiten Empfindung von Pressen in der Herzgrube, alle Kleider waren ihr daselbst zu enge, sie mußte sich alles loser machen (*S. Hahnemann.*) [ACS 64]

Einiges Gähren im Leibe mit Fortgang vieler Blähungen den ganzen Tag (nach 4 St.) (*S. Hahnemann.*) [ACS 65]

Gährung im Bauche und dann Erbrechen; – bald darauf wieder Erbrechen – und zum dritten male (um 9 Uhr) Würmererbrechen. (*S. Hahnemann.*) [ACS 66]

Stechen zum Bauchringe heraus, wie bei einem Leistenbruche. (*S. Hahnemann.*) [ACS 67]

Zuckende Stiche an der Seite des Unterleibes, bei jedem Ausathmen (nach ¼ St.) (*S. Hahnemann.*) [ACS 68]

Leibweh als wenn der Unterleib auseinanderspringen sollte. (*S. Hahnemann.*) [ACS 69]

Die ersten Stunden nach dem Einnehmen des Kaffees häufiger und leichter Abgang der Blähungen, aber nach 12 und mehrern Stunden schwieriger Abgang weniger kurz abgebrochener Blähungen, welche unter Beschwerden im Unterleibe immer fortzugehen streben. (*S. Hahnemann.*) [ACS 70]

Abgang vieler und starker, fast geruchloser Blähungen. (*S. Hahnemann.*) [ACS 71]

(Fürchterlich krampfartiger Leib- (und Brust-) schmerz, und äußeres Benehmen, wie in den stärksten Geburtswehen, unter Klagen, es wolle alle Gedärme zerschneiden, mit Konvulsionen; es krümmte ihr den Körper und zog ihr die Füße bis an den Kopf, unter schrecklichem Geschrei und Zähneknirschen; sie ward kalt und steif, gab peinliche Töne von sich, der Athem blieb weg.) (*S. Hahnemann.*) [ACS 72]

Es geht ihr im Bauche herum, wie zum Stuhle nöthigend. [ACS 73]

■ **Rektum**

Den ersten Tag (gegen seine Gewohnheit) 2mal Stuhlgang, erst derb, dann flüssig. (*Br.*) [ACS 74]

Es thut ihm noth; der Koth ist auch weich, doch kann er nicht gehörig viel los werden. (*S. Hahnemann.*) [ACS 75]

Den zweiten Tag 3maliger harter Stuhlgang. (*Lgh.*) [ACS 76]

■ **Harnwege**

Ein brennendes Reißen im vordern Theile der Harnröhre. (*S. Hahnemann.*) [ACS 77]

Früh öfteres Drängen Urin zu lassen, doch nur in sehr geringer Menge und tropfenweise abgehend. (n. ¼ St.) [ACS 78]

Häufiges Harnen. (*St.*) [ACS 79]

Wenig Urin sondert sich und geht ab (sogleich.) (*S. Hahnemann.*) [ACS 80]

Ein Drücken auf die Blase, welches ihn zum Harnen nöthigt. (*S. Hahnemann.*) [ACS 81]

Die Menge des Urins vermehrt sich sehr (n. 14 St.) (*S. Hahnemann.*) [ACS 82]

Abgang vielen Harns um Mitternacht, bei schlaffen Zeugungstheilen (n. 5 St.) (*S. Hahnemann.*) [ACS 83]

■ **Geschlechtsorgane**

Große Aufgelegtheit zum Beischlafe, die Geschlechtstheile sind sehr erregt, aber es erfolgt nur große trockne Hitze des Körpers, ohne Samenerguß. (*S. Hahnemann.*) [ACS 84]

Unaufgelegtheit zum Beischlafe und Impotenz; die Geschlechtstheile sind nicht zu erregen und die Phantasie ist träge (n. 2 St.) (*S. Hahnemann.*)[9] [ACS 85]

Nächtliche Polluzion. (*S. Hahnemann.*) [ACS 86]

Wundheitsschmerz am Hodensack beim geringsten Reiben der Beinkleider. (*Fz.*) [ACS 87]

Früh ein wollüstiges Jucken an der Spitze der Eichel, welches zum Kratzen nöthigt, einige Stunden lang (n. 47 St.) (*Lgh.*) [ACS 88]

■ **Atemwege und Brust**

Früh beim Erwachen ganz rauh und heiser im Luftröhrkopfe. (*S. Hahnemann.*) [ACS 89]

Verstopfte Nase, wie Stockschnupfen. (*Fz.*) [ACS 90]

Stockschnupfen mit wenig Ausfluß. (*Fz.*) [ACS 91]

Beklemmung auf der Brust (sogleich). (*S. Hahnemann.*) [ACS 92]

Beklemmung der Brust, sie muß kurz athmen, das Athmen hebt die Brust sichtbar (nach dem Verschwinden der Gesichtshitze). (*St.*) [ACS 93]

Kurzer, schnell auf einander folgender Husten; einzelnes, kurzes, abgebrochenes, obwohl häufiges Kotzen (n. 1 St.) (*S. Hahnemann.*) [ACS 94]

Er mußte innehalten mit Husten; es zog sich vor die Augen, es ward ihm bleich davor und er wurde wie drehend. (*S. Hahnemann.*) [ACS 95]

Kurzes, schnell vorübergehendes Hüsteln, wie von einem Reize im Halse, öfters wiederkehrend. (n. 1 St.) (*St.*) [ACS 96]

Um Mitternacht ein starker Reizhusten, eine Stunde lang. (*S. Hahnemann.*) [ACS 97]

Schnell überfallendes trocknes Hüsteln, wie von krampfhafter Zusammenschnürung des Kehlkopfs, welcher mit trocknem Schleime überzogen zu seyn scheint. (*S. Hahnemann.*) [ACS 98]

Es thut beim Husten an der Seite der Brust weh, fast wie Stechen. (*S. Hahnemann.*) [ACS 99]

Früh nach dem Aufstehen ist's wie Katarrh hinten im Halse, ein Schnupfenschleim läuft aus der Nase, ohne Empfindung von Schnupfen in der Nasen- und Stirnhöle. (*S. Hahnemann.*) [ACS 100]

■ **Rücken und äußerer Hals**

Kreuzschmerz beim Gehen. (*S. Hahnemann.*) [ACS 101]

Lähmiger Schmerz im Kreuze, im Sitzen und Stehen (*S. Hahnemann.*) [ACS 102]

■ **Extremitäten**

Große Schwäche in den Armen und Müdigkeit im ganzen Körper. (*S. Hahnemann.*) [ACS 103]

Reißen im linken Arme, daß sie ihn nicht gut bewegen konnte. (*S. Hahnemann.*) [ACS 104]

In den Armen, wenn er sie gebeugt hält, eine Art krampfhaften Heranziehens, beinahe Zucken. (*Fz.*) [ACS 105]

Rheumatischer Zerschlagenheitsschmerz am linken Oberarm. (*Fz.*) [ACS 106]

Zuweilen zieht sich der eine oder der andere Finger klammartig zusammen; er konnte früh den kleinen Finger nicht ganz gerade machen. (*S. Hahnemann.*) [ACS 107]

Ein empfindliches Ziehen oder Reißen abwärts in den weichen Theilen der Finger (n. 2 St.) (*S. Hahnemann.*) [ACS 108]

Die Hände zittern, wenn er etwas still halten will. (*Fz.*) [ACS 109]

Gefühl von Taubheit in den Fingern (n. $1/4$ St.) (*Fz.*) [ACS 109a]

Der vor dem Einnehmen ganz leicht verbrannte und ganz schmerzlose Finger fängt an heftig zu schmerzen (n. 3 St.) (*Fz.*) [ACS 110]

Unter dem Hüftgelenke an dem Hinterbacken nach dem Sitzbeine zu, im Oberschenkelbeine, Schmerz wie zerschlagen, beim Sitzen und Gehen; er mußte im Gehen hinken. (*S. Hahnemann.*) [ACS 111]

Das geringste Reiben eines wollenen Zeuges macht die innere Seite der Oberschenkel wund, oder bringt wenigstens eine sehr schmerzhafte Empfindung von Wundseyn daselbst hervor. (*S. Hahnemann.*) [ACS 112]

---

[9] **Anmerk.** Sympt. 84. 85. Die Erregung des Geschlechtstriebes ist Primärwirkung, die Erschlaffung desselben Nachwirkung des Caffees.

Am rechten Schienbeine ein zuckendes Fressen und Schrinnen, in der Ruhe und bei Bewegung, und Empfindung, wie wenn die Röhre zerschlagen wäre, zugleich mit Hitzgefühl daran. (*S. Hahnemann.*) [ACS 113]

Zittern der Füße. (n. 1³/₄ St.) (*St.*) [ACS 114]

Eine zitternde Bewegung im Knie beim Herabsteigen der Treppe (Nachwirkung?) (*S. Hahnemann.*) [ACS 115]

Beim Aufziehen des Kniees, Klamm in der Wade. (*S. Hahnemann.*) [ACS 116]

Beim Vorbiegen des Unterfusses, Klamm in der Fußsohle. (*S. Hahnemann.*) [ACS 117]

Unter dem innern Knöchel des rechten Fußes ein zuckendes Stechen, beim Auftreten auf die Ferse, oder beim Rückwärtsbiegen des Fußes, auch bei der Berührung der Stelle. (*S. Hahnemann.*) [ACS 118]

- **Allgemeines und Haut**

Zerschlagenheitsschmerz aller Gelenke, vorzüglich der gebogenen, früh im Bette, welcher beim Aufstehen vergeht. (*S. Hahnemann.*) [ACS 119]

Stechendes Zucken durch das eine oder das andere Glied. (*S. Hahnemann.*) [ACS 120]

Sie mußte sich nach dem Gehen jedesmal legen, wegen Schmerz in den Beinen. (*S. Hahnemann.*) [ACS 121]

Beim Treppensteigen große Mattigkeit, die schnell vorüberging. (*S. Hahnemann.*) [ACS 122]

Schmerz im ganzen Leibe, so daß er wenig Ruhe hat. (*S. Hahnemann.*) [ACS 123]

Ausschlag und Jücken am ganzen Körper (Nachwirkung?) (*S. Hahnemann.*) [ACS 124]

Der Kaffee verwandelt das Jücken eines Ausschlags in Brennen. (*S. Hahnemann.*) [ACS 125]

Große Beweglichkeit des Muskelsystems; jede Bewegung geht leicht und schnell und mit einer gewissen Kraft von Statten. (*A.*) [ACS 126]

Leichtigkeit des Kopfs und aller körperlichen Verrichtungen; überhaupt ungewöhnlich erhöhetes Gefühl des Wohlseyns und Lebens. (*A.*) [ACS 127]

→ Allgemeines: *Fieber, Frost, Schweiß und Puls*

- **Schlaf, Träume und nächtliche Beschwerden**

Wenig Schlaf. (*S. Hahnemann.*) [ACS 128]

Ungemeine Munterkeit des Geistes und Körpers, bis Mitternacht (n. 6 St.) wo sie dann einschlief. (*St.*) [ACS 129]

Schlaflosigkeit wegen einer übermäßigen Aufregung des Geistes und Körpers. (*St.*) [ACS 130]

Schlaftrunkenheit; er befürchtet einen Schlagfluß. (*S. Hahnemann.*) [ACS 131]

Die Nacht im Schlafe bewußtloses Herumwerfen; früh fand er sich verkehrt im Bette liegen. (*S. Hahnemann.*) [ACS 132]

Schlaflosigkeit nach Mitternacht (v. 2–7 Uhr) mit kolikartiger Stauchung der Blähungen unter den Ribben, wovon Aengstlichkeit entsteht, und Hitzempfindung am ganzen Körper, ohne Schweiß (außer unter der Nase), ohne Durst, und doch mit Verlangen, sich zu entblößen. (*S. Hahnemann.*) [ACS 133]

Hang sich zu legen, die Augen zu schließen, doch ohne schlafen zu können oder zu wollen. (*Br.*) [ACS 134]

Er schläft unruhig die Nacht und muß sich bald auf diese, bald auf jene Seite wenden. (*Fz.*) [ACS 135]

Anfangs Munterkeit, bald darauf Schläfrigkeit. (*Hsch.*) [ACS 136]

Nach 12 Stunden große Schlafmüdigkeit. (*A.*)[10] [ACS 137]

Er schlief die Nacht bis 3 Uhr; von da an war es bloßer Schlummer; er wachte auf, kam aber nicht zur Besinnung. (*Br.*) [ACS 138]

Nachts öfteres Erwachen aus dem Schlafe, wie ein Schreck. (*Lgh.*) [ACS 139]

Oefteres Erwachen gegen Morgen. (*Lgh.*) [ACS 140]

Schlaf durch schreckhafte Träume beunruhiget. (*Lgh.*) [ACS 141]

Die Nacht sehr lebhafte, lange Träume. (*S. Hahnemann.*) [ACS 142]

Die Nacht leichte Träume. (*S. Hahnemann.*) [ACS 143]

Mittags ungewöhnlich starker Appetit, nach dessen mäßiger Befriedigung Neigung zum Sitzen eintrat und im Sitzen Schläfrigkeit. (*S. Hahnemann.*) [ACS 144]

Gähnen. (*S. Hahnemann.*) [ACS 145]

Oefteres tiefes Gähnen. (*Fz.*) [ACS 146]

- **Fieber, Frost, Schweiß und Puls**

Alle Beschwerden erhöhen sich beim Gehen in freier Luft. (*S. Hahnemann.*) [ACS 147]

Abneigung vor freier Luft. (*S. Hahnemann.*) [ACS 148]

Nach dem Spatzierengehen in freier Luft eine beständige Müdigkeit der Füße, bis in die halben Dickbeine. (*S. Hahnemann.*) [ACS 149]

---

[10] **Anmerk.** Sympt. 136. 137. Die Munterkeit ist Primär-, die Schläfrigkeit Sekundärwirkung des Kaffees.

Beim Gehen in freier Luft wird die Laune traurig, weinerlich und unaufgelegt zu allen Geschäften. (*S. Hahnemann.*) [ACS 150]

Die ihm sonst angenehme und gewohnte Luft kam ihm sehr schneidend vor. (*Fz.*) [ACS 151]

Das Gehen in freier Luft greift ihn außerordentlich an, es drängt ihm das Wasser aus den Augen, er wird bald ganz müde (n. 6½ St.) (*Fz.*) [ACS 152]

Heftiger Durst ohne Hitze des Körpers und ohne Trockenheit der Zunge. (*S. Hahnemann.*) [ACS 153]

Nachtdurst; er erwacht oft, um zu trinken. (*S. Hahnemann.*) [ACS 154]

Früh im Bette Trockenheit im innern Munde, ohne Durst. (*S. Hahnemann.*) [ACS 155]

Wärmegefühl mit etwas rothem Gesichte, ebenfalls ohne Durst. (*S. Hahnemann.*) [ACS 156]

Frostanfälle, durch Bewegung vermehrt. (*St.*) [ACS 157]

Frösteln durch den ganzen Körper (bei warmer Haut), merkbarer und stärker bei Bewegung des Körpers. Wenn sie vom Stuhle aufsteht, überläuft sie es kalt, bei blassem Gesichte; 10 Minut. lang (n. 2½ St.) (*St.*) [ACS 158]

Früh (um 5 Uhr) und Nachmittags (1 Uhr) heftiger Frost in Bette ohne Durst. (*S. Hahnemann.*) [ACS 159]

Nachmittags (n. 4 Uhr) abgespannt, schwer und kraftlos in den Gliedern, die Knie knickten zusammen, äußerliche und innerliche Fieberwärme und Frost dabei. (*S. Hahnemann.*) [ACS 160]

Nachmittags, kalte Füße (n. 4 Uhr) und zugleich Kopfweh und Drang des Bluts nach dem Kopfe (n. 24 St.); es verging durch Spatzieren in freier Luft. (*S. Hahnemann.*) [ACS 161]

Kälte der Hände, dann Kälte der Füße (n. 2–3 St.) (*S. Hahnemann.*) [ACS 162]

Wiederholte Frostanfälle und Schauder im Rücken, bei gehörig warmem Körper. (*Fz.*) [ACS 163]

Kältegefühl am ganzen Körper, es läuft ihr so kalt am Rücken herunter, wie in einer kalten Stube; dann schnelle Röthe und Hitze des Gesichts mit kalten Händen, die dann auf der innern Fläche heiß werden, während sie äußerlich kalt bleiben. (*Fz.*) [ACS 164]

Nach dem Frösteln geringe Hitze ohne Durst (n. ¼ St.) (*St.*) [ACS 165]

Frösteln im Rücken mit Hitzgefühl vermischt; vorzüglich in der Mitte des Rückens über den Unterbauch herüber eine Wärme, als wollte Schweiß ausbrechen. (*St.*) [ACS 166]

Innerlicher Schauder und selbst in der Brust, und Frost und zugleich Hitze im Kopfe und Schweiß im Gesichte; alles ohne Durst. (*S. Hahnemann.*) [ACS 167]

Gegen Morgen Schweißduftung. (*S. Hahnemann.*) [ACS 168]

Abends nach dem Niederlegen Empfindung von allgemeiner Hitze; es war ihm alles zu enge; die Nacht allgemeiner Schweiß, besonders im Rücken. (*S. Hahnemann.*) [ACS 169]

Abends (8 Uhr) äußerlich fühlbare Hitze am ganzen Körper, mit starkem Trockenheitsgefühl im Munde und zugleich Schauder im Rücken und dem hintern Theile des Körpers herab; dann wurden Hände und Füße eiskalt; darauf im Bette bald große Kälte, bald große Hitze bis nach Mitternacht; früh Zerschlagenheitskopfweh, wobei er beim Spazieren jeden Tritt schmerzhaft fühlte (n. 30 St.) (*S. Hahnemann.*) [ACS 170]

Etwas Frost und zugleich etwas Hitze in beiden Backen (*S. Hahnemann.*) [ACS 171]

Im Rücken zwischen den Schultern eine zitternde Bewegung mit Wärme verbunden. (*Hsch.*) [ACS 172]

Hitze im Gesicht und Röthe der Wangen (n. ¼ St.) (*St.*) [ACS 173]

Trockne Wärme im Gesichte. (*Hsch.*) [ACS 174]

Wärme in der Brust und dem Unterleibe. (*Hsch.*) [ACS 175]

Ungewöhnlich warme Füße. (*Hsch.*) [ACS 176]

Abends (8, 9 Uhr) Uebelkeit, wie im Magen, wie eine Ohnmacht und Schwindel, er mußte sich setzen und legen, und dabei lag es ihm in allen Gliedern, **mit etwas Frost** (n. 24 St.) (*S. Hahnemann.*) [ACS 177]

Nachmittags 3 Uhr, ohne vorgängigen Frost, allgemeine Hitze, und Röthe im Gesichte, mit vielem Durste; nach der Hitze Schweiß über und über, welcher in den ersten Stunden noch mit Durst begleitet war. (*S. Hahnemann.*) [ACS 178]

Sie wacht die Nacht bisweilen auf, fühlt sich in großer trockner Hitze über und über und mußte sich umwenden, 2 Nächte nach einander; der Athem kam heiß zum Munde heraus, doch ohne Durst und ohne Mundtrockenheit. (*S. Hahnemann.*) [ACS 179]

In der einen Wange Hitze und Röthe unter fast immerwährendem Schauder. (*S. Hahnemann.*) [ACS 180]

In der Fieberhitze redet sie bei offenen Augen irre, es solle doch dies und jenes herbeigeschafft werden. (*S. Hahnemann.*) [ACS 181]

Früh im Bette Hitzgefühl und vermeidet doch die Entblösung. (*S. Hahnemann.*) [ACS 182]

Colchicum autumnale

Herbstzeitlose. (Colchicum auctumnale. Lichtblume.) [ACS 6 (1826), Heft 1, S. 136–170]

[Vorrede und Zusammenstellung der Symptome von Ernst Stapf.]

Von Alters her ausgezeichneter Heilkräfte wegen berühmt[1], in der neuern und neuesten Zeit durch Anton von **Störks**[2] und der Engländer **Wart, Home**[3] und **William's**[4] eifrige Bemühungen und reiche Erfahrungen, von neuem der Aufmerksamkeit der Aerzte dringend empfohlen, verdiente es die Herbstzeitlose wohl, sorgfältige und genaue Versuche an Gesunden mit ihr anzustellen, um endlich einmal auf diesem, allein zum Ziele führenden Wege, eine sichere Basis für die richtige Beurtheilung und naturgesetzliche therapeutische Anwendung ihrer Kräfte zu erhalten

Man hat die Herbstzeitlose bisher in sehr verschiedenen Krankheitsformen und, wie behauptet wird, mit verschiedenem Erfolge angewendet. Ihre große Heilkraft gegen **rheumatisch-gichtische** Beschwerden war bereits den ältern Aerzten sehr wohl bekannt. Schon **Avicenna** nennt sie dieser Eigenschaft wegen *theriaca articulorum*, und **Alexander Trallianus** in seinem Traktat über das Podagra, *praestantissimum remedium*. Andre gleichzeitige Schriftsteller nennen sie sogar *anima articulorum*. **Michael Ettmüller**[5] berichtet, daß die Alten sich häufig der Pillen aus Hermodactylus bei

gichtischen Schmerzen der Gelenke und Lähmungszufällen bedient haben, welche aber in der Folge, wie so vieles andre Gute, außer Gebrauch gekommen seyn. Auch **Fernelius** und **Sennert** gedenken ihrer als höchst wirksam bei der Gicht. In Frankreich (und England) bediente man sich eines, unter dem Namen *Eau medical d'Husson* bekannten Geheimmittels gegen die Gicht, dessen Hauptbestandtheil nach **Warts** und **Clarkes** damit angestellten Versuchen, eben die Herbstzeitlose seyn, wiewohl es nach Anderer Behauptung, aus drei Theilen *Tr. Hellebori albi* und einem Theile *Laudan. liquid. Sydenh.* bestehen soll.

Als Gichtmittel von den neuern Aerzten fast ganz vergessen, erlangte sie erst in der neuesten Zeit, besonders durch die Empfehlungen mehrerer englischen Aerzte, welche sie mit größtem Erfolge in diesen Krankheitsformen angewendet zu haben versicherten, neuen Ruf, und gegenwärtig liegen bereits eine sehr große Menge Erfahrungen englischer und deutscher Aerzte, welche sämmtlich namentlich aufzuführen, hier nicht der Ort ist, vor uns, bestätigend die große Heilkraft der Herbstzeitlose in diesen Fällen. Mehrere von denen, welche Beobachtungen mit ihr angestellt, behaupteten, daß sie vorzugsweise bei chronischem, fieberlosen Rheumatismus und Gichtleiden dienlich, bei akuten hingegen nachtheilig sey, z. B. **Kolley**[6], **Williams**[7], dahingegen Andere sie ebensowohl bei chronischen als akuten Gichtbeschwerden heilsam erachten, z. B. **Haden**[8], ja die oft genannten Aerzte, **Wart** und **Home**, nennen sie sogar in dieser Krankheitsform spezifisch heilsam.

Offenbar ist die Meinung der erstern die vernünftigste und wahrste; denn aus allem, was wir von der Eigenthümlichkeit dieser Pflanze wissen, gehet hervor, daß sie, wie überhaupt nur chronische Krankheiten, so auch blos chronische sogenannte rheumatisch-gichtische Leiden, gründlich zu heilen im Stande seyn wird.

Was die gerühmte Spezifizität der Herbstzeitlose in Gicht und Rheumatismus betrifft; so setzt diese Behauptung eine gänzliche Verkennung der Natur

---

[1] Schon **Avicenna, Mathiolus, Dioscerides, Alexander Trallianus, Paulus Aegineta, Demetrius Pepagomenus** (welcher das Colchicum, unter dem Namen *Hermodactylus*, in einer eignen Abhandlung (*de Podagra, 1260*) als ein höchst wirksames Mittel beschreibt) – späterhin **Leonard Fuchs**, (*de compos. medicam.*) **Fernelius, Sennert, Michael Ettmüller**, (*Colleg. pharmaceutic. I. p. 748*) **G. W. Wedel**, (*Commentat. de Colchico, veneno et alexipharmaco, Jen. 1718*) **Linné** (*Amoenit. academ. V. p. 159*), vieler andern nicht zu erwähnen, gedenken der Herbstzeitlose rühmend. Ob die Pflanze, welche die Alten mit dem Namen *Hermodactylus* bezeichneten unser jetziges *Colchicum auctumnale* ist, dürfte mit Gewißheit schwer auszumitteln seyn. **Mathiolus** sucht die Gleichheit beider zu bestreiten.

[2] *Ant: L. B. d. Stoerk, Libell. de Colchic. autumn. radice* – und – *Contin. Experiment. Viennae 1764.* Ihm gebührt der Ruhm, zuerst durch mit Colchicum an gesunden Menschen – (an sich selbst) angestellte Versuche der Wahrheit näher gekommen zu seyn.

[3] *The London medic. Repository. Vol. VI. N. 31.*

[4] *The London medic. Repository. Vol. XV. N. 85.*

[5] *Michael. Ettmüller. Colleg. pharmaceutic in Schröderum, I. p. 749.*

[6] Horns Archiv f. medicinische Erfahrung, 1824. Januar und Februar. S. 120.

[7] a.a.O.

[8] *Practical observations on the Colchicum auctumnale. Lond. 1820.*

der Krankheiten und des Arzneimittels voraus und erinnert an das Unwesen jener (wissenschaftliche Medizin sehr vornehm sich nennenden) Schule, welche es vorzieht, die Krankheiten nach allgemeinen, meist fingirten Bestimmungen, und eben so vagen Namen, nicht aber, wie es sein muß, nach ihren feinsten, individuellen Erscheinungen, zu beurtheilen und, unglücklich genug, zu behandeln. Wie tausende mögen seit die Herbstzeitlose in der Medizin wieder Mode geworden ist, (in der Wissenschaft der ewigen Natur Mode!!) von diesem gerühmten, auf Autoritäten hin blindlings angewendeten Spezifikum nicht nur nicht geheilt, sondern durch die ungeheuern Gaben, in welchen es gewöhnlich – und wie oft am unrechten Orte! – angewendet wird, verschlimmert worden seyn; wie ich denn selbst traurige Beispiele der Art zu beobachten Gelegenheit gehabt habe; nicht in eigener Praxis, da es, wie bekannt, die Homöopathie unter ihrer Würde hält, die Arzneien so auf bloße Empfehlung hin, ohne sie vorher ihren wahren Wirkungen nach genau zu kennen, und gegen nicht gehörig scharf bezeichnete Krankheitsfälle zu gebrauchen.

Nächst rheumatisch-gichtischen Beschwerden, hat man die Herbstzeitlose besonders in Geschwulstkrankheiten, Wassersuchten, und gewiß nicht selten mit Glück, angewendet, wozu namentlich **Störks** Beobachtungen Veranlassung gegeben haben. Auch **Zach, Krapf, Plenk**[9], **Collin**[10], **Linné, Marges**[11], **Planchon,** u.a. m. gedenken ihrer Heilkraft gegen wassersüchtige Zustände rühmlichst. Die Herbstzeitlose aber zu einem Spezifikum gegen Wassersucht zu erheben, wie es wohl bisweilen geschehen, ist gewiß nicht minder thöricht, als die eben gerügte Erhebung derselben zu einem *Specificum antirheumaticum* und *antarthicum*. Aus der ungeheuern Menge mit dem Collectiv-Namen „Rheumatismus, Gicht, Wassersucht," belegter Krankheitszustände, können nur einige, ihrer spezifischen Eigenthümlichkeit genau entsprechende, spezifisch von ihr geheilt werden, was auch die Erfahrung bestätiget. Diese Fälle genau zu bestimmen, (und somit den Arzt und den Kranken vor sehr unangenehmen und verderblichen Mißgriffen zu bewahren,) also ächt rationell zu handeln, dieß ist die Aufgabe der Homöopathie, welche man, thörigt genug, und über eignes Treiben

ganz verblendet, so gern der Irrationalität beschuldiget.

Gegen eine Art *Asthma hypochondriacum* wendete **Göritz**[12], und gegen eine Art *Asthma* **Störk**[13], gegen hypochondrische Beschwerden **Thomas Raven**[14], die Herbstzeitlose mit Nutzen an. Bei Uterinleiden, besonders kurz vor Eintritt der Pubertät, sah **Williams**[15] großen Nutzen von ihrem Gebrauche; auch bei Symptomen inveterirter Syphilis, (wahrscheinlich Merkurialnachwehen) z.B. Hodenanschwellungen, u. s. w. will sie **Schearmann,** und bei venerischen (merkuriellen) Knochenschmerzen (Exostosen) **Williams**[16], heilsam gefunden haben.

In wie fern, was **Raven**[17] von ihrer Heilkraft bei Convulsionen, ja selbst bei Veitstanz rühmt, gegründet seyn mag, wag' ich nicht zu entscheiden.

Vergleichen wir die Symptome der durch Herbstzeitlose wirklich geheilten Krankheiten, mit den nachstehend verzeichneten, von ihr an Gesunden erregten künstlichen Krankheitserscheinungen, so findet sich eine unläugbare große Aehnlichkeit zwischen beiden, und es wird dadurch aufs neue die Wahrheit des Satzes bestätiget, daß die schnelle und gründliche Heilung aller, namentlich chronischer Krankheiten, von hoher Bedeutung, auf homöopathischem Wege geschehe. Die Anerkennung dieser großen Wahrheit, können die mannichfachen, oft sehr gekünstelten und lächerlichen Erklärungsversuche[18] dieser unläugbareren Wahrheit, welche die Aerzte, vielleicht blos darum, um sich nicht zu gestehen, auf diesem einfach naturgemäßen, ächt rationellen, aber, wie

[9] *Mater. chirurgic. p. 345.*

[10] *Obs. circa morb. acut. et chron. P. 2. cap. 1.*

[11] *Journal de medecine T. 23. p. 20–21. Journ. de Med. T. 28. p. 504.*

[12] **Göritz,** *in Büchn. Misc. phys. med. 1728. p. 1213.*

[13] a.a.O.

[14] *The London medical. an physical Journal by Fothergill. 1817. February.*

[15] a.a.O.

[16] a.a.O.

[17] a.a.O.

[18] Man erinnere sich hierbei nur an die neuern Versuche, die, durch das homöopathische Heilgesetz so einfach und naturgemäß erklärte, spezifische Heilkraft der Belladonna gegen das ächte Scharlachfieber zu erklären. Da man nun einmal Thatsachen nicht wegläugnen kann, möchte man doch wenigstens das ihnen zu Grunde liegende Naturgesetz wegläugnen und tadelnd verdrehen; sey es auch durch leere Worte und Hypothesen, wie im eben genannten Falle geschehen ist. Merkwürdig aber ist es, daß durch alle diese hochtönenden Erklärungen kein einziges wahres Heilmittel gefunden wird und werden kann, was das homöopathische Heilgesetz so sicher zu finden lehrt.

man meint, nicht genug vornehmen, nicht hinreichend gelehrten, vielen so sehr verhaßten Wege, gegen Wissen und Willen wandeln zu müssen, gemacht haben, keineswegs hindern; so wenig in diesem Falle die seltsame Annahme **Homes**[19], „weil die Herbstzeitlose den Puls langsamer mache, werde sie in die Blutmasse aufgenommen und heile auf diese Weise die Gicht," (warum thuts denn nicht auch *Digitalis purp.*?) unsere Ansicht zu ändern vermag.

Für den homöopathisch heilenden Arzt öffnet sich in der Herbstzeitlose ein reicher Schatz künstlicher Krankheitselemente, wodurch sie in sehr bedeutenden und nicht selten erscheinenden Körperbeschwerden ungemein hülfreich zu werden verspricht. Ihre Wirkung scheint sich vorzüglich auf die niedern Gebilde des Organismus zu erstrecken; Knochen, Schleimhäute, Harn- und Verdauungswerkzeuge, und ganz vorzüglich Muskeln. Auch auf die Organe der Brust ist ihre Wirkung unverkennbar. Höchst merkwürdig sind die von ihr erregten eigenthümlichen Bruststiche (Sympt. 214–224.) und Brustbeklemmung, (Sympt. 206–212) welche auf ihre große, bereits erprobte Heilkraft in gewisse Arten Asthma, selbst Brustwassersucht, namentlich unter Berücksichtigung der Harnsymptome (173, 178, 179, 180, 181, 182, 183–188.) schließen lassen. Bei Peripneumonieen mit serösen Ergießungen, in Brustwasser sucht, will sie **Carminati**[20] heilsam gefunden haben, bei Asthma **Göritz**[21] und **Störk**[22].

Nicht minder ist in einigen Arten Wassersucht und gewiß auch in einigen rheumatisch-gichtischen Beschwerden sehr viel von ihr zu erwarten, wie die nachstehenden Symptome zur Gnüge andeuten und zu näherer Bestimmung der speziellen Fälle, in welchen sie Anwendung finden kann, Anleitung geben. So wird ebenfalls in einigen sehr bedeutenden Krankheitszuständen der Harnwerkzeuge, vielleicht auch der Speicheldrüsen (Sympt. 86–93) Heilsames von ihrer zweckmäßigen Anwendung zu erwarten seyn. Besonders merkwürdig sind die eigenthümlichen, von der Herbstzeitlose erregten Muskelschwäche und Lähmungsbeschwerden, welche in den Symptomen 243, 300, 306–315. so stark und charakteristisch ausgespro-

chen sind. Wahrscheinlich gründet sich hierauf die Anwendung des Colchicums in Lähmungsbeschwerden, welcher **Ettmüller**[23] gedenkt. Diese Lähmigkeit scheint besonders innig mit den Schmerzen verbunden zu seyn.

Man ist sehr verschiedener Meinung gewesen über die Zeit, in welcher das Colchicum, als am kräftigsten, eingesammelt und zum arzneilichen Gebrauche zubereitet werden solle. Mehrere, z.B. **Maranta**[24], **Haller**[25], behaupten, die Wurzel im Herbst ganz mild, im Frühlinge hingegen sehr scharf und bitter, also auch vorzüglich wirksam gefunden, ja **Krapf**[26] versichert sogar, frische Wurzeln im Herbst ohne allen Nachtheil gegessen zu haben. Auch ich habe vom selbstbereiteten Safte der im October gegrabenen Wurzel, nur unmerkliche Beschwerden empfunden. Mit Eintritt der Blüthe scheint sich allerdings in einigen Pflanzen das Wirksame in ihnen zu vermindern, wohl gar zu verlieren; weswegen es jederzeit vorzuziehen ist, die betreffenden Pflanzentheile vor dieser Periode einzusammeln; ein Verfahren, was auch bei der Herbstzeitlose besonders zu empfehlen seyn dürfte.

Ob die Wurzel oder der Saame kräftiger sey? – auch hierüber ist man in Zweifel gewesen, und ich wage nicht zu bestimmen, ob die Wirkungen beider blos quantitativ, wie einige glauben, oder auch qualitativ verschieden. Dasselbe gilt auch von den Blumen der Herbstzeitlose, auf welche in der neuesten Zeit zuerst Prof. **Frost** aufmerksam gemacht und zu Versuchen damit aufgefordert hat. Wenigstens haben auch sie, wie die Wurzel und der Saame, unter **Ruschels**[27] Augen, in mehrern Fällen rheumatische Beschwerden geheilt.

Die Wurzel verliert durch Trocknen einen großen Theil ihrer Wirksamkeit, weswegen die Essenz aus der frischen Wurzel allen andern Präparaten weit vorzuziehen ist. Um sie zu bereiten, reiniget man im Frühjahre so eben gegrabene frische Wurzeln von allem Schmutz, zerreibt sie im Porzellanmörser und preßt den Saft mittelst einer scharfen Presse aus. Den erhaltenen Saft mischt man mit gleichen Theilen Alcohol und gießt, nachdem sich das Satzmehl, (welches allerhand üble Zufälle, z.B.

[19] a.a.O.
[20] *Carminati Memorie dell' Instituto del Regno Lombardo Veneto I, 1819.*
[21] a.a.O.
[22] a.a.O.

[23] a.a.O.
[24] *Maranta Method. cogn. simpl. p. 88.*
[25] *Histor. stirp. Helvet. p. 1256.*
[26] *Krapf, in Stoerk Continuat. experim. p. 238.*
[27] *London Medical Repository, Merz, 1825.*

Durchfall, Brechen und Colick erregen soll), gesetzt hat, die klare Tinktur vom Bodensatze ab.

Die Tinktur aus den Saamen bereitet man am besten durch mehrtägiges Digeriren eines Theiles der gröblich gepulverten Saamen mit zwanzig Theilen Weingeist.

Zu den Versuchen, deren Resultate nachstehend verzeichnet sind, ist die so eben beschriebene Essenz aus den im Frühling gesammelten frischen Wurzeln angewendet worden; nur D. **Bethmann** hat die seinigen mit der Tinktur des Saamens angestellt.

Das in der neuesten Zeit bis zur Leidenschaft gesteigerte Bestreben, das Wirksame eines jeden arzneikräftigen Pflanzenkörpers durch Hülfe der Chemie gesondert darzustellen, hat auch in der Herbstzeitlose ein Pflanzenalkaloid entdeckt und ist selbiges, nach **Pelletier** und **Caventou**, dem Veratrin analog gefunden worden. Nicht genug aber kann gegen die Anmaßung der Chemie protestirt werden, wenn sie behauptet, in den verschiedenartigsten Pflanzenkörpern einen und denselben Stoff, als wirksames Princip derselben, aufzufinden; und mehr noch gegen die Leichtgläubigkeit der Medizin, welche auf diese irrige und schädliche Behauptung hin, voreilige Schlüsse macht im Betreff der Wirkungen der Arzneien und ihrer Anwendung. So gewiß jeder arzneikräftige Pflanzenkörper seine eigenthümlichen, mit keinem andern zu verwechselnden, von keinem andern zu ersetzenden Kräfte hat; so gewiß Colchicum vom Veratrum, und Krähenaugen von der Ignazbohne, ihren Wirkungen nach, aufs bestimmteste und wesentlichste verschieden sind, so gewiß ist auch weder im Colchicum Veratrin, noch, wie so oft fälschlich behauptet worden, Strychnin in der Ignazbohne anzutreffen, sondern in jedem Stoffe ein ihm allein eigenthümliches Princip. Wir wollen glauben, daß sich die aus mehreren verschiedenen Pflanzenstoffen geschiedenen Alcaloide **chemisch** ziemlich gleichen mögen, woraus jedoch keinesweges folgt, daß sie auch **in ihrer Wirkung auf den menschlichen Körper** identisch sind; wogegen vielmehr die Erfahrung auf das entscheidendste spricht. Solche Irrthümer führen zu dem so verderblichen Generalisiren auch in der Arzneimittellehre.

Noch vermag ich vor der Hand nicht, etwas Sicheres und Gewisses über die Gaben, in welchen die Herbstzeitlose zu verschiedenen Heilzwecken homöopathisch zu reichen ist, zu bestimmen; wiewohl aus mehreren meiner Beobachtungen hervor geht, daß nur höhere Verdünnungsgrade, Billiontel, Trilliontel, ohne Nachtheil und doch mit genügendem Erfolge, anzuwenden sind.

Die Wirkungsdauer der Herbstzeitlose scheint sich auf mehrere Wochen hinaus zu erstrecken, weswegen, so wie vorzüglich im Betracht ihres übrigen Charakters, sie sich auch wohl fast ausschließlich zur Heilung chronischer Uebel eignen dürfte.

Noch ist es nicht gelungen, ein oder einige wesentlich hülfreiche Antidote zu Beseitigung der oft sehr beschwerlichen und langwierigen Wirkungen der Herbstzeitlose aufzufinden. **Störk**[28] setzt in dieser Hinsicht großes Vertrauen auf die Säuren, womit jedoch mehrere spätere Beobachtungen, denen zu Folge Essiggenuß den Verlauf der durch Colchicum erregten Zufälle nicht im mindesten änderte, nicht übereinstimmen. Camphor zeigte nur wenig antidotarische Kraft dagegen; Belladonna beseitigte nur einige weniger wichtige Beschwerden; mehrere andere in dieser Hinsicht versuchte Mittel blieben ohne allen Erfolg.

Es wäre sehr zu wünschen, daß zur nöthigen Vervollständigung dieser Symptome, welche nur als ein, wiewohl nicht unbedeutender, Anfang zur Kenntniß der wahren Wirkungen dieses großen Mittels betrachtet werden können, in der Folge von dazu wohl geeigneten Beobachtern fernere Versuche damit angestellt werden möchten, (deren freundliche Mittheilung ich mit großem Danke erkennen und nicht unbenutzt lassen würde).

Nachstehend verzeichnete Symptome sind theils von dem Herrn Hofrath D. Sam. **Hahnemann,** theils von Herrn Regierungsrath D. v. Gersdorf (*v. Gf.*), D. Schweikert (*Schw.*), D. Bethmann (*Bth.*) und Stapf (*St.*) an sich selbst und andern wohlgeeigneten gesunden Personen beobachtet und gewissenhaft mitgetheilt worden.

---

[28] a. a. O.

■ Gemüt

Verstimmt, mißmuthig, fürchtet üble Begegnisse. (*St.*) [ACS 334]

Er ist mürrisch, übellaunig, nichts ist ihm recht. (*Bth.*) [ACS 335]

Seine Leiden scheinen ihm unerträglich zu seyn. [ACS 336]

Aeußere Veranlassungen, z.B. helles Licht, starke Gerüche, Berührungen, Ungezogenheiten anderer, bringen ihn ganz außer sich. (*Bth.*) [ACS 337]

■ Schwindel, Verstand und Gedächtnis

Sehr vergessen und zerstreuet. (*Bth.*) [ACS 1]

Gedächtnißschwäche; er vergißt die Worte, indem er sie aussprechen will und kann nur mühsam und mit Anstrengung den früheren Ideengang wiederfinden und im Sprechen fortfahren. (n. 13 u. 15 Tagen) (*Bth.*) [ACS 2]

Düster im Kopfe; wie Kopfweh. (*St.*) [ACS 3]

■ Kopf

Kopfschmerz bald in diesem, bald in jenem Theile des Kopfs. (*Störk lib. de Colchico, Viennae 1763.*) [ACS 4]

Heftiges Kopfweh (mit Neigung zum Schlucksen.) (*Störk* a.a.O.) [ACS 5]

Drückender Schmerz, rechts oben auf einer kleinen Stelle des Kopfs; kurzdauernd. (*v. Gf.*) [ACS 6]

Bald hie, bald da im Kopfe kurze, klemmende Schmerzen auf einzelnen Stellen. (*v. Gf.*) [ACS 7]

Reißen in der linken Hälfte des Kopfs bis nach dem Scheitel hin. (*v. Gf.*) [ACS 8]

Drückend-reißender Schmerz auf einer kleinen Stelle rechts am Hinterkopf. (*v. Gf.*) [ACS 9]

Kurz vorüber ziehendes Kopfweh dicht über den Augen, klemmend. (*v. Gf.*) [ACS 10]

Auf einer kleinen Stelle des linken Hinterkopfes Reißen. (*v. Gf.*) [ACS 11]

Auf einer kleinen Stelle rechts oben auf dem Kopfe kriebelnd-bohrendes Reißen; später erschien derselbe Schmerz links oben. (*v. Gf.*) [ACS 12]

Reißen in der rechten Schläfe. (*v. Gf.*) [ACS 13]

Reißendes Spannen auf einer Stelle der linken Stirnhälfte, als wolle da ein Geschwür entstehen. (*v. Gf.*) [ACS 14]

Heftiger Druck im rechten Hinterhaupte (n. ½ St.) (*Schw.*) [ACS 15]

Kriebeln im Kopfe unter der Stirn. (*St.*) [ACS 16]

Drückende Schwere im Hinterkopfe, besonders bei Bewegung oder leichtem Vorbeugen. (*Bth.*) [ACS 17]

Ein zwar nicht heftiges, aber sehr angreifendes Drücken in der Tiefe des kleinen Gehirns, durch die leichteste literarische Beschäftigung entstehend. (*Bth.*) [ACS 18]

Ziehen links oben im Kopfe, welches bis in die Nase herab geht. (*v. Gf.*) [ACS 19]

Scharfes, sehr schmerzhaftes, ziehendes Reißen in der linken Kopfhälfte, welches meist im Augapfel derselben Seite anfängt, in dieser Richtung nach dem Hinterkopfe fortgeht und mehrere Tage dauert. (*Bth.*) [ACS 20]

Feines Reißen in der Kopfhaut. (*Bth.*) [ACS 21]

Die Haare gehen ihm stark aus. (*Bth.*) [ACS 22]

■ Gesicht und Sinnesorgane

Wehthun der Augen. (*v. Gf.*) [ACS 23]

Ziehendes Wühlen in der Tiefe der Augäpfel. (*Bth.*) [ACS 24]

Drückender Schmerz im rechten Auge. (*v. Gf.*) [ACS 25]

Fippern im rechten obern Augenlide. (*v. Gf.*) [ACS 26]

Langsames, aber doch sichtbares Ziehen (dem Fippern ähnlich) im linken unterm Augenlide, gegen den innern Winkel hin. (*v. Gf.*) [ACS 27]

Kurzes, heftiges, scharfes Reißen im und um das rechte Auge. (*v. Gf.*) [ACS 28]

Beißen im rechten Auge, besonders im äußern Augenwinkel, mit etwas Thränen und dem Gefühl als klebe der Wink zusammen. (*v. Gf.*) [ACS 29]

Verschwärung einer meibomischen Drüse am untern Augenlide des linken Auges, mit Geschwulst des Lides; dabei sind die Nerven sehr gereizt. (*v. Gf.*) [ACS 30]

Die Gesichtszüge sind völlig verändert, und ähneln denen eines langwierig Kranken. (n. 5 St.) (*Bth.*) [ACS 31]

Kläglich trauriger Ausdruck im Gesichte. (*Bth.*) [ACS 32]

Reißen und Spannen auf der linken Seite des Gesichts bis in das Ohr und den Kopf. (*S. Hahnemann.*) [ACS 33]

Zuckend-ziehender Schmerz in den Gesichtmuskeln, in der Tiefe der Knochen. (*Bth.*) [ACS 34]

In den Gesichtsknochen die sehr unangenehme Empfindung, als würden sie in die Weite auseinander getrieben; mit einzelnen ziehenden Rucken. (*Bth.*) [ACS 35]

Jücken und Ausschlag im Gesichte. (*Marges* im *Journal de Medecine XXIII.* S. 30.) [ACS 36]

Reißen hinter dem rechten Ohre in der Gegend des Kinnbackengelenkes; auch beim Anfühlen eine Zeitlang schmerzhaft. (*v. Gf.*) [ACS 37]

Ohrenzwang, dann Ohrenstechen, wie mit feinen Nadeln im Innern. (*v. Gf.*) [ACS 38]

Zwängendes Stechen im linken Ohr. (*v. Gf.*) [ACS 39]

Klemmschmerz in den Ohren. (*Bth.*) [ACS 40]

Wenn er in dem Zimmer einige Schritte geht, sind ihm die Ohren wie verstopft und brausen. (*Bth.*) [ACS 41]

Reißen im Eingange des rechten Ohrs. (*Bth.*) [ACS 42]

Der Geruch ist so krankhaft gesteigert, daß ihm schon etwas, sonst ganz indifferentes, z.B. Fleischbrühe, bis zum Uebelseyn angreift. (*Bth.*) [ACS 43]

Der Geruch eines frisch aufgeschlagenen Eies brachte ihn der Ohnmacht nahe. (n. 4 T.) (*Bth.*) [ACS 44]

Nasenbluten, Abends. (*Bth.*) [ACS 45]

Kriebeln in der Nase. (*v. Gf.*) [ACS 46]

Wunder Schmerz in der Scheidewand der Nase, im rechten Nasenloche, besonders heftig beim Berühren der Stelle und beim Bewegen der Nase (*v. Gf.*) [ACS 47]

Gefühl in den Nasenknochen, wie vom Druck einer Schwere. (n. 1 1/2 St.) (*Schw.*) [ACS 48]

Kriebeln in der Nasenspitze. (*Schw.*) [ACS 49]

Klemmende Empfindung im obern Theile der Nase. (*v. Gf.*) [ACS 50]

Im Inneren der Nase Wärmeempfindung und Kriebeln, wie beim Nasenbluten. (n. 1/4-1/2 St.) (*Schw.*) [ACS 51]

Scharfes, steigendes Reißen im Rothen der Oberlippe linker Seite. (*v. Gf.*) [ACS 52]

Aufgesprungene Lippen. (*Marges* a.a.O.) [ACS 53]

Ein klemmender Schmerz am rechten Unterkiefergelenke. (*v. Gf.*) [ACS 54]

Brennen rechts neben dem Genick, äußerlich. (*v. Gf.*) [ACS 55]

Drückender Schmerz am rechten obern Theile des Halses, unter dem Ohre, dem Kinnbackengelenke gegenüber, mit etwas Wehthun beim Anfühlen. (*v. Gf.*) [ACS 56]

Drückender Schmerz in den Muskeln, etwas links über dem Kehlkopfe, am Halse und in der Kehle. (*v. Gf.*) [ACS 57]

Reißen im rechten Ober- und Unterkiefer, mit dem Gefühl, als wären die Zähne daselbst zu hoch. (*Schw.*) [ACS 58]

Spannender Schmerz in den rechten Halsmuskeln, äußerlich und beim Schlingen fühlbar. (n. 1/2 St.) (*Schw.*) [ACS 59]

Die Kaumuskeln däuchten ihm wie in die Breite gezogen und gestatten die Oeffnung des Mundes nur wenig und mit Schmerz. (*Bth.*) [ACS 60]

■ Mund und innerer Hals

Die Zähne sind so empfindlich, daß er gar nicht beißen kann. (*Bth.*) [ACS 61]

Ziehender Schmerz in den Zähnen, wie er zu entstehen pflegt, wenn man auf etwas Warmes sogleich etwas Kaltes trinkt. (n. 2 1/2 St.) (*Schw.*) [ACS 62]

Derselbe Schmerz in den Vorderzähnen. (n. 3 St.) (10 anhaltend.) (*Schw.*) [ACS 63]

Wundschmerzendes Zahnweh. (*v. Gf.*) [ACS 64]

Schmerzliches Muckern in den obern Backenzähnen. (*v. Gf.*) [ACS 65]

Reißen in den Wurzeln der linken untern Zähne. (*v. Gf.*) [ACS 66]

Drückendes Zahnweh in den linken untern Backenzähnen. (*v. Gf.*) [ACS 67]

Reißen ganz oben im Zahnfleische, rechts oben im Munde, über einer Zahnlücke, (*v. Gf.*) [ACS 68]

Reißen im Zahnfleische der untern linken Vorderzähne. (*v. Gf.*) [ACS 69]

Reißen links hinten an der Zunge. (*v. Gf.*) [ACS 70]

Brennen auf der Zunge, (von der trocknen, frischen Wurzel.) (*Ehrmann, Diss. de Colchico,* §. 5. 6.) [ACS 71]

Empfindung von Brennen und feines Stechen auf der Zunge. (*Marges,* a.a.O.) [ACS 72]

Erst schwere, dann steife, endlich 6 Stunden lang, empfindungslose Zunge. (v. Kauen der Wurzel. (*Störk* a.a.O. [ACS 73]

Einige flüchtige Stiche in der Mitte der Zunge. (n. 9 u. 13 St.) (*Schw.*) [ACS 74]

Beim Trinken hat er am Eingange der Speiseröhre das Gefühl, als sey daselbst eine hohe, runde Geschwulst. (*Bth.*) [ACS 75]

Entzündung des ganzen Rachens. (*Bth.*) [ACS 76]

Beißendes Kriebeln hinten im Rachen. (*v. Gf.*) [ACS 77]

Starkes Kriebeln im Halse, welches zum Hüsteln und Schleimraksen reizt. (*v. Gf.*) [ACS 78]

Reißen ganz hinten im Rachen, mehr linker Seite. (*v. Gf.*) [ACS 79]

Beständiges scharrendes, kriebelndes Gefühl hinten am Gaumen, wie beim Schnupfen. (*v. Gf.*) [ACS 80]

Es sammelt sich viel Schleim im Halse, der beim Ausraksen grünlich sieht. (*v. Gf.*) [ACS 81]

Beim immerwährenden Kriebeln im Halse, löst sich dünner Schleim, so daß oft ausgespuckt werden muß. (*v. Gf.*) [ACS 82]

Früh, rauh im Halse, mit heiserer Sprache. (*v. Gf.*) [ACS 83]

Beim Niesen wird zuweilen zugleich grünlicher Schleim unwillkührlich durch den Mund ausgeworfen. (*v. Gf.*) [ACS 84]

Zusammenschnürung des Schlundes. (*Boerhave, b. Haller, stirp. helvet. II. S. 125.*) [ACS 85]

Vermehrte Speichelabsonderung. (n. ¼ St.) (*Schw.*) [ACS 86]

Wasserzusammenlaufen im Munde. (n. ¼ St.) (*Schw.*) [ACS 87]

Starker Speichelfluß, den ganzen Tag über (*Schw.*) [ACS 88]

Viel Zusammenfluß wäßrigen Speichels, mit Ueblichkeit, Vollheit und einem Unbehagen im Unterleibe. (n. 4 St.) (*Bth.*) [ACS 89]

Viel wäßriges Speichelspucken. (*Bth.*) [ACS 90]

Mehrere Tage anhaltender wässeriger Speichelfluß, mit Trockenheit des Halses. (*Bth.*) [ACS 91]

Verschluckt er den Speichel, so wird ihm übel und brecherlich. (*Bth.*) [ACS 92]

Sehr starke Salivation. (d. 8. Tag.) (*Bth.*) [ACS 93]

■ Magen

Großer Durst. (*Störk, a. a. O.*) [ACS 94]

Brennender, nicht zu stillender Durst. (Nationalzeitung.) [ACS 94a]

Appetitlosigkeit. (*Bth.*) [ACS 95]

Heiß im Munde; etwas mehr Durst als gewöhnlich. (*St.*) [ACS 96]

Hat zu diesem und jenem Appetit, so wie er es aber sieht oder noch mehr riecht, schüttelt ihn Ekel und er kann nichts genießen. (*Bth.*) [ACS 97]

Selbst starkschmeckende Speisen geben ihm das Gefühl, als kaue er alte Leinewand. (*Bth.*) [ACS 98]

Uebelkeit, gleich nach dem Einnehmen; das Essen behagt ihm nicht. (*St.*) [ACS 100]

Während des Mittagsessens einigemale Uebelkeit. (*Schw.*) [ACS 101]

Stundenlang währendes Schlucksen. (*Bth.*) [ACS 102]

Vormittags viel leeres Aufstoßen. (*v. Gf.*) [ACS 103]

Fortwährendes Aufstoßen nach Luft. (*Bth.*) [ACS 104]

Es ist ihm sehr übel und brecherlich, bei fortwährendem Speichelfluß und Trockenheit des Halses, daß er sich unmuthig bald da, bald dorthin wendet; bei sehr zerstreuetem Geiste und gesunkenen Körperkräften. (n. 5 St. (*Bth.*) [ACS 105]

In aufrechter Stellung Uebelkeit. (*Bth.*) [ACS 106]

Wenn sie sich aufrichtet, kriebels im Magen, wie zum Brechen. (*Bth.*) [ACS 107]

Nach jedesmaligem Erbrechen erfolgt auf kurze Zeit Erleichterung des Uebelbefindens. (*Bth.*) [ACS 108]

Vor dem Erbrechen zieht es den Leib schmerzhaft zusammen. (*Bth.*) [ACS 109]

Heftiges Brechwürgen; nach langem Würgen kömmt eine große Masse gelblich gefärbter, gallig bitter schmeckender Schleim heraus, welcher einen gallig-bittern Geschmack im Rachen hinterläßt. (*Bth.*) [ACS 110]

Heftiges Erbrechen, wobei er alle, 3 Stunden vorher genossenen, Speisen wieder von sich giebt. (n. 6 St.) [ACS 111]

Unter heftigem Bauchgrimmen bekommt sie mehrmaliges Gallerbrechen, mit nachherigem bittern Geschmack im Halse und Munde. [ACS 112]

Er muß ganz zusammengekrümmt und ohne die mindeste Bewegung den ganzen Tag still liegen, indem sonst das, ohne dieß heftige, Erbrechen noch heftiger wird; jede Bewegung erregt und erneuert das Erbrechen. (*Bth.*) [ACS 113]

Erbrechen. (v. Saamen) (*Peyer, Paeonis et Pythagor. Exercit. 50.*) [ACS 114]

Heftiges Erbrechen, (mit Zittern und Krämpfen) (*Hopf, Comment. Tom. VI. S. 318. Tüb. 1800.*) [ACS 115]

Er kann nur auf der rechten Seite liegen; bei jeder Bewegung und Veränderung der Lage wird das Brechen erneuert und furchtbar. (*Bth.*) [ACS 116]

Die Magengegend verträgt nicht die leiseste Berührung. (*Bth.*) [ACS 117]

Brennen und Schwere im Magen. (*Actuarius, Method. med. lib. 5. cap. 12.*) [ACS 118]

Heftiges Brennen und Schmerz im Magen (Nationalzeit. d. D. 1810. S. 718.) [ACS 120]

Brennen im Magen auf einer einzigen Stelle. (*Störk, a. a. O.*) [ACS 121]

Unangenehmes Gefühl im Magen, wie wund. (*St.*) [ACS 122]

Kriebeln im Magen. (*Bth.*) [ACS 123]

Der Magen scheint immer eiskalt zu seyn. (*Bth.*) [ACS 124]

Leichtes Beklemmungsgefühl in der Herzgrube. (*v. Gf.*) [ACS 124a]

Aeußerliches Brennen, rechts neben der Herzgrube. (*v. Gf.*) [ACS 125]

Im Unterleibe, besonders dem Magen, ein leises Frostgefühl mit Schmerz und Schwäche. (*Bth.*) [ACS 126]

Während des Abendessens herausdrückendes Leibweh, dicht unter der Herzgrube, durch Aufstoßen erleichtert und gehoben. (*v. Gf.*) [ACS 127]

Reißen in der Gegend des Herzens. (*v. Gf.*) [ACS 128]

■ **Abdomen**

Früh beim Erwachen, etwas Druck im Oberbauche. (*v. Gf.*) [ACS 129]

Gleich unter den kurzen Ribben rechter Seits nach vorne hin, Schmerz wie von eingeklemmten Blähungen. (*v. Gf.*) [ACS 130]

Einige schneidende Risse in der rechten Seite des Oberbauchs. (*v. Gf.*) [ACS 131]

Klemmend-drückendes Gefühl in der linken Seite des Oberbauchs, welches sich bis in die Hüftgegend erstreckt; durch Aufstoßen kurze Zeit erleichtert. (*v. Gf.*) [ACS 132]

Schmerz wie innerlich wund, auch bei Befühlen, zwischen der linken Hüfte und den Ribben. (*v. Gf.*) [ACS 133]

Vor und beim Anfang des Mittagsessens, drückendes Leibweh um die Nabelgegend, mit Aufblähung. (*v. Gf.*) [ACS 134]

Heftige, spitzige Stiche in der Nabelgegend. (*v. Gf.*) [ACS 135]

Ein scharfes Herausdrücken etwas links über dem Nabel. (*v. Gf.*) [ACS 136]

Klemmender Schmerz links neben der rechten Hüfte, im Unterleibe. (*v. Gf.*) [ACS 137]

Im Unterleibe, gleich links neben der rechten Hüfte, Reißen. (*v. Gf.*) [ACS 138]

Große Aufspannung des Unterleibes, als hätte sie zu viel gegessen; selbst ohne das Geringste genossen zu haben; nach mäßigem Genuß ganz leichter Speise wird dies Gefühl um vieles stärker und lästiger. (n. 3 St.) (*St.*) [ACS 139]

Der Unterleib war in kurzer Zeit äußerst aufgetrieben. (Nationalz. a.a.O.) [ACS 140]

Starke Auftreibung des Unterleibes. (*de Berge, Journ. de Medicine XXII.*) [ACS 141]

Hie u. da stechendes Leibweh unter der Nabelgegend. (*v. Gf.*) [ACS 142]

Aus dem Unterleib nach der Brust zu drängende Empfindung, mit Aengstlichkeit und Hitze, vorzüglich des Kopfes, (n. 1 St.) 2 Stunden dauernd. (*Schw.*) [ACS 143]

Im Unterleibe Schmerz, wie von sich stemmenden Winden. (*St.*) [ACS 144]

Drücken im Unterleibe. (*St.*) [ACS 145]

Hie und da Schmerzen im Unterleibe. (*Störk*, a.a.O.) [ACS 146]

Kolikschmerzen. (*Störk*, a.a.O.) [ACS 147]

Leibschmerzen. (*Hopf*, a.a.O.) [ACS 148]

Im ganzen Unterleibe ist ihr weh und unbehaglich. (*Bth.*) [ACS 149]

■ **Rektum**

Feinstechendes Reißen im After. (*v. Gf.*) [ACS 150]

Kriebeln und heftiges Zucken im After. (*v. Gf.*) [ACS 151]

Absetzendes Brennen am After. (*v. Gf.*) [ACS 152]

Reißen tief im Hinterbacken gegen den After hin. (*v. Gf.*) [ACS 153]

Brennen im After. (*v. Gf.*) [ACS 154]

Sehr schmerzhafter After. (*de Berge* a.a.O.) [ACS 155]

Vorfall des Afters. (*de Berge* a.a.O.) [ACS 156]

Neigung zum Durchfall. (*St.*) [ACS 157]

Unaufhörlicher Stuhlgang. (*de Berge* a.a.O.) [ACS 158]

Drang zum Stuhl, mit wenig hartem oder gar keinem Abgange, und Schmerz im After; mehrmals den Tag über. (*Schw.*) [ACS 159]

Höchst schmerzhafter Stuhlgang. (*Störk* a.a.O.) [ACS 160]

Der nicht eben harte, aber sehr geringe Stuhl wird mit großer Anstrengung heraus gepreßt. (*v. Gf.*) [ACS 161]

Mehrtägige Verstopfung und wenn Stuhlgang erfolgt, so ist er im Verhältniß zu dem Genossenen sehr gering. (*v. Gf.*) [ACS 162]

Blutige Stühle mit Gedärm-Abschabsel gemischt. (*Actuarius* a.a.O.) [ACS 163]

Geringer Kothabgang. (*Störk* a.a.O.) [ACS 164]

Stühle durchsichtigen, gallertartigen Schleims, in Menge, gehen mit Erleichterung des Leibwehs ab. (*Störk*, a.a.O.) [ACS 165]

Dünner Stuhlgang mit vorhergehendem Leibweh. (*Bth.*) [ACS 166]

Es geht ihm im Leibe herum, als sollte Diarrhöe erfolgen. (*Bth.*) [ACS 167]

Wasserige Diarrhöe. (*Bth.*) [ACS 168]

Dünner, wässeriger Stuhl geht ganz ohne alle Empfindung ab. (*Bth.*) [ACS 169]

Sie hat oft wässerige, ohne Gefühl abgehenden Stühle. (*Bth.*) [ACS 170]

Krampf im Schließmuskel des Afters, mit Frösteln darauf im Rücken, welchem Drang zum Stuhle folgte, ohne sich jedoch hinlänglich der Excremente entledigen zu können. (*Bth.*) [ACS 171]

Sie wird öfters zu Stuhle genöthiget, ohne daß etwas abgeht; mit vorgängigem Leibweh. (*Bth.*) [ACS 172]

■ **Harnwege**

Drängen zum Uriniren. (*St.*) [ACS 173]

Harnausleerung etwas vermehrt, (in den ersten 12 St.) und etwas Drängen dabei. (*Schw.*) [ACS 174]

Erst trüber, dann hellgelber Urin. (*v. Gf.*) [ACS 175]

Mehr Urinabgang als gewöhnlich. (*v. Gf.*) [ACS 176]

Vermehrte Harnabsonderung. (*Bth.*) [ACS 177]

Früh im Bette, nach dem Urinlassen, unerträglich kriebelndes Brennen in der Harnröhre, mit dem Gefühl, als wolle noch mehr Urin abgehen und beim Abgang einiger Tropfen Brennen, als wenn sie glühend wären; dabei Brennen im After. (Nach 8 Tagen wiederholt sich dieser Schmerz ebenfalls früh im Bette. (*v. Gf.*) [ACS 178]

Urin dunkler als gewöhnlich. (*St.*) [ACS 179]

Beim Harnlassen, ein brennendes Gefühl in der Harnröhre, als wäre sie wund. (*Bth.*) [ACS 180]

Reizung der Harnwege. (*Störk*, a.a.O.) [ACS 181]

Unaufhörliches Brennen in den Harnwegen und wenig Harnabgang. (*Störk*, a.a.O.) [ACS 182]

Heftiges Brennen in den Harnwegen. (*de Berge*, a.a.O.) [ACS 183]

Brennen in den Harnwegen (nach einigen Minuten) (*Störk*, a.a.O.) [ACS 184]

Harnstrenge; aller Augenblicke geht feuriger Urin ab. (*Störk*, a.a.O.) [ACS 185]

Verminderter Harnabgang. (*de Berge*, a.a.O.) [ACS 186]

Brauner, schwarzer Urin. (*Collin. Ann. medic. P. II.*) [ACS 187]

Bald aufs Brennen in den Harnwegen Abgang einer Menge blassen Urins. (*Störk*, a.a.O.) [ACS 188]

Heftiger Drang zum Harnen, unter Abgang einer großen Menge gelben, fast geruchlosen, Harns. (*Störk*, a.a.O.) [ACS 189]

Ziehende Schmerzen in der Harnröhre. (*Bth.*) [ACS 190]

Ziehende Empfindung in hintersten Theile der Harnröhre (*v. Gf.*) [ACS 191]

Drückendes Ziehen in der Harnröhre. (*v. Gf.*) [ACS 192]

Schneiden im vordern Theile der Harnröhre. (*v. Gf.*) [ACS 193]

■ **Geschlechtsorgane**

Reißen in der Eichel. (*v. Gf.*) [ACS 194]

Ziehen und Reißen in der Harnröhre. (*Bth.*) [ACS 195]

Reißen im linken Saamenstrange. (*Bth.*) [ACS 196]

Monatliches 7 Tage früher, als gewöhnlich. (*S. Hahnemann.*) [ACS 197]

Die eben eingetretene Menstruation verschwindet wieder. (*Bth.*) [ACS 198]

■ **Atemwege und Brust**

Niesen, (bald n. d. Einnehmen.) (*v. Gf.*) [ACS 199]

Kriebeln in der Nase mit Niesen. (*v. Gf.*) [ACS 200]

Langdauernder Schnupfen, der nie dünnflüssig ist und wobei viel zäher Nasenschleim ausgespuckt wird. (*v. Gf.*) [ACS 201]

Schlucksen. (Peyer; *Störk*, a.a.O.) [ACS 202]

Kitzel im Kehlkopfe, welcher ein kurzes, trockenes Hüsteln erregte. (*Störk*, a.a.O.) [ACS 203]

Ein sich durch das Brustbein verbreitendes Brennen. (n. 1 St.) (*Störk*, a.a.O.) [ACS 204]

Kriebeln in der Luftröhre und auf der Brust, mit Husten. (*v. Gf.*) [ACS 205]

Drückender Brustschmerz den ganzen Tag über. (*Schw.*) [ACS 206]

Oefteres spannendes Gefühl auf der Brust. (*v. Gf.*) [ACS 207]

Klemmend-drückendes Gefühl auf der Brust. (*v. Gf.*) [ACS 208]

Abwechselnde Beklemmung der Brust. (n. ¹/₂ St.) (*Schw.*) [ACS 209]

Schwerathmigkeit. (*de Berge*, a.a.O.) [ACS 210]

Engbrüstigkeit. (*de Berge*, a.a.O.) [ACS 211]

Aengstliche Beklemmung der Brust, (n. 3 St.) den Tag über anhaltend. (*Schw.*) [ACS 212]

Stumpfreißender Schmerz in der rechten Brust, ohnfern der Achselgrube, der eine wunde Empfindung, auch beim Befühlen und bei Bewegung, nach sich zieht. (*v. Gf.*) [ACS 213]

Brennender Stich, wie äußerlich, auf der rechten Brust. (*v. Gf.*) [ACS 214]

Stumpfe Stiche in der rechten Brust. (*v. Gf.*) [ACS 215]

Früh im Bette und auch später, bei einiger körperlichen Bewegung, mehrere heftige Stiche in der linken Brust. (*v. Gf.*) [ACS 216]

Beim Einathmen und auch, doch weniger, beim Husten, Stechen in der linken Brust. (*v. Gf.*) [ACS 217]

Heftiger Stich von Innen nach Außen in der rechten Brust. (*v. Gf.*) [ACS 218]

Beim starken **Ausathmen** sticht es stumpf tief in der linken Brust, aber nicht beim **Einathmen**; bald darauf aber **nur** beim **Einathmen.** (*v. Gf.*) [ACS 219]

Scharfe, spitzige Stiche in der rechten Brust. (*v. Gf.*) [ACS 220]

Heftiges Stechen ganz oben in der linken Brust. (*v. Gf.*) [ACS 221]

Stumpfer stechender Druck ganz oben in der rechten Brust, nahe am Arme. (*v. Gf.*) [ACS 222]

Absetzendes Drücken bald oben, bald unten auf kleinen Stellen der rechten Brust. (*v. Gf.*) [ACS 223]

Stumpfstechendes Reißen sehr tief im Innern der rechten Brust, wobei es schwer zu unterscheiden ist, ob es mehr im Rücken, bis wohin es durchzugehen scheint, oder mehr in der Brust ist. (*v. Gf.*) [ACS 224]

■ **Rücken und äußerer Hals**

Reißen im Rücken, links vom Rückgrade. (*v. Gf.*) [ACS 225]

Einzelne Stiche in den Rückenmuskeln. (*Bth.*) [ACS 226]

Stechende Stiche im Kreutze. (*Bth.*) [ACS 227]

Ziehen im Kreutze, durch Bewegung vermehrt. (*Bth.*) [ACS 228]

Sie hat auf der Mitte des heilgen Beins einen handgroßen, heftig, wie unterköthig schmerzenden Fleck, der besonders bei der leisesten Berührung unerträglich wehthut. (*Bth.*) [ACS 229]

Brennende Stiche am heilgen Beine. (*v. Gf.*) [ACS 230]

Schmerz in der Lendengegend. (*Schw.*) [ACS 231]

Zwischen den Schulterblättern, stechend-spannender Schmerz, am meisten beim Bewegen, so daß er eine Weile lang krumm gehen mußte. (*S. Hahnemann.*) [ACS 232]

Ein stark drückender, stumpfer, anhaltender Stich unter und zwischen beiden Schulterblättern auf dem Rücken. (*v. Gf.*) [ACS 233]

■ **Extremitäten**

Heftiges, selbst äußerlich fühlbares Glucksen in der linken Achselhöhle. (*v. Gf.*) [ACS 234]

Klemmender Schmerz auf der linken Achsel. (*v. Gf.*) [ACS 235]

Schmerz auf einer kleinen Stelle unter und fast in der rechten Achselhöhle, als wie nach einem Stoße. (*v. Gf.*) [ACS 236]

Oefterer, reißend-drückender Schmerz, bald in der rechten, bald in der linken Achselhöhle. (*v. Gf.*) [ACS 237]

Ein anhaltender, stumpfer Stich auf dem obersten linken Ende des rechten Schulterblatts. (*v. Gf.*) [ACS 238]

Glucksen an der auswendigen Seite des linken Oberarms. (*v. Gf.*) [ACS 239]

Stumpfreißendes Drücken rechts hinter der rechten Achselgrube. (*v. Gf.*) [ACS 240]

Brennend-drückender Schmerz am linken innern Oberarme, gleich an der Achselgrube. (*v. Gf.*) [ACS 241]

Reißen an der inwendigen Seite des rechten und linken Ellenbogens, nach dem Oberarm herauf. (*v. Gf.*) [ACS 242]

In den Armen so heftiger Lähmungsschmerz, daß er selbst leichte Dinge nicht recht halten kann. (*Bth.*) [ACS 243]

Reißen im Unterarm, ohnweit des Handgelenkes. (*v. Gf.*) [ACS 244]

Reißen im rechten Handgelenke. (*v. Gf.*) [ACS 245]

Reißen im Rücken der rechten Hand. (*v. Gf.*) [ACS 246]

Reißen in der rechten Hand im und unterhalb des untersten Gliedes des rechten kleinen Fingers; zuweilen sehr heftig. (*v. Gf.*) [ACS 247]

Die rechte Hand ist so zittrig, daß es ihn beinahe am Schreiben hindert. (*v. Gf.*) [ACS 248]

Reißen in den Mittelgliedern des Mittel- und Ringfingers der rechten Hand. (*v. Gf.*) [ACS 249]

Stechendes Reißen, besonders in dem untern Theile der rechten Hand. (*v. Gf.*) [ACS 250]

es zieht den dritten und vierten Finger der rechten Hand zusammen, einwärts. (*Bth.*) [ACS 251]

Reißen in den Fingergelenken der rechten Hand. (*v. Gf.*) [ACS 252]

Stechendes Reißen in den Gelenkbändern des kleinen Fingers rechter Hand. (*Bth.*) [ACS 253]

Beschwerliches Jücken an den Händen. (*Marges,* a.a.O.) [ACS 254]

Die Fingerspitzen, die die Wurzel der Herbstzeitlose anfassen, verlieren das Gefühl. (*Störk,* a.a.O.) [ACS 255]

Rheumatisches Ziehen im untersten Gelenke des linken Daumens. (*v. Gf.*) [ACS 256]

Schmerz im untersten Gelenke (Knöchel) des rechten Daumens, als wenn ein Splitter darin stecke. (*v. Gf.*) [ACS 257]

Reißen unter dem Nagel des linken Zeigefingers. (*v. Gf.*) [ACS 258]

Reißen in den obern Gliedern des kleinen und des Ringfingers der linken Hand. (*v. Gf.*) [ACS 259]

Drückendes Ziehen im untern Theile und Ballen des rechten Daumens. (*v. Gf.*) [ACS 260]

Reißen in der Hüftgegend. (*v. Gf.*) [ACS 261]

Klemmender Druck auf und über der rechten Hüfte. (*v. Gf.*) [ACS 262]

Ziehendes Reißen in der Tiefe des linken Hüftgelenks, welches seinen Sitz in den Bändern desselben zu haben schien; Nachts am ärgsten. (*Bth.*) [ACS 263]

Ruckweises Reißen im obern Theile des rechten Oberschenkels. (*v. Gf.*) [ACS 264]

Reißen im rechten Oberschenkel gegen die Hüfte hin. (*v. Gf.*) [ACS 265]

Reißen oben im linken Oberschenkel. (*v. Gf.*) [ACS 266]

Reißen ganz oben an der innern Seite des rechten Oberschenkels. (*v. Gf.*) [ACS 267]

Ziehen in der Tiefe der Schenkelmuskeln. (*Bth.*) [ACS 268]

Reißen in der Mitte des linken Oberschenkels; Abends im Bette. (*v. Gf.*) [ACS 269]

Heftiges lähmiges Ziehen im ganzen rechten Oberschenkel; Abends im Bette. (*v. Gf.*) [ACS 270]

Klamm im linken Oberschenkel, wie Krampf, als wär er eingeschlafen. (*v. Gf.*) [ACS 271]

Abends im Bette, reißender Schmerz dicht über dem linken Knie. (*v. Gf.*) [ACS 272]

Drückender Schmerz am innern rechten Kniee. (*v. Gf.*) [ACS 273]

Spannendes Reißen auf der linken untern Hälfte des linken Schienbeins. (*v. Gf.*) [ACS 274]

Flüchtiges Reißen fährt von der linken Hüfte bis zum Unterschenkel hinab. (*v. Gf.*) [ACS 275]

Reißen in der linken Seite der linken Wade. (*v. Gf.*) [ACS 276]

Reißen im untern Theile der rechten Wade. (*v. Gf.*) [ACS 277]

Ziehendes Reißen auf der rechten Fußspanne. (*v. Gf.*) [ACS 278]

Reißen auf dem linken Fußrücken. (*v. Gf.*) [ACS 279]

Ziehendes Reißen auf der rechten Fußspanne. (*v. Gf.*) [ACS 280]

Reißen auf einer kleinen Stelle am rechten Unterfuße, 3 Finger breit unter dem Knöchel, nahe an der Fußsohle. (*v. Gf.*) [ACS 281]

Ziehendes Reißen in der linken Fußsohle. (*Bth.*) [ACS 282]

Reißen in der inwendigen Beugung des rechten Unterfußes, zwischen dem linken Ballen der großen Zehe und der Ferse. (*v. Gf.*) [ACS 283]

Reißen im linken Fußgelenke. (*v. Gf.*) [ACS 284]

Reißen in der linken Fußsohle, nicht weit von den Zehen. (*v. Gf.*) [ACS 285]

Reißen in der rechten Ferse, nahe an der Fußsohle. (*v. Gf.*) [ACS 286]

Drückend ziehender Schmerz in der ganzen linken großen Zehe, dann eben so in der rechten, und sodann in den mittlern linken Zehen. Der Schmerz ist mehr wie an der untern Fläche der Zehen. (*v. Gf.*) [ACS 287]

Die linke große Zehe schmerzt, als wolle der Nagel ins Fleisch wachsen. (*v. Gf.*) [ACS 288]

Am Ballen der rechten großen Zehe, nahe an dessen unterer Seite, stechendes Reißen. (*v. Gf.*) [ACS 289]

Kriebeln in der innern Fläche der großen, 2ten und 3ten Zehe des rechten Fußes, als wären sie eingeschlafen. (*v. Gf.*) [ACS 290]

Sehr empfindliche scharfe, bohrende Stiche oben über dem Nagel, an der Spitze der rechten großen Zehe. (*v. Gf.*) [ACS 291]

■ **Allgemeines und Haut**

Kalte Füße und Hände. (*v. Gf.*) [ACS 292]

Grimmen und Kriebeln in einzelnen Zehen, im rechten Ballen, in den Fingern, Ohren und einzelnen Stellen der Gesichtshaut, wie nach Erfrierung bei Aenderung des Wetters zu entstehen pflegt. Abends. (*Schw.*) [ACS 293]

Bald hie, bald da am Körper, z.B. rechts etwas unter der Herzgrube, links in der Seite auf den Rippen, ein Stück unter der Achselhöhle, in der rechten Kniekehle, reißendes Spannen auf kleinen Stellen. (*v. Gf.*) [ACS 294]

Jählinge reißende Rucke durch eine ganze Körperhälfte, wie elektrische Schläge. (*Bth.*) [ACS 295]

Ein bald stechend-bald ruckendes Ziehen, (besonders früh) bald in den Muskeln der Schulter, bald der Hüfte, der rechten Seite. (*Bth.*) [ACS 296]

Schwaches Ziehen und Zucken, auch Reißen in den Schneidezähnen, Augenlidern, Gesichts- und mehreren andern Muskeln des Körpers; bald da, bald dort. (*Bth.*) [ACS 297]

Die Schmerzen scheinen ihm Abends ganz unerträglich zu seyn; – er möchte gegen sich selbst wüthen, hätte er nur Kraft dazu. (*Bth.*) [ACS 298]

(Alle Arten von Schmerz sind von Eintritt der Nacht, bis Tagesanbruch am stärksten.) (*Bth.*) [ACS 299]

Das Gehen ist sehr ungewiß und schwankend; theils wegen Schwäche, theils wegen der schnell kommenden und durch die Knochenhaut hinfahrenden stechend-ziehenden Rucke, die jedesmal mit einem Lähmigkeitsgefühl und einer kurz dauernden wirklichen Lähmung verbunden sind. (*Bth.*) [ACS 300]

Fast die ganze Nacht mußte er wegen stechender Rucke, bald nur in der Haut, bald in der Tiefe der weichen Theile des Kopfs und Gesichts, schlaflos zubringen. (*Bth.*) [ACS 301]

Die Beschwerden werden durch Geistesanstrengung bedeutend erhöht. (*Bth.*) [ACS 302]

Sie hat oft einzelne reißende Rucke; meist auf der linken Seite. (*Bth.*) [ACS 303]

Bald hie, bald da, kurze Stiche in den Gelenken. (*Störk*, a.a.O.) [ACS 304]

Der Geruch von Schweinefleisch, (welches er früher sehr gut vertrug), ein helles Licht, eine Berührung, die Unart eines Kindes, bringen ihn gleich außer sich. (*Bth.*) [ACS 305]

Eine so große Niedergeschlagenheit des Geistes, Mattigkeit, Schmerzhaftigkeit und Empfindlichkeit des ganzen Körpers, daß er sich kaum rühren kann, ohne zu wimmern. (*Bth.*) [ACS 306]

Nachmittags, besonders gleich nach dem Mittagsessen, zittriges, nüchternes Gefühl im ganzen Körper. (*v. Gf.*) [ACS 307]

Matt, wie nach einer Anstrengung. (*St.*) [ACS 308]

Schnelles Sinken der Kräfte, so daß er in 10 Stunden kaum noch im Stande ist, vernehmlich zu sprechen oder über die Stube zu gehen. (*Bth.*) [ACS 309]

Sie fühlt eine so große Schwäche in den Muskeln der Extremitäten, daß sie glaubt, sie fallen ab. (*Bth.*) [ACS 310]

Alle Muskeln, besonders der Beine, sind wie gelähmt. (*Bth.*) [ACS 311]

Er ist ganz kraftlos und wie gelähmt am ganzen Körper, besonders den Armen. (*Bth.*) [ACS 312]

Die schmerzhafte Muskellähmung, besonders in den Kniegelenken, macht, daß er nicht selten zusammenknickt, vorzüglich wenn er die Beine zur Ueberschreitung eines höhern Gegenstandes, z.B. der Thürschwelle, aufhebt. (*Bth.*) [ACS 313]

Mattigkeit. (n. 28 St.) (*Störk*, a.a.O.) [ACS 314]

Jücken der Haut an mehreren Stellen des Körpers. (*Bth.*) [ACS 315]

Stechen in der Haut, so daß es durch den ganzen Körper zuckt. (*Bth.*) [ACS 316]

Jücken über den ganzen Körper, wie von Brennesseln oder von Meerzwiebeln. (*Actuarius*, a.a.O.) [ACS 317]

■ **Schlaf, Träume und nächtliche Beschwerden**

Schläfrigkeit, Unlust zu Arbeiten und Eingenommenheit des Kopfs. [n. ¹/₂ St.] (*Schw.*) [ACS 318]

Unruhiger Schlaf. (*St.*) [ACS 319]

Schläfrigkeit bei Tage. (*Bth.*) [ACS 320]

Muß oft gähnen. (*Bth.*) [ACS 321]

Oefteres schreckhaftes Erwachen im Schlaf mit der, zwei Nächte hinter einander wiederholten, Vorstellung, es seyen Mäuse im Bette. (*v. Gf.*) [ACS 322]

■ **Fieber, Frost, Schweiß und Puls**

Frostschauder durchläuft alle Glieder. (*Bth.*) [ACS 323]

Oeftere Schauder im Rücken herab. (*Störk*, a.a.O.) [ACS 324]

Trockne Hitze der Haut. (*Bth.*) [ACS 325]

Hitze des Körpers, Nachts. (*St.*) [ACS 326]

Herzklopfen. (*Peyer*, a.a.O.) [ACS 327]

Starkes Herzklopfen. (*Bth.*) [ACS 328]

Puls, groß, voll und hart. Gegen 90–100 Schläge in der Minute. (*Bth.*) [ACS 329]

Geschwinder, kleiner Puls. (*Hopf*, a.a.O.) [ACS 330]

Gereitzter Puls. (*Störk*, a.a.O.) [ACS 331]

Schweiß. (*St.*) [ACS 332]

Unterdrückte Transpiration. (*Bth.*) [ACS 333]

Sympt. 1. Die von D. **Bethmann** mitgetheilten Symptome sind von ziemlich großen Gaben der Tinktur des **Saamens** beobachtet worden; was ich auch hinsichtlich der folgenden zu bemerken bitte.

Sympt. 18. Vergleiche Sympt. 302.

Sympt. 34. Vergl. hinsichtlich des Knochenschmerzes die Sympt. 35. 48. 300.

Sympt. 35. Vergl. Sympt. 60.

Sympt. 43. 44. Vergl. Sympt. 305.

Sympt. 47. Durch Berührung des leidenden Theiles scheinen sich in vielen Fällen die vom Colchicum erregten Beschwerden sehr zu vermehren. Vergleiche Sympt. 37. 56. 118. 133. 213. 229. u.a.m.

Sympt. 56. Vergleiche Sympt. 37. 47. 56. 118. 133. 213. 229.

Sympt. 60. Vergleiche Sympt. 35.

Sympt. 73. Gefühlsverminderung in einzelnen Organen wird bisweilen von Colchicum erregt; vergl. Sympt. 255.

Sympt. 118. Vergl. 37. 47. 56. 133. 213. 229.

Sympt. 157–172. Wiewohl in diesen Symptomen sehr verschiedene Zuständene hinsichtlich der Stuhlentleerung ausgesprochen sind, als leichter, durchfallartiger Stuhl, (157. 165. 166. 168. 169. 170.) schwerer, spärlicher Stuhl, (159. 161. 162. 164.) ruhrartiger mit heftigem Zwängen (Tenesmus) verbundener Stuhl, (158. 160. 171. 172.) so scheint doch eben jenes öfter schmerzhafte Drängen zum Stuhl mit wenig Ausleerung die vorzüglichste Erstwirkung und zum homöopathischen Gebrauch vorzüglich dienlich zu seyn.

Sympt. 173–189. Die in diesen Symptomen bezeichneten qualitativen und quantitativen Verschiedenheiten des Harnabgangs; einmal: vermehrter Abgang hellen Urins ohne Beschwerden; (Sympt. 174. 175. 176. 177. 189.) dann: verminderter Abgang dunkeln Urins mit Harnzwang und Brennen, (173. 178. 179. 180. 181. 182. 183. 184. 185. 186. 187. 188.) scheinen sich wie Vor- und Nachwirkung zu einander zu verhalten, und zwar scheint der spärliche, mit schmerzhaften Empfindungen und Zwängen begleitete Abgang dunkeln Harns, die Erst- der reichliche, schmerzlose Abgang hellen Urins Nachwirkung zu seyn.

Sympt. 197. und 198. Die frühere Hervorrufung des Monatlichen (197.) scheint Erstwirkung zu seyn; die in 198. ausgesprochene Unterdrückung desselben, mehr eine Art Heilnachwirkung: das eben vorhandene Monatliche wird durch die menstruationsbefördernde Kraft der genommenen Arznei auf einige Zeit unterdrückt; homöopathisch.

Sympt. 205–213. Diese Symptome deuten auf große Heilkraft des Colchicums in einigen sehr schlimmen asthmatischen Beschwerden; wie es denn auch schon früher von **Störk** und **Göritz** mit glücklichem Erfolg in Fällen dieser Art angewendet worden ist.

Sympt. 229. Vergl. Sympt. 37. 47. 56. 118. 133. 213.

Sympt. 243. Vergl. Sympt. 300. 306–314.

Sympt. 255. Vergl. Sympt. 73.

Sympt. 263. Vergl. Sympt. 301. auch Sympt. 272. 293. 298. 299.

Sympt. 293. Vergl. 272. 298. 299. 263.

Sympt. 302. Vergl. Sympt. 18.

Sympt. 300. Vergl. 243. 306–314.

Sympt. 305. Vergl. 43. 44

Sympt. 306 – 314. Vergl. 243. 300. Dieses, die von Herbstzeitlose erregten Schmerzen begleitende Lähmungsgefühl scheint charakteristisch zu seyn.

Colocynthis

Colocynthis. Koloquinte [CK III (1837), S. 159–173]

Am besten wird zur Bereitung der Arznei von Koloquinte ein Gran von der getrockneten Frucht dieses gurkenartigen Krautes (*cucumis colocynthis*) mit Milchzucker, auf die am Ende des ersten Theiles angegebne Art, zur millionfachen Pulver-Verdünnung binnen 3 Stunden gerieben und dann aufgelöst zur Dezillion-Potenz gebracht, um sich derselben in allen Graden von Dynamisation nach der Beschaffenheit der Krankheits-Umstände bedienen zu können. Sie ist, wohlbereitet, von ungeheurer Kraft selbst in der kleinsten Gabe.

Man giebt Campher, Causticum, rohen Kaffee, und Staphisagria als Antidote der Koloquinte an.

Vorzüglich hülfreich erwies sich dieselbe in folgenden Uebeln:

Aengstlichkeit; Mangel religiöser Gefühle; Gesichts-Grind; Zahnschmerz; Magenschmerz, auch nach dem Essen; **heftige Koliken**, besonders nach Aergerniss; Knurren im Bauche; Leistenbruch; Langwieriger Durchfall; Zerschlagenheits-Schmerz im Achsel-Gelenke nach Aergerniss; Nachtheile und Beschwerden mannichfacher **Art von Indignation und Erbitterung, oder innerer, nagender Kränkung über unwürdige Behandlung seiner selbst oder anderer, sein Mitleid erregender Personen,** z.B. Klamm in den Waden und Gedärmen, Krampf-Kolik, Gallen-Kolik, Gallen-Fieber, Schlaflosigkeit u.s.w.; **Hüftweh,** wo das Hüft-Gelenk wie mit eisernen Klammern am Becken und der Kreuzbein-Gegend befestigt ist, mit periodisch aus dem Lenden-Muskel in den Schenkel herabfahrenden Schmerzen.

Der Haupt-Charakter der Koloquinte ist, Klamm-Schmerzen zu erregen, in innern und äussern Theilen, d. i. tonische Krämpfe, mit klemmend drückenden Schmerzen, und dann ist *Staphisagria* das Antidot. Auch (Kaffee-Trank und) Kampher heben nachtheilige Wirkungen derselben auf.

Die Namens-Verkürzungen meiner Mit-Beobachter sind: *Aeg.* – Dr. *Aegidi; Fr. H.* – Dr. *Friedrich Hahnemann; Hbg.* – *Hornburg; Gtm.* – *Gutmann; Lgh.* – Dr. *Langhammer; Stf.* – Medicinalrath Dr. *Stapf; Rt.* – Dr. *L. Rückert.*

Koloquinte (Cucumis Colocynthis) [RAL VI (1827), S. 173–194]

(Die trockne Frucht gepülvert und mit Weingeiste, im Verhältnisse von 20 Gran des Pulvers zu 400 Tropfen Weingeist, ohne Wärme, binnen einer Woche, unter täglich zweimaligem Umschütteln, zur Tinktur ausgezogen, wovon dann zwanzig Tropfen einen Gran Koloquinten-Kraft enthalten.)

Die Alten hatten die Koloquinte, durch Anwendung großer, gefährlicher Gaben zum Purgiren, sehr verdächtig gemacht. Ihre Nachfolger, durch diese fürchterlichen Beispiele abgeschreckt, verwarfen dieselbe entweder ganz, wodurch die in ihr liegende Hülfe für die Menschen verloren ging, oder wagten sich nur äußerst selten, sie zu gebrauchen, wenigstens nie anders, als nach vorgängiger Aenderung und Schwächung ihrer Eigenschaften durch alberne Vorrichtungen, die sie **Korrektion** nannten, wodurch das eingebildete Giftige derselben gezähmt und gebändigt werden sollte. Man knetete mittels Gummi-Schleims andre purgirende Arzneien darunter, oder man zerstörte zum Theil ihre Kraft durch Gährung oder durch langwieriges Abkochen mit Wasser, Wein, ja selbst Urine, so wie die Alten schon thörichter Weise gethan hatten. Aber auch nach aller solcher Verstümmelung (sogenannter **Korrektion**) blieb die Koloquinte stets noch in den großen Gaben der Aerzte ein gefährliches Mittel.

Ueberhaupt ist es zu verwundern, daß man in der Arzneischule von jeher das Nachdenken mied und auch bei solchen Gegenständen, wie dieser, nie auf den kinderleichten, einfachen Gedanken kam, daß, wenn die heroischen Arzneisubstanzen in einer gewissen Gabe durchaus allzu heftig wirkten, dieß weniger an der Arzneisubstanz selbst, als vielmehr an der übertriebnen Größe der Gabe liege, die sich doch vermindern läßt, so viel es nöthig ist, und daß eine solche Minderung der Gabe, während sie die Arzneisubstanz unverändert in ihren Eigenschaften läßt, bloß ihre Stärke bis zur unschädlichen und zweckmäßigen Brauchbarkeit herabstimme, und so das natürlichste und zweckmäßigste **Korrigens** aller heroischen Arzneimittel abgeben müsse. Es ist einleuchtend, daß wenn ein Pfund Weingeist, auf einmal getrunken, einen Menschen tödten kann, dieß nicht an der absoluten Giftigkeit des Weingeistes, sondern der allzu großen Gabe liege, und daß ein Paar Tropfen Weingeist dem Menschen unschädlich gewesen seyn würden – es ist einleuchtend, daß, während ein Tropfen starker Schwefelsäure sogleich die Stelle der Zunge, auf die er gebracht wird, zu einer Blase aufzieht und aufätzt, er dagegen, mit 20, oder 100000 Tropfen Wasser verdünnt, eine milde, bloß säuerliche Flüssigkeit darbiete und daß so überhaupt das natürlichste, einfachste Korrigens aller heroischen Substanzen einzig in der Verdünnung und Verkleinerung der Gabe bis zur unschädlichen Brauchbarkeit zu finden seyn müsse.

Auf diese, und bloß auf diese einzige Weise lassen sich die für die unheilbarsten Krankheiten vorzüglich in den heroischen – weit weniger in den schwachen – Arzneisubstanzen (von den Armen an Geiste **Gifte** genannt) bisher verborgen gelegnen, unschätzbaren Heilkräfte auf ganz sicherm, mildem Wege zum Wohle der leidenden Menschheit zu Tage fördern und damit in akuten und chronischen Krankheiten ausrichten, was die

ganze Arzneischule bisher auszurichten nicht vermogte, da ihr die kinderleichte Weise, die überkräftigen Arznei-Substanzen gelind und brauchbar zu machen, nicht in den Sinn kam und sie folglich die größten und hülfreichsten Heilmittel entbehren mußte.

Nach Anleitung folgender, von Koloquinte eigenthümlich bei Gesunden erzeugter Krankheits-Zufälle habe ich mit ihr ungemeine Heilungen homöopathisch verrichten können durch Anwendung von einem kleinen Theile eines Tropfens oktillion- oder decillionfacher Verdünnung obiger Tinktur zur Gabe.

So werden, um nur einer Einzelheit zu gedenken, manche der heftigsten Koliken, nach Anleitung der Symptome 5. 6. und (64. bis 102.) oft sehr schnell geheilt, wenn zugleich auch die übrigen charakteristischen Krankheitszustände unter den Symptomen der Koloquinte in Aehnlichkeit, wenigstens zum Theil, anzutreffen sind.

Die Koloquinte ist von langdauernder Wirkung.

Colocynthis [CK], *Koloquinte* [RAL]

▪ Gemüt

Niedergeschlagen, freudlos; Unlust zu sprechen (*Gtm.*). [CK 1] Niedergeschlagen, freudlos, nicht aufgelegt zu sprechen. [RAL (222)]

Unlust zu sprechen den ganzen Tag (*Lgh.*). [CK 2] Den ganzen Tag über, Unlust zu sprechen. [RAL (221)]

Mürrisches Wesen; er nimmt Alles übel und giebt nicht gern Antwort (*Rt.*). [CK 3; RAL (224)]

Höchste Verdriesslichkeit; es ist ihm Nichts recht; er ist äusserst ungeduldig; es ärgert ihn jedes Wort, das er antworten soll, und setzt ihn in die peinlichste Verlegenheit; es ärgert ihn Alles, auch das Unschuldigste. [CK 4]

Unbehaglichkeit; er wünscht und begehrt viel (*Rt.*). [CK 5; RAL (223)]

Grosse Angst (*Hoyer* in Misc. N. C. Dec. III. an. 7. 8. – Breslauer Sammlungen 1727. S. 48.). [CK 6; RAL (220): ohne Hervorhebung]

▪ Schwindel, Verstand und Gedächtnis

Eingenommenheit des Kopfes, besonders im Vorderhaupte (*Gtm.*). [CK 7; RAL (3)]

Eingenommenheit und Düsterheit des Kopfes (*Alibert* in Med. Nat. Zeit. 1799.). [CK 8] Düsterheit und Eingenommenheit des Kopfs. [RAL (2)]

Düster und öde im Kopfe, wie nach einem nächtlichen Zech-Gelage (*Hbg.*). [CK 9] Kopf düster und öde, wie nach einem geräuschvollen, nächtlichen Zechgelage. [RAL (4)]

Dummheit und Schwindel im Kopfe, beim Anfange des Leibwehes (*Fr. H.*). [CK 10] Schwindel und Dummheit im Kopfe, beim Anfange des Leibwehs. [RAL (5)]

Schwindel, beim schnellen Wenden des Kopfes, wie in der linken Schläfe entstehend, als sollte er fallen, mit einem Wanken in den Knien (*Stf.*). [CK 11] Beim schnellen Wenden des Kopfs, Schwindel wie in der linken Schläfe entstehend, als sollte er fallen, mit einem Wanken in den Knieen. [RAL (1)]

▪ Kopf

Kopfschmerzen, sehr heftig, wie von Zugluft, beim Gehen im Freien sich verlierend (*Lgh.*). [CK 12] Heftige Kopfschmerzen, wie von Zugluft, welche beim Gehen im Freien sich verlieren (n. 3 St.). [RAL (6)]

Drucke im Innern des Kopfes, einzelne, leise, bald hier, bald da (*Rt.*). [CK 13][1] Einzelne, leise Drucke im Innern des Kopfs bald hie, bald da. [RAL (7)]

Drückendes Kopfweh längs der Pfeilnaht, heftiger beim Bewegen und Schütteln des Kopfes und beim Bücken (*Stf.*). [CK 14] Drückendes Kopfweh längs der Pfeilnath, beim Bewegen und Schütteln des Kopfs, so wie beim Vorbücken heftiger. [RAL (9)]

Ein **pressend drückender Kopfschmerz im Vorderhaupte, am heftigsten beim Bücken und in der Rücken-Lage**, 6 Stunden lang (*Gtm.*). [CK 15] **Pressend drückender Kopfschmerz im Vorderhaupte, am heftigsten beim Bücken und im Liegen auf dem Rücken**, sechs Stunden lang. [RAL (8)]

Ein pressender Klamm-Schmerz im obern Theile des Gehirns (*Gtm.*). [CK 16] Pressend klemmender Schmerz im obern Theile des Gehirns. [RAL (10)]

Pressender Zieh-Schmerz in der linken Stirn-Seite (*Gtm.*). [CK 17] Pressend ziehender Kopfschmerz in der linken Stirnseite. [RAL (12)]

Ziehender, halbseitiger Kopfschmerz (n. 1 1/2 St.) (*Hbg.*). [CK 18; RAL (13)]

Reissender Kopfschmerz im ganzen Gehirne, was in der Stirne zu einem Drücken wird, als wollte es die Stirn herauspressen, heftiger bei Bewegung der Augenlider (*Gtm.*). [CK 19] **Reißender Kopfschmerz im ganzen Gehirne, was in der Stirne zu einem Drücken wird, als wenn es die Stirne herauspreßte, – heftiger bei Bewegung der Augenlider.** [RAL (14)]

Bohrende Stiche in der rechten Schläfe, durch Berührung vergehend (*Lgh.*). [CK 20] Bohrende Stiche in der rechten Schläfe, die beim Berühren sich verloren (n. 8 1/2 St.). [RAL (17)]

Schmerzhaft drückendes Wühlen in der linken Schläfe (*Gtm.*). [CK 21] Wühlend drückender Schmerz in der linken Schläfe. [RAL (11)]

Schmerzhaft reissendes Wühlen durch das ganze Gehirn, durch Bewegung der obern Augenlider zu unerträglicher Höhe gesteigert (n. etl. St.) (*Aeg.*). [CK 22]

---

[1] Die folgenden Arten Kopfweh, welche Koloquinte eigenthümlich erzeugt, erklären die homöopathische Hülfe, welche der Schwede *Dalberg* (Vetensk. Acad. Hand. 1785. S. 146.) vom Gebrauche der Koloquinten-Tinktur bei einigen chronischen Kopfschmerzen in Erfahrung gebracht hat, besonders bei denen, die man Kopf-Gicht genannt hat.

Aeusserlich an der Stirn, ein dumpfer Stich-Schmerz, früh, nach dem Aufstehen (n. ¼ St.) (*Lgh.*). [CK 23] Früh, nach dem Aufstehn, ein dumpfer, stichartiger Schmerz an der Stirne, wie äußerlich (n. ¼ St.). [RAL (15)]

Brennender Schmerz in der Stirnhaut, über den Augenbrauen (*Gtm.*). [CK 24; RAL (16): mit Hervorhebung]

Beissendes Brennen auf dem Haarkopfe linker Seite (*Gtm.*). [CK 25] Beißend brennender Schmerz auf dem Haarkopfe, linker Seite. [RAL (18)]

Die Haar-Wurzeln schmerzen. [CK 26]

■ Augen

Augenschmerz, ein scharfes Schneiden im rechten Augapfel (*Gtm.*). [CK 27] **Scharf schneidender Schmerz im rechten Augapfel** (n. 7 St.). [RAL (21)]

Ein brennendes Schneiden im rechten untern Augenlide, in der Ruhe (*Gtm.*). [CK 28] Brennend schneidender Schmerz im rechten untern Augenlide, in der Ruhe. [RAL (24)]

Stiche, wie von Messern, im rechten Augapfel, bis zur Nasen-Wurzel hin (*Aeg.*). [CK 29]

Schrunde-Schmerz in den Augenlidern. [CK 30]

Brenn-Gefühl im rechten obern Augenlide (n. 34 St.) (*Gtm.*). [CK 31] Brennende Empfindung im rechten obern Augenlide (n. 34 St.). [RAL (19)]

Brennender Schmerz im ganzen rechten Augapfel (*Gtm.*). [CK 32; RAL (20)]

Ein prickelnder Brennschmerz im rechten innern Augenwinkel (*Gtm.*). [CK 33] Brickelnd brennender Schmerz im rechten innern Augenwinkel. [RAL (23)]

Ein beissendes Brennen unter dem obern Augenlide. [CK 34]

Starkes Jücken im rechten Augapfel, zum Reiben nöthigend (*Gtm.*). [CK 35; RAL (25)]

Gesichts-Verdunkelung (*Orfila*, Toxicologie I, 567.). [CK 36]

Funken vor den Augen (*Schneider,* in Annal. d. Heilk. April 1811). [CK 37; RAL (22)]

■ Ohren

Ohrenzwang im rechten Ohre, durch Einbringen des Fingers nicht vergehend (*Gtm.*). [CK 38; RAL (30)]

Drücken hinter dem linken Ohre (*Hbg.*). [CK 39; RAL 35)]

Schmerzhaftes Ziehen hinter dem linken Ohre, das lang anhält (*Hbg.*). [CK 40] Schmerzhaftes, lang anhaltendes Ziehen hinter dem linken Ohre. [RAL (34)]

Kriebeln im innern Ohre, das durch Einbringen des Fingers vergeht (*Gtm.*). [CK 41] Kriebelnde Empfindung im innern Ohre, welche durch Einbringung des Fingers vergeht. [RAL (33)]

Ein jückendes Stechen tief im Ohre, von der Eustachischen Röhre bis zum Trommelfell ziehend und durch Einbringen des Fingers vergehend (n. 1½ St.) (*Stf.*). [CK 42] Tief im Ohre ein jückend stechender Schmerz, welcher von der Eustachschen Röhre sich bis zum Trommelfelle zieht und durch Einbohren mit dem Finger auf Augenblicke vergeht (n. 1½ St.). [RAL (32)]

Ein schneidender Stich-Schmerz in der untern Höhlung des rechten äussern Ohres, der durch Einbringen des Fingers vergeht (*Gtm.*). [CK 43] Schneidend stechender Schmerz in der untern Höhlung des rechten äußern Ohres, der durch Einbringung des Fingers vergeht. [RAL (31)]

Schwerhörigkeit (*Orfila*, I. 567.). [CK 44]

■ Nase

In der Nase, ein pochender und wühlender Schmerz, von der linken Seite, bis in die Wurzel (*Gtm.*). [CK 45] **Pochender und wühlender Schmerz von der Mitte der linken Nasenseite bis in die Nasenwurzel.** [RAL (36)]

Heftiges Jücken im linken Nasenloche, das zum Kratzen reizt, Abends, mit Reiz, wie zum Schnupfen (n. 15 St.) (*Lgh.*). [CK 46] Abends, ein heftiges Jücken im linken Nasenloche, was zum Kratzen nöthigt, so reizend, als wenn er Schnupfen bekäme (n. 15 St.). [RAL (37)]

■ Gesicht

Die Gesichts-Muskeln sind schlaff und blass, und die Augen wie eingefallen (*Gtm.*). [CK 47] Blässe und Schlaffheit der Gesichtsmuskeln; die Augen schienen, wie eingefallen. [RAL (26)]

Reissen und Spannen auf der linken Seite des Gesichts, bis an das Ohr und in den Kopf. [CK 48; RAL 1]

Wühlender Brenn-Schmerz im Backen, mehr bei Ruhe, als bei Bewegung (*Gtm.*). [CK 49] Wühlend brennender Schmerz im Backen, mehr bei Ruhe, als in Bewegung. [RAL (28)]

Eine Ausschlags-Blüthe auf dem linken Backen, die bei Berührung beissend schmerzt, und nach Kratzen eine wässrichte Feuchtigkeit von sich giebt (n. 4½ St.) (*Lgh.*). [CK 50; RAL (27)]

Weisse Blüthen im Gesichte, vorzüglich zwischen Auge und Ohr, auf der Stirn und am Kinne, mit etwas Zucken für sich und beissendem Schmerze bei Berührung (n. 4 St.) (*Lgh.*). [CK 51] Weiße Ausschlags-Blüthen im Gesichte, vorzüglich zwischen Auge und Ohr, auf der Stirne und am Kinne, welche etwas jückten, beim Anfühlen aber beißend schmerzten (n. 4 St.). [RAL (29)]

Am Mundwinkel der rechten Seite, brennender Schmerz (*Gtm.*). [CK 52] Brennender Schmerz vor dem rechten Mundwinkel (n. 12 St.). [RAL (38)]

Ein Eiterblüthchen am linken Mundwinkel (n. 2 St.) (*Lgh.*). [CK 53] Ein eiterndes Blüthchen am linken Mundwinkel (n. 2 St.). [RAL (39)]

In den Kinn-Muskeln, Fippern, bloss in der Ruhe der Theile (*Gtm.*). [CK 54] Fippern in den Kinnmuskeln, bloß in der Ruhe der Theile. [RAL (40)]

- **Mund und innerer Hals**

Die Zähne der untersten Reihe schmerzen, als würde der Nerv gezerrt und angespannt (*Hbg.*). [CK 55] **Schmerz in der untern Reihe der Zähne, als würde der Nerve gezerrt und angespannt.** [RAL (41)]

Stechend klopfender Schmerz in den rechten untern Backzähnen, wie Aufklopfen mit einem Metall-Drahte (*Stf.*). [CK 56] (Ein stechend klopfender Schmerz in den rechten untern Backzähnen, wie durch Anklopfen mit einem Metalldrathe.). [RAL (42)]

Schmerzhafte Lockerheit eines untern Schneide-Zahnes. [CK 57]

Im Munde, an der rechten Backe, und an der Zungen-Seite, beissender Schmerz (*Gtm.*). [CK 58] Beißender Schmerz am Innern der rechten Backe und Zungenseite. [RAL (46)]

Weisse Zunge, mit Rauhheits-Gefühl darauf, wie von allzu vielem Tabakrauchen (*Lgh.*). [CK 59] Früh, weiße Zunge mit rauher Empfindung darauf, wie von allzu vielem Tabakrauchen (n. 1¼ St.). [RAL (43)]

Rauhe Zunge, als wenn Sand darauf gestreut wäre (n. 36 St.) (*Fr. H.*). [CK 60; RAL (44)]

Am Gaumen, ein kratziges Gefühl, auch ausser dem Husten (*Stf.*). [CK 61] Ein kratziges Gefühl am Gaumen, auch außer dem Husten. [RAL (47)]

Feines Stechen im Halse, wie von der Granne einer Kornähre, am oberen Theile des Gaumen-Vorhanges (*Stf.*). [CK 62] Im Halse, ein feines Stechen, wie mit Nadeln, oder als wenn eine

Granne (Aje) von einer Kornähre darin stäke, am obern Theile des Gaumenvorhangs. [RAL (48)]

Feine, beissende Stiche im Rachen, beim Schlingen nicht bemerkbar (*Gtm.*). [CK 63; RAL (49)]

Speichel im Munde, geschmacklos, wie Wasser. [CK 64]

Metallischer, schrumpfender Geschmack oben auf der Zungen-Spitze (*Stf.*). [CK 65] Oben auf der Zungenspitze, ein metallischer, schrumpfender Geschmack. [RAL (45)]

Ekelig fauler Geschmack, stärker am Rachen, als im Munde (*Gtm.*). [CK 66] Ein ekelig fauler Geschmack, im Rachen stärker als im Munde. [RAL (51)]

Bitterkeit im Munde, 4 Stunden lang (sogleich.) (*Fr. H.*). [CK 67; RAL (52)]

Bitterer Geschmack im Munde, nach Biertrinken. [CK 68] Nach Biertrinken, bitterer Geschmack im Munde, der einige Minuten lang sich verstärkt (n. 27 St.). [RAL (53)]

- **Magen**

Appetitlosigkeit (*Alibert*). [CK 69; RAL (54)]

Verminderte Esslust, obgleich das Essen richtig schmeckt (*Fr. H.*). [CK 70; RAL (55)]

Durst-Gefühl im Schlunde (*Rt.*). [CK 71; RAL (56)]

Heftiger Durst (*Hoffmann* – Bresl. Samml.). [CK 72; RAL (210): ohne Hervorhebung]

Viel Appetit zum Trinken, ohne Durst; der Mund ist immer wässerig, das Getränk schmeckt sehr gut, aber gleich nach jedem Trunke tritt ein fader Geschmack in den Mund. [CK 73; RAL 2]

Leeres Aufstossen (*Hbg.*). [CK 74; RAL (57): mit Hervorhebung]

Leeres Aufstossen, was Herzklopfen und Krampf im Schlunde verursacht und eine stete Neigung zum Würgen und Erbrechen unterhält (*Aeg.*). [CK 75]

Aufschwulken einer gallichten Feuchtigkeit. [CK 76; RAL 3]

Oefteres Schlucksen (n. 1¼ St.) (*Lgh.*). [CK 77; RAL (50)]

Uebelkeit (*Schneider*). [CK 78; RAL (58)]

Uebelkeit, zwei Stunden lang (sogleich.) (*Fr. H.*). [CK 79; RAL (59)]

Uebelkeit, 6 Stunden lang, bis Nachts zum Einschlafen; früh nach dem Erwachen wiederholt (*Fr. H.*). [CK 80] Uebelkeit, sechs Stunden lang, bis zum Einschlafen Nachts; früh nach dem Erwachen kam die Uebelkeit wieder. [RAL (60)]

Uebelkeit, 8 Stunden lang (n. 5 Min.) (*Fr. H.*). [CK 81] Achtstündige Uebelkeit (n. 5 Min.). [RAL (61)]

Erbrechen, sehr häufiges (*Hoffmann*, Ephem. N. c. Cent. X obs. 30.). [CK 82] Sehr häufiges Erbrechen. [RAL (63)]

Zweimaliges Erbrechen, bloss der Speisen, ohne übeln Geschmack und ohne Uebelkeit (n. 10 M.) (*Fr. H.*). [CK 83] Zweimaliges Erbrechen bloß der Speisen, ohne Uebelkeit und ohne übeln Geschmack (n. 10 Min.). [RAL (62)]

Im Magen ein Druck, wie von einem Steine (*Hbg.*). [CK 84] Ein Druck im Magen, wie von einem Steine. [RAL (64)]

Drückender Magenschmerz. [CK 85]

Heftiges Drücken im Magen, Herz-Drücken (sogleich.) (*Hoffmann*). [CK 86] Heftiges Magendrücken, Herzdrücken (sogleich). [RAL (65)]

Druck-Gefühl in der Magen-Gegend, besonders nach dem Essen, mit Empfindung, wie von Hunger, gegen die wiederholtes Essen nicht hilft, täglich (*Rt.*). [CK 87] Besonders nach dem Essen, eine drückende Empfindung in der Magengegend, mit Gefühle, wie von Hunger, wogegen neues Essen nicht hilft – alle Tage. [RAL (66)]

■ **Abdomen**

Leibschmerzen der heftigsten Art (*Hoffmann*). [CK 88] Die heftigsten Leibschmerzen. [RAL (77)]

Unsägliches Leibweh (*Stalpaart van der Wiel*, Cent. I. obs. 41.). [CK 89; RAL (78)]

Ungeheurer Leibschmerz auf einer kleinen Stelle unter dem Nabel, der sich nach dem Nacht-Schweisse durch den ganzen Bauch verbreitet (*Fr. H.*). [CK 90] Ungeheurer Leibschmerz auf einer kleinen Stelle unter dem Nabel, welcher sich nach dem Nachtschweiße durch den ganzen Unterleib verbreitet. [RAL (79)]

Heftiges Bauchweh, das durch Tabakrauchen gemildert wird, doch mit Zurücklassung einer langdauernden Empfindung im Leibe, als hätte er sich verkältet (*Fr. H.*). [CK 91] Nachlaß des heftigen Leibwehs durch Tabakrauchen, doch mit Zurücklassung einer lang dauernden Empfindung im Bauche, als hätte er sich verkältet. [RAL (85)]

Schmerzen im Bauche, wie von Verkältung, oder von mancherlei unschicklich unter einander genossenen Speisen (*Hbg.*). [CK 92] Schmerzen im Unterleibe, wie von Verkältung, oder von mancherlei, unschicklich unter einander genossenen Speisen. [RAL (84)]

Leibschmerzen mit Unruhe im ganzen Körper, wobei beide Wangen wie von einem Schauder durchweht werden, der vom Unterleibe heraufsteigt und nach stärkerem Schmerze sogleich wieder verschwindet (*Hbg.*). [CK 93] Bei jedesmaligem Unterleibsschmerze, Unruhe im ganzen Körper, wobei beide Wangen wie von einem Schauder durchwehet werden, welcher vom Unterleibe allmälig herauf steigt, und nach dem stärkern Schmerze sogleich wieder verschwindet. [RAL (80)]

Anhaltendes Bauchweh durch alle Eingeweide, aus Zerschlagenheits-Schmerz und Drücken zusammengesetzt. [CK 94; RAL 5]

Druck in den Eingeweiden, welcher zuweilen von Leerheit herzurühren scheint, durch Essen aber eher vermehrt wird, vorzüglich beim Vorbücken, im Sitzen; sechs Tage nach einander, besonders Abends (*Rt.*). [CK 95] Druck in den Eingeweiden, welcher zuweilen von Leere herzurühren scheint, aber durch Essen eher vermehrt als vermindert wird, vorzüglich beim vorwärts Bücken im Sitzen, etwa sechs Tage nach einander, vorzüglich Abends. [RAL (70)]

Druck im Unterleibe, wie von Vollheit (*Hbg.*). [CK 96] Druck wie von Vollheit im Unterleibe. [RAL (71)]

Starke Auftreibung des Unterleibes von Zeit zu Zeit. [CK 97] Von Zeit zu Zeit, starke Auftreibung des Unterleibes. [RAL 4]

Dumpf spannender Bauchschmerz, welcher durch Aufdrücken verging (*Gtm.*). [CK 98; RAL (92)]

Auftreibung des Bauches, mit Blähungs-Abgang und kolikartigem Bauchweh (*Stf.*). [CK 99] Mit einiger Auftreibung, kolikartiges Bauchweh und Blähungsabgang. [RAL (72)]

Kolik (*Tulpius*, obs. lib. 4. Cap. 25. – *Alibert*). [CK 100; RAL (73): ohne Hervorhebung]

Klammartiges Bauchweh, dass er weder ruhig sitzen, noch liegen, noch gehen kann, mit leerem Drang und Zwang auf den Stuhl nach dem Essen (*Hbg.*). [CK 101] Klammartiges Bauchweh, daß er weder ruhig sitzen, noch liegen, noch gehen kann; nach dem Essen erfolgte gleich ein fast leerer Drang zum Stuhle, Stuhlzwang (n. 18 St.) (*Gutmann*). [RAL (97)]

Klemmen im Bauche, als würden die Därme zwischen Steinen eingeklemmt, und drohten herauszustürzen, zuweilen mit Blutdrang nach Kopf und Gesicht und Schweiss daran, welche Theile sich beim Nachlass der Schmerzen wie von einem kühlen Lüftchen angeweht fühlten

(*Hbg.*). [CK 102] Empfindung im ganzen Unterleibe, als würden die Gedärme zwischen Steinen eingeklemmt, und drohten heraus zu stürzen, zuweilen so stark, daß das Blut nach den höhern Theilen, dem Gesichte und Kopfe stieg, mit Ausbruche von Schweiße an diesen Theilen; Gesicht und Kopf fühlte sich dann wieder wie von einem kühlen Lüftchen angeweht, wenn die klammartigen Schmerzen nachließen (n. 7 St.). [RAL (96)]

Klemmender Bauch-Schmerz, als würden die Därme eingepresst, mit Schneiden gegen die Schambein-Gegend hin, und solcher Heftigkeit unter dem Nabel, dass es ihm die Gesichts-Muskeln verzerrte und die Augen zuzog; nur ein Druck auf den Bauch mit der Hand, und die Einbiegung desselben minderten den Schmerz (*Hbg.*). [CK 103] Schmerzen, als würden die Gedärme eingeklemmt und gepreßt; dabei schneidender Schmerz gegen die Schamgegend hin; unter dem Nabel waren die Schmerzen so heftig, daß es ihm die Gesichtsmuskeln gewaltig verzog und die Augen zuzog; bloß ein Druck mit der Hand auf den Unterleib und die Einbiegung des Unterleibes minderte diesen Schmerz (n. 8 St.). [RAL (93)]

Zusammen Zwängen der Bauch-Eingeweide um die Schambein-Gegend herum (*Hbg.*). [CK 104] Zusammenzwängen der Unterleibs-Eingeweide, besonders um die Schamgegend herum. [RAL (95)]

Immer stärkeres Zusammenschnüren der Unterleibs-Eingeweide, alle 10 bis 20 Minuten, das durch starken Gegen-Druck mit der Hand verschwindet (*Hbg.*). [CK 105] Allmälig immer stärkeres Zusammenschnüren der Gedärme des Unterbauchs, alle 10 bis 20 Minuten, welches durch starken Gegendruck mit der Hand verschwindet (n. 24 St.). [RAL (94)]

Raffen in den Eingeweiden, als würde im ganzen Bauche mit Gewalt eingegriffen; er konnte davor weder liegen, noch sitzen und auch nur ganz gekrümmt gehen; beim ruhig Liegen minderten sich die Schmerzen nicht, wohl aber durch starkes Bewegen oder Herumwälzen (*Hbg.*). [CK 106] Empfindliche Schmerzen, als würde im ganzen Unterleibe mit Gewalt eingegriffen – ein Raffen in die Eingeweide; er konnte vor diesen Schmerzen weder ruhig liegen, noch sitzen, auch nur ganz gekrümmt gehen; beim ruhigen Liegen minderten sich diese Schmerzen nicht, wohl aber wenn er sich stark bewegt, oder herumgewälzt hätte (n. 6 St.). [RAL (89)]

Raffen und Kneipen im Unterleibe (n. 21 St.) (*Hbg.*). [CK 107] Kneipende und raffende Schmerzen im Unterleibe (n. 21 St.). [RAL (88)]

Kneipende Schmerzen im Bauche, welche sich über dem Schamhügel endigten (*Hbg.*). [CK 108] Kneipende Empfindungen im Unterleibe, welche sich über dem Schamhügel endigten. [RAL (86)]

Kneipendes Bauchweh, ohne Stuhlgang (n. 34 St.) (*Gtm.*). [CK 109] Bauchkneipen, ohne Stuhlgang (n. 34 St.). [RAL (87)]

Schneidende Bauchschmerzen (Breslauer Samml.). [CK 110; RAL (75)]

Schneiden im Bauche, mit Knurren und Knarren (*Hbg.*). [CK 111] Knurren und Knarren im Unterleibe, mit schneidenden Schmerzen. [RAL (118)]

Anhaltendes Schneiden im Unterbauche, dass er gebückt gehen muss, dabei Mattigkeit im ganzen Körper, die das Gehen erschwert, mit Bangigkeit vor bevorstehender Arbeit (*Gtm.*). [CK 112] Anhaltendes Schneiden im Unterbauche und zuletzt so heftig, daß er gebückt gehen muß; dabei Mattigkeit im ganzen Körper, daß ihm das Gehen schwer ward, mit Bangigkeit vor bevorstehender Arbeit. [RAL (76)]

Schneiden im Oberbauche, das bald vergeht (*Rt.*). [CK 113] Vorübergehendes Schneiden im Oberbauche. [RAL (68)]

Periodische Anfälle fürchterlichen Schneidens im Bauche von der linken Nieren-Gegend ausgehend und den Schenkel krampfhaft nach dem Bauche zu ziehend, so dass sie die möglichst gebückteste Stellung annehmen musste (*Aeg.*). [CK 114]

Ein drückendes Schneiden im Oberbauche, wie von Blähungen, beim Einathmen (*Rt.*). [CK 115] Schneidender Druck im Oberbauche, wie von Blähungen, beim Einathmen. [RAL (67)]

Ein schrundendes Schneiden im Unterbauche, das beim Gehen anfing und bei jedem Tritte an Heftigkeit vermehrt ward (n. 5 T.) (*Rt.*). [CK 116] Im Unterbauche, ein schründend schneidender Schmerz, welcher beim Gehen anfing und bei jedem Auftreten an Heftigkeit vermehrt ward (n. 5 Tagen). [RAL (74)]

Stiche unter den letzten Ribben (*Rt.*). [CK 117] Einzelne Stiche unter den letzten Ribben. [RAL (69)]

Stechender **Leibschmerz** auf einer kleinen Stelle der Nabel-Gegend, **der ihn nöthigt, sich zusammen zu krümmen,** und am meisten von Heben verschlimmert wird (n. $3/4$ St.) (*Fr. H.*). [CK 118]

Stechender Schmerz auf einer kleinen Stelle in der Nabelgegend, der ihn vorwärts, krumm zusammen sich zu biegen nöthigt und am schlimmsten von Heben verstärkt wird, 18 Stunden lang (n. ³/₄ St.). [RAL (90)] Leibweh, welches ihn zwingt, sich zusammen zu krümmen und zu kauern. [RAL (91)]

Bohrender Schmerz im linken Schoosse, dicht an den Becken-Knochen (*Gtm.*). [CK 119; RAL (98)]

Wühlend reissender Bauchschmerz in der Nabel-Gegend, beim Ausathmen und laut Lachen heftiger (*Gtm.*). [CK 120; RAL (99)]

Zerschlagenheits-Schmerz der Unterbauchs-Gedärme, am meisten beim Gehen und gebückt Sitzen fühlbar. [CK 121]

Bewegungen im Unterleibe, als wenn er noch nüchtern wäre, Nachmittags (n. 8, St.) (*Lgh.*). [CK 122] Bewegung im Unterleibe, als wenn er noch nüchtern wäre, Nachmittags (n. 8 St.) [RAL (81)]

Leere im Unterleibe, als wäre Nichts darin (*Hbg.*). [CK 123; RAL (82)]

Leerheit im Bauche, wie nach einem starken Durchfalle (*Stf.*). [CK 124] Eine Leerheit im Unterleibe, als hätte er einen starken Durchfall gehabt. [RAL (83)]

Steter Druck in der Schambein-Gegend (n. 8, 10 St.) (*Hbg.*). [CK 125] Beständiger Druck in der Schambeingegend (n. 8, 10 St.) [RAL (125)]

Spann-Schmerz im rechten Schoosse, beim Aufdrücken heftiger (*Gtm.*). [CK 126] Spannender Schmerz im rechten Schoße, beim Aufdrücken heftiger. [RAL (126)]

In der Leiste, Schmerz, als drücke sich da ein Bruch heraus, und beim Aufdrücken, Schmerz, als gehe ein Bruch hinein, eine halbe Stunde lang, Nachmittags, und den andern Tag zu derselben Stunde. [CK 127]

Drängen von beiden Seiten des Unterbauches nach der Mitte des Schoosses zu, wie Blähungen, welche nicht abgehen wollen, zur Samen-Entleerung reizend. [CK 128] Ein Drängen von beiden Seiten des Unterbauches, nach der Mitte des Schooßes zu, wie Blähungen, welche nicht abgehen wollen (zur Ausleerung des Samens nöthigend). [RAL 6]

Von Blähungen, welche abzugehen sich weigern, ungeheure Schnitte und Stiche in einzelnen Därmen, die Nachts auch aus dem Schlafe wecken. [CK 129]

Stetes Knurren und Mauen im Bauche, wie von Fröschen. [CK 130] Es knurrt und mauet beständig im Unterleibe, als wenn Frösche darin wären. [RAL 7]

Im ganzen Unterleibe, Blähungen, welche keinen Ausgang nehmen[2] (*Hornburg*). [RAL (121)]

Zurückbleibende, versetzte Blähungen (*Hbg.*). [CK 131] Zurückbleibende Blähungen[2]. [RAL (122)]

■ **Rektum**

Trügende Neigung, Winde zu lassen; später erst gingen einige sehr starke ab (*Hbg.*). [CK 132] Trügende Neigung, Blähungen zu lassen, einige Minuten lang; dann erst gingen einige sehr starke ab. [RAL (120)]

Oefterer geräuschvoller Blähungs-Abgang (*Lgh.*). [CK 133] Oefterer, geräuschvoller Abgang von Blähungen (n. ¹/₂ St.). [RAL (119)]

Alle Bauchschmerzen von Koloquinte vergingen von einer Tasse Kaffee, worauf er aber sogleich zu Stuhle musste (*Hbg.*). [CK 134] Alle Bauchschmerzen von Koloquinten vergingen von einer Tasse Kaffee; er mußte aber dann sogleich zu Stuhle gehn. [RAL (100)]

Nach Genuss einer einzigen Kartoffel, heftiges Leibweh und schneller Stuhl-Abgang (*Fr. H.*). [CK 135; RAL (101)]

Heftige Nöthigung zum Stuhle öfters, mit Empfindung am After und im untern Theile des Mastdarms, als wären diese Theile von langwierigem Durchlaufe geschwächt und erschlafft (*Hbg.*). [CK 136] Heftige Nöthigung zum Stuhle öfters; dabei Empfindung am After und im untern Theile des Mastdarms, als wären diese Theile von langwierigem Durchlauf geschwächt und hätten ihren Ton verloren. [RAL (107)]

Er muss den Stuhl mit grosser Anstrengung zurückhalten, um ihn nicht vor Erreichung des Nachtstuhles wider Willen fahren zu lassen (*Hbg.*). [CK 137] Er muß die Stuhl-Ausleerung mit großer Anstrengung zurückhalten, um nicht den Abgang vor Erreichung des Nachtstuhls wider Willen fahren zu lassen (n. 10 St.) [RAL (108)]

Heftiger Drang zum Stuhle, welcher reichlich war, gelblich braun, halb dünn, wie von einer Purganz, und von säuerlich fauligem Geruche, mit kurzem Verschwinden der Bauch-Schmerzen darnach (*Hbg.*). [CK 138] Heftiger Drang zum Stuhle, welcher reichlich war, gelblich braunen, halb dünnen Kothes, wie von einer Purganz, von

---

[2] Wahrscheinlich Nachwirkung.

säuerlich fauligem Geruche; nach dieser Ausleerung war das Leibweh wie verschwunden, kehrte aber bald zurück (n. 9 St.). [RAL (102)]

Wenig Koth-Ausleerung, zäh und schleimig (*Hbg.*). [CK 139] Wenig Kothausleerung, welche zäh und schleimig war. [RAL (109)]

Harter Stuhl mit wenigem Pressen (n. 48 St.) (*Gtm.*). [CK 140] Harter Stuhlgang mit wenigem Pressen (n. 48 St.). [RAL (110)]

Sehr harter, in Stücken abgehender Stuhl (n. 5, 6 T.) (Nachwirkung?) (*Rt.*). [CK 141] Sehr harter Stuhl, welcher in Stücken abgeht[3] (n. 5, 6 Tagen). [RAL (111)]

Durchfall, Tag und Nacht, mit Uebelkeit, ohne sich erbrechen zu können (*Fr. H.*). [CK 142] Tag und Nacht, Durchfall mit Uebelkeit, ohne sich erbrechen zu können. [RAL (106)]

Durchfall, 15 Stühle in 18 Stunden, wovon das Leibweh allmählig nachlässt (*Fr. H.*). [CK 143] Durchfall: fünfzehn Stühle in 18 Stunden, wovon sich das Leibweh allmälig mildert (n. 1 St.). [RAL (105)]

Grünlichgelbe Durchfall-Stühle, mit Empfindung, als wenn er sich verkältet hätte (*Fr. H.*). [CK 144; RAL (103)]

Dünner, schäumiger, safrangelber Stuhl von moderigem Geruche, fast wie von verbranntem grauen Löschpapiere (n. 12 St.) (*Hbg.*). [CK 145] Ganz dünner, schäumiger Stuhlgang von safrangelber Farbe und moderigem Geruche, fast wie von verbranntem, grauem Löschpapiere (n. 12 St.). [RAL (104)]

Erst wässricht schleimige, dann gallichte, zuletzt blutige Stühle (*Hoffmann*). [CK 146; RAL (112)]

Blutige Stühle (*Hoyer* – Bressl. Samml.). [CK 147; RAL (113)]

Ruhr (*Zacut. Lusitanus* in Pharm. 208.). [CK 148] Erregt Ruhr. [RAL (115)]

Blutfluss aus dem After (*Tulpius*). [CK 149; RAL (114)]

Blutfluss aus dem After, einige Stunden nach dem Tode (*Schenk*, obs. lib. 7.). [CK 150] Blutfluß aus dem After, einige Stunden nach dem Tode[4] (*Schenck*, Obs. lib. VII.). [RAL (117)]

Tödliche Ruhe (*Plat.*, obs. liber. 3, S. 858.). [CK 151] Tödtliche Ruhr[5]. [RAL (116)]

Im After ein heftig juckender Stich ausser dem Stuhle (*Gtm.*). [CK 152] Ein heftig jückender Stich im After, außer dem Stuhlgange. [RAL (127)]

Heftig jückender Stich im Mastdarme und After (n. 1 St.). [CK 153]

Schmerz unten im Mastdarme von geschwollenen Aderknoten, beim Sitzen, Gehen und Stuhlgange. [CK 154; RAL 8]

Blinde Hämorrhoiden. [CK 155; RAL 9]

■ **Harnwege**

Harn-Verhaltung (*Orfila*, I. 168.). [CK 156]

Der Harn scheint sparsam abgesondert zu werden (*Hbg.*). [CK 157] Urin scheint sparsam abgesondert zu werden. [RAL (130)]

Harn-Zwang, öfters, mit geringem Urin-Abgange (n. 1 St.) (*Lgh.*). [CK 158] Oefterer Harnzwang, mit geringem Urinabgange (n. 1 St.). [RAL (131)]

Zwängen zum Harnen, ohne dass er Harn lassen kann, der überhaupt sehr spärlich abging (*Hbg.*). [CK 159] Zwängen zum Uriniren, ohne daß er Harn lassen kann, welcher überhaupt sehr spärlich abging. [RAL (132)]

Drang zum Harnen, mit Druck auf die Schambein-Gegend (n. 8 St.) (*Hbg.*). [CK 160] Druck auf die Schienbein-Gegend, mit Harndrang (n. 8 St.). [RAL (128)]

Urin, sogleich, von unausstehlichem Geruche; er ward im Stehen alsbald dick, gallertartig, klebrig, wie geronnenes Eiweiss (*Schneider*). [CK 161] Urin, sogleich, von unausstehlichem Geruche; er ward im Nachtgeschirre alsbald dick, gallertartig, klebrig, wie gerinnendes Eiweiß. [RAL (133)]

Bald nach dem Harnen ein drückender Schmerz in der Spitze der Harnröhre, als ob sie gequetscht wäre (n. 14 St.) (*Lgh.*). [CK 162] Einige Minuten nach dem Urinlassen, ein drückender Schmerz in der Spitze der Harnröhre, als ob sie gequetscht wäre (n. 14½ St.). [RAL (129)]

Ein stichartiger Riss durch die Harnröhre hin. [CK 163]

■ **Geschlechtsorgane**

Riss-Schmerz in der Eichel. [CK 164]

Im rechten Hoden, schmerzhafte Zucke. [CK 165]

Schmerzhaftes Aufziehen der Hoden (*Orfila*). [CK 166]

Priapismus (*Orfila*). [CK 167]

Starker Geschlechtstrieb, mit Erektionen. [CK 168]

Gänzliche Impotenz; die Vorhaut blieb hinter die Eichel zurück gezogen, obgleich das Gemüth

---

[3] Nachwirkung.
[4] Von einem Quentchen im Klystire.
[5] Von einer ganzen mit Wein ausgezognen Frucht.

nicht ohne Geschlechts-Neigung war. [CK 169] Gänzliche Impotenz: die die Eichel sonst stets bedeckende Vorhaut blieb hinter die Eichel zurückgezogen, obgleich das Gemüth nicht ohne Geschlechts-Neigung war. [RAL 10]

■ Atemwege und Brust

Fliess-Schnupfen, früh, ohne Niesen (*Lgh.*). [CK 170; RAL (134)]

Hüsteln beim Tabakrauchen, Abends (*Lgh.*). [CK 171] Abends, **Hüsteln beim Tabakrauchen** (n. 15 St.). [RAL (136)]

Oefterer kitzelnder Reiz im Luftröhr-Kopfe, zu trocknem Husten (*Stf.*). [CK 172] Oefterer Reiz zum trocknen Husten im Luftröhrkopfe, wie ein Kitzel (n. 1 St.). [RAL (137)]

Die Stelle im Kehlkopfe, wo es kratzt und zum Husten kriebelt, wird kratziger beim Einathmen (*Stf.*). [CK 173; RAL (138)]

Der Athem wird zwiefach kürzer, mehrere Tage, ohne Engbrüstigkeit und ohne Hitze. [CK 174] Mehre Tage, zwiefach kürzerer Odem, ohne Engbrüstigkeit oder Hitze. [RAL 11]

Engbrüstigkeit-Anfall, Nachts, mit langsamem, schweren Athmen, was ihn zum Husten zwingt. [CK 175] In der Nacht, ein Anfall von Engbrüstigkeit mit langsamem, schwerem Odem, welcher ihn zu husten zwingt. [RAL 12]

Starke Beklemmung der Brust, wie durch einen Druck von aussen, beim Einathmen, wobei es in der Brust auch sticht (*Rt.*). [CK 176] Erhöhete Brustbeklemmung: beim Einathmen wird die Lunge, wie durch einen Druck von außen beklemmt, beim Einathmen aber sticht es darin (n. 6 Tagen). [RAL (141)]

Beklemmung der Brust, drückend, als wäre Alles zu eng mit Zusammenpressung auf den Seiten, besonders beim vorgebückt Sitzen und Abends, sechs Tage lang (*Rt.*). [CK 177] Beklemmender Druck vorne auf der Brust; es scheint alles zu enge zu seyn – auch auf den Seiten, Zusammenpressung, besonders beim vorgebückt Sitzen und Abends, sechs Tage lang (n. 2¼ St.). [RAL (140)]

Beim Einathmen pfeift es auf der Brust, früh (n. 1¾ St.) (*Lgh.*). [CK 178] Früh, beim Einathmen, ein Pfeifen auf der Brust (n. 1¾ St.). [RAL 135)]

Beim Einathmen, stumpfe Stiche, beim Ausathmen, gelinder Druck in der Brust, sechs Tage lang (*Rt.*). [CK 179] Stumpfe Stiche in der rechten Brust beim Einathmen, beim Ausathmen hingegen gelinder Druck, sechs Tage lang (n. 1 St.). [RAL (144)]

Druck in der Mitte des Brustbeins, als läge Etwas auf der Lunge (*Rt.*). [CK 180; RAL (139)]

Druck-Schmerz mit stumpfen Stichen in der Herzgrube, der zum schnell Athmen nöthigt; es ist, als könne sich die Lunge nicht gehörig ausdehnen (*Rt.*). [CK 181] Druck mit stumpfem Stiche in der Herzgrube, welches zum schnellen Athmen nöthigt; die Lunge scheint sich beim Athmen nicht genug ausdehnen zu können. [RAL (143)]

Einzelne Stiche in der Brust und unter den Ribben, hie und da, alle Tage (*Rt.*). [CK 182; RAL (146)]

Herzklopfen (*Schneider*). [CK 183]

Greifender Schmerz in den rechten Ribben-Muskeln (*Gtm.*). [CK 184; RAL (147)]

Muskel-Zucken in den rechten Ribben-Muskeln, was beim Aufrichten verging (n. 5 St.) (*Gtm.*). [CK 185; RAL (145)]

Laufen und Kriebeln; wie von Inseckten, in der linken Brust- und Bauch-Haut (*Gtm.*). [CK 186] Ein Laufen und Kriebeln in der linken Brust- und Bauchhaut, als wenn Insekten drin herumliefen. [RAL (142)]

■ Rücken und äußerer Hals

Im Rücken, über den Hüften, Schmerz, mit Uebelkeit und Frost (*Fr. H.*). [CK 187] Schmerz über den Hüften, mit Uebelkeit und Frost (n. 3 St.). [RAL (123)]

Spannender Stich-Schmerz in der rechten Lende, bloss beim Einathmen fühlbar, und am heftigsten in der Rücken-Lage (*Gtm.*). [CK 188] **Spannend stechender Schmerz in der rechten Lende fühlbar bloß beim Einathmen, und am heftigsten beim Liegen auf dem Rücken** (n. 54 St.). [RAL (124)]

Spannender Stich-Schmerz zwischen den Schulterblättern, am meisten beim Gehen, so dass er eine Weile krumm gehen musste. [CK 189] Zwischen den Schulter-Blättern, ein stechend spannender Schmerz, am meisten beim Gehen, so daß er eine Weile krumm gehen mußte. [RAL 13]

Stumpfer Stich unter dem rechten Schulterblatte, beim Einathmen (*Rt.*). [CK 190; RAL (148)]

Anm (123. u. 124.) Dieß Hüftweh, was die Koloquinte für sich bei Gesunden hervorzubringen geneigt ist, erklärt, wie *Dalberg* (Konigl. Vetensk. Handl. 1785. S. 146) mit dieser kräftigen Pflanze so glückliche homöopathische Heilungen in einigen Arten von Hüftweh bewirken konnte. Auch deuten die Symptome (168. 169.) auf Hülfskraft der Koloquinte in beschwerlichen Uebeln einiger der Hüfte nahen Theile.

Drückender Zerschlagenheits-Schmerz unten im Rücken, mit hartem Drucke in der Herzgrube, bei Ruhe und Bewegung gleich. [CK 191] Ein drückender Zerschlagenheits-Schmerz unten im Rücken, zugleich mit hartem Drucke in der Herzgrube, bei Ruhe und Bewegung gleich. [RAL 14]

Zieh-Schmerz, innerlich in der Gegend des rechten Schulterblattes, als würden die Nerven und Gefässe angespannt (*Hbg.*). [CK 192] **In der Gegend des rechten Schulterblattes, eine innere ziehende Empfindung, als würden die Nerven und Gefäße angespannt.** [RAL (150)]

Arger Zieh-Schmerz von der rechten Hals-Seite bis über das Schulterblatt herunter, als würden die Nerven gewaltsam gesperrt und gezerrt, oder wie zerschlagen (*Hbg.*). [CK 193] Von der rechten Halsseite bis über das Schulterblatt herunter, arger Schmerz, als wären die Nerven gewaltsam gesperrt und gezerrt, oder wie zerschlagen. [RAL (151)]

Wundheits-Schmerz im linken Schulterblatte, in der Ruhe (*Gtm.*). [CK 194; RAL (149): mit Hervorhebung]

Im grossen Halsmuskel der linken Seite ein ziehender Schmerz, wie eine heftige Zusammenziehung; bei Bewegung und im Gehen zieht er sich nach Hinten und vergeht ganz (*Stf.*). [CK 195] Ein ziehender Schmerz, wie eine heftige Zusammenziehung im linken großen Halsmuskel, in der Ruhe; beim Bewegen und Gehen zieht er sich nach hinten und vergeht ganz (n. ½ St.). [RAL (152)]

Steifheit der linken Hals-Seite, schmerzhaft bei Bewegung (*Hbg.*). [CK 196; RAL (153)]

Starker, strengziehender Schmerz in den linken Halsmuskeln, ärger bei Bewegung (*Hbg.*). [CK 197] **Stark ziehender, strenger Schmerz in den linken Halsmuskeln, stärker noch bei Bewegung** (n. 1 St.). [RAL (154)]

Im Nacken schmerzhaftes Ziehen, selbst in der Ruhe, bald darauf Steifheit des Nackens, schmerzhaft für sich und noch mehr bei Bewegung des Kopfs (*Hbg.*). [CK 198] Schmerzhaftes Ziehen im Nacken, selbst in der Ruhe; bald darauf, Steifheit des Nackens, welche selbst ohne Bewegung, am meisten aber beim Drehen des Kopfes schmerzt. [RAL (155)]

Gefühl im Nacken, gegen die Hervorragung des Hinterhaupt-Beines zu, als läge quer über eine schwer drückende Last, gleich empfindlich in Ruhe und Bewegung des Kopfes (*Hbg.*). [CK 199]

Im Nacken, gegen die Hervorragung des Hinterhaupt-Beins zu, ein Gefühl, als läge da querüber eine schwer drückende Last, beim Drehen des Kopfs so empfindlich, als in ruhiger Lage. [RAL (156)]

■ **Extremitäten**

Eiter-Geschwulst der Achseldrüsen (*Kölpin* in Hufel. Journ. III. S. 577.). [CK 200] Eiterbeule der Achsel-Drüsen. [RAL (158)]

Der Arm schmerzt hinter dem rechten Schulterblatte wie verstaucht, in Ruhe und Bewegung (*Hbg.*). [CK 201] Empfindung hinter dem rechten Schulterblatte, als wäre der Arm verstaucht, in Ruhe und Bewegung. [RAL (157)]

Drückend ziehender Knochen-Schmerz in den Arm-Röhren, in der Ruhe, besonders unter dem Kopfe des Schulter-Knochens und über dem Hand-Gelenke, wo es auch beim Heben des Armes, wie in der Beinhaut, schmerzt. [CK 202; RAL 15]

Stiche in den Armen, von Zeit zu Zeit hier, bald da (n. 4 St.) (*Rt.*). [CK 203] Von Zeit zu Zeit, Stiche in den Armen, bald hie, bald da (n. 4 St.). [RAL (160)]

Lähmiger Zerschlagenheits-Schmerz in den Armen, von Zeit zu Zeit (n. 5 T.) (*Rt.*). [CK 204] Lähmiger Schmerz, wie Zerschlagenheit, in den Armen, von Zeit zu Zeit (n. 5 Tagen). [RAL (162)]

Im Oberarme, rechter Seite, prickelnder Brenn-Schmerz bei Bewegung (*Gtm.*). [CK 205] Brickelnd brennender Schmerz im rechten Oberarme, bei Bewegung. [RAL (159)]

In der Ellbogen-Beuge, rechter Seite, feiner jückender Stich, in der Ruhe (*Gtm.*). [CK 206] Feiner, jückender Stich in der rechten Ellbogen-Beuge, in der Ruhe. [RAL (161)]

Im Vorderarme rechter Seite, Spann-Schmerz (n. 27 St.) (*Gtm.*). [CK 207] Spannender Schmerz im rechten Vorderarme (n. 27 St.). [RAL (163)]

In der Handfläche, krampfhafter Schmerz, dass er die Finger nur schwierig aufmachen konnte; stärker in der Ruhe, als bei Bewegung (*Gtm.*). [CK 208] Krampfhafter Schmerz in der rechten Handfläche, so daß er die Finger nur schwierig aufmachen konnte; der Schmerz war stärker in der Ruhe, als in der Bewegung. [RAL (165)]

Im Daumen der rechten Hand, **heftige Zieh-Schmerzen**, wie in den Flechsen, im Ballen anfangend und an der Spitze des Daumens verschwindend (n. 5 St.) (*Lgh.*). [CK 209] **Heftig zie-**

hende Schmerzen im Daumen der rechten Hand, dem Gefühle nach, in den Flechsen, welche im Ballen anfingen und an der Spitze des Daumens verschwanden (n. 5 St.). [RAL (164)]

Brenn-Schmerz auf einem Punkte des rechten Mittel-Fingers (*Hbg.*). [CK 210] Ein Punkt brennenden Schmerzes im Mittelfinger der rechten Hand. [RAL (166)]

In den Gesäss-Muskeln linker Seite, ein kitzelndes Jücken, beim Sitzen (n. ¼ St.) (*Hbg.*). [CK 211] In den linken Gesichtsmuskeln, ein kitzelndes Jücken beim Sitzen (n. ¼ St.). [RAL (167)]

Der rechte Oberschenkel schmerzt, bloss beim Gehen, als wenn der ihn hebende Psoas-Muskel zu kurz wäre (n. 32 St.) (*Gtm.*). [CK 212] **Bloß beim Gehen, Schmerz im rechten Oberschenkel, als wenn der ihn hebende Psoas-Muskel zu kurz wäre; beim Stehen ließ er nach, beim Gehen aber kam er wieder** (n. 32 St.). [RAL (168)]

Ein ziehendes Spannen am rechten Oberschenkel. [CK 213] Am rechten Oberschenkel, ein ziehendes Spannen. [RAL 16]

Stechendes Reissen in den Oberschenkeln, im Sitzen (und Stehen) (*Rt.*). [CK 214] Stechend reißender Schmerz im rechten Oberschenkel, bei Stehn und Sitzen (n. 2 Tagen). [RAL (169)] In den Muskeln der Oberschenkel, reißende Stiche, im Sitzen. [RAL (170)]

In der Kniekehle, bloss bei Bewegung, Stich-Schmerzen, wie von Nadeln, welche zuletzt in jückendes Stechen übergingen (*Gtm.*). [CK 215] Bloß bei Bewegung, nadelstichartige Schmerzen in der linken Kniekehle, welche zuletzt in jückendes Stechen übergingen. [RAL (172)]

Kälte-Gefühl an den Knien, die doch warm sind. [CK 216] (Kälte-Empfindung an den Knieen, die doch warm sind.) [RAL 17]

Lähmiger Schmerz im Knie, beim Gehen, als wäre es im Gelenke fest gebunden. [CK 217; RAL 18]

Heftiges, zum Kratzen reizendes Jücken in der linken Kniekehle, mit Beissen nach Kratzen (n. 14 St.) (*Lgh.*). [CK 218] Abends, ein heftiges Jücken in der linken Kniekehle, was zum Kratzen nöthigt; nach dem Kratzen aber erfolgte eine beißende Empfindung (n. 14 St.). [RAL (173)]

Am Unterschenkel ein spannender Druck auf den Schienbeinen, selbst im Sitzen (*Rt.*). [CK 219] Spannender Druck auf den Schienbeinen, selbst im Sitzen. [RAL (174)]

Klamm in den Unterschenkeln. [CK 220]

Klamm in den Muskeln neben dem Schienbeine, Nachts, gegen Morgen, durch Biegung des Kniees verstärkt. [CK 221]

Heftiger Wadenklamm, vorzüglich nach Beischlafe. [CK 222]

Fippern in der rechten Wade, in der Ruhe, was bei Bewegung verging (*Gtm.*). [CK 223; RAL (178)]

Reissender Schmerz in den Waden zuweilen, beim Sitzen und Stehen (*Rt.*). [CK 224] In den Waden, zuweilen ein reißender Schmerz, beim Sitzen und Stehen. [RAL (180)]

Scharfes Schneiden in der linken Wade, an der Inseite bei Ruhe (*Gtm.*). [CK 225] Scharf schneidender Schmerz in der linken Wade, innerer Seite, bei Ruhe. [RAL (179)]

Jückender Stich im rechten Schienbeine, am heftigsten in der Ruhe (*Gtm.*). [CK 226; RAL (175)]

Jückender Stich im rechten Unterschenkel, auch bei Bewegung (*Gtm.*). [CK 227] Jückender Stich im rechten Unterschenkel, auch bei Bewegung anhaltend. [RAL (176)]

Jückender Stich in der rechten Wade, der durch Reiben nicht verging (*Gtm.*). [CK 228; RAL (181)]

Schwäche der Unterschenkel, wie von Ermüdung. [CK 229] Schwäche, meistens der Unterschenkel, wie von Ermüdung. [RAL 19]

Die bisher schmerzlosen Aderknoten des Unterschenkels werden schmerzhaft (*Gtm.*). [CK 230] Schmerz in den bisher schmerzlosen Aderknoten des rechten Unterschenkels. [RAL (177)]

Im Fuss-Gelenke Drücken und Reissen, im Sitzen (*Rt.*). [CK 231] Drückend reißender Schmerz im Unterfuß-Gelenke, im Sitzen. [RAL (182)]

Reissen in der rechten Fusssohle, am heftigsten in der Ruhe (*Gtm.*). [CK 232] **Reißender Schmerz in der rechten Fußsohle, in der Ruhe am heftigsten** (n. 35 St.). [RAL (186)]

Starkes Reissen auf dem Rücken des linken Fusses herauf (*Lgh.*). [CK 233] Starkes Reißen auf dem Rücken des linken Unterfußes herauf (n. 4 St.). [RAL (185)]

Reissen in der Knochenhaut des Fersenbeins. [CK 234]

Jückend bohrender Stich auf dem Rücken des rechten Fusses, am heftigsten in der Ruhe (*Gtm.*). [CK 235] Jückender, bohrender Stich auf dem Rücken des rechten Fußes, am heftigsten in der Ruhe (n. 25 St.). [RAL (184)]

Einschlafen des linken Fusses, auch in der Ruhe (*Hbg.* – *Gtm.*). [CK 236] Einschlafen des linken Unterfußes (*Hornburg*) – in der Ruhe (*Gutmann*). [RAL (183)]

Zittern der Füsse wie nach heftigem Schrecke mit Schauder-Frost (*Fr. H.*). [CK 237] Zittern der Füße, wie nach heftigem Schrecke, mit Schauderfrost, 1/4 Stunde lang (n. 1 St.). [RAL (171)]

Unter dem Nagel der linken grossen Zehe, reissender Schmerz. [CK 238]

■ Allgemeines und Haut

Ungemeine Neigung der Muskeln aller Körpertheile, sich schmerzhaft zu Klamm zusammen zu ziehen. [CK 239]

Zusammenziehung aller Gliedmassen, so dass er einem Igel ähnelt (*Stalpaart*). [CK 240] Alle Gliedmaßen werden zusammengezogen, so daß er einem Igel ähnelt. [RAL (188)]

Zucken einzelner Muskeltheile der Gliedmassen (*Hoffmann*). [CK 241; RAL (187)]

In die Länge hin reissende Stiche am ganzen Körper, dem Kopfe, dem Rücken, dem Bauche und den Gliedern (*Lgh.*). [CK 242] In die Länge hin reißende Stiche am ganzen Körper, an der Stirne, an den Schläfen, dem Rücken, den Ober- und Untergliedmaßen, der Bauchseite und auf der Brust (n. 6 St.). [RAL (189)]

Jücken, wie nach starkem Schweisse; früh beim Erwachen und nach dem Aufstehen, am ganzen Körper, besonders an Brust und Bauche (n. 26 St.) (*Lgh.*). [CK 243] Früh, beim Erwachen und nach dem Aufstehn, ein heftiges Jücken, wie nach starkem Schweiße am ganzen Körper, vorzüglich aber an Brust und Bauche (n. 26 St.). [RAL (192)]

Ein beschwerliches Jücken, Nachmittags und Abends, und Schweiss darnach (*Hoffmann*). [CK 244; RAL (191)]

Ein beissendes Jücken hie und da, Abends im Bette, was durch Kratzen nur kurz verscheucht wird und zuletzt in eine Unruhe ausartet, wobei er die Glieder stets bewegen muss, ohne einschlafen zu können (n. 32 St.). [CK 245] Abends, im Bette, ein beißendes Jücken hie und da am Körper, was durch Kratzen nur auf Augenblicke verscheucht wird, und zuletzt in eine Unruhe ausartet, wobei er die Glieder stets bewegen muß, ohne einschlafen zu können (n. 32 St.). [RAL 20]

Krätzartiger Ausschlag (*Kölpin*). [CK 246; RAL (190)]

Abschuppen der ganzen Körper-Haut (*Salmuth*, Obs. C. III. obs. 2.). [CK 247] Die Haut des ganzen Körpers schuppt sich ab. [RAL (193)]

Gänzlich gesunkene Kräfte (*Hoyer*). [CK 248; RAL (194)]

Ohnmacht (*Valentini*, in Eph. N. C. an. III. obs. 78.). [CK 249; RAL (195)]

Ohnmachten mit Kälte der äusseren Theile (*Hoffmann*). [CK 250; RAL (196)]

Tödliche Ohnmacht (*Hoyer*). [CK 251; RAL (197)]

Mattigkeit in allen Gliedern, beim Gehen im Freien, wie nach einer weiten Fussreise, mit grosser Schwere der Unterschenkel und Zittern, vorzüglich des rechten, so dass ihm der Schweiss am ganzen Körper ausbrach (n. 11 St.) (*Lgh.*). [CK 252] Beim Gehen im Freien, Mattigkeit in allen Gliedern, wie nach einer weiten Fußreise; in den Untergliedmaßen war's, als wenn er ein schweres Gewicht daran fortzuziehen hätte, und, vorzüglich in dem rechten Unterschenkel, ein Zittern, so daß ihm der Schweiß am ganzen Körper ausbrach (n. 11 St.). [RAL (198)]

■ Schlaf, Träume und nächtliche Beschwerden

Schläfrigkeit und Unlust zu geistigen Arbeiten (*Gtm.*). [CK 253; RAL (199)]

Unüberwindliche Schläfrigkeit und Neigung sich zu legen, im Schlummer aber stete Unruhe in den Gliedern, besonders in den Beinen. [CK 254]

Unruhiger Schlaf er wirft sich von einer Seite zur andern (*Hbg.*). [CK 255; RAL (200)]

Schlaflosigkeit die ganze Nacht; Gedanken und Ueberlegungen über Gegenstände des Lebens und seiner Verhältnisse beschäftigen ihn ruhig und leidenschaftlos. [CK 256]

Um Mitternacht eine Art Blähungs-Kolik, von plötzlich hie und da entstehenden Blähungen, die sich schmerzhaft abstossen (kämpfen), und keinen Ausgang nehmen (d. 2. N.). [CK 257]

Im Schlafe liegt er fast immer auf dem Rücken, die eine Hand unter dem Hinterhaupte, den andern Arm über dem Kopfe. [CK 258] Im Schlafe liegt er fast immer auf dem Rücken, die eine Hand unter den Hinterkopf, auch wohl noch den andern Arm über den Kopf gelegt. [RAL 23]

Durch viele Träume gestörter Nacht-Schlaf (*Lgh.*). [CK 259] Nachts, durch viele Träume gestörter Schlaf (n. 29 St.). [RAL (201)]

Sehr lebhafte nicht ängstliche Träume, die an Lebhaftigkeit so zunehmen, dass er darüber erwacht. [CK 260] Aeußerst lebhafte, obgleich nicht ängstliche Träume, welche nach und nach an Lebhaftigkeit so zunehmen, daß er darüber aufwacht. [RAL 22]

Lebhafte, angstvolle Träume. [CK 261] Sehr lebhafte, angstvolle Träume. [RAL 21]

Träume voll mühsamen Nachdenkens und Geistes-Anstrengung. [CK 262]

Er träumt viel und Mancherlei (*Hbg.*). [CK 263; RAL (202)]

Geile Träume mit Samen-Erguss ohne Erektion, beim Liegen auf dem Rücken (*Gtm.*). [CK 264] Auf dem Rücken liegend, geile Träume und Samenergießung, ohne Ruthesteifheit. [RAL (203)]

Wohllüstige Träume, ohne Pollution, die den Schlaf stören (*Lgh.*). [CK 265] Nachts, durch wohllüstige Träume unterbrochner Schlaf, ohne Pollution (n. 20 St.). [RAL (204)]

Geile Träume mit unbändigen Erektionen ohne Pollution (*Gtm.*). [CK 266] Geile Träume, mit unbändiger Ruthesteifheit, ohne Samenerguß. [RAL (205)]

Wohllüstige Träume und Samen-Erguss (*Hbg.*). [CK 267; RAL (206)]

- ### Fieber, Frost, Schweiß und Puls

Kälte des ganzen Körpers. [CK 268; RAL 25]

Eiskalte Hände, Abends, bei warmen Füssen. [CK 269]

Eiskälte-Gefühl in den Fusssohlen, ob sie gleich nicht kalt sind. [CK 270] (Empfindung von Eiskälte in den Fußsohlen, ob sie gleich nicht kalt sind.) [RAL 24]

Heftiger Frost (*Fr. H.*). [CK 271; RAL (211)]

Schaudern durch den ganzen Körper, früh, nach dem Aufstehen, mit kalten Händen, bei Hitze des Gesichtes und übrigen Körpers, ohne Durst (n. ½ St.) (*Lgh.*). [CK 272] Früh, nach dem Aufstehn, Schaudern durch den ganzen Körper, mit kalten Händen, während das Gesicht und der

übrige Körper heiß war, ohne Durst (n. ½ St.). [RAL (212)]

Schnelles Wärme-Ueberlaufen über den ganzen Körper, ohne Durst (*Rt.*). [CK 273] Schnell überlaufendes, aber bald vergehendes Gefühl von Wärme über den ganzen Körper, ohne Durst (n. 2 St.). [RAL (213)]

Hitz-Gefühl im Innern des ganzen Körpers, der auch äusserlich warm anzufühlen ist (*Hbg.*). [CK 274] Hitz-Empfindung im Innern des ganzen Körpers und auch äußerlich warm anzufühlen (n. 10 St.). [RAL (216)]

Wärme des Gesichtes, früh, nach dem Aufstehen, bei Eiskälte der Hände und Finger-Spitzen (*Lgh.*). [CK 275] Früh, nach dem Aufstehn, Wärme des Gesichts, während die Hände und besonders die Fingerspitzen kalt waren (n. ¾ St.). [RAL (217)]

Fieber-Hitze (*Hoffmann*). [CK 276; RAL (218)]

Nacht-Schweiss (*Fr. H.*). [CK 277; RAL (215)]

Nachts, heftiger Schweiss an Kopf, Händen, Schenkeln und Füssen, urinartigen Geruches. [CK 278; RAL 26]

Früh-Schweiss, beim Erwachen, an den Unterschenkeln (*Lgh.*). [CK 279] Früh, beim Erwachen, fand er sich im Schweiße an den Unterschenkeln (n. 24 St.). [RAL (214)]

Langsamer, voller Puls (d. ersten 10 St.) (*Hbg.*). [CK 280] Langsamer, aber voller Puls vom Anfange bis zur zehnten Stunde. [RAL (208)]

Geschwinder, voller Puls (*Schneider*). [CK 281; RAL (209)]

Herzklopfen (*Schneider*). [CK 282; RAL (219)]

Wenn er still liegt, fühlt er den Schlag des Herzens und der Adern durch den ganzen Körper (*Rt.*). [CK 283] Er fühlt, wenn er still liegt, den Schlag des Herzens und der Adern durch den ganzen Körper. [RAL (207)]

Conium maculatum

Conium maculatum, **Flecken-Schierling [CK III (1837), S. 174–211]**

(Der aus dem ganzen, eben zu blühen anfangenden Kraute frisch ausgepresste, und mit gleichen Theilen Weingeist gemischte Saft, wovon man, wie die Homöopathik mit allen ihren, auf diese Weise unverderblich erhaltenen Pflanzen-Säften thut, zwei Tropfen in ein, mit 100 Tropfen Weingeist auf zwei Drittel angefülltes Gläschen fallen lässt, dasselbe, verstopft, mit zehn Arm-Schlägen schüttelt und hiervon einen Tropfen ferner durch 27 andre solche (100 Tropfen Weingeist enthaltende) Gläschen verdünnt und jede Verdünnung mit zehn Schüttel-Schlägen potenzirt zu decillionfacher ($\overline{X}$) Kraft-Entwickelung; doch kann man auch eben sowohl zwei Gran der frischen Pflanzenblätter mit Milchzucker zur millionfachen Pulver-Verdünnung binnen 3 Stunden reiben, und das Präparat aufgelöst weiter potenziren.)

Aus dem, was in den sechsziger und siebenziger Jahren des vorigen Jahrhunderts von **Störck** und seinen vielen Nachahmern in zahlreichen Büchern von den grossen Erfolgen des *conium maculatum* geschrieben worden ist, ersieht man gar leicht die nicht geringe Arzneikräftigkeit dieser Pflanze. Allein, so oft auch wunderbare Hülfe durch ihren Gebrauch bei den scheusslichsten Krankheiten, wenigstens anfänglich, zuwege gebracht ward, so oft, ja noch weit öfter, stiftete auch ihre Anwendung in den beliebten grossen, oft wiederholten Gaben Schaden, nicht selten unersetzlichen Schaden, und tödtete Menschen in nicht geringer Zahl.

Das Räthsel, so viel Aufsehn erregende, so freudige als traurige Erfahrungen meist redlicher Beobachter sich dergestalt in's Angesicht einander widersprechen zu sehen, konnte bloss in den neuern Zeiten die Homöopathie lösen, welche zuerst zeigte, dass, um mit heroischen Arzneien wohlthätig zu verfahren und wirklich zu heilen, nicht (wie leider bisher) **jede unerkannte** Krankheit so geradezu mit öftern, möglichst grossen Gaben des heftigen, ungekannten Mittels bestürmt werden dürfe, sondern: „dass nach vorgängiger Ausprüfung und Erforschung der eigenthümlichen Wirkungen desselben an gesunden Menschen das Arzneimittel nur in solchen Krankheits-Zuständen, deren Symptome mit denen der Arznei grosse Aehnlichkeit haben, anzuwenden sei mittels kleinster Gaben der höhern und höchsten Verdünnungen mit angemessener Kraft-Entwickelung bereitet."

So Etwas kontrastirt freilich ungemein mit jenen halsbrechenden, bis zu 140 Granen des Dicksaftes (Extraktes) oder bis zu einem Weinglase voll frisch ausgepressten Schierlings-Saftes gesteigerten, und wohl sechs Mal täglich wiederholten Gaben jener Zeit; dafür wird aber auch vom ächten Homöopathiker keine Fehl-Cur mehr damit gemacht – werden nicht ferner Kranke zu Hunderten, wie damals, mit dieser Arznei zu Tode gemartert.

Jene vielen, abschreckenden Beispiele liessen mich nicht eher, als seit einigen Jahren, diese Pflanze als eine der wichtigsten antipsorischen Arzneien erkennen, und ich gebe ihr seitdem hier die rechte Stelle.

Oft müssen ihrer Anwendung erst einige andre antipsorische Mittel vorangegangen sein, wenn sie ihre Wohlthätigkeit zeigen soll. Man giebt sie in den kleinsten Gaben.

Mehr oder weniger Riechen an versüsstem Salpetergeist, in einigen Fällen auch wohl etwas Kaffee-Trank mindert allzu stürmische Wirkungen derselben.

Bei Heilung der dieser Arznei homöopathisch angemessenen Krankheiten wurden folgende Symptome am ehesten gemindert oder gehoben, selbst wo das Uebel in abgesonderten Anfällen erschien:

Traurigkeit; Hypochondrie; Aengstlichkeit; Unmuth und Trübsinn; Muthlosigkeit; Reizbarkeit; Schreckhaftigkeit; Neigung zum Aerger; **Unlust zur Arbeit**; Vergesslichkeit und Schwäche im Kopfe; Schwindel, beim Umsehen, als wollte der Kranke auf die Seite fallen; Schwere des Kopfes; Anfälle reissenden Kopfwehes, zum Liegen; Stiche im Oberkopfe; Langwieriger Stich-Kopfschmerz; **Ausfallen der Haare auf dem Kopfe**; Jücken unter den Augen, und beim Reiben, beissendes Brennen; Kälte-Gefühl in den Augen, beim Gehen im Freien; Gerstenkorn am Augenlide; Kurzsichtigkeit; Weitsichtigkeit; Dunkle Punkte und farbige Streifen vor den Augen, im Zimmer

Blenden der Augen vom Tages-Lichte; Stechen im Ohre, beim Gehen ins Freie; Reissen mit Stechen in und um die Ohren; Ziehendes Stechen im Ohre herauswärts; Verhärtete Ohrdrüsen-Geschwulst; Anhäufung von Ohrschmalz; **Brausen in den Ohren**; Sumsen, Sausen, Lauten und **Klingen in den Ohren**; Eiter-Ausfluss aus der Nase; Jücken im Gesichte; Jückende Blüthen im Gesichte; Gesichts-Flechte; Fressende Geschwüre im Gesichte; **Gesichts-Hitze**; Trockenheit und Abschälen der Lippen; Zieh-Schmerz in guten Zähnen vom Gehen im Freien; Stich-Schmerz in den Zähnen; unwill-kührliches Niederschlucken; Kratzen im Halse; Rachsen; Vollheit im Halsgrübchen mit versagendem Aufstossen; **Häufiges leeres Aufstossen, den ganzen Tag**; Lautes Aufstossen nach dem Geschmacke der Speisen; Sodbrennen zum Halse herauf; Heisshunger; Brod will nicht hinunter, es schmeckt nicht; Nach dem Essen Brennen im Schlunde herauf; Uebelkeit der Schwangern; Magen-Säure; Magen-Drücken beim Essen; Zusammenzieh-Schmerz im Magen; Magen-Krampf; Stiche im linken Hypochondrium; Vollheit im Unterleibe, früh, beim Erwachen; Beklemmendes Zusammenziehen des Unterbauches; Winden und Wühlen in der Nabel-Gegend; Wundheits-Gefühl im Bauche, bei Gehen auf Steinpflaster; Blähungs-Versetzung; Kollern und Knurren im Bauche; Leibschneiden bei Blähungs-Abgang; **Leib-Verstopfung mit vergeblichem Drange zum Stuhle; Harter Stuhl**, nur alle zwei Tage; Durchfall; Mit Blut bezogener Stuhl; der Harn-Abgang stockt plötzlich beim Uriniren und fliesst nur erst nach einer Weile wieder; Drücken auf die Blase, als wollte der Harn gleich fort; Weisstrüber, **Dick-Harn; Beim Wasserlassen, Schneiden in der Harnröhre**; Impotenz und Mangel an Erektionen; Ungenügliche, kurz dauernde Ruthe-Steifigkeit; Unkräftiger Beischlaf; Mattigkeit nach dem Beischlafe; **Mutter-Krämpfe**; Mutterkrämpfe, es fängt über der Scham an zu wühlen, spannt den ganzen Bauch auf, kommt in die Brust und sticht in der linken Seite; Kneipen und Greifen in der Bährmutter; Pressen nach unten und Stechen in der Scheide; Stiche in den Schamlefzen; **Jücken an der Scham** und in derselben; Allzuschwache Regel; Bei der Regel, Pressen nach unten und Ziehen im Oberschenkel; Scheidefluss; Beissender, wundmachender Weissfluss.

Allzu vieles Niesen; Verstopfung der Nasenlöcher; Morgentliche Nasen-Verstopfung; Jahre lange Nasen-Verstopfung; Lästiges Gefühl von Trockenheit der Nase; **Husten**, vorzüglich bei Scrophel-Kranken; Kurzathmigkeit beim Gehen; Engbrüstigkeit, früh, beim Erwachen; **Früh-Engbrüstigkeit**; Stiche im Brustbeine; Rucke in der Brust; Drücken und Zusammenpressen über den Hüften; Spannung im Nacken; Wundheits-Schmerz in den untersten Halswirbeln; Achseln, wie wund gedrückt; Schweiss der Handteller; Zieh-Schmerz in den Hüften; Müdigkeit in den Knieen; Waden-klamm; **Kälte der Füsse** und Hände; Verkältlichkeit der Füsse; Unruhe in den Beinen; Jücken in der Haut; Oeftere rothe, jückende Flecke am Körper; Braune Flecke am Körper; Nessel-Ausschlag von starker Körper-Bewegung; Alte feuchtende Flechten; Unruhe, besonders in den Beinen; Hysterische und hypochondrische Paroxysmen; Hypochondrie von Enthaltsamkeit bei ehelosen Manns-Personen; Anfall, bei dem es stichlicht vom Magen her kommt und unter den linken Ribben hin bis in den Rücken sticht; Stiche hie und da am ganzen Körper; **Beschwerden und Angegriffenheit vom Gehen im Freien**; Jählinge Erschlaffung beim Gehen; Zerschlagenheit der Glieder; Schmerzhaftigkeit der Körperhaut; Mattigkeit im ganzen Körper, vorzüglich in den Beinen; Mattigkeit früh im Bette; Krankheits-Gefühl in allen Gliedern, wie Uebermüdung; Tages-Schläfrigkeit; Abend-Schläfrigkeit mit Zuziehn der Augenlider; Spätes Einschlafen, Abends, im Bette; Schwärmerischer Schlaf; Viele nächtliche Träume; Unerquicklicher Schlaf; Nächtliche Schmerzen.

Die Namens-Verkürzungen derer, welche Beiträge zu nachstehenden Symptomen geliefert, sind: *Fr. – Dr. Franz; Gr. – Dr. Gross; Lgh. – Dr. Langhammer; Rl. – Dr. Rummel; Wl. – Dr. Wislicenus.*

Schierling [RAL IV (1825), S. 237–260]

(Der aus dem ganzen Kraute des zu blühen anfangenden Conium maculatum frisch ausgepreßte und mit gleichen Theilen Weingeist gemischte Saft.)

Der Schierling gehört unter die am schwierigsten nach ihrer Erst- und Nachwirkung auszuforschenden und am schwierigsten zu beurtheilenden Arzneien. Man findet unter seinen Symptomen mehre, sich zum Theil entgegengesetzte, welche nur als Wechselwirkung (vielleicht als eine überhingehende, durch den wiederholten Angriff der Arznei nochmals auf einige Zeit unterdrückte Nachwirkung) anzusehen sind. Hingegen sind die bei langwieriger Anwendung des Schierlings in gesteigerten Gaben erfolgenden traurigen Zufälle, welche wir beim Ausgange von *Stoerck's, Lange's, Andree's, Ehrhardt's, Greding's, Baylie's, Reismann's, Collin's, Tartreux* unglücklichen Curen antreffen, wahre Nachwirkungen des von den öftern Angriffen so großer Schierlingsgaben übermannten, sinkenden Lebens: eine Auflösung alles Zusammenhangs der Faser mit asthenischer Entzündung und der peinlichsten Empfindlichkeit verbunden – M. s. (200. bis 210.), (260. bis 263.), (265. 266.), (155.), (157.), (159.). Hievon scheint das Gegentheil in der Erstwirkung des Schierlings zu liegen, welche eine Straffheit, Verdichtung, Zusammenziehung der Faser (und Drüsengeschwulst) mit Gefühls-Unterdrückung vorauszusetzen scheint – M. vergleiche: 25. 32. 57. 60. 67 (18.), (44.), (107.), (108.), (131.), (132.), (162.), (163.), (171.), (183.), (193.). – Erstwirkungen, welche durch einige meiner homöopathischen Heilungen (**von Quetschung** entstandener Drüsenverhärtungen an der Lippe, den Brüsten, u.s.w. und des **von einem äußern Stoße** entstand-

nen grauen Staares, in zwei Fällen) zu bestätigen scheinen. Diese angeführten Erstwirkungen des Schierlings (vorzüglich 32. 67.), zusammen gehalten mit den Symptomen: 3. 4. 88. 89 (223.), (252.), (272. bis 280.), deuten auf ein großes Hülfsmittel jener schlimmen Art Hypochondrie, welche sich zuweilen bei ehelosen Mannspersonen mit streng züchtigen Grundsätzen einfindet, wenn sie nicht auf einem miasmatischen Ur-Uebel beruhet.

Was Schierling in krankhafter Langsichtigkeit (Presbyopie) bei bejahrten Personen, nach (27.) ausrichten könne, wird die Erfahrung aussprechen und diese Heilkraft vielleicht bestätigen.

So wird der homöopathische Arzt auch die in den übrigen Symptomen erster Wirkung des Schierlings liegenden Heil-Momente anzuwenden wissen.

Man hat den Kaffeetrank als Antidot des Schierlings befunden.

Conium maculatum [CK], *Schierling* [RAL]

■ **Gemüt**

Mehr traurig, als heiter. [CK 1]
Sie wird leicht von Kleinigkeiten gerührt und zum Weinen bewegt. [CK 2]
Hypochondrische Niedergeschlagenheit und Gleichgültigkeit, beim Gehen im Freien (*Fr.*). [CK 3] Beim Gehen im Freien, hypochondrische Gleichgültigkeit und Niedergeschlagenheit (n. 1 St.). [RAL (277)]
Hysterischer Anfall, mit Frost und einer Art krampfhafter Bewegungen (*Gelding*, verm. Schrift. S. 118.). [CK 4] Anfall von Hysterie, mit Frost und einer Art krampfhafter Bewegungen. [RAL (274)]
Hysterische Aengstlichkeit (Medic. obs. and Inq.). [CK 5; RAL (273)]
Aengstlichkeit (*Schmucker*). [CK 6; RAL (272)]
Aengstlichkeit in der Gegend der Herzgrube (*Störk*, lib. d. Cic., 2.). [CK 7; RAL (275)]
In tiefes Nachdenken versunken, dachte er befürchtend über Gegenwart und Zukunft nach und suchte die Einsamkeit (*Lgh.*). [CK 8; RAL (278)]
Scheu vor Menschen, bei ihrer Annäherung, und dennoch Scheu vor Alleinsein. [CK 9]
Die Nähe und das Gerede vorbeigehender Leute ist ihm sehr zuwider und es kömmt ihm die Neigung an, sie anzupacken und sie zu misshandeln. [CK 10]
Abergläubige Gedanken. [CK 11]
Furchtsam, weinerlich, verzagt. [CK 12]
Furcht vor Dieben. [CK 13]
Einbildung, als sei Jemand Nachts zur Thüre hereingekommen. [CK 14]
Schreckhaftigkeit. [CK 15]
Oft Todes-Gedanken. [CK 16]
Trübe Verstimmung (d. 1. T.) (*Rl.*). [CK 17]
Sehr missmüthig, alle Nachmittage von 3 bis 6 Uhr, als wenn ihn eine grosse Schuld drückte, dabei gelähmt in allen Gliedern, gleichgültig und theilnahmlos. [CK 18]
Aeusserst verdriessliche und ängstliche Gedanken nach dem Essen, früh, mit Kopf-Eingenommenheit in der Stirne (n. 29 St.) (*Fr.*). [CK 19] Aeußerst verdrießliche und ängstliche Gedanken nach dem Essen, früh, mit Eingenommenheit des Kopfs in der Stirne (n. 29 St.). [RAL (276)]
Verdriessliche Stimmung, er weiss nicht, womit er sich beschäftigen soll, die Zeit vergeht ihm zu langsam (n. 8 St.) (*Wl.*). [CK 20; RAL (280)]

Mürrisches Wesen; Alles, was ihn umgab, machte einen widrigen Eindruck auf ihn (*Lgh.*). [CK 21; RAL (279)]
Grosse Unzufriedenheit. [CK 22]
Verdriesslich und ärgerlich über Kleinigkeiten. [CK 23]
Steter Missmuth und Aerger. [CK 24] Immerwährender Mißmuth und Aerger. [RAL 88]
Es fallen ihm ärgerliche Dinge ein. [CK 25]
Leicht erregter Aerger und Zorn. [CK 26]
Gleichgültigkeit. [CK 27]
Theilnahmlosigkeit. [CK 28]
Gemüth ohne alle angenehme Gefühle. [CK 29; RAL 89]
Unaufgelegt zur Arbeit. [CK 30]
Heiteres Gemüth und Lust zu sprechen (Heilwirkung) (*Lgh.*). [CK 31] Heiteres Gemüth: er hatte Lust, zu sprechen[1] (n. 10 St.). [RAL (281)]
Heiteres, freies Gemüth (n. 3, 4 T. – Heilwirkung.) (*Fr.*). [CK 32] Gemüth heiter und frei[2] (den dritten, vierten Tag). [RAL (283)]
Heiter, wohl und kräftig, früh (Wechselnde Heilwirkung n. 24 St.) (*Fr.*). [CK 33] Früh, wohl, heiter und kräftig[3] (n. 24 St.). [RAL (282)]

■ **Schwindel, Verstand und Gedächtnis**

Gedächtniss Mangel. [CK 34] Mangel an Gedächtniß. [RAL 2]
Verlust des Gedächtnisses (*W. Rowlay*, seventy four cases, Lond. 1779.). [CK 35] Gedächtnißverlust. [RAL (7)]
Unbesinnlichkeit, nach Erwachen aus dem Mittags-Schlafe. [CK 36]
Ausserordentliche Unbesinnlichkeit. [CK 37]
Er kann sich beim Sprechen nicht gehörig ausdrücken und nicht recht besinnen. [CK 38]
Er verspricht sich oft. [CK 39]
Dummheit; schweres Begreifen dessen, was man liest, mit Kopf-Eingenommenheit. [CK 40] Dummheit: der Kopf ist eingenommen; schweres Begreifen dessen, was man liest. [RAL 3]
Dummheit, wie Betäubung, er versteht das Gelesene schwer. [CK 41] Betäubung: er versteht das Gelesene schwer. [RAL 4]
Dummlicht im Kopfe, nach dem Trinken. [CK 42] Nach dem Trinken wird's ihm dummlich im Kopfe. [RAL 5]

---

[1] Die vorgängige, entgegengesetzte Gemüthsstimmung verschwand durch Heil-Gegenwirkung des Organism's.
[2] Heil-Gegenwirkung des Lebens.
[3] Wechselnde Heil-Gegenwirkung des Organism's.

Stumpfheit aller Sinne (*Sim. Paulli.*). [CK 43; RAL (229)]

Unempfindlichkeit mit Trägheit (*Sim. Paulli.*). [CK 44] Trägheit mit Unempfindlichkeit gepaart (torpor). [RAL (228)]

Er geht wie im Halb-Schlafe herum. [CK 45]

Voll Phantasien, früh (n. 24 St.). [CK 46]

Hastigkeit. [CK 47]

Verwirrte Gedanken (*Van Ems*, in Boerhave, praelect. d. m. n. I, S. 236.). [CK 48; RAL (284)]

Delirien (*Andry.*). [CK 49] Delirium. [RAL (285)]

Wahnsinn, Delirien (*Cullen.*). [CK 50] Wahnsinn, Delirium. [RAL (286)]

Eingenommenheit des Kopfes (n. 1 St.). [CK 51]

Eingenommenheit der linken Kopfhälfte, wie von Kälte, oder als füllte das Gehirn den Schädel nicht aus. [CK 52]

Stete Benommenheit des Vorderkopfes in der Stirn, in der Gegend der Augenbrauen und Nasenwurzel (d. ersten Tage). [CK 53]

Eingenommenheit und Schwere des Kopfes, nach festem Schlafe, beim Erwachen. [CK 54]

Eingenommenheit und Schwere des Kopfes (n. 5 T.). [CK 55]

Schwere des Kopfes. [CK 56]

Der Kopf ist schwer (*Watson*, philos. transact.). [CK 57] Schwere des Kopfs. [RAL (6)]

Schwere-Gefühl im Hinterhaupte, das öfters vergeht und wiederkommt, entsteht beim gebückt Sitzen von Zeit zu Zeit, und vergeht stets durch Aufrichten (*Wl.*). [CK 58] Beim vorgebogenen Sitzen entsteht von Zeit zu Zeit ein Gefühl von Schwere im Hinterhaupte, das öfters vergeht und wiederkommt; durch Aufrichten verging es jedesmal (n. 2½ St.). [RAL (16)]

Duselig und wirblich im Kopfe, zwei Tage lang. [CK 59]

Sehr duselig beim Gehen. [CK 60]

Trunkenheit (*Bierchen*, Tal om Kraftskador). [CK 61; RAL (5)]

Das mindeste Geistige berauscht ihn. [CK 62]

Selbst gewässerter Wein stieg ihm in den Kopf. [CK 63]

Anhaltende Betäubtheit des Kopfes, mit steter Neigung, still zu schlafen. [CK 64]

Wanken (*Van Ems.*). [CK 65; RAL (4)]

Schwindel (*Baylies*, Essays on med. subjects, London, 1773. – *Andry*, quaest. med. an cancer ulceratus cicutam eludat, Paris, 1763. – *Andree*, Obs. upon a treatment by *Stoerck*, Lond. 1761. – *Watson*, Philos. transact. No. 473, 1744. – *Lange*, dubia cicutae vexata, Helmst. 1764. S. 12. 20. –

Pharm. helv. S. 50. – *Schmucker*, Chir. Wahrnehm. II. S. 82. 84. – *Whytt*, on nervous disorders, S. 22. – *Gatacker*, Essays on med. subj. Introd. S. 8. – *Fothergill*, Med. obs. and et Inqu. III. S. 400 und Schriften, II. S. 58. – *Oberteuffer*, in *Hufel.* Journal IX. III. S. 85. – *Cullen*, Arzneimittellehre, II. S. 300.). [RAL (1)]

Schwindel im Kreise herum, wenn er vom Sitze aufsteht. [CK 66; RAL 1: ohne Hervorhebung]

Schwindel nach Bücken, beim Wiederaufrichten, als wollte der Kopf springen. [CK 67]

Schwindel, am schlimmsten im Liegen, als ginge das Bett im Kreise herum. [CK 68]

Schwindel, früh, beim Aufstehen aus dem Bette. [CK 69]

Schwindel beim Treppen-Absteigen; sie musste sich anhalten und wusste einen Augenblick nicht wo sie war. [CK 70]

Schwindel, der den Kopf angreift (*Fothergill*, Med. obs. III. S. 400.). [CK 71; RAL (2)]

Schwindel, dass ihm Alles um den Ring zu gehen schien (*Boerhave*, praelect. ad. inst. VI. S. 255.). [CK 72; RAL (3)]

■ Kopf

Kopfweh, einfacher Schmerz, beim Gehen im Freien, es ist ihm dumm; auch früh, bis zum Frühstücke. [CK 73] Beim Gehen in freier Luft, einfaches Kopfweh; es ist ihm dumm; auch früh bis zum Frühstück. [RAL 6]

Kopfschmerz beim Auftreten, sie fühlt jeden Tritt im Kopfe. [CK 74]

Tägliches Kopfweh, wegen allzu kleiner, mit Drängen verbundener, obgleich öfterer Stuhlgänge. [CK 75]

Kopfschmerzen mit Uebelkeit und Schleim-Erbrechen (d. 3. T.) (*Rl.*). [CK 76]

Heftiges Kopfweh mit Schwindel, woran sie traurig und ohne zu sprechen, auf einer Stelle sitzend, drei, vier Tage lang zubrachte (*Lange*, dub. cic. vex. Helmst. 1774.). [CK 77] Heftiges Kopfweh, mit Schwindel, woran sie, traurig und ohne zu sprechen, auf einer Stelle sitzend, drei, vier Tage lang zubrachten. [RAL (10)]

Betäubung verursachendes, drückendes Kopfweh, äusserlich an der Stirne (*Lgh.*). [CK 78] Drückender Schmerz äußerlich an der Stirne (n. 3 St.). [RAL (19)] Drückend betäubendes Kopfweh äußerlich an der Stirne (n. 11, 54 St.). [RAL (20)]

Kopfweh, früh, beim Erwachen, wie in epidemischen Fiebern, als wäre das Gehirn zerrissen, vorzüglich nach dem Hinterhaupte zu (n. 10 St.). [CK 79]

Kopfweh, früh, als wäre der Kopf zerschlagen, oder wollte auseinandergehen. [CK 80]

Einseitiger, allmählig erhöhter Kopfschmerz, wie zerschlagen, und wie ein abwärts Drücken von etwas Schwerem, durch Bewegung der Augen nach der leidenden Seite vermehrt. [CK 81] Allmälig erhöheter, einseitiger Kopfschmerz, wie ein Abwärtsdrücken, wie von etwas Schwerem darin und wie zerschlagen, durch Bewegung der Augen nach der kranken Kopfseite vermehrt (n. 2, 3 St.). [RAL 8]

Kopfweh, wie zu voll, als wollte der Kopf platzen, früh, beim Erwachen. [CK 82]

Gefühl in der rechten Gehirnhälfte, als wenn ein grosser fremder Körper darin wäre. [CK 83] Empfindung in der rechten Gehirnhälfte, als wenn ein großer fremder Körper darin wäre. [RAL 7]

Dumpfes Drücken im Kopfe, beim Gehen im Freien; er musste die Stirne reiben. [CK 84]

Drückender Schmerz in der rechten Gehirnhälfte, nach hinten zu. [CK 85]

Drücken in beiden Schläfen (n. etl. St.) (*Rl.*). [CK 86]

Drückendes Kopfweh über den Augen, von innen heraus (*Wl.*). [CK 87; RAL 17]

Drückender Kopfschmerz, wie von einem Steine, oben auf dem Stirnbeine (d. 3. T.) (*Fr.*). [CK 88] Oben auf dem Stirnbeine, Kopfschmerz, drückend wie von einem Steine (den dritten Tag). [RAL (21)]

Spannen im Kopfe, und wie ein Zusammendrücken von beiden Schläfen aus, nach jedem Essen; er muss sich mit dem Vorder-Kopfe auf den Tisch auflegen (*Fr.*). [CK 89]

Kopfschmerz wie von äusserer Zusammengezogenheit oben auf dem Stirnbeine, der beim Bücken und Auflegen der eignen Hand vergeht, mit Frostigkeit, Schwindel und verdriesslicher Unbesinnlichkeit (n. 1½ St.) (*Fr.*). [CK 90] Kopfschmerz (äußerlich), wie zusammengezogen, oben auf dem Stirnbeine, der beim Bücken und Auflegen der eignen Hand vergeht, mit Frostigkeit, Schwindel und verdrießlicher Unbesinnlichkeit (n. 1½ St.). [RAL (18)]

Zieh-Schmerz im Gehirne, mitten hinter der Stirn (d. erst. Tage). [CK 91]

Ziehen im Kopfe, mit Eingeschlafenheit des Gehirns, was nach dem Essen sich mindert (*Fr.*). [CK 92] Nach dem Essen mindert sich das Ziehen im Kopfe und die Eingeschlafenheit des Gehirns (n. 4½ St.). [RAL (84)]

Ziehender Schmerz in den Schläfen, beim Berühren (*Fr.*). [CK 93; RAL (15)]

Reissen in der rechten Schläfe und dem rechten Ohre. [CK 94]

Reissender Kopfschmerz im Hinterhaupte und Genicke, und vorzüglich in den Augenhöhlen, mit steter Uebelkeit, sie musste zu Bette liegen. [CK 95]

Reissender Schmerz durch die Schläfe, früh (d. 4. T.) (*Fr.*). [CK 96] Früh, reißender Schmerz durch die Schläfe (den vierten Tag). [RAL (12)]

Reissendes Kopfweh in der Schläfe-Gegend, mit Drücken in der Stirn, nach dem Essen (d. 3. T.) (*Fr.*). [CK 97] Reißendes Kopfweh in der Schläfegegend und Drücken in der Stirne, nach dem Essen (den dritten Tag). [RAL (13)]

Reissender Schmerz in den Schläfen, beim Essen (*Fr.*). [CK 98; RAL (14)]

Langsames Reissen links im Hinterhaupte, beim Gehen (n. ½ St.) (*Fr.*). [CK 99] Links im Hinterhaupte (beim Gehen), langsames Reißen (n. ¼ St.). [RAL (11)]

Reissende Stiche vom linken Seitenbeine bis in die Stirn-Gegend herab. [CK 100]

Stiche in der Stirn. [CK 101; RAL 10]

Stechen zur Stirn heraus, früh, nach dem Aufstehen. [CK 102]

Stechender Kopfschmerz zur Stirn heraus, mit Neigung sich zu legen, Vormittags. [CK 103]

Stechender Schmerz zur Stirn heraus, Mittags. [CK 104] (Mittags) stechender Schmerz zur Stirne heraus. [RAL 11]

Stechender Kopfschmerz in der Stirn, den ganzen Tag; doch musste sie sich nicht legen. [CK 105]

Stich-Schmerz im Kopfe, wie von Nadeln, wohl eine Stunde lang. [CK 106]

Stechen in den Seitenbeinen des Kopfes und in der Stirne, mit Schwindel, dass er stehen bleiben und sich setzen musste; dabei auch Stechen in den Nacken-Muskeln. [CK 107]

Schmerz im Hinterkopfe, bei jedem Pulsschlage als würde derselbe mit einem Messer durchbohrt. [CK 108]

Klopfen in der Stirne. [CK 109]

Wuchten und Greifen in der Stirne, wie aus dem Magen, mit so grosser Empfindlichkeit des Gehirnes, dass es schon vom Geräusche und vom Sprechen schmerzhaft erschüttert ward. [CK 110]

Beim Schütteln des Kopfes, Kopfweh von der Stirn bis zum Hinterhaupte, als sei Etwas los. [CK 111]

Bei jedem Tritte, im Gehen, ein Knipsen im Scheitel, ohne Schmerz; nicht im Sitzen. [CK 112]

Hitze im Kopfe. [CK 113]

Taubheits- und Kälte-Gefühl auf der einen Kopf-Seite. [CK 114]

Aeusserlicher Druck-Schmerz an der Stirne (*Lgh.*). [CK 115]

Scharfer Druck auf einer kleinen Stelle der Kopf-Bedeckungen. [CK 116; RAL 9]

Zieh-Schmerz an den Schläfe-Knochen. [CK 117]

Zieh-Schmerz an der Stirn, über den Augenbrauen. [CK 118]

Viel Jücken auf dem Haarkopfe. [CK 119]

Mehrere Ausschlags-Knötchen über der Stirn, wovon eines so gross wird, wie eine Haselnuss, binnen 15 Tagen, und bei Berührung an seiner Spitze schmerzt (n. 24 St.). [CK 120]

Ausfallen der Kopfhaare. [CK 121]

■ Augen

Die Augenhöhlen schmerzen vorzüglich beim Kopfweh. [CK 122]

Drücken in den Augen, am meisten beim Lesen. [CK 123]

Drücken im äussern Augenwinkel, wie von einem Sandkorne. [CK 124]

Drücken im Auge, wie von einem Sandkorne, vorzüglich Vormittags, mit Entzündung und Röthe des Weissen im Auge und beissenden Thränen. [CK 125] Drücken im Auge, wie von einem Sandkorne, vorzüglich Vormittags; das Weiße im Auge ist roth und entzündet; die ausdringenden Thränen beißen an den Augenlidern. [RAL 16]

Schmerzhaftes Drücken in den Augen, wenn sie Abends im Bette dieselben zum Schlafen schliesst. [CK 126]

Ziehender Schmerz in den Augen, mit Röthe derselben. [CK 127; RAL 15: in Klammern]

Stechen im innern Winkel des Auges, dessen Lider zusammengeklebt sind, früh. [CK 128] (Früh) Stechen im innern Winkel der Augen, deren Lider zusammengeklebt sind. [RAL 12]

Ein jückendes Stechen in den innern Augenwinkeln, durch Reiben nicht zu tilgen (n. 1¹/₂ St.) (*Wl.*). [CK 129; RAL 36: mit Hervorhebung]

Jücken um das linke Auge. [CK 130]

Jücken am Rande der Augenlider. [CK 131]

Beissender Schmerz im innern Augenwinkel, als wäre Aetzendes hineingekommen, mit Thränen des Auges (*Wl.*). [CK 132] **Beißender Schmerz im innern Augenwinkel, als wäre etwas Aet-** zendes hineingekommen; das Auge thränt (n. 4¹/₂ St.). [RAL (37)]

Hitze in den Augen. [CK 133]

Eine fast brennende Hitze zieht Vormittags und Abends schnell durch das Auge. [CK 134]

Brennen in den Augen. [CK 135]

Brennen auf der innern Fläche der Augenlider. [CK 136; RAL 14]

Brennen in den Augen, gegen Abend, mit Drücken in den Augenhöhlen. [CK 137]

Rothe Augen (*Baylies.*). [CK 138; RAL (33)]

Entzündete Augenlider, mit Ansatz von Gerstenkörnern an einigen Stellen; der Knabe blinzelt oft. [CK 139]

Gelbliches Augenweiss (d. 10. T.). [CK 140]

Mattes Ansehen der Augen (*Gr.*). [CK 141]

Augenbutter in den Augen, früh. [CK 142]

Fippern des obern Augenlides. [CK 143]

Zitternder Blick, als wenn das Auge zitterte. [CK 144]

Zittern der Augen (*Whytt, – Oberteuffer*). [RAL (34)]

Bewegung der Augen, als wenn sie herausgedrückt würden (*Fothergill.*). [CK 145; RAL (35)]

Hervorgetretene Augen. [CK 146; RAL 13]

Schwieriges Oeffnen der Augenlider, früh, sie sind zugezogen (*Rl.*). [CK 147]

Erweiterte Pupillen (n. 1 St.) (*Fr.*). [CK 148; RAL (25)]

Verengerte Pupillen (Heilwirkung – n. 3¹/₄ St.) (*Lgh.*). [CK 149; RAL (26)]

Gesichts-Schwäche (*Gatacker*, Essays on med. subj.). [CK 150; RAL (30)]

Verdunkelung der Augen (*Baylies, Andrée*). [CK 151; RAL (31): ohne Hervorhebung]

Blindheit, gleich nach dem Schlafe, in der Sonnenhitze (*Amat. Lusitanus*, Cent. V. cur. 93.). [CK 152; RAL (32)]

Blindheit, Nachmittags, von kurzer Dauer; nach Klage über Kopf- und Augenschmerz verliert das Kind die Sehkraft, und auch später noch zuweilen (*Gr.*). [CK 153]

Düsterheit vor den Augen, beim Gehen im Freien; im Zimmer ist es heller. [CK 154]

Weitsichtigkeit (bei einem Kurzsichtigen); er konnte ziemlich entfernte Gegenstände deutlich erkennen (n. 3¹/₂ St.) (*Lgh.*). [CK 155; RAL (27)]

Grössere Kurzsichtigkeit als sonst; er konnte nur ganz nahe Gegenstände erkennen (n. 29 St.) (*Lgh.*). [CK 156] Größere Kurzsichtigkeit, als in gewöhnlichen Zeiten: er konnte nur ganz nahe Gegenstände erkennen (Nachwirkung) (n. 29 St.). [RAL (28)]

Er sah die Gegenstände doppelt und dreifach und lauter Bogen vor den Augen. [CK 157]

Vor dem rechten Auge schwebt wie ein Faden. [CK 158]

Wolken und lichte Flecken vor den Augen. [CK 159]

Feurige, durcheinander sich bewegende Zacken vor dem Gesichte, wenn er die Augen zuthut, Nachts. [CK 160]

Die Gegenstände sehen roth aus (*Greding.*). [CK 161] (Gesichtstäuschung: die Gegenstände sehen roth aus). [RAL (29)]

Beim Sehen einer nahgehaltenen Schrift schienen sich die Zeilen auf und nieder zu bewegen. [CK 162]

Feuerfunken vor den Augen, beim Gehen im Freien. [CK 163]

Erhöhte Reizbarkeit des Auges (d. ersten Tage). [CK 164]

■ Ohren

Ohrenschmerz, als wenn das innere Ohr auseinander gezwängt wird. [CK 165] Empfindung, als wenn das innere Ohr auseinander gezwängt würde. [RAL 19]

Jählinger scharfer Druck im Ohre, fast wie Ohrzwang. [CK 166]

Theils ziehender, theils reissender Schmerz im äussern Ohre. [CK 167] Im äußern Ohre, theils ziehender, theils reißender Schmerz. [RAL 21]

Ziehen im Innern des linken Ohres. [CK 168]

Stechen in beiden Ohren. [CK 169]

Stiche hinter beiden Ohren, besonders im zitzenförmigen Fortsatze und hierauf ein stumpfer Schmerz an dieser Stelle. [CK 170; RAL 20]

Ein kneipendes Stechen im Ohre, beim Trinken. [CK 171]

Scharfe Stösse zum Ohre heraus, vorzüglich und stärker beim Schlingen (n. $^3/_4$ St.) (*Wl.*). [CK 172] Scharfe Stöße zum innern Ohre heraus, vorzüglich und stärker beim Schlingen (n. $^3/_4$ St.). [RAL (45)]

Klopfen des Blutes in den Ohren. [CK 173]

Heftiges Jücken im äusseren Ohre. [CK 174; RAL (46)]

Schmerzhaftes Spannen der Haut hinter den Ohren und am Warzen-Fortsatze; selbst ohne Bewegung (n. 1$^1/_2$ St.) (*Wl.*). [CK 175] Hinter den Ohren und am Warzenfortsatze, schmerzhaftes Spannen der Haut, selbst ohne Bewegung (n. $^1/_2$ St.). [RAL (44)]

Blutrothes Ohrschmalz. [CK 176]

Schmerzhafte Empfindlichkeit des Gehörs, bei Geräusch Schreck verursachend. [CK 177]

Unerträglichkeit des Lärms und Sehnsucht nach Stille und Ruhe (d. ersten Tage). [CK 178]

Er fährt von jedem Schalle zusammen. [CK 179]

Beim Schnauben fährt es ihr vor die Ohren und sie sind dann wie zugestopft. [CK 180] Wenn sie schnaubt, fährt's ihr vor die Ohren, und sie sind dann wie zugestopft. [RAL 18]

Helles Klingen im Ohre. [CK 181]

Sumsen im rechten Ohre. [CK 182]

Sausen im linken Ohre, mit Schwerhörigkeit, während des Essens erhöht. [CK 183]

Sausen in den Ohren, wie vom Sturmwinde, mehr nach dem Mittag-Essen, bis Schlafengehen, und bei Kopf-Anstrengung im Sitzen, am meisten aber beim Liegen im Bette; auch Nachts, beim Erwachen. [CK 184]

Geräusch vor dem rechten Ohre, wie von einem Wasserfalle (n. 14 St.). [CK 185]

Geräusch in den Ohren, als wenn das Blut durch das Gehirn rauschte. [CK 186] Geräusch im Ohre, als wenn das Blut durch das Gehirn rauschte. [RAL 17]

Wübbern und Brummen im rechten Ohre. [CK 187]

Wübbern und Brummen in beiden Ohren. [CK 188]

■ Nase

In der Nase, Zucken. [CK 189] Zucken in der Nase. [RAL 22]

Ein augenblickliches Zucken an der Wurzel der Nase. [CK 190]

Oefteres Jücken auf der Nase (n. 2 T.). [CK 191]

Kriebeln auf dem Rücken der Nase (n. 1$^1/_2$ St.) (*Wl.*). [CK 192; RAL (47)]

Jückendes Kriebeln in der Nase (*Wl.*). [CK 193; RAL (50)]

Jücken in der Nase. [CK 194]

Ein stichlicht jückender Reiz in der rechten Nasen-Seite, wie von einem fremden Körper drin. [CK 195]

Jückendes Kriebeln auf der Spitze und in den Löchern der Nase (*Wl.*). [CK 196] Jückendes Kriebeln auf der Nasenspitze und in den Nasenlöchern (n. 3$^1/_2$ St.). [RAL (48)]

Brennen an den Nasenlöchern. [CK 197]

Ein stechender Wundheits-Schmerz in der Nasen-Scheidewand, beim Aufdrücken, als wäre da eine Blüthe. [CK 198]

Ein Eiterblüthchen in der Falte neben dem rechten Nasenflügel. [CK 199]

Blutsturz aus der Nase (*Ehrhardt*, Diss. de Cic. Argent. 1763. – *Lange*). [CK 200; RAL (49): ohne Hervorhebung]

Oefteres Nasenbluten. [CK 201; RAL 23]

Nasenbluten, beim Niesen (*Gr.*). [CK 202]

Geruchs-Sinn übermässig fein. [CK 203]

Eine Art Theer-Geruch hinten in der Nase, den er auch zu schmecken wähnt. [CK 204]

Von den hintern Nasen-Oeffnungen bis zum Munde, Schnupfen-Geschmack. [CK 205]

■ **Gesicht**

Gesichts-Hitze, Blutdrang nach dem Kopfe, und Schnupfen-Gefühl in der Nase (n. 4 St.). [CK 206]

Gesichts-Farbe krank und blass (n. 7 T.). [CK 207]

Grosse Blässe des Gesichtes, früh. [CK 208]

Bläue des Gesichtes (*Sim. Paulli*, Quadrip. Botan. Cic. maj.). [CK 209; RAL (43)]

Bläuliches, geschwollenes Gesicht (*Störk.*). [CK 210; RAL (42)]

Geschwulst des Gesichtes (*Landeutte*, Journal de Médec. XV.). [CK 211] Gesichtsgeschwulst. [RAL (41)]

Geschwulst am Jochbeine und obern Zahnfleische, mit Spann-Schmerz (d. 3. T.). [CK 212]

Gesichts-Schmerz, Nachts. [CK 213]

Druck-Schmerz auf den Knochen über dem rechten Auge, an der Nase und im Jochbeine, Abends, spät, 10 Minuten lang. [CK 214]

Reissend stechender Gesichts-Schmerz, dicht vor dem Ohre, am Backen, Abends. [CK 215]

Feiner Stich durch die rechte Gesichts-Seite, neben dem Jochbeine (n. 2 St.) (*Wl.*). [CK 216] Ein feiner Stich fährt durch die rechte Gesichtsseite neben dem Jochbeine (n. 2½ St.). [RAL (39)]

Feine Stiche durch den rechten Backen, nach dem Mundwinkel zu (*Wl.*). [CK 217] Feine Stiche fahren durch den rechten Backen nach dem Mundwinkel zu (n. 56 St.). [RAL (40)]

Anhaltendes stechendes Jücken die rechte Wange und Gesichts-Seite herab, was nur durch wiederholtes Kratzen vergeht (*Fr.*). [CK 218] Lang anhaltendes, stechendes Jücken in der rechten Wange und an der linken Seite des Gesichts herab, was nur durch wiederholtes Kratzen vergeht (n. 2½ St.). [RAL (38)]

Jückendes Fressen an der Stirn, das durch Reiben nur kurz vergeht (*Wl.*). [CK 219; RAL (24)]

Schrunden in der Gesichts-Haut, als wäre sie wund, nach Waschen und Abtrocknen des Gesichtes. [CK 220]

Auf einem alten Leberflecke an der Backe entsteht ein Blüthchen. [CK 221]

Ausschlags-Blüthe auf der Stirn mit spannend ziehendem Schmerze (d. 4. T.) (*Fr.*). [CK 222] Ausschlagsblüthe auf der Stirne, für sich spannend ziehenden Schmerzes (den vierten Tag). [RAL (23)]

Knötchen auf der Stirn mit Spann-Schmerze, der bei und nach Berührung zu einem Reissen im ganzen Umfange desselben wird (n. 2, 3 T.) (*Fr.*). [CK 223] Ein Ausschlagsknötchen auf der Stirne, für sich spannenden Schmerzes, bei und nach dem Berühren in seinem Umfange umher reißend schmerzend (den zweiten und dritten Tag). [RAL (22)]

Zittern der Unterlippe (*Störk.*). [CK 224; RAL (51)]

Jücken an der Oberlippe (n. ½ St.) (*Wl.*). [CK 225; RAL (52)]

Blasen an der Oberlippe, am Rande des Rothen, schrundenden Schmerzes. [CK 226]

Lippen-Geschwüre, nach Fieber (*Greding.*). [CK 227; RAL (53)]

Am Kinne, feine Stiche, aufwärts durch die Kinnlade (*Wl.*). [CK 228; RAL (54)]

Ziehen vom Kinnbacken nach dem Ohre und dem Kopfe hin, doch nicht schmerzhaft, bald nach dem Trinken. [CK 229] Bald nach dem Trinken zieht's ihm von den Kinnbacken nach dem Ohre und nach dem Kopfe hin, doch eben nicht schmerzhaft. [RAL 24]

Arges Jücken um das Kinn. [CK 230]

Kinnbacken-Krampf (*Ehrhardt.*). [CK 231] Kinnbackenverschließung (trismus). [RAL (57)]

■ **Mund und innerer Hals**

Zähne-Knirschen (Med. Obs. and Inq. IV. Lond. 1771.). [CK 232; RAL (58)]

Zahnschmerz (Reissen?) nach dem Ohre, Auge und Backen-Knochen hin, bloss beim Essen. [CK 233]

Drückender Zahnschmerz. [CK 234]

Ziehen in einem hohlen Zahne, beim kalt Essen, nicht beim kalt Trinken, bis durch die Schläfe (n. 3 St.) (*Fr.*). [CK 235] **Beim Kaltessen (nicht beim Kalttrinken) Ziehen im hohlen Zahne** und durch die Schläfe (n. 3 St.). [RAL (60)]

Zieh-Schmerz von den untern rechten Zähnen bis ins Jochbein. [CK 236]

Ziehen und Bohren im linken Backzahne. [CK 237]

Bohrende Nadel-Stiche zwischen den linken Zahnfächern, bei Bewegung des Unterkiefers (*Lgh.*). [CK 238] Bei Bewegung des Unterkiefers, bohrende Nadelstiche zwischen den linken Zahnfächern (n. 42 St.). [RAL (59)]

Zucken und Nagen in den Zähnen. [CK 239]

Lockerheits-Schmerz der Zähne, beim Kauen. [CK 240]

Lockerheit der Backzähne, als wenn sie herausfallen wollten. [CK 241]

Das Zahnfleisch schmerzt brennend. [CK 242]

Geschwollenes, blaurothes Zahnfleisch, wie mit Blut unterlaufen. [CK 243]

Bluten des Zahnfleisches der Backzähne. [CK 244]

Leichtes Bluten des Zahnfleisches. [CK 245]

Zungen-Schmerz (*Sim. Paulli.*). [CK 246; RAL (63)]

Steife, geschwollene, schmerzhafte Zunge (*Störk.*). [CK 247; RAL (64)]

Schwere Sprache (*Andrée.*). [CK 248; RAL (65)]

Sprachlosigkeit (*Störk. – Ehrhardt.*). [CK 249; RAL (66): ohne Hervorhebung]

Halsweh, ein Wundheits-Schmerz beim Schlingen (d. 2. T.). [CK 250]

Krämpfe im Schlunde (*Ehrhardt.*). [CK 251; RAL (62)]

Schwer Schlingen. [CK 252]

Verhindertes Schlingen (*Ehrhardt.*). [CK 253; RAL (61)]

Wenn sie im Winde geht, muss sie viel schlucken. [CK 254]

Trockenheit des Mundes (*Störk.*). [CK 255; RAL (68)]

Trockenheit des Mundes, mit Säure-Empfindung darin. [CK 256]

Trockne Zunge (*Baylies.*). [CK 257; RAL (67)]

Speichelfluss (*Bierchen*). [CK 258; RAL (71)]

Starker Speichelfluss (*Valent.* in Hufel. Journal. XXIX. III.). [CK 259; RAL (72)]

Oefteres Schleim-Rachsen. [CK 260]

Fauliger Mund-Geschmack, beim Essen und beim Schlingen. [CK 261]

Der Magen ist mit Säure geplagt, bei fadem etwas faulichten Mund-Geschmacke. [CK 262]

Säuerlicher Geschmack im Munde. [CK 263]

Bitter saurer Geschmack, nach dem Frühstücke. [CK 264]

Bitterkeit im Munde und Halse. [CK 265]

Bitterkeit im Halse. [CK 266]

Bittrer Geschmack im Halse zuweilen, ohne Veranlassung (*Fr.*). [CK 267] Zuweilen entsteht von freien Stücken ein bitterer Geschmack im Halse (n. 11 St.). [RAL (83)]

■   Magen

Abnahme des Appetits (d. ersten 4 Tage). [CK 268]

Appetitlosigkeit (*Andry. – Pharm. helv. – Lange. – Landeutte*). [CK 269; RAL (73): ohne Hervorhebung]

Gänzliche Appetitlosigkeit und grosse Magenschwäche (*Lange.*). [CK 270; RAL (74)]

Sogleich verminderter Appetit zu Speisen und Tabakrauchen. [CK 271; RAL 26]

Durst (*Baylies. – Fothergill.*). [CK 272; RAL (69): ohne Hervorhebung]

Viel Durst, alle Nachmittage. [CK 273]

Heftiger Durst den ganzen Tag (n. 74 St.) (*Lgh.*). [CK 274] Heftiger Durst, ohne Hitze, den ganzen Tag (n. 74 St.). [RAL (70)]

Grosses Verlangen auf Kaffee. [CK 275]

Viel Appetit zu Saurem. [CK 276]

Grosses Verlangen auf Salz und salzige Speisen. [CK 277]

Nach Genuss weniger Milch, schnelle Aufblähung des Unterleibes. [CK 278]

Nach dem Essen, Auftreibung im Oberbauche, mit Drücken im Magen, was bänglich den Athem versetzt. [CK 279]

Nach dem Essen, früh, Leibweh, und den ganzen Tag grosse Vollheit im Magen und auf der Brust. [CK 280] Früh, nach dem Essen, Leibweh, und den ganzen Tag eine große Vollheit im Magen und auf der Brust (den vierten Tag). [RAL (89)]

Gleich nach dem Essen, Anhäufung von Blähungen, die dann in Menge mit Geräusch und Erleichterung abgehen. [CK 281]

Nach dem Essen, Uebelkeit, mit Sattheits-Gefühl. [CK 282]

Nach jedem Essen, Uebelkeit und Brecherlichkeit. [CK 283]

Nach dem Mittag-Essen, Uebelkeit, mit drückendem Kopfweh im Nacken, im Scheitel und in der Stirne. [CK 284]

Bei Anfang des Abendessens Schlucksen. [CK 285]

Nach dem Essen (Abends), Bauchschmerz in der Nabel-Gegend, als wären die Gedärme zerschlagen (*Fr.*). [CK 286; RAL (86)]

Bald nach dem Essen, Zieh-Schmerz im Unterleibe, in der Nabel-Gegend (*Fr.*). [CK 287] Eine halbe Stunde nach dem Essen, ziehender Schmerz im Unterleibe, in der Nabelgegend. [RAL (87)]

Nach dem Mittag-Essen, ziehendes Leibweh im Unterbauche, im Sitzen (*Fr.*). [CK 288; RAL (88)]

Wenn sie Etwas gegessen hat, kommt, wie aus dem Magen, eine Art matter Hitze durch die

Arme, bis in die Finger, worauf die Hände blass werden und absterben. [CK 289]

Frost zu Ende der Abend-Mahlzeit. [CK 290]

Nach dem Essen Beklemmung und hartes Drücken, äusserlich auf dem Brustbeine. [CK 291; RAL (85)]

Beim Essen und Trinken, Schweiss. [CK 292]

Nach dem Frühstücke, grosse Mattigkeit und Abspannung der Bauchmuskeln. [CK 293]

Nach dem Essen, grosse Schwäche und Abspannung. [CK 294]

Nach dem Essen ist es ihr ganz sauer im Munde. [CK 295]

Nach dem Essen, saures Aufstossen. [CK 296]

Nach dem Essen schwulkt ihr Saures aus dem Magen auf. [CK 297]

Nach dem Essen bekommt sie den ganzen Mund voll sauren Wassers. [CK 298]

Nach dem Frühstücke, versagendes Aufstossen. [CK 299]

Oefteres Aufstossen. [CK 300; RAL 27]

Unvollständiges Aufstossen und davon Magenschmerz. [CK 301] Unvollständiges Aufstoßen, welches Magenschmerz erzeugt. [RAL 28]

Oefteres leeres Aufstossen, vorzüglich früh. [CK 302]

Aufstossen, vorzüglich gegen Abend. [CK 303]

Viel leeres Aufstossen, ohne Geschmack und Geruch. [CK 304]

Saures Aufstossen, Abends. [CK 305]

Säuerliches Aufstossen, mit Brennen im Magen. [CK 306]

Fauliges Aufstossen (*Schmucker.*). [CK 307; RAL (75)]

Aufstossen mit Geschmack des Genossenen. [CK 308]

Aufstossen nach dem Geschmacke der Speisen, selbst 6 Stunden nach der Mahlzeit. [CK 309]

Aufstossen nach dem Geschmacke der Speisen, ohne Brecherlichkeit, mit Aufschwulken. [CK 310]

Aufschwulken einiger Speisen aus dem Magen beim Aufstossen. [CK 311]

Sodbrennen, Abends. [CK 312]

Ranziges Sodbrennen. [CK 313]

Schlucksen. [CK 314]

Uebelkeit, öfters und gänzliche Appetitlosigkeit (*Lange.*). [CK 315] Oeftere Uebelkeit und gänzliche Appetitlosigkeit. [RAL (79)]

Uebelkeit, Abends, mit grosser Ermattung, dass ihr das Sprechen sauer ward. [CK 316]

Früh-Uebelkeit, die nach erfolgtem Stuhlgange vergeht. [CK 317]

Uebelkeit und Brecherlichkeit (*Störk. – Fothergill.*). [CK 318] Uebelkeit, Brecherlichkeit (*Stoerck, – Fothergill, Schmucker*). [RAL (78)]

Uebelkeit und Brecherlichkeit nach jedem Essen. [CK 319]

Brecherlichkeit (*Cullen.*). [CK 320; RAL (80)]

Brecherlichkeit mit Aufstossen und Mattigkeit (*Greding.*). [CK 321] Aufstoßen und Brecherlichkeit. [RAL (76)] Brecherlichkeit und Aufstoßen, mit Mattigkeit. [RAL (77)]

Brecherlichkeit nach dem Essen und Schlucksen darauf, doch dabei gehöriger Geschmack und guter Appetit. [CK 322] Nach dem Essen, Brecherlichkeit und Schlucksen darauf, doch hat er gehörigen Geschmack und guten Appetit. [RAL 29]

Erbrechen, öfters, mit gänzlicher Appetitlosigkeit (*Lange.*). [CK 323] Oefteres Erbrechen mit gänzlicher Appetitlosigkeit. [RAL (82)]

Heftiges Erbrechen (*Ehrhardt.*). [CK 324; RAL (81)]

Schleim-Erbrechen, Nachmittags, bei Kopfschmerzen, mit Uebelkeit und nachfolgendem häufigen Aufstossen (*Rl.*). [CK 325]

Der Magen ist oft durch Blähungen aufgespannt. [CK 326]

Aufblähung des Magens. [CK 327]

Drücken in der Herzgrube, wie von Vollheit, mit Stichen untermischt und durch Einathmen und Bewegung vermehrt. [CK 328]

Drücken von der Herzgrube herauf bis in den Schlund, als wollte ein runder Körper heraufsteigen (d. 2. T.). [CK 329]

Ein Druck in der Herzgrube, als wenn es drin herumzöge, und dann in der Brust-Seite einige Stiche, auch früh. [CK 330; RAL 30]

Zieh-Schmerz von der Herzgrube bis in den Schlund herauf, mit kurzem, schwierigem Athem, früh, nach dem Aufstehen und nach dem Stuhlgange (d. 11. T.). [CK 331]

Zusammenzieh-Schmerz im Magen, mit Kältegefühl darin und Kälte im Rücken, weckte sie früh aus dem Schlafe. [CK 332]

Krampfhafte Schmerzen im Magen. [CK 333]

Magenkrampf (Pharm. helv). [CK 334] Kardialgie. [RAL (90)]

Krampfhaftes Kneipen im Magen (*Fothergill.*). [CK 335; RAL (92)]

Kneipen im Magen, was die Brust zusammenzieht, mit Zusammengreifen im Rücken und vielem Aufstossen, weckt sie aus dem Schlafe. [CK 336]

Kneipen im Magen, das später dumpf in die Gedärme übergeht. [CK 337]

Stechen in der Magen-Gegend, gegen Abend. [CK 338]

Feine Stiche in der Herzgrube (*Wl.*). [CK 339; RAL (91)]

Wundheits-Gefühl und Rohheits-Empfindung im Magen. [CK 340]

Wundheits-Schmerz in der Herzgrube, wie unterköthig, früh, beim Liegen und Umwenden im Bette, drei Morgen (n. 13 T.). [CK 341]

Beengung der Herzgrube, beim rückwärts Lehnen, mit Stocken des Athems und der Sprache. [CK 342]

- Abdomen

Um die Hypochondrien schmerzhafte Spannung, wie von einem zusammenschnürenden Bande. [CK 343]

In der Leber, Druck-Schmerz, beim Gehen. [CK 344]

Drückender Schmerz in der rechten Bauch- und Brust-Seite, durch Einathmen vermehrt. [CK 345]

Strammen in der rechten Bauch-Seite, beim tief Athmen. [CK 346]

Scharfes Ziehen im vordern Leberflügel. [CK 347]

Scharf ziehende Rucke unter den rechten Ribben. [CK 348]

Schmerzhafter Riss in der Leber-Gegend. [CK 349]

Stich-Schmerz in der Leber-Gegend, in Absätzen (n. 16 St.). [CK 350]

Stiche in der Leber-Gegend. [CK 351]

Stich in der Leber-Gegend, der den Athem hemmt. [CK 352]

Im linken Hypochondrium, drückender Spann-Schmerz, bis in die Unterbauch-Seite. [CK 353]

Stich in der linken Bauch-Seite (d. 2. T.). [CK 354]

Stich-Schmerz im linken Hypochondrium, früh, beim Liegen im Bette, mit Athem-Beklemmung; beim Aufrichten vergeht es. [CK 355]

Ein stechendes Wühlen in der linken Bauch-Seite. [CK 356]

Leibschmerz über den Hüften, beim Gehen. [CK 357] Beim Gehen thut's über den Hüften weh. [RAL 36]

Schmerz im Bauche, beim Lachen. [CK 358] Beim Lachen thut's im Unterleibe weh. [RAL 37]

Heftige Bauchschmerzen mit Frost (*Störk.*). [CK 359] Heftige Leibschmerzen mit Frost. [RAL (97)]

Leibweh (Zürcher Abhandlungen, Tom. II.). [RAL (93)]

Ungeheure Bauchschmerzen (*Kaltschmidt*, Progr. d. Cic. Jen. 1778. S. 5.). [CK 360; RAL (99)]

Drücken im Unterbauche und darauf Gähren darin. [CK 361]

Anhaltender Druck im Unterbauche, wie von etwas Schwerem, ausser dem Essen. [CK 362] Außer dem Essen, anhaltender Druck tief im Unterbauche, wie von etwas Schwerem. [RAL 31]

Härte und arge Aufgetriebenheit des Bauches, Abends, nach dem Essen; der Nabel hervorgetreten, was ihren Schlaf beunruhigte. [CK 363]

Aufgetriebenheit des Unterleibes, nach dem Mittags-Schlafe. [CK 364]

Aufgetriebenheit und Vollheit des Bauches, Nachmittags. [CK 365]

Anspannung des Unterleibes, und zuckende Zusammenziehung gegen die Brust herauf, mit drückendem und kneipenden Schmerze, einige Minuten lang (d. 2. T.). [CK 366]

Auftreibung des Bauches, wie Blähungs-Kolik, Abends, nebst Kälte des einen Fusses. [CK 367]

Geschwulst des Bauches (*Landeutte. – Ehrhardt.*). [CK 368] Geschwulst des Unterleibes. [RAL (106)]

Geschwollene Gekrös-Drüsen (*Kaltschmidt.*). [CK 369] Geschwollene Gekrösdrüsen[4]. [RAL (107)]

Sehr verengerte Stelle im Grimm-Darme (*Kaltschmidt.*). [CK 370] Eine äußerst verengerte Stelle im Grimmdarme[4]. [RAL (108)]

Beklemmung im Unterleibe. [CK 371; RAL 32]

Zusammenzieh-Schmerz im Unterbauche, wie Nachwehen, welcher zu Stuhle drängt. [CK 372]

Greifen und Drücken im Bauche. [CK 373] Drücken und Greifen im Unterleibe. [RAL 33]

Krampf im Unterbauche (d. 6. T.). [CK 374]

Kolik-Schmerzen der heftigsten Art (*Störk*, lib. de Colchico). [CK 375] Die heftigsten Kolikschmerzen. [RAL (98)]

Kneipendes Bauchweh, doch nicht gleich vor, noch gleich nach dem Stuhle. [CK 376] Kneipendes Bauchweh, doch nicht unmittelbar vor, und nicht gleich nach dem Stuhlgange. [RAL 40]

Kneipen tief im Unterbauche, nach jedem Essen, bei gutem Appetit. [CK 377] Jedesmal nach dem Essen, Kneipen tief im Unterbauche, bei gutem Appetite. [RAL 38]

Starkes Kneipen im Bauche, wie zu Durchfall. [CK 378]

---

[4] Nach dem Tode beobachtet, auf kurzen Gebrauch des Schierlings in großen Gaben.

Schneidende Leibschmerzen, früh, nach zweistündigem Froste mit Kopfweh und Uebelkeit (*Rl.*). [CK 379]

Schneiden in der linken Bauch-Seite, als träte da ein Knollen auf. [CK 380]

Schneidendes Leibweh mit Durchfall (d. 12. T.). [CK 381]

Schneidendes Leibweh tief im Bauche, bei gutem Appetite und Nacht-Schlafe. [CK 382] Schneidendes Bauchweh tief im Unterleibe, bei Appetit und Nachtschlaf. [RAL 41]

Heftiges Schneiden im Leibe, alle Tage, vorzüglich in der rechten Seite. [CK 383]

Schneidende Stiche im Bauche, wie mit einem Messer (d. 4. T.) (*Rl.*). [CK 384]

Stechen im Unterleibe, wie mit einem Messer. [CK 385]

Flüchtig stechende Schmerzen im Unterleibe (d. 8. T.). [CK 386]

Stechen im Oberbauche, früh beim Erwachen, ärger beim Bewegen. [CK 387; RAL 42]

Ziehende Empfindung im Unterleibe, nach dem Trinken. [CK 388] Nach dem Trinken, eine ziehende Empfindung im Unterleibe. [RAL 35]

Ziehender Bauchschmerz, beim Gehen (n. 3 St.) (*Fr.*). [CK 389] Beim Gehen, ziehender Bauchschmerz (n. 3 St.). [RAL (95)]

Ziehender Bauchschmerz in der Nabel-Gegend, früh, nach dem Aufstehen (*Fr.*). [CK 390] Früh nach dem Aufstehen, ziehender Bauchschmerz in der Nabelgegend (den dritten Tag). [RAL (94)]

Ziehen im Unterbauche und Drücken nach dem Oberbauche zu, früh, beim Sitzen. [CK 391] Früh, beim Sitzen, zieht's ihm im Unterbauche und drückt nach dem Oberbauche zu. [RAL 34]

Ziehender Zerschlagenheits-Schmerz der Gedärme (n. 9½ St.) (*Fr.*). [CK 392] Bauchschmerz: ziehender Zerschlagenheitsschmerz der Gedärme im Sitzen (n. 9½ St.). [RAL (96)]

Reissen im Unterbauche, über der Scham, bis zum Bauchringe. [CK 393]

Dumpfes Reissen auf einer kleinen Stelle dicht unter dem Nabel. [CK 394]

Wundartiges Reisser, in Absätzen, von der Magen-Gegend bis in die Bauch-Seite als wenn Alles im Unterleibe herausgerissen würde; mehrere Morgen. [CK 395]

Etliche Stösse im Bauche, nach aussen gegen die Bauch-Muskeln zu, wie in Schwangerschaft, vom Kinde. [CK 396]

Jücken im Unterleibe. [CK 397]

In den Bauch-Muskeln, über dem Nabel, feines Kneipen, beim Vorbiegen des Körpers (*Wl.*). [CK 398] Feines Kneipen in den Bauchmuskeln über dem Nabel, beim Vorbiegen des Körpers (n. 3 St.). [RAL (101)]

Scharfe, in kurzen Absätzen herauffahrende Stiche in den Bauchmuskeln links unter dem Nabel (*Wl.*). [CK 399] In den Bauchmuskeln, links unter dem Nabel, fahren in kurzen Absätzen scharfe Stiche herauf (n. 3 St.). [RAL (100)]

Im Schoosse, Stechen, beim Aufstehen vom Sitze. [CK 400]

Schmerz, wie geschwollen, im rechten Schoosse, und beim Befühlen, wie unterköthig. [CK 401]

Heraustreibende Schmerzen in der Bruch-Stelle (d. 2. T.). [CK 402]

Heraus Drängen in der Bruch-Stelle. [CK 403]

Es drängt nach der Stelle des ehemaligen Leisten-Bruches, ohne dass ein Bruch hervortritt. [CK 404]

Reissen im Schamberge, im Sitzen (*Fr.*). [CK 405; RAL (102)]

Knurren und Kollern im Leibe. [CK 406]

Kulkern in der linken Bauch-Seite. [CK 407]

■ **Rektum**

Die Blähungen gehen sogleich leicht ab. [CK 408] Sogleich leichter Abgang der Blähungen. [RAL 39]

Abgang einer Menge Blähungen (n. 18 St.). [CK 409]

Abgang stinkender Blähungen. [CK 410]

Heftiger Abgang vieler Blähungen. [CK 411]

Abgang kalter Blähungen. [CK 412]

Vor Abgang der Blähungen, Schneiden im Leibe. [CK 413]

Leib-Verstopfung (*Andrée.*). [CK 414; RAL (105)]

Häufiger Drang zum Stuhle, ohne Erfolg. [CK 415]

Steter Stuhldrang, ohne Stuhl. [CK 416]

Nur alle zwei Tage fester Stuhl, mit Pressen. [CK 417]

Sparsamer Stuhl. [CK 418]

Stuhl alle zwei Tage, dessen erster Theil nur unter Pressen erfolgt. [CK 419]

Täglich öfterer Stuhldrang, wobei jedes Mal etwas, aber sehr wenig abgeht. [CK 420]

Immer Reiz zu Stuhle, er kann aber täglich nur zweimal etwas verrichten, und es ist dünn. [CK 421; RAL 43]

Oefteres Noththun, es geht aber nur wenig weicher Koth ab und der Leib wird darnach immer mehr aufgebläht. [CK 422]

Starker Stuhldrang täglich mit dreimaligem Durchfalle. [CK 423]

Breiige Stühle, täglich ein Paar Mal, mit Brennen im Mastdarme. [CK 424]

Flüssiger, mit harten Theilen gemischter Stuhl, mit geräuschvollen Winden abgehend; dabei Leibweh (d. 7. T.). [CK 425]

Vier flüssige Stühle mit harten Klümpchen (d. 6. T.). [CK 426]

Durchfall (*Landeutte. – Ehrhardt.*). [CK 427; RAL (103): ohne Hervorhebung]

Schwächender Durchfall (*Störk.*). [CK 428; RAL (104)]

Oeftere Durchfall-Stühle, wie Wasser, mit vielem leeren Aufstossen und reichlichem Harn-Abgange (n. 24 St.). [CK 429]

Sehr oft Durchfall-Stühle, wie Wasser, und Unverdautes dabei, mit Kneipen im Magen, was sich durch den Unterleib verbreitet (d. 4. T.). [CK 430]

Unverdauter Stuhl (d. 9. T.). [CK 431]

Unverdautes geht mit dem Stuhlgange ab. [CK 432]

Unbewusster Abgang des Stuhles, im Schlafe (d. 2. T.). [CK 433]

Sehr stinkender Schleimabgang beim Stuhle. [CK 434]

Blut-Abgang mit dem Früh-Stuhle. [CK 435]

Vor jedem Stuhle, kurzes Schneiden im Bauche. [CK 436]

Beim Stuhlgange, Brennen im Mastdarme. [CK 437] (Brennen im Mastdarme beim Stuhlgange.) [RAL 44]

Beim Stuhlgange viel Winde-Abgang unter Pressen, Drängen und Schneiden im Mastdarme. [CK 438]

Bei jedem Stuhle, Frösteln. [CK 439]

Nach dem Stuhle Herzklopfen, mit Aussetzen von Herzschlägen. [CK 440]

Nach jedem Stuhle, zittrige Schwäche, die sich im Freien legt. [CK 441]

Nach dem After und Kreuze zu, ein Drängen, in öfteren Anfällen (d. ersten Tage). [CK 442]

Ziehen nach dem After und Unterbauche zu. [CK 443]

Oeftere Stiche im After, ausser dem Stuhle (d. 5. T.). [CK 444]

Jücken am After. [CK 445]

Jücken im Mastdarme, nach Jücken in der Brust und dem Bauche. [CK 446]

Hitze im After. [CK 447]

Hitze unten im Mastdarme (nicht im After). [CK 448]

Brennen am Mastdarme und After. [CK 449]

■ **Harnwege**

Harn-Unterdrückung, Ischurie (*Baylies.*). [CK 450; RAL (111)]

Strangurie (*Lange. – Ehrhardt.*). [CK 451; RAL (112): ohne Hervorhebung]

Oefterer Harndrang, alle halbe Stunden, doch jedes Mal wenig Harn. [CK 452]

Sehr oftes Harnen, mit Unaufhaltsamkeit des Urins. [CK 453]

Harnfluss (*Bierchen. – Gatacker.*). [CK 454; RAL (113): ohne Hervorhebung]

Harnfluss mit grossen Schmerzen (*Lange.*). [CK 455; RAL (116)]

Nachts, häufiges Harnen (n. 10 St.). [CK 456]

Mehrere Nächte muss er früh um 2 Uhr zum Harnen aufstehen. [CK 457]

Nächtliches Bettpissen. [CK 458]

Rother Urin (*Baylies.*). [CK 459; RAL (109)]

Blut-Harnen (*Haller*, in Götting. Anz. 1775. St. 62.). [CK 460; RAL (118)]

Oefteres Blut-Harnen mit Engbrüstigkeit (*Lange.*). [CK 461; RAL (119)]

Beim Lassen eines Harnes, der stets einen zähen, trüben Schleim mit sich führt, grosse Schmerzen in der Harnröhre (*Lange.*). [CK 462] Große Schmerzen in der Harnröhre während des Lassens eines Urins, der stets einen trüben, zähen Schleim bei sich führt. [RAL (115)]

Schneiden des Harnes beim Lassen. [CK 463]

Beim Harnen, Schneiden in der Mündung der Harnröhre (d. ersten Tage). [CK 464]

Beim Harnen, schneidendes Ziehen durch die Harnröhre. [CK 465]

Beim Harnen, Pressen auf die Bährmutter und Schneiden. [CK 466]

Beim Harnen, Brennen. [CK 467]

Beim Uriniren, Brennen in der Harnröhre (d. 11. T.). [CK 468]

Gleich nach dem Harnen, früh, Brennen in der Harnröhre, eine halbe Stunde lang. [CK 469] (Es brennt ihn in der Harnröhre, früh, gleich nach dem Harnen; eine halbe Stunde lang.) [RAL 45]

Nach dem Harnen, ein beissiges Harndrängen (n. ½ St.) (*Fr.*). [CK 470; RAL (117)]

Bald nach dem Harnen, ein klammartiges Drücken in der Gegend des Blasenhalses, von aussen nach innen, mit scharfen Stichen, viele Stunden anhaltend, stärker im Gehen, als im Sitzen (*Wl.*). [CK 471] Klammartiges Drücken in der Gegend des Blasenhalses, von außen nach innen, mit scharfen Stichen, bald nach dem Harnlassen, welches viele Stunden anhält, im Gehen stärker, als im Sitzen (n. 48 St.). [RAL (114)]

Auf die Blase ein scharfer Druck. [CK 472] (Ein scharfer Druck auf die Blase.) [RAL 47]

Heftiger Stich in der Harnröhre bis in ihre Mündung. [CK 473; RAL 46: in Klammern]

Zuckende Stiche in die Harnröhre hinter. [CK 474]

Brennen in der Harnröhre (*Störk.*). [CK 475; RAL (110)]

Schleim-Ausfluss aus der männlichen Harnröhre, auch nach dem Harnen (d. 4, 5, 6 T.). [CK 476]

Eiter-Ausfluss aus der Harnröhre, nach vorgängigem Jücken darin. [CK 477]

■ Geschlechtsorgane

Durch die Ruthe ein Reissen, ausser dem Harnen (d. 4. T.). (*Fr.*). [CK 478] Außer dem Harnen, Reißen durch die Ruthe (den vierten Tag). [RAL (120)]

Jücken an der Ruthe, der Vorhaut und Eichel, wogegen Reiben nicht hilft. [CK 479]

Jücken an der Ruthe, am meisten an der Eichel. [RAL 48]

Entzündung der Vorhaut. [CK 480]

Schneidender Schmerz in der Eichel. [CK 481]

In den Hoden mehrstündiger Schmerz, vorzüglich nach Erektionen (d. ersten Tage). [CK 482]

Druck-Schmerz im linken Hoden, mehrere Stunden lang. [CK 483]

Zieh-Schmerz im linken Hoden. [CK 484]

Kneipen und Reissen in den Hoden, Abends (d. 4. T.). [CK 485]

Schmerz, als schnitte ein Messer mitten durch den Hodensack, zwischen den Hoden hin bis über die Wurzel der Ruthe herauf, öfters kurz wiederholt (*Wl.*). [CK 486] Schmerz, als schnitte ein Messer mitten durch den Hodensack, zwischen den Hoden durch bis über die Wurzel der Ruthe herauf, oft auf kurze Zeit wiederkehrend (n. 50 St.). [RAL (121)]

Schweiss im Mittelfleische. [CK 487]

Der Geschlechtstrieb fehlt mehrere der ersten Tage gänzlich, trotz den einladendsten Lockungen. [CK 488]

Schmerzhafte Ruthe-Steifheit, Abends, vor dem Einschlafen. [CK 489]

Unbändiger Geschlechtstrieb (*Limprecht*, Act. Nat. C. I, obs. 52.). [CK 490; RAL (122)]

Geile Lüsternheit (n. 12 St.). [CK 491]

Pollutionen, drei Nächte nach einander und darauf Erwachen des Geschlechtstriebes. [CK 492]

Pollution (d. erste Nacht.). [CK 493]

Schon beim Tändeln mit Frauenzimmern entgeht ihm der Samen. [CK 494]

Vorsteherdrüsen-Saft geht beim Pressen auf den Stuhl ab. [CK 495]

Bei jeder Gemüths-Bewegung entgeht ihm Vorsteherdrüsen-Saft, ohne wohllüstige Gedanken, (unter Jücken der Vorhaut). [CK 496]

An der weiblichen Scham arges Jücken, auch in der Scheide, am schlimmsten gleich nach der Regel; sie muss reiben, worauf es wie Herunterpressen der Bährmutter schmerzt. [CK 497]

Heftiges Jücken tief in der Scheide. [CK 498]

Starke Stiche an den Schamtheilen. [CK 499]

Schneiden zwischen den Schamlefzen, beim Harnen. [CK 500]

Eine grosse Ausschlags-Blüthe am Schamberge, welche bei Berührung schmerzt. [CK 501]

Monatreinigung unterdrückt (*Andry. – Andrée. – Greding.*). [CK 502] Unterdrückung der Monatreinigung. [RAL (124)]

Unterdrückung der kaum eingetretenen Regel, worauf, Tag und Nacht Zieh-Schmerz den Rücken herab, bis ins Kreuz, erfolgt. [CK 503]

Verzögerung der Regel um 7 Tage. [CK 504]

Die Regel erscheint den 17ten Tag. [CK 505]

Bräunliches Blut statt der Regel (n. 31 T.). [CK 506]

Vor Eintritt der Regel, immer trockne Hitze im ganzen Körper, ohne Durst. [CK 507]

Vor Eintritt der Regel, ein ängstlicher Traum. [CK 508]

Vor Eintritt der Regel lag es ihr in allen Gliedern, mit Weinerlichkeit, Unruhe und ängstlicher Sorge über jede Kleinigkeit. [CK 509]

Vor Eintritt der Regel, Stechen in der Leber-Gegend, am meisten Nachts, im Liegen, und vorzüglich beim Einathmen (n. 23 T.). [CK 510]

Nach Eintritt der Regel, Zusammenzieh-Schmerz im Unterbauche, der beim Gehen im Freien verging. [CK 511]

Scheidefluss (d. 2. T.). [CK 512]

Starker Weissfluss, und darauf Heiserkeit mit Husten und Auswurf. [CK 513]

Scheidefluss weissen, scharfen Schleimes, welcher Brennen verursacht (*Baylies.*). [CK 514] Scheidefluß weißen, scharfen Schleims, welcher Brennen verursacht[5]. [RAL (123)]

Dicklicht milchfarbiger Weissfluss, mit zusammenziehendem wehenartigen Bauchweh, von beiden Seiten her. [CK 515]

---

[5] Soll sehr kräftig für dergleichen helfen.

Blutiger Schleim, zehn Tage lang, statt des Weiss-flusses. [CK 516]

Weissfluss, zehn Tage nach der Regel, etliche Tage lang, unter vielem Bauchschmerze vor dem Abgange. [CK 517]

Weissfluss mit Schwäche und Lähmigkeits-Gefühl im Kreuze vor dem Abgange, und Mattigkeit davon. [CK 518]

Vor Abgang des Weissflusses. Kneipen im Bau-che. [CK 519]

■ Atemwege und Brust

Oefteres Niesen, ohne Schnupfen (*Lgh.*). [CK 520; RAL (125)]

Häufiges Niesen. [CK 521]

Häufiger Ausfluss des Nasen-Schleims, mehrere Tage, wie bei Schnupfen. [CK 522; RAL 49]

Aus der Nase tropft blos Wasser. [CK 523]

Er schnaubt eine wässerige Flüssigkeit aus. [CK 524]

Heftiges Katarrhal-Fieber, mit Hals-Entzündung und Appetitlosigkeit (*Gr.*). [CK 525]

Heiserkeit. [CK 526]

Trockenheit der Brust (*Störk.*). [CK 527; RAL (156)]

Vollheits-Gefühl auf der Brust; durch Husten will Nichts los, und es sticht davon auf dem Brust-beine. [CK 528]

Röcheln auf der Brust, Abends, beim Niederlegen, und beim Aufsitzen dann viel Husten. [CK 529]

Im Kehlkopfe ein trocknes Fleckchen, wo es krie-belt und zu trocknem, fast stetem Husten reizt. [CK 530]

Jücken im Halse, mit Reiz zum Hüsteln. [CK 531]

Kratzen und Kriebeln in der Brust heran, mit Reiz zu trocknem, fast stetem Husten. [CK 532] (Es kratzt und kriebelt in der Brust heran und nöthigt zum trocknen, fast beständigen Husten.) [RAL 50]

Husten, wie von einem Kitzel in der Mitte des Brustbeins, mit und ohne Auswurf (*Lgh.*). [CK 533] Husten, wie von einem Kitzel hinter der Mitte des Brustbeins, ohne Auswurf (n. 24 St.). [RAL (153)] Stärkerer Husten, wie von Kitzel in der Mitte des Brustbeins, mit Auswurf (n. 24 St.). [RAL (154)]

Husten von Saurem und Salzigem leicht erregt, (ohne Auswurf). [CK 534]

Husten, fast bloss zu Anfange des Liegens, am Tage oder Abends; er muss sich aufsetzen um abzu-husten, dann hat er Ruhe. [CK 535]

Husten, der sich im Liegen vermehrt, und im Anfange viele Stösse giebt, wie zum Erbrechen. [CK 536]

Abends, vor Schlafengehen anhaltender, starker Husten. [CK 537]

Nächtlicher Husten (*Störk.*). [CK 538; RAL (147)]

Kurzer, erschütternder Husten, durch tief Athmen erregt. [CK 539]

Gewaltsamer Husten (*Lange.*). [CK 540; RAL (148)]

Keuchhusten und Engbrüstigkeit (*Lange.*). [CK 541; RAL (149)]

Nächtlicher Keuchhusten (*Landeutte.*). [CK 542; RAL (150)]

Keuchhusten mit blutigem Schleim-Auswurfe (*Lange.*). [CK 543] Keuchhusten mit blutigem Schleimauswurfe[6]. [RAL (151)]

Der heftigste Husten, wobei er das Bett hüten muss (*Störk, lib. de Stram. Hyosc. et Acon.*). [CK 544; RAL (152)]

Trockner Husten, mit Heiserkeit. [CK 545]

Trocknes Hüsteln (*Störk.*). [CK 546; RAL (146)]

Lockerer Husten, ohne dass sie etwas auswerfen kann. [CK 547]

Husten, wovon sich etwas löst, was aber nicht ausgeworfen wird, bis es später bei leichtem Husten herauskommt; dabei Schnupfen (*Rl.*). [CK 548]

Gelblicher Husten-Auswurf, der wie faule Eier schmeckt. [CK 549]

Eiter-Auswurf aus der Brust (*Störk, lib. de Cic.*). [CK 550; RAL (155)]

Vom Husten fährt es ihm in den Kopf (*Rl.*). [CK 551]

Beim Husten stichts ihr im Kopfe. [CK 552]

Beim Husten klagt das Kind über Leibweh. [CK 553]

Vom Husten, Schmerz in beiden Bauch-Seiten. [CK 554]

Beim Husten, Stechen in der linken Brust, drei Stunden lang, so dass sie, davon erweckt, unru-hig schläft. [CK 555]

Das Athmen, besonders das Einathmen wird ihm sehr schwer, als wenn sich die Brust nicht ge-hörig ausdehnte (n. 4 St.) (*Fr.*). [CK 556; RAL (131)]

Schwerathmigkeit (*Landeutte.*). [CK 557; RAL (126)]

Schwieriges Athmen und heftige Brust-Schmerzen (*Lange.*). [CK 558] Schwieriges Athmen und hef-tige Brustschmerzen (nach drei- bis vierwö-chentlichem Gebrauche). [RAL (130)]

---

[6] Nach mehrwöchentlichem Gebrauche.

Schwieriges, langsames Einathmen, Abends im Bette (*Fr.*). [CK 559] Abends im Bette, äußerst schwieriges Athmen, ein langsames, schwieriges Einathmen (n. 17 St.). [RAL (132)]

Langsamer Athem. [CK 560; RAL 51]

Kurzer Athem, in Ruhe und Bewegung (d. 7. T.). [CK 561]

Kurzer, keuchender Athem (*Störk.*). [CK 562; RAL (127)]

Engbrüstigkeit (*Lange.* – Med. obs. and Inquir.). [CK 563; RAL (128)]

Oeftere Engbrüstigkeit (*Lange.*). [CK 564; RAL (129)]

Oeftere Beklemmung oben in der rechten Brust, mit Gefühl, als rühre sie von angehäuften Blähungen her. [CK 565]

Erstickungs-Anfall, als setze sich Schleim im Halse vor (*Rl.*). [CK 566]

Erstickungs-Anfälle, als setze sich etwas oben in der Kehle vor. [CK 567]

Brust-Schmerzen sehr heftiger Art (*Lange.*). [CK 568]

Heftige Brust-Schmerzen mit starkem Husten (*Lange.*). [CK 569] Heftige Brustschmerzen. [RAL (144)] Heftiger Brustschmerz mit sehr starkem Husten[7]. [RAL (145)]

Schmerz im Brustbeine, wie eingedrückt. [CK 570]

Spannung über die Brust, und beim Einathmen Drücken darin. [CK 571]

Drückender Schmerz auf dem Brustbeine, den ganzen Tag, mit bald reissendem, bald stechendem Schmerze um die Brüste und Brustwarzen, unter häufiger Beklemmung und Kürze des Athems (d. 4. T.) (*Fr.*). [CK 572] Den ganzen Tag, Brustschmerz, Drücken auf dem Brustbeine und ein bald reißender, bald stechender Schmerz und die Brustwarze und die Brüste, mit häufiger Beklemmung und Kürze des Athems (den vierten Tag). [RAL (134)]

Drückender Schmerz auf dem Brustbeine, früh, mit erschwertem Athem, im Stehen (d. 3. T.) (*Fr.*). [CK 573] Früh, drückender Schmerz auf dem Brustbeine, mit erschwertem Athem, im Stehen (den dritten Tag). [RAL (137)]

Drücken zuweilen in der Herz-Gegend, als wolle es ihm das Herz abdrücken, mit Athem-Beklemmung (d. 3. T.) (*Fr.*). [CK 574] In der Gegend des Herzens, zuweilen Drücken, als wollte es ihm das Herz abdrücken, mit Athembeklemmung (den dritten Tag). [RAL (135)]

Ein schneidendes Drücken auf beiden Seiten der Brust, durch Einathmen verstärkt (n. 14 St.) (*Wl.*). [CK 575] Drückendes Schneiden auf beiden Seiten der Brust, durch Einathmen verstärkt (n. 14 St.). [RAL (136)]

Ein fein stechendes Drücken an beiden Seiten der Brust, am stärksten, wenn er sich vorn auflegt (*Wl.*). [CK 576] An beiden Seiten der Brust, feinstechendes Drücken, am stärksten, wenn er sich vorne auflegt (n. 9 St.). [RAL (142)]

Stumpfer Stich über dem Herzen beim tief Athmen und bald darauf auch bei jeder Körper-Bewegung. [CK 577]

Stiche in der Brust-Seite (Seitenstich) (*Störk.*). [CK 578] Seitenstich. [RAL (143)]

Starke Stiche in der Seite, wie Messer-Stiche, mit lautem Jammer darüber. [CK 579; RAL 52]

Feine Stiche in der linken Brust-Seite, unter der Achselhöhle (*Wl.*). [CK 580] Feine Stiche in der Brust, unter der linken Achselhöhle (n. ¼ St.). [RAL (158)]

Stiche an der rechten Brust-Seite, wie von Nadeln, beim Gehen im Freien (*Lgh.*). [CK 581] Beim Gehen im Freien Nadelstiche an der rechten Brustseite (n. 12 St.). [RAL (140)]

Ein pochender Stich-Schmerz oben in der linken Brust, mehr nach der Mitte zu. [CK 582]

Ziehen und Reissen durch die ganze Brust, Abends im Bette, beim Liegen auf der Seite, mit Athem-Beklemmung und einem harten Drucke oben auf dem Brustbeine, welcher beim Einathmen den Athem benimmt (d. 3. T.) (*Fr.*). [CK 583] Abends, wenn er im Bette auf der Seite liegt, Athembeklemmung mit viel Brustschmerz, ein Ziehen und Reißen durch die ganze Brust, und harter Druck oben auf dem Brustbeine, welcher beim Einathmen den Athem benimmt (den dritten Tag). [RAL (133)]

Reissen auf der Brust. [CK 584]

Ein klammartiges Reissen an der rechten Brust-Seite (*Lgh.*). [CK 585; RAL (138)]

Zerschlagenheits-Schmerz vorn auf der Brust und im Rücken. [CK 586]

Zerschlagenheits-Schmerz (an der innern Fläche) des Brustbeins. [CK 587]

Steifheit im Brustbeine, bei Körper-Bewegung. [CK 588]

Jücken im Innern der Brust. [CK 589]

Brennen in der Brustbein-Gegend (*Störk.*). [CK 590; RAL (139)]

Starkes Herzklopfen, nach Trinken. [CK 591]

Beim Aufstehn, Herzklopfen. [CK 592]

---

[7] Wogegen Mohnsaft half.

Oefteres sichtbares Herzklopfen (*Gr.*). [CK 593]

Oeftere Stösse ans Herz. [CK 594]

Ueber die ganze äussere Brust stechendes Jücken, das durch Kratzen nur kurz vergeht (n. 1 St.) (*Wl.*). [CK 595] Stechendes Jücken über die ganze Brust, was durch Kratzen stets nur auf kurze Zeit verging (n. 1 St.). [RAL (141)]

Ausschlags-Blüthen auf der Brust, die bei Berührung schmerzen. [CK 596]

Knochenfrass am Brustbeine (*Kaltschmidt.*). [CK 597; RAL (159)]

Die weiblichen Brüste thun weh. [CK 598]

Angenehmes, aber heftiges Jücken an beiden Brust-Warzen (n. 4 St.). [CK 599; RAL 53]

Jücken ihrer beiden Brüste; beim Reiben wird die Haut rothschälig, mit brennender Empfindung. [CK 600]

Härte ihrer rechten Brust, mit Schmerz beim Befühlen und nächtlichen Stichen darin. [CK 601]

Entzündung der Brust-Skirrhen (*Lange.*). [CK 602; RAL (157): in Klammern]

■ **Rücken und äußerer Hals**

Kreuzschmerzen. [CK 603]

Kreuzschmerzen beim Zurückbiegen. [CK 604]

Arge Kreuzschmerzen nach wenigem Spazieren; darauf Uebelkeit und Ermattung. [CK 605]

Stiche im Kreuze, mit Ziehen durch die Lendenwirbel-Beine im Stehen (n. 3 St.) (*Fr.*). [CK 606] Stiche im Kreuze und Ziehen durch die Lendenwirbelbeine, im Stehen (n. 3½ St.). [RAL (160)]

Rücken-Krampf mit starkem Drücken und Ziehen. [CK 607]

Spann-Schmerz im Rücken (*Störk.*). [CK 608] Spannender Schmerz im Rücken. [RAL (162)]

Schmerzhaftes Spannen in den Muskeln unter beiden Schulterblättern, in der Ruhe, und durch Aufheben der Arme sehr verstärkt (*Wl.*). [CK 609] Unter beiden Schulterblättern, schmerzhaftes Spannen in den Muskeln, in der Ruhe, das durch Emporheben der Arme sehr verstärkt wird (n. 24 St.). [RAL (163)]

Scharfes Drücken unter dem rechten Schulterblatte, bei jeder Arm-Bewegung. [CK 610]

Ziehen durch die Lendenwirbel-Beine, im Stehen (n. ½ St.) (*Fr.*). [CK 611; RAL (161)]

Zieh-Schmerz im rechten Schulterblatte. [CK 612]

Stumpfe Stiche zwischen den Schulterblättern. [CK 613]

Verrenkungs-Schmerz links im Rücken (d. ersten Tage). [CK 614]

Eingeschlafenheits-Kriebeln im Rückgrate. [CK 615]

Hitz-Gefühl im Rücken herab, früh, beim Erwachen. [CK 616]

Im Nacken, ein dehnender Schmerz in der Ruhe, mit Trockenheits-Gefühl im Schlunde. [CK 617]

Ziehen im Nacken, beim Gehen im Freien (n. 1 St.) (*Fr.*). [CK 618] Beim Gehen im Freien, Ziehen im Nacken (n. 1 St.). [RAL (56)]

Ein klopfendes Ziehen im Nacken, wo er in die rechte Schulter übergeht (n. 8 St.) (*Fr.*). [CK 619] Im Nacken, wo er in die rechte Schulter übergeht, klopfendes Ziehen (n. 8 St.). [RAL (164)]

Juckende Schauer vom Nacken gegen den Kopf (d. 4. T.). [CK 620]

Im Halse Ziehen an der rechten Seite herab, bis zum Achsel-Gelenke, in der Ruhe (d. 3. T.) (*Fr.*). [CK 621] Ziehen an der rechten Seite des Halses herab, bis an das Achselgelenk, in der Ruhe (den dritten Tag). [RAL (55)]

Anscheinende Verdickung des Halses. [CK 622]

Vermehrung der Kropf-Geschwulst. [CK 623] (Vermehrte Geschwulst des Kropfes.) [RAL 25]

■ **Extremitäten**

Im Arme, Zieh-Schmerz, herauf und hinunter, meist bei Bewegung desselben. [CK 624]

Im Oberarme lähmiger Zieh-Schmerz, in der Ruhe (n. 1½ St.) (*Fr.*). [CK 625] Im Oberarme, lähmig ziehender Schmerz in der Ruhe (n. 1½ St.). [RAL (165)]

Reissen durch die Oberarme, Abends im Bette (d. 1. T.) (*Fr.*). [CK 626; RAL (166)]

Reissen, mit Stechen abwechselnd, im Oberarme, in der Ruhe, durch Bewegung nur kurz vergehend (*Fr.*). [CK 627] Abwechselnd Reißen und Stechen im Oberarme, in der Ruhe, das durch Bewegung zwar vergeht, aber wiederkommt (n. 3 Tagen). [RAL (167)]

Im Ellbogen, reissender Schmerz, beim Gehen im Freien. [CK 628]

Schneidender Schmerz in der linken Ellbogen-Beuge, von innen heraus, in der Ruhe (n. 50 St.) (*Wl.*). [CK 629; RAL (168)]

Schwere in den Ellbogen-Gelenken, mit feinen Stichen. [CK 630; RAL 54]

Knacken im Ellbogen-Gelenke, besonders Abends. [CK 631]

In den Vorderarm-Muskeln klammartiger Schmerz, vorzüglich beim Aufstützen der Arme

(n. ¹/₂ St.) (*Wl.*). [CK 632] In den Muskeln der Vorderarme, klammartiger Schmerz, vorzüglich beim Aufstützen der Arme (n. ¹/₂ St.). [RAL (171)]

Dumpfes Ziehen in den Vorderarmen, stärker in der Ruhe, als bei Bewegung (n. 72 St.) (*Wl.*). [CK 633; RAL (169)]

Zerschlagenheits-Schmerz an der Aussenseite des linken Vorderarmes, am stärksten bei Berührung (n. 62 St.) (*Wl.*). [CK 634] An der Außenseite des linken Vorderarms, Zerschlagenheitsschmerz, am stärksten bei Berührung (n. 62 St.). [RAL (170)]

Jückendes Kriebeln am Vorderarme, das durch Reiben nur kurz vergeht (n. 1 St.) (*Wl.*). [CK 635; RAL (172)]

Im Hand-Gelenke, lähmiger Zieh-Schmerz, in der Ruhe (*Fr.*). [CK 636] Im Handgelenke, lähmig ziehender Schmerz, in der Ruhe (n. 1¹/₂ St.). [RAL (173)]

Feine Stiche in den Hand-Gelenken (n. 10 M.) (*Wl.*). [CK 637; RAL (174)]

Stechender Verrenkungs-Schmerz in den Gelenken des Mittelhand-Knochens des linken Daumens mit der Handwurzel, vorzüglich beim einwärts Biegen desselben. [CK 638] (Stechender Verrenkungsschmerz in der Gelenkung des Mittelhandknochens des linken Daumens mit der Handwurzel, vorzüglich beim Einwärtsbiegen desselben.) [RAL 55]

Knacken im Hand-Gelenke, besonders Abends. [CK 639]

Absterben der linken Hand, besonders im Handteller. [CK 640]

Empfindlichkeit der Haut auf dem Hand-Rücken (d. erst. Tage). [CK 641]

Schweissige Hände. [CK 642]

Die Finger werden beim Schneiden mit der Schere krampfhaft steif. [CK 643]

Scharfes Ziehen an einem oder dem andern Finger. [CK 644]

Scharfe Stiche in den Mittel-Gelenken der Finger, in der Ruhe (n. 1¹/₂ St.) (*Wl.*). [CK 645; RAL (175)]

Stiche unter den Finger-Nägeln, wie von Nadeln (d. 5. T.). [CK 646]

Schneidende Stösse im hintern Daumen-Gelenke (n. 48 St.) (*Wl.*). [CK 647] Schneidende Stösse im hintern Gelenk des Daumens (n. 48 St.). [RAL (176)]

Taubheit der Finger. [CK 648]

Jücken auf dem Rücken der Finger. [CK 649]

Brenn-Schmerz an der Beuge-Seite des Zeigefingers, und später ein harter, langdauernder Knoll an dieser Stelle. [CK 650]

Gelbe Flecke an den Fingern (n. 5 T.). [CK 651]

Gelbe Finger-Nägel (n. 6 T.). [CK 652]

Nagel-Geschwür mit Entzündung und pochendem, unterköthigem, brennenden Schmerze. [CK 653]

Zwischen den Hinterbacken, in der Kerbe, ungeheures Jücken. [CK 654]

Die Sitzknochen schmerzen beim Aufstehen vom Sitzen, nicht während des Sitzens. [CK 655]

Lang anhaltender tiefer Stich oben an der Einfügung des grossen Gesäss-Muskels (n. 3¹/₂ St.) (*Fr.*). [CK 656] Lang anhaltender, tiefer Stich oben an der Einfügung des großen rechten Gesäßmuskels (n. 3¹/₂ St.). [RAL (177)]

Die Hüfte rechter Seite schmerzt Abends, beim Gehen wie verrenkt. [CK 657]

Stumpfe Stiche in der Hüft-Gegend, nahe am Trochanter des Oberschenkels, im Sitzen, die nicht im Gehen hindern (n. ¹/₄ St.) (*Wl.*). [CK 658] Im Sitzen, einige stumpfe Stiche am obern Ende des linken Oberschenkels, nahe am Trochanter, die nicht im Gehen hindern (n. ¹/₄ St.). [RAL (178)]

In den Beinen, Brummen und Summen. [CK 659]

Ziehen und Reissen im linken Beine, mit grosser Unruhe, dass sie es keine Minute still halten konnte. [CK 660]

Einschlafen der Beine, beim Sitzen. [CK 661]

Geschwulst der Schenkel (*Landeutte.*). [CK 662] Geschwollene Schenkel. [RAL (179)]

Im Oberschenkel des rechten Beines, Klamm-Schmerz in den vordern Muskeln, beim Gehen im Freien (n. 13 St.) (*Lgh.*). [CK 663] Beim Gehen im Freien, klammartiger Schmerz in den vordern Muskeln des rechten Oberschenkels (n. 13 St.). [RAL (183)]

Schwäche-Gefühl bis zum Zittern, im rechten Oberschenkel, beim Gehen. [CK 664]

Feines Einkrallen an der hintern Seite des Oberschenkels (*Wl.*). [CK 665; RAL (184)]

Dumpfes Ziehen im rechten Oberschenkel, in der Ruhe, durch Bewegung erleichtert (n. 1¹/₂ St.) (*Wl.*). [CK 666] Dumpfes Ziehen im rechten Oberschenkel, in der Ruhe, welches durch Bewegung erleichtert ward (n. 1¹/₄ St.). [RAL (182)]

Dumpfes Reissen vorn in beiden Oberschenkeln, beim Gehen. [CK 667]

Stiche in den Muskeln des linken Oberschenkels, wie von Nadeln, im Sitzen (*Lgh.*). [CK 668] Beim

Sitzen, Nadelstiche in den Muskeln des linken Oberschenkels (n. 26 St.). [RAL (180)]

Jückende Nadel-Stiche an der hintern Seite des Oberschenkels, am stärksten im Sitzen (Wl.). [CK 669; RAL (181)]

Im Knie, stumpfer Schmerz, beim Auftreten. [CK 670]

Dumpfer Schmerz im linken Knie, beim Auftreten (Rl.). [CK 671]

Gichtschmerz im Knie, den ganzen Tag (n. 15 T.). [CK 672]

Reissender Schmerz um das Knie-Gelenk. [CK 673; RAL 56]

Reissen um die Kniescheibe herum, im Sitzen (Fr.). [CK 674; RAL (185)]

Stiche auf die äussere Senne des Beuge-Muskels in der Kniekehle, beim Geher im Freien (Fr.). [CK 675] Beim Gehen im Freien, Stiche auf die äußere Senne des Beugemuskels in der rechten Kniekehle (n. 1 St.). [RAL (187)]

Zerschlagenheits-Schmerz, oder, als wenn die Kniescheibe zerbrochen wäre, zum laut Schreien, im ganzen linken Knie, beim Gehen und Stehen im Freien, mit ängstlicher Hitze über und über beim Anstrengen im Gehen (Lgh.). [CK 676] Beim Gehen und selbst beim Stehen im Freien, ungeheurer Schmerz zum Lautschreien, um das ganze linke Knie, als wenn die Kniescheibe zerschlagen und zerbrochen wäre, worauf ihm beim Anstrengen im Gehen über und über heiß ward, wie Angsthitze (n. 10 St.). [RAL (186)]

Verrenkungs-Schmerz im rechten Knie. [CK 677]

Lähmiger Schmerz in der Kniekehle, wie bei Wassersucht des Knie-Gelenkes. [CK 678]

Ermüdungs-Schmerz um das Knie, ½ Stunde lang. [CK 679]

Knacken des Kniees (in der Kniescheibe?) beim gerade Richten. [CK 680]

Im Unterschenkel ein glucksender Druck auf dem Schienbeine, beim Ausstrecken des Gliedes, im Sitzen (Fr.). [CK 681] Beim Ausstrecken des Unterschenkels, im Sitzen, ein glucksender Druck auf dem Schienbeine (n. 3½ St.). [RAL (191)]

Zucken und Unruhe in den Unterschenkeln Nachts, und darnach jedes Mal Schauder. [CK 682] Die Nacht, ein Zucken und eine Unruhe in den Füßen, und nach dem Zucken derselben jedesmal Schauder. [RAL 59]

Spannender Steifheits-Schmerz in den Waden. [CK 683; RAL 60]

Ziehen an der Inseite der linken Wade und auf dem rechten Fussrücken (Fr.). [CK 684; RAL (192)]

Reissen auf dem Schienbeine, Abends im Bette (d. 1. T.) (Fr.). [CK 685; RAL (188)]

Reissen den Unterschenkel herauf von der Inseite des Fusses an, im Freien. [CK 686]

Dumpfes Reissen den Unterschenkel herauf, vom äussern Fussknöchel an, im Freien. [CK 687]

Ein klammartiges Reissen an den Schienbeinen, beim Gehen im Freien (Lgh.). [CK 688] Klammartiges Reißen bald am rechten, bald am linken Schienbeine, beim Gehen im Freien (n. 37 St.). [RAL (189)]

Zerschlagenheits-Schmerz des Schienbeines (Fr.). [CK 689] Schienbein schmerzt wie zerschlagen (den vierten Tag). [RAL (190)]

Die (vor 12 Tagen durch Stoss) beschädigte, bis herunter schmerzhafte Stelle am Unterschenkel wird blau und fleckig und schmerzt bei der mindesten Bewegung wie Messerstiche, beim Gehen und Befühlen aber, wie zerschlagen. [CK 690] Die (vor 12 Tagen durch Stoß) beschädigte und bisher unschmerzhafte Stelle am Unterschenkel wird blau und fleckig, und bekommt bei der mindesten Bewegung Schmerz, wie Messerstiche, beim Gehen aber und beim Befühlen schmerzt sie wie zerschlagen. [RAL 58]

Im Fuss-Gelenke, dumpfer Schmerz (Rl.). [CK 691]

Reissen im Fuss-Gelenke, von Mittag bis Abend, schlimmer im Sitzen, als beim Gehen. [CK 692]

In der Fussbeuge, Brennen und klopfendes Stechen. [CK 693]

Reissen auf dem Fuss-Rücken, Abends im Bette (d. 1. T.) (Fr.). [CK 694; RAL (195)]

Reissen in den Fusssohlen, beim Gehen. [CK 695; RAL 63]

Scharfes Ziehen unter der Ferse. [CK 696]

Stechen an beiden Knöcheln des rechten Fusses, erst fein, dann scharf zwei Tage lang und Nachts aus dem Schlafe weckend, zuletzt bis an die Wade gehend; beim Sitzen langsamere, beim Gehen öftere und stärkere Stiche. [CK 697] Ein anfänglich feines, dann starkes Stechen an beiden Fußknöcheln des rechten Fußes, welches zwei Tage anhielt und die Nacht aus dem Schlafe weckte, auch zuletzt bis an die Wade ging; beim Sitzen langsamere, beim Gehen häufigere und stärkere Stiche. [RAL 61]

Kriebelnder Schmerz in den Fusssohlen beim Auftreten; beim Gehen aber Stechen darin. [CK 698] Beim Auftreten thut die Fußsohle kriebelnd weh; beim Gehen sticht sie mehr. [RAL 62]

Taubheit und Unempfindlichkeit der Füsse. [CK 699] Betäubung und Unempfindlichkeit der Füße. [RAL 57]

Betäubung und Unempfindlichkeit der Füße. [RAL (193)]

Zittern der Füsse, früh beim Aufstehen. [CK 700]

Empfindlicher Brenn-Schmerz unter der Ferse, beim Auftreten, mit Röthe und Geschwulst der Stelle. [CK 701]

Geschwulst des ganzen Fusses, brennenden Schmerzes. [CK 702]

Die Geschwulst der Füsse ist schmerzhaft und vergeht auch im Schlafe nicht. [CK 703]

Starkes Jücken und ein jückendes Blüthchen auf den Fusssohlen. [CK 704]

Eiter-Bläschen an den Füssen. [CK 705]

Die Zehen-Spitzen schmerzen wie unterköthig. [CK 706]

Pulsirende Stiche in der kleinen Zehe, die auch beim Gehen schmerzt. [CK 707]

Reissen im Ballen der grossen Zehe, früh, im Stehen und Sitzen (*Fr.*). [CK 708] Früh, Reißen im Ballen der großen Zehe, im Stehen und Sitzen (den dritten Tag). [RAL (196)]

Ein brennendes Reissen am hintern Gelenke der grossen Zehe, beim Erwachen aus dem Schlafe, im Liegen. [CK 709]

Brenn-Schmerz unter den Zehen, im Sitzen. [CK 710]

Erregt das Podagra (*Clark*, in Essays and obs. phys. and liter. III. Edinb. 1771.). [CK 711; RAL (194)]

■ Allgemeines und Haut

Gefühl von Umklammerung der Bein- und Armknochen, welches matt macht. [CK 712]

Klamm- und krampfartige Schmerzen in verschiedenen Theilen, als in der Brust, den Kinnbacken u.s.w. [CK 713]

Pulsartiges Zucken im Unterleibe und im Kreuze. [CK 714]

Eine Art Steifigkeit des Körpers; die Bewegung der Glieder, des Nackens u.s.w. erregt ein widriges Gefühl. [CK 715; RAL 67]

Reissen durch verschiedne Theile des Körpers (d. 4. T.) (*Fr.*). [CK 716; RAL (211)]

Reissen in allen Gliedern, fast wie von Verrenkung. [CK 717]

Ein herumziehendes Reissen in Armen und Beinen, so wie in den Zähnen (d. ersten Tage). [CK 718]

Reissende Stiche, bald hier, bald da, sehr durchdringlich, wie bis auf die Knochen. [CK 719]

Brennen auf der Zunge und in den Händen. [CK 720]

Zerschlagenheits-Gefühl in allen Gelenken, in der Ruhe; wenig oder gar nicht bei Bewegung. [CK 721] Empfindung wie von Zerschlagenheit in allen Gelenken in der Ruhe, aber wenig oder gar nicht bei Bewegung. [RAL 64]

Arger Zerschlagenheits-Schmerz in allen Gliedern. [CK 722]

Ermüdungs-Schmerz in den Gelenken. [CK 723]

Sehr leichtes Verheben. [CK 724]

Eingeschlafenheit der Glieder. [CK 725]

Taubheit und Kälte der Finger und Zehen. [CK 726]

Die Schmerzen entstehen meist in der Ruhe; nur in seltner Wechselwirkung beim Bewegen (*Fr.*). [CK 727] Die Schmerzen vom Schierling entstehen meistens in der Ruhe und, nur in seltner Wechselwirkung, beim Bewegen. [RAL (217)]

Die Beschwerden kommen am schlimmsten die Nacht und wecken aus dem Schlafe. [CK 728]

Gehen im Freien mattet sie ab und die Luft greift sie an. [CK 729]

Bei Rückkehr von Gehen in freier Luft, Kopfschmerz mit Druck aufs rechte Auge. [CK 730]

Beim Spazieren, Jücken in der Herzgrube. [CK 731]

Anhaltender Mangel an Lebenswärme, und stetes Frösteln. [CK 732]

Wenig Lebens-Wärme, nach dem Mittags-Schlafe und Frösteln. [CK 733]

Gefühl von Mangel an Lebens-Wärme, und Traurigkeit. [CK 734]

Grosse Verkältlichkeit, selbst im Zimmer, nach Spazieren, wobei er geschwitzt hatte, im Sitzen. [CK 735]

Ungemein erhöhte Verkältlichkeit. [CK 736]

Von Verkältung erwacht er früh um 4 Uhr mit Schmerz im Kopfe und am Schulterblatte, beim Wenden des Körpers, wie zerschlagen, mit Schmerz der Bauchmuskeln in der Magen-Gegend beim tief Athmen, der ihm den Athem versetzt. [CK 737]

Die Haut des Körpers deuchtet ihm heisser, als sie ist. [CK 738]

Jücken an den Gliedmassen (*Störk.*). [CK 739; RAL (197)]

Jücken an den Oberschenkeln und Armen. [CK 740]

Flüchtiges Jücken, bald hier, bald da, an allen Theilen des Körpers. [CK 741]

Ein fressendes Jücken, das stets mit einem Stiche anfängt, Abends im Bette, bloss auf der rechten

Körper-Hälfte, vorzüglich wenn er darauf liegt, mit Unruhe in allen Gliedern, durch Kratzen leicht besänftigt, stets aber auf einer andern Stelle wieder erscheinend. [CK 742] Abends im Bette, ein fressendes, jedesmal mit einem Stiche anfangendes Jücken, bloß auf der rechten Körperhälfte, vorzüglich wenn er drauf liegt, welches eine Unruhe in allen Gliedern erregt, durch Kratzen leicht besänftigt wird, aber schnell auf einer andern Stelle wieder erscheint. [RAL 66]

Stichlichte Empfindung über den ganzen Körper. [CK 743]

Jückende Stiche, wie von Flöhen, dicht auf einander folgend, hie und da am ganzen Körper, doch einzeln, nie zwei auf einmal. [CK 744]

Langsame, jückend beissende, brennende Stiche hie und da am Körper. [CK 745] Hie und da am Körper, langsame, jückend beißende (brennende) Stiche. [RAL 65]

Entzündung der ganzen Körper-Haut, sie schmerzt brennend (*Baylies.*). [CK 746; RAL (210)]

Feiner, kaum sichtbarer Ausschlag im Gesichte, auf dem Rücken und dem übrigen Körper, jückend, wie ein Laufen unter der Haut. [CK 747]

Ausschlag weisser, durchsichtiger Blüthen, die, mit scharfer Feuchtigkeit gefüllt zu Krätze ähnlichen Schorfen werden; dabei örtlicher, stinkender, beissender Schweiss (*Störk.*). [CK 748] Oertlicher, stinkender, beißender Schweiß mit einem Ausschlage von weißen, durchsichtigen Blüthchen, welche, mit einer scharfen Flüssigkeit angefüllt, zu einem Schorfe werden, der Krätze ähnlich. [RAL (271)]

Eine vor vielen Jahren verletzte Stelle fängt öfters an zu schmerzen. [CK 749]

Vermehrte, unerträgliche Schmerzen in den leidenden Theilen (*Lange.*). [CK 750] Vermehrte, unerträgliche Schmerzen im leidenden Theile. [RAL (201)]

Kriebeln im leidenden Theile (*Callin.*). [CK 751; RAL (199)]

In das Geschwür fährt Schmerz vom Husten (*Störk.*). [CK 752; RAL (207)]

Vermehrter Schmerz im Geschwüre (*Störk.*). [CK 753; RAL (205)]

Spannender Schmerz im Geschwüre (*Störk.*). [CK 754; RAL (206)]

Bluten der Geschwüre (*Greding.*). [CK 755] Bluten des Geschwürs. [RAL (204)]

Schwarzwerden der Ränder des Geschwüres, mit Ergiessung stinkender Jauche (*Störk.*). [CK 756] Die Ränder des Geschwürs werden schwärzlich

und geben eine stinkende Jauche von sich. [RAL (203)]

Stinkende Jauche des Geschwüres (*Störk.*). [CK 757; RAL (202)]

Kalter Brand eines Theiles des Geschwüres (*Greding.*). [CK 758; RAL (208)]

Petechien (*Sim. Paulli.*). [CK 759; RAL (214)]

Bläue des ganzen Körpers (*Ehrhardt.*). [CK 760; RAL (212)]

In einer alten Warze (an der Oberlippe), Zieh-Schmerz. [CK 761]

In den Knochen, vorzüglich in der Mitte der Röhren, verborgener Beinfrass, mit brennend nagendem Schmerze (*Störk.*). [CK 762] In den Knochen, vorzüglich in der Mitte der Knochenröhren, verborgener Beinfraß mit brennend nagendem Schmerze. [RAL (209)]

Die Drüsen werden Abends schmerzhaft (*Störk.*). [CK 763] Abends werden die Drüsen schmerzhaft. [RAL (200)]

Kriebeln und angenehmes Jücken in den Drüsen (*Störk.*). [CK 764] Kriebeln und unangenehmes Jücken in den Drüsen. [RAL (198)]

Stechen in der Drüsen-Geschwulst. [CK 765]

Schründender Stich-Schmerz um die Drüsen-Geschwulst herum. [CK 766]

Ein freies Schneiden um die Drüsen herum. [CK 767]

Blutwallung im Körper (sogleich). [CK 768]

Starke, anhaltende Blut-Wallungen, mit Zuckungen am Herzen untermischt. [CK 769]

Er fühlt sein Blut sehr unruhig im ganzen Körper. [CK 770]

Bebende Bewegung und Zittern des Körpers, besonders stark in den Armen (d. 5. T.). [CK 771]

Zittern (*Baylies. – Cullen. – Ehrhardt.*). [CK 772; RAL (243): ohne Hervorhebung]

Zittern aller Glieder (*Fothergill. – Schmucker.*). [CK 773] Zittern aller Glieder (*Fothergill, – Schmucker,*[8]). [RAL (244)]

Immerwährendes Zittern (*Andry.*). [CK 774; RAL (245)]

Sehnenhüpfen (*Ehrhardt.*). [CK 775; RAL (246)]

Konvulsionen (*Andry. – Watson. – Cullen.*). [CK 776; RAL (247): ohne Hervorhebung]

Konvulsionen des leidenden Theiles und des ganzen Körpers, mit Gefahr zu ersticken (*Lange.*). [CK 777; RAL (248)]

Krank und matt, früh im Bette, mit Missmuth, Schläfrigkeit und Schmerzen im Magen (d. 2. T.). [CK 778]

---

[8] Zuweilen Lebens lang.

Wüstheit im ganzen Körper, früh, nüchtern, wie nach einer schweren Krankheit, mit Appetitlosigkeit, wie übersättigt und Ekel vor den Speisen. [CK 779]

Alles wie voll gedrängt, Brust, Kopf und Hypochondrien, 10 Minuten lang, mehrere Morgen beim Erwachen. [CK 780]

Schwere und Wabblichkeit im ganzen Körper, Nachmittags. [CK 781]

Zusammenziehendes Gefühl im Innern, wobei ihr der Speichel im Munde zusammenläuft. [CK 782]

Täuschendes Gefühl beim Gehen, als hemme etwas seine Schritte, und doch ging er sehr schnell (*Fr.*). [CK 783] Gefühlstäuschung: beim Gehen ist's ihm, als hemmte etwas seine Schritte, und dennoch ging er sehr schnell (n. 8 St.). [RAL (219)]

Anfall: Allein zu Hause kam ihr eine Neigung zum Weinen an, das, als sie ihr nachgab, in lautes Schlucksen ausartete, dann Flimmern vor den Augen und undeutliches Sehen, dass sie sich beim Gehen anhalten musste; darauf Abspannung in allen Gliedern und dumpfes Kopfweh. [CK 784]

Anfälle, gewöhnlich nach dem Essen, mit Gähnen anfangend, Stechen im Brustbeine und Drücken in der Herzgrube, selbst bei Berührung, worauf es in den Rücken geht, wo es in der Nieren-Gegend sticht. [CK 785]

Anfall von Müdigkeit und Frösteln, dass er sich legen muss, drauf am andern Tage dabei Kopfschmerz und Herzklopfen im höchsten Grade; bei jedem Schlage des Pulses schien es ihm, als würde der Hinterkopf mit einem Messer durchbohrt und das Herz schien in seiner Thätigkeit bald stark klopfend, bald eilend zugleich, bald schaukelnd. [CK 786]

Grosse Mattigkeit. [CK 787; RAL 68: ohne Hervorhebung]

Auffallende Mattigkeit im ganzen Körper, Abends und früh. [CK 788] Abends und früh, eine auffallende Müdigkeit im ganzen Körper. [RAL 69]

Mattigkeit, früh, nach dem Erwachen, wie nach Fieber. [CK 789]

Mattigkeit, früh, beim Erwachen, die nach dem Aufstehen vergeht. [CK 790] Früh beim Erwachen, Mattigkeit, die sich nach dem Aufstehen verliert. [RAL 70]

Abspannung des Geistes und Körpers (d. 4. T.). [CK 791]

Allgemeine Zerschlagenheit. [CK 792]

Die Kleider liegen wie eine Last auf der Brust und Achseln. [CK 793]

Schwäche des ganzen Körpers (*Whytt.*). [CK 794; RAL (220)]

Sinken aller Kräfte (*Störk.*). [CK 795] Sinken aller Kräfte[9]. [RAL (221)]

Nerven-Schwäche (*Schmucker.*). [CK 796; RAL (218)]

Kraftlosigkeit und Schwere in den Beinen, vorzüglich den Knieen, als sollten sie zusammen knicken; sie zittern. [CK 797]

Kraftlosigkeit beim Erwachen von der Mittags-Ruhe, die Arme und Beine sind wie abgeschlagen. [CK 798]

Sehr erschöpft, matt und wie gelähmt, nach einem kleinen Spaziergange, mit verdriesslicher, hypochondrischer Stimmung (*Fr.*). [CK 799] Nach einem kleinen Spaziergange fühlt er sich sehr erschöpft und ermattet, und ist wie gelähmt, wobei die verdrießliche, hypochondrische Gemüthsstimmung wieder eintritt (n. 10 St.). [RAL (223)]

Bei der Rückkehr vom Spazierengehen wird ihm jeder Schritt übermässig sauer und er kann vor Unmuth und Ungeduld den Augenblick kaum erwarten, wo er in Einsamkeit ausruhen könne. [CK 800]

Das Stehen ist sehr beschwerlich. [CK 801]

So schwach, dass sie sich legen muss. [CK 802]

Er muss das Bett hüten vor Mattigkeit und Frösteln, dabei Kopfschmerz und Herzklopfen. [CK 803]

Die kräftigsten und muntersten Personen verloren alle Kräfte und mussten das Bett hüten (*Lange,* a.a.O.). [CK 804] Die kräftigsten und muntersten Personen verloren beim anhaltenden Gebrauche des Schierlings alle Kräfte und mußten das Bett hüten. [RAL (226)]

Er kann sich in keiner Lage erholen. [CK 805]

Verlust aller Kräfte, bis zum Tode (*Lange.*). [CK 806; RAL (227)]

Bei dem Mangel an Lebens-Kraft, Lach-Reiz. [CK 807]

Während des abgespannten Zustandes, Reiz zum Lachen, wie vom rechten Hypochondrium und dem Magen aus. [CK 808]

Ohnmachten (*Lange. – Pharm. helv.*). [CK 809; RAL (224): ohne Hervorhebung]

Schwindsucht (*Reismann. – Collin.*). [CK 810; RAL (216): ohne Hervorhebung]

---

[9] Gegen welche *Stoerck* die Chinarinde hülfreich fand.

Wassersucht (*Tartreux*, Epist. apol. S. 51.). [CK 811; RAL (213): ohne Hervorhebung]

Schlagfluss (*Lange.*). [CK 812; RAL (8): in Klammern]

Wässriger Schlagfluss (*Collin.*). [CK 813; RAL (9)]

Lähmungen (*Andry.* – *Andrée.*). [CK 814; RAL (222): ohne Hervorhebung]

Faulige Auflösung der Säfte (*Reismann.*). [CK 815; RAL (215)]

■ Schlaf, Träume und nächtliche Beschwerden

Oefteres Gähnen, wie von Unausgeschlafenheit (*Lgh.*). [CK 816] Oefteres Gähnen, als wenn er nicht ausgeschlafen hätte (n. 72 St.). [RAL (230)]

Sehr schläfrig und müde, früh, beim Erwachen, die ersten zwei Stunden. [CK 817]

Schläfrig früh beim Aufstehen. [CK 818] Früh, wenn er aufsteht, ist er schläfrig. [RAL 71]

Unausgeschlafenheit, früh. [CK 819]

Er kann sich zur gewöhnlichen Zeit des Erwachens nicht aus dem Schlafe finden und ist noch lange wie verschlafen. [CK 820]

Früh zwingt ihn ein Druck-Schmerz in den Knochen des Oberarmes und Oberschenkels zum Schlafen. [CK 821]

Schläfrig am Tage, ohne schlafen zu können. [CK 822]

Tages-Schläfrigkeit; er kann sich beim Lesen nicht munter erhalten (n. 3, 8 St.) (*Col.*). [CK 823; RAL (231)]

Schlummersucht (*Watson.* – Sim. Paulli.). [CK 824; RAL (232): ohne Hervorhebung]

Schlummersucht, selbst beim Gehen im Freien. [CK 825]

Schlummern den ganzen Tag mit grosser Hinfälligkeit. [CK 826]

Schlafsucht, Nachmittags; er musste trotz aller Gegenwehr sich legen und schlafen (*Lgh.*). [CK 827] Schlafsucht (Nachmittags): **er konnte sich mit aller Mühe des Schlafs nicht enthalten, er mußte sich legen und schlafen** (n. 54 St.). [RAL (233)]

Abends grosse Schläfrigkeit und Unaufgelegtheit zu Allem (*Fr.*). [CK 828; RAL (234)]

Spätes Einschlafen, erst nach Mitternacht. [CK 829] **Er schläft erst nach Mitternacht ein.** [RAL 72]

Schlaflosigkeit (*Reimann.* – *Lange.*). [CK 830; RAL (242): ohne Hervorhebung]

Schlaflosigkeit wegen Unruhe und Hitze; er wirft sich im Bette herum. [CK 831]

Betäubter, allzu tiefer Schlaf, nach welchem der vorher kaum merkbare Kopfschmerz sich immer mehr verstärkt. [CK 832; RAL 73]

Schlaf (*Cullen* – (sogleich) *Amatus Lusitanus*). [RAL (240)]

Ruhiger Schlaf vorzüglich früh sehr fest und länger, als gewöhnlich (Theilweise Heilwirkung?) (*Fr.*). [CK 833] Schlaf ruhig, vorzüglich früh sehr fest und länger, als gewöhnlich[10] (die zweite Nacht). [RAL (241)]

Aus festem Schlafe, ängstliches Halb-Erwachen. [CK 834]

Unterbrochner Schlaf. [CK 835; RAL 74]

Zeitigeres Erwachen, früh. [CK 836] Er wacht früh zeitiger auf. [RAL 75]

Abends im Bette, Pulsiren in der rechten Kopfseite. [CK 837]

Nachts im Bette, Kopfschmerzen mit Uebelkeit. [CK 838]

Nachts, bohrender Schmerz in der Zunge (d. 2. N.). [CK 839]

Nachts, zwischen 1 und 2 Uhr, Magenkrampf, wie ein Greifen und Zusammenziehen. [CK 840]

Nachts, Kratzen im Halse, mit Husten. [CK 841]

Nachts, Nasenbluten, und dann früh, beim Aufstehen, Schwindel. [CK 842]

Nachts, nach Einschlafen vor Verdriesslichkeit, Zuckungen im Schlafe in Armen und Händen; die Augen öffnen sich stier und drehen sich hin und her. [CK 843] Sie wird verdrießlich und schläft ein (n. $\frac{1}{2}$ St.); im Schlafe, Zuckungen in den Armen und Händen, die Augen öffnen sich stier und drehen sich hin und her. [RAL 76]

Er legt im Schlafe die Arme bloss. [CK 844]

Nachts im Bette wird es ihm zu heiss; er muss aufstehen und die Nacht auf dem Sopha zu bringen. [CK 845]

Zu Mitternacht wacht er in Schweiss auf. [CK 846]

Nachts, arges Jücken am After, den Hinterbacken, im Mittelfleische und neben dem Hodensacke, dass er oft aufstehen musste. [CK 847]

Abends, im Bette, Reissen bald in diesem bald in jenem Gliede (*Fr.*). [CK 848; RAL (235)]

Nachts, im Schlafe, heftiges Weinen mit Thränen. [CK 849]

Nachts brummt er im Schlafe. [CK 850]

Nachts von Aengstlichkeit erweckt, die sie lange vom Schlafe abhielt. [CK 851]

Nachts, Alpdrücken. [CK 852]

---

[10] Heil-Nachwirkung?

Nach Mitternacht, wie in halbem Erwachen, sehr bange, fast bis zur Todes-Angst steigende Gedanken. [CK 853]

Böse Träume unterbrechen oft den Schlaf (d. ersten Tage). [CK 854]

Aengstliche, fruchtbare, sehr erinnerliche Träume. [CK 855]

Aengstliche, feindliche Träume. [CK 856]

Angstvolle, lebhafte Träume (*Lgh.*). [CK 857] Lebhafte, angstvolle Träume (die zweite Nacht). [RAL (237)]

Angstvolle Träume voll drohender Gefahr. [CK 858]

Viel furchtsame Träume, Nachts und gegen Morgen (*Fr.*). [CK 859] Nachtschlaf voll furchtsamer Träume (die dritte Nacht). [RAL (238)] Schlaf gegen Morgen voll furchtsamer Träume (die erste Nacht). [RAL (239)]

Nach Erwachen, Nachts, furchtsame Gedanken. [CK 860]

Schreckhafte Träume. [CK 861]

Träume von kläglichen Krankheiten. [CK 862; RAL 77]

Träume von körperlichen Verstümmelungen. [CK 863]

Viel Träume von Todten und verstorben sein sollenden Lebenden. [CK 864]

Traum voll Beschämung. [CK 865; RAL 78]

Träume voll Aerger und Schlägerei. [CK 866]

Lebhafte wohllüstige Träume (*Lgh.*). [CK 867] Im Schlafe, lebhafte, wohllüstige Traumbilder (die erste Nacht). [RAL (236)]

Verwirrte Träume im unruhigen Schlafe. [CK 868]

■ Fieber, Frost, Schweiß und Puls

Schauder (sogleich). [CK 869; RAL 79]

Schauder (*Störk.*). [CK 870; RAL (249)]

Schauder bei Bewegung. [CK 871]

Schauder über den ganzen Körper (*Lgh.*). [CK 872] Frostschauder über den ganzen Körper, ohne weder gegenwärtige, noch nachfolgende Hitze (n. 15 St.). [RAL (250)] Frostschauder über den ganzen Körper, ohne Hitze und ohne Durst (n. 50 St.). [RAL (251)]

Schauder, anderthalb Stunden lang, mehrere Morgen nach einander um 8 Uhr. [CK 873] Mehre Tage nach einander, früh (um 8 Uhr), anderthalbstündiger Schauder. [RAL 81]

Schauder über den ganzen Körper von Zeit zu Zeit, und darauf schneller Puls mit Hitze und Durst

(*Störk.*). [CK 874] Von Zeit zu Zeit, Schauder über den ganzen Körper, hierauf schneller Puls mit Hitze und Durst. [RAL (253)]

Schauder und Kälte Nachmittags; dann, nach 5, 6 Stunden, Ueberlaufen einer glühenden Hitze in allen Gliedern, wobei die Kopf-Eingenommenheit und gleichgültige Traurigkeit verschwindet und die lebhafteste Theilnahme an Allem an die Stelle tritt (n. 7, 8 St.) (*Fr.*). [CK 875] Nachmittags (5, 6 Stunden nach Frostschauder und Kälte) überläuft ihn Empfindung glühender Hitze in allen Gliedern, wobei die Benommenheit des Kopfs und die gleichgültig traurige Gemüthsstimmung verschwindet, und die lebhafteste Theilnahme an allem, was ihn umgiebt, an die Stelle tritt (n. 7, 8 St.). [RAL (268)]

Kälte und Frostigkeit, früh, mit schwindeligter Zusammengeschnürtheit des Gehirnes, und gleichgültiger Niedergeschlagenheit (*Fr.*). [CK 876] Früh, Kälte und Frostigkeit des Körpers, mit schwindlichter Zusammengeschnürtheit des Gehirns, und gleichgültiger, niedergeschlagener Gemüthsstimmung (n. 2, 3 St.). [RAL (252)]

Frost, früh, zwei Stunden lang, mit Kopfschmerz und Uebelkeit (d. 3. T.). [CK 877]

Frieren mit Zittern in allen Gliedern, so dass sie sich immer in der Sonne aufhalten muss. [CK 878; RAL 80]

Frieren mit kalten Händen und heissem Gesichte, bei Uebelkeit. [CK 879]

Frösteln, Nachmittags, von 3 bis 5 Uhr. [CK 880]

Von innerem Froste erwacht er früh um 5 Uhr (fast ohne Durst), mit kalten Händen und Fusssohlen und heissem Gesichte, 8 Stunden lang; drauf stärkere Hitze im Gesichte und Mattigkeit (n. 24 St.). [CK 881]

Hitz-Gefühl im ganzen Körper, auch äusserlich fühlbare stärkere Wärme der Haut, mit trocknen, klebrigen Lippen, ohne Durst, selbst mit Abneigung von Getränken und fadem Speichel im Munde; Geräusch und helle Gegenstände greifen ihn an, sowie jede Bewegung; er wünscht mit geschlossenen Augen einsam zu sitzen. [CK 882]

Wärme-Ueberlaufen, Nachmittags, ohne Durst (*Fr.*). [CK 883] Nachmittags, Ueberlaufen von Wärmegefühl über den ganzen Körper, ohne Durst. [RAL (263)]

Hitze (*Baylies.* – *Fothergill.*). [CK 884; RAL (264): ohne Hervorhebung]

Innere Hitze, besonders im Gesicht, mit Röthe desselben, ohne Durst (*Wl.*). [CK 885; RAL (266)]

Gefühl innerer und äusserer Hitze, nach dem Schlafe. [CK 886] Empfindung innerer und äußerer Hitze (nach dem Schlafe). [RAL 83]

Stete Hitze. [CK 887] Immerwährende Hitze. [RAL 84]

Große Hitze. [RAL (265)]

Ungeheure Hitze (*Baylies.*). [CK 888; RAL (267)]

Hitziges (tödtliches Fieber.) (*Lange.*). [CK 889; RAL (261)]

Starke Fieber-Hitze, mit grossem Schweisse und Durste, bei Appetitlosigkeit, Durchfall und Erbrechen (*Greding.*). [CK 890] Fieber: starke Hitze mit großem Schweiße und Durste, bei Appetitlosigkeit, Durchfall und Erbrechen. [RAL (262)]

Fieber (*Andrée – Collin.*). [CK 891; RAL (254): ohne Hervorhebung]

Eintägiges Fieber (*Landeutte*). [CK 892; RAL (255)]

Verschiedene Fieber-Anfälle (*Tartreux.*). [CK 893; RAL (259)]

Schleichendes Fieber mit gänzlichem Appetit-Verluste (*Lange.*). [CK 894; RAL (260)]

Ausdünstung (*Catacker.*). [CK 895; RAL (269)]

Schweiss, über und über, vorzüglich an der Stirn, bei Röthe des Gesichtes und ganzen Körpers, ohne sonderliche Hitze. [CK 896] Er ward roth im Gesichte und am ganzen Körper, ohne sonderliche Hitze, schwitzte aber über und über, vorzüglich an der Stirne. [RAL 85]

Abends starker Schweiss im Sitzen, mit Hitze im Gesichte. [CK 897]

Bloss beim Anfange des Schlafs, sobald sie die Augen zuthut, einiger Schweiss; selbst am Tage, beim Schlummern im Sitzen. [CK 898]

Das Kind verlangt Abends zeitig ins Bett, ist dann sehr heiss und schwitzt stark über und über, im unruhigen Schlafe, unter starkem Zittern und kurzem, röchelndem, stöhnendem Athmen (*Gr.*). [CK 899]

Nachts, Duften, bloss der Beine. [CK 900]

Nacht-Schweiss. [CK 901; RAL 86]

Um Mitternacht Schweiss. [CK 902]

Nach Mitternacht starker Schweiss. [CK 903] Starker Schweiß nach Mitternacht. [RAL 87]

Früh, beim Erwachen aus dem Schlafe, gelinder Schweiss über den ganzen Körper (*Lgh.*). [CK 904] Beim Erwachen aus dem Schlafe fühlt er sich in gelindem Schweiße über dem ganzen Körper (die dritte Nacht). [RAL (270)]

Früh, bei und nach dem Erwachen, Neigung zu Schweiss, auch der kalten Beine. [CK 905]

Oertlicher, stinkender, beissender Schweiss (*Störk.*). [CK 906]

Den Puls fühlt er im ganzen Körper. [CK 907]

Geschwinder Puls (*Ehrhardt.*). [CK 908; RAL (258)]

An Stärke und Geschwindigkeit ungleicher Puls (*Störk.*). [CK 909; RAL (257)]

Grosser, langsamer Puls, zwischen denen, ohne Ordnung, mehrere kleine, schnelle folgen. [CK 910; RAL 82]

Langsamer, schwacher Puls (*Sim. Paulli.*). [CK 911; RAL (256)]

Pulslosigkeit (*Sim. Paulli.*). [CK 912; RAL (225)]

Copaiva officinalis

Copaifera balsamum L. **[FVMP (1805), S. 116–117]**

(Lösung des Balsams in Weingeist.) Wirkung.

■ Gemüt

◇ Herzklopfen. (*Fr. Wilh. Hoppe*, in *Valentini hist. Simpl.* p. 617.) [FVMP (5)]

■ Kopf

◇ Kopfschmerzen. (*Hoppe*, a.a.O.) [FVMP (3)]

■ Magen

◇ Schmerzen und Brennen im Magen. (*Hoppe*, a.a.O.) [FVMP (4)]

■ Abdomen

Vor den Bauchschmerzen reißender ziehender Schmerz in den Oberschenkelknochen. [FVMP 12]

■ Rektum

Weiße Durchfallstühle, meist am morgen unter Frost mit reißenden zum Zusammenkrümmen nötigenden Bauchschmerzen, vor und während des Stuhlgangs. [FVMP 8]
Unwillkürliche Durchfälle. [FVMP 9]
◇ Laxierend. (*Murray, Apparat. Medicam.* IV. p. 61. – von einer größeren Gabe.) [FVMP (8)]

■ Harnwege

Steter Harndrang. [FVMP 1]
Tropfenweiser Harnabgang. [FVMP 2]
Brennen in der Harnröhre beim Wasserlassen. [FVMP 3]

Pulsierender Schmerz in der Harnröhre außer beim Wasserlassen, offene, geschwollene, entzündete Harnröhrenmündung. [FVMP 4]
Schmerz in der Harnröhrenmündung wie wund. [FVMP 5]
◇ Blutharnen. (*Hoppe*, a.a.O.) [FVMP (7)]

■ Geschlechtsorgane

Eitriger Tripperausfluß. [FVMP 6]
Uterusblutungen. [FVMP 10]

■ Atemwege und Brust

◇ Bluthusten. (*Hoppe*, a.a.O.) [FVMP (6)]

■ Extremitäten

Während der Fieberkälte schmerzen die Fußrücken bei Bewegung. [FVMP 11]

■ Allgemeines und Haut

◇ Hämorrhagien. (*Hoppe*, a.a.O.) [FVMP (2)]

■ Fieber, Frost, Schweiß und Puls

Einige Tage wiederkehrendes Fieber; vormittags Frost und Kälte, nachmittags allgemeine Hitze mit Durst auf Wasser. [FVMP 7]
◇ Das Blut ist in Unruhe; Fieber. (*Hoppe*, a.a.O.) [FVMP (1)]

Cuprum metallicum

Cuprum, Kupfer [CK III (1837), S. 212–229]

Ein Stück reines Kupfer-Metall wird auf einem harten, feinen Abzieh-Steine unter destillirtem Wasser in einem porzelänenen Napfe gerieben und das feine zu Boden sinkende Pulver getrocknet und wie andre metallische Pulver erst durch dreistündiges Reiben mit Milchzucker zur Million-Potenz gebracht, dann durch Verdünnung und potenzirendes Schütteln der Auflösung eines Grans dieses Pulvers bis zur decillionfachen Kraft-Entwickelung gebracht. Man bedient sich zur Gabe eines oder zweier, feiner Streukügelchen befeuchtet mit der Arznei-Flüssigkeit einer dieser Potenz-Grade, je nach den Umständen des Kranken.

Nicht seltene zufällige Vergiftungen mit diesem Metalle und seinen Auflösungen schreckten durch die davon entstandenen, grausamen, meist tödlichen Zufälle die Aerzte von jeher ab von seinem innern Gebrauche in Krankheiten.

F. G. Voigtel führt in seiner Arzneimittellehre folgende an: „Ekel, Uebelkeiten, Beängstigungen und Erbrechen schon nach wenigen Minuten, lästiges Brennen im Munde, fruchtloses Würgen, heftige Schmerzen im Magen nach einigen Stunden, Verschlossenheit der Darm-Ausleerungen, odcr allzu-heftige Ausleerungen, wohl auch blutige Durchfälle, stete Unruhe, Schlaflosigkeit, Ermattung, schwacher und kleiner Puls, kalter Schweiss, Gesichts-Blässe, Schmerzen im ganzen Körper oder in einzelnen Theilen, Schmerz im Schildknorpel, schmerzhafte Hypochondrien, kriebelndes Gefühl im Scheitel, Herzklopfen, Schwindel, schmerzhaftes Schnüren der Brust, Husten mit unterbrochenem, fast unterdrücktem Athemholen, schnellestes Athmen, Blutspeien, Schlucksen, Bewusstlosigkeit, umher irrende Augen – auch wohl Zuckungen, Raserei, Schlagfluss, Lähmung, Tod."

Nur die Homöopathik vermag durch die ihr eigne Bereitungs-Art der Arzneien und die hochgeminderte Gaben-Grösse derselben selbst die, auch in geringer Menge fast unbezwinglich schädlich sich erwiesenen Natur-Körper zum Heile anzuwenden.

Die meisten jener heftigen Beschwerden bei mit Kupfer Vergifteten pflegen in Gruppen zusammen zu erscheinen, die eine halbe bis ganze Stunde dauern und als erneuerte Anfälle von Zeit zu Zeit wieder zu kommen pflegen in fast gleicher Zusammensetzung der Symptome, z.B. Herzklopfen, Schwindel, Husten, Blutspeien, schmerzhafte Brust-Zusammenziehung, ausbleibender Athem – oder: drückender Brustschmerz, Müdigkeit, Wanken der Augen, Verschliessung derselben, Bewusstlosigkeit, schnelles, wimmerndes Athmen, Umherwerfen, kalte Füsse, Schlucksen, Athem hemmendes Hüsteln, u.s.w. Das Kupfer ist daher in Krankheiten desto homöopathischer angezeigt, wenn sie in solchen unregelmässigen Anfällen von ähnlichen Symptomen-Gruppen, wie Kupfer thut, sich äussern:

Mehre Arten theilweiser oder allgemeiner, klonischer Krämpfe, Arten Veitstanz (*Niemann*), Epilepsien (*Aretaeus, Duncan, Köchlin*), Keichhusten, Haut-Ausschläge, alte Geschwüre vorzüglich auch krampfhafte Beschwerden bei allzu feinen und allzu empfindlichen Sinnen scheinen die Haupt-Sphäre seiner passenden Anwendung zu seyn, wie es denn auch in der mörderischen Cholera theils zur Verhütung, theils zur Heilung derselben, wenn sie sich schon entwickelt hatte, nicht zu entbehren war.

Die Antidote gegen verschluckte kupferige Dinge sind Auflösungen von (Kalien-Seife und) kalkartiger Schwefelleber, so wie das von *Orfila* aus Erfahrung gerühmte Eiweiss. Die dynamischen, von allzu heftigwirkender Kupfer-Arznei entstandenen Beschwerden lassen sich meist und am besten durch öfteres Riechen an Kampher-Auflösung in Weingeist beseitigen doch zählt man noch Bell., Chin., Cocc., Dulc., Hep. sulph., Ip., Merc., und Nux vom. unter seine Antidote.

Die Wirkungsdauer der Kupfer-Arzneien beträgt, wie es scheint, nur wenige Tage.

Als antipsorisches Heilmittel beseitigte das Kupfer unter andern auch folgende Beschwerden:

Muthlosigkeit; Kopfschmerz nach Fallsucht-Anfällen; Schmerz im Kopfe, wie hohl; Druck-Schmerz in den Augen; Reissen aus den Zähnen bis in die Schläfe; Würmerbeseigen auf Milch-Genuss; Nacht-Harnen; Nasen-Verstopfung; einige Arten Keichhusten; Brennen in den Fuss-Sohlen; Fuss-

Schweiss; Unterdrückter Fuss-Schweiss; **Alte Geschwüre**; Langwierige Mattigkeit; Nerven-Uebel mit allzu grosser Feinheit und Empfindlichkeit der Sinne; einige Arten Fallsucht; Rucke im Schlafe; Frost nach Fallsucht-Anfällen.

Die Namensverkürzungen meiner Mit-Beobachter sind: *Fr. – Franz; Fr. H. – Friedrich Hahnemann; Hrm. – Herrmann; Rkt. – Rückert.*

Cuprum

■ **Gemüt**

Melancholie; sie flieht den Anblick der Menschen, sucht und liebt die Einsamkeit, und ängstigt sich über ihren vermeinten unvermeidlich bevorstehenden Tod. [CK 1]

Aengstlichkeit ums Herz (*Willich*, in *Pyl's* Magaz. I, St. 4. S. 667.). [CK 2]

Angst. [CK 3]

Kleine Anfälle von Todes-Angst, ohne Hitze. [CK 4]

Eine Art von Furchtsamkeit; es war ihm, als müsse er leise auftreten, um sich nicht Schaden zuzufügen, oder seine Stuben-Genossen zu stören. [CK 5]

Unruhiges Umherwerfen und stete Unruhe. [CK 6]

Unentschlossen und mit Nichts zufrieden, doch nur, so lange er verdriesslich ist (*Hrm.*). [CK 7]

Verdriesslichkeit, er weiss selbst nicht, was er will, er will allein sein; sie verwandelt sich zwar nach einiger Zeit in Heiterkeit, tritt aber bald wieder ein (*Hrm.*). [CK 8]

Unlust zu Allem (*Fr. H.*). [CK 9]

Unlust zur Arbeit und dennoch ist ihm Müssiggang lästig (*Hrm.*). [CK 10]

Gedankenlosigkeit, Gedächtniss-Schwäche (n. 2 St.) (*Hrm.*). [CK 11]

Dummheit und Kopfweh (*Ramsay* in Med. obs. and Inquir.). [CK 12]

Es vergehen ihm alle Sinnen. [CK 13]

Unbesinnlichkeit, als wenn er in halbem Traume wäre (*Rkt.*). [CK 14]

Er verlor sogleich Sinne und Gedanken auf kurze Zeit (*Greding*, in Advers. med. pr. *Ludvig.* I. p. 635.). [CK 15]

Unempfindlich und dumm liegt er in einem Winkel (*Ramsay.*). [CK 16]

Exaltirter, exstatischer Geist (*Pfündel*, in Hufel. Journ. II, S. 247.). [CK 17]

Auffallendes Lachen Abends. [CK 18]

Lach-Krampf. [CK 19]

Delirien (*Ramsay.*). [CK 20]

Unzusammenhängende, delirirende Reden (*Ramsay.*). [CK 21]

Furchtsame Geistes-Verwirrung, er trachtet zu entfliehen (*Cosmier*, Recueil period. d'observ. 1775. Vol. III, S. 202.). [CK 22]

Wahnsinn-Anfälle, mit Einbildung, er sei ein kommandirender Soldaten-Hauptmann (*Ramsay.*). [CK 23]

Wahnsinn-Anfälle, mit Einbildung, er habe grüne Kräuter zu verkaufen (*Ramsay.*). [CK 24]

Wahnsinn-Anfälle, mit Einbildung, er bessere alte Stühle aus (*Ramsay.*). [CK 25]

Wahnsinn-Anfälle mit lustigem Singen (*Ramsay.*). [CK 26]

Wahnsinn-Anfälle, er spuckt den Leuten in das Gesicht und lacht herzlich darüber (*Ramsay.*). [CK 27]

Anfälle von mürrisch, tückischem Wahnsinn (*Ramsay.*). [CK 28]

Die Wahnsinn-Anfälle hatten vollen, schnellen, starken Puls, bei rothen, entzündeten Augen, wilden Blicken und Reden ohne Zusammenhang, und endigten alle mit Schweiss (*Ramsay.*). [CK 29]

Wuth-Anfälle, öfters wiederkehrend; sie bissen nach den Umstehenden (*Ramsay.*). [CK 30]

■ **Schwindel, Verstand und Gedächtnis**

Schwindel-Anfälle. [CK 31]

Schwindel (*Heysham*, in Edinb. med. Comment. 7 – *F. Horstius*, bei Schenk, lib. VII, obs. 223 – *Pilargus*, T. II. S. 131. – *Willich.*). [CK 32]

Schwindel beim in die Höhe Sehen, mit Vergehen des Gesichtes, als hätte er Flor vor den Augen. [CK 33]

Schwindel beim Lesen, er musste die Augen einige Zeit vom Buche entfernen (*Fr. H.*). [CK 34]

Schwindel mit Mattigkeit, der Kopf will vorwärts sinken, heftiger beim Bewegen, minder beim Liegen (*Hrm.*). [CK 35]

Schwindel, sogleich, bei allen Beschwerden fortdauernd, als drehe es sich im Kopfe und wolle derselbe versinken (*Hrm.*). [CK 36]

■ **Kopf**

Kopfschmerzen der heftigsten Art (*Horst.*). [CK 37]

Kopfschmerz am Seitenbeine (besonders beim darauf Greifen) bis zum Schreien (*Fr. H.*). [CK 38]

Kriebelndes Gefühl im Scheitel (*Voigtel*, Arzneimittellehre.). [CK 39]

Kriebelnde, stumpfe Empfindung im Wirbel des Kopfes, wie von Eingeschlafenheit, nebst einem herabdrückenden Gefühle und einiger Betäubung (n. 1 St.). [CK 40]

Zerschlagenheits-Schmerz des Gehirnes, wie auch der Augenhöhlen beim Wenden der Augen. [CK 41]

Schwere-Gefühl im Kopfe (*Willick.*). [CK 42]

Schwere-Gefühl im Kopfe, mit einem feinen Stich in der linken Schulter, wenn er ihn von einer Seite zur andern bewegt (*Rkt.*). [CK 43]

Niederdrückende Empfindung im Wirbel des Hauptes. [CK 44]

Druck-Schmerz, erst auf der rechten, dann auf der linken Kopf-Seite. [CK 45]

Ein harter Druck an der rechten Schläfe, heftiger bei Berührung (*Hrm.*). [CK 46]

Ein harter Druck an den Schläfen, den Stirnhügeln, dem Hinterhaupte, und zugleich innerlich im Gehirne, mit Schwindel; durch Bewegen und Befühlen vermehrt (*Hrm.*). [CK 47]

Ein reissender Druck in beiden Schläfen, heftiger bei Berührung (*Hrm.*). [CK 48]

Schmerz, wie Drücken des Gehirnes nach aussen, in Vorderhaupte, besonders beim Vorbücken, mit Eingenommenheit des Kopfes, wie Dummheit (*Rkt.*). [CK 49]

Zieh-Schmerz an mehreren Stellen des Kopfes, mit drehendem Schwindel; nur durch Liegen gemindert; dabei Uebelbefinden, er weiss selbst nicht, wie ihm zu Muthe ist (*Hrm.*). [CK 50]

Ein drückender Zieh-Schmerz in der linken Schläfe, heftiger bei Berührung (*Hrm.*). [CK 51]

Ein schneidender Ruck in der linken Seite des Kopfes (d. 2. T.). [CK 52]

Entzündung des Gehirnes, (Phrenitis) (*Horst.*). [CK 53]

An der linken Seite der Stirn, scharfe, brennende Stiche (n. 60 St.) (*Fr. H.*). [CK 54]

Scharfe, brennende Stiche an der linken Schläfe und auf dem Scheitel (n. 54 St.) (*Hrm.*). [CK 55]

Brennendes Reissen am Hinterhaupte, bei der Einfügung der Nacken-Muskeln, wenn er den Kopf vor bewegt (*Rkt.*). [CK 56]

Bewegt er den Kopf zurück, so entsteht ein sich entgegenstämmender Schmerz in den Muskeln, wo Hals und Rücken sich vereinigen (*Rkt.*). [CK 57]

Der Kopf wird nach hinten gezogen (*Orfila*, 427.). [CK 58]

Der Kopf wird schief gedreht (*Ramsay.*). [CK 59]

Geschwulst des Kopfes, mit sehr rothem Gesichte (*Pfündel.*). [CK 60]

■ Augen

Die Augenhöhlen schmerzen wie zerschlagen, beim Wenden der Augen. [CK 61]

Druck-Schmerz in beiden Augen, die wie übernächtig aussehen (*Rkt.*). [CK 62]

Druck in den Augenlidern, sowohl bei offnen, als bei verschlossnen Augen, bei Berührung schlimmer (*Hrm.*). [CK 63]

Jücken in den Augäpfeln. [CK 64]

Arges Jücken in den Augen, gegen Abend. [CK 65]

Brennender, drückender Schmerz in den Augen. [CK 66]

Ein wundartiger Brenn-Schmerz, bald in diesem, bald in jenem Auge. [CK 67]

Rothe, entzündete Augen mit wildem Blicke (in den Wahnsinn-Anfällen) (*Ramsay.*). [CK 68]

Trübe Augen, sie wollen vor Mattigkeit zufallen (*Hrm.*). [CK 69]

Fippernde, geschlossene Augenlider (sogleich). [CK 70]

Die Macht, die Augen zu öffnen, kam später wieder als die Besinnung; (sie liegen mit Besinnung da, ohne die Augen öffnen zu können). [CK 71]

Schwankend hin und her bewegte Augen. [CK 72]

Umherirrende Augen (*Voigtel.*). [CK 73]

Starre Augen (*Ramsay.*). [CK 74]

Stiere, eingefallne Augen. [CK 75]

Hervorragende, glänzende Augen (*Cosmier*, a. a. O.). [CK 76]

Die Pupillen sind unbeweglicher, verengern sich wenig im Licht und erweitern sich wenig im Dunkeln (*Rkt.*). [CK 77]

Erweiterte Pupillen. [CK 78]

Verdunkelung des Gesichtes (*Pfündel.*). [CK 79]

■ Ohren

Ohrenschmerz, ein drückendes Reissen im Innern des rechten Ohres (n. 7 St.) (*Hrm.*). [CK 80]

Druck an der rechten Ohrmuschel, wie von etwas Hartem (*Hrm.*). [CK 81]

Feines Reissen im Knorpel des linken Ohres (n. 2 St.) (*Hrm.*). [CK 82]

Stich-Schmerz im rechten Ohre. [CK 83]

Bohrender Schmerz in und hinter dem Ohre. [CK 84]

Ein öfteres Jücken im Ohre. [CK 85]

Ein Flattern im linken Ohre (n. $\frac{1}{4}$ St.) (*Hrm.*). [CK 86]

Ein entferntes Trommeln in dem Ohre, auf dem er liegt, früh, im Bette, was jedes Mal beim Aufrichten verging. [CK 87]

Taubheit (*Orfila.*). [CK 88]

■ Nase

Die Nase jückt innerlich. [CK 89]

Gefühl starken Blut-Andranges nach der Nase. [CK 90]

Gesicht

Die Gesichts-Farbe wird blass. [CK 91]

Blässe des Gesichtes (*Pelargus. – Voigtel.*). [CK 92]

Blasse, kachektische Gesichtsfarbe (*Voigtel.*). [CK 93]

Bläuliches Gesicht mit blauen Lippen. [CK 94]

Eingefallene, tiefliegende Augen, mit blauen Rändern (*Orfila.*). [CK 95]

Veränderte, angstvolle Gesichts-Züge (*Orfila.*). [CK 96]

Traurige, niedergeschlagene Gesichts-Züge (*Orfila.*). [CK 97]

Krampfhafte Verzerrung des Gesichts (*Ramsay.*). [CK 98]

Stoss-Schmerz in der linken Gesichts-Seite. [CK 99]

Pressender Schmerz im Gesichte, vor dem Ohre. [CK 100]

Stiche in der rechten Gesichts-Seite. [CK 101]

Heisses Gesicht, ohne Hitz-Gefühl (n. 2 St.) (*Hrm.*). [CK 102]

Wundheit im Innern der Oberlippe. [CK 103]

Am Unterkiefer, auf der rechten Seite, ziehender Druck, der bei Berührung heftiger wird (*Hrm.*). [CK 104]

Harter Druck im linken Unterkiefer-Aste, heftiger bei Berührung (*Hrm.*). [CK 105]

Ziehen unter dem Kinn, nach innen, heftiger bei Berührung (*Hrm.*). [CK 106]

Stumpfes Stechen am linken Unterkiefer nach innen und zugleich in der linken Mandel, ausser und bei dem Schlingen, bei Berührung von aussen, heftiger (*Hrm.*). [CK 107]

Krampfhafte Zusammengezogenheit der Kinnladen (*Orfila.*). [CK 108]

Mund und innerer Hals

Die Sprache verging ihm. [CK 109]

Die Macht zu reden kommt später wieder, als die Besinnung, sie liegen mit Bewusstsein da, ohne reden zu können. [CK 110]

Unvermögen zu sprechen, wegen Krampf in der Kehle (*Orfila.*). [CK 111]

Schreien, wie ein Kind (*Ramsay.*). [CK 112]

Schreien, wie Quaken der Frösche (*Cosmier.*). [CK 113]

Im Munde läuft ihm das Wasser zusammen (sogleich.) (*Rkt.*). [CK 114]

Schaum vor dem Munde. [CK 115]

Sehr verschleimter Mund, früh. [CK 116]

Weissschleimige Zunge (*Percival*, in med. transact. publ. u.s.w. Vol. III. S. 8.). [CK 117]

Im Halse feinstechender Schmerz (n. 22 St.). [CK 118]

Entzündung des Schlundes, mit verhindertem Schlingen (*Orfila.*). [CK 119]

Das Getränk gluckert beim Trinken hörbar im Schlunde herab. [CK 120]

Dürre im Halse und Durst (Dr. *Lanzonus*, in Ephem. P. C. Dec. ann. 7, obs. 101. 102.). [CK 121]

Aeusserst heftiger Durst (*Orfila.*). [CK 122]

Bitterkeit im Munde (*Greding.*). [CK 123]

Süsser Geschmack im Munde (n. 6 St.). [CK 124]

Säuerlicher Geschmack im Munde den ganzen Nachmittag, als würde die Zunge an Eisen gehalten. [CK 125]

Salzsaurer Geschmack im Munde, früh. [CK 126]

Kupfer-Geschmack und lästiges Brennen im Munde (*Voigtel.*). [CK 127]

Das Essen schmeckt wie lauter Wasser (*Fr. H.*). [CK 128]

Magen

Appetitlosigkeit, zwei Tage lang (*Greding.*). [CK 129]

Kein Appetit, Abends, acht Stunden nach dem Mittag-Essen. [CK 130]

Appetit mehr zu kalten, als zu warmen Speisen (*Hrm.*). [CK 131]

Er isst sehr hastig. [CK 132]

Beständiges Aufstossen (*Percival. – Voigtel.*). [CK 133]

Aufstossen den ganzen Nachmittag und Abend. [CK 134]

Gewöhnlich, Nachmittags, Sodbrennen und drauf bitter Schleim im Halse. [CK 135]

Schlucksen (*Voigtel.*). [CK 136]

Oefteres Schlucksen. [CK 137]

Uebelkeit (*Haysham.*). [CK 138]

Uebelkeit, sogleich (*Fr. H.*). [CK 139]

Oeftere Uebelkeit (*Klinglake*, in Lond. med. and phys. Journ. 1801. May.). [CK 140]

Heftige Uebelkeit (*Greding. – Voigtel.*). [CK 141]

Uebelkeit und Ekel, eine Viertelstunde lang (sogleich). [CK 142]

Uebelkeit fast im ganzen Unterbauche, bis in den Hals herauf ziehend, und am stärksten in der Herzgrube; dabei faulichter Mund-Geschmack, und Gefühl, als ob er sich sogleich erbrechen sollte (*Hrm.*). [CK 143]

Brecherliche Uebelkeit. [CK 144]

Brecherlichkeit wie mit Trunkenheit verbunden. [CK 145]

Neigung zum Würmerbeseigen, im Unterleibe. [CK 146]

Brecherlichkeit mit krampfhaftem Bauchschmerze (*Pfündel.*). [CK 147]

Erbrechen (*Lanzonus. – Greding. – Voigtel.*). [CK 148]

Fortwährendes Erbrechen (*Jabas*, in Journ. d. med. et d. chir. 1782. Tom. XVI. S. 228.). [CK 149]

Gewaltsames Erbrechen (*Horst. – Lanzonus.*). [CK 150]

Gewaltsames, von Zeit zu Zeit wiederkehrendes Erbrechen. [CK 151]

Heftiges Erbrechen mit Uebelkeit und Durchfall (*Willich.*). [CK 152]

Anhaltendes Erbrechen mit den schrecklichsten Leibschmerzen (*Pyl*, Samm. VIII, S. 90.). [CK 153]

Ungeheures Erbrechen, mit fortwährenden Magenschmerzen und Stuhlzwang (*Orfila.*). [CK 154]

Ungeheures Erbrechen, mit Leibschmerz und Durchfall (*Weigel* in *Pyl's* Magaz. Tom. I. St. 1). [CK 155]

Oftmaliges Erbrechen, mit Leibschmerz und Durchfall; wie Cholera (*Sicelius*, Dec. obs. IV. cas. 8.). [CK 156]

Uebelriechendes, nach Kupfer schmeckendes Erbrechen, vor dem stets Schlucksen vorausging (*Percival.*). [CK 157]

Erbrechen, nach geringer Brech-Uebelkeit, doch nur von Wasser, wobei zugleich viel Wasser aus den Augen fliesst (*Rkt.*). [CK 158]

Schleimiges Erbrechen (*Greding.*). [CK 159]

Grünlich bitteres Schleim-Erbrechen, nach Uebelkeit oben im Halse, und mit drückendem Magenschmerze (n. etl. St.) (*Hrm.*). [CK 160]

Häufiges Erbrechen lauterer Galle (n. ¼ St.) (*Pfündel.*). [CK 161]

Blut-Erbrechen, ohne Husten, mit tiefen Stichen in der linken Brust-Seite (n. 3 T.). [CK 162]

Das Erbrechen liess sich durch Trinken kalten Wassers verhindern. [CK 163]

Magen-Schwäche (*Cosmier.*). [CK 164]

Magenweh (*Heysham. – Percival. – Voigtel.*). [CK 165]

Ungeheure, grausame Schmerzen im Magen und der Magen-Gegend (*Cosmier. – Horst.*). [CK 166]

Magen-Krampf (*Lanzonus.*). [CK 167]

Magen-Krampf und Leibschmerzen, ohne Stuhlgang (*Sicelius.*). [CK 168]

Druck in der Herzgrube. [CK 169]

Druck in der Herzgrube, wie von etwas Hartem, für sich, doch heftiger bei Berührung (*Hrm.*). [CK 170]

Empfindung im Magen, als habe er etwas Bitteres darin. [CK 171]

Fressender, feinstechender Schmerz im Magen, als würde er mit Nadeln durchstochen, (als die Besinnung wiederkam), (*Horst.*). [CK 172]

Stumpfe Stiche links neben der Herzgrube, ohne Bezug auf Athmen (*Hrm.*). [CK 173]

Besondere Aengstlichkeit in der Herzgrube (*Orfila.*). [CK 174]

■ **Abdomen**

Die Hypochondrien sind schmerzhaft (*Voigtel.*). [CK 175]

Bauchschmerzen (*Lanzonus, Cosmier, Ramsay, Fabas.*). [CK 176]

Angstvolle Schmerzen im Bauche (*Willich.*). [CK 177]

Herabdrücken im Unterbauche, wie von einem Steine (*Rkt.*). [CK 178]

Druck-Schmerz im Bauche, wie von etwas Hartem; heftiger bei Berührung (*Hrm.*). [CK 179]

Ein ziehender Druck im Unterbauche, wie von etwas Hartem, durch Berührung vermehrt (*Hrm.*). [CK 180]

Druck-Schmerz links neben dem Nabel. [CK 181]

Aufgetriebner Unterleib (*Sicelius.*). [CK 182]

Aufschwellen des Bauches (*Orfila.*). [CK 183]

Härte des Bauches, mit grosser Schmerzhaftigkeit bei Berührung (*Orfila.*). [CK 184]

Eingezogener Unterleib (*Orfila.*). [CK 185]

Ein Zusammen-Pressen der Därme und wie ein heftiger Druck von hinten und oben nach links unten hin, am schlimmsten beim Gehen und darauf Drücken; der Schmerz ward nach Stuhlgang nicht besser und erneuerte sich alle Vormittage (*Rkt.*). [CK 186]

Krampfhafte Bewegungen der Bauch-Muskeln. [CK 187]

Gewaltige krampfhafte Bewegungen in den Därmen und im Magen (*Lanzonus.*). [CK 188]

Gewaltige Krämpfe im Unterleibe, und in den Ober- und Untergliedern, mit durchdringendem, quälendem Geschrei (*Cosmier.*). [CK 189]

Kolikartiges Kneipen im Leibe, sobald er nach dem Essen (eines grünen Gemüses) herumgeht; durch Ruhe und Liegen verliert es sich, lässt aber eine grosse Schwäche zurück. [CK 190]

Kneipen im Bauche, nach dem Genusse der warmen Früh-Milch. [CK 191]

Kneipen im linken Bauche. [CK 192]

Kneipender Schmerz vom linken Hypochondrium, bis zur Hüfte. [CK 193]

Schneiden und Reissen in den Gedärmen (*Orfila.*). [CK 194]

Zieh-Schmerz vom linken Hypochondrium, bis zur Hüfte. [CK 195]

Scharfes Ziehen in der rechten Bauch-Seite. [CK 196]

Fressende Stiche und innere Geschwüre in den Eingeweiden (Pet. de Apono, de venen. c. 14.). [CK 197]

Gefühl in der linken Bauch-Seite, als bildeten sich da Blasen, die auch wieder zerplatzten, ohne Schmerz. [CK 198]

■ **Rektum**

Leib-Verstopfung mit grosser Hitze des Körpers (*Greding.*). [CK 199]

Mehrtägige Stuhl-Verstopfung (*Greding.* – *Percival.*). [CK 200]

Verschlossenheit des Darmkanals, oder heftige Ausleerungen (*Voigtel.*). [CK 201]

Eine Art Durchfall, doch nicht ganz dünnen Kothes (*Hrm.*). [CK 202]

Durchfall (*Lanzonus. Greding.*). [CK 203]

Heftige Diarrhöe (*Lanzonus. Horst.*). [CK 204]

Blutige Durchfälle (*Voigtel.*). [CK 205]

Im Mastdarme Kitzeln, wie von Maden-Würmern. [CK 206]

Scharfes Stechen dicht über dem After. [CK 207]

Blutfluss aus der Goldader, vier Tage lang (*Greding.*). [CK 208]

■ **Harnwege**

Drängen zum Harnen mit geringem Abgange, und dabei brennendes Stechen oder Schneiden vorzüglich an der Mündung der Harnröhre (*Hrm.*). [CK 209]

Seltneres Harnen und weniger, als gewöhnlich (*Hrm.*). [CK 210]

Harnfluss (*Pfündel.*). [CK 211]

Häufiger Abgang eines übelriechenden, zähen Harnes, ohne Satz (*Pfündel.*). [CK 212]

Dunkelrother, trüber Harn mit gelblichem Satze (*Orfila.*). [CK 213]

In der Oeffnung der Harnröhre, brennend stechender Schmerz, bei und ausser dem Harnen (*Hrm.*). [CK 214]

■ **Geschlechtsorgane**

Die Eichel entzündet, die Ruthe geschwollen (*Hrm.*). [CK 215]

■ **Atemwege und Brust**

Sehr häufiges Niesen. [CK 216]

Es liegt ihm in allen Gliedern, als sollte er Schnupfen bekommen. [CK 217]

Schnupfen und Stockschnupfen, mit schläfrigem Gähnen. [CK 218]

Stark fliessender Schnupfen (*Fr. H.*). [CK 219]

Heiserkeit, sobald er nur kalte, trockne Luft athmet. [CK 220]

Anhaltende Heiserkeit, dass er kein Wort sprechen kann, mit Neigung, sich niederzulegen. [CK 221]

Krampf in der Kehle, welcher das Sprechen verhindert (*Orfila.*). [CK 222]

Husten, welcher ununterbrochen eine halbe, ganze Stunde, auch wohl zwei Stunden fortdauert (ganz früh). [CK 223]

Trockner Husten, ohne abzusetzen, vor welchem er nicht zum Sprechen kommen konnte (sogleich.) (*Pelargus.*). [CK 224]

Sehr angreifender Husten, mit Blut-Schnauben. [CK 225]

Trockner Husten (*Ramazzini*, Krankh. d. Handw. u. Künstler). [CK 226]

Hüsteln, das den Athem benimmt, (nach Wiederkehr der Besinnung). [CK 227]

Husten mit unterbrochnem, fast unterdrücktem Athem (*Voigtel.*). [CK 228]

Nächtlicher sehr heftiger Husten, worauf arge Heiserkeit erfolgte und Frostigkeit von früh bis Abend. [CK 229]

Husten mit faulig schmeckendem Auswurfe, früh. [CK 230]

Husten mit Blut-Auswurf. [CK 231]

Blut-Husten (*Voigtel.*). [CK 232]

Schnelles Athmen, mit Wimmern. [CK 233]

Sehr schnelles Athmen (*Voigtel.*). [CK 234]

Sehr schnelles Athmen, mit Schnurcheln in den Luftröhr-Aesten, als wenn sie voll Schleim wären. [CK 235]

Röcheln auf der Brust im Wachen. [CK 236]

Röcheln auf der Brust, mit Ausfluss blutigen Schleimes aus der Nase und dem Munde (was in der Fallsucht nachliess). [CK 237]

Engbrüstigkeit (*Ramazz.* – *Pelarg.*). [CK 238]

Krampfhafte Anfälle von Engbrüstigkeit; die Brust ist wie zusammengezogen, der Athem schwer bis zur Erstickung, und beim Nachlass dieser Krämpfe, ein krampfhaftes Erbrechen, worauf der Anfall eine halbe Stunde lang nachliess. [CK 239]

Zusammengeschnürtheit der Brust (*Voigtel.*). [CK 240]

Schmerzhafte Zusammenziehung der Brust, vorzüglich nach Trinken. [CK 241]

Erstickende Athem-Versetzung (Pet. de Apono.). [CK 242]

Beim Athemholen, reissender Schmerz in den Hypochondrien, welche beim Befühlen wie zerschlagen schmerzen. [CK 243]

Auf der Brust ein drückender Schmerz. [CK 244]

Druck-Schmerz in der rechten Brust. [CK 245]

Druck, wie von etwas Hartem, am Knorpel der dritten Ribbe, heftiger bei Berührung (*Hrm.*). [CK 246]

Stechen in der Seite, mit einem Schrei vorher oder nachher, wodurch der Schlaf unterbrochen wird. [CK 247]

Scharfe Stiche, gleich unter dem Herzen, in der linken Brust. [CK 248]

Scharfer Zieh-Schmerz, ohne Bezug auf Berührung, am Knorpel der sechsten Ribbe (n. 11 St.) (*Hrm.*). [CK 249]

Kneipender Schmerz in der linken Brust-Seite, bis zur Hüfte. [CK 250]

Bohrender Schmerz in der Herz-Gegend. [CK 251]

Gefühl von allzustarker Blut-Anhäufung in der Brust, ohne Herzklopfen. [CK 252]

Sehr schneller Herzschlag, eine Viertelstunde lang, bald nach dem (geringen) Abend-Brode. [CK 253]

Herzklopfen (*Voigtel.*). [CK 254]

Starkes Herzklopfen. [CK 255]

▪ Rücken und äußerer Hals

Im Kreuze ein Stich, quer durch. [CK 256]

Im Rücken, ein starker Druck-Schmerz unter dem rechten Schulterblatte, der beim Athemholen sich in Stich-Schmerz verwandelt. [CK 257]

Scharfes, schneidendes Ziehen im linken Rücken. [CK 258]

Breite Messer-Stiche unter dem Schulterblatte, links neben dem Rückgrate, ohne Bezug auf Athmen (*Hrm.*). [CK 259]

Im Genicke, Spann-Schmerz. [CK 260]

In den Halsmuskeln, absetzend stechendes Reissen (*Hrm.*). [CK 261]

Die Drüsen der rechten Hals-Seite sind geschwollen und bei Berührung schmerzhaft. [CK 262]

Schmerz im Schildknorpel (*Voigtel.*). [CK 263]

▪ Extremitäten

In der Achsel-Drüse, Schwere (*Simmons,* in med. and philos. Comment. Edinb. 4. 33.). [CK 264]

In der Achsel, Zieh-Schmerz. [CK 265]

Die Arme schmerzen, vorzüglich der rechte, beim ruhig Halten (*Fr. H.*). [CK 266]

Zucken in den Armen und Händen. [CK 267]

Rothe, nicht scharf umschriebene Flecke auf den Armen, mit brennendem Jücken, vorzüglich Nachts. [CK 268]

Im Oberarme, Schmerz, wie zerbrochen, oder zerstossen. [CK 269]

Ein Stoss oder Ruck, im linken Oberarme. [CK 270]

Druck-Schmerz im Oberarme. [CK 271]

Gefühl im Oberarme, als quöllen Luftblasen vor. [CK 272]

In der Ellbogen-Beuge eine Flechte, die gelbe Schuppen macht, und heftig jückt, besonders Abends. [CK 273]

Im Vorderarme ein zuckendes Reissen an der Ellbogen-Röhre (*Hrm.*). [CK 274]

Reissen an der Ellbogen-Röhre, vorzüglich in der Gegend der Handwurzel-Knochen, durch Berührung vermehrt (*Hrm.*). [CK 275]

Zieh-Schmerz, erst im rechten, dann im linken Unterarme, nach dem Daumen hin. [CK 276]

Schmerz, als wäre etwas entzwei gebrochen, im linken Unterarme, unter dem Ellbogen-Gelenke. [CK 277]

In den Händen, Zucken, früh nach dem Aufstehen. [CK 278]

Ein harter Druck in den Mittelhand-Knochen beider Hände, durch Berührung verstärkt (*Hrm.*). [CK 279]

Zuckendes Reissen am Mittelhand-Knochen des Daumens und dem hintersten Gelenke desselben, ärger beim Befühlen (*Hrm.*). [CK 280]

Schmerz im Handballen, als wollte da etwas durchstossen. [CK 281]

Kalte Hände. [CK 282]

Schwäche und Lähmung der Hand (*Falconer on Bathwathers.*). [CK 283]

Entzündung eines Lymph-Gefässes von der Hand bis zur Achsel, mit starker Geschwulst der Hand (*Simmons.*). [CK 284]

In den Finger-Spitzen feines Reissen (*Hrm.*). [CK 285]

Spann-Schmerz in beiden Daumen-Ballen. [CK 286]

Verstauchungs-Schmerz im Daumen-Gelenke. [CK 287]

Schmerz, wie nach Stoss, unter dem Daumen-Gelenke. [CK 288]

Taubheit und Schrumpfen der Finger. [CK 289]

Bläschen an den Fingerspitzen, welche Wasser von sich geben. [CK 290]

Im Hinterbacken ein drückender Zieh-Schmerz. [CK 291]

Die Beine schmerzen sehr (*Fr. H.*). [CK 292]

Ausnehmende Schwäche in den Beinen (*Orfila.*). [CK 293]

In den Oberschenkel-Muskeln, dumpfer Schmerz, auf der vordern Seite (*Orfila.*). [CK 294]

Zieh-Schmerz im rechten Oberschenkel. [CK 295]

Schmerz, wie zerbrochen oder zerstossen, im Oberschenkel, gleich über dem Knie. [CK 296]

Das Knie-Gelenk schmerzt wie zerbrochen. [CK 297]

Mattigkeit in den Knie-Gelenken, mit schmerzhaftem Ziehen beim Gehen und Stehen, was ihm sehr beschwerlich wird; die Knie wollen zusammenknicken (*Hrm.*). [CK 298]

Am Unterschenkel, Klamm, vom Fussknöchel bis in die Wade (*Rkt.*). [CK 299]

Ein Ruck- oder Stoss-Schmerz unter der Wade. [CK 300]

Krämpfe in den Waden (*Orfila.*). [CK 301]

Klamm in den Waden. [CK 302]

Ein spannend ziehender Klamm-Schmerz in der Wade. [CK 303]

Zieh-Schmerz unter der Wade. [CK 304]

Wühlender Schmerz in und unter der Wade. [CK 305]

Die Waden schmerzen vorzüglich beim ruhig Halten (*Fr. H.*). [CK 306]

Reissender Druck im Unterschenkel, gleich unter dem Knie-Gelenke (*Hrm.*). [CK 307]

Eingeschlafenheit und grosse Schwere des linken Unterschenkels, bis an das Knie. [CK 308]

Im Fuss-Gelenke, schmerzhafte Schwere. [CK 309]

Heftiger Druck-Schmerz auf der innern Kante der linken Fusssohle. [CK 310]

Harter Druck an den Mittelfuss-Knochen, beim Befühlen heftiger (*Hrm.*). [CK 311]

Zieh-Schmerz im Mittelfuss-Knochen, da, wo sich die grosse Zehe anfügt, ohne Bezug auf Bewegung und Berührung (*Hrm.*). [CK 312]

Zieh-Schmerz auf der linken Fusssohle, ärger beim Gehen (*Hrm.*). [CK 313]

Zuckendes Reissen auf der Fusssohle und dem Fussrücken (*Hrm.*). [CK 314]

Schmerz, wie vertreten, in der linken Fusssohle. [CK 315]

Arges Jücken auf den Fusssohlen. [CK 316]

An den Zehen ein Druck-Schmerz. [CK 317]

Blasende Empfindung in den Zehen, als führe ein Wind heraus. [CK 318]

■ **Allgemeines und Haut**

Schmerzen zwischen den Schulterblättern, im Knie- und Ellbogen-Gelenke (*Cosmier.*). [CK 319]

Rheumatische Schmerzen (*Weigel.*). [CK 320]

Erschütternde, durch den ganzen Körper fahrende Schmerzen, vorzüglich auf der rechten Seite (*Percival.*). [CK 321]

Schmerzhafte Rucke oder Stösse an verschiednen Theilen. [CK 322]

Knochen-Schmerzen, früh, mit Kopfweh und Uebelkeit (*Ramsay.*). [CK 323]

Knochen-Schmerzen und Kopfweh in den von Wahnsinn und Convulsionen freien Zwischenräumen (*Ramsay.*). [CK 324]

Haut-Ausschläge (Hamb. Magaz. Bd. 8. S. 442.). [CK 325]

Friesel-Ausschlag auf der Brust und den Händen (rash) (*Percival.*). [CK 326]

Eine Art trockener Krätze (*Greding.*). [CK 327]

Aussatz ähnlicher Ausschlag (*Voigtel.*). [CK 328]

Zusammenziehung der Haut an allen Gleidern (*Orfila.*). [CK 329]

Unruhe im Körper, mit Zucken in den Gliedern (*Orfila.*). [CK 330]

Er ist sehr unruhig und stösst von Zeit zu Zeit einen durchdringenden Schrei aus (*Orfila.*). [CK 331]

Zittern (*Weigel.*). [CK 332]

Zittern in den Gliedern (*Orfila.*). [CK 333]

Konvulsivische Bewegungen der Glieder (*Orfila.*). [CK 334]

Konvulsivische Bewegungen und Verdrehungen der Glieder (*Fabas.*). [CK 335]

Allgemeine Konvulsionen (*Ramsay. – Fondi*, Instit. d. chim. Napoli 1778.). [CK 336]

Konvulsionen, so stark, dass den Knaben kaum 2 Männer halten konnten (*Ramsay.*). [CK 337]

Konvulsionen, dass er von 6 Leuten gehalten werden musste (*Ramsay.*). [CK 338]

Konvulsionen bei dem anhaltenden Erbrechen und den heftigen Bauch-Schmerzen, welche nach und nach in Lähmung übergingen (*Pyl.*). [CK 339]

Konvulsivische Anfälle im Schlafe, Zucken mit den Fingern, den Armen und Händen rückwärts und einwärts nach dem Körper zu, in den Füssen auch zurückziehend; sie machte die Augen bald auf und drehte sie, bald wieder zu, und zog den Mund. [CK 340]

Mit plötzlichen Konvulsionen fiel er bewusstlos nieder (*Ramsay.*). [CK 341]

Epileptische Konvulsionen, er zitterte, wankte und fiel bewusstlos nieder, ohne Schrei. [CK 342]

Fallsucht-Anfälle, die in kurzen Zwischenzeiten zurückkehrten (*Lazorme, de morb. Capit.* S. 253.). [CK 343]

Epileptische Anfälle, bei denen Schaum vor den Mund tritt, und der Rumpf auswärts gebogen, die Gliedmassen aber auswärts gestossen werden, bei offnem Munde. [CK 344]

Das Kind liegt auf dem Bauche und stösst krampfhaft den Hintern in die Höhe. [CK 345]

Krämpfe in den Gliedern (*Orfila.*). [CK 346]

Die Glieder und der Rumpf wurden steif, die Kinnladen wurden verschlossen (*Orfila.*). [CK 347]

Mattigkeit der Glieder (*Pelargus. Voigtel.*). [CK 348]

Erschlaffung des ganzen Körpers (*Hrm.*). [CK 349]

Grosse Mattigkeit im Körper, besonders in den Knie-Gelenken, welche zusammenbrechen wollen; das Stehen und Gehen wird ihm fast unmöglich, wie nach einer langen Fussreise (*Hrm.*). [CK 350]

Grosse Müdigkeit nach Spazieren, dass alle Glieder zu zittern scheinen. [CK 351]

Ausnehmende Schwäche im ganzen Körper (*Orfila.*). [CK 352]

Er kann nicht aufdauern, muss drittehalb Tage liegen bleiben, ohne aufstehen zu können (*Fr. H.*). [CK 353]

Wiederholte Ohnmachten (*Orfila.*). [CK 354]

Gelbsucht, mit Ausdruck von Ruhe (*Orfila.*). [CK 355]

Abzehrung (*Voigtel. – Zwinger,* act. helvet. V. S. 252.). [CK 356]

Schwindsucht (*Ramazzini.*). [CK 357]

Schlagfluss (*Voigtel.*). [CK 358]

Lähmungen (*Voigtel. – Pyl.*). [CK 359]

■ **Schlaf, Träume und nächtliche Beschwerden**

Oefteres Gähnen, ohne Schläfrigkeit (*Hrm.*). [CK 360]

Viel Gähnen, Abends. [CK 361]

Schläfrigkeit und Mattigkeit. [CK 362]

Nach der Mattigkeit, tiefer Schlaf, von 2, 3 Stunden (*Wienhold,* Heilkr. d. thier. Magnet. Th. II. S. 484.). [CK 363]

Tiefer Schlaf nach dem Aufhören der Leib-Schmerzen (*Sicelius.*). [CK 364]

Lethargischer Schlaf nach dem Erbrechen (*Orfila.*). [CK 365]

Tiefer, mehrstündiger Schlaf, mit Zucken der Glieder. [CK 366]

Nachts (im Schlafe?) öftere Zuckungen (*Ramsay.*). [CK 367]

Im Schlafe stetes Knurren im Unterleibe. [CK 368]

Schlaflosigkeit (*Voigtel.*). [CK 369]

Schweres Einschlafen und dann traumvoller Schlaf mit öfterem Erwachen. [CK 370]

■ **Fieber, Frost, Schweiß und Puls**

Fieber-Bewegungen (*Weigel.*). [CK 371]

Heftiges Fieber (*Lanzonus.*). [CK 372]

Abzehrendes Fieber (*Voigtel.*). [CK 373]

Frösteln (n. 4 St.) (*Rkt.*). [CK 374]

Frost, vorzüglich an Händen und Füssen. [CK 375]

Frost und Zähneklappern (*Greding.*). [CK 376]

Schüttelfrost über den ganzen Körper (sogleich). [CK 377]

Fieber-Hitze, einige Tage lang (*Sicelius.*). [CK 378]

Fliegende Hitze (*Heysham.*). [CK 379]

Voller Puls, doch von natürlicher Geschwindigkeit (*Pfündel.*). [CK 380]

Geschwinderer Puls (*Pfündel.*). [CK 381]

Weicherer, langsamer Puls (*Pfündel.*). [CK 382]

Langsamer Puls, von 24 Schlägen in der Minute (*Orfila.*). [CK 383]

Schwacher und kleiner Puls (*Voigtel.*). [CK 384]

Feuchte Haut (*Pfündel.*). [CK 385]

Kalter Schweiss, mehrere Stunden lang (*Heysham.*). [CK 386]

Nachts starker Schweiss. [CK 387]

Cyclamen europaeum

Erdscheibe-Schweinsbrod (Cyclamen europaeum)
[RAL V (1826), S. 41–60]

(Der aus der frischen Wurzel, gegen den Herbst zu, ausgepreßte und mit gleichen Theilen Weingeist gemischte Saft.)

Ein ungegründeter Verdacht von angreifender, unsicherer Wirkung lastete von den ältesten Zeiten her auf dieser schätzbaren Arzneipflanze. Gesetzt auch, Dioscorides hätte wirklich diese vor sich gehabt, so läuft doch alles, was er von ihr berichtet, bloß auf Hören-Sagen hinaus. Die Araber nahmen diese Wurzel, unter dem Namen Arthanita, mit zu einer auf den Unterleib einzureibenden Purgirsalbe (Unguentum de Arthanita), welche eine Menge der heftigsten Purgirmittel enthält, und brachten sie in dieser gefährlichen Gesellschaft zu dem unverdienten Rufe einer drastischen Purgir-Arznei, dergleichen sie doch gar nicht ist.

Die neuern Aerzte wissen gar nichts mehr von ihr, kaum das, was die Alten von ihr fabelten.

Da aber unsre neue (homöopathische) Heilkunst nichts auf Treue und Glauben kopfloser Sagen annimmt, und sich weder etwas vorloben, noch verachten läßt, ohne es vorher selbst vorurtheillos geprüft zu haben, so kam auch diese verschriene Wurzel in meine Hände.

So wenig die Tugend eines Menschen nach dem trüglichen Scheine seines Aeussern, oder nach der Farbe seines Kleides, oder nach dem oberflächlichen Gerede des großen Haufens beurtheilt werden kann, und so gewiß sie bloß in der Güte seiner Handlungen sich unzweideutig dem redlichen Beobachter ausspricht; so gewiß kann auch nie weder das Aeußere einer Arznei, noch ihr unbegründeter Ruf ihren ächten Werth bestimmen – nur durch genaue Selbstprüfung der Arzneien an gesunden Menschen erfährt man erst die Wahrheit, was eine Arznei für eine eigentliche Bedeutung habe, und welche Veränderungen sie in dessen Befinden hervorbringen und somit ähnliche im kranken Menschen heilen könne.

Und wo wird man auch schon aus folgenden wenigen, reinen Symptomen die Erdscheibe als eins der vortrefflichsten Heilmittel in den verzweifeltsten Krankheits-Zuständen erkennen.

Bisher habe ich mich eines sehr kleinen Theils eines Tropfens der millionfachen Verdünnung des Saftes bedient, finde es aber für viele Fälle noch zu stark als homöopathische Gabe.

Erdscheibe

■ Gemüt

◇ Er ist stets in sich gekehrt und zum Sprechen nicht aufgelegt (*C. Th. Herrmann*, in einem Aufsatze). [RAL (183)]

In zwei- und mehrstündigen Anfällen, Unlust zu sprechen; das Reden ward ihm lästig (*Ders.* a.a.O.). [RAL (184)]

Unlust zu jeder Arbeit, bis gegen Abend; er kann sich nicht entschließen, auch nur das Mindeste vorzunehmen (*Carl Franz*, in einem Aufsatze). [RAL (185)]

In zwei- und mehrstündigen Anfällen, Unlust zu arbeiten und dann wieder Lust dazu (*Herrmann*, a.a.O.). [RAL (186)]

Vorher heiter, ward er plötzlich sehr ernsthaft und einigermaßen verdrießlich (n. 2 St.); nach einiger Zeit ward er zwar wieder heiter, bald darauf hingegen abermals verdrießlich (*Ders.* a.a.O.). [RAL (187)]

Verdrießliches, mürrisches Wesen; er konnte leicht jede Kleinigkeit übel nehmen und darüber sehr ergrimmen (*Chr. Fr. Langhammer*, in einem Aufsatze). [RAL (188)]

In tiefes Nachdenken versunken, suchte er die Einsamkeit und dachte besonders über sein künftiges Schicksal nach (n. 1 St.) (*Ders.* a.a.O.). [RAL (189)]

Tiefes Nachdenken über Gegenwart und Zukunft, bis fast zum Weinen (n. 12 St.) (*Ders.* a.a.O.). [RAL (190)]

Innerer Gram und Gewissensangst, als ob er seine Pflicht nicht erfüllt oder ein Verbrechen begangen hätte (n. 1 St.) (*Ders.* a.a.O.). [RAL (191)]

Höchste Traurigkeit, als wenn er eine böse Handlung begangen und seine Pflicht nicht erfüllt hätte (n. 10 St.) (*Ders.* a.a.O.). [RAL (192)]

Gelassenheit, Zufriedenheit mit sich selbst[1] (n. 3 St.) (*Ders.* a.a.O.). [RAL (193)]

Ruhige Stimmung der Seele[2] (*J. Ch. Hartung*, in einem Aufsatze). [RAL (194)]

Manchmal ist er ganz verdrießlich und mißmüthig; aber schnell entsteht wieder ein unbekanntes, freudiges Gefühl, welches sich sogar durch ein gelindes Beben in den Gelenken zu erkennen giebt (*Franz*, a.a.O.). [RAL (195)]

Den ganzen Tag ist er verdrießlich, nicht zum Sprechen aufgelegt und gefühllos, so daß er

wenig an seinem Körper fühlt (*Ders.* a.a.O.). [RAL (196)]

Gegen Abend entsteht plötzlich ein unbekanntes, freudiges Gefühl und eine lebhafte Phantasie, welche ihm angenehme Bilder vorführt (*Ders.* a.a.O.). [RAL (197)]

■ Schwindel, Verstand und Gedächtnis

◇ Das Gedächtniß ist bald sehr stumpf und er kann sich kaum der nächsten Vergangenheit erinnern – bald aber wieder sehr lebhaft; in kurzem Wechsel (*Franz*, a.a.O.). [RAL (1)]

Sein Geist ist in fortwährender Betäubung befangen, alle Kräfte desselben schlummern; er kann sich weder freuen, noch betrüben, ob es ihm gleich immer ist, wie nach einer (überstandnen) großen Betrübniß; nur wenn er angeregt wird, ist's ihm etwas heller im Kopfe, und er benimmt sich dann wie einer, der aus dem Schlummer erwacht und nur halb verstanden hat, was um ihn vorgegangen war (den zweiten Tag) (*Ders.* a.a.O.). [RAL (2)]

Stumpfheit des Geistes; er ist zu keiner Arbeit aufgelegt oder fähig (den dritten Tag) (*Ders.* a.a.O.). [RAL (3)]

Schwindel: beim Stillstehen, wenn er sich angelehnt hat, ist es ihm, als wenn sich das Gehirn im Kopfe bewegte, oder als ob er mit verschlossenen Augen in einem Wagen führe (*Ders.* a.a.O.). [RAL (4)]

Düseligkeit im Kopfe (*Herrmann*, a.a.O.). [RAL (5)]

■ Kopf

Anhaltende Stiche vorn im Gehirne, beim Bücken. [RAL 1]

◇ Dumpfer Kopfschmerz im Hinterhaupte (*Hartung*, a.a.O.). [RAL (6)]

Schmerzhaftes Ziehen im Gehirne aus dem linken Hinterhaupte vor, durch die linke Schläfe, bis in die Stirne, in einer Linie (n. 1 St.) (*Herrmann*, a.a.O.). [RAL (7)]

Gelinder Druck im Scheitel, als wenn das Gehirn mit einem Tuche umzogen und ihm dadurch die Besinnlichkeit geraubt würde (den zweiten Tag) (*Franz*, a.a.O.). [RAL (8)]

Drückender Kopfschmerz in der Mitte des Scheitels, der ihm zuweilen Düseligkeit verursacht (*Ders.* a.a.O.). [RAL (9)]

Drückend ziehender Schmerz von der rechten Seite der Stirne bis zur linken, und von da wieder zurück bis in die rechte; dann in die linke

---

[1] Nach- und Heilwirkung.
[2] Nach- und Heilwirkung.

Schläfe – der Schmerz verlor sich nach Berührung (n. 9 St.) (*Langhammer*, a.a.O.). [RAL (10)]

Dumpfe Stiche in der rechten Schläfegegend, in allen Lagen (n. 3 St.) (*Ders.* a.a.O.). [RAL (11)]

Einige ziehende Stiche in der linken Schläfegegend, die beim Anfühlen vergingen (n. 16 St.) (*Ders.* a.a.O.). [RAL (12)]

Zuckende Stiche, erst in der linken, dann in der rechten Schläfegegend (*Hartung*, a.a.O.). [RAL (13)]

Kopfschmerzen mit Gähnen, ohne Schläfrigkeit (n. 5 St.) (*Langhammer*, a.a.O.). [RAL (14)]

Reißend drückender Schmerz, äußerlich am Kopfe (*Franz*, a.a.O.). [RAL (15)]

Feines, scharfes, jückendes Stechen auf dem Haarkopfe, welches, wenn er kratzt, immer wieder an einer andern Stelle anfängt (*Ders.* a.a.O.). [RAL (16)]

Entstehung einiger Ausschlagsblüthen auf dem Haarkopfe des Hinterhauptes, ohne Empfindung und selbst bei Berührung schmerzlos (n. 1½ St.) (*Langhammer*, a.a.O.). [RAL (17)]

Rheumatisches Ziehen in der linken Seite des Nackens, jedesmal bloß durch Hinterbiegen des Kopfs (n. ½ St.) (*Franz*, a.a.O.). [RAL (18)]

Aeußerlich und innerlich am Nacken, schründende Wundheitsempfindung (*Ders.* a.a.O.). [RAL (19)]

Drückend lähmiger Schmerz im Nacken, welcher beim Hinterbeugen des Kopfes verschwindet (*Ders.* a.a.O.). [RAL (20)]

Abends, ziehender (rheumatischer) Schmerz auf der linken Seite des Halses, bei Bewegung des Kopfes, während in den Muskeln des Halses und am linken Ohre Hitzgefühl zugegen war (*Ders.* a.a.O.). [RAL (21)]

■ Gesicht und Sinnesorgane

◇ **Erweiterung der Pupillen** (n. 1½ St.) (*Langhammer*, a.a.O.). [RAL (22)]

Höchste Erweiterung der Pupillen, vorzüglich des rechten Auges (n. 15½ St.) (*Ders.* a.a.O.). [RAL (23)]

Drückende Betäubung des ganzen Kopfes, mit Verdunkelung der Augen; es war ihm wie ein Nebel vor dem Gesichte und es zog ihm gleichsam die Augen zu (n. 1 St.) (*Ders.* a.a.O.). [RAL (24)]

Verdunkelung des Gesichts[3] (n. 1½ St.) (*Ders.* a.a.O.). [RAL (25)]

Anschwellen der obern Augenlider (ohne Erweiterung der Pupillen) (n. 1 St.) (*Ders.* a.a.O.). [RAL (26)]

Die Augen liegen tief in den Augenhöhlen und haben ein mattes Ansehen (n. 1½ St.) (*Herrmann*, a.a.O.). [RAL (27)]

Trockenheit und Drücken in den Augenlidern, als wenn sie geschwollen wären, mit heftigem, jückendem Stechen darin und in den Augäpfeln (n. 7 St.) (*Franz*, a.a.O.). [RAL (28)]

Stumpfe Stiche auf dem rechten Augapfel und dem obern Augenlide (n. 4 St.) (*Herrmann*, a.a.O.). [RAL (29)]

In den Augen und Augenlidern ein fein stechendes, durchdringendes Jücken (*Franz*, a.a.O.). [RAL (30)]

Feines Reißen im linken, innern Gehörgange (*Herrmann*, a.a.O.). [RAL (31)]

Ziehender Schmerz im rechten, innern Gehörgange; er hört dann auf diesem Ohre weniger deutlich (n. ½ St.) (*Ders.* a.a.O.). [RAL (32)]

Im rechten Ohre ist es, als ob es mit Baumwolle verstopft wäre, oder als wenn man etwas vor das Ohr hielte, so daß der Schall nicht gehörig eindringen könne (n. 36 St.) (*Herrmann*, a.a.O.). [RAL (33)]

Jückender Stich auf der rechten Backe, der immer stärker wird, dann von selbst verschwindet und ein Brennen an der Stelle zurück läßt (*Franz*, a.a.O.). [RAL (34)]

Geruchs-Verminderung (*Ders.* a.a.O.). [RAL (35)]

Trockne Lippe, ohne Durst (*Hartung*, a.a.O.). [RAL (36)]

In der Oberlippe Taubheitsempfindung, oder als wäre eine Verhärtung darin (*Franz*, a.a.O.). [RAL (37)]

■ Mund und innerer Hals

◇ Heftige Stiche im hintersten hohlen Backzahne der obern Kinnlade (n. 15½ St.) (*Langhammer*, a.a.O.). [RAL (38)]

Reißender Schmerz in den drei linken Backzähnen, als wenn die Zähne herausgerissen würden (*Hartung*, a.a.O.). [RAL (39)]

(Ein vorgängiger, dumpfziehender Zahnschmerz, welcher die ganze Nacht gedauert hatte, verging in einer Minute)[4] (*Franz*, a.a.O.). [RAL (40)]

Sehr weißbelegte Zunge, drei Tage lang (n. 8 St.) (*Langhammer*, a.a.O.). [RAL (41)]

---

[3] Es fanden daher diese Wurzel dienlich: in Trübsichtigkeit aus kalter Ursache, **Simon Paulli** – **Jos. Lanzoni**, in Misc. Nat. Cur. Dec. II. an. 10. obs. 133.

[4] Rückwirkung des Organismus, Nachwirkung.

Feine Stiche auf der Zunge (n. 2 St.) (*Franz,* a.a.O.). [RAL (42)]

Ziehender Zerschlagenheitsschmerz tief in den Halsmuskeln, der sich inwendig bis zur Speiseröhre herab erstreckt und daselbst Empfindung von Strammen verursacht (n. 10 St.) (*Ders.* a.a.O.). [RAL (43)]

Drückend ziehender Schmerz in der Unterkieferdrüse, wenn er den Hals vorbeugt (*Ders.* a.a.O.). [RAL (44)]

Uebelkeit, mit Wasserzusammenlaufen im Munde, wie Würmerbeseigen (n. 1 St.) (*Langhammer,* a.a.O.). [RAL (45)]

Abends und den ganzen Tag über, sehr oft, Wasserzusammenlaufen im Munde und unvollkommenes Aufstoßen nach dem Geschmacke der Speisen (*Franz,* a.a.O.). [RAL (46)]

Uebelkeit mit Wasserauslaufen aus dem Munde, wie Würmerbeseigen (n. 5 St.) (*Langhammer,* a.a.O.). [RAL (47)]

Abends große Trockenheit im Gaumen, mit Durst und Hunger (*Franz,* a.a.O.). [RAL (48)]

Im Munde beständig ein rauhes, schleimiges Gefühl, als hätte er sich früh den Mund nicht ausgespült (*Ders.* a.a.O.). [RAL (49)]

■ Magen

Nach dem Mittag- und Abend-Essen, brecherliche Uebelkeit, Wabbelichkeit und Weichlichkeit in der Magengegend, wie vom Genusse allzuvielen Fettes. [RAL 2]

◇ Leeres Aufstoßen, bald nach dem Essen (n. 7³/₄ St.) (*Langhammer,* a.a.O.). [RAL (50)]

Oefteres, bisweilen säuerliches Aufstoßen (*Herrmann,* a.a.O.). [RAL (51)]

Aufstoßen, Abends nach dem Essen, das sich jedesmal in ein Schlucksen endigt, und wobei eine brandig schmeckende Flüssigkeit bis in den Schlund heraufsteigt (*Franz,* a.a.O.). [RAL (52)]

Früh nach dem (gewohnten) Tabakrauchen, Uebelkeit und Vollheit auf der Brust und ein ungewöhnlicher Hunger dabei (n. 3 St.) (*Ders.* a.a.O.). [RAL (53)]

Wenig Hunger und wenig Appetit (*Herrmann,* a.a.O.). [RAL (54)]

Keine Neigung zum Frühstücke (*Ders.* a.a.O.). [RAL (55)]

Genießt er von einer Speise auch nur wenig, so widersteht ihm das Uebrige und ekelt ihn an, und er empfindet Uebelkeit im Gaumen und Halse (n. 27 St.) (*Ders.* a.a.O.). [RAL (56)]

Völlige Appetitlosigkeit; vorzüglich will ihm das Frühstück und Abendessen nicht schmecken; sobald er zu diesen Zeiten zu essen anfängt, so ist er auch sogleich gesättigt (*Ders.* a.a.O.). [RAL (57)]

Vollheit im Magen, als ob er sich überladen hätte, und nach sechs Stunden nach Tische, unvollkommnes Aufstoßen nach dem Geschmacke der Speisen (*Franz,* a.a.O.). [RAL (58)]

Acht Tage lang konnte er nur sehr wenig genießen und war immer satt (*Herrmann,* a.a.O.). [RAL (59)]

Plötzlicher übler, fauler Geschmack im Munde (*Franz,* a.a.O.). [RAL (60)]

Gegen Butterbrod hat er Widerwillen; warme Speisen gehen noch eher hinunter (*Herrmann,* a.a.O.). [RAL (61)]

Das Essen hat ihm einen guten Geschmack, aber während desselben und einige Zeit nachher bekömmt er Schlucksen – ein schlucksendes Aufstoßen (*Franz,* a.a.O.). [RAL (62)]

Die Speisen haben ihm einen faden und fast gar keinen Geschmack (*Herrmann,* a.a.O.). [RAL (63)]

Durstlosigkeit, 4 Tage lang (*Ders.* a.a.O.). [RAL (64)]

Nach vier Tagen kam der Durst wieder und war bisweilen heftiger, als im gesunden Zustande (*Ders.* a.a.O.). [RAL (65)]

Schläfrigkeit nach dem Essen (n. 6¹/₂ St.) (*Langhammer,* a.a.O.). [RAL (66)]

Mittags, nach Tische, große Schläfrigkeit und Müdigkeit (*Franz,* a.a.O.). [RAL (67)]

Schlucksen nach dem Essen (n. 14¹/₂ St.) (*Langhammer,* a.a.O.). [RAL (68)]

Den ganzen Tag, Drücken und Vollheit in der Herzgrube, wie von Ueberladung (*Franz,* a.a.O.). [RAL (69)]

→ Durst: *Fieber, Frost, Schweiß und Puls*

■ Abdomen

◇ Reißende, durch und durch dringende Stiche im Oberbauche unter dem Magen, bei Bewegung (*Ders.* a.a.O.). [RAL (70)]

Sogleich nach Tische Knurren im Unterbauche und dieß kehrte täglich wieder (n. 24 St.) (*Herrmann,* a.a.O.). [RAL (71)]

Unbehaglichkeit im Unterbauche mit einiger Uebelkeit darin (*Ders.* a.a.O.). [RAL (72)]

Leibweh (n. 14 St.) (*Langhammer,* a.a.O.). [RAL (73)]

Kneipender Schmerz im Unterbauche (n. ¹/₂ St.) (*Herrmann,* a.a.O.). [RAL (74)]

Kneipender, schneidender Schmerz im Unterbauche; er kömmt in verschiedenen Perioden plötzlich und geht schnell vorüber (n. 2 St.) (*Ders.* a.a.O.). [RAL (75)]

Stumpf stechende Schmerzen in den Gedärmen unter der Lebergegend (*Hartung,* a.a.O.). [RAL (76)]

Im Oberbauche eine lähmige, drückende Empfindung, als wenn das eine Eingeweide locker wäre und in dem benachbarten Theile ein Strammen entstände (*Franz,* a.a.O.). [RAL (77)]

Klemmender und von außen nach innen drückender Schmerz im Unterbauche (*Hartmann,* a.a.O.). [RAL (78)]

Einzelne Stiche durchfahren den Unterleib, wenn er sich bewegt (den vierten Tag) (*Franz,* a.a.O.). [RAL (79)]

Kneipen im Oberbauche, als wenn ein Durchfall entstehen wollte, und kurz drauf ein gelber, weicher Stuhl, mit wiederkehrendem, fortwährendem Kneipen im Bauche (n. 1/4 St.), worauf eine dreitägige Leibverstopfung erfolgte (*Franz,* a.a.O.). [RAL (80)]

Die rechte Seite des Bauches unter dem Nabel deuchtet ihm früh geschwollen und aufgetrieben; eine täuschende Empfindung (*Ders.* a.a.O.). [RAL (81)]

Der Unterbauch schmerzt bei der geringsten Berührung bald mit einem drückenden, bald kneipenden Schmerze, bald mit einer Mischung von beiden (*Herrmann,* a.a.O.). [RAL (82)]

■ Rektum

◇ Nach Blähung-Abgang, Knurren im Unterbauche (n. 1 St.) (*Langhammer,* a.a.O.). [RAL (83)]

Breiartiger Stuhlgang (n. 15 St.) (*Ders.* a.a.O.). [RAL (84)]

Oefterer Abgang harten Stuhlgangs (n. 10 St.) (*Ders.* a.a.O.). [RAL (84a)]

Kein Stuhlgang, den zweiten Tag (*Franz,* a.a.O.). [RAL (85)]

In und an dem After und im Mittelfleische ziehend drückender Schmerz, als wenn eine Stelle daselbst unterköthig wäre, im Gehen und Sitzen (*Ders.* a.a.O.). [RAL (86)]

■ Harnwege

◇ Oefterer Harndrang, ohne Schmerzen (n. 1 St.) (*Langhammer,* a.a.O.). [RAL (87)]

Oefterer, reichlicher Abgang eines weißlichen Harns (n. 4 St.) (*Franz,* a.a.O.). [RAL (88)]

Den zweiten Tag nur zweimal Abgang von Harn (*Ders.* a.a.O.). [RAL (90)]

Häufiger Drang zum Harnen, mit wenigem Urin-Abgange (n. 15 St.) (*Langhammer,* a.a.O.). [RAL (91)]

Stechender Schmerz vorne in der Harnröhre beim Urinlassen (n. 7 1/2 St.) (*Ders.* a.a.O.). [RAL (92)]

■ Atemwege und Brust

◇ Vom Geruche des Saftes Nießen (n. 1/2 St.) (*Ders.* a.a.O.). [RAL (93)]

Jähling heftiger Schnupfenfluß (n. 1 1/2 St.) (*Ders.* a.a.O.). [RAL (94)]

Fließschnupfen und mehrmaliges Nießen dabei (n. 7 St.) (*Ders.* a.a.O.). [RAL (95)]

Hüsteln (n. 3/4 St.) (*Ders.* a.a.O.). [RAL (96)]

Brustbeklemmung mit erschwertem Athemholen (*Hartung,* a.a.O.). [RAL (97)]

Erstickung (strangulatio, suffocatio) (*Petrus de Abano,* de Venenis. Cap. 22). [RAL (98)]

Abends große Mattigkeit und Kurzäthmigkeit; es ist ihm, als wenn er nicht Kraft genug hätte, vollkommen Athem zu schöpfen (n. 8 1/2 St.) (*Franz,* a.a.O.). [RAL (99)]

Drückender Schmerz in der linken Brust, vorzüglich um das Herz, als wenn sich allzuviel Blut in dieser Gegend angehäuft hätte, mit fühlbarem Herzklopfen (*Hartung,* a.a.O.). [RAL (100)]

Beim Stillsitzen, lähmiges Drücken auf der Brust, dem Oberarme und Schienbeine (n. 8 St.) (*Franz,* a.a.O.). [RAL (101)]

Oben auf dem Brustbeine, in ungleichzeitigen Perioden wiederkehrende, scharfe, flache Stiche (n. 32 St.) (*Herrmann,* a.a.O.). [RAL (102)]

Auf der Brust, bei Bewegung und Ruhe, reißende Stiche, mit Engbrüstigkeit und Kurzäthmigkeit, den zweiten Tag (*Franz,* a.a.O.). [RAL (103)]

Reißende Stiche an der letzten wahren Ribbe, beim Vorbiegen des Körpers (*Ders.* a.a.O.). [RAL (104)]

■ Rücken und äußerer Hals

◇ Einige tiefdringende, kneipende, stumpfe Stiche, die in gleichen Zeiträumen von einigen Secunden wiederkehren (rechts neben dem Rückgrat, zwischen den ungenannten Beinen und der letzten falschen Ribbe, in der Nierengegend, beim Einathmen heftiger, welches durch das Uebermaß des Schmerzes verhindert wird (n. 28 St.) (*Herrmann,* a.a.O.). [RAL (105)]

Beim Sitzen stichartige Rückenschmerzen links in der Gegend der falschen Ribben, die bei Anfühlen vergehen (n. 15 St.) (*Langhammer,* a.a.O.). [RAL (106)]

Ziehen am Rückgrate herab, welches sich beim Zurückziehen der Schulterblätter mindert, beim Vorziehen der Schultern aber vermehrt (n. 7 St.) (*Franz,* a.a.O.). [RAL (107)]

Rheumatisches Ziehen im linken großen Gesäßmuskel, oben an seiner Darmbeinanfügung gegen das Kreuz zu, im Sitzen, welches beim Aufstehen vergeht (n. 7 St.) (*Ders.* a.a.O.). [RAL (108)]

In einen Stich sich endigendes Reißen über die Schulterblätter mit Lähmungsschmerz im Arme (*Ders.* a.a.O.). [RAL (109)]

→ Nacken und Hals: *Kopf*

■ **Extremitäten**

Ziehender Schmerz am linken Arme, bis in die Finger. [RAL 3]

◇ **Eine Art lähmiger, harter Druck, am rechten Ober- und Unterarme, dem Gefühle nach in der Beinhaut und ganz innerlich in den Muskeln; er zieht sich von da bis in die Finger und hindert ihn am Schreiben** (n. 37 St.) (*Herrmann,* a.a.O.). [RAL (110)]

Schmerz über dem äußern Ellbogengelenke, wie von Stoß, Quetschung, oder Zerschlagenheit bei Bewegung des Arms und beim Berühren der Stelle noch schmerzhafter, drei Tage lang (n. 25 St.) (*Langhammer,* a.a.O.). [RAL (111)]

Schmerzhaftes Ziehen in der innern Fläche der Ellbogenröhre und im Handgelenke (n. 38 St.) (*Herrmann,* a.a.O.). [RAL (112)]

Eine Art lähmigen, harten Drucks, der sich im Vorderarme nur schwach anfängt, sich dann aber bis in die Finger zieht, wo er so heftig wird, daß er nur mit der größten Anstrengung schreiben kann (*Ders.* a.a.O.). [RAL (113)]

Stichartiger Schmerz in den Muskeln des rechten Vorderarms bei Ruhe und Bewegung (n. 2 St.) (*Langhammer,* a.a.O.). [RAL (114)]

Feines Reißen an der linken Speiche neben und in dem Handgelenke, dem Gefühle nach in der Beinhaut (n. 3/4 St.) (*Herrmann,* a.a.O.). [RAL (115)]

Drücken auf dem linken Handrücken (*Franz,* a.a.O.). [RAL (116)]

Reißen in dem kleinen, dem Mittel- und dem Ringfinger der linken Hand, dem Gefühle nach in der Beinhaut derselben (n. 3/4 St.) (*Herrmann,* a.a.O.). [RAL (117)]

Krampfartige, langsame Krümmung des rechten Daumens und Zeigefingers, deren Spitzen sich einander nähern und welche mit Gewalt wieder ausgestreckt werden müssen (n. 5½ St.) (*Langhammer,* a.a.O.). [RAL (118)]

Zwischen den Fingern ein schnell und fein, wie mit Nadeln, stechendes Jücken, welches durch Kratzen sogleich und ohne irgend eine Nachempfindung vergeht (n. 6 St.) (*Franz,* a.a.O.). [RAL (119)]

Ein nach starkem Jücken entstehendes, rothes Bläschen auf dem mittelsten Gelenke des kleinen Fingers der linken Hand (n. 15½ St.) (*Langhammer,* a.a.O.). [RAL (120)]

Nach heftigem Jücken, welches ihn zu kratzen zwang, entstand eine rothe Blüthe am hintersten Gelenke des Goldfingers, die bald darauf weiß ward, wie eine Wasserblase, mit einem rothen Hofe umgeben (n. 1½ St.) (*Ders.* a.a.O.). [RAL (121)]

Schwäche in den Ober- und Unterschenkeln; bei langem Stehen schwanken sie hin und her (n. ½ St.) (*Herrmann,* a.a.O.). [RAL (122)]

Klammartiger Schmerz hinten am Oberschenkel, über der rechten Kniekehle (n. 8 St.) (*Ders.* a.a.O.). [RAL (123)]

Halbzollgroße Flecke von hochrother Farbe, wie Brandflecke, auf beiden Oberschenkeln (n. 10½ St.) (*Langhammer,* a.a.O.). [RAL (124)]

Innerliches Zucken unter dem linken Knie (*Franz,* a.a.O.). [RAL (125)]

Bald auf dem einen, bald auf dem andern Knie ein drückender Zerschlagenheitsschmerz, der bei Bewegung desselben verschwindet (n. 11 St.) (*Ders.* a.a.O.). [RAL (126)]

In den Sennen der Kniegelenke ein anstrammendes, drückendes Ziehen, beim Sitzen und Stehen (*Ders.* a.a.O.). [RAL (127)]

Abends Hitze im ganzen linken Unterschenkel und ziehender Schmerz darin, beim Sitzen (*Ders.* a.a.O.). [RAL (128)]

Stichartiger Schmerz in den Muskeln der rechten Wade, bei Ruhe und Bewegung (n. 2 St.) (*Langhammer,* a.a.O.). [RAL (129)]

Jücken in der Haut der Wade (n. 6 St.) (*Ders.* a.a.O.). [RAL (130)]

Starkes Jücken in der Haut der rechten Wade, so daß er sich blutrünstig kratzen mußte, welche Stelle dann heiß brennende Schmerzen verursachte, Abends (n. 6½ St.) (*Ders.* a.a.O.). [RAL (131)]

Früh, starkes Jücken in der rechten Wade, mit Anschwellung der Adern an derselben bis zu den Unterfüßen; er mußte sich blutig kratzen, worauf die Stelle roth und blutig blieb (n. 23 St.) (*Ders.* a.a.O.). [RAL (132)]

Auf den Schienbeinen, bei Bewegung, reißend drückender, lähmiger Schmerz, mit Kraftlosigkeit und Unstätigkeit in den Knien (den zweiten Tag) (*Franz,* a.a.O.). [RAL (133)]

Ziehendes Drücken auf den Schienbeinen, bald im Sitzen, bald im Gehen; es verschwindet im Gehen, wenn es im Sitzen entstanden, und vergehet im Sitzen, wenn es im Gehen entstanden ist – doch schmerzt's öfterer im Sitzen (n. 9 St.) (*Ders.* a.a.O.). [RAL (134)]

Ziehendes Drücken auf dem Fußrücken im Sitzen, das beim Aufstehen vergeht (*Ders.* a.a.O.). [RAL (135)]

Ein Schmerz, wie Verrenkung, im Unterfuße, vorzüglich bei der Ferse und in den Knöcheln, im Sitzen und Stehen, doch verstärkt beim Gehen (n. 3 St.) (*Langhammer,* a.a.O.). [RAL (136)]

Im Fußgelenke drückender Verrenktheitsschmerz, im Gehen und Stehen, der beim Niedersetzen verschwindet (n. 4½ St.) (*Franz,* a.a.O.). [RAL (137)]

Verrenkungsschmerz im rechten Unterfuße, welcher aber bei Berührung und im Gehen wieder verschwindet (n. 4½ St.) (*Langhammer,* a.a.O.). [RAL (138)]

Bloß beim Gehen, ein Verrenkungsschmerz im Unterfuße (n. 6 St.) (*Ders.* a.a.O.). [RAL (139)]

Jücken über den Knöcheln und an den Fußzehen, welches mit einem feinen Stiche plötzlich anfängt, bald stärker, bald geringer wird, und wenn es aufgehört hat, bald Empfindung von Wärme, bald von Taubheit der Haut an der Stelle zurückläßt (n. 3 St.) (*Franz,* a.a.O.). [RAL (140)]

Heftiges Jücken auf dem Rücken der rechten großen Fußzehe, welches zum Kratzen zwingt, wonach weiße Pusteln entstehen, die noch heftiger jücken; erst dann ließ das Jücken nach, als er die Zehe wund gerieben hatte (n. 5 St.) (*Herrmann,* a.a.O.). [RAL (141)]

Beim Gehen im Freien, ein brennender Wundheitsschmerz an den Fersen, welcher dann auch noch beim Stehen und Sitzen fühlbar war (n. 24 St.) (*Langhammer,* a.a.O.). [RAL (142)]

Heftiges Jücken nicht nur in der Haut, sondern auch gleichsam auf den Knochen der Zehen des linken Fußes, Abends (n. 16½ St.) (*Ders.* a.a.O.). [RAL (143)]

Nach dem Gehen sind die Füße an den Zehen wie abgestorben und dennoch findet er drauf im Gehen an denselben einen Wundheitsschmerz und noch stärker beim Springen (*Franz,* a.a.O.). [RAL (144)]

Uebelriechender Schweiß zwischen den Zehen des linken Fußes, einige Tage nach einander (n. 16 St.) (*Langhammer,* a.a.O.). [RAL (145)]

Harter Druck an der linken großen Zehe (*Herrmann,* a.a.O.). [RAL (146)]

Ziehender Schmerz auf der großen Zehe (*Franz,* a.a.O.). [RAL (147)]

Harter, ziehender Druck an der linken kleinen Zehe, nach außen – dem Gefühle nach in der Beinhaut (*Herrmann,* a.a.O.). [RAL (148)]

Ein Ziehen von außen nach innen, da wo sich die linke große Zehe mit ihrem Mittelfußknochen vereinigt (n. 30 St.) (*Ders.* a.a.O.). [RAL (149)]

■ Allgemeines und Haut

◇ Jücken an verschiednen Theilen des Körpers, aus einem schnell entstehenden, scharfen, glucksenden, anhaltenden Stiche bestehend, worauf, wenn er verschwunden, einige Zeit lang Taubheitsempfindung zurückbleibt (*Franz,* a.a.O.). [RAL (150)]

Jückendes Fressen an vielen Stellen des Körpers; es reizt zum Kratzen, worauf es einige Zeit aufhört, dann aber wiederkehrt (*Herrmann,* a.a.O.). [RAL (151)]

An verschiednen Theilen des Körpers, wo die Knochen von der Haut unmittelbar bedeckt werden, z.B. an den Schienbeinen und Schlüsselbeinen, drückend ziehende oder reißende Schmerzen, mehr bei Bewegung, als in der Ruhe (*Franz,* a.a.O.). [RAL (152)]

Abends im Bette kann er es kaum aushalten von stechendem Jücken an allen Theilen des Körpers (*Ders.* a.a.O.). [RAL (153)]

Jücken (zuweilen Vormittags) an verschiednen Theilen des Körpers, aus einem groben Stiche bestehend, welcher dann daselbst zu einem ziehenden und reißenden Schmerze wird (den zweiten Tag) (*Ders.* a.a.O.). [RAL (154)]

So lange er sich bewegt, fühlt er, außer Mattigkeit, nichts; setzt er sich aber, so entsteht ein Jücken und eine Menge andrer Beschwerden (gegen Abend) (*Ders.* a.a.O.). [RAL (155)]

Bisweilen höchste Verdrießlichkeit und Schläfrigkeit des Geistes, mit Mattigkeit des Körpers, welche letztere allein verschwindet, sobald er sich in Bewegung setzt (*Ders.* a.a.O.). [RAL (156)]

Große Mattigkeit des Körpers, vorzüglich in den Knieen, ob er sich gleich im Geiste stark fühlt und lebhaft ist (n. 1½ St.) (*Ders.* a.a.O.). [RAL (157)]

Es liegt ihm in allen Gliedern, als wäre ihre Beweglichkeit gehemmt (*Ders.* a.a.O.). [RAL (158)]

Erschlaffung im ganzen Körper; es war ihm lästig, auch nur ein Glied zu regen (*Hartung*, a.a.O.). [RAL (159)]

■ **Schlaf, Träume und nächtliche Beschwerden**

Das Kind will immer ins Bett und liegen. [RAL 4]

Beim Liegen Abends im Bette, fühlbarer Pulsschlag im Gehirne und spätes Einschlafen. [RAL 5]

◇ Abends außerordentliche Müdigkeit; er muß sich hinlegen und schlummert; es sind ihm aber die Beine beim Wiederaufstehen wie zerschlagen und steif, mit ziehend drückenden Schmerzen in den Dickbeinen und Knieen (*Franz*, a.a.O.). [RAL (160)]

Schläfrigkeit im Sitzen (n. 3½ St.) (*Langhammer*, a.a.O.). [RAL (161)]

Große Neigung, zu schlummern, den ganzen Vormittag (*Franz*, a.a.O.). [RAL (162)]

Abends große Neigung, zu schlafen; er konnte nicht aufdauern (*Ders.* a.a.O.). [RAL (163)]

Abends, als er kaum eingeschlafen war, Alpdrücken; er konnte, auch da er schon wach war, nicht schreien (*Ders.* a.a.O.). [RAL (164)]

Unruhiger Schlaf, Träume von Geld (n. 22 St.) (*Langhammer*, a.a.O.). [RAL (165)]

Oefteres Erwachen die Nacht, wie von Munterkeit (*Ders.* a.a.O.). [RAL (166)]

Schlaf gegen Morgen mit leichten Träumen (*Franz*, a.a.O.). [RAL (167)]

Der Schlaf ist Nachts unterbrochen, und nur gegen Morgen voll Träume und eine Pollution (die dritte Nacht) (*Ders.* a.a.O.). [RAL (168)]

Früh, sehr zeitiges Erwachen; er kann nicht wieder einschlafen, und da er aufstehen wollte, konnte er vor Müdigkeit und Schläfrigkeit nicht (*Ders.* a.a.O.). [RAL (169)]

Abends kann er den Schlaf nicht von sich abwehren, unter beständiger Frostempfindung (*Ders.* a.a.O.). [RAL (170)]

■ **Fieber, Frost, Schweiß und Puls**

◇ Den ganzen Vormittag anhaltender, durch jede Gabe erneuerter Frost und Kälte des ganzen Körpers; nach dem Vergehen des Frostes und Eintreten der gehörigen Wärme, blieb Anfangs nur die Nase noch kalt, als aber diese wieder warm ward, wurden die vorher warm gewordenen Hände wieder kalt (n. ½ St.) (*Herrmann*, a.a.O.). [RAL (171)]

Abends zuweilen, unter Frostgefühl, plötzliches Zusammenschaudern (*Franz*, a.a.O.). [RAL (172)]

Schauder durch den ganzen Körper, mit Gähnen, ohne Kälte und ohne Gänsehaut, früh (n. 24 St.) (*Langhammer*, a.a.O.). [RAL (173)]

Gegen Abend, erst Frost, ohne Durst; dabei große Empfindlichkeit gegen Kälte, wobei es ihn oft plötzlich zusammen schüttelt und schaudert, dann Hitze an einzelnen Theilen mit Aengstlichkeit, als stände ihm ein Unglück bevor (*Franz*, a.a.O.). [RAL (174)]

Kälte der Hände, während Gesicht und Hände heiß waren, ohne Durst, früh (n. ¾ St.) (*Langhammer*, a.a.O.). [RAL (175)]

Gegen Abend, erst einige Minuten Frost und große Empfindlichkeit gegen Kälte, dann Hitze in einigen Theilen des Körpers, den Hand-Rücken und dem Nacken, aber nicht im Gesichte (*Franz*, a.a.O.). [RAL (176)]

Früh, Hitzgefühl an den Händen, im Gesichte und am ganzen Körper, ohne sonderlich erhöhete Wärme und ohne Durst (n. ¾ St.) (*Langhammer*, a.a.O.). [RAL (177)]

Hitze einzelner Theile, der Hände, des Nackens und des Halses unter dem Unterkiefer, und eine Stunde drauf Trockenheit des Gaumens und Durst (*Franz*, a.a.O.). [RAL (178)]

Hitzgefühl und äußerlich fühlbare Hitze der Hände, mit Aufschwellung der Adern, während der übrige Körper und die Stirne bloß warm, die Wangen kalt waren (n. 15½ St.) (*Langhammer*, a.a.O.). [RAL (179)]

Bei jedesmaligem Aufwachen aus dem Nachtschlafe, gelinder Schweiß über den ganzen Körper (n. 10 St.) (*Ders.* a.a.O.). [RAL (180)]

Aus dem fieberhaften Froste und der Kälte allmälig entstehende, durstlose Hitze am ganzen Körper, vorzüglich im Gesichte, mit Röthe, der sich nach Tische vermehrte (n. 2 St.) (*Herrmann*, a.a.O.). [RAL (181)]

Den ganzen Tag hatte er keinen Durst, aber Abends, als Gesicht und Hände warm wurden, stellte er sich ein (*Franz*, a.a.O.). [RAL (182)]